Hagers Handbuch

der pharmazeutischen Praxis
5., vollständig neubearbeitete Auflage

Herausgeber
F. von Bruchhausen, S. Ebel, A. W. Frahm, E. Hackenthal, R. Hänsel, K. Keller, E. Nürnberg, H. Rimpler, P. Surmann, H. U. Wolf, G. Wurm

Wissenschaftlicher Beirat
R. Braun, S. Ebel, G. Franz, P. Fuchs, H. Gebler, G. Hanke, G. Harnischfeger, H. Sucker

Die Einzelbände des Gesamtwerks haben die Titel:

Band 1
G. Wurm (Hrsg.)
Waren und Dienste

Band 2
E. Nürnberg, P. Surmann (Hrsg.)
Methoden

Band 3
H. U. Wolf (Hrsg.)
Gifte

Band 4-6 (3 Teilbände)
R. Hänsel, K. Keller, H. Rimpler (Hrsg.)
Drogen

Band 7-9 (3 Teilbände)
F. v. Bruchhausen, S. Ebel, A. W. Frahm,
E. Hackenthal (Hrsg.)
Stoffe

Band 10
Register

G. Wurm (Hrsg.)

Waren und Dienste

Bearbeitet von
K. Danner, R. Grüttner, H.-J. Hapke, M. Hommes, H. H. Hoppe
F. Klingauf, R. Kluthe, K.-H. Kraft, N.-P. Lüpke, U. Quast, H. Quirin
H. Schmid, O. Sonntag, W. Triebsch, W. Waldhauer, G. H. Willital
G. Wurm, U. Zellentin

Mit einem Geleitwort des wissenschaftlichen Beirats

Mit 372 Abbildungen und 132 Tabellen

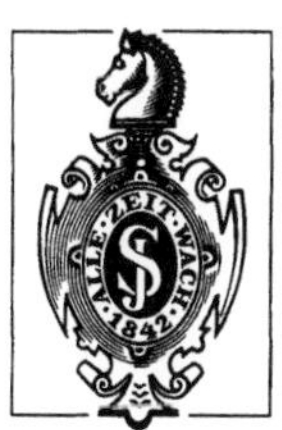

Springer-Verlag
Berlin Heidelberg New York
London Paris Tokyo
Hong Kong Barcelona

Pharmaziedirektorin GISELA WURM
Franziusstraße 2
4300 Essen 1

Gesamtwerk
ISBN 978-3-642-86926-6 ISBN 978-3-642-86925-9 (eBook)
DOI 10.1007/978-3-642-86925-9

Band 1
ISBN 978-3-642-86926-6

CIP-Titelaufnahme der Deutschen Bibliothek
Hagers Handbuch der pharmazeutischen Praxis / hrsg. von F. von Bruchhausen ... - 5., vollst. neubearb. Aufl. - Berlin ; Heidelberg ; New York ; London ; Paris ; Tokyo ; Hong Kong : Springer.
NE: Bruchhausen, Franz von [Hrsg.]
Waren und Dienste / G. Wurm (Hrsg.). Bearb. von: K. Danner ... - 1990
ISBN 978-3-642-86926-6

NE: Wurm, Gisela [Hrsg.]; Danner, Kurt [Mitverf.]

Softcover reprint of the hardcover 5th edition 1990

2314/3145-543210 - Gedruckt auf säurefreiem Papier

Geleitwort

Seit über 100 Jahren ist „Hagers Handbuch der Pharmazeutischen Praxis" ein anerkanntes und umfassendes Nachschlagewerk für alle, die sich in Apotheken, in der pharmazeutischen Industrie, in pharmazeutischen Hochschulinstituten und Untersuchungslaboratorien mit Arzneimitteln und ihren Ausgangsstoffen beschäftigen.

Hans Hermann Julius Hager wurde am 03. Januar 1816 als Sohn des Regimentsarztes Dr. Johannes Hager in Berlin geboren. Wie sein Vater wollte er Arzt werden, doch dieser veranlaßte ihn, den Apothekerberuf zu ergreifen, wahrscheinlich weil es im Haus Hager finanziell nicht zum besten bestellt war. Mit 16 Jahren begann er seine Lehrzeit in der Löwen-Apotheke in Salzwedel. 1838 erhielt er eine Anstellung in einer Apotheke in Perleberg, in der sich sein wissenschaftliches Talent entfalten konnte, so daß er 1841, ohne vorher ein Studium absolviert zu haben, mit Glanz das Staatsexamen bestand. Im darauffolgenden Jahr erwarb er die Stadt-Apotheke in Frauenstadt in Niederschlesien. Schon während seiner Lehrzeit veröffentlichte er einen „Leitfaden für stöchiometrische Berechnungen", während der Zeit als Apothekenleiter in Frauenstadt erschien das „Handbuch der pharmaceutischen Recepturkunst" als Vorläufer seiner späteren „Technik der pharmaceutischen Receptur". Es folgten 1855 und 1857 Kommentare zu der preußischen, sächsischen, hannöverschen, hamburgischen und schleswig-holsteinischen Pharmakopöe unter dem Titel „Die neuesten Pharmakopöen Norddeutschlands" in zwei Bänden. Da seine Bücher ein unerwartetes Echo fanden, verkaufte er seine Apotheke, um sich als freischaffender Autor ganz der pharmazeutischen Schriftstellerei zu widmen.

Seit 1859 wohnte er in Berlin, richtete sich dort ein Privatlaboratorium ein und gab bereits im ersten Jahr seines Berlinaufenthaltes die „Pharmaceutische Centralhalle" heraus, eine unabhängige Fachzeitung, die vorwiegend der wissenschaftlichen Pharmazie gewidmet war und 109 Jahrgänge erlebte.

Andere Beispiele seines literarischen Schaffens sind das „Manuale pharmaceuticum", das bis 1891 sechs Auflagen und von 1902 bis 1931 drei weitere Auflagen erlebte, die „Adjumenta varia chemica et pharmaceutica" von 1860, ein „Lateinisch-deutsches Wörterbuch der Pharmakopöen" von 1863 und 1869 eine vergleichende Untersuchung der englischen, französischen, deutschen, schweizerischen und russischen Arzneibücher. Ab 1860 gab er den „Pharmazeutischen Kalender" heraus, 1863 folgten die „Industrieblätter", die vor allem das Geheimmittelunwesen bekämpfen sollten.

1866 folgte Hagers Buch über das „Microscop und seine Anwendung", das bis 1920 zwölfmal aufgelegt worden ist.

Um abseits der Großstadt ungestörter arbeiten zu können, kaufte er sich 1871 ein kleines Landhaus, die Pulvermühle bei Fürstenberg a.d. Oder. Hier kommentierte er in den Jahren 1873 und 1874 die Pharmacopoea Germanica und setzte seine 1860 begonnene fruchtbare Zusammenarbeit mit dem Verleger Julius Springer in der Herausgabe von „Hagers Handbuch für die Pharmazeutische Praxis" fort.

Obwohl seine Bücher eine außergewöhnlich große Verbreitung fanden, konnten sie den Autor nicht vor einer allmählichen Verarmung retten. 1881 mußte er die Pulvermühle verkaufen und nach Frankfurt/Oder übersiedeln. Dort richtete er sich wiederum ein Laboratorium ein. Aus finanziellen Gründen war er dann 1896 gezwungen, auch dieses wieder aufzugeben. Er zog zu seinem Sohn nach Neuruppin. Dort ist er dann 1897 völlig verarmt gestorben.

1876 erschien die erste Auflage des Hager, Handbuch für die Pharmazeutische Praxis mit zwei Teilbänden, die wegen der großen Nachfrage nachgedruckt werden mußten. Schon 1880 folgte der erste Ergänzungsband, weitere Ausgaben des Werkes erschienen in den Jahren 1880, 1882, 1883, 1886, 1887, 1888, 1891 und 1893. Der „Hager" wurde in allen Auflagen von der Fachöffentlichkeit mit großem Lob aufgenommen und fand reißenden Absatz. Es war das Verdienst von Hermann Hager, jede Substanz, Droge oder Zubereitung, die er beschrieb, in mehreren Mustern in seinem Laboratorium selbst untersucht zu haben.

Seit dem Erscheinen der 4. Auflage sind über 20 Jahre vergangen, eine Zeit, in der die pharmazeutischen Wissenschaften eine rasante Entwicklung durchgemacht haben. Mit der Internationalisierung des Arzneimittelwesens ist der Bedarf an Informationen über die eigenen Grenzen hinaus zunehmend gestiegen. Neue Untersuchungs- und Bestimmungsmethoden sind in die pharmazeutische Analytik, neue Darreichungsformen, neue Arzneistoffe und Diagnostika in die Therapie eingeführt worden.

Der Springer-Verlag hat sich daher entschlossen, dieser Entwicklung mit der neu konzipierten 5. Auflage gerecht zu werden. Die Fülle wissenschaftlicher Erkenntnisse und Daten mußten im „Hager" auf ca. 10000 Druckseiten komprimiert werden, die in fünf Sachgebiete mit insgesamt neun Bänden geteilt wurden. Als 10. Band wird ein Gesamtregister aller Bände erscheinen.

Als Herausgeber konnten für die einzelnen Bände gewonnen werden:

Band 1
Gisela Wurm, Essen
Waren und Dienste

Band 2
Eberhard Nürnberg, Erlangen; Peter Surmann, Würzburg
Methoden

Band 3
Hans-Uwe Wolf, Ulm
Gifte

Band 4-6
Rudolf Hänsel, München; Konstantin Keller, Berlin; Horst Rimpler, Freiburg
Drogen

Band 7-9
Franz von Bruchhausen, Berlin; Siegfried Ebel, Würzburg;
August Wilhelm Frahm, Freiburg; Eberhard Hackenthal, Heidelberg
Stoffe

Band 10
Register

Die Bände erscheinen in der Reihenfolge ihrer Fertigstellung, beginnend mit Band 1. Zu jedem Band gehört ein Sachverzeichnis, das um den Inhalt des jeweils neu erschienenen Bandes ergänzt wird.

Zu Beginn eines jeden Bandes sind ein Inhaltsverzeichnis, ein Gesamtabkürzungsverzeichnis sowie das Verzeichnis der Standardliteratur abgedruckt. Spezialliteratur ist am Ende der Monographie angegeben, in der sie zitiert wird. Die Auswahl der in den einzelnen Monographien aufgeführten Handelsprodukte und Fertigarzneimittel stellt kein Werturteil dar, sie sind lediglich als Beispiele aufzufassen und sollen den Arzneistoff für den Leser näher charakterisieren. Kombinationsarzneimittel werden nur in Ausnahmefällen genannt.

Pharmazie und Medizin sind als Wissenschaft ständig in Fluß. Soweit in diesem Werk eine Dosierung oder eine Applikation erwähnt wird, darf der Benutzer zwar darauf vertrauen, daß Autoren, Herausgeber und Verlag größte Mühe aufgewandt haben, daß diese Angaben dem Wissenstand bei Fertigstellung des jeweiligen Bandes entsprechen. Dennoch ist jeder Leser aufgefordert, insbesondere bei der Anwendung von Fertigarzneimitteln, die Gebrauchsinformationen zu prüfen, um in eigener Verantwortung festzustellen, ob die hier gegebenen Empfehlungen für Dosierung und Beachtung der Kontraindikationen gegenüber den Angaben im „Hager“ noch dem Stand der Erkenntnisse entsprechen.

Der Band 1 „Waren und Dienste“ enthält den derzeitigen Stand des Wissens auf den Gebieten „Verbandmittel, Mittel und Gegenstände zur Kranken- und Säuglingspflege, ärztliche Instrumente, Säuglingsernährung, Schädlingsbekämpfung und Pflanzenschutz, Impfschemata, Diagnostika, ältere Prüfmittel und Reagenzien, Rezepturvorschriften, Tierarzneimittel und Heil- und Mineralwässer“.

Der Band 2 „Methoden (der pharmazeutischen Technologie und der pharmazeutischen Analytik)“ beschreibt allgemeine Meßtechniken, die Parameter der Stoffbeschreibungen, die Qualitätskontrolle, die Grundoperationen zur Herstellung von Arzneimitteln und deren Darreichungsformen.

Der Band 3 „Gifte“ informiert über Suchtstoffe, Giftpflanzen und Gifttiere, Biozide sowie deren Reaktionen im Stoffwechsel, Vergiftungssymptome, Krankheitserscheinungen und ihre Therapie mit Antidoten.

Die Bände 4 bis 6 behandeln das große Gebiet der Arzneipflanzen, Drogen und andere Rohstoffe biologischen Ursprungs, gegliedert nach Gattungen. Hierbei handelt es sich um biologische Ausgangsstoffe, die in der

Therapie mit Arzneimitteln angewandt werden, aber auch solche, die in der Reformwaren-, Gewürz- und Parfümindustrie und in den besonderen medizinischen Therapierichtungen eine Rolle spielen. Neben den üblichen Arzneibuchdrogen der europäischen Staaten und der USA sind auch wichtige Drogen des Handels aufgenommen.

In den Bänden 7 bis 9 werden die wichtigsten Daten chemisch definierter Stoffe oder Stoffgemische dargestellt. Dazu gehören Synonyma, Zugehörigkeit zu bestimmten Arzneibüchern, Kriterien der Verschreibungspflicht, Strukturformeln, Angaben zur Synthese und Löslichkeit, Eigenschaften, Identitäts-, Reinheits- und Gehaltsbestimmungen, zur Stabilität, Lagerung, Anwendung sowie eine ausführliche Darstellung der Pharmakologie und der medizinischen Anwendung.

Der Herausgeberbeirat dankt den Herausgebern der einzelnen Bände und den über 300 Autoren für ihr unermüdliches Engagement und die ungeheure Arbeit, die solch ein umfangreiches Werk, wie der 10-bändige Hager, macht. Der Herausgeberbeirat dankt dem Springer-Verlag für seine Bereitschaft, das Wagnis eingegangen zu sein, die 5. Auflage des Hager herauszugeben.

Juli 1990

Wissenschaftlicher Beirat
R. Braun, S. Ebel, G. Franz
P. Fuchs, H. Gebler
G. Hanke, G. Harnischfeger
H. Sucker

Vorwort

Der Springer-Verlag gibt die Neuauflage von Hagers Handbuch für die pharmazeutische Praxis heraus. Der traditionelle Titel ist beibehalten. Das Konzept sieht kein Lexikon vor, auch wenn die etymologische Ableitung von légein: auflesen, sammeln, auswählen sehr wohl die Anlage dieses Werkes trifft.

Die Bezeichnung Handbuch gilt im besonderen Maße für den Band Waren und Dienste. Er stellt ein Manual ad manum Apothekarii dar. Außer Arzneimitteln, deren Wirk- und Hilfsstoffe in den anderen Bänden besprochen werden, läßt die Verordnung über den Betrieb von Apotheken ausdrücklich weitere apothekenübliche Waren zu. Der Einkauf, die Lagerung und die Abgabe dieser Handelsartikel verlangen gründliche Warenkenntnisse. Solche Tätigkeiten stellen eine besondere Dienstleistung des Apothekers für den Kunden und damit für die Bevölkerung dar.

So ist die richtige Anweisung über die Handhabung von Krankenpflegeartikeln und Verbandstoffen praktisch ausgeübte Hilfe im Gesundheitsdienst. Die Beratung der Kosmetika dient der individuellen körperlichen und psychischen Hygiene. Das fundierte Gespräch über Pflanzenschutz befähigt den Erwerber und den Anwender solcher Hilfsmittel, das eigene Handeln im Rahmen der ökologischen Notwendigkeiten zu erkennen. Die richtige Auswahl von Kindernährmitteln beugt Krankheiten vor. Ebenso gehören Impfungen zur Prophylaxe und Therapie von Erkrankungen. Patienten sollen über sinnvolle Impfschemata informiert werden. Der Apotheker erteilt als Fachmann die notwendige Auskunft. Auch über Tierarzneimittel und deren Einsatz kann er sachkundig beraten.

Diese umfangreichen Randgebiete der Pharmazie erfordern das schnelle Auffinden von entsprechenden Daten und Unterlagen der genannten angewandten Wissenschaften. Der Band Waren und Dienste trägt der Entwicklung des beständig fließenden Fundamentes von Forschung und Interpretation Rechnung. Das bedeutet, aktuelle Fragen zwar um neue Aspekte zu erweitern, jedoch auch die Wurzeln der modernen Strömungen in der Vergangenheit zu suchen. Das wiederum entspricht einem Trend zum Heilmittel früherer Zeiten und dem Bemühen, die Therapie individueller gestalten zu wollen, gegebenenfalls auch preiswerter durchzuführen. So entstanden die Kapitel Rezepturvorschriften und Alte Reagenzien, von denen das letztere überwiegend historische und deskriptive Bedeutung besitzt. Der Beitrag Diagnostik im kleinen klinischen Laboratorium stellt neuzeitige Anforderungen dagegen.

In dem gesamten Sortiment soll der Apotheker befähigt sein, schwerverständliche Sachverhalte dem Laien präzise zu definieren und zu interpretieren. So ergibt sich die Möglichkeit einer gründlichen Beratung.

Mein besonderer Dank gilt Frau Beate Blümer-Schwinum, die mit außerordentlicher Geduld und Genauigkeit die unterschiedlichen Texte erfaßte und mit eigenen Ideen zur Bewältigung der auftauchenden Probleme beitrug. Die Herstellungsabteilung des Springer-Verlages gab dabei unermüdlich Hilfestellung und gewährte Rat und Tat aus jahrelanger Erfahrung. Ihr sei ebenso gedankt wie Herrn Dr. Peter Heinrich, der Planung und Fertigung souverän in der Hand behielt.

Essen, im September 1990 GISELA WURM

Inhaltsverzeichnis

Kapitel 1

Verbandstoffe

W. Triebsch

Kapitel 2

Mittel und Gegenstände zur Kranken- und Säuglingspflege, ärztliche Instrumente

K.H. Kraft, G. Wurm

Kapitel 3

Mittel zur Körperpflege und Hygiene

N.P. LÜPKE

Kapitel 4

Säuglingsernährung und Wässer

R. GRÜTTNER, R. KLUTHE, H. QUIRIN

Kapitel 5

Schädlingsbekämpfung und Pflanzenschutz

M. HOMMES, H. H. HOPPE, F. KLINGAUF, H. SCHMID, W. WALDHAUER, U. ZELLENTIN

Kapitel 6

Impfschemata

K. DANNER, U. QUAST

Kapitel 7

Diagnostik für das kleine klinische Laboratorium

O. SONNTAG, unter Mitarbeit von A. RÖSENER

Kapitel 8

Alte Reagenzien

G. Wurm

Kapitel 9

Rezepturvorschriften

G. Wurm

Kapitel 10

Tierarzneimittel

H.-J. Hapke

unter Mitarbeit von E. Barke, M. Dubowy, S. Lütkes, E. Telser

Abkürzungsverzeichnis

AAS	Atomabsorptionsspektroskopie
Abb.	Abbildung
Abk.	Abkürzung
abs.	absolut
Ac_2O	Acetanhydrid
alkal.	alkalisch
allg.	allgemein
AMG	Arzneimittelgesetz
Anm.	Anmerkung
anorg.	anorganisch
anschl.	anschließend
Anw.	Anwendung
Aufl.	Auflage
ApBetrO	Apothekenbetriebsordnung
aq.	wasserhaltig, mit Wasser solvatisiert
ASK	Arzneimittel-Stoffkatalog
asymm.	asymmetrisch
bakt.	bakteriell
BAN	British Approved Names
bas.	basicum (basisch)
Bd.	Band
belg.	belgisch
ber.	berechnet
Best.	Bestimmung
best.	bestimmt
betr.	betrifft, betreffen, betreffend
Bez.	Bezeichnung
bez.	bezogen
biol.	biologisch
BTM	Betäubungsmittel
BRS	biologische Referenz-Substanz
BuOH	Butanol
bzgl.	bezüglich
BZL	Benzen (Benzol)
bzw.	beziehungsweise
ca.	circa, ungefähr
CAS	Chemical Abstracts Services
CCD	Gegenstromverteilung
CD	Circulardichroismus
chem.	chemisch
conc.	concisus (geschnitten)
Cort.	Cortex (Rinde)
crist.	cristallisatus (kristallin)
CRS	Chemische Referenz-Substanz
Dos.	Dosierung, Dosis
d	Dublett
dän.	dänisch
DC	Dünnschichtchromatographie, Dünnschichtchromatogramm
DCCC	Tröpfchengegenstromverteilung
DCF	Denomination commune française
dgl.	dergleichen, desgleichen
dest.	destillatus (destilliert)
d. h.	das heißt
dil.	dilutus (verdünnt)
Diss.	Dissoziation
diss.	dissoziiert
div.	diverse
D, L	Konfigurationsbez.
DLM	Dosis letalis minimum
DMF	Dimethylformamid
DMSO	Dimethylsulfoxid
dt.	deutsch
ED	mittlere Einzeldosis
EG-Nr.	Stoffe und Zusatzstoffe nach Zusatzstoff-Zulassungsverordnung
Elh.	Elementarhilfe
Eig.	Eigenschaft
einschl.	einschließlich
engl.	englisch
entw.	entweder
entspr.	entspricht, entsprechend
Est.	Erstarrungstemperatur
et al.	et alii
etc.	et cetera
Eth	Diethylether
EtOH	Ethanol
evtl.	eventuell
Exp.	Experiment
exp.	experimentell
Extr.	Extractum (Extrakt)
EZ	Esterzahl
Fbg.	Färbung
FIA	Fließinjektionsanalyse
finn.	finnisch
Flor.	Flores (Blüten)
Fol.	Folia (Blätter)
Fl.	Flüssigkeit
fl.	flüssig
FM	Fließmittel
Fp.	Flammpunkt
Fruct.	Fructus (Früchte)
frz.	französisch
FT	Fourier Transformation
GC	Gaschromatographie
GFC	Gelfiltrationschromatographie
gem.	geminal
ges.	gesättigt

Gew.	Gewicht
ggf.	gegebenenfalls
GKl.	Giftklasse/Giftklassifizierung
Gl.	Gleichung
Glyc.	Glycerol 85%
GPC	Gelpermeationschromatographie
grch.	griechisch
HAc	Essigsäure
H.I.	Hämolytischer Index
holl.	holländisch
hom.	homöopathisch
HPLC	Hochdruckflüssigkeitschromatographie
Hrsg.	Herausgeber
hygr.	hygroskopisch
i	iso
i.a.	intraarteriell
i.c.	intracutan
IC	Ionenchromatographie
IE	Internat. Einheit
i.m.	intramuskulär
Ind.	Indikator
Inf.	Infusio (Infusion)
inhal.	inhalativ/inhalatorisch
Inj.	Injektion
Inkomp.	Inkompatibilitäten
INN	International Nonproprietary Name (Internationaler Freiname)
Int.	Intensität
IP	Isoelektrischer Punkt
i.p.	intraperitoneal
IR	Infrarot
isl.	isländisch
it.	italienisch
i.v.	intravenös
IZ	Iodzahl
jug.	jugoslawisch
KG	Körpergewicht
Komm.	Kommentar
konst.	konstant
konz.	konzentriert
Konz.	Konzentration
korr.	korrigiert
krist.	kristallisiert, kristallin
l	löslich
LD_{50}	Letaldosis (50%)
Lign.	Lignum (Holz)
ll	leicht löslich
LPLC	Niederdruckflüssigkeitschromatographie
Lsg.	Lösung
m	Multiplett
m	meta
MAK	Maximale Arbeitsplatzkonzentration
max.	maximal
med.	medizinisch
MeOH	Methanol
MHK	Minimale Hemmkonzentration
min.	minutus (zerkleinert)
MPLC	Mitteldruckflüssigkeitschromatographie
MS	Massenspektrum
n.B.	nach Bedarf
Nachw.	Nachweis
nat.	natürlich
Nd.	Niederschlag
NFN	Nordiska Farmakopenämnden
NIR	Nahes Infrarot
NMR	Kernmagnetische Resonanz
norw.	norwegisch
UW	unerwünschte Wirkungen
o	ortho
o.a.	oder anderes auch, oben angegeben(e)
OHZ	Hydroxylzahl
opt.	optisch
org.	organisch
ORD	Optische Rotationsdispersion
Ox.	Oxidation
p	para
p.a.	pro analysi
PEG	Polyethylenglycol
Pet	Petrolether
pH	neg. dekadischer Logarithmus der Hydroniumionenkonz.
pol.	polnisch
port.	portugiesisch
ppm	Teile je Million Teile (parts per million)
p.o.	per os
POZ	Peroxidzahl
prim.	primär
pul.	praktisch unlöslich
pulv.	pulveratus (pulverisiert)
pur.	purus (rein)
PrOH	Propanol
PSC	Präparative Schichtchromatographie
q	Quartett
qual.	qualitativ
quant.	quantitativ
quart.	quartär
R	Reagenzien/Lösung europäisch (DAB 9)
RCCC	Rotating locular counter current chromatography
Rad.	Radix (Wurzel)
reag.	reagierend
Red.	Reduktion
rel.	relativ
Rf	Retentionsfaktor
Rg.	Reagenz
Rhiz.	Rhizoma (Rhizom)
Rkt.	Reaktion
RN	Reagenzien/Lösung national (DAB 9)
R, S	Konfigurationsbez. nach CIP
R_{st}	R_{st}-Wert (Standard)
rum.	rumänisch
russ.	russisch
RV	Urtitersubstanz (DAB 9)
s	Singulett
s.	siehe
S.	Seite
s.a.	siehe auch
SC	Säulenchromatographie
s.c.	subcutan
schwed.	schwedisch
Sdt.	Siedetemperatur
sek.	sekundär
Sem.	Semen (Samen)
SL	Systemnummer der Stoffliste
sl	schwer löslich
sll	sehr leicht löslich
Smt.	Schmelztemperatur
SmtEut	eutekt. Schmelztemperatur
s.o.	siehe oben
sog.	sogenannt

sol.	solutus (gelöst)
Sol.	Solutio (Lösung)
span.	spanisch
Spec.	Species (Teemischung)
spez.	spezifisch
ssl	sehr schwer löslich
ssp.	Subspecies
Stip.	Stipites (Stiele)
s. u.	siehe unten
subl.	sublimatus (sublimiert)
Subl.	Sublimation
subt.	subtilis (fein)
Supp.	Suppositorium (Zäpfchen)
symm.	symmetrisch
synth.	synthetisch
Synth.	Synthese
SZ	Säurezahl
Sz	Substanz
T	Teil(e)
t	Triplett
Tab.	Tabelle
TD	mittlere Tagesdosis
Temp.	Temperatur
tert.	tertiär
tgl.	täglich
ther. M.	therapeutische Maßnahmen
THF	Tetrahydrofuran
tierexp.	tierexperimentell
titr.	titratus (eingestellt)
Titr.	Titration
TMS	Tetramethylsilan
Toxk.	Toxikokinetik
Tol.	Toluen (Toluol)
tox.	toxikologisch
Tr.	Tropfen
tsch.	tschechisch
türk.	türkisch
UA	Unverseifbare Anteile
u. a.	und andere, unter anderem
ung.	ungarisch
Ungt.	Unguentum (Salbe)
USAN	United States Adopted Names
usw.	und so weiter
u. U.	unter Umständen
UV	ultraviolett
Vak.	Vakuum
Verb.	Verbindung
verd.	verdünnt
versch.	verschieden
vet.	veterinärmedizinisch
vgl.	vergleiche
VgS.	Vergiftungssymptom(e)
VIS	sichtbares Licht
Vol.	Volume(n)
vomed.	volksmedizinisch
Vork.	Vorkommen
WHO	Weltgesundheitsorganisation
WKM	Wirkmechanismen
wl	wenig löslich
z. B.	zum Beispiel
Zers.	Zersetzung
zit.	zitiert
ZNS	Zentralnervensystem
z. T.	zum Teil
zus.	zusammen
Zus.	Zusammensetzung

Standardliteratur und verbindliche Kürzel

AB-DDR Minister für Gesundheitswesen der DDR (1987), Arzneibuch der DDR, 2. Ausgabe, Akademie-Verlag, Berlin

Ana Florey K (Hrsg.) (1972-1986) Analytical Profiles of Drug Substances Bd. 1-15, 1. Aufl., Academic Press, New York London

APr Dinnendahl V, Fricke U (1982) Arzneistoffprofile Bd. 1-5, 1. Aufl. mit 5 Ergänzungslieferungen 1983-87, Govi-Verlag GmbH Pharmazeutischer Verlag, Frankfurt am Main

Arg 66 Farmacopea Argentina 1966

Belg VI Pharmacopee Belge VI (1982), J. Duculot-Gembloux

BHP 83 British Herbal Medicine Association (1983), British Herbal Pharmacopoeia, Megaron Press, Bournemouth

BP 88 British Pharmacopoeia XLI (1988), Her Majesty's Stationery Office, London

BPC 79 The Pharmaceutical Codex (1979), The Pharmaceutical Press, London

BPVet British Pharmacopoeia (Veterinary) und Nachträge (1977)

Brasil 3 Farmacopea dos Estados Unidos do Brasil (1976)

BVetC 53 British Veterinary Codex (1953)

CFT Benigni R, Capra C, Cattorini PE (1962) Piante Medicinali, Chimica, Farmacologia e Terapia, Inverni & Della Beffa, Mailand

ChinP IX The Pharmacopoeia Commission of PRC (1988) Pharmacopoeia of the People's Medical Publishing House, Beijing

CRC Duke IA (1986) CRC-Handbook of Medicinal Herbs, 3. Print, CRC-Press, Boca Raton

CsL 3 Pharmacopoea Bohemoslovenica III (1970) und Nachtrag (1976)

DAB 9 Deutsches Arzneibuch 9. Ausgabe (1986) Wissenschaftliche Verlags-Gesellschaft, Stuttgart, Govi-Verlag GmbH, Frankfurt/Main

DAC 86 Bundesvereinigung Deutscher Apothekerverbände (1986), Deutscher Arzneimittel-Codex 1986 mit Ergänzungen, Deutscher Apotheker-Verlag, Stuttgart, Govi-Verlag, Frankfurt

Dan IX Pharmacopoea Danica IX (1948) und Nachträge

Disp Dan Dispensatorium Danicum (1963) und alle Nachträge bis 1973, Hrsg. von Danmark, Farmakopekommissionen, Kopenhagen, Busck

EB 6 Ergänzungsbuch zum Deutschen Arzneibuch, 6. Ausg. (1941), Dr. Hans Hösel, Deutscher Apotheker Verlag, Berlin

Egypt 84 Egyptian Pharmacopoeia 1984

FEu Tutin TG, Heywood VH, Burges NA, Valentine DH, Waleters SM, Webb DA (Hrsg.) (1964-1980) Flora Europaea Vol. I-V, At the University Press, Cambridge

FNBelg V The Belgian National Formulary V (1977)

FNFr Formulaire Nationale de France I (1974) und Ergänzungsband (1976)

GHo Treibs W (Hrsg.), Gildemeister E, Hoffmann F (1956-1968) Die ätherischen Öle Bd. 1-8, 4. Aufl., Akademie Verlag, Berlin

HAB 1 Homöopathisches Arzneibuch, 1. Ausgabe (1978), 4. Nachtrag (1985), Deutscher Apotheker-Verlag, Stuttgart, Govi-Verlag, Frankfurt

HAB 34 Homöopathisches Arzneibuch (1934), Verlag Dr. Willmar Schwabe, Berlin

Heg Conert HJ, Hamann U, Schultze-Motel W, Wagenitz G (Hrsg.) (1984-1987) Hegi G, Illustrierte Flora von Mitteleuropa, Bände I-VI, 3. Aufl., Verlag Paul Parey, Berlin Hamburg

Helv VII Pharmacopoea Helvetica VII (1987), Eidgenössische Drucksachen- und Materialzentrale, Bern

Hgn — Hegnauer R (1962-1989) Chemotaxonomie der Pflanzen, Bd. I-VIII, Birkhäuser Verlag, Basel Stuttgart

Hisp IX — Farmacopea Oficial Espanola IX (1954)

Hop — Hoppe HA (1975-1987) Drogenkunde Vol. 1-3, 8. Aufl., W. de Gruyter Verlag, Berlin New York

HPUS 78 — Homoeopathic Pharmacopoeia of the United States VIII (1978) mit Supplement A (1982)

Hung VII — Lang B (Hrsg.) (1986) Pharmacopoea Hungarica VII, Akademiai kiado, Budapest

IndP 85 — Ministry of Health & Family Welfare (1985), Pharmacopoeia of India III, Publications & Information Directorate (CSIR), New Dehli

Ital 9 — Farmacopea Ufficiale della Repubblica Italiane IX (1985), Instituto poligrafico e zecca dello stato, Rom

Jap XI — The Pharmacopoeia of Japan 11th Edition (1986) The Society of Japanese Pharmacopoeia, Yakuji Nippo, Ltd., Tokyo

Jug IV — Pharmacopoea Jugoslavica IV (1984)

Kar 58 — Karrer W (1958) Konstitution und Vorkommen der organischen Pflanzenstoffe - exclusive Alkaloide, Birkhäuser Verlag, Basel Stuttgart

Kar 81 — Karrer W, Huerlimann H, Cherbuliez E (1981-1985) Konstitution und Vorkommen der organischen Pflanzenstoffe - exclusive Alkaloide Erg. Band, Teile 1 und 2, Birkhäuser Verlag, Basel Stuttgart

Kir — Kirk RE, Othmer DF (1978-1984) Encyclopedia of Chemical Technology, Bd. 1-25, 3. Aufl., Interscience Publ. (John Wiley & Sons Inc.), New York

Kle 82 — Kleemann A, Engel J (1982) Pharmazeutische Wirkstoffe: Synthesen, Patente, Anwendungen, 2. Aufl., Georg Thieme Verlag, Stuttgart New York

Kle 87 — Kleemann A, Engel J (1987) Pharmazeutische Wirkstoffe: Synthesen, Patente, Anwendungen, Ergänzungsband 1982-1987, 1. Aufl., Georg Thieme Verlag, Stuttgart New York

Kol — Kolthoff IM, Elving PJ (Hrsg.) (1959-1980), Treatise in Analytical Chemistry, Interscience Publishers Inc., New York

LBö — Landolt-Börnstein (1961-1986) Zahlenwerte und Funktionen aus Naturwissenschaften und Technik (Gruppe 1: Vol. 1-9, Gruppe 2: Vol. 1-17, Gruppe 3: Vol. 1-22, Gruppe 4: Vol. 1-5, Gruppe 5: Vol. 1-4, Gruppe 6: Vol. 1-2), Springer-Verlag, Berlin Heidelberg New York

LHi — Fiedler HP (1989) Lexikon der Hilfsstoffe, 3. Aufl., Edition Cantor, Aulendorf

MAK — Henschler D (Hrsg.) (1972-1988) Gesundheitsschädliche Arbeitsstoffe. Toxikologisch-arbeitsmedizinisch e Begründung von MAK-Werten, Verlag Chemie, Weinheim

Man — Manske RHF, Rodrigo RGA, Brossi A (Hrsg.) (1950-1988) The Alkaloids Vol. 1-33, Academic Press, San Diego New York Berkeley Boston London Sydney Tokio Toronto

Mar 29 — Reynolds JEF (Hrsg.) Martindale (1989) The Extra Pharmacopoeia, 29. Edition, The Pharmaceutical Press, London

MB — MB Formulary (1959), Apotekarsocietetens Förlag, Stockholm

MC — De Stevens G (Hrsg.) (1963-1985) Medicinal Chemistry Vol. 1-20, Academic Press, New York London

Mex P 52 — Farmacopea Nacional de los Estados Unidos Mexicanos (1952)

MI — Windholz M, The Merck Index (1983) 10. Auflage, Merck & Co. Inc., Rahway New Jersey

Ned 9 — Nederlandse Farmacopee IX (1983-87), staatsuitgeverij/'s-gravenhage

Nord IV — Pharmacopoea Nordica, Editio Danica, IV (1975), Udgivet i medfor af lov om apothekervaesenet, Kopenhagen

Norv V — Pharmacopoea Norvegica V (1939)

ÖAB 81 — Österreichisches Arzneibuch (1981), Bd 1-2, Österreichische Staatsdruckerei, Wien

Pen — Penso G (1983) Index plantarum medicinalium totius mundi eorumque synonymorum, O. E. M. F., Mailand

PF X — La Commission Nationale de Pharmacopee (1988), Pharmacopee Francaise X, L'Adrapharm, Paris

PhEur — Europäisches Arzneibuch, 2. Ausgabe

PI 3 — WHO (1979, 1981), The International Pharmacopoeia III, Vol. 1 Berger-Levrault, Frankreich, Vol. 2 Presses Centrales, Schweiz

Pol IV — Farmakopea Polska IV (1965)

Portug 46 — Farmacopeia Portuguesa VI (1946) und Ergänzungsbände 1961 und 1967

Pro — Prous JR (Hrsg.) (1976-1988) Drugs of the Future Vol. 1-13, JR Prous S. A. Publishers, Barcelona

RoD — Roth L, Daunderer M (Hrsg.) (1985) Gifte, Krebserzeugende, gesundheitsschädliche und reizende Stoffe, Ordner 1-4, Ecomed-Verlag, Moderne Industrie, München

Rom IX — Farmacopeea Romana, Editia A, IX-A (1976), Editura medicala

Ross 10 — Pharmacopoea Rossica X (1970), Gosudarstvennaia farmakopeia (Engl. Ed.)

SG — Bundesamt für das Gesundheitswesen, Schweizer Giftliste, Ausg. 1987, Eidgenössische Drucksachen- und Materialzentrale, Bern

Svec 46 — Svenska Farmakopen XI (1946)

TurkP — Türk Farmakopesi (1974)

Ull — Bartholome E, Bickert E, Hellmann H (Hrsg.) (1972-84) Ullmanns Enzyklopädie der technischen Chemie Bd. 1-25, 4. Aufl., Verlag Chemie, Weinheim

USD 60 — United States Dispensatory (1960)

USP XXI — United States Pharmacopeial Convention (1985), The United States Pharmacopeia USP XXI - NF XVI

Wst — Weast RC, Selby SM (1987/88) CRC-Handbook of Chemistry and Physics, 68. Ed., The Chemical Rubber Co., Cleveland Ohio

Zan — Zander R, Encke F, Buchheim G, Seybold S (1984), Handwörterbuch der Pflanzennamen, 13. Aufl., Eugen Ulmer, Stuttgart

Zem — Herz W, Griesebach H, Kirby GW, Tamm Ch (Hrsg.) (1938-1989) Zechmeister L, Fortschritte der Chemie organischer Naturstoffe, Bände 1-54, Springer-Verlag, Heidelberg

Abkürzungen physik. Größen

Größe	Zeichen
Absorption	$A_{1\,\mathrm{cm}}^{1\%}$
- spezifische	
Absorption, Koeffizient	
- dekadischer	$\alpha(\lambda)$
- molarer dekadischer	$\kappa(\lambda)$
Absorptionsvermögen	A, D_i
Aktivität	a
Aktivitätseffizient	f
Arbeit	w, W
Avogadro-Konstante	L, N_A
Beschleunigung	a
Boltzmann-Konstante	R
Brechzahl	n
Chemische Verschiebung	δ
Chemisches Potential	μ
Dichte	ρ
- relative	d
Dielektrizitätskonstante (Permittivität)	ε
Dielektrizitätszahl (Permittivitätszahl)	ε_r
Diffusionskoeffizient	D
Druck	p
elektr. Dipolmoment	p_e
elektr. Leitfähigkeit	γ
elektr. Feldkonstante	ε_o
elektr. Feldstärke	E
elektr. Ladung	Q
elektr. Oberflächenpotential	χ
elektr. Potential	
- äußeres	ψ
- inneres	V, Φ
elektr. Spannung	U
elektr. Widerstand	R
elektrochem. Durchtrittsfaktor	α
elektrochem. Potential	μ
elektromot. Kraft	E
elektrokin. Potential (Zetapotential)	ζ
Energie	w, W
- innere	U
- freie	A
- kinetische	E_{kin}
- potentielle	E_{pot}
Enthalpie	H
- freie	G
- spezifische	
Entropie	S
- molare	
Fallbeschleunigung	g_{u}
Faraday Konstante	F

Größe	Zeichen
Fläche	A
Frequenz	f, ν
Geschwindigkeit	υ
Geschwindigkeitsgefälle	D
Geschwindigkeitskonstante	k
Gleichgewichtskonstante	K
Impuls	p
Kapazität	C
Kraft	F
Kopplungskonstante	J
Ladungszahl	z
Länge	l
Leistung	P
Lichtgeschwindigkeit	c_o
magn. Flußdichte	B
Masse	m
Massengehalt	ω
Massenkonzentration	β
Molalität	b
molare Leitfähigkeit	Λ
Molmasse	M
Oberflächenkonzentration	Γ
Oberflächenspannung	σ, γ
Osmotischer Druck	Π
Periodendauer	T
Plancksche Konstante	h
relative Atommasse	A_r
relative Molekülmasse	M_r
Schubmodul	G
Schubspannung	τ
Stoffmenge	n
Stoffmengenkonzentration	c
stöchiometr. Faktor	ν
Stromstärke	I
Temperatur	
- Celsius-T.	t
- thermodynamische	T
Überführungszahl	t
Überspannung	η
Viskosität	
- dynamische	η
- kinematische	ν
Volumen	V
Volumenkonzentration	σ
Wellenlänge	λ
Wellenzahl	$\tilde{\nu}$
Winkelgeschwindigkeit	ω
Zeit	t

Autorenverzeichnis

Prof. Dr. med. vet. habil. KURT DANNER
Leiter der Impfstoffproduktion
Behringwerke AG
Postfach 1140
3550 Marburg

Prof. Dr. med. ROLF GRÜTTNER
emeritierter Professor an der
Universitätskinderklinik Hamburg
Martinistraße 52
2000 Hamburg 20

Prof. Dr. med. vet. HANS-JÜRGEN HAPKE
Vorstand des Inst. für Pharmakologie,
Toxikologie und Pharmazie
der Tierärztlichen Hochschule Hannover
Bünteweg 17
3000 Hannover 71

Dr. MARTIN HOMMES
Institut für Pflanzenschutz im Gartenbau
Biologische Bundesanstalt
für Land- und Forstwirtschaft
Messeweg 11/12
3300 Braunschweig

Prof. Dr. sc. agr. HANS-HEINRICH HOPPE
Abt.-Leiter des Fachgebietes Phytomedizin
im Fachbereich Landwirtschaft
der Universität-Gesamthochschule Kassel
Nordbahnhofstraße 1a
3430 Witzenhausen

Prof. Dr. rer. nat. FRED KLINGAUF
Präsident der Biologischen Bundesanstalt
für Land- und Forstwirtschaft
Messeweg 11/12
3300 Braunschweig

Prof. Dr. REINHOLD KLUTHE
Leiter der Sektion Ernährungsmedizin u. Diätetik
der Universitätsklinik Freiburg
Hartmannstraße 1
7800 Freiburg

KARL-HEINZ KRAFT
Geschäftsführer des Landesapothekervereins
Schleswig-Holstein
Hasselbusch 16
2302 Flintbek

Prof. Dr. rer. nat. Dr. rer. medic. NIELS-PETER LÜPKE
Leiter des Fachgebiets Pharmakologie
und Toxikologie d. Universität Osnabrück
Albrechtstraße 28
4500 Osnabrück

Dr. med. UTE QUAST
Leiterin der Abt. Arzneimittelsicherheit
der Behringwerke AG
Postfach 1140
3550 Marburg

Dr. med. HERBERT QUIRIN
Chefarzt der Kurklinik Bad Rippoldsau
7624 Bad Rippoldsau

HANS SCHMID
Amtstraße 37a
4620 Castrop-Rauxel

Dipl. chem. Ing. OSWALD SONNTAG
Medizinische Hochschule Hannover
Inst. f. Klinische Chemie I
Konstanty-Gutschow-Straße 8
3000 Hannover 61

Dr. Ing. WOLFGANG TRIEBSCH
Leiter der wissenschaftlichen Abt.
der Fa. Paul Hartmann AG
Postfach 1420
7920 Heidenheim a. d. Brenz

Dr. agr. WOLFGANG WALDHAUER
wissenschaftlicher Mitarbeiter der Bayer AG
Sektor Landwirtschaft
5090 Leverkusen

Prof. Dr. med. GÜNTER HEINRICH WILLITAL
Direktor der Kinderchirurgischen Universitäts-
klinik mit Poliklinik der Universität Münster
Albert-Schweizer-Straße 33
4400 Münster

Pharmaziedirektorin
GISELA WURM
Franziusstraße 2
4300 Essen 1

Dr. rer. nat. URSULA ZELLENTIN
Leiterin der Abteilung Schädlingsbekämpfung
des Staatl. Medizinaluntersuchungsamtes Stade
Heckenweg 4
2160 Stade

Kapitel 1

Verbandstoffe

W. TRIEBSCH

Verbandstoffe sind mit einigen Ausnahmen Erzeugnisse auf Faserstoffgrundlage. Sie dienen dazu, Wunden zu versorgen, Blutungen zu stillen, Sekrete aufzunehmen, Arzneimittel zu applizieren, Wunden zu verschließen, Körperteile zu stützen, zu umhüllen oder zu komprimieren. Verbandstoffe können Wirkstoffe enthalten.

Verbandstoffe sind Gegenstände mit physikalischer Wirksamkeit. Sie behalten während ihrer Anwendung ihre Gegenständlichkeit mit Ausnahme der resorbierbaren oder der zu Gelbildung befähigten Verbandstoffe.

Im vorliegenden Text werden die Verbandstoffe nach Material und Konstruktion allgemein besprochen. Anhand des Textes kann ein systematisches Verständnis der Verbandstoffe aufgebaut werden, in das sich einzelne Verbandstoffprodukte einordnen lassen.

Es wurde bewußt darauf verzichtet, Produkte mit ihren Handelsnamen und der Packungsgröße zu benennen, weil bei den Handelsnamen eine gewisse Fluktuation besteht. Eventuell aufgenommene Namen können über die Laufzeit der Auflage dieses Werkes möglicherweise irreführend werden. Entsprechende Angaben können der angegebenen Literatur entnommen werden.

1 Anforderungen

1.1 Arzneimittelgesetz (AMG)

Das Gesetz zur Neuordnung des Arzneimittelrechtes vom 26. August 1976 erfaßt auch bestimmte Verbandstoffe. Nach dem Willen des Gesetzgebers erstreckt sich der Anwendungsbereich des Arzneimittelgesetzes (AMG) auf solche Verbandstoffe, die im Hinblick auf deren Anwendung ein gewisses Gefährdungspotential beinhalten. Als Arzneimittel im Sinne des Arzneimittelgesetzes gelten

- nach § 2 (2) Nr. 1 *Gegenstände, die ein Arzneimittel enthalten oder auf die ein Arzneimittel aufgebracht ist.*

Beispiele dieser Art sind Salbenkompressen, soweit die Salbenmasse arzneilich wirksame Bestandteile enthält, oder antisepticahaltige Wundauflagen. Solche Verbandstoffe unterliegen der Zulassungspflicht nach § 21 und der Apothekenpflicht nach § 43.

- nach § 2 (2) Nr. 3 in Verbindung mit § 4 (9) *Verbandstoffe, die die Zweckbestimmung der direkten Wundberührung haben.*

Generell besteht weder eine Zulassungs- noch Apothekenpflicht. Eine Sonderstellung nehmen die strahlensterilisierten Verbandstoffe ein; für diese besteht aufgrund einer Rechtsverordnung die Zulassungspflicht hinsichtlich der möglicherweise gefährdenden Radiolyseprodukte.
Für alle in den Gültigkeitsbereich des AMG fallenden Arzneimittel einschließlich der als Arzneimittel geltenden Verbandstoffe verlangt das AMG in der Betriebsverordnung für pharmazeutische Unternehmer (PharmaBetrV), einer Rechtsverordnung zu § 54 AMG, die Einhaltung der GMP-Richtlinien bei der

- industriellen Herstellung,
- bei der Großherstellung in Apotheken nach der Apothekenbetriebsordnung.

Die GMP-Pflicht gilt nicht innerhalb der Apotheke für Rezeptur- oder Defekturarzneimittel; das Krankenhaus außerhalb der Krankenhausapotheke ist ebenfalls nicht an die Betriebsverordnung für pharmazeutische Unternehmer gebunden, weil der Begriff der Gewerbsmäßigkeit, § 1 (1) PharmaBetrV, nicht zutrifft. Unabhängig davon sind jedoch im Sinne des § 8 (1) AMG die erforderlichen Grundprinzipien der Arzneimittelherstellung einzuhalten.
Chirurgisches Nahtmaterial gilt ebenfalls als Arzneimittel, § 2 (3) Nr. 3 AMG.

1.2 Monographien des DAB 9 über Verbandstoffe und Chirurgisches Nahtmaterial

Das DAB 9 enhält 15, teilweise dem Europäischen Arzneibuch entstammende Monographien über Verbandstoffe und 12 Monographien über Chirurgisches Nahtmaterial:

Verbandstoffe

- Verbandmull aus Baumwolle
- Steriler Verbandmull aus Baumwolle

- Verbandwatte aus Baumwolle
- Sterile Verbandwatte aus Baumwolle

- Verbandwatte aus Baumwolle und Viskose
- Sterile Verbandwatte aus Baumwolle und Viskose

- Verbandwatte aus Viskose
- Sterile Verbandwatte aus Viskose

- Tamponadebinden aus Baumwolle
- Sterile Tamponadebinden aus Baumwolle

- Tamponadebinden aus Baumwolle und Viskose
- Sterile Tamponadebinden aus Baumwolle und Viskose

- Hochgebleichter Verbandzellstoff
- Steriler, hochgebleichter Verbandzellstoff

- Heftpflaster

Hinweis: Die Monographien über Tamponadebinden und über Heftpflaster erscheinen erstmalig im DAB 9.

Chirurgisches Nahtmaterial

- Steriles Catgut
- Steriles Catgut in Fadenspender

- Sterile, resorbierbare Kollagenfäden
- Sterile, nicht resorbierbare Fäden

- Steriler Polyamid-6-Faden
- Steriler Polyamid-6-Faden in Fadenspender

- Steriler Polyamid-6/6-Faden
- Steriler Polyamid-6/6-Faden in Fadenspender

- Steriler Polyesterfaden
- Steriler Polyesterfaden in Fadenspender

- Steriler, geflochtener Seidenfaden
- Steriler, geflochtener Seidenfaden in Fadenspender

Monographien über Verbandstoffe
Roh- bzw. Ausgangsmaterialien für die erste Gruppe dieser Verbandstoffe sind Baumwolle, Viskose oder Zellstoff, die nach bekannten Verfahren aufbereitet, gesäubert und durch bestimmte Verfahrenstechniken auf eine definierte konstruktive Form gebracht werden. Es handelt sich bei allen um Ausgangsmaterialien aus reiner Cellulose.
Unterschiede bestehen in der Darbietungsform Baumwolle - Viskose - Zellstoffaser mit den daraus resultierenden morphologischen Unterschieden sowie in unterschiedlichen Verunreinigungen des Ausgangsmaterials. Diese sind teils naturbedingt, teils abhängig von den unterschiedlichen Herstellungsverfahren, durch die das in den Monographien definierte Produkt erzeugt wird.
Die erwähnten Verbandstoffmonographien folgen in ihrem Aufbau dem Schema der Gliederung einer Arzneistoff-Monographie, wie sie in den Allgemeinen Vorschriften des DAB 9 formuliert sind:

- Titel
- Strukturformel
- Gehaltsangabe mit chemischen Namen
- Eigenschaften

- Prüfung der Identität
- Prüfung der Reinheit
- Gehaltsbestimmung
- Lagerung

„Die Verwendung eines Monographietitels des Arzneibuches zur Bezeichnung einer Substanz, Zubereitung oder eines medizinischen Artikels setzt voraus, daß die Substanz, Zubereitung oder der medizinische Artikel den Anforderungen der Monographie, insbesondere hinsichtlich Identität, Reinheit und Gehalt entspricht.
Die Prüfungsvorschriften gehen nicht so weit, daß alle möglichen Verunreinigungen berücksichtigt sind. So ist eine ungewöhnliche Verunreinigung, die mit Hilfe der angegebenen Prüfungsmethoden nicht nachgewiesen wird, nicht erlaubt, wenn die Vernunft und eine gute pharmazeutische Praxis ihre Abwesenheit erfordern."

Auf die Wichtigkeit dieser Textpassage wird im Kommentar zum DAB von Hartke/Mutschler besonders hingewiesen:

„Von Bedeutung ist der Hinweis auf *ungewöhnliche Verunreinigungen*, die mit Hilfe der vorgeschriebenen Prüfungsmethoden nicht erfaßt werden. Die Pharmakopöen lassen im allgemeinen nur auf solche Verunreinigungen prüfen, die nach den jeweils üblichen Herstellungsverfahren im betreffenden Präparat enthalten sein können, sowie gelegentlich auch auf Verfälschungen oder Verwechslungen, die schon häufiger beobachtet wurden. Es ist selbstverständlich unmöglich, jedes Arzneimittel auf jede nur mögliche Verunreinigung oder Verfälschung hin zu kontrollieren. Deshalb kann es gelegentlich vorkommen, daß sich ein Arzneimittel aufgrund der vorgeschriebenen Prüfungen allein nicht beurteilen läßt. Der Untersucher ist im begründeten Verdachtsfall *verpflichtet*, auch ohne entsprechende Angaben im Arzneibuch auf außergewöhnliche Fremdstoffe (Verfälschungen) mit wissenschaftlich anerkannten Methoden zu prüfen. Falls er selbst dazu nicht in der Lage ist, muß er eine derartige Prüfung veranlassen."

Durch diesen Text wird die Übertragung von Prüfvorschriften der Monographien auf andere Verbandstoffe in Frage gestellt.
Der Text gibt auch die Möglichkeit, Regeln für die Erstellung von Monographien zu erkennen: Die Prüfmethoden sollen auf der Basis der Kenntnis des Rohmaterials und der Herstellungsverfahren bis zum Fertigprodukt so erstellt sein, daß Gefährdungspotentiale ausgeschaltet bzw. weitgehend minimiert werden.
Die bekanntesten Verbandstoffmonographien beschreiben Verbandmull bzw. Verbandwatte, welche aus Baumwolle und/oder Viskose hergestellt sind und in nicht sterilisierter Form oder sterilisiert zur Verfügung stehen.
Die Identität wird durch mikroskopische Untersuchungen, Anfärbungen und Löslichkeitsversuche geprüft. Die in den Monographien aufgeführten Prüfungen auf Reinheit wurden in Kenntnis der Faserart, deren möglichen natürliche oder verfahrensbedingten Verunreinigungen sowie in Kenntnis der nachfolgenden Technologie und der daraus möglichen Verunreinigung erarbeitet.
Grenzwerte für die Prüfpositionen Saugfähigkeit/Absinkdauer/Wasserhaltevermögen beschreiben Eigenschaften, die bei geforderter Technologie unter Berücksichtigung des jeweiligen Ausgangsmaterials erreicht werden.

Die Grenzwerte erfassen:
- Fremde Fasern - mikroskopisch
- Fluoreszenz - optisch
- Saugfähigkeit mit Absinkdauer und Wasserhaltevermögen
- Sauer/alkalische Verunreinigungen
- Tenside
- Wasserlösliche Substanzen
- Etherlösliche Substanzen
- Extrahierbare Farbstoffe
- Sulfatasche
- ggf. Sulfid
- Trocknungsverlust

Zu erwähnen sind außerdem die in den Monographien enthaltenen textilen oder textiltechnologischen Prüfungen wie Bestimmung der Noppenzahl, der Flächenmaße, der Fadenzahl und der Garnreißfestigkeit.
Die die Reinheit beschreibenden Grenzwerte wie etherlösliche Bestandteile, Asche, u. a. können keinesfalls zur Reinheitsprüfung von Verbandstoffen verwendet werden, wenn sie aus anderen Fasern oder mit abweichenden Technologien hergestellt wurden. Die Grenzwerte sind spezifisch für Faserart und Herstellung des Verbandstoffes, für den die Monographie erstellt wurde.
Innerhalb der Verbandstoffmonographien nimmt die Pflastermonographie eine Sonderstellung ein:

- Sie beschreibt ein Produkt, das nicht Arzneimittel im Sinne des AMG ist und somit auch keinen Verbandstoff im Sinne des AMG darstellt.
- Sie beschreibt ein Fertigprodukt, das nicht aus chemisch einheitlichen Materialien hergestellt wird. Trägermaterialien aus unterschiedlichen chemischen Stoffen und in unterschiedlichen Konstruktionen finden Verwendung. Der Kleber kann chemisch differieren.

Monographien über chirurgisches Nahtmaterial
§ 2 (2) Nr. 3 AMG nennt Chirurgisches Nahtmaterial als Arzneimittel. Die in DAB 9 aufgeführten Monographien beschreiben chirurgisches Nahtmaterial in steriler Form aus resorbierbarem oder nichtresorbierbarem, natürlichem oder synthetischen oder aufgearbeitetem Grundmaterial. Diesen Monographien liegt folgendes Ordnungsschema zugrunde.

Nichtresorbierbare Fäden
- Übergeordnete Grundmonographie: Sterile, nichtresorbierbare Fäden
- Einzelmonographien, in denen Fäden aus chemisch definierten Monofilamenten beschrieben werden.
- Zusätzlichen Einzelmonographien, in denen die Darbietungsform des Fadens im Fadenspender beschrieben wird.

Resorbierbare Fäden
- Einzelmonographien und
- zusätzliche Einzelmonographien für Darbietungsform im Fadenspender, analog zu nichtresorbierbaren Fäden.

Weil es sich chemisch um Monosubstanzen handelt, werden die Reinheitsprüfungen der jeweiligen Reinsubstanz beschrieben. Soweit unabdingbar werden Verträglichkeitsprüfungen im Tierversuch gefordert.

1.3 Normen

Neben den gesetzlichen Anforderungen, die im Arzneimittelgesetz oder in zugehörigen Rechtsverordnungen, wie z. B. DAB, PharmaBetrV, festgelegt sind, gibt es eine Reihe von Empfehlungen. Dazu gehören Normen, die vom Deutschen Institut für Normung als DIN-Normen erarbeitet und herausgegeben werden. Ferner bestehen internationale Normen, wie ISO und CEN.
Anforderungen in einer Norm dürfen nicht den Anforderungen einer Arzneibuchmonographie widersprechen, weil letztere Gesetzeskraft hat.
Normen sind häufig als „technical standard" zu verstehen. Sie enthalten nur physikalische Kenndaten. Sie haben den Charakter von Empfehlungen, können aber Verordnungscharakter haben, falls sie

- in Gesetzen oder Verordnungen direkt zitiert sind,
- den Stand von Technik, Wissenschaft und Erkenntnis darstellen.

Die wichtigsten DIN-Normen sind:

- Verbandmull	DIN 61 630
- Watten für medizinische Zwecke	DIN 61 640
- Verbandzellstoffwatte	DIN 19 310
- Mullbinde	DIN 61 631
- Verbandpäckchen	DIN 13 151
- Brandwunden-Verbandtücher	DIN 13 152
- Brandwunden-Verbandpäckchen	DIN 13 153
- KFZ-Verbandkasten	DIN 13 164
- Dreiecktücher	DIN 13 168
- Elastische Binden (Idealbinden)	DIN 61 632
- Trikotschlauchbinden	DIN 61 633

Die Normen über Verbandmull, Verbandzellstoff, Watte und Mullbinden beschreiben Produkte aus einem definierten Monostoff, der Cellulose. Sie enthalten deshalb auch Prüfungen, durch die die Reinheit des Produktes definiert wird. Die weiteren aufgeführten DIN-Normen geben im Sinne eines „technischen Standards" vorzugsweise Abmessungen und oder textile Kenndaten an.

2 Rohstoffe

2.1 Cellulose, Zellstoff

Holzcellulose, Holzzellstoff

Gewinnung
Der Zellstoff, die gereinigte Form der Holzcellulose, ist sowohl der Grundstoff für den *Verbandzellstoff* als auch für die Textilfaser *Viskose*. Seine Gewinnung erfolgt in der einschlägigen Celluloseindustrie. Der überwiegende Anteil wandert der Papierindustrie zu. Ausgangsprodukt ist vorwiegend Fichten- und Buchenholz, daneben Holz von Kiefern und Pappeln. Im Holz ist die Cellulose mit Lignin und anderen Begleitstoffen, wie Harzen, Fetten, Proteinen, Holzpolyosen (Hemicellulosen) und Mineralstoffen, verkrustet. Um die Cellulosefasern freizulegen, haben im wesentlichen zwei Aufschlußverfahren Eingang gefunden: Der saure Aufschluß oder das Sulfit-Kochverfahren, das sich einer Calciumhydrogensulfit-Lösung mit wechselndem Gehalt an schwefliger Säure bedient, und der alkalische Aufschluß nach dem Natronlauge- und Sulfatverfahren, von denen das erste mit reiner Natronlauge, das zweite mit Natronlauge, Natriumsulfat und Natriumsulfid arbeitet. Bei beiden Aufschlußarten wird das entrindete und in Hackspäne zerkleinerte Holz unter Druck gekocht. Hierbei gehen die Begleitstoffe in Lösung und werden mit den Ablaugen abgelassen. Nach dem Auswaschen des erkochten Zellstoffs wird dieser einer Separation unterworfen, um die noch zusammenhängenden Zellstofffasern zu lockern. Der gewaschene Stoff, der im großen und ganzen noch die Form der Holzspäne hat, wird in sog. Auflösern oder Zerfaserern aufgeschlagen und mit viel Wasser suspendiert. Dann passiert er die Astfänger oder Knotenfänger, auf denen gröbere, härtere und nicht ausreichend gekochte Anteile ausgeschieden werden. Die Stoffmasse wird über große Sandfänger geleitet, in denen sich mineralische Verunreinigungen absetzen. Anschließend wird die Fasermasse je nach Verwendungszweck mit Peroxid oder mit Chlor bzw. Hypochlorit oder Chlordioxid gebleicht. Nach mehrfachem Waschen werden die Fasern zur Entwässerung über Langsiebmaschinen und geheizte Trockenzylinder geführt. Der so erhaltene, gereinigte und getrocknete Zellstoff stellt den Fasergrundstoff für die Viskose und den gebleichten Verbandzellstoff dar.

Eigenschaften
Chemisch stellt der Zellstoff ein Gemisch aus Cellulose und den Rest der Cellulosebegleitstoffe aus den Faserzellen dar, deren Menge vom Ausgangsmaterial und vom Aufschlußverfahren bzw. Veredlungsverfahren abhängig ist. So werden für einen veredelten Zellstoff folgende Daten der Zusammensetzung genannt: α-Cellulose 92 bis 96 %, Alkalilösliches 4,3 bis 8,3 %, Asche unter 0,10 %, Harz 0,25 bis 0,35 %, Holzgummi (Pentosane) 2,0 bis 3,0 %. Weniger für die Herstellung von Verbandzellstoff als vielmehr für die Erzeugung von Kunstfasern aus Cellulose (z. B. Viskose) ist ein hoher Reinigungsgrad des Zellstoffs besonders wichtig. Für die Faserausbeute ist der Gehalt an hochpolymerer Cellulose von einem Polymerisationsgrad über 2000 entscheidend. Sie ist in Natronlauge von 17,5 Gew.-%, der üblichen Tauchlauge für die Herstellung der Viskosezellwolle, unlöslich und wird mit α-Cellulose bezeichnet. Der α-Cellulosegehalt ist für die Qualität des Zellstoffs und damit für die Gebrauchsfestigkeit der Kunstfasern maßgeblich. Der Anteil der in dieser Lauge löslichen Cellulose wird mit ß- und γ-Cellulose bezeichnet. Beide haben Polymerisationsgrade unter 2000 und sind für die Verarbeitung zu Viskose nicht auszunutzen; sie laufen mit der Tauchlauge ab.
Entsprechend dem anatomischen Bau der Ausgangsmaterialien lassen die Zellstoffe unter dem Mikroskop

die verschiedenartigsten Zellelemente erkennen, wofür die Abbildungen 1.1 bis 1.4 einige Beispiele geben. Im Zellstoff des Fichtenholzes (Abb. 1.1) finden wir als charakteristisches Element hauptsächlich die Tracheiden mit Hoftüpfeln, daneben Markstrahlen in untergeordneter Menge; im Kiefernzellstoff fallen große rechteckige Poren, die sog. Fenster auf dem Kreuzungsfeld zwischen Tracheiden und Markstrahlen auf. Die Laubholzzellstoffe sind demgegenüber strukturell differenzierter. Sie geben sich, wie der Zellstoff aus Buchenholz (Abb. 1.2) zeigt, durch die breiten Tracheen, das sind große sackartige Gefäße, sog. Sackzellen, zu erkennen. Daneben finden sich die aus Sklerenchymzellen bestehenden Libriformfasern und kurze, aus dem Markstrahlgewebe stammende Parenchymzellen. Die Holzfasern sind bei Buche dickwandig, bei Pappel dünnwandig. Die Gefäße der Buchenholzzellstoffe sind einfach durchbrochen und verhältnismäßig wenig getüpfelt. Pappelgefäße haben offene Gefäßdurchbrechungen und sind vielfach auf der einen Längshälfte dicht mit Tüpfeln besetzt (Abb. 1.3). Birkenzellstoff läßt sich leicht an den lei-

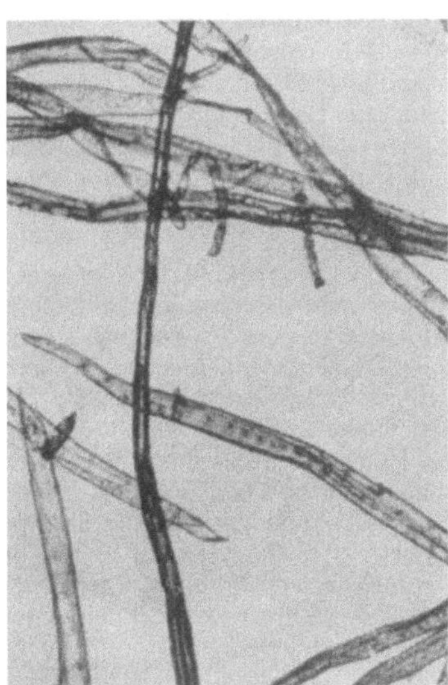

Abb. 1.1 Faserzellen des Fichtenzellstoffs. Vergr. ca. 82,5fach. Aus [Götze K., Chemiefasern nach dem Viskoseverfahren, 3. Aufl., Springer, Berlin/Heidelberg/New York, 1967]

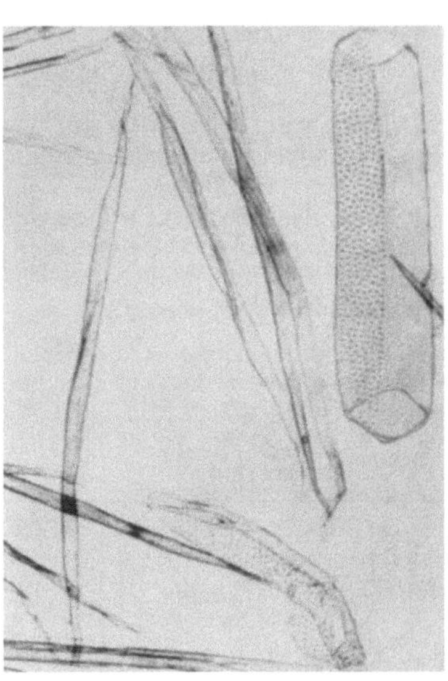

Abb. 1.3 Pappelsulfatzellstoff, Vergr. ca. 80fach. Aus [Chem.-Techn. Untersuchungsmethoden Zellstoff und Papier, E. Merck AG, Darmstadt, 2. Aufl., Verlag Chemie, Weinheim/Bergstr., 1957]

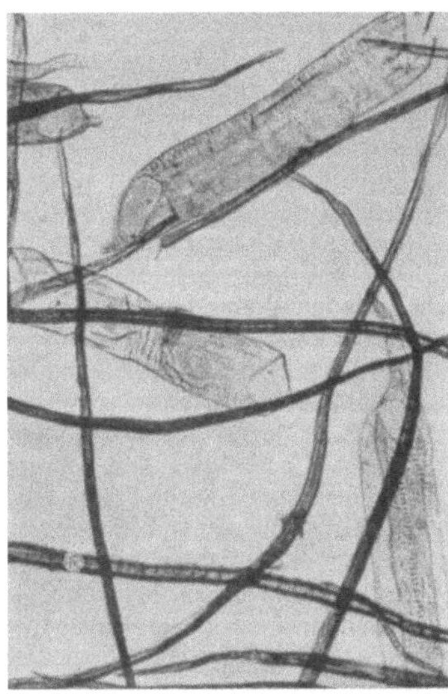

Abb. 1.2 Faserzellen des Buchenzellstoffs, Verg. ca. 87fach. Aus [Götze K., wie Abb. 1.1]

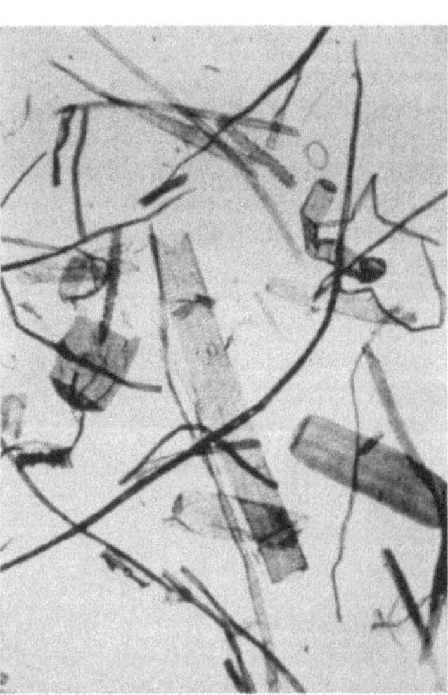

Abb. 1.4 Faserzellen des Strohzellstoffs, Vergr. ca. 82,5fach. Aus [Götze K., wie Abb. 1.1]

terförmigen Gefäßdurchbrechungen erkennen. Zellstoffe aus Stroh (Abb. 1.4) sind gekennzeichnet durch typische Epidermiszellen mit gezackter Wand. Außerdem finden wir als Sackzellen ausgebildetes Parenchym mit dunklen Kappen und dünner Wand. Langgestreckte, gerade abgeschnittene Gefäße mit Tüpfel beherrschen weiterhin das Bild.
Die längeren Fasern liefern die Koniferenhölzer mit rd. 2,5 bis 3,8 mm Länge und 20 bis 70 µm Breite (Fichtenholz); Kiefernholzfasern können über 4 mm lang sein. Laubholzfasern sind kürzer und durchschnittlich nur 1 mm lang und 20 bis 40 µm breit. Etwas länger sind wiederum die Fasern des Strohzellstoffes; ihre Länge liegt bei Getreidestroh (Roggen-, Weizen- und Gerstenstroh) zwischen 0,5 und 2 mm, ihre Breite zwischen 10 und 20 µm, Maisstroh zwischen ca. 0,4 bis 5,6 mm bzw. 10 bis 80 µm.

2.2 Holzschliff

Die entrindeten Stämme von Nadel- und/oder Laubhölzern werden in bestimmten Zuschnitten in fließendem Wasser mit Schleifsteinen geschliffen. Aus dem abfließenden Holzbrei werden gröbere Teile durch Siebe entfernt. Der Holzschliff wird dann auf Sieben gesammelt und getrocknet. Er kommt in dünnen Platten in den Handel. Der für bestimmte Verbandzellstoffwatten verwendete Holzschliff wird gebleicht, besonders gewaschen und wieder getrocknet. Er soll möglichst hell, weich und voluminös sein. Die Fasern dürfen nicht zu kurz sein. Der Aschegehalt soll bei gebleichtem Holzschliff möglichst nicht über 2 %, der Feuchtigkeitsgehalt höchstens 10 % betragen. Feuchter Holzschliff wird durch Pilzwachstum dunkler gefärbt und nimmt bald einen unangenehmen Geruch an.

2.3 Viskose

Die Normung legt fest, daß der Begriff Zellwolle, nach dem Viskoseverfahren hergestellt, nicht mehr verwendet, sondern durch den Begriff Viskose ersetzt wird. Dieser Begriff beschreibt nicht das Zwischenprodukt des gleichnamigen Herstellungsverfahrens, sondern die nach diesem Verfahren hergestellte Faser.
Die für die Verbandstoffherstellung verwendete cellulosische Chemiefaser ist heute ausschließlich die nach dem Viskoseverfahren hergestellte Spinnfaser. Ihre Beimischung in Verbandwatten wurde erstmals im Jahre 1937 behördlich angeordnet. Verbandwatten durften damals nur noch mit einem Gewichtsanteil von mindestens 50 % Viskose hergestellt werden. Während des Krieges bildete die Viskose ausschließlich den Rohstoff nicht nur für die Watte, sondern auch für die Verbandgewebe wie Mull, Cambric und Binden aller Art. Ihre Verwendung vor allem für Verbandwatte ist aus wirtschaftlichen Gründen beibehalten worden. Die Herstellung arzneibuchreiner Fasern stellt heute keinerlei Problem mehr dar.

Herstellung

Viskoseverfahren. Der durch Sulfitaufschluß oder im Natronlauge- und Sulfatverfahren vorwiegend aus Fichten- und Buchenholz, aber auch aus Holz von Kiefern und Pappeln und aus Stroh gewonnene, gereinigte und gebleichte Zellstoff in Tafelform wird kurze Zeit in starke Natronlauge (17- bis 19%ig) getaucht und in Alkalicellulose übergeführt. Die überschüssige Lauge mit den darin gelösten Hemicellulosen trennt man durch Pressen wieder ab. Die feste zusammenhängende Alkalicellulose wird auf der Zerfaserungsmaschine zerkleinert und aufgelockert, um dem Zutritt von Luftsauerstoff eine möglichst große Oberfläche zu bieten. Die aufgelockerte Masse bleibt in sog. Reifetrommeln längere Zeit sich selbst überlassen, macht dabei einen Vorreifeprozeß durch, wobei zur zeitlichen Abkürzung heute verschiedene Verfahren unter Anwendung erhöhter Temperaturen während der Reifezeit oder Zusatz von Oxidationsmitteln in die Tauchlauge üblich geworden sind. Der Vorreifeprozeß bewirkt in der Alkalicellulose eine Verkürzung der Kettenlänge der Cellulosemoleküle durch oxidativen Abbau, die erforderlich ist, um eine Spinnlösung mit bestimmter Viskosität zu erhalten, d. h. um sie filtrierbar und spinnbar zu machen. Der Vorreife schließt sich die Sulfidierung an. Die aus etwa 30 % Cellulose und 17 % Natriumhydroxid bestehende Alkalicellulose wird in druck- und vakuumsicheren Apparaturen, den sog. Xanthatknetern, mit Schwefelkohlenstoff umgesetzt. Es entsteht nach der Formel

$$\underset{\text{Cellulose}}{(C_6H_{10}O_5)_n} \xrightarrow{NaOH} \underset{\text{Alkalicellulose}}{[(C_6H_{10}O_5)_2 \cdot NaOH]_n} \xrightarrow{CS_2}$$

$$\longrightarrow \underset{\text{Cellulosexanthogenat}}{\left[S = C\begin{matrix} \diagup OCH_2-C_{11}H_{17}O_9 \\ \diagdown SNa \end{matrix}\right]_n} + H_2O$$

Cellulose + Natronlauge
↓
Alkalicellulose + Schwefelkohlenstoff
↓
Xanthogenat + verdünnte Natronlauge (+ Titandioxid)
↓
Viskose (Spinnlösung)
↓ Fäll- und Spinnbad
Zellwolle (in bestimmte Längen geschnittene Fasern)
↓
Watten | Garne

eine orangegelbe, krümelige Masse, das Cellulosexanthogenat oder Xanthat, das nach beendeter Sulfidierung bei einer Temperatur von 20 bis 25 °C in verdünnter Natronlauge von ca. 7 % bei niedriger Temperatur zur dickflüssigen, honigartigen Viskose gelöst wird, die dem Verfahren den Namen gegeben hat.
Diese Viskose, die eigentliche Spinnlösung mit einem Gehalt von 7 bis 8 % Cellulose, wird sorgfältig filtriert, durch Filterpressen den Spinnkesseln zugeleitet, in denen sie noch eine Nachreife durchmacht. Hierbei stellt sich die für das nachfolgende Spinnen gewünschte Viskosität ein, und die Spinnlösung wird gleichzeitig im Vakuum entlüftet. Beim Verspinnen muß die Viskose völlig frei von jeglichen Verunreinigungen und Luftbläschen sein, denn sie würden sonst das Abreißen der Fäden an den Spinndüsen verursachen. Die sorgfältig filtrierte und entlüftete Viskose wird sodann mittels der Spinnpumpe über Filterkerzen der Spinnmaschine (Abb. 1.5) zugeleitet.

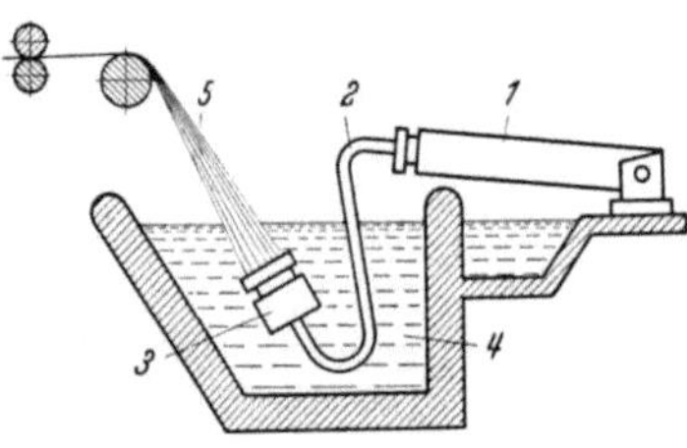

Abb. 1.5 Schematische Darstellung des Spinnvorganges, 1) Kerzenfilter, 2) Spinnpfeife, 3) Drüsenverschraubung und Spinndüse, 4) Fällbad, 5) Spinnkabel

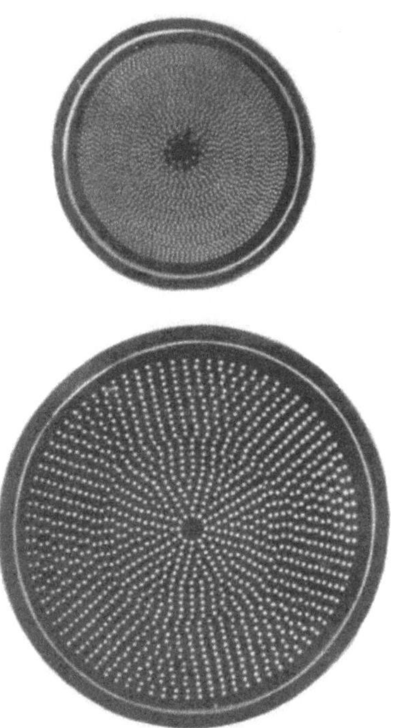

Abb. 1.6 Spinndüse für Viskose. Aus [Textilfibel der Phrix-Gesellschaft, Hamburg]

Durch Spinndüsen aus korrosionsfestem Tantal oder Goldplatinlegierung (Abb. 1.6), die mit einem Brausekopf vergleichbar und mit einer Vielzahl allerfeinster Bohrlöcher versehen sind, wird die Viskose in ein warmes schwefelsaures Fällbad gepreßt, wobei das Cellulosexanthogenat unter dem Einfluß der Säure zersetzt und Fäden aus Cellulose gebildet werden. Das Fällbad enthält üblicherweise verdünnte Schwefelsäure und ein Sulfat oder eine Kombination von Sulfaten, wie Natrium-, Zink-, Magnesium-, und Ammoniumsulfat. Die aus dem Fällbad kommenden endlosen Viskosefäden werden in Fadensträngen gesammelt und als Spinnkabel oder Kabelband abgezogen. Um die Festigkeit des späteren Spinnguts zu erhalten, werden die Fäden leicht verstreckt, in dem sie z. B. über die sog. Drei-Walzenaggregate geführt werden. In der Spinnlösung sind die Cellulosemoleküle noch vollkommen unorientiert. Das Strecken bewirkt in der koagulierten Faser eine weitgehende Ausrichtung der Cellulosemoleküle in Richtung der Faserachse, wodurch die Trocken- und Naßfestigkeit erhöht wird. Die Kabelbänder laufen dann zu den Schneidemaschinen und werden dort auf bestimmte Längen geschnitten. Für Verbandwatte und Garne für Verbandgewebe bevorzugt man 30 bis 40 mm lange Fasern.
Durch Beeinflussung der Viskoseherstellung und des Spinnvorganges ist man in der Lage, der so erzeugten Faser die gewünschten Eigenschaften zu verleihen; so erfährt sie dabei eine leichte Kräuselung, um sie baumwollähnlich zu machen. Die geschnittenen Fasern werden sodann gewaschen, entsäuert, entschwefelt, gebleicht und noch aviviert, d. h. mit einer hauchdünnen Fettauflage versehen, um sie für den Krempelprozeß geschmeidig zu machen. Schließlich werden die nassen Flocken getrocknet und in Ballen verpackt. Die so gewonnenen Fasern in Flockenform lassen sich genauso wie die Baumwolle auf der Krempel zu einem Wattevlies und in der mechanischen Spinnerei zu Garn verarbeiten.
Die Mattierung der Viskose erfolgt durch den Zuschlag von chemisch reinem Titandioxid von großer Feinheit (Teilchengröße unter 1 µm) in die Viskose. Andere Mattierungsmittel sind für Verbandstoffe nicht erlaubt. Das Titandioxid ist gleichmäßig in der ganzen Faser verteilt und liegt fest verankert in der Viskosefaser vor. Durch Mattierung wird die Viskose im Aussehen der Baumwolle ähnlicher.

Eigenschaften
Im Vergleich zum Ausgangsmaterial Zellstoff besitzt die Viskose verhältnismäßig niedrige, durch den chemischen Abbau bedingte Polymerisationsgrade. Diese liegen bei den normalen Zellstoffen zwischen 1000 und 3000, bei den normalen Viskosefasern schwanken sie zwischen 400 und 800, d. h., die native Baumwolle weist einen weit höheren Durchschnittspolymerisationsgrad (DP) - meist etwa 2500 - auf, der jedoch durch die Bleiche herabgesetzt wird. Zwischen DP und Festigkeit der Faser besteht ein gewisser Zusammenhang. Die Festigkeitswerte der Viskose steigen mit zunehmender Molekülvergrößerung an, doch bewirkt eine weitere Steigerung des DP über 700 keine wesentliche Festigkeitserhöhung.
Vom DP ist die mit der Faserquelle verbundene intra-

kapilläre Wasseraufnahme der cellulosischen Fasern Baumwolle und Viskose abhängig. Baumwolle, wie sie in fertig aufbereiteten Verbandstoffen vorliegt, hat einen höheren DP als Viskose. Ihre intrakapilläre Wasseraufnahme ist niedriger als bei Viskose. Die Bestimmung der intrakapillären Wasseraufnahme erfolgt nach DIN 53 814, Bestimmung des Wasserrückhaltevermögens von Fasern. So beträgt das Wasserrückhaltevermögen von Viskose 85 bis 120 %, das von Baumwolle 45 bis 50 %.

Während die Baumwolle als Naturfaser immer gewissen Schwankungen hinsichtlich der Begleitstoffe und besonders hinsichtlich der Faserlänge und Faserfeinheit unterworfen ist, ist die ihr in der äußeren Struktur sehr ähnliche Viskose im stofflichen Aufbau sehr einheitlich und regelmäßig; bei der Herstellung kann man je nach Verwendungszweck die Feinheit und Länge der Faser sehr gleichmäßig gestalten. Die Stärke der Faser, besser die Faserfeinheit, kann auf die übliche Feinheit der Baumwollfasern eingestellt werden.

Die gesetzliche *Einheit der Faserfeinheit* ist das „tex", nämlich die Masse in Gramm von 1000 m Faser bzw. Garn. Bis Ende 1967 wurde die Feinheit der synthetischen Fasern auch in „millitex" angegeben. DAB 9 bezieht auf decitex, dtex, das ist die Masse von 10000 m Faden ausgedrückt in Gramm. Die Faserlänge (Stapel) kann sehr unterschiedlich gewählt, dabei aber sehr gleichmäßig gestaltet werden. Für Verbandstoffe wird vorzugsweise Viskose mit einem Stapel von 30 bis 40 mm verwendet.

Die äußeren Eigenschaften der Fasern sind weiterhin charakterisiert durch eine relativ glatte Struktur und ein meist schwach gelbliches Aussehen. Die Fasern können glänzend oder mattiert sein. Titandioxid ist wegen seines hohen Brechungsindex als Mattierungsmittel besonders geeignet. Die Mattierung bewirkt je nach Menge eine mehr oder weniger starke Abschwächung des Glanzes. Mattierte Fasern zeigen gegenüber titandioxidfreien Fasern ein helleres Weiß. Die vielen Verwindungen und die Gerüstsubstanz, wie man sie bei der Baumwolle kennt, fehlen der Viskose. Durch künstliche Kräuselung erscheint sie im lufttrockenen Zustand auch etwas korkenzieherartig verwunden ähnlich der Baumwolle. Sie hat aber nicht die innere Elastizität und die gute Bauschelastizität wie sie der Baumwolle innewohnen. Ein kardiertes Viskosevlies hat keinen so guten inneren Zusammenhalt wie ein kardiertes Baumwollvlies, auch fällt die Viskose beim Benetzen und Durchtränken mit Wasser stärker zusammen als die Baumwollwatte. Wird Viskose aber in nicht zu hohem Prozentsatz mit den rauhen Baumwollfasern der vorgeschriebenen Qualität gemischt, so gewinnt die Watte einen durchaus befriedigenden Zusammenhalt und genügt allen Ansprüchen, wie die Erfahrungen mit der seit langem schon aus gleichen Teilen Baumwolle und Viskose hergestellten Verbandwatte gezeigt haben. Neben der Gleichmäßigkeit der Fasern besitzt die Viskose noch den Vorteil raschen Aufsaugens. Hierfür ist u. a. der niedrige DP verantwortlich. Im mikroskopischen Bild (Abb. 1.7 bis 1.9) ist die Struktur der Viskose leicht zu erkennen und deutlich von der Struktur der Baumwolle zu unterscheiden. Charakteristisch für die Viskose ist die meist gleichmäßige Dicke der Fasern und eine Längsstreifung. Diese Längsstreifung hängt mit der unruhigen, mehr oder weniger fein gelappten Querschnittsform zusammen. Je gröber die Faser und je mehr der Querschnitt eingebuchtet ist, desto deutlicher ist die Längsstreifung zu sehen. Mattierte Fasern fallen außerdem noch durch die gleichmäßige Pigmentierung im Längsbild und Querschnitt auf.

Viskose ist wie Baumwolle in Kupferoxidammoniak löslich. In Zinkchlorid-Ameisensäure-Lösung aus 20 Teilen wasserfreiem Zinkchlorid und 80 Teilen wasserfreier Ameisensäure zerfallen die Viskosefasern und lösen sich. Baumwolle wird dabei nicht angegriffen.

Bei 65 % relativer Luftfeuchte nimmt die Viskose etwa 12 % Wasser auf. Ihr Handelsgewicht wird mit 11 % Feuchtigkeitszuschlag auf die absolute Trockenmasse angegeben.

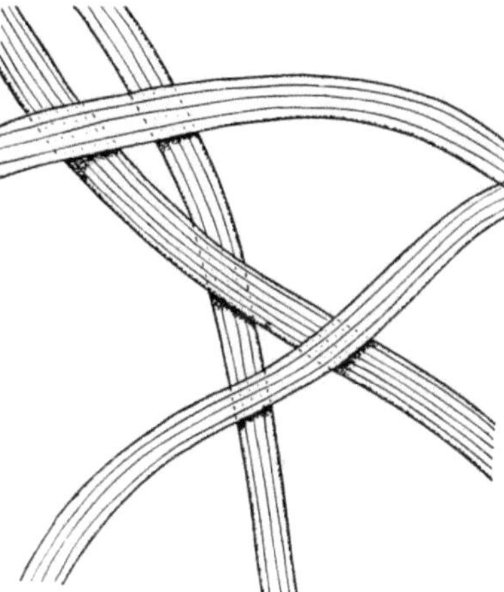

Abb. 1.7 Viskose, Vergr. 250fach. Aus [Dtsch. Apoth. Ztg. 1951]

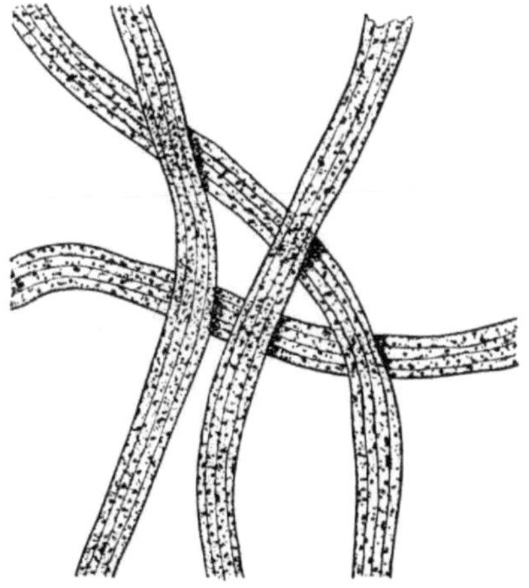

Abb. 1.8 Mattierte Viskose, Vergr. 250fach. Aus [Dtsch. Apoth. Ztg. 1951]

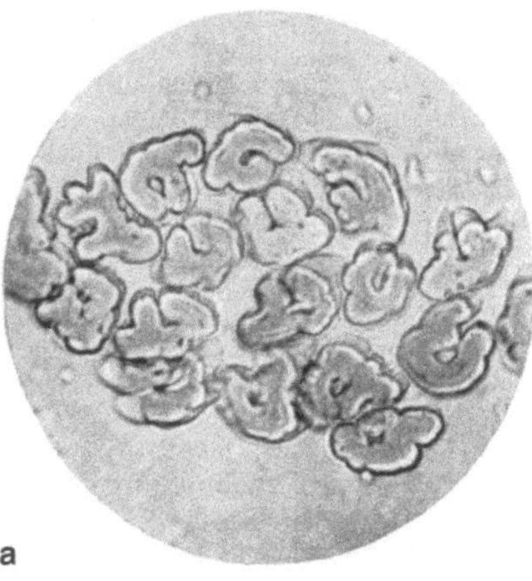

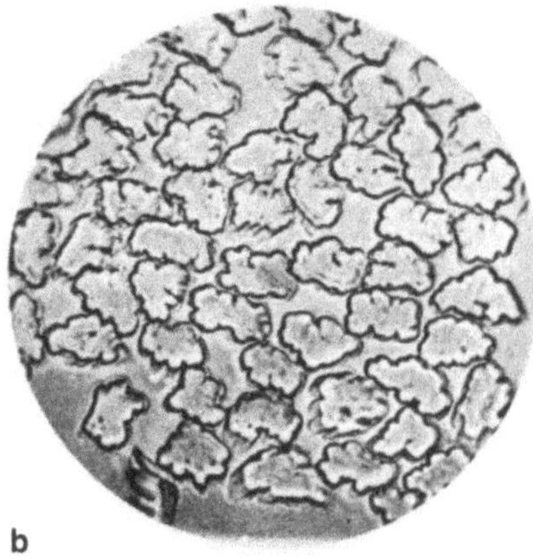

Abb. 1.9 a, b Viskose, Querschnitt, Vergr. 500fach. Aus [Rath H., Lehrbuch der Textilchemie, 2. Aufl., Springer, Berlin/Göttingen/Heidelberg, 1963]

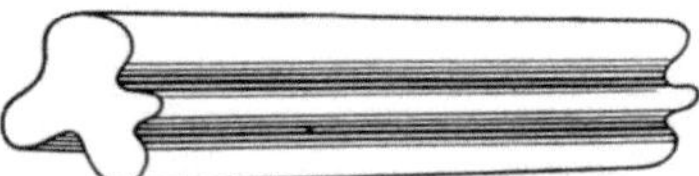

Abb. 1.10 Schematische Ansicht einer Viskosefaser. Aus [Rath H., wie Abb. 1.9]

2.4 Baumwolle

Vorkommen und Gewinnung

Als Baumwolle bezeichnet man die Samenhaare der Baumwollpflanze aus der Familie der Malvaceae. Die Baumwollpflanze ist in Indien schon lange vor der Zeitrechnung bekannt gewesen; bereits in den Sanskrit-Schriften werden Baumwollgewebe erwähnt. Von Indien aus hat sie den Weg dann weiter nach Ostasien und nach den afrikanischen und den amerikanischen Kontinenten genommen. Als kraut-, strauch- oder baumartige Pflanze, die bis zu 6 m hoch werden kann, gedeiht sie in den Tropen und Subtropen und bevorzugt ein feuchtwarmes Klima und besondere Bodenbeschaffenheit. Sie wird heute, um die Frucht leicht zu erreichen, meist in Strauchform von 1,5 bis 2,5 m Höhe je nach Sorte in den USA, UdSSR, in Indien, der Volksrepublik China, Brasilien, Ägypten, Pakistan und der Türkei kultiviert. Die bekanntesten Arten der Baumwollpflanze sind Gossypium barbadense, G. hirsutum, G. herbaceum, G. neglecticum, G. arboreum und G. peruvianum sowie verschiedene Kreuzungen aus diesen Arten.

Die Anlage und Bearbeitung von Baumwollkulturen ist eine mühevolle Arbeit. Der Ertrag hängt nicht allein vom Fleiß ab. Er ist durch ungünstige klimatische Einflüsse, besonders aber durch Insekten, wie den Baumwollkäfer, und durch Bakterien und Pilze gefährdet. Die Baumwolle ist eine langsam wachsende Pflanze. Von der Aussaat bis zur Ernte vergehen 4 bis 5 Monate und mehr. Die Sträucher haben drei bis fünflappige Blätter und meist gelbe oder weiße, bei einigen Arten auch rosa Blüten, aus denen sich in 6 bis 8 Wochen die apfelgroßen Früchte, braune drei- bis fünffächerige Kapseln mit je 3 bis 5 Samenkörnern am Grund der Fächer, entwickeln. Wenn die Kapseln ihre volle Reife erlangt haben, springen sie auf, und die an der gesamten Oberfläche der ölhaltigen, linsengroßen Samenkörner haftenden Samenhaare quellen infolge ihrer natürlichen Elastizität heraus. Die Haare dienen bei der Wildpflanze zur Samenverbreitung durch den Wind. Die Baumwolle wird entweder von Hand oder maschinell mit mechanischen Baumwollpflückern gesammelt. Das Pflücken von Hand hat den Vorteil, daß eine sorgfältige Auslese hinsichtlich des Reifegrades erfolgen und dann weiterhin eine reine Baumwolle gewonnen werden kann, die weniger Blatt und Fruchtkapselreste enthält. Entkörnungs- oder Egreniermaschinen, auch Entkerner genannt, trennen die Fasern von den Samenkörnern. Da diese rund zwei Drittel des Gewichts des Kapselinhalts ausmachen, wird das Egrenieren schon auf den Sammelstellen vorgenommen. Die Körner selbst werden zu Baumwollsaatöl (Cottonöl, Speiseöl), zu Margarine, Futtermitteln und für technische Zwecke verarbeitet. Vom Entfernen gelangen die Fasern zur Baumwollpresse, die sie zu Ballen zusammenpreßt. Bei manchen Baumwolltypen bleiben nach dem Egregieren an den Samen noch viele kurze, flaumartige Fasern (Grundwolle) hängen, die mittels sog. Sägemaschinen abgetrennt werden. Diese als „*Linters*" bezeichneten kurzen Fasern sind wegen ihrer Kürze von 6 bis 10 mm, selten 15 mm, zum Verspinnen nicht geeignet und finden außer als Fasermaterial für geringerwertige Wattesorten vornehmlich in der Kunstseiden- und Papierindustrie Verwendung.

Eigenschaften

Die Qualität der Baumwolle wird nach verschiedenen Gütemerkmalen beurteilt. Hierzu gehören Faserlänge, auch Stapel genannt, Faserfeinheit, Reinheit, Reifegrad, Glanz, Weichheit und Farbe. Für reine textile Zwecke begehrt sind langer Stapel, hoher Reinheitsgrad, Glanz und Geschmeidigkeit. Für die Verarbeitung zu Watten ist nur bei Augenwatte ein langer Stapel und hoher Reinheitsgrad kostenmäßig tragbar. Besonders lange - bis zu 50 mm - und weiche Fasern mit seidigem Glanz liefern die ägyptische (Mako) und die Sea-Island-Baumwolle mit einer durchschnittli-

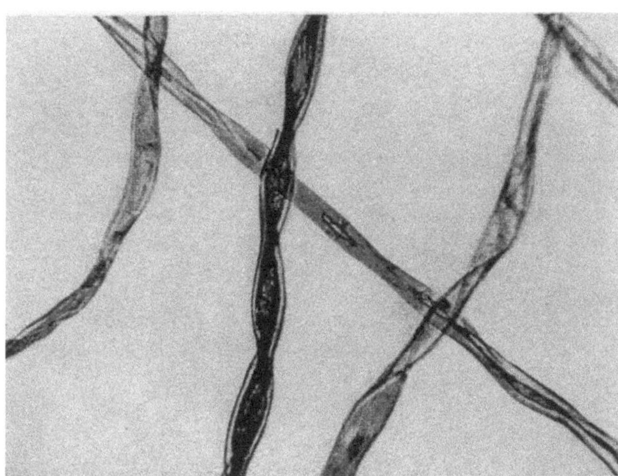

Abb. 1.11 Baumwollfaser, Vergr. 200fach. Aus [Rath H., wie Abb. 1.9]

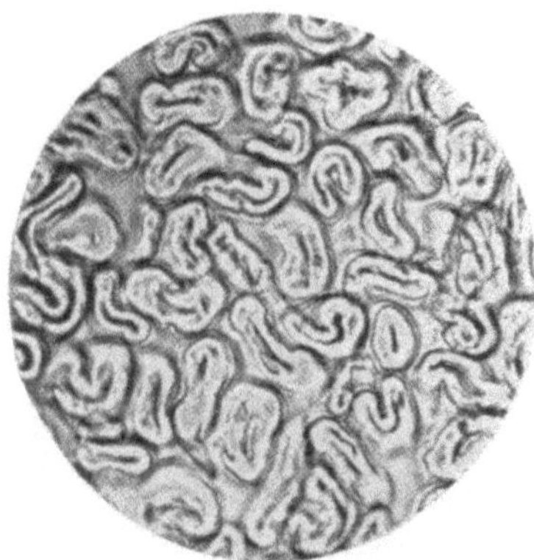

Abb. 1.12 Baumwollfaser im Querschnitt. Vergr. 500fach. Aus [Rath H., wie Abb. 1.9]

chen Faserlänge von 30 bis 40 mm und einem Faserdurchmesser von ca. 10 bis 14 µm. Die amerikanische Baumwolle ist durchschnittlich 20 bis 25 mm lang bei einer Breite von ca. 15 bis 23 µm. Kürzere und vor allem derbere, d. h. dickere und auch stärker gekräuselte Fasern bilden die ostindische und chinesische Baumwolle mit durchschnittlich 10 bis 15 mm Länge und 20 bis 40 µm Breite.

Die einzellige Einzelfaser der Baumwolle ist im frischen Zustand etwa röhrenförmig, langsam in eine Spitze auslaufend, und mit Protoplasma gefüllt. Im lebenden Zustand besitzt die Faser daher einen rundlichen Querschnitt. Beim Reifen und Trocknen schrumpft die schlauchförmige Faser allmählich und fällt zu einem flachen Band zusammen, wobei gewisse Spannungszustände zu korkenzieherartigen Verdrehungen der Faser mit wechselnder Drehrichtung führen. Die flache und gewundene Form ist bei mikroskopischer Vergrößerung leicht erkennbar (Abb. 1.11). Die Querschnitte (Abb. 1.12) sind dann länglich-oval, nieren- oder bohnenförmig geworden.

Das eine Ende des Haares, das am Samen angewachsen war und beim Entkörnern abgerissen wurde, zeigt eine unregelmäßige Rißstelle; das andere langsam spitz zulaufende Ende ist meist abgerundet, die Spitze oft verdickt. Die breiteste Stelle findet sich nicht an der Basis, sondern meist etwas unterhalb der Mitte des Haares.

Die Verdrehung der Fasern verleiht der Baumwolle besondere Eigenschaften; sie garantieren beim Verspinnen eine große Festigkeit der Fäden und in den Watten den guten Zusammenhalt des Fasermaterials.

In bezug auf den Aufbau des Baumwollhaares unterscheidet man die sehr feine Außenschicht oder Cuticula, die Primärwand, die Sekundärwand als die eigentliche Zellwand, den Zellkanal oder das Lumen.

Die *Cuticula* bildet die äußerste, chemisch veränderte Zellwandschicht und ist in Kuoxam, Schweizers Reagenz, unlöslich; sie enthält Pektin und wachsartige Substanzen. Sie bildet eine wasserabweisende Schutzschicht für die Faser, weshalb Rohbaumwolle schwer netzbar ist und auf dem Wasser schwimmt. Aus elektronenmikroskopischen Untersuchungen und Studien von W. Kling und H. Mahl geht hervor, daß die das Haar nach außen abschließende Wachsschicht mit der *Primärwand* organisch zusammenhängt und kein gesondertes Bauelement darstellt (Abb. 1.13). Diese Schicht besteht aus einem Netzwerk sehr dünner Stränge oder Fibrillen von Cellulose, in der äußeren Lage mehr längsgestreckt, immer deutlich querorientiert.

Die eigentliche Zellwand, die *Sekundärwand*, bildet den Hauptanteil des Haares und baut sich aus parallel gelagerten feinen Fibrillen auf, die zu Bündeln und Strängen zusammengefaßt sind. Letztere verlaufen in der Längsrichtung zum Teil als langgestreckte Spiralen. Die Sekundärwand besteht nahezu vollständig aus reiner Cellulose, so daß Baumwolle, in Chlorzinkiodlösung eingebettet, eine klare Cellulosereaktion mit blauer bis violetter Färbung zeigt. Das Lumen enthält eingetrocknete, cellulosefremde Reste vom Protoplasma des lebenden Haares her und zum Teil den natürlichen Farbstoff. Es ist im mikroskopischen Bild des Längs- und Querschnittes leicht zu erkennen.

Die native Baumwolle enthält je nach Standort, Wachstumsbedingungen und Baumwollsorte im allgemeinen 90 bis 92 % reine Cellulose (α-Cellulose). Der Rest besteht in wechselnden Mengen aus Fetten

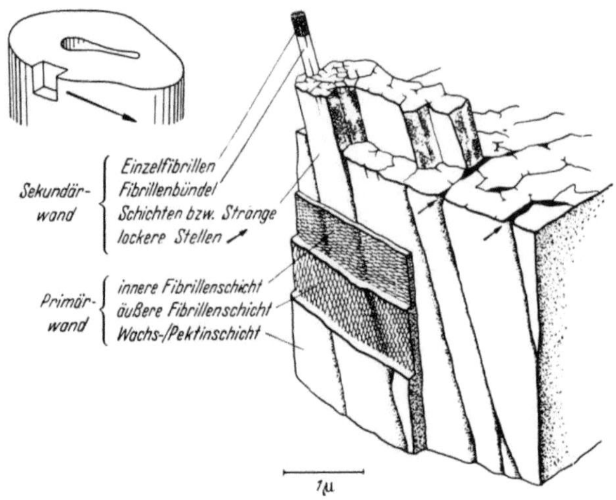

Abb. 1.13 Neues Modell der Baumwollfaser. Nach [Kling und Mahl]

und Wachsen, Hemicellulosen, Pektin, Eiweißstoffen sowie Farbstoffen und mineralischen Bestandteilen. Außerdem enthält die Baumwolle ca. 6 bis 8 % Wasser, je nach dem Feuchtigkeitsgehalt der umgebenden Luft. Beim Baumwollhandel wird das Handelsgewicht errechnet durch Zuschlag von 8,5 % auf das absolute Trockengewicht. Das spezifische Gewicht der Baumwolle beträgt 1,54 bis 1,55.

Reinigung der Baumwolle (Watten für medizinische Zwecke)

Die natürliche rohe Baumwolle ist neben der Chemiefaser Zellwolle der wichtigste Rohstoff für die Herstellung von Watten für medizinische Zwecke. Als Ausgangsmaterial kommen zum Einsatz:

1. Originalbaumwolle, d. h. von Samenkernen, Blatt- und Kapselresten und Strauchteilen schon im Erzeugerland zum großen Teil befreite Baumwolle. Besonders geeignet ist die kurzstapelige, indische Originalbaumwolle.
2. Kämmlinge, die in den Spinnereien anfallen; das sind kurze bis mittlere, vor dem eigentlichen Spinnprozeß von der Kämmaschine ausgekämmte Fasern, die zur Herstellung guter Garne ungeeignet sind. Den Kämmlingen haften nur noch geringe Mengen natürlicher Verunreinigungen an.
3. Flyerfäden, das sind Vorgarne, ganz lose gesponnene Faserbündel. Sie fallen beim Beginn des Spinnprozeßes durch Fadenbruch oder als Restspulen an.

Für geringere Wattequalitäten kommen in Frage:

4. Stripse, die in der Vorspinnerei auf der Karde als sog. Deckelausstoß anfallenden Baumwollfasern.
5. Linters, die nach dem Entkörnen der Baumwolle den Samen noch anhaftenden kurzen Fasern (s. o.).
6. Reißbaumwolle, auf dem Reißwolf geöffnete bzw. gerissene Reinfäden. Das sind auf der Spinnmaschine anfallende, für die Weberei nicht mehr brauchbare Garne.

Sowohl die Originalbaumwolle als auch die geringerwertigen Abfälle sind meist mit Samen- und Kapselresten, mit Strauchteilen, Sand und Staub verunreinigt. Die Aufarbeitung beginnt daher mit einer *mechanischen Vorreinigung* durch Auflockerung in besonderen Vorreinigungsmaschinen. Dabei fallen die gröbsten Verunreinigungen aus. Bei Kämmlingen ist eine Vorreinigung meist nicht mehr erforderlich.

Die gepreßten Ballen werden geöffnet und die Baumwolle den Ballenbrechern zugeführt. Dort findet durch Zerzupfen des Materials eine erste Auflockerung der Baumwolle statt, die im *Kastenspeiser* anschließend fortgesetzt wird. Dann gelangt die Baumwolle zum *Stufenreiniger,* in dem die Baumwollflocken weiterhin geöffnet und gut aufgelöst werden. Der Staub wird abgesaugt und die schweren Verunreinigungen werden ausgeworfen.

Um die Baumwolle von den Begleitstoffen, die sich auf der Oberfläche befinden und in den Wänden des Lumens eingelagert sind, zu reinigen und sie saugfähig zu machen, wird sie einem *Beuch-* und *Bleichprozeß* (Naßbehandlung) unterworfen. Das Beuchen bereitet den eigentlichen Bleichprozeß vor und geschieht durch Kochen in großen Kesseln unter Druck (4 bar) mit verdünnter Natronlauge oder Sodalösung unter Zusatz von Netzmitteln und emulgierenden Stoffen. Die alkalische Reaktion der Flotte (bei Beuchen, Bleichen und Waschen werden die eingesetzten Lösungen in der Textilindustrie als „Flotten" bezeichnet) entfernt weitgehend die lösbaren oder emulgierbaren Verunreinigungen - das sind vor allem die Wachs- und Pektineinlagerungen auf der Oberfläche der Fasern - und zerstört bzw. erweicht die pflanzlichen Verunreinigungen, wie Schalenreste usw. Die alkalische Beuchflotte wird verworfen. Das Bleichen schließt sich nach vorausgegangenem Wässern an. Das *Bleichen* hat den Zweck, den auf der rohen Faser vorhandenen Farbstoff zu zerstören, der Baumwolle also ein weißes Aussehen zu geben; gleichzeitig erfolgt eine weitere chemische Reinigung von den übrigen Begleitstoffen, soweit diese durch das Kochen nicht völlig entfernt wurden. Das Bleichen wird mit bekannten Oxidationsmitteln in korrosionsfesten Behältern aus V4-A-Stahl oder Steinzeug durchgeführt. Als oxidative Bleichmittel werden vorzugsweise Peroxide, seltener Hypochlorit oder Chlorit eingesetzt. Ein gewisser Abbau der Cellulose ist einerseits unvermeidlich, andererseits aber erforderlich, um die mit der Wasseraufnahmefähigkeit der Faser verbundenen Kenndaten der Arzneibuchmonographien einzuhalten.

Einige Bleichverfahren mit Peroxid arbeiten unter Druck oder mit Natriumchlorit. Sie haben den Vorteil, daß das Beuchen als vorgeschalteter Arbeitsgang in besonderen Kesseln entfallen kann. Beim Bleichen mit Wasserstoffperoxid unter Druck und unter Zusatz von Natriumhydroxid oder mit Natriumperoxid nach dem sog. Hochtemperatur-Verfahren (HT-Verfahren) wird in geschlossenen Apparaten bei einer Temperatur von 105 bis 120 °C und unter Einhaltung eines bestimmten pH-Bereichs das Beuchen und Bleichen gewissermaßen in einem Arbeitsgang vorgenommen und der nur wenige Stunden dauernde Arbeitsprozeß automatisch gesteuert. Auch beim Bleichen mit Natriumchlorit ist ein gesonderter Beuchprozeß nicht erforderlich. Letzteres Verfahren, das im schwach sauren Milieu von pH 3,5 bis 4,5 und bei Temperaturen von 60 bis 90 °C durchgeführt werden kann, ist wohl die schonendste Art der Bleiche von Cellulosefasern. Die Bleichwirkung beruht hier vermutlich auf einer kombinierten Wirkung der chlorigen Säure bzw. des Chloritions und des gasförmigen Chlordioxids. Bei starker Verunreinigung der Baumwolle kann allerdings sowohl beim HT-Verfahren als auch beim Bleichen mit Chlorit auf einen vorgeschalteten Beuchprozeß in der gleichen Apparatur oder in gesonderten Kesseln nicht verzichtet werden.

Nach dem Bleichen wird reichlich gewässert, heiß geseift und gründlich nachgewaschen. Um Ablagerungen auf der Faser zu vermeiden und um eine gute Saugfähigkeit und Reinheit der Baumwolle zu erzielen, ist die Verwendung von enthärtetem Wasser in allen Phasen des Bleichprozeßes wichtig. In einem letzten Bad wird aviviert, um die Watte, die durch das Kochen, Bleichen und viele Waschen sehr rauh, fett- und wachsarm geworden ist, für den Krempelprozeß geschmeidig zu machen. Die Verwendung von optischen Aufhellern oder sog. Weißtönern ist nach DAB 9 verboten.

Die gebleichte und gewaschene Baumwolle wird nun durch Schleudern in Zentrifugen vom größten Teil ihres Wassers befreit. Die geschleuderte Ware, die immerhin noch 70 bis 80 % Wasser, berechnet auf Trokkengut, enthält, wird nun in einem besonderen Kastenspeiser aufgelockert und gleichmäßig verteilt den *Trockenöfen* (Siebtrommeltrockner und Dreibandtrockner) zugeführt. Die *getrocknete* Baumwollflocke bläst man dann mit Hilfe eines Ventilators in geräumige Silos. Hier lagert das Material und wird zur weiteren Verwendung auf einen bestimmten Feuchtigkeitsgehalt eingestellt.

2.5 Polyamide

Nylon und Perlon. Unter den vollsynthetischen Fasern sind es besonders die Polyamidfasern Nylon und Perlon, die im Verbandstoffsektor Eingang und Verbreitung gefunden haben.

Herstellung

Nylon wird durch Polykondensation von Adipinsäure, einer Dicarbonsäure, und Hexamethylendiamin, einem Diamin, *Perlon* durch Polymerisation von ε-Caprolactam gewonnen. Hierbei entstehen lineare Makromoleküle, in denen -CONH-Gruppen mit Kohlenwasserstoffgruppen bestimmter Länge abwechseln. Die Polyamide sind, da sie Säureamidbindungen besitzen, ähnlich konstituiert wie die Proteinfasern, z. B. Seide und Wolle, mit dem Unterschied,

Phenol
$+H_2$ (katalytische Hydration)
Cyclohexanol
$+O_2$ (HNO_3)
Cyclohexanon
$+NH_2OH$
Cyclohexanonoxim
+ konzentrierter H_2SO_4
Beckmann - Umlagerung
ε - Caprolactam

$HOOC(CH_2)_4COOH$
Adipinsäure
$H_2N \cdot OC(CH_2)_4CO \cdot NH_2$
Verseifung
$+2NH_3 - 4H_2O$

Furfurol
Furan
$+H_2$ (Hydration)
Tetrahydrofuran
$+2HCl$
$Cl(CH_2)_4Cl$ 1,4 - Dichlorbutan
$+2KCN$
$NC(CH_2)_4CN$ Adipinsäuredinitril
(Hydration)
$H_2N(CH_2)_6NH_2$ Hexamethylendiamin

Synthese von Perlon und Nylon

daß sie im Gegensatz zu den Proteinfasern aus gleichartigen Bausteinen bestehen.
Die wichtigsten Ausgangsstoffe für die Nylon- und Perlonfasern sind Phenol und Furfurol. Aus diesen werden in mehrstufigen Prozessen Adipinsäure und Hexamethylendiamin für die Herstellung von Nylon und ε-Caprolactam, das Monomere des Polyamids Perlon, gewonnen.
Es gibt verschiedene Wege um zu den Ausgangsstoffen für Nylon zu kommen, von denen zwei Wege der günstigen Rohstofflage und der vorteilhaften technischen Durchführung des Verfahrens wegen besondere Bedeutung erlangt haben:

1. Durch katalytische Hydrierung von Phenol zu Cyclohexanol und dessen Oxidation erhält man Cyclohexanon; durch weitere Oxidation kann aus dem Cyclohexanon durch Ringspaltung Adipinsäure gewonnen werden. Der Weg zum Hexamethylendiamin führt dann über das Diamid und Dinitril der Adipinsäure, das katalytisch hydriert wird.
2. Furfurol wird zum Furan decarboxyliert, dann zum Tetrahydrofuran reduziert. Durch Einlagerung von Chlorwasserstoff gewinnt man 1,4-Dichlorbutan, aus dem sich mittels Kaliumcyanid das Adipinsäurenitril herstellen läßt. Durch Verseifung des Adipinsäurenitrils kann Adipinsäure, durch katalytische Hydrierung Hexamethylendiamin gewonnen werden.

Den Ausgangsstoff für Perlon, das ε-Caprolactam, das ringförmige Amid der ε-Aminocapronsäure erhält man aus Phenol über Cyclohexanol und Cyclohexanon und dessen Überführung in das Cyclohexanonoxim. Durch Beckmannsche Umlagerung wird dieses Oxim unter Ringerweiterung zum isomere ε-Caprolactam umgewandelt.

Herstellung des Polyamids Nylon. Zur Herstellung des Polyamids Nylon werden Adipinsäure und Hexamethylendiamin in molarem Verhältnis zur Kondensation gebracht. Dies erfolgt in zwei Verfahrensschritten. Zuerst wird das polymere Ammoniumsalz aus Hexamethylendiamin und Adipinsäure (AH-Salz, Nylonsalz) hergestellt. Im zweiten Verfahrensschritt wird eine 50- bis 60%ige Lösung des mit 5 bis 6 % Methanol angefeuchteten Salzes in reinem destiliertem Wasser hergestellt und mit einer dem gewünschten Molekulargewicht entsprechenden Menge eines Kettenabbrechers (0,2 bis 0,3 % Essigsäure oder Adipinsäure) versetzt. Die Lösung wird in einen bis 280 °C beheizbaren Kondensationsautoklaven überführt und aufgeheizt, bis sich ein Druck von etwa 16 bar eingestellt hat. Nun wird über einen Kühler entspannt und weiter aufgeheizt, bis die gesamte Wassermenge abdestilliert ist. Die Kondensation wird zur Erreichung des hochmolekularen Zustandes bei Temperaturen bis etwa 270 °C bei sinkendem Druck und zuletzt im Hochvakuum zu Ende geführt.
Vor und während der Kondensation muß für vollständigen Aufschluß des Luftsauerstoffs Sorge getragen werden. Die durch die Polykondensation entstandene Schmelze wird dann gewöhnlich mittels Stickstoffdruck an der unteren Öffnung des Kondensationsautoklaven in Form eines Bandes oder einer Borste ausgepreßt, das Polymerisat durch Abschrecken mit Wasser zum Erstarren gebracht und zur weiteren Verarbeitung in Granulate überführt.

$H_2N \cdot CH_2 \cdot CH_2 \cdot CH_2 \cdot CH_2 \cdot CH_2 \cdot CH_2 \cdot NH_2 \div$
Hexamethylendiamin

$HOOC \cdot CH_2 \cdot CH_2 \cdot CH_2 \cdot CH_2 \cdot COOH$
Adipinsäure

$\rightarrow \ldots HN \cdot CH_2 \cdot CH_2 \cdot CH_2 \cdot CH_2 \cdot CH_2 \cdot CH_2 \cdot NH \cdot OC \cdot CH_2 \cdot CH_2 \cdot CH_2 \cdot CH_2 \cdot CO \ldots$
Nylon

Herstellung von Perlon. Zur Herstellung von Perlon wird eine etwa 80%ige Lösung von Caprolactam in Wasser, die ca. 0,5 % Essigsäure als Katalysator und Kettenabbrecher enthält, in einem Autoklaven unter Ausschluß von Luftsauerstoff auf 260 bis 270 °C erhitzt. Nach Erreichen dieser Temperatur wird das Wasser abdestilliert. Es bildet sich eine klare farblose Schmelze, die, ähnlich wie bei Nylon beschrieben, abgezogen und in ein Granulat überführt wird.
Da das für die thermoplastische Verarbeitung bestimmte Granulat in den meisten Fällen kein freies Lactam enthalten darf, wird dieses mit heißem destilliertem Wasser extrahiert. Das weitgehend lactamfreie Granulat wird schonend bei niedrigen Temperaturen im Vakuum getrocknet.

O
NH

ε-Caprolactam

$\rightarrow \ldots HN \cdot (CH_2)_5 \cdot CO \cdot HN \cdot (CH_2)_5 \cdot CO \ldots$
Perlon

Die Polyamide stellen ziemlich harte, hornartige, opake mikrokristalline Massen mit Molekulargewichten zwischen 10000 und 20000 dar. Sie besitzen einen relativ scharfen Schmelzpunkt, der sehr stark von der Zusammensetzung der Polyamide abhängig ist. Er ist umso höher, je kleiner die Kohlenwasserstoffkette zwischen den polaren -CO-NH-Gruppen ist. Die Hauptmenge der Polyamide wird zur Herstellung von Fasern und Folien verwendet. Daneben haben die Polyamide in neuerer Zeit steigenden Bedeutung als thermoplastische Kunststoffe im Maschinen- und Apparatebau, im Fahrzeugbau, in der Elektrotechnik und im Haushalt erlangt.

Herstellung der Polyamidfasern. Die Herstellung erfolgt im sog. Schmelzspinnverfahren. Das bei der Perlon- und Nylonerzeugung ziemlich gleichartige Verspinnen der entsprechenden Polyamide (Abb. 1.14) geht im einzelnen folgendermaßen vor sich: Das feste Polyamidharz wird unter Luftabschluß geschmolzen und nach Filtration über ein Sandfilter durch eine Spinndüse, eine Platte aus korrosionsfestem Stahl mit ca. 50 bis 100 mm Durchmesser, mit vielen haarfeinen Löchern gepreßt. Im Luftstrom werden die Fäden abgeschreckt und zum Erstarren gebracht. Die endlosen Fäden der Polyamidseiden werden aufgespult, anschließend gedreht oder vorgezwirnt, gereckt oder verstreckt, nachgezwirnt, ausgewaschen und getrock-

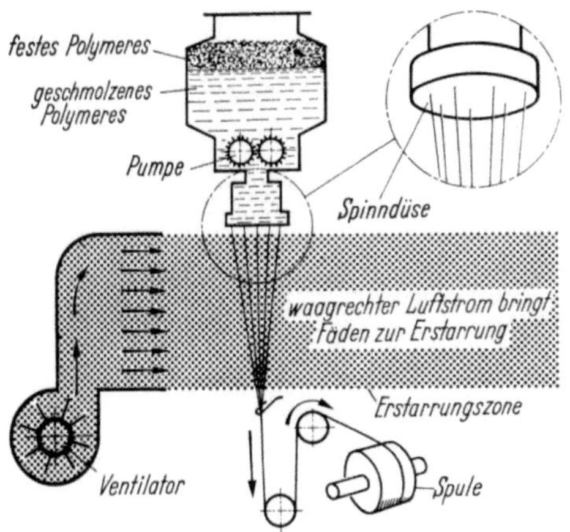

Abb. 1.14 Schematische Darstellung des Spinnvorgangs der Nylonfaser. Aus [Römpp H., Chemie-Lexikon, 5. Aufl., Franckh'sche Verlagshandlung, Stuttgart, 1962; 7. Aufl. 1974]

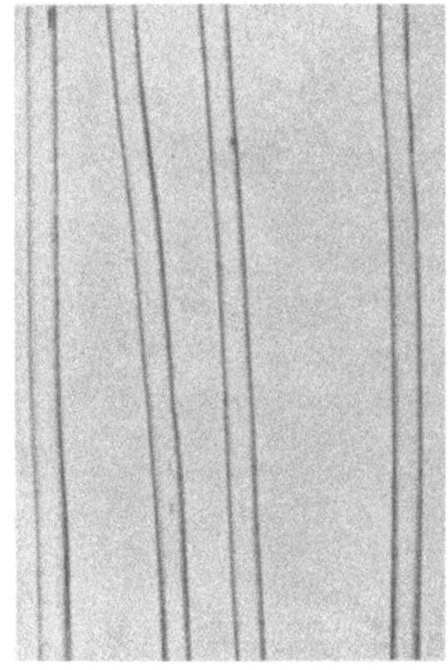

Abb. 1.15 Perlon glänzend, Vergr. 100fach. Aus [Handbuch für Textilingenieure und Textilpraktiker, Teil 13, Koch P.A., Mikroskopie der Faserstoffe, 7. Aufl., Dr.Spohr-Verlag, Wuppertal-Elberfeld, 1964]

net. Die durch die Düse gesponnenen Fäden besitzen noch nicht die erforderliche Festigkeit. Die kalten Fäden werden daher nach dem Vorzwirnen um das 4- bis 6fache der ursprünglichen Länge gereckt, wodurch die Fäden eine sehr hohe Festigkeit erhalten. Bei dieser Verstreckung erfährt der Faden eine parallele Orientierung der vorher ungeordneten Moleküle. Da der beim Vorzwirnen aufgetretene Drall beim Strekken zurückgeht, muß nach dem Strecken noch nachgezwirnt werden. Nach dem Auswaschen und Trocknen verarbeitet man die Polyamidfäden entweder zu monofilen oder multifilen Polyamidseiden oder schneidet die Fäden zu Fasern von gewünschtem Stapel zur Spinnfaser.

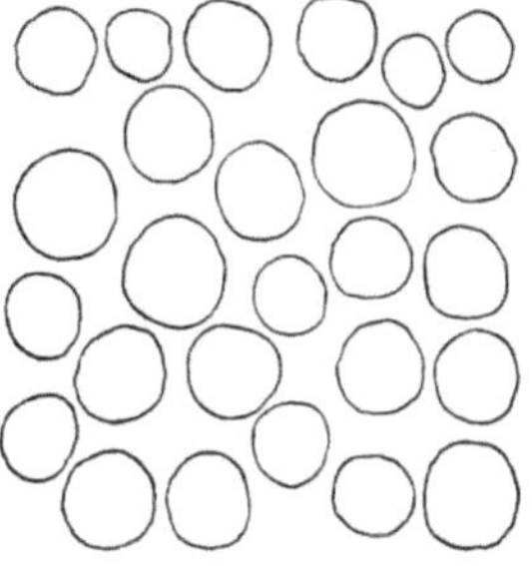

Abb. 1.16 Perlon glänzend, Querschnitt, Vergr. 300fach. Aus [Koch P.A., wie Abb. 1.15]

Eigenschaften und Mikroskopie der Polyamidfasern

Die Feinheit der Perlon- und Nylonfasern und der Endlosfäden (Perlon- oder Nylonseide) wird in decitex ausgedrückt. So ist beispielsweise die Feinheit der wie Baumwolle und Zellwolle verspinnbaren Stapelfasern, glänzend oder matt, meist 1,6, 2,2, und 3,0 dtex mit Schnittlängen von 30 bis 60 mm. In der Flamme schmelzen die Polyamidfasern bräunlich zusammen, ohne zu entflammen, mit einem schwachen, an verbranntes Horn erinnernden Geruch. Perlon schmilzt bei 215 °C, Nylon bei 245 °C; die Erweichungspunkte liegen bei etwa 170 °C bzw. 210 °C; d = 1,14.

Die Fasern zeigen gute Laugenbeständigkeit. In organischen Lösungsmitteln sind sie im allgemeinen unlöslich. Verdünnte Säuren greifen die Polyamidfasern (auch Folien) nicht an; in konz. Salzsäure, Schwefelsäure und Salpetersäure dagegen sind sie löslich, ebenso in konzentrierter Ameisensäure und 90%iger Phenollösung und in Eisessig beim Kochen. Polyamidfasern sind auch gegen die meisten Chemikalien als gut beständig zu bezeichnen. Sie sind alterungs- und fäulnisbeständig, verrottungsfest, mottensicher und insektenfeindlich. Gegenüber Baumwolle und Zellwolle besitzen sie eine höhere Zugfestigkeit in trockenem und in nassem Zustand sowie eine weit höhere Elastizität und Dehnbarkeit. Der Feuchtigkeitsgehalt bei 65 % relativer Luftfeuchte und bei 20 °C beträgt bei beiden ca. 4 %. Die Fasern zeigen weitgehende hydrophobe Eigenschaften, haben also eine geringe oder gar keine Saugfähigkeit, daher trocknen Gewebe aus Polyamiden sehr rasch. Aufgrund ihrer Neigung zur Autoxidation, die mit wachsender Temperatur zunimmt, sind sie nicht absolut licht- und luftbeständig. Gegen gewisse Oxidationsmittel, namentlich Peroxide, sind sie empfindlich.

Die Polyamidfaserstoffe sind physiologisch unbedenklich und deswegen als Verbandgewebe und chirurgisches Nahtmaterial geeignet. Im mikroskopischen Bild sind die verschiedenen Fabrikate der Polyamidfasern nicht voneinander unterscheidbar. Die glatten und strukturlosen Fasern zeigen gleiche Längsansicht und den gleichen runden Querschnitt (Abb. 1.15 und 1.16). In 18%iger H_2SO_4 quillt Perlon deutlich, Nylon hingegen bleibt unverändert. Mit Neocarmin W färben sich die Polyamidfasern gelbgrünlich und lassen sich so eindeutig von Baumwolle und Zellwolle unterscheiden. Eine charakteristische Reaktion auf beide Polyamidfaserstoffe tritt nach Einwirkung von Chlorzinkiodlösung ein, die creme bis gelborange färbt. Nach längerem Liegen entstehen Deformationen, auffällige Einschnürungen, die sog.

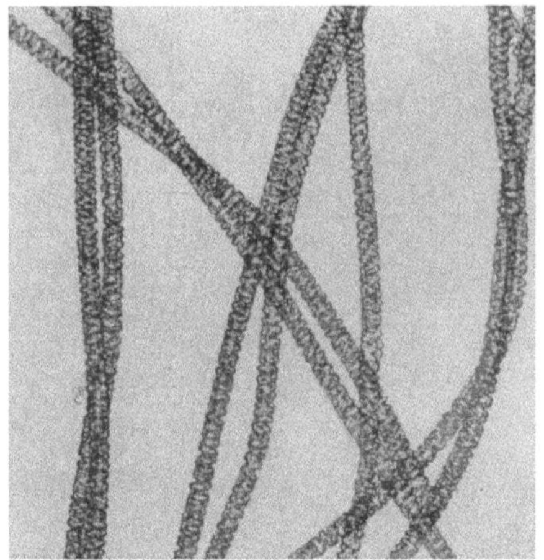

Abb. 1.17 Nylon, Chlorzinkiod-Präparat mit charakteristischer Frotté-Bildung, Vergr. 100fach. Aus [Koch P.A., wie Abb. 1.15]

Frotté-Bildung (Abb. 1.17) an den Fasern. Zur Beschleunigung der Frotté-Bildung nimmt man eine Mischung von 5 Raumteilen iodhaltiger Zinkchloridlösung DAB 9 mit einem Teil wasserfreiem Ethanol. Schon innerhalb 2 bis 5 Minuten tritt dann bei Raumtemperatur die Frotté-Bildung ein. Die Unterscheidung von Nylon und Perlon gelingt durch Kochen in Dimethylformamid: Perlon wird gelöst, Nylon nicht. Auch löst sich Perlon bei kurzem Aufkochen in 60%iger Essigsäure auf, Nylon hingegen nicht.

2.6 Polyurethane

Die Polyurethane (PU), unter den Kunststoffen eine Gruppe von Thermoplasten - auch Polyisocyanate genannt -, fanden in der Nachkriegszeit für verschiedene Zwecke Eingang. So wird in der Verbandtechnik und Krankenpflege schon seit langem der Moltoprenschaumstoff verwendet. Die seit einigen Jahren von verschiedenen Chemiefaserherstellern auf dem Markt angebotenen Polyurethan-Elastomerfäden (PUE) werden in stetig wachsendem Maße in der Textilindustrie z. B. für Badebekleidung und Gesundheitsstrümpfe und im besonderen zur Herstellung von dauerhaft elastischen Binden gebraucht.

Herstellung

Die Polyurethane $(\text{-O-R'-O-OC-NH-R''-NH-CO-})_n$ entstehen durch Polyaddition von Diisocyanaten (OCN-R"-NCO) mit Glycolen (HO-R'-OH) oder anderen hydroxylgruppenartigen Verbindungen, z. B. das Polyurethan Perlon U aus 1,6-Hexamethylendiisocyanat und 1,4-Butandiol. Durch Reaktion mit geeigneten Polyestern, Diaminen und Diolen können die Polyurethane vernetzt werden (segmentierte PU). Je nach der Anzahl der funktionellen Gruppen -OH und -NCO der Reaktionspartner entstehen lineare oder vernetzte Makromoleküle. Durch die Peptidbindung -CO-NH- ähneln die PU in ihrem chemischen Aufbau den Polyamiden. Je nach den eingesetzten Ausgangsprodukten und den angewandten Reaktionsbedingungen wie verschiedene Temperaturen, Drücke und Reaktionszeiten erhält man Faserstoffe, Festkörper, kautschukähnliche Stoffe, Schaumstoffe, Lacke und Metallkleber.
Wählt man als Diisocyanat die isomeren Toluylendiisocyanate und besonders das Diphenylmethan-4,4'-diisocyanat und ersetzt man einen Teil des kurzkettigen Butandiols durch höhermolekulare Polyhydroxylverbindungen (Desmophen-Typen), unter denen sich besonders Polyester (z.B. Adipinsäure-ethylenglycol-polyester = „Desmophen 2000") und Polyether (z. B. Polytetrahydrofuran = „Teracole") eignen, so kommt man zu den sog. „segmentierten" Polyurethanen (vernetzte Polyurethanelastomere), aus denen gummiähnliche, hochdehnbare und superelastische Endlosfäden oder -garne erzeugt werden können, die nach DIN 61 001 als Polyurethan-Elastomerfäden („PUE") bezeichnet werden, an deren Weiterentwicklung und Verbesserung die Hersteller ständig arbeiten. Das erste Erzeugnis dieser Art ist unter dem Namen Lycra von der Du Pont de Nemours & Co. in den USA auf den Markt gekommen, gefolgt von weiteren Fabrikaten, unter denen die Dorlastan-Fäden mehr und mehr Bedeutung gewinnen.

Herstellung der Polyurethan-Elastomerfäden. Die Eigenschaften der PUE-Fäden verschiedener Hersteller können zum Teil erhebliche Unterschiede besitzen, und zwar sowohl hinsichtlich der physikalischen wie chemischen Eigenschaften als auch bezüglich des Fadenaufbaus, z. B. der Querschnittsform. Diese Unterschiede liegen teils im chemischen Aufbau, teils im Herstellungsverfahren begründet. Von den verschiedenen Verfahren sei nur das Lösungsspinnverfahren genannt, bei dem die Verformung von Polyurethan-Elastomeren zu Fäden über den gelösten Zustand erfolgt. Dabei sind zwei Verfahren anwendbar:

a) Das *Naßspinnverfahren*, bei dem in Fällbädern das Lösemittel als hochpolares Lösemittel wie Dimethylformamid, Hexamethylphosphoramid oder Dimethylsulfoxid extrahiert wird, Dabei tritt die Koagulation zu Fäden ein.
b) Das *Trockenspinnverfahren*, nach dem z. B. Dorlastan und Lycra hergestellt werden. Bei diesem Verfahren entsteht der Faden durch Verdampfung des Lösemittels. Die hochviskosen Elastomer-Lösungen werden durch Einspinnen über Mehrlochdüsen in senkrecht stehende, beheizte Spinnschächte unter Ausdampfen des Lösemittels in die Fadenform überführt. Alle Polyurethan-Fäden werden z. Z. für Verbandstoffe als Chemie-Endlosgarne hergestellt.

Eigenschaften

Die Polyurethan-Elastomerfäden sind monofil und multifil gebaut, wobei die multifilen Fäden eine mehr oder weniger starke Verklebung der Einzelkapillaren besitzen, so daß der Eindruck eines monofilen Fadens entsteht.
Die Fadenfeinheit kann auf die textilen Belange abgestimmt werden. Die PUE-Fäden sind ab 40 bis 2200 *den* lieferbar und nehmen bei Verdehnung gegenüber Gummi wesentlich höhere Kräfte auf, d. h., bei gleichem Effekt können feinere Fäden eingesetzt werden.

Die Dichte von Kautschuk und Elastomer ist nahezu gleich, 1,0 bis 1,2 g/cm³. Die Elastomerfäden gestatten folglich, feinere und leichtere Gewebe oder Gewirke, als solche aus Kautschukfäden herzustellen, die aber trotzdem genügend Festigkeit besitzen, da eben die spezifische Reißkraft und der elastische Modul mehr als doppelt so hoch bei Elastomerfäden wie bei Gummifäden sind.
Die folgenden Gebrauchseigenschaften lassen die Vorzüge der elastomeren Polyurethanfäden gegenüber Naturgummifäden erkennen: Die Fäden sind weiß und leicht zu färben, sie sind alterungs- und lichtbeständig, temperaturbeständig bis 150 °C (Erweichungsbereich 175 bis 210 °C, Schmelzbereich 240 bis 260 °C), unempfindlich gegen Fette und Öle, Körperschweiß, chemische Reinigungsmittel sowie gegenüber den Gummigiften Kupfer und Mangan.
Weitere Eigenschaften: Feuchtigkeitsaufnahme bei 65 % relativer Luftfeuchte 0,3 bis 3 %. Gute Beständigkeit gegenüber den meisten verdünnten und kalten Säuren. Vergilbung in verdünnter Salz- und Schwefelsäure sowie gegenüber den meisten Laugen. Sie sind löslich in kochendem Cyclohexanon, Dimethylformamid, unlöslich in Aceton, Benzin, Tetrachlorkohlenstoff und anderen chlorierten Kohlenwasserstoffen, konz. Salzsäure, konz. Ameisensäure, teilweise löslich in kochender Natronlauge 40%, Metakresol und bei 24 °C in Salpetersäure 60% und Schwefelsäure 69%.

3 Textilische Produkte

3.1 Watten

Als Watten bezeichnet man im rein textilen Sinne nach DIN 60 000 lockere, meist in Schichten (aus Floren) aufgebaute und verdichtete Fasermassen. Sie bestehen aus bis zur einzelnen Faser aufgeschlossenen Faserstoffen. Die Fasern werden nur durch ihre natürliche Haftung zusammengehalten. Watten, die Verbandszwecken dienen, haben in der Regel einen Krempelprozeß durchgemacht; die Fasern sind vorzugsweise längs orientiert. Ihre Rohstoffe sind Baumwolle und Viskose.

Watten für medizinische Zwecke, Verbandwatten

Das Ausgangsmaterial für diese Watten ist gereinigte Baumwolle oder/und Viskose.

Fertigung des Wattevlieses
1. Mechanische Vorreinigung auf Schlagmaschinen: Die durch Bleichen und Trocknen erhaltene gereinigte Baumwollflocke besitzt zwar die erforderliche Saugfähigkeit und chemische Reinheit, enthält aber noch Fasertrümmer, unter Umständen auch noch mürbe gewordene Samen-, Kapsel- und Laubreste, die netzartig von den durcheinanderliegenden Fasern umschlossen sind und erst nach Lösen des Fasernetzes teils von selbst herausfallen können, teils herausgeworfen werden müssen. Dies bewirkt man zunächst durch ein Auflockern auf den Schlagmaschinen. Zur letzten mechanischen Reinigung wandert die in kleinere Flocken aufgelöste Baumwolle zu den Wattekrempeln. Die von der einschlägigen Zellwollindustrie hergestellte Viskose wird in Form von gebleichten Viskoseflocken in Ballen für die Wattefertigung geliefert. Obwohl die Viskose im Reinheitsgrad und in der Saugfähigkeit der gereinigten und gebleichten Baumwolle entspricht, wird sie wie die gebleichte Baumwolle in der Schlagmaschine aufgelokkert, um dann den Wattekrempeln zugeführt zu werden.
2. Vliesbildung auf den Krempeln: Die Krempeln (Abb. 1.18) bestehen aus Einzugswalzen, einer Haupttrommel oder dem sog. Tambour mit großem Durchmesser und einem System von verschiedenen kleinen Walzen (Arbeiter, Wender, Volant). Tambour und die kleineren Walzen sind mit unzähligen feinen, abgewinkelten Stahlnadeln (Stahlhäkchen) bürstenartig bedeckt. Die Stahlhäkchen sind in eine Unterlage aus Kautschuk, Filz und Leinen eingebettet (Kratzenbeschläge), die die erforderliche Elastizität der Nadeln gewährleistet. Bei der Rotation des Walzensystems werden die wirr durcheinanderliegenden Fasern regelrecht ausgekämmt. Den Krempeln fällt somit die Aufgabe zu, die Baumwollflocken und Viskoseflocken bis zur Einzelfaser aufzulösen, wobei die letzten Verunreinigungen - vor allem Staub- und Fasertrümmer - ausfallen können. Gleichzeitig werden die kurzen und langen Fasern gemischt, weitgehend parallelisiert und zu einem gleichmäßigen Flor gestaltet.

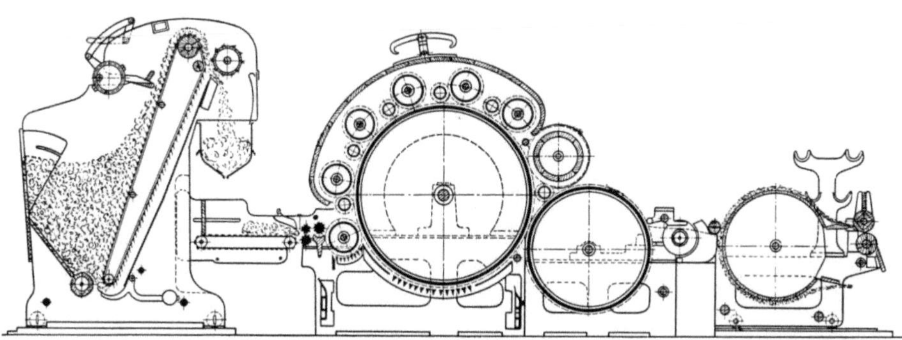

Abb. 1.18 Wattekrempel mit automatischer Materialzufuhr

Der Flor wird daraufhin auf den sog. Abnehmer, eine große, ebenfalls mit Stahlhäkchen besetzte Walze, übertragen und von diesem durch den Hacker abgenommen. Durch Übereinanderlegen einer größeren Zahl der hauchdünnen Flore erhält man das eigentliche Wattevlies, das in verschiedenen Stärken hergestellt werden kann. Dafür sind verschiedene Wege möglich. Läßt man die Flore auf Vorrichtungen, wie die Pelztrommel oder den Pelzbock mit endlosem Band, bis zur gewünschten Stärke des Wattevlieses auflaufen, so kann das Wattenvlies nach der Abnahme von diesen Vorrichtungen in verschiedene Breiten geschnitten und anschließend in Zickzack-Form oder in Form von Watterollen abgepackt werden. Auf modernen Maschinen ist es möglich, die Einzelflore durch entsprechende Führung zickzackförmig so übereinanderzulegen, daß ein fortlaufendes Wattevlies in Bandform von 10 oder 20 cm Breite entsteht. Dieses Watteband kann dann kontinuierlich in besonderen Verpakkungsmaschinen automatisch in Zickzack-Form abgepackt werden.

Herstellung der Mischwatten

Für Mischwatten wie z. B. die gebräuchliche Verbandwatte aus gleichen Teilen Baumwolle und Viskose nach DIN 61 640 werden die Fasern vor ihrer Verarbeitung zum Wattevlies gemischt. In Ballenöffnern mit automatischer Wägevorrichtung werden die gebleichten Fasern getrennt voneinander aufgelockert und im vorgeschriebenen Masseverhältnis über eine Mischvorrichtung zur Schlagmaschine befördert. Von hier aus nimmt die noch relativ grobe Mischung den gleichen Weg über die Krempel, wie er im Vorhergehenden schon geschildert wurde. Die Krempel bewirkt außer der letzten mechanischen Reinigung und weitgehenden Parallelisierung der Fasern bei der Herstellung von Mischwatten auch eine weitere Ver-

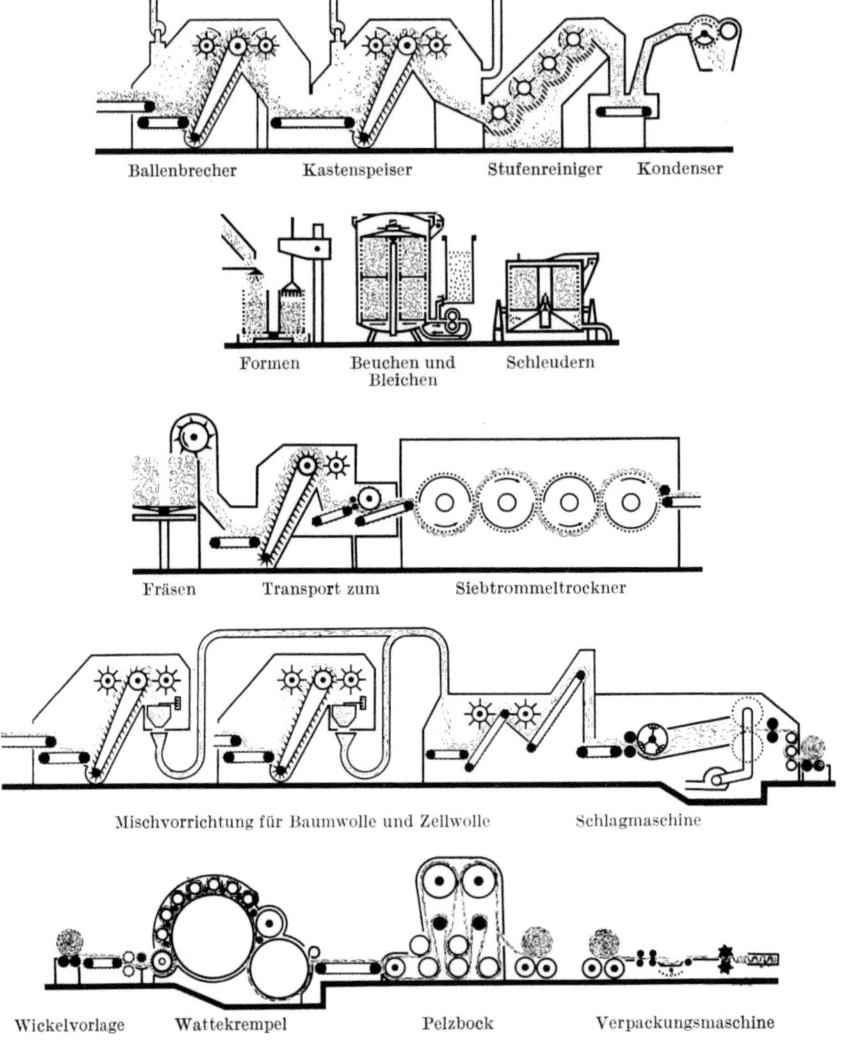

Abb. 1.19 Schematische Darstellung des Werdegangs der Verbandwatte

mischung der verschiedenen Fasern. Das DAB 9 führt sechs verschiedene Wattesorten:

- Verbandwatte aus Baumwolle,
- Verbandwatte aus Viskose,
- Verbandwatte aus Baumwolle und Viskose, jeweils auch in steriler Form.

Verbandwatte aus Baumwolle, DAB 9

Lanugo gossypii absorbens

Diese Monographie entstammt dem Europäischen Arzneibuch.

Beschreibung und Eigenschaften
Rein weiße Vliese mit gut und gleichmäßig gekämmten Fasern, die aus den von den ursprünglich anhaftenden Verunreinigungen befreiten, weitgehend entfetteten und gebleichten weißen Haaren der Samenschale verschiedener Gossypiumarten (Malvaceae) bestehen. Je länger und gleichmaßiger die Baumwollfasern sind, desto besser die Wattequalität. Die Faserlänge ist selten über 30 mm. DAB 9 verlangt eine mittlere Länge von mindestens 10 mm. Die Haare sind bandartig flach, bis zu 40 µm breit und mit einem weiten Lumen, das durch verdickte, abgerundete Ränder begrenzt wird. Sie sind einzellig, häufig um ihre Achse gedreht bis gekräuselt. Verbandwatte aus Baumwolle ist weiß, geruch- und geschmacklos. Sterilisierte Watte kann schwach vergilbt sein. Die gereinigte Baumwolle besteht aus fast reiner Cellulose. Sie enthält außer Wasser (im Mittel 6 bis 8 %) noch geringe, beim Bleichen verbliebene Restmengen von Fett und Wachs sowie Spuren anderer Stoffe. Auf Wasser geworfen, saugt sie sich rasch voll und sinkt dann unter. Durch längere Lagerung und Sterilisation läßt die Saugfähigkeit meist nach.

Die Identität wird geprüft durch

- die mikroskopische Betrachtung: typische abgeflachte Röhrenform, meist um die eigene Achse gedreht.
- die Anfärbung mit iodhaltiger Zinkchlorid-Lösung R zur Identifikation der Cellulose.
- die Behandlung mit Zinkchlorid-Ameisensäure R, wobei sich Baumwolle bei 40 °C und nach 2,5 Stunden Stehen im Gegensatz zur Viskose nicht löst.

Die Reinheit wird geprüft

- auf sauer oder alkalisch reagierende Verunreinigungen in einer definierten filtrierten Prüflösung.
- auf Tenside mit einem definierten Schütteltest.
- auf fremde Fasern durch mikroskopische Betrachtung.
- auf Fluoreszenz im ultravioletten Licht bei 365 nm.
- auf Noppen durch Vergleich mit einem Referenzmuster (erhältlich bei der Ph.Eur.-Kommission in Straßburg).
- auf Saugfähigkeit, in dem ein definiertes, mit Baumwollwatte gefülltes Drahtkörbchen in ein mit Wasser gefülltes Becherglas gebracht wird.
  Es werden die Absinkdauer, max. 10 Sekunden an 5 Proben je 5,00 g aus fünf verschiedenen Stellen, und das Wasserhaltevermögen, mind. 23 g je Gramm Verbandwatte als Massedifferenz, bestimmt.
- auf wasserlösliche Substanzen, indem ein wäßriger Extrakt bei Siedehitze hergestellt wird; der Rückstand darf max. 0,50 % betragen.
- auf etherlösliche Substanzen durch Extraktion im Soxhlet-Apparat; der Rückstand darf max. 0,50 % betragen.
- auf extrahierbare Farbstoffe durch Extraktion mit Ethanol 96% R im Perkolator. Das Extrakt darf nicht stärker gefärbt sein als eine Vergleichslösung.
- durch die Bestimmung des Trocknungsverlustes, max. 8,0 %.
- durch die Bestimmung der Sulfatasche, max. 0,40 %.

Verbandwatte aus Viskose, DAB 9

Lanugo cellulosi absorbens

Diese Monographie entstammt dem Europäischen Arzneibuch.

Beschreibung und Eigenschaften
Gebleichte Fasern aus regenerierter Cellulose, die nach dem Viskose-Verfahren hergestellt werden. Sie können mit Titandioxid mattiert sein. Verbandwatte aus Viskose ist geruch- und geschmacklos und besteht aus 30 bis 40 mm langen, leicht gekräuselten Fasern von 1,7 bis 2,8 dtex. Verbandwatte aus glänzender Viskose hat ein gelbliches, schwach glänzendes, Verbandwatte aus mit Titandioxid mattierter Viskose ein weißes bis schwach gelbliches und mattes Aussehen. Sterilisierte Verbandwatte aus Viskose ist in der Regel schwach vergilbt. Sie ist geruchlos und fühlt sich weich an. Die Viskosewatte enthält außer Wasser (im Mittel 10 bis 12 %) Titandioxid und ist mit einer geringen Fettauflage oder Avivage, meist aus Fettsäurepolyglycolestern und -aniliden, versehen. Durch längere Lagerung und Sterilisation läßt die Saugfähigkeit etwas nach, im Vergleich zur Baumwolle graduell meist in geringerem Maße.

Die Identität wird geprüft durch

- die mikroskopische Betrachtung: Fasern von 25 bis 50 mm mittlerer Länge mit nahezu rundem oder elliptischen Querschnitt von 10 bis 20 µm, gleichmäßiger Breite, wellig mit Längsstreifen. Bei mattierter Viskose sind die eingelagerten Pigmente erkennbar.
- die Anfärbung mit iodhaltiger Zinkchlorid-Lösung R zur Identifikation der Cellulose.
- die Behandlung mit Zinkchlorid-Ameisensäure R, wobei die Viskose im Gegensatz zur Baumwolle in Lösung geht. Bei der mattierten Qualität bleibt das Titandioxid als Rückstand übrig.
- die Prüfung auf das Mattiermittel Titandioxid; der Rückstand der Sulfatasche (s. entsprechende Prüfung) wird in Schwefelsäure 96% gelöst und mit Wasserstoffperoxid-Lösung 3% versetzt. Bei Anwesenheit von Titandioxid tritt eine orange-gelbe Färbung auf.

Die Prüfung auf Reinheit erfolgt wie bei Verbandwatte aus Baumwolle in den Positionen

- sauer oder alkalisch reagierende Substanzen,
- fremde Fasern,
- Fluoreszenz,
- Saugfähigkeit,
  Absinkdauer, max. 10 Sekunden,
  Wasserhaltevermögen, mind. 18,0 g Wasser pro Gramm Watte,
- wasserlösliche Substanzen, max. 0,70 %,
- etherlösliche Substanzen, max. 0,30 %,
- Tenside,
- extrahierbare Farbstoffe,
- Trocknungsverlust, max. 13,0 %,
- Sulfatasche,
- max. 0,45 % für glänzende Viskose,
- max. 1,7 % für mattierte Viskose.

Als spezifische Reinheitsuntersuchung erfolgt

- die Prüfung auf Sulfide in essigsaurem Milieu durch Zusatz von Bleiacetat-Lösung R und Vergleich der Färbung mit einem Vergleichsstandard.

Verbandwatte aus Baumwolle und Viskose, DAB 9

Lanugo gossypii et cellulosi absorbens

Die Monographien entstammen dem DAB 9.

Beschreibung und Eigenschaften
Diese Verbandwatte besteht aus einer Mischung gleicher Teile Baumwolle und Viskose und zeigt die Merkmale der Verbandwatte aus Baumwolle bzw. aus Viskose. Sterilisierte Verbandwatte ist schwach vergilbt.
In der aus gleichen Teilen Baumwolle und Viskose hergestellten Mischwatte sind die Vorteile beider Faserarten vereinigt. Das bessere Wasseraufnahme- und Wasserhaltevermögen sowie die Polsterwirkung der Baumwolle addiert sich mit dem rascheren Aufsaugevermögen und den gleichmäßig langen Fasern der Viskose. Die im DAB 9 für Verbandwatte aus Baumwolle und Viskose vorgesehenen Untersuchungen entsprechen sinngemäß denen der Komponenten in den entsprechenden Monographien.

Hinweis
Die im DAB 9 vorgesehenen Untersuchungen für Watten bedürfen einiger Erklärungen. Den allgemeinen Vorschriften des DAB 9 ist zu entnehmen, daß die Prüfvorschriften einer Monographie die außergewöhnlichen Verunreinigungen nicht erfassen. Dies bedeutet, daß nur auf die erwartbaren Verunreinigungen zu prüfen ist. Sie können dem bekannten Rohmaterial und/oder der Verfahrenstechnik entstammen.
Für die wichtigsten Prüfungen ergeben sich folgende Interpretationen:

- Bestimmung der etherlöslichen Bestandteile: Begrenzung des Gehalts an Baumwollwachs und an lösemittellöslichen Textilhilfsmitteln.
- Bestimmung des wasserlöslichen Anteils: Kontrolle des Spülprozesses nach dem Bleichen der Faser.
- Bestimmung des Tensidgehaltes: Kontrolle des Spülprozesses. Die Prüfung wurde aufgenommen, weil Tenside auf Verbandstoffen unerwünscht sind und weil Tensidmengen oberhalb der zugelassenen Menge ein Gefährdungspotential darstellen. Sie sind als „carrier" für Verunreinigungen jeglicher Art anzusehen.
- Bestimmung der Absinkdauer: Hierdurch wird die ausreichende Entfernung hydrophober Komponenten wie Baumwollwachs oder Textilhilfsmittel durch Wasch- oder Bleichprozesse dokumentiert.
- Bestimmung des Wasserhaltevermögens: Die Intensität des Bleich- und Waschvorganges wird kontrolliert. Nur mit einer von störenden Fremdstoffen befreiten und leicht oxidativ veränderten Cellulose in Form der Baumwolle oder der Viskose können die Daten der Wasseraufnahme erreicht werden (→ Wunde und Wundbehandlung 4.1.1).

Deswegen ist die Übertragung von Kenndaten der für definierte Faserarten erstellten Monographien auf andere Faserarten oder Produkte nicht sinnvoll. Die Kenndaten sind produktspezifisch. Sie sind nicht variierbar, wie dies meist für technische Standards gilt.
In den zitierten allgemeinen Vorschriften des DAB 9 wird auch darauf hingewiesen, daß die Bezugnahme auf eine Monographie des Arzneibuches nur dann erfolgen darf, wenn das Material keine Verunreinigungen enthält, die nicht vorhersehbar sind. Das bedeutet, daß Fasern oder fertige Verbandstoffe, die nach abgewandelten Herstellungsverfahren erzeugt wurden, nicht nur den Monographiekenndaten entsprechen müssen. Bei vorliegenden nicht üblichen Fremdstoffen müssen Zusatzprüfungen durchgeführt werden, die dem Prüfungssystem des Arzneibuches entsprechen. Diese Feststellungen gelten nicht nur für Wattemonographien, sondern in entsprechender Weise für alle Verbandstoffmonographien des Arzneibuches.

Watten für medizinische Zwecke nach DIN 61 640

Diese Norm gilt nur für Watten für medizinische Zwecke; Watten für andere Zwecke fallen nicht unter diese Norm. Die Angaben für

- Verbandwatte aus Baumwolle,
- Verbandwatte aus Viskose,
- Verbandwatte aus Baumwolle und Viskose

entsprechen denen der Arzneibuchmonographien.
Zusätzlich wird die Type *Augenwatten* definiert. Sie bestehen aus Baumwollfasern einer Stapellänge von überwiegend 15 mm. Die Sauberkeitsanforderungen entsprechen denen der Verbandwatte aus Baumwolle. Fasermaterial aus Baumwolle eignet sich für Augenwatte besser, da die Baumwollfaser eine rauhere Oberfläche als die Viskosefaser hat. Sie ist meist auch stärker gekräuselt als die Viskose. Deswegen ist das Herauslösen einzelner Fasern oder Faserbruchstücke aus einem Viskose-Wattevlies leichter möglich als aus einem Baumwollwattevlies. Das verbietet sich bei der Anwendung am Auge. Gleiche Überlegungen gelten für die später zu besprechende Gehirnwatte.

Watte für Kosmetik und Hygiene

Watten mit dieser und ähnlicher Bezeichnung sind heute weit verbreitet und werden vorzugsweise für kosmetische Zwecke, für Babypflege und Frauenhygiene verwendet. Es handelt sich meist um Watten, die entweder aus 100 % Viskose oder aus Baumwolle und Viskose in beliebeigem Mischungsverhältnis, oftmals 20/80 Baumwolle/Viskose bestehen und in der Mehrzahl den an die genormten Verbandwatten gestellten Anforderungen nicht standhalten. Neben relativ kurzstapeliger Baumwolle wird in diesen Watten sehr oft eine billige und nicht normgerechte Viskose verwendet. Die Fasern sind ungleichmäßig und zum Teil sehr lang.

Watten für Polsterzwecke

Polsterwatten, Spitalwatten, Hydrophobe Watten aus Cellulose. Im Handel sind verschiedene Qualitäten. Die besten bestehen aus roher, nicht entfetteter Baumwolle aus Spinnereiabgängen, die lediglich einem mechanischen Reinigungsprozeß unterworfen und auf der Krempel gekämmt wurden. Geringere Qualitäten enthalten neben der Rohbaumwolle auch Viskose sowie gefärbte und ungefärbte Reißbaumwolle und Reißzellwolle. Je mehr Rohbaumwolle in der Polsterwatte enthalten ist, um so elastischer und um so geeigneter ist sie zum Polstern von Gips- und Schienenverbänden und für ähnliche Zwecke. Feste Klumpen dürfen nicht enthalten sein. Die handelsüblichen Formen sind Tafelvliese oder Rollen mit und ohne Papierzwischenlage. Die hier aufgeführten Typen sind heute weitgehend von synthetischen Polsterwatten verdrängt.

Polsterwatten aus Kunstfasern. Polsterwatten haben die Aufgabe, im trockenen und im feucht-nassen Zustand zu polstern. Sie sollen nicht Sekrete aufsaugen, für diese jedoch durchlässig sein. Textilphysikalisch gesehen soll Polsterwatte im trockenen und im nassen Zustand eine gleichgute Bauschelastizität aufweisen. Die Verschlechterung der Bauschelastizität im nassen Zustand, wie sie bei den Fasern aus Cellulose der Baumwolle und der Viskose sehr deutlich zu erkennen ist, wird durch intrakapillare Wasseraufnahme und der damit zusammenhängenden Faserquellung ausgelöst.
Es gilt daher: Je höher die intrakapillare Wasseraufnahme einer Faser, um so höher die Faserquellung und um so geringer die Naßbauschelastizität.
Deswegen sind die früher üblichen Polsterwatten aus Baumwolle, die mit Baumwollwachs oder Leimauftrag hydrophobisiert waren, weitgehend verdrängt. Polsterwatten werden heute fast ausschließlich aus relativ hydrophoben vollsynthetischen Fasern hergestellt. Je hydrophober eine Fasertype, um so geringer ist deren intrakapillare Wasseraufnahme und deren Faserquellung.
Durch die Bestimmung des Wasserhaltevermögens, wie sie in den Verbandstoffmonographien des DAB 9 beschrieben ist, wird die Gesamtwasseraufnahme, d. h. die Summe aus inter- und intrakapillarer Wasseraufnahme erfaßt.

Zur Herstellung von Polsterwatten aus vollsynthetischer Faser werden Polyamid-, Polyester-, mitunter auch Polyethylenfasern verwendet. Aus Faservliesen werden Wattebänder geformt, die meist oberflächlich verfestigt sind.

Geleimte Watten. Durch ein- oder beidseitiges Leimen des Polsterwattevlieses wird Tafelwatte, durch beidseitiges Leimen von gebleichter Watte wird Wiener Watte hergestellt. Dadurch wird ein Ausfasern der Watte verhindert. Beide Sorten sind wie die Polsterwatte elastisch und eignen sich wegen ihrer bequemen Handhabung besonders gut zur Polsterung von Stützverbänden.

Gehirnwatte

Diese Type ist geprägte Watte aus guter, langfaseriger Baumwolle (Augenwatte) mit gutem Saugvermögen. Neuerdings wird Gehirnwatte auch aus geprägtem, nichtfaserndem Vliesstoff gefertigt (Gehirnwatte aus Viskotex).

Pellets

Dies sind aus reiner Watte maschinell gefertigte Wattekügelchen in verschiedenen Größen für die zahnärztliche Praxis.

Zahnwattenrollen, Speichelrollen

Sie bestehen aus reiner Watte oder aus Watten mit Zellstoffeinlage bzw. hochgebleichtem Verbandzellstoff. Das Saugmaterial wird in dünner Schicht und unter leichtem Druck eingerollt und in die äußere Schicht mit einem indifferenten Klebstoff verfestigt. Bei einer neueren Art einer entweder aus Verbandzellstoff oder aus Watte oder aus einer Kombination dieser beiden Materialien bestehenden Speichelrolle werden das Wattevlies bzw. die Zellstofflagen gefaltet und dann mit gekreuzten Fäden umflochten. Gebräuchlich sind bei allen Zahnwatterollen vier Stärken von je 40 mm Länge.

Damenbinden

Auch die Damenbinden können in gewissem Sinne als Watteerzeugnisse angesprochen werden, sofern sie als Füllung Watte enthalten. Erwähnt seien hier auch die gepreßten, aus Watte bestehenden intravaginalen Tampons für die Frauenhygiene.

Holzwollwatte, Lignocottin

Sie ist eine Mischung von entfetteter und gebleichter Baumwolle mit bis zu 50 % Holzschliff, zeichnet sich durch gute Saugfähigkeit und Weichheit aus und dient gelegentlich noch als Füllmaterial von Unterlagen von Wöchnerinnen und Schwerkranke und zur Herstellung von Damenbinden. Holzwollwatte ist heute weitgehend durch Fluff ersetzt.

3.2 Vliesstoffe

Unter der Bezeichnung Vliesstoffe (engl.: nonwovens) sind in den letzten Jahrzehnten textile Flächengebilde entwickelt worden, die nicht nach den klassischen Methoden des Spinnens, Webens oder Wirkens erzeugt werden. Sie werden direkt aus Fasern hergestellt, die Kosten für das Spinnen des Garns und für das Weben oder Wirken entfallen. Vliesstoffe sind damit kostengünstig.

Herstellung

Die Vliesstoffherstellung kann durch unterschiedliche Verfestigungsmethoden des Faservlieses zum Vliesstoff durchgeführt werden, Faserkombinationen können durch Fasermischungen oder durch Kombinationen verschiedener Faserlagen erreicht werden. Durch Ausnützung der freien Parameter bei der Vliesstoffherstellung ist es möglich, Flächengebilde herzustellen, deren physikalische und/oder textile Eigenschaften dem jeweiligen Anwendungszweck optimal angepaßt sind.
Die Fasern der Vliesstoffe können sehr kurz sein - wie z. B. Zellstoffasern von einigen mm Länge -, sie können die typische Faserlänge verspinnbarer Fasern von über 10 mm Länge haben, es können auch Endlos-Filamente verwendet werden.
Vliesstoffe, die Zellstoff-Fasern enthalten, wie sie für die Papierherstellung verwendet werden, unterscheiden sich vom Papier dadurch, daß der Zusammenhalt der Fasern untereinander durch vliesstoffspezifische Verfestigung z. B. durch sog. Binden (s. u.) erfolgt, während der Zusammenhalt der Fasern im Papier durch Wasserstoffbrückenbindung erfolgt.

Vliesbildung. Für die Vliesstoffherstellung sind drei Methoden bekannt, die sich durch die Methodik der Vliesbildung von einander unterscheiden.

1. Naßvliesstoffe: Die Bildung des (unverfestigten) Faservlieses erfolgt durch Aufschwemmen der Faser im Wasser und anschließendes Ablegen auf einem Sieb. Dieser Vorgang wird wie bei der Papierherstellung durchgeführt. Die Vliesbildung auf nassem Weg wird erforderlich, wenn kurze Fasern, wie Zellstoff Verwendung finden. Wegen der kurzen Faserlänge sind die Methoden der trockenen Vliesbildung nicht durchführbar.
2. Trockenvliesstoffe: Die Vliesstoffbildung kann mechanisch erfolgen, indem die Fasern auf einer Krempel oder Karde geöffnet und das ablaufende Fasermaterial zu einem Vlies gelegt wird. Die Trokkenvliesherstellung kann auch aerodynamisch erfolgen, indem die Fasern in einem Luftstrom verwirbeln und auf einem Sieb aufgefangen werden. Aufgrund der Faserorientierung wird ein Wirrfaservlies erhalten, während die von Krempeln anlaufenden Vliese die Fasern vorzugsweise in Parallellage enthalten.
3. Spinnvliesstoffe: Sie werden nicht aus Fasern (mit endlicher Länge) sondern aus synthetischen Filamenten (endlos) hergestellt, wie diese aus der Spinndüse austreten. Die Vliesbildung erfolgt direkt nachgeschaltet durch Verwirbelung - meist durch intermittierende Luftströme.

Verfestigung des Vlieses zum Vliesstoff. Die nach dem aufgeführten Verfahren erzeugten Vliese besitzen eine sehr geringe Festigkeit. Die einzelnen Fasern sind leicht herausziehbar. Für die Verfestigung gibt es viele Systeme, von denen hier nur diejenigen aufgeführt werden, die im Bereich der Verbandstoffe von Wichtigkeit sind.
Bei *adhäsiver Verfestigung* werden die Fasern durch Zusatz eines „Binders" miteinander an den Überlappungsstellen verklebt. Die Binderemulsionen können durch Tauchen appliziert oder aufgesprüht, aufgedruckt, aufgeschäumt werden. Die Funktion eines Binders kann auch von beigemischten thermoplastischen Fasern übernommen werden. Derartige Vliese werden in Walzenpaaren bei Überschreiten der Erweichungstemperatur verfestigt. Als Binder werden Butadien-, Acrylsäure- oder Vinylpolymerisate verwendet. Die wichtigsten thermoplastischen Fasern sind die aus Polyamid oder Polypropylen.
Die *kohäsive Verfestigung* erfolgt ohne brückenbildende Hilfsmittel, d. h. ohne Binderzusatz.
Von Bedeutung ist das Eisenhut-Verfahren; mit Natronlauge werden die cellulosischen Fasern angequollen, bzw. angelöst, nach Durchlaufen durch ein Quetschwerk erfolgen Neutralisation und Trocknung.
Die kohäsive Verfestigung kann auch unter Anwendung von Bikomponenten-Mantel-Kernfasern unter Ausnützung der thermoplastischen Eigenschaften dieser Fasern durchgeführt werden.
Aus der Gruppe der *mechanischen Verfestigungssysteme* hat sich für den Verbandstoffbereich die Verwirbelungstechnik bewährt. Dazu wird das Vlies über Reihen feiner Wasserstrahlen die mit hohem Druck auftreffen, geführt. An den Auftreffstellen werden die Fasern verwirbelt, d. h. miteinander verschlungen. Durch geeignete Anordnung der Düsen lassen sich im Vliesstoff Muster erzeugen. Deshalb können derartige Vliesstoffe z. B. eine mullähnliche Struktur aufweisen. Die nach diesem Verfahren verfestigten Flächengebilde werden spunlaced Vliesstoffe genannt.

3.3 Verbandzellstoff, Zellstoffwatten

Der Verbandzellstoff oder die Zellstoffwatte, vom Verbraucher allgemein „Zellstoff" genannt, hat in den letzten Jahrzehnten eine zunehmende Bedeutung als Verbandstoff erlangt. Der Ausdruck „Verbandzellstoff" anstelle von „Zellstoffwatte" wird heute in Angleichung an die Bezeichnungen „Verbandwatte" und „Verbandmull" als unmißverständliche Bezeichnung gewählt.

Herstellung

Verbandzellstoff ist ein Erzeugnis besonderer Fabrikationszweige der Papierindustrie und aufgrund seiner Herstellungsart auch als ein Spezialpapier anzusehen. Das Ausgangsmaterial für Verbandzellstoff sind Sulfitcellulose und Sulfatcellulose in gebleichtem oder ungebleichtem Zustand. Zusätze für gebleichte und ungebleichte Qualitäten von Verbandzellstoff sind gebleichter oder ungebleichter Holzschliff, den man durch Schleifen des entrindeten Holzes in fließendem Wasser und sorgfältiges Sieben gewinnt. Die aus dem In- und Ausland angelieferten, in Preßballen verpackten, getrockneten Zellstofftafeln werden in sog. Stoffauflösern oder Holländern in viel Wasser aufgeschlagen und suspendiert, so daß ein Zellstoffbrei mit etwa 4 bis 6 % Trockengehalt entsteht. Die so erhaltene Faserstoffaufschlämmung, kurz „Stoff" genannt, die mittels Rührwerken ständig in Bewegung gehalten wird, damit sich die Fasern nicht absetzen, gelangt zur Vorratsbütte und wird von hier aus mit Dosierpumpen unter 400- bis 500facher Verdünnung in den über dem Stoffauflauf befindlichen Stoffkasten gepumpt. Von dort wird der maschinenfertige Stoff der Spezialpapiermaschine zugeführt, auf der das Faservlies in Flächengewichten von 18 bis 20 g/m^2 mit Geschwindigkeiten bis zu 1000 m/Minute hergestellt wird.

Dies geschieht auf folgende Art und Weise: Der Stoffauflauf ist regulierbar und der Stoffbrei läuft vom Stoffkasten auf ein ständig rotierendes Langsieb, ein horizontal laufendes, breites, feinmaschiges Bronzesieb von ca. 20 m Länge. Das Langsieb liegt auf Registerwalzen auf, die das umlaufende Sieb unterstützen. Das überschüssige Wasser würde auf dem Sieb ohne Zutun wohl auch ablaufen, jedoch eine relativ lange Zeit dafür benötigen. Die Registerwalzen, die eine Sogwirkung ausüben, beschleunigen die Entwässerung der Stoffaufschlämmung. Die auf dem Sieb haftende noch nasse Bahn läuft am Ende des Langsiebs durch die Gautsche. Durch diese walzenförmige Presse werden dem bisher schon stark entwässerten dünnen Faservlies noch weitere Mengen Wasser entzogen. Nunmehr nimmt das sog. Obertuch, ein Wollfilz, die Stoffbahn, die einen Trockengehalt bis zu 15 % aufweist, vom Langsieb selbständig ab (daher „Selbstabnahmemaschine"). Die Stoffbahn läuft, am Obertuch haftend, noch durch eine oder mehrere Saugwalzen, die wiederum Wasser entziehen, so daß jetzt ein Trockengehalt von etwa 30 % erreicht wird. Es schließt sich die thermische Trocknung mit einem oder mehreren auf ca. 120 °C mit Dampf beheizten Trockenzylindern an, die einen Durchmesser bis zu 5 m haben können. Der Durchmesser des Trockenzylinders wird so gewählt, daß bei nur einer Umdrehung die Zellstoffbahn trocken ist. Die vom Wollfilz gehaltene Zellstoffbahn wird an den Trockenzylinder gedrückt, läuft über die Trommeloberfläche und verliert dabei ihre Feuchtigkeit. Das Wasser verdampft bis auf wenige Prozente Restfeuchte, die Fasern haften fest auf der Zylinderwand und verfilzen untereinander. Je niedriger die Temperatur des Trockenzylinders gehalten werden kann, um so schonender ist die Trocknung. Man vermeidet daher Temperaturen, die 120 °C wesentlich übersteigen. Überhitzungen und zu rasches Trocknen in der Endphase führen gern zu Verhornungen der Faseroberfläche und verringern die Saugfähigkeit. Die Abnahme des zarten Vlieses von der Trockentrommel erfolgt mit Hilfe eines Bronzeschabers, der an der Trommeloberfläche anliegt. Dabei wird die Faserschicht etwas zusammengeschoben. Es bilden sich die für den Verbandzellstoff charakteristischen Kreppfalten. Die entstandene leichte Kreppung gibt sich an einer Dehnbarkeit der getrockneten Lagen zu erkennen. Die dünne Zellstoffwattebahn wird schließlich auf Rollen gewickelt, von dieser wieder gleichmäßig abgezogen und zu mehrfachen Lagen dupliert. Besondere Konfektionierungsmaschinen schneiden die Ware auf die handelsüblichen Formate - Rollen oder Tafeln - zu.

Eigenschaften

Verbandzellstoffe sind die aus mehreren bis vielen gekreppten seidenpapierähnlichen Einzellagen bestehenden Tafeln aus gereinigten, d. h. von den Begleitstoffen des Holzes und evt. auch Strohes befreiten, gebleichten oder ungebleichten, miteinander verfilzten Cellulosefasern mit oder ohne Zusatz von Holzschliff, der seinerseits gebleicht oder ungebleicht sein kann. Die längeren Fasern liefern die Koniferenhölzer mit rd. 2,5 bis 3,8 mm Länge und 20 bis 79 µm Breite; Laubholzfasern sind kürzer und durchschnittlich nur 1 mm lang und 20 bis 40 µm breit. Charakteristische Elemente sind bei den Nadelholzstoffen Tracheiden (Abb. 1.20 und 1.21), daneben finden sich noch Markstrahlen; Laubholzzellstoffe geben sich

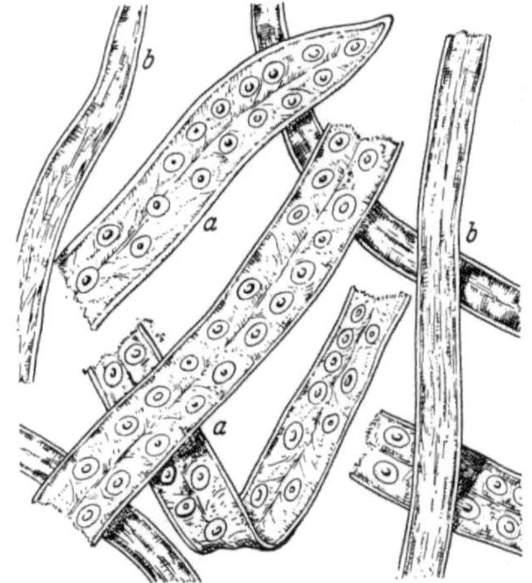

Abb. 1.20 Fichtenzellstoff (Picea), a) Tracheiden mit Holztüpfel, b) Fasern ohne Tüpfel. Aus [Pharmazie 3, 1948]

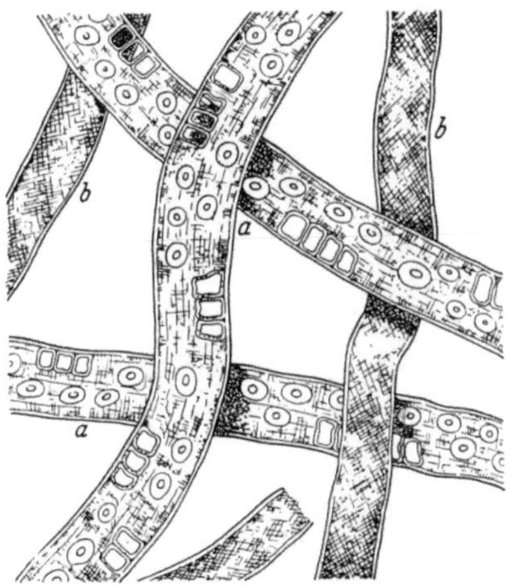

Abb. 1.21 Kiefernzellstoff (Pinus), a) Tracheiden mit Holztüpfel und fensterartigen Durchbrüchen, b) Fasern ohne Tüpfel. Aus [Pharmazie 3, 1948]

durch die typischen großen sackartigen Gefäße, die sog. Sackzellen (Abb. 1.22), zu erkennen. Strohfasern sind gekennzeichnet durch die Oberhautzellen (Zakkenzellen). Holzschliff läßt sich makroskopisch und auch mikroskopisch (Abb. 1.23) am besten durch frisch bereitete Phloroglucin-Salzsäure nachweisen. Je höher der Anteil an Nadelholzfasern ist, desto besser ist der Verbandzellstoff; das gilt im besonderen für den Zusammenhalt des Fasermaterials. Die Zellstofflagen brechen beim Abteilen oder Abreißen kurz ab, dabei neigen geringere Qualitäten mit zunehmendem Holzschliffzusatz oder mit höherem Laubholzfaseranteil stärker zum Stäuben. In Wasser gebracht, zerfällt Verbandzellstoff wegen der kurzen Fasern relativ leicht, wenn die Proben wieder herausgenommen werden. Bei sehr hohem Holzschliffanteil erhält der sonst einwandfrei gearbeitete Verbandzellstoff einen

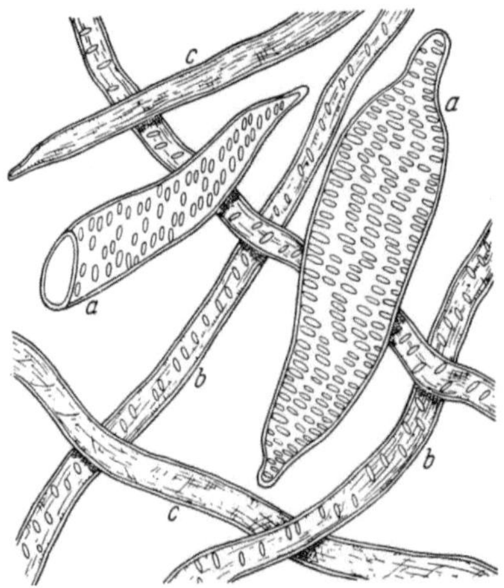

Abb. 1.22 Laubzellstoff (Fagus) Aus [Pharmazie 3, 1948], a) Gefäße (sog. Sackzellen), b) Bastfasern, einfach getüpfelt, c) ungetüpfelte Fasern

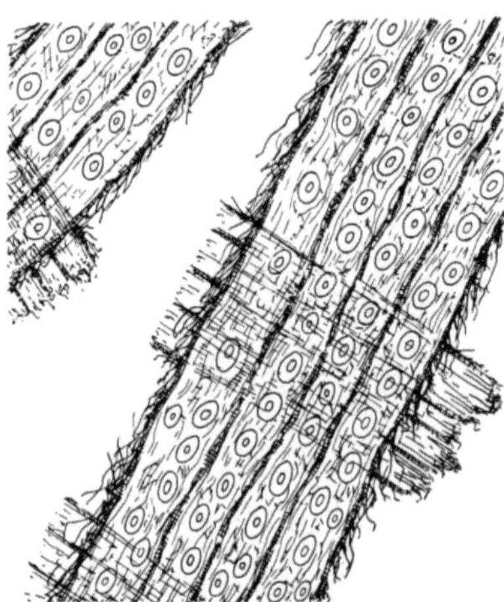

Abb. 1.23 Holzschliff (Picea), Tracheidenbündel; Einzelfaser noch nicht freigelegt; Ränder durch stark mechanische Beanspruchung ausgefranst. Aus [Pharmazie 3, 1948]

sehr rauhen Griff. Eine gute Kreppung läßt sich daran erkennen, daß beim leichten Dehnen des Zellstoffs in der Querrichtung zu den Kreppfalten dieser etwas nachgibt und beim sofortigen Nachlassen des Dehnens sich freiwillig wieder zusammenschiebt. Verklebte Kreppfalten sollen nicht vorhanden sein. Die Einzellagen sind meist etwas durchlöchert. Häufig auftretende größere Löcher sind nachteilig. Durch Sterilisation findet eine leichte Vergilbung statt.

Hochgebleichter Verbandzellstoff, DAB 9

Cellulosum ligni depuratum

Diese Monographie entstammt nicht dem Europäischen Arzneibuch.
Hochgebleichter Verbandzellstoff besteht aus miteinander verfilzten, hochgebleichten Cellulosefäserchen in übereinanderliegenden, gekreppten Einzellagen. Er ist von Lignin und anderen Begleitstoffen befreit und ist weiß, weich und geruchlos.

Die Reinheit wird geprüft:

- durch Bestimmung der Flächenmasse von konditionierten Proben.
  Sie darf max. 25 g/m^2 betragen.
- durch Bestimmung der Saugfähigkeit.
  Die Absinkdauer wird entsprechend den Angaben der Monographie Verbandwatte aus Viskose durchgeführt. Sie darf max. 10 Sekunden betragen.
- auf alkalisch oder sauer reagierende Substanzen.
  Eine definiert herzustellende Prüflösung muß bei Zusatz einer bestimmten Menge Phenolphthalein-Lösung R farblos bleiben und sich erst nach Zusatz einer vorgegebenen Menge 0,1 N-Natriumhydroxid-Lösung rot färben.
- auf Lignin.
  1%ige ethanolische Phloroglucin-Lösung darf nach Zusatz von Salzsäure eine Probe höchstens schwach rosa färben.
- auf optische Aufheller.
  Im UV-Licht bei 365 nm darf eine Probe nicht stark aufleuchten.
- auf Sulfatasche.
  Sie darf max. 0,8 % betragen.

Anwendung

Wegen der großen Saugfähigkeit, der praktischen Handhabung und des verhältnismäßig niedrigen Preises ist Verbandzellstoff heute ein unentbehrlicher Verbandstoff geworden. Da er aus kurzen Fasern von durchschnittlich 1 bis 3,5 mm besteht, fusselt und ribbelt er und hält beim Feuchtwerden schlecht zusammen; diese Eigenschaft erleichtert andererseits das Beseitigen des Verbandstoffes. Unmittelbar auf der Wunde kann er nicht verwendet werden. Er eignet sich zur Herstellung von *Mull-Zellstoffkompressen* und *Zellstofftupfern*.

Sterilisation

Um die Saugfähigkeit des Verbandzellstoffs durch Sterilisation nicht zu sehr zu beeinträchtigen, empfiehlt es sich, die Sterilisation nicht bei 134 °C, sondern bei 120 °C durchzuführen. Die Sterilisation bewirkt eine Vergilbung des Verbandzellstoffes und erhöht die Absinkdauer. Das DAB 9 verlangt deswegen keine Prüfung der Saugfähigkeit in der Monographie „Steriler hochgebleichter Verbandzellstoff".

Verbandzellstoffwatten nach DIN 19 310 (vom Mai 1983)

Der in dieser Norm verwendete Titel Verbandzellstoffwatte ist irreführend, weil der Zellstoff ein Produkt der Papierindustrie ist und der Begriff Watte nur bei textilen Produkten Verwendung finden sollte. DIN 19 310 in der derzeit gültigen Fassung beschreibt nur noch zwei Typen, den hochgebleichten und den gebleichten Verbandzellstoff. Die in früheren Ausgaben der Norm aufgeführte ungebleichte Type ist entfallen. Die Norm gilt für Verbandzellstoffwatten, die im Gesundheitswesen Verwendung finden. Die unter der Bezeichnung Verbandzellstoffwatte DIN 19 310 - A definierte Qualität entspricht der des Verbandzellstoffs nach DAB 9. Die Prüfungen erfolgen wie im DAB 9 angegeben.
Die Type „gebleicht", Bezeichnung Verbandzellstoffwatte DIN 19 310 - B unterscheidet sich von den hochgebleichten Typen in folgenden Punkten:

- Holzschliffzusatz ist möglich,
- Absinkdauer max. 20 Sekunden.

Tissue-Zellstoff

Unter Tissue-Zellstoff, der als Komponente in kombinierten Wundauflagen, Hygiene- und Krankenpflegeprodukten Verwendung findet, versteht man ein nach dem üblichen Verfahren hergestelltes Papier von meist niedrigem Flächengewicht, das - und dadurch unterscheidet es sich vom Papier - mit organischen Polymeren ausgerüstet ist, die die Naßfestigkeit erhöhen.
Tissue-Zellstoff wird verwendet, wenn die Naßfestigkeit unausgerichteter Papiere nicht ausreicht. Beispiel hierfür sind das Papiertaschentuch, Innenteile von Babywindeln und Krankenunterlagen.

3.4 Fluff

Fluff ist Cellulose in Flockenform. Er wird durch Trockenzerfasern auf Hammermühlen aus Zellstoff erhalten. Die Trockenzerfaserung, auch wenn sie schonend durchgeführt wird, ergibt unvermeidbar einen gewissen Anteil an Fasertrümmern und auch Faserstaub.
Fluff wird als Füllmaterial für Babywindeln, Krankenunterlagen , Inkontinenzprodukte u. ä. verwendet. Wegen des Faserstaubanteils ist Fluff nur in Kombination mit geeigneten Hüllmaterialien, meist Vliesstoffen mit geeigneter Staubundurchlässigkeit einsetzbar. Fluff ist ein preiswerter cellulosischer Saugkörper, weil die Anzahl technologischer Teilschritte vom Holz bis zur anwendungstechnischen Form geringer ist als bei anderen Saugkörpern. Neben dem Fluff werden im Sinne von Weiterentwicklungen als Saugmaterial benützt:

- CTMP, chemisch-thermomechanischer Pulp, eine aus Holz aufbereitete Cellulose, die nur schwach gebleicht ist, gelbliche Färbung aufweist und einige Bestandteile des Holzes enthält, die im Fluff nicht enthalten sind.
- Hochsaugfähige, quellfähige Polymere.

3.5 Super absorber

Unter der Trivialbezeichnung „Super absorber" werden Polymere zusammengefaßt, die hochsaugfähig und quellbar sind. Sie werden in Saugkörpern, wie Babywindeln, Inkontinenzprodukten u. ä., mit verwendet. Die unter Quellung aufgenommene Flüssigkeit ist nicht auspreßbar. Polymerisate dieser Art sind u. a. Stärke-Acrylnitril-Pfropfpolymerisate, Stärke-Acrylamide, Hydroxialkylcellulose, Carboximethylcellulose, Polysaccharide.

3.6 Verbandgewebe und -gewirke

Gewebe sind textile Flächengebilde, die in ihrer einfachsten Ausführungsform, z. B. Leinwand oder Köperbindung, aus zwei sich rechtwinklig kreuzenden Gruppen von Fäden (Kette = Längsfaden und Schuß = Querfäden) oder gleichwertigen fadenartigen Elementen bestehen.

Gewirke, wie z. B. Trikot, sind Maschengebilde, bei deren Herstellung die Fäden nicht wie bei der Herstellung der Gewebe in gestrecktem Zustand zur Kreuzung (Abbindung) gebracht, sondern durch wellenförmiges Biegen zunächst zu Schleifen oder Henkeln umgeformt werden. Diese werden dann durch vorhandene Maschen hindurchgezogen oder durch Überstreifen der Maschen über die aus dem Faden gebildeten Henkel wieder mit Maschen verarbeitet.
Während bei den Webwaren oder Geweben mit wenigen Ausnahmen die Elastizität infolge der gestreckten Verarbeitung der Fäden ziemlich gering ist, ist sie bei den Wirkwaren infolge der Umformung der Fäden zu Maschen sehr ausgeprägt. Verbandgewebe und -gewirke werden auf Web- und Wirkmaschinen gewonnen.
Zur Kennzeichnung der Feinheit von Fasern und Garnen werden längenbezogene Massen verwendet. Gemäß DIN 53 812 wird die Feinheit von Fasern in decitex (dtex) und gemäß DIN 53 830 die Feinheit von Garnen in tex angegeben.
Die früher üblichen Angaben der gewichtsbezogenen Längen, die metrische Garnnummer N soll nicht mehr verwendet werden (→ Eigenschaften der Viskose, 2.3).

Verbandmull nach DAB 9 und nach DIN 61 630

Verbandmull ist ein gereinigtes, gebleichtes, leichtes und weiches Gewebe in Leinwandbindung, d. h., der Schußfaden liegt abwechselnd über oder unter einem Kettfaden. Verbandmull sieht deshalb auf der Ober- und Unterseite gleich aus.

Herstellung (Abb. 1.24)
a) Vorreinigen. Die in Ballen vorgelegte Rohbaumwolle wird durch Ballenöffner und Stufenreiniger geöffnet und von groben Verunreinigungen befreit.

b) Auflockern. Schienenschläger lösen die vorgereinigte Flocke weiter auf und entfernen die noch verbleibenden Schalenreste.

c) Kardieren. Die letzte mechanische Reinigung sowie das Parallelisieren der Fasern erfolgt auf der Deckelkarde. Das entstandene hauchdünne Vlies wird unter leichtem Druck zu einem 2 cm starken, runden „Kardenband" zusammengeführt.

d) Strecken. Um Ungleichheiten im Kardenband auszugleichen, werden mehrere Kardenbänder zusammengefügt und durch Strecken auf die gleiche Stärke der vorherigen Bänder gebracht.

e) Flyern. Das egalisierte Faserband wird auf dem Flyer zu einem 5- bis 10mal dünneren Vorgarn verzogen (gestreckt) und erstmals leicht gedreht. Es entsteht hier das auf eine gewünschte Stärke gebrachte Vorgarn.

f) Feinspinnen. Das Vorgarn wird auf Hochleistungsstreckwerken in einem Arbeitsgang bis zu 20mal verzogen; gleichzeitig erhält das Garn durch die rotierenden Spindeln die nötige Drehung und damit seine Festigkeit.

g) Spulen. Das Garn für Kette und Schuß wird unter Spannung auf Kreuzspulen umgespult. Dies ist zugleich ein Kontrollvorgang, um spätere Fadenbrüche und damit teuren Maschinenstillstand zu vermeiden. Das Schußgarn wird anschließend auf Schußspulen umgespult.

h) Zetteln. Das Garn für die Kette wird im Zettelgatter von den Kreuzspulen auf Zettelbäume gewickelt.

i) Schlichten. Die Fäden mehrerer Zettelbäume werden auf dem Kettbaum zusammengeführt (Kette). Hierbei durchläuft das Garn zur Erhöhung der Festigkeit ein Stärke-(Schlichte-)Bad und wird anschließend getrocknet.

j) Weben. Durch Abwechselndes Heben und Senken der nebeneinanderliegenden Kettfäden und Durchschießen der Schußspule (Schiffchen) entsteht der Rohmull.

k) Bleichen. Entschlichten und Bleichen bestimmen in hohem Maße die Qualität des Verbandmulls.

l) Rahmen und Trocknen. Der nun reine Verbandmull wird in heißer Luft getrocknet und auf dem sog.

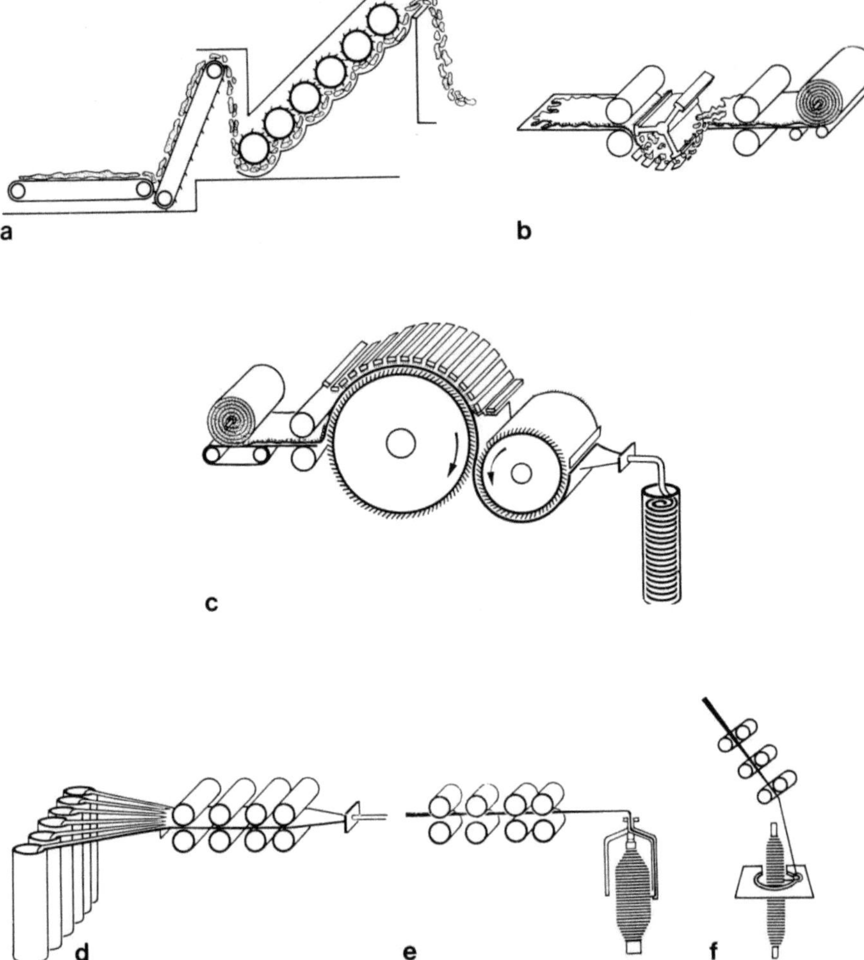

Abb. 1.24 Werdegang des Verbandmulls, a) Vorreinigen, b) Auflockern, c) Kardieren, d) Strecken, e) Flyern, f) Feinspinnen, g) Spulen, h) Zetteln, i) Schlichten, j) Weben, k) Bleichen, l) Rahmen und Trocknen

Spannrahmen geglättet, um schließlich für die verschiedenen Aufmachungen konfektioniert zu werden.

Reinigung und Verarbeitung der Verbandgewebe Mull
Die chemische Reinigung von Mull erfolgt in ähnlicher Weise wie unter Reinigung der Baumwolle (→ 2.4) beschrieben. Das gebräuchlichste Verfahren ist das stationäre Bleichen mit vorausgehendem Beuchen (Kochen unter Druck) und anschließender Hypochloritbleiche, Absäuern und Peroxidnachbehandlung oder ausschließlicher Peroxidbleiche nach dem Beuchen. Die besonders schonende Chloritbleiche und die Peroxidbleiche unter Druck (HT-Peroxidbleiche) haben auch hier Eingang gefunden. Nach dem Bleichprozeß wäscht man die Gewebe auf Waschmaschinen in ganzer Breite oder im Strang mit heißem, reinem Wasser nochmals gründlich aus und entwässert größtenteils ähnlich wie bei der Watte durch Pressen oder Schleudern in Zentrifugen. Dann wird das beim Waschen meist etwas geschrumpfte Gewebe auf Spannrahmenmaschinen auf seine ursprüngliche Breite und Länge gespannt und gleichzeitig im Heißluftstrom getrocknet, anschließend aufgerollt, auf Legemaschinen unterteilt und auf Spezialmaschinen zu den handelsüblichen Formaten oder zu Mullbinden mit Schnittkanten, zu Kompressen, Tupfern und anderen Spezialerzeugnissen verar-

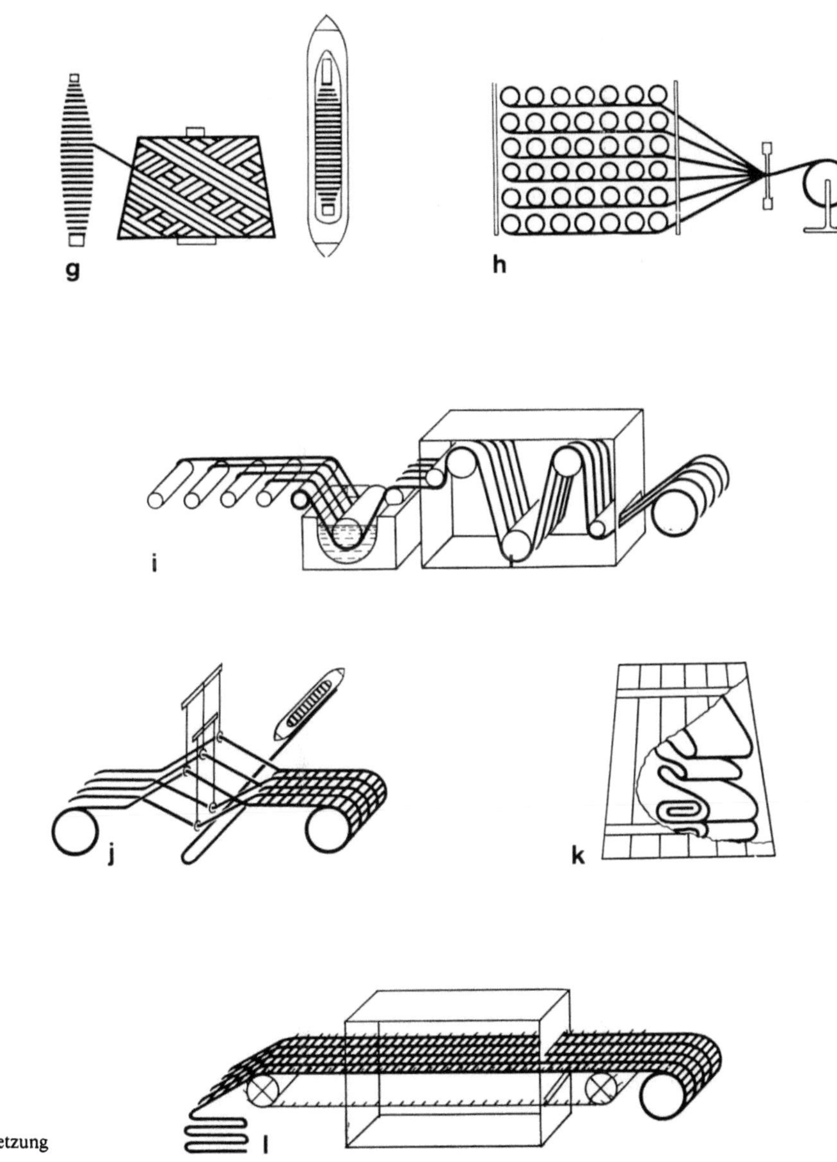

Abb. 1.24 Fortsetzung

beitet. Bei viskosehaltigen Verbandgeweben oder solchen aus reiner Viskose ist die Bleiche besonders vorsichtig zu handhaben (Peroxid- oder Chloritbliche): die Viskosefasern haben eine starke Tendenz zur Quellung und sind aufgrund ihrer chemischen Konstitution als Hydratcellulose gegen Alkali und die oxidierenden Einflüsse der Bleichmittel empfindlicher bzw. anfälliger als die Baumwollfasern.

3.6.1 Verbandmull aus Baumwolle nach DAB 9,

Tela gossypii absorbens

Diese Monographie entstammt dem Europäischen Arzneibuch.

Beschreibung und Eigenschaften

Verbandmull aus Baumwolle besteht aus gebleichtem und gereinigtem, saugfähigen Baumwollgewebe in Leinwandbindung. Verbandmull ist weiß, praktisch geruchlos. Es enthält kaum Webfehler und nur Spuren von Blattresten, Frucht- und Samenschalen oder anderen Verunreinigungen. Verbandmull kommt in acht Typen vor, die sich durch die Fadenzahl pro cm^2 unterscheiden. Üblich sind die Typen 17, 20 und 24b. Die Identität wird an Einzelfasern geprüft. Sie werden nach Aufdrehen einiger Kett- und Schußfäden entnommen. Die Prüfung entspricht derjenigen der Monographie Verbandwatte aus Baumwolle. Sie erfolgt

- durch mikroskopische Beurteilung,
- mit Anfärben durch iodhaltige Zinkchlorid-Lösung R,
- durch Auflöseversuch in Zinkchlorid-Ameisensäure R

Die Reinheit wird, wie in der Monographie bei Verbandwatte aus Baumwolle beschrieben, in den Positionen geprüft:

- sauer oder alkalisch reagierene Substanzen,
- fremde Fasern,
- Fluoreszenz,
- Absinkdauer, max. 10 Sekunden,
- wasserlösliche Substanzen, max. 0,50 %,
- etherlösliche Substanzen, max. 0,50 %,
- Tenside,
- extrahierbare Farbstoffe,
- Trocknungsverlust, max. 8,0 %.
- Sulfatasche, max. 0,40 %, mit Ausnahme des Verbandmulls Nr. 13.

Zusätzlich wird mechanisch technologisch geprüft:

- die Flächenmasse.

Die Masse einer mindestens 50 dm^2 großen Mullfläche, ggf. aus vielen kleinen mindestens 2,5 dm^2 großen Stücken, wird bestimmt und auf die Masse von 1 m^2 umgerechnet.

Bei 17fädigem Mull soll sie mind. 23,0 g pro m^2,
bei 20fädigem Mull soll sie mind. 27,0 g pro m^2,
bei 24fädigem Mull soll sie mind. 32,0 g pro m^2
betragen.

- die Bestimmung der Fadenzahl.

Die Zahl von Kett- und Schußfäden wird an einem quadratischen Probestück von 10 cm Seitenlänge, weit von der Webkante entfernt, bestimmt:

---

bei 17fädigem Mull 100 ± 5 Kettfäden
und 70 ± 4 Schußfäden je 10 cm,
bei 20fädigem Mull 120 ± 6 Kettfäden
und 80 ± 5 Schußfäden je 10 cm,
bei 24fädigem Mull/a 120 ± 6 Kettfäden
und 120 ± 6 Schußfäden je 10 cm,
bei 24fädigem Mull/b 140 ± 6 Kettfäden
und 100 ± 6 Schußfäden je 10 cm.

- die Mindestreißfestigkeit.

Die Mindestreißfestigkeit wird an zehn Proben in je 5 cm breiten Streifen in Kett- und in Schußrichtung auf einem Zugfestigkeitsprüfgerät gemessen:

---

bei 17fädigem Mull mind. 50 N je 5 cm in der Kette
und mind. 30 N je 5 cm in Schuß,
bei 20fädigem Mull mind. 60 N je 5 cm in der Kette
und mind. 35 N je 5 cm in Schuß,
bei 24fädigem Mull mind. 60 N (bei Typ a)
und mind. 70 N (bei Typ b) je 5 cm in der Kette
sowie mind. 50 N (bei Typ a)
und mind. 40 N (bei Typ b) je 5 cm im Schuß

Hinweis

Die in der 1. Auflage des Europäischen Arzneibuches zusätzlich angegebenen Garnnummern werden vom DAB 9 nicht mehr benannt, da sie durch die Flächenmasse und die Fadenzahl pro Flächeneinheit vordefiniert sind.

3.6.2 Verbandmull nach DIN 61 630

(Stand Oktober 1983)

Unter den Bezeichnungen

DIN 61 630 VM 17
DIN 61 630 VM 20
DIN 61 630 VM 24 a
DIN 61 630 VM 24 b

werden die Mulltypen definiert, die in entsprechenden DAB-9-Monographien beschrieben sind. Auch die Anforderungen und Prüfungen entsprechen den Arzneibuchangaben.

3.6.3 Verbandgewirke

Maschenware ist ein textiles Flächengebilde, das aus einem oder mehreren Fadensystemen durch Maschenbildung entsteht. Man unterscheidet zwei Arten.
Bei der *Wirkware* - sie entspricht dem handgestrickten Produkt - verläuft der Faden in Querrichtung unter Maschenbildung. Dabei wird mit dem Faden jeweils eine Schleife geformt und diese wird über eine zweite gehängt (Abb. 1.25).
Bei der *Kettwirkware* laufen viele Fäden in Längsrichtung ein. Es werden Schleifen geformt, die im Gegensatz zur Wirkware nicht über darüberstehende,

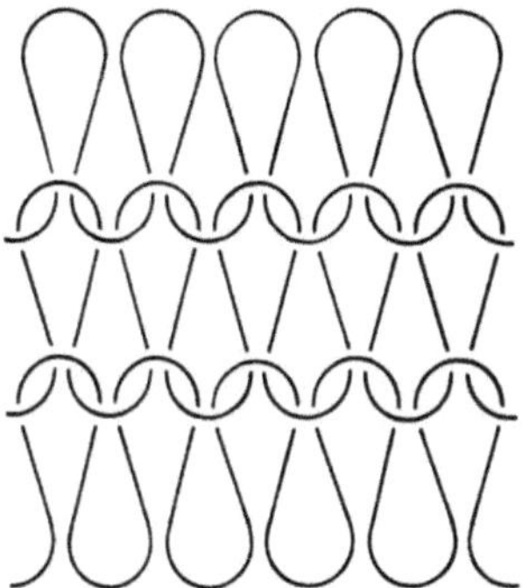

Abb. 1.25 Maschenbildung bei Wirkware

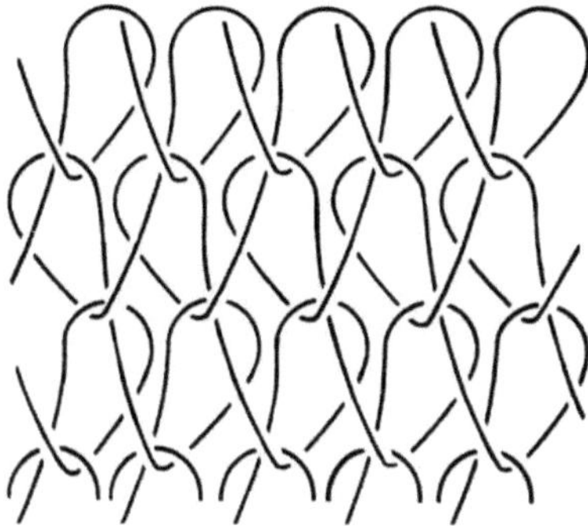

Abb. 1.26 Einfache Form der Maschenbildung bei Kettwirkware

sondern über seitlich danebenstehende Schleifen gehängt werden (Abb. 1.26).
Bei der Wirkware müssen die Maschen einer Reihe nacheinander gebildet werden, da der Faden in Querrichtung verläuft. Bei der Kettwirkware werden die Maschen einer Reihe gleichzeitig gebildet, denn die Gesamtheit der Kettfäden läuft in Längsrichtung ein. Da mit einem Arbeitstakt alle Maschen über die gesamte Arbeitsbreite erzeugt werden, ist der Zeitaufwand für die Herstellung geringer als bei der Wirkware.
Wirkware ist dehnbar, weil durch Zug die Schleifenform der Maschen gestreckt werden kann. Dies gilt für alle Wirkware. Bei Kettwirkware kann durch Abwandlung der Maschenform auch ein starres System erhalten werden.
Wegen der maschenbedingten Dehnbarkeit der Wirkware werden Schlauchverbände zum Fixieren von Wundauflagen nach diesem System hergestellt.
Kettwirkwaren werden häufig als textiles Trägermaterial für Salbenkompressen verwendet.

4 Anwendung von Verbandstoffen

Im Hinblick auf ihre Anwendung werden Verbandstoffe in folgende Gruppen unterteilt:

- Wundauflagen
- Fixierverbandstoffe
- Kompressionsverbände
- Stütz- und Starrverbände
- Spezialverbandstoffe, meist wirkstoffhaltig
- Verbandstoffähnliche Mittel für die Bereiche Hygiene und Krankenpflege

Über die Unterteilung der Verbandstoffe nach ihrer Zweckbestimmung gibt folgende Tabelle eine Übersicht:

4.1 Wundauflagen

Wundauflagen gelten als Arzneimittel im Sinne des § 2 (2) Nr. 3 AMG in Verbindung mit § 3 (9) AMG. Daraus folgt, daß für ihre Herstellung die Anforderungen gemäß Arzneimittelgesetz einzuhalten sind. Hierbei müssen auch die Rechtsverordnungen, wie die Betriebsverordnung für pharmazeutische Unternehmer mit Bezug auf § 54 AMG und das Arzneibuch in der jeweilig gültigen Fassung unter Bezug auf § 55 AMG eingehalten werden.
Die Betriebsverordnung für pharmazeutische Unternehmer ist die deutsche Fassung der weltweit anerkannten GMP-Richtlinien. Aus dem Text des Arzneimittelgesetzes geht eindeutig hervor, daß jeder Einzelschritt einer Herstellung von Arzneimitteln, wie Waschen, Bleichen, Verpacken, Sterilisieren für sich allein ein Herstellen im Sinne des Arzneimittelgesetzes ist.

4.1.1 Wunde und Wundbehandlung

Das Trauma, die Wunde, entsteht durch Durchtrennung von Körpergeweben; häufig ist damit ein Substanzverlust verbunden. Die Wundheilung ist deshalb der Vorgang der natürlichen Wiederherstellung des Zusammenhanges des Gewebes mit möglichst vollständigem Ersatz des bei der Verletzung entstandenen Gewebsverlustes.
In der ersten Phase der Wundheilung, der *exsudativen Phase*, wird nach Eintritt der durch Thrombokinase bewirkten Blutgerinnung vom Körper eine Wundreinigung eingeleitet. Nekrotisches Gewebe und Fremdeiweiß werden proteolytisch abgebaut und mit dem Sekret aus dem Wundbereich entfernt. Besondere Kennzeichen dieser Phase sind im Wundbereich ferner die Hyperämie und die Phagozytose, die Freßtätigkeit der Makrophagen.
Die zweite Phase der Wundheilung, die *Proliferationsphase*, ist durch die Wucherung von unspezifischem Bindegewebe gekennzeichnet. Die Ausbildung des Granulationsgewebes ist mit der Einsprossung von Kapillaren verbunden.
In der *Organisationsphase* erfolgt eine Wundkontraktion, das Granulationsgewebe wird wasserärmer. Die Epithelisierung erfolgt durch Mitose in der Wei-

Tabelle 1.1 Systematik der Verbandstoffe nach ihrer Anwendung

	Zweckbestimmung	Beispiele
Wundauflage	direkte Wundberührung, Sekretaufnahme, Schutz der Wunde vor Kontamination und mechanischen Einflüssen	Verbandmull, kombinierte Wundauflage, Tupfer, Tamponaden, Kompressen
Fixier-verbandstoffe	Fixierung der Wundauflage auf der Wunde; keine direkte Wundberührung	Mullbinden, dehnbare Fixierbinden, Schlauch- und Netzschlauchverbände, Heftpflaster, (klebender) Fixiermull
Kompressions-verbände	Kompression komprimierbarer Körperteile	Idealbinden, dauerelastische Binden, insbesonders Kurzzugbinden, kohäsive und adhäsive Binden
Stütz- und Starrverbände	Ruhigstellung von Körperteilen; Kompression, soweit diese durch Muskelausdehnung gegen die Starrverbände oder durch Eigendehnbarkeit bewirkt wird	Zinkleimbinden, Gipsbinden synthetische Starrverbände, dauerelastische Binden, insbesondere Langzugbinden
Spezialverband-stoffe wirkstoffhaltig	Wundberührung, Applikation von Wirkstoffen	wirkstoffhaltige Salbenkompressen, imprägnierte Verbandstoffe
Mittel für Hygiene und Krankenpflege	Hygiene	Krankenunterlagen, Inkontinenzprodukte, Damenbinden

se, daß die Wunde vom Wundrand her zur Mitte abheilt.

Der Ablauf der Wundheilung kann durch krankhafte Zustände des Patienten, Mangelkrankheiten, Pharmaka, Hämatome, Serome, Infektionen u. a. negativ beeinflußt werden. Eine Begünstigung der Wundheilung kann neben anderen Einflüssen durch Auswahl des jeweils geeigneten Verbandstoffes und dessen richtige Applikation erreicht werden. Bei der Wundbehandlung sollen nach Baron folgende Punkte beachtet werden, die in einem funktionellen Zusammenhang mit dem Wundauflagesystem stehen:

- Feuchte Kammern sind zu vermeiden, da sie den Wärmestau und die Vermehrung von Keimen begünstigen und damit die Dauer der Wundinfektion sowie der exsudativen Phase verlängern. Durch Ruhigstellung verletzter Gliedmaßen kann die Blutcirculation begünstigt werden.
- Durch plane Auflage des Wundtextiles auf der Wunde und eine leichte Kompression können Wundrandödeme vermieden oder bereits entstandene ausgeschwemmt werden. Die Wundruhe, d. h. die Ausschaltung jeder Relativbewegung zwischen Wundoberfläche und Wundauflage bedeutet die Vermeidung mechanischer Reize, der Reibung. Sie ist vorzugsweise in der Proliferations- und der Organisationsphase von Bedeutung.
- Feuchtigkeitsansammlungen in Hautfalten sind zu vermeiden, da sie zu Hautmazerationen führen. Blutstauungen nach Weichteilpressungen vermindern den Flüssigkeitsaustausch im Wundbereich und verlangsamen den Heilungsprozeß; sie können durch geeignete Verbandtechnik verringert werden.

4.1.2 *Anforderungen an Wundauflagen*

An Wundauflagen sind eine Reihe von funktionellen Anforderungen zu stellen:

- gute Saugfähigkeit und indikationsbezogene ausreichende Saugkapazität,
- Schutz der Wunde vor Fremdkörpern und Druck,
- Reizlosigkeit,
- Kombinierbarkeit mit Medikamenten,
- möglichst geringe Neigung zum Verkleben mit der Wunde,
- ausreichende Luft- und Wasserdampfdurchlässigkeit,
- gute Manipulierbarkeit, plane Auflage auf der Wunde,
- Sterilisierbarkeit,
- ausreichende Naßfestigkeit.

Es kann keine Wundauflage geben, die allen aufgeführten Anforderungen optimal entspricht, weil einige der geforderten Eigenschaften einander diametral entgegenstehen. So hat eine hohe Sekretaufnahmekapazität eine veringerte Luft- und Wasserdurchlässigkeit zur Folge. Da die hohe Sekretaufnahmekapazität vorzugsweise durch eine größere Menge an Saugmaterial in der Kompresse erreicht wird, können derartige Wundauflagen wegen des kompakteren, dickeren Saugkissens, insbesondere bei zerklüfteten Wunden, nicht so plan an der Wundoberfläche anliegen, wie dünne, schmiegsame Wundauflagen. Diese Zusammenhänge lassen erkennen, daß es keine für jede Indikation optimale Wundauflage geben kann. Es gibt Wundauflagen unterschiedlicher Aufmachung mit differenzierten Eigenschaften und den sich daraus ergebenden differenzierten Indikationen.

Gute Saugfähigkeit, ausreichende Saugkapazität. In Wundauflagen besteht die Saugfähigkeit bedingende Komponente, von vereinzelten Ausnahmen abgesehen, immer aus cellulosischem Material, wie den textilen Fasern Baumwolle oder Viskose in Form von Watten, Mullgeweben, Gewirken oder Vliesstoffen, oder aus Zellstoff in Form zerfaserter Zellstoff-Flocke (Fluff) oder Verbandzellstoff. Die Saugfähigkeit, gekennzeichnet durch Ansauggeschwindigkeit und Saugkapazität, definiert durch die Wasseraufnahme in Gramm Wasser pro Gramm Saugkörper, ist eine komplexe Eigenschaft. Wird die Bestimmung in üblicher Weise nach den in DAB 9 für Verbandwatten und Verbandmull beschriebenen Methoden durchgeführt, erhält man die Summe aus interkapillarer und intrakapillarer Wasseraufnahmefähigkeit des Produktes. Werden die Saugmaterialien unterschiedlicher Konstruktion und Materialzusammensetzung vergleichend gemessen, können bei gleicher (Gesamt-)Wasseraufnahme Unterschiede im Verhältnis der intrakapillaren zur interkapillaren Wasseraufnahme bestehen. Die interkapillare Wasseraufnahme ist, von Rohmaterialeinflüssen abgesehen, hauptsächlich eine Frage der räumlichen Anordnungen der Kapillaren. Bei cellulosischen Textilien ist die textile Konstruktion von bedeutendem Einfluß, bei Fluff der Grad des Faseraufschlusses. Die intrakapillare Wasseraufnahme ist, wenn man die substanzspezifischen Eigenschaften betrachtet, neben anderen Einflüssen hauptsächlich vom Durchschnittspolymerisationsgrad, dem DP, der Cellulose abhängig, wobei der niedrigere DP, der u. a. durch intensive, oxidative Bleiche erreicht wird, die höhere intrakapillare Wasseraufnahme bewirkt. Die intrakapillare Wasseraufnahme kann u.a. durch Auftrag einer geringen Menge einer hydrophobierenden Komponente sowie durch Übertrocknung verringert werden. In letzterem Falle treten bedingt reversible Reaktionen an der Cellulose ein. Der ursprüngliche Zustand der Cellulose ist häufig durch nachträgliches Dämpfen wieder zu erreichen. Für Verbandmull und Verbandwatte, beide bestehen aus Cellulosefasern, sind die Wasseraufnahme und die Sauggeschwindigkeit in der Ph.Eur. in den entsprechenden Monographien definiert. Die gute Saugfähigkeit der Wundauflage ist eine der Voraussetzungen, die Wunde auch ohne Anwendung antimikrobieller Wirkstoffe durch Sekretabsaugung von Bakterien zu befreien. Baron wies nach, daß dieser von ihm als „Löschblatteffekt" gekennzeichnete Vorgang wirksamer ist als die lokale Anwendung von Antibiotica.

Schutz der Wunde vor Fremdkörpern und Druck. Eine Wundauflage soll - häufig in Zusammenwirken mit dem Fixierverbandstoff - die Wunde vor Fremdkörpern und Druckeinwirkung schützen. Die üblichen Wundauflagesysteme verhindern den Durchtritt von Luftkeimen, weil diese an Staub- oder Wassertröpfchen fixiert sind und der Verband in seiner Gesamtheit die Staubpartikel oberflächlich aufzunehmen in der Lage ist. Kleine Wassertröpfchen, die Keime enthalten, werden in der Verbandaußenfläche absorbiert, so daß die Mikroorganismen normalerweise nicht zur Wunde gelangen. Keimhaltige größere Wassertropfen, die an der Auftropfstelle eine Wasserübersättigung des Verbandstoffsystems bewirken, sind für die Wunde als potentielle Kontaminationsquelle anzusehen. Die Schutzfunktion der Wundauflage, d. h. die Aufgabe, die Wunde vor äußerem Druck zu schützen, ist von der Dicke der Wundauflage sowie von deren Kompressibilität abhängig. Reicht in bestimmten Fällen die Schutzwirkung der Wundauflage nicht aus, empfiehlt es sich, Polsterwatten aus vollsynthetischem Fasermaterial zwischen Wundauflage und Fixiermittel zu applizieren.

Reizlosigkeit der Wundauflage. Verbandstoffe üben einen gewissen mechanischen Reiz auf die Wunde aus. Er ist eine Funktion der Oberflächenbeschaffenheit der Wundauflage sowie deren Verschiebbarkeit auf der Wunde. Verbandmull, das wichtigste und am häufigsten eingesetzte Material als Oberfläche von Wundauflagen, ist erfahrungsgemäß frei von physiologischen Reizwirkungen, wenn er den Anforderungen des Arzneibuches entspricht. Die definierten Reinheitsprüfungen, wie Bestimmung des etherlöslichen und des wasserlöslichen Anteils, der pH-verändernden Bestandteile, des Asche- und Tensidgehaltes sind als Gruppenprüfungen anzusehen. Werden die festgelegten Grenzen eingehalten, ist damit auch nachgewiesen, daß der textile Naßprozeß des Bleichens mit den Teilschritten Waschen, oxidative Bleiche, Spülen ausreichend durchgeführt wurde. Die in Gruppenreaktion analytisch erfaßbaren Verunreinigungen sind dann bis auf die definitionsgemäß zu tolerierenden, unschädlichen Restmengen entfernt worden. Mechanische Reizungen der Wunde durch die Wundauflage können ein Hinweis auf mangelnde Wundruhe sein. Die Wundruhe, die Vermeidung jeglicher Relativbewegung zwischen Wundoberfläche und Wundauflage, erfordert eine flächige Auflage des Wundtextils auf der Wunde. Hierfür sind eine gute Anpassungsfähigkeit an die Wundoberfläche und eine ausreichende Fixierung, abhängig von den Eigenschaften des Fixiermaterials sowie von dessen Applikation, erforderlich.

Kombinierbarkeit mit Medikamenten. Wundauflagen werden aus hochpolymeren Ausgangsmaterialien hergestellt. Deren chemische Beständigkeit schließt chemische Wechselwirkung mit Medikamenten aus. Bei der Anwendung von Arzneimitteln in Emulsionsform treten gelegentlich Schwierigkeiten auf. Wundauflagen stellen hydrophile, saugfähige Systeme dar. Werden Emulsionen vom Typ O/W aufgebracht, entziehen die cellulosischen Bestandteile des Verbandstoffes der Emulsion die kontinuierliche Phase, das Wasser. Es entstehen Entmischungen, das Wasser wird intrakapillar aufgenommen und die Ölphase tritt in relativem Überschuß auf. Emulsionen vom Typ W/O bleiben in Kombination mit cellulosischen Produkten stabil, da Öl die kontinuierliche Phase ist.

Geringe Neigung zur Verklebung mit der Wundoberfläche. Saugende Wundauflagen müssen definitionsgemäß aus hydrophilem Material bestehen. Bei einem auf der Wunde applizierten, hydrophilen Wundtextil muß es grundsätzlich zu Verklebungen kommen, wenn das Sekret eintrocknet.
Das Wundsekret stellt ein Kontinuum zwischen Wundoberfläche und Saugkörper dar. Es muß somit zwangsläufig zur Ausbildung einer starren Verbindung zwischen Wundoberfläche und Wundauflage im Augenblick des Eintrocknens kommen. Auch das bei der Wundheilung gebildete Fibrinnetz, ein relativ hydrophiles System, kann die Garne des Mulls der Wundauflage überwachsen und dadurch eine starre Verbindung zwischen Wundoberflächen in dem Saugkissen bilden. In beiden Fällen werden aufgrund der starren Verbindung anläßlich des Verbandwechsels kleinere oder größere frische Wunden gesetzt, wodurch der Wundheilungsprozeß deutlich gestört wird.
In Kenntnis dieses Ursache-Wirkungsprinzips wurden neue Verbandstofftypen, sog. atraumatische oder wundfreundliche Verbandstoffe entwickelt. Ziel dieser Entwicklungen war die Herstellung von Verbandstoffen, die auch bei längerer Anwendung keine Verklebungen, keine starren Verbindungen mit der Wundoberfläche ausbilden und somit im Zusammenhang mit dem Verbandswechsel keine neuen Wunden setzen.
Die zunächst um die Jahrhundertwende eingeführte Methode, einen messerrückendicken Salbenauftrag auf die Mullkompresse zu geben, brachte keine grundsätzliche Verbesserung. Zwar werden Verklebungen weitgehend vermieden, als neuer, jedoch negativer Effekt bildet sich die feuchte Kammer mit den Resultaten des Wärmestaus, der langanhaltenden Eiterung, sowie des weitgehenden Verlustes der Saugwirkung des Mulls. Die hydrophobe Salbenmasse deckt die hydrophilen Garne ab. Aus der Zeit der Einführung dieser Methode der Wundbehandlung, jedoch vor Aufklärung der negativen Konsequenzen, entstand der Begriff „pus bonum et laudabile". Die später entwickelte Methode der Wundbehandlung mit Puderauftrag - mit und ohne Wirkstoff - führte ebenfalls durch Verkrustung mit dem Sekret zur feuchten Kammer mit den bekannten Folgeerscheinungen. Erst die Erkenntnis, eine hydrophobe, Poren aufweisende Trennschicht zwischen Wunde und hydrophiles Saugkissen zu legen, brachte grundsätzliche Fortschritte.
Nach diesem Grundprinzip - in Einzelfällen auch in abgewandelter Form - sind eine Gruppe wundfreundlicher, atraumatischer, nicht mit der Wunde verklebender Verbandstoffe aufgebaut. Hierbei sind zu unterscheiden:

- einteilige Systeme (hydrophobe Trennschicht als Bestandteil der Wundauflage),
- zweiteilige Systeme (hydrophobe Trennschicht separat, mit üblichen Wundauflagen zu kombinieren).

Zu den *einteiligen Systemen* zählen kombinierte Wundauflagen, deren Hüllmaterial vorzugsweise aus einem Vliesstoff besteht, der auf der der Wunde zugekehrten Seite vollsynthetische, hydrophobe Fasern enthält. In diese Gruppe gehören auch metallisierte Verbandstoffe und solche mit gelochten Folien auf der Anwendungsseite.
In der Gruppe der *zweiteiligen Systeme* sind heute nur noch die diversen Salbenkompressen mit und ohne Wirkstoff von Bedeutung, deren primäres Wirkungsprinzip die Verklebung verhindert. Die etwa ab 1938 eingeführten perforierten Folien sind inzwischen von den Salbenkompressen weitgehend verdrängt worden.
Eine andere Möglichkeit, nicht mit der Wunde verklebende Wundauflagen zu erstellen, ist die Verwendung von *Hydrogelen* oder *hydrogelhaltigen Abdeckungen* für die Wundbehandlung. Wundauflagen dieser Art können entweder das vorgefertigte Hydrogel enthalten oder zur Gelbildung befähigte Stoffe enthalten, die mit dem Wundsekret auf der Wunde ein Gel bilden. Gele als Wundauflagen können eine Reihe von Eigenschaften aufweisen, die als vorteilhaft für die Wundbehandlung anzusehen sind. Bei den auf dem Markt befindlichen Gel-Wundauflagen werden jeweils einige der nachfolgend benannten Eigenschaften wirksam. Hydrogele können

- das Verkleben mit der Wundauflage verhindern.
- während der Exsudationsphase der Wundheilung in Abhängigkeit von der Art des gebildeten Grundstoffes eine gewisse Menge an Sekret aufnehmen. Im Gegensatz zur interkapillaren Sekretaufnahme cellulosischer Saugkörper wird das Sekret häufig vom Gel irreversibel aufgenommen.
- halten die Wundoberfläche während der Proliferations- und der Organisationsphase des Wundheilablaufes feucht, so daß die Zellneubildung nicht gestört wird.

Luft- und Wasserdampfdurchlässigkeit. Für die Wundheilung ist einerseits Sauerstoffzufuhr nach geltender Meinung erforderlich, andererseits muß zur Temperaturregelung auf der Wunde Wasserdampf abgeführt werden. Die Wundauflage soll diese Vorgänge ermöglichen. Wundauflagen mit hoher Saugkapazität enthalten größere Mengen an Saugmaterial, können einen höheren Strömungswiderstand aufweisen.

Gute Manipulierbarkeit, plane Wundauflage. Die Wundauflage soll so beschaffen sein, daß sie sich an die Wundoberfläche anpaßt. Dies ist die Voraussetzung für das Absaugen des Wundsekrets aus allen Bereichen der Wunde. Mit dem Sekret werden auch Mikroorganismen und Detritus (Gewebstrümmer) entfernt. Die nicht plane Auflage kann eine Sekretansammlung in Teilen der Wunde zur Folge haben. Auch kann der Fixierverband nicht die erwünschte, leichte Kompression ausüben, wie sie zur Vermeidung des Wundrandödems günstig ist.

Sterilisierbarkeit. Da Wundauflagen meist in steriler Form verwendet werden, muß deren Sterilisierbarkeit gegeben sein. Diese Problemstellung schließt auch Verpackungsfragen ein. Die üblichen Verbände dürfen nicht nach dem Heißluftverfahren sterilisiert werden, weil thermische Veränderungen auftreten können. Zellstoffhaltige Verbandstoffe sollen mit Dampf, nicht bei 134 °C, sondern bei 121 °C sterilisiert werden. Bei der höheren Sterilisiertemperatur wird die Saugfähigkeit deutlich erniedrigt.

Ausreichende Naßfestigkeit. Bei Verbandstoffen, die cellulosische Komponenten enthalten, ist die Naßfestigkeit gegenüber der Trockenfestigkeit deutlich erniedrigt. Für die textilen Wundauflagen aus Baumwolle oder Viskose ergeben sich keine besonderen Probleme. Produkte aus Zellstoff dürfen jedoch nicht direkt auf der Wunde verwendet werden, weil Zellstoff-Fasern oder deren Bruchstücke in der Wunde verbleiben können.

4.1.3 Wundauflagen aus Verbandmull

Über die Verwendung von Verbandmull zur Herstellung gebrauchsfertiger Wundauflagen gibt das folgende Schema einen Überblick:
Von dem im DAB 9 beschriebenen, in der Fadenzahl pro cm^2 unterschiedlichen Verbandmulltypen, sind in der Bundesrepublik Deutschland die 17-, 20- und 24fädigen Arten üblich. Je höher die Fadenzahl pro cm^2, desto höher ist das m^2-Gewicht des Mulls und damit auch die Saugkapazität (→ Verbandmull 3.6.1).

Mullkompressen. Sie werden meist aus 20-, bestimmte Typen auch aus andersfädigem Mull in der gängigen Größe 5 x 5 cm, 7,3 x 10 cm und 10 x 20 cm industriell hergestellt und zu 2 Stück verpackt und sterilisiert sowie unsteril von der Industrie gefertigt. Es gibt sie in unterschiedlichen Lagen, beispielsweise 8 fach, 12fach, 16fach. 32lagige Kompressen sind meist aufklappbar und werden dann als 16fache bzw. 8fache Kompressen benutzt.

Besondere Formen sind Mullkompressen mit eingeschlagenen Schnittkanten und Großkompressen bis zum Format 20 x 40 cm oder Kompressenstreifen bis 10 x 80 cm.
Zu den Mullkompressen können auch die aus Verbandmull hergestellten Bauch- und Abstopftücher für den OP gezählt werden. Sie sind weiß oder blau bzw. grün gefärbt. Sie enthalten Röntgenkontrastsysteme.

Röntgenkontrast-Verbandstoffe. Im OP-Bereich verwendete Mullartikel sollen röntgenkontrastfähig sein. Dies wird durch $BaSO_4$-haltige Systeme erreicht. Seit etwa 30 Jahren werden Zwirne aus Viskose verwendet, deren Fasern bei der Herstellung einen Zusatz von $BaSO_4$ erhalten. Das Röntgenkontrastmittel ist in Form eines Pigmentes gleichmäßig in den Fasern verteilt. Der $BaSO_4$-Anteil beträgt 40 %. Seit etwa 10 Jahren werden außerdem $BaSO_4$-haltige Polymere (PVC und andere) mit 60 % $BaSO_4$ gefüllt. Sie sind somit leichter im Röntgenbild bzw. auf dem Monitor erkennbar.
Soweit es sich um Garne oder Fäden handelt, werden sie in den Mull als Kettgarn eingewebt. Auch können röntgenkontrastmittelhaltige Folien in Form von einigen cm^2-großen Abschnitten dem Mull beigefügt werden. Fest verankerte Röntgenkontrastmittel lösen sich nicht aus dem Mull. Dies ist ein Vorteil, falls ein Mullstück bei einer Operation im Körper verbleibt. Zu den röntgenkontrastfähigen OP-Mullprodukten gehören Bauch- und Abstopftücher, Kompressen, Tupfer.

Verbandmull in nicht portionierten Einheiten. Für die Behandlung von Bagatellwunden wird häufig nicht sterilisierter Mull verwendet. Anwendungsformen

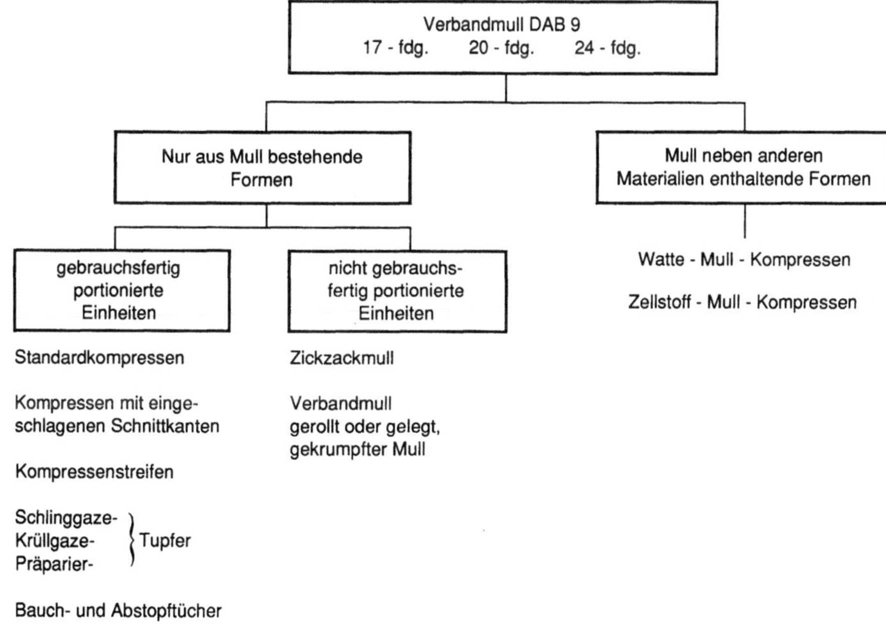

Abb. 1.27 Verwendung von Verbandmull nach DAB 9 für Wundauflagen

sind Zickzack-Mull, gerollter oder gelegter Mull. Diese Darbietungsformen werden aus gekrumpftem Mull hergestellt. Aufgrund seiner bauschigen Struktur paßt er sich der Wundoberfläche besonders gut an.

Vliesstoffkompressen. Neben den bewährten Mullkompressen gibt es seit einigen Jahren Kompressen aus Vliesstoff. Die Materialien sind meist binderfrei als spunlaced Einheiten hergestellt. Sie bestehen oft aus 100 % Viskose; andere Typen enthalten bis zu einem Drittel Anteile vollsynthetischer Fasern, meist Polyamid. Angaben zur Reinheit, wie sie gelegentlich unter Bezugnahme auf Arzneibuch-Verbandstoff-Monographien gemacht werden, können sich nur auf den Anteil Viskose beziehen, da auf mögliche Verunreinigungen aus dem Herstellungsprozeß des Vliesstoffes oder auf den Anteil anderer Fasern keine Prüfmethoden im Arzneibuch vorgegeben sind.

Kombinierte Kompressen. Die Anzahl der angebotenen kombinierten Kompressen ist sehr groß. Zellstoff-Mullkompressen enthalten als Saugkörper den preisgünstigen Zellstoff, der nicht direkt auf der Wunde liegen darf; deshalb ist wundseitig eine Mullabdekkung aufgebracht. In analoger Weise sind vliesstoffumhüllte Zellstoffkompressen zu verstehen. Als Saugkörper werden auch Watten oder Vliesstoff verwendet, die ihrerseits mit Vliesstoffen, diese teilweise auch in Gitterstruktur, umhüllt sind.
Kombinierte Kompressen bieten auch die Möglichkeit, Wundauflagen mit hoher Saugkapazität herzustellen. Diese werden bei stark blutender oder sezernierender Wunde benötigt. Als Saugkörper werden Kissen aus Fluff, Verbandzellstoff, Watte o. ä. eingesetzt. Die Hüllvliesstoffe sind hydrophob, lassen Sekrete durch und minimieren die Verklebung mit der Wunde (→ 4.1.4).

4.1.4 *Atraumatische Verbandstoffe*

Wundauflagen dieser Art sollen die Verklebung mit der Wunde verhindern, damit der Verbandwechsel schmerzfrei erfolgen kann. Sie heißen deshalb auch atraumatische Verbandstoffe. Das Verkleben wird vermieden durch wundseitiges Abdecken des hydrophilen Saugkissens mit

- einer perforierten Folie,
- einem hydrophoben Vliesstoff,
- einem metallisierten Textil,
- einem hydrophoben vliesstoffartigen Netz,
- einer hydrophoben Salbenmasse,
- einem Hydrogel.

Diese Systeme können in ein- oder zweiteiliger Form vorliegen. Beispiel für die einteilige Form sind viele der bereits erwähnten kombinierten Wundauflagen mit Umhüllung aus hydrophoben Vliesstoffen und metallisierte Verbandstoffe. Zu den zweiteiligen Systemen gehören die Salbenkompressen, perforierte Wundauflagefolien sowie einige Gelkompressen. Sie werden stets mit einer der üblichen saugenden Wundauflagen kombiniert.
Zu den mit der Wunde in Berührung kommenden Verbandstoffen rechnen auch Tamponadebinden.

4.1.5 *Tamponadebinden*

Tamponadebinden aus Baumwolle, DAB 9

Obturamenta gossypii absorbentia

Diese Monographie entstammt dem Europäischen Arzneibuch. Von der Monographie werden Mullbinden zum Fixieren von Wundauflagen nicht erfaßt.

Beschreibung und Eigenschaften
Tamponadebinden gemäß Monographie bestehen aus einem Bandgewebe in Leinwandbindung aus Baumwollgarnen. Sie werden in unterschiedlichen Breiten hergestellt und haben beidseitig Webkanten. Die früher gebräuchlichen Schnittkanten entsprechen nicht den Monographieanforderungen. Das Waschen und Bleichen zur Erzielung der in der Monographie definierten Sauberkeitsanforderungen kann am Garn vor dem Weben oder am gewobenen Band erfolgen.
Tamponadebinden aus Baumwolle sind weiß, fast geruchlos und praktisch ohne Fehler im Gewebe. Sie enthalten nur Spuren von Blattresten, Frucht- und Samenschalen oder anderer Verunreinigungen. Tamponadebinden kommen in drei durch die Fadenzahl pro cm^2 definierten Typen vor: zwei Typen mit je 22 Fäden je cm^2 und unterschiedlicher Saugfähigkeit, eine Type mit 24 Fäden je cm^2.
Die Prüfungen auf Identität und Reinheit entsprechen denen der Monographie über Verbandwatte aus Baumwolle. Zur textilen Kennzeichnung werden zusätzlich durchgeführt:

- Bestimmung der Fadenzahl

durch Auszählung auf einer Länge und Breite von je 10 cm. Die Summe von Kett- und Schußfäden beträgt

bei Typ 22 a und 22 b	22 Fäden/cm^2
bei Typ 24 a	24 Fäden/cm^2.

- Bestimmung der Flächenmasse,

indem das Gewicht der ganzen Binde durch die errechnete Fläche dividiert wird. Die Mindestflächenmasse beträgt

bei Typ 22 a	33,5 g/m^2
bei Typ 22 b	44,0 g/m^2
bei Typ 24 a	36,0 g/m^2

- Bestimmung der Reißkraft

erfolgt an 5 cm breiten Teilen der Binde mittels eines Zugfestigkeitsprüfgerätes. Die Mindestreißkraft je 5 cm in der Kette beträgt

60 N für alle drei Typen.

Da die Tamponadebinde ein Gewebe ist, werden die Kettgarne vor dem Webprozeß meist mit einem Schlichtemittel ausgerüstet, um das Reißen der Kettfäden bei Durchgang des Schußfadens auf dem Webstuhl zu verhindern. Als Schlichtemittel können Dextrine, Stärken oder wasserlösliche synthetische Glättungsmittel verwendet werden, sie werden nach dem Weben durch den Entschlichtungsvorgang entfernt. Verbandstoffe müssen frei von Schlichtemittel sein. Deshalb ist bei Tamponadebinden eine zusätzliche Reinheitsprüfung erforderlich:

- Prüfung auf Dextrine und Stärke durch Zugabe von 0,1 N-Iod-Lösung zum wäßrigen Extrakt. Es darf keine blaue, violette, rötliche oder bräunliche Färbung entstehen.

Tamponadebinden aus Baumwolle und Viskose, DAB 9

Obturamenta gossypii et cellulosi regenerati absorbentia

Die Monographie entstammt dem Europäischen Arzneibuch. Mullbinden zum Fixieren von Wundauflagen werden nicht erfaßt.

Beschreibung und Eigenschaften
Im Prinzip entspricht die Tamponadebinde aus Baumwolle und Viskose der aus Baumwolle mit folgenden Unterschieden: die Schußfäden bestehen aus Viskosefasern oder Mischungen von Baumwolle und Viskose.
Die Eigenschaften der Tamponadebinde, die Prüfung auf Identität, Reinheit und textile Kenndaten entsprechen denen der Tamponadebinden aus Baumwolle, soweit nicht durch den Viskosefaseranteil bedingt die üblichen Zusatzuntersuchungen durchzuführen sind (→ Watte aus Baumwolle und Viskose, 3.1.4).

Mullbinde zur Tamponade nach DIN 61 631, Teil 2

(Stand Oktober 1983)

In der Norm wird nur die in DAB 7 genannte Type 24 a in der Baumwollausführung berücksichtigt. Die Anforderungen entsprechen denen der Monographie, die Länge ist mit 500 cm, die Breiten sind mit 1, 2, 3 oder 5 cm definiert.

4.1.6 Tupfer

Zellstoff-Tupfer

Sie nehmen eine Sonderstellung ein. Nur aus gebleichtem Verbandzellstoff bestehend, sind sie nicht zur direkten Wundberührung bestimmt, weil wegen der geringen Naßfestigkeit der Verbleib einzelner Fasern bei Verbandwechsel ein Gefährdungspotential darstellt. Unter diesem Blickwinkel sind sie kein fiktives Arzneimittel. Unabhängig davon werden sie jedoch bei Injektionen zur vorherigen Reinigung der Haut und nachträglich zum Bedecken der Einstichstelle benützt. Letzteres ist ein Abdecken einer Wunde; der Zellstofftupfer wird zum Verbandstoff mit der Zweckbestimmung der Wundberührung und damit zum fiktiven Arzneimittel.

4.1.7 Schaumstoffkompressen

Schaumstoffkompressen bestehen aus haut- und wundverträglichem Schaum vollsynthetischer Polymere. Das Aufsaugen von Wundexsudat erfolgt durch Kapillarkräfte. Es gibt Schaumstoffkompressen in zwei Lagen, wobei wundseitig die größeren, außen die kleineren Poren vorhanden sind. Aufgrund der unterschiedlichen Kapillarkräfte wird das Sekret zur Außenseite befördert.
Schaumstoffkompressen neigen zum Verkleben. Dieser Effekt wird benützt, um bei Verbandwechsel die anwesenden abgestorbenen Gewebsreste, Schmierstoffe und sonstige Verunreinigungen mit den Kompressen zu entfernen. Der Verbandwechsel kann dann nur unter Lokalanästhesie erfolgen. Bei Anwendung dieses Systems ist meist ein Débridement, eine chirurgische Wundtoilette der Wunde, nicht erforderlich.

4.2 Pflaster

Der Begriff Pflaster hat sich im Laufe der Zeit inhaltlich gewandelt. Verstand man früher darunter die Emplastra, Zubereitungen wie z. B. das Bleipflaster, so wird heute darunter ausschließlich ein flächiges Trägermaterial (Textil oder Folie) verstanden, das ganz- oder teilflächig mit der Pflasterklebemasse beschichtet ist. Die zu direkten Wundberührung bestimmten Pflaster weisen ein Wundkissen auf.

Die wichtigsten Indikationsgebiete sind

- das Fixieren von Wundauflagen, Kanülen etc.,
- das Abdecken von Wunden (Wundschnellverband u.a.),
- das Verschließen von Wunden (Wundverschlußpflaster ohne Saugkissen),
- das Komprimieren und/oder Ruhigstellen (Tapes).

Pflaster mit direkter Wundberührung werden vom Arzneimittelgesetz erfaßt und gelten als Arzneimittel. Die früher übliche Zink-Kautschuk-Klebemasse ist weitgehend durch Acrylatkleber ersetzt. Polyacrylatpflaster sind porös und damit luft- und wasserdampfdurchlässig. Sie sind thermostabil und deshalb sterilisierbar. Außerdem lassen sie Röntgenstrahlen völlig durch. Sie besitzen eine gute Hautverträglichkeit, weil sie kaum allergisierend wirken. Hypoallergene Acrylatpflaster werden durch lösungsmittelfreie Polymerisation in wäßrigen Emulsionen hergestellt. Da sie wegen ihrer Durchlässigkeit keinen Feuchtigkeitsstau auf der Haut auslösen, führt die Anwendung solcher Pflaster nicht zu störenden Mazerationen. Grundsätzlich werden diese minimiert durch dünnschichtigen oder mikroporösen Kleberauftrag, durch Auswahl geeigneter Klebermaterialien oder deren Perforierung.

Rollenpflaster

Rollenpflaster sind nicht zur Wundberührung bestimmt. Sie dienen zum Fixieren von medizinischen Geräten und zum Verschließen von Verbänden. Als Trägermaterialien kommen starre und elastische Gewebe, Vliesstoffe und Folien z. B. aus PE oder PVC in

Frage. Handabreißbare Pflaster oder Tapes besitzen als Grundlage Gewebe aus Kettgarnen mit geringer Festigkeit.

Wundschnellverbände

Wundschnellverbände enthalten ein Wundkissen aus Mull, Gewirken, Vliesstoff, Spezialgeweben oder Kompressen. Die Wundauflagen sind meist mit einem antimikrobiell wirksamen Mittel imprägniert. Die Menge des Antisepticums führt nur zur Keimarmut des Wundkissens, entfaltet jedoch keine Wirksamkeit auf der Wunde. Die Wundauflage soll mit der Wunde nicht verkleben, deswegen ist sie entsprechend behandelt. Sie kann zu diesem Zweck mit Aluminium bedampft oder mit einem mikroporösem Polypropylen-Film überzogen sein. Auch kann der Entklebungseffekt erst beim Aufsaugen von Wundsekreten und von Blut durch Abheben von der Wunde eintreten.
Es gibt starre, elastische und wasserfeste Wundschnellverbände. Die querelastischen Pflaster besitzen meist Schußfäden aus Baumwolle. Träger der wasserfesten Pflaster sind Kunststoffolien oder imprägnierte und lackierte Gewebe.
Im Sinne des Gesetzes gelten diese Wundschnellverbände nicht als Gegenstand mit Wirkstoff im Sinne des § 2 (2) Satz 2 AMG, sondern als Verbandstoff im Sinne des § 4 (9) AMG.

4.3 Fixiermittel

Fixiermittel haben die Aufgabe, Wundauflagen zu fixieren. Sie sind nicht zur Wundberührung bestimmt. Die Fixiermittel haben ferner die Aufgabe, möglichst eine leichte Kompression zur Vermeidung des Wundrandödems oder zu dessen Ausschwemmung zu erzeugen. Sie dürfen nicht schnüren.

4.3.1 Mullbinden

Das älteste Fixiermittel ist die Mullbinde; sie ist in der Norm DIN 61 631, Teil 1 beschrieben. Gemäß Definition bestehen Mullbinden aus einem webkantigen Band der Breiten 4, 6, 8, 10, 12, 15 und 20 cm bei einer Länge von 4 m. Die Kette ist aus Viskose, der Schuß aus Baumwolle. Die Fadenzahl beträgt 20 pro cm^2 mit 12 Kett- und 8 Schußgarne.
Die Absinkdauer zur Kennzeichnung der Hydrophilie wird methodisch, wie bei der Prüfung von Verbandwatte beschrieben, durchgeführt. Sie darf max. 10 Sekunden betragen. In weiteren Untersuchungen wird auf optische Aufheller, Trübung des wässrigen Auszugs, Säuren, Alkalien und Farbstoffe geprüft.
Mullbinden eignen sich nicht als elastische Verbände. Sie rufen nicht die erwünschte Kompression hervor. Als nicht elastische Verbandmittell ergeben sich bei der Anwendung Probleme an Körperrundungen und Gelenken.

4.3.2 Elastische Fixierbinden

Das Anlegen gut sitzender Fixierverbände ist mit diesen Binden problemlos möglich, die erzielbare Kompression auf der Wunde ist gering.
Die Dehnbarkeit der elastischen Fixierbinden beruht auf der Verwendung dehnbarer Kettgarne. Elastische Kettgarne können prinzipiell nach drei unterschiedlichen Methoden hergestellt werden:

- Monofile aus Elastomeren,
- Texturierte Garne (meist Garne aus permanent stark gekräuselten Polyamidfäden),
- Überdrehte Baumwollgarne.

Unter *Elastomeren* versteht man Polymere, die als Substanz eine gummiähnliche Elastizität aufweisen. Dies sind Polyurethane (PUE), die im textilen Bereich als Elasthan-Fäden (EA) bezeichnet werden.
Unter einem *Monofil* versteht man einen nicht aus Einzelfasern bestehenden Endlos-Einzelfaden. Kettfäden dieses Typs werden für die Herstellung elastischer Fixierbinden kaum eingesetzt. Aus ihnen werden Langzug-Kompressionsbinden hergestellt.
Texturierte Garne bestehen aus mechanisch stark gekräuselten, vollsynthetischen Fäden, meist aus Polyamid. Die primär mechanisch erzeugte und damit unstabile Kräuselung wird thermofixiert. Diese texturierten Garne, z. B. Helancagarne, sind im Gegensatz zum Ausgangsmaterial, dauerelastisch, voluminös und bauschig.
Derartige Kräuselperlon- oder Kräuselnylongarne werden als Kette zur Herstellung elastischer Fixierbinden verwendet. Die Schußgarne bestehen aus Baumwolle oder Viskose. Binden können ausschließlich mit solchen Kettgarnen hergestellt sein. Es gibt andere Typen, die zur Begrenzung der Dehnbarkeit im Wechsel mit elastischen Ketten und mit Ketten aus cellulosischen Fasern gewebt sind.
Dehnbare Fixierbinden mit vollsynthetischen Kettgarnen werden unterschiedlich erzeugt:

- Eine oberflächlich glatte, mullbindenähnliche Form wird erhalten, wenn in der Kette ausschließlich dehnbare Garne verwendet werden.
- Eine gekreppte Oberfläche mit weicher Struktur wird erhalten, wenn in der Kette wechselweise dehnbare und undehnbare Garne (Baumwolle oder Viskose) eingearbeitet werden. Der Webprozeß erfolgt mit gedehnten, texturierten PA-Garnen. Bei Verlassen des Webstuhls ziehen sich diese Garne zusammen, während die undehnbaren cellulosischen Garne herausstehende Schlaufen und damit einen frottierähnlichen Charakter geben.

Bei Verwendung stark *überdrehter Baumwollkettfäden* erhält man eine Fixierbinde mit kurzer Dehnbarkeit. Sie besteht nur aus cellulosischen Fasern und ist daher in der Lage, größere Flüssigkeitsmengen aufzunehmen.

4.3.3 Schlauchverbände

Schlauchverbände zum Fixieren gibt es in zwei unterschiedlichen Konstruktionsformen:

- Gewirkte Schlauchverbände aus Baumwoll- oder Baumwoll-Viskose-Mischgarnen,
- Kettwirk-Schlauchverbände, in denen nebeneinander Elasthan-Filamente und Baumwoll- bzw. Baumwoll-Viskosemischgarne verarbeitet sind.

Schlauchverbände für die Fixierung von Wundauflagen müssen insbesonders in Querrichtung dehnbar sein, um sich den Körperformen anzupassen.

Gewirkte Schlauchverbände. Die Dehnbarkeit der gewirkten Schläuche wird durch die Maschenbildung der Wirkware erreicht, obwohl die verwendeten Garne unelastisch sind. Für die bessere Anpassung an Körperformen kann die Dehnbarkeit mehr oder weniger verringert werden, indem der Verband mit ständigem Rechts-(oder Links-)drall appliziert wird.
Mit dieser Verbandtechnik können auch Extensionssysteme an Armen oder Beinen fixiert werden. Weil die Auflage des Verbandes flächig ist, entstehen bei fehlerfreiem Anlegen keine Abschnürungen.
Gewirkte Schlauchverbände sind in der Norm DIN 61 633 unter der Bezeichnung Trikotschlauchbinden definiert. Längen, Breiten und Maschendichte sind angegeben. In der Praxis haben sich rundgewirkte Schlauchverbände gleicher Type aber mit geringerer Maschendichte bewährt. Normalerweise reichen für die Anwendungen am Finger bis zu Anwendungen am Körper etwa sechs Größen.

Netzschlauchverbände. Hochdehnbare Netzschlauchverbände sind auf Kettwirkmaschinen hergestellte Schläuche, in die zur Erzielung einer sehr hohen Querdehnbarkeit Elastomere, Elasthanfilamente neben undehnbaren Viskose- und/oder Baumwollgarnen eingearbeitet sind.
Aufgrund der hohen Dehnbarkeit werden weniger unterschiedliche Größen für die Anwendung vom Finger bis zum Oberkörper benötigt als bei gewirkten Schlauchverbänden. Das Anlegen des Fixierverbandes ist absolut problemlos. Für den Verbandwechsel braucht die Fixierung nicht entfernt werden; die alte Wundauflage kann unter dem Netzschlauchverband entnommen und die neue eingelegt werden.
Mit den Netzschlauchverbänden kann keine ausreichende Kompression erzielt werden. Das ist ein Nachteil.

4.3.4 Haft- und Klebemull zum Fixieren

Die Fixierung von Wundauflagen mit Haft- oder Klebemull ist der Pflasteranwendung ähnlich und nahestehend. Im Material bestehen konstruktive Unterschiede: Das textile Trägermaterial hat Mullstruktur, ist ein offenes Gewebe, während die Trägermaterialien der Pflaster dichter sind.
Es bedurfte einer längeren Entwicklung, bis es möglich war, Textilien von Mullstruktur mit Haft- oder Klebemasse zu bestreichen und dabei die offene Struktur zu erhalten.
Haftmull mit kohäsiver Ausrüstung wird als Rollenware hergestellt; zum Fixieren werden zirkuläre Touren angelegt, die aufeinander haften. Ein Befestigen des freien Endes ist nicht erforderlich. Das Mullband ist eine dehnbare Type, so daß er sich leicht an Körperrundungen oder Gelenke anpaßt.
Klebemull ist adhäsiv beschichtet. Die in diversen flächigen Formen erhältlichen Größen werden zur Fixierung der Wundauflage allseitig auf dem Körper klebend verwendet.

4.3.5 Fixierung mit Pflastern

Die Fixierung mit Pflastern ist einfach durchzuführen. Von gewissem Nachteil kann es sein, daß Pflasterfixierungen keine zirkulär angelegten Fixierverbandsysteme sind. Der plane Andruck der Wundauflage auf der Wunde ist weniger ausgeprägt, als bei Zirkulärverbänden.

4.4 Stütz- und Starrverbände, Kompressionsverbände

Starrverbände haben die Aufgabe, Körperteile oder Extremitäten absolut ruhigzustellen, wie dies beispielsweise bei Frakturen erforderlich ist. Um dies zu erreichen, muß das fertige, angelegte Verbandsystem starr, in der Phase des Anlegens jedoch für das genaue Anmodellieren formbar sein. Zwischen diesen beiden Phasen muß ein Aushärtungsprozeß ablaufen.

4.4.1 Gipsbinden

Gipsbinden werden seit knapp 100 Jahren zur Ruhigstellung beschädigter Körperteile verwendet. Der Aushärtungsprozeß besteht darin, daß der in der Gipsbinde vorhandene Gips als Halbhydrat $CaSO_4$ x 1/2 H_2O vorliegt, mit dem durch Tauchen in Wasser die Umsetzung zum Dihydrat $CaSO_4$ x 2 H_2O eingeleitet wird.
Die zuerst entwickelte *eingestreute Gipsbinde* wurde seit den dreißiger Jahren durch die *gestrichene Gipsbinde* ersetzt. Bei ersterer wird der gebrannte Gips, das Calciumsulfat-Halbhydrat, in eine Mullbinde eingestreut. Für das Anlegen wird diese Binde mit der Verpackung getaucht, um ein Ausschwemmen des Gipses zu vermeiden. Bei der gestrichenen Gipsbinde wird $CaSO_4$ x 1/2 H_2O mit geeigneten Bindern auf der Mullbinde fixiert. Die Gipsbinde wird ohne Verpackung getaucht.
Das Calciumsulfat-Halbhydrat, der sog. gebrannte Gips kommt in zwei Modifikationen, dem α-Halbhydrat, Hartgips bezeichnet, und dem ß-Halbhydrat, Alabastergips genannt, vor. Die α-Form ergibt eine hohe Festigkeit, die ß-Form bildet einen sämigen Gipsbrei nach dem Tauchen, der leichter modellierbar ist.
Angelegte Gipsverbände sind schwer, werden durch von außen eindringendes Wasser langsam erweicht, sie sind spröde.
Das Auftreten von Brüchen des Gipsgefüges und die Ausbildung weicher Stellen im fertigen Verband ist meist auf einen Fehler in der Anlagetechnik zurückzuführen: Das Modellieren des Gipsbreies ist zu einem zu späten Zeitpunkt durchgeführt. Die Kristallisation, die Ausbildung der Calciumsulfat- Dihydrat-Kristallnadeln ist so weit fortgeschritten, daß die Kristallnadeln ineinandergreifen. Beim Modellieren werden die Kristallnadeln zerbrochen.

4.4.2 Kunstharz-Starrverbände

Mit den Kunstharz-Stützverbänden können die dem Gipsverband eigenen Nachteile weitgehend vermieden werden. Der deutlich höhere Preis steht dem generellen Einsatz des Kunstharz-Starrverbandes ent-

gegen. Erste Formen des Kunstharz-Stützverbandes sind thermoplastische Systeme, die bei höherer Temperatur anmodelliert werden und bei Raumtemperatur einen bedingt festen Zustand aufweisen. Diese Typen haben sich nicht durchsetzen können.
Seit etwa 15 Jahren gibt es Kunstharz- Stützverbände, die aus einem textilen, glasfaserverstärktem Trägermaterial bestehen. Darauf aufgetragen wird ein durch Wasserzusatz reaktiv werdendes Isocyanatsystem, das in angemessener Zeit aushärtet. Die Anwendung dieser Binden verläuft ähnlich wie bei Gipsbinden, sie müssen auch in Wasser getaucht werden. Während des Anlegens des Verbandes müssen Gummihandschuhe getragen werden.
Der ausgehärtete Verband ist leicht, hat eine hohe Festigkeit und ist absolut unempfindlich gegen Wasser.

4.4.3 Halbstarrverbände, Zinkleimverbände

Der Zinkleimverband ist ein Halbstarrverband, er ist nach dem Trocknen geringfügig deformierbar. Hieraus ergibt sich seine Indikation

- zur Ruhigstellung von Körperteilen, wenn eine absolut starre Wandung des Verbandes nicht erforderlich ist.
- als besondere Art eines Kompressionsverbandes bei bestimmten Venenleiden. Die Wirkungsweise des Verbandes kann im Sinne eines Kompressionsverbandes mit extrem kurzem Zug, einer Dehnbarkeit nahe 0 verstanden werden. Die Kompression entsteht, wenn der Muskel bei Bewegung gegen die annähernd starre Wandung drückt.

Zinkleimverbände gibt es in mehreren Typen:

- Zinkleimmasse auf nicht dehnbarem textilen Trägermaterial, z. B. der Mullbinde,
- Zinkleimmasse auf quer oder weniger häufig auf längs dehnbaren Binden,
- Zinkleimmasse, die sehr stark austrocknet, auf beliebigem Trägermaterial, Typ trocken,
- Zinkleimmasse, die nicht völlig austrocknet, auf beliebigem Trägermaterial, Typ feucht.

Die Zinkleimbinde auf quer dehnbarem Trägermaterial hat den Vorteil, daß sie normalerweise ohne Faltenbildung zügig und in einem Stück angelegt werden kann. Bei starrem, nicht dehnbarem Trägermaterial bilden sich stets Falten, wenn der Verband im Bereich mit unterschiedlichem Umfang, z. B. am Wadenansatz, angelegt wird. Hier ist ein Abschneiden der Binde und Neuanlegen erforderlich. Alle Starr- und Halbstarrverbände müssen zur Vermeidung von Abschnürungen oder Druckstellen ohne Kompression angelegt werden. Längselastische Kompressionen sollen unter diesem Blickwinkel besonders sorgfältig appliziert werden.

4.4.4 Elastische Kompressionsverbände

Elastische Kompressionsverbände bestehen aus dehnbaren Binden, die zur Kompression von Körperteilen oder zur Ruhigstellung von Gelenken verwendet werden. Insofern besteht in der Indikation eine Überschneidung mit den Stütz- und Starrverbänden. Die dehnbaren Binden werden unterteilt in:

- Kurzzugbinden (KZB) mit einer Dehnbarkeit zwischen 50 und 80 %,
- Mittelzugbinden (MZB) mit einer Dehnbarkeit zwischen 100 und 150 %,
- Langzugbinden (LZB) mit einer Dehnbarkeit zwischen 180 und 200 %.

Unter Dehnbarkeit wird die Länge der gedehnten Binde in Prozent der ungedehnten Länge bei einer Zugkraft von 1 kp pro cm Bindenbreite verstanden.

Konstruktion der dehnbaren Binden
Kurzzugbinden gibt es in dauerelastischer und nicht dauerelastischer Ausführung.
Die *nicht dauerelastische Kurzzugbinde* ist die in DIN 61 632 definierte *Idealbinde*. In der Kette werden stark überdrehte Baumwollgarne, sog. Kreppgarne, verwendet. Idealbinden werden entweder mit Weboder mit Schußkante hergestellt. Der therapeutische Effekt ist bei beiden Formen gleich.
Webkantige Idealbinden werden auf dem Webstuhl in Nennbreite gewoben, auf einem Webstuhl kann immer nur eine Binde erzeugt werden. *Schlingkantige Idealbinden* werden in Kettrichtung aus einer breitgewobenen Bahn geschnitten. Bei den entstehenden Schnittkanten würden die seitlichen Randfäden leicht herausrutschen. Um dies zu vermeiden, werden bei dem Webvorgang sogenannte Dreherleisten dort erzeugt, wo später der Längsschnitt erfolgt. Bei den Dreherleisten vertauschen die Kettgarnpaare links und rechts der vorgesehenen Schnittlinie ihre Positionen untereinander nach jeweils einem Schußdurchgang. An jeder durch das Schneiden entstandenen Kante sind damit die Kettgarne nicht durchgehend randständig und deshalb nicht herausziehbar.
Idealbinden mit Schlingkante sind an der vollgedehnten Binde an den herausstehenden Schußgarnenden erkennbar. Bei webkantigen Binden umhüllen die Schußgarne durch ihre Richtungsumkehr die randständige Kette.
Idealbinden sind nicht dauerelastisch, weil sie durch Überdrehen der Baumwollkettgarne primär entstandene Potentiale durch wiederholtes Spannen/Entspannen im Sinne eines Ausleierns abgebaut werden. Sie sind jedoch latent weiter vorhanden, denn durch spannungsfreies Trocknen nach einem Waschvorgang wird die ursprüngliche Dehnbarkeit wieder hergestellt. Es muß darauf hingewiesen werden, daß das genannte Ausleiern der Idealbinde durch Verlust an Dehnbarkeit eine Veränderung in Richtung auf kürzeren Zug ist; innerhalb gewisser Grenzen ist dies - wie noch zu zeigen sein wird - ein Vorteil.
Dauerelastische Kurzzugbinden enthalten texturierte Polyamidketten. Zur Begrenzung und Einstellung der Dehnbarkeit können nicht dehnbare Kettengarne, z. B. Baumwollketten, im Wechsel mit den vollsynthetischen Ketten eingelegt sein.
Mittelzugbinden sind dauerelastisch. Ihre Konstruktion entspricht der der dauerelastischen Kurzzugbinde.
Langzugbinden sind dauerelastisch. Die dehnbaren Ketten bestehen aus Elastomeren, aus Polyurethanfäden, im Wechsel können auch texturierte Polyamid-

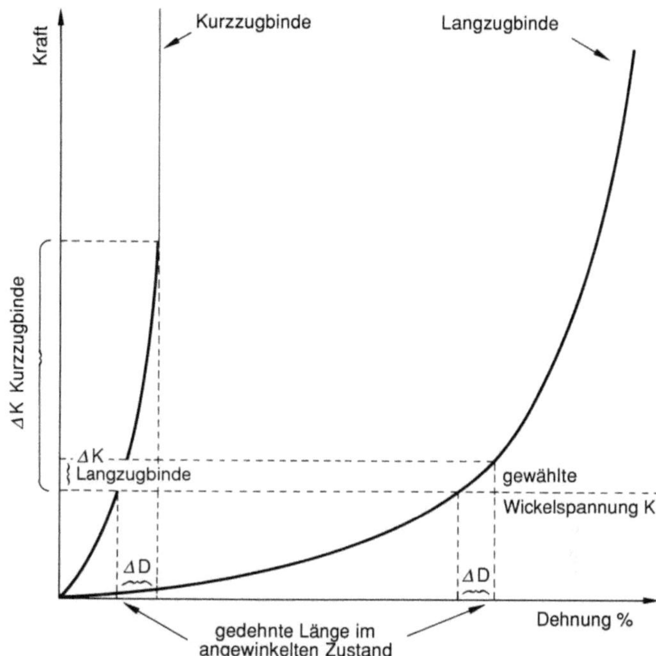

Abb. 1.28 Das Kraft-Dehnungsverhalten der dehnbaren Binden

ketten vorhanden sein. Die früher üblichen Gummifadenketten werden wegen der unzureichenden Alterungsbeständigkeit heute kaum noch verwendet, sie sind durch Elastomere ersetzt.

Kraft-Dehnungsverhalten der dehnbaren Binden

Wie die graphische Darstellung zeigt, sind Kurzzugbinden durch einen steilen Anstieg der Kraft-Dehnungskurve gekennzeichnet. Bei Langzugbinden verläuft die Kurve zunächst flach, um erst nach starker Dehnung anzusteigen.

Um die Wirkungsweise der Binde zu verstehen, muß sie im angelegten Zustand betrachtet werden. Auftretende Kraftänderungen durch Zusatzdehnung (Δ K) durch Muskelanspannung können aus dem Kurvenverlauf abgelesen und bewertet werden. Gemäß graphischer Darstellung werden eine Kurzzug- und eine Langzugbinde mit gleicher Kraft gedehnt. Die erreichten gedehnten Längen sind für beide Bindentypen eingezeichnet. Durch Muskelausdehnung unter dem Verband wird eine Zusatzdehnung Δ D für beide Binden angenommen. Entsprechend dem Kurvenverlauf ergibt sich für die Kurzzugbinde ein großes, für die Langzugbinde ein kleines Δ K.

K, die zum Dehnen angewandte Kraft, ist dem Kompressionsdruck proportional.

Daraus ergibt sich, daß bei Verbänden aus Kurzzugbinden bei Muskelbewegungen ein ständiger rhythmischer Wechsel zwischen sehr hohem und niedrigem Kompressionsdruck entsteht.

Dieser Druckwechsel ist bei Langzugbinden sehr niedrig, so daß von einem therapeutisch gesehen fast konstantem Dauerdruck ausgegangen werden kann.

Die therapeutische Wirksamkeit eines angelegten Kompressionsverbandes ist nicht aus der „Anwickelspannung", sondern aus der Steilheit der Kurve im Bereich der gewählten Anwickelspannung abzuleiten.

Ferner ist zu erkennen, daß die jeweilig bei Anlegen erzielte gedehnte Länge nicht direkt auf Kompressionsdruck umgerechnet werden kann, denn dieser ist der Kraft proportional.

Hysteresisbedingt können Änderungen im Dehnungsverhalten eintreten, in der Graphik würde der Ursprung (K = D = 0) weiter nach rechts auf der Kurve verschoben.

Indikationen

Zur Therapie venöser Leiden, insbesonders wenn sich der Druck auf tieferliegende Venen auswirken soll, wird ein Kompressionsdruck einer Größe benötigt, der sich auch auf andere Gefäße z. B. die Kapillaren auswirkt und dort eine Stase auslöst. Ein Druck dieser Stärke darf somit nicht ständig appliziert werden, wie dies mit Langzugbinden erreicht würde. Nur die richtig angelegte *Kurzzugbinde*, die bei Muskelbewegung die kräftigen hohen Druckstöße bei niedrigem Ruhedruck bewirkt, ist therapeutisch wirksam.

Wird eine schwache, nicht in der Tiefe wirksame Kompression aus medizinischen Gründen benötigt, kann diese mit *Mittel-* oder *Langzugbinden* erreicht werden, wobei die Langzugbinden eine schwächere Kompression als die Mittelzugbinden aufweisen.

Werden dehnbare Binden zur Ruhigstellung von Gelenken verwendet, können *alle* Bindentypen eingesetzt werden. Es ist zu beachten, daß Verbände aus Kurzzugbinden den geringsten, aus Langzugbinden den größten Bewegungsspielraum lassen.

Das „Ausleiern" von Idealbinden. Idealbinden nach DIN 61 632 leiern aus, wenn sie ständig ge- und ent-

spannt werden, weil die Kreppgarne der Kette nicht dauerelastisch sind.
Die Dehnbarkeit der Idealbinde nimmt bei Gebrauch ab, man sagt, der Kurzzug wird immer kürzer. Je kürzer die Dehnbarkeit einer Binde ist, desto höher wird der durch Muskelausdehnung ausgelöste Kompressionsdruck, weil der angelegte Verband wegen der geringer gewordenen Dehnbarkeit kaum noch nachgibt. So gesehen bedeutet der Verlust an Dehnbarkeit der Idealbinde eine Zunahme an therapeutischer Wirksamkeit. Die Abnahme an Dehnbarkeit bedeutet auch, daß es schwieriger wird, einen gut sitzenden Verband anzulegen.

4.4.5 Kohäsive und adhäsive dehnbare Stütz- und Kompressionsbinden

Binden dieser Gruppe werden auch in Kurz-, Mittel- und Langzugbinden unterteilt. Für Konstruktion, Wirkungsweise und Indikation gelten die für unbeschichtete Binden gemachten Aussagen.

Kohäsiv ausgerüstete Binden enthalten eine Beschichtung, die nur eine Haftung der Bindentouren miteinander, nicht eine Haftung auf Haut oder Haaren des Patienten bewirkt. Klebemassen dieser Art können aus Kautschuk-Latices, die nur einem sehr schwachen oxidativem Abbau unterworfen wurden, bestehen.

Adhäsive dehnbare Binden, die sogenannten Pflasterbinden, werden mit den üblichen Pflasterklebemassen, z. B. Acrylaten, ausgerüstet; sie haften bei der Anwendung auf der Haut des Patienten. Sie sind im Gegensatz zu den kohäsiv ausgerüsteten Binden meist nur einmal zu verwenden, weil die Klebekraft bei Mehrfachanwendung sehr deutlich abnimmt; kohäsiv ausgerüstete Binden verlieren ihre Haftungseigenschaften langsamer.
Die Beschichtung der Binden bringt folgende Vorteile mit sich:

- fester Sitz des Verbandes, der wichtig für Dauerverbände ist,
- zusätzliche Massageeffekte auf der Oberfläche,
- kein Verrutschen und Lockern der Verbandtouren aufeinander,
- erleichtertes Anlegen.

4.4.6 Kompressions- und Stützstrümpfe

Je nach Zielstellung werden Kompressions- und Stützstrümpfe für die Prophylaxe und die Therapie hergestellt.
Unter den zur prophylaktischen Anwendung hergestellten Strümpfen nehmen die sogenannten Anti-Thrombose-Strümpfe eine Sonderstellung ein. Sie verringern das Thromboserisiko bettlägeriger Patienten, besonders vor, während und nach Operationen. Ihre Kompression ist meist schwächer als bei den für die Therapie von Venenleiden verwendeten Strümpfen.
Die volle Wirksamkeit entfalten Strümpfe, die vom Zehengelenk bis zur Gesäßfalte reichen.

Kompressionsstrümpfe zur Therapie werden in Kompressionsklassen unterteilt:

Kompressionsklasse	Kompressionsintensität	Kompression in kPa
I	leicht	2,45 bis 2,8
II	mittel	3,35 bis 4,3
III	kräftig	4,85 bis 6,2
IV	sehr kräftig	mind. 7,85

Für die Kompressionsklassen gelten folgende Indikationen:

Kompressionsklasse I: Schwere und Müdigkeitsgefühl in den Beinen, geringe Varicosis ohne wesentliche Ödemneigung, auch zur Thromboseprophylaxe.

Kompressionsklasse II: Bei stärkeren Beinbeschwerden, ausgeprägter Varicosis mit Ödemneigung, posttraumatischen Schwellungszuständen, nach Abheilung von Ulcerationen, Thrombophlebitiden, nach Verödungen.

Kompressionsklasse III: Bei allen Folgezuständen der konstitutionellen oder postthrombotischen venösen Insuffizienz, schwerer Ödemneigung, sekundärer Varikosis, Atrophie blanche, Dermatosklerosen. Die Kompressionsstrümpfe werden meist als Zweizugstrümpfe (längs und quer) verwendet. Die Form ist anatomisch, das Material besteht aus umsponnenen Elastomerfäden, die besser hautverträglich sind. Sie haben einen abfallenden Druckverlauf. Am wirksamsten sind Maßstrümpfe; die Standardgrößen geben eine gewissen Möglichkeit der Anpassung an die jeweilige Beinform.
Die durch Kompressionsstrümpfe erzielbare Kompression ist geringer als bei einem Kurzzugbinden-Verband. Für die Anwendung der Kompressionsstrümpfe sprechen Gründe der Bequemlichkeit, der Ästhetik, aber auch der Problematik, einen Bindenverband richtig anzulegen. Es darf nicht vergessen werden, daß ein Kompressionsstrumpf auch falsch angezogen werden kann, wenn z. B. der für den Wadenansatz bestimmte Teil des Strumpfes im Fesselbereich liegt. Deshalb ist eine Kontrolle des Sitzes des angezogenen Strupfes anzuraten, indem der Strumpf über die gesamte Länge im Abstand von etwa 2 cm leicht abgehoben wird. Bereiche von falschem Sitz sind erfühlbar.

4.5 Spezialverbandstoffe, stoffhaltige oder arzneistoffhaltige Wundauflagen

Verbandstoffe, auf die Stoffe oder Arzneistoffe aufgetragen sind oder die solche enthalten, sind fast ausnahmslos für die direkte Wundberührung bestimmt. Diese Produkte gelten als Arzneimittel, obwohl der Verband häufig Eigenfunktion besitzt. Sie sind zulassungspflichtig und apothekenpflichtig nach § 2 (2) Nr. 1 AMG.
Verbandstoffe, die Stoffe ohne arzneiliche Wirksamkeit enthalten, gelten als Arzneimittel im Sinne des § 2 (2) Nr. 3 AMG in Verbindung mit § 4 (9) AMG, wenn sie zur Wundberührung bestimmt sind. Die zugesetzten Stoffe haben dann die Aufgabe, die physikali-

schen Eigenschaften des Trägermaterials zu beeinflussen, zu verändern.
Arzneistoffhaltige Wundauflagen sollen im allgemeinen den Wundheilungsprozeß positiv beeinflussen. Hierzu werden folgende Mechanismen benützt:

- Antimikrobielle Wirksamkeit, um frühzeitig eine keimarme Wunde zu erhalten und/oder um eine Sekundärinfektion zu verhindern.
- Blutstillung, besonders bei parenchymatösen Blutungen durch gerinnungsfördernde Wirkstoffe.
- Förderung des Wundheilungsprozesses.

Wundauflagen mit antimikrobieller Ausrüstung bestehen fast ausschließlich aus Salbenkompressen, deren Salbenmasse Antibiotica enthält. Sie minimieren auch die Neigung zum Verkleben mit der Wunde.
Wundauflagen mit hämostyptischer Wirkung werden nur vorübergehend auf der Wunde verwendet. Ein Beispiel sind Clauden-Verbandstoffe.
Wundauflagen zur Aktivierung der Wundheilung sind Salbenkompressen mit entsprechendem Wirkstoff, beispielsweise wird Perubalsam mit seinen granulationsfördernden Eigenschaften auf unkomplizierten Wunden erfolgreich eingesetzt.
Zu den arzneistoffhaltigen, als Arzneimittel geltenden Verbandstoffen, die nicht zur direkten Wundberührung bestimmt sind, zählen desinfektionsmittelhaltige Tupfer zur Reinigung und antiseptischen Behandlung der Haut vor operativen Eingriffen oder Infektionen. Sterile verpackte Anwendungsformen müssen einem Sterilisationsverfahren unterworfen sein, falls der Arzneistoff nicht genügend sporizid ist. Das gilt beispielsweise für Ethanol.
Wichtigste Wirkstoffe sind Ethanol und quartäre Ammoniumverbindungen.
Wundauflagen mit Zusatz von Stoffen, die keine arzneiliche Wirkung haben, erfahren durch den Zusatz eine Verbesserung ihrer physikalischen Eigenschaften, die positiv für die Anwendung auf der Wunde ist. Als Folgen solcher Systeme sind bekannt:

- Reduzierung der Tendenz zur Verklebung der Wunde mit der Wundauflage durch neutrale hydrophob ausgerüstete Salbenkompressen, die den ständigen Sekretdurchtritt zur saugenden separaten Wundauflage ermöglichen.
- Reduzierung der Tendenz zum Verkleben durch Verwendung gelhaltiger Kompressen bei gleichzeitigem Erhalt der Feuchtigkeit, die für die Proliferations- und die Organisationsphase der Wundheilung optimal ist.
- Bindung von Sekret in gelbildenden Stoffen, zur Hydrogelbildung befähigten Polymeren oder Sachariden.
- Adsorption von Geruchstoffen und/oder schädlichen Stoffen aus dem Wundbereich an Aktivkohle, die in das Saugkissen eingearbeitet ist.

Besondere resorbierbare und blutstillende Verbandstoffe. Einige Sonderformen von Verbandstoffen stehen zwischen den gegenständlichen und den stoffhaltigen Verbandstoffen. Zur Blutstillung werden resorbierbare Verbandstoffe auf der Basis von Polyglucuronsäure aus oxidierter Cellulose und auf Gelatinebasis verwendet. Sie wirken auf physikalische Weise, indem sie große Oberflächen schaffen. Sie sind resorbierbar und können deshalb im OP-Feld verbleiben. Mit der Resorption entfällt die hämostyptische Wirkung. Auch wenn bewiesen ist, daß bei eingetretener Resorption keinerlei Wirkungen auftreten, gelten diese Mittel als Verbandstoffe im Sinne des Arzneimittelgesetzes.
Analoge Überlegungen gelten für gelhaltige oder gelbildende Wundauflagen, für die prinzipell mit einer Resorption des Geles zu rechnen ist. Sie rechnen zu den Verbandstoffen im Sinne des Arzneimittelgesetzes, wenn die Gebrauchsinformation die Verweildauer auf der Wunde bis zur Resorption begrenzt.

4.6 Zellstoffprodukte, verbandstoffähnliche Mittel für die Bereiche Krankenpflege und Hygiene

Die Cellulose, meist aus Holz in reiner Form aufbereitet, wird als Saugkissen verwendet. Dies ist möglich in Form des *Verbandzellstoffs*, einem Papierprodukt, oder als *Fluff* in zerfaserter Form (→ Verbandzellstoff, Fluff 3.3 und 3.4). Für den Bereich der Krankenpflege und der Hygiene werden folgende Gruppen von Zellstoffprodukten verwendet:

Krankenunterlagen

Sie bestehen aus einer hydrophoben Vliesstoffabdeckung auf der Anwendungsseite, die die Rücknässung verringert. Das Saugkissen besteht aus Fluff oder in einfacher Art aus mehreren Verbandzellstofflagen. Die Unterseite wird von einer Folie gebildet.
Bei Fluffsaugkissen muß eine Fixierung des Saugkissens erfolgen, damit das Kissen die erforderliche Stabilität hat. Zusatz sogenannter Superabsorber aus hochquellfähigen Polymeren ist möglich.

Unterlagen für Inkontinente

Diese Produkte müssen in der Lage sein, Fäkalien und Urin aufzufangen. Im Prinzip entsprechen sie in ihrer Konstruktion der Krankenunterlage mit Fluffsaugkissen (→ Kapitel Krankenpflegeartikel). Man unterscheidet folgende Ausführungsformen:

- Rechteckige Kissen, die durch geeignete Slips gehalten werden.
- Körpergerechte Zuschnitte in Sanduhrform mit Verschlußsystem und elastischem Beinabschluß. Sie können ohne Spezialslip getragen werden und entsprechen im Prinzip den bekannten Babyhöschenwindeln.
- Falls dem Saugkörper der erwähnten Superabsorber beigefügt ist, ist dies meist durch Verwendung des Begriffes „Super" in Kombination mit dem Markennamen zu erkennen.

Die für Inkontinenzeinlagen gemachten Aussagen gelten sinngemäß auch für *Babywindeln.* Bei diesen werden Superabsorber in größerem Maße eingesetzt. Der Vorteil besteht in geringer Rücknässung und besserer Urinaufnahmekapazität, wodurch diese Windeln erheblich dünner sein können.
Damenbinden bestehen aus einem hydrophoben Deckvliesstoff, einem Saugkissen aus Watte, Fluff oder Superabsorbern bzw. deren Mischung. Zum

Schutz der Kleidung besteht die Rückseite aus einer Folie. Klebesysteme zur Fixierung am Slip sind vorgesehen. Dünne Ausführungsform werden als Slipeinlagen bezeichnet.
Die Verwendung von Verbandzellstoff, mehrlagig, ist rückläufig. An seine Stelle treten gebrauchsfertige Krankenunterlagen und ähnliche Produkte. Die ungebleichte Form wird noch zur Entsorgung unhygienischer Abfälle, die gebleichte Form als Arbeitsunterlage im Labor, im Krankenhaus, bei dem niedergelassenen Arzt benutzt (→ Zellstofftupfer, 4.1.6)

5 Wärmetherapeutica

Wärmetherapeutica bilden ein Festkörpersystem, das durch Hilfsmittel, meist heißes Wasser, vor der Anwendung erwärmt wird. Die Abgabe der Wärme erfolgt langsam. Sie sind mehrmals zu einzusetzen.
Die beschriebene Anwendungsweise setzt voraus, daß ein wärmeaufnehmendes System möglichst hoher Kapazität vorhanden ist und daß die Wärmeabgabe langsam und gleichmäßig erfolgt. Für diese Problemstellung gibt es zwei Lösungswege, die einzeln oder in Kombination Anwendung finden.
Ein Prinzip besteht im Einsatz einer Substanz, die eine hohe spezifische Wärme hat, damit bei Erwärmung durch äußere Systeme eine möglichst hohe Kalorienzahl aufgenommem wird. Die einzige in diesem Sinne brauchbare Substanz ist Wasser.
Heilerden, wie Fango werden in gebrauchsfertigen und anwendungsgerechten kissenförmigen Abpakkungen industriell hergestellt. Diese Fangokompressen werden in heißem Wasser unter Durchkneten auf Temperaturen bei etwa 40 °C gebracht. Sie nehmen dabei eine größere Wassermenge auf. Da die spezifische Wärme der Fangoerde gegenüber der des Wassers höher ist, erfolgt die Speicherung der Kalorien für die spätere Abgabe hauptsächlich über die spezifische Wärme des Wassers.
Fangoerde kann Spurenelemente enthalten, die unter balneologischen Gesichtspunkten positiv zu werten sind. Aus diesen Gründen sind Heilerden, wie auch andere Peloide und Bademoore in § 44 AMG expressis verbis als Arzneimittel im Sinne des Gesetzes benannt, sie sind jedoch von der Apothekenpflicht ausgenommen. Fangokompressen können mehrmals verwendet werden.
Neben der Wärmespeicherung durch die spezifische Wärme gibt es als weitere Möglichkeit die Benutzung der Schmelzwärme.
Dieses Prinzip kann nur ausgenützt werden, wenn die Phasenumwandlung für den menschlichen Körper bei günstigen Temperaturen liegt und wenn die flüssige Form nicht so beschaffen ist, daß sie herausgewaschen wird. Für die Verwendung eignen sich Paraffingemische, deren Erweichungsbereich bei etwa 40 bis 50 °C liegt.
Bestimmte Fraktionen des Paraffins schmelzen, bleiben aber in nicht geschmolzenen Fraktionen gelöst, so daß Flüssigparaffin nicht austritt. Die Konsistenz der erwärmten Paraffinmasse erlaubt eine Anpassung an die jeweiligen Körperformen.
Wärmetherapeutica auf Paraffinbasis gibt es in Platten- und Kissenform. Häufig ist der bereits erwähnte Fango eingearbeitet.
Für die Anwendung wird die Paraffinmasse unter Kneten im heißen Wasser erwärmt und dann auf den Körper gebracht. Da die Paraffinmasse praktisch wasserfrei ist, werden etwas höhere Anfangstemperaturen als bei Fango-Wasser-Packungen vertragen. Die bei Fango-Packungen ausgelöste Mazeration der Haut wird durch Paraffin-Fango kaum erreicht. Auch die Paraffin-Fango-Packungen können mehrmals verwendet werden. (→ Kapitel Krankenpflegeartikel)

Literatur

1. Bundesgesundheitsamt (Hrsg.) (1989) Richtlinien für die Erkennung, Verhütung und Bekämpfung von Krankenhausinfektionen, Fischer, Stuttgart
2. Fischer H (1979) Kompressionstherapie, Der Hautarzt 30:207-209
3. Fischer H (1981) Venenleiden (Tübinger Studie), Urban & Schwarzenberg, München
4. Fischer H (1973) Zur Wirkung und Technik des Kompressionsverbandes bei der venösen Insuffiziens, Der Hautarzt 24:213-218
5. Friedrich HC (1988) Wundabdeckung nach Dermabrasion, Zeitschrift für Hautkrankheiten 63:853-857
6. Gebauer D, Böhm P, Gulkotta V, Blümel G (1980) Die Röntgentransparenz gebräuchlicher stabiler Stützverbände, Der Chirurg 51:460-465
7. Härter R, Fawer K (1977) Praxis der Gipstechnik, Thieme, Stuttgart
8. Haid-Fischer F, Haid H (1980) Venenerkrankungen, 4. Aufl., Thieme, Stuttgart
9. Klüker N (1978) Ätiologie und Pathogenese des Ulcus cruris, Ergebnis der Angiologie 17:165, Schattauer, Stuttgart
10. Koslowski L (1967) Wundheilung-Wundinfektion-Wundbehandlung, Der Chirurg 38, Heft 8
11. Kovar KA (Hrsg.) (1989) Pharmazeutische Praxis, 4. Aufl., Wissenschaftliche Verlagsgesellschaft, Stuttgart
12. Lofterer O (1982) Kompressionstherapie - Wirkungsweise und Anwendungsgebiet, Zeitschrift für Hautkrankheiten 57, Heft 9
13. Lünenschloß J, Albrecht W (Hrsg.) (1982) Vliesstoffe, Thieme, Stuttgart
14. Mayerhausen W (1988) Therapie des Ulcus cruris, Zeitschrift für Hautkrankheiten 63:92-94
15. Oeser W, Sander A, Pharma-Betriebsverordnung (Stand April 1988), Wissenschaftliche Verlagsgesellschaft, Stuttgart
16. Riedel E, Triebsch W (1988) Verbandstoff-Fibel, 4. Aufl., Wissenschaftliche Verlagsgesellschaft, Stuttgart
17. Ries H (1974) Wundversorgung mit Sofra-Tüll, Fortschr Med 92(13):575-578
18. Rütten L und M (1981) Der elastische Klebeverband, Enke, Stuttgart
19. Sander A, Arzneimittelrecht (Stand Mai 1989), Kohlhammer, Stuttgart
20. Schneider W, Fischer H (1969) Die chronische-venöse Insuffiziens, Enke, Stuttgart
21. Stenger E (1969) Verbandlehre, Urban & Schwarzenberg, München
22. Triebsch W, Banz M (1989) Zur Frage der Wiederaufarbeitung von fiktiven Arzneimitteln, die zum einmaligen Gebrauch bestimmt sind, Hygiene + Medizin 14:148-153
23. Wilson O, Kohm B (1987) Verbandstoffe und Krankenpflegeartikel, 4. Aufl., Deutscher Apotheker-Verlag, Stuttgart

Kapitel 2

Mittel und Gegenstände zur Kranken- und Säuglingspflege, ärztliche Instrumente

K.H. Kraft, G. Wurm
G.H. Willital

Die Verordnung über den Betrieb von Apotheken regelt in § 25 die apothekenüblichen Waren. Sie nennt insbesondere

- Mittel und Gegenstände zur Krankenpflege, zur Säuglingspflege
  sowie
- ärztliche, zahnärztliche und tierärztliche Instrumente.

Die Artikel sind aus unterschiedlichen Materialien, die bei der Lagerung, der Abgabe und der Anwendung ggf. Berücksichtigung erfordern.

Abdruck der Abbildungen 2.1 bis 2.186 mit freundlicher Genehmigung des Govi-Verlags. Aus [Brandenburg E, Kraft KH, Neumann H (1989) Krankenpflegeartikel, Bild-Lexikon 2. Aufl., Govi, Frankfurt]

1 Mittel und Gegenstände zur Krankenpflege und mit überwiegender Verwendung in der Allgemeinpraxis

K. H. KRAFT, G. WURM

1.1 Armtraggurte und Armtragtücher

zum Ruhigstellen des Arms.
Armtraggurte können mit Schnalle zum Verstellen oder mit Schnalle und Schlaufe einfach und doppelt geliefert werden.
Das Armtragtuch, die Mitella, besteht aus waschbarem Stoff in Dreieckform.

1.2 Arterienabbinder

zum Abbinden der Schlagader bei Verletzungen oder als Hilfe bei Injektionen und Infusionen zum Anstauen des venösen Blutes.

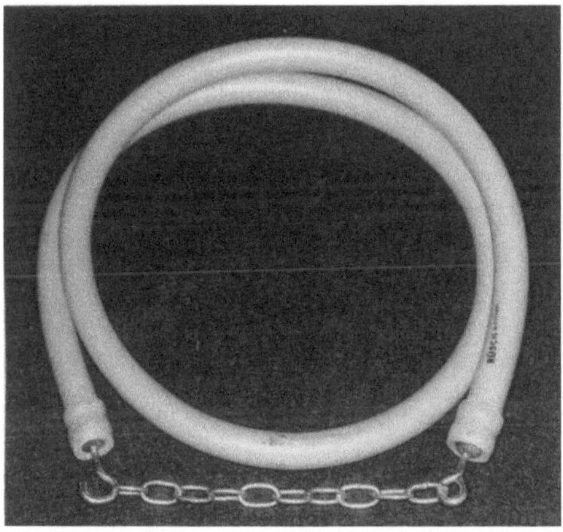

Abb. 2.1 Kompressionsschlauch als Schlagaderabbinder[1]

Es gibt Kompressionsschläuche und Martinsche Binden, die aus Gummi bestehen. Die Kompressionsschläuche sind mit Kette und Haken zu schließen, die Gummibinden nach Martin besitzen Lochungen, die mit Knöpfen festgestellt werden. Bei jedem Abbinden einer Schlagader muß die Uhrzeit angegeben werden. Die anderen Staugurte bestehen aus Baumwollbändern mit Spezialschnallen. (Abb. 2.1 bis 2.3)

1.3 Badewannen

für medizinische Teilbäder aus Polyethylen.
Arm-Badewannen, Fußbadewannen, 1- und 3teilig, Sitzbadewannen;
Sitzbad, Bidet, als Einsatz in der Toilette (Abb. 2.4).

1.4 Betteinlagen, Unterlagen

zum Schutz von Betten und Liegen.
Betteinlagen und -unterlagen zwischen Matratze und Bettlaken schützen die Matratze. Sie können auch mit Moltontüchern abgedeckt Feuchtigkeit und Verunreinigung von der Bettwäsche abhalten.

1.4.1 Betteinlagen

aus Gummi, waffelförmig luftgepolstert.
40 x 55 cm; 45 x 60 cm.

1.4.2 Bettplatten

aus glattem Gummi.
Stärke 0,3 und 0,4 mm auf 10-m-Rollen oder abgepackt zu 60, 100, 120, 150, 200 cm.

1.4.3 Kunststoffolie

aus PVC (Guttasyn) oder Polyethylen.
Breite 45 cm auf 50-m-Rollen oder abgepackt zu 25, 50, 100 cm.

1.4.4 Krankenpflegeunterlage-Uriplus

aus verschiedenen Schichten, bei 60 bis 90 °C ca. 100- bis 150mal waschbar, kein Verrutschen, keine Faltenbildung. 85 x 90 cm; 60 x 85 cm; 43 x 60 cm (Abb. 2.5).

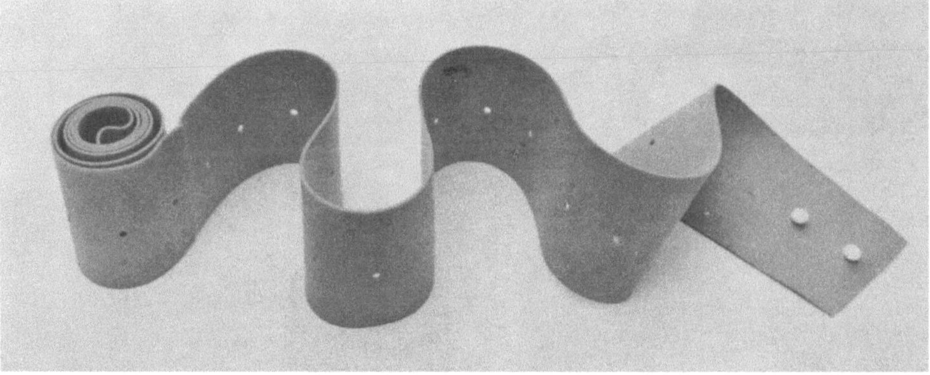

Abb. 2.2 Martinsche Binde[1]

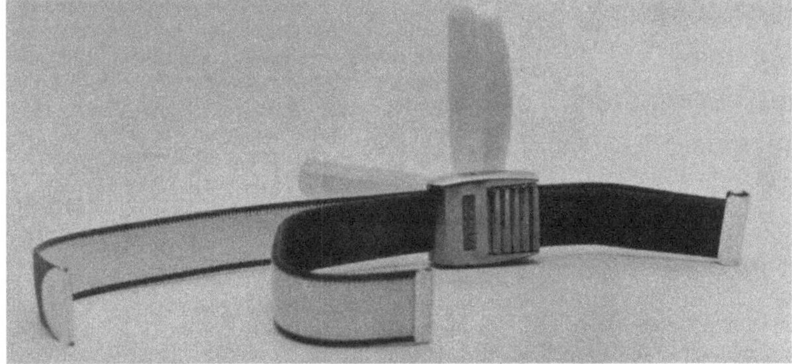

Abb. 2.3 Staugurt[1]

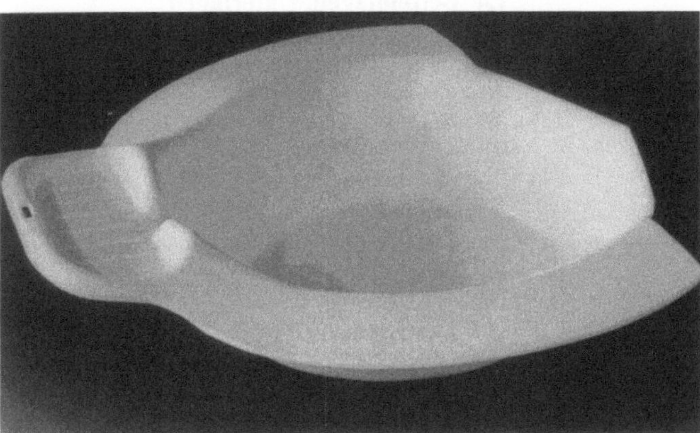

Abb. 2.4 Bidet[1]

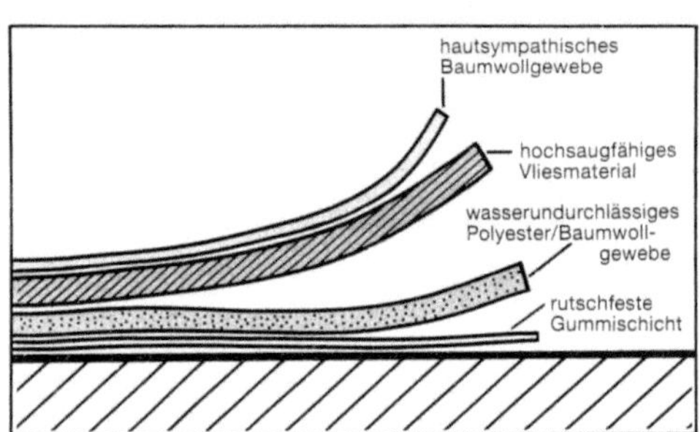

Abb. 2.5 Krankenpflegeunterlage-Uriplus[1]

1.5 Blutlanzetten

zur Blutentnahme (Abb. 2.6).
→ Kapitel Diagnostik für das kleine klinische Laboratorium

1.6 Darmrohre

als Rectal-Katheter für hohe Einläufe in den Mastdarm und bei Flatulenz (Abb. 2.7).
Sie können aus Weichgummi mit seitlichen Fenstern sein. Größe: Durchmesser 6 bis 15 mm, Länge 30 und 40 cm.

Zum Einmalgebrauch aus Plastik. Größe: Durchmesser 22 bis 35 Charrière, Länge 40 cm.

1.7 Drainageschläuche

für Bluttransfusionen, Drainagen aus Siliconkautschuk (Tab. 2.1).
Temperaturbeständig ohne Verlust der Elastizität von −65 bis +185 °C, deswegen gut sterilisierbar.

Tabelle 2.1 Siliconkautschuk-Schlauch

Innen-Durchmesser	Außen-Durchmesser	Wand-stärke	Rollen-länge
2 mm	4 mm	1 mm	50 m
3 mm	5 mm	1 mm	50 m
4 mm	6 mm	1 mm	50 m
4 mm	7 mm	1,5 mm	25 m
4 mm	8 mm	2 mm	25 m
5 mm	8 mm	1,5 mm	25 m
6 mm	9 mm	1,5 mm	25 m
6 mm	10 mm	2 mm	25 m
7 mm	10 mm	1,5 mm	25 m
7 mm	11 mm	2 mm	25 m
8 mm	12 mm	2 mm	25 m
9 mm	13 mm	2 mm	25 m
10 mm	15 mm	2,5 mm	25 m

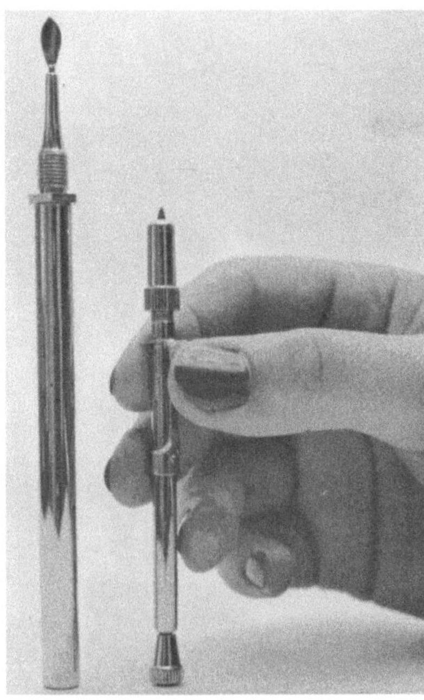

Abb. 2.6 Blutlanzette, **1** Blutentnahmenadel nach Lindenborn, **2** Franksche Nadel, Blutschnepper[1]

Abb. 2.7 Darmrohr, Rectal-Katheter[1]

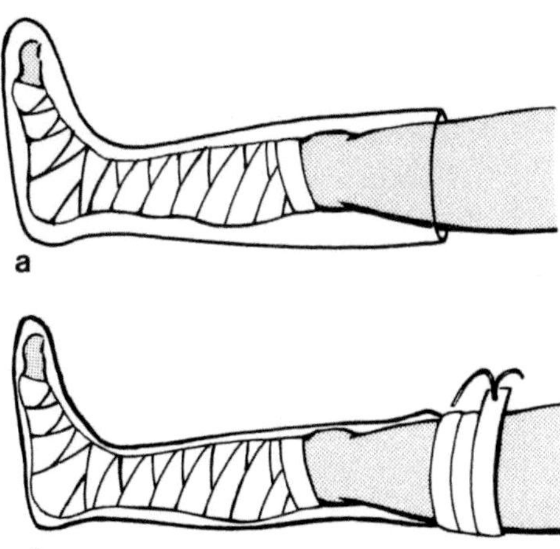

Abb. 2.8 Dusch- und Badeschutzfolien, a) Badestrumpf über Verband, b) Badestrumpf über Verband mit Gummimanschette[1]

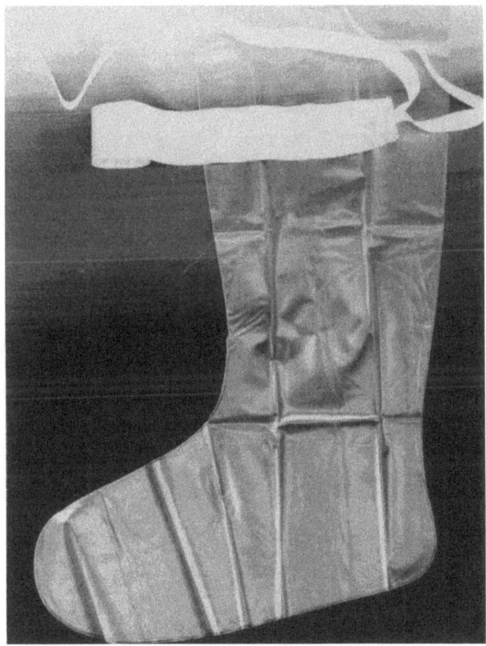

Abb. 2.9 Dusch- und Badeschutzfolien[1]

1.8 Dusch- und Badeschutzfolien

zum Schutz von Verbänden oder Wunden, Entzündungen u. a. an Extremitäten.
Die Folie besteht aus Polyethylen mit einem abschließenden hypoallergenen Klebeband (Abb. 2.8 und 2.9).

Für die Hand	40 x 30 cm,
für den Fuß	80 x 50 cm,
für den Arm	80 x 30 cm,
für das Bein	110 x 50 cm

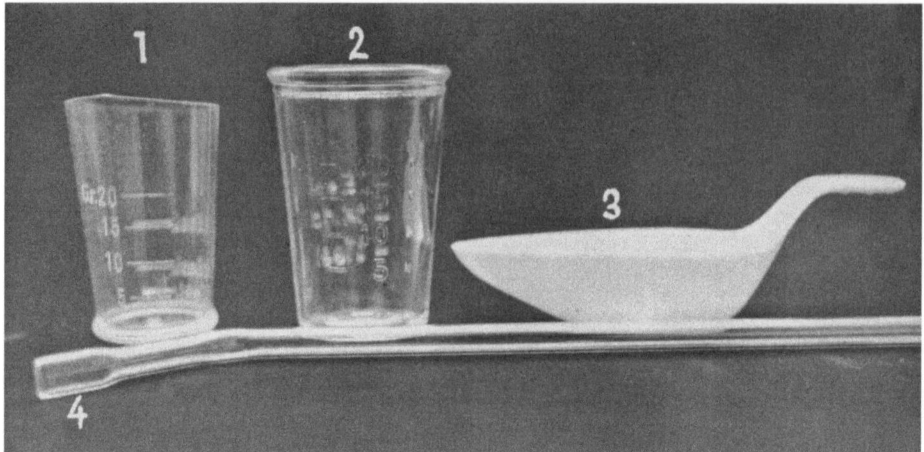

Abb. 2.10 Einnehmegläser, -löffel und -rohr[1]

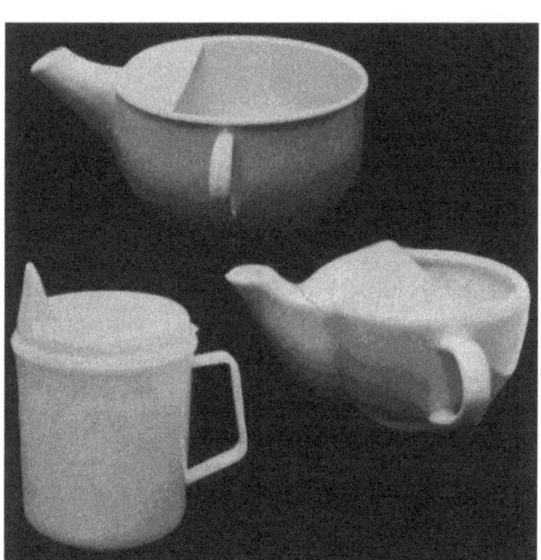

Abb. 2.11 Einnehmetassen[1]

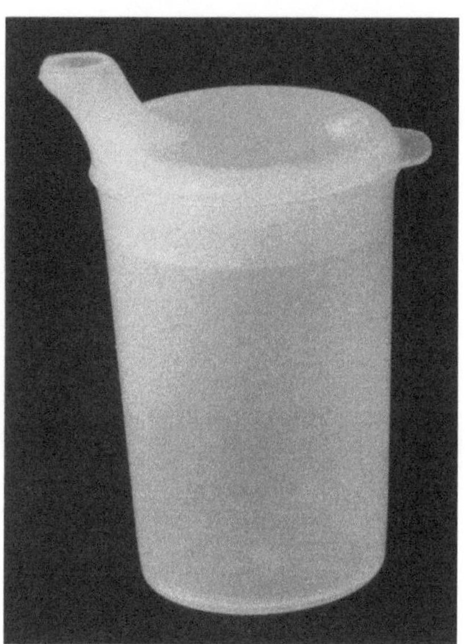

Abb. 2.12 Trinkbecher[1]

1.9 Einnehmegläser und -löffel

zum Einnehmen von Flüssigkeiten, zum Abmessen von pulverförmigen Arzneimitteln oder Granulaten. Sie sind aus Glas, Kunststoff oder Edelstahl mit einer Einteilung in Milliliter oder in Teelöffel, Kinderlöffel, Eßlöffel (Abb. 2.10).

1.10 Einnehmerohre

zum Trinken schlechtschmeckender Flüssigkeiten oder zum Schutz der Zähne.
Sie sind aus Kunststoff oder Glas, starr mit abgeknicktem Rohr oder biegsam; beide Arten haben ein abgeflachtes Mundstück.

1.11 Einnehmetassen, Schnabeltassen

zum Trinken für bettlägerige Patienten.
Sie können aus Porzellan oder Kunststoff sein, mit 1 oder 2 Henkeln. Als Trinkbecher besitzen sie einen aufsetzbaren Deckel und einen Trinkansatz (Abb. 2.11 und 2.12).

1.12 Fingerlinge

zur Untersuchung oder als Fingerschutz.

1.12.1 Einmalfingerlinge

aus Plastikmaterial, in einer einheitlichen Größe in 100er Packungen.

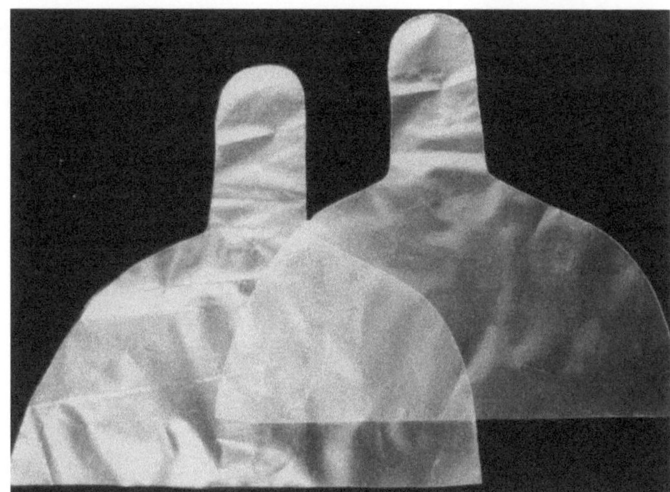

Abb. 2.13 Fingerlinge mit Handschutz[1]

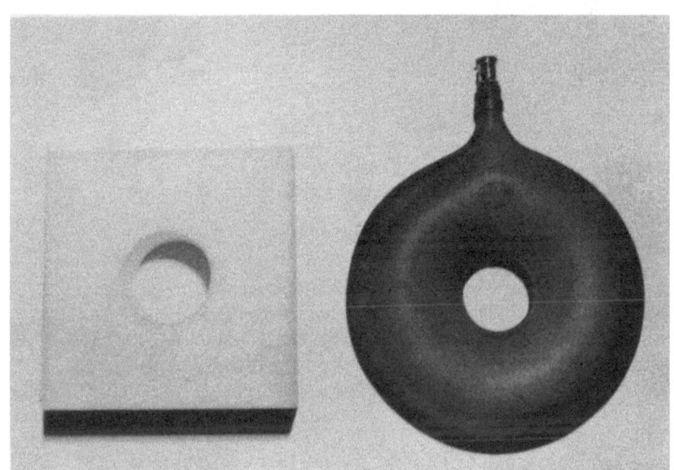

Abb. 2.14 Fersenring aus Schaumgummi kompakt; Fersenring als luftgefüllter Gummihohlkörper[1]

1.12.2 Untersuchungsfingerlinge

aus sehr dünnem Latex zum Erhalt der Tastfähigkeit, Größe 2 bis 5 jeweils in 100er Packungen.

1.12.3 Fingerlinge mit Handschutz

aus Plastikfolie (Abb. 2.13).

1.12.4 Gummifingerlinge

aus Latex, transparent oder gefärbt, Größe 2 bis 8, zum Schutz von Fingern und Verband.

1.12.5 Fingerlinge aus Leder

mit Bindeband oder Schnalle zum Schutz gegen Druck und Stoß.

1.13 Gegenstände zur Decubitus-Prophylaxe und -Therapie

zur lokalen Druckentlastung und Vermeidung des Durchliegens.

1.13.1 Fersenringe

aus Schaumgummi 15 x 15 cm oder aufblasbare Gummiringe, Durchmesser 17,5 cm (Abb. 2.14).

1.13.2 Luftkissen

aufblasbar aus Gummi oder Kunststoff 60 x 80 cm.

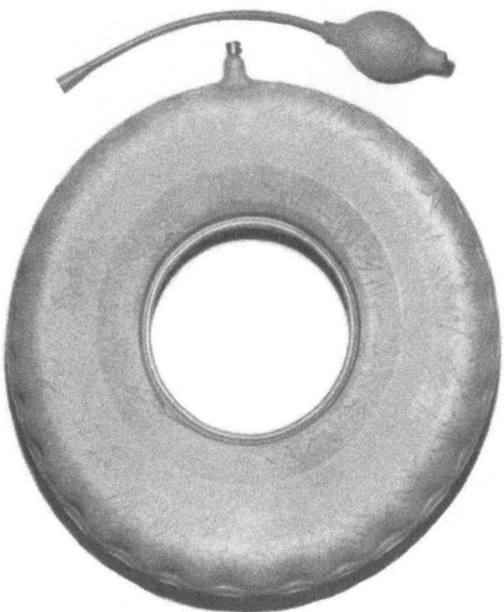

Abb. 2.15 Luftring mit Luftringpumpe[1]

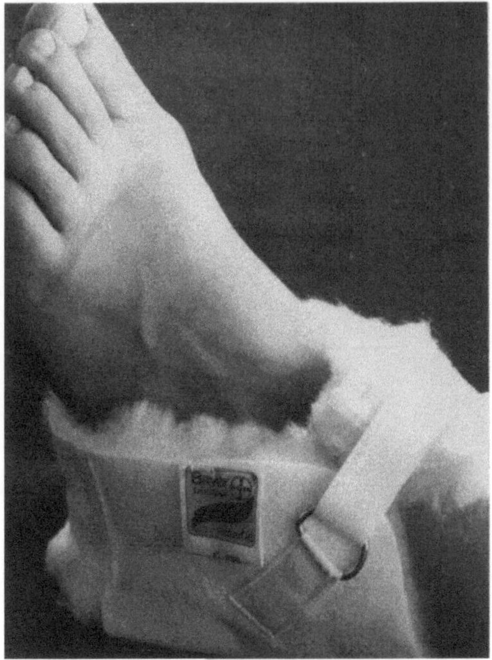

Abb. 2.16 Antidecubitus-Segmente, Fersenschutz[1]

1.13.3 Luftringe

aufblasbar aus Gummi; Durchmesser 40, 42,5 und 45 cm oder aufblasbar aus Kunststoff; Durchmesser 42,5 cm.
Das Aufblasen erfolgt mit einem Gebläse, dessen trichterförmiges Schlauchende über das Drehventil des Hohlkörpers gezogen wird. Das Zusammendrükken des Ventilballes komprimiert die Luft. Mit dem Mund soll nicht in einen feuchtigkeitsempfindlichen Hohlkörper aus Gummi oder Plastik geblasen werden. Die Füllung darf nicht stramm sein, der Ring muß bei Belastung nachgeben (Abb. 2.15).

1.13.4 Segmente

als Schutz für Gelenke, insbesonders Ellbogen oder auch Fersen.
Sie bestehen aus Kunstfell, das mit einem Klettverschluß befestigt wird (Abb. 2.16 und 2.17).

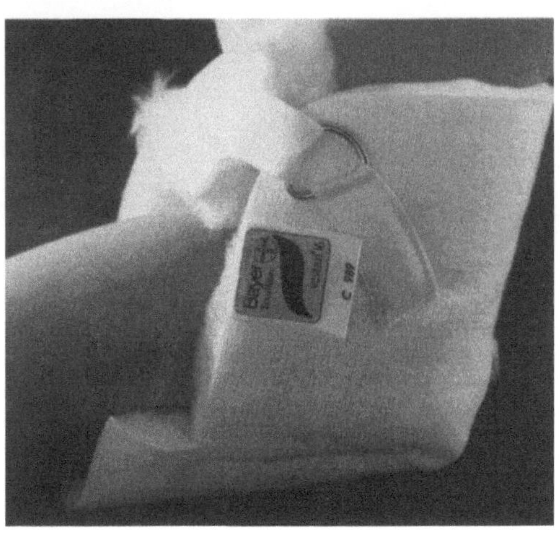

Abb. 2.17 Antidecubitus-Segmente, Ellenbogenschutz[1]

1.13.5 Wasserkissen

mit Wasser zu füllender Gummihohlkörper 58 x 63 cm und 63 x 78 cm (Abb. 2.18).

1.13.6 Wechseldruckmatratze

aus lamellenförmigen Luftpolstern, in denen der Druck ständig wechselt.
Die Füllung und Entleerung erfolgt automatisch durch eine elektrische Luftpumpe (Abb. 2.19).

1.14 Gegenstände zur Kälte- und Wärmetherapie

zur Anwendung von trockener Kälte bei Prellungen, Blutergüssen, Gelenkerkrankungen, zur Fiebersenkung; zur Wärmebehandlung bei Schwellungen, Schmerzzuständen, Koliken.
→Kapitel Verbandstoffe

1.14.1 Eisbeutel

runder Gummihohlkörper mit großem Metallschraubverschluß zum Einfüllen von zerstoßenen Eiswürfeln; Durchmesser 20, 23, 25 cm.
Eisbeutel für Ohr und Herz sind in der Form den entsprechenden Organen angepaßt (Abb. 2.20). Der Eisbeutel für den Hals heißt auch *Eiskrawatte* (Abb. 2.21).

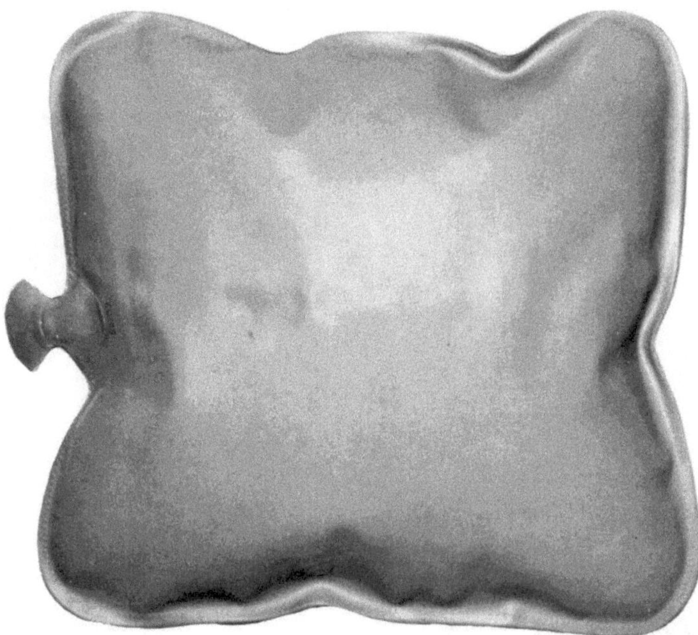

Abb. 2.18 Wasserkissen[1]

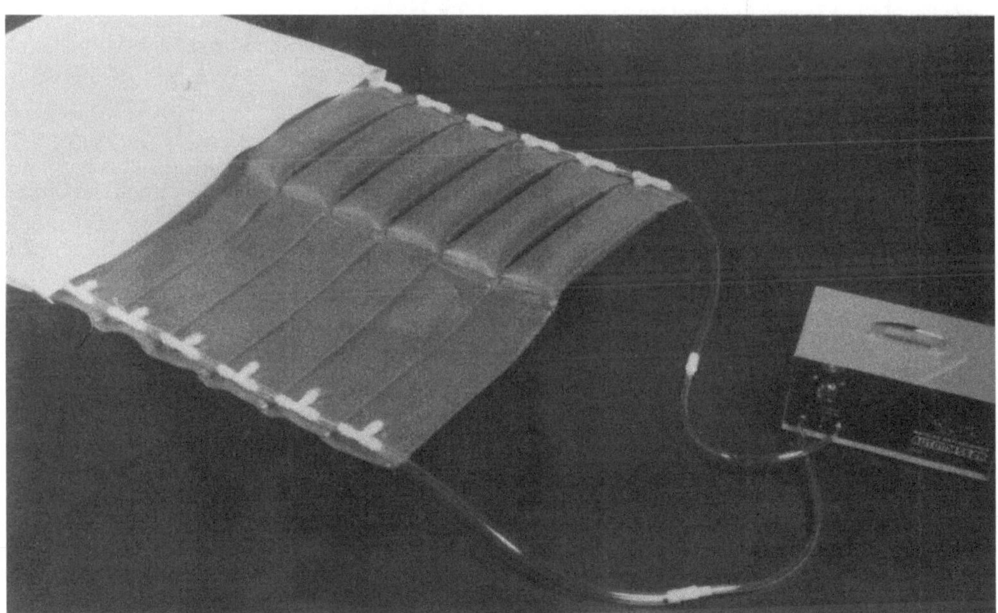

Abb. 2.19 Wechseldruckmatratze[1]

1.14.2 Eiskompressen

erzeugen Kälte durch eine chemische Reaktion. Der im Plastiksack enthaltene zweite kleinere Beutel wird zu diesem Zweck zerdrückt. Es entsteht für ca. 1 Stunde eine Temperatur von 0,6 °C.

1.14.3 Kalt-Heiß-Kompressen

enthalten eine Gelfüllung, die entweder zwischen −20 bis −4 °C gekühlt wird oder durch Erwärmen in heißem Wasser dessen Temperatur annimmt und ggf. der Wärmetherapie dient. Der Gelbeutel verhält sich flexibel und paßt sich den Körperformen an.

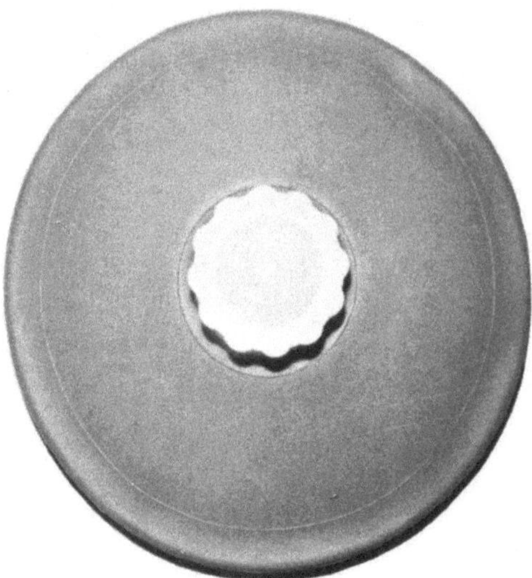

Abb. 2.20 Eisbeutel[1]

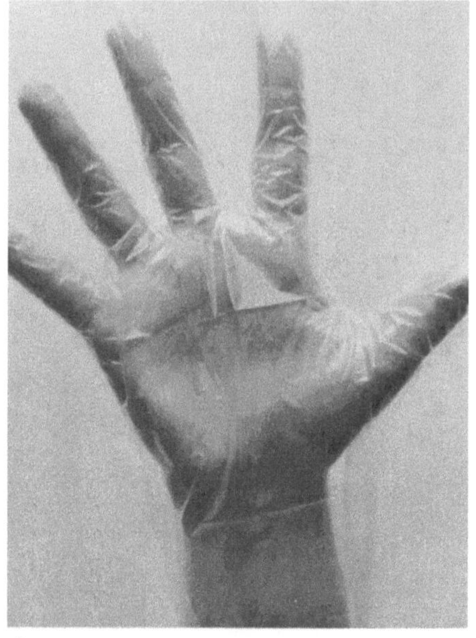

Abb. 2.22 Einmalhandschuhe zur Operation[1]

1.14.4 Wärme-T-Packs

entwickeln analog den Eiskompressen Wärme durch die chemische Reaktion eines zerdrückten zweiten inneren Beutels. Die Temperatur steigt auf 43 °C.

1.14.5 Wärmflaschen

sind Gummihohlkörper mit glatter oder ein- bzw. zweiseitig durch Lamellen verstärkter Oberfläche. Die Lamellen schützen gleichzeitig vor zu starker direkter Wärmeeinwirkung. Wärmflaschen sollen dennoch nicht direkt auf Körperteile gelegt werden. Sie sind in Stoffbezüge oder -tücher einzuschlagen. Sie besitzen einen Plastik- oder Metallschraubverschluß und eine Aufhängevorrichtung an der gegenüberliegenden Seite, damit sie austropfen und trocknen können. Größen: 1,5 l, 2 l oder 3 l.

1.14.6 Kataplasmen

bestehen aus gebrauchsfertigen Pasten, die im Wasserbad erwärmt und dann auf Stoff aufgetragen werden. Sie kommen auch bereits in Beuteln aus Plastik oder Gewebe als *Kompressen* in den Handel, die durch Einlegen in heißes Wasser Wärme aufnehmen und für ca. 1 Stunde speichern, wie Fango-Packungen und Paraffin-Plastik-Kompressen.
(→Kapitel Rezepturvorschriften)

1.15 Haltegurte für Patienten

zur Sicherung des Patienten beim Aufrechtsitzen. Sie sind aus textilem Gurtband mit Klettverschluß und bei 30 °C waschbar.

Es gibt:

- Haltegurte für den Oberkörper, 165 cm lang.
- Haltegurte zur Fixierung von Unterarm und Unterschenkel, verstellbar in verschiedener Länge.
- Haltegurte für Hände und Füße.

1.16 Handschuhe

als Schutz für Patient und medizinisches Personal bei Untersuchungen und Operationen oder als Schutz für Hände und Handverbände.

1.16.1 Einmalhandschuhe

aus Plastikfolie in den gängigen Damen- und Herrengrößen, Packungen zu 5 Paar, 10 Paar und 100 Paar, einzeln oder paarweise sterilisiert und eingesiegelt (Abb. 2.22);
aus Vinylkunststoff in den Größen klein, mittel und groß; Packungen: einzeln, paarweise, auch in größeren Mengen, sterilisiert und abgepackt.

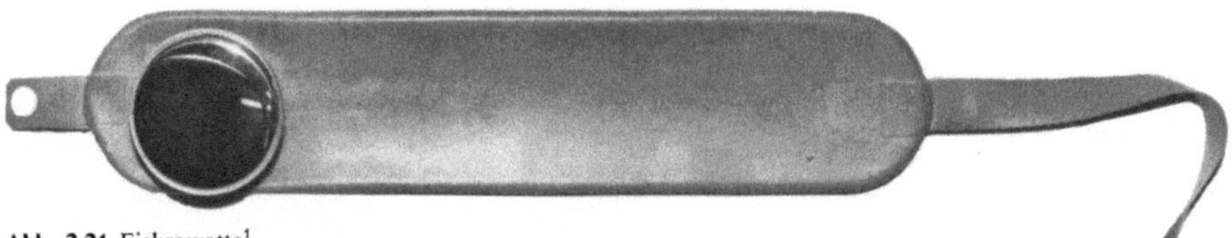

Abb. 2.21 Eiskrawatte[1]

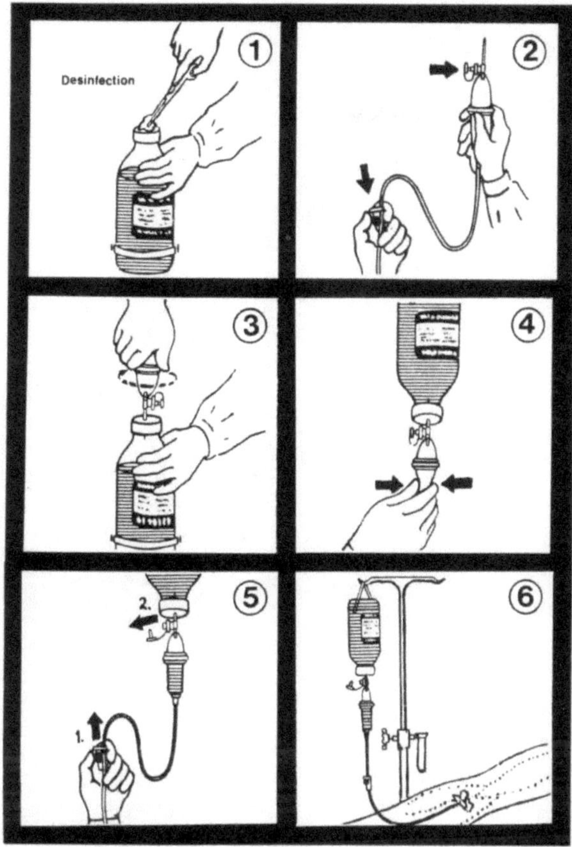

Abb. 2.23 Inbetriebnahme eines Infusionsgerätes[1]

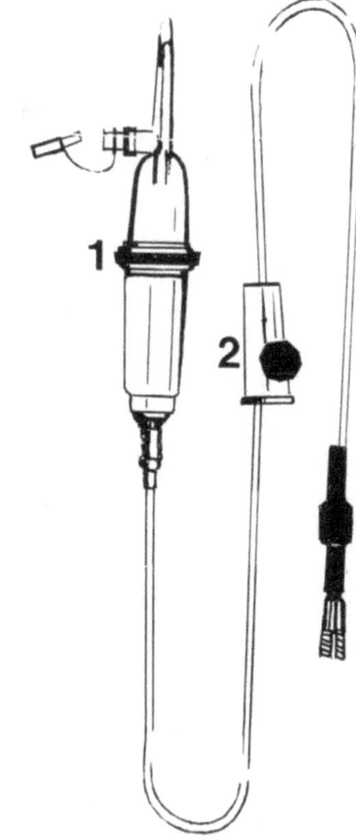

Abb. 2.24 Infusionsgerät, **1** Tropfkammer, **2** Rollklemme[1]

1.16.2 Operationshandschuhe

aus transparentem Latex in den Größen 6 bis 9; Pakkungen: paarweise sterilisiert und abgepackt, auch in größeren Mengen.

1.16.3 Technische Handschuhe

als Hautschutz aus glattem, genoppten oder gerauhtem Gummi, transparent oder gefärbt, säurefest und beständig gegen petrochemisch gewonnene Stoffe; in den Größen 6 bis 9,5.

1.16.4 Zwirnhandschuhe

aus Baumwolle, waschbar; in den Größen 6 bis 11, auch in halben Größen.

1.17 Infusionsgeräte

zur parenteralen Flüssigkeitszufuhr bei Blutvolumenmangel, zur Regulierung des Elektrolythaushaltes und des Säure- und Basengleichgewichtes, zur intravenösen Ernährung oder zur kontinuierlichen Arzneimittelversorgung.

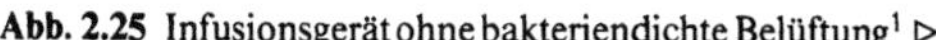

Abb. 2.25 Infusionsgerät ohne bakteriendichte Belüftung[1] ▷

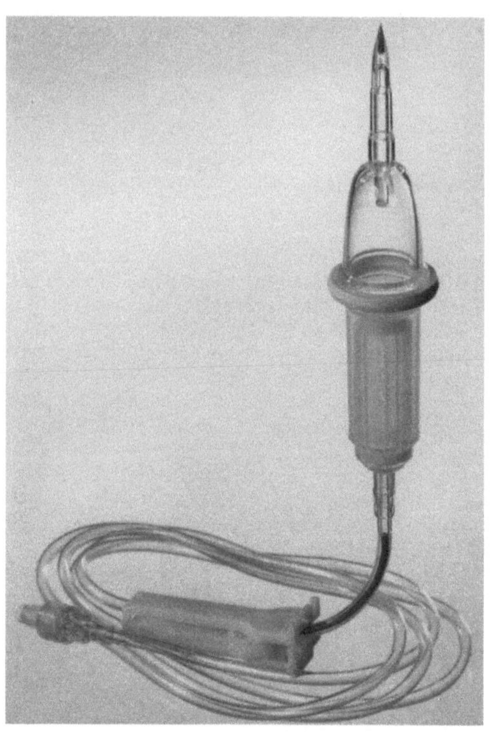

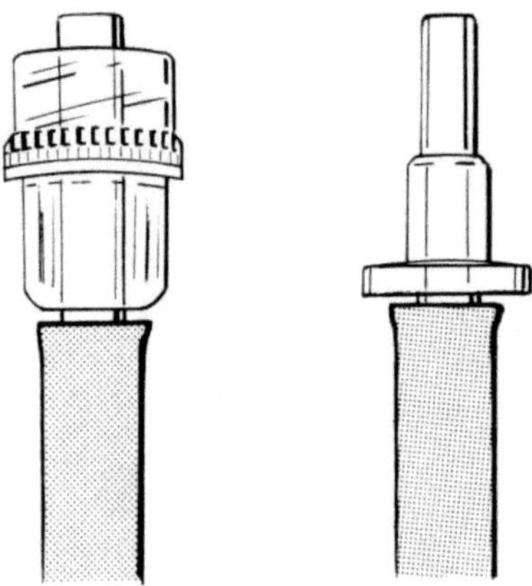

Abb. 2.26 Lock-Ansatz für Infusionsgerät[1]

Abb. 2.27 Steck-Ansatz für Infusionsgerät[1]

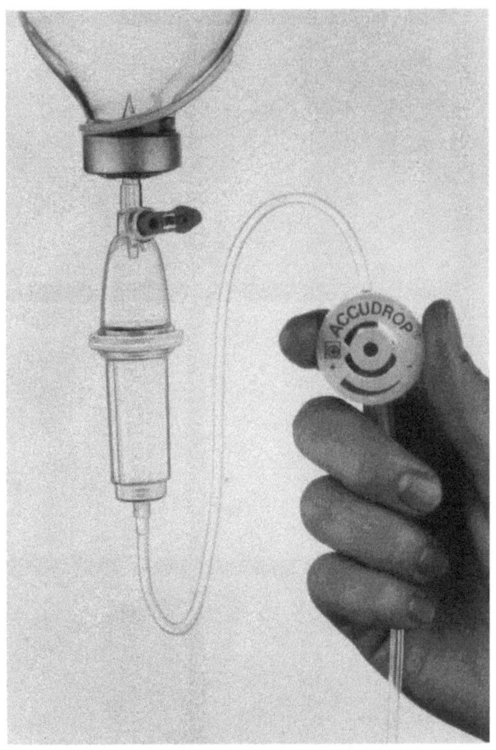

Abb. 2.29 Infusionsgerät mit Präzisionstropfenregler[1]

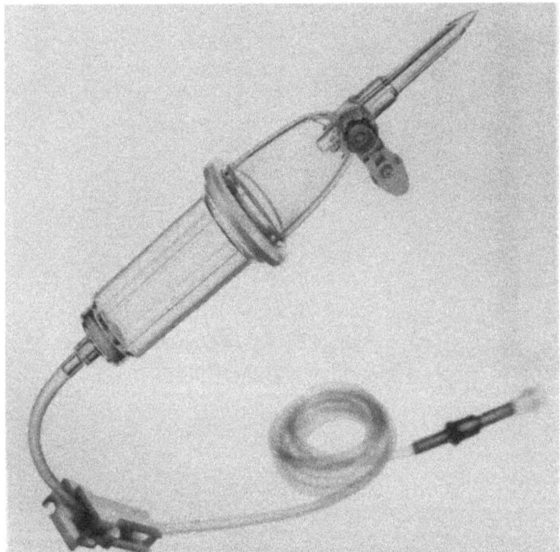

Abb. 2.28 Infusionsgerät mit bakteriendichter Belüftung[1]

Die sterilisierte Lösung befindet sich in der Infusionsflasche, die mit einem durchstechbaren Stopfen aus Elastomeren verschlossen ist. Das Gerät wird mit dem Einstichdorn an die Flasche oder den Beutel angeschlossen. Es besteht aus einem Schlauchsystem, dessen anderes Ende den Sicherheitsansatz für die Venenkanüle trägt. Die Einlaufgeschwindigkeit kann mit einer Schlauchklemme oder einem Präzisionstropfenregler vorgegeben werden, im Regelfall mit 50 bis 80 Tropfen pro Minute. Es gibt Geräte mit oder ohne Bakterienluftfilter und mit oder ohne Flüssigkeitsfilter oder solche mit beiden Arten von Filtern (Abb. 2.23 bis 2.29).

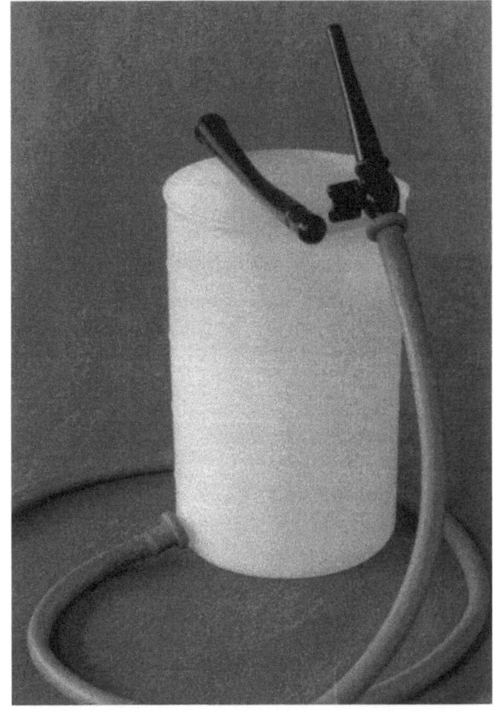

Abb. 2.30 Irrigator mit Plastikgefäß (→ Abb. 2.212)[1]

1.18 Irrigatoren

zur Spülung von Wund- und Körperhöhlen, wie der Vagina und des Rectums.
Ein Darmeinlauf entleert den Darm und regt die Peristaltik an. Er dient ggf. der Einbringung von Rönt-

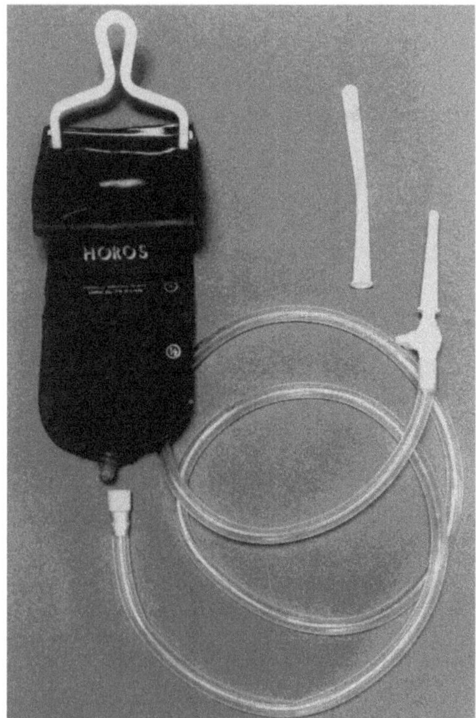

Abb. 2.31 Reiseirrigator[1]

Tabelle 2.2 Kanülen-Maß- und Anwendungstabelle I
Einmal-Kanülen mit Luer-Ansatz, Kunststoff

Handelsübliche Größenbezeichnung		Abmessung		Anwendung
Deutsche Norm	Internationale Norm	Durchmesser in mm	Länge in mm	
	G 18x1 1/2″	1,2	38/40	Blutentnahme
	G 19x1 1/4″	1,1	30	Blutentnahme
	G 19x2″	1,1	50	intramusculär
	G 20x4 3/4″	0,9	120	intramusculär
	G 20x3″	0,9	80	intramusculär
	G 20x2 3/4″	0,9	70	intramusculär
	G 20x2 1/2″	0,9	60	intramusculär
	G 21x2 1/2″	0,8	60	intramusculär
	G 19x1 1/2″	1,0	38/40	intravenös
1	G 20x1 1/2″	0,9	38/40	intravenös
2	G 21x1 1/2″	0,8	38/40	intravenös
12	G 22x1 1/4″	0,7	30/32	intravenös/ subcutan
14	G 23x1 1/4″	0,65	30/32	intravenös
16	G 24x1″	0,60	25	subcutan
17	G 25x1″	0,55	25	subcutan/Insulin
18	G 26x1″	0,5	23	subcutan/Insulin
	G 25x5/8″	0,5	16	subcutan
20	G 27x7/8″	0,40	20	subcutan/Insulin
	G 27x1/2″	0,4	11	subcutan/Insulin
18x11	G 26x1/2″	0,5	11	Insulin
20/11*	G 26x1/2″	0,45	12	Insulin

* Auch für intracutane Injektionen zu verwenden.

Anmerkung: Bedingt durch die Abrundung bei der Umrechnung von „inch" in „mm" differieren die Längen bei den verschiedenen Herstellern.
1″ = 1 inch (engliches Maß) = 1 Zoll (deutsches Maß) = 2,54 cm.

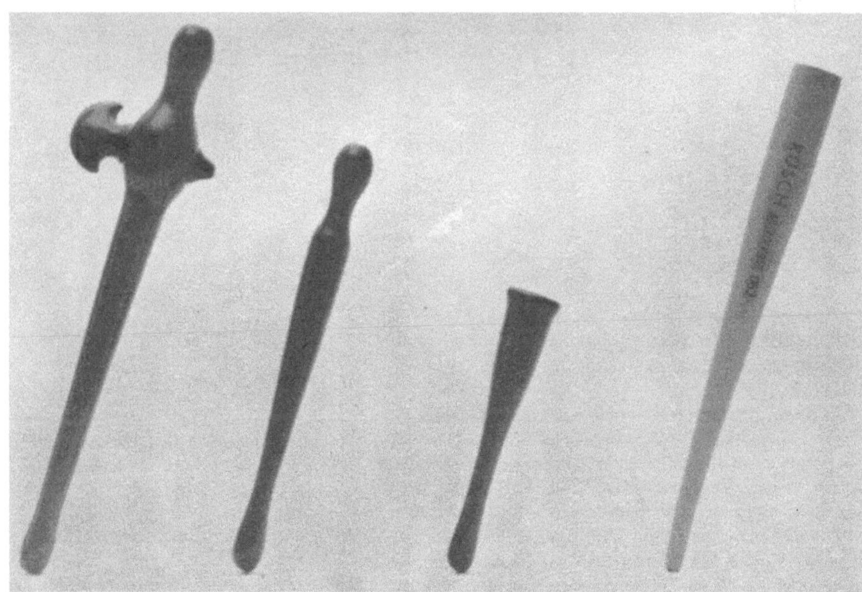

a b c d

Abb. 2.32 Klistierrohre[1], **a)** mit Hahn und Olive **b)** mit Olive **c)** zum Stecken **d)** aus Weichgummi

Einmalkanülen-Standardprogramm

Kanülen (Originalgrößen)	Farbcode	Größe	Ø mm	Länge mm	Indikationen
	gelb	1 = G 20 x 1 1/2	0,90	38	i. v., für dickflüssige Lösungen, i. m.
	grün	2 = G 21 x 1 1/2	0,80	38	i. v., für große Mengen i. m., für wässrige Lösungen
	schwarz	12 = G 22 x 1 1/4	0,70	32	i. v., i. m.
	violett	14 = G 23 x 1 1/4	0,65	32	i. v., i. m. Kleinmengen
	blau	16 = G 23 x 1	0,60	26	i. v., i. m. Kleinmengen
	lila	17 = G 24 x 1	0,55	25	i. v., s. c., Handvene Pädiatrie
	braun	18 = G 26 x 7/8	0,45	23	i. v., s. c., Handvene Pädiatrie
	grau	20 = G 27 x 7/8	0,42	22	Insulin, i. m.

Abb. 2.33 Einmalkanülen-Standardprogramm[1]

Tabelle 2.3 Umrechnungstabellen für Kanülen

Durchmesser		Länge	
international Gauge	national mm	Zoll/inch	mm
27	0,40	1/2	13
26	0,45	5/8	16
25	0,50	3/4	19
24	0,55	1	25
23	0,60	1 1/4	32
22	0,70	1 1/2	38
21	0,80	1 3/4	44
20	0,90	2	51
19	1,00	2 1/4	57
18	1,20	2 1/2	64
17	1,40	2 3/4	70
16	1,60	3	76
15	1,80	3 1/4	82
14	2,00	3 1/2	89
13	2,30	3 3/4	95
12	2,60	4	102

genkontrastmitteln oder anderer Arzneimittel und gelegentlich zur rectalen Ernährung (Abb. 2.30 und 2.31).

Der Druck wird durch Heben des Irrigatorgefäßes geregelt. Dieses besitzt eine Schlaufe oder einen Haken, mit denen es an einem Irrigatorständer oder einer anderen Vorrichtung aufgehängt werden kann. Die Flüssigkeit soll so lange wie möglich vom Patienten eingehalten werden. Dafür eignet sich am besten die linke Seitenlage. Das Darmrohr wird etwa 10 cm tief eingeführt. Es ist in der Regel aus Hartgummi und leicht desinfizierbar. Jede Irrigatorgarnitur besitzt außerdem einen Hahn zur Regelung der Einlaufgeschwindigkeit oder zum Abschalten und ein Mutterrohr, das zur Einführung in die Scheide bestimmt ist. (→ 7.11)

Darmrohre oder *Klistierrohre* bestehen ggf. auch aus Kunststoff oder Weichgummi (Abb. 2.32). Sie können mit dem Hahn fest verbunden sein. Insgesamt haben sie eine Länge von 6 bis 10 cm.

Tabelle 2.4 Maß- und Anwendungstabelle II V2-A-Kanülen mit Luer-Ansatz

Nr.	Abmessung *Normal*		Anwendung
	Durchmesser in mm	Länge in mm	
1	0,9	38	intravenös
2	0,8	35	intravenös
12	0,7	32	intravenös
14	0,65	32	intravenös
16	0,60	26	subcutan
17	0,55	25	subcutan
18	0,50	23	subcutan
20	0,45	22	subcutan
Nr.	**Abmessung *Diabetiker***		**Anwendung**
	Durchmesser in mm	Länge in mm	
12x11	0,7	11	Insulin
14x11	0,65	11	Insulin
16x11	0,60	11	Insulin
18x11	0,50	11	Insulin
20x11*	0,45	11	Insulin

* Auch für intracutane Injektion zu verwenden.

Einmalkanülen-Sonderprogramm

Kanülen (Originalgrößen)	Farbcode	Größe	Ø mm	Länge mm	Indikationen
	lichtgrau	G 27 x ½ •	0,40	13	Insulin
	braun	G 26 x ½	0,45	13	Insulin
	elfenbein	G 19 x 1¼	1,10	30	Blutentnahme, Aufziehnadel für dickflüssige, ölige Lösungen
	rosa	G 18 x 1½	1,20	38	Blutentnahme, Plasma u. Bluttransfusion, Punktion, Verödungstherapie
	grün	G 21 x 2	0,80	50	Intramuskulär
	elfenbein	G 19 x 2	1,10	50	Intramuskulär
	blau	G 23 x 2⅜	0,60	60	Neuraltherapie
	gelb	G 20 x 2¾	0,90	70	Tief-Intramuskulär

Abb. 2.34 Einmalkanülen-Sonderprogramm[1]

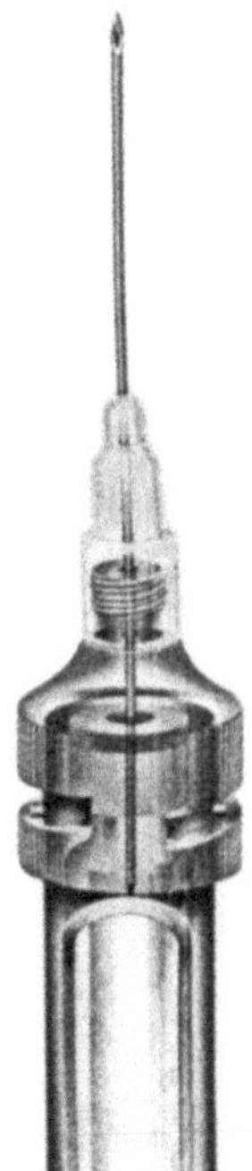

Abb. 2.35 Einmalkanüle, Ampullenkanüle[1]

1.19 Kanülen

als Spritzenaufsätze zum Injizieren von Flüssigkeiten oder zur Blutentnahme.

Injektionen können erfolgen:

- subcutan s. c., unter die Haut,
- intravenös i. v., in die Vene,
- intramusculär i. m., tief in den Muskel, meist in den oberen äußeren Quadranten des M. glutaeus maximus, auch in den M. deltoideus des Oberarmes;

seltener auf andere Weise, wie z. B.:

- intraarteriell, i. a.,
- intralumbal, i. l.

Injektionskanülen sind Hohlnadeln aus außen und ggf. auch innen poliertem rostfreiem Stahl. Sie sind zum Einstich angeschliffen und besitzen am anderen Ende einen Spritzenansatz, der eine flüssigkeitsdichte Verbindung mit der Spritze gewährleistet. Die Stärken und Längen sind je nach Verwendung unterschiedlich. Sie werden nach 2 Maßsystemen angegeben (Tab. 2.2, 2.3):

- Pravez, deutsche Norm in Nr.,
- Gauge, internationale Norm in G.

Die Größe ist im Kanülenansatz eingraviert bzw. bei den Einmalkanülen im Ansatz eingefärbt.

Es gibt:

- Einmalkanülen mit Kunststoffansatz (Abb. 2.33 bis 2.35),
- V2-A-Kanülen zur Wiederverwendung (Abb. 2.36 bis 2.38),
- Spezialkanülen.

Sie sollen alle auf die Sicherheitsanschlüsse der Spritzen passen, auf die konischen Luer-Steckansätze ebenso wie auf die mit einer 1/4-Umdrehung fest zu arretierenden Luer-Lock-Sicherheitsanschlüsse. (Tab. 2.4).

Zu den Spezialkanülen gehören:

Venenpunktionskanülen
Sie werden am Patienten fixiert und ermöglichen wiederholte Injektionen, Infusionen oder Blutentnahmen. Sie haben eine flügelförmige Griffplatte, die zur Unterscheidung der Größe und Stärke eingefärbt ist (Abb. 2.39). Eine Sonderform sind die Flügelkanülen nach Strauss, die es ebenfalls zur Einmal- oder Mehrfachverwendung gibt (Abb. 2.40).

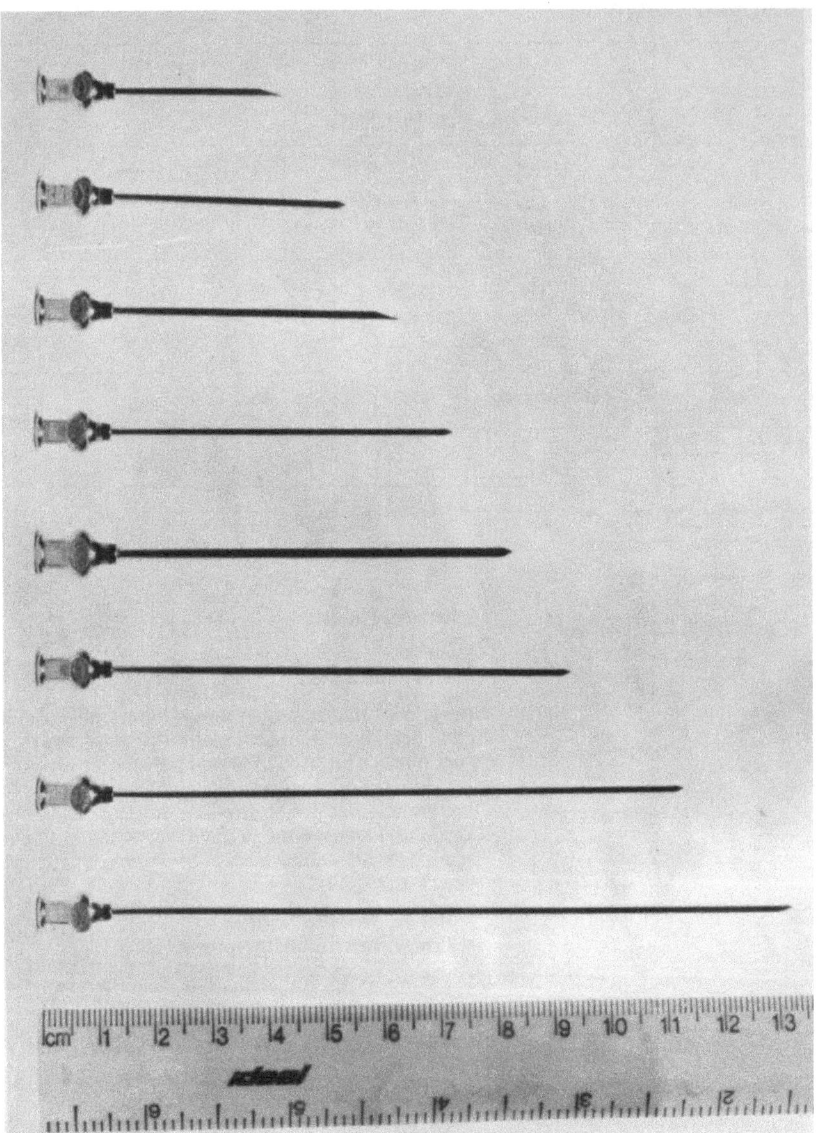

Abb. 2.36 V2-A-Kanülen mit Luer-Ansatz[1]

Zweiteilige Flügelkanülen
Diese Kanülen besitzen eine Kunststoffkapillare mit einem Metallmandrin, der nach der Venenpunktion entfernt wird. Die flexible Kunststoffkapillare verbleibt für mehrere Tage am Patienten, ohne Schmerzen zu verursachen. Für die Unterbrechung der Infusion gibt es eine Verschlußkappe, deren Injektionsventil eine Zuspritzmöglichkeit bietet (Abb. 2.41).

Venenpunktionsbesteck, Perfusionsbesteck
zur Fixation auf der Haut.
Es ermöglicht eine gewisse Beweglichkeit durch den transparenten flexiblen Sicherheitsschlauch, der Injektionen aus jeder Richtung erlaubt (Abb. 2.42).

1.20 Klistierspritzen

für rectale Spülungen und Einläufe.
Klistierspritzen sind in der Regel birnenförmige Gummibälle mit einem aufgesetzten Klistierrohr aus Hartgummi (Abb. 2.43) oder einem angearbeitetem Weichgummi-Klistierrohr. In diesem Fall heißen sie auch Ball- oder Ohrenspritzen und eignen sich zum Ausspülen der Ohren oder als Klistierbälle für Kleinkinder (Abb. 2.44). Die Größe richtet sich nach dem Durchmesser des Balles von 1,5″ bis 3″ und ist viertelzollweise gestaffelt.

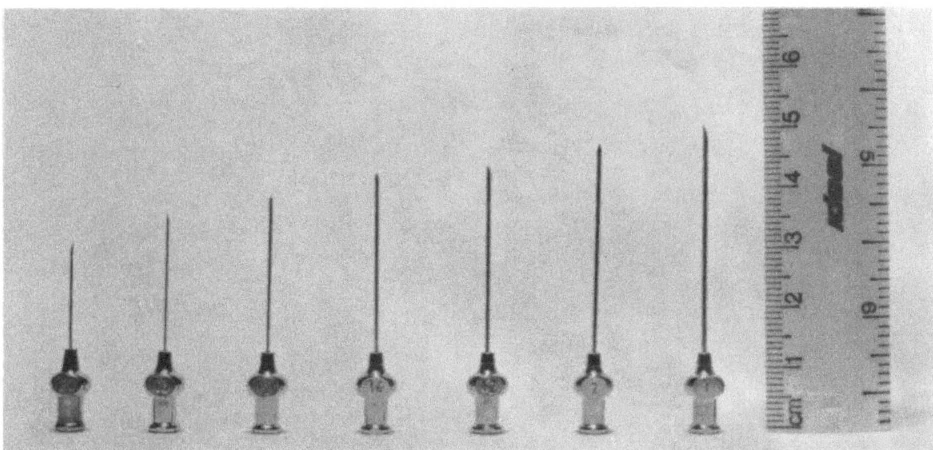

Abb. 2.37 V2-A-Kanülen mit Luer-Ansatz, Normallänge[1]

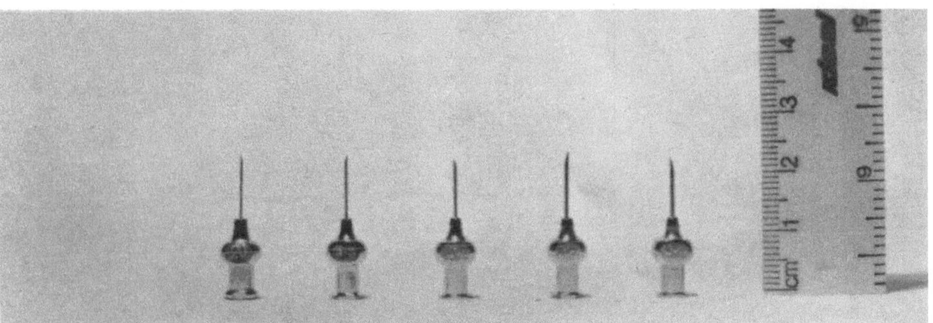

Abb. 2.38 V2-A-Kanülen mit Luer-Ansatz für Diabetiker[1]

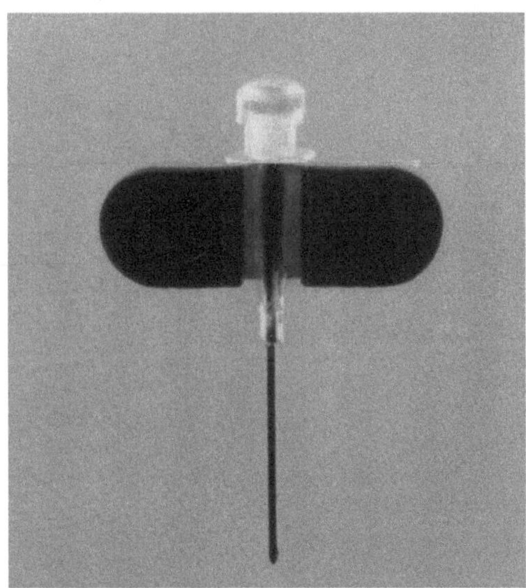

Abb. 2.39 Venenpunktionskanülen[1]

1.21 Meßgeräte

Blutdruck-Meßgeräte und Fieberthermometer dürfen nur geeicht in den Handel kommen. Für Frauenthermometer besteht keine Eichpflicht. Von dieser sind auch Personen- und Babywaagen ausgenommen. Blutdruck-Meßgeräte in der Apotheke zur Kontrolle des Kunden müssen erstgeeicht sein.

1.21.1 Blutdruck-Meßgeräte

messen den in den Blutgefäßen und Herzkammern herrschenden Druck abweichend von den SI-Einheiten in mmHg. Der systolische Blutdruck ist der höchste Punkt, der diastolische Blutdruck ist der niedrigste Punkt der Druckkurve. Der Blutdruck ist in den einzelnen Kreislaufabschnitten sehr unterschiedlich.

Die äußere Methode, die in der Allgemeinpraxis und in der Hand des Patienten einzig möglich ist, mißt nach Riva-Rocci indirekt den Blutdruck der Arteria brachialis durch Zusammendrücken des Oberarmes. Eine aufblasbare Manschette staut den Blutstrom. Beim langsamen Ablassen des Manschettendruckes überwindet zunächst nur der systolische Blutdruck

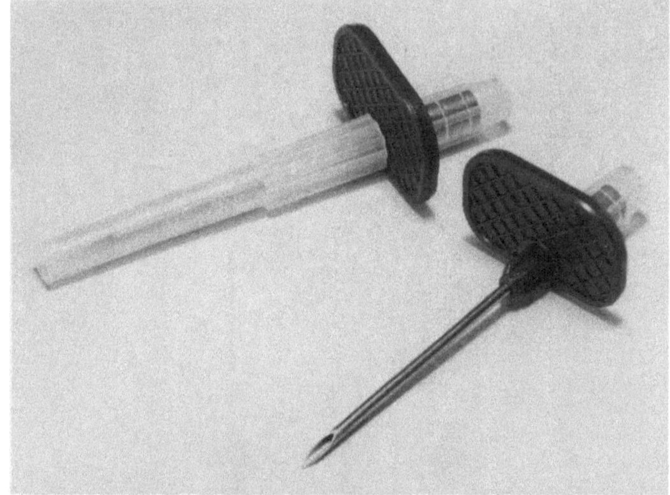

Abb. 2.40 Strauss-Kanüle[1]

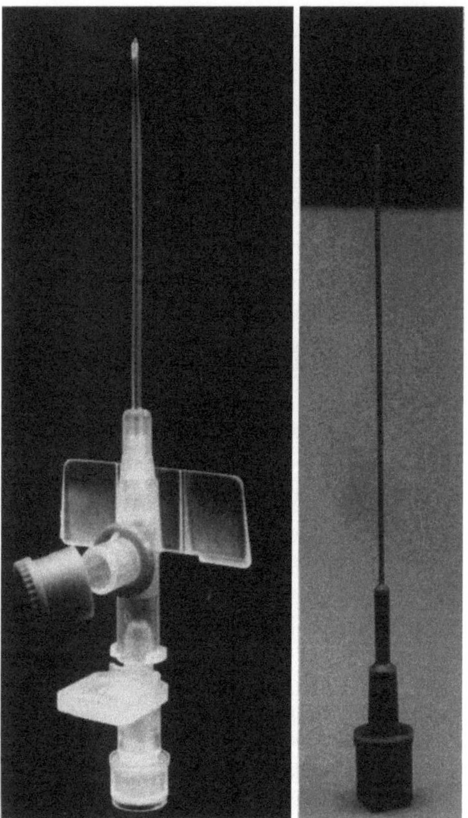

Abb. 2.41 Zweiteilige Flügelkanüle mit Mandrin und Injektionsventil[1]

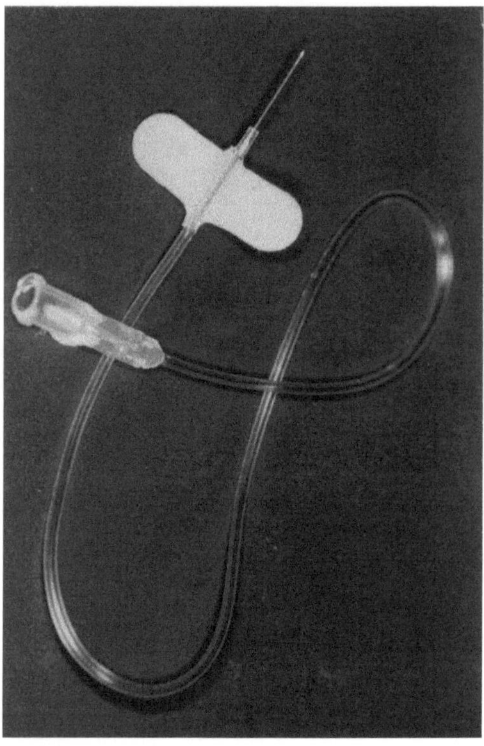

Abb. 2.42 Venenpunktionsbesteck[1]

den Manschettendruck und kann als Preßgeräusch, das sogenannte Korotkow-Geräusch, über ein Stethoskop oder Mikrophon hörbar gemacht werden. Bei weiterem Ablassen des Manschettendruckes verringern sich die Korotkow-Geräusche, um beim Erreichen des diastolischen Blutdruckes zu verschwinden (Abb. 2.45).

Nach Art der Anzeige des Blutdruckes gibt es unterschiedliche Geräte:

1. Blutdruck-Meßgeräte, die an einer Quecksilbersäule von 300 mm anzeigen.
2. Blutdruck-Meßgeräte, an denen der Druck auf einem Dosen-Manometer ablesbar ist

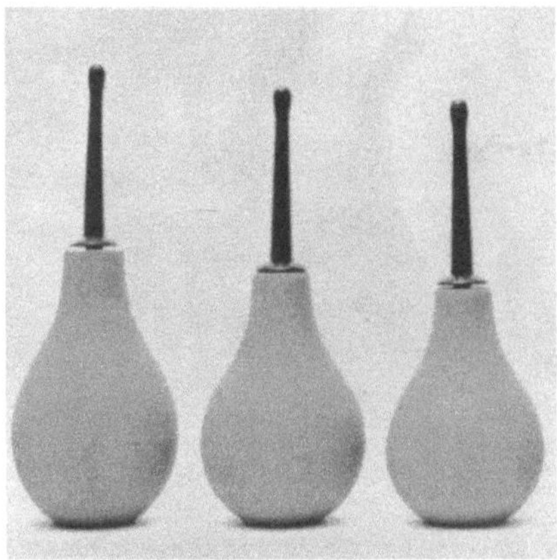

Abb. 2.43 Klistierspritzen mit Hartgummi-Ansatz (Birnspritzen)[1]

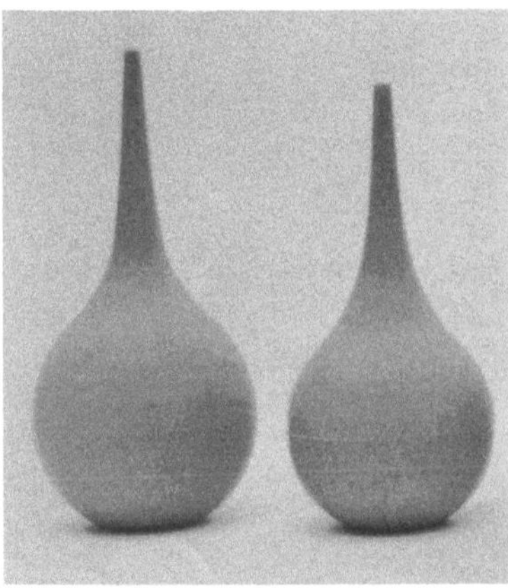

Abb. 2.44 Klistierspritzen mit Weichgummi-Ansatz (Ball- oder Ohrenspritzen)[1]

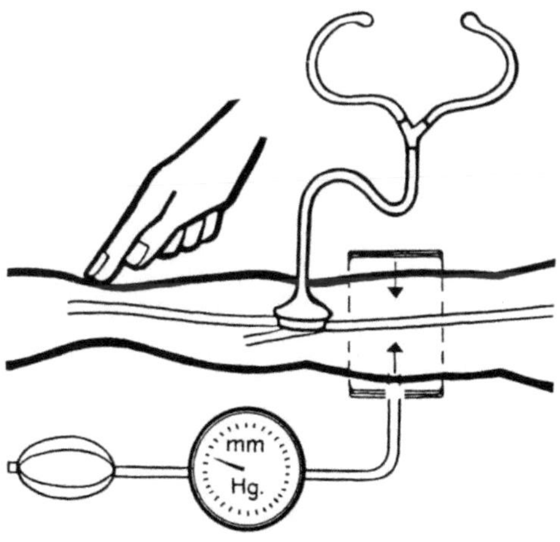

Abb. 2.45 Blutdruckmessung nach Riva-Rocci[1]

a) manuell, Pulskontrolle mit Hilfe eines Stethoskopes (Abb. 2.46)
b) elektronisch durch Übertragung der Pulstöne mittels eines Mikrophones und elektronischer Umwandlung in Licht- und Tonsignale (Abb. 2.47).

3. Blutdruck-Meßgeräte, die an einem mikroprozeßgesteuerten Oszillatorcomputer digital die Druckwellen anzeigen. Die Druckoszillationen steigen bei sinkendem Manschettendruck zunächst an, um später bei weiter abfallendem Manschettendruck abzunehmen. (Abb. 2.48 und 2.49)

Hinweis
Nach WHO-Definition besteht eine Hypertonie, wenn in körperlicher Ruhe, unabhängig vom Alter der systolische Blutdruck mehr als 160 mmHg und der diastolische Blutdruck mehr als 95 mmHg beträgt. Der beobachtungsbedürftige Grenzbereich liegt systolisch zwischen 140 bis 160 mmHg und diastolisch zwischen 90 und 95 mmHg.

1.21.2 Blutzucker-Meßgeräte

→ Kapitel Diagnostik für das kleine klinische Laboratorium

1.21.3 Fieberthermometer

dienen der Kontrolle der Körpertemperatur, die sie zwischen 35 bis 42 °C auf 1/10 Grad genau anzeigen.
Für Frühgeborene gibt es Sonderausführungen mit einem Meßbereich von 26 bis 42 °C. Amtlich zugelassen sind Quecksilberthermometer, elektronische Thermometer und Einmalthermometer.

Quecksilberthermometer
Sie enthalten in einem Hohlkörper aus Feinglas eine Kapillare, die auf einer Skala aus Glas, Aluminium oder Chromaluxpapier liegt. Die Kapillare besitzt ein angeschmolzenes Vorratsgefäß für Quecksilber. Sie ist unterhalb der Skala verengt. Das Quecksilber steigt bei der Wärmemessung durch die Verengung, kann jedoch nur durch Schleudern in das Vorratsgefäß zurückgeschlagen werden.

Arten:

- *Normalthermometer* in der Regel für die axillare Messung, Zeit 3 bis 5 Minuten (Abb. 2.50)
- *Zungenthermometer* mit einer abgeflachten Kugel für die Messung im Mund oder unter der Zunge, Zeit 1 Minute (Abb. 2.51)
- *Rectalthermometer* mit Kugelgefäß (Abb. 2.52)
- *Rectalthermometer für Kinder* in kurzer Ausführung mit verstärktem Kugelgefäß
- *Prismenthermometer* für die schnelle Ablesung, Zeit 1/2 Minute (Abb. 2.53)
- *Basalthermometer* mit einem Meßbereich von 36,3 bis 37,5 °C zum Messen der Basaltemperatur der Frau. Die Basal- oder Aufwachtemperatur steigt 1 bis 2 Tage nach der Ovulation um 5/10 °C an. Die Pfeilmarkierung zeigt den Mittelwert von 36,9 °C. Zeit 5 Minuten vaginal vor dem morgendlichen Aufstehen (Abb. 2.54 und 2.55). Die Ergebnisse werden in Kurvenblätter eingetragen.

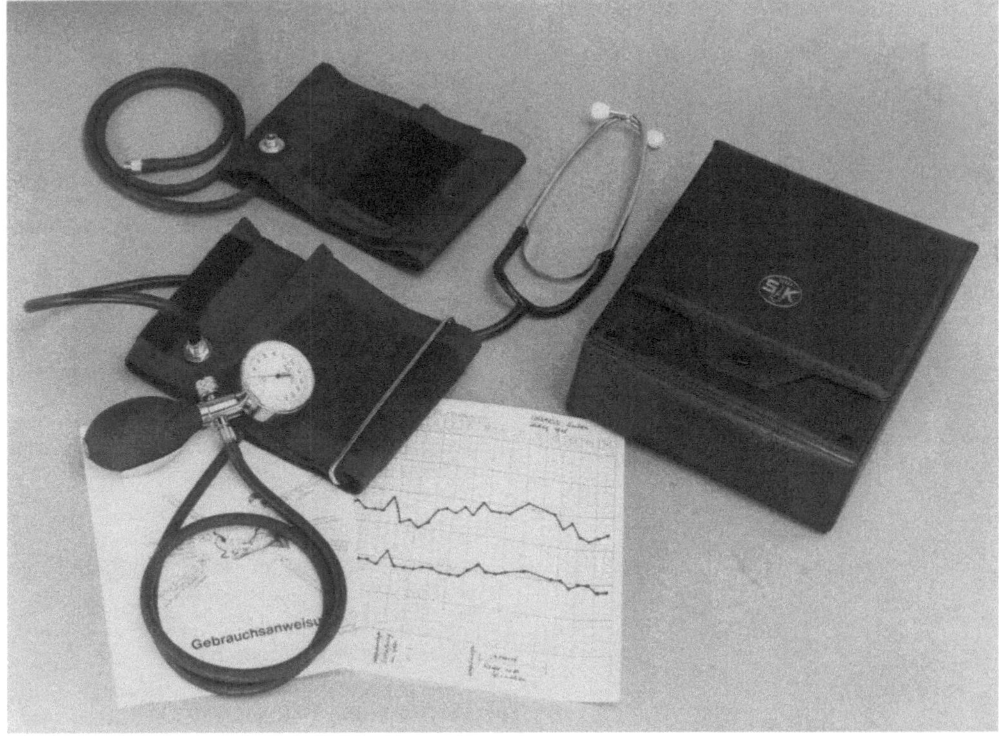

Abb. 2.46 Blutdruckmesser für Patienten mit eingebautem Stethoskop[1]

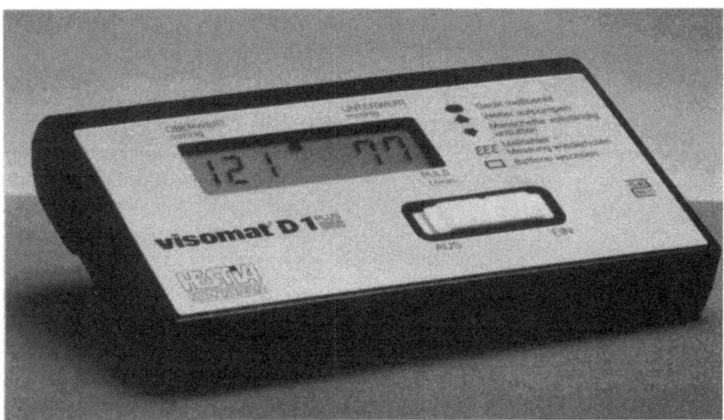

Abb. 2.47 Elektronisches Blutdruck-Meßgerät[1]

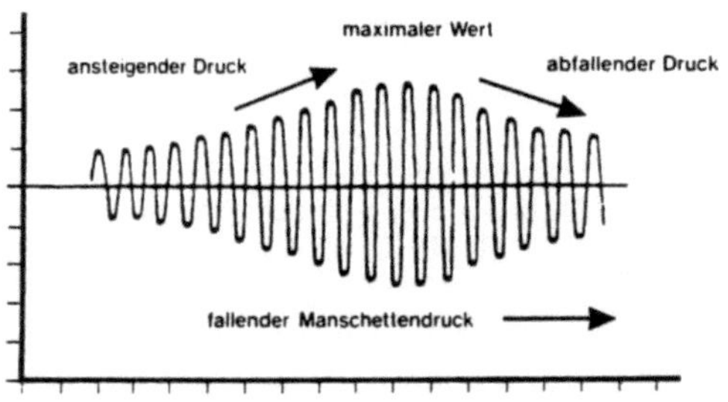

Abb. 2.48 Blutdruckwellen[1]

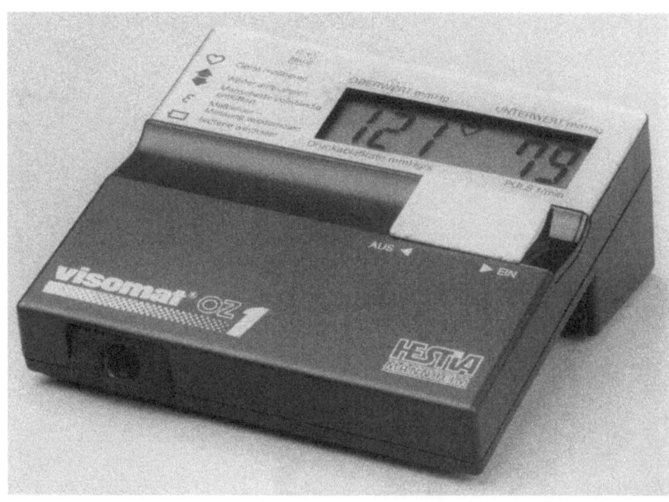

Abb. 2.49 Oszillator[1]

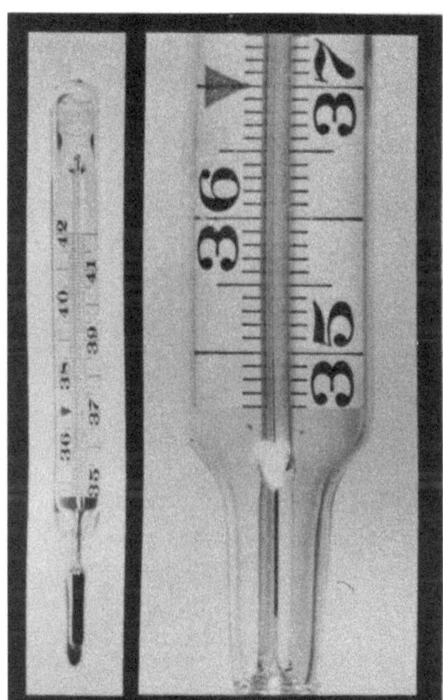

Abb. 2.50 Normalthermometer[1]

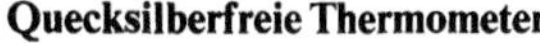

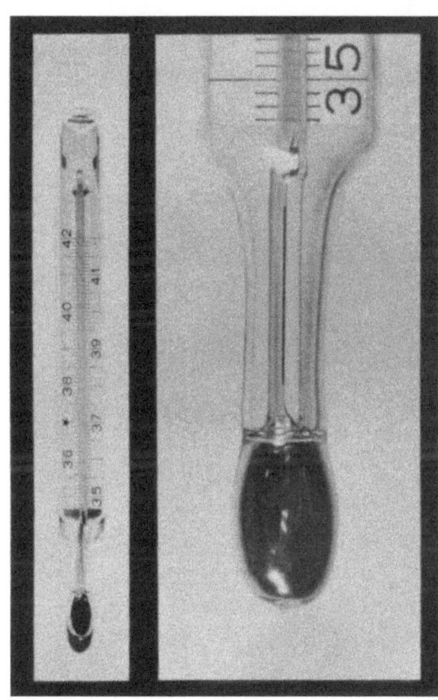

Abb. 2.51 Zungenthermometer[1]

Quecksilberfreie Thermometer

Arten:

- *Elektronische Thermometer* mit 4stelliger Digitalanzeige, mit optischer oder akustischer Anzeige bei der Beendigung der Messung, gut geeignet für die Bestimmung der Basaltemperatur. (Abb. 2.56), Zeit ca. 1 Minute.
- *Einmalthermometer* mit eingeschweißten Meßfarbpunkten zwischen 35,5 bis 40,4 °C. Der letzte sich blau verfärbende Punkt zeigt die Temperatur an. Zeit 1 Minute oral. (Abb. 2.57)

Hinweis

Die Körpertemperatur liegt normal:

- axillar gemessen bei 36,0 bis 37,0 °C (Ungenaue Messung, 0,5 °C zu dem gemessenen Wert hinzurechnen!)
- rectal gemessen bei 37,0 bis 37,4 °C

Fieber wird eingeteilt in:

- mäßiges Fieber: 38,0 bis 38,5 °C
- hohes Fieber: 39,0 bis 40,5 °C
- sehr hohes Fieber: über 40,5 °C

Kollapstemperatur herrscht unter 36,0 °C.

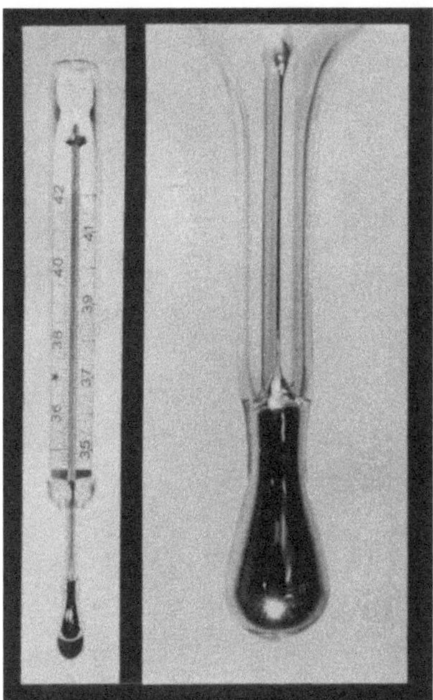

Abb. 2.52 Rectalthermometer mit Kugelgefäß[1]

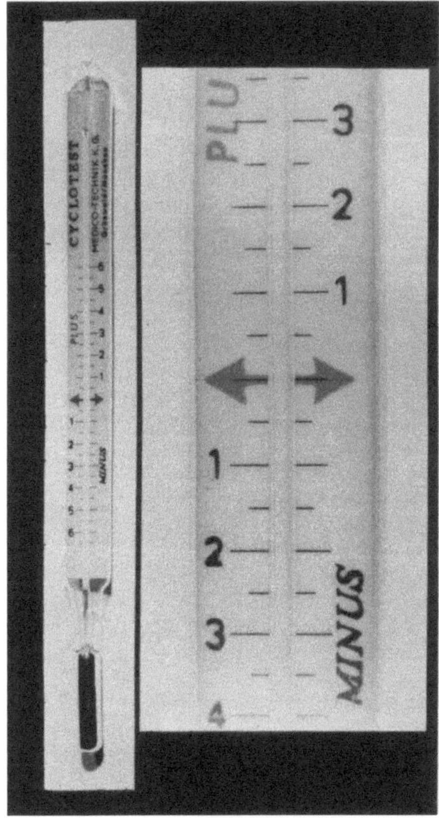

Abb. 2.54 Basalthermometer[1]

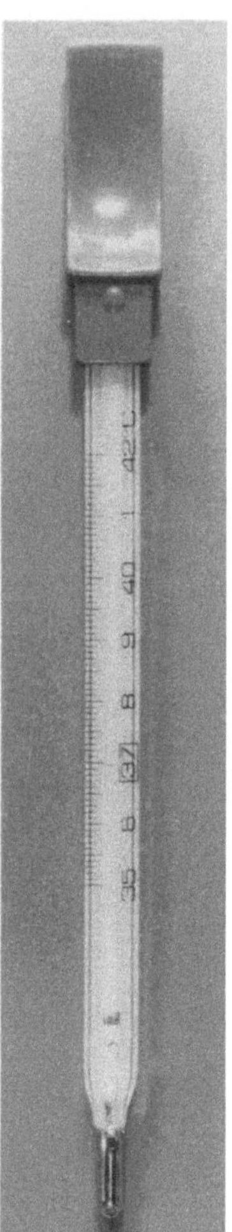

Abb. 2.53 Prismenthermometer[1]

1.22 Mundtubus und Beatmungsmasken

zum Offenhalten der oberen Atemwege und zur Beatmung.
Ein Tubus verhindert gleichzeitig das Zurückfallen der Zunge.

1.22.1 Rachentubus nach Güdel

gibt es in verschiedenen Größen für Kinder, Jugendliche und Erwachsene (Abb. 2.58).

1.22.2 Safar-Tubus

besitzt einen größeren und kleineren Tubus an einem Mundstück, er erleichtert die Atemspende durch die Möglichkeit einer Mund zu Tubusbeatmung (Abb. 2.59).

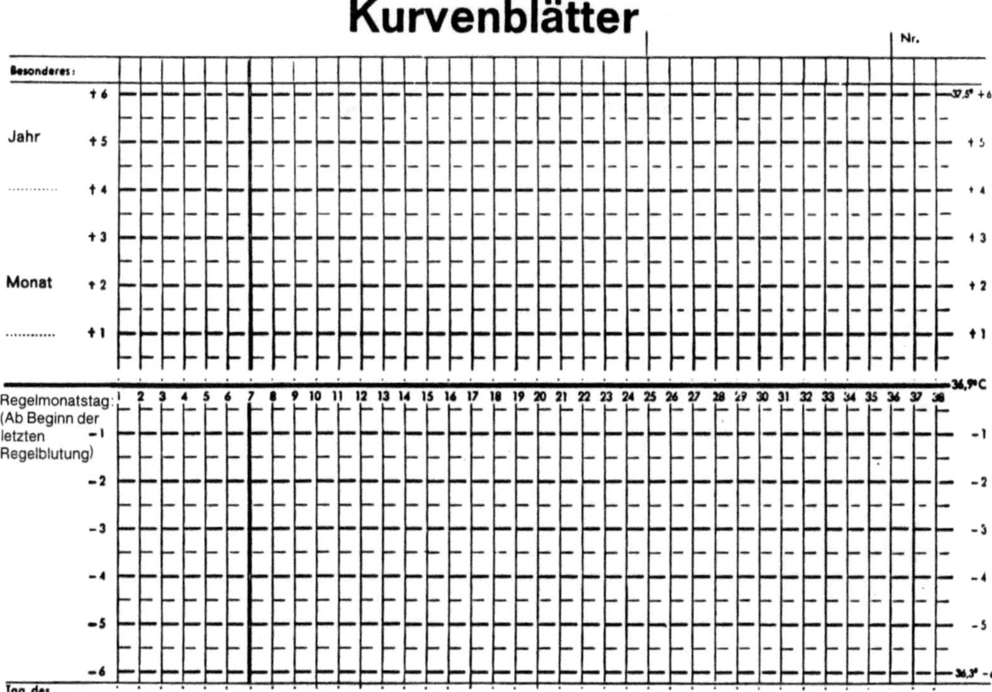

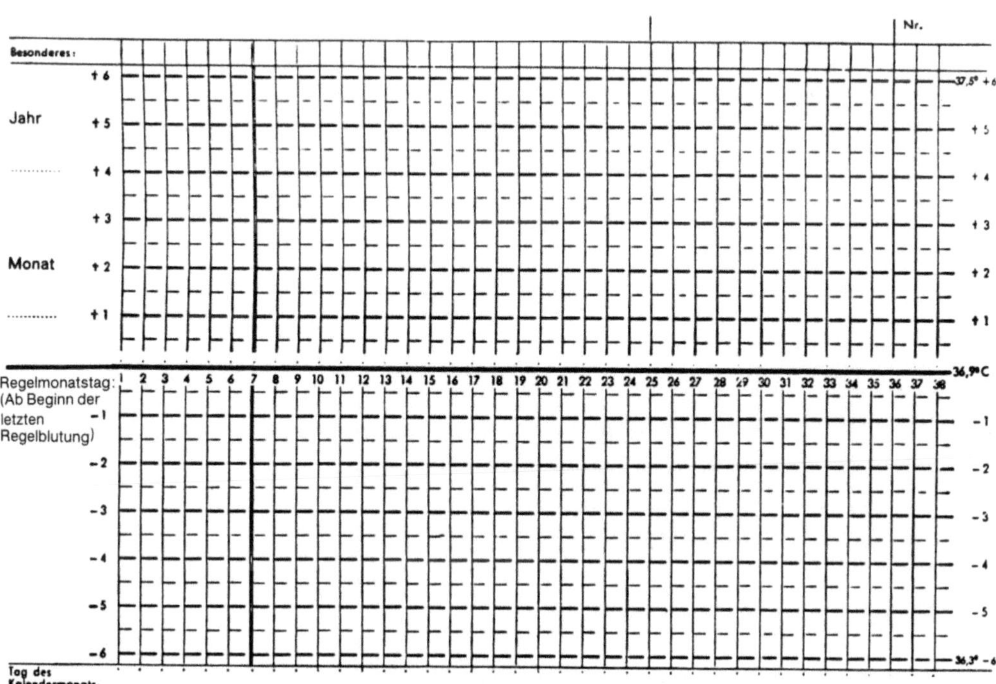

Abb. 2.55 Temperaturkurve einer gesunden geschlechtsreifen Frau[1]

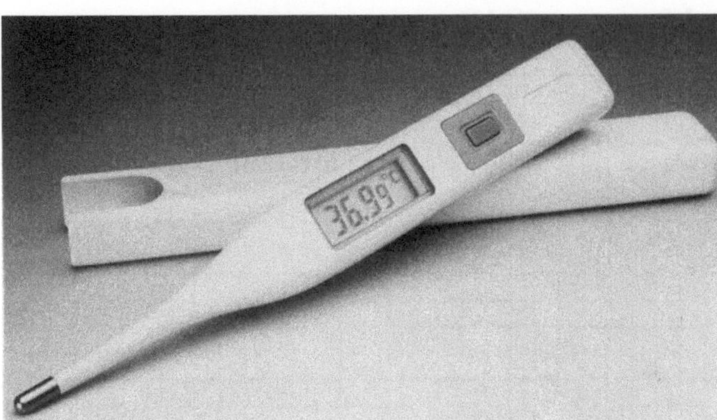

Abb. 2.56 Elektronisches Fieberthermometer[1]

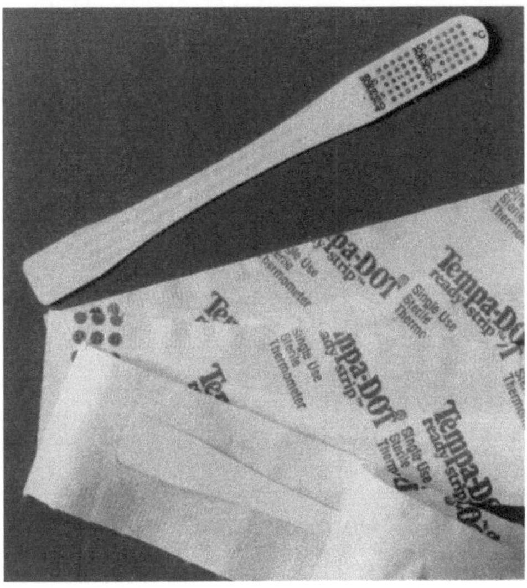

Abb. 2.57 Einmalthermometer[1]

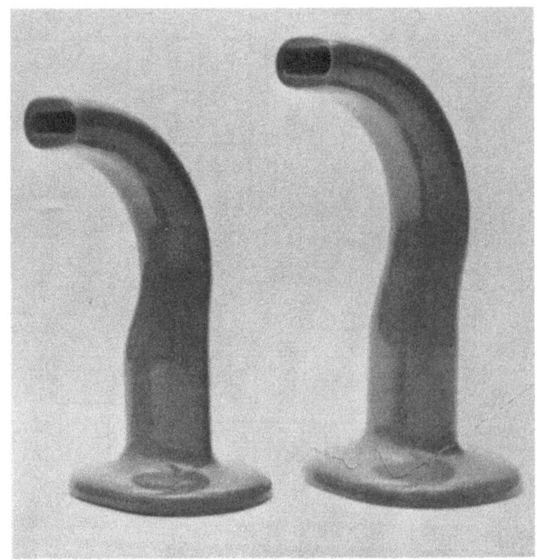

Abb. 2.58 Rachentubus nach Güdel[1]

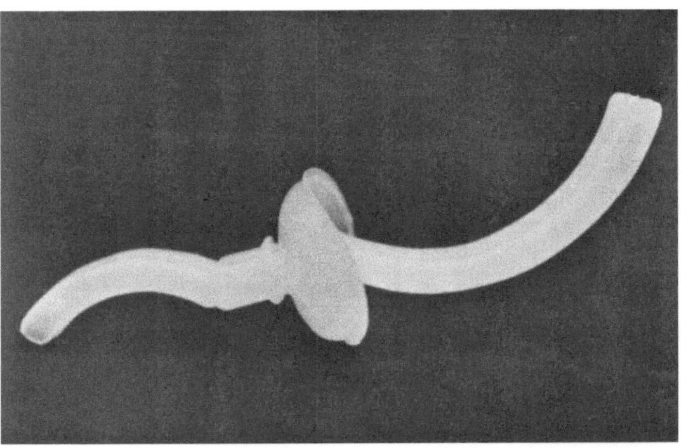

Abb. 2.59 Safar-Tubus[1]

1.22.3 Sicherheits-Beatmungstubus

besteht aus dem Tubus und einem Einblasmundstück mit einem Sicherheitsventil, das den Atemrückstrom und den Sekretrückfluß verhindert (Abb. 2.60). Die Nase wird mit einer Nasenklemme bei der Beatmung abgeklemmt. Die Mundabschlußklappe und der Tubus sind aus Weichplastik und deswegen patientenschonend (Abb. 2.61 und 2.62).

1.22.4 Sicherheits-Beatmungsmaske

hat gleichfalls eine anatomiegerechte Form aus Vinylacetat und außerdem bietet sie durch eine Gesichtsschürze aus transparentem Polyethylen einen Schutz für den Atemspender. Das Beatmungsrohr wird auf die Maske gesteckt, es besitzt ein Ventilsystem, das den Rückstrom in der Ausatempause durch 2 seitliche Öffnungen ableitet (Abb. 2.63).

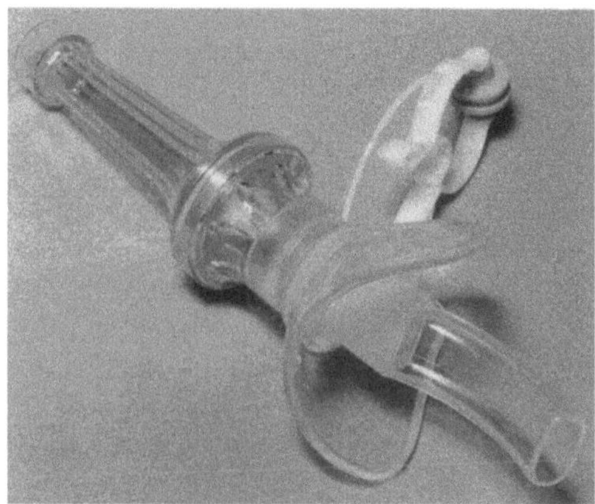

Abb. 2.60 Sicherheits-Beatmungstubus[1]

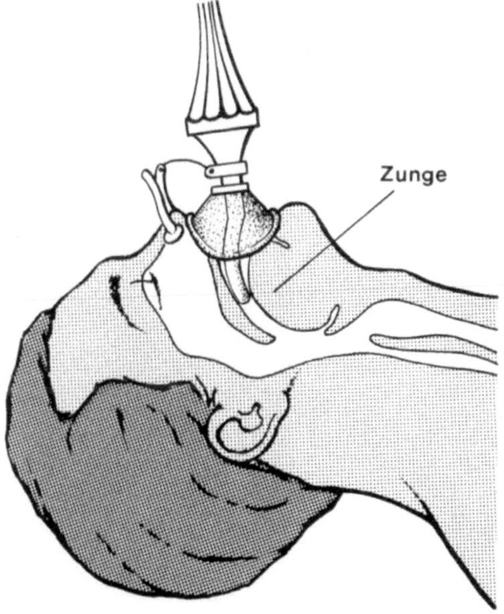

Abb. 2.61 Anwendung des Sicherheits-Beatmungstubus I[1]

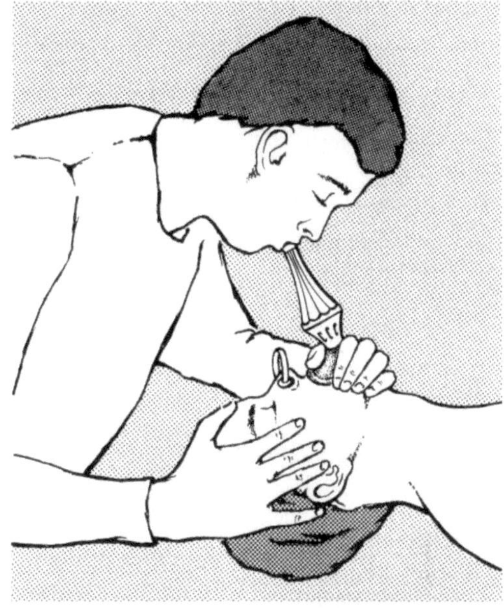

Abb. 2.62 Anwendung des Sicherheits-Beatmungstubus II[1]

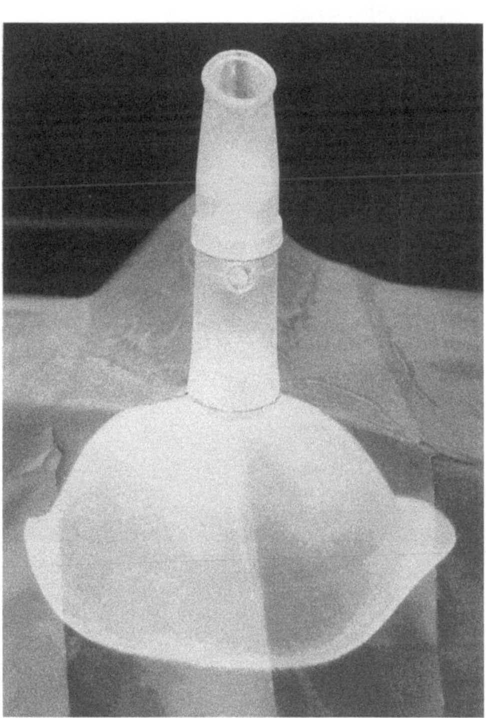

Abb. 2.63 Sicherheits-Beatmungsmaske[1]

1.23 Pinzetten

zum Festhalten von Gewebeteilen oder Fremdkörpern.
Pinzetten gibt es zum Einmalgebrauch in steriler Verpackung und zum Mehrfachgebrauch aus rostfreiem Stahl oder verchromt.

1.23.1 Anatomische Pinzetten

sind vorn abgerundet und besitzen innen geriffelte Greifflächen (Abb. 2.64).

1.23.2 Chirurgische Pinzetten

tragen ineinandergreifende Haken an ihren Enden (Abb. 2.65).

1.23.3 Cilienpinzetten

eignen sich zum Entfernen von Wimpern und Auszupfen von Haaren. Sie sind vorn abgeschrägt oder flach (Abb. 2.66).

1.23.4 Ohrpinzetten

besitzen eine kniegebogene oder eine Bajonettform und eignen sich zum Entfernen von Cerumen im Gehörgang (Abb. 2.67).

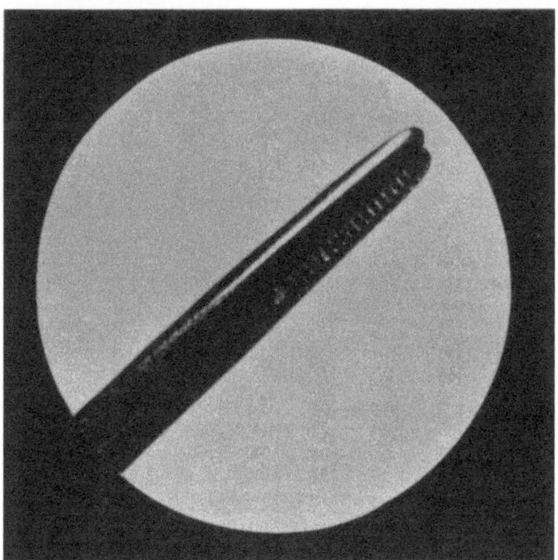

Abb. 2.64 Anatomische Pinzette[1]

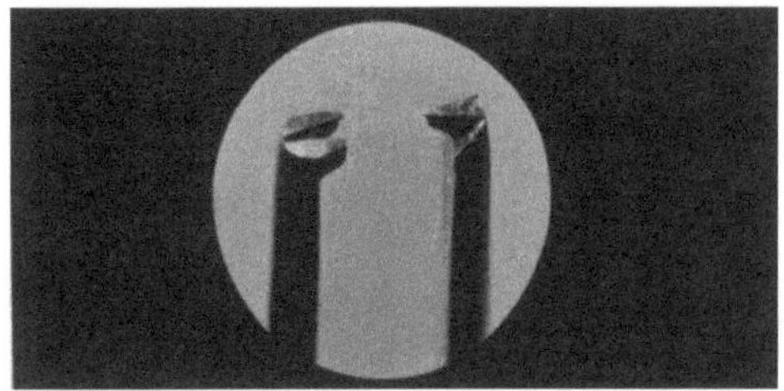

Abb. 2.65 Chirurgische Pinzette[1]

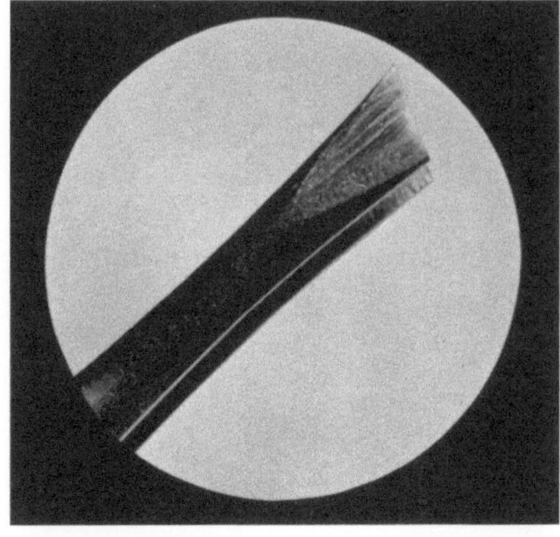

Abb. 2.66 Cilienpinzette[1]

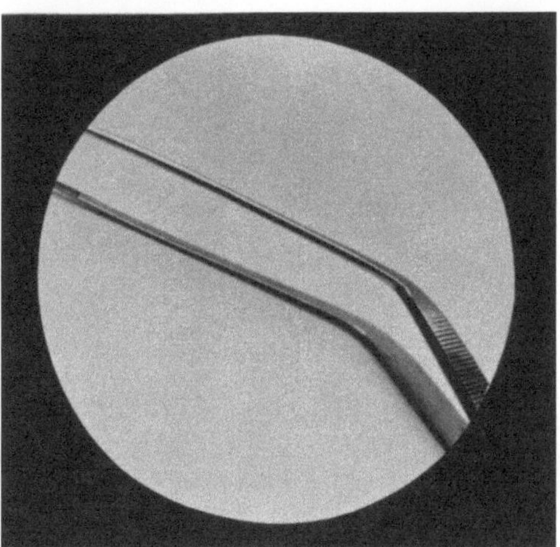

Abb. 2.67 Ohrpinzette[1]

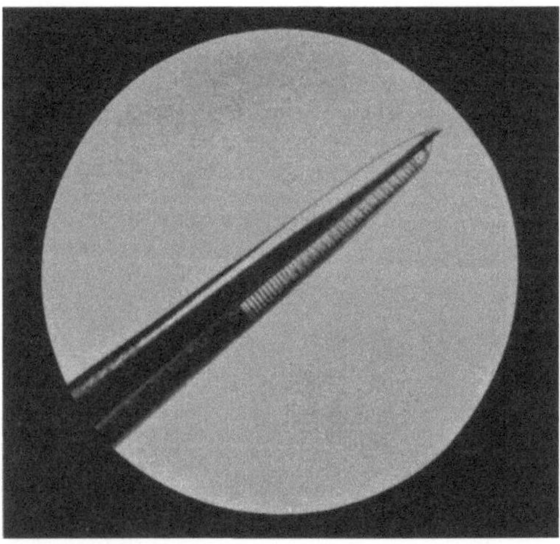

Abb. 2.68 Splitterpinzette[1]

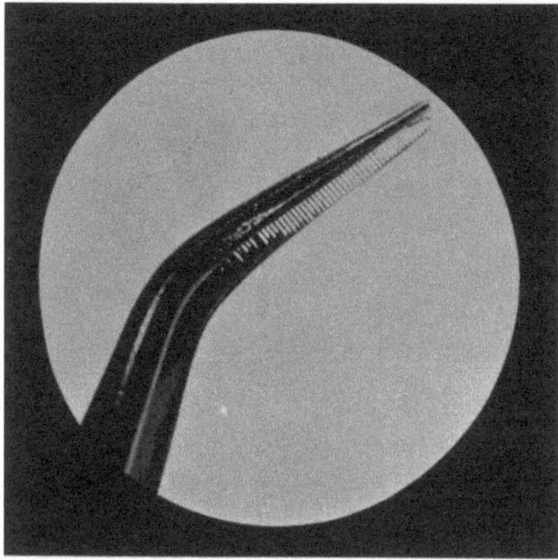

Abb. 2.69 Zahnpinzette[1]

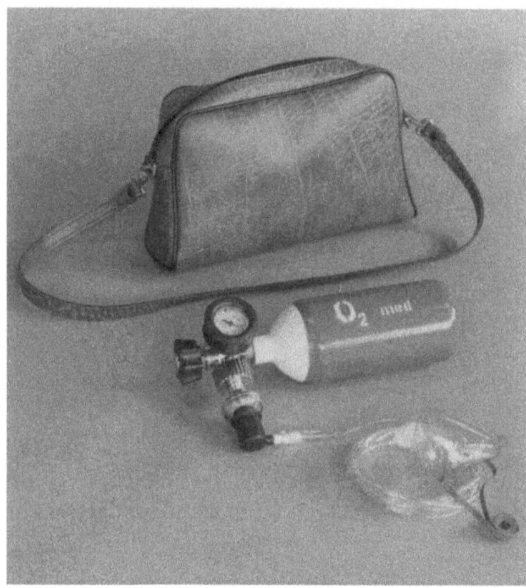

Abb. 2.70 Tragbares Sauerstoff-Inhalationsgerät[1]

1.23.5 Splitterpinzetten

sind spitz auslaufend (Abb. 2.68).

1.23.6 Zahnpinzetten

sind spitz auslaufend und kniegebogen (Abb. 2.69)

1.24 Pulsuhren

zum Pulszählen mit 1/4 oder 1/2 Minute Laufzeit.
Sie messen als Sanduhren die Häufigkeit des Herzschlages als Frequenz des Arterienpulses. Gut fühlbar ist der Puls der Arteria radialis am distalen Ende kurz über der Innenseite des Handgelenks.
Die gezählten Pulsschläge sind je nach Angabe auf der Nickelhülse der Sanduhr mal 4 (1/4 Min.) bzw. mal 2 (1/2 Min.) zu nehmen.

Hinweis
Normalwerte der Pulsfrequenz:

Neugeborene	ca. 140/min
2jährige Kinder	120/min
4jährige Kinder	100/min
10jährige Kinder	90/min
14jährige Kinder	85/min
Männer	70 bis 62/min
Frauen	75/min
Senium	80 bis 85/min

1.25 Sandsäcke

zur Lagerung des Patienten, besonders der Extremitäten oder als Gewichtsausgleich am Extensionsgalgen.
Sandsäcke enthalten feinkörnigen Sand, eingeschweißt in weiche PVC-Folie oder in weißes Kunstleder. Sie sind abwaschbar und sterilisierbar. Die Beutel besitzen zur Befestigung eine Öse. Sie werden in Gewichten von 0,4 bis 10,0 kg und in unterschiedlichen Größen geliefert.

1.26 Sauerstoff-Inhalationsgeräte

zur Ersten Hilfe und zur Therapie einer Unterversorgung mit Sauerstoff, z. B. infolge einer Anaemie, bei Funktionsstörungen der Lunge, des Herzens oder des Kreislaufs (Abb. 2.70).

Einfache Geräte bestehen aus:

- einer Inhalationsmaske,
- einer Sauerstoff-Flasche von 0,8 bis 2 l Fassungsvermögen,
- einem Manometer,
- einem Druckminderer.

1.27 Scheren

zum Schneiden von Verbandmaterialien oder in der kleinen und in der großen Chirurgie.
Die unterschiedliche Anwendung erfordert erhebliche Größenunterschiede. Verbandscheren in der Ersten Hilfe haben eine Länge von 13 bis 25 cm.
Eine Schere besteht aus den beiden Branchen, die sich am Scherenschloß kreuzen. Es gibt Nieten- und Schraubenschlösser. Eine aseptische Schere muß auseinandernehmbar sein und besitzt deswegen ein Stiftschloß (Abb. 2.71). Verbandscheren tragen einen Knopf bzw. eine Abflachung am Ende einer Branche, um die unterste Bindetour eines Verbandes ohne Verletzungsgefahr für den Patienten zu zerschneiden (Abb. 2.72 und 2.73).
Die Branchen der Scheren können gerade, aufwärtsgebogen, kniegebogen, ihre Enden können beide spitz oder beide stumpf oder spitz und stumpf sein (Abb. 2.74 und 2.75).

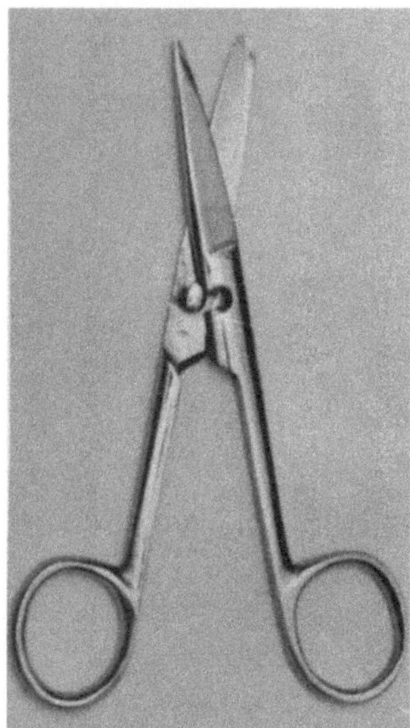

Abb. 2.71 Aseptische Schere[1]

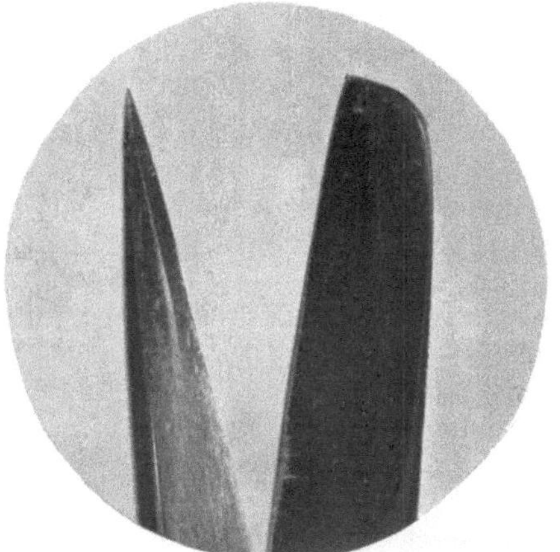

Abb. 2.72 Verbandscheren, gerade Form[1]

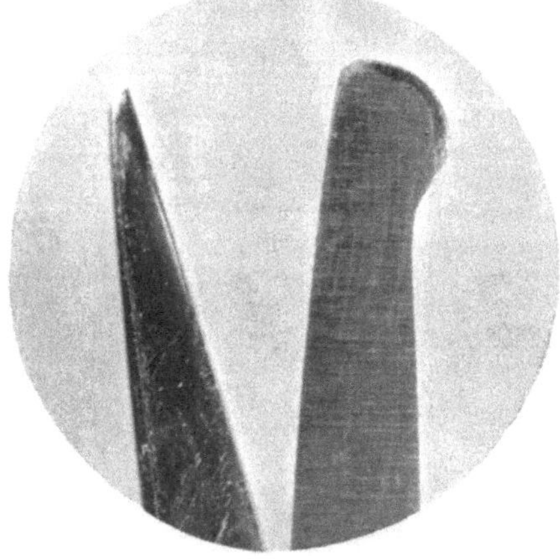

Abb. 2.73 Verbandschere, Spezialform, gerade[1]

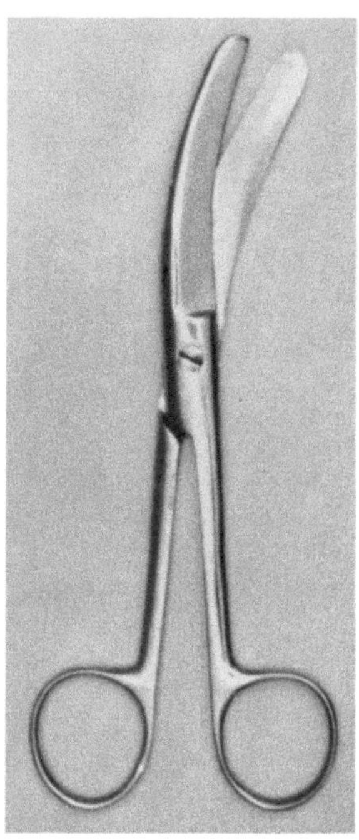

Abb. 2.74 Verbandschere, Spezialform, gebogen[1]

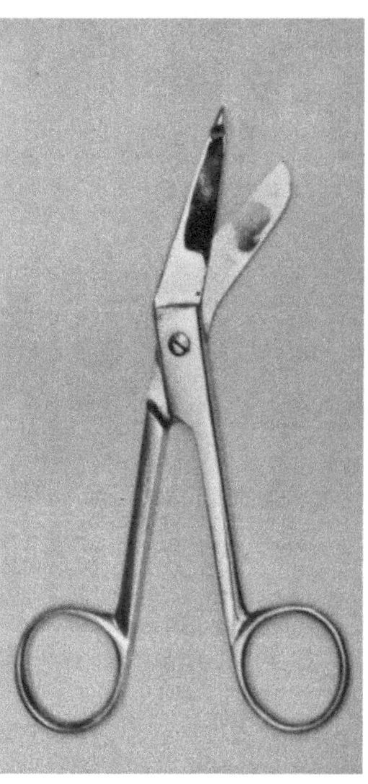

Abb. 2.75 Verbandschere, kniegebogen[1]

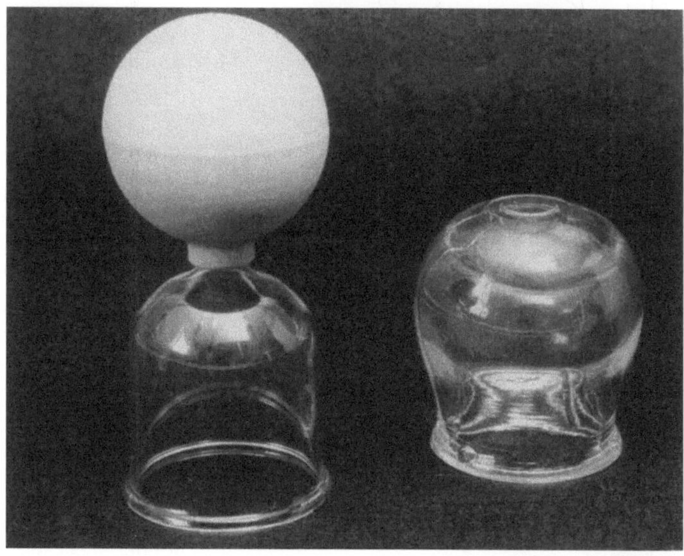

Abb. 2.76 Schröpfköpfe[1]

1.28 Schröpfköpfe

zum Blutansaugen in der Haut.
Durch Aufsetzen einer Saugglocke und Erzeugen eines Vakuums kann ein künstlicher Bluterguß die Hautdurchblutung fördern (Abb. 2.76). Nach Anritzen der Haut wird eine geringfügige Menge Blut entzogen. Das Vakuum läßt sich durch Erwärmen der Glasglocke oder durch einen Saugball erzeugen.
Schröpfköpfe erleichtern ebenfalls das Ansetzen von Blutegeln.

1.29 Sicherheitsnadeln

zum Befestigen größerer Verbände und Tücher aus rostfreiem Stahl oder vernickelt.
Es gibt baby- und kindergesicherte Ausführungen, die nur unter Beachtung besonderer Kriterien zu öffnen sind.

1.30 Skalpelle

für chirurgische Eingriffe.
Es gibt Messer mit feststehender Klinge oder Messergriffe mit auswechselbaren Klingen, die in jedem Fall völlig gratfrei und von ausgezeichneter Schnittschärfe sein müssen (Abb. 2.77). Die vielseitige Verwendung verlangt zahlreiche unterschiedliche Formen. Messer mit einseitig und zweiseitig schneidenden, bauchigen, spitzen oder gekröpften Klingen werden verlangt. Im Handel sind außerdem Einmalskapelle bereits sterilisiert und Messer zum Mehrfachgebrauch aus V2-A-Stahl (Abb. 2.78). Die Griffe können gebogen und gerade, glatt oder geriffelt sein.

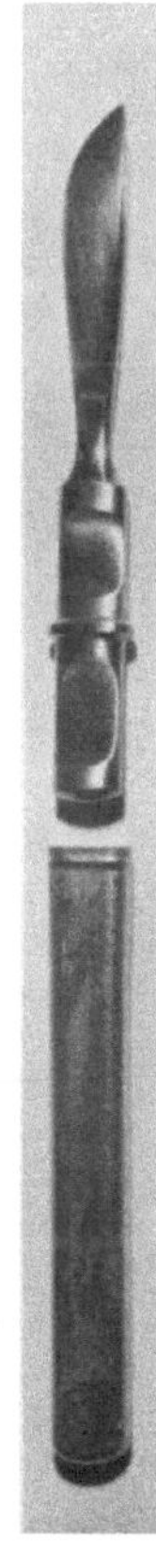

Abb. 2.77 Skalpell, umsteckbar[1]

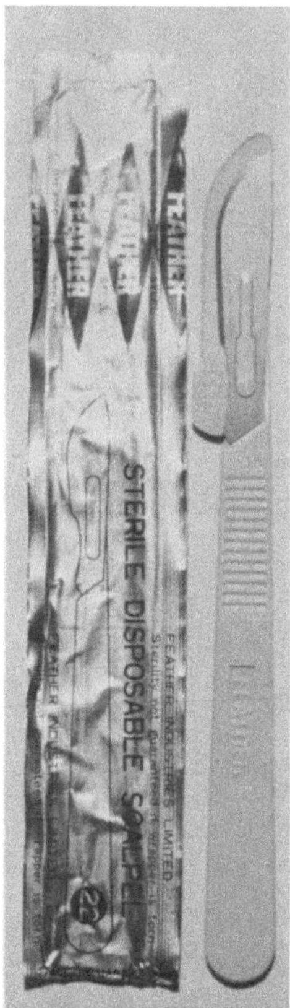

Abb. 2.78 Einmalskalpell[1]

1.31 Spatel

zum Verstreichen von Salben als Salbenspatel, zum Herabdrücken der Zunge als Zungenspatel.

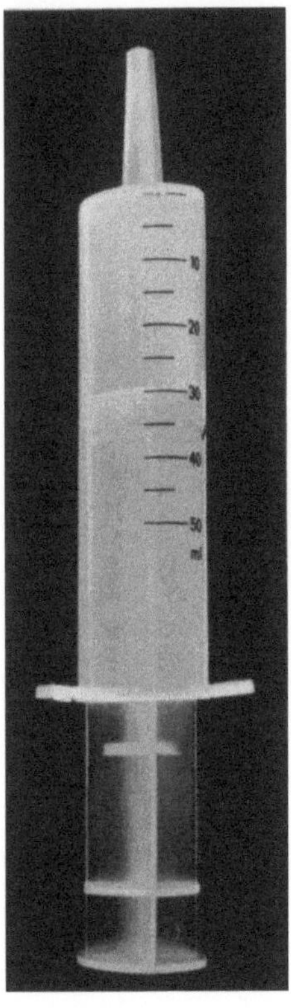

Abb. 2.80 Wund- und Blasenspritze nach Janet[1]

Spatel gibt es aus Holz, Plastik, Stahl und Glas. Mundspatel aus Holz sollen splitterfrei sein. Spatel kommen u. a. sterilisert und einzeln verpackt in den Handel.

1.32 Spritzen

zur parenteralen Zuführung von Arzneimitteln oder Diagnostica und zur Blutentnahme.
Spritzen bestehen aus einem graduierten Zylinder und einem darin luftdicht geführten Kolben, der einen Griff trägt. Der Zylinder besitzt einen normierten Spritzenansatz für die Injektionskanüle.

1.32.1 Blasenspritzen

zur Blasen- oder Wundspülung, auch zur Verabreichung von Sondenkost. Der Spritzenansatz muß deswegen auf das Ende eines Katheters oder einer Magensonde passen. Gleichzeitig soll das Aufsetzen eines Luer-Ansatzes für die Verwendung einer Kanüle oder einer Olive möglich sein.

Es gibt Blasenspritzen aus:

- Plastik, 50 und 100 ml zum Einmalgebrauch (Abb. 2.79),
- Glas mit Metallfassung nach Janet, 50, 75, 100, 150, 200 und 250 ml (Abb. 2.80),
- Ganzmetall, verchromt, nach Schimmelbusch, 50, 100, 150 und 200 ml (Abb. 2.81).

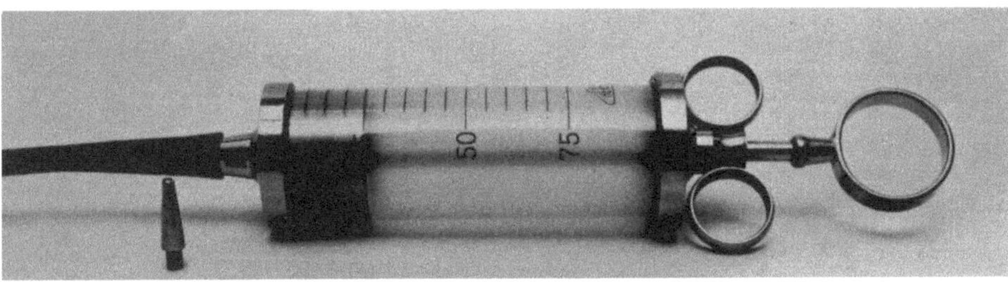

Abb. 2.79 Blasenspritze, Einmalgebrauch[1]

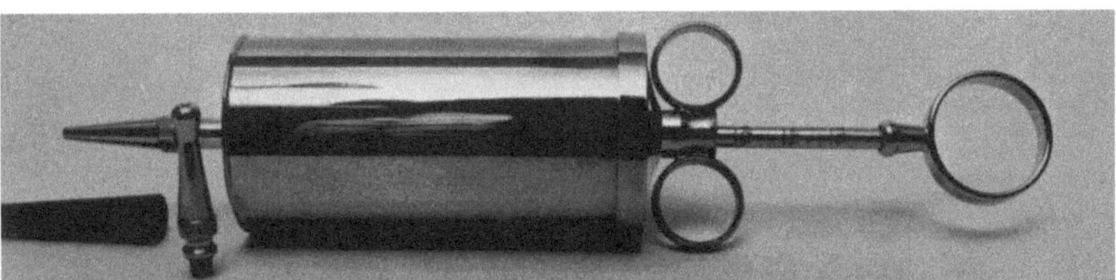

Abb. 2.81 Wund- und Blasenspritze nach Schimmelbusch[1]

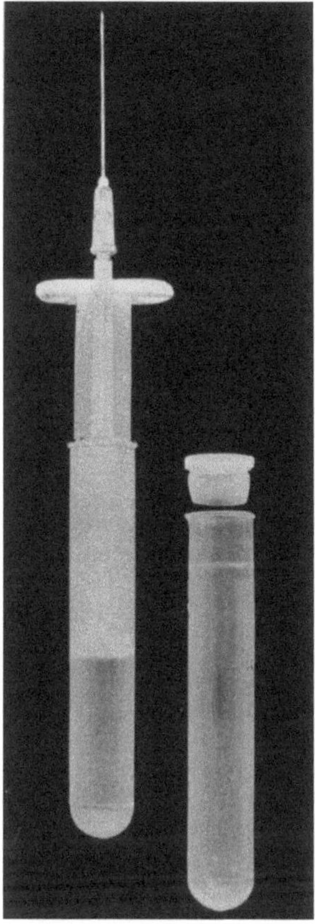

Abb. 2.82 Blutentnahmespritze (Unilette)[1]

Abb. 2.83 Glycerinspritze[1]

1.32.2 Blutentnahmespritze (Unilette)

zum Einmalgebrauch aus Plastik, bereits sterilisiert im Handel.
Blutentnahmespritzen bestehen aus einer Kanüle und einer Spritze 10 ml mit einem Kolben, der eine Längsbohrung, eine Griffplatte und einen Konus besitzt. Während der Zylinder einseitig geschlossen ist und wie ein Reagenzglas aussieht; wie ein solches wird er mit einem Stopfen für den Transport verschlossen (Abb. 2.82).
→Kapitel Diagnostik für das kleine klinische Laboratorium

1.32.3 Hartgummispritzen

Glycerinspritzen
zur Verwendung als Klistierspritze (Abb. 2.83).
Sie besitzen einen Glaszylinder mit Hartgummigarnitur. Der Kolben kann aus Leder sein.
Tripperspritzen
zur Behandlung der Harnröhre.
Sie heißen Tripperspritzen und sind wie Glycerinspritzen ausgestattet. Der Spritzenansatz kann eine Olive nach Neißer, einen sogenannten Entenschnabel oder eine lange Olive tragen, konisch spitz ist er nach Sigmund geformt.

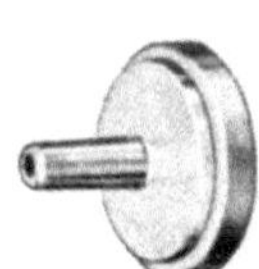
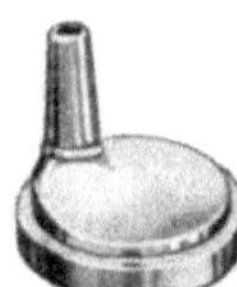
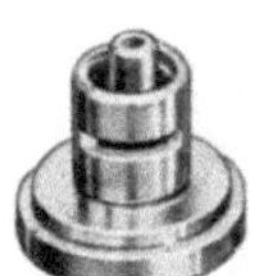

Abb. 2.84 Spritzenansätze, Luer, Luer exzentrisch, Luer-Lock (Arretierung)[1]

1.32.4 Injektionsspritzen

zum Injizieren von wässrigen oder öligen Lösungen, Suspensionen und Emulsionen. Der Spritzenansatz ist in der Regel zentrisch, seltener exzentrisch angeordnet (→ Kanülen). Zur Prüfung auf Dichtigkeit wird der Ansatz mit dem Zeigefinger verschlossen, der Kolben nach unten gezogen, er muß federnd zurückspringen (Abb. 2.84).

Recordspritzen
besitzen einen Zylinder aus Feinglas mit einer Milliliter-Skala in 1/10-Unterteilung. Sie haben einen aufgelöteten, meist verchromten Metallboden mit einem Luer-Ansatz für die Kanüle und einen ebensolchen aufgelöteten Ring für die Verschlußkappe aus Me-

tall. Der Metallkolben ist eingeschliffen und an einer Kolbenstange mit dem Griff verbunden. Die Spritze ist in ihre Teile zerlegbar, deswegen gut zu reinigen und auseinandergenommen bis 200 °C zu sterilisieren. *ISO-Spritzen* vertragen die Sterilisation als zusammengesetzte Spritzen, da der Ausdehnungskoiffizient des Metalles dem des Glases entspricht (Abb. 2.85).

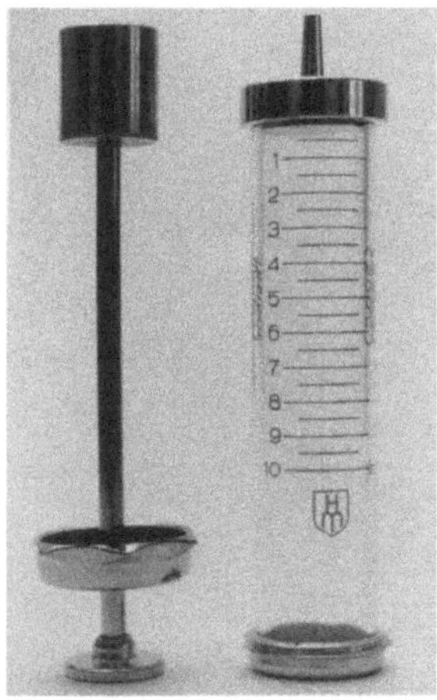

Abb. 2.85 Recordspritze[1]

Glasspritzen
heißen auch Luer-Spritzen. Zylinder und Kolben bestehen aus Feinglas. Sie können mit Glasansatz für die Kanüle oder mit Metallkonus geliefert werden (Abb. 2.86 und 2.87).

Metallspritzen mit Glaszylinder
oder Ultra-Asept-Spritzen besitzen genormte Einzelteile, die unter den Spritzen austauschbar sind (Abb. 2.88). Sie tragen am Griff eine Fingerstütze und/oder einen, ggf. zwei Fingerringe seitwärts am Metallmantel des Glaszylinders. Durch diese Hantierhilfen sind sie gut für die Verwendung in der Apothekenrezeptur geeignet, z. B. bei der Herstellung von Augentropfen.
Größen: 1, 2, 3, 5, 10, 20, 30 und 50 ml.

Einmalspritzen
bestehen in der Regel aus Polypropylen. Der Kolben und die Kolbenstange sind ggf. aus Polyethylen. Der Kolben kann auch aus Silicon sein oder einen Siliconring tragen. Einmalspritzen werden sterilisiert und eingesiegelt gehandelt (Abb. 2.89 und 2.90).
Größen: 1, 2, 5, 10, 20, 30, 50 und 100 ml mit Luer oder mit Luer-Lock-Ansatz.

Insulinspritzen
gibt es von allen oben genannten Spritzenarten (Abb. 2.91 bis 2.95). Sie fassen 1 bis 2 ml und besitzen neben der ml-Feineinteilung eine Skala für die Insulin-Einheiten. Es gibt Insulinspritzen, die ausschließlich mit Insulin-Einheiten signiert sind,

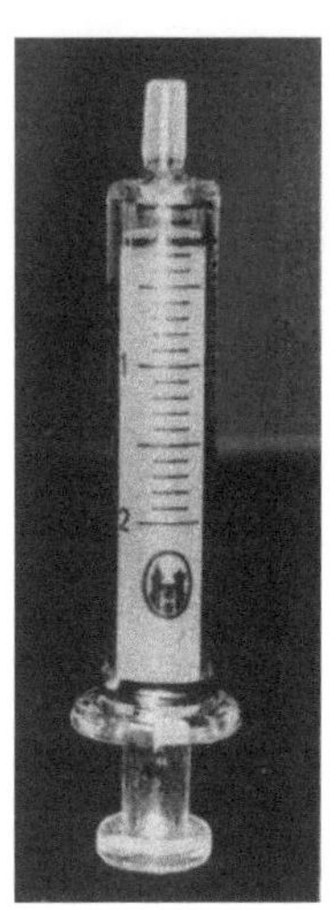

Abb. 2.86 Ganzglasspritze[1]

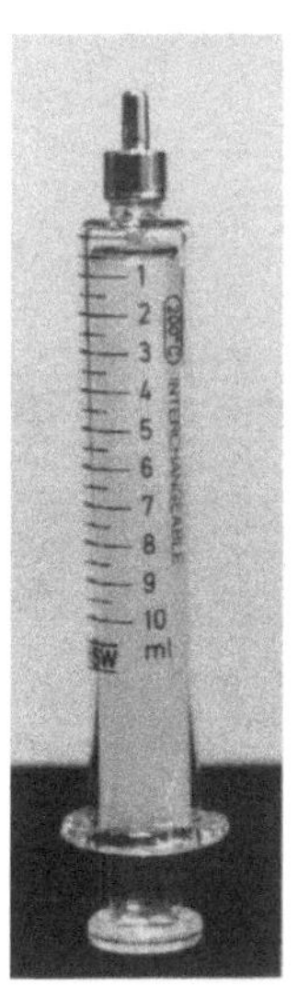

Abb. 2.87 Glasspritze mit Metallkonus[1]

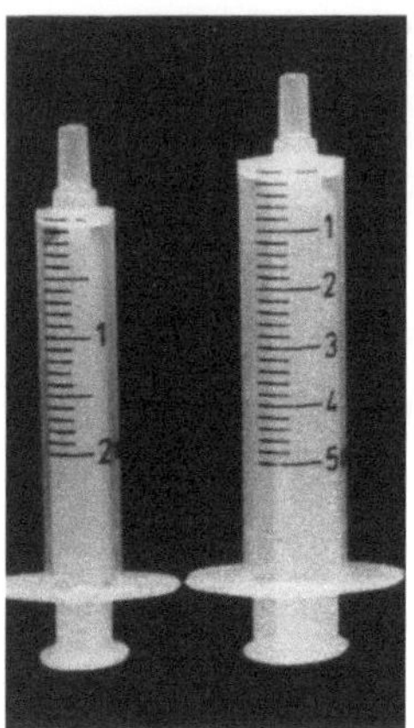

Abb. 2.89 Einmalspritzen[1]

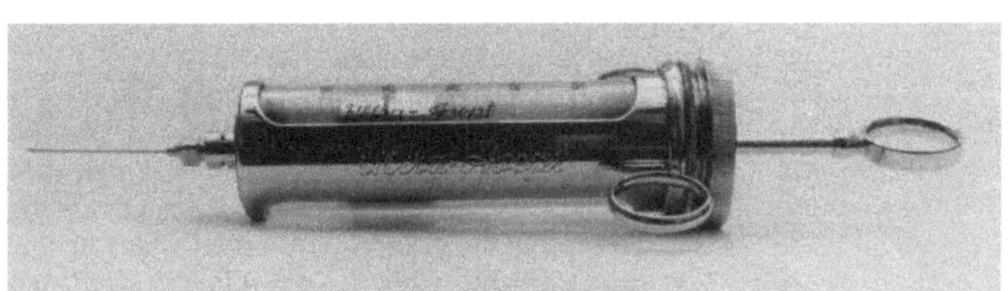

Abb. 2.88 Metallspritze mit Glaszylinder (Ultra-Asept)[1]

damit Verwechselungen nicht zur Fehldosierung führen. Für Sehbehinderte eignen sich Spritzen mit einem Anschlagmechanismus auf der Kolbenstange, der fest für den betreffenden Patienten eingestellt werden kann. 1 ml entspricht 40 Insulin-Einheiten.

Tuberculinspritzen
haben einen sehr langen Zylinder mit einer 1/100-Teilung der Skala zur genauen Dosierung. Sie fassen 1 ml. Es gibt sie als Record- oder Einmalspritzen mit Luer-Ansatz.

Automatische Spritzen
sind besonders als Insulin-Dosierer gebräuchlich (Abb. 2.96 bis 2.98). Sie sorgen durch einen Federmechanismus für einen schnellen, schmerzlosen Einstich. Ein Tiefeinsteller regelt die Einstichtiefe. Er kann nach individuellen Bedürfnissen präzise eingestellt werden. Ein Herunterdrücken der Kolbenstange löst die gleichmäßige Injektion automatisch aus. Für Sehbehinderte gibt es Injektionsautomaten mit einer Anschlagmutter.

→ Kapitel Diagnostik für das kleine klinische Laboratorium

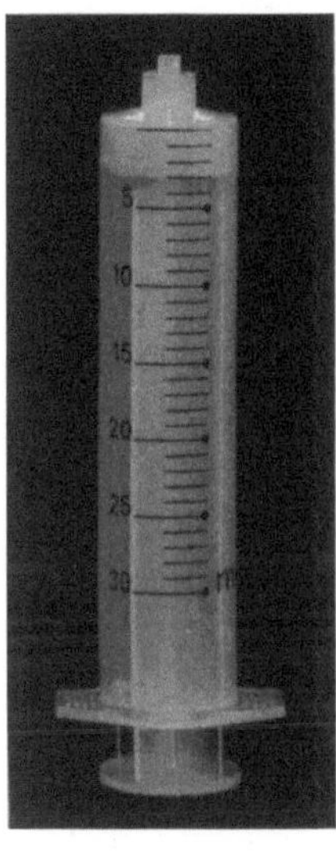

Abb. 2.90 Einmalspritze mit Lock-Ansatz[1]

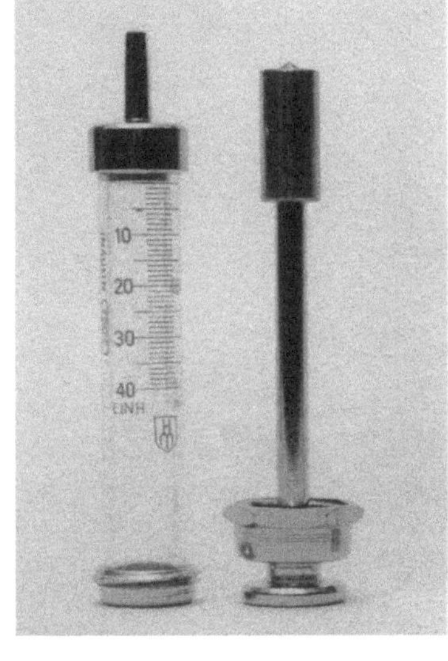

Abb. 2.92 Insulinspritze mit Feineinteilung, 40 E[1]

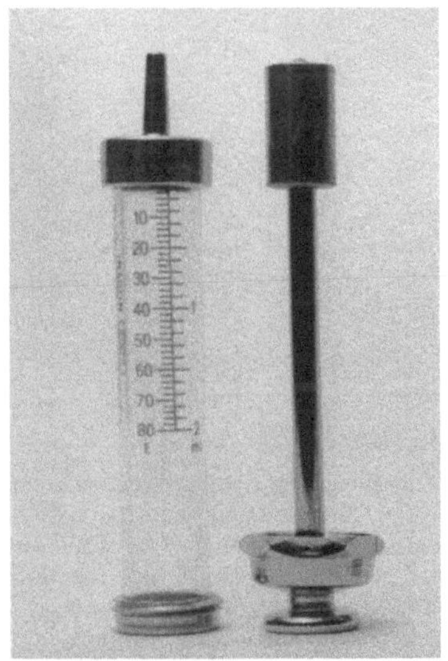

Abb. 2.91 Insulinspritze mit Feineinteilung, 80 E[1]

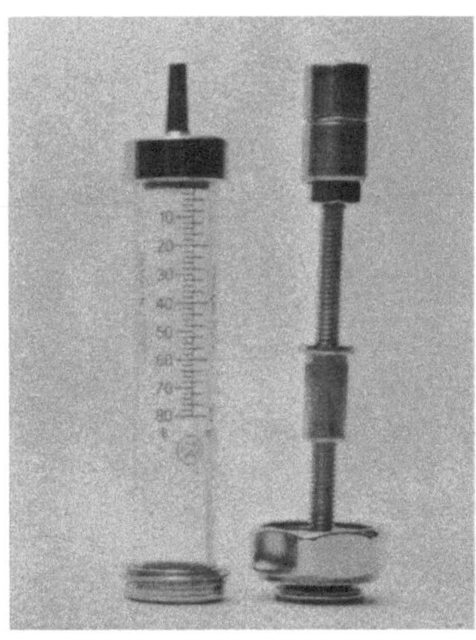

Abb. 2.93 Insulinspritze für Sehbehinderte (Diados)[1]

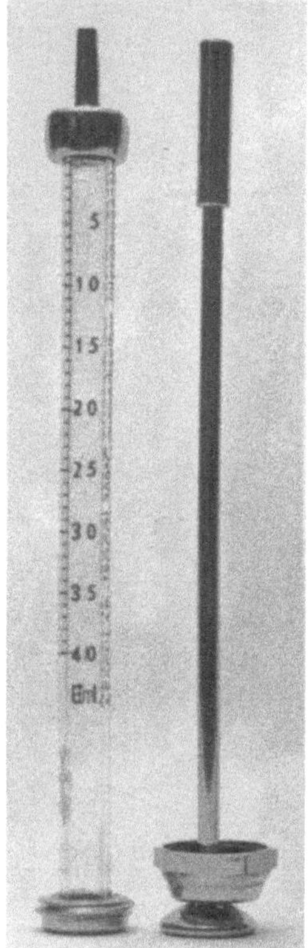

Abb. 2.94 Insulinspritze, lange Form[1]

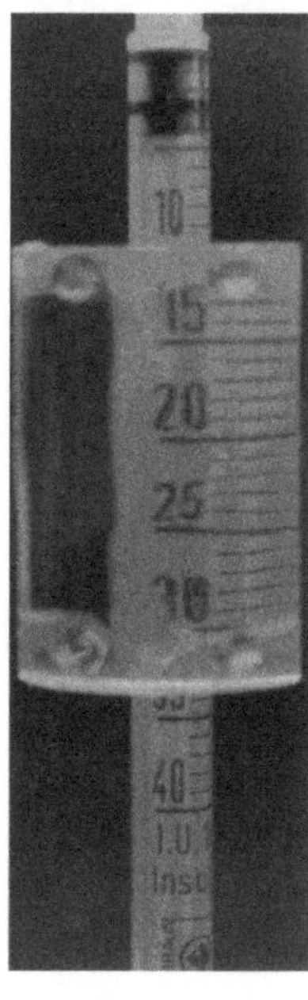

Abb. 2.95 Insulinspritze mit Lupenaufsatz[1]

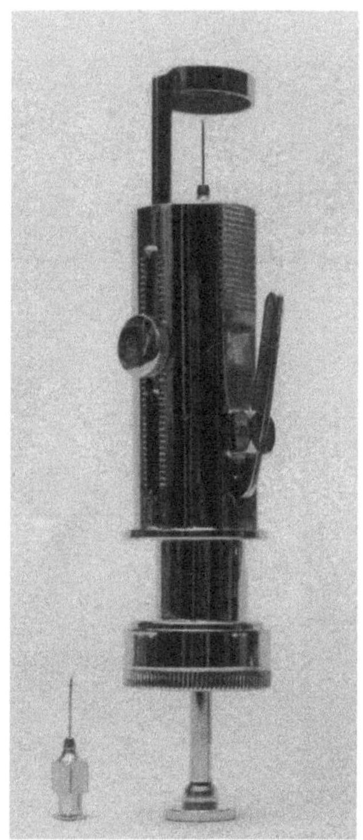

Abb. 2.97 Diarapid-Insulin-Injektor[1]

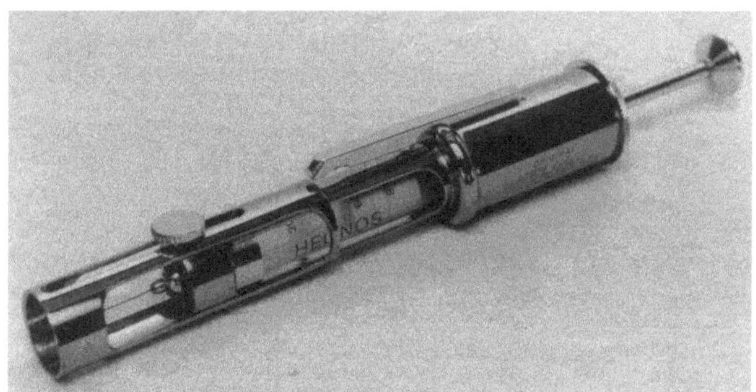

Abb. 2.96 Helinos-Insulin-Injektor[1]

1.33 Spuckbecher

zum Auffangen des infektiösen Sputums und zum Sammeln für diagnostische Zwecke.
Sie können aus Stahl, Plastik oder Emaille sein und besitzen alle aus hygienischen Gründen einen Klappdeckel (Abb. 2.99). Die *Spuckflasche*, der Blaue Heinrich nach Thomas Mann, besteht aus dunkel eingefärbtem Glas mit einer ml-Skala. Sie ist flach und gut transportabel (Abb. 2.100).

1.34 Stechbecken

zur Aufnahme der Faeces bei bettlägerigen Patienten. Stechbecken oder Bettschüsseln sind aus Stahl, Emaille oder aufblasbar aus Gummi (Abb. 2.101 und 2.102). Sie sollen einen langen Griff besitzen und haben einen Durchmesser von 25 oder 31 cm. Die Gummischüsseln geben nach und erfordern einen Durchmesser von 45 oder 50 cm oder oval 40 x 52,5 cm.

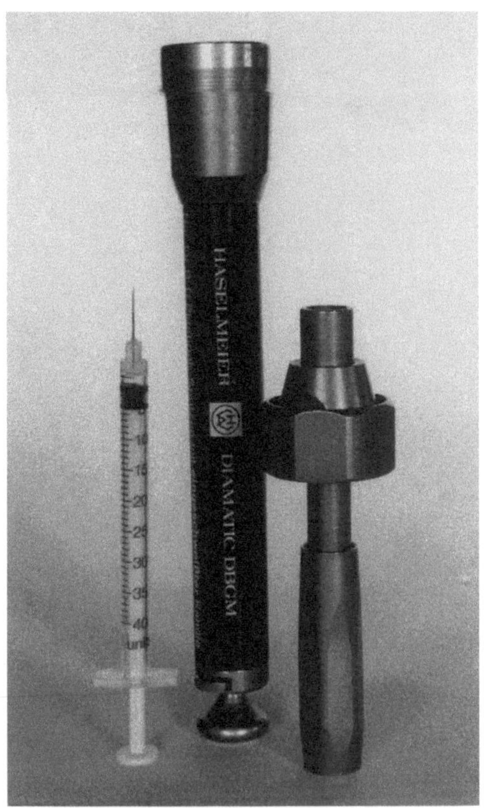

Abb. 2.98 Diamatic-Injektionsautomat[1]

Abb. 2.99 Spuckbecher[1]

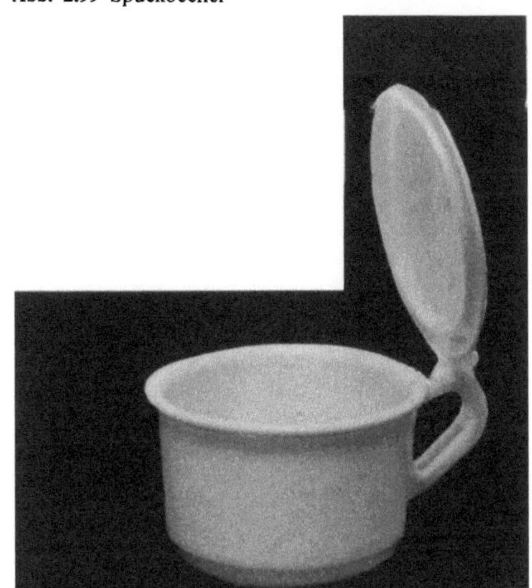

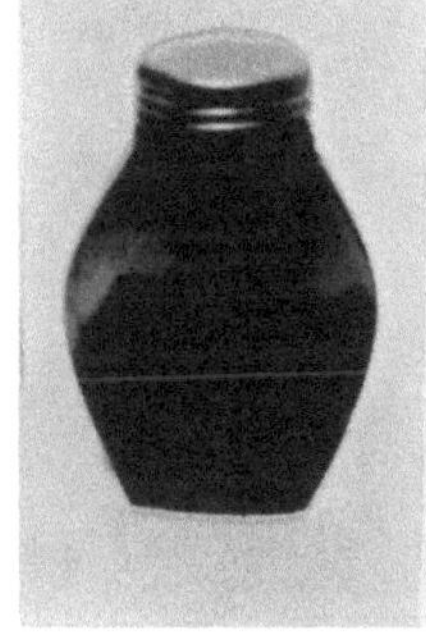

Abb. 2.100 Spuckflasche[1]

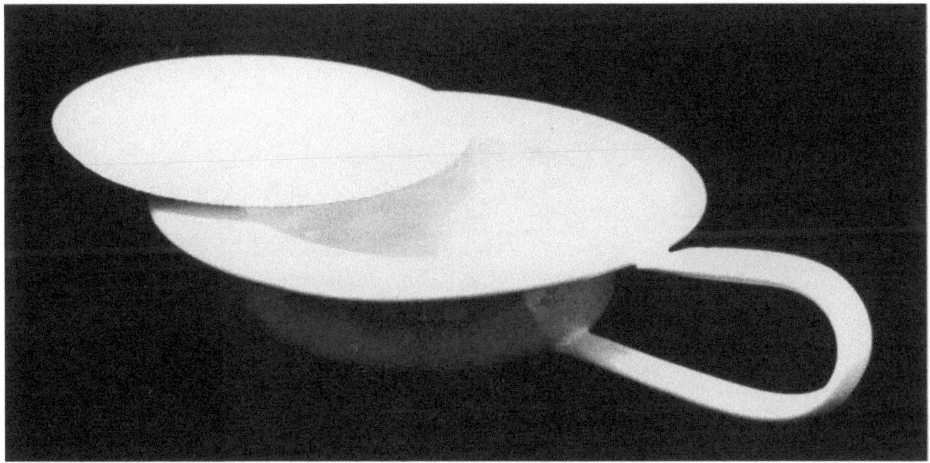

Abb. 2.101 Stechbecken aus Stahl[1]

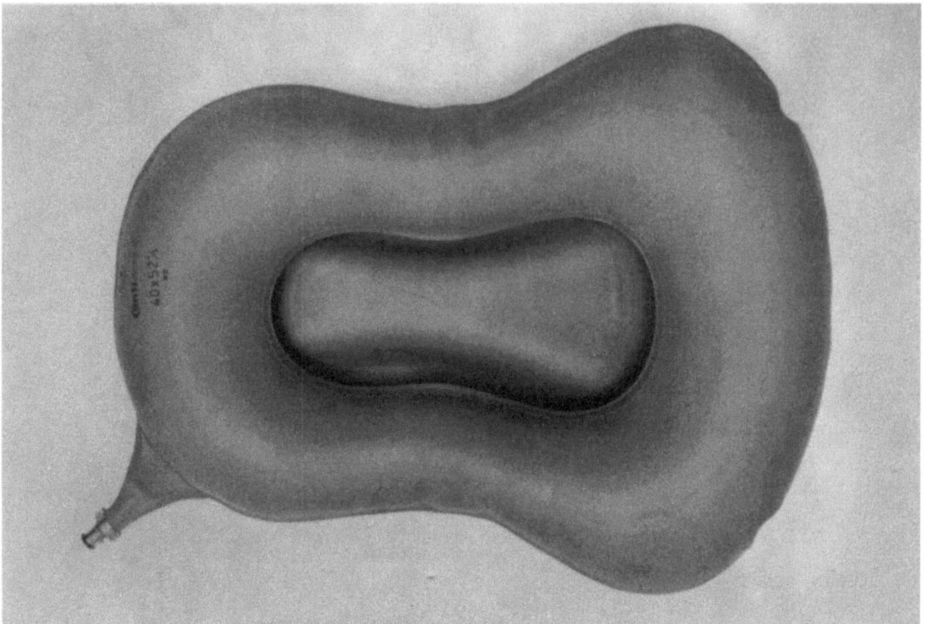

Abb. 2.102 Stechbecken aus Gummi, oval[1]

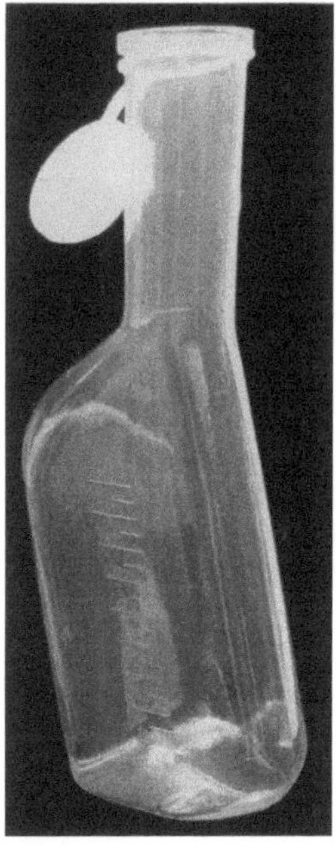

Abb. 2.103 Urinflasche für Männer mit Deckel[1]

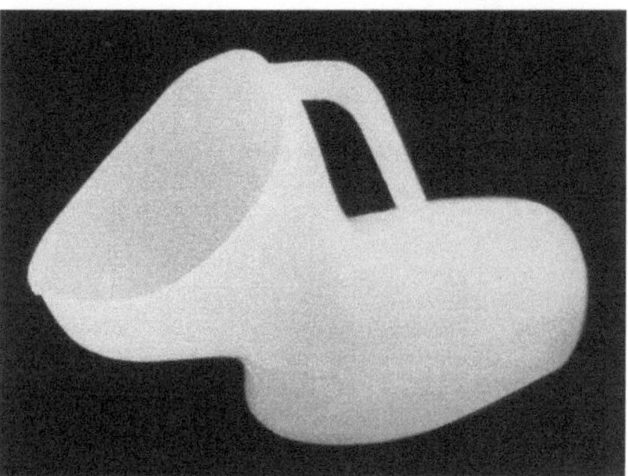

Abb. 2.104 Urinflasche für Frauen[1]

1.35 Urinflaschen

zum Auffangen des Harns.
Sie sind aus Plastik oder Glas, mit oder ohne Deckel (Abb. 2.103 und 2.104). Für Männer haben sie einen langen Hals und heißen deshalb Enten.

1.36 Urinflaschen-Betthalter

zur Aufbewahrung der Urinflaschen am Krankenbett aus Emaille (Abb. 2.105).

1.37 Urinprobebecher

zur Aufnahme und zum Transport des Mittelstrahlurins für diagnostische Zwecke.
Die Plastikbecher sind zum Einmalgebrauch. Sie besitzen einen Deckel mit angeschweißtem Dosiernippel (Abb. 2.106).

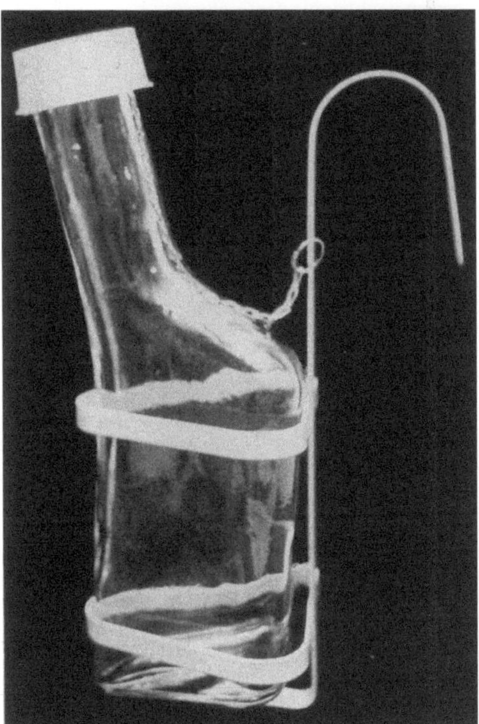

Abb. 2.105 Urinflaschen-Betthalter

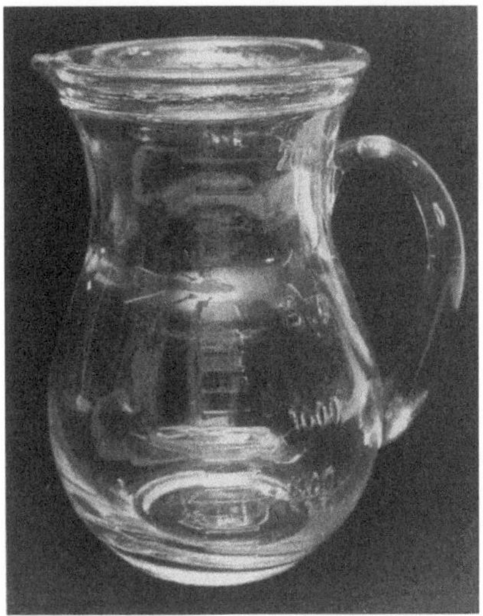

Abb. 2.107 Urinvase[1]

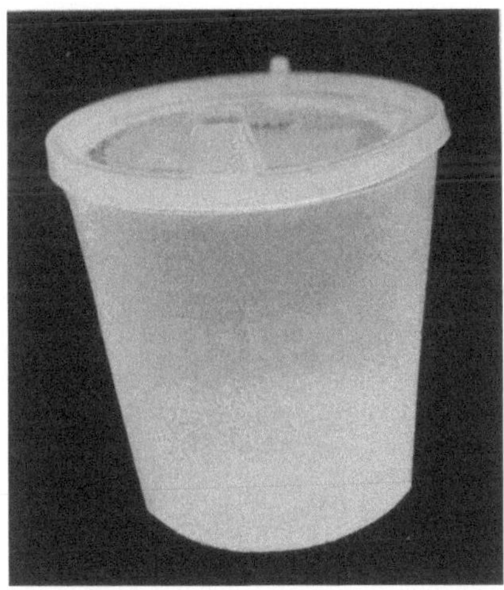

Abb. 2.106 Urinprobebecher[1]

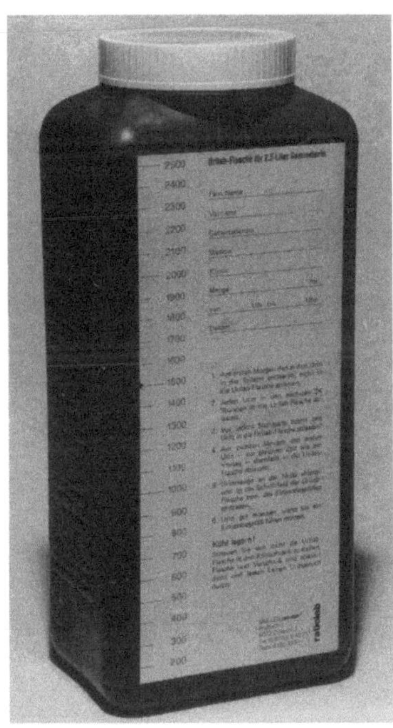

Abb. 2.108 Urinsammelgefäß[1]

1.38 Urinsammelgefäße

zum Abmessen und Sammeln des 24-Stunden-Urins. Es gibt Urinvasen aus Glas mit Graduierung und Flaschen aus Plastik, die bis zu 2,5 l Urin fassen (Abb. 2.107 und 2.108).

1.39 Wundnadeln, Chirurgische Nadeln

zum Vernähen von Wunden.
Nadeln sind in Form und Größe dem Nahtmaterial und den jeweiligen medizinischen Anwendungen anzupassen. Sie bestehen aus V2-A-Stahl und müssen in jedem Fall scharf sein (Abb. 2.109 bis 2.114).

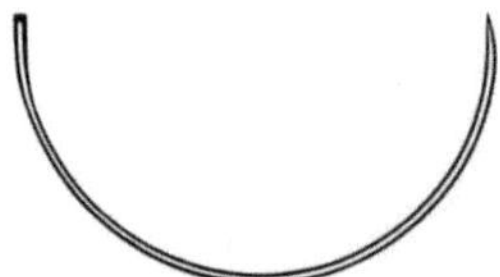

Abb. 2.109 Wundnadel, Rundkörpernadel 1/2 Kreis[1]

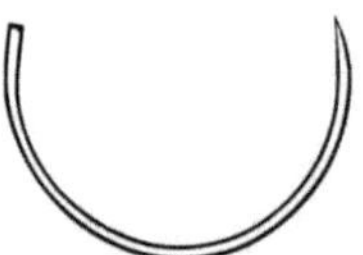

Abb. 2.110 Wundnadel, Rundkörpernadel 5/8 Kreis[1]

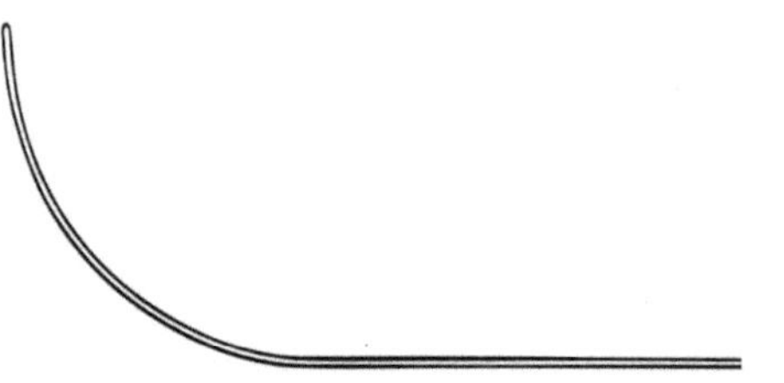

Abb. 2.111 Wundnadel, Rundkörpernadel halbgebogen, stumpf[1]

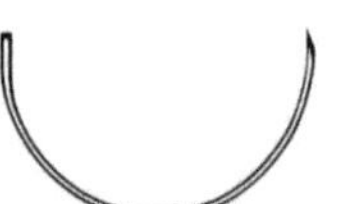

Abb. 2.112 Wundnadel, Rundkörpernadel 1/2 Kreis mit Trokarspitze[1]

Abb. 2.113 Wundnadel, Schneidende Nadel 3/8 Kreis[1]

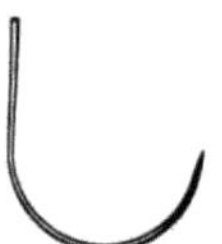

Abb. 2.114 Wundnadel, Schneidende Nadel Angelhaken[1]

Formen unabhängig der Größen:

Rundkörpernadeln	1/2 Kreis
Rundkörpernadeln	1/2 Kreis stumpf
Rundkörpernadeln	3/8 Kreis
Rundkörpernadeln	5/8 Kreis
Rundkörpernadeln	gerade
Rundkörpernadeln	halbgebogen stumpf
Rundkörpernadeln	1/2 Kreis mit Trokarspitze
Rundkörpernadeln	3/8 Kreis mit Trokarspitze
Schneidende Nadeln	1/2 Kreis
Schneidende Nadeln	3/8 Kreis
Schneidende Nadeln	gerade
Schneidende Nadeln	halbgebogen
Schneidende Nadeln	Angelhaken
Mikronadeln	1/2 Kreis Rundkörper
Mikronadeln	3/8 Kreis Rundkörper
Mikronadeln	3/8 Kreis schneidend
Mikronadeln	3/8 Kreis schneidend Spatula
Mikronadeln	1/4 Kreis schneidend Spatula
Öhrlose Nadeln	in denen der Faden bereits angebracht ist

Trokarspitzen sind dreikantig für feste Gewebe wie Haut und Facien. Runde Nadeln eignen sich für empfindlichere Gewebe wie den Darm. Zum Einfädeln des Nahtmaterials gibt es Fädel- oder Sprungöhr. Atraumatische Nadeln besitzen festverbundene Fäden, so daß keine Fadendoppelung entsteht und der Stichkanal klein bleibt.

2 Artikel für die Säuglingspflege und für junge Mütter

2.1 Beißringe

zur Erleichterung der Zahnung.
Sie bestehen aus Weich- oder Hartplastik und sind auskochbar.
Eisbeißerle enthalten im hohlen Ring eine Glucose-Lösung und sollen im Kühlschrank auf 5 bis 10 °C abgekühlt werden.

2.2 Brusthütchen

als Brustwarzenschutz bei wunden Brustwarzen und für den Säugling zur Erleichterung des Saugens bei kleinen nach innen liegenden Warzen (Abb. 2.115 und 2.116).

2.3 Brustschilde

zum Aufrichten innen liegender Brustwarzen in der Schwangerschaft.
Sie sind täglich mehrere Stunden zu tragen und bestehen aus ein- oder zweiteiligen Scheiben aus transparenter Plastik oder aus Silicon (Abb. 2.117).

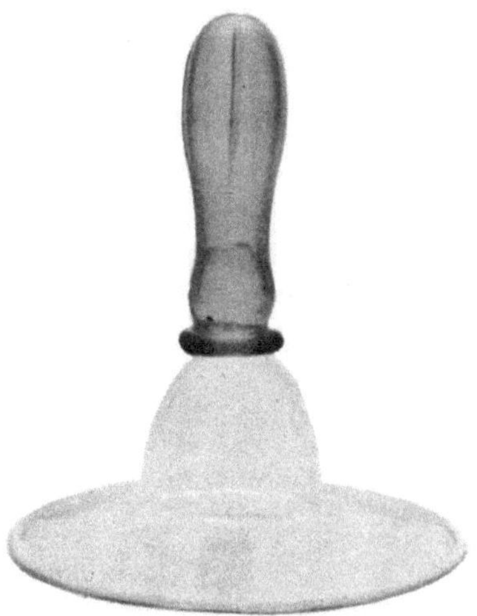

Abb. 2.115 Brusthütchen, gerade Form[1]

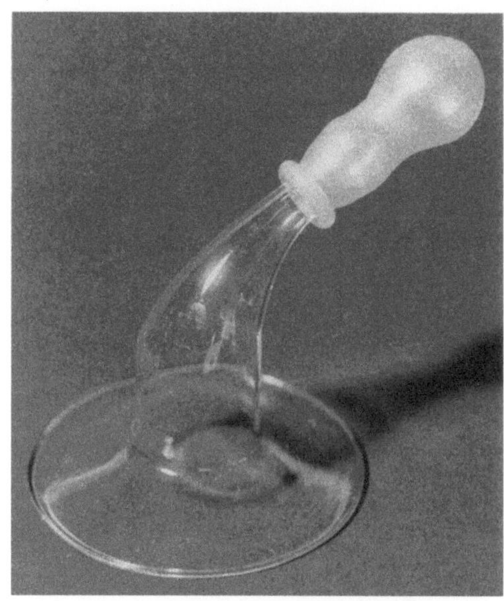

Abb. 2.116 Brusthütchen, gebogene Form[1] ▷

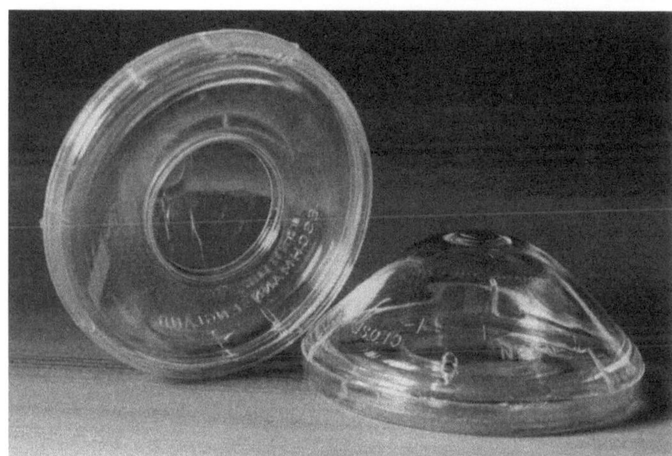

Abb. 2.117 Brustschilde[1]

2.4 Milchauffänger

zum Auffangen unkontrolliert austretender Muttermilch.
Wegen ihrer Schildform heißen sie auch Schildkröte. Sie bestehen aus Glas oder Kunststoff. Die beiden Schalenhälften besitzen einen Ausguß. Sie können zum Reinigen und Auskochen auseinandergenommen werden (Abb. 2.118).

2.5 Milchpumpen

zum Abpumpen der Muttermilch aus Glas oder Plastik.
Das Abpumpen kann manuell oder elektrisch erfolgen. Die Handbedienung geschieht mit einem Gummiball, einem Hebel oder einem Kolben, ggf. direkt in die Milchflasche (Abb. 2.119 bis 2.122).

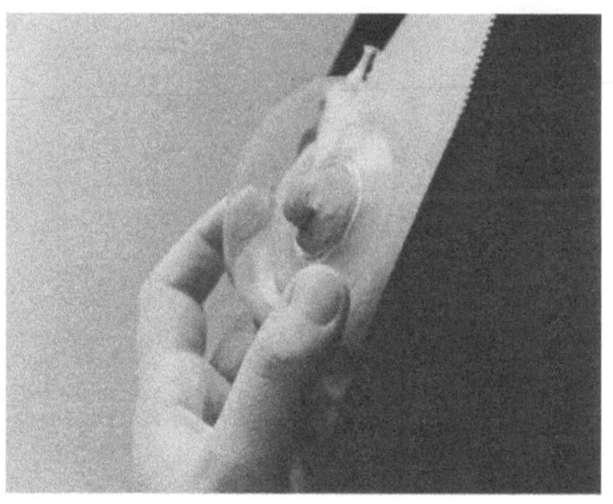

Abb. 2.118 Milchauffänger[1]

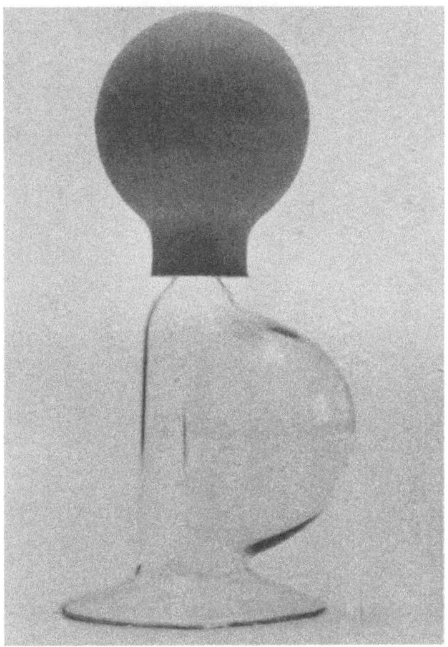

Abb. 2.119 Handmilchpumpe[1]

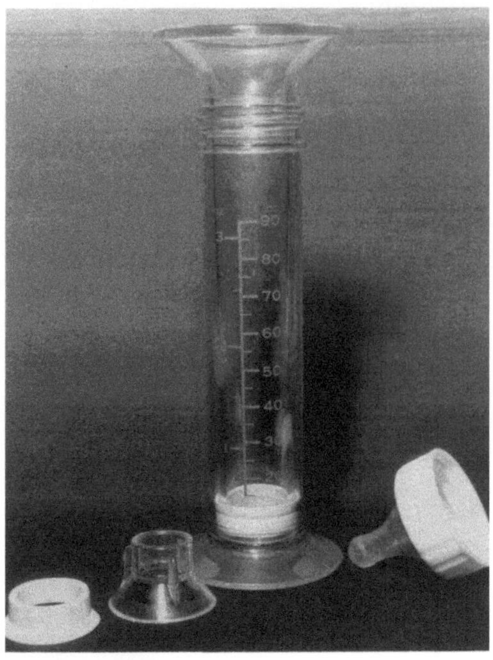

Abb. 2.122 Kolbenmilchpumpe[1]

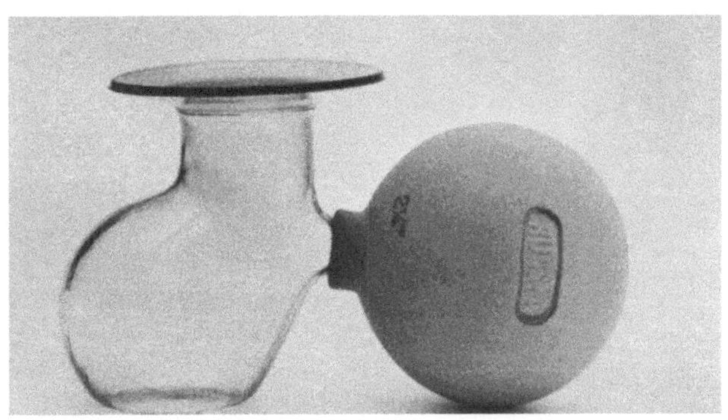

Abb. 2.120 Handmilchpumpe nach Russka[1]

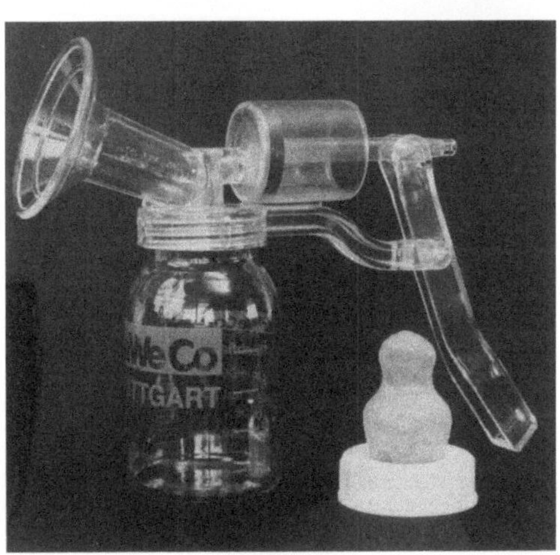

Abb. 2.121 Handhebel-Milchpumpe[1]

2.6 Sauger

als Aufsatz für die Milchflasche oder zur Beruhigung des Säuglings.

Sauger sind aus Gummi oder Silicon gefertigt und besitzen eine einfache runde Kirsche oder passen sich in verschiedenen Formen dem Kiefer des Säuglings an. Die Lochungen für Tee und dünne Anfangsnahrung sind *fein*, für normale Milchnahrung *mittel* und speziell für Breinahrung *groß*. Sauger mit einem Ausgleichsventil ermöglichen ein gleichmäßiges Trinken.

3 Hilfsmittel zur Behandlung orthopädischer Schäden

3.1 Epicondylitis-Bandagen

zur Entlastung der Unterarmmuskulatur ohne Beeinträchtigung der Blutzirkulation.
Ständige Überbeanspruchungen durch Arbeit oder Sport führen zu Einrissen an den Sehnen des Gelenkfortsatzes des Ellenbogens, des Epicondylus. Die Erscheinungen sind als Tennisarm bekannt.
Die Bandage wird mit oder ohne Pelotte, mit Schnalle oder Klettverschluß geliefert (Abb. 2.123 und 2.124).

3.2 Fußbandagen

zur Stützung des Sprunggelenkes, mit Pelotte zur Unterstützung des Fußgewölbes.

3.2.1 Spreizfußbandagen

stützen lediglich den Mittelfuß und wirken dem Spreizen der Zehen entgegen (Abb. 2.125).
Größen: 18 bis 24 cm

3.2.2 Gelenkbandagen

in x-Form geben gleichzeitig der Fessel einen Halt (Abb. 2.126).
Größen: 34 bis 58 cm

3.3 Gehhilfen für Gipsverbände

um Rutschfestigkeit zu vermitteln.

3.3.1 Gehgipsbügel

werden mit Seitenschienen als künstlicher Absatz in den Gehgips eingearbeitet (Abb. 2.127).

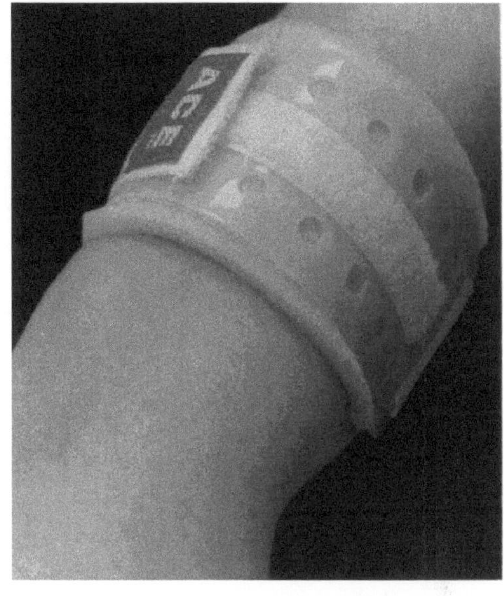

Abb. 2.123 Epicondylitis-Bandagen, ACE-Bandagen[1]

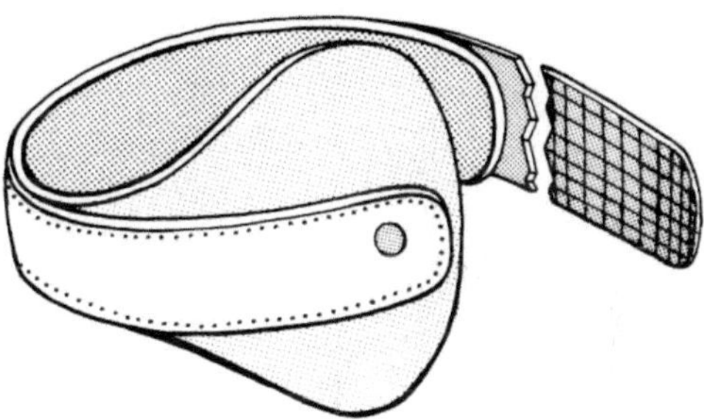

Abb. 2.124 Epicondylitis-Bandagen, ACE-Spange und E-Bandage[1]

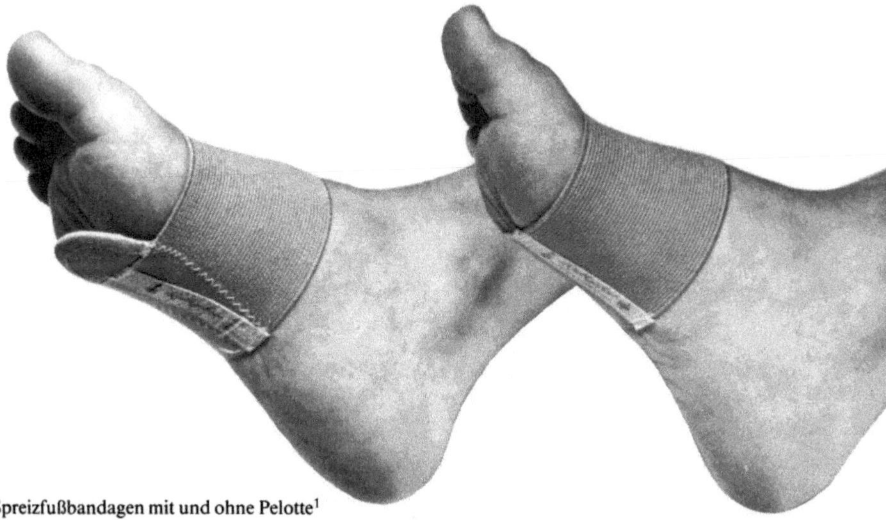

Abb. 2.125 Spreizfußbandagen mit und ohne Pelotte[1]

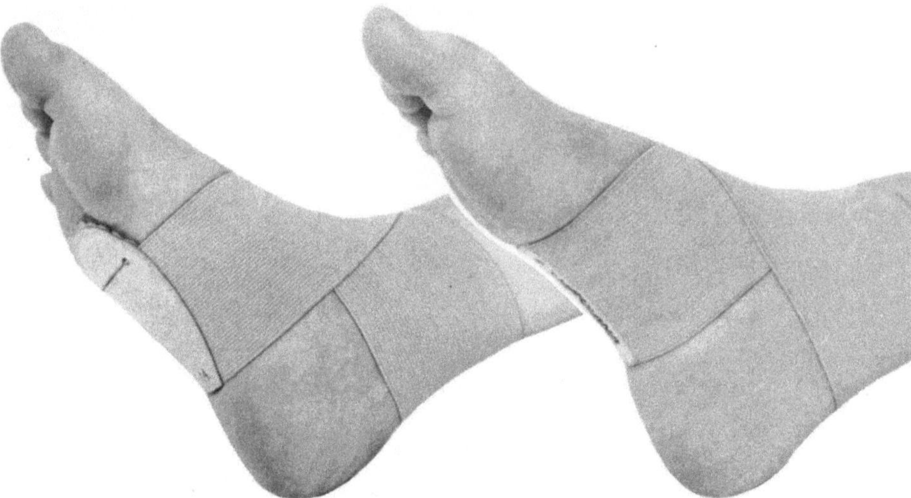

Abb. 2.126 Gelenkbandagen mit und ohne Pelotte

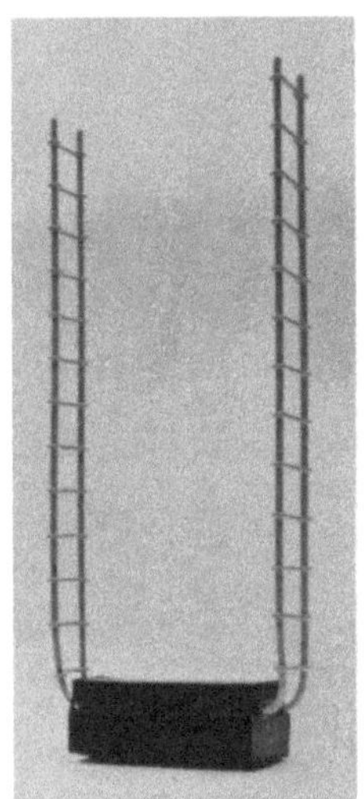

Abb. 2.127 Gehgipsbügel[1]

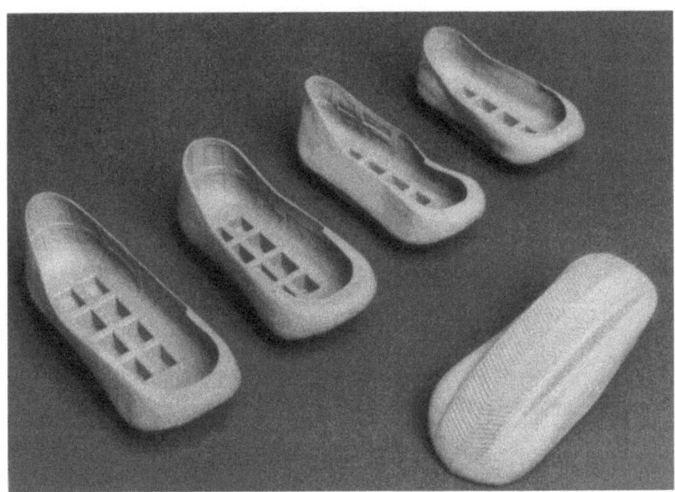

Abb. 2.128 Gehgipsgaloschen[1]

3.3.2 Gehgipsabsätze

sind einfache Gummiklötze, die als Hacken eingegipst werden.

3.3.3 Gehgipsgaloschen

aus Gummi können über das Gipsbein angezogen werden (Abb. 2.128).
Schuhgröße 34 bis 36, Schuhgröße 36 bis 40, Schuhgröße 40 bis 44, Schuhgröße 44 bis 48.

3.4 Gehstöcke

zur Hilfe des Gehbehinderten und zur Entlastung eines Kranken oder verletzten Beines aus Holz, Stahl oder Aluminium.

3.4.1 Achselkrücken

stützen den Patienten unter den Achseln (Abb. 2.129). Das Körpergewicht wird in der Achselhöhle auf das Krückenpolster übertragen. Sie sind in der Höhe verstellbar.

3.4.2 Krückstöcke

müssen den Gegebenheiten des Patienten angepaßt sein und werden deshalb in verschiedenen Größen angeboten. Die Benennung richtet sich nach der Grifform (Abb. 2.130):

a) Geschweifte T-Form, Derbyform,
b) T-Stock, Fritzkrücke,
c) Rundgriff,
d) Fischer-Griff (links und rechts).

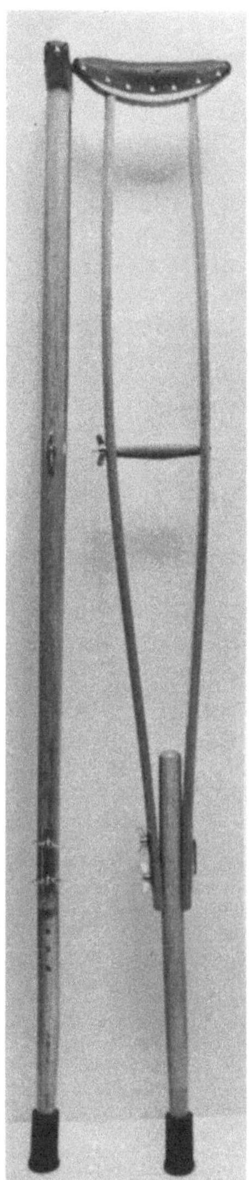

Abb. 2.129 Achselkrücken[1]

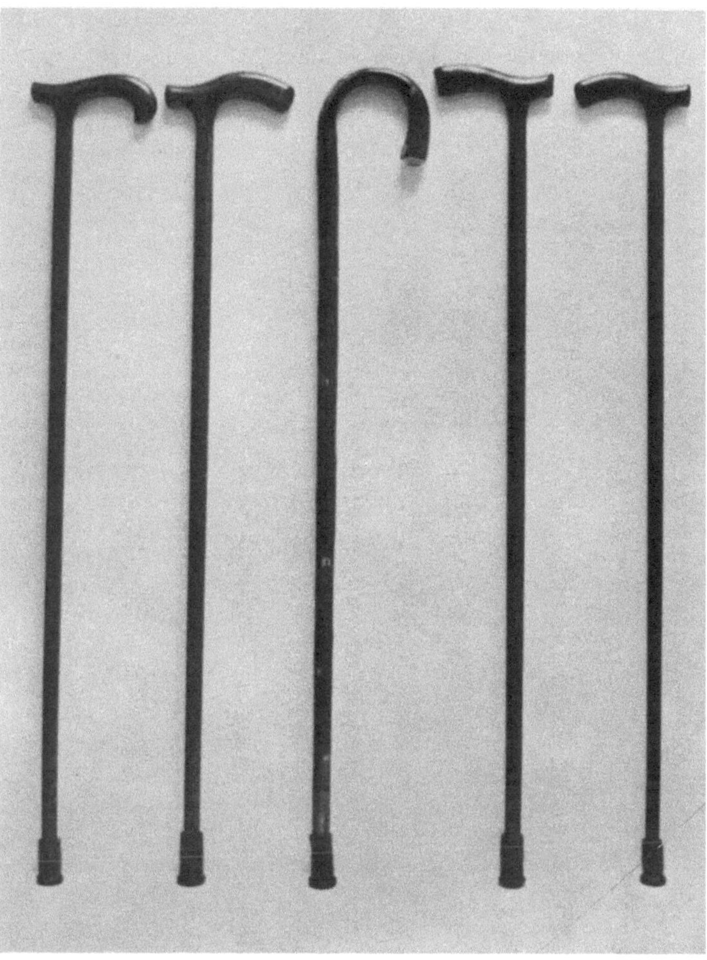

Abb. 2.130 Krückstöcke[1]

3.4.3 Krückenkappen, Stockkapseln

ermöglichen das rutschfeste Benutzen des Stockes. Sie sind aus Gummi. Kapseln besitzen einen größeren Tellerdurchmesser als Kappen. Sie sind mit eispickelähnlichem Dreidorn zum Gehen auf Eis lieferbar (Abb. 2.131).

Kappengrößen	4/0	3/0	2/0	0	1	2	3	4	5
	0000	000	00	0	1	2	3	4	5
Innendurchmesser in mm	10	12	14	16	18	20	22	24	26
für Unterarmkrücken einheitlich in mm			15						
Kapselgrößen Durchmesser in mm				16	19		22	25	

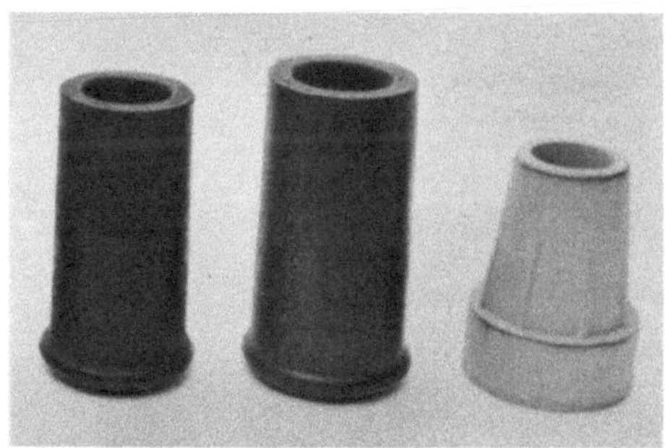

Abb. 2.131 Krückenkappen, Krückenkapsel[1]

3.4.4 Unterarmkrücken

sind entsprechend der Körpergröße verstellbar. Sie können eine eingebaute Feder im Rohr besitzen, die beim Aufsetzen eine gewisse Elastizität garantiert (Abb. 2.132).

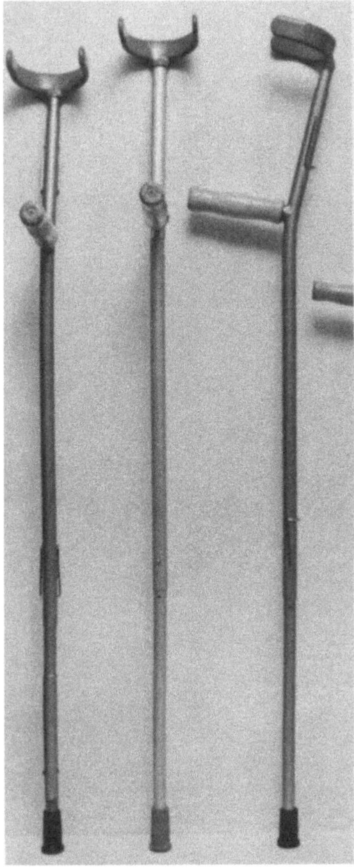

Abb. 2.132 Unterarmkrücken

3.5 Halskrawatten

zur Ruhigstellung und Stützung des Kopfes und der Halswirbelsäule.
Sie bestehen aus festem Schaumstoff mit einem Baumwollüberzug oder aus PVC mit gepolsterten Rändern und einem Lederüberzug. Sie können eine aufgewölbte Kinnstütze besitzen und höhenverstellbar sein (Abb. 2.133).

3.6 Handgelenkriemen

zur Stützung des Handgelenkes und der überbeanspruchten Sehnen.
Sie sind aus gepolstertem Leder in gerader Form mit 1 oder 2 Schnallen oder geschweift zum Durchstecken mit 1 Schnalle versehen. Sie können eine Daumenschlaufe besitzen. (Abb. 2.134 bis 2.136)

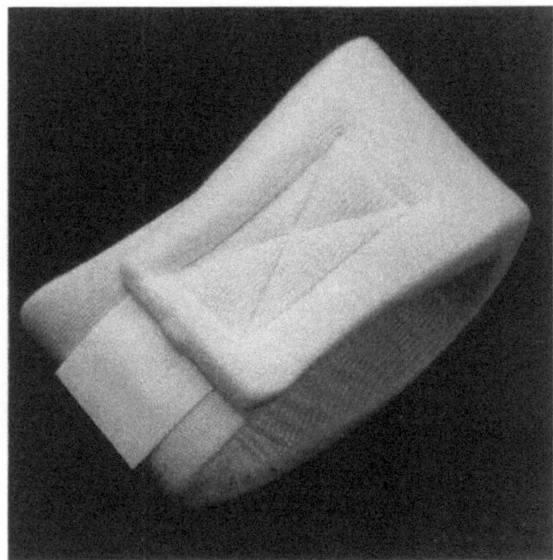

Abb. 2.133 Halskrawatte

Abb. 2.134 Handgelenkriemen, gerade Form mit 2 Schnallen[1]

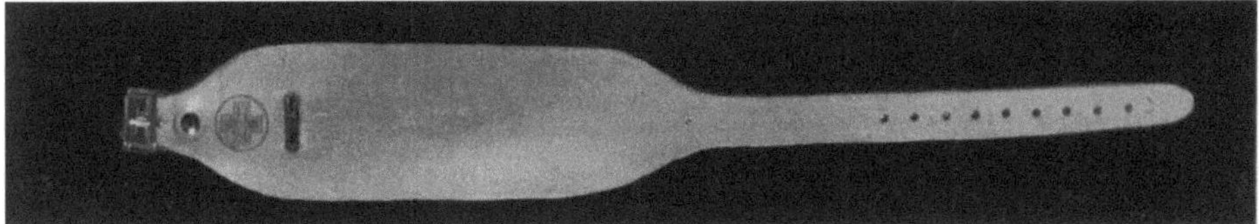

Abb. 2.135 Handglenkriemen zum Stecken mit 1 Schnalle[1]

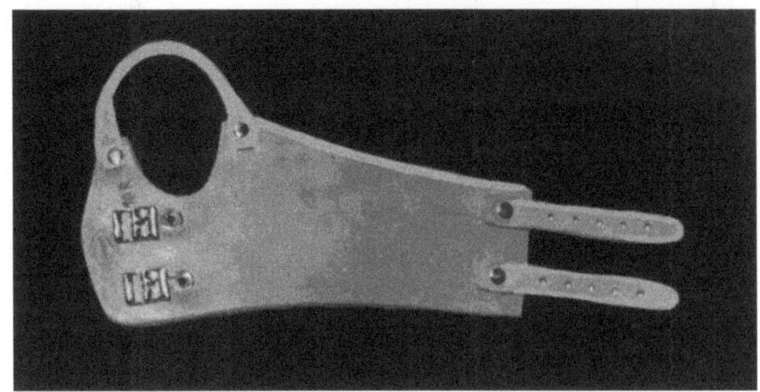

Abb. 2.136 Handgelenkriemen mit Daumenschlaufe und 2 Schnallen[1]

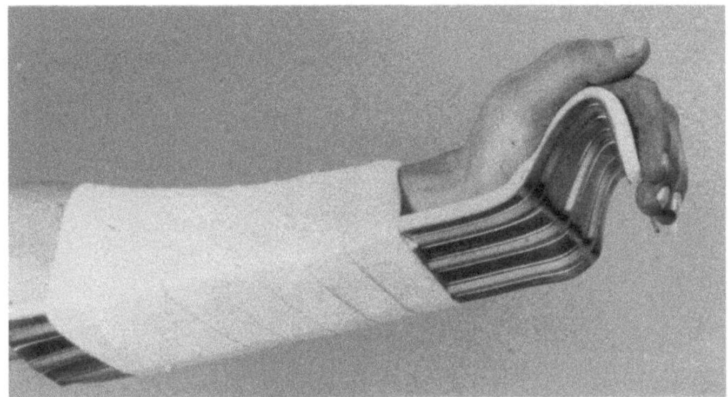

Abb. 2.137 Aluminiumformschiene[1]

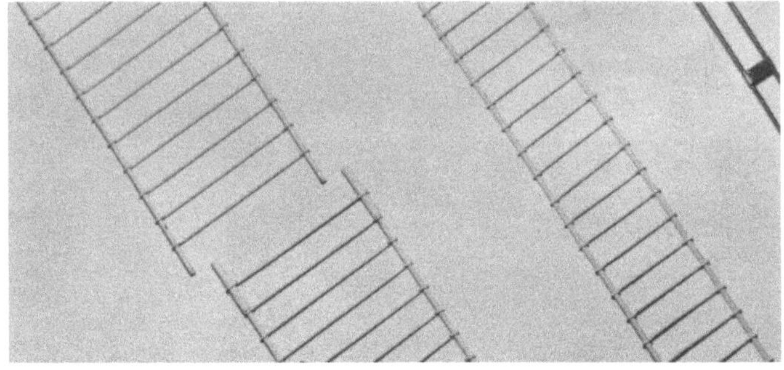

Abb. 2.138 Cramer-Schienen[1]

3.7 Schienen

zur Fixierung von Extremitäten. Sie stellen diese ruhig, entlasten sie und halten sie in einer bestimmten Stellung. Sie sind aus Holz, Metall, Plastik oder aus aufblasbarem Kunststoff.

3.7.1 Aluminiumformschienen

können jeder notwendigen Stellung angepaßt werden. Sie sind mit Schaumgummi gepolstert (Abb. 2.137).
Größen: 12, 18, 25 cm breit, 50 cm lang oder in Rollen zu 3 m; 8 cm breit, 40 cm lang, 8 cm breit, 55 cm lang, 8 cm breit, 80 cm lang.

3.7.2 Cramer-Schienen

sind zusammensteckbare Drahtleitern in verschiedenen Breiten (Abb. 2.138). Sie werden gut gepolstert eingegipst oder direkt als Unterlage an die Gliedmaßen gewickelt, ggf. auch gegurtet.
Größen: Teilstücke 25 cm lang, Meterware 5 m beliebige Breiten

3.7.3 Fingerschienen

schützen die beiden letzten Fingerglieder ohne ihre Beweglichkeit einzuengen (Abb. 2.139). Sie werden mit Pflaster oder Klettverschluß fixiert. Mit einer Schere werden sie auf die erforderliche Länge geschnitten. Durch Erwärmen können die Schienen aus Acrylharz nachgeformt werden.

3.7.4 Kammerschienen

bestehen aus einer aufblasbaren Kammer (Abb. 2.140). Das Plastikmaterial ist für Röntgenstrahlen durchlässig. Sie können mit oder ohne Reißverschluß geliefert werden.
Größen für Hand, Fuß, Arm, Unterarm, Bein, Unterschenkel.

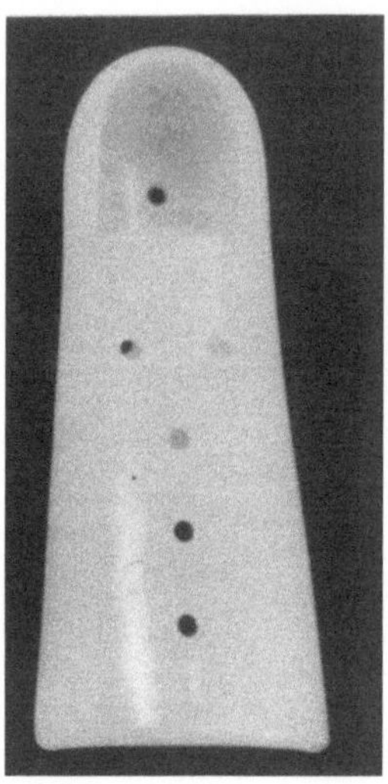

Abb. 2.139 Fingerschiene[1]

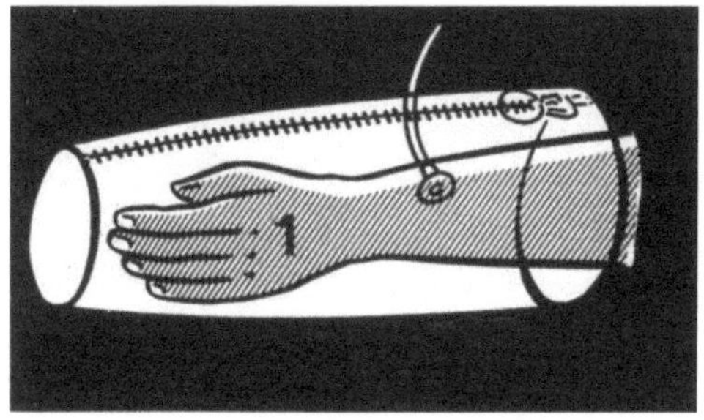

Abb. 2.140 Kammerschiene[1]

4 Hilfsmittel zur Behandlung von Augenerkrankungen, in der HNO-Heilkunde und im Bronchialbereich

4.1 Augenduschen

zum Ausspülen von Fremdkörpern (Abb. 2.141 und 2.142).
Zur Behandlung von Verätzungen sind Duschen weniger geeignet. Die Verdünnungstherapie sollte unter dem fließenden Wasser für 10 Minuten erfolgen. Augenbadewannen gelten für diesen Zweck als überholt.

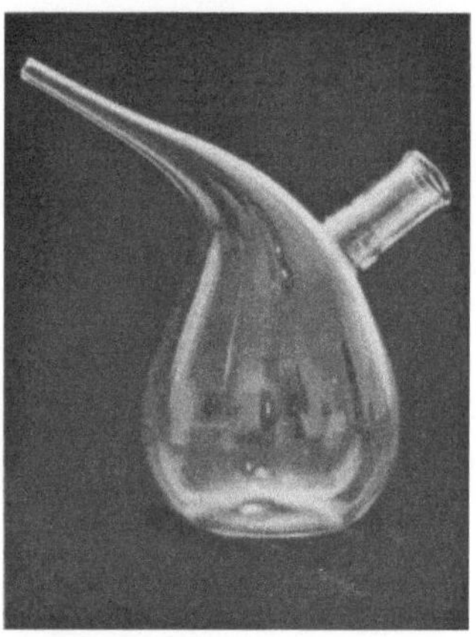

Abb. 2.141 Augen-Undine[1]

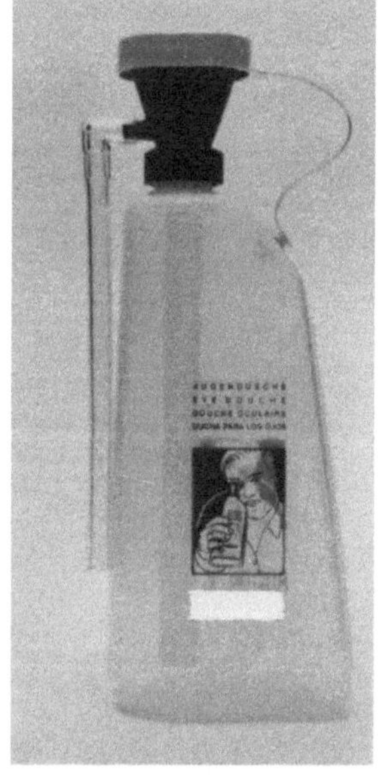

Abb. 2.142 Augenspülflasche[1]

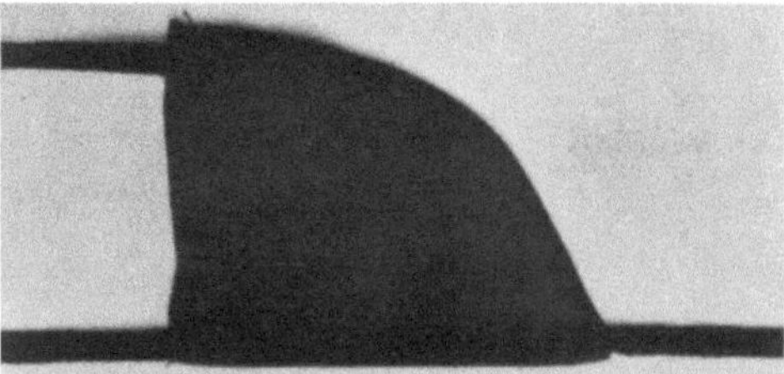

Abb. 2.143 Augenbinde

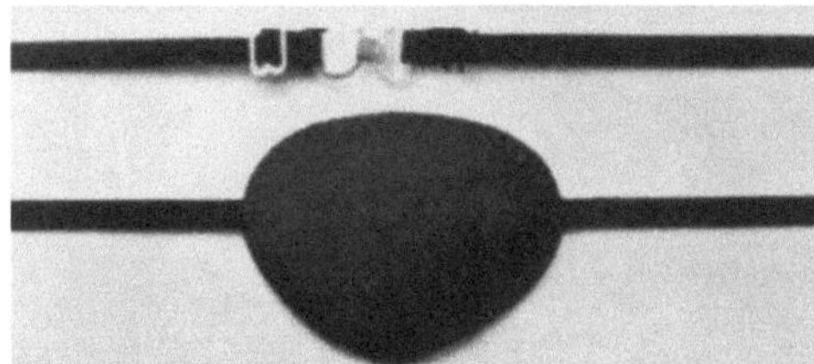

Abb. 2.144 Augenklappe[1]

4.2 Augenbinden

zum Schutz des Auges vor Licht und Zug oder zum Ruhigstellen des Augenlides.
Zur Polsterung eignen sich Augenwatte und Mullkompressen. Die weiche dreieckige Satinbinde hat drei Bänder. Augenbinden werden auch oval geliefert, entweder zum Binden oder mit einem Gummiband (Abb. 2.143).

4.3 Augenklappen

haben die gleiche Anwendung wie Augenbinden.
Sie sind steif gewölbt und erfordern ebenfalls eine Polsterung. Sie können mit Bändern gebunden oder mit einem Gummiband mit oder ohne Schnalle am Kopf befestigt werden (Abb. 2.144).

4.4 Augenpipetten

zur Dosierung von Augentropfen.
Die kugelförmige Spitze vermindert die Gefahr der Verletzugen des Augapfels (Abb. 2.145).

4.5 Augenstäbe

zum Auftragen von Augensalbe mit der Spatelseite auf den Lidrand oder zum Einbringen von Augentropfen mit dem Knopfende in den Bindehautsack (Abb. 2.146).
Vorzuziehen sind Augensalben und Augentropfen zum Einmalgebrauch, die Hilfsgeräte nicht erfordern.

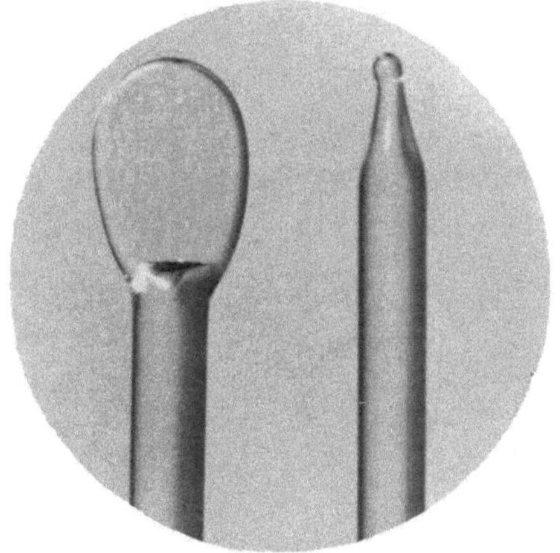

Abb. 2.146 Augenstab

4.6 Inhalationsgeräte

um das Einatmen von Gasen, Dämpfen und vernebelten Flüssigkeiten zu ermöglichen.

4.6.1 Dampfinhalatoren

für die Inhalation wasserdampfflüchtiger Arzneimittel.

Bronchitiskessel
werden elektrisch beheizt. Das Bronchitisrohr leitet Arzneimittel und Wasserdampf in den Mund. Das Gerät besteht aus vernickeltem Messing (Abb. 2.147).

Dampfinhalatoren
dienen der Inhalation von wasserdampfflüchtigen Arzneimitteln. Sie eignen sich für die Applikation von Erkältungssalben, ätherischen Ölen oder Drogen, die solche enthalten. Die Arzneimittel werden mit kochendem Wasser in das Unterteil gefüllt. Mit dem Nasen- oder Mundansatz wird eingeatmet (Abb. 2.148).

Elektrische Dampfinhalatoren
vernebeln das Arzneimittel durch einen Zerstäuberwinkel mit Hilfe des im Kessel erzeugten Wasserdampfes oder ermöglichen die Inhalation von Solen und Heilwässern (Abb. 2.149).

4.6.2 Handvernebler

besitzen Inhalierkörper aus Glas (Abb. 2.150). Sie enthalten zwei Glaskapillaren. Durch die eine wird manuell Luft gepreßt. Sie ist am oberen Ende verengt. Die Verkleinerung des Rohrquerschnittes erhöht bei Betä-

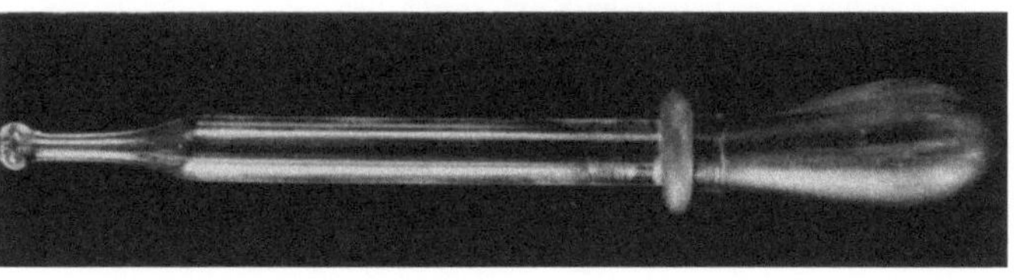

Abb. 2.145 Augenpipette mit Kugelspitze

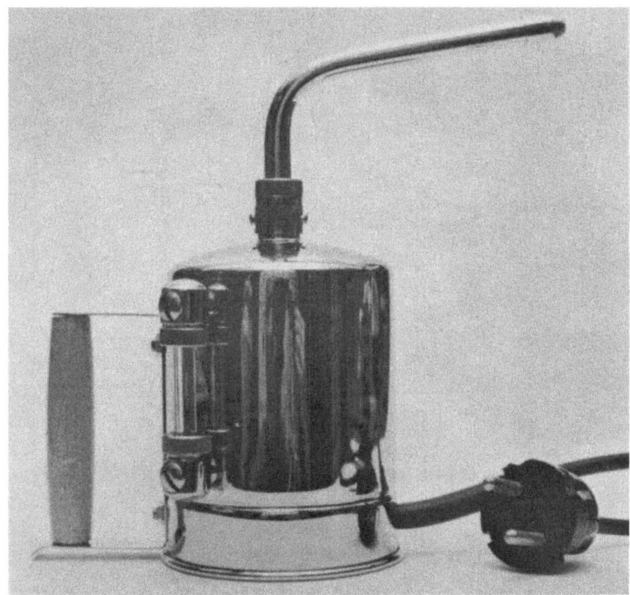

Abb. 2.147 Dampfbronchitiskessel

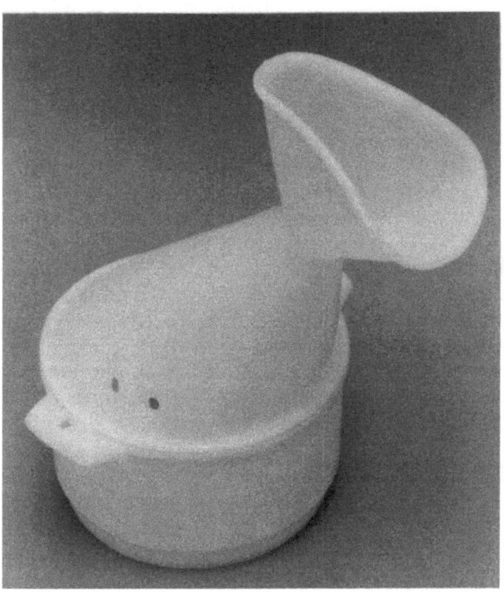

Abb. 2.148 Dampfinhalator

tigung des Gebläses die Geschwindigkeit der strömenden Luft. Es bildet sich am Rohraustritt ein Unterdruck. Er reißt aus der zweiten Kapillare, die unten offen in die Flüssigkeit ragt, diese mit. Auch das zweite Röhrchen hat einen verengten Kopf, durch den die Flüssigkeit in feinste Tröpfchen zerteilt wird. Außer der Nasengabel wird ein Einfülltrichter mitgeliefert.

4.6.3 Kompressor-Inhalatoren

vernebeln durch Druckluft, die mit einem elektrisch betriebenen Kompressor erzeugt wird (Abb. 2.151).

4.6.4 Ultraschall-Inhalatoren

sind elektrisch betriebene Kaltvernebler mit mikrofeiner Zerstäubung der Inhalate.

4.7 Nasenduschen nach Politzer

zur Anwendung als Luftdusche.
Sie bestehen aus einem Gummiball und eine Nasenolive aus Hartgummi, die ggf. mit einem Gummischlauch auf das Gebläse aufgesetzt wird (Abb. 2.152).

4.8 Nasenspüler nach Fränkel

zum Spülen der Nase.
Die Ausflußgeschwindigkeit der Spülflüssigkeit wird mit der Fingerkuppe geregelt, die die Einfüllöffnung mehr oder weniger verschließen kann. Der Glashohlkörper faßt 30 ml (Abb. 2.153).

4.9 Ohrenbinden

zum Schutz der Ohren und zum Fixieren von Verbänden.
Sie bestehen aus weichem Satin und werden oval nach Trautmann oder dreieckig nach Hartmann mit Bändern oder Bändern und Schlaufe geliefert (Abb. 2.154).

4.10 Pulverbläser

zum Einblasen von pulverförmigen Arzneimitteln in Rachen, Nase oder Ohr.
Sie bestehen aus einem Gummiball mit einem langen Ansatzrohr (Abb. 2.155). Das Blasrohr aus Hartgummi ist zerlegbar und trägt eine Schaufel, auf die das Pulver gefüllt wird. Durch Betätigung des Gummiballes wird das Pulver verblasen.

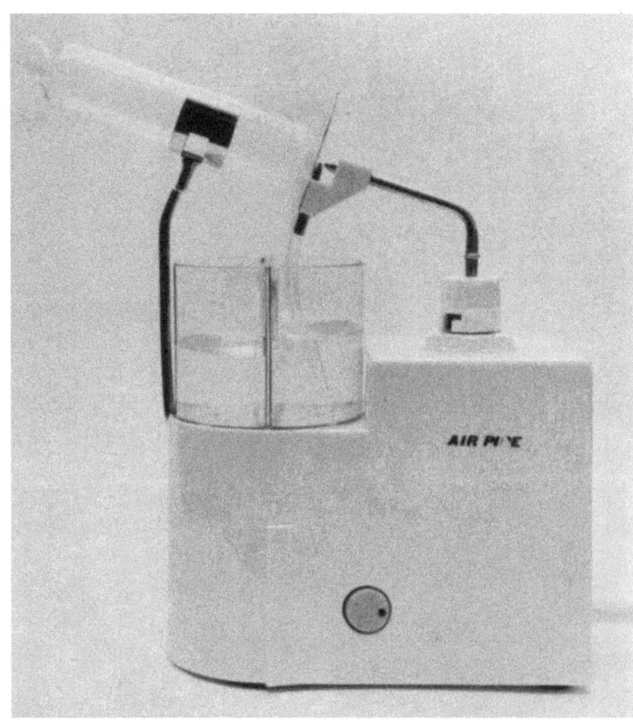

Abb. 2.149 Elektrischer Dampfinhalator[1]

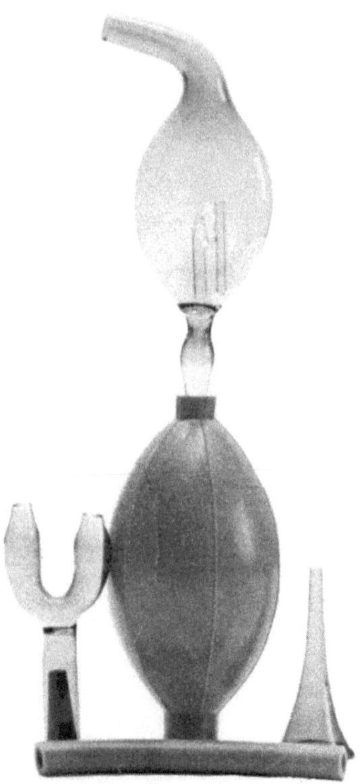

Abb. 2.150 Handvernebler aus Glas

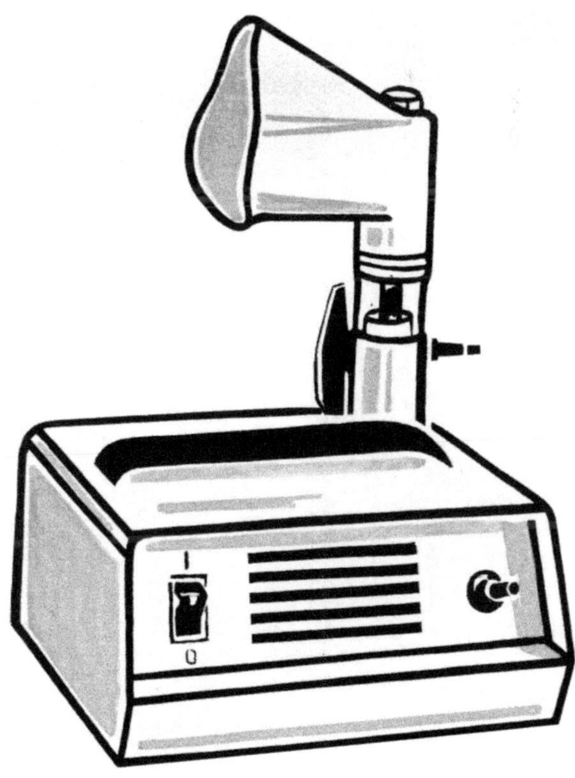

Abb. 2.151 Kompressor-Inhalator

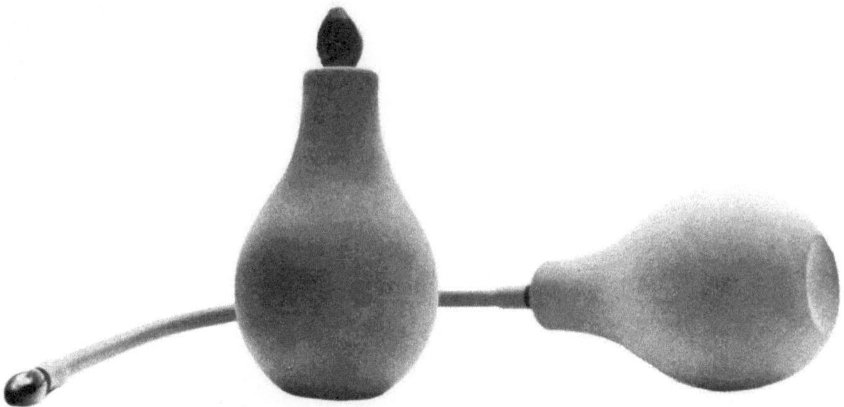

Abb. 2.152 Nasendusche nach Politzer

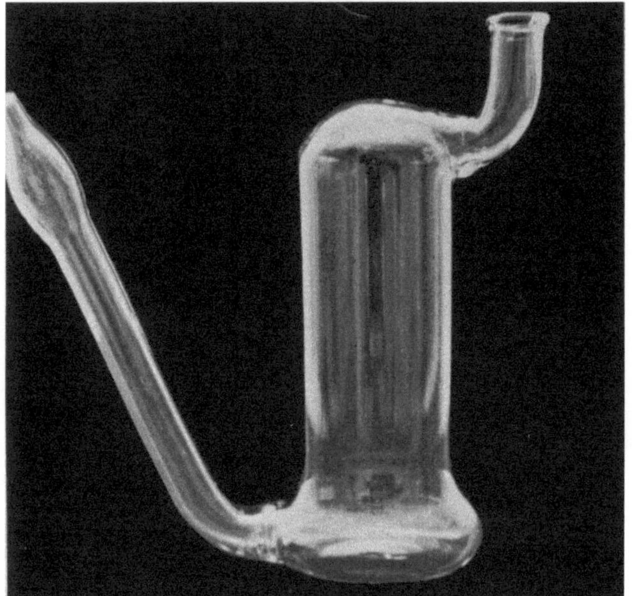

Abb. 2.153 Nasenspüler nach Fränkel

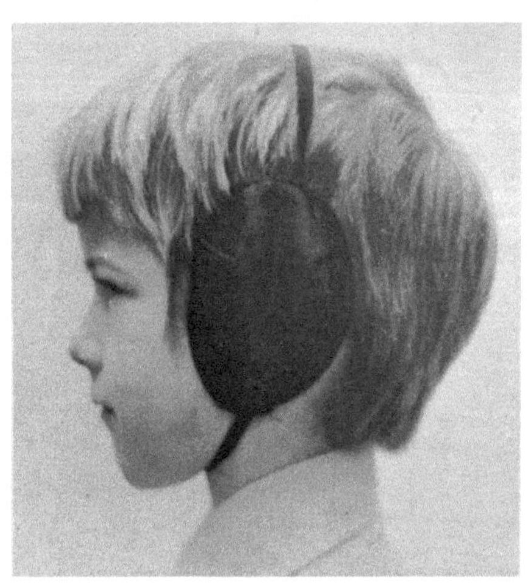

◁ **Abb. 2.154** Ohrenbinde[1]

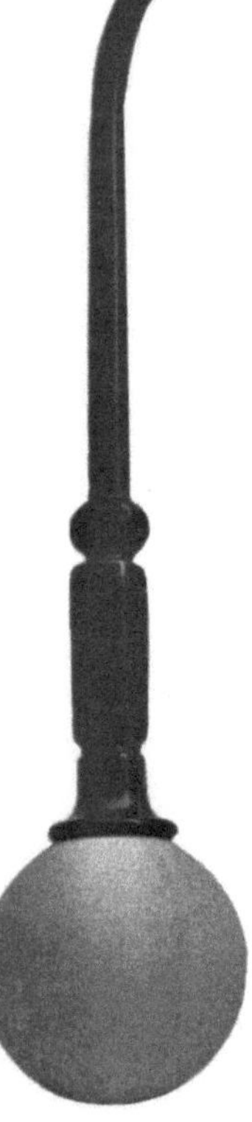

Abb. 2.155 Pulverbläser[1] ▷

5 Hilfsmittel für die Gynäkologie

5.1 Frauenduschen

zur Scheidenspülung.
Sie bestehen aus einem Gummiball mit einer Schutzmanschette und einem Ansatz für das Mutterrohr aus Hartgummi (Abb. 2.156). Die seitliche Anordnung der Löcher unter dem Kopf des Mutterrohres vermindert den Druck der Spülflüssigkeit. Das zur Garnitur gehörende Klistierrohr erlaubt eine Darmspülung. Nach gesetzlicher Vorschrift dürfen beide Rohre nicht ineinander zu stecken sein, um keine mißbräuchliche Anwendung zu ermöglichen.

5.2 Stützpessare

dienen als Stütze bei Lageveränderungen oder -anomalien des Uterus.
Die Größenabstufungen der Produkte liegen in der Regel bei 5 mm (Tab. 2.5).

5.2.1 Cerclage-Pessare

biegsame Schalen aus Silicon (Abb. 2.157).
Durchmesser des Außenringes 65 mm, Durchmesser der Öffnung 32 mm.

5.2.2 Cramer-Pessare

in Bügelform aus Porzellan (Abb. 2.158).
Durchmesser 50 bis 90 mm.

5.2.3 Hodge-Pessare

in Schlittenform starr aus Hartgummi oder Porzellan und flexibel aus Silicon (Abb. 2.159).
Durchmesser 60 bis 100 mm, Schnurstärke 9 mm.

5.2.4 Ringpessare

heißen voll *Mutterringe* und hohl *Mayerringe* (Abb. 2.160 und 2.161). Sie sind flexibel oder starr je nach Material, das Hartgummi, Porzellan, Celluloid, Polyethylen, Polyvinyl, Silicon oder Weichgummi sein kann.

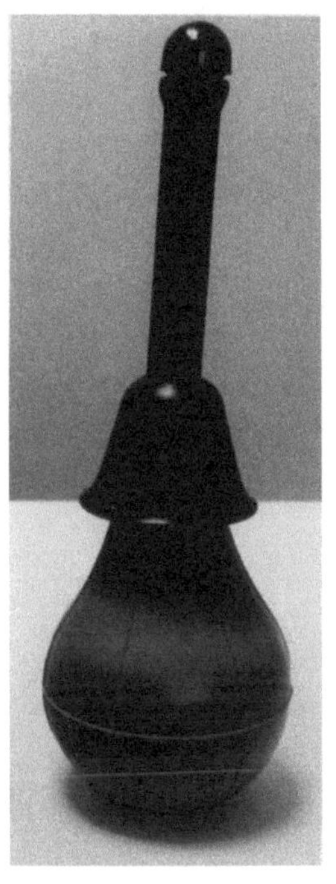

Abb. 2.156 Frauendusche[1]

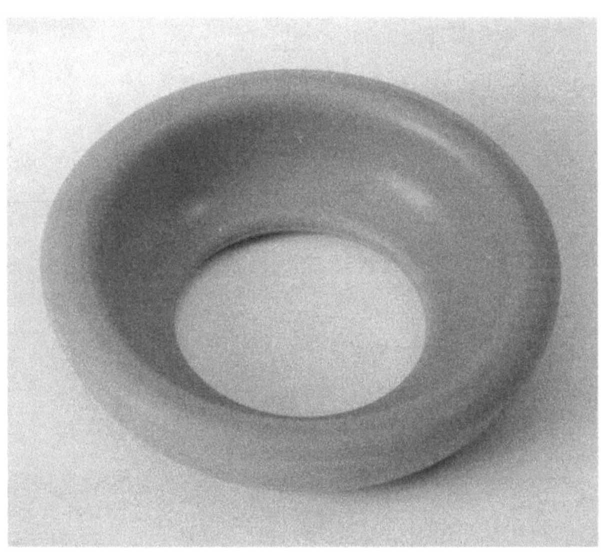

Abb. 2.157 Cerclage-Pessar, Schalenpessar[1]

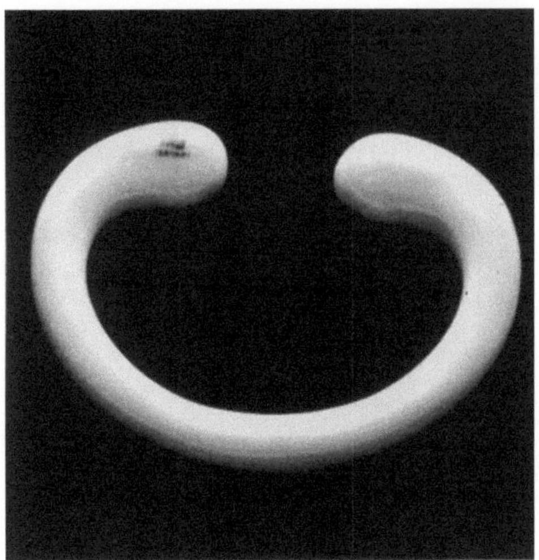

Abb. 2.158 Cramer-Pessar, Bügelform[1]

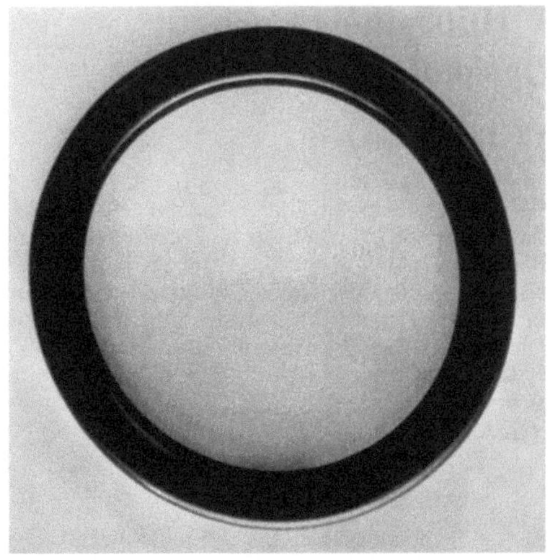

Abb. 2.160 Ringpessar, Mutterring, voll[1]

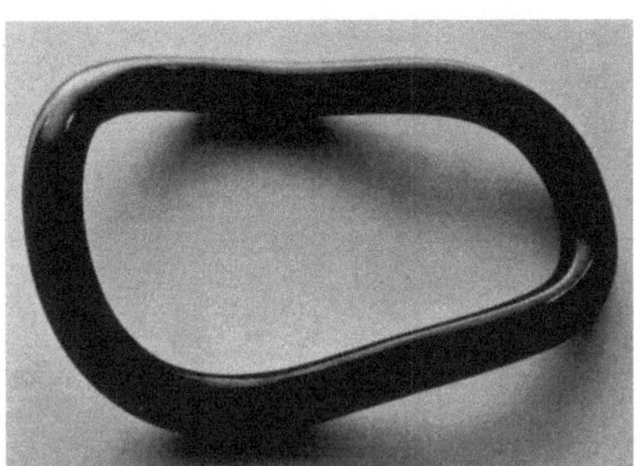

Abb. 2.159 Hodge-Pessar, Schlittenform[1]

Tabelle 2.5 Ringpessare

Bezeichnung	Material	Schnur-stärke fest in	starr/fest	flexibel verform-bar
Mutterring voll	Celluloid	9	x	
Mutterring voll	Hartgummi	9	x	
Mutterring voll	Polyethylen	9	x	
Mutterring voll	Porzellan	9	x	
Mutterring voll	Silicon mit Federstahlring	9		x
Mayerrring dick hohl	Hartgummi	15	x	
Mayerring dick hohl	Porzellan	15	x	
Mayerring voll	Weichgummi	15		x
Mayerring Portex	Polyvinyl	15		x

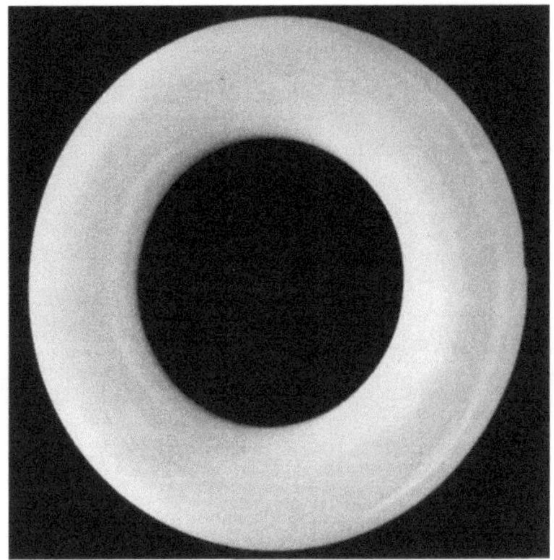

Abb. 2.161 Ringpessar, Mayerring, dick, hohl[1]

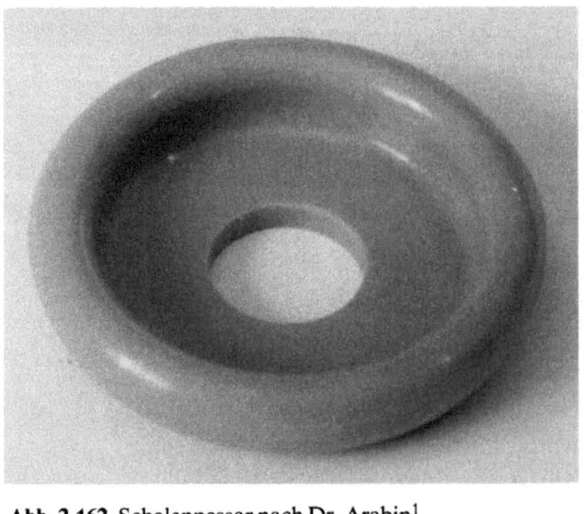

Abb. 2.162 Schalenpessar nach Dr. Arabin[1]

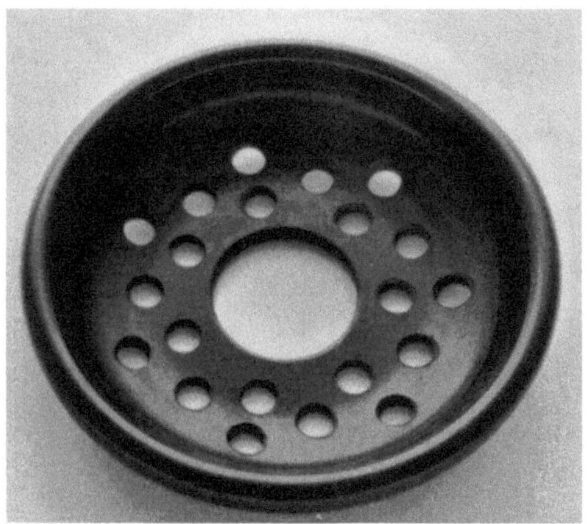

Abb. 2.163 Siebpessar nach Schatz[1]

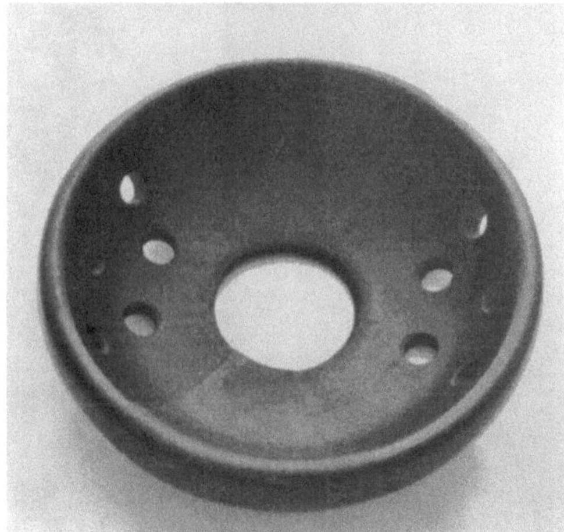

Abb. 2.164 Siebpessar nach Falk[1]

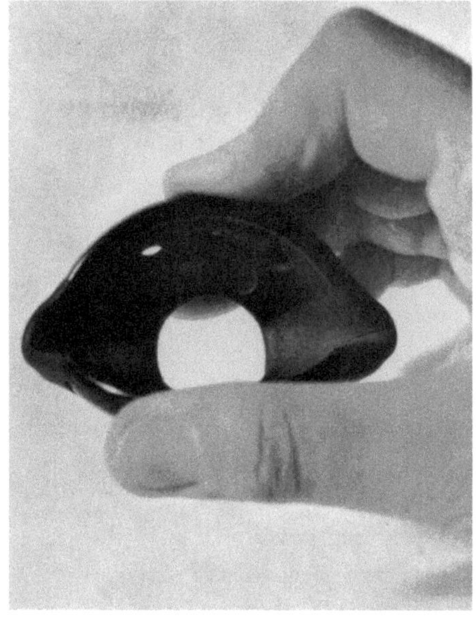

Abb. 2.165 Siebpessar nach Falk, gefaltet[1]

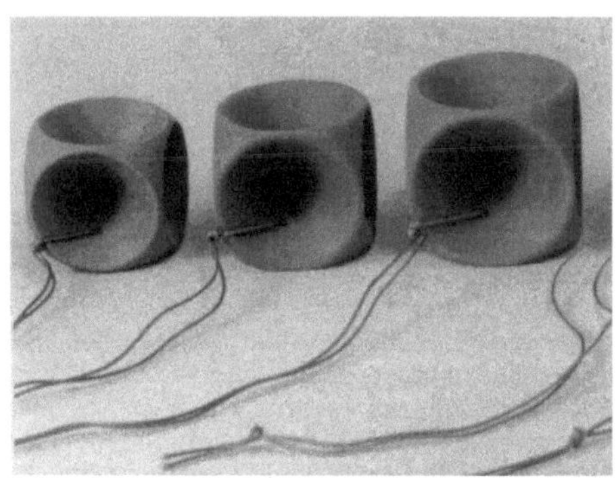

Abb. 2.166 Würfelpessare nach Dr. Arabin[1]

5.2.5 Schalenpessare

aus formbarem Silicon (Abb. 2.162).
Durchmesser 55 bis 85 mm.

5.2.6 Siebpessare

aus Hartgummi nach *Schatz* (Abb. 2.163) oder aus Porzellan, beide starr.
Durchmesser 55 bis 100 mm.
aus Hartgummi mit beweglichem Mittelteilen nach *Falk* (Abb. 2.164 und 2.165), auch aus flexiblem Silicon.
Durchmesser 50 bis 100 mm.

5.2.7 Würfelpessare

aus Silicon nach *Dr. Arabin* (Abb. 2.166).

Größe	0	1	2	3	4	5
Kantenlänge in mm	25	29	32	37	41	45

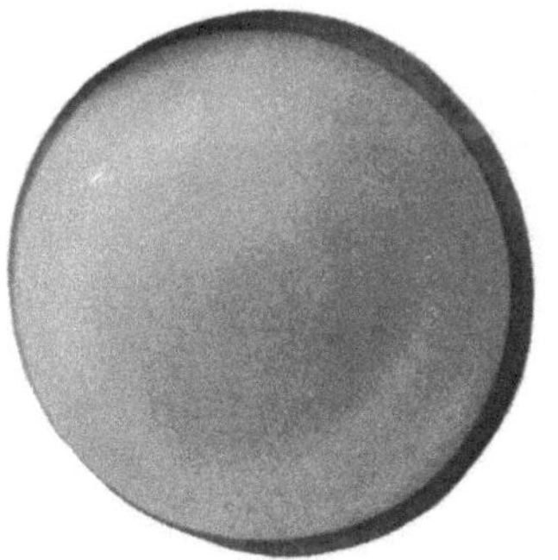

Abb. 2.167 Diaphragmapessar[1]

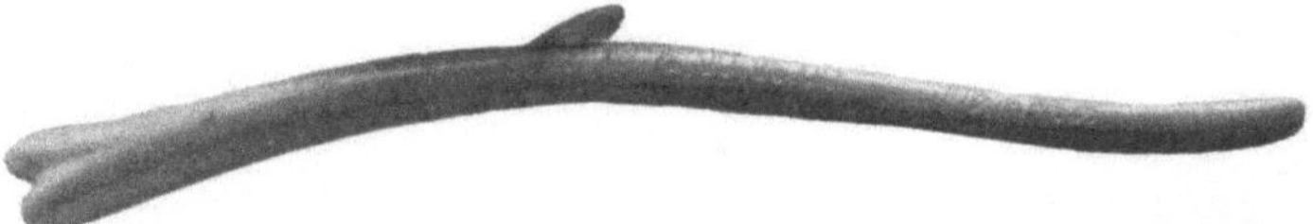

Abb. 2.168 Parma-Einführungsstab[1]

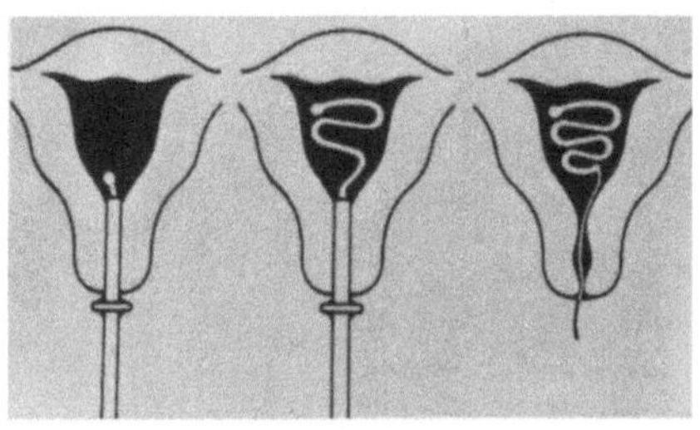

Abb. 2.169 Lippes-Loop-Pessar, Schema der Einführung[1]

5.3 Verhütungspessare

zur Vermeidung einer Schwangerschaft

5.3.1 Okklusivpessare, Kappenpessare

Kappen aus Celluloid, die sich an die Portio anschmiegen und diese verschließen.

Größen	0	1	2	3	4	4,5	5	6
mm	21	23	25	28	30	32	34	37

5.3.2 Diaphragmapessare

aus Spiralringen, die eine Gummimembran tragen (Abb. 2.167). Beim Einführen hilft ggf. ein Einführungsstab (Abb. 2.168). Das Diaphragma trennt die Vagina vom Uterus, es bietet keinen vollkommenen Verschluß, deswegen werden zusätzlich spermatizide Mittel empfohlen.
Kappen- und Diaphragmapessare können nach Anpassung und Anweisung des Arztes selbst eingesetzt und herausgenommen werden. Kappenpessare müssen unbedingt vor der Menstruation, Diaphragmapessare sollen frühesten 8 Stunden nach der Anwendung entfernt werden.

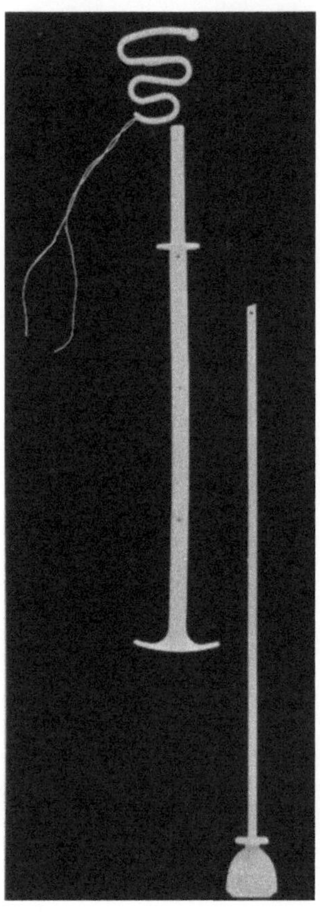

Abb. 2.170 Lippes-Loop-Pessar, Schleifenform[1]

5.3.3 Intrauterinpessare

werden nur vom Arzt in den Uterus eingelegt. Sie können verschiedene Formen besitzen, aus unterschiedlichen Materialien sein und ggf. ein Arzneistoffreservoir tragen.

Schleifenpessar nach Lippes-Loop,
flexible Polyethylenschleifen, die für die Röntgenkontrastkontrolle Bariumsulfat enthalten (Abb. 2.169 und 2.170).

	(A)	(B)	(C)	(D)
Größe in mm	22,5	27,5	30,0	30,0
Gewicht in mg	290	615	526	709
Fadenfarbe	blau	schwarz	gelb	weiß

Kupfer-T-Pessare,
flexible Polyethylenhohlkörper, die Bariumsulfat enthalten, in Form eines T. Der Balken ist mit feinstem Kupferdraht umwickelt, der allmählich korrodiert und geringe Mengen Kupfer abgibt. Das Kupfer-T-Pessar gehört deshalb zu den aktiven Pessaren (Abb. 2.171).

Kupfer-7-Pessare
in 7-Form entsprechen im Material den T-Pessaren (Abb. 2.172).

T-Pessare mit Arzneimittelreservoir
enthalten im Balken Bariumsulfat und im Schaft ein Arzneimittelreservoir mit 38 mg Progesteron. Ein Jahr lang wird täglich 65 µg Progesteron in das Uteruslumen abgegeben. Damit rechnet dieses Pessar zu den hormonalen Kontrazeptiva (Abb. 2.173).

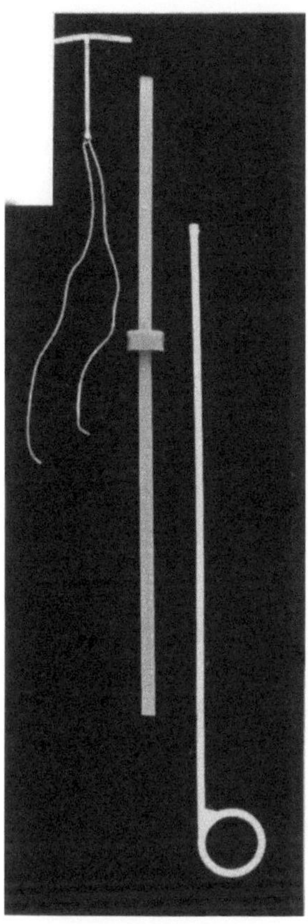

Abb. 2.171 Kupfer-T-Pessar[1]

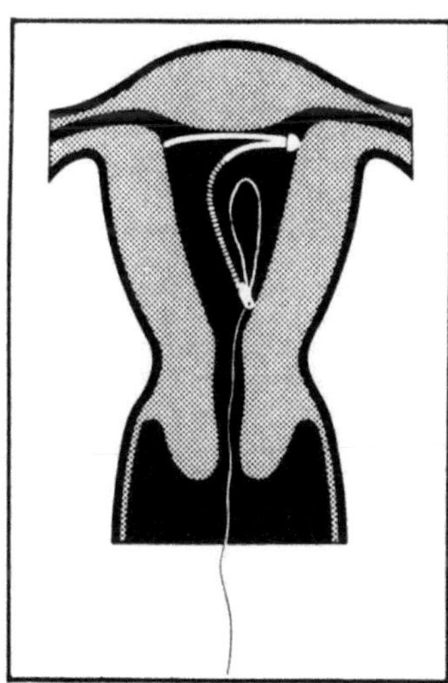

Abb. 2.172 Kuper-7-Pessar[1]

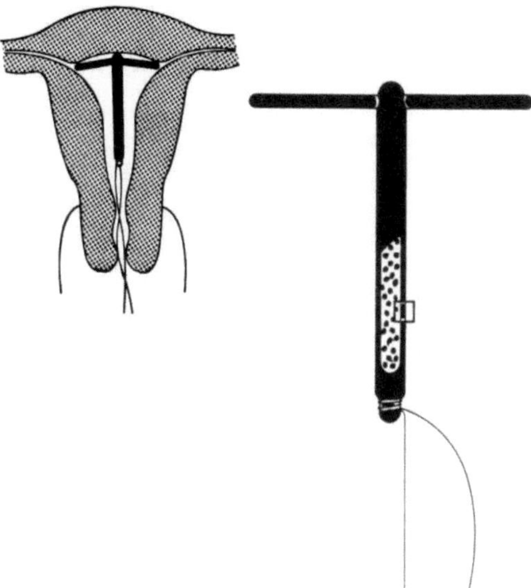

Abb. 2.173 T-Pessar mit Arzneimittelreservoir[1]

6 Hilfsmittel für die Urologie

6.1 Katheter

zum Ableiten von Sekreten und Exkreten, zum Entnehmen derselben zu Diagnosezwecken, zur Spülung und therapeutischen Versorgung der betreffenden Organe.

Katheter sind starre oder elastische Röhren aus Gummi, Latex, Kunststoffen oder Glas. Sie werden in Venen, Arterien oder Hohlräume wie z. B. die Luftröhre, die Nase, das Ohr, die Tränenwege und die Harnblase eingeführt und können dort ggf. als Verweilkatheter tagelang verbleiben. Die Hygienevorschriften müssen sorgfältig beachtet werden, da jede Katheterisierung einen möglichen Infektionsweg darstellt.

Katheter zur Einführung in den Magen heißen *Magensonden*. Ein solcher zum Offenhalten der Luftwege oder zum Beatmen wird als *Trachealtubus* bezeichnet. Katheter ohne Öffnungen werden *Bougies* genannt. Sie ermöglichen das Dehnen und Weiten von Hohlorganen.

Blasenkatheter dienen der künstlichen Harnableitung. Von den aufgeführten Arten kommen in der Offizin-Apotheke fast ausschließlich Blasenkatheter vor. Nach der Länge werden sie eingeteilt in

- Frauenkatheter 20 cm
- Männerkatheter 40 cm
- Kinderkatheter ggf. 30 cm

Der Durchmesser der Katheter, auch Kaliber genannt, wird in *Charrière* angegeben. 1 Ch = 1/3 mm. Üblich sind Katheterstärken von Ch 8 bis Ch 30.

Katheter sind gefenstert, d. h. sie besitzen Öffnungen, die Augen heißen. Entweder haben sie eine vorn gerade Öffnung, die zentrale Öffnung, eine vorn angeschrägte Öffnung, die sogenannte Flötenspitze oder eine und ggf. mehrere seitliche Öffnungen, d. h. sie

werden mit einem oder mehreren Seitenaugen geliefert (Abb. 2.174 und 2.175).
Nach Katheterspitzen und Augen wird unterschieden in Katheter nach

Nelaton, gerade zylindrisch auslaufende abgerundete Spitze, 1 oder 2 Augen (Abb. 2.174).

Tiemann, konisch dünn auslaufende, gebogene Spitze, 1 oder 2 Augen.

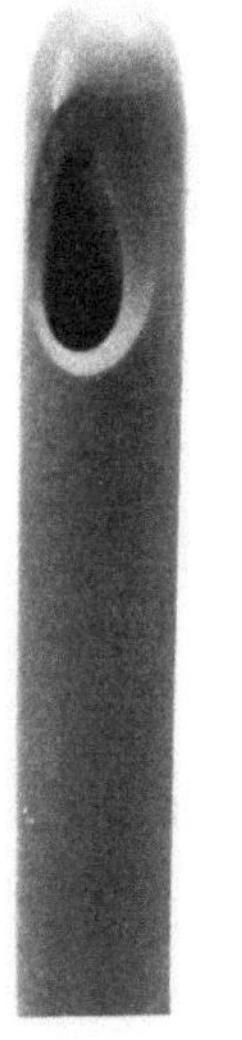

Abb. 2.174 Nelaton-Katheter mit zylindrischer Spitze, 1 Auge[1]

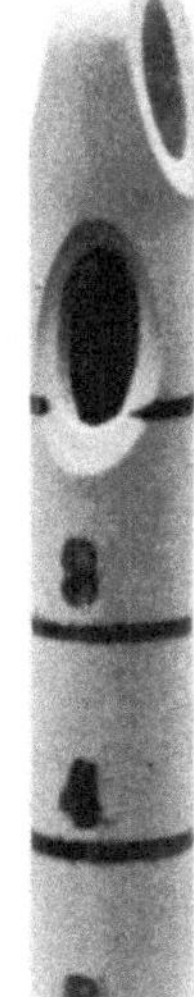

Abb. 2.175 Monaldi-Katheter, Flötenspitze, 2 Augen[1]

Tabelle 2.6 Katheter, Einteilung nach der Anwendung

Anwendung	Stärke in Ch	Länge in cm	Form	Material
Kind	8 bis 12	40	Nelaton	Gummi, rot, unsteril
	8 und 10	30	Nelaton	Latex, Ballon, steril
	8 bis 12	20	Nelaton	Plastik, Einmalgebrauch, steril
Frau	8 bis 18	40	Nelaton	Gummi, rot, unsteril
	8 bis 26	20	Nelaton	Latex, Ballon, steril
	8 bis 18	20	Nelaton	Plastik, Einmalgebrauch, steril
Mann	12 bis 30	40	Nelaton	Gummi, rot, unsteril
	12 bis 30	40	Nelaton	Latex, Ballon, steril
	10 bis 24	40	Nelaton	Plastik, Einmalgebrauch, steril
allgemeine Anwendung	12 bis 24	40	Tiemann	Gummi, rot, unsteril
	12 bis 26	40	Tiemann	Latex, Ballon, steril
	10 bis 24	40	Tiemann	Plastik, Einmalgebrauch, steril
	10 bis 26	40	Mercier	Gummi, rot, unsteril
		40	Mercier	Plastik, Einmalgebrauch, steril
	10 bis 26	40	Monaldi	Gummi, rot, unsteril
	10 bis 44	40	Pezzer	Gummi, rot, unsteril
	10 bis 40	40	Casper	Gummi, rot, unsteril

Mercier, vergleichbar mit einer Kombination von Nelaton und Tiemann, gleichmäßig zylindrisch auslaufende aber gebogene Spitze, 1 oder 2 Augen.

Monaldi, gerade zylindrisch auslaufend mit Flötenspitze und Augen; Graduierung in cm auf dem Katheter (Abb. 2.175).

Pezzer, mit Pilzkopf als Verweil- oder Dauer-Katheter.

Casper, mit Kreuzkopf als Verweil- oder Dauerkatheter (Abb. 2.178).

Couvelair, 1 konkaves Auge an der Spitze und Flötenspitze, 1 bis 2 seitliche Augen (Abb. 2.176 und 2.177).

Casper- und *Pezzer-Katheter* können im entspannten Normalzustand nicht aus der Blase rutschen. Beim

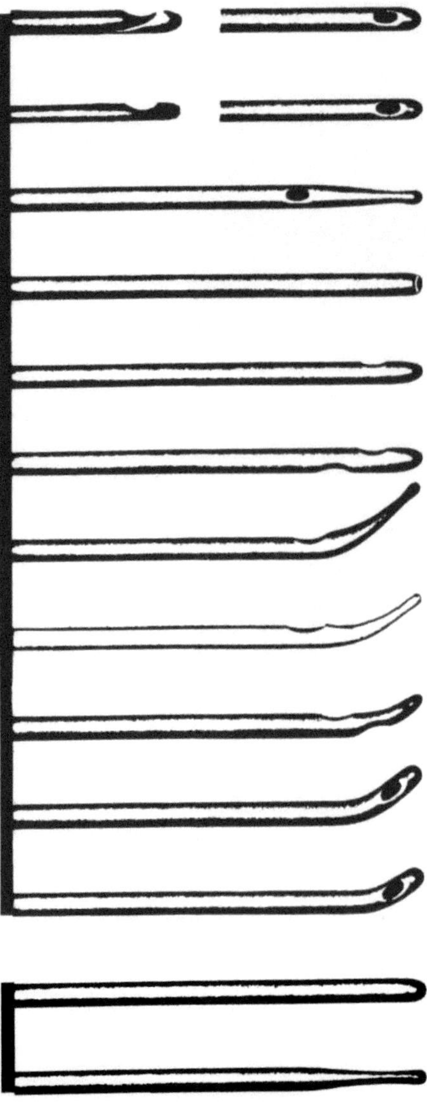

Abb. 2.176 Benennung der Spitzenausführungen[1]

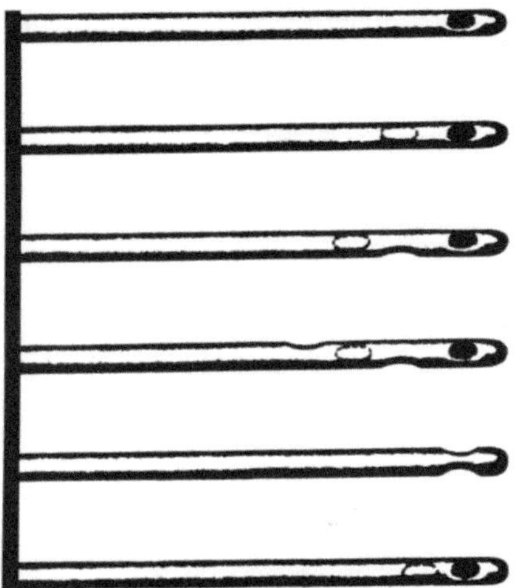

Abb. 2.177 Benennung der Augenanordnung[1]

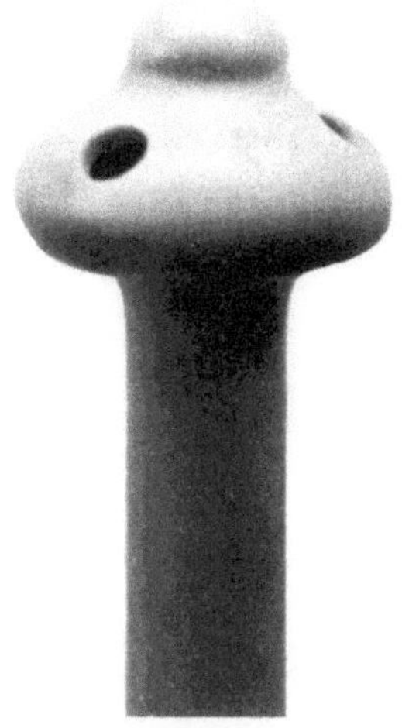

Abb. 2.179 Pezzer-Katheter[1]

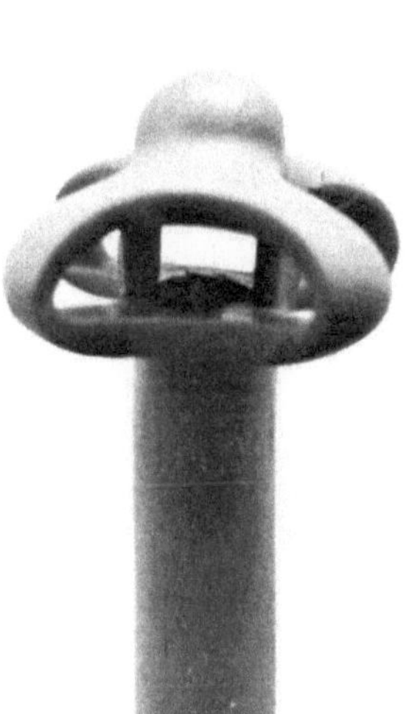

Abb. 2.178 Casper-Katheter[1]

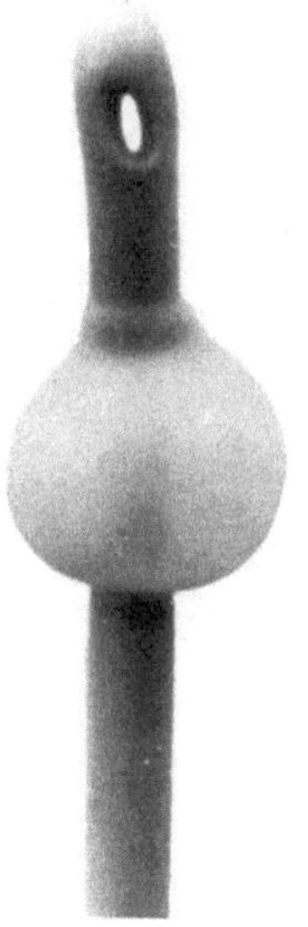

Abb. 2.180 Ballon-Katheter nach Nelaton[1]

Anlegen werden sie durch einen Mandrin zu einer geraden Röhre gespannt (Abb. 2.178 und 2.179).

Ballonkatheter eignen sich als *Verweilkatheter*. Sie besitzen unterhalb der Spitze einen dünnwandigen, hochelastische Gummimantel, der mit sterilisiertem Wasser zu einem Ballon aufgefüllt werden kann und das Herausgleiten des Katheters verhindert. Vor dem Entfernen des Katheters wird mit einer Spritze die Ballonfüllung wieder entzogen.
Verweil- oder Dauerkatheter müssen formstabil, aber geschmeidig und chemisch indifferent sein. Sie dürfen nicht inkrustieren, d. h. die Bestandteile des Harns dürfen weder an der Oberfläche noch an den Augen auskristallisieren.
Ballonkatheter aus Latex haben nur eine Verweilzeit von 2 bis 4 Tagen. Durch Teflon- oder Siliconbeschichtung erhöht sich diese auf 7 Tage. Katheter aus reinem Silicon inkrustieren nicht. Sie bleiben ggf. 21 bis 30 Tage liegen.
Ballonkatheter können zweiläufig sein. Sie besitzen einen *Hauptkanal* mit großem Lumen und glatten Wänden für das Entleeren der Harnblase von Harn und Spülflüssigkeit. Der zweite Kanal dient nur zum Füllen und Entleeren des Ballons, den Verschluß regelt ein Ventil. Dieser *Auffüllkanal* ist in der Katheterwand integriert (Abb. 2.180 und 2.181). Dreiläufige Ballonkatheter haben darüber hinaus einen Spülkanal, der rings um den Hauptkanal in der Schaftwandung liegt (Abb. 2.182 und 2.183). Haupt- und Spülkanal sind am Ende trichterförmig erweitert, damit sie dort mit Katheterstöpseln verschlossen werden können. Auch der Urinauffangbeutel kann mit dem Trichter des Hauptkanals verbunden werden (Abb. 2.184). Auf dem Ende des Hauptlaufes steht die Kalibergröße und das Fassungsvermögen des Bal-

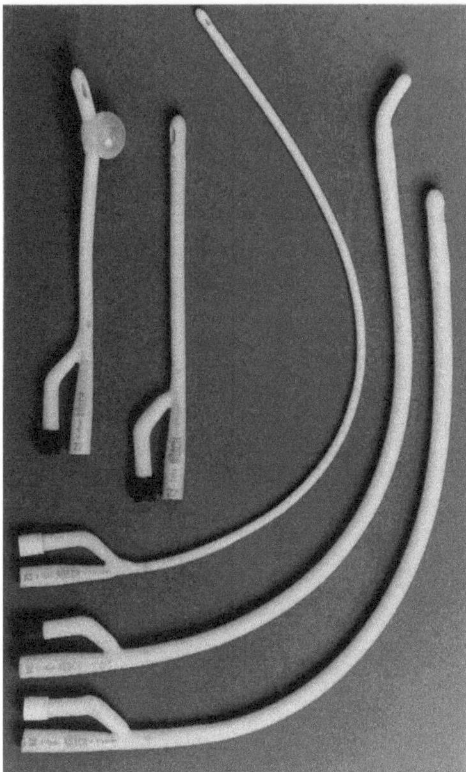

Abb. 2.181 Latex-Ballon-Katheter[1]

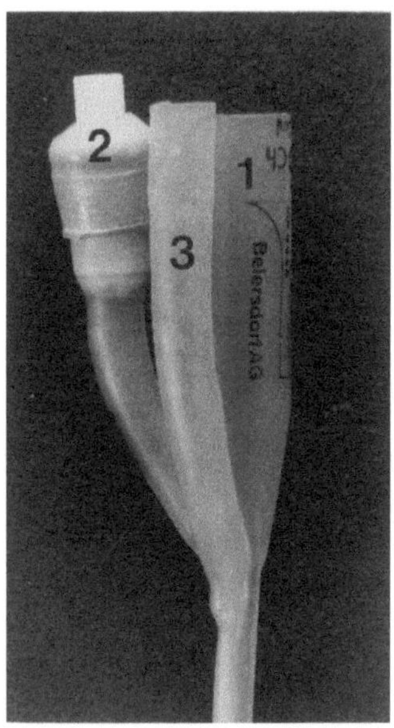

Abb. 2.182 Ballon-Katheter, **1** Hauptlauf, **2** Auffüllkanal, **3** Spülkanal[1]

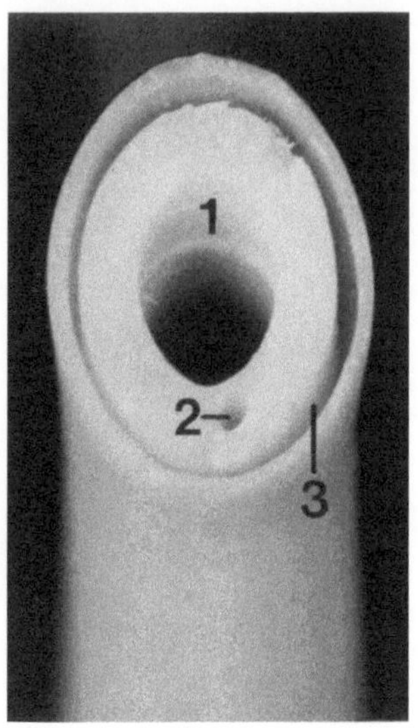

Abb. 2.183 Ballon-Katheter, Querschnitt, **1** Hauptlauf, **2** Auffüllkanal, **3** Spülkanal[1]

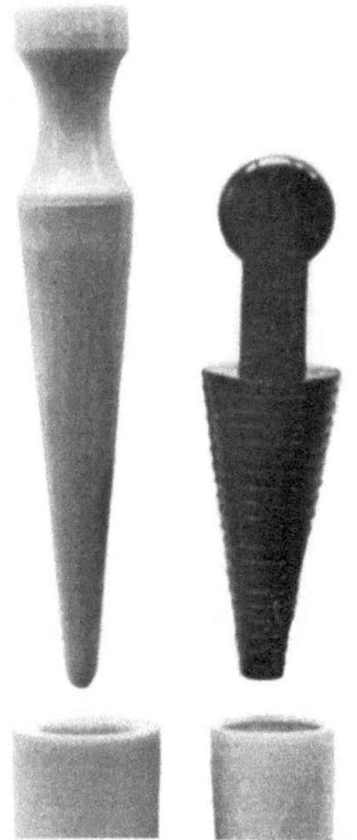

Abb. 2.184 Katheterstöpsel[1]

lons. Die Kapazität beträgt je nach Art 5 bis 50 ml. Der Auffüllkanal trägt am Ventil einen Farbcode, aus dem das Kaliber hervorgeht (Abb. 2.185).

Einmalkatheter aus PVC kommen sterilisiert und einzeln verpackt in den Handel. Sie eignen sich für die einmalige Punktion der Blase.

Für die Katheterisierung hat das Bundesgesundheitsamt Anforderungen gestellt. Sie sind im Bundesgesundheitsblatt Nr. 28 vom 8. Juni 1985 veröffentlicht. (Stets aseptisch mit sterilisierten Sets arbeiten!)

Ballonkatheter	Einmalkatheter
CH 8 braun bzw. weiß	CH 8 blau
CH 10 braun bzw. weiß	CH 10 schwarz
CH 12 weiß	CH 12 weiß
CH 14 grün	CH 14 grün
CH 16 orange	CH 16 orange
CH 18 rot	CH 18 rot
CH 20 gelb	CH 20 gelb
CH 22 lila	CH 22 lila
CH 24 blau	
	CH 25 dunkelblau
CH 26 weiß	
CH 28 weiß	CH 28 dunkelgrün
CH 30 weiß	CH 30 grau
	CH 32 dunkelgelb

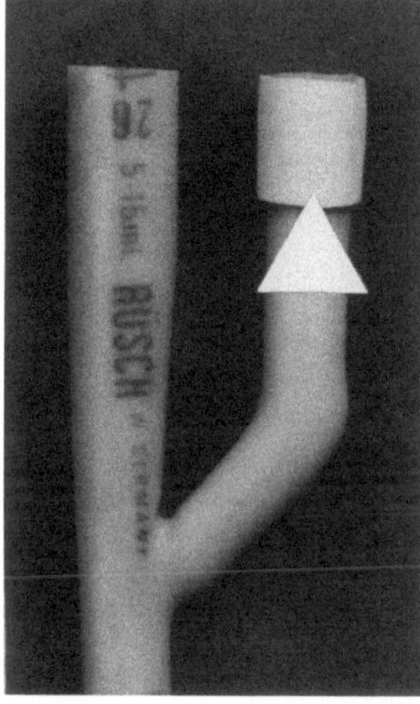

Abb. 2.185 Ballon-Katheter, zweiläufig mit Farbcode-Markierung[1]

6.2 Suspensorien

zum Anheben und Stützen des Hodensackes.
Sie bestehen aus einer gürtelähnlichen Bandage aus Baumwolle, Leinen oder einem Gummigurt, an der ein Baumwoll- oder Leinenbeutel fest oder abknöpfbar befestigt ist (Abb. 2.186). Suspensorien werden bei bestehenden Entzündungen oder vorbeugend bei Beanspruchungen im Sport getragen.
Größen: 1 bis 10

Literatur

1. Brandenburg E, Kraft KH, Neumann H (1989) Krankenpflegeartikel, Bild-Lexikon, 2. Aufl., Govi, Frankfurt
2. Wilson O, Kohm G (1987) Verbandstoffe und Krankenpflegeartikel, 4. Aufl., Deutscher Apotheker-Verlag, Stuttgart

7 Inkontinenz und Stomaversorgung

G.H. Willital

7.1 Definition der Inkontinenz

Kontinenz ist die Fähigkeit, die Absonderung von Urin und Stuhl bewußt kontrollieren zu können.
Inkontinenz ist die Unfähigkeit, die Ausscheidung von Urin und Stuhl zu kontrollieren. Es kommt zu unwillkürlichen, unbeabsichtigten Ausscheidungen.
Sowohl für die Stuhl- als auch für die Urininkontinenz gibt es unterschiedliche Ursachen. Das erfordert entsprechende Therapien. Weiterhin unterscheidet man graduelle Abstufungen der Inkontinenz, was ebenfalls für die Therapie und damit auch für die Prognose von entscheidender Bedeutung ist[17].

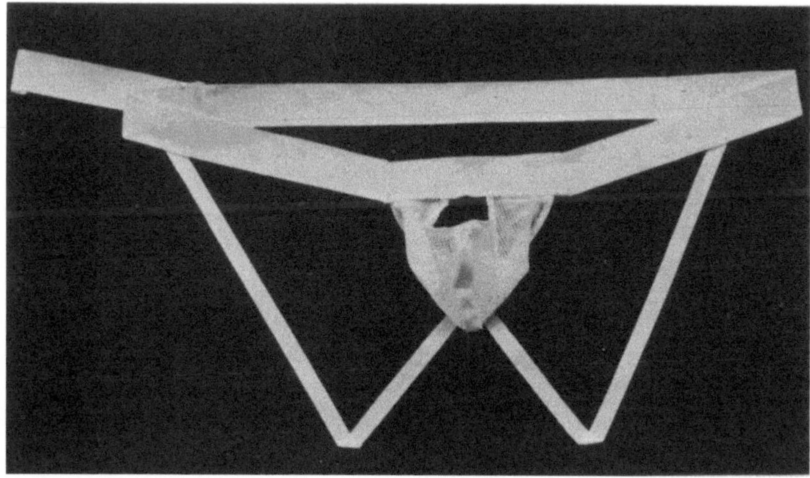

Abb. 2.186 Suspensorium[1]

7.2 Häufigkeit der Inkontinenz

Es ist schwer, exakte Zahlenangaben über die Häufigkeit inkontinenter Patienten zu geben, da darüber genaue statistische Angaben fehlen. Faßt man alle Altersstufen und alle Formen der Urin- und Stuhlinkontinenz zusammen, so gibt es in der Bundesrepublik Deutschland ca. zwischen 3,5 bis 4 Millionen Bundesbürger, die inkontinent sind. Durch angeborene Fehlbildungen des Rückenmarks, der Wirbelsäule, des Steißbeins und des Enddarms kommen beispielsweise jährlich zwischen 450 und 600 Kinder mit Stuhlinkontinenz zu den bisher existierenden inkontinenten Patienten hinzu.

7.3 Ursachen der analen Inkontinenz

Die kontinenzgarantierenden Muskelelemente am Enddarm werden in folgende Muskelgruppen eingeteilt:

- Musculus levator ani
- Musculus puborectalis
- Musculus sphincter internus
- Musculus sphincter externus

Eine vereinfachte Darstellung dieser für die Kontinenz wichtigen Muskelelemente gibt die Abbildung 2.187.

Nicht nur die Muskelelemente und ihre wichtige Innervation spielen für die Kontinenz die entscheidende Rolle, sondern auch das geordnete und ungestörte Reflexverhalten im Darm selbst.

Hierbei gibt es sogenannte Rezeptoren im Bereich der Rectumschleimhaut und auch im Bereich des Musculus puborectalis. Sie wiederum melden als sensorische Elemente die Füllung des Darmes zum Gehirn und können bei entsprechendem Füllungszustand die Stuhlentleerung bewerkstelligen. Es kommt zu einer Druckminderung im inneren Schließmuskel, der dann als Wegbereiter der Defäkation funktioniert. Nur durch das gemeinsame Zusammenspiel zwischen normal ausgebildeten Muskelelementen, normaler Innervation dieser Muskelelemente, vorhandener Sensorik im Bereich der Rectumschleimhaut und des Musculus puborectalis und normal ausgebildetem Reflexbogen von diesen sensorischen Elementen zum Musculus sphincter internus ist eine reguläre Defäkation zu erwarten.

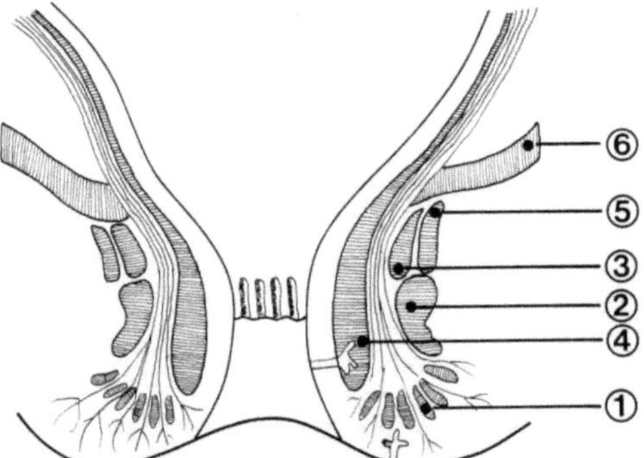

Abb. 2.187 Pathologisch-anatomischer Überblick über die kontinenzgarantierenden Muskelelemente am Enddarm; 1) M. sphincter ani ext. subcut., 2) M. sphincter ani ext. superfic., 3) M. sphincter ani ext. prof., 4) M. sphincter ani int., 5) M. puborectalis, 6) M. levator ani

7.3.1 *Anale Inkontinenz bei Kindern und Jugendlichen*

Die Inkontinenz kann bedingt sein durch

- teilweise oder kompletten Ausfall von Muskelelementen, die verantwortlich sind für die Kontinenz,
- teilweise oder kompletten Ausfall von Nervenfasern, die für die Innervation entsprechender kontinenzgarantierender Muskelelemente verantwortlich sind.

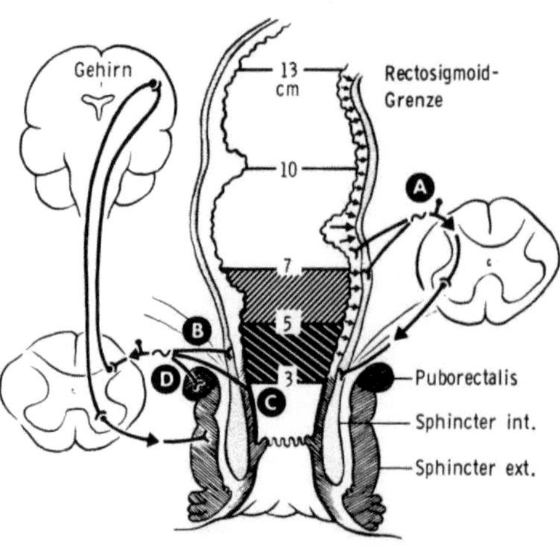

Abb. 2.188 Überblick über die Innervationsverhältnisse des Enddarms, Mechanismus der Kontinenz und der Defäkation: A) Reflexbogen zwischen Rectum und M. internus (glatte Muskulator, unwillkürlich) über Rückenmark, B) Reflexbogen zwischen Rectum und M. externus (quergestreifte Muskulatur, willkürlich) über Gehirn, C) Dehnungsrezeptoren im unteren Rectum (3 bis 7 cm), wichtig für Reservoirfunktion, D) Sensoren im Epithel des Analkanales und in der Puborectalisschlinge, wichtig für willkürliche Sphincterfunktion und für Defäkation

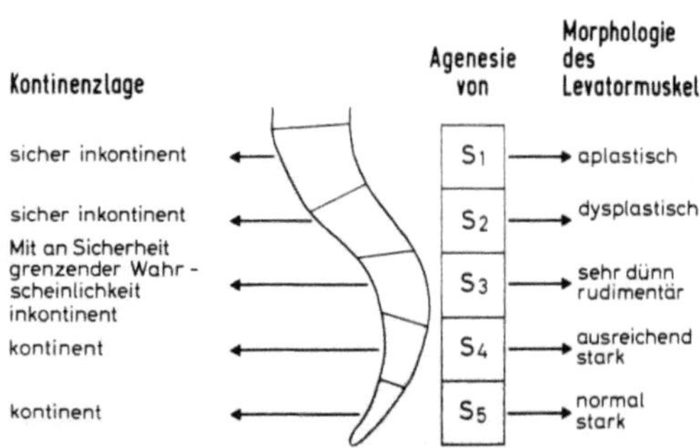

Abb. 2.189 Ausfall von Muskelelementen im Enddarmbereich bei Sacraldysplasien

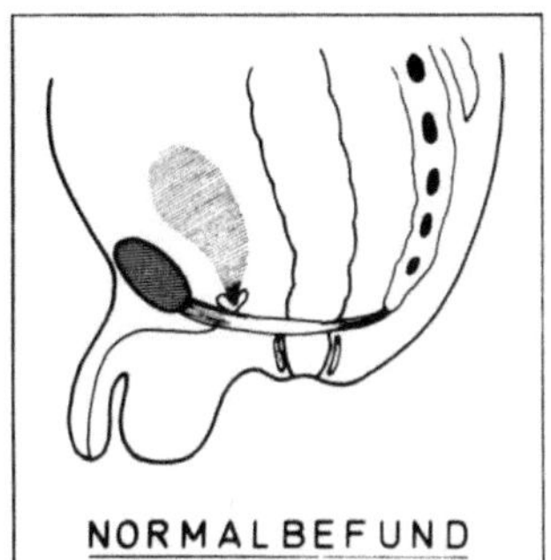

Muskulatur vorhanden	%	AAT-Typ
Levator	84%	HOCH
	92%	MITTEL
	100%	TIEF
Externus	26%	HOCH
	53%	MITTEL
	96%	TIEF
Internus	0	HOCH
	21	MITTEL
	76	TIEF

Abb. 2.190 Formen, Häufigkeit und assoziierte Muskelfehlbildungen bei angeborenen fehlenden Analöffnungsstellen

Dementsprechend unterscheidet man zwischen:

Formen der angeborenen Inkontinenz

Darunter fallen in erster Linie Fehlbildungen des Steißbeins, sogenannte *Sacraldysplasien* (Häufigkeit 7,5 %) in Kombination mit anorectalen Fehlbildungen. Dysplasien des Steißbeins gehen in der Regel mit einer Unterentwicklung der die Kontinenz garantierenden Muskelelemente einher. Fehlen beispielsweise mehr als drei Sacralwirbel, so ist die Ausbildung der entsprechenden Muskulatur nicht mehr vorhanden, so daß daraus eine muskuläre Inkontinenz resultiert (Abb. 2.189).

Anorectale Fehlbildungen, nicht angelegte anale Öffnungsstellen, können zu Inkontinenz führen. Die Häufigkeit wird mit 1:3000 angegeben. Hohe Analatresien, d. h. Analatresien, bei denen der blind verschlossene Darm im Becken oberhalb der zu erwartenden Beckenbodenmuskulatur lokalisiert ist, zeigen zu 40 % eine Verminderung der Muskelelemente. Sie führen häufiger zu einer analen Inkontinenz als die sogenannten tiefen, intralevatorischen Fehlbildungen, bei denen der blind verschlossene Darm innerhalb der ersten 20 mm, gemessen von der äußeren Haut, lokalisiert ist. Einen Überblick über anorectale Fehlbildungen, ihre Häufigkeit und über die vorhandenen Muskelelemente gibt Abbildung 2.190.

Anorectale Fehlbildungen sind, wie bereits erwähnt, in 7,5 % mit Fehlbildungen des Steißbeins verbunden, die wiederum eine Muskelfehlentwicklung nach sich ziehen können. Dadurch addiert sich eine zusätzliche Minderung der Verschlußfähigkeit des Enddarms bedingt durch muskuläre Elemente.

Meningomyelocelen sind Fehlbildungen des Rückenmarks, kombiniert mit Fehlbildungen und Spaltbildungen der Wirbelsäule, die je nach Ausdehnung und Lokalisation zu einer Störung der Innervation der Beckenbodenmuskulatur führen können. Durch einen Ausfall der Kontraktilität der gesamten Beckenbodenmuskulatur ziehen diese Meningomyelocelen in der Regel eine komplette Urin- und Stuhlinkontinenz nach sich.

Formen der erworbenen Inkontinenz

Hierbei handelt es sich vor allem um:

Unfälle im Bereich des Perineums. Traumata im Bereich des Beckens und des Perineums (des Damms) sind zu 1 % Folgen von Unfällen im Kindesalter. Es kommt zu Läsionen oberflächlicher und tiefer Muskelelemente des Beckens und des Darmes, die je nach Ausmaß der Läsion bzw. der Infektion zu einer unterschiedlich starken Inkontinenz führen können.

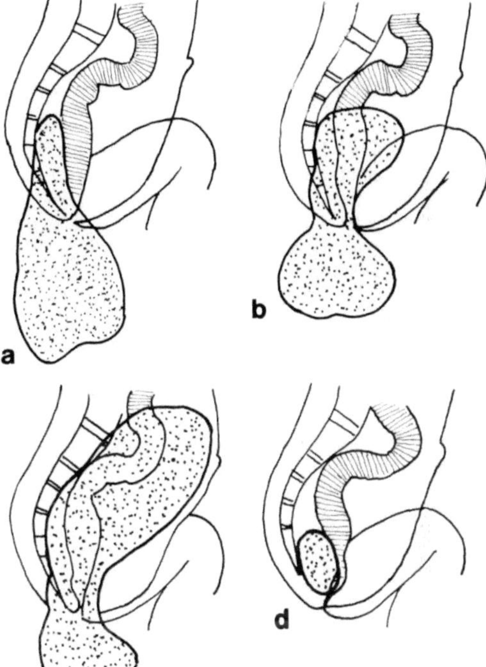

Abb. 2.191 Überblick über Typ und Lokalisation von sakrokokkzygealen Teratomen im Beckenbereich und gleichzeitiger Läsion von Muskelelementen; a) bis d) vier verschiedene Typen nach Altmann

Tumore im Beckenbereich. In erster Linie kommen die sogenannten sakrokokkzygealen Teratome vor, das sind angeborene Mischgeschwulste im Kreuz- und Steißbeinbereich. Sie können durch ihr invasives Wachstum zu einer Überdehnung, zu einer Läsion und zu einer Zerstörung der Muskulatur im Enddarmbereich führen. Man unterscheidet bei den sakrokokkzygealen Teratomen je nach Lokalisation vier verschiedene Typen nach der Einteilung von Altmann (Abb. 2.191).

Tumore, die vorwiegend von der Steißbeinspitze nach außen wachsen, Typ 1 nach Altmann, haben im Hinblick auf die Läsion der Beckenbodenmuskulatur eine günstigere Prognose als jene Tumore, die progressiv von der Steißbeinspitze eine extreme Wachstumstendenz in das kleine Becken aufweisen, Typ 4 nach Altmann.

Infektionen im Beckenbereich. Durch Darmperforationen und chronische Darmentzündungen können Infektionen zu einer teilweisen Zerstörung der kontinenzgarantierenden Muskelelemente führen und damit zur Inkontinenz führen. Als weitere Ursache kommen in Frage Senkungsabszesse, Perianalabszesse, Fisteln, Morbus Crohn und Colitis ulcerosa.

Operative Eingriffe. Diese können zu einer teilweisen Zerstörung umschriebener Muskelelemente im Bekkenbereich führen und dadurch Ursache der Inkontinenz sein: anorectale Durchzugsverfahren, Eingriffe bei anorectale Fehlbildungen, tiefe Dickdarmresektionen beim Morbus Hirschsprung, postanal repair bei Erst- und Zweitoperationen wegen Teilinkontinenz.

7.3.2 Anale Inkontinenz bei Erwachsenen

Enddarmcarcinome. Häufigste Ursachen der Inkontinenz beim Erwachsenen sind das Enddarmcarcinom und die damit zusammenhängende Tumor- und Dickdarmentfernung. An diesem Darmkrebs erkrankt ca. jeder 1000ste Bundesbürger. Man unterscheidet je nach Lokalisation und Ausdehnung vier verschiedene Stadien des Rectumcarcinoms, die eine unterschiedliche chirurgische Therapie notwendig machen. Am ungünstigsten ist das Stadiums Dukes 4, bei dem eine totale Rectumexstirpation erfolgen muß, die zwangsläufig mit einer kompletten Inkontinenz einhergeht (Abb. 2.192).

Traumata. Weitere Ursachen sind, wie bei Kindern erwähnt, Unfälle im Beckenbereich, die durch Läsion und Infektion zu einer partiellen Analinkontinenz führen können.

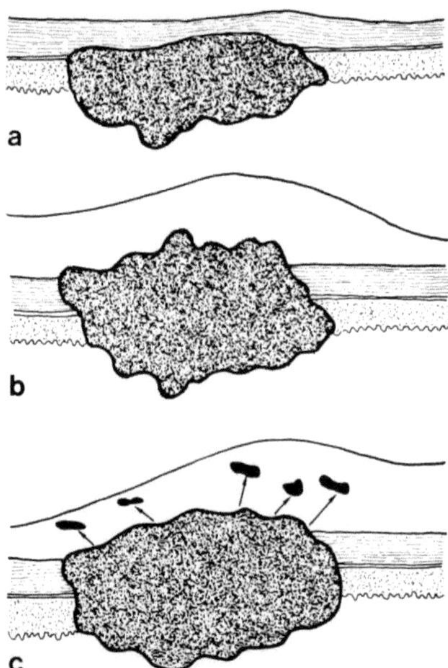

Abb. 2.192 Überblick über die Stadieneinteilung des Rectumcarcinoms und der notwendigen chirurgischen Therapie; a) bis c) drei Beispiele

Inkontinenz in der Geriatrie. Eine sehr häufige Form der Inkontinenz entwickelt sich ausschließlich bei den älteren Patienten. Ursache der Inkontinenz ist entweder eine zunehmende Beckeninsuffizienz aufgrund einer Bindegewebsschwäche oder eine cerebrale Durchblutungsstörung sowie ein Schlaganfall mit daraus resultierender Unfähigkeit, Stuhlgang kontrolliert abzusetzen.

Prolaps. Patienten mit einem Anal- bzw. Rectumprolaps, d. h. mit einem partiellen oder totalen Darmvorfall, können ebenfalls den Stuhlgang aufgrund einer sekundären Beckenbodenschwäche nicht halten und sind in die Gruppe der partiell inkontinenten Patienten bzw. inkontinenten Patienten einzureihen.

Überfließinkontinenz. Eine angeborene oder erworbene Erweiterung des Enddarms (Megarectum, Megacolon) kann eine sogenannte Überfließinkontinenz auslösen. Ein Abflußhindernis im Enddarm führt zunächst zu einer chronischen Verstopfung. Das Abflußhindernis kann unterschiedliche Ursachen haben. In Frage kommt eine Analstenose oder eine Sphincterachalasie (ein Nichterschlaffen des Schließmuskels), aber auch paradoxes Reflexverhalten, wie das Sphincterhemmreflexsyndrom und Morbus Hirschsprung/Aganglionose. Die Behinderung kann an einem pathologisch gewundenen und gedrehten colorectalen Übergang mit verzögerter Stuhlpassage liegen. Bedingt durch einen verlängerten Darmabschnitt zwischen Colon descendens und Rectum kommt es zu gesteigerter Wasserrückresorption und damit zu einer Erhöhung der Viskosität der Darmflüssigkeit. In allen Fällen führen diese Veränderungen zu einer Darmerweiterung, die zunächst in dem pathologisch-morphologischen Substrat eines Megarectums bzw. eines Megasigmas oder Megacolons resultieren. Diese Darmerweiterung wiederum verursacht eine Strukturveränderung der Darmwand und mit zunehmendem intraluminellen Druck eine Aufweitung der Beckenbodenmuskulatur. Diese wird in ihrer Kontraktilität vermindert, so daß ankommender Stuhlgang im Laufe der Zeit nicht mehr gehalten werden kann, woraus dann die sogenannte Überfließinkontinenz folgt.

7.4 Ursachen der Urininkontinenz

Auch hier unterscheidet man zwischen Ursachen im Kindesalter und Urininkontinenz bei Erwachsenen.

7.4.1 Urininkontinenz bei Kindern

Neurogene Blasenentleerungsstörungen. Die neurogene Blasenentleerungsstörung tritt bei Meningomyelocelen (Spina bifida) auf. Es handelt sich analog zu dem, was bei Analinkontinenz gesagt wurde, um eine Störung der Entwicklung der Wirbelsäule und des Rückenmarks mit ausgebliebener Innervation der Blasenmuskulatur. Die neurogene Blase ist gelähmt oder nur zum Teil funktionsfähig.

Vesicointestinale Fissuren. Bei Mißbildungsstörungen infolge vesicointestinaler Fissuren (Blasenekstrophien) gibt es keinen normalen Verschluß der Blase zu einem Hohlorgan. Auch der Verschluß der Harnröhre und des vorderen Beckenringes ist nicht vorhanden. Dementsprechend fehlen auch hier die entscheidenden Muskelelemente, die um den Blasenhals lokalisiert sind.

Verletzungen. Durch Verletzungen der Blase, der Harnröhre, der Beckenbodenmuskulatur und der Weichteile kann es zu einer entsprechenden Läsion und Zerstörung der Muskulatur mit daraus resultierender Urininkontinenz kommen.

Tumore. In erster Linie handelt es sich um Tumore des Blasenbodens, Rhabdomyosarkome des kleinen Beckens und sakrokokkzygeale Teratome (→ 7.3.1). Sie können je nach Ausdehung und invasivem Wachstum zu einer Zerstörung von Nervenfasern und Muskelelementen mit daraus folgender Inkontinenz führen.

Postoperative Folgen Eine Urininkontinenz kann nach operativen Eingriffen am Blasenhals, im Bereich des tiefen Rectums oder bei Senkungsabszessen entstehen.

7.4.2 Urininkontinenz bei Erwachsenen

- Rezidivierende Infektionen von Harnröhre, Blase und harnbildenden und harnableitenden Organen.
- Tumoröse Veränderungen an der Prostata sowie operative Eingriffe an der Prostata mit daraus resultierender Urininkontinenz.
- Blasensteine, die im Bereich des Blasenhalses zu einer Verlegung des Harnabflusses und damit zu einer Inkontinenz führen.
- Senkung von Gebärmutter, Blase und Scheide mit Verziehungen und Aufweitungen der Schließmuskulatur um die Harnröhre.
- Neurologische Störungen, insbesondere cerebrale Durchblutungsstörungen mit vorübergehenden Schlaganfällen und daraus resultierender Harninkontinenz.
- Blasencarcinom, das sich auf den Blasenhals erstreckt.
- Neurogene Blase als Folge von
  a) Wirbelkörperfrakturen und Querschnittslähmung,
  b) entzündlichen Erkrankungen des Rückenmarks,
  c) degenerativen Erkrankungen des Rückenmarks,
  d) Tumore des Rückenmarks.

7.5 Einteilung der analen Inkontinenz

Bei der Stuhlinkontinenz unterscheidet man vier verschiedene Grade, die vor jeder Behandlung bestimmt werden müssen, um entscheiden zu können, ob eine konservative oder chirurgische Therapie notwendig ist[43].

Die Untersuchungen stützen sich dabei auf folgende Kriterien:

a) Klinischer Befund.

b) Druckuntersuchung des Enddarms, anorectale Manometrie (Abb. 2.193).

Mit Hilfe von sogenannten Tip-Kathetern können die Druckverhältnisse im Enddarm festgestellt werden. Die Sonde ist 2 mm im Durchmesser groß und führt zu keiner Irritation des Patienten. Sie stellt eine nicht invasive diagnostische Maßnahme dar. Ermittelt werden die Druckwerte in der Beckenbodenmuskulatur,

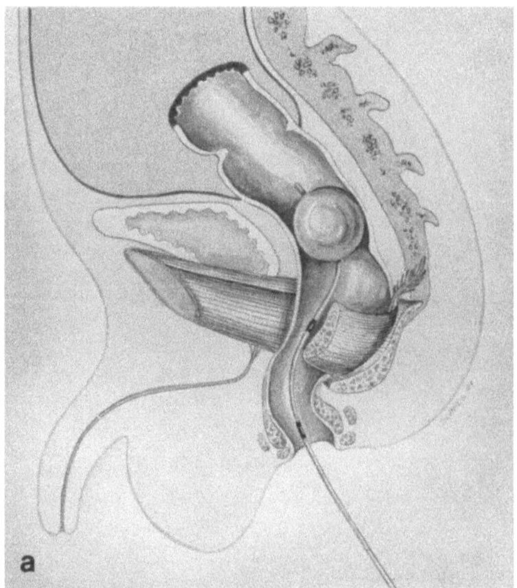

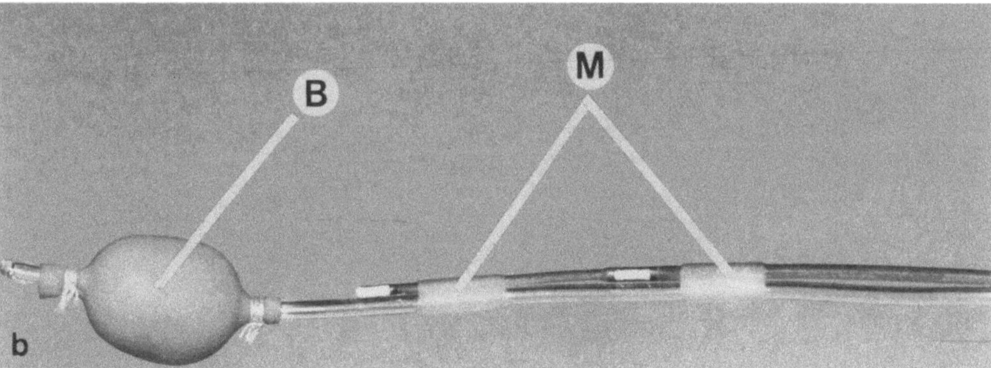

Abb. 2.193 Tip-Katheter; a) schematische Darstellung, b) Meßelement (M) und Ballon (B)

in der Puborectalismuskulatur, im Musculus sphincter externus und internus. Mit Hilfe eines Dehnungsballons, der zusammen mit der Sonde in den Darm eingeführt wird, kann oberhalb des Beckenbodens Stuhlvolumen simuliert werden und der Stuhlentleerungsreflex überprüft werden.

c) Endoskopie des Enddarms, optische Beurteilung der Kontraktilität der Beckenbodenmuskulatur (Abb. 2.194).

Die Endoskopie ermöglicht, den Verschluß des Enddarms optisch festzustellen. Durch Luftinsufflation in den Darm kann ein scheinbar kontinenter Anus bei sonst nicht zu erkennender Muskelschwäche geöffnet werden und eine Teilinkontinenz demaskiert werden.

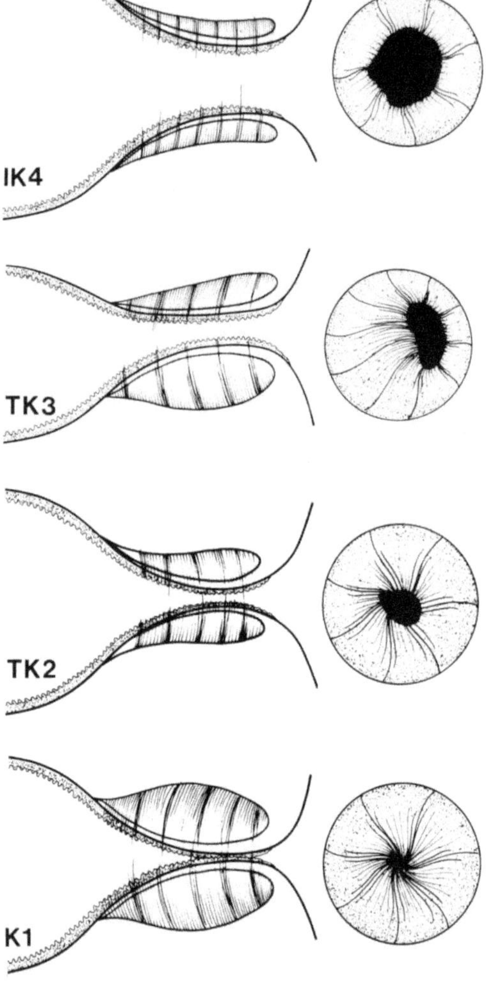

Abb. 2.194 Endoskopische Funktionsdiagnostik: (K1) Konzentrischer kompletter Verschluß = suffizienter kompetenter Sphincter, (TK2) Konzentrischer kompletter Verschluß, mit Luft leicht aufdehnbar, (TK3) Konzentrischer teilweise inkompletter Verschluß, (IK4) Kein Verschluß des Enddarms, minimale Kontraktion

d) Intraanale Ultraschalluntersuchung, um die für die Kontinenz wichtigen Muskelelemente morphologisch sichtbar zu machen (Abb. 2.195).

Der intraanale Ultraschall gibt ein zirkuläres, 360 Grad großes scheibenförmiges Bild um den Enddarm in unterschiedlicher Höhe. Er ermöglicht eine relativ genaue morphologische Analyse über die normalen Muskelverhältnisse und über fehlende Muskelelemente bzw. eine Diagnose von Narben und Bindegewebe, die Muskelgewebe ersetzt haben.

Eine Übersicht über die unterschiedlichen Kontinenzuntersuchungsergebnisse gibt die Abbildung 2.196.

7.6 Behandlung der analen Inkontinenz

Hier unterscheidet man zwischen

- chirurgischen Maßnahmen,
- medikamentösen Maßnahmen und
- pflegerischen Maßnahmen.

7.6.1 Chirurgische Maßnahmen

Retrorectale Levatorplastik nach Koppmeier, Nixon, Willital

Hierbei erfolgt von einem Hautschnitt über dem Steißbein eine Darstellung des Enddarms und der auf

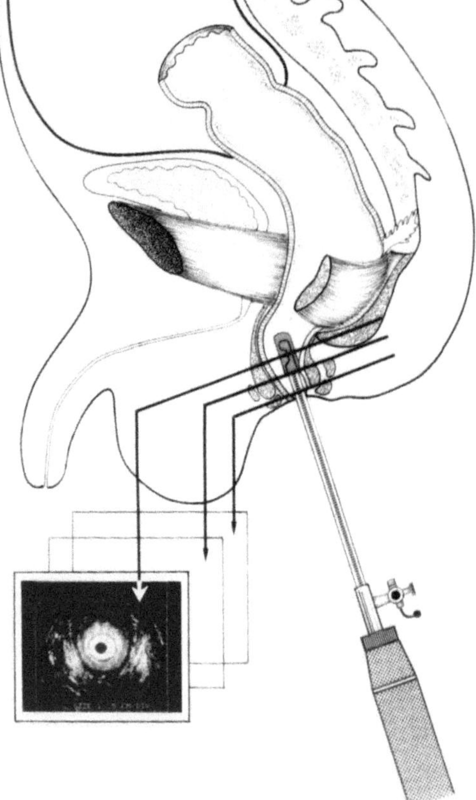

Abb. 2.195 Technik des intraanalen Ultraschalls

Übersicht der Erscheinungen bei Kontinenz (K1), Teilkontinenz (TK2 und TK3), Inkontinenz (IK4)

	Klinisch	Manometrie				Funktionsendoskopie
		Ruhe-druck	Willkür-kontrolle	Sphink-terrelaxa-tion	Durchzug	
K1	Kontrolle über fest/ flüssigen Stuhl Kontrolle über Winde	20 bis 25 mm Hg	130 bis 140 mm Hg	13 bis 10 mm Hg 0 bis 3 sec	60 bis 80 mm Hg	kompletter Verschluß im Levatorbereich, nicht aufdehnbar mit Luft
TK 2	Kontrolle über festen Stuhl, über Winde nicht, über flüssigen Stuhl nur sporadisch	15 bis 20 mm Hg	60 bis 130 mm Hg	10 bis 5 mm Hg 3 bis 4 sec	30 bis 60 mm Hg	kompletter Verschluß im Levatorbereich, leicht aufdehnbar
TK 3	Kontrolle über festen Stuhl sporadisch, über Winde und flüssigen Stuhl nicht	8 bis 15 mm Hg	30 bis 60 mm Hg	5 bis 3 mm Hg 4 bis 6 sec	15 bis 30 mm Hg	inkompletter Verschluß im Levatorbereich
IK 4	Keine Kontrolle über festen und flüssigen Stuhl, keine Kontrolle über Winde	0 bis 8 mm Hg	0 bis 30 mm Hg	0 bis 3 mm Hg <6 sec	0 bis 15 mm Hg	offen stehender Enddarm keine oder minimale Levatorkontraktion

Abb. 2.196 Vergleich der Werte bei Kontinenz, Teilkontinenz und Inkontinenz

der Rückseite des Darmes verlaufenden Muskelelemente. Diese können einzeln dargestellt, von Narben und Bindegewebe befreit und auf der Rückseite des Darmes zügelförmig zusammengenäht werden, so daß sie dann eine direkte Zugkomponente nach vorn auf die Symphyse ausüben und damit den Darm verschließen (Abb. 2.197)[43,44].

Grazilistransplantat

Ein bestimmter Muskel des Oberschenkels wird dabei um den Darm gelegt und anschließend am Sitzbein fixiert, so daß er die normale Schlingenbildung um den Darm imitiert und ihn zirkulär umschließt. Dieses Muskeltransplantat kann ein- oder doppelseitig durchgeführt werden.
Die Ergebnisse hängen insgesamt von dem zugrundeliegenden Grad der Inkontinenz, der Durchblutung und der Nervenversorgung dieses Muskels ab.

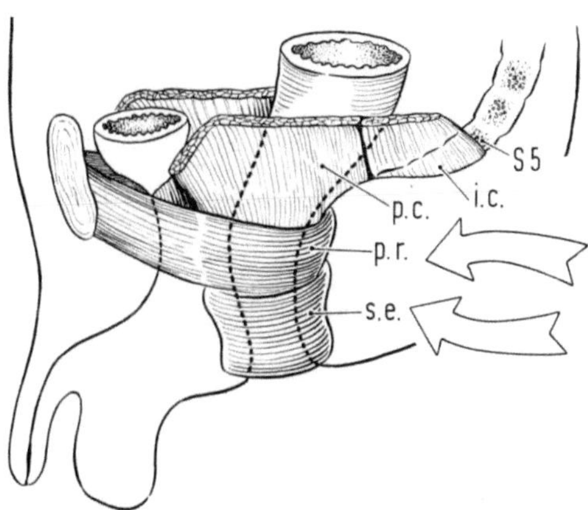

Abb. 2.197 Überblick über die Rekonstruktion kontinenzgarantierender Muskeln des Enddarms von einem Zugang unterhalb des Steißbeins

Musculus palmaris longus - Plastik nach Grotte

Hierbei erfolgt eine Transplantation eines Unterarmmuskels, der vorher von seiner Innervation unterbrochen wurde und im zeitlichen Intervall als freies Transplantat zirkulär um den Darm gelegt wird, um nicht vorhandene Muskulatur zu ersetzen.
Wesentlich für den Erfolg ist die Durchblutung des Muskels, die vom Becken ausgeht, und die Reinnervation des Muskels, die ebenfalls von dem Implantationsbett abhängt.

Sacrale Sphinctersatzplastik (SSE-Implantat)

Dieses Implantat besteht aus zwei Ringhälften und wird ohne Eröffnung der Bauchhöhle und ohne Eröffnung des Darmes von sacral her um den Darm gelegt (Abb. 2.198 a und b)[43,44].
Das magnetische Implantat baut im Darm ein Magnetfeld auf. Ein aus Schaumstoff bestehender Analtampon mit einem in der Mitte befindlichen Magnetstift hält den weichen Tampon in der richtigen Position im Darm. Die Gefahr einer Durchblutungsstörung im Darm ist nicht zu befürchten.
Unterschiedliche Implantatgrößen, unterschiedliche Magnetstifte und Tampons garantieren dann einen druckadaptierten künstlichen Enddarmverschluß, der individuell dem entsprechenden Darminnendruck standhält.
Die Ergebnisse hängen hier wiederum sehr wesentlich von der Bereitschaft des Patienten ab, ein solches Implantat zu tragen, die Tampons zwei- bis dreimal am Tag zu wechseln.
Analtampons unterschiedlicher Größe und Konfiguration bestehen aus Polyvinylformalschaumstoff und werden in den Enddarm wie ein Suppositorium eingeführt. In Seitenlage erfolgt dann eine Kontraktion der durch den Tampon etwas vorgedehnten Muskula-

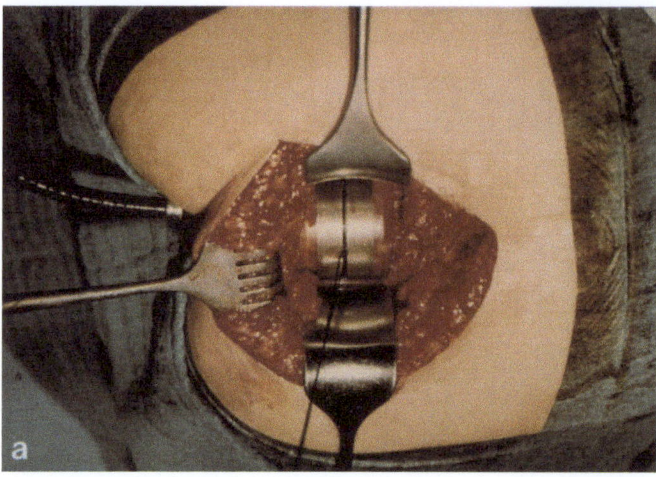

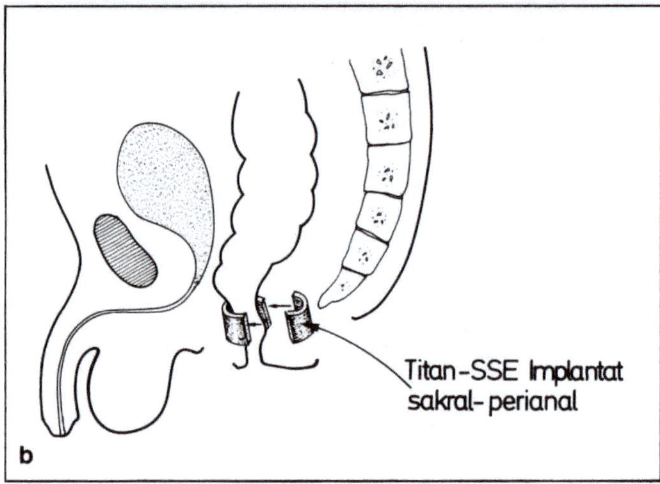

Abb. 2.198 a) und b) Sacrale Sphinctersatzplastik - Operationstechnik, Implantat der SSE-Ringhälften

tur und führt zu einer Kompression des elastischen Tampons. Dadurch läßt sich auf einfache Art und Weise eine Verbesserung der Haltefunktion im Enddarm durch Kräftigung der Muskulatur erzielen[1,12,15,20,43,47].

7.6.2 *Medikamentöse und konservative Maßnahmen zur Verbesserung der Inkontinenz*

Medikamentöse oder konservative Behandlungsmaßnahmen kommen in erster Linie in Frage, wenn nach den obigen Einteilungskriterien eine Inkontinenzstufe entsprechend (TK2) bzw. (TK3) vorliegt (→ Abb. 2.194 und 2.196). Diese Inkontinenzstufen entsprechen der Teilinkontinenz. Je nach Befund können folgende Maßnahmen durchgeführt werden:

Dihydroergotamin-Tropfen

Dihydroergotamin übt einen tonisierenden Effekt auf die glatte Muskulatur des Darmes aus, erhöht somit den Ruhetonus im Enddarmbereich und trägt dazu bei, eine Athletisierung des Darmes als Voraussetzung für eine normale Darmtätigkeit zu erzielen. Es kommt dabei zu einer sekundären Darmmegasierung. Die Dosierung des Präparates in Form der Dihydergot® – Tropfen beträgt:

3x 20 Tropfen beim Erwachsenen,
3x 10 Tropfen beim Jugendlichen,
2x 8 Tropfen beim Kind.

Nebenwirkungen können sein: Übelkeit und Erbrechen, bei längerer Anwendung besteht die Gefahr von peripheren Durchblutungsstörungen.
Gegenanzeigen sind: Schwere Koronarinsuffizienz.
Interaktionen treten auf mit: Anticoagulantien und Thrombocytenaggregationshemmern, deren Wirkung verstärkt wird. Makrolide und Tetracycline steigern wiederum den vasokonstrictorischen Effekt des Dehydroergotamins.

Schließmuskeltraining

Schließmuskeltraining bedeutet Verbesserung der Haltefunktion des Enddarms durch Muskelzuwachs

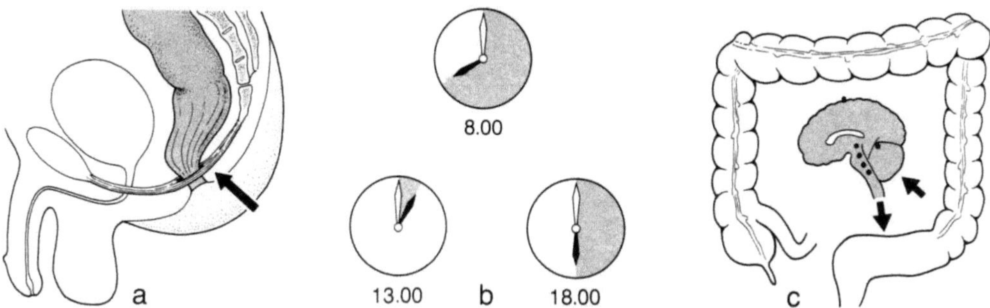

Abb. 2.199 Konservative Möglichkeiten der Verbesserung der analen Inkontinenz; a) Sphinctertraining: Verbesserung der Beckenboden-Muskulatur, b) Stuhlentleerungstraining: Verbesserung des Reflexverhaltens, c) Mentales Training: Verbesserung der Sensorik und Perzeption

infolge gezielter Maßnahmen. In Seitwärtslagerung und durch willkürliche Kontraktion der Muskulatur trainiert der Patient dreimal am Tag über einen Zeitraum von 10 Minuten, wobei pro Minute jeweils dreimal die Schließmuskel- und Beckenmuskulatur zusammengezogen werden soll und die Kontraktionen nicht länger als 3 bis 4 Sekunden andauern sollen.
Man unterscheidet folgende Übungen (Abb. 2.199 und 2.200):

Schließmuskeltraining mit Analtampons. Um die Effizienz des Schließmuskeltrainings zu erhöhen, haben sich sogenannte Analtampons bestens bewährt. Hier gibt es je nach Größe des Tampons, je nach Größe und Konfiguration des Darmes unterschiedlich taillierte oder individuell angepaßte Tampons. Sie bestehen aus Polyvinylformal-Schaumstoff und müssen zunächst in warmem Wasser rehydratisiert werden. Anschließend werden sie ausgedrückt, mit Bepanthen-Salbe bestrichen und in den Darm eingeführt. Dabei erfolgt eine leichte Vordehnung der zu trainierenden Muskulatur. Dieser vorgedehnten Zustand der Muskulatur komprimiert den Tampon durch Betätigung der Willkürmuskulatur, was sich als besonders effizient im Hinblick auf die Verbesserung der Schließmuskulatur erweist. Auch hier erfolgt das Muskeltraining über täglich dreimal wie oben beschrieben. Insgesamt dauert ein solches Training zur Verbesserung der Schließmuskulatur 3/4 bis 1 Jahr.
Zur Überprüfung der Ergebnisse dient die sogenannte anorectale Manometrie, die in monatlichen Abständen die Verbesserung der Kontraktilität der Schließmuskulatur aufzeigt.[43,44]

Schließmuskeltraining durch Biofeedback-Trainingsprogramm. Dieses Biofeedback-System besteht aus einer Art Blutdruckmeßgerät. Es wird hierzu ein Ballon bzw. eine Sonde in den Darm eingeführt, die mit Luft (z. B. 30 bis 40 ml) gefüllt wird. Dabei wird ein Druckzustand zwischen 30 bis 50 mmHg in der Sonde bzw. im Ballon erreicht. Der Patient kann nun seine Willkürkontraktion um den Ballon direkt an dem Ausschlag des Manometers messen und den Erfolg seines Schließmuskeltrainings selbst überprüfen und aufzeichnen. Dies hat sich besonders bei Kindern bewährt, da bestimmte Grenzwerte durch ein akustisches oder optisches Signal angezeigt werden.[43,44]

Toiletten- bzw. Stuhlentleerungstraining
Die Inkontinenz geht bei den meisten Patienten mit einem gestörten Stuhlentleerungsreflex einher. Daher ist die Bahnung des normalen Stuhlentleerungsreflexes von außerordentlicher Wichtigkeit. Das Stuhl- bzw. Toilettentraining wird so durchgeführt, daß der Patient sich selbst erzieht, seinen Darm morgens, mittags und abends zu bestimmten Zeitpunkten zu entleeren. Es kommt dabei nicht so sehr darauf an, daß bei jedem dieser drei Zeitpunkte eine Darmentleerung erfolgt, sondern daß sich ein innerer Rhythmus, ein Biorhythmus, des Darmes einstellt, der zu einer reflektorischen Entleerung zu bestimmten Zeiten führt. Ein entsprechendes Aufzeichnungsblatt orientiert dann über die jeweiligen Stuhlentleerungsgewohnheiten. Nach einem längeren Zeitraum kann die zunächst *willentlich gesteuerte* Stuhlentleerung im Laufe der Zeit zu einer *reflektorichen* Stuhlentleerung umfunktioniert wird.

Bauchdeckenmassage
Die im Rahmen der cyclischen Darmentleerung bzw. des Toilettentrainings durchgeführte Bahnung des Stuhlentleerungsreflexes kann durch eine Bauchdeckenmassage vor dem Toilettentraining unterstützt werden.
Dabei wird unmittelbar vor der geplanten Stuhlentleerung ein Bestreichen der Bauchdecken von der Symphyse zur Spina iliaca anterior superior auf der rechten und linken Seite des Abdomens durchgeführt. Durch diesen Reiz über die Bauchdecken wird ein Reflex über das Rückenmark zu der Dickdarmmuskulatur weitergeleitet, die dann über die „Head'schen Zonen" peristaltikanregend wirkt und die Stuhlentleerung positiv unterstützt.

Anale Dehnung
Die reflektorische Stuhlentleerung kann durch eine sogenannte anale Dehnung ebenfalls positiv beeinflußt werden. Sie erfolgt vor dem Toilettengang und vor der Bauchdeckenmassage, indem der Anus vorsichtig mit einem mit Bepanthen bestrichenen Finger gedehnt wird. Gleichzeitig wird Salbe in die Analöffnungsstelle eingeführt. Durch den Dehnungsreiz, die Bauchdeckenmassage und das bereits erfolgte Toilettentraining kann auf relativ einfache Art und Weise die Stuhlentleerung reflektorisch gebahnt werden.

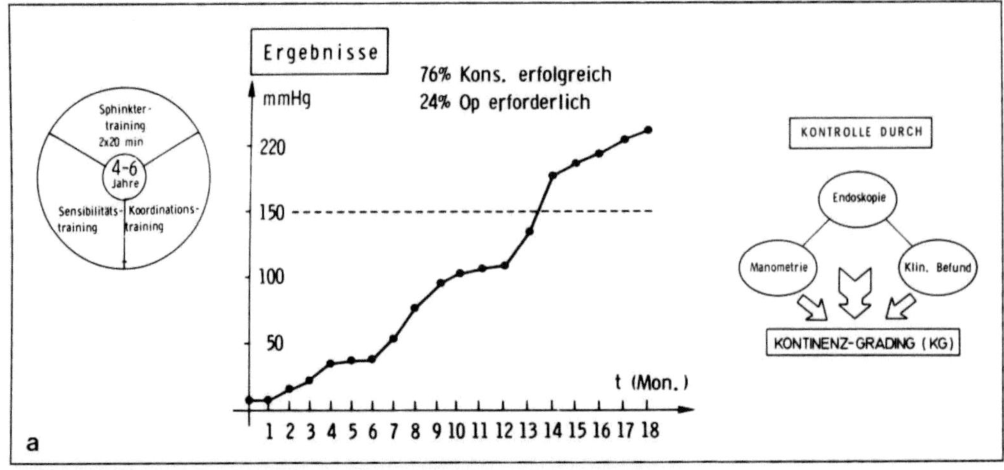

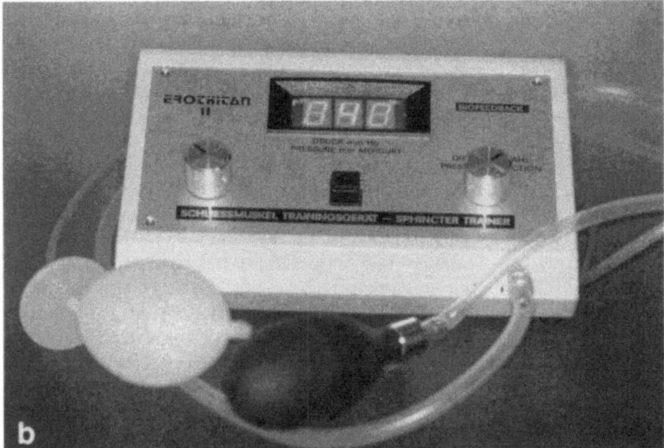

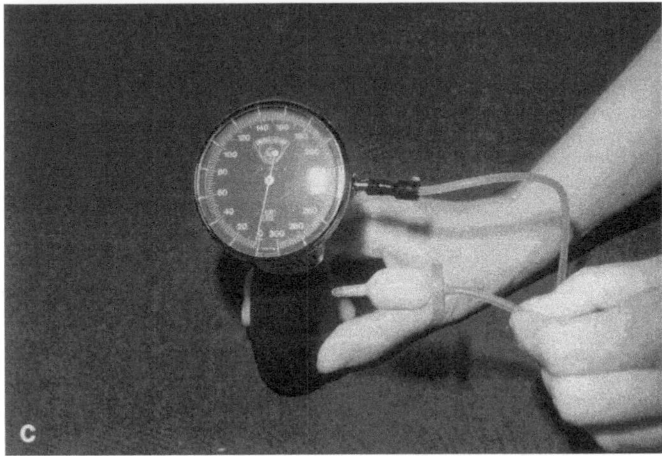

Abb. 2.200 Konservatives Behandlungskonzept bei Kindern mit Teilkontinenz (TK2/TK3)

7.6.3 Pflegerische Maßnahmen zur Versorgung der Urin- und analen Inkontinenz

Für die pflegerische Versorgung bettlägeriger Patienten werden sogenannte Krankenunterlagen (→ Kapitel Verbandstoffe) angeboten. Diese Inkontinenzpflegeprodukte bestehen entweder aus Vlies, Zellstoff oder Folie und müssen folgende Kriterien erfüllen:

- Die Haut vor Nässe schützen.
- Eine Geruchsbelästigung vermeiden.

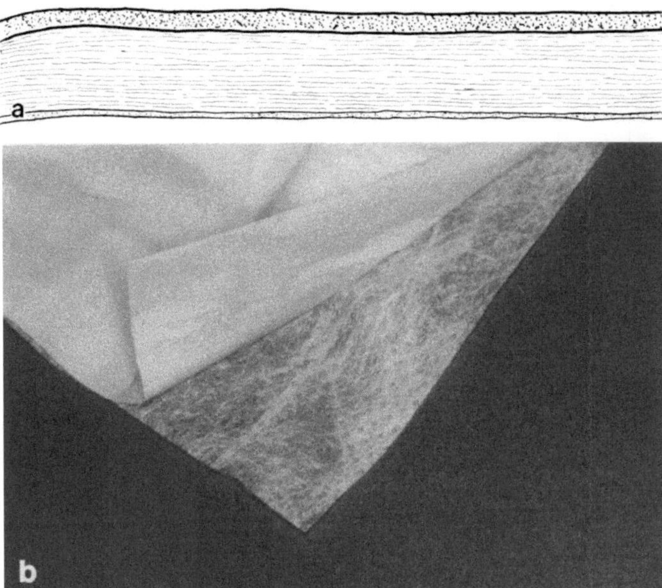

Abb. 2.201 a) und b) Aufbau von handelsüblichen Unterlagen aus Vliesstoff, darunterliegenden Zellstofflagen und nach außen abgedichteter Polyethylenfolie

- Eine Verschmutzung verhindern.
- Das körperliche Wohlbefinden des Patienten verbessern.

Das besondere Problem der Urininkontinenz ist die Tatsache, daß das gesamte Milieu alkalisch wird, was wiederum das Wachstum von Bakterien (Bacterium coli, Staphylokokkus, Pseudomonas) fördert und dadurch eine bakterielle Zersetzung des Harnstoffs in Ammoniak bewirkt. Dies kann verhindert werden, indem

- die Unterlagen mit einem Citratpuffer versehen sind, der eine pH-Stabilisierung erreicht und dadurch zur deutlichen Verminderung der Gesamtkeimzahl führt und
- Gelbildner verwandt werden, die Urin in ein Gel umwandeln und somit die Effektivität der Saugeinlage vergrößern.

Einmalunterlagen
Einmalunterlagen sind in erster Linie indiziert bei bettlägerigen Patienten. Sie sind saugende Vliesstoffe. Die Oberseite dieser Unterlagen bestehen aus einer wasserdurchlässigen hautverträglichen Schutzschicht aus Vliesstoff mit darunterliegenden nachfolgenden Zellstofflagen oder -flocken. Die Unterseiten, die aus Polyethylenfolie bestehen, verhindern ein Durchsikkern der Feuchtigkeit (Abb. 2.201 a und b).

Inkontinenzsaugeinlagen
Hierbei handelt es sich um Vorlagen und Spezialeinlagen, die nicht für den bettlägerigen Patienten, sondern von gehfähigen Patienten als Wickelfolie verwendet werden. Der Aufbau aller Saugeinlagen ist ähnlich und besteht aus:

- Saugkern mit Zellstoffflocken/Zellstofflagen,
- einem mehrlagigen weichen Hygienepapier, das den Saugkern umgibt,

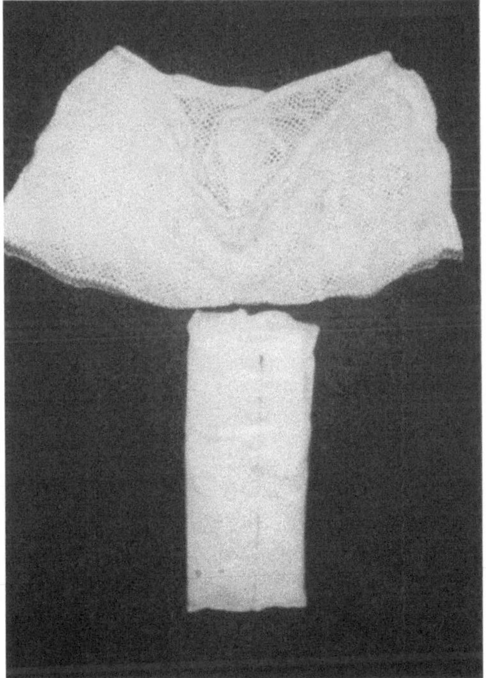

Abb. 2.202 Kleine, häufig zu wechselnde geformte Vorlagen, die nicht auftragen.

- Folie als Wäscheschutz, die die Flüssigkeit in die Umgebung nicht durchläßt,
- einem hautfreundlichen Vliesstoff,
- entsprechenden Haftstreifen, um diese Spezialeinlage fixieren zu können,

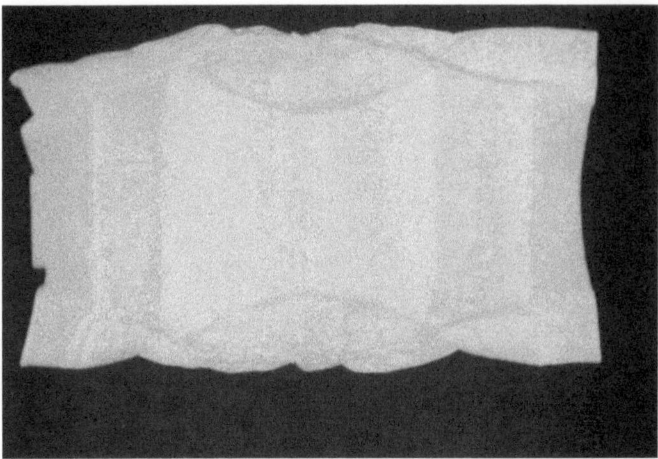

Abb. 2.203 Spezialunterwäsche bei inkontinenten Patienten

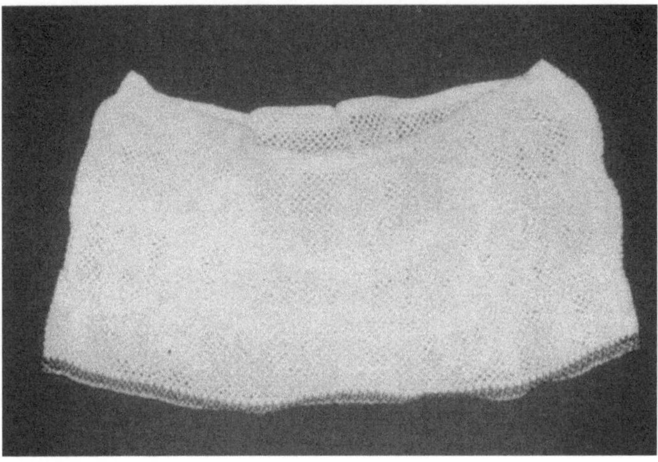

Abb. 2.204 Spezialunterwäsche bei inkontinenten Patienten aus elastischem Netz zur Sicherung und Fixation von Einlagen mit undurchlässiger Außenseite

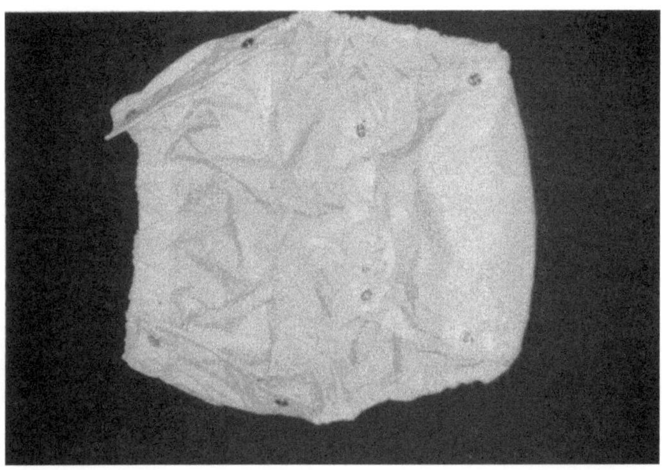

Abb. 2.205 Spezialunterwäsche bei inkontinenten Patienten als Slips mit Druckknopfverschluß

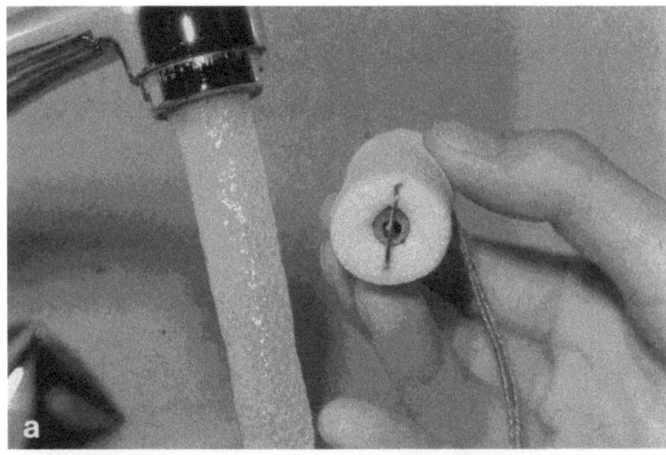

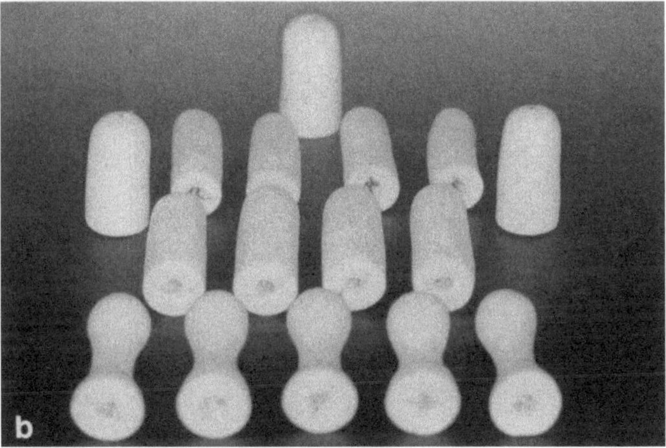

Abb. 2.206 a) und b) Analtampons aus Polyvinylformalschaumstoff

- einem Geruchsschutzstoff, um Schwefelwasserstoff- und Harnstoffgeruch zu binden.

Diese Saugeinlagen sind entweder als Endlosvorlagen oder Endloseinlagen oder als Endloswindeln vorrätig und können individuell zurechtgeschnitten werden. Bei den Saugeinlagen unterscheidet man solche mit einer feuchtigkeitsundurchlässigen Folie auf der Unterseite und solche, über die eine Hose gezogen wird. Die Saugvorlagen ohne Folie, d. h. nur mit Vliesstoff, eignen sich in erster Linie zur Versorgung von bettlägerigen Patienten, wobei die Fixation dann mit undurchlässigen Wickelfolien erfolgt.

Geformte Vorlagen

Geformte Vorlagen eignen sich besonders zur direkten Applikation auf die Haut, worüber der normale Slip gezogen wird. Sie tragen nicht stark auf, sie sind in unterschiedlichen Größen und Saugstärken im Handel, bedürfen aber eines häufigeren Wechsels.

Spezialeinlagen oder Tröpfelvorlagen, die vor allem bei Streßinkontinenz oder leichter Inkontinenz angewandt werden, sind klein, kaum spürbar und können an der Innenseite der Hose fixiert werden (Abb. 2.202).

Inkontinenzslips, Windelslips

Hierbei handelt es sich um Produkte, die eine hohe Saugfähigkeit besitzen und gleichzeitig eine Fixation um Anus und Urethra ermöglichen. Inkontinenzslips zeigen folgende Eigenschaften:

- sehr saugfähige Einlagen in doppelter T-Form,
- undurchlässige Außenfolie,
- elastischer Beinabschluß,
- vierfach verschließbare Klebeflächen,
- Rücknässeschutz als prophylaktischer Hautschutz

Diese Inkontinenzslips, die auch als Spezialunterwäsche bezeichnet werden, können sowohl bei bettlägerigen als auch bei mobilen Patienten einen zuverlässigen sicheren Schutz bei schwerer Inkontinenz darstellen. Diese Windelslips sind in verschiedenen Größen im Handel (Abb. 2.203). Sie können mit einer Saugeinlage in folgenden Formen geliefert werden:

- doppelte T-Form,
- in einfacher T-Form,
- in gerader Form.

Fixierhilfen

Fixierhilfen stellen eine Spezialunterwäsche dar, die Einmalunterlagen bzw. Inkontinenzsaugeinlagen fi-

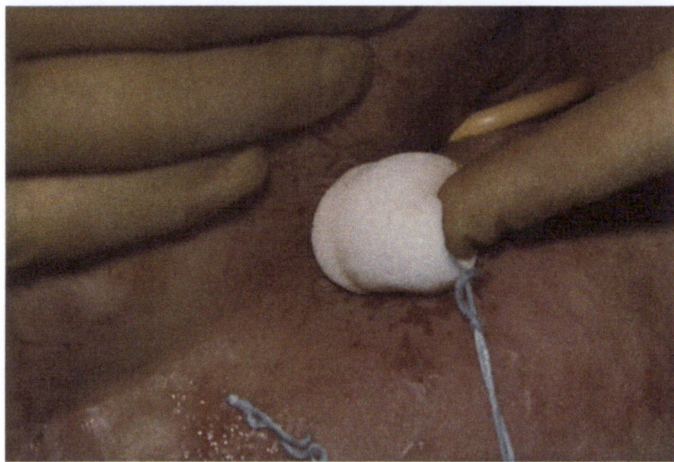

Abb. 2.207 Analkappe

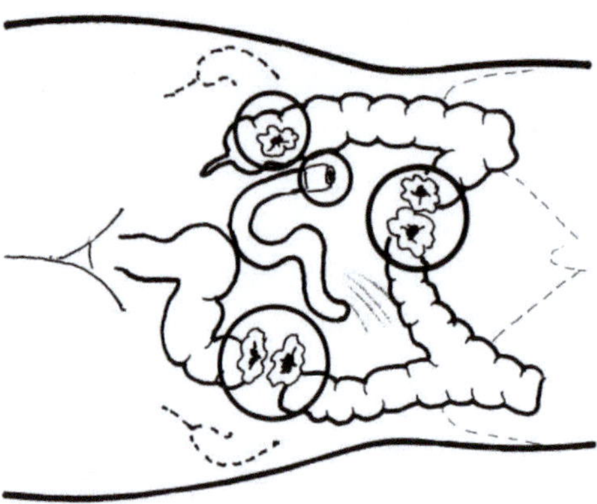

Abb. 2.208 Überblick über die verschiedenen Stomaarten: Ileostomie, Coecostomie, Transversostomie und Sigmoideostomie

xieren, so daß sie an Ort und Stelle wirken können und sich nicht verschieben. Diese Spezialunterwäsche besteht aus wasserundurchlässiger Außenfolie oder einem hochelastischen Netzwerk. Man kennt folgende Produkte:

- *Spezialunterwäsche aus elastischem Netzwerk.* Sie dient zur sicheren körpernahen Fixierung von allen Saugeinlagen mit undurchlässiger Außenseite. Sie besteht aus Polyester oder Elastanfäden, ist bei 60 °C mehrfach waschbar und in verschiedenen Größen erhältlich (Abb. 2.204).
- *Spezialunterwäsche bestehend aus gummierten Stoffen oder Plastikmaterial mit Druckknöpfen an der Seite.* Sie dient zur Fixierung aller Inkontinenzeinlagen, ist jedoch in erster Linie für bettlägerige Patienten geeignet, insbesondere auch für Kinder.

Man kennt verschiedene Konfektionsgrößen für Babies, Kinder und Erwachsene (Abb. 2.205).

Analtampons

Diese Analtampons bestehen aus Polyvinylformalschaumstoff. Sie werden in den Darm eingeführt, nachdem der Tampon redehydratisiert wird. Dazu wird der Tampon ca. 10 bis 20 Sekunden unter warmes Wasser gehalten, anschließend komplett ausgedrückt und mit Bepanthen bestrichen. Der Tampon kann dann in den Anus, ähnlich wie ein Hygienetampon, eingeführt werden.

Durch die Adhäsions- und Kohäsionskräfte der Oberfläche des Tampons mit der Darmschleimhaut entstehen Haftkräfte, die dem sogenannten Ruhedruck des Darmes entsprechen (Abb. 2.206). Dadurch kann man bei bettlägerigen Patienten, aber auch bei mobilen Patienten vorübergehend einen Verschluß des Darmes erreichen und einen unwillkürlichen Stuhlabgang verhindern. Nur bei Husten, Pressen und größeren Körperbewegungen kann es aufgrund von erhöhten intraluminellen und intraabdominellen Druckspitzen zu einer Halteunfähigkeit des Tampons und zu dessen Herausgleiten kommen. Die Tampons können in unterschiedlichen Größen und Formen je nach Beschaffenheit des Darmes angefertigt werden.

7.7 Definition des Stomas

Unter einem Stoma versteht man ein Herausleiten und ein Vorlagern des Darmes vor die Bauchdecke aus unterschiedlichen Indikationen. Es kann entweder der Dünndarm vorgelagert sein, *Enterostomie*, oder es kann der Dickdarm vor die Bauchdecken verlagert sein, *Colostomie*. Das Stoma kann entweder als endständiges Stoma oder als doppelläufiges Stoma in die Bauchdecke eingenäht sein (Abb. 2.208)[11,13,14,16,25,27,28,30,40,41,42].

7.8 Indikation zur Stomaanlage

Die Indikation zur *Enterostomie bei Erwachsenen* sind:

- Peritonealcarcinose und Dickdarmcarcinom
- Perforierende Verletzungen des terminalen Dünndarms
- Perforierende Verletzungen des Dickdarms
- Colitis ulcerosa

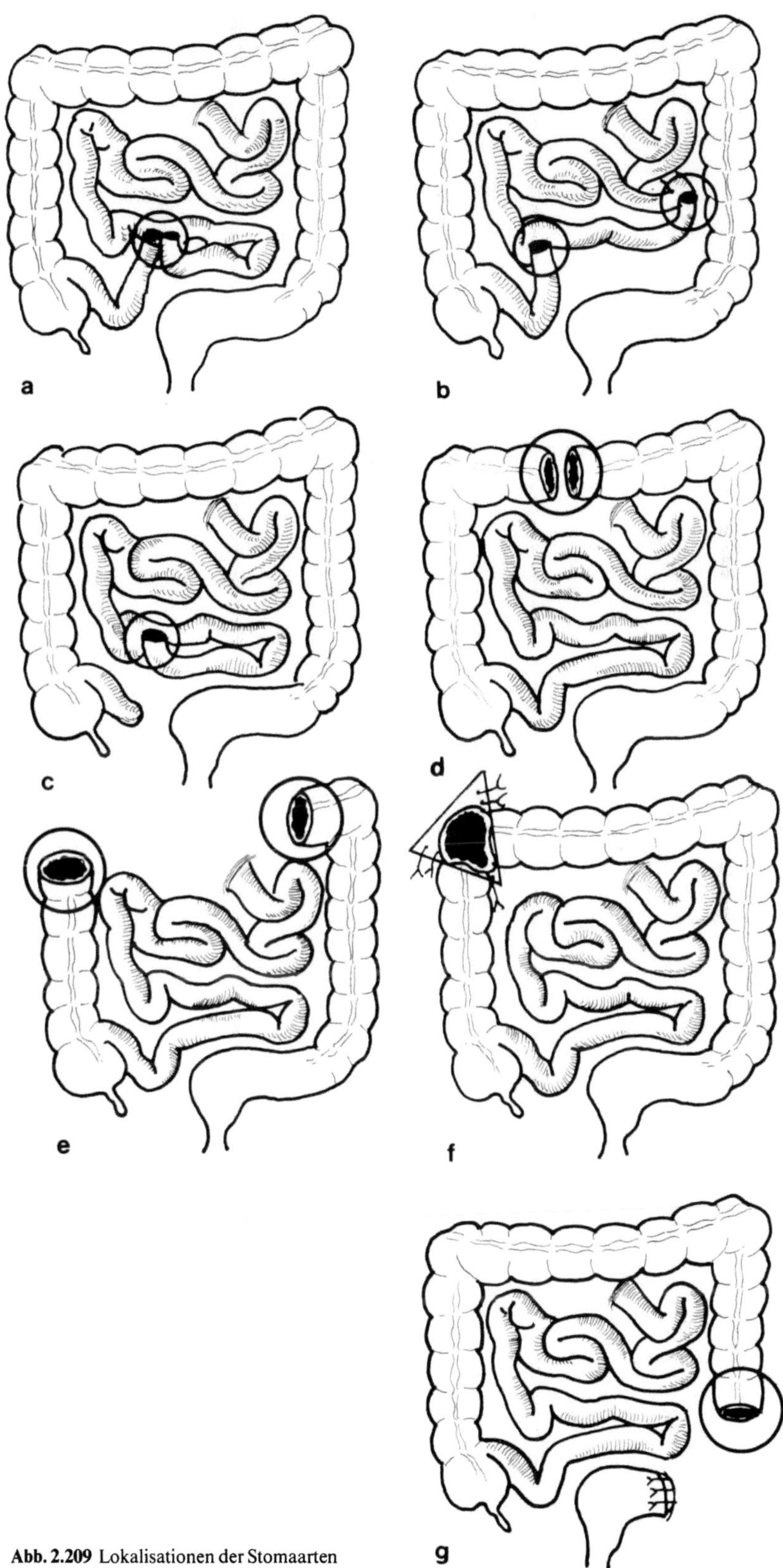

Abb. 2.209 Lokalisationen der Stomaarten

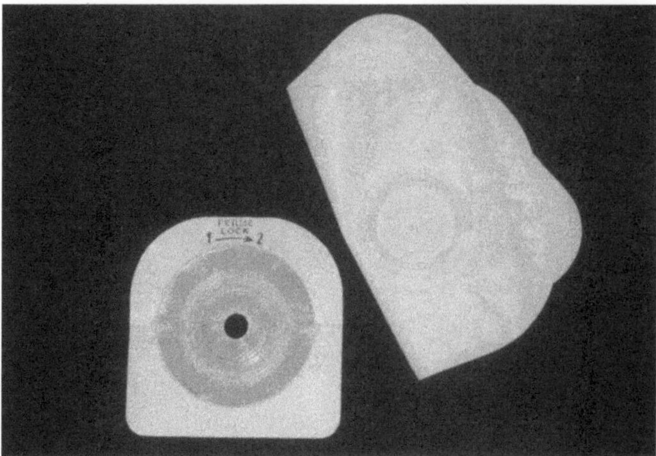

Abb. 2.210 Stomakappe zum Abschluß eines kontinenten Colostomas

Indikationen zur *Enterostomie bei Kindern*:

- Peritonitis und multiple Dünndarmperforationen
- Atresie (Verschluß) des Dünndarms mit dilatierten proximalen und nicht entfaltetem distalen Dünndarmanteil
- Ischämische Enterocolitis
- Multiple distale Dünn- und Dickdarmperforationen
- Langstreckige bzw. ultralange Aganglionose
- Volvulus (Drehung) des Dünndarms mit ausgedehnter Ischämie

Indikationen zur *Colostomie bei Erwachsenen*:

- Rectumcarcinom
- Dickdarmcarcinom
- Perforierende Verletzungen des Dickdarms

Die Indikation zur protektiven transversalen Colostomie bei Operationen am linken Colon hat eindeutig abgenommen durch eine Optimierung der präoperativen Vorbereitung.

Indikationen zur *Colostomie bei Kindern*:

- Morbus Hirschsprung/Aganglionose
- Hohe, supralevatorische anorectale Fehlbildungen
- Ischämische Enterocolitis
- Dickdarmatresie mit dilatiertem proximalen und nicht entfaltetem distalen Darmanteil.
- Mekonium ileus, einer Darmausstopfung mit Kindspech, das während der Intrauterinzeit als Stuhl gebildet wurde.

7.9 Stomaarten

Eine Übersicht über die verschiedenen Lokalisationen der Stomaarten gibt die Abbildung 2.209[31,32,36,37].

a) Doppelläufige Ileostomie
b) Getrennt herausgeleitete Ileostomie
c) Endständige Ileostomie
d) Doppelläufige Colostomie
e) Getrennt herausgeleitete Colostomie
f) Hautbrückencolostomie nach Nixon (bei Kindern)
g) Endständige Colostomie

Ileostomie

Bei der Ileostomie kommt es darauf an, daß das Ileostoma, ob endständig oder doppelläufig, prominent angelegt wird. Dies kann durch eine entsprechende Fixation des Dünndarms an Peritoneum, Fascie und Haut und eine entsprechende Umstülptechnik erreicht werden. Die prominente Konfiguration des Ileostomas wird vorgenommen, damit der Darminhalt über eine Dünndarmöffnung ausgeschieden wird, die nicht direkt mit der Haut in Kontakt kommt. Der Inhalt des Dünndarms ist alkalisch und außergewöhnlich aggressiv, was die äußere Haut anbelangt. Durch die prominente Anlegung einer Ileostomie kann dann Darminhalt direkt in den Auffangbeutel ausgeschieden werden, ohne mit der Hautoberfläche in Kontakt zu kommen[9,29,35,46].

Enterostomie

Enterostomien werden so angelegt, daß die Schleimhaut die Hautöffnungsstelle um einige Millimeter abdeckt und überdeckt und somit die Hautränder der Bauchdecke dadurch nicht freiliegen. Beim Herausleiten und Fixieren des Darmes wird operationstechnisch auf diesen Punkt besonders geachtet. Weiterhin wird der Darm durch eine spezielle Nahttechnik am Peritoneum, an der Fascie und an der Haut je nach Dicke der Bauchdecke fixiert. Der zuführende bzw. auch der abführende Darmschenkel werden über eine kurze Strecke in der Bauchhöhle am Peritoneum angenäht, um einen Prolaps des Darmes über das Enterostoma zu vermeiden. Bei der Anlage des Anus praeter wird insbesondere darauf geachtet, daß die prominent angelegten Colostomien möglichst rund konfiguriert sind, um anschließend die Öffnung für den Stomabeutel ankleben zu können.

„Kontinente" Enterostomie

Als „kontinente" Enterostomien gibt es im wesentlichen zwei Verfahren[24].

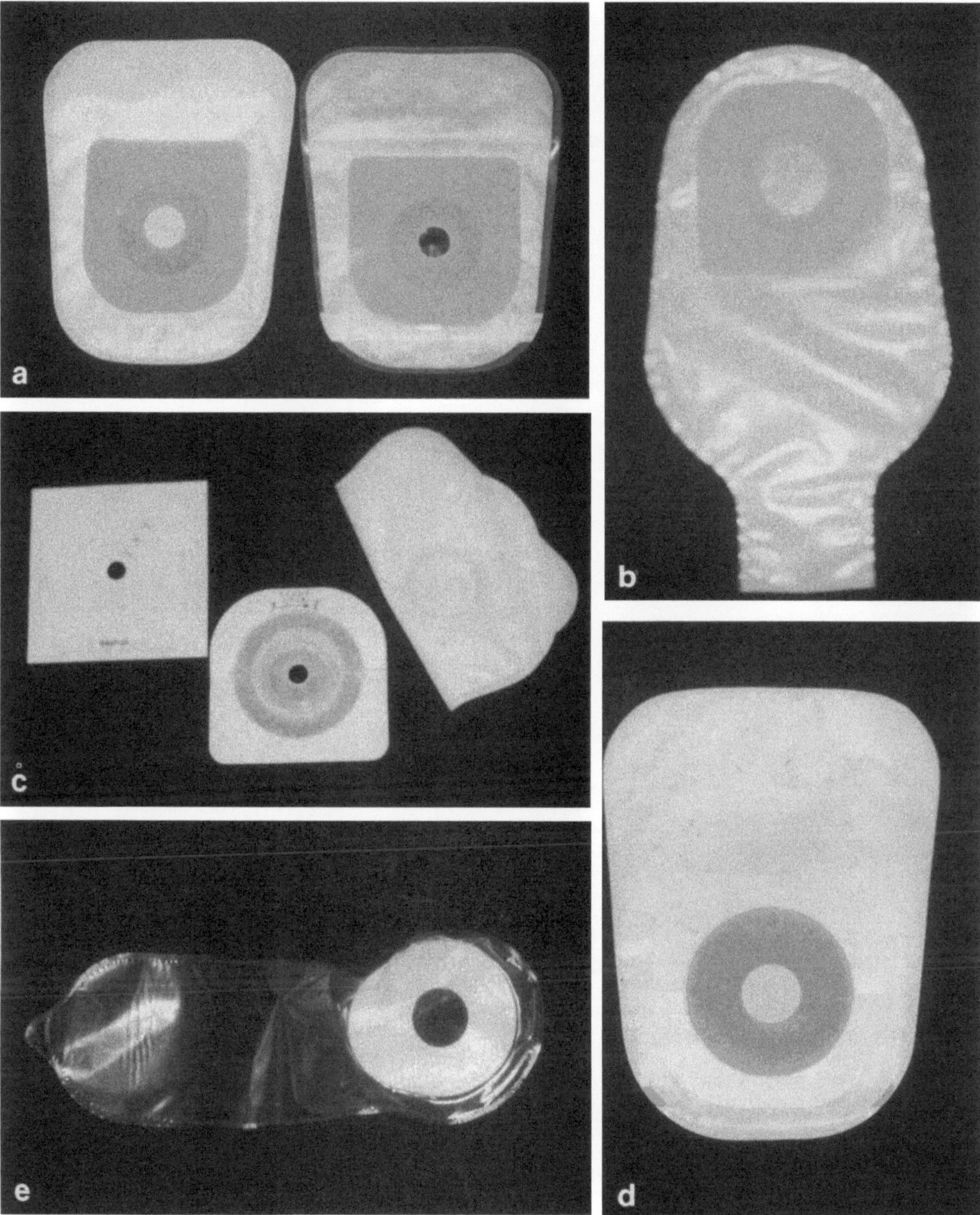

Abb. 2.211 a) bis e) Colostomiebeutel mit Hautschutzfolie, paßgenauem Ringabschluß und Auffangbeutel

1. Die von E. Schmidt[34] entwickelte Methode legt eine endständige Colostomie an, bei der bei der eine speziell freipräparierte Muskelmanschette aus der Circumferenz des Darmes so um den Darm gelegt wird, daß sie im Bereich der Bauchwandmuskulatur lokalisiert ist. Der um den Darm gelegte Muskel sorgt für einen kontinenten Abschluß der Darmöffnungsstelle. Der Darm selbst wird jeweils durch eine entsprechende Irrigation entleert. Die Entleerung erfolgt ein- bis zweimal täglich in einen speziell dafür konstruierten Beutel. In der ausscheidungsfreien Zeit wird das Stoma mit einer sogenannten Stomakappe abgedeckt. Der Entleerungsbeutel ist selbstklebend und besteht aus einem hautfreundlichen Haftetikett. Der Beutel hat einen kreuzförmigen Einführungsschlitz für das Irrigationsset.

2. Bei der sogenannten Kock'schen Tasche wird im Bauchraum aus einer ausgeschalteten Dünndarmschlinge, deren eines Ende in die Bauchdecke eingenäht wird, ein sogenannter Sammelbehälter für den Stuhl gebildet, der über ein nippelartiges Ventil abgedichtet und entleert wird.

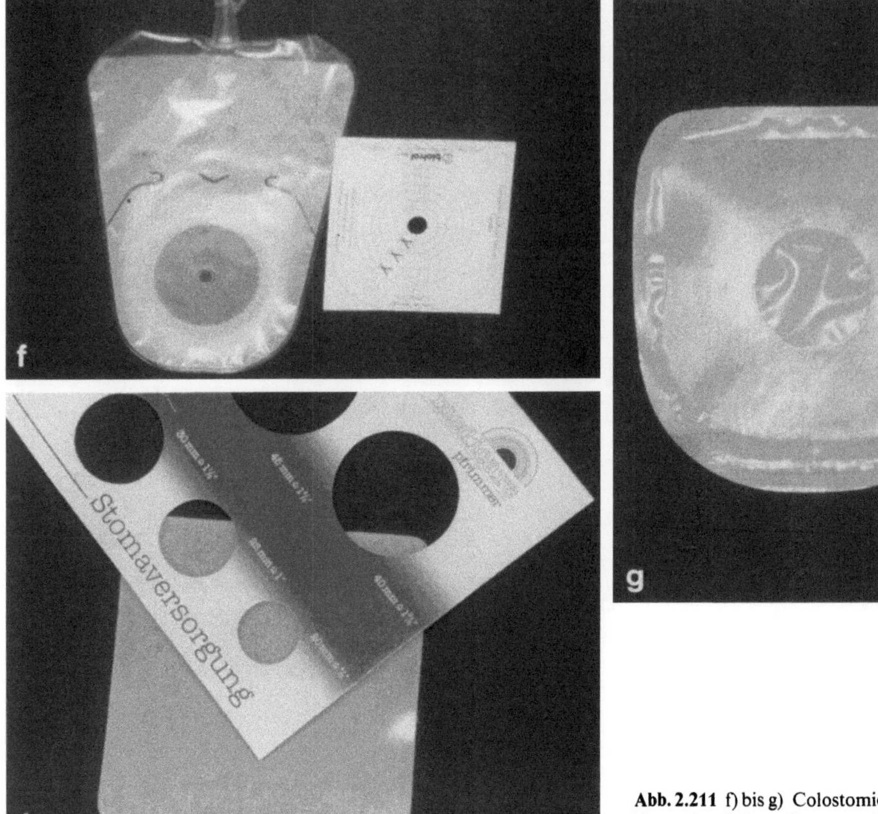

Abb. 2.211 f) bis g) Colostomiebeutel mit Hautschutzfolie, paßgenauem Ringabschluß und Auffangbeutel

Zur Entleerung des Stuhlgangs aus dem Reservoir wird das Darmrohr täglich zwei- bis dreimal in dieses Reservoir eingeführt. Das Reservoir selbst muß ein- bis zweimal wöchentlich mit Kochsalzlösung komplett gespült werden. In der ausscheidungsfreien Zeit erfolgt ein Abdecken des Stomas mit einer Stomakappe oder einem Pflasterverband. Wird die Kock'sche Tasche undicht, so ist eine Beutelversorgung, wie bei der konventionellen Ileostomie, notwendig[38].
(Abb. 2.210 und 2.211)

7.10 Komplikationen der Stomata

Prolaps
Hierbei handelt es sich um den Vorfall von Darmwand,der oft bis zu 10 cm lang sein kann. Die Ursache liegt meist in der fehlenden oder fehlerhaften Fixierung des zuführenden Darmanteils an dem parietalen Peritoneum. Der Vorfall läßt sich relativ leicht reponieren, in dem man mit Wattestäbchen den Darm in das Stoma, d. h. in die Bauchhöhle zurückbringt. Meist kommt es jedoch nach Stunden zu einem erneuten Vorfall. Wenn der Prolaps nicht allzu ausgedehnt ist (nicht über 5 cm) und nicht zu Infektionen, Blutungen oder Ulcera führt, ist dieser Verlauf zunächst nicht alarmierend. Bestehen jedoch Blutungen, Entzündungen und ein Vorfall, der länger als 5 bis 8 cm lang ist, sollte das Stoma revidiert und der Darm in der oben beschriebenen Form am Peritoneum fixiert werden.

Stenose
Diese liegt an einer zu geringen Öffnung in der Fascie. Die Größe der Öffnung der Fascie bestimmt die Größe des Stomas. Zu eng angelegte Öffnungsstellen können zu Stenoseerscheinungen, zu einem Stau von Stuhlgang, zum Subileus und zu einem Fäulnisstuhlgang führen. Hier ist die digitale regelmäßige Dehnung oder die Dehnung mit Hegarstiften indiziert. Nur wenn diese Dehnung nicht zum Ziel führt, ist eine chirurgische Reintervention mit Erweiterung der Öffnung in der Fascie angezeigt[4]. Hegarstifte bestehen aus Metall. Sie gibt es in verschiedenen Stärken für die Erweiterung des Cervicalkanals.

Entzündungen um das Stoma
Die Ursachen hierfür sind entweder ein nicht richtig angelegter Anus praeter (Schleimhautlokalisation auf der Bauchdecke) oder nicht richtig angelegte Karayaringe bzw. Hautschutzfolien. Die Therapie dieser relativ häufig vorkommenden vermeidbaren Schwierigkeiten ist sehr aufwendig. Am zweckmäßigsten ist es vorübergehend den Anus praeter mit einem Ballonkatheter zu blockieren und die Haut um den Darm mög-

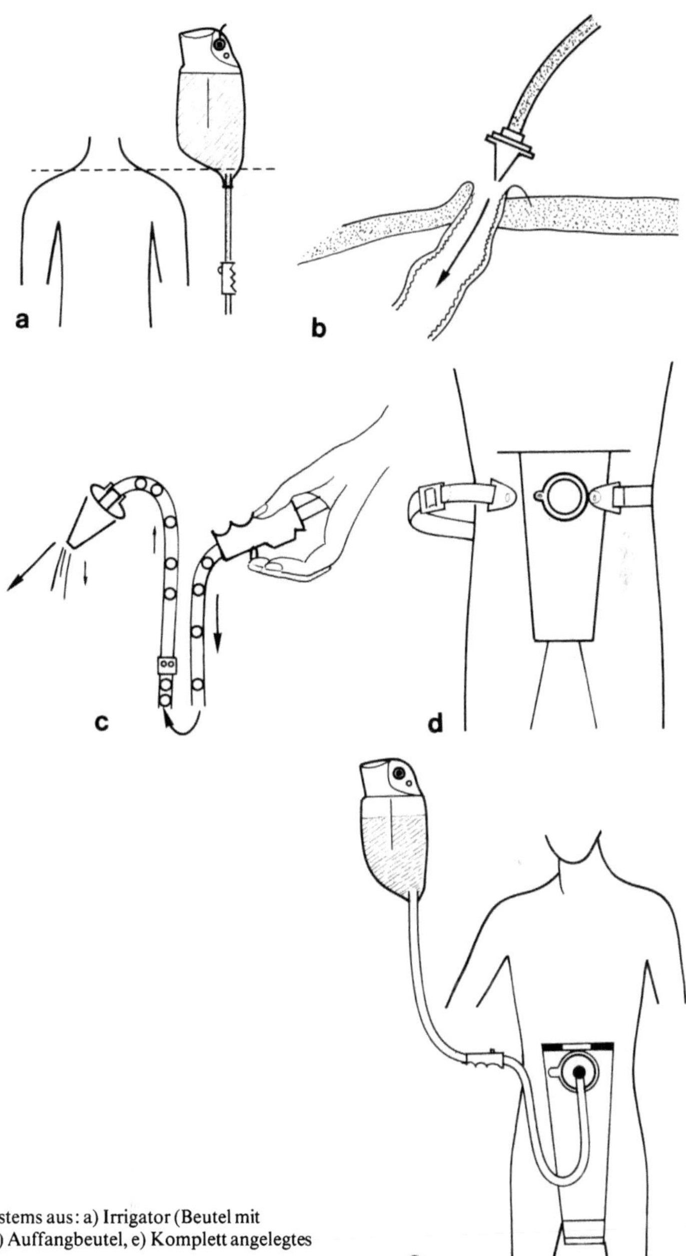

Abb. 2.212 Bestandteile des Irrigatorsystems aus: a) Irrigator (Beutel mit Klemme), b) Konus, c) Spülschlauch, d) Auffangbeutel, e) Komplett angelegtes Irrigatorsystem

lichst kühl, trocken und ohne Kontakt zu behandeln. Hier eignet sich zunächst die Applikation von Mercurochrom, das durch seine antiseptische Wirkung zu einem Abheilen der Entzündung führt, kombiniert mit Bepanthen. Die lokale Therapien mit einer „open air"-Behandlung, z. B. mit einem Fön oder durch regelmäßiges Baden führen dann zu einem relativ schnellen Abheilen der Wunde. Wichtig sind regelmäßige Abstriche, um eine Candida-Infektion zu erkennen und richtig zu therapieren. Anschließend kann wieder die Abdeckung der Haut zusammen mit einem Auffangbeutel durchgeführt werden[19].

7.11 Entleerung des Darmes durch Irrigation

Dabei handelt es sich um Darmspülungen, bei denen in das Stoma ein Darmrohr mit einem entsprechenden Sicherheitskonus eingeführt wird. Der Einlauf erfolgt mit 0,5 bis 2 Liter körperwarmer Flüssigkeit. 100 ml Spülflüssigkeit setzen sich zusammen aus:

- Glycerol 85% 10 ml
- Gastrografin 2 ml

- Kamillosan 10 ml
- Physiologischer Kochsalzlösung 0,9%, 78 ml

Nachdem der Einlauf erfolgt ist, wird über das Stoma ein Schlauchbeutel gelegt, in den sich dann der Darminhalt entleert. Darminhalt und Spülflüssigkeit können direkt in die Toilette abgeleitet werden. In dieser Form kann die Irrigation eine ausscheidungsfreie Zeit bis zu 48 Stunden gewährleisten. Regelmäßige Irrigationen sind ein Stuhlentleerungstraining. Während der ausscheidungsfreien Zeit wird das Stoma mit einer Stomakappe abgedeckt.
Das Irrigationsset besteht aus einem Irrigator, einem 1,5 bis 2 Liter klarsichtigem Wasserbehälter, einem Abflußregler, einem Stomakegel und einem Ausstreifbeutel mit Verschlußklemme (Abb. 2.212).

Durchführung der Irrigation
1. Der Irrigator wird mit 1 1/2 bis 2 Liter Flüssigkeit von 31 °C bis 34 °C in der oben genannten Zusammensetzung aufgefüllt. Die Schlauchklemme am Ableitungsschlauch ist geschlossen. Der Irrigator ist mit seiner Auslaßöffnung in Schulterhöhe fixiert. Hängt der Beutel zu tief, so ist der Einlaufdruck zu niedrig und die Spülung ist unvollständig. Hängt der Beutel zu hoch, so läuft die Spülflüssigkeit mit einem zu hohen Druck ein, was entweder Schmerzen bereiten oder zu einer Undichte an der Darmoberfläche führen kann.
2. Vor Einlassen der Spülflüssigkeit wird über dem Colostoma ein Ausstreifbeutel mit einem entsprechenden Gürtel angelegt. Er dient dazu, Spülflüssigkeit und Stuhl am Ende der Spülung aufzunehmen. An der unteren Seite des Beutels befindet sich eine Verschlußklemme, die geöffnet und geschlossen werden kann.
3. Nach Auffüllen des Beutels wird die Klemme am Ableitungsschlauch geöffnet, so daß das gesamte System bis zum Konus mit Spülflüssigkeit gefüllt ist.
4. Anschließend wird der Konus mit dem Zuleitungsschlauch so auf das Stoma gelegt, daß ein dichter Abschluß gewährleistet ist.
5. Nachdem der Konus unter leichtem Druck und dem richtigen Anstellwinkel auf das Stoma aufgelegt wurde, wird die Rollklemme geöffnet und die Irrigationsflüssigkeit kann ungehindert in den Darm einlaufen.
6. Das Einlaufen der Spülflüssigkeit erfolgt in der Regel in zwei Phasen: zunächst werden etwa 200 bis 300 ml Flüssigkeit eingespült, damit sich der oft verhärtete Stuhl im Darm lösen kann. Danach erfolgt die Instillation der restlichen Spülflüssigkeit. Sobald die gesamte Spülflüssigkeit eingelaufen ist, wird der Konus vom Stoma entfernt und aus der Öffnung des Ausstreifbeutels herausgezogen. Dann erfolgt ein Verschließen der Öffnung des Ausstreifbeutels. Der Darm beginnt sich dann in Etappen zu entleeren.
7. Nach der Darmentleerung ist sowohl das Stoma als auch die Haut mit Wasser zu reinigen und zu trocknen. Das Stoma kann in der ausscheidungsfreien Zeit mit einer Stomakappe abgedeckt werden[45].

7.12 Versorgung der Stomata

1. Ein komplikationsloses Einheilen hängt von einer sorgfältigen Pflege des Stomas und der Haut ab.
2. Die Haut um das Stoma muß dicht zum Stoma geschützt und abgedeckt werden.
3. Das Stoma selbst muß durch einen Auffangbeutel abgedeckt sein[7,8,48].

Hier kommt es vor allem darauf an, den richtigen Beutelöffnungsdurchmesser zu wählen, den richtigen Beutel auszusuchen und diesen in der richtigen Form zu fixieren. Entsprechend dem Öffnungsdurchmesser der auf die Haut fixierten Schleimhaut wird dann der entsprechende Beutel bzw. der entsprechende Hautschutzring gewählt. Bei Säuglingen und Kleinkindern eignet sich in der Regel ein Stomabeutel, der auf eine Hautschutzfolie aufgeklebt wird. Bei jugendlichen und älteren Patienten ist ein paßgenauer Ringabschluß um den Darm indiziert, auf den dann der Colostomiebeutel aufgeklebt bzw. fixiert werden kann. Hautschutzfolie, paßgenauer Ringabschluß (Karayaring) müssen individuell und akkurat um die nach außen gekehrte Schleimhaut gelegt werden, um einen dichten Abschluß zu gewährleisten. Es muß verhindert werden, daß flüssiger oder fester Stuhlgang mit der Haut in Kontakt kommt, der zu Entzündungen und dann wiederum zu einem undichten Abschluß führt.
Der Beutel bzw. der Kollektor wird dann entweder auf die zurechtgeschnittene Hautschutzfolie, bzw. auf den Karayaring aufgebracht. Man unterscheidet hierzu sogenannte Colostomiebeutel, die auf die Abdeckfolie und die übrige Haut geklebt werden, bzw. Colostomiebeutel, die am Karayaring fixiert und zusätzlich mit einem Gürtel am Leib befestigt werden, um ein Abgleiten bzw. ein Undichtwerden zu vermeiden. Über den Colostomiebeutel kann zusätzlich ein sogenannter Schutzbezug gelegt werden.

7.13 Versorgung eines doppelläufigen Anus praeters

Bei der Versorgung eines doppelläufigen Anus praeters empfiehlt sich die ektopionierte (nach außen gekehrte) Schleimhaut möglichst im Kreisformat auf der Haut so anzunähen, daß später der Karayaring bzw. die Hautschutzfolie möglichst dicht die Colostomieränder abschließt. Bei Kleinkindern und Säuglingen kann hierbei die Stomaversorgung analog wie bei einem endständigen Anus praeter über einen Hautschutzring und einen Auffangbeutel erfolgen, oder aber durch eine Loopmanschette, die um das Colostoma gelegt und mit einem Gürtel am Bauch fixiert wird. Ein Ausstreifbeutel wird dann auf diese Loopmanschette geklebt.

7.14 Einteilige Versorgungssysteme bei Colostomien

Integrale

Integrale stellt einen geschlossen Beutel mit einer Hautschutzscheibe und integriertem Biotrolentlüftungsfilter dar. Die schmiegsame Hautschutzscheibe haftet auch unter schwierigsten Bedingungen sicher und garantiert dem Stomaträger große Bewegungsfreiheit. Das weiche Schutzvlies auf der Rückseite verhindert Schweißbildung und ist besonders hautsympathisch. Die weiße undurchsichtige

Außenseite deckt den Beutelinhalt diskret ab. Das Anlegen des Integralbeutels ist denkbar einfach, das Schutzpapier wird von der Hautschutzscheibe entfernt. Die Beutelfolien werden auseinandergezogen, um ein kleines Luftpolster im Beutel zu schaffen. Der Beutel wird dann in der für den Stomaträger angenehmsten Position angelegt. Der integrierte Entlüftungsfilter aus hochwirksamer Aktivkohle ist feuchtigkeitssicher im Beutel placiert. So werden maximale Filterwirkung und vollkommene Geruchseliminierung während der gesamten Tragezeit des Integralbeutels gesichert. Sieben verschiedene Öffnungsdurchmesser gewährleisten eine genaue Anpassung an alle Stomagrößen.

Integrale Hospital

Integrale Hospital eignet sich besonders für die postoperative Versorgung von Colostomien. Durch maßgerechten Zuschnitt ist die genaue Anpassung an alle Stomagrößen und -formen bis 50 mm möglich. Die speziellen Biotrolkomponenten machen die Haftscheibe des Beutels so hautfreundlich, daß sogar bestehende Hautirritationen abheilen können. Die klare, transparente Beutelfolie erlaubt die sichere Placierung des Beutels und die Beobachtung von Stoma und Ausscheidung. Der Biotrolfilter sorgt postoperativ für problemlose Beutelentlüftung.

Preferenze

Preferenze für Colostomien weisen einen geschlossenen Beutel mit flexiblem Hautschutzring und integriertem Entlüftungsfilter auf. Preferenze für Colostomien sind in sechs verschiedenen Öffnungsdurchmessern für die individuelle Anpassung von 25 bis 50 mm vorhanden. Eine maximale Filterwirkung und Geruchseliminierung wird durch die besondere Konstruktion des Entlüftungsfilters während der gesamten Tragezeit gesichert. Der atmungsaktive mikroporöse Kleberand gibt zusätzliche Sicherheit auch beim Baden und Duschen. Das weiche Schutzvlies auf der Rückseite verhindert Schweißbildung und ist besonders hautsympathisch. Das Hautschutzmaterial ist angenehm auf der Haut zu tragen und dichtet sicher bei jeder Bewegung auch unter schwierigen Bedingungen ab. Auch der sportliche Colostomieträger kann ungehindert seiner Freizeitaktivität nachgehen.

Stomadress

Der Stomadress-Colostomiebeutel hat den bewährten Hautschutz von Stomahesive. Die Anbringung erfolgt sicher über einen flexiblen mikroporösen Pflasterrand. Der Stomabeutel besteht aus einem dreilagigen Verbundmaterial. Auf der dem Körper zugewandten Seite befindet sich ein atmungsaktives Vliesmaterial. Überschüssige Darmgase können durch einen im Beutel integrierten Filter entweichen. Je nach der Stomagröße kann ein entsprechendes System zwischen 19 mm und 50 mm ausgewählt werden. Bei anderen Größen kann die Lochgröße individuell zurechtgeschnitten werden.

Stomadress plus

Stomadress plus besteht aus einem geschlossenen Beutel und einem Filter. Die durchgehend Stomahesive-Hautschutzplatte haftet sicher und schonend auf trockener, feuchter und entzündeter Haut. Besonders vorteilhaft ist das im Beutel integrierte Kohlefiltersystem. Darmgase werden desodoriert und können geruchsfrei nach außen entweichen. Stomadress-plus-Stomabeutel werden in sechs Lochgrößen angeboten, die kleinste Größe beträgt 16 mm und kann bis auf 60 mm zurechgeschnitten werden.

7.15 Versorgungssysteme bei Ileostomien

Bei der Ileostomie werden in erster Linie Beutel verwendet, die am unteren Ende geöffnet sind und dem Entleeren des dünnflüssigen aggressiven Stuhlgangs dienen. Dabei muß der Beutel nicht extra geöffnet werden. Er ist nur mit einer Klammer verschlossen. Der Beutel besteht aus geruchs- und wasserdichter Verbundfolie, ist transparent oder hautfarben. Der Ileostomiebeutel kann entweder auf eine entsprechende Abdeckfolie, die um das Ileostoma fixiert ist, geklebt werden, oder das System besteht aus einem Hautschutzring, auf den ein integrierter Beutel mit einem Kohlefilter geklebt werden kann.

Ileo-S-System

Hierbei handelt es sich um einen undurchsichtigen Ausstreifbeutel mit integrierter Hautschutzscheibe zur Versorgung von Ileostomien. Hydrokolloide Teilchen in der Hautschutzscheibe adsorbieren Feuchtigkeit und schützen die empfindliche Haut im Stomabereich vor den aggressiven Ausscheidungen. Damit ist eine hohe Resistenz gegenüber Verdauungsenzymen gewährleistet. Der Hautschutz zerfließt nicht bei Feuchtigkeitsaufnahme und läßt sich ohne Rückstände von der Haut entfernen. Der relativ kleine Beutel trägt nicht auf und bleibt auch unter eng anliegender Kleidung unsichtbar. Der Sportler kann seinen Freizeitaktivitäten ungehindert nachgehen. Das angenehme weiche Vliesmaterial auf der körperabgewandten Seite der Hautschutzscheibe bewirkt besondere Flexibilität. Zum Anlegen des Ileo-S wird das Hautschutzpapier von der Hautschutzscheibe entfernt und anschließend der Beutel am unteren Rand des Stomas angesetzt und von unten nach oben gerollt. Dabei ist besonders darauf zu achten, daß die Öffnung so gewählt wird, daß sie eng um das Stoma placiert ist. Fünf verschiedene Öffnungsdurchmesser in 5-mm-Abstufungen sorgen für eine individuelle Anpassung und einen paßgenauen Sitz des Beutels. Die am unteren Ende des Beutel befindliche Klammer besteht aus Kunststoff und verschließt Ileo-S absolut geruchsdicht und flüssigkeitsundurchlässig.

Stomadress-Ileostomiebeutel

Der Stomadress-Ileostomiebeutel besitzt ebenfalls einen Ausstreifbeutel mit Hautschutz und mikroporöser Klebefläche. Auch hier wird das untere Ende des Ausstreifbeutels mit einer Klammer verschlossen. Jeder Packung ist eine Befestigungsgürtel für einen Ring beigelegt, falls eine solche Fixation notwendig ist.

7.16 Zweiteilige Stomasysteme

Diese Systeme bestehen aus einer Basisplatte mit einem Rastring, der auf die Haut aufgebracht wird. Die Basisplatte selbst besteht aus einer Hautschutzfolie und ist in unterschiedlichen Größen im Handel. Auf dieser Platte bzw. dieser Folie ist dann ein Öffnungsring angebracht, der ein entsprechendes Gegenstück auf dem Versorgungsbeutel hat. Die Versorgungsplatte kann mehrere Tage oder Wochen am Körper verbleiben, lediglich der Beutel wird zum Auswechseln von dem Rastring auf der Basisplatte regelmäßig entfernt. Die Auswechselbeutel sind mit und ohne Aktivfilter lieferbar.

Biotrol-System

Hierbei handelt es sich um ein zweiteiliges Versorgungssystem mit Lockring-Sicherheitsverriegelung. Die Befestigung des Beutels auf der Trägerplatte ist einfach. Sobald der Beutel in die Basishalterung eingesetzt ist, wird der Lockring im Uhrzeigersinn einige Millimeter verschoben und rastet damit ein. Dieses System eignet sich sowohl für Colostomien und als auch für Ileostomien. Die Trägerplatten sind einzeln verpackt und in drei verschiedenen Größen lieferbar, die Colostomiebeutel können undurchsichtig und transparent geliefert werden und stehen ebenfalls in drei verschiedenen Größen zur Verfügung. Analog dazu gibt es die Ileostomiebeutel.

Combihesive-System

Das Combihesive-System mit Filter besteht aus verschieden großen Basisplatten mit Rastring und den dazu passenden Beuteln für Colostomien, Ileostomien und Urostomien. Die Basisplatten enthalten natürliche Haftsubstanzen und können deshalb problemlos mehrere Tage getragen werden. Sie ersparen den Beutelwechsel direkt auf der Haut. Die Haut selbst wird optimal geschont. Vorhandene Entzündungen können hervorragend unter der Basisplatte abheilen. Der Combihesive-Beutel kann einfach auf dem Rastring der Basisplatte angebracht werden und sitzt dort sicher, bequem und dicht. Beim Wechseln kann der Verschluß genauso leicht wieder geöffnet werden. Mit einem Handgriff läßt sich der Beutel in die angenehmste Position drehen. Das Combihesive-System garantiert eine sichere tägliche Routineversorgung und kann während des Duschens und Schwimmens auf der Haut bleiben. Die Auswahl der Rastringgröße richtet sich nach dem Durchmesser des Stomas plus 1 cm. Die Combihesive-Basisplatte kann mit einer kleinen Schere exakt auf die Größe und Form des Stomas zurechtgeschnitten werden.

Loop-Ostomiesystem

Dieses System ist für die Versorgung von doppeläufigen Anus praeter und Fisteln geschaffen. Kernstück ist neben der Basisplatte und dem Beutel mit Rastring, die Loop-Ostomiebrücke. Die Lage des Beutels kann nach Wunsch positioniert werden. Der Beutel kann jederzeit zur Kontrolle des Stomas bzw. der Fistel oder zum Wechseln entfernt werden, ohne daß die Basisplatte dabei beschädigt wird. Die Basisplatte kann 4 bis 7 Tage auf der Haut bleiben. Dies stellt nicht nur eine Kostenersparnis dar, sondern auch einen optimalen Hautschutz. Der Beutelwechsel wird in Sekundenschnelle relativ einfach und problemlos durchgeführt.

7.17 Stomakappen

Iryfix

Iryfix dient zur Versorgung von Stomata in der entleerungsfreien Zeit. Iryfix stellt eine unsichtbare Stomakappe dar, die hautfarben ist und nach Applikation sich von einem normalen Pflaster kaum unterscheidet. An dieser Klebevorrichtung befindet sich ein weicher Aktivkohlefilterzapfen, der in das Stoma eingeführt wird und dann zuverlässig Gerüche und Geräusche adsorbiert. Das integrierte Schutzkissen saugt Sekrete sicher auf. Der Stomaträger kann nach Applikation seinen gewohnten Freizeitaktivitäten nachgehen, da der mikroporöse Kleberand sicher haftet und das wasserabstoßende Vliesmaterial an der Oberfläche das Eindringen von Feuchtigkeit verhindert.

Stomadress-Stomakappe

Die Stomadress-Stomakappe besteht aus einem flexiblen mikroporösen Pflasterrand mit einem eingebautem Filter, der überschüssige Darmgase geruchsfrei entweichen läßt. Der Hautschutz basiert auf Stomahesive. Der flexible mikroporöse Pflasterrand sorgt für einen sicheren Schutz.

7.18 Urostomien

Hierbei handelt es sich um Öffnungen in der Bauchdecke, die eine künstliche Harnableitung bewirken. Diese harnableitenden Öffnungen können der Harnleiter selbst sein (einseitig oder doppelseitig), es kann sich um ein Ileumconduit (Bricker-Blase) handeln oder um ein Colonconduit. In den beiden letzten Fällen wird durch eine Zwischenschaltung ein herausoperierter Dünn- oder Dickdarmabschnitt, in den die Harnleiter eingepflanzt werden, eine Ableitung des Urins durchgeführt.
Die Versorgung dieser Stomata ist ähnlich wie bei den Enterostomien: Ein Hautschutzring wird individuell um das Stoma gelegt, er besitzt eine mikroporöse Klebefläche, darauf wird dann ein Urinbeutel aufgelegt mit Rücklaufsperre, Ablaufverschluß und Ableitungsschlauch (→ Kontinente Enterostomie, 7,9).

7.19 Indikation zur supravesicalen Harnableitung bei Kindern

Die häufigsten Indikationen hierbei sind

- neurogene Blasenentleerungsstörungen bei Meningomyelocelen,
- Blasenekstrophie,
- andere Mißbildungen[39].

Bei der neurogenen Blase liegt eine gelähmte oder nur zum Teil funktionstüchtige Blase vor. Ursache hierfür sind mißgebildete Rückenmarkssegmente und daraus entspringende geschädigte Nervenbahnen. Im allgemeinen wird eine Harnableitung bei Kindern mit Spina bifida nur dann angelegt, wenn sich ein Nierenschaden anders nicht vermeiden läßt. Eine Indikation bei Mädchen ist die Inkontinenz, die bei bestimmten Formen der neurogenen Blase auftritt. Eine Versorgung mit einem Urinal bei Mädchen ist nicht möglich, deshalb wird die Anlage einer Urostomie bei Mädchen häufiger durchgeführt.
Bei der Blasenekstrophie kommt es zu einem ungenügenden Verschluß der unteren Bauchwand und einem fehlenden Verschluß der Blase zu einem Hohlorgan. Die Rekonstruktion der Blase ist technisch möglich, das Ergebnis zeigt jedoch, daß ein funktionsfähiger Verschlußapparat meist nicht hergestellt werden kann.

7.20 Indikation zur supravesicalen Harnableitung bei Erwachsenen

Die Indikationen sind:

- Blasencarcinom,
- Schrumpfblase,
- Strahlenblase,
- neurogene Blase,
- Carcinome bei gynäkologischen Affektionen,
- Blasenscheidenfisteln,
- Blasenrectumfisteln,
- Harnstauungsniere,
- Prostatacarcinom,
- Harnleiterobstruktion.

Von den genannten stellt die häufigste Indikation zur supravesicalen Harnableitung beim Erwachsenen das Carcinom der Harnblase dar. Aber auch durch eine Strahlentherapie, durch Tuberkulose oder schwere Entzündungen kann ein Funktionsverlust der Blase entstehen und daraus die Indikation zur Ableitung des Urins in einer supravesicalen Form erfolgen.
Die Ursache der neurogenen Blase beim Erwachsenen können folgende Erkrankungen sein:

- Wirbelfrakturen und Querschnittslähmungen als Folge von traumatischen Verletzungen der Wirbelsäule,
- Entzündungen des Rückenmarks,
- Degenerative Erkrankungen des Rückenmarks,
- Tumore des Rückenmarks

7.21 Formen der Urostomie

Man unterscheidet hierbei verschiedene Formen der Harnableitung (Abb. 2.213)[5,6,10,18,21,22,23,26,33]

Ureterosigmoidostomie

Hierbei handelt es sich um eine innere Harnableitung über den Darm, der eine Stomaanlage nicht notwendig macht. Die Urinableitung erfolgt über den nicht ausgeschalteten Dickdarm, das heißt, die beiden Harnleiter werden in den Dickdarm, meist in das Sigma implantiert. Die Urinausscheidung erfolgt dann über den Stuhl.

Ileumconduit (Brickerblase)

Das Ileumconduit stellt heute die häufigste Form der permanenten supravesicalen Harnableitung dar. Hierbei werden die beiden Ureteren in ein ausgeschaltetes Dickdarmsegment geleitet. Das eine Ende ist verschlossen, das andere Ende wird als Stoma über die Bauchdecke geführt. Die Kontinuität des Dünndarms wird dann erneut wieder hergestellt. Die Öffnung in der Bauchdecke, durch die die Darmschlinge gezogen wird, soll beim Erwachsenen etwa für zwei Finger durchgängig sein. Das aborale Ende der Darmschlinge wird pilzförmig in die Haut eingenäht. Das Stoma soll 2 bis 3 cm über dem Hautniveau liegen, um den Ablauf des Harns in den Beutel zu gewährleisten[2,3].

Colonconduit

Beide Harnleiter werden oberhalb der erkrankten Blase abgetrennt und in eine ausgeschaltetes, etwa 15 cm langes isoperistaltisches Colon bzw. Sigmasegment eingepflanzt. Das Stoma befindet sich normalerweise auf der linken Seite des Abdomens. Bei der Anlage dieses Colonconduits ist auf folgende Punkte zu achten:

- Das ausgeschaltete Dickdarmsegment ist extraperitoneal zu verlagern, dies soll spannungsfrei geschehen, um eine Durchblutungsstörung zu vermeiden. Der Vorteil der Extraperitonealisierung liegt darin, daß bei notwendigen Zweiteingriffen retroperitoneal vorgegangen werden kann.
- Stomastenosen treten bei Colonconduiten außerordentlich selten auf. Die Harnleiter werden durch einen submucösen Tunnel in das Dickdarmsegment eingepflanzt, um einen Reflux des Urins zu vermindern und damit das Infektionsrisiko zu reduzieren.
- Das Conduit muß endoskopisch gut zugängig sein.

Transversumconduit

Eine Sonderform des Colonconduits ist die Ableitung des Urins in ein Colon transversum-conduit. Die wichtigsten Indikationen hierfür sind ausgedehnte Adhäsionen nach Voreingriffen am Dickdarm, Strahlenschäden des Colon deszendens oder außergewöhnlich kurze Harnleiter.

Uretero-Cutaneostomie

Das einfachste Verfahren, das den Patienten am wenigsten irritiert, ist die Harnableitung ohne Zwischenschaltung eines Darmsegmentes in Form einer Uretero-Cutaneostomie. Man kennt im einzelnen folgende Verfahren:

a) Doppelseitige getrennte Ureterhautfistel, wobei beide Ureteren getrennt aus den Bauchdecken herausgeleitet und dort eingenäht werden.
b) Y-förmige Ureterostomie mit Herausleiten eines Harnleiters zu einem gemeinsamen Hautstoma.

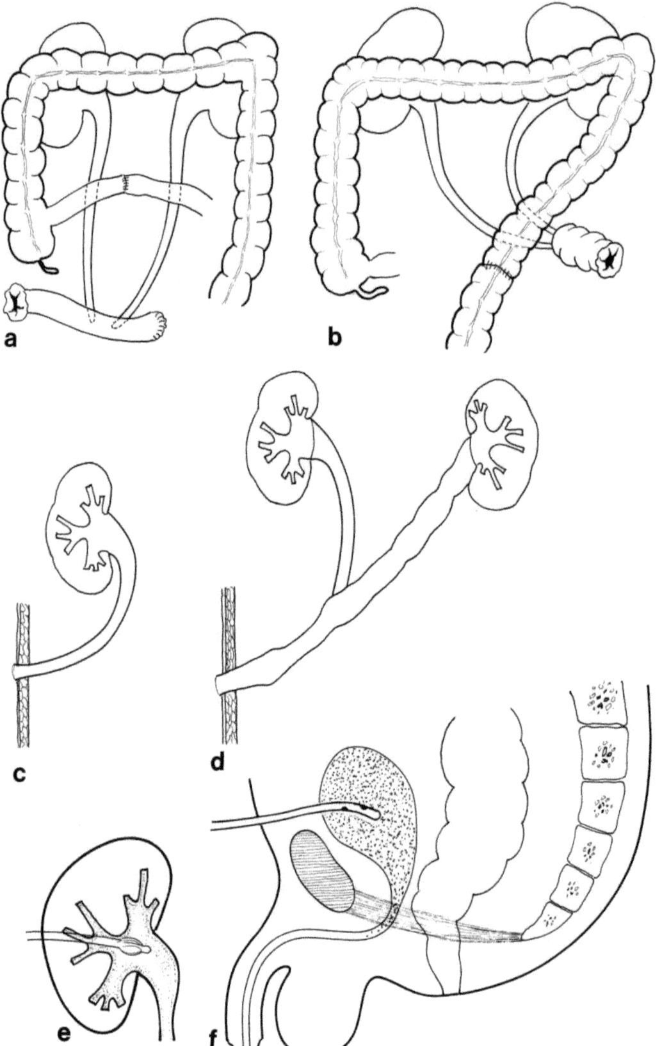

Abb. 2.213 Schematische Darstellung von verschiedenen Arten der künstlichen Harnableitung über die Bauchdecken. a) Ileumconduit, Harnableitung über ein Dünndarmsegment, b) Colonconduit, Harnableitung über ein Dickdarmsegment, c) Cutane Harnableitung einseitig, d) Cutane Harnableitung doppelseitig, e) Nierenfistelung, f) Suprapubische Blasenfistel (Cystostomie)

c) Doppelläufige Herausleitung beider Ureteren als sogenanntes Doppelflintenstoma (→ Abb. 2.214).

Vom pflegerischen Standpunkt aus gesehen gestaltet sich die Versorgung eines Patienten mit einer cutanen Harnleiterausleitung immer schwieriger als die Versorgung von Dünn- oder Dickdarmconduits. Das Stoma ragt meist wenig oder gar nicht über das Hautniveau heraus. Daraus resultieren häufig Hautmazerationen. Bei der Uretero-cutaneostomie kommt es häufig zu Stenosen, die dann erneut eine Ableitung des Urins über einen Katheter notwendig machen.

Nephrostomie

Diese Form der Harnableitung wird heute als endgültige Maßnahme seltener eingesetzt. Sie dient lediglich der temporären Ableitung. Die percutane Nephrostomie kann auch in Lokalanästhesie vorgenommen werden. Das Nierenhohlsystem wird unter sonographischer oder Röntgenkontrolle anpunktiert. Durch den Punktionskanal kann dann der Nephrostomiekatheter angelegt werden. Percutane Nierenfistelungen sind geeignet für Patienten, bei denen ein besonders hohes Operations- oder Narkoserisiko besteht, das heißt sie werden häufiger in der Geriatrie angewendet. Die Dauerableitung stellt eine hohe Infektionsgefahr dar und ist dem Patienten auf längere Zeit nicht zumutbar.

Suprapubische Blasenfistel, Cystostomie

Die Cystostomie mit Einlegen eines suprapubischen Katheters dient in den meisten Fällen der temporären Ableitung. Am häufigsten findet die transcutane Punktion der Blase statt, die in Lokalanästhesie durchgeführt wird. Im Vergleich zur transurethralen Urinableitung ist das Risiko der auf-

Tabelle 2.7 Übersicht der Artikel zur Stomaversorgung und Inkontinenzbehandlung

	Convatec von Heyden	Medicate Pfrimmer	Hollister	Med. SSE System	Erothitan	Braun Melsungen
Ileostomie, einteilig	Stomadress Ausstreifbeutel mit Stomahesive-Hautschutz	Ileo S mit Hautschutz-scheibe, Ausstreifbeutel				
Ileostomie	Combihesive-Basisplatte und Ileostomie-beutel	Bitrol-System und Sicherheits-verriegelung				
Colostomie, einteilig	Stomadress mit Stomabeutel und Stomahesiv-Hautschutz	Integrale, Integrale Hospital, Preference Colostomie				
Colostomie, zweiteilig	Combihesive-Basisplatte und Colo-stomiebeutel/ Minibeutel	Biotrol-System, Sicherheits-verriegelung				
Stomakappe	Selbst-klebende Stomakappe	Iryfix mit Filterzapfen, Aktivkohle				
Darm-irrigator		Iryflex-Set zur Irrigation der Colostomie				
Urinstomata Bauchdecke	Urostomie-beutel, Urostomiebeutel als Uroplus mit Hahn	Preference Urostomie-beutel (einteilig)				
Cystofix						Suprapubische Urinableitung
Urinal		Urimed Versorgungs-system	Antirefl. Kondom mit und ohne abnehmbare Spitze, DM Kondom, Ext. Urinab-leitung			
SSE					Drei verschie-dene Größen als künstlicher Enddarmverschluß	
Analtampons				Magnetstifte Größe 8//9/10 11/12, Analtampons 30 verschie-dene Typen		
Sphincter-trainer				Analtampons für Schließ-muskel-training	Biofeedback-System für Schließmuskel-training	
Urininkon-tinenz, Frau			Icogny-System U., Externe Urinableitung			
Stuhlinkon-tinenz, Fäkal-kollektor			Zwei Größen für 500 und 900 ml für bett-lägrige Patienten			

steigenden Infektionsgefahr bei dieser Form der Harnableitung wesentlich geringer. Die Punktion wird bei gefüllter Harnblase und leichter Kopftieflagerung des Patienten durchgeführt. Wird die suprapubische Ableitung über einen längeren Zeitraum geplant, ist ein großlumiger Katheter (Charrière 20 bis 22, → 6.1) einzulegen. Für kurzfristige Harnableitungen dient ein kleinlumiger Katheter. Katheterwechsel findet alle 2 bis 4 Wochen statt. Bei Verstopfung des Katheters soll dieser unter sterilen Voraussetzungen mit physiologischer Kochsalzlösung ausgespült werden. Die Versorgung der suprapubischen Ableitung erfolgt über ein geschlossenes Urinableitungssystem mit einer integrierten Rückflußsperre[10].

Kock'sche Tasche

Dieses Verfahren kann eine kontinente Harnableitung gewährleisten. Aus mehreren Dünndarmschlingen wird ein sogenanntes Urinreservoir gebildet. Der zuführende Schenkel des Dünndarms, in den die Harnleiter implantiert sind, wird als Refluxschutz isoperistaltisch in die Tasche eingestülpt. Der kontinente refluxsichere Harnpouch nach Kock hat eine Länge von 50 bis 60 cm, wobei das terminale Ileumsegment in einer Länge von 50 cm belassen wird. Für den Pouch benötigt man eine Ileumsegmentlänge von etwa 60 cm. Der Pouch wird in seiner kontramesenterialen Seite längs eröffnet. Die Darmanteile werden so anastomosiert, daß ein entsprechendes Reservoir entsteht. Der Pouch mit antirefluxiv eingestülptem afferentem und efferentem Ende wird als katheterfähiges kontinentes Stoma in die Bauchwand eingenäht.

Literatur

1. Althaus RJ (1981) Ein neuer Kontinenzverschluß für Kolostomieträger, Zbl Chir 106:241
2. Baur HH (1972) Der Ileum-Conduit, Urologe A2, 64
3. Bayer I, Feller N, Chaimoff Ch (1981) A new approach to the nipple in Kock's reservoir ileostomy using Mersilene mesh, Dis Colon Rect 24:428
4. Blake DP, Scheithauer BW, van Heerden JA (1981) Metastasis to a Brooke ileostomy - an unusual case of stoma dysfunction, Dis Colon Rect 24:644
5. Blumberg I (12/1986) Pflege und Betreuung von Patienten mit einer Urostomie, Deutsche Krankenpflege-Zeitschrift 830-834
6. Braren V, Workmann CH, Johus OT, Brooks AL, Rhamy RK (1980) Use of the umbilical area for placement of a urinary stoma, Journal of Enterostomal Therapy 8:9,2
7. Brouillette JN, Pryor E, Fox ThA (1981) Evalutation of sexual dysfunction in the female following rectal resection and intestinal stoma, Dis Colon Rect 24:96
8. Colostomy Welfare Group (1982) Professional and Voluntary Help for the Ostomate, IOA-Congress, München
9. Dozois RR, Kelly KA, Ilstrup D, Beart RW, Beahrs OH (1981) Factors affecting revision rate after continent ileostomy, Arch Surg 116:610
10. Dreikorn K, Kaelble T (12/1986) Die suprapubische Harnableitung, Deutsche Krankenpflege-Zeitschrift 822
11. Englert G, Winkler R (1982) Die Lebensqualität von Stomaträgern, Neue Horizonte für die 80er Jahre, Deutsche ILCO, Freising
12. Feustel H, Schwandner R (1982) Der Erlanger Magnetverschluß - was bleibt an Indikationen? In: Lange J, Theisinger W, Aktuelle Therapie des Rektumkarzinoms, Thieme, Stuttgart
13. Eidner A (1982) Aufgaben und Absichten in der Stomatherapie. In: Gall FP, Entzündliche Erkrankungen des Dünn- und Dickdarms, Perimed, Erlangen
14. Eardly A (1980) Colostomy care. In: Welvaart K, Blumgat LH, Kreuning J, Colorectal Cancer, University Press, Leiden
15. Farthmann E, Fiedler L (1984) Die anale Kontinenz und ihre Wiederherstellung, Urban & Schwarzenberg, München Wien Baltimore
16. Freyberger H, Liedtke R, Wellmann W (1980) Möglichkeiten und Grenzen der Psychotherapie bei Colitis ulcerosa und Morbus Crohn, Dtsch Aerztebl 77:2731
17. Füsgen I, Barth W (1987) Inkontinenzmanual, Springer, Berlin Heidelberg New York
18. Gammon D (1987) Drugs and the Urostomate, Journal of Urological Nursing
19. Gross E (1981) Stomaversorgung und Behandlung von Komplikationen. In: Eigler FW, Beersiek F, Aktuelle Probleme der kolorektalen Tumorchirurgie, Schattauer, Stuttgart New York
20. Heberer G, Schweiberer L (1981) Indikationen zur Operation, 2. Aufl., Springer, Berlin Heidelberg New York
21. Jung U (1980) Urostomien, ihre Indikationen und Ursachen, Komplikationen und Nachsorge, Convatec
22. Junghanns K, Palmtag H (1984) Stuhl- und Harnableitung, Deutscher Ärzte-Verlag, Köln, 59
23. Klußmann R (1984) Urinstoma und Psyche, Urologe A 288
24. Kock NG (1982) Kontinente Ileostomie, Chirurg 53:541
25. Koretz RL, Meyer JH (1980) Elemental diets - facts and fantasies, Gastroenterology 78:393
26. Laible V, Staehler G (1985) Urostoma: Pflege und Komplikationen, Muench Med Wochenschr 45:1040
27. Lange J (1982) Die Kolostomie, Anlage - Versorgung - Komplikationen. In: Lange J, Theisinger W, Aktuelle Therapie des Rektumkarzinoms, Thieme, Stuttgart
28. Pfeiffer M, Winkler R (1982) Sondenernährung während der Operationsvorbereitung bei Dickdarmerkrankungen. Indikation - Durchführung - Ergebnisse, Infusionstherapie 9:146
29. Pfeifer M, Winkler R, Dörner A (1981) Neue Möglichkeiten zur Verbesserung der Ileostomiefunktion durch extrem flüssigkeitsbindende Substanzen? Langenbecks Arch Chir 354:69
30. Pfrimmer J & Co (1987) GB Medicare: Leitfaden der Stoma-Versorgung, Erlangen
31. Riedler L (1981) Das Kolostoma. Studie zur Technik der Kolostomieanlegung unter Berücksichtigung physikalischer Überlegungen, Acta chir Austr Suppl 36
32. Riedler R (1980) Zur Epidemiologie der Dauerkolostomieträger, Med Welt, Stuttgart, 31:721
33. Riedmiller H (9/1986) Die künstliche Harnableitung - Entwicklungsgeschichte, Stellenwert der Operationstechniken aus heutiger Sicht, Ausblicke in die Zukunft, Die Schwester/Der Pfleger
34. Schmidt E (1982) Der Würzburger Muskel. In: Gall FP, Entzündliche Erkrankungen des Dünn-und Dickdarms, Perimed, Erlangen
35. Schmidbauer CP (1987) Intraluminale Druck-Volumen-Relationen tubulärer und nichttubulärer Ileumschlingen, Aktuelle Urologie 309
36. Schwemmle K, Kunze HH, Padberg W (1982) Management of the colostomy, Wld J Surg 6:554
37. Schwemmle K (1982) Colostomie mit Magnetverschluß, Chirurg 53:547

38. Stern H, Cohen Z, Wilson DR, Mickler DAG (1980) Urolithiasis risk factors in continent reservoir ileostomy patients, Dis Colon Rect 23:556
39. Stöhrer M, Palmtag H, Madersbacher H (1984) Blasenlähmung
Thieme, Stuttgart
40. Streuli HK, Deucher F (1982) Konventionelle Colostomie und Ileostomie, Chirurg 53:535
41. Varnell J, Pemberton LB (1981) Risk factors in colostomy closure, Surgery 89, 683
42. Williams JT, Slack WW (1980) A prospective study of sexual function after major colorectal surgery, Brit J Surg 67:772
43. Willital GH (1981) Atlas der Kinderchirurgie, Indikationen und Operationstechnik, Schattauer, Stuttgart New York
44. Willital GH (1988) Chirurgische Erkrankungen im Kindesalter, Schwer, Stuttgart
45. Winkler R (1982) Irrigationsbehandlung des Stomaträgers, Deutsche ILCO, Freising
46. Winkler R (1982) Besondere Probleme bei Ileostomie, Dtsch Med Wochenschr 107:865
47. Wurnig P (1972) Morbus Hirschsprung - Neuere Probleme der Diagnose, Inkontinenzbehandlung im Kindesalter, Springer, Berlin Heidelberg Wien New York
48. Zink M (9/10 1984) Doppellumige versus einlumige Katheterisierung von Ileum/Colon-conduits, Journal of Enterostomal Therapy Band II 190

Kapitel 3

Mittel zur Körperpflege und Hygiene

N.-P. LÜPKE

1 Grundlagen der Kosmetik und der kosmetischen Mittel

1.1 Geschichtliche Entwicklung

Aus prähistorischen Funden ist bekannt, daß bereits in der Vorzeit Menschen ihre Gesichter und andere Körperpartien mit Farbe, überwiegend roten Tönen, bemalten. Damals dienten diese Bemalungen, aber auch Tätowierungen, Brandmarken und andere Keloidbildungen weniger der individuellen Schönheitspflege, sondern waren Ausdruck philosophischer und insbesondere religiöser und magischer Vorstellungen. Das hat sich bis in heutige Zeit bei einigen Urvölkern erhalten.

Die ersten Hochkulturen im vorderen Orient (z. B. Ur, Babylon, Assur) begründeten die Anfänge der Aromen- und Parfumverwendung.

Ägyptische Papyri bilden schriftliche Zeugnisse zur kosmetischen Körperpflege. Papyrus Ebers listet unter seinen 829 Rezepturen 65 Schminkformulierungen auf. Sie hatten einen besonderen medizinischen Bezug aufgrund der häufigen Conjunctividen und Lippeninfektionen. Diese Schminken für Lippen, Augen und Brauen, nutzten die biozide Wirksamkeit von Metallsalzen und enthielten als Basis vor allem das schwarze Bleisulfid, das grünliche Malachit und das schwarz-blaue Antimonsulfid, aber auch Bleiweiß. Antimonhaltige Schminken werden bis heute im indischen Raum verwendet. Sie geben immer wieder Anlaß zu Metallvergiftungen, wie sie bereits in antiker Zeit für die Bleiverbindungen beschrieben wurden.

In der griechischen Antike herrscht das Ideal der Einheit von Geist, Seele und gesundem = schönem Körper. Hier ist auch das griechische Wort „kosmein" einzubinden, welches in seiner ursprünglichen Bedeutung „ordnen" und erst später „schmücken" bedeutet. Demokrit, Platon und später Paracelsus sahen analog den Menschen als Mikrokosmos in der Umwelt des Makrokosmos, getrennt durch die schützende Grenzmembran Haut. In der antik-hellenistischen Welt ist Medizin, Kosmetik und Pharmazie immer noch eng verbunden, wie auch die Schönheitsrezepte des Hippokrates von Kos zeigen; unberührt davon bestand ein weitverzweigter Handel über die Handelszentren von Phönizien, Ägypten und Griechenland mit Mitteln und Gegenständen der Körperpflege.

Unter den politischen Zusammenfassungen der Römerzeit änderte sich auch die ursprünglich asketisch einfache Lebensweise der Römer hin zu einem mehr luxuriösem Lebenswandel. Auf dem Gebiet der Körperpflege und Hygiene zeigen das die über die ganze damalig bekannte Welt verstreuten Badeanlagen. Auch in der römischen Zeit ist Medizin, Körperpflege und Pharmazie eng verknüpft, wie die Arbeiten von Plinius und Galenus von Pergamon zeigen. Die von Galen beschriebene Unguentum refrigerans (12,5 % Cera flava, 50 % Oleum Olivarum, 37,5 % Aqua Rosae) ist als „Cold Cream" bis heute im Prinzip in Verwendung.

Im Mittelalter gewinnen über die einzelnen Kulturen das Christentum und später der Islam entscheidenden Einfluß, wobei sich durch die Leibesfeindlichkeit der christlich-westlichen Welt viele, auch medizinisch-wissenschaftliche Aktivitäten in den orientalisch-islamischen Raum verlagerten. Im Spätmittelalter bis zu den Übergängen in die Neuzeit kommt es durch zunehmende naturwissenschaftliche Erkenntnisse zur Abgrenzung zwischen der Medizin auf der einen Seite und Pharmazie und Körperpflegemittel auf der anderen Seite.

Im 18. und 19. Jahrhundert werden die Grundsteine für eine wissenschaftliche Kosmetik gelegt, die durch weiterentwickelte Galenik und neue Wirkprinzipien eine Reihe von heute selbstverständlichen kosmetischen Effekten erlauben.

In diesem Rahmen haben die Aussagen des Arztes Christoph Wilhelm Hufeland, die er unter Mithilfe von Johann Wolfgang Goethe in seinem Werk „Die Makrobiotik oder die Kunst, das menschliche Leben zu verlängern" darlegte, auch heute Gültigkeit:

> „Wir müssen nämlich unsere Haut nicht bloß als einen gleichgültigen Mantel gegen Regen und Sonnenschein betrachten, sondern als eines der wichtigsten Organe unseres Körpers, ohne dessen unaufhörliche Tätigkeit weder Gesundheit noch langes Leben bestehen kann und dessen Vernachlässigung eine Quelle unzähliger Krankheiten und Lebensabkürzungen geworden ist."

1.2 Gesetzliche Grundlagen

Gesetzliche Vorschriften zur Regelung kosmetischer Mittel sind bereits aus dem vorigen Jahrhundert im Zusammenhang mit dem Farbengesetz („Gesetz betreffend die Verwendung gesundheitsschädlicher Farben bei der Herstellung von Nahrungsmitteln, Genußmitteln und Gebrauchsgegenständen" vom 5. Juli 1887) bekannt; dieses Gesetz betraf Farbstoffe und Farbzubereitungen, welche Antimon, Arsen, Barium, Blei, Cadmium, Chrom, Kupfer, Quecksilber, Uran, Zink, Zinn, Gummigutti, Korallin oder Pikrinsäure enthielten; dieses Gesetz erfuhr im Laufe der letzten 100 Jahre eine Reihe von Präzisierungen, Anpassungen und Änderungen, zuletzt durch die Verordnung über kosmetische Mittel (s. u.).

Im Jahre 1927 wurden mit Inkrafttreten des Gesetzes über den Verkehr mit Lebensmitteln und Bedarfsgegenständen „Mittel zur Reinigung, Pflege, Färbung oder Verschönerung der Haut, des Haares, der Nägel oder der Mundhöhle" der Gleichstellung mit Bedarfsgegenständen, die mit Lebensmitteln in Berührung kommen, unterworfen.

Diese genannten Gesetze dienten insbesondere dem Schutz des Verbrauchers vor gesundheitlichen Schädigungen.

Das „Gesetz zur Neuordnung und Bereinigung des Rechts im Verkehr mit Lebensmitteln, Tabakerzeugnissen, kosmetischen Mitteln und sonstigen Bedarfsgegenständen" (Gesetz zur Gesamtreform des Lebensmittelrechts) vom 15. August 1974 brachte mit dem Artikel 1 des Lebensmittel- und Bedarfsgegenständegesetzes, LMBG, der am 1. Januar 1975 in Kraft trat, neben dem Gesundheitsschutz als weiteren Grundpfeiler die definierte Abgrenzung zu Arzneimitteln und den Schutz des Verbrauchers vor Täuschung ein.

Die Richtlinie des Rates zur Angleichung der Rechtsvorschriften der Mitgliedstaaten über kosmetische Mittel (EG-Richtlinie Kosmetische Mittel, 76/768/

EWG) vom 27. Juli 1976 führte zu einheitlichen Regelungen in der gesamten Europäischen Gemeinschaft. Die Verordnung über kosmetische Mittel (Kosmetik-Verordnung) vom 16. Dezember 1977 enthält sowohl die Realisierung der im Lebensmittel- und Bedarfsgegenständegesetz vorgegebenen Ermächtigungen als auch die Umsetzung der EG-Richtlinie kosmetische Mittel in nationales Recht mit laufenden Anpassungen (Stand: 15. Änderungs-Verordnung vom 15. März 1989).
Die relevantesten Aspekte der gültigen Rechtsvorschriften, die kosmetische Mittel betreffen, sollen im folgenden kurz aufgeführt werden.

1.2.1 Lebensmittel- und Bedarfsgegenständegesetz (LMBG)

Das Gesetz zur Neuordnung und Bereinigung des Rechts im Verkehr mit Lebensmitteln, Tabakerzeugnissen, kosmetischen Mitteln und sonstigen Bedarfsgegenständen (Gesetz zur Gesamtreform des Lebensmittelrechts) vom 15. August 1974 gibt mit dem Artikel 1 in Form des Gesetzes über den Verkehr mit Lebensmitteln, Tabakerzeugnissen, kosmetischen Mitteln und sonstigen Bedarfsgegenständen (Lebensmittel- und Bedarfsgegenständegesetz, LMBG) die rechtlichen Grundlagen für einen breiten Schutz des Verbrauchers, in dem vorliegenden Zusammenhang insbesondere mit folgenden Regelungen:

LMBG
1. Abschnitt
Begriffsbestimmungen

§ 4 Kosmetische Mittel

4. Abschnitt
Verkehr mit kosmetischen Mitteln

§ 24 Verbote zum Schutz der Gesundheit
§ 25 Verwendungsverbot und Zulassungsermächtigung
§ 26 Ermächtigungen zum Schutz der Gesundheit
§ 27 Verbote zum Schutz vor Täuschung
§ 28 Kennzeichnung von kosmetischen Mitteln
§ 29 Ermächtigungen zum Schutz vor Täuschung

Der Gesetzgeber definierte in § 4 Kosmetische Mittel, ohne zwischen Körperpflegemitteln mit pflegenden und/oder dekorativen Aspekten zu differenzieren, wie folgt:

§ 4 Kosmetische Mittel

(1) Kosmetische Mittel im Sinne dieses Gesetzes sind Stoffe oder Zubereitungen aus Stoffen, die dazu bestimmt sind, äußerlich am Menschen oder in seiner Mundhöhle zur Reinigung, Pflege oder zur Beeinflussung des Aussehens oder des Körpergeruchs oder zur Vermittlung von Geruchseindrücken angewendet zu werden, es sei denn, daß sie überwiegend dazu bestimmt sind, Krankheiten, Leiden, Körperschäden oder krankhafte Beschwerden zu lindern oder zu beseitigen.

(2) Den kosmetischen Mitteln stehen Stoffe oder Zubereitungen aus Stoffen zur Reinigung oder Pflege von Zahnersatz gleich.

(3) Als kosmetische Mittel gelten nicht Stoffe oder Zubereitungen aus Stoffen, die zur Beeinflussung der Körperformen bestimmt sind.

Aus dieser Definition ergeben sich insbesondere drei Grundlagen:

Äußerliche Anwendung am Menschen. Dieser Definitionsteil besagt, daß kosmetische Wirkungen äußerlich oder in der Mundhöhle zu erzielen sind und eine systemische Wirksamkeit ausgeschlossen ist, wie sie z. B. die Beeinflussung von endogenen Stoffwechselvorgängen darstellt. Unberücksichtigt hiervon ist, daß Inhaltsstoffe kosmetischer Mittel die Hautschichten penetrieren können.

Abgrenzung Arzneimittel. Mittel, die überwiegend dazu bestimmt sind Krankheiten, Leiden, Körperschäden oder krankhafte Beschwerden zu lindern oder zu beseitigen, sind keine kosmetischen Mittel, sondern wie Arzneimittel zu behandeln. Andererseits sind z. B. Sonnenschutzmittel, die die Haut vor „Verbrennungen" durch aktinische Strahlen schützen, oder fluoridhaltige Zahnreinigungsmittel, die der Entstehung von Karies vorbeugen, eindeutig als kosmetische Mittel zu betrachten.

Stoffe und Zubereitungen aus Stoffen. Als kosmetische Mittel sind nur Stoffe und Zubereitungen aus Stoffen mit o. g. Zweckbestimmung zu verstehen. Gegenstände zur Körperpflege (vgl. § 5 LMBG) unterliegen nicht den Regelungen der kosmetischen Mittel, sondern sind Bedarfsgegenstände. Ebenso sind Stoffe oder Zubereitungen aus Stoffen, die zur Beeinflussung der Körperform bestimmt sind (z. B. sogenannte „Büstenmittel"), keine kosmetischen Mittel.
Der vierte Abschnitt des LMBG (§§ 24 bis 29) regelt den Verkehr mit kosmetischen Mitteln, wobei die §§ 24 bis 26 den Gesundheitsschutz, § 27 und § 29 den Schutz vor Täuschung und § 28 die Kennzeichnung beinhalten, wie im folgenden auszugsweise dargestellt:

LMBG:
Vierter Abschnitt
Verkehr mit kosmetischen Mitteln

§ 24 Verbote zum Schutz der Gesundheit

Es ist verboten,

1. kosmetische Mittel für andere derart herzustellen oder zu behandeln, daß sie bei bestimmungsgemäßem oder vorauszusehendem Gebrauch geeignet sind, die Gesundheit zu schädigen;

2. Stoffe, die bei bestimmungsgemäßem oder vorauszusehendem Gebrauch geeignet sind, die Gesundheit zu schädigen, als kosmetische Mittel in den Verkehr zu bringen.

§ 25 Verwendungsverbot und Zulassungsermächtigung

(1) Es ist verboten,

1. bei dem gewerbsmäßigem Herstellen oder Behandeln von kosmetischen Mitteln, die dazu bestimmt sind, in den Verkehr gebracht zu werden, ohne Zulassung Stoffe zu verwenden, soweit sie der Verschreibungspflicht nach den §§ 48 und 49 des Arzneimittelgesetzes unterliegen;

(2) Der Bundesminister wird ermächtigt, im Einvernehmen mit dem Bundesminister für Wirtschaft durch Rechtsverordnung mit Zustimmung des Bundesrates,

1. soweit es mit dem Schutz des Verbrauchers vor gesundheitlich nicht unbedenklichen kosmetischen Mitteln vereinbar ist, Stoffe im Sinne des Absatzes 1 zur Verwendung bei dem Herstellen oder Behandeln von kosmetischen Mitteln allgemein oder für bestimmte kosmetische Mittel oder für bestimmte Verwendungszwecke zuzulassen;

2. soweit es zum Schutz des Verbrauchers vor gesundheitlich nicht unbedenklichen kosmetischen Mitteln erforderlich ist, Höchstmengen für den Gehalt an zugelassenen Stoffen in kosmetischen Mitteln festzusetzen.

§ 26 Ermächtigungen zum Schutz der Gesundheit

(1) Der Bundesminister wird ermächtigt, im Einvernehmen mit dem Bundesminister für Wirtschaft durch Rechtsverordnung mit Zustimmung des Bundesrates, soweit es erforderlich ist, um eine Gefährdung durch kosmetische Mittel zu verhüten,

1. das Herstellen und das Inverkehrbringen von bestimmten kosmetischen Mitteln von einer Genehmigung oder Anzeige abhängig zu machen;

§ 27
Verbote zum Schutz vor Täuschung

(1) Es ist verboten, kosmetische Mittel unter irreführender Bezeichnung, Angabe oder Aufmachung gewerbsmäßig in den Verkehr zu bringen oder für kosmetische Mittel allgemein oder im Einzelfall mit irreführenden Darstellungen oder sonstigen Aussagen zu werben. Eine Irreführung liegt insbesondere dann vor,

1. wenn kosmetischen Mitteln Wirkungen beigelegt werden, die ihnen nach den Erkenntnissen der Wissenschaft nicht zukommen oder die wissenschaftlich nicht hinreichend gesichert sind;

2. wenn durch die Bezeichnung, Angabe, Aufmachung, Darstellung oder sonstige Aussage fälschlich der Eindruck erweckt wird, daß ein Erfolg mit Sicherheit erwartet werden kann;

3. wenn zur Täuschung geeignete Bezeichnungen, Angaben, Aufmachungen, Darstellungen oder sonstige Aussagen

a) über die Person, Vorbildung, Befähigung oder über die Erfolge des Herstellers, Erfinders oder der für sie tätigen Personen,

b) über die Herkunft der kosmetischen Mittel, ihre Menge, ihr Gewicht, über den Zeitpunkt der Herstellung oder Abpakkung, über ihre Haltbarkeit oder über sonstige Umstände, die für die Bewertung mitbestimmend sind,

verwendet werden.

§ 28
Kennzeichnung von kosmetischen Mitteln

Auf den Packungen oder Behältnissen, in denen kosmetische Mittel in den Verkehr gebracht werden, muß an einer in die Augen fallenden Stelle in deutscher Sprache und in deutlich sichtbarer, leicht lesbarer Schrift der Name oder die Firma und der Ort der gewerblichen Hauptniederlassung dessen, der das kosmetische Mittel hergestellt hat, angegeben sein. Bringt ein anderer als der Hersteller das kosmetische Mittel in der Packung oder dem Behältnis unter seinem Namen oder seiner Firma in den Verkehr, so ist anstatt des Herstellers dieser andere anzugeben.

§ 29
Ermächtigungen zum Schutz vor Täuschung

Der Bundesminister wird ermächtigt, im Einvernehmen mit dem Bundesminister für Wirtschaft durch Rechtsverordnung mit Zustimmung des Bundesrates, soweit es zum Schutz des Verbrauchers vor Täuschung und in dem Fall der Nummer 1 auch zu seiner Unterrichtung erforderlich ist,

1. für bestimmte kosmetische Mittel vorzuschreiben, daß auf den Packungen oder Behältnissen, in denen sie in den Verkehr gebracht werden, oder auf Beilagen hierzu bestimmte Angaben über den Inhalt, Zeitangaben, insbesondere über den Zeitpunkt der Herstellung oder Abpackung oder über die Haltbarkeit, sowie Gebrauchsanweisungen anzubringen sind;

Der Gesetzgeber berücksichtigt bei den genannten Regelungen insbesondere, daß kosmetische Mittel u. U. über Jahre hinweg ohne ärztliche Kontrolle angewendet werden. Der Hersteller bzw. Inverkehrbringer kosmetischer Mittel hat die gesundheitliche Unbedenklichkeit sicherzustellen; welche Anforderungen an die Sicherheit kosmetischer Mittel zu stellen sind und welche Untersuchungsergebnisse von der „Kommission zur gesundheitlichen Beurteilung kosmetischer Mittel" beim Bundesgesundheitsamt, Berlin, bzw. vom Wissenschaftlichen Ausschuß Kosmetologie (Scientific Committee Cosmetology) der Europäischen Gemeinschaft, Brüssel, gefordert werden, ist im Abschnitt 1.6 Verträglichkeit kosmetischer Mittel dargestellt. Darüber hinaus scheinen folgende Punkte hinsichtlich des Gesundheitsschutzes besonders erwähnenswert:

Bestimmungsgemäßer und vorhersehbarer Gebrauch. Kosmetische Mittel müssen bei bestimmungsgemäßem oder vorhersehbarem Gebrauch gesundheitlich unbedenklich sein; d.h. beispielsweise eine Zahnpasta darf weder beim Zähneputzen (bestimmungsgemäß) noch bei etwaigem Verschlucken (vorhersehbar) zu gesundheitlichen Beeinträchtigungen des Verbrauchers führen.

Verschreibungspflichtige Stoffe. Nach dem Arzneimittelgesetz dürfen verschreibungspflichtige Stoffe zur Herstellung kosmetischer Mittel grundsätzlich nicht verwendet werden, es sei denn, daß durch entsprechende Rechtsverordnung ein verschreibungspflichtiger Stoff für kosmetische Mittel (ggf. mit Mengenbegrenzung für bestimmte Mittel und bestimmte Verwendungszwecke) zugelassen wird, soweit es mit dem Schutz des Verbrauchers vor gesundheitlich nicht unbedenklichen kosmetischen Mitteln vereinbar ist. So ist z. B. das lokalanästhetisch wirksame Pharmakon Lidocain mit der Höchstkonzentration von 0,1 % für den speziellen Anwendungszweck „Mittel zur Anwendung nach dem Sonnenbad" gemäß lfd. No. 5 der Anlage 2, Teil B, der Kosmetik-Verordnung für kosmetische Mittel zugelassen.

Ermächtigungen. Über den allgemeinen Gesundheitsschutz des Verbrauchers hinausgehend sind im § 26 Ermächtigungen gegeben, auch bereits im Fall einer möglichen Gefährdung entsprechende Verordnungsmaßnahmen vorzunehmen; dies ist mit der Verordnung über kosmetische Mittel (→ Kosmetik-Verordnung 1.2.3) geschehen.

Die §§ 27 und 29 stellen einen besonderen Aspekt des Verbraucherschutzes dar, nämlich dem Schutz vor Täuschung, insbesondere durch irreführende Angaben. Insbesondere wird dadurch sichergestellt, daß ausgelobte Aussagen zu feststellbaren Wirkungen kosmetischer Mittel wissenschaftlich hinreichend abgesichert sind (→ Wirkstoffe und Wirkung kosmetischer Mittel 1.4).
Die Kennzeichnungspflicht hinsichtlich Angaben zum Hersteller (§ 28) ermöglicht dem Verbraucher, etwaige Ansprüche an den Verantwortlichen zu konkretisieren; weitere Regelungen zur Kennzeichnung z. B. zur Haltbarkeit sind in der Kosmetik-Verordnung gegeben.

1.2.2 EG-Richtlinie Kosmetische Mittel

Die Richtlinie des Rates zur Angleichung der Rechtsvorschriften der Mitgliedstaaten über kosmetische Mittel (EG-Richtlinie Kosmetische Mittel, 76/768/EWG) vom 27. Juli 1976 führt zu einheitlichen Regelungen in der gesamten Europäischen Gemeinschaft und beinhaltet neben den Aspekten des Verbraucherschutzes auch wirtschaftliche Interessen mit dem Ziel, Handelshemmnisse abzubauen und einen freien Warenaustausch zu ermöglichen.
Im Sinne eines vorbeugenden Gesundheitschutzes wird die Zulassung von Inhaltsstoffen für kosmetische Mittel geregelt. Die EG-Richtlinie enthält neben allgemeinen Vorschriften zum Gesundheitsschutz und der Kennzeichnung eine Zusammenstellung von Stofflisten, die nach Verbot bzw. Zulassung als Negativ- bzw. Positivlisten aufzufassen sind. Positivlisten sind für allgemeine Stoffe, Färbemittel, Konservierungsstoffe, UV-Filter, Haarfarben und Antioxidantien vorgesehen; außer den letzteren beiden liegen spezifische Einzelstoffregelungen vor und sind in nationales Recht umgesetzt. Die erstellten Positivlisten haben Ausschlußcharakter, d. h., es dürfen nur die Stoffe für die vorgesehenen Zwecke verwendet werden, die in dieser Zusammenstellung aufgeführt sind.
Zur Anpassung der Richtlinie an den technischen Fortschritt bestehen entsprechende nationale und EG-Ausschüsse, deren Empfehlungen in Anpassungsrichtlinien (Stand: 11. Anpassungsrichtlinie vom 21. Februar 1989) umgesetzt werden. In besonderen Fällen sind nationale Abweichungen („Schutzklausel") möglich.

1.2.3 Verordnung über kosmetische Mittel

Die Verordnung über kosmetische Mittel (Kosmetik-Verordnung) vom 16. Dezember 1977 beinhaltet sowohl die Realisierungen der im LMBG vorgegeben Ermächtigungen als auch die Umsetzung der EG-Richtlinie kosmetische Mittel in nationales Recht mit laufenden Anpassungen (Stand: 15. Änderungsverordnung vom 15. März 1989). Gemäß den Vorgaben der EG-Richtlinie enthält die Kosmetik-Verordnung Negativ- und Positivlisten im Form von 7 Anlagen (Nummer 4 und 5 sind für Antioxidantien und Haarfarben vorgesehen, jedoch noch nicht spezifiziert).
Die Kosmetik-Verordnung führt als Anlage 1 eine (Negativ-)Liste von derzeit 384 Stoffen, die bei dem gewerbsmäßigen Herstellen oder Behandeln von kosmetischen Mitteln nicht verwendet werden dürfen. Zulässig ist jedoch die Verwendung dieser Stoffe als Hilfsstoffe, sofern sie aus dem kosmetischen Mittel vollständig oder soweit entfernt werden, daß sie darin nur als technisch unvermeidbare und technologisch unwirksame Reste in gesundheitlich unbedenklichen Anteilen enthalten sind.
Neben dem Verbot bestimmter Stoffe ist ein wesentliches Charakteristikum der EG-Richtlinie und damit auch der Kosmetik-Verordnung die Zulassung von Einzelstoffen in Positivlisten; dies betrifft insgesamt 305 Stoffe.
Die Anlage 2 der Kosmetik-Verordnung nennt 67 Stoffe als „eingeschränkt zugelassene Stoffe". Hierbei sind Beschränkungen gegeben hinsichtlich der Anwendungsgebiete und/oder Verwendungen, der zulässigen Höchstkonzentrationen sowie weitere Einschränkungen bezüglich der Reinheit; darüber hinaus können obligatorische Angaben und Warnhinweise hinsichtlich der Gebrauchsanweisung, der Anwendungsbestimmungen und der Etikettierung vorgeschrieben sein.
Die Anlage 3 der Kosmetik-Verordnung listet in Analogie zur EG-Richtlinie 160 endgültig zugelassene sowie neun vorläufig zugelassene Farbstoffe für kosmetische Mittel auf, die spezifiziert für fünf bestimmte Anwendungsgebiete verwendet werden dürfen:

a) Zugelassen zur Herstellung aller kosmetischer Mittel.
b) Nicht zugelassen zur Herstellung von kosmetischen Mitteln, die mit den Schleimhäuten des Auges in Berührung kommen können, insbesondere nicht für Schmink- und Abschminkmittel für das Auge.
c) Nicht zugelassen zur Herstellung von kosmetischen Mitteln, die dazu bestimmt sind, mit den Schleimhäuten in Berührung zu kommen.
d) Zugelassen nur zur Herstellung von kosmetischen Mitteln, die nur kurze Zeit mit der Haut in Berührung kommen.
e) Zugelassen nur zur Herstellung von Nagellacken.

Farbstoffe und -vorprodukte zur Färbung der Haare und Wimpern sind hier nicht erfaßt; eine eigene Positivliste ist in Erarbeitung.

Die Anlage 6 der Kosmetik-Verordnung listet 39 endgültig zugelassene sowie neun vorläufig zugelassene Konservierungsstoffe mit entsprechenden Höchstkonzentrationen und ggf. weiteren Einschränkungen für kosmetische Mittel auf (→ Konservierung 1.7.1). Einige dieser Stoffe, sofern entsprechend gekennzeichnet, dürfen auch in anderen Konzentrationen für spezifizierte andere Anwendungsgebiete verwendet werden (z. B. Antischuppenwirkstoffe).
Die Anlage 7 der Kosmetik-Verordnung nennt sechs endgültig zugelassene sowie 15 vorläufig zugelassene Ultraviolett-Filter mit entsprechenden Höchstkonzentrationen und gegebenenfalls weiteren Einschränkungen, die Sonnenschutzmitteln und vergleichbaren kosmetischen Mitteln zugefügt werden dürfen, um die Haut des Verbrauchers vor schädlichen Einwirkungen des UV-Lichtes zu schützen (→ Kosmetische Mittel zum Lichtschutz, 6.1). Speziell zum Zwecke des Produktschutzes dürfen auch andere Stoffe verwendet werden.

Über die gemäß LMBG vorgeschriebene Kennzeichnung des Herstellers hinaus ist durch die Kosmetik-Verordnung die Angabe der Charge vorgeschrieben. Ferner dürfen kosmetische Mittel nur dann ohne besondere Kennzeichnung in den Verkehr gebracht werden, wenn sie mindestens 30 Monate haltbar sind, anderenfalls ist ein Mindesthaltbarkeitsdatum (Monat/Jahr) anzugeben. Unter Mindesthaltbarkeit versteht das Verordnungsgeber denjenigen Zeitraum, innerhalb dessen ein kosmetisches Mittel bei sachgerechter Aufbewahrung seine ursprüngliche Funktion erfüllt.

1.3 Anatomische und physiologische Grundlagen für die Anwendung von Kosmetica

1.3.1 Aufbau und Funktion der Haut

Die Haut stellt sich als Grenz- und Verbindungsorgan zugleich dar und trennt den Organismus als Mikrokosmos von der Umwelt als Makrokosmos. Entsprechend vielfältig sind die Funktionen dieses oberflächengrößten (ca. 1,6 bis 1,8 m^2) Organs. Das Gewicht der Haut mit ihren Anhangsgebilden, den Haaren, Talgdrüsen, Schweißdrüsen und Nägeln, beträgt ca. 15 % des Körpergewichtes. 1 cm^2 enthalten etwa:

6.000.000	Zellen
15	Talgdrüsen
100 cm	Blutgefäße
5	Haare (ausgenommen Kopfhaut)
100	Schweißdrüsen
5.000	Sinneskörper
400 cm	Nervenfasern
25	Druckpunkte
200	Nozizeptoren
12	Kältepunkte
2	Wärmepunkte

Mit dieser Vielfalt der Haut und ihrer Anhangsgebilde werden insbesondere folgende Hauptfunktionen erfüllt:

1. *Schutzfunktion.* Eindringschutz gegen Flüssigkeiten, Chemikalien, Mikroben, Wärme, Strahlen u. ä. nach außen; Verlustschutz nach innen; mechanischer Belastungs- und Formschutz.
2. *Abwehrfunktion.* Sekundäre Schutzfunktion durch biologische Abwehr gegen Parasiten, Viren, Bakterien, pathogene Pilze, Allergene, Irritantien, Wärme- und Ultraviolettstrahlen sowie mechanische Belastung.
3. *Regulationsfunktion für den Wärmehaushalt.* Isolatorfunktion, Radiatorfunktion, Konduktorfunktion, Evaporationsfunktion, Energiespeicherfunktion, Transportfunktion.
4. *Regulationsfunktion für den Blutkreislauf.* Makrocirculatorischer Blutdruckausgleich, kapillärer Staudruckausgleich, thermoregulatorische Blutstromverlagerung.
5. *Speicherfunktion.* Speicherung von Blut, Wasser, Depotfett, Mineralstoffen, und Vitaminen.
6. *Exkretionsfunktion.* Schweiß- und Talgdrüsentätigkeit, transepidermale Exkretion.
7. *Resorptionsfunktion.* Transfollikuläre und transepidermale Stoffresorption von außen ins Körperinnere.
8. *Sinnesfunktion.* Schmerz-, Juck-, Tast-, Wärme-, Kälte-, und Lageempfindungen.
9. *Personalitätsfunktion.* Primärer, angeborener Personalitätsausdruck durch die Identitätsfunktion, der genetisch bestimmten Dermatoglyphen- und Furchensysteme, sowie durch die geschlechtstypische Attraktionsfunktion; sekundärer, erworbener Persönlichkeitsausdruck durch die Physiognomiefunktion und die Funktion der Haut als Schmückungssubstrat.

Die Gesamthaut (Cutis) läßt sich differenzieren in Deckhaut (Derma), unterteilt in Oberhaut (Epidermis) und Lederhaut (Corium), getrennt durch Basalmembran, und Unterhaut (Subcutis).
Die Epidermis, die regional unterschiedlich 0,03 mm (Kopf), 0,5 mm (Finger) bis 1 mm (Fußsohle) stark sein kann, teilt sich auf in die praktisch avitale Hornschicht (Stratum corneum) mit ihrer vornehmlichen Barrierefunktion und die vitale Zellschicht (Stratum cellulare), die sich von außen gliedert in die an das Stratum corneum anschließende Körnerschicht (Stratum granulosum), die Stachelzellschicht (Stratum spinosum) und die Basal- oder Keimschicht (Stratum basale oder germinativum), die der Basalmembran aufliegt. Die Epidermiszellen zeigen, besonders in der Nacht, ein schnelles regeneratives Wachstum, das zum Teil von der Keim-, aber auch von der Stachelzellschicht ausgeht; etwa 0,1 % der Epidermiszellen befinden sich bei einem Mitoseindex von 0,8 bis 1,6 ‰ im Teilungszustand. Die Wachstumsgeschwindigkeit der Epidermis beträgt pro Tag etwa 0,05 mm. Innerhalb von 30 Tagen werden praktisch alle Zellen der Epidermis erneuert und über das Stratum corneum nach außen abgeschilfert (Schuppung). Die biochemische Umwandlung der lebenden Keratocyten in tote Zellen erfolgt an der Grenzschicht zwischen Zell- und Hornschicht (Hautverhornungs- oder Keratinisierungsprozeß). Das von den Pigmentzellen gebildete Hautpigment (Melanin) wird mit den Keratocyten, ethnisch unterschiedlich, in die Hornschicht abtransportiert. Der Mensch bildet im Stoffwechsel im Durchschnitt 0,1 bis 1 g Keratin/Tag; der Gesamtverlust des Körpers an Keratin (einschließlich Haaren und Nägeln) beträgt pro Tag ca. 600 mg. Ein weiteres wichtiges Zellsystem innerhalb der Epidermis sind die Langerhans-Zellen, die einen Teil des Immunsystems darstellen. Die Langerhans-Zellen und ihre zwischen den Keratocyten liegenden Ausläufer sind in der Lage, von außen eindringende Fremdsubstanzen aufzunehmen und immunologisch aufzuarbeiten. Das Stratum corneum besteht zu etwa 50 % aus Skleroproteinen, vornehmlich Keratin, zu ca. 20 % aus Lipiden, zu ca. 23 % aus wasserlöslichen Substanzen und zu 7 bis 10 % aus Wasser. Während die Lipide für den Hautschutz und die Elastizität der Hautoberfläche mitverantwortlich sind, kommen den wasserlöslichen Stoffen als Produkte des Keratinisierungsvorganges feuchtigkeitshaltende Eigenschaften zu.
Die Lederhaut (Corium) sorgt für die Festigkeit der Haut; zwei Fasertypen bewirken Stabilität bei ausreichender Verformbarkeit. Kollagenfasern, die eine erhebliche Zugfestigkeit besitzen, sind aus einzelnen

Kollagenfibrillen aufgebaut und werden von elastischen Fasern zusammengehalten, die dehnbar sind und die Verformbarkeit besorgen. Das Corium, das in seiner Dicke regional unterschiedlich sehr variiert, ist mit der Epidermis zapfenförmig verzahnt; die direkt unterhalb der Epidermis gelegenen Coriumanteile sind relativ locker und gefäßreich. Im Bindegewebe des Coriums sind die Schweißdrüsen sowie die Haarfollikel mit ihren assoziierten Talgdrüsen eingelagert. Die Unterhaut (Subcutis) enthält das Unterhautfettgewebe; das Fett selbst ist in Zellen eingeschlossen, die in Gruppen kleinerer Läppchen zusammengefaßt sind und durch bindegewebige Septen verstärkt werden. Die Dicke des subcutanen Fettgewebes ist von hormonellen, einschließlich geschlechtsspezifischen Faktoren abhängig und variiert ferner durch Ernährungsgewohnheiten. Die Unterhaut ermöglicht die Verschiebkarkeit der Haut und dient als Druckpolster für Corium und Epidermis. Die großen Blut- und Lymphgeflechte der Haut befinden sich im Corium und in der Unterhaut.

Die Hautfarbe, auch Kolorit oder Teint genannt, d. h. das farbliche Erscheinungsbild der Haut, wird bestimmt von der Eigenfarbe des Gewebes, vom Gehalt an Blut und dessen Oxygenierungsgrad sowie vom Gehalt an exogenen und endogenen Pigmenten; hinzu kommen ethnische und/oder konstitutionelle Unterschiede.

1.3.2 Aufbau und Funktion der Anhangsgebilde der Haut

Die Anhangsgebilde der Haut werden aus dem Ektoderm, dem äußeren Keimblatt, gebildet. Zu den Hautanhangsgebilden zählen die Haare, die Talgdrüsen, die ekkrinen und apokrinen Schweißdrüsen, sowie die Nägel.

Haare

Haare sind aus Zellen aufgebaute, fadenförmige, einzeln oder in Gruppen stehende, im wesentlichen aus Keratin bestehende Hautanhangsgebilde. Sie befinden sich fast auf der gesamten Hautoberfläche, mit Ausnahme der Handflächen und Fußsohlen. Unterschieden werden

- *Langhaar* wie Kopfhaar, Barthaar, Achselhaar, Schamhaar und, geschlechtsabhängig, Brusthaar,
- *Kurz-* oder *Borstenhaar* wie Augenbrauen, Wimpern, Nasenhaar, Gehörgangshaar und
- *Woll-*, *Flaum-* oder *Lanugohaar.*

Alle Haare haben praktisch den gleichen Aufbau. Sie befinden sich freibeweglich in der Haartasche. Das untere Ende der in der Haut steckenden Haarwurzel ist zur Haarzwiebel verdickt und sitzt der ernährenden Haarpapille auf. Die Haarzwiebel bewirkt das Wachstum. Das Haar wird durch Fasern cutaner Nervenäste umfaßt und innerviert. Die Versorgung erfolgt durch in der Wurzelscheide verlaufende Gefäße. Die Zahl der Kopfhaare schwankt in Abhängigkeit von der Haarfarbe (blond mehr, rot weniger) zwischen 90.000 und 150.000, die Zahl der Körperhaare liegt bei 25.000 bis 30.000. Relativ dicht stehen die Haare nur auf der Kopfhaut (ca. 600/cm^2). Das Kopfhaar wächst pro Tag 0,4 bis 0,7 mm, das Barthaar 0,2 bis 0,6 mm. Die Lebensdauer des Haares beträgt 3 Monate bei Wimpern und bis 10 Jahren beim Kopfhaar; täglich werden etwa 50 bis 120 Kopfhaare verloren. Die Haardicke variiert. Der Durchmesser beträgt bei feinem Haar 50 bis 70 µm, normalem Haar 70 bis 80 µm und bei dickem Haar 80 bis 100 µm. Das Haarkleid aller haartragenden Lebewesen unterliegt Ruhe- und Wachstumscyclen. Der Haarwechsel kann periodisch, z. B. in Abhängigkeit von der Jahreszeit, erfolgen und überwiegende Anteile betreffen; die im Tierreich anzutreffenden Phasen werden als Mauserung bezeichnet. Beim Menschen werden Haare in asynchroner und individueller Weise ersetzt, wobei die Wachstums- und Ruhephasen innerhalb der einzelnen Körperregionen zeitlich stark variieren (Tab. 3.1). Man unterscheidet zwischen Wachstums- oder Anagenstadium, Übergangs- oder Katagenstadium und Ruhe- oder Telogenstadium. In der oben stehenden Tabelle 3.1 steht a für annual, w für weekly und m für monthly.

Tabelle 3.1 Wachstums- und Ruhecyclen der Haare

Areal	Phase	Dauer	Anteil (%)
Kopfhaut	anagen	2 bis 6 a	85 bis 90
	katagen	2 w	1
	telogen	3 bis 4 m	9 bis 14
Augenbrauen	anagen	4 bis 8 w	
	telogen	3 m	
Handrücken	anagen	10 w	
	telogen	7 w	
Barthaar	anagen	10 m	
	telogen	2 m	

Die natürliche Haarfarbe des menschlichen Haares wird durch in den Haarcortex eingelagerte braunschwarze bis gelbrote Melanin-Pigmente, die in den Melanocyten im unteren Bereich der Haarzwiebel gebildet werden, verursacht. Bei Verringerung der Melanocytenzahl und Enzymeinschränkungen entstehen weiße bis graue Haare.

Talgdrüsen

Die Talgdrüsen sind holokrine Einzeldrüsen ektodermalen Ursprungs; es sind traubenförmige Gebilde, die im Corium um den Haarfollikel, meist zwei bis sechs, angeordnet sind und deren Ausführungsgänge in den Haarfollikel einmünden. Der Hauttalg (Sebum) wird in Abhängigkeit von der Mitoserate des Talgdrüsenepithels und vom Zellvolumen durch Transformation von Talgdrüsen unter hormoneller Steuerung gebildet; Testosteron und Progesteron stimulieren, Östrogene inhibieren die Bildung; eine circadiane Rhythmik mit Tiefpunkt in der Nacht wird diskutiert. Die Gesamtmenge des täglich aus den etwa 300.000 Talgdrüsen (am dichtesten auf Kopfhaut und Stirn, fehlend auf Handteller und Fußsohle) gebildeten Sebum beträgt etwa 2 g. Der Hauttalg (Schmelzpunkt ca. 29 °C) spreitet mit einer Geschwindigkeit von etwa 3 cm/Sekunde auf Haut und Haaren, auf (schweiß-) feuchter Haut schneller als auf trockener. Der Hauttalg mischt sich auf der Hautoberfläche mit den biochemisch aus Epidermiszellen und Hornlamellen ge-

Tabelle 3.2 Stoffliche Zusammensetzung des Hautoberflächenlipids

Stoff	Mittelwert (%)	Grenzbereich (%)
Triglyceride	41,0	19,5 bis 49,4
Wachsester	25,0	22,6 bis 39,5
Fettsäuren	16,4	7,9 bis 39,0
Squalen	12,0	10,1 bis 13,9
Diglyceride	2,2	1,3 bis 4,4
Cholesterolester	2,1	1,5 bis 2,6
Cholesterol	1,4	1,2 bis 2,3

bildeten Lipoiden und wird allgemein als Hautoberflächenlipid bezeichnet. Eine Übersicht zur stofflichen Zusammensetzung gibt die Tabelle 3.2.
Über 200 Fettsäuren sind an der Bildung der Oberflächenlipide beteiligt, wobei Palmitinsäure mit ca. 25 % und cis-6-Hexadecensäure mit ca. 22 % dominieren. Als „synthetisches" Hautfett zur Hautpflege wird beschrieben :

	%
Palmitinsäure	10
Stearinsäure	5
Cocosnußöl	15
Paraffin	10
Walrat	15
Olivenöl	20
Squalen	5
Cholesterol	5
Ölsäure	10
Linolsäure	5

Schweißdrüsen
Der Wassergehalt des menschlichen Körpers beträgt etwa 55 bis 60 %; im Stratum corneum sinkt dieser Wert auf etwa 7 %, was u. a. die Barrierefunktion bewirkt, die den Verlust größerer Wassermengen aus dem Körper verhindert. Der Mensch scheidet im Mittel etwa 2,5 Liter/Tag aus; ca. 1,5 Liter via Urin, ca. 0,4 Liter über die Atemluft, ca. 0,1 Liter über den Stuhl und etwa 0,5 Liter über die Haut. Diese in der Regel nicht sichtbare Wasserabdunstung wird auch als Perspiratio insensibilis bezeichnet. Steigen die Außentemperaturen bzw. die umgebende Lufttemperatur geringfügig an oder erfolgt körperliche Belastung, setzt die in der Regel sichtbare, autonom nervös gesteuerte Perspiratio sensibilis ein; im Durchschnitt werden so weitere 0,7 Liter/Tag abgegeben. Diese Feuchtigkeitsabgabe erfolgt über die kleinen oder ekkrinen Schweißdrüsen; diese sind unregelmäßig über den ganzen Körper in einer Zahl von etwa 2 bis 3 Millionen verteilt; die größte Dichte findet sich in den Handflächen und Fußsohlen, dann absteigend am Kopf, Rumpf und Extremitäten. Die ekkrinen Schweißdrüsen können nicht nur auf thermale, sondern auch emotionale und gustatorische Reize, in der Regel regional begrenzt, reagieren.
Die großen oder apokrinen, in der Subcutis liegenden Schweißdrüsen sind auf wenige Areale, wie die Nasolabialfalte, die Axillen und den Anogenitalbereich, beschränkt. Die apokrinen Schweißdrüsen entwickeln sich nicht in der Epidermis, sondern aus Haarkeimen; morphologische und funktionelle Entwicklung sind eng an die Sexualentwicklung gekoppelt. Im Gegensatz zu den ekkrinen besitzen die apokrinen Schweißdrüsen keinen eigenen Ausführungsgang, sondern münden in Haarfollikel. Die Reizauslösung erfolgt hormonell und emotional. Die apokrinen Schweißdrüsen geben neben Schweiß insbesondere körpereigene Duftstoffe ab, die spezifischen Geschlechts-, Rassen- und Individualcharakter besitzen, eine Pheromonwirkung wird diskutiert.

Nägel
Der Nagel bzw. die Nagelplatte ist als Hautanhangsgebilde Schutzorgan auf der Streckseite der Endphalangen von Fingern und Zehen und dient als Widerlager der Finger- und Fußbeeren der Erhöhung der Tastempfindlichkeit. Die Nagelplatte ist eine dem Nagelbett fest aufliegende und mit ihrem freien Rand darüber hinausragende, dreischichtige Hornplatte mit lebenslänglichem von der Nagelmatrix induziertem Wachstum. Sie ist seitlich und hinten vom häutigen Nagelwall begrenzt und durch die Lunula, ein halbmondförmiges weißes Feld im proximalen Teil des Nagelbettes, markiert. Das Wachstum der Nägel verläuft im Gegensatz zum Haarwachstum kontinuierlich. Der Fingernagel wächst 3 bis 4 mm im Monat, d. h., der gesamte Nagel erneuert sich in 5 bis 6 Monaten; der Zehennagel wächst langsamer, ein Gesamtdurchwachstum erfolgt in 7 bis 12 Monaten. Die Nagelplatte ist weißgrau gefärbt; durch die starke Durchblutung der Nagelmatrix und des Nagelbettes erscheint der Nagel rosa.

1.3.3 Aufbau und Funktion der Mundhöhle

Die Mundhöhle hat mit ihrer Strukturvielfalt komplexe Aufgaben. Teils mechanisch, teils nervös werden eine Reihe von nachgeschalteten nervösen und hormonellen Regelkreisen induziert. Die Mundhöhle ist topographisch in einen Raum gegliedert, der nach oben durch den harten und weichen Gaumen, seitwärts durch Zähne und Wangen mit mimischer und Kaumuskulatur, nach unten durch Zunge und Mundboden, nach hinten durch Rachen und Schlund sowie nach vorn durch Lippenschluß begrenzt wird. Dieser Raum kann bei geschlossener Zahnreihe in Mundhof (Vestibulum oris) und Mundhöhle (Cavum oris) unterteilt werden. Hier interessieren insbesondere die Gewebsstrukturen des Zahn- und des Zahnhalteapparates.
Das menschliche Gebiß besteht aus differenzierten Zahngruppen variabler Form und spezifischer Anordnung und kennzeichnet den Menschen als Omnivoren; zu unterscheiden sind Schneidezähne (Dentes incisivi), Eckzähne (Dentes canini), Backenzähne (Dentes praemolares) und Mahlzähne (Dentes molares); letztere fehlen im Milchgebiß. Das vollständige Gebiß des Erwachsenen enthält, jeweils im Ober- und Unterkiefer, 4 Schneide-, 2 Eck-, 4 Backen- und 6 Mahlzähne, d. h. insgesamt 32 Zähne; dieser Status wird in der Regel erreicht. Der Zahn besteht aus der frei ragenden Zahnkrone und der im Kieferknochen verankerten Zahnwurzel. Am Übergang, an der Schmelz-

Zement-Grenze, umschließt der Zahnfleischsaum die Zähne. Die Zahnhartgewebe sind Zahnschmelz (Enamelum), Zahnbein (Dentinum) und Wurzelzement (Cementum). Der Zahnschmelz ist am stärksten mineralisiert und bedeckt die Zahnkrone in unterschiedlicher Dicke, 2 bis 3 mm auf den Kauflächen und an den Schneidekanten, auslaufend an der Schmelz-Zement-Grenze. Er ist zu über 95 % anorganisch, wie aus Calciumhydroxiapatit mit Spuren anderer Elemente, erwähnenswert ist Fluorid, zusammengesetzt. Wasser und Organica machen 2 bzw. 3 % aus; der Zahnschmelz ist, im Gegensatz zu anderen Zahnstrukturen, nicht sensibel versorgt, d. h. nicht schmerzempfindlich. Das Zahnbein oder Dentin bildet den Hauptanteil des Zahnhartgewebes, tritt jedoch unter physiologischen Bedingungen nicht an die Oberfläche. Zum Zahninnern grenzt das Dentin an das Zahnmark (Pulpa); das Zahnbein kann auf physikalische, insbesondere thermische, und chemische Reize äußerst sensitiv reagieren. Der Mineralisierungsgrad des Dentins ist deutlich geringer als der des Zahnschmelzes; es ist zu etwa 70 % aus Hydroxiapatit, etwa 15 % Wasser und etwa 15 % organischen Anteilen aufgebaut. Der Wurzelzement überzieht die Zahnwurzel von der Schmelz-Zement-Grenze bis zur Wurzelspitze in einer knochenähnlichen, stärkevariablen Schicht und wird bereits zum Zahnhalteapparat gerechnet. Der Zahnhalteapparat (Paradontium) wird durch Weich- und Hartgewebe gebildet. Zu den Weichgeweben gehören der Zahnfleischsaum (Gingiva) und die Wurzelhaut (Desmodont); zu den Hartgeweben sind Wurzelzement und Alveolarknochen zu rechnen.

1.4 Wirkstoffe und Wirkung kosmetischer Mittel

Die Aufgaben, die Ziele der Kosmetik sowie die Wirkstoffe in kosmetischen Mitteln sind weitgehend durch die Definition im Lebensmittel- und Bedarfsgegenständegesetz (LMBG) und die EG-Richtlinie Kosmetische Mittel vorgegeben. Die Abgrenzung gegenüber dem Arzneimittelsektor ergibt sich ebenso daraus und ist darüber hinaus durch § 2 des Arzneimittelgesetzes präzisiert.

Eine weitere Aufgabe der kosmetischen Mittel und darin enthaltener Wirkstoffe besteht im Abdecken emotionaler und psychosozialer Aspekte.

Die Begriffe Wirkstoff, Wirkung und Wirksamkeit sind durch den Gesetzgeber nicht in Gänze begrifflich realisiert.

Der Begriff „Wirkstoff für kosmetische Mittel" wird umfassend erläutert:

Substanz in kosmetischen Zubereitungen mit unter Anwendungsbedingungen physikalischer, physikalisch-chemischer, chemischer, biochemischer und/oder subjektbezogener Wirkung, unter anderem zur Beeinflussung von Physiologie und/oder Funktion der Haut bzw. Schleimhaut und ihrer Anhangsgebilde sowie der Zähne bei möglichst weitgehendem Ausschluß einer systemischen Wirkung auf den Organismus.

Der Begriff „Wirkung" ist definiert:

Wirkung ist eine Veränderung, die in einem biologischen System durch einen Reiz hervorgerufen wird. Wirkungen (engl. effects) sind meßbare, fühlbare oder sonst erkennbare Reaktionen. Wirkungen sind hinsichtlich ihres Zieles unspezifisch und ungerichtet; sie können erwünscht oder unerwünscht sein.

Demgegenüber ergibt sich für den Begriff „Wirksamkeit":

Wirksamkeit (engl. efficacy) ist im Gegensatz zu Wirkung ein wertender Begriff, bezogen auf den beabsichtigten Erfolg, auf das Ziel also, dessentwegen das Mittel angewendet wird, und das Maß, in dem dieses Ziel erreicht wird. Wirksamkeit ist die Summation aller erwünschten Einzelwirkungen.

Aussagen über Wirkung und Wirksamkeit kosmetischer Mittel und ihrer Inhaltsstoffe müssen gemäß § 27 LMBG (→ 1.2) belegbar sein. Diese Forderung des Gesetzgebers ist nicht immer in toto erfüllbar, da teilweise keine direkt anwendbaren Meßmethoden vorhanden bzw. evaluiert und subjektbezogene Wirkungen in der Regel nicht objektiv meßbar sind. Doch wird in den letzten Jahren zunehmend der Weg von der Empirie weg zur objektiven Erfassung kosmetischer Effekte hin beschritten.

Die Deutsche Gesellschaft für Wissenschaftliche und Angewandte Kosmetik (bzw. die Vorgängerin, die Deutsche Gesellschaft der Kosmetik-Chemiker) hat für die verschiedenen Produktgruppen der kosmetischen Mittel eine Methodensammlung zum Nachweis von Wirkung und Wirksamkeit kosmetischer Mittel und ihrer Inhaltsstoffe publiziert.

Diese Wirkungen, Wirkweisen und Wirksamkeiten von kosmetischen Mitteln und ihren Inhaltsstoffen sind hinsichtlich ihrer Meßbarkeit und Intersubjektivierbarkeit in drei Gruppen zu differenzieren:

1. objektiv meßbar
   einfach intersubjektivierbar
2. objektiv meßbar
   schwierig intersubjektivierbar
3. subjektiv
   nicht bzw. nicht generell intersubjektivierbar

Unabhängig von diesen genannten Meß- und Prüfmethoden kann der Verbraucher sehr wohl zwischen unterschiedlichen Produkten differenzieren, auch wenn er bei seiner persönlichen Bewertung von einer größeren Zahl subjektiver Parameter ausgeht.

Wirksamkeit und Wirkungen vorausgesetzt, sind nach den Grundgesetzen der Pharmakologie und Toxikologie auch Nebenwirkungen zu realisieren. Hierbei ist festzuhalten, daß der Begriff Nebenwirkung (engl. side effect) zunehmend zu Gunsten des zielbezogenen Begriffs unerwünschte Wirkung (engl. adverse effect) verlassen wird und dies nicht nur auf dem Arzneimittelsektor. Bei den unerwünschten Wirkungen ist zwischen tolerierbaren und nicht tolerierbaren zu unterscheiden. Die Anforderungen sind hierbei an die Inhaltsstoffe kosmetischer Mittel strenger anzusetzen als auf dem Arzneimittelsektor, da z. B. kosmetische Mittel keine ärztlich therapeutischen Ziele verfolgen, relativ unkontrolliert angewendet werden und somit die Kriterien einer Nutzen-Risiko-Analyse (engl. benefit-risk-assessment) höher zu fixieren sind. Ein Null-Risiko ist in keinem Fall zu erzielen, es kann lediglich, entsprechend den Möglichkeiten toxikologischer und dermatotoxikologischer Absicherung (→ 1.6), evaluiert, bewertet und möglichst minimiert werden.

1.5 Naturkosmetik

Naturstoffe werden in der Kosmetik sehr häufig eingesetzt und sind die wesentlichen Bestandteile der sogenannten Naturkosmetica. Von dem Begriff „Naturstoff" wird sehr häufig Gebrauch gemacht, man muß jedoch feststellen, daß er nicht definiert ist und sich nicht ohne Willkür umreißen läßt. Der Verbraucher verbindet mit der Anwendung von Naturstoffen häufig besondere Erwartungen, die allerdings oft wissenschaftlich nicht gerechtfertigt sind. Wegen der positiven Haltung der Verbraucher ist der Einsatz von Naturstoffen bei der Herstellung von kosmetischen Mitteln zu einem bedeutenden Werbeargument geworden. Aus Gründen der Sicherung unzweideutiger Aussagen, des Schutzes des Verbrauchers vor Täuschung und auch des fairen Marktgeschehens ist es empfehlenswert, den Begriff Naturstoff näher zu charakterisieren. Dies kann im juristischen Sinne geschehen, d. h., man ermittelt den gesellschaftlichen Konsens im Sinne der Verkehrsauffassung. Das OLG Koblenz entschied:

„Enthält ein Kosmeticum, das als Naturhautpflege bezeichnet wird, einen Konservierungsstoff und einen synthetischen Farbstoff, so liegt eine irreführende Bezeichnung vor. Grundlage der Verkehrsauffassung ist die Meinung des Verbrauchers, der erwartet, daß das kosmetische Mittel sich ausschließlich aus natürlichen Inhaltsstoffen zusammensetzt."

Diese juristische Feststellung der Verkehrsauffassung ist naturwissenschaftlich nicht exakt genug. Die Deutsche Gesellschaft für wissenschaftliche und angewandte Kosmetik (DGK) hat den Versuch unternommen, den Begriff „Naturstoff" wie folgt zu definieren:

1. Naturstoffe sind Substanzen, die mineralischen Ursprungs sind oder deren Ursprung ein lebendes Substrat ist.
2. Als ein Naturstoff kann ein ein- oder mehrphasiges Gemisch mehrerer chemischer Verbindungen dann bezeichnet werden, wenn es ohne zwischenzeitliche Trennung aus dem gleichen Ursprung hervorgegangen ist.
3. Treten zwischen verschiedenen Komponenten eines Naturstoffes chemische Reaktionen auf, so ist das resultierende Produkt wiederum ein Naturstoff.
4. Treten in einem Naturstoff durch den Einfluß von aus der Atmosphäre aufgenommener Feuchte oder von reinem Wasser bzw. wasserhaltigen Lösungsmitteln während der Verarbeitung oder Lagerung hydrolytische Prozesse auf, oder treten in einem Naturstoff unter dem Einfluß von Luft Oxidationsprozesse auf, so ist unter der Voraussetzung, daß die Prozesse unter vermindertem Druck oder Normaldruck und bei Temperaturen bis maximal 100 °C stattfinden, der resultierende Stoff ein Naturstoff.
5. Reaktionsprodukte von Naturstoffen mit Ethanol unter den oben genannten Bedingungen sind Naturstoffe.
6. Naturstoffe, die gezielt chemisch verändert werden, können unter der Voraussetzung, daß charakteristische, qualitativ stoffliche Eigenschaften weitgehend erhalten bleiben, oder Reaktionsprodukte entstehen, die in den betreffenden Naturstoffen erwartet werden können, als Substanzen natürlichen Ursprungs bezeichnet werden.
7. Synthetische Substanzen, die in ihrer Zusammensetzung und Zustand einem Naturstoff identisch sind, können als naturidentische Stoffe bezeichnet werden.

1.6 Verträglichkeit kosmetischer Mittel

1.6.1 Toxikologie und Dermatotoxikologie

Das in der Bundesrepublik Deutschland seit dem 1. Januar 1975 gültige „Gesetz zur Gesamtreform des Lebensmittelrechts" bzw. das „Lebensmittel- und Bedarfsgegenständegesetz (LMBG)" definiert in § 4 „kosmetische Mittel" (→ 1.2.1).
Dieser Definition des kosmetischen Mittels hat sich die Europäische Gemeinschaft in der EG-Richtlinie Kosmetische Mittel vom 27.07.76 angeschlossen; hier beziehen sich vor allem zwei Punkte auf eine Anwendung von kosmetischen Mitteln:

- Äußerliche Anwendung (abgesehen von der Mundhöhle).
- Anwendung auf gesunder Haut.

Wenn diese Formulierungen des LMBG besagen, daß es u. a. verboten ist, kosmetische Mittel herzustellen, die geeignet sind, die Gesundheit zu schädigen, wird dabei im § 27 (→ 1.2.1) vorausgesetzt, daß der bestimmungsgemäße und vorauszusehende Gebrauch wirksam sein muß. Damit ist aber zugleich die Notwendigkeit gegeben, Wirkungen für kosmetische Mittel nachzuweisen, wobei korrekterweise zwischen dem Nachweis einer *Wirkung* (objektivierbare Reaktion vornehmlich im Tierexperiment) und dem Nachweis einer *Wirksamkeit* (objektivierbare Reaktion vornehmlich beim Menschen in Abhängigkeit von Konzentration, Anwendungsart etc.) unterschieden werden sollte.
Unter diesen Voraussetzungen ist es auch nicht zulässig, zwischen Körperpflegemitteln und kosmetischen Mitteln zu trennen. Häufig geschieht das, wobei bewußt oder unbewußt kosmetische Mittel begrenzt werden auf Zubereitungen, die insbesondere einer dekorativen Kosmetik dienen. Lippenstifte und Hautcremes, ob mit oder ohne Pigmente, erfüllen den Anspruch der Körperpflege ebenso wie Puder, die bei der Regulation der Feuchtigkeitsabgabe des Körpers eingesetzt werden, oder wie Seifen, die möglicherweise sogar den Lipidschutzfilm der Haut entfernen und Stoffe aus den oberen Hautschichten herauslösen, die für das Feuchthaltevermögen der Hornschicht von Bedeutung sind.
So wird verständlich, daß der Begriff Wirkstoffe in kosmetischen Mitteln eine große Anzahl von Substanzen umfaßt, die in Zubereitungen enthalten sind, die den Grundanspruch des § 4 LMBG erfüllen. Dementsprechend sind Gliederungen möglich sowohl hinsichtlich der Wirkstoffgruppen (Tab. 3.3) als auch nach der Anwendung, wie dies von der Gesellschaft Deutscher Kosmetik-Chemiker e.V. (GKC) veröffentlicht wurde (Tab. 3.4).
In allen kosmetischen Mitteln dieser Listen sind Wirkstoffe enthalten, die zumindest physikalische Wirksamkeiten besitzen. Im Interesse des Verbrauchers muß gefordert werden, daß diese Wirkstoffe

Tabelle 3.3 Kosmetische Mittel, Gliederung nach Wirkstoffgruppen

1. Schichtbildende Wirkstoffe
   z. B. in Make up, Nagellack, Lippenstift
2. Reinigende Wirkstoffe
   z. B. in Wasser, Fein- und Syndetseifen
3. Keratin färbende Wirkstoffe
   z.B. in Haarfarben, „Hautbräuner"
4. Keratinlösende bzw. -erweichende Wirkstoffe
   z. B. in Depilatorien, Kaltwellmitteln
5. Schweiß- und talghemmende Wirkstoffe
   z. B. in Antiperspirantien
6. Geruchsabsorbierende Wirkstoffe
   z. B. Clathratbildner
7. Keimhemmende Wirkstoffe
   z. B. in Desodorantien, „antidandruffs"
8. Filmbildende Wirkstoffe
   z.B. in Haarsprays, Schutzcremes
9. Licht- und Strahlenschutzmittel
   z.B. UV-Absorber

Tabelle 3.4 Kosmetische Mittel, Gliederung nach Anwendung (GKC)

1. Kosmetische Mittel zur Hautpflege
   Badepräparate
   Hautwasch- und -reinigungsmittel
   Hautpflegemittel
   Augenpflegemittel
   Lippenpflegemitte
   Nagelpflegemittel
   Intimpflegemittel
   Fußpflegemittel
2. Kosmetische Mittel mit spezieller Wirkung
   Lichtschutzmittel
   Bräunungsmittel
   Depigmentierungsmittel
   Desodorants
   Antiperspirants
   Epilierungs- und Depilierungsmittel
   Rasiermittel
   Duftmittel
3. Kosmetische Mittel zur Zahn- und Mundpflege
4. Kosmetische Mittel zur Haarpflege
   Haarwaschmittel
   Haarpflegemittel
   Mittel zur Haarverfestigung
   Mittel zur Haarverformung
   Mittel zur Farbänderung

„gesundheitlich unbedenklich" sind. Dies gilt nicht nur für die eigentlichen Wirkstoffe, also etwa farbgebende Substanzen in Haarfärbepräparaten, Putzkörper in Zahnpasten oder antimikrobiell wirksame Stoffe, sondern auch für Grund- und Hilfsstoffe, in die Wirkstoffe eingearbeitet werden. Hierher gehören ebenso Stoffe, die ein kosmetisches Fertigprodukt vor Kontamination und Verderb schützen sollen, wie Konservierungsmittel und Antioxidantien.

Die Prüfung der gesundheitlichen Unbedenklichkeit von chemischen Grund- und Wirkstoffen in kosmetischen Mitteln, aber auch die Prüfung des kosmetischen Endproduktes, beruht auf sachverständiger Untersuchung von Stoffen und Zubereitungen in der ersten Phase im Tierversuch, sofern nicht durch entsprechende Ersatz- und/oder Ergänzungsmethoden vergleichbare Prüfergebnisse erzielt werden können. Die Verantwortung für derartige Prüfungen liegt beim Hersteller bzw. demjenigen, der die kosmetischen Mittel auf den Markt bringt. Prüfbereiche und Prüfmethoden bedürfen hierbei der laufenden Ergänzung und Anpassung an den wissenschaftlichen Fortschritt und können nur durch erfahrene und mit der speziellen Aufgabenstellung vertraute Experten durchgeführt werden. Haben sich in der tierexperimentellen oder einer dieser vergleichbaren Prüfung die Testsubstanzen oder Zubereitungen als nicht schädigend erwiesen, so müssen entsprechende Prüfungen im Rahmen biomedizinischer Forschung beim Menschen durchgeführt werden; dies erfolgt ausschließlich durch sachverständige Ärzte. Für beide Phasen gilt, daß Art und Umfang der Prüfungen den anerkannten Normen des jeweiligen Fachgebietes entsprechen müssen. Vor einer Anwendung beim Menschen müssen die Prüfungsbereiche toxikologischer Untersuchungen mit Grundstoffen und kosmetischen Mitteln abgeschlossen sein.

Die strikte Forderung nach einer gesundheitlichen Unbedenklichkeit verlangt anders als bei Arzneimitteln, für kosmetische Mittel eine noch strengere Bewertung einer Nutzen-Risiko-Analyse. Art und Umfang der durchzuführenden Prüfungen von Kosmetikgrundstoffen oder Wirkstoffen in kosmetischen Mitteln dürfen im Prinzip nicht von den anerkannten Grundsätzen, die für eine Prüfung von Lebensmittelinhalts und -zusatzstoffen sowie Arzneimitteln gültig sind, abweichen.

Prüfungsrahmen zur toxikologischen Charakterisierung von kosmetischen Mitteln bzw. deren Inhaltsstoffen:

1. Akute Toxizität
2. Subakute bzw. subchronische Toxizität
3. Chronische Toxizität und Carcinogenität
4. Cutane Resorption und kinetisches Verhalten
5. Embryotoxizität
6. Mutagenität
7. Dermatotoxikologische Prüfungen:
   - direkte Hautreizung
   - direkte Schleimhautreizung
   - Sensibilisierungsfähigkeit
   - Phototoxizität und -allergenität
   - Aknegenität
8. Gebrauchstest
9. Weitere Untersuchungen

Grundlage der Abschätzung eines gesundheitlichen Risikos und damit der Beurteilung des toxikologischen Profils einer Substanz können in der ersten Untersuchungsphase meist nur Ergebnisse aus dem Tierversuch sein. Neue Stoffe müssen daher zunächst in geeigneten Untersuchungen auf ihre akute Toxizität geprüft werden, um Vorstellungen über die Wirkun-

gen auf wichtige Körperfunktionen nach Verabreichung einer Einzeldosis zu erlangen. Es erscheint unnötig, hierbei eine Vielzahl von Tieren einzusetzen. Die Bestimmung von Toxizitätsbereichen im Sinne einer approximativen LD_{50} ist als ausreichend anzusehen. In aller Regel werden derartige Untersuchungen nach peroraler Anwendung der Prüfsubstanz durchzuführen sein; lediglich bei Stoffen, die bei bestimmungsgemäßer Verwendung inhaliert werden, sollte auch die akute Inhalationstoxizität geprüft werden.
Von besonderer Bedeutung sind Untersuchungen zur Feststellung einer subakuten Toxizität, mit denen es möglich ist, Informationen über die Toxizität eines Stoffes bei längerer fortgesetzter Einwirkung zu erhalten. Hiermit ist zu klären, ob und welche Art von Schädigungen eintreten und welche Organsysteme betroffen sind. Die Dauer derartiger Prüfungen sollte je nach Verwendungszweck der Prüfsubstanz mindestens 28 Tage, vorzugsweise 90 Tage oder mehr betragen. Die Minimaldosis derartiger Prüfungen muß einem Mehrfachen der Anwendungsdosis beim Menschen entsprechen, um aus dem Ergebnis mit dem notwendigen Sicherheitsabstand auf mögliche Wirkungen beim Menschen mit Vorbehalt schließen zu können.
Allgemein anerkannt ist hierbei für Stoffe, die dem LMBG unterliegen, ein Sicherheitsfaktor von mindestens 100, d. h., ein Abstand um den Faktor 100 zwischen der Prüfsubstanzmenge, die im Tierversuch keinerlei Wirkungen mehr zeigt (no effect level) und derjenigen Stoffmenge, die bei bestimmungsgemäßer und sachgerechter Anwendung unter ungünstigen Bedingungen auf den Menschen einwirken kann bzw. in den Organismus aufgenommen wird. Wenn die Aussicht besteht, daß dieser Faktor sehr viel größer ist, darf die Bestimmung der subakuten Toxizität dennoch nur in einer Dosierung, die dem 100fachen der maximal möglichen Aufnahme durch den Menschen entspricht, durchgeführt werden.
Von besonderer Bedeutung ist sehr häufig die Bestimmung der cutanen Resorptionsrate des Wirkstoffes, d. h. die Feststellung der Substanzmenge, die durch die Hautbarriere penetriert und damit systemisch verteilt und wirksam werden kann. Im Interesse einer Einsparung von Tierversuchen und dennoch der notwendigen Absicherung einer gesundheitlichen Unbedenklichkeit stehen folgende Möglichkeiten zur Verfügung:

- Ein Stoff wird cutan resorbiert. In diesem Fall kann unter bestimmten Umständen auf die Prüfung der subakuten bzw. subchronischen Toxizität verzichtet werden.
- Die cutane Resorptionsrate eines Stoffe ist bekannt. In diesem Fall kann unter bestimmten Umständen eine subakute Toxizitätsprüfung mit nur einer Dosis durchgeführt werden.
- Der no-effect-level eines Stoffes ist aus einer subakuten Toxizitätsprüfung bekannt. Ist dieser Wert größer als die Stoffmenge, die unter Berücksichtigung des Sicherheitsfaktors rein rechnerisch maximal durch die Haut penetrieren kann (worse case calculation), kann auf die Bestimmung der cutanen Resorption verzichtet werden.

Prüfungen der chronischen Toxizität umfassen in jedem Fall eine länger als 6 Monate fortgesetzte Zufuhr der Prüfsubstanz und geben in erster Linie Auskunft über das Organverhalten nach länger dauernder fortgesetzter Zufuhr von Wirkstoffmengen, die deutlich über der Gebrauchskonzentration liegen. Wenn im Einzelfall Untersuchungen zur Feststellung einer Cancerogenität der Prüfsubstanz notwendig sind, werden diese in aller Regel über die Dauer der Lebenszeit der entsprechenden Species anzusetzen sein. Solche Untersuchungen können gleichzeitig auch Informationen über die mögliche Toxizität der Prüfsubstanz bei länger dauernder Anwendung und damit auch bei älteren Tieren und den im Alter sich ändernden Stoffwechselbedingungen geben.
Im gleichen Zusammenhang gehört es zur unabdingbaren Forderung, Wirkstoffe, die in kosmetischen Mitteln verwendet werden, auf Mutagenität, Embryotoxizität, einschließlich Teratogenität an geeigneten Modellen zu untersuchen.
Die Auswertung der Ergebnisse dieser Untersuchungen ermöglicht eine toxikologische Abschätzung des gesundheitlichen Risikos. Zugleich muß die Bewertung mit einer Nutzen-Risiko-Analyse erfolgen, die auch die Einschätzung anderer Nutzen umfaßt. Beispielsweise ist die Verwendung von Quecksilbersalzen als Konservierungsmittel in kosmetischen Mitteln, die als Augen-Make-up verwendet werden, positiv zu beurteilen. Hier steht dem erheblichen Risiko einer bakteriellen Kontamination und damit einer Entzündung des Augenbereiches der große Nutzen der ausgeprägten antimikrobiellen Wirksamkeit gegenüber. Nicht mehr vertretbar ist jedoch die Anwendung quecksilberhaltiger Zubereitungen zur Behandlung von Sommersprossen; derartige „Bleichcremes" sind mit Recht wegen der Gefahr systemischer Wirkungen verboten.
Ein Beispiel mit soziologischem Hintergrund findet sich bei einer Bewertung von Haarfärbemitteln. So gelten beim Mann „graue Schläfen" als interessant und attraktiv, während graue Haare bei einer Frau allgemein als Zeichen des unerwünschten Alters gewertet werden. Zugleich wird hieran deutlich, wie wesentlich die häufig inkriminierte dekorative Kosmetik in einer modernen Sozialgesellschaft sein kann. Weiterhin eignet sich dieses Beispiel, die Notwendigkeit der Prüfung von Stoffen zu unterstreichen, bevor diese beim Menschen zum Haarfärben eingesetzt werden. Kein Verbraucher würde mit der Nutzung derartiger Stoffe in kosmetischen Mitteln gesundheitliche Risiken tolerieren.
Daraus folgt, daß bei dem derzeitigen wissenschaftlichen Erkenntnisstand ein Verzicht auf Tierversuche bei der Prüfung von Stoffen, die in der Umwelt des Menschen Bedeutung haben, nicht möglich ist. Auch die unzulässigen Einschränkungen solcher experimenteller Prüfungen bedeuten eine unkalkulierbare Zunahme des Risikos für die menschliche Gesundheit. Eine Harmonisierung unterschiedlicher behördlicher Vorschriften über den Umfang von Tierversuchen auf supranationaler Ebene, aber auch innerhalb nationaler gesetzlicher Vorschriften ist zu fordern. Das Ziel ist eine Beschränkung der absoluten Zahl der Tierversuche, der Tierspecies, der Anzahl der hierbei benutzten Tiere und Versuchsgruppen, der zu prüfenden Dosierungen sowie auch der Versuchszeit auf einen erkenntnis-theoretisch erforderlichen Umfang.

Die weitere Erforschung und insbesondere Validierung von in-vitro-Methoden als Alternativen zum Tierversuch, sollte mit Vorrang gefördert werden. Aber erst wenn die in-vitro-Methoden in Vergleich und Aussage dem derzeitigen Standard zum Ausschluß toxikologischer Risiken entsprechen, können sie bisher benutzte Methoden im Umfang reduzieren oder ablösen. Ein Schritt auf diesem Weg ist die Anwendung von Zellkulturen und anderen in-vitro-Tests insbesondere auch die Nutzung des Hühner-Eies (HET: Hühner-Ei-Test, Hen's Egg Test; HET-CAM: HET-Chorionallantoistest).

Neben den beschriebenen toxikologischen Prüfungen sind für die gesundheitliche Bewertung von Wirkstoffen in kosmetischen Mitteln zwingend dermatotoxikologische Prüfungen notwendig, deren Ziel es ist, haut- und schleimhautreizende, sensibilisierende, phototoxische und photosensibilisierende Wirkungen festzustellen. Diese Untersuchungen können sowohl an der Haut bzw. Schleimhaut von geeigneten Versuchstieren, aber insbesondere auch in biomedizinischer Forschung am Menschen erfolgen.

Die direkte Reizwirkung auf die Haut und die Schleimhäute erfolgt zunächst durch Anwendung geringer Konzentrationen der Prüfsubstanz. Die Dosierung wird dann bis an die Grenze einer Reizwirkung gesteigert. Damit wird sowohl den Bestimmungen des Tierschutzgesetzes als auch den ethischen Regeln einer Durchführung von Tierversuchen entsprochen.

Die Prüfung einer Sensibilisierungsfähigkeit von Prüfsubstanzen kann nach dem in der Bundesrepublik Deutschland geltenden Recht nur im Tierversuch durchgeführt werden und verbietet sich allein schon aus ethischen Gründen beim Menschen.

Die Untersuchung phototoxischer und photoallergener Eigenschaften, die für nahezu alle Wirk- und Hilfsstoffe in kosmetischen Mitteln unabdingbar ist, erfolgt ebenfalls zunächst im Tierversuch und als Sonderprüfung in Abhängigkeit vom jeweils vorgesehenen Verwendungszweck später beim Menschen.

Biomedizinische Forschungen in Form lokaler Verträglichkeitsprüfungen beim Menschen sollen grundsätzlich nur dann durchgeführt werden, wenn sich in der tierexperimentellen oder vergleichbaren Prüfung keine Hinweise auf allgemein toxische, hautreizende oder sensibilisierende Eigenschaften des betreffenden Grundstoffes oder kosmetischen Mittels ergeben haben.

Ist in einem kosmetischen Mittel ein neuer Wirkstoff enthalten, oder hat über eine geeignete Rezeptur eine bisher nicht bekannte Kombination von Wirkstoffen in einem kosmetischen Mittel stattgefunden, so empfiehlt sich vor Einführung des Produktes ein Test unter Anwendungsbedingungen bei einem größeren Probandenkollektiv, das dieses kosmetische Mittel in der vorgesehenen Gebrauchskonzentration und Häufigkeit im gleichen Hautbezirk über längere Zeit anwendet. Dieser Gebrauchstest sollte innerhalb dieses Kollektivs auch Personen umfassen, deren individuelle Empfindlichkeit bekannt ist.

Publikationen und Erfahrungen der letzten Jahre haben gezeigt, daß die Prüfung auf Aknegenität sowohl des Wirkstoffs, als auch des Endproduktes häufig angezeigt ist.

Unter bestimmten Umständen können sich auch Notwendigkeiten zu weiteren speziellen Untersuchungen ergeben. So wird seit längerem eine Diskussion über den Wirkmechanismus von antidandruffs geführt. Das sind Wirkstoffe, die eine vermehrte Kopfschuppung beeinflussen. Schuppenbildung beruht auf einer erhöhten Mitoserate im Stratum germinativum. Stoffe, die nach Permeation des Stratum corneum die vitale Proliferationsschicht, das S. germinativum oder S. basale, in seiner mitotischen Aktivität hemmen, sind Arzneimittel, da sie nicht mehr den Voraussetzungen des § 4 des LMBG entsprechen. Stoffe, die dagegen über eine antimikrobielle Wirksamkeit die lipolytische und peroxidative Aktivität der Kopfhautflora, vornehmlich der Pityrosporum-Gruppe, hemmen und damit ein chronisches Irritationspotential beeinflussen, das die erhöhte Mitoserate auslösen kann, sind eher dem kosmetischen Sektor zuzuordnen. Nach neueren Untersuchungen u.a. in Cytostasemodellen gehören die in der Bundesrepublik Deutschland verwendeten Wirkstoffe in Antischuppen-Kosmetica, vor allem Pyrithione, Pyridone, Imidazole und Zinksalz/Tensid-Kombinationen, offenbar zu der Stoffgruppe mit antimikrobieller Wirksamkeit.

Das Bundesgesundheitsamt hat zur Prüfung der gesundheitlichen Unbedenklichkeit von kosmetischen Mitteln in seiner „Kommission für kosmetische Erzeugnisse", insbesondere in den Arbeitsgruppen für toxikologische bzw. dermatologische Prüfungen und Methoden, Empfehlungen erarbeitet, die im Bundesgesundheitsblatt 24, Nr. 6, vom 20.03.1981 veröffentlicht wurden. Dennoch empfiehlt sich häufig im Einzelfall eine vorherige Abstimmung mit sachkundigen Institutionen, um unnötige oder nicht ausreichende Prüfungen zu vermeiden.

Die moderne Analytik ist ein wesentliches Hilfsmittel bei der toxikologischen Abschätzung. Sie ermöglicht pharmakokinetische und toxikokinetische Studien auch beim Menschen, die früher weitgehend nur im Tierversuch mit radioaktiv markierten Substanzen durchzuführen waren. Kinetische Studien beim Menschen verlangen außerordentlich empfindliche Analysenmethoden, mit denen Nano- und Pico-Bereiche und darunter erfaßt werden können. Damit werden wertvolle Kriterien für die gesundheitliche Bewertung von Wirkstoffen gewonnen. Dies setzt allerdings voraus, daß die hier tätigen Chemiker besonders sachkundig auf dem Kosmetikgebiet sind und mit vergleichbarer Methodik arbeiten.

So können im Einzelfall Entscheidungen getroffen werden, die mit dieser Aussagekraft bis vor kurzem noch nicht möglich waren. Ein gutes Beispiel sind wiederum die Mittel zur Farbänderung der Haare. Zur Bewertung des Risikos der Oxidationshaarfarbstoffe interessiert nicht nur der während des Färbevorgangs ablaufende Prozeß, sondern in welchem Umfang Haarfarbenvorprodukte resorbiert werden und damit eine systemische Wirkung ausüben. Die Bedeutung ist groß, weil aus den Ergebnissen von Tierexperimenten einige der benutzten Stoffe vermuten lassen, daß sie Zellneubildungen induzieren oder promotieren.

Dennoch wird es eine endgültige Sicherheitsaussage zur gesundheitlichen Unbedenklichkeit eines Wirkstoffes für den Menschen, auch aus der Synopse von chemischen, chemischphysikalischen und tierexperimentellen Untersuchungsergebnissen, ebenso unter Einschluß biomedizinischer Forschungsergebnisse beim Menschen nicht geben können. Gesundheitliche Unbedenklichkeit kann nur bedeuten, daß bei bestimmungsgemäßer und sachgerechter Anwendung nach dem derzeitigen Erkenntnisstand aus toxikologischer und dermatologischer Sicht keine Bedenken gegen die Verwendung eines Stoffes in kosmetischen Mitteln bestehen. Gesundheitliche Unbedenklichkeit kann nicht bedeuten, daß ein absoluter Schutz vor jeder Gefahr und jedem Schaden besteht. Sie bedeutet vielmehr, daß die vorliegenden Untersuchungsergebnisse die Aussage erlauben: Ein bestehendes Risiko ist abgeschätzt und gegen die mit der Anwendung des Wirkstoffs verbundenen Vorteile bewertet worden. Hierbei hat sich das Risiko gegenüber dem Nutzen als annehmbar und durchaus vertretbar erwiesen.

Ein interessantes Beispiel für die Anwendung dieser mehr theoretischen Gedankengänge bietet das seit dem 01.01.1982 in der Bundesrepublik Deutschland gültige „Gesetz zum Schutz vor gefährlichen Stoffen" (Chemikaliengesetz). Auch neue Wirkstoffe, die in kosmetischen Mitteln verwendet werden sollen, unterliegen in der Regel diesem Gesetz, in dem erstmals ein Katalog von Untersuchungsverfahren zur Prüfung des damit verbundenen Risikos enthalten ist. Der Umfang dieser Untersuchungen ist stufenweise gekoppelt mit der Produktionsmenge des jeweiligen Stoffes und den Ergebnissen der grundlegenden, vornehmlich orientierenden Untersuchungen. Vom wissenschaftlichen Standpunkt aus können die Schwierigkeiten, aber auch die Gefahren, die mit einer Indoktrination von Prüfrichtlinien einhergehen, nicht deutlich genug gemacht werden. Hiermit ist eine erhebliche Einengung der Aufgaben des sachverständigen Untersuchers verbunden. Er kann nicht mehr Art und Umfang notwendiger Prüfungen, besonders im Hinblick auf den vorgesehenen Verwendungszweck eines Wirkstoffs in kosmetischen Mitteln, bestimmen. Sowohl ein Zuviel aber durchaus auch ein Zuwenig kann unter bestimmten Umständen resultieren: beides ist unerwünscht! Im Interesse des Verbrauchers müssen ständig neue wissenschaftliche Erkenntnisse in den Entscheidungsprozeß der Beurteilung und Bewertung einer gesundheitlichen Unbedenklichkeit einfließen können, ohne in einer Normierung zu erstarren. Die Erfüllung der Erwartung des Verbrauchers, daß Inhalts- und Zusatzstoffe von kosmetischen Mitteln unbedenklich für die Gesundheit sind, erfordert eine dem jeweiligen Stand wissenschaftlicher Erkenntnisse entsprechende Prüfung. Die Verantwortung für die Durchführung der Prüfung, aber auch für die Unschädlichkeit der entsprechenden Produkte, obliegt in der Bundesrepublik Deutschland nach den derzeit gültigen Gesetzen und Verordnungen dem Hersteller. Gerade bei kosmetischen Mitteln, die in aller Regel auf der gesunden Haut und von gesunden Menschen angewendet werden, muß das gesundheitliche Risiko so gering wie überhaupt möglich gehalten werden.

Eine Anwendung von neuen Wirkstoffen in kosmetischen Mitteln, aber auch altbekannter in neuer Kombination, ist ständigem Wandel unterworfen und stellt damit keinen statischen, sondern einen expandierenden Prozeß dar. An diesem sind gleichermaßen die industrielle Entwicklung allgemein, im besonderen die in den Industrielaboratorien in wissenschaftlicher Funktion Tätigen, wie Toxikologen, Kosmetik-Chemiker, Physiker, beteiligt, aber auch Ärzte der Praxis und Wissenschaftler der Grundlagenfächer in Forschungsinstituten. Die Bewertung toxikologischer Resultate für den Menschen kann nur durch immer neue Vergleiche von Ergebnissen erzielt werden.

1.6.2 Ökologische Aspekte

Fragen nach dem Verbleib und der Umweltverträglichkeit von Verbrauchsgütern, wie z. B. Wasch- und Reinigungsmitteln, Lacken, Farben, Hobbyartikeln und auch kosmetischen Mitteln, sind in den letzten Jahren von zunehmendem Interesse; im Vordergrund steht bei kosmetischen Mitteln allerdings die Humanverträglichkeit. Dies ist sowohl auf ihre stoffliche Zusammensetzung als auch auf ihre vergleichsweise geringen Anwendungsmengen zurückzuführen.

Typische rinse-off-Produkte mit Reinigungscharakter wie Seifen, Shampoos, Badezusätze und Zahnpasten gelangen nach bestimmungsgemäßem Gebrauch direkt in das Abwasser und können zu einer Umweltbeanspruchung führen. Bundesweit und über längere Zeiträume gesehen können sich auch kleine Individualmengen summieren, so betrugen 1987 die Produktionsmengen in der Bundesrepublik Deutschland an

Seifen	59.889
Shampoo	68.826
Badezusätzen	90.114
Zahnpasten	42.178
	261.007 Tonnen.

In dem seit 1975 bestehenden, am 1. Januar 1987 novellierten „Gesetz über die Umweltverträglichkeit von Wasch- und Reinigungsmitteln" werden im Einklang mit den entsprechenden EG-Richtlinien diese als Erzeugnisse definiert, „die zur Reinigung bestimmt sind oder bestimmungsgemäß die Reinigung unterstützen und erfahrungsgemäß nach Gebrauch in Gewässer gelangen können"; die oben genannten kosmetischen Mittel erfüllen vollinhaltlich diese Definition. Für sie gilt nach § 1 die Forderung, daß sie nur so in den Verkehr gebracht werden dürfen,

> „daß nach ihrem Gebrauch jede vermeidbare Beeinträchtigung der Beschaffenheit der Gewässer, insbesondere im Hinblick auf den Naturhaushalt und die Trinkwasserversorgung, und eine Beeinträchtigung des Betriebes von Abwasseranlagen unterbleibt".

Für kosmetische Mittel sind hier von besonderem Interesse die gemäß § 3 (Abbaubarkeit von organischen Stoffen) erlassenen Rechtsverordnungen zur biologischen Abbaubarkeit von anionischen und nichtionischen Tensiden. Nach entsprechender Analyse und einem zweistufigem Prüfsystem muß für die Tenside in dem Prüfzeitraum eine Mindestabbaubarkeit von 80 % nachgewiesen sein. Die für reinigende kosmetische Mittel eingesetzten anionischen und nichtioni-

schen Tenside erfüllen diese Forderung nach einer raschen biologischen Abbaubarkeit ohne Ausnahme, wie in einer Vielzahl von Prüfungen untersucht wurde.
Unter ökologischen Aspekten zu erwähnen sind Fluorchlorkohlenwasserstoffe (FCKW) als Treibmittel in Aerosolen. Sie spielen in kosmetischen Mitteln keine relevante Rolle mehr.

Hinweis
Gesicherte epidemiologische Erhebungen über allergische Reaktionen auf kosmetische Mittel beim Verbraucher liegen kaum in verwertbarer Form vor. Die einzigen zur Zeit verfügbaren Angaben stammen aus pro- und retrospektiven Untersuchungen, die im Auftrag der Food and Drug Administration in den Vereinigten Staaten erhoben wurden. In Deutschland stehen die Analysen umfangreicher Patientenkollektive der größeren Hautkliniken zur Verfügung. In Nordrhein-Westfalen hat eine Pilotstudie zur Erkennung von unerwünschten Wirkungen durch Erzeugnisse des täglichen Bedarfes im Jahre 1989 begonnen. Eine Bewertung der vorliegenden Daten über die Häufigkeit von Kontaktdermatiden zeigt, daß ein besonderes Risiko für den Verbraucher durch kosmetische Mittel nicht besteht. Kontaktdermatiden auf kosmetische Mittel bzw. ihre Inhaltsstoffe werden mit 5 % aller Kontaktdermatitisfälle angegeben, d. h. etwa 2 ‰ aller dermatologischen Patienten sind betroffen. Nach Angaben des Industrieverbandes Körperpflege- und Waschmittel (IKW) wird in der Bundesrepublik Deutschland 1 Hautreaktion auf 2,2 Millionen verkaufte Packungen rückgemeldet. Dennoch bleibt aus dermatologischer Sicht und im Interesse des vorbeugenden Gesundheitsschutzes des Verbrauchers die nachdrückliche Forderung nach einer Deklaration dermatotoxikologisch relevanter Inhaltsstoffe kosmetischer Mittel bestehen; entsprechender Beginn wurde im Jahr 1989 durch die Publikation der „Blaue Liste - Inhaltsstoffe Kosmetischer Mittel" gemacht.

1.7 Weitere Anforderungen an kosmetische Mittel

1.7.1 Konservierung von kosmetischen Mitteln

Gemäß § 5 Abs. 1 der Kosmetik-Verordnung dürfen kosmetische Mittel gewerbsmäßig ohne entsprechende Kennzeichnung nur dann in den Verkehr gebracht werden, wenn sie mindestens 30 Monate haltbar sind, andernfalls ist ein Mindesthaltbarkeitsdatum anzugeben (→ gesetzliche Grundlagen 1.2). Die Konservierung kosmetischer Mittel bedingt insbesondere

- Schutz vor mikrobiellem Verderb,
- Schutz vor oxidativem Verderb,
- Schutz vor UV-bedingtem Verderb

sowie Übergangs- und Mischformen dieser Verderbsmöglichkeiten. Darüber hinaus ist zu bedenken, daß durch die Konservierung nicht nur ein Produktschutz gegeben ist, sondern der Verbraucher auch vor Folgereaktionen, z. B. Pyodermien durch Eitererreger, lokaltoxische Irritationen durch Radikale, allergische Reaktionen durch reaktive Haptene, geschützt wird.

Schutz vor mikrobiellem Verderb
Bei den produktschädlichen Verderbsorganismen werden in der Regel gramnegative Bakterien wie Pseudomonaden und Enterobakteriaceen, grampositive, teils sporenbildende Bakterien wie Staphylokokken und Clostridien, sowie lipolytische Hefen genannt. Mikroorganismen benötigen für ihr Wachstum und ihre Vermehrung entsprechende Umgebungsbedingungen, können sich jedoch auch anpassen. Wasserreiche und proteinhaltige Medien bieten in der Regel gute Wachstums- und Vermehrungsmöglichkeiten; wasserfreie und Produkte mit einem Alkoholgehalt über 20 % erfahren keine antimikrobielle Konservierung zum Produktschutz; doch ist zu berücksichtigen, daß bakterielle Sporen durch Alkohol nicht inaktiviert werden und in offene Wunden übertragen werden können. Durch Abbau von polymeren Inhaltstoffen zu Oligo- und Monomeren kommt es zu Phasenentmischungen und Viskositätsherabsetzungen. Durch Gärungsprozesse mit Säure- und Gasbildung wird der pH-Wert abgesenkt, Blasen- oder Schaumentwicklung kann stattfinden, ferner sind Farb- und Geruchsänderungen möglich.
Kosmetische Mittel werden in der Regel im privaten Bereich von Gesunden verwendet; deswegen sind Infektionen durch kontaminierte Kosmetica selten. Die häufigsten mikrobiellen Kontaminanten mit gesundheitlicher Relevanz sind in der folgenden Tabelle 3.5 aufgeführt.
Primäre Kontamination tritt bei den Rohstoffen und der Produktion, Sekundärkontamination bei Anwendung auf. Unter den Primärkontaminanten nimmt Pseudomonas aeruginosa eine dominierende Stellung ein und ist insbesondere für Augenpflegemittel von besonderer Relevanz. Bei den Sekundärkontaminanten sind vor allem Staphylococcus aureus und

Tabelle 3.5 Übersicht über die häufigsten mikrobiellen Kontaminanten

Erreger	Erkrankung
grampositive Bakterien	
Staphylococcus aureus*	Eiter, Sepsis
Streptococcus pyogenes	Eiter, Sepsis
Clostridium tetani*	Tetanus
Clostridium perfringens	Gasbrand
gramnegative Bakterien	
Pseudomonas aeruginosa*	Eiter, Sepsis, Conjunctivitis
Klebsiellae*	Conjunctivitis
Enterobacteriaceae	Enteritis
Pilze	
Candida albicans	Soor, Dermatitis
Candida parapsilosis*	Conjunctivitis
Aspergillus spec.*	Allergene
Fusarium spec.	Allergene, Conjunctivitis

* Primärkontaminante

Candida albicans auffallend mit Trägerraten bei Erwachsenen von 20 bis 30 bzw. bis 50 %. So sind etwa 1/3 aller benützten Zahnbürsten mit Candida albicans kontaminiert, wodurch eine Übertragung auf Zahncremes leicht möglich ist. Von besonderer hygienischer Bedeutung sind in diesem Zusammenhang potentielle Eintrittspforten; Staphylococcus aureus, Streptococcus pyogenes und Pseudomonas aeruginosa können bereits bei Mikroläsionen wie Rasierverletzungen eindringen und zu Vereiterungen führen. Die Infektionsdosis durch Enteritiserreger, die nur peroral schaden, wird bei normalem Gebrauch von Zahn- und Mundpflegemitteln nicht erreicht.
Die Verbrauchergewohnheiten und die Produktionsbedingungen lassen also Kontaminationen erwarten. Kontaminationskeime dürfen sich im Produkt nicht weiter vermehren, sie müssen darüber hinaus reduziert sein. Dies ist nur durch den Zusatz antimikrobieller Wirkstoffe erreichbar. Der Einsatz an Antimikrobica richtet sich nach der Empfindlichkeit eines Produktes bei Herstellung und Anwendung.
Durch die derzeit gültige Kosmetik-Verordnung sind zur Konservierung 39 Stoffe endgültig und weitere neun befristet zugelassen. Die folgende Aufstellung (Tab. 3.6) gibt einen Überblick über die maximalen Einsatzkonzentrationen, eventuelle Warnhinweise und Anwendungseinschränkungen. Die in der Tabelle mit + gekennzeichneten Stoffe heißen other-uses-Stoffe. Sie können nach § 3a Kosmetik-Verordnung in anderen Konzentrationen zu anderen Zwecken als zur Konservierung kosmetischer Mittel verwendet werden, sofern sich der andere Zweck aus der Kennzeichnung des Erzeugnisses ergibt; dies gilt z. B. für die Verwendung in Desodorantien (→ 6.4). Qualitative Auswahl und qualitativer Einsatz richten sich teils nach Produktrezepten und mikrobiologischer Charakteristik, teils nach den chemischen und chemisch-physikalischen Eigenschaften des antimikrobiellen Wirkstoffes, wie der Löslichkeit, dem Verteilungskoeffizienten, dem pH-Optimum, und führen meist zu Kombination verschiedener antimikrobieller Wirkstoffe. Zu berücksichtigen sind ferner eventuelle Interaktionen mit anderen Formulierungsbestandteilen wie

a) chemische Instabilität
  - durch Hydrolyse (z. B. PHB-Ester)
  - durch Oxidation (z. B. Benzylalkohol)
  - durch Reduktion (z. B. Wasserstoffperoxid)
  - durch Aussalzung (z. B. Quat's)
  - durch Metallkomplexierung (z. B. Piroctone)
b) Photoinstabilität
  (z.B. Sorbinsäure)
c) Adsorption und Wirkstoffentzug
  - durch Feststoffe (z.B. Pigmente)
  - durch Polymere (z.B. Alginate)
  - durch Verpackungsoberfläche
d) Mizellbildung und Wirkstoffentzug

Schutz vor oxidativem Verderb
Insbesondere Fette und fettähnliche Inhaltsstoffe kosmetischer Mittel bedürfen des Schutzes vor oxidativem Verderb, d. h. „Ranzigkeit" und Entstehung reaktiver Stoffe, vor allem freier Radikale, die sowohl als Irritans als auch als Haptene wirken können. Antioxidantien verhindern oder verzögern oxidative Vorgänge. Bereits im Altertum wurden Gewürze wie Rosmarin und Harze wie Benzoe- und Guajakharz eingesetzt. Durch Autoxidation oder Oxidation mit molekularem Sauerstoff, atmosphärische Oxidation, entstehen zunächst freie Radikale, die weiter zu Radikal-Ketten-Reaktionen führen, bis sich schließlich inaktive Produkte bilden.
Schematisch läßt sich der Verlauf der Autoxidation in die Stufen Initiation oder Reaktionsbeginn, Ausbreitung oder Propagierung und in Reaktionsende oder Terminierung aufteilen (RH = autoxidierbares Molekül):

a) Initiation	
RH + Initiator	$R^{\cdot}$
b) Propagierung	
$R^{\cdot} + O_2$	$ROO^{\cdot}$
$ROO^{\cdot}$ + RH	ROOH + $R^{\cdot}$
c) Terminierung	
$R^{\cdot} + R^{\cdot}$	inerte Produkte
$ROO^{\cdot} + R^{\cdot}$	inerte Produkte
$ROO^{\cdot} + ROO^{\cdot}$	inerte Produkte

Während der Initiationsphase tritt nur eine geringe und relativ langsame Ansammlung von Oxidationsprodukten ein, die sich in einer nur leicht ansteigenden Kurve der Peroxid-Werte manifestiert. Diese Phase wird auch Induktionsphase genannt; da Antioxidantien die Ausbreitung der Oxidation hemmen, verlängern sie dadurch die Induktionsphase, so daß diese in manchen Fällen ein geeignetes Maß zur Messung der Oxidationsstabilität darstellt. Der Chemismus der Initiation setzt eine beträchtlich hohe Aktivierungsenergie voraus; exogen wird die Reaktion durch Wärme, Licht und insbesondere das energiereiche kurzwellige Ultraviolettlicht katalysiert und endogen durch eine ganze Reihe von Metallen, einschließlich der besonders wirksamen Salze von Eisen, Kupfer und Kobalt.
Der aus gewöhnlichem Triplett-Sauerstoff photochemisch gebildete Singulett-Sauerstoff ist in der Lage rascher zu reagieren als der gewöhnliche Sauerstoff. Als Triplett-Sauerstoff ($^3O_2$) spielt er bei der Autoxidation eine entscheidende Rolle, während er als Singulett-Sauerstoff ($^1O_2$) eine Photo-Oxygenierungsreaktion auslöst.
In der Praxis wirken Metallspuren als Katalysatoren, die stets und in jedem Substrat in genügender Menge vorhanden sind. Die Inaktivierung dieser Metalle durch Zusätze von Komplexbildnern ist deshalb eine wichtige Maßnahme zur Verzögerung von Autoxidationen.
Die Oxidation greift den energetisch bevorzugten allylisch gebundenen Wasserstoff an, das heißt der Oxidationsprozeß setzt an einem C-Atom in alpha-Stellung zu einer C=C-Doppelbindung ein. Die relativen Oxidationsgeschwindigkeiten in der Reihe Stearin-, Öl-, Linol- und Linolensäure verhalten sich wie 1 zu 100 zu 1200 zu 2400, und sie spiegeln die zunehmende Aktivierung von Methylen-Gruppen für eine H-Abstraktion wieder.

Tabelle 3.6 Übersicht der Konservierungsstoffe

Stoff* HK** Bemerkungen	
Benzoesäure, Salze und Ester 0,5 %*** +, A	
Propionsäure und Salze 2 %*** +, A	H_5C_2COOH
Salicylsäure und Salze 0,5 %*** +, A, W Nicht in Mitteln für Kinder unter 3 Jahre verwenden, ausgenommen Shampoos.	
2,4-Hexadiensäure (Sorbinsäure) und Salze 0,6 %*** +, A	
Formaldehyd und Paraformaldehyd 0,1% Mundpflegemittel als freier F. 0,2% andere Mittel als freier F. A, Ae, über 0,05% D	
2-Hydroxybiphenyl-(o-Phenylphenol) 0,2% als Phenol +, A	
2-Zinksulfidopyridin-N-oxid (Zinkpyrithion) 0,5% +, A, ro, verboten in Mundpflegemitteln	
Anorganische Sulfite und Bisulfite 0,2% als freies SO_2 +, A	SO_3^{2-}, HSO_3^-
Natriumiodat 0,1% A, ro	$NaIO_3$
Chlorbutanolum 0,5% A, D, Ae	
4-Hydroxybenzoesäure, Salze und Ester, ausgenommen Benzylester 0,4%***, 0,8%*** bei Estergemischen +, A	
3-Acetyl-6-methyl-2,4(3H)-pyrandion (Dehydracetsäure) und Salze 0,6%*** A, Ae	
Ameisensäure 0,5%*** +, A	

Tabelle 3.6 Fortsetzung

Stoff*	HK**	Bemerkungen
1,6-Bis-(4-amidino-2-bromphenoxy)-n-hexan (Dibromhexamidin) und Salze	0,1%	A
Ethylquecksilber-(II)-thiosalicylsäure, Na-Salz (Thiomersalum)	0,007% als Hg	A, D Nur für Schmink- und Abschminkmittel für die Augen.
Phenylquecksilber und Salze	0,007% als Hg	A, D Nur für Schmink- und Abschminkmittel für die Augen.
10-Undecylensäure und Salze	0,2%***	+, A
5-Amino-1,3-bis-(2-ethylhexyl)-5-methyl-hexahydropyrimidin (Hexetidinum)	0,1%	+, A
5-Brom-5-nitro-1,3-dioxan	0,1%	A, ro, Nitrosaminbildung vermeiden.
2-Brom-2-nitro-1,3-propandiol (Bronopol)	0,1%	+, A, Nitrosaminbildung vermeiden.
2,4-Dichlorbenzylalkohol	0,15%	+, A
N-(4-Chlorphenyl)-N'-(3,4-dichlorphenyl)-harnstoff (Triclocarbanum)	0,2%	+, A, R
4-Chlor-m-kresol	0,2%	+, A Verboten in Erzeugnissen, die mit den Schleimhäuten in Berührung kommen.

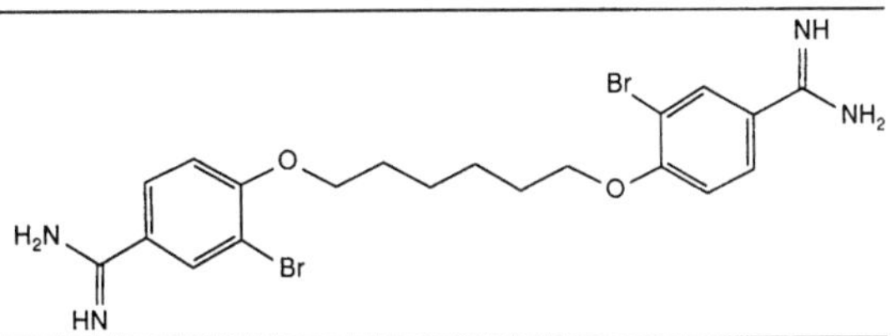

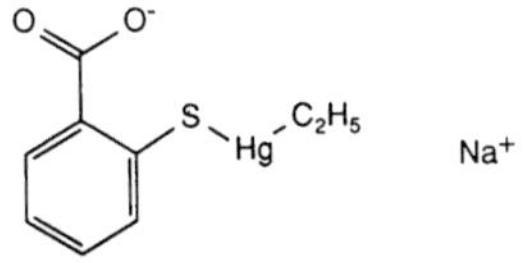

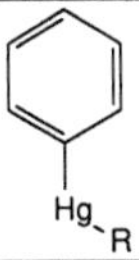

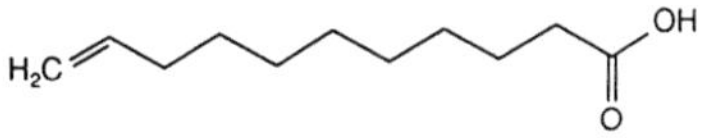

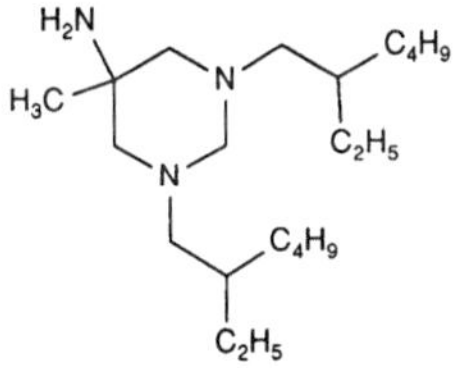

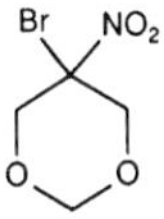

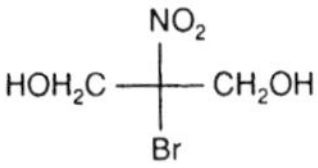

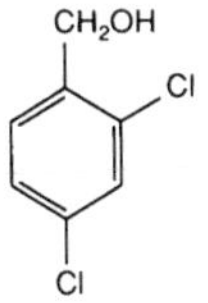

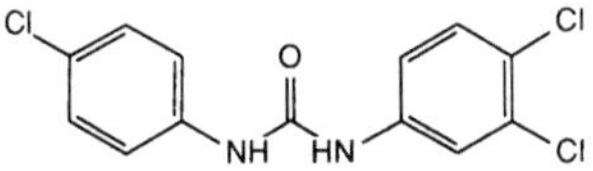

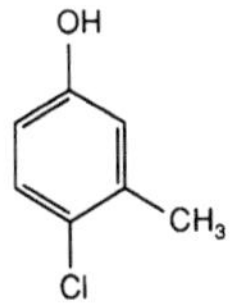

Tabelle 3.6 Fortsetzung

Stoff* HK** Bemerkungen
2,4,4'-Trichlor-2'-hydroxy-diphenylether (Triclosanum) 0,3% +, A 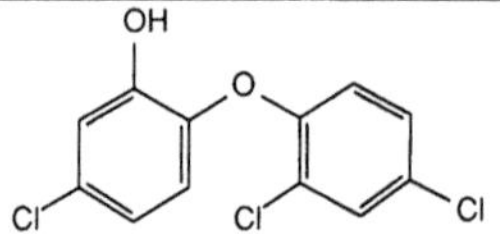
4-Chlor-3,5-dimethylphenol 0,5% +, A 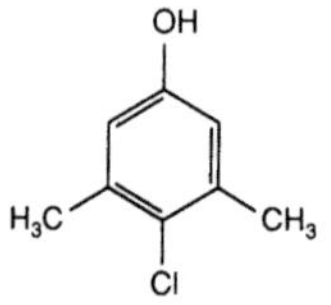
1,1'-Methylen-*bis*-[3-(1-hydroxy-methyl-2,4-dioximidazolidin-5-yl)harnstoff] (Imidazolidinylharnstoff) 0,6% +, A 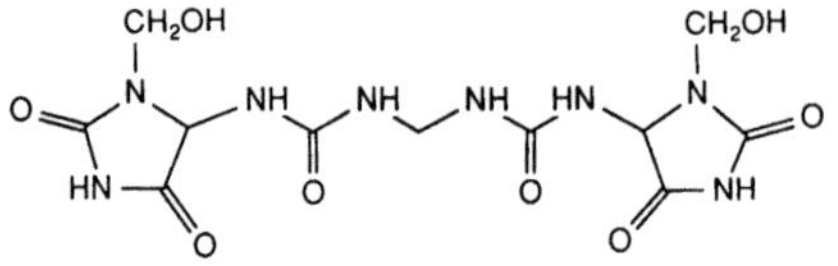
Poly-(hexamethylen diguanid)-hydrochlorid 0,3% +, A 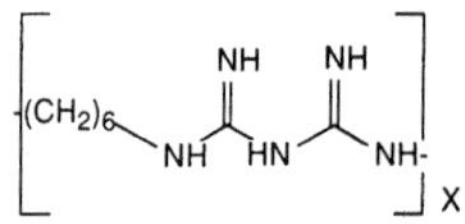
2-Phenoxy-ethanol 1% +, A 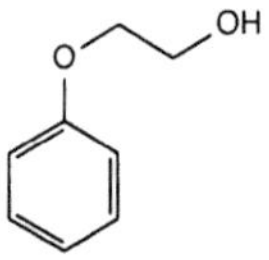
Hexamethylentetramin (Methenaminum) 0,15% +, A 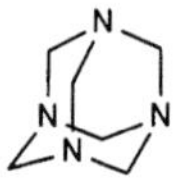
1-(3-Chloroallyl)-3,5,7-triaza-1-azonia-adamantanchlorid 0,2% A 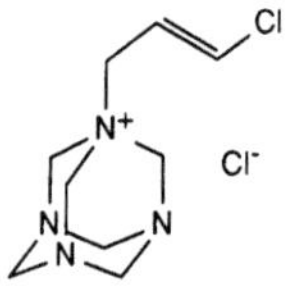
1-(4-Chlorphenoxy)-1-(1H-imidazol-1-yl)-3,3-dimethyl-2-butanon 0,5% +, A 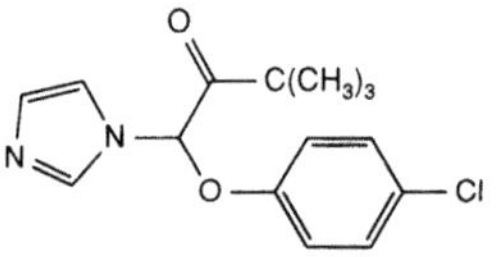
1,3-*bis*-(Hydroxy-methyl)-5,5-dimethyl-2,4-imidazolidindion 0,6% +, A 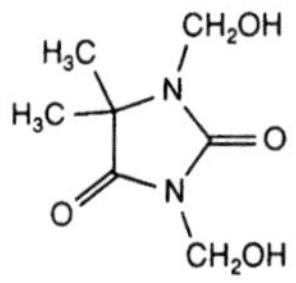
Benzylalkohol 1% +, A 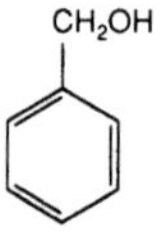

Tabelle 3.6 Fortsetzung

Stoff* HK** Bemerkungen	
1-Hydroxy-4-methyl-6-(2,4,4-trimethyl-pentyl)-2-pyridon, und Monoethanolaminsalz 1% ro, 0,5% andere Mittel +, A	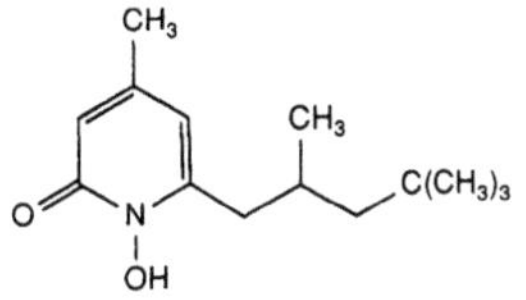 CH_3, CH_3, $C(CH_3)_3$, O, N, OH
1,2-Dibrom-2,4-dicyanobutan 0,1% A Nicht in Sonnenschutzmitteln.	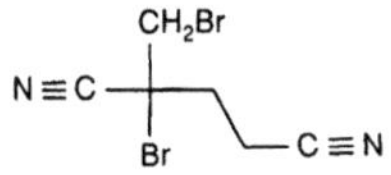 CH_2Br, N≡C, Br, C≡N
2,2′-Methylen-*bis*-(6-brom-4-chlorphenol) (Bromchlorophen) 0,1% +, A	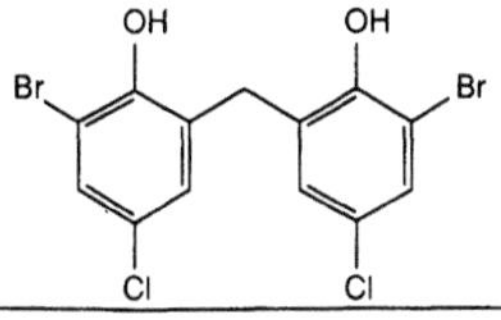 OH, OH, Br, Br, Cl, Cl
3-Methyl-4-(1-methylethyl)-phenol 0,1% A	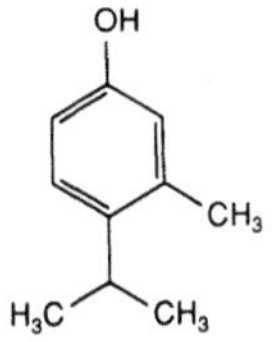 OH, CH_3, H_3C, CH_3
5-Chlor-2-methyl-3(2H)-isothiazolon und 2-Methyl-3(2H)-isothiazolon 3:1, mit Magnesiumchlorid und -nitrat 0,0015% des aktiven Gemisches A	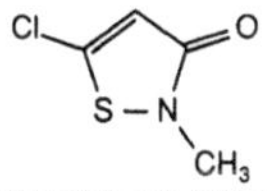 Cl, O, S – N, CH_3
2-Benzyl-4-chlorphenol (Chlorophenum) 0,2% A	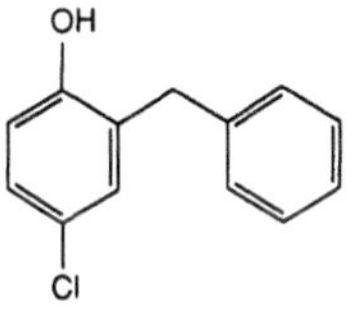 OH, Cl
3-(4-Chlorphenoxy)-1,2-propandiol (Chlorphenesinum) 0,3% B	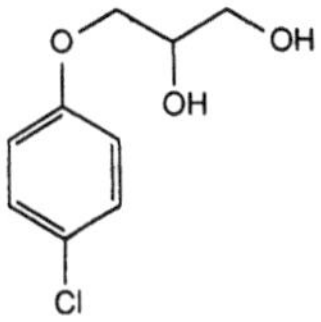 O, OH, OH, Cl
N-Alkyl(C12-C22)-trimethylammoniumbromid und -chlorid 0,1% +, B	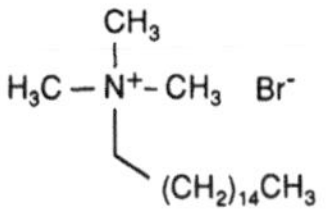 CH_3, $H_3C – N^+ – CH_3$ Br^-, $(CH_2)_{14}CH_3$
4,4-Dimethyl-1,3-oxazolidin 0,1% B, ro pH-Wert des Erzeugnisses nicht unter 6	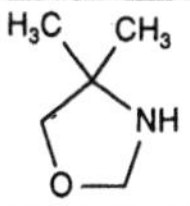 H_3C, CH_3, NH, O
Diisobutyl-phenoxyethoxy-ethyl-dimethyl-benzyl-ammoniumchlorid (Benzethonii chloridum) 0,1% +, B Nicht in Erzeugnissen, die mit den Schleimhäuten in Berührung kommen.	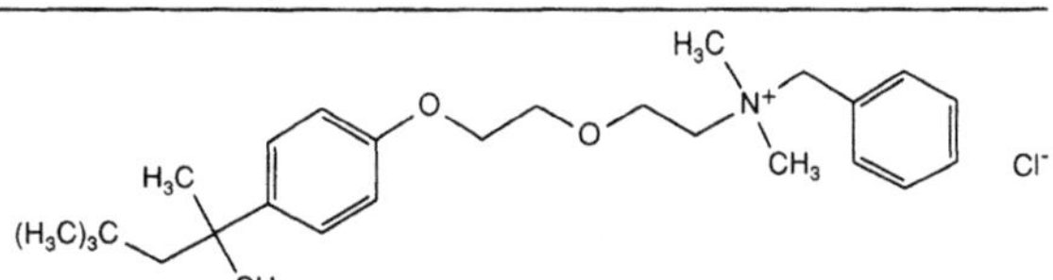 H_3C, N^+, CH_3, O, O, H_3C, $(H_3C)_3C$, CH_3, Cl^-

Tabelle 3.6 Fortsetzung

Stoff*	HK**	Bemerkungen
N-Alkyl-N,N-dimethyl-benzylammoniumchlorid, -bromid, -saccharinat (Benzalkonii chloridum)	0,25%	+, B
N-(Hydroxymethyl)-N-(1,3-dihydroxymethyl-2,5-dioxo-4-imidazolidinyl)-N′-(hydroxymethyl)-harnstoff	0,5%	B
1,6-*bis*-(4-Amidino-phenoxy)-*n*-hexan (Hexamidinum), und Salze	0,1%	+, B
Benzylhemiformal	0,2%	B
Glutaraldehyd	0,1%	B, Ae, D über 0,05%

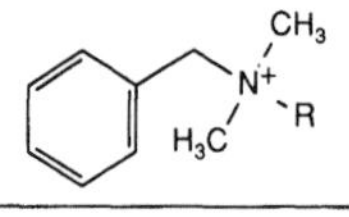

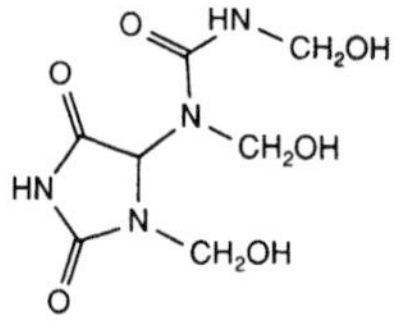

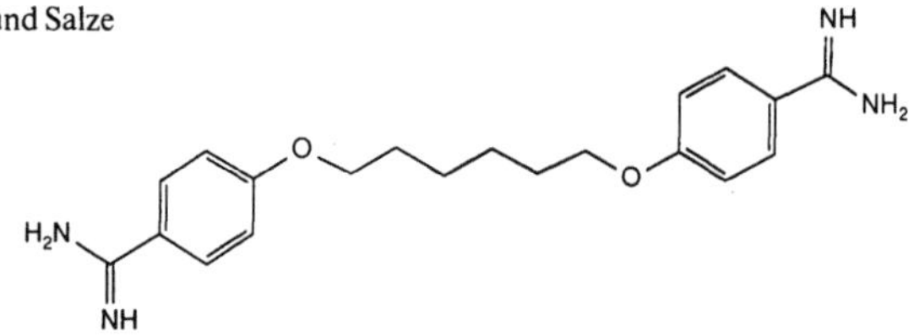

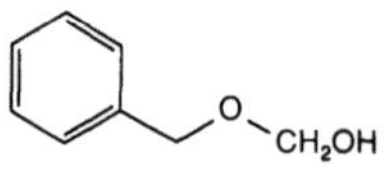

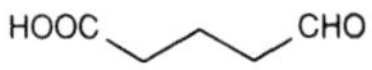

* Bezeichnung nach Anlage 6 der Kosmetik-Verordnung; ** zulässige Höchstkonzentration nach Anlage 6 der Kosmetik-Verordnung; *** als Säure
\+ other uses nach § 3a der Kosmetik-Verordnung; A Teil A der Anlage 6 der Kosmetik-Verordnung; B Teil B der Anlage 6 der Kosmetik-Verordnung; ro rinse-off-Erzeugnisse; Ae verboten in Aerosolpackungen (Sprays); D Deklarationspflicht; R besondere Reinheitsanforderungen; W Warnhinweis

Mit der Bildung der Radikale setzt die Kettenreaktion ein. Geringste Anteile von prooxidativ oder antioxidativ wirksamen Produkten im Substrat können die Ausbreitung der Kettenreaktion außerordentlich stark beschleunigen oder hemmen. Unter der Einwirkung der bereits erwähnten Metallspuren, insbesondere von Kupfer, können aus Peroxiden weitere Radikale gebildet werden und theoretisch könnte die Kettenreaktion weiterlaufen, bis entweder alles Substrat aufgebraucht ist oder wie in einer geschlossenen Packung kein Sauerstoff mehr zu Verfügung steht.

Die gebildeten Peroxide können in Aldehyde, Ketone, Carbonsäuren und weitere Zersetzungsprodukte fragmentiert werden, welche für den unangenehmen Geruch des ranzigen Produktes verantwortlich sind. Neben dem Molekülabbau können Polymerisationen und Kondensationen einherlaufen, welche unter Verdickung und Filmbildung Autoxipolymerisate liefern. Neben Molekül-Ab- und Aufbaureaktionen sind bei Glyceriden mit einem Gehalt an polyolefinischen Fettsäuren noch Isomerisierungsreaktionen charakteristisch, welche zur Entstehung von analytisch ebenfalls erfaßbaren Konjuenen führen.

Die Wirkung der Antioxidantien basiert auf einer Entfernung oder Inaktivierung von R·- oder ROO·-Radikalen. Durch besondere Inhibitoren wie Sulfonate werden Hydroperoxide zersetzt. Das für die meisten Antioxidantien typische aktive Wasserstoffatom reagiert mit dem die Kettenreaktion fördernden Radikal R· oder ROO· unter Bildung eines inaktiven Antioxidans-Radikals. Die inaktiven Inhibitor-Radikale führen die Kettenreaktion nicht weiter, sondern gehen durch Dimerisierung oder Reaktion mit weiteren Ketten-Radikalen in stabile Produkte über.

Alle Oxidationsinhibitoren müssen genügend reaktiv sein, um eine direkte Reaktion mit Sauerstoff unter Bildung von Kettenreaktionen auslösenden Radikalen zu vermeiden.

Diese Faktoren machen deutlich, daß Antioxidantien so früh wie möglich im Produktionsprozeß zugesetzt werden sollen. Wenn der Anteil an Substrat-Radikalen sehr groß geworden ist, wird zugesetztes Antioxidans entsprechend rasch aufgebraucht und das Einsetzen der Kettenreaktion läßt sich nicht mehr wesentlich verzögern.

Tabelle 3.7 Übersicht der Antioxidantien für kosmetische Mittel

Ascorbinsäure und Derivate R = -H Ascorbinsäure R = -CO-$(CH_2)_{14}$-CH_3 Ascorbylpalmitat
3-*t*-Butyl-4-hydroxyanisol, BHA
3,5-Di-*t*-butyl-4-hydroxytoluol, BHT
Gallate R = -C_3H_7 Propylgallat R = -C_8H_{17} Octylgallat R = -$C_{12}H_{25}$ Dodecylgallat
Tocopherole

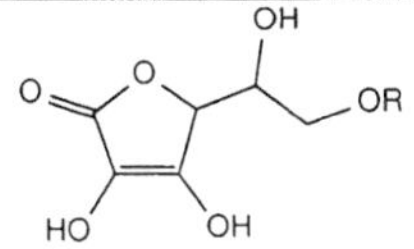

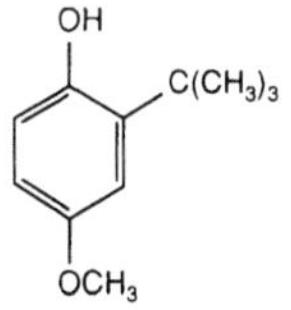

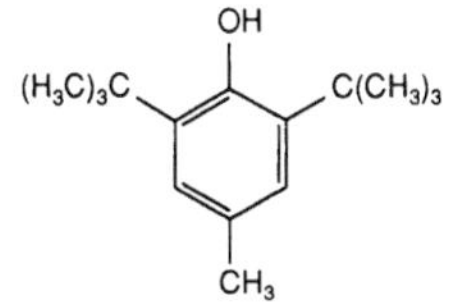

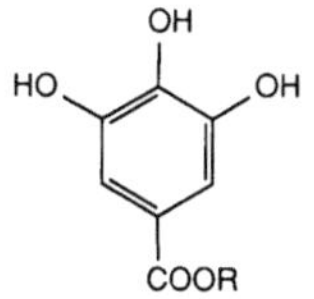

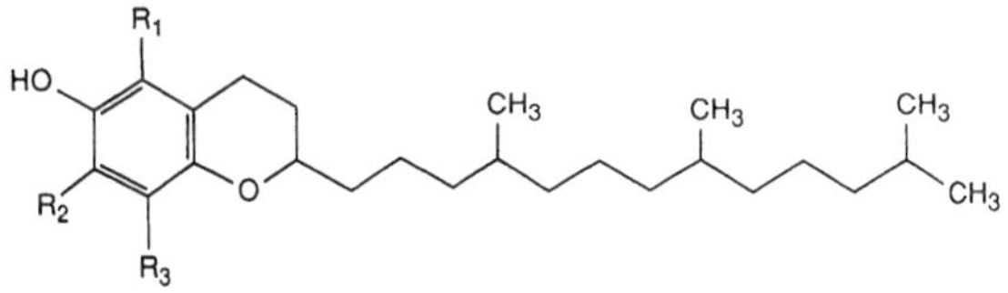

	R_1	R_2	R_3
α-	-CH_3	-CH_3	-CH_3
β-	-CH_3	-H	-CH_3
γ-	-H	-CH_3	-CH_3
δ-	-H	-H	-CH_3

Eine Positivliste von Antioxidantien für kosmetische Mittel ist zur Zeit weder in der EG-Richtlinie, noch in der nationalen Kosmetik-Verordnung gegeben. Derivate von Phenolen (Tab 3.7) stellen die Hauptgruppe der primären Antioxidantien dar. Besonders zu erwähnen sind darüber hinaus die Tocopherole, die neben ihrer antioxidativen Wirksamkeit auch eine UV-Lichtschutzwirkung zeigen. Der Einsatz von sekundären Antioxidantien, insbesondere Metallkomplexbildner, ist auf den Einzelfall abzustimmen. Kupfer wurde bereits im Altertum beim Lagern von Fetten und Ölen ferngehalten.

Die wichtigsten Maßnahmen zur Erreichung eines optimalen Schutzes vor Oxidation bei der Verarbeitung und Lagerung von Ölen und Fetten sind:

1. Einsatz frischer, d. h. unverdorbener Rohstoffe
2. Beachtung einwandfreier Verarbeitungsverfahren
3. Inaktivierung von Enzymen zwecks Verhinderung hydrolytischer und desmolytischer Vorgänge, z. B. durch Hitzeeinwirkung und Raffination
4. Wasserentzug zur Unterbindung des Sauer- und Seifigwerdens
5. Ausschluß von Luftsauerstoff
6. Erniedrigung der Energiezufuhr durch
   a) Lagerung bei tiefen Temperaturen
   b) Schutz vor Licht, insbesondere vor den Wellenlängen, welche die Radikalbildung am stärksten fördern
7. Fernhalten von katalytisch prooxidativ wirksamen Metallspuren: speziell Kupfer und Eisen, Chlorophyll, ferner Kobalt, Mangan, Nickel. Die schädliche Wirkung von Kupfer macht sich schon in Konzentrationen ab ca. 0,01 mg/kg Fett bemerkbar, diejenige von Eisen ab ca. 0,1 mg/kg.
8. Möglichst frühzeitiger Zusatz von Antioxidantien und sequestrierenden Mitteln

Schutz vor UV-bedingtem Verderb
Wie bereit dargestellt, übt UV-Licht sowohl direkte als auch indirekte Effekte auf die Stabilität eines kosmetischen Mittels aus. Zum Schutz vor UV-bedingtem Verderb kommt neben Lichtschutzpackungen der Einsatz von UV-Filtern in Betracht, die neben dem Produkt auch den Anwender vor Licht schützen. Außer den UV-Filtern, die in Abschnitt 1.6 ausführlich dargestellt werden, ist nochmals der Einsatz von Tocopherolen zu erwähnen, die neben ihrer antioxidativen Wirksamkeit auch eine UV-Lichtschutzwirkung zeigen.

1.7.2 Parfumierung von kosmetischen Mitteln

Der Duft spielt im Gesamtkonzept eines kosmetischen oder chemisch-technischen Produktes eine wichtige Rolle. Bei der Prüfung, Auswahl und dem Gebrauch eines Präparates sprechen die Geruchseigenschaften den Verbraucher primär an. Eine angenehme Parfumierung läßt auf ein qualitativ hochwertiges Erzeugnis schließen. Riechstoffhaltige Produkte lassen sich in zwei Gruppen einteilen:

a) Riechstoffe sind die alleinigen oder hauptsächlich aktiven Inhaltsstoffe einer Formulierung. Dies trifft z. B. für die eigentlichen Parfumes in ihren verschiedenen Anwendungsformen zu (→ 5).
b) Riechstoffe fungieren als Nebenbestandteile eines Produktes und werden zu dekorativen Zwecken oder als Maskierungsmittel eingesetzt.

Tabelle 3.8 Übersicht über die Riechstoffkonzentrationen

Produkt	Riechstoffkonzentration (%)
Gesichtswasser	0,2 bis 0,5
Rasierwasser, pre	0,8 bis 1,5
Rasierwasser, after	0,8 bis 2,0
Haarwasser	0,8 bis 1,2
O/W-Cremes	0,05 bis 0,5
W/O-Cremes	0,1 bis 0,6
Körperlotion	0,2 bis 0,5
Make-up	0,2 bis 0,4
Haarkur	0,4 bis 0,6
Kaltwellmittel	0,2 bis 0,5
Depilatorien	0,8 bis 1,2
Haarshampoos	0,2 bis 0,6
Schaumbad	1,0 bis 3,0
Duftbad	3,0 bis 10,0
Intimwaschlösung	0,5 bis 1,5
Gesichtspuder	0,5 bis 3,0
Babypuder	0,1 bis 0,3
Körperpuder	0,3 bis 1,0
Sonnenschutzöl	0,4 bis 0,8
Sonnenschutzcreme	0,3 bis 0,5
Sonnenschutzlotion	0,2 bis 0,4
Toilettenseife	0,5 bis 1,5
Luxusseife	2,0 bis 4,0
Deodorantspray	0,5 bis 3,0
Intimspray	1,0 bis 8,0
Antiperspirantspray	0,5 bis 5,0
Fußspray	0,8 bis 1,5
Haarspray	0,1 bis 0,6
Insect Repellents	0,1 bis 1,0

Für die Parfumierung von kosmetischen Mitteln ist man bedacht, einfache, lineare Duftkompositionen einzusetzen, um chemische Reaktionen mit dem eigentlichen Inhaltsstoff des Kosmeticums zu vermeiden. In der Regel werden leichtflüchtige Parfumierungen verwendet, einerseits um den Produktduft unmittelbar zur Geltung kommen zu lassen, andererseits um eine zu lange Haftung an Körperpartien zu vermeiden.
Die Tabelle 3.8 gibt eine Übersicht über die Riechstoffkonzentrationen in den häufigsten kosmetischen Produktgruppen.

1.7.3 Verpackung von kosmetischen Mitteln

Die Anforderungen an die Funktionen einer Verpackung sind für viele Anwendungsgebiete vergleichbar, unabhängig ob es sich um Nahrungs- und Genußmittel, um langlebige Verbrauchsgüter oder um kosmetische Mittel handelt. Häufig wird allerdings bei der Kosmetik die Ästhetik einer Packung in den Vordergrund gestellt und dies seit alters her. Hauptfunktion einer Verpackung ist der Schutz des Packgutes vor schädlichen Einflüssen von der Herstellung bis zum Verbrauch. Gesetzliche Regelungen hinsichtlich der Art einer Verpackung gibt es auf dem Gebiet der Lebensmittel- und der Arzneimittelverpackung. Diese werden gemäß §§ 5, 26 und 32 LMBG in der Regel auch für Packmittel für kosmetische Mittel heranzuziehen sein; dies gilt in besonderem Maße für die Möglichkeit der Auswanderung (Migration) von Verpackungsinhaltsstoffen in das Füllgut. Hier sind im Deutschen Arzneibuch (DAB9) und durch die Empfehlungen der „Kunststoff-Kommission" beim Bundesgesundheitsamt klare Kriterien vorgegeben. Zunehmende Bedeutung kommt auch ökologischen Aspekten der Entsorgung zu.
Folgende Materialien werden überwiegend für Packmittel auf dem kosmetischen Sektor verwendet:

Material	Packmittel
Glas	
	Flaschen
	Flakons
	Tiegel
	Ampullen
Metall	
(Blech, Aluminium)	Aerosoldosen
	Tuben
	Verschlüsse
	Folien
Kunststoff	
(Polyolefine,	Flaschen
Polyvinylchlorid,	Verschlüsse
Polyester,	Sticks
Verbundkunststoffe)	Tiegel
	Tuben
	Beutel
	Blister-Packung
	Tiefzieh-Packung
Zellstoff/Fasermaterial	
	Etiketten
	Faltschachteln
	Tüten

2 Kosmetische Mittel zur Hautpflege und -reinigung

In den kosmetischen Mitteln zur Hautpflege und insbesondere Hautreinigung haben die grenzflächenaktiven Stoffe eine ganz besondere Bedeutung als Reinigungs-, Wasch-, Emulgier- und Dispergiermittel und sollen deshalb, vorangestellt, kurz charakterisiert und definiert werden.

Tenside. Unter der Bezeichnung Tenside faßt man die Gesamtheit aller amphiphilen grenzflächenaktiven Substanzen zusammen.
Eine verbindliche Definition ist in der Norm DIN 53 900 „Tenside, Begriffe" niedergelegt. Das Synonym grenzflächenaktive Verbindung heißt im Englischen surface active agent bzw. im Französischen agent de surface. Charakteristisches Merkmal der Tenside ist ihre Grenzflächenaktivität, d. h. ihre Fähigkeit sich an Grenzflächen von Systemen, in denen sie gelöst sind, anzureichern. Dadurch wird die Grenzflächenspannung zwischen den nicht mischbaren Phasen herabgesetzt. Besonders deutlich tritt dies beim Wasser mit seiner relativ hohen Oberflächenspannung in Erscheinung. Dieser Wirkung verdanken die Tenside ihre große wirtschaftliche Bedeutung, da sie den Energiebedarf zur Ausweitung wäßriger Grenzflächen erheblich vermindern und die Neubildung von Grenzflächen wesentlich erleichtern. Vorgänge, die an Grenzflächen ablaufen, wie Schäumen, Benetzen, Emulgieren, Dispergieren und Waschen, werden also durch die Grenzflächenaktivität anwesender Tenside positiv beeinflußt bzw. erst möglich.
Die Änderung der Grenzflächenspannung von Systemen ist also eine der wichtigsten physikalischen Kenngrößen dieser Stoffklasse.
Um Tenside mit speziellen Eigenschaften bzw. Strukturmerkmalen gesondert erfassen zu können, werden mehrere weitere Bezeichnungen verwendet. Diese sind nicht immer eindeutig definiert, oder sie haben sich nicht in größerem Umfang durchsetzen können.

Sapide. Der Begriff Sapid geht auf einen bereits früh zur Diskussion gestellten Vorschlag zurück. Demnach sollen unter dem Begriff Sapide alle Tenside mit Seifencharakter unter Ausschluß der eigentlichen Seifen verstanden werden. Der Begriff hat sich nicht durchsetzen können. Etwa gleiche Bedeutung hat die Bezeichnung Syndet (s. u.).

Detergents. Substanzen, die entweder allein oder in Mischung mit anderen Verbindungen den Arbeitsbedarf bei Reinigungsprozessen verringern, bezeichnet man nach einer im Englischen gegebenen Definition als Detergents. Der Begriff ist auch im Deutschen zu finden. Detergents sind also Reinigungsmittel, die aus Tensiden, aber auch aus anderen Substanzen bestehen können.

Detergentien. Im deutschen Sprachgebrauch versteht man unter dem Begriff Detergentien allgemein seifenfreie, synthetische, organische, oberflächenaktive Reinigungs- bzw. Netzmittel, die vorzugsweise anionaktiv oder nichtionogen sein können. Der angelsächsische Begriff ist also umfassender als der deutsche, da neben den carboxylfreien Verbindungen auch die Seifen sowie Mischungen der beiden Gruppen miterfaßt werden.

Surfactants. Unter Surfactants - ein im Englischen durch Abkürzung für surface active agents (oberflächenaktive Agentien) gebildetes Kunstwort - versteht man meist seifenfreie, synthetische, grenzflächenaktive Verbindungen. Das Wort wird gelegentlich auch in der deutschsprachigen Literatur als Synonym für Tensid verwendet.

Syndets. Syndets ist ein im Deutschen wenig gebräuchlicher Ausdruck für synthetische waschaktive Substanzen. Der Begriff ist eine Wortbildung aus engl. synthetic detergents. Als Syndetstücke oder syndet bars bezeichnet man Stückseifen, die statt bzw. neben den eigentlichen Seifen (Carboxylaten) andere Tenside (= Sapide) enthalten.

Waschaktive Substanzen (WAS). Unter der gebräuchlichen Abkürzung WAS für waschaktive Substanzen faßt man den Anteil an Substanzen zusammen, welcher Wascheigenschaften besitzt. Dies können neben den eigentlichen waschaktiven, grenzflächenaktiven Komponenten (= Tenside) auch andere Komponenten sein.
Mit der Terminologie für das Gesamtgebiet der Tenside waren bislang das Technische Komitee 91 „Grenzflächenaktive Stoffe" in der International Organisation for Standardisation (ISO) sowie die Commission Internationale de Terminologie (CIT) im inzwischen aufgelösten Comité International des Dérives Tensio-Actifs (CID), die ihre Arbeiten koordinierten, befaßt. Als Resultat der Zusammenarbeit liegt die als Wörterbuch der Tenside bezeichnete Empfehlung ISO/R „Grenzflächenaktive Stoffe; Begriffe/Surface acitive agents; glossary/Agents des surfance; vocabulaire" sowie weitere ISO-Veröffentlichungen vor. Die genannte ISO-Empfehlung wurde vom Unterausschuß C12c „Terminologie von Tensiden" im Fachnormenausschuß Materialprüfung in Zusammenarbeit mit der Fachkommission für Terminologie im Deutschen Ausschuß für grenzflächenaktive Stoffe (DAGST) überarbeitet und als DIN 53 900 „Tenside, Begriffe" herausgegeben. In diesem Normblatt werden gleichbedeutende deutsche, englische und französische Begriffe der Tensidchemie und ihre Definitionen zusammengefaßt. Es handelt sich hierbei um Begriffe für die Produkte, für spezielle Eigenschaften, für die Herstellung, für die Anwendung und für die Analyse.
Die Aktivität der Tenside an Grenzflächen ist bedingt durch ihren charakteristischen sogenannten amphiphilen Molekülaufbau, früher wurde der Begriff amphipatisch verwendet . Ihre Moleküle enthalten Gruppen, die sowohl eine Sympathie als auch solche, die eine Antipathie zum Lösungsmittel aufweisen. Unter amphiphilen Verbindungen versteht man also asymmetrisch gebaute, kettenförmige Verbindungen, deren Moleküle hydrophile (lipophobe bzw. polare) und hydrophobe (lipophile bzw. unpolare) Bereiche

enthalten. Demnach bestehen Tensidmolekeln aus getrennten Bereichen mit unterschiedlichen Löslichkeitseigenschaften.
Beim hydrophoben Bereich handelt es sich immer um einen unpolaren, aliphatischen und/oder aromatischen Kohlenwasserstoffrest. Als hydrophiler Bereich der Tensidmolekeln fungiert entweder eine polare salzartige Gruppe, wie z. B. -COONa, $-SO_3Na$, $-O-SO_3Na$, $-N^+(R)_3$ u. a., oder eine andere polare Komponente, deren Hydrophilie durch Anhäufung von -OH Gruppen oder von Sauerstoffbrücken, wie bei den Ethylenoxidaddukten, verursacht wird (→ Tab. 3.9). Auch Kombinationen der genannten hydrophilen Komponenten in einer Tensidmolekel sind geläufig.
Für den jeweiligen Verwendungszweck des Tensids ist das Verhältnis von hydrophilem und hydrophobem Teil des Moleküls von ausschlaggebender Bedeutung. Zur numerischen Beschreibung dieses Verhältnisses wurde der HLB-Wert (hydrophile - lipophile balance) eingeführt. Auf der HLB-Skala, die sich von 1 bis 40 erstreckt, erhalten vorwiegend lipophile Verbindungen Werte < 10, während vorwiegend hydrophile Verbindungen Werte > 10 erhalten. Waschaktiven Verbindungen werden HLB-Werte von 13 bis 15 zugeordnet.Tenside können ionogenen oder nichtionogenen Aufbau zeigen. Die ionogenen Verbindungen werden in anionische, kationische und amphotere Tenside unterschieden. Die nichtionogenen Verbindungen stellen dagegen nur eine Gruppe dar und werden als nichtionische Tenside bezeichnet.
Die Tenside werden nach ihrem elektrochemischen Verhalten in vier Gruppen (* Bezeichnung nach DIN 53 900) eingeteilt:

1. *Anionische Tenside**
   Synonyma: Aniontenside*, anionaktive Tenside
   engl.: anionic surface acitve agent*
   franz.: agent de surface anionique*

Unter anionischen Tensiden versteht man grenzflächenaktive Substanzen mit einer oder mehreren funktionellen Gruppen, die in wäßriger Lösung in organische, negativ geladene, grenzflächenaktive Ionen, also Anionen, sowie in Gegenionen, Kationen, dissoziieren.

2. *Kationische Tenside**
   Synonyma: Kationtenside*, kationaktive Tenside, (Invertseifen)
   engl.: cationic surface active agent*
   franz.: agent de surface cationique*

Unter kationischen Tensiden versteht man grenzflächenaktive Substanzen mit einer oder mehreren funktionellen Gruppen, die in wäßriger Lösung in organische, positiv geladene, grenzflächenaktive Ionen, also Kationen, sowie in Gegenionen, Anionen, dissoziieren.

3. *Amphotenside**
   Synonyma: Amphotere Tenside, amphoionische Tenside, ampholytische Tenside*, Ampholytseifen
   engl.: amphoteric surface active agent, ampholytic surface acitve agent*
   franz.: agent de surface ampholyte*

Tabelle 3.9 Systematik der Tenside mit Beispielen

Gruppe	hydrophobe Bereiche	hydrophile Bereiche	Beispiele
anionische Tenside	Alkyl- Alkylaryl-	-COO- $-SO_3-$	Carboxylate Sulfonate
kationische Tenside	Alkyl- Alkylaryl-	$-N^+-(R)_3$	Quartäre Ammoniumverbindungen
amphotere Tenside	Alkyl- Alkylamido-	$-N^+-CH_2-COO-$	Betaine
nichtionische Tenside	Alkyl- Alkylamino- Acyl-, Acylamino-	-N-O	Aminoxide
	$-CO-N<(CH_2-CH_2-OH)_2$		Diethanolamid
	$-(CH_2-CH_2-O)n-H$		Ethoxylate

Während nach verschiedenen Autoren die amphoteren Tenside in zwei Gruppen unterteilt werden, nämlich in Ampholyte und Betaine, sieht die DIN 53 900 nur den Begriff ampholytische Tenside bzw. Amphotenside vor. Ampholyte sind Verbindungen, deren Moleküle in Lösungen - je nach Milieu - als Protonendonator oder als Protonenacceptor fungieren, d. h., sie können sowohl als Säure wie auch als Base reagieren. Betaine dagegen liegen bereits ohne gelöst zu sein als Ionen in Form ihrer inneren Salze vor. Solche Verbindungen werden auch als Zwitterionen bezeichnet. Im Gegensatz zu den echten Ampholyten zeigen sie zwar für Ampholyte typische Reaktionen im sauren und isoelektrischen Bereich, jedoch nicht im alkalischen Bereich, weil sich an der die positive Ladung tragenden Gruppe, d. h. am Stickstoffatom, kein Proton mehr abspalten läßt, da keines vorhanden und eine Abspaltung einer Alkylgruppe ohne weiteres nicht möglich ist. In dieser Übersicht wird aus den angeführten Gründen der Begriff Amphotensid bzw. amphoteres Tensid dem Begriff ampholytisches Tensid vorgezogen.

4. *Nichtionische Tenside**
   Synonyma: Nonionics, Nio-Tenside
   engl.: non-ionic surface acitve agent*
   franz.: agent des surface non-ionique*

Unter nichtionischen Tensiden versteht man grenzflächenaktive Substanzen, die in wäßriger Lösung keine Ionen bilden. Träger der grenzflächenaktiven Wirkung ist also das Gesamtmolekül. Die Wasserlöslichkeit, die Hydrophilie solcher Substanzen wird durch die Anhäufung von hydrophilisierenden Gruppen (z. B. Sauerstoffbrücken) im Molekül erreicht.
Die moderne Synthesetechnik gestattet die Herstellung einer großen Anzahl von Verbindungen, wobei die Gestaltungsmöglichkeit im hydrophilen Bereich der Molekeln wesentlich vielfältiger ist als im hydrophoben Bereich.
Die Tabelle 3.9 gibt eine Übersicht über die Systematik der Tenside mit einigen Beispielen. Neben den hier

aufgezeigten hydrophoben und hydrophilen Endgruppen können auch hydrophile Zwischengruppen in die Moleküle eingebaut werden.
Die Adsorption an Grenzflächen kommt dadurch zustande, daß die Tensidmoleküle nach dem Auflösen in Flüssigkeiten aus dem Inneren der Lösung zur Grenzfläche wandern. Dort erfolgt eine Orientierung und zwar so, daß sich die hydrophoben Bereiche der unpolaren, meist nichtwäßrigen Phase zuwenden, während die hydrophilen Bereiche des Tensidmoleküls in die polare, meist wäßrige Phase hineinreichen.
Je nach Art und Konzentration des Tensids kommt es zur Ausbildung von Grenzflächen- bzw. Oberflächenfilmen unterschiedlichster Beschaffenheit. Eine Adsorption der Tensidmoleküle ist aber nur dann möglich, wenn mit ihr eine Erniedrigung der freien Oberflächenenergie einhergeht. Da die Oberflächenaktivität eines Tensids auch vom Lösungsmittel abhängt, kann ein Stoff, der z. B. in Wasser oberflächenaktiv ist, in einer anderen Flüssigkeit mit z. B. kleinerer Oberflächenspannung inaktiv sein.
Zur Erzielung von Grenzflächeneffekten sind nur geringe Substanzmengen eines Tensids erforderlich, weil es genügt, die Grenzfläche mit einer monomolekularen Schicht an Tensidmolekeln zu bedecken. Sind größere Tensidkonzentrationen vorhanden, kommt es im Inneren der Lösung oberhalb der sogenannten kritischen Micellbildungskonzentration (abgekürzt c_k bzw. CMC bzw. KMK) zur Micellenbildung. Unter Micellen versteht man hierbei Molekülaggregate von mehreren Einzelmolekülen, welche Ausmaße und Eigenschaften von Kolloiden aufweisen. Dadurch, daß von einer bestimmten tensidspezifischen Konzentration an - nämlich der c_k - nicht mehr alle Tensidmoleküle an den Phasengrenzflächen durch die Endlichkeit der Grenzflächen adsorbiert werden können, werden sie ins Innere der Lösung gedrängt.
Bei der Aggregation der Tensidmolekeln in wäßrigen Lösungen kommt es, je nach Art und Größe des hydrophoben Molekülbereichs, zu einer mehr oder weniger starken hydrophoben Wechselwirkung und somit zur Entstehung einer hydrophoben Phase im Inneren der Micellen. Aus diesem Bereich wird das Wasser quasi verdrängt; über das Eindringen von Wasser in Micellen bestehen unterschiedliche Auffassungen. Die hydrophoben Gruppen der Tensidmoleküle weisen also in das Micellinnere, während die hydrophilen Gruppen die äußere Begrenzung der Micelle bilden und in das wäßrige Medium gerichtet sind. Aufgrund ihrer starken Hydratation bleiben die Micellen gelöst und wegen ihrer elektrolytischen Doppelschicht koagulieren sie auch nicht.
In nicht polaren Lösemitteln richten sich die Tensidmoleküle umgekehrt aus.
Über den räumlichen Aufbau von Micellen bestehen keine einheitlichen Ansichten. Diskutiert werden sphärische, zylindrische, faden- bzw. stäbchenförmige und lamellar aufgebaute Micellen.
Durch Überschreitung der kritischen Micellbildungskonzentration (etwa 0,2 %, je nach Tensid unterschiedlich) ändern sich viele physikalische Eigenschaften der Tensidlösungen, da man das System dann als Kolloidlösung betrachten muß. Solche Lösungen ähneln dispersen Kolloidlösungen, zeigen jedoch einige wesentliche Abweichungen.
Da die organische micellare Tensidphase andere physikalische Eigenschaften aufweist als die wäßrige Tensidlösung der Einzelmoleküle, werden Tenside in ihren meist wäßrigen Lösungen zu einer bemerkenswerten Stoffgruppe der Chemie. Nach der Pseudophasentheorie wird die Micelle als eine separate lösliche flüssige Phase, die sog. Pseudophase, behandelt. Sie bildet sich beim Erreichen der c_k. In wäßrigen Lösungen zeigt sie nämlich zwei gänzlich voneinander abweichende Eigenschaften.

1. Unterhalb der kritischen Micellbildungskonzentration - etwa unter 0,2 % - entwickelt sie Grenzflächenaktivität und erniedrigt dadurch die Grenzflächenspannung des Systems.
2. Oberhalb der kritischen Micellbildungskonzentration solubilisiert sie dagegen durch Micellenbildung schwer lösliche Stoffe.

In der Kosmetikindustrie kommt den Tensiden eine große wirtschaftliche Bedeutung zu, da sie in beachtlichem Umfang zur Herstellung der verschiedensten kosmetischen Präparate verwendet werden. Dabei spielen anionische und nichtionische Tenside eine überragende Rolle. Auf dem hier interessierenden Kosmetiksektor, nämlich dem der Haut- und Haarreinigungs- sowie Bademittel, werden dem Zweck entsprechend hauptsächlich Tenside mit waschaktiven (reinigenden) Eigenschaften, also sog. Detergents, eingesetzt. Andere Tenside mit speziellen Eigenschaften können als Additive evtl. mit ihnen kombiniert werden.
Wichtigste Tensidgruppe mit ausgeprägter waschaktiver Wirkung sind die anionischen Tenside. In Produkten mit besonders haut- und haarfreundlichen Eigenschaften wie z. B. in Babyshampoos und in Babybädern werden in neuerer Zeit zunehmend amphotere Tenside verwendet. Aber auch nichtionische Tenside wie die Fettsäureethanolamide und die Aminoxide spielen eine nicht zu unterschätzende Rolle. Sie besitzen zwar nicht so ausgeprägte Wascheigenschaften, sondern werden vorwiegend wegen ihren schaumverbessernden und -stabilisierenden, die Hautverträglichkeit anderer Tenside steigernden Eigenschaften als Zusätze verwendet. Die Mehrzahl der nichtionischen Tenside stellen gute Emulgatoren bzw. Dispergatoren dar, so daß sich ihr Einsatz besonders in Cremes und wäßrig-öligen Zubereitungen anbietet. Von den kationischen Tensiden sind nur die quartären Ammoniumverbindungen hervorzuheben. Sie werden aufgrund ihrer antimikrobiellen, desodorierenden und dispergierenden Eigenschaften eingesetzt. Durch ihre Substantivität zu Proteinen wirken sie antistatisch. Da sie aber mit anionischen Tensiden nicht verträglich sind, bleibt ihre Anwendung hauptsächlich auf nichtionische und amphotere Schaumbasen beschränkt. Sie werden deshalb überwiegend in Haarbehandlungsmitteln eingesetzt.
Die in Shampoos, Schaumbadepräparaten und Seifen verwendeten Tenside sollen haut- und haarschonend waschen und nicht die Augen irritieren. Aus der großen Zahl der möglichen Tenside kommen deshalb

für kosmetische Zwecke nur verhältnismäßig wenige in Betracht.

Anionische Tenside. Die anionischen Tenside gehören zu den wertvollsten waschaktiven Verbindungen. Sie haben in Shampoos, Schaumbadepräparaten und Seifen - wie auch im allgemeinen - die größte Bedeutung erlangt und nehmen mengenmäßig den größten Raum ein. Hauptsächlich kommen dort Carboxylate, organische Sulfate und Sulfonate zur Anwendung. Innerhalb dieser Untergruppen sind die toxikologischen, dermatologisch-toxikologischen und tensioaktiven Eigenschaften stark von dem Alkyl- bzw. Arylrest und dem betreffenden Kation abhängig. Zu den Carboxylaten zählen in erster Linie die normalen Fettsäureseifen, die schon seit altersher bekannt sind und die Aminocarbonsäureseifen, wie die Fettsäuresarkoside und die Fettsäureeiweißkondensate. Von besonderem Interesse sind bei den organischen Sulfaten die primären Alkylsulfate bzw. Fettalkoholsulfate und die Alkylethersulfate bzw. Fettalkoholethersulfate, bei den Sulfonaten die Sulfosuccinate, weniger die Alkylbenzolsulfonate.

Kationische Tenside. Kationische Tenside werden im allgemeinen und besonders in der Kosmetik als Waschmittel kaum verwendet, obwohl man auch mit ihnen, und zwar vor allem im sauren Bereich, in manchen Fällen hinreichende Reinigungseffekte erzielen kann. Bedeutung haben die Kationtenside als Desinfektionsmittel erlangt. In der Kosmetik haben sie als Waschnachbehandlungsmittel mit antistatischen, antimikrobiellen und avivierenden Eigenschaften, besonders in der Haarpflege Eingang gefunden.
Die kationischen Tenside können in quartäre aliphatische z. B. Alkyltrimethylammoniumverbindungen und quartäre cyclische z. B. Pyridiniumverbindungen, Piperidinium-Derivate u. a., Alkylammoniumverbindungen und nicht N-haltige Verbindungen z. B. Sulfonium-, Phosphoniumverbindungen u. a. unterteilt werden. Die quartären Ammoniumverbindungen werden auch kurz als Quats bezeichnet. Die wichtigsten Quats stellen die aliphatischen Quats dar. Sie zeigen starke Affinität zu Proteinen. Beim Einsatz in kosmetischen Präparaten ist deshalb zu beachten, daß durch das starke substantive Aufziehen auf proteinhaltige Oberflächen, besonders die Augen gefährdet sind. Die meisten quartären Ammoniumverbindungen besitzen fungizide und/oder bakterizide Eigenschaften. Sie sind mit anionischen Tensiden unverträglich, d. h. sie reagieren mit ihnen unter Ausfällung der sich bildenden hochmolekularen Salze. Weiterhin werden sie von Polyphosphaten, sauren Farbstoffen und Heteropolysäuren ausgefällt.

Amphotenside. Amphotenside besitzen meist neben guter Netz- und Waschwirkung auch antimikrobielle Eigenschaften besonders gegenüber grampositiven Mikroorganismen. Sie sind gut haut- und schleimhautverträglich und finden daher immer breitere Anwendung. Die echten Ampholyte wie z.B. die Alkylaminoalkancarbonsäuren bzw. die Dialkylaminoalkancarbonsäuren haben in der Kosmetik bis heute keine große Bedeutung erlangt. Dagegen haben sich die amphoteren Tenside vom Betain-Typ in kosmetischen Zubereitungen einen festen Platz erobert. Die Betaine unterteilt man in die wichtigen Alkylamidobetaine und Imidazolinderivate und die weniger wichtigen Alkylbetaine und Sulfobetaine.

Nichtionische Tenside. Neben den anionischen Tensiden haben die nichtionischen Tenside in der Kosmetik die größte Bedeutung erlangt (Tab. 3.10). Viele stellen gute Emulgatoren dar. Nur ein Teil von ihnen besitzt waschaktive Eigenschaften, wobei zu beachten ist, daß die Übergänge fließend sind. Sie zeigen im allgemeinen gute Parfumsolubilisierung und geringes Schaumvermögen. Auf dem Haar werden sie nur gering adsorbiert. In der Körperreinigung besitzen die nichtionischen Tenside im Gegensatz zu den anionischen nur geringe Bedeutung. Der Hauptgrund, der der Körperreinigung durch nichtionische Tenside, insbesondere der ethoxylierten oder/und propoxylierten Fettalkohole und Fettsäuren, entgegensteht, ist das durch sie verursachte stumpfe Hautgefühl nach dem Waschen. Die nichtionischen Tenside werden deshalb im kosmetischen Bereich weniger als Wasch- und Reinigungsmittel sondern vielmehr als Dispergiermittel zur Herstellung stabiler Mehrphasensysteme eingesetzt. Als Verbindungen mit teilweise reinigenden Eigenschaften spielen die Fettsäureethanolamide und die Aminoxide als Zusätze zu Shampoos und Schaumbädern eine wichtige Rolle.
Die folgende Übersicht stellt die wichtigsten Tensidgruppen zusammen:

Tabelle 3.10 Übersicht über die wichtigsten Tensidgruppen

Anionische Tenside:
Carboxylate
Fettsäureseifen
Aminocarbonsäureseifen
Fettsäuresarkoside
Fettsäureeiweißkondensate
Sulfate
Primäre Alkylsulfate
Alkylethersulfate
Acylalkylolamidsulfate
Acylaminopolyglycolethersulfate
Sulfonate
Sekundäre Alkylsulfonate
n-Alkylbenzolsulfonate
Alkylarylpolyglycolethersulfonate
Fettsäure(methyl)tauride (Acylamidsulfonate)
Fettsäureisothionate (Acylestersulfonate)
Sulfobernsteinsäuremonoester (Sulfosuccinate)
Kationische Tenside:
Quartäre Ammoniumverbindungen
Amphotenside:
Betaine
Alkylamidobetaine
Imidazolinderivate
Nichtionische Tenside:
Fettsäurealkanolamide
Fettsäuremonoethanolamide
Fettsäurediethanolamide
Ethylenoxidaddukte
Ethoxylierte Fettsäureethanolamide
Aminoxide

2.1 Kosmetische Mittel zur Hautreinigung

Aufgaben und Wirkung

Die Reinhaltung des Körpers ist seit alters her eine der primitivsten Forderungen einer Körperpflege und sollte jeder kosmetischen Behandlung vorangehen, zumal die körpereigenen, physiologischen Selbstreinigungsmaßnahmen wie die Hornschichtabschilferung nicht ausreichend sind, um insbesondere klebrige und riechende, sekundär durch mikrobiellen Abbau aus Schweiß, Fett/Talg und Zellresten entstandene Stoffe und originären Schmutz zu entfernen und damit Folgereaktionen an der Haut z. B. Pyodermien, Irritationen, Comedonenbildung, Scabies zu vermeiden. Da die bei unreiner Haut einsetzbaren Mittel in 6.7 behandelt werden, stehen hier die Hautwaschmittel in Form der klassischen Seifen im Vordergrund, die bereits seit über 4000 Jahren bekannt sind und 1987 in Deutschland ca. 500 Millionen Stück ausmachten. Die grenzflächenaktiven Substanzen bewirken, daß die Benetzung der Haut durch Wasser, dem ältesten und heute noch mengenmäßig meist verwendeten Reinigungsmittel, erleichtert und durch die emulgierende, solubilisierende und dispergierende Wirkung auf die Schmutzteilchen das Wiederabsetzen dieser Stoffe auf der Haut verhindert wird.

Seifen können unterschieden werden

- nach ihrer Zustandsform in:
  a) feste Stücke
  b) pastöse Seifen
  c) flüssige Seifen
- nach ihrem Seifengehalt in:
  a) Toilettenseifen
  b) Feinseifen
  c) Kernseifen
- optisch bzw. leistungsbezogen in:
  a) Transparentseifen
  b) Luxusseifen
  c) Deoseifen
  d) Cremeseifen
  e) Babyseifen
  f) Hautschutzseifen
  g) Abrasivseifen
  h) Schwimmseifen
  i) Syndet-Stücke
  j) Seifenblätter
  k) Spenderseifen
  l) Waschpasten

Zusammensetzung von Seifen

Seifen sind Alkalisalze von Fettsäuren, die sich bei der Hydrolyse von Fetten oder der Neutralisation von Fettsäuren mit Lauge bilden; Natronlauge liefert vorwiegend feste Seifen, Kalilauge hingegen flüssige bis pastöse Seifen. Als Fette werden überwiegend Rindertalg, Palmöl, Kokosöl und Palmkernöl eingesetzt, da diese die erwünschte Kettenlängenverteilung der Fettsäuren im Bereich C_{12} bis C_{18} mit der geringsten Hautreizung besitzen (Tab. 3.11). Natriumlaurat zeigt eine besonders hohe Schaumentwicklung, was vom Verbraucher oft mit Waschkraft gleichgesetzt wird; für derartige Seifen werden vor allem Kokos- und Palmkernöl eingesetzt.
Der Anteil an ungesättigten Fettsäuren und die Gefahr des autoxidativen Verderbs macht den Einsatz von primären, z. B. Vitamin E, und sekundären, z. B. Nitrilotriacetat, Antioxidantien notwendig; der Zusatz von antimikrobiellen Stoffen ist durch die Alkalität der Seifen und den Laugenüberschuß (bis 0,05 % im Fertigprodukt (pH der Waschlösung 8 bis 10) in der Regel nicht überflüssig.

Toilettenseifen. Die am meisten verwendete Toilettenseife enthält im Fettansatz insbesondere Kokosöl (bis 50 %), Riechstoffe (bis 2 %) und ist zum Zwecke der Rückfettung der Haut überfettet. Toilettenseifen können eingefärbt werden; hierzu sind in der Regel maximal 0,1 % Farbstoff gemäß Anlage 3 der Kosmetik-Verordnung (→ 1.2) notwendig.

Kernseifen. Kernseifen sind kostengünstige Reinigungsmittel, die im Unterschied zu Toilettenseifen eine niedrigere Konzentration an grenzflächenaktiver Substanz enthalten und in der Regel weder Farbstoffe noch Rückfetter besitzen und nur wenig oder nicht parfumiert sind.

Transparentseifen. Dies sind Toilettenseifen, bei deren Herstellung die Rekristallisation durch Kristallisationsregler, z. B. Glycerol oder Ethanol, verhindert wird, und die somit eine höhere Lichttransmission zeigen.

Luxusseifen. Luxusseifen sind Toilettenseifen mit einem besonders hohen Parfumanteil (bis zu 5 %), der eine hohe Alkali-Kompatibilität zeigen muß. Höhere Parfumierungen führen zu weichen bzw. leicht aufweichbaren Seifen mit besonderem Risiko der Rißbildung unter der Lagerung; letzteres beeinträchtigt nicht die Reinigungskraft, lediglich das optisch-ästhetische Empfinden.

Deoseifen. Dies sind Toilettenseifen mit dem Zusatz eines desodorierenden Stoffes, d. h. einer insbesondere gegen grampositive, schweißzersetzende Bakterien

Tabelle 3.11 Fettsäurezusammensetzung (%) von Neutralfetten

Fettsäure	C	Kokos	Palmkern	Palm	Rindertalg
Capryl/Caprin-	8/10	13	7	-	-
Laurin-	12	40 bis 50	47 bis 52	-	-
Myristin-	14	13 bis 19	16	1 bis 2	3 bis 6
Palmitin-	16	8 bis 9	6 bis 9	ca. 45	25 bis 38
Stearin-	18	2 bis 3	2 bis 3	4 bis 6	15 bis 28
Öl-	18(-en)	5 bis 8	10 bis 18	ca. 33	26 bis 50
Linol-	18(-dien)	1 bis 3	1 bis 3	ca. 10	1 bis 3

antimikrobiell wirksamen Substanz, z. B. 0,2 % 3,4,4'-Trichlorcarbanilid (→ 6.4.2). Deoseifen spielen im Gegensatz zum Ausland in Deutschland eine untergeordnete Rolle.

Cremeseifen. Cremeseifen sind Toilettenseifen, meist aus hohem Kokosölanteil, mit besonders hohem Zusatz an rückfettenden, cremenden Stoffen wie z. B. Lecithin, Lanolin, Partialglyceride oder andere Lipoide.

Babyseifen. Dies sind überfettete, alkaliarme Toilettenseifen, die meist nicht parfumiert sind, und ferner „hautmilde" Zusätze wie z. B. Kamillenbestandteile enthalten.

Hautschutzseifen. Hautschutzseifen sind alkaliarme Toilettenseifen, die durch Zusatz von Rückfettern und anderen Substanzen z. B. Proteine oder pflanzliche Antiphlogistika der Hautquellung, Entpufferung und eventueller Austrocknung entgegenwirken bzw. die Wiederherstellung des physiologischen Hautstatus beschleunigen sollen.

Abrasivseifen. Dies sind Toilettenseifen mit Zusatz an abradierenden Substanzen zur Beseitigung von Hautunreinheiten („peeling"); die Effektivität ist abhängig von Art und Konzentration des Abrasionsmittels z. B. Bimsstein, Mandelkleie, Quarzsand.

Schwimmseifen. Schwimmseifen sind Toilettenseifen, die aufgrund ihres spezifischen Gewichtes (unter 1 g/cm^3) im Badewasser schwimmen; dies wird durch Einbringung von Luftbläschen in die Seife oder eines Schwimmkörpers in den Kern erreicht.

Syndet-Stücke. Dies sind Waschstücke, die als grenzflächenaktive Substanzen insbesondere anionische Tenside z. B. Fettalkoholsulfate enthalten. Diese Neutral-Seifen sind pH-einstellbar und unabhängig von der Wasserhärte. Der Überfettungszusatz muß meist höher sein als bei den o. g. Seifen. Syndet-Stükke sind in der Regel teurer als Toilettenseifen.

Seifenblätter. Es handelt sich um blattförmig ausgewalzte Natriumseifen ohne weitere kosmetisch relevante Zusätze in transportablen Einmal- oder Mehrdosenbehältnissen.

Spenderseifen. Spenderseifen sind flüssige Zubereitungen auf Basis synthetischer Tenside oder fettsaurer Kalisalze. Der Gehalt an grenzflächenaktiver Substanz beträgt lediglich 10 bis 25 % der Seifenstücke. Die zunehmende Verwendung dieser flüssigen Produkte liegt in dem Vorteil der äußerst hygienischen Anwendungsmöglichkeiten, insbesondere bei Waschplätzen, die durch mehrere bis viele Personen genutzt werden.

Waschpasten. Waschpasten dienen weniger der kosmetischen Körperpflege, sondern der Intensivreinigung arbeitsverschmutzter Haut, insbesondere der Hände; sie enthalten verschiedene grenzflächenaktive Substanzen, Abrasivmittel und u. U. organische Lösemittel. Die intensive, teils mechanische, teils lösemittelbedingte Hautbeanspruchung verlangt eine anschließende besondere Hautpflege.

Rezepturbeispiele

Rahmenrezeptur	(A)	(B)
Fettsaure Na-Salze	78 bis 80	
Na-Seife/Talg		60
Na-Seife/Kokosöl		27
Natriumchlorid	0,2 bis 0,5	0,5
Rückfetter	0 bis 4	
Antioxidantien	0,1 bis 0,4	0,4
Parfum	0,5 bis 3,0	0,5 bis 2,0
Wasser	zu 100,0	zu 100,0

	Kernseife	Toilettenseife
Na-Seife/Talg	60,0	53,0
Na-Seife/Kokosöl	10,0	6,0
Na-Seife/Palmöl		6,0
Lanolin		1,0
Glycerol 85%		1,5
Natriumchlorid	0,5	0,5
Antioxidantien	0,5 bis 1,0	
Parfum	0,5 bis 1,0	1,5
Wasser	zu 100,0	zu 100,0

Syndet-Seifen	(A)	(B)	(C)	(D)	(E)
Fettalkohol-sulfat	30	17			
Alkylaryl-sulfonat			48,5	15	20
Fettsäure-isothionat	15				
Sulfobernstein-säureester	10				
Fettalkohol	10				
Fettsäure	10			20	
Casein		13,5			
Wachs(e)		12		1	
Lanolin			19,5		4
Triethanolamin		1			
Natriumcarbonat-Dekahydrat				5	
Wasserglas				5	
Talkum		22	16	10	76
Stärke	10	30	16	10	
Parfum	0,5 bis 2,0			1	
Wasser	zu 100,0	zu 100,0		zu 100,0	

	Spenderseife	Spender-Syndet
Ka-Salz/Kokosöl	15	
Ka-Salz/Ölsäure	3	
Fettalkoholethersulfat		10
Glycerol 85%	5	
Rückfetter	5	3
Perlglanz	2	2
Antioxidantien	0,5	
Verdickungsmittel		1
Farbstoffe	n.B.	n.B.
Parfum	n.B.	n.B.
Wasser	zu 100,0	zu 100,0

Hautwaschpaste	(A)	(B)
Kaliumseifen	14	
Anionisches Tensid	5	22
Weißer Ton	20	
Holzmehl	20	
Bimsstein		5
Benzin		25
Emulgator		14
Wasser	zu 100,0	zu 100,0

Hinweis
Seifen und Syndet-Stücke gehören zu den am meisten verbreiteten kosmetischen Mitteln, deren (Haut-) Verträglichkeit in der Regel keine besonderen Probleme aufwirft. Aus dermatologischer Sicht werden Seifen eher für die normale bis trockene Haut, Syndets aufgrund ihrer betonteren Reinigungsleistung für die normale bis fettige, u. U. unreine Haut empfohlen. Die Übergänge zwischen beiden Produktgruppen sind jedoch heutzutage, nicht zuletzt durch die breiten Möglichkeiten bei der Auswahl von waschaktiven Substanzen und den Einsatz von Rückfettern, fließend.
Vom Verbraucher wird, meist fälschlicherweise, Schaumvermögen mit Reinigungskraft gleichgesetzt; in der Regel sind moderne Stücke so aufgebaut, daß einerseits ein schnelles Anschäumen erzielt, andererseits kein zu schnelles Aufbrauchen bewirkt wird.
Seifenstücke verlieren nach der Herstellung unter der Lagerung, je nach der Art der Verpackung, bis zu ca. 15 % ihres Ausgangsgewichtes durch Verdunstung des Restwassergehaltes unter Konzentrierung des waschaktiven Anteils; eine dadurch feuchtigkeitsbedingte mikrobielle Kontamination der Verpackung bis hin zur Anschimmelung kann durch entsprechende antimikrobielle Ausrüstung der Kartonage verhindert werden.
Durch ungünstige Ablage beim Verbraucher (ungeeignete Seifenschalen) kann es durch Lösevorgänge zu einem schnelleren Verbrauch bzw. in Nichtbenutzungsphasen zu Rißbildungen im Seifenkörper kommen.

2.2 Kosmetische Badepräparate

Aufgaben und Wirkung
Schaum- und Duschbadpräparate sollen das Gefühl der Reinigung und Erfrischung eines Voll- oder Teilbades, wie es seit der römisch-antiken Zeit zur allgemeinen Körperpflege gehörte, verstärken und durch Riechstoff- und Farbstoffzusätze auch psychosomatische Effekte erzielen; darüberhinaus werden Schaum- und Duschbadpräparaten oft pflanzliche oder andere Wirkstoffextrakte zugefügt, um nach cutaner Resorption Hautfunktionen zu beeinflussen, was bereits im Übergangsgebiet zu medizinischen Bädern anzusiedeln ist. Kosmetische Badepräparate sind in der Regel auf Basis synthetischer, grenzflächenaktiver Stoffe formuliert. Das bringt Unabhängigkeit von pH-Wert und Wasserhärte. Ein Wannenschmutzrand wird vermieden. Man rechnet ca. 6 g waschaktive Substanz in ca. 10 bis 30 g Fertigprodukt auf ein Vollbad von ca. 200 l Wasser; die entfettend-reinigende Wirkung dieser Schaumbadepräparate ist bei diesem Gehalt relativ gering, es muß eine zusätzliche mechanische Reinigung erfolgen. Seit Mitte der sechziger Jahre ist parallel zum Anstieg des allgemeinen sportlichen Engagements eine laufende Zunahme der Duschreinigung festzustellen. Dementsprechend stieg die Verwendung von Duschbadpräparationen und nimmt heute wertmäßig mit knapp 50 % die erste Stelle unter den Badepräparaten ein (Schaumbäder ca. 40 %; Badesalze, -tabletten und andere Zubereitungen ca. 10 %); die Gesamtaufwendungen für Badezusatzmittel machen in der Bundesrepublik Deutschland etwa eine halbe Milliarde Mark pro Jahr aus, d. h. ca. 7,5 % der Ausgaben für Körperpflegemittel.

Zusammensetzung
Die Badezusatzmittel dienen der Körperreinigung, jedoch sind nicht zuletzt wegen der erwähnten psychosomatischen Effekte andere Angebote wie Geruchserlebnis, Farberlebnis, Entspannungs- und Erfrischungserlebnis hinzugetreten; neben diesen Verbrauchererwartungen sind aber auch die berechtigten Forderungen des Verbraucherschutzes (→ 1.6) und der Umweltverträglichkeit (→ 1.6.2) zu sehen.
Die Zusammensetzung der Badezusatzmittel kann differenziert werden in

- Waschrohstoffe,
- Hilfsstoffe,
- spezielle Zusatzstoffe.

Waschrohstoffe. Als Rohstoffe für alle Schaum- und Duschbäder werden Tenside eingesetzt, Alkaliseifen spielen praktisch keine Rolle; am häufigsten werden anionische Tenside, aber auch nichtionische und Amphotenside verwendet, um ausreichende Schaumbildung, Hautbenetzung, Schmutz- und Fettemulgierung sowie Abspülbarkeit zu erzielen. Unter den anionischen Tensiden werden vor allem Alkylsulfate und die in der Regel besser hautverträglichen Alkylethersulfate eingesetzt. Alkan- und Alkylbenzolsulfonate zeigen hohe Schaumbildung, ausgezeichnete Reinigungswirkung und Hydrolysebeständigkeit, jedoch stark entfettende Wirkung. Alkylethercarboxylate und Sulfobernsteinsäuremonoester haben eine bessere Hautverträglichkeit, letztere sind jedoch hydrolyseempfindlicher. Besonders milde Formulierungen mit guter Schaumstabilität werden durch Eiweiß-Fettsäure-Kondensate erzielt
Amphotenside vom Typ der Betaine besitzen neben verdickenden und schaumstabilisierenden Eigenschaften auch eine gute Haut- und Schleimhautverträglichkeit.
Nichtionische Tenside sind zwar außerordentlich mild, jedoch von äußerst geringer Schaumkraft.
Fettsäurealkanolamide haben breite Einsatzmöglichkeiten und aufgrund ihrer Hautsubstantivität einen gewissen rückfettenden Effekt, ferner sind technologische Effekte wie Schaumerhöherung, Schaumstabilisierung und Viskositätserhöhung zu erwähnen; die Nitrosierbarkeit der Alkanolamide ist, insbesondere bei der Auswahl des Konservierungsmittels, zu beachten.

Hilfsstoffe. Als Hilfsstoffe für die Herstellung von Badezusatzmitteln sind Verdickungsmittel, Perlglanzmittel, Komplexbildner, Konservierungsmittel, Riechstoffe und Färbemittel üblich.
Neben den bereits erwähnten viskositätsteigernden Verdickungsmitteln sind Elektrolyte, insbesondere Chloride und Sulfate, zu erwähnen. Perlglanzmittel dienen vor allem der Vermittlung psychosomatischer Eindrücke wie Milde und Pflege; geeignet sind Fettsäurealkanolamide, Fettalkohole und auch Polymeremulsionen.
Komplexbildner (z. B. EDTA) dienen der Senkung der Wasserhärte durch Chelatierung von insbesondere Calcium- und Magnesiumionen. Färbemittel dienen sowohl der Anfärbung des Produktes als auch des Badewassers, jedoch ist Hautsubstantivität, die sich in einer Anfärbung der Haut zeigt, zu vermeiden.

Spezielle Zusatzstoffe. Als spezielle Zusatzstoffe sind neben Rückfettern auch ätherische Öle und Pflanzenextrakte zur Stimulierung und Tonisierung von Hautfunktionen gebräuchlich.
Bei festen Badezusatzmittel sind auch Kohlensäure- und Sauerstoff-Sprudelbäder zu nennen, die bei Auflösung Kohlendioxid aus Natriumhydrogencarbonat und Weinsäure oder Citronensäure oder Sauerstoff aus Natriumperborat oder Natriumpercarbonat und Adipin- oder Bernsteinsäure abgeben; der Anteil dieser Produkte am Markt beträgt in Deutschland jedoch nur etwa 1 %.

Rezepturbeispiele
Badezusatzmittel können flüssig (Ölbäder, Cremebäder, Schaumbäder, Duschbäder) oder feste Präparate (Badepulver, Badetabletten, Badesalze) sein.

Schaumbad	(A)	(B)
Natriumlaurylethersulfat	16,0	
Triethanolaminlaurylsulfat		15,0
Kokosfettsäurediethanolamid	3,0	
Laurinsäurediethanolamid		10,0
Polyglycolfettsäureester 3 EO	3,0	
Parfumöl	1,0	1,5
Farbstoff/Konservierungsmittel	n.B.	n.B.
Wasser	zu 100,0	zu 100,0

Duschbad	
Anionisches Tensid	20,0
Fettsäurealkanolamid	5,0
Fettsäurepartialglycerolpolyglycolether	3,0
Parfumöl	2,0
Natriumchlorid	0,5
Wasser	zu 100,0

Badesalz (-pulver)		
Natriumchlorid	92,0	85,0
Natriumdodecylsulfat		10,0
Natriumsulfat-Dekahydrat	2,0	
Uranin	0,1	
Propylenglycol	3,0	
Parfumöl	3,0	5,0

„Brause"-Badesalz (-tabletten)	(A)	(B)	(C)	(D)
Natriumhydrogencarbonat	25,0	25,0		40,0
Natriumperborat			5,0	
Natriumhexametaphosphat			40,0	7,0
Natriumdodecylsulfat		50,0	1,0	2,0
Natriumsulfat-Dekahydrat			33,0	
Stärke	30,0			8,0
Borsäure/Borax	5,0		20,0	
Weinsäure	15,0			35,0
Adipinsäure		20,0		
Talkum				5,0
Weißer Ton	17,5			
Pektin(e)	1,0			1,0
(Fichtennadel-)Parfumöl	5,0	5,0	1,0	2,0

Hinweis
Im Gegensatz zum schnellen Duschbad wird das zeitlich aufwendige Schaumbad mit Ruhe, Entspannung und optischem sowie Geruchserleben assoziiert; dementsprechend sind bei Schaumbädern, noch mehr bei festen Badezusatzmitteln, Farbmittel und Parfumierung sowie gegebenfalls Kristallbildungen von ganz besonderer Relevanz. Wie bereits in 2.1 ausgeführt, ist Körperreinigung, insbesondere bei Verwendung synthetischer Tenside, mit Hautentfettung und Austrocknung verbunden; dem ist durch Zusatz von Rückfettern entgegenzuwirken.

2.3 Kosmetische Mittel zur Hautpflege

Aufgaben und Wirkung
Vorausssetzung für eine Hautpflege ist eine saubere Haut (→ 2.1 und 2.2). Die Hauptaufgaben der Hautpflege sind (Hautstatus nicht berücksichtigt):

- Vermeidung der Hautaustrocknung
- Erhaltung des Feuchtigkeitsgehaltes
- Regeneration des Hauthydrolipidfilms
- Erhaltung der Hautelastizität
- Schutz vor Umwelteinflüssen
- Prophylaxe der Hautalterung
- Gleichgewicht der Hautdrüsen

Die früher übliche Unterteilung in fettarme Tagespräparate und fettreiche Nachtformulierungen ist heutzutage verlassen und die Präparate werden sinnvollerweise nach ihrem Einsatzgebiet hinsichtlich des Hautstatus wie seborrhoisch (fett), schostatisch (trokken) und Übergangsformen unterschieden. Bei Formulierungen für fette Haut steht eine ausreichende Entfettung und Nichtstimulierung der Talgdrüsen im Vordergrund, bei Zubereitungen für die trockene Haut die Steigerung des Feuchtigkeitsgehaltes und des Wasserbindungsvermögens sowie Stabilisierung des Hauthydrolipidfilms; alle Formulierungen sollen soweit wie möglich die Hautelastizität erhalten, vor Umwelteinflüssen schützen und der sogenannten Hautalterung vorbeugen. Das vielmals ausgelobte Ziel „Beseitigung von Falten" ist mit kosmetischen Mitteln nicht erreichbar.

Die zur Hautpflege verwendeten Produkttypen lassen sich hinsichtlich ihres chemisch-physikalischen Aufbaus unterteilen in:

- Emulsionen, Mehrfachemulsionen
- Mikroemulsionen
- Öle
- Gele
- Packungen und Masken

Emulsionen. Emulsionen verschiedenen Charakters sind weit verbreitet, da sie sowohl Wasser und u. U. wasserlösliche Zusatzstoffe als auch Lipide und u. U. lipidlösliche Komponenten enthalten und in unterschiedlichster Viskosität für diverse Anwendungszwecke hergestellt werden können.

Mikroemulsionen. Sie erscheinen dem schwach auflösenden menschlichen Auge aufgrund der sehr feinen Dispersion als transparent.

Öle. Diese sind einphasige, nur lipidlösliche Stoffe enthaltende Präparationen, die neben ihrer hohen Lipidzufuhr auch okklusive Eigenschaften zeigen.

Gele. Gele sind halbfeste transparente Systeme mit einem dreidimensionalen Gerüstrohstoff. Man unterscheidet wasserfreie Oleogele, lipidfreie Hydrogele und Öl/Wasser-Gele.

Masken. Besonders intensive Effekte im Sinne von Reinigung und kurzfristiger Hydratisierung mit einer Hautquellung lassen sich durch Packungen von abwaschbaren O/W-Emulsionen und Masken erreichen, die in der Regel zusätzliche Filmbildner enthalten und nach Anwendung abgezogen werden müssen.

Zusammensetzung

Emulsionen sind thermodynamisch metastabile Systeme, die aus zwei miteinander nicht mischbaren Flüssigkeiten bestehen. Um die dauerhafte Dispergierung zu erzielen, ist der Zusatz einer grenzflächenaktiven Substanz, einem Emulgator, notwendig; die Emulgatoren werden nach ihren Dissoziationseigenschaften in anionenaktive, kationenaktive, amphotere und nichtionische Emulgatoren unterschieden; grundlegende Bemerkungen wurden bereits in der Einleitung von Abschnitt 2 gegeben, so daß hier nur einige Hinweise folgen.

Anionische Emulgatoren:
- Alkali- und Amin-Salze längerkettiger Fettsäuren
- Monoalkyletherphosphate
- Dialkyletherphosphate
- Trialkyletherphosphate

Kationenaktive Emulgatoren:
- Ammoniumfettamine
- Pyridiniumfettamine

Amphotere Emulgatoren:
- Betaine
- Sulfobetaine
- Imidazoline
- Miranole

Nichtionische Emulgatoren:
- Glycerolstearate*
- Polyglycerolfettsäurepartialester*
- Sorbitanfettsäurepartialester*

* u. U. ethoxyliert

Als weitere Inhaltsstoffe, insbesondere zur Feuchtigkeitsregulierung der Haut (auch z. T. als Feuchthaltemittel für das Produkt), sind die natural moisturizing factors (NMF) zu nennen, wie

- Polyalkohole (Glycerol, Sorbitol)
- Harnstoff
- Mucopolysaccharide
- Natriumpyrrolidoncarbonsäure
- Natriumlactat
- Kollagen
- Pflanzenextrakte, z. B. Aloe vera

Eingesetzt werden auch pflanzliche Extrakte, z. B. Kamille, oder andere Stoffe wie Bisabolol, Allantoin, denen eine hautberuhigende Wirkung zugeschrieben wird; hautpflegende/hautschützende Eigenschaften werden auch für einige Vitamine insbesondere Vitamin A, Panthenol und Vitamin E genannt.
Wasserhaltige und/oder ungesättigte Fette enthaltende Präparationen bedürfen des besonderen Konservierungsschutzes durch Antioxidantien und antimikrobielle Stoffe (→ 1.7.1).
Ultraviolett-Filter dienen sowohl dem Produktschutz, schützen die Haut vor chronischen Schäden (→ 6.1) und stellen in diesem Bereich der in der Regel leave-on-Produkte einen zwingenden Zusatz dar.

Rezepturbeispiele

Typische O/W-Cremes sind häufig mit Glycerolmonostearat als Hauptemulgator ausgerüstet.

O/W-Cremes	(A)	(B)
Glycerolmonostearat	2,0	3,0
Cetylalkohol	3,0	3,0
2-Octyldodecanol	2,0	2,5
Flüssiges Paraffin	15,0	
Vaselin	3,0	
Polyoxyethylen-cetyl/stearylether 6 EO		1,5
Polyoxyethylen-cetyl/stearlyether 25 EO		1,5
Mittelkettige Triglyceride (DAB)		2,5
Isopropylpalmitat	4,0	
Natriumcetylstearylsulfat	2,4	
Glycerol 85%	3,0	
Parfum	n.B.	n.B.
Antioxidans	n.B.	n.B.
UV-Filter	n.B.	n.B.
Konservierungsmittel	n.B.	n.B.
Wasser	zu 100,0	zu 100,0

O/W-Cremes mit pflanzlichen Ölen	(A)	(B)	(C)	(D)
Polyoxyethylen-cetyl/stearylether (6 EO)	1,5	2,0	2,0	2,0
Polyoxyethylen-cetyl/stearylether (25 EO)	2,0	2,5	2,5	2,5
Cetylalkohol	3,0	3,0	3,5	3,0
Glycerolmonostearat	3,0	3,0	3,5	3,0
2-Octyldodecanol	2,5	2,5	2,5	2,5
pflanzliche Öle*	2,0	1,0	1,5	2,5
Glycerol 85%	4,0	4,0	4,0	4,0
Parfum	jeweils		n.B.	
Antioxidans	jeweils		n.B.	
UV-Filter	jeweils		n.B.	
Konservierungsmittel	jeweils		n.B.	
Wasser	jeweils		zu 100,0	

*(A) Avocadoöl; (B) Weizenkeimöl; (C) Jojobaöl; (D) Mandelöl

O/W-Lotiones	(A)	(B)
Stearinsäure	1,5	
Sorbitanmonostearat	1,0	
Sorbitanmonooleat	1,0	
Stearylalkohol/Polyethylglycolether		7,0
PEG-Glycerolmonostearat		1,0
Flüssiges Paraffin	7,0	
Siliconöl (100)		0,5
2-Octyldodecanol		2,0
Mittelkettige Triglyceride (DAB)		5,0
Isopropylmyristat		20,0
Cetylpalmitat	1,0	
Polymethylsiloxan	1,0	
Glycerol 85%	2,0	
Sorbitol-Lösung 70%		5,0
1,2-Propylenglycol	2,0	
Polyacrylat	0,5	
Parfum	n.B.	n.B.
Antioxidans	n.B.	n.B.
UV-Filter	n.B.	n.B.
Konservierungsmittel	n.B.	n.B.
Wasser	zu 100,0	zu 100,0

O/W-Lotiones mit pflanzlichen Ölen	(A)	(B)	(C)	(D)
Macrogolstearat	7,0	7,0	7,0	7,0
Polyoxyethylenglycerol-monostearat 30 EO	1,0	1,0	1,0	1,0
Siliconöl (100)	0,5	0,5		
2-Octyldodecanol	2,0	2,0	2,5	2,0
Mittelkettige Triglyceride (DAB)	5,0	5,0	5,0	
Isopropylmyristat	15,0	15,0	15,0	15,0
Weizenkeimöl	5,0			
Jojobaöl		5,0		5,0
Sorbitol-Lösung 70%	5,0		5,0	5,0
Glycerol 85%		5,0		
Parfum	jeweils		n.B.	
Antioxidans	jeweils		n.B.	
UV-Filter	jeweils		n.B.	
Konservierungsmittel	jeweils		n.B.	
Wasser	jeweils		zu 100,0	

W/O-Cremes	(A)	(B)
Glycerolsorbitanfettsäureester	9,0	
Wollwachsalkohol	1,0	1,5
Gebleichtes Wachs	2,0	3,0
PEG-7-hydriertes Rizinusöl		4,0
Mittelkettige Triglyceride (DAB)	11,0	5,0
2-Octyldodecanol	5,0	
Isopropylmyristat	12,0	
Vaselin		9,0
Ozokerit		3,0
Flüssiges Paraffin		4,0
Glycerol 85%	2,0	2,0
Propylenglycol	1,8	
Magnesiumsulfat	0,5	
Parfum	n.B.	n.B.
Antioxidans	n.B.	n.B.
UV-Filter	n.B.	n.B.
Konservierungsmittel	n.B.	n.B.
Wasser	zu 100,0	zu 100,0

W/O-Cremes mit pflanzlichen Ölen	(A)	(B)	(C)	(D)
Glycerolsorbitan-fettsäureester	9,0	9,0	9,0	9,0
Wollwachsalkohol	1,0	1,0	1,0	
Gebleichtes Wachs	2,0	2,0	2,0	2,0
Mittelkettige Triglyceride (DAB)		7,0		7,0
2-Octyldodecanol	5,0	5,0	5,0	5,0
Isopropylmyristat	12,0	12,0	12,0	12,0
Mandelöl	11,0			
Avocadoöl		4,0		
Weizenkeimöl			11,0	
Jojobaöl				4,0
Glycerol 85%	2,0	2,0	2,0	2,0
Propylenglycol	1,8	1,8	1,8	1,8
Magnesiumsulfat	0,5	0,5	0,5	0,5
Parfum	jeweils		n.B.	
Antioxidans	jeweils		n.B.	
UV-Filter	jeweils		n.B.	
Konservierungsmittel	jeweils		n.B.	
Wasser	jeweils		zu 100,0	

	W/O-Lotion	Reinigungslotion
Glycerolsorbitan-fettsäureester	2,0	
Polyethoxyfettsäureester	2,0	
Isopropylisostearat	5,0	
Mittelkettige Triglyceride (DAB)	3,0	5,0
Polyoxyethylen-cetyl/stearylether (25 EO)		1,5
PEG-400-stearat		1,5
Flüssiges Paraffin	7,0	
Isopropylpalmitat	4,0	
Propylenglycol	3,8	
Sorbitol-Lösung 70%		3,0
Ethanol 96% (v/v)		8,0
Polyacrylsäure		0,3
Natriumhydroxid		0,5
Parfum	n.B.	n.B.
Antioxidans	n.B.	n.B.
UV-Filter	n.B.	n.B.
Konservierungsmittel	n.B.	n.B.
Wasser	zu 100,0	zu 100,0

O/W-Cremes mit zusätzlichen Inhaltsstoffen	(A)	(B)	(C)	(D)	(E)	(F)
Polyoxyethylencetyl/ stearylether 6 EO	1,5	2,0	2,0	1,5	2,5	1,5
Polyoxyethylencetyl/ stearylether 25 EO	1,5	2,5	2,5	2,0	2,0	1,5
Cetylalkohol	3,0	3,0	3,5	3,0	3,0	3,0
Glycerolmonostearat	3,0	3,0	3,5	3,0	3,0	3,0
2-Octyldodecanol	2,5	2,5	2,5	2,5	2,5	2,5
Mittelkettige Triglyceride (DAB)	3,5				2,5	
Weizenkeimöl		2				
Jojobaöl			1,5			
Avocadoöl				2,0		2,5
Allantoin	0,2	0,2				
Kollagen			5,0		5,0	
Dexpanthenol					1,0	
α-Tocopherolacetat						3,0
Glycerol 85%	4,0	4,0	4,0	4,0	4,0	4,0
Parfum		jeweils	n.B.			
Antioxidans		jeweils	n.B.			
UV-Filter		jeweils	n.B.			
Konservierungsmittel		jeweils	n.B.			
Wasser		jeweils	zu 100,0			

	Mikroemulsion	Hautöl
Flüssiges Paraffin	20,0	10,0
Isopropylpalmitat	5,0	
Wollwachsalkohol	3,0	
Octyl/Cetylalkohol-ethoxylat	20,0	
Glycerol 85%	10,0	
Mandelöl		25,0
Avocadoöl		25,0
Bisabolol		0,2
Parfum	n.B.	n.B.
Antioxidans	n.B.	n.B.
UV-Filter	n.B.	n.B.
Konservierungsmittel	n.B.	
Wasser	zu 100,0	
Capryl/Caprin-säuretriglycerid		zu 100,0

	Hydrogel	Oleogel
Polyacrylsäure	0,7	
Sorbitol-Lösung 70%	2,0	
Propylenglycol	5,0	
Glycerol 85%	3,0	
PEG 400	15,0	
PEG-40-hydriertes Rizinusöl	1,0	
Ethanol 96% (V/V)	1,0	
Natriumhydroxid	0,8	
Aerosil 200		8,5
Olivenöl		65,0
Avocadoöl		10,0
Isopropylpalmitat		1,0
2-Octyldodecanol		19,0
Parfum	n.B.	n.B.
Antioxidans	n.B.	n.B.
UV-Filter	n.B.	n.B.
Konservierungsmittel	n.B.	
Wasser	zu 100,0	

Hinweis

Hautpflegepräparate haben insbesondere die Aufgabe, akuter Dysregulation von Seborrhoe/Sebostase entgegenzuwirken, den Feuchtigkeitsgrad bzw. das Wasserbindungsvermögen der Haut zu beeinflussen und chronischen Schäden durch exogene Einflüsse, insbesondere ultravioletter Strahlung, vorzubeugen.

Eine weiterere Möglichkeit ist in letzter Zeit durch den Einsatz von Liposomen und Niosomen entstanden. Liposomen sind kleine, kugelförmige Vesikel, deren Membranen aus einer Doppelschicht von amphiphilen Molekülen bestehen. Diese Hülle setzt sich aus Phospholipiden natürlichen oder synthetischen Ursprungs zusammen. Die Hauptkomponente bildet meist das Phosphatidylcholin. Man differenziert in ungesättige, teilhydrierte und hydrierte Phospholipide, je nach deren Fettsäurebesetzung. Sie unterscheiden sich wesentlich in ihren physikalischen Eigenschaften und in ihrer chemischen Stabilität. Die Hüllbestandteile von Niosomen sind synthetische, lineare oder verzweigte, nichtionogene Tenside vom Typ der Alkylpolyglycerylether.

Die Bilayermembranen von Niosomen und Liposomen werden häufig durch den Zusatz von Cholesterol und Diacetylphosphat stabilisiert. Je nach Herstellungsmethode und chemischer Zusammensetzung erhält man unilamellare (einschalige, UL) oder multilamellare (mehrschalige, MLV) Vesikel mit einem mittleren Durchmesser von etwa 20 bis 3500 nm.

In ihrem Hohlraum können Liposomen wasserlösliche Wirkstoffe, in den Membranen amphiphile und lipophile Substanzen aufnehmen und speichern. Die unbeladenen Liposomen entfalten aufgrund der Membranbestandteile eigene dermatologische und kosmetische Wirkungen.

Nach der Applikation auf die Haut werden die Phospholipide an das Keratin der Hornschicht gebunden. Dies ist verantwortlich für das spontan einsetzende Gefühl eines lipophilen Überzuges der Haut. Dieser Film hat schwach okklusive Eigenschaften und verbessert dadurch den Feuchtezustand der Haut. Durch die Affinität zur Hornschicht wird ein Teil der Liposomen bereits abgebaut. Um weitere, tiefergehende Wirkungen zu erreichen, sind daher relativ hohe Dosierungen an Liposomen nötig. In dieser zweiten Phase werden ungebundene Phospholipide und intakte Liposomen in tiefere Hautschichten eingeschleust. Dort kommt es zur Aufnahme von Lipidbestandteilen in die Membranen der Hautzellen. Die Vesikelgröße scheint eine erhöhte Bedeutung zu besitzen. Der Mechanismus dieser Fusionsvorgänge konnte bisher noch nicht im einzelnen aufgeklärt werden. Die Penetration ungesättigter Phospholipide aus Leerliposomen in die Epidermis und Dermis wurde vor kurzem in einer in-vivo-Studie an Schweinehaut nachgewiesen.

Tenside haben im allgemeinen einen negativen Einfluß auf die physikalische Stabilität von Liposomen. Dieses Problem stellt sich bei der Formulierung liposomaler Präparate in Creme-Form. Nur durch Einsatz spezieller Emulsionsgemische ist es möglich, Liposomen stabil in Cremes und Lotionen einzuarbeiten. Daher sind die meisten Liposomenprodukte in Form von Hydrogelen am Markt, wobei für diese Grundlagen sogar stabilisierende Effekte auf Liposomen nachgewiesen werden konnten. Andere Formulierungsbestandteile, wie Konservierungsstoffe, Öle und Duftstoffe, können ebenfalls Interaktionen bewirken und zur Destabilisierung der Liposomen führen.

Durch die Estergruppen unterliegen die Phospholipide hydrolytischen Einflüssen, die je nach pH-Wert und Formulierungsbestandteilen sehr unterschiedlich ausgeprägt sein können. Werden ungesättigte Lipide verwendet, ist zudem deren Oxidationsempfindlichkeit zu beachten. Viele Liposomenprodukte kommen aus diesem Grunde und wegen des besseren Schutzes vor mikrobieller Kontamination in Form von Pumpspendern in den Handel.

Liposomen haben, auch wenn sie nur Wasser enthalten, eine pflegende Wirkung auf die Haut durch den Feuchtigkeitstransport in die Hornschicht, auch der Fettanteil der Liposomen kann an Zellstrukturen fixieren und dadurch gegen Feuchtigkeitsverlust abdichten. Ein Einschleusen von Wirkstoffen in tiefere, vitale Schichten und damit Beeinflussung endogener Stoffwechselvorgänge ist umstritten und wäre ggf. auch nicht mit der Definition von Kosmetischen Mitteln im § 4 des Lebensmittel- und Bedarfsgegenständegesetzes (LMBG) zu vereinbaren.

2.4 Kosmetische Mittel zur Fußpflege

Aufgaben und Wirkung

Unter dem Begriff Fußpflegemittel werden sehr unterschiedliche Produkte subsumiert; so werden Pflaster gegen Hühneraugen, Druckschutzpolster und mechanische Hornhautentfernungsgeräte, wie Feilen, Hobel, Spezialschwämme, ebenso zu den Fußpflegemitteln gerechnet wie Fußbäder, -cremes, -lotionen, -balsame und -puder, auch mit desodorierenden und Antitranspirantienzusätzen. Kosmetische Mittel zur Fußpflege dienen insbesondere der Reinigung, der Erfrischung, dem Vorbeugen von Fußpilz, der Linderung von Druck- und Reibungsbelastung, sowie dem Entgegenwirken von vermehrter Schweiß- und Hornhautbildung, aber auch der Pflege bei Nagelbeschwerden.

Zusammensetzung

Fußbademittel, wie Badesalze und flüssige Badezusätze, haben eine ähnliche Zusammensetzung wie allgemeine Hautreinigungsmittel (→ 2.1 und 2.2), sollen darüber hinaus aber auch desodorierend und hornhauterweichend wirken. Hinzugefügt werden oft adstringierend wirkende Gerbstoff- und/oder Rindenextrakte sowie antimykotisch wirkende und andere antimikrobielle Stoffe.

Fußpuder enthalten stark absorbierende Zusätze (z. B. Siliciumdioxid), Antitranspirantien (z. B. Aluminiumsalze), Keratolytica (z. B. Salicylsäure) in der Regel in einer Talkumgrundlage.

Fußlotionen, -cremes und -balsame enthalten neben den bereits genannten Zusätzen auch entzündungshemmende und kreislaufanregende Pflanzenextrakte und besitzen einen pflegenden Charakter.

Fußsprays werden insbesondere auf Basis von Desodorantien und Antitranspirantien (→ 6.4) formuliert.

Bei kosmetischen Fußpflegemitteln gegen Hornhaut oder -schwielen handelt es sich teils um mechanische abrasivwirkende sogenannte Rubbelcremes, teils um Präparationen mit Keratolytica, wie z. B. Salicylsäure.

Rezepturbeispiele

Fußbad	(A)	(B)	(C)	(D)	(E)
Natriumcarbonat-Dekahydrat		50,0		75,0	
Natriumhydrogen-carbonat	30,0				
Natriumperborat	20,0	9,0	38,0	7,0	
Natriumhexameta-phosphat		50,0	11,0		20,0
Natriumsulfat-Dekahydrat		40,0			
Natriumdodecyl-sulfat		1,0	1,0		
Weinsäure			40,0		
Natriumtartrat			10,0		
Natriumtetraborat				18,0	
Natriumchlorid					40,0
Natrium-sesquicarbonat					40,0
Parfum	n.B.	n.B.	n.B.	n.B.	n.B.

Fußpuder	(A)	(B)	(C)	(D)
Aluminiumchlorid-dihydroxid	10,0			
Thymol		1,0		
Phenol				0,5
Dichlorophen				3,2
Borsäure		10,0	20,0	
Aluminiumkaliumsulfat			20,0	
Zinkoxid		20,0		5,3
Gereinigte Kieselerde			20,0	
Calciumcarbonat			20,0	
Schweres basisches Magnesiumcarbonat				16,5
Gefälltes Siliciumdioxid	3,0			
Zinkstearat				9,1
Salicylsäure	2,0			
Talkum	85,0	69,0	20,0	65,4
Parfum	n.B.	n.B.	n.B.	n.B.

	Fußcreme	Fußbalsam
Isopropylmyristat	30,0	
Polysorbat 80	10,0	
Wasserhaltiges Aluminiumoxid	4,2	
Vaselin		85,0
Hartparaffin		5,0
Lanolin		3,0
Methylsalicylat		3,0
Campher		2,0
Menthol		1,0
Eucalyptusöl		1,0
Parfum	n.B.	n.B.
Antioxidans	n.B.	n.B.
Konservierungsmittel	n.B.	n.B.
Wasser	zu 100,0	

Fußspray	Desodorant	Antitranspirans
Isopropylmyristat		15,0
Aluminiumalkoholat		40,0
Glycerol 85%	4,0	
2,4',-Trichlor-2'-hydroxydiphenylether	1,0	
Parfum	n.B.	n.B.
Polysorbat 60	0,5	
Isopropanol	92,0	45,0
Treibmittel	n.B.	n.B.

Hornhaut beseitigende Mittel	Rubbelcreme	Hornhautlöser
Salicylsäure		10,0
Milchsäure		5,0
Hartparaffin	25,0	
Stearinsäure	2,0	
Gebleichtes Wachs	2,0	
Walrat	2,0	
Monostearat	2,0	
Triethanolamin	0,5	
Parfum	n.B.	n.B.
Konservierungsmittel	n.B.	
Wasser	zu 100,0	
Collodium		zu 100,0

Hinweis
Die Anwendung von keratolytisch wirksamen bzw. abrasiv hornhautbeseitigenden Fußpflegemittel kann eine mehr oder weniger starke Hautreizung bedingen, die eine anschließende besondere Hautpflege erfordert.
Kosmetische Fußpflegemittel können, gemäß der Definition kosmetischer Mittel in § 4 LMBG, überwiegend nur der Prophylaxe einer Dermatomykose der Fußhaut dienen, therapeutische Maßnahmen gegen eine manifesten Pilzbefall gehören dem arzneilichen Sektor an. Besondere Aufgaben hinsichtlich dieser Prophylaxe ist die Aufsaugung der Feuchtigkeit und Schweißhemmung, insbesondere in den Zwischenzehräumen.

2.5 Kosmetische Mittel zur Intimpflege

Aufgaben und Wirkung
Der äußere Intimbereich, wie die äußeren Genitalien und der Anogenitalbereich, ist relativ faltenreich, in der Regel stark hydratisiert und zeigt apokrine und ekkrine Schweißdrüsen, sowie an den Haut-Schleimhaut-Übergängen auch mucöse Drüsen. Das Milieu ist außerordentlich feucht, da die Abdunstung in der Regel durch Textilien stark limitiert ist, und stellt einen idealen Nährboden für Mikroorganismen dar, was einerseits zu einer schnellen Zersetzung der Sekrete führt, andererseits können die stark hydratisierte, relativ dünne Haut, sowie die vielfältigen Schleimhautgrenzen leicht Pyodermien entwickeln. Darüber hinaus ist die Kontamination des Anogenitalbereiches, insbesondere bei mangelnder Hygiene, mit Urin und Faeces zu berücksichtigen, was bei bakterieller Zersetzung zu Ammoniakgeruch führen kann. Besondere Aufgabe einer Intimpflege ist demnach sowohl die Reinigung als auch die Desodorierung, aber auch der Erhalt der physiologischen pH- und Standortflora-Verhältnisse. Kosmetische Körper-Desodorierungspräparate (→ 6.4.2) oder gar Fußsprays (→ 2.4) sind zur Intimpflege absolut ungeeignet. Auch die Verwendung von Seifen kann durch Alkalisierung den sauren pH-Wert im weiblichen Intimbereich verändern und unphysiologische, u. U. das Bakterienwachstum fördernde Verhältnisse schaffen.
Zur kosmetischen Intimpflege werden Waschlotionen, Intimdesodorantsprays und Waschtüchlein verwendet.

Zusammensetzung
An Wirkstoffen in kosmetischen Mitteln zur Intimpflege werden insbesondere keimhemmende und waschaktive Substanzen eingesetzt, die eine ganz besondere Haut- und Schleimhautverträglichkeit aufweisen müssen.
Die zumeist eingesetzten Antimikrobica (→ 1.7.1) sind Chlorhexidin, z. B. als -digluconat, -diacetat, und Triclosan.
Als besonders milde, alkalifreie Hautreinigungsmittel werden Alkylethersulfate, Amidethersulfate, Alkylethercarboxylate, Eiweißfettsäurekondensate, Sulfobernsteinsäureester, Amidopropylbetaine und Carboxyglycinate eingesetzt.

Als Hilfsstoffe für kosmetische Mittel zur Intimpflege werden unter anderem Rückfetter, insbesondere ethoxylierte, verwendet. Von besonderer Relevanz für Intimpflegemittel ist die pH-Wert Einstellung auf einen Wert von 4,5 bis 5,0. Bei Intimwaschtüchlein ist Material und Oberfläche von Bedeutung. Bei Sprayzubereitungen ist bei der Treibgasauswahl zu berücksichtigen, daß kein zu starker, u. U. hautreizender bis akut schmerzender Abkühlungseffekt erzielt wird. Kosmetische Mittel zur Intimpflege sind möglichst alkoholfrei zu formulieren.
Parfumierung wird nicht oder nur schwach eingesetzt.

Rezepturbeispiele

Intim-Waschlotion	(A)	(B)
Alkylethersulfat (20 %)	25,0	
Carboxyglycinat (40 %)	10,0	
Amidoxid (30 %)	5,0	
Amidopropylbetain (30 %)		10,0
Chlorhexidin-digluconat (20 %)	0,2	0,2
Polyolfettsäureester	2,0	
Citronensäure	zu pH 5	
Milchsäure		1,0
Wasser	zu 100,0	zu 100,0

Lösung für Waschtüchlein	
Amidopropylbetain (30 %)	1,0
Polyolfettsäureester	8,0
Chlorhexidindi-gluconat (20 %)	0,4
Milchsäure	zu pH 4,5
Wasser	zu 100,0

Hinweis

Waschungen des äußeren Intimbereiches mit Lotionen dienen der Entfernung von u. U. bakteriell zersetzten Hautsekreten und Ausscheidungen sowie der Keimhemmung. Die Nachreinigung ohne Zusätze soll alle eventuellen Rückstände von waschaktiven Substanzen entfernen.
Intimwaschtüchlein sind aus Papier oder Vlies gefertigte, rißfeste Tüchlein, die mit desodorierender Waschlösung getränkt und in Folien verdunstungsdicht eingeschweißt sind; sie dienen der pflegenden Zwischenreinigung, können aber eine umfassende Reinigung nicht ersetzen.
Intimdeodorants wirken durch Keimhemmung der Zersetzung der Sekrete entgegen, können aber ebenfalls eine umfassende Reinigung nicht ersetzen.
Obwohl die zur Zeit verfügbaren kosmetischen Mittel zur Intimpflege außerordentlich milde sind und aufgrund ihrer pH-Wert-Einstellung keine Verschiebungen innerhalb der physiologischen Keimflora bewirken, hat die Verwendung in den letzten Jahren, nicht zuletzt durch die steigenden Duschgewohnheiten, stark nachgelassen.

2.6 Kosmetische Pflegemittel mit dekorativen Aspekten

Kosmetische Pflegemittel mit dekorativen Aspekten sind vornehmlich Zubereitungen, die das Aussehen der Haut, insbesondere des Gesichtes, verbessern helfen und ggf. den Gesichtsausdruck im positiven oder gewünschten, oft Moderichtungen unterliegendem Sinne verändern sollen. Dem Hautzustand, den Augenpartien und dem Lippenrot wird erhöhte Beachtung geschenkt. Auch Präparate, welche den Zustand oder die Farbe der Nägel verändern sollen, gehören in dieses Gebiet. Dekorative Kosmetica können aber auch zur Korrektur sichtbar werdender kleiner Entstellungen vornehmlich im Bereich der beschaubaren Hautbereiche dienen, letzlich aber auch pflegende Aufgaben erfüllen.
Alle diese kosmetischen Mittel enthalten eine mehr oder weniger große Menge an Farbstoffen oder Pigmenten in echter Lösung oder als Pigment-Dispersion. Sie sollen nicht nur das Produkt färben, sondern auch das Gesicht, die Augenregion, die Lippen und die Nägel farblich verändern. Der Gesundheitsschutz des Verbrauchers ist auch hier ein maßgebender Gesichtspunkt. Dem wird durch entsprechende Regelungen in der EG-Richtlinie und der nationalen Kosmetik-Verordnung (→ 1.2) sowie durch die Veröffentlichungen der Farbstoff-Kommission der Deutschen Forschungsgemeinschaft (DFG) Rechnung getragen.
In den wissenschaftlichen Grundlagenarbeiten der Farbstoff-Kommission der DFG werden die kosmetischen Färbemittel nach den Anwendungsbereichen in drei Gruppen aufgeteilt:

Gruppe C: (mucous membranes) Färbemittel für kosmetische Zubereitungen, die im gesamten Bereich der Kosmetik zur Anwendung gelangen können, also sowohl auf der Haut als auch an Schleimhäuten, wie z. B. an Augen, Lippen, Mundhöhle und im Intimbereich. Aus toxikologischen oder dermatologischen Gründen können in Einzelfällen Beschränkungen des Anwendungsbereiches und der Konzentration empfehlenswert sein.

Gruppe C-ext.: (non rinse off) Färbemittel für kosmetische Zubereitungen, die auf die Haut und Anhangsgebilde gebracht werden und dort verbleiben können, außer solchen, die im Bereich der Augen, Lippen, Mundhöhle, Schleimhäute bzw. im Intimbereich eingesetzt werden.

Gruppe C-WR: (rinse off) Färbemittel für kosmetische Zubereitungen, die bestimmungsgemäß nur kurzzeitig mit der Haut in Berührung kommen können. Färbemittel für Nagellacke werden den C-WR-Färbemitteln zugeordnet.

Die Anlage 3 der Kosmetik-Verordnung listet in Analogie zur EG-Richtlinie 160 endgültig zugelassene sowie neun vorläufig zugelassene Farbstoffe für kosmetische Mittel auf, die spezifiziert unter Berücksichtigung der o. g. Gruppierung der Farbstoff-Kommission der DFG für fünf bestimmte Anwendungsgebiete verwendet werden dürfen:

Anwendungsbereiche nach der Kosmetik-Verordnung
- Farbstoffe, bei denen die *Zahl 1* aufgeführt ist, dürfen zur Herstellung aller kosmetischer Mittel verwendet werden.
- Farbstoffe, bei denen die *Zahl 2* aufgeführt ist, dürfen nicht zur Herstellung von kosmetischen Mitteln verwendet werden, die mit den Schleimhäuten des Auges in Berührung kommen können, insbesondere nicht für Schminke und Abschminkmittel für das Auge.
- Farbstoffe, bei denen die *Zahl 3* aufgeführt ist, dürfen nicht zur Herstellung von kosmetischen Mitteln verwendet werden, die dazu bestimmt sind, mit den Schleimhäuten in Berührung zu kommen.
- Farbstoffe, bei denen die *Zahl 4* aufgeführt ist, dürfen zur Herstellung von kosmetischen Mitteln verwendet werden, die nur kurze Zeit mit der Haut in Berührung kommen.
- Farbstoffe, bei denen die *Zahl 5* aufgeführt ist, dürfen nur zur Herstellung von Nagellacken verwendet werden.

Für die 169 in der Anlage 3 der Kosmetik-Verordnung genannten Farbstoffe gelten allgemeine Reinheitsanforderungen, die insbesondere Verunreinigungen mit Metallen, aromatischen Aminen, polycyclischen aromatischen Kohlenwasserstoffen, Synthesezwischenprodukten und Nebenfarbstoffen (Isomere, Homologe) betreffen; darüber hinaus bestehen für eine Reihe von Farbstoffen noch weitergehende spezielle Reinheitsanforderungen.
Die aufgeführten Farbstoffe können vor allem folgenden chemischen Gruppen zugeordnet werden:

Gruppe	Beispiele
anorganische Pigmente	Talkum, Zinkoxid, Kaolin, Aluminiumoxide, Titandioxid, Eisenoxide, Chromoxide, Manganviolett
Monoazo	Echtgelb, Tartrazin, Chrysoin S, Sudanorange, Gelborange S, Ceresrot, Amaranth
Bisazo	Brilliantschwarz, Ceresgelb
Chinophthalone	Chinolingelb
Xanthem	Eosin, Phloxin, Erythrosin, Rhodamin, Fluorescein
Anthrachinone	Carminsäure, Alizarin
Triarylmethane	Patentblau, Fuchsin, Anilam
(Thio-)Indigo	Thioindigo, Indigotin, Indigo
weitere	Riboflavin, Curcumin, Carotin, Bixin, Capsanthin, Lycopin, Xanthophylle, Anthocyane, Betanin, Chlorophyll, Kohlenstoff

2.6.1 Getönte Gesichtspflegemittel

Aufgaben und Wirkung
Durch die Tätigkeit der Talg- und Schweißdrüsen bildet sich auf der Haut eine dünne Emulsion, die insbesondere unter Belichtung einen deutlichen Glanz zeigt, was als unschön, sogar als ungepflegt, empfunden wird. Darüber hinaus können bestimmte Lebensgewohnheiten (z. B. Nicotin- und/oder Alkoholabusus, Erholungs- und Schlafdefizit) ihren Niederschlag im Hautausdruck und -relief finden, ebenso sind Hautunregelmäßigkeiten wie Runzeln, Falten, Pigmentmale oder Narben zu beobachten. Getönte Gesichtspflegemittel (make-up) haben die Aufgabe, vorhandenen Glanz, ungleichmäßige Gesichtsfarbe oder sonstige Unregelmäßigkeiten abzudecken und ggf.farblich im Sinne von Natürlichkeit und Frische zu verändern.

Zusammensetzung
Als getönte Gesichtspflegemittel werden pigmenthaltige Tagescremes (→ 2.3), lose oder gepreßte Gesichtspuder, Pudercremes, Creme-Make-up's und Rouges verwendet.
Lose Schminkpuder enthalten die gleichen Puderrohstoffe wie Körperpuder, sind jedoch zusätzlich eingefärbt. *Kompaktpuder* sind gefärbte, in Gegenwart eines Bindemittels verpreßte Pudergemische, während die *Pudercremes* flüssige, mit Hydrokolloiden versetzte Cremes sind, die auf verschiedene Farbschattierungen eingestellt werden. Schminkcremes sind den Pudercremes ähnlich, weisen jedoch einen höheren Pigmentgehalt auf und sind in der Regel wasserfrei.
Rouges sind flüssige bis pastenförmige oder cremeartige Zubereitungen, denen lösliche und/oder unlösliche Farbstoffgemische in sehr hohen Konzentrationen zugesetzt werden.
Als Grundstoffe werden Weißpigmente eingesetzt, die sowohl eine ausreichende Abdeckung (Titandioxid, Zinkoxid) als auch eine gute Haftung (Talkum, Stearate) erzielen.
Um Sedimentation des relativ hohen Pigmentanteils zu verhindern, sind ggf. Verdickungsmittel (Silikate, Cellulosederivate) zuzusetzen; gepreßte Puder halten durch Zusatz von Bindemitteln, z. B. Alkylstearate mit flüssigem Paraffin, zusammen. Diese werden zu 5 bis 10 % in die losen Pudermassen eingearbeitet, dann erfolgt Pressung.
Wie in 1.7 und 2.3 dargestellt, sind Zugaben von Feuchthaltemitteln (Polyole), antimikrobiellen Mitteln und Antioxidantien notwendig, der Zusatz von UV-Filtern ist empfehlenswert; Parfumierung wird in der Regel vorgenommen.

Rezepturbeispiele

Gepreßte Kompaktpuder:

Lose Puder werden zu 5 bis 10 % mit Binder vermischt und mit entsprechendem Andruck in die Endpackung gepreßt.

Binder	(A)	(B)	(C)	(D)
Mineralöl				2,0
Lanolin				3,0
Cetylalkohol				4,0
Triethanolamin-laurylsulfat				1,0
Isopropylstearat	50,0			
Flüssiges Paraffin	50,0			
Tragant		1,2		0,5
CMC			1,0	
Natriumalginat			0,5	1,0
Konservierungs-mittel	n.B.		n.B.	
Parfum	n.B.			
Ethanol 96% (V/V)		5,0	2,0	4,0
Glycerol 85%				2,0
Wasser		93,8	96,3	82,5

Getönte Tagescremes (O/W):
Grundcremes (→ 2.3) werden mit
ca. 4 % Haftgrundstoffen z. B. Talkum,
ca. 2 % Abdeckgrundstoffen z. B. Titandioxid und
ca. 1 bis 3 % Farbpigmenten z. B. Eisenoxide versetzt.

Rouges	(A)	(B)	(C)	(D)	(E)
Acetyl. Wollwachsalkohol	2,5				
Acetoglycerid					10,3
Dimethylpoly-siloxan	2,0				
Flüssiges Paraffin	2,0		24,0	16,0	12,0
Ölsäure					8,0
Carnaubawachs			6,0		
Mikrowachs				4,0	
Ozokerit			10,0		
Isopropylmyristat					12,0
Isopropylpalmitat			27,0		
Zinkstearat	4,0				
Cacaobutter		3,0			
Cetylalkohol		3,0			
Gelbes Wachs		3,0			
Walrat		5,0			
Rizinusöl		5,0			
Magnesiumsilicat	20,0				
Glimmer	30,0				
Titandioxid	7,0		15,0	3,0	
Talkum	25,0		10,0	2,0	
Farbpigmente	3,5	5,0	5,0	5,0	3,0
Zinkoxid			2,0		
Sorbitol-Lösung 70%				5,0	
Wasserfreies Eucerin		20,0			
Lanolin				2,0	
Triethanolamin					4,0
Wasser				36,0	50,0
Vaselin		50,0		24,0	
Konservierungs-mittel		jeweils		n.B.	
Parfum		jeweils		n.B.	
Antioxidans		jeweils		n.B.	

Lose Gesichtspuder	(A)	(B)	(C)	(D)	(E)	(F)	(G)
Magnesiumsilikat	15,0	33,0					
Weißer Ton	5,0		39,0	33,5	16,5		25,0
Titandioxid		5,0			4,0	5,0	14,0
Zinkoxid			9,0	16,7			
Reisstärke					4,0	10,0	
Zinkstearat	2,0		6,0		6,0		
Magnesiumstearat		3,0				8,0	
Magnesiummyristat							6,0
Bariumsulfat			40,0				
Magnesiumcarbonat				16,5	5,0	33,5	8,0
Glimmer	11,0	7,0					
Eisenoxide	0,5	2,0					
Farbpigmente			n.B.	n.B.	4,0	4,0	n.B.
Parfum		jeweils	n.B.				
Konservierungsmittel		jeweils	n.B.				
Antioxidans		jeweils	n.B.				
Talkum		jeweils	zu 100,0				

Wasserhaltige Pudercremes und Creme-Make up's	(A)	(B)	(C)	(D)
Wollwachsalkohole	4,0			
Walrat	3,2			
Vaselin			2,0	
Flüssiges Paraffin	7,5	15,0		
Lanolin			3,0	
Stearinsäure	3,5			
Glycerolmonostearat	1,8			
Propylenglycol-monostearat		6,0		
Isopropylmyristat			3,0	
Macrogolstearat 400			4,0	
Polysorbat 20	0,7			
Stearin		2,5		
Cetylalkohol			4,0	
Propylenglycol	10,0		2,0	
Glycerol 85%				4,0
Triethanolamin	1,0	1,3		
Wasser	50,0	53,1	56,3	64,8
Natriumlaurylsulfat		1,1	1,0	
Ethanol 96% (V/V)			2,0	
Titandioxid	4,0		1,0	1,0
Talkum	9,0			8,0
Aluminiummagnesium-silikat	1,0			
CMC	0,3		1,0	1,5
Magnesiumcarbonat			2,0	
Calciumcarbonat				3,0
Macrogol 4000				8,0
Eisenoxid	1,1			
Farbpigmente		11,0	8,0	7,0
Weißer Ton		5,2		
Bentonit		4,7		
Konservierungs-mittel	jeweils		n.B.	
Parfum	jeweils		n.B.	
Antioxidans	jeweils		n.B.	

Wasserfreie Pudercremes und Creme-Make up's	(A)	(B)	(C)	(D)	(E)
Hartparaffin		5,0		7,7	
Ozokerit	5,0	5,0			
Carnaubawachs	3,0		10,0		14,0
Gelbes Wachs	7,5			2,0	4,0
Flüssiges Paraffin	12,0	23,0		4,7	10,0
Rizinusöl	3,5				
Acetyl. Wollwachsalkohol	4,0				
Myristylacetat	10,0				
Sorbitanoleat	1,6				
Oleylalkohol	7,0				
Isopropylmyristat			49,0	20,0	37,0
Cetylalkohol				1,0	12,0
Vaselin		47,0		12,0	
Lanolin		4,0		0,6	
Polysorbat 80	2,0				
Zinkoxid		4,0	10,0	10,0	6,0
Titandioxid	10,0	2,0	2,0	2,0	3,0
Weißer Ton	30,0	3,0	7,0	8,0	6,0
Eisenoxide	2,0				
Talkum		2,0	5,0	5,0	5,0
Calciumcarbonat		2,0	6,0		2,0
Magnesiumcarbonat			3,0	2,0	2,0
Stärke			3,0	5,0	5,0
Magnesiumstearat		2,0			
Farbpigmente		2,0	2,0	3,0	3,0
Antioxidans		jeweils		n.B.	
Konservierungs-mittel		jeweils		n.B.	
Parfum		jeweils		n.B.	

Hinweis

Kosmetische Gesichtspflegemittel mit dekorativen Aspekten müssen sich gleichmäßig und leicht auftragen lassen. Vor Verwendung stärker deckender Pudercremes oder Creme Make up's ist eine u. U. schwach getönte O/W-Creme als Unterlage zu verwenden, um die Gesichtshaut allgemein in einen vergleichbaren Fett- und Feuchtigkeitsgehalt zu bringen; den Abschluß bildet in der Regel ein Gesichtspuder. Besondere Akzentsetzung ist durch Rouges möglich.

2.6.2 Augenpflegemittel

Aufgaben und Wirkung

Augenpflegemittel, insbesondere mit dekorativen Aspekten, sind seit Jahrtausenden bekannt. Sie werden bereits im Papyros Ebers genannt. Diese kosmetischen Mittel dienen der Anfärbung der Wimpern, Mascara, der Augenbrauen und der Lider, wie Lidschatten, Eyeshadow, Eyeliner; Grundierungen werden als Eye-Fix-Cremes bezeichnet. Sie werden als feste, flüssige, creme- oder suspensionsförmige Zubereitungen formuliert.

Wichtig sind bei diesen Präparationen Haut- und Schleimhautverträglichkeit, Wasserfestigkeit und Abschminkmöglichkeit, beispielsweise durch Eye-Make-up-Remover. Augencremes stellen eine sinnvolle Ergänzung dar und dienen dem Schutz und der Pflege des empfindlichen Augenbereiches.

Zusammensetzung

Die bei Augenpflegemitteln mit dekorativen Aspekten verwendeten Pudergrundstoffe sind vergleichbar mit denen der dekorativen Gesichtspflegemittel, jedoch spielen bei den Farbpigmenten die Perlglanzpigmente eine größere Rolle; als Farben sind im besonderen Schwarz-, Blau-, Grün- und Brauntöne zu nennen.

Um die Wasser- und Tränenbeständigkeit zu erhöhen, werden Filmbildner wie PVP-Copolymere verwendet.

Besondere Schutzstoffe für den empfindlichen Augenbereich sind UV-Filter und Antioxidantien. Einen wichtigen Aspekt stellt die Konservierung dar; als antimikrobielle Wirkstoffe sind Phenylquecksilberverbindungen geeignet, die Schutz gegen Pseudomonas aeruginosa bieten.

Rezepturbeispiele

Lidschatten (Eye shadow), cremeförmig bis pastös	(A)	(B)	(C)	(D)	(E)	(F)	(G)
Ceresin		2,0	15,0				
Hartparaffin					4,0		
Walrat		10,0					5,0
Cacaobutter							2,0
Gelbes Wachs	2,5	4,0	10,0	3,0	9,0		3,0
Carnaubawachs					4,0		
Flüssiges Paraffin	3,0		20,0		1,0		
Lanolin		10,0		3,0	3,0		5,0
Vaselin		40,0		30,0	2,0	15,5	55,0
Mikrowachs				6,0			
Wollwachsalkohole	1,5						
Rizinusöl					50,0		
Glycerolmonostearat 40 bis 50%	5,5						
Stearinsäure	1,0						
Macrogololeat	1,5						
Isopropylstearat	3,0						
Isopropylmyristat				20,0	9,0		
Cetylalkohol					3,0	2,5	
Triethanolaminstearat						18,0	
Zinkoxid		20,0	20,0	5,0			20,0
Talkum			7,0	15,0			
Titandioxid	5,0			5,0		9,0	
Magnesiumnatriumsilikat	2,0						
Ultramarin				2,0			
Glimmer	5,0						
Perlpigment		10,0	18,0	10,0	5,0	1,0	5,0
Farbpigmente	8,0	4,0	10,0		10,0	4,0	5,0
Dimethylpolysiloxan	2,0						
Propylenglycol	5,0						
Wasser	50,0					48,0	
Parfum		jeweils	n.B.				
Antioxidans		jeweils	n.B.				
UV-Filter		jeweils	n.B.				
Konservierungsmittel		jeweils	n.B.				

Puderförmiger Lidschatten (Eye shadow)	(A)	(B)	(C)
Zinkstearat	2,0	2,0	2,0
Isopropylstearat		3,0	4,0
Flüssiges Paraffin	3,5		
Polyvinylpyrrolidon	0,5		
Wollwachsalkohole	0,5		
Isopropylisostearat	2,0		
Farbpigmente	15,0	11,0	1,0
Glimmer	5,0		5,0
Bismutoxichlorid	20,0		30,0
Ultramarin			8,0
Antioxidans	n.B.	n.B.	n.B.
Konservierungsmittel	n.B.	n.B.	n.B.
UV-Filter	n.B.	n.B.	n.B.
Parfum	n.B.	n.B.	n.B.
Weißer Ton	5,0	5,0	5,0
Titandioxid	10,0		10,0
Talkum zu	100,0	100,0	100,0

Blockförmige Wimperntusche (Mascara)	(A)	(B)	(C)	(D)	(E)
Carnaubawachs	35,0		15,0		
Gelbes Wachs	25,0		5,0		18,0
Hartparaffin				15,0	
Rizinusöl	10,0	1,7			
Wollwachs			10,0		
Lanolin				8,0	
Glycerolmonostearat 40 bis 50%		3,3	5,0	60,0	9,0
Stearin		64,0			14,0
Ölsäure					3,0
Stearinsäure	15,0				
Triethanolamin	5,0	27,7			4,0
Triethanolaminstearat			45,0		
Ruß	10,0	3,3	20,0	10,0	7,0
Ultramarin					2,0
CMC					1,5
Ethanol 96% (V/V)					3,0
Antioxidans		jeweils n.B.			
Konservierungsmittel		jeweils n.B.			
Parfum		jeweils n.B.			
Wasser					38,5

Flüssige bis cremige Wimperntusche (Mascara)	(A)	(B)	(C)	(D)
Gelbes Wachs	4,0	16,0		
Carnaubawachs		3,0		
Walrat	4,0			
Cacaobutter	6,0			
Vaselin	64,0			
Lanolin			3,0	
Macrogoldistearat 400			10,0	
Sorbitanmonooleat				4,0
Cetylalkohol	2,0			
Diglycolstearat			8,0	
Triethanolamin-laurylsulfat			1,5	
Glycerolmono-stearat 40 bis 50%		6,0		
Rizinusöl		1,5		87,0
Stearinsäure		1,0		
Stearylalkohol			15,0	
PVP-Copolymer		3,0		
Propylenglycol		2,0		
Farbpigmente	15,0	10,0	8,0	
Ruß				9,0
Ultramarin	5,0			
Konservierungsmittel	n.B.	n.B.	n.B.	n.B.
Antioxidans	n.B.	n.B.	n.B.	n.B.
Isoparaffin		45,4		
Wasser		12,0	54,4	

Augenbrauenstift	(A)	(B)	(C)	(D)	(E)
Gelbes Wachs	20,0	21,0	9,0	20,0	
Carnaubawachs		5,0			
Ozokerit	31,0			40,0	
Hartparaffin		29,0			
Cacaobutter	18,0			20,0	8,0
Gehärtetes Erdnußöl			13,5		13,0
Japanwachs			50,0		
Hydriertes Rizinusöl					45,0
Rizinusöl					8,0
Isopropylmyristat	10,0				
Flüssiges Paraffin	5,0		4,0	5,0	
Lanolin		9,0	3,0		16,0
Eucerin	5,0				
Cetylalkohol		8,0			
Vaselin		21,0		5,0	
Ruß	10,0			10,0	10,0
Eisenoxide			48,0		
Farbpigmente		10,0			
Konservierungs-mittel	n.B.	n.B.	n.B.	n.B.	n.B.
Antioxidans	n.B.	n.B.	n.B.	n.B.	n.B.

Hinweis

Im empfindlichen Augenbereich werden mehr oder weniger stark getönte Pflegemittel verwendet, die bei guter Haftfähigkeit und hoher Wasserbeständigkeit einen geringen Abrieb aufweisen, andererseits soll eine gute, problemlose und nicht reizende Abschminkmöglichkeit gegeben sein, die in der Regel mit ölhaltigen Präparaten erfolgt. Als Farbstoffe in diesem Applikationsbereich sind nur bestimmte, hinsichtlich ihrer Schleimhautverträglichkeit besonders günstige Substanzen zugelassen (→ 2.6.1). Bei Augenbrauen und Wimpern sind auch permanente Färbungen möglich (→ 3.6).

2.6.3 Lippenpflegemittel

Aufgaben und Wirkung

Entgegen der allgemeinen Verbrauchermeinung steht bei kosmetischen Mitteln zur Lippenpflege der pflegende Aspekt eminenter im Vordergrund als dekorative Praemissen; dies beruht auf dem teilweise andersartigen Aufbau der Lippenhaut. Diese zeigt eine ausgesprochen dünne Hornschicht, Fehlen von Schweißdrüsen und nur vereinzelt Talgdrüsen. Die Befeuchtung der Lippen wird über die Speicheldrüsen erzielt, dagegen ist die Lippenoberfläche durch die geringe Dichte an Talgdrüsen praktisch fettfrei und neigt, insbesondere bei entsprechenden klimatischen Bedingungen wie Kälte und Trockenheit stark zum Austrocknen und zur Bildung von Rhagaden. Die melaninarme Haut der Lippen erhält ihre natürliche Farbe, das Lippenrot, durch das stark durchblutete, oberflächliche Papillargebiet. Durch diese Gegebenheiten können die Lippen bei UV-Einwirkung weder einen besonderen Melaninschutz noch eine Lichtschwiele aufbauen, sind also ganz besonders empfindlich gegen ultraviolette Strahlen. Lippenpflegemittel haben also die Aufgabe vor aktinischen Einflüssen zu schützen und einen ausreichenden Flüssigkeits- und Fettgehalt zu erhalten, um Austrocknungen und Rissigwerden vorzubeugen. Die ggf. vorgenommenen Beimengungen von Farbstoffen haben die sekundäre, aber optisch auffallende Aufgabe, blasse Lippen natürlich zu färben sowie Form und Kontur der Lippen zu korrigieren. Modische Effekte, einschließlich Anpassungen an Haar- und/oder Bekleidungsfarben, können durch den Verbraucher gewünscht sein. Die Anwendung erfolgt überwiegend als Stift; darüber hinaus wird zusätzlich Lip-Gloss aufgetragen, um einen besonders ausgeprägten Glanzeffekt zu erzielen. Lippenkonturstifte werden zur Rahmenkorrektur oder Betonung verwendet.

Zusammensetzung

Bei den kosmetischen Mitteln zur Lippenpflege handelt es sich in der Regel um Mischungen aus Wachsen und Ölen, denen ggf. für die Anwendung im Bereich von Schleimhäuten zugelassene Farbstoffe, Pigmente und Perlglanzmittel (→ 2.6) beigefügt sind. Neben dem Zusatz von Antioxidantien und antimikrobiellen Stoffen ist die Einarbeitung von UV-Filtern von besonderer Wichtigkeit.

Art und Menge der Wachse bestimmen weitgehend den Glanz und die Härte eines Lippenpflegestifts. Carnaubawachs aus den Blättern der Carnauba-Palme erhöht den Schmelzpunkt des Stiftes, macht ihn hart und glänzend. Ähnlich wirken hochschmelzende, kristalline Hartparaffine. Sie setzen darüber hinaus den Auftragewiderstand herab. Ozokerit verleiht bei hohem Ölaufnahmevermögen dem Stift Zähigkeit und Bruchfestigkeit, führt in zu hohen Anteilen jedoch zur Bröckeligkeit. Bienenwachs (Gelbes Wachs) ist nach wie vor ein wichtiger Bestandteil vieler Lippenstifte, die dadurch mechanische Widerstandsfähigkeit erhalten. Darüber

hinaus stabilisiert Bienenwachs das thixotrope Gemisch, wirkt dem Ausschwitzen der Öle entgegen und verleiht dem Stift durch seine Klebrigkeit eine gute Haftung auf den Lippen. Candelillawachs aus den Blättern einer mittelamerikanischen Euphorbie hat ein dem Bienenwachs vergleichbares Ölbindevermögen, ist jedoch härter und glanzverleihender. Walrat erzeugt wie Cetyl- und Myristylactat Oberflächengriffigkeit (soft-effect). Mikrokristalline Wachse wie Ceresin besitzen ein besonderes Ölbindevermögen.
Rizinusöl verleiht aufgrund seiner Viskosität dem Film auf den Lippen eine gewisse Zähigkeit bei gleichzeitig gutem Lösevermögen für Farbstoffe. In kleinen Anteilen wirkt flüssiges Paraffin als Gleitmittel und Glanzerhöher; dies gilt auch für Siliconöle, die darüber hinaus technologische Vorteile besitzen. Cetyl- und Oleylalkohol vermögen Farben gut zu lösen, reduzieren jedoch u. U. den Glanzeffekt.
Aufgrund ihrer besonderen Hautaffinität und Öllöslichkeit wurden früher Eosinfarbstoffe bevorzugt, jedoch erzeugen diese auf den Lippen ein Sprödigkeits- und Trockenheitsgefühl; den Farbprimäranteil stellen heutzutage unlöslich organische Pigmente und Eisenoxide, denen neben kleineren Mengen Eosinfarbstoffen auch Perlglanzstoffe beigegeben werden.
Für den Produktschutz werden neben antimikrobiellen Stoffen insbesondere Antioxidantien benötigt. UV-Filter dienen dem Produktschutz und gleichzeitig dem Lippenschutz vor aktinischen Schäden. Eigengeruch und Eigengeschmack der Rohstoffe können den Einsatz von Parfum und Aromastoffen erfordern. Aromatisierungen für besondere Geschmacksempfindungen beim Anwender und dessen Partner(in) sind als Modeerscheinung zu betrachten.

Rezepturbeispiele

Lippenstift	(A)	(B)	(C)	(D)	(E)	(F)	(G)
Candelillawachs	2,0	2,0	7,0		4,0	7,0	36,0
Carnaubawachs	9,0	2,5	3,0	4,0	4,2	3,0	
Gelbes Wachs	12,0	2,7	7,0	14,0		7,0	
Ozokerit	9,0	2,0	3,0	12,0	8,0	3,0	
Sebacinsäurediethylester							10,0
Wollwachsalkohole			3,0				
Ceresin	3,0						
Cacaobutter					5,5		
Lanolin	16,0	5,0	10,0		10,0	10,0	4,0
Fettsäuremonoethanolamid					30,0		
Cetylalkohol	4,0						2,0
Vaselin	2,0						
Flüssiges Paraffin	1,0	2,0			29,3		6,0
Siliconöl						10,0	
Myristyllactat		6,0					
Isopropylmyristat						5,0	10,0
Oleylalkohol	15,0				7,0		
Isostearinsäureisostearat		12,0					
Colophonium	2,0						
Glycerolacetat				35,0			
Isoadipat	3,0						
Farbpigmente	6,5	12,0		14,0	11,5	12,0	13,0
Glimmer		2,0					
Titandioxid	1,0	6,0					2,0
Eosinfarbstoff	3,5			3,0	4,0	3,0	1,5
Vitamin-E-acetat		0,1	2,0				
Panthenol			0,5				
Bisabolol			0,1				
Aloeextrakt			0,5				
UV-Filter		jeweils		n.B.			
Antioxidans		jeweils		n.B.			
Konservierungsmittel		jeweils		n.B.			
Parfum		jeweils		n.B.			
Aromastoffe		jeweils		n.B.			
Rizinusöl		(A) bis (F) jeweils zu 100,0					
Hydriertes Palmkernöl							zu 100,0

	Lip Gloss	Lippen-konturstift
Gelbes Wachs	2,0	
Ozokerit	2,0	
Carnaubawachs	1,0	
Hydrierter Talg		15,0
Hydriertes Rizinusöl		8,0
Isopropyllanolat		3,0
Octyldodecanol		2,0
Flüssiges Paraffin		3,5
Lanolin	45,0	
Myristyllactat	10,0	
Rizinusöl	15,0	
Polybutylen	17,0	
Lanolinöl	5,0	
Farbpigmente	2,0	41,0
Glimmer	1,0	
Talkum		3,0
Titandioxid		4,0
Japanwachs		zu 100,0
Konservierungsmittel	n.B.	n.B.
Antioxidans	n.B.	n.B.
UV-Filter	n.B.	n.B.
Parfum	n.B.	n.B.
Aromastoffe	n.B.	n.B.

Hinweis

Während immer mehr Menschen ihre Gesichts- und Körperhaut pflegen, werden die Lippen oft vernachlässigt und sind somit vor den Umwelteinflüssen, insbesondere der UV-Strahlung, ungeschützt ausgesetzt. Hier ist eine Verbraucheraufklärung notwendig, die konkretisiert, daß dekorative Aspekte der Lippenpflege zweitrangig sind. Sicherlich wäre die kosmetische Industrie dann bereit, auch ungefärbte Lippenpflegemittel zur Verfügung zu stellen. Entsprechend formulierte Lippenstifte, gleichgültig ob gefärbt oder ungefärbt, haben eine nachgewiesene Schutzwirkung gegen aktinisch bedingte chronische Schäden, einschließlich maligner Entartung.

2.6.4 Nagelpflegemittel

Aufgaben, Wirkung und Zusammensetzung

Aufbau und Funktion des Hautanhangsgebildes Nagel wurde in 1.3.2 dargestellt.

Die Pflege der Nägel ist ein Teil der Körperpflege im Sinne von Reinigung und Erhalt, dazu kommen gegebenenfalls noch Aufgaben im Sinne von Form- und Farbgebung. Früher wurden lediglich Nagel-Poliermittel verwendet, Zubereitungen, die dem Nagel Glanz ohne besondere Färbung verleihen konnten; sie enthielten geeignete Poliermittel wie Kreide und weißen Ton und wurden durch Zugabe von Wachsen auch in Pasten- oder in Stiftform angeboten. Sie haben heutzutage nur eine geringfügige Bedeutung. Die wichtigsten Nagelpflegemittel sind Nagellacke, d. h. Zubereitungen, die filmbildende Anteile, meist Nitrocellulose, Harze oder Kunstharze, Weichmacher, Lösemittel, gegebenenfalls auch spezielle Farbstoffe enthalten. Sie bilden nach dem Auftragen auf den Nagel plastische, ausreichend widerstandsfähige, auch schlagfeste Filme. Abgenommen werden Nagellacke mit Nagellack-Entferner, d. h. Lösemitteln, meist Aceton, andere Ketone oder Ester wie Ethylacetat, denen Fette oder fettähnliche Stoffe zugesetzt werden, um die stark entfettende Wirkung der Lösemittel zu kompensieren. Dazu eignen sich Lanolin oder pflanzliche Öle.

Die verwendeten Nagelhautentferner bestehen fast ausnahmslos aus stark alkalischen Lösungen; eine vorzeitige Erweichung der Nagelhaut und die gleichzeitige Abdeckung umliegender Haut mit Ölen ist vorteilhaft.

Nagelhärter dienen zum Härten und Stärken des Nagels; verwendet wird fast ausschließlich bis 5 % Formaldehyd. Zugegeben werden darüber hinaus Filmbildner.

Nagelweiß-Präparate sind flüssige, creme- oder stiftförmige Präparate, die einen hohen Gehalt an Weißpigment, insbesondere Titandioxid oder Zinkoxid, aufweisen.

Nagellacke sind aus folgenden Komponenten aufgebaut:

a) Filmbildende Substanzen. Der klassische und auch heute verwendete Filmbildner ist Nitrocellulose.
b) *Weichmacher.* Abtrocknende Nitrocellulose führt zu einem spröden, leicht absplitternden Film; dies macht den Zusatz von Weichmachern wie Phthalsäureester oder Campher notwendig.
c) *Harze.* Harze wirken als Dispergiermittel für Farbstoffe und verleihen dem Lack mehr Haftfähigkeit. Verwendet wurden früher natürliche Harze wie z. B. Schellack, diese sind jedoch heute verdrängt durch Sulfonamid-Formaldehyd-Harze. Der gesteigerte Glanzeffekt kann durch Zugabe von Polyacrylaten weiter verstärkt werden.
d) Lösemittel. Von besonderem Lösevermögen für Nitrocellulose sind kurzkettige aliphatische Alkohole und deren Essigsäureester, aber auch aromatische Stoffe wie Toluol.
e) *Farbstoffe.* Da ein Anfärben der Nagelplatte selbst nicht erzielt werden soll, werden insbesondere Pigmente verwendet.

Rezepturbeispiele

Nagelhärtemittel	(A)	(B)	(C)	(D)
Formaldehyd 30%	1,5		2,0	1,5
Formaldehyd 40%		5,0		
Ethylacetat				12,0
Toluol				28,0
Butylacetat				26,0
Nitrocellulose				14,0
Sulfonamid-Formalin-Harz				8,0
Dibutylphthalat				4,5
Isopropanol				6,0
Glycerol 85%	3,0		5,0	
Lanolin	1,0			
Milchsäure	0,5	18,0		
Aluminiumkaliumsulfat		0,5		
Aluminiumacetat			2,0	
Ethanol 96% (V/V)	10,0			
Parfum	n.B.	n.B.	n.B.	n.B.
Polysorbat 20	0,7			
Wasser	zu 100,0	zu 100,0	zu 100,0	

Nagellack	(A)	(B)	(C)	(D)	(E)	(F)	(G)	(H)	(I)
Nitrocellulose	4,0	7,0	13,1	21,0	30,0	12,0	15,0	12,0	14,9
Butylacetat	23,9			10,0	10,0	30,0	34,0	30,5	27,4
Amylacetat					5,0				
Isopropanol						4,0	7,0	4,5	8,0
Toluol	23,9	30,0		20,0	15,0	25,0	30,0	23,0	25,0
Ethylacetat				28,0	20,0	12,0		9,0	8,2
n-Butanol								1,0	
Dibutylphthalat	4,0	5,0	6,5	6,0	8,0	5,0	4,5	5,0	4,8
Dioctyladipat			13,4						
Ethanol 96% (V/V)	25,6	14,0		5,0					
Campher			3,0				2,4	1,5	1,4
Polyacrylat	18,6						0,5		
Sulfonamid-Formalin-Harz				10,0	12,0	6,0	7,0	11,0	8,1
Polyvinylacetat		8,0							
Polyvinylbutyrat						5,0			
Aceton			3,0						
Ethylenglycolether		30,0	35,0						
Linolensäure						1,0			
Titandioxid								0,75	0,6
Farbpigment	n.B.	n.B.	0,4	n.B.	n.B.	n.B.	n.B.	0,25	0,4
Bismutoxichlorid									0,2
Parfum	n.B.	n.B.	n.B.	n.B.	n.B.	n.B.	n.B.	n.B.	n.B.

Nagellack-Entferner	(A)	(B)	(C)	(D)	(E)
Aceton	19,0	35,0	53,0		
Methylisobutylketon					80,0
Ethylacetat	40,0	28,5	35,0		
Butylacetat				10,0	
Ethylenglycol-diacetat					10,0
Dibutylphthalat		15,0			
Diisopropyladipat			0,5		
Isobutylstearat					10,0
Isopropylmyristat	5,0				
Diethylenglycol-monoethylether	35,0			85,0	
Monethylenglycol monoethylether		15,0			
Lanolin	1,0				
Olivenöl		6,5			
Oleylalkohol				5,0	
Parfum	n.B.	n.B.	n.B.		
Wasser			11,0		

Nagelhautentferner	(A)	(B)	(C)
Glycerol 85%	14,0	10,0	
Kaliumhydroxid	2,0	5,0	5,0
Ethoxylierter Wollwachsalkohol	4,0		
Wollwachsalkohole			5,0
Wasser	zu 100,0	zu 100,0	zu 100,0

Nagelpoliermittel	(A)	(B)	(C)
Zinkoxid	4,0	70,0	45,0
Talkum		10,0	10,0
Titandioxid		7,0	10,0
Weißer Ton	4,0	10,0	30,0
Carnaubawachs		2,0	4,0
Zinkoleat		1,0	
Campher			1,0
Ether	1,0		
Rizinusöl	0,5		
Citronensäure	0,2		
Ethanol 96% (V/V)	zu 100,0		

Hinweis
Für eine vollständige Pflege der Nägel wird folgendes Vorgehen in der Literatur empfohlen:

a) Entlacken der Nägel
b) Feilen
c) Erweichen der Nagelhaut
d) Einfetten und Zurückschieben der Nagelhaut
e) Entfernen der Nagelhaut und/oder verhornter Teile
f) ggf. Entfetten
g) Säubern der Nägel
h) Auftragen von Lack, u. U. einschließlich Härtung

Bei Nagelhautentfernern und Nagelhärtern ist die Aggressivität des Produktes (Alkalität, Formalin bis 5%) unbedingt zu beachten.
Lösemittelhaltige Nagellacke und Nagellackentferner enthalten hohe Anteile von leicht entzündlichen Bestandteilen. Sie sind vorsichtig zu handhaben. Ebenso ist die Inhalation von Lösemitteldämpfen unbedingt zu vermeiden.

3 Kosmetische Mittel zur Haarbehandlung

Für die Beurteilung des Aussehens sind der Zustand des Kopfhaares, die Haarfarbe und schließlich auch der Sitz der Frisur immer mit entscheidend gewesen. Deshalb ist es verständlich, daß man der Haarpflege von altersher Beachtung geschenkt und dementsprechend an die Haarpflege selbst entsprechende Anforderungen gestellt hat. Haarbehandlungsmittel sollen den Zustand und das Aussehen des Haares verändern oder verbessern sowie vorgeschädigte Haare regenerieren. Die entsprechenden Produkte beeinflussen unterschiedlich die Kopfhaut, das Einzelhaar und/oder die Frisur. So reinigt beispielsweise ein Shampoo Kopfhaut und Einzelhaar, die Frisur fällt jedoch zunächst zusammen; bei Anwendung eines sogenannten Trockenshampoos bleibt zwar der Sitz der Frisur erhalten, jedoch ist die Reinigungsleistung unbefriedigend. Dies bedeutet, daß mit kosmetischen Haarbehandlungsmitteln nicht immer alle Ziele gleich erreicht werden können, daß sogar einige Haarbehandlungsmittel in Abhängigkeit von Temperatur, Quantität und Einwirkungszeit ihr Ziel umkehren können, z. B. Dauerwellmittel, Depilationsmittel.
(Aufbau und Funktion des Haares → 1.3.2)
Kosmetische Haarbehandlungsmittel haben die Aufgabe der

- Reinigung,
- Pflege,
- Festigung,
- Formänderung,
- Farbänderung.

3.1 Kosmetische Mittel zur Haarreinigung

Aufgaben und Wirkung

Bei den kosmetischen Mitteln zur Hautreinigung (→ 2.1) gibt es wasserbasierte und ölbasierte Typen. Bei den kosmetischen Mitteln zur Haarreinigung hat sich nur der wasserbasierte Typ mit einem oberflächenaktiven Inhaltsstoff durchgesetzt, d. h. das Shampoo. Derartige kosmetische Mittel stellen bei einem Verbrauch von 1,2 kg pro Kopf und Jahr etwa 30 % des Haarbehandlungsmarktes, der wiederum ca. 30 % des gesamten Körperpflegemarktes ausmacht. Wasserbasierte Mittel können relativ problemlos durch Nachspülen mit Wasser aus dem Haar entfernt werden. Die kosmetischen Mittel zur Haarreinigung sollen den an Haarschäften und Kopfhaut haftenden Schmutz aus körpereigenem Fett, abgeschilferten Hornschichtzellen, Umweltschmutz und aus Rückständen anderer Haarbehandlungsmittel sowie etwaige Geruchsstoffe entfernen und das Haar in einen gut frisierbaren Zustand bringen. Das muß unabhängig vom Härtegrad und Temperatur des Wassers geschehen. Heutzutage wird von einem Shampoo erwartet, daß es neben der selbstverständlichen Reinigungswirkung, die vom Verbraucher immer noch mit der Üppigkeit der Schaumbildung assoziiert wird, eine allgemeine Verträglichkeit zeigt, die eine tägliche Anwendung erlaubt.

Zusammensetzung

Das Grundprinzip eines Mittels zur Haarreinigung ist durch die Mischung Wasser und oberflächenaktive Substanz erfüllt. Um ein den heutigen Ansprüchen genügendes Produkt zu erhalten, sind Tensidkombinationen und weitere Hilfsstoffe notwendig.
Typen und Eigenschaften oberflächenaktiver Stoffe wurden in 2.1. ausführlich dargestellt. In kosmetischen Mitteln zur Haarreinigung werden als Waschrohstoffe fast ausschließlich anionische Tenside, u. U. kombiniert mit Amphotensiden, eingesetzt; kationische bzw. nichtionische Tenside können für bestimmte Hilfszwecke zugefügt werden. Kationische Tenside dienen der Haarkonditionierung, nichtionische Tenside der besonderen Reizminderung in Säuglingsshampoo. Seifen werden wegen ihrer Alkalität und Inkompatibilität mit hartem Wasser schon seit längerer Zeit nicht mehr verwendet. Alkylsulfate zeigen zwar eine bessere Verträglichkeit gegenüber Wasserhärte, erfüllen jedoch, wie kationische Tenside, nicht die Anforderungen an Haut- und Schleimhautverträglichkeit. Sie werden, meist mit anderen Tensiden kombiniert, auf dem amerikanischen Markt noch relativ umfangreich benutzt. In Europa stellen die Alkylethersulfate die meist gebrauchte Tensidklasse dar, die in technologischer Sicht besonders befriedigen und deutlich bessere Hautverträglichkeit als die Alkylsulfate zeigen. Sie haben ein hohes Schaumvermögen, einen niedrigen Trübungspunkt, und gute Löslichkeit. Alkylethercarboxylate, insbesondere von höherem Ethoxylierungsgrad, werden wegen ihrer besonders guten Verträglichkeit in Säuglingsshampoos formuliert, zeigen jedoch nur ein mäßiges Schaumverhalten. Eiweiß-Fettsäure-Kondensate setzen wie Eiweißhydrolysate das Reizvermögen ionischer Tenside herab und haben konditionierend-pflegende Eigenschaften.
Zur besseren Anwendungspraktikabilität werden Verdickungsmittel zugefügt, damit die Zubereitungen vom Kopfhaar nicht in den Augenbereich herunterfließen. Verwendet werden Elektrolyte wie Natriumchlorid, Natriumsulfat, Ammoniumchlorid, die die Konsistenz der vielen Zubereitungen von Detergentien erhöhen, und/oder Alkanolamide. Letztere bewirken ferner eine Schaumstabilisierung und Rückfettung. Temperaturbeständige Viskositätserhöhungen werden auch mit Cellulosederivaten erzielt.
Als Feuchthaltemittel werden, wie üblich, Polyole (Sorbitol, Glycerol, Polyethylenglycol) verwendet.
Herstellungsbedingt können in Shampoos Eisen- und Nickelspuren enthalten sein; zur Vermeidung von Sekundärreaktionen ist der Zusatz von Komplexbildnern z. B. Na-EDTA sinnvoll.
Da die Shampooinhaltsstoffe zum Teil einen deutlichen Eigengeruch besitzen, wie die Eiweiß-Fettsäure-Kondensate, werden Parfumierungen vorgenommen. Einfärbungen (→ 2.6) von Shampoo sind üblich; der Zusatz von Perlglanzpigmenten ist vom Verbraucher hoch akzeptiert.
Die antimikrobielle Konservierung von Shampoo ist notwendig; im Einzelfall kann der Zusatz von UV-Filter, Antioxidans, Puffer, Dispergiermittel und/oder Lösungsvermittler geboten sein.

Pulvershampoo mit waschaktiver Substanz haben keine Bedeutung mehr. Trockenshampoo sind Haarentfettungsmittel ohne waschaktive Substanzen in Form von fettaufsaugenden, austrocknenden Pudergrundlagen, die im Haar verteilt und wieder ausgebürstet werden; sie können als Behelf zwischen Naßwäschen dienen.

Rezepturbeispiele

Die antimikrobielle Konservierung von Shampoo ist grundsätzlich notwendig. Stoffe wie Parfum, Perlglanzmittel, Dispergiermittel, Farbstoff, UV-Filter, Antioxidans, Puffer und Lösungsvermittler sind unter dem Begriff Hilfsstoffe zusammengefaßt.

Säuglingsshampoo	(A)	(B)	(C)
Natriumlauryl-ethersulfat	7,0	4,5	
Alkylethercarboxylat	2,2		
Carboxyglycinat	2,8		
Sorbitanoleat	3,0		
Macrogoldistearat	2,0		
Imidazol-Betain		10,0	3,0
Saccharosemonolaurat			2,0
Ethoxylierter Cetylalkohol		4,0	
Eiweißhydrolysat			2,0
Konservierungsmittel	n.B.	n.B.	n.B.
Hilfsstoffe	n.B.	n.B.	n.B.
Wasser	zu 100,0	zu 100,0	zu 100,0

Shampoo für Echthaarperücke	(A)	(B)
Laurylamidopropylbetain	10,5	4,2
Sorbitanoleat	6,0	
TEA-Laurylsulfat	15,0	
Dimethyllaurylaminoxid		1,5
Milchsäure	2,2	
Propylenglycol		1,0
Lanolin		1,0
Konservierungsmittel	n.B.	n.B.
Hilfsstoffe	n.B.	n.B.
Wasser	zu 100,0	zu 100,0

Trockenshampoo	(A)	(B)	(C)
Reisstärke		70,0	
Maisstärke	85,0		80,0
Hochdisperses Siliciumdioxid		15,0	
Leichtes basisches Magnesiumcarbonat	8,0		10,0
Weißer Ton	7,0		9,0
Schwefel			1,0
Hilfsstoffe		15,0	

Hinweis

Bei trockenem Haarzustand empfehlen sich überfettende Shampoo-Formulierungen mit pflanzlichen Ölen oder Alkanolamiden und solche, die besondere Pflegeeigenschaften durch Eiweiß-Hydrolysate und Lecithin aus Ei besitzen. Bei leicht fettendem Haar haben sich gerbstoffhaltige Kräuterzusätze bewährt. Bei vorgeschädigtem Haar empfiehlt sich neben konditionierendem Shampoo mit kationischen Zusätzen die Verwendung von Spülungen und Haarkuren (→ 3.2). Nach Shampoonierungen ist ein gründliches Ausspülen wichtig.

3.2 Kosmetische Mittel zur Schuppenbeseitigung, Antidandruffs

Aufgaben und Wirkung

Eine Abschilferung von Hornschichtzellen der Haut und der Kopfhaut stellt einen normalen physiologischen Vorgang dar und ist im allgemeinen wegen der Kleinheit der Schüppchen nicht ins Auge fallend. Tritt die Abschuppung in höherem Grade auf und werden die einzelnen Schüppchen unter Umständen durch Sebum und Schweißbeimengungen zu größeren Aggregaten verklebt, so werden diese sowohl von den Betroffenen selbst als auch von ihrer Umwelt bemerkt. Ein Faktum, das häufig als aesthetischer Makel und als Ausdruck ungenügender Körperhygiene und -pflege betrachtet wird. Diese verstärkte Kopfschuppung (Pityriasis simplex capillitii) stellt eine nicht nur den Kosmetikchemiker in-

Shampoo, Rahmenrezepturen	(A)	(B)	(C)	(D)	(E)	(F)	(G)
Alkylethersulfat	14,0	11,2	12,6	11,2	11,2	20,0	11,0
Amidopropylbetain		1,8		3,0	3,0		
Sulfobernsteinsäure		1,8					
Imidazol-Betain							7,5
Cocosfettsäure(di)ethanolamid	3,0	3,0	3,0	3,0	3,0	2,7	5,0
Eiweiß-Hydrolysat	1,5	1,5	1,5	1,8	1,5		
Eiweiß-Fettsäure-Kondensat			1,8				
Glycerol 85%						0,8	
Propylenglycol	1,0	1,0	1,0	2,0	2,0		
Weizenkeimöl				0,4			
Rizinusöl							1,0
Kationische Cellulose-Derivate					1,0		
Kräuterextrakt			1,0			0,9	
Konservierungsmittel		jeweils		n.B.			
Hilfsstoffe		jeweils		n.B.			
Wasser		jeweils		zu 100,0			

(A) für normales Haar; (B) für tägliche Wäsche; (C) bei fettendem Haar; (D) bei trocknem Haar; (E) konditionierend; (F) bei fettendem Haar; (G) bei trockenem Haar

teressierende Problematik dar. Nach Verbraucherbefragungen klagen 18 % der Frauen und 30 % der Männer darüber.
Die lokalen Ursachen der verstärkten Kopfschuppung sind durch kosmetische Mittel kausal beeinflußbar.
Die Schuppenbildung, die, von der Aetiologie gesehen, weniger ein qualitatives, sondern mehr ein quantitatives Geschehen darstellt, hat ihre Ursachen vorwiegend in der Summation zweier Prozesse:

1. Vermehrte Produktion von Corneocyten bei gleichzeitig beschleunigter Mitose im Stratum germinativum.
2. Wachsende Größe der Schuppen mit verstärkter Desquamation. Dabei treten unter anderem parakeratotische Zellen auf.

Das von der behaarten Kopfhaut exkretierte Sebum wird durch lipolytische Enzyme von Mikroorganismen der Hautflora in freie Fettsäuren gespalten. Eine Reihe dieser freien Fettsäuren, noch mehr die durch Peroxidasen von Mikroorganismen oder durch Umwelteinfluß, hier vor allem O_2, gebildeten Lipoperoxide, üben einen hautirritierenden Effekt aus. Diese chronische Reizwirkung führt zu Mitosebeschleunigung und vermehrten Corneocytenbildung im Stratum germinativum, die nach Abschilferung die Kopfschuppen bilden.
Diese sowohl endogen als auch exogen ablaufenden Prozesse können auf verschiedenen Wegen angegangen werden (Abb. 3.1, Schema I und II). Einmal können die Mitosebeschleunigung und vermehrte Corneocytenbildung im Stratum germinativum durch Mitosehemmstoffe beeinflußt werden. Das ist eine medizinische Maßnahme. Als Wirkstoffe werden Corticosteroide und Selendisulfid benutzt. Die antimitotische Wirkung, eine Verminderung des „turnover" der Epidermiszellen der Kopfhaut, konnte sehr deutlich mit Selendisulfid durch „Corneocyten-counting" in Relation zu wirkstofffreien Shampoogrundlagen gezeigt werden.
Zum zweiten können die exogenen Vorgänge auf der Kopfhaut durch antimikrobielle Wirkstoffe beeinflußt werden. Hier eignen sich Pyrithione, Pyridone und Imidazole. Lipidspaltende Mikroorganismen sind Pityrosporum ovale, orbiculare und andere der Pityrosporumgruppe. Sie wurden vermehrt auf den von Kopfschuppen befallenen Kopfhautpartien nachgewiesen. Die jahreszeitliche Schwankung in der Stärke der Schuppung zeigt eine signifikante Erhöhung im Herbst und eine signifikante Erniedrigung im Frühjahr.
Durch kosmetische Mittel bzw. die darin enthaltenen Wirkstoffe sind die lokalen, exogenen Ursachen der verstärkten Kopfschuppung kausal durch antimikrobielle Agentien beeinflußbar. Im folgenden sollen hauptsächlich die Stoffklassen der Pyridone und Pyrithione dargestellt werden, da diese in Deutschland über 90 % Marktanteil bei den Antischuppenkosmetica besitzen; gleichzeitig haben die Antischuppenmittel bei Haarshampoos einen 30%igen Marktanteil.
Nach den heute vorliegenden Untersuchungen beruht die ausgezeichnete, gesicherte „antidandruff"-Wirkung der Pyridon-, Imidazol- und Pyrithionderivate auf einer breiten antimikrobiellen Wirksamkeit.

Zur toxikologischen und dermato-toxikologischen Charakterisierung der genannten Stoffklassen liegen vielfältige, umfangreiche Studien vor. Die akute Toxizität (peroral, cutan, parenteral) nimmt von Zink-Pyrithion über das Magnesiumsulfataddukt des Pyrithiondisulfid und das Climbazol hin zum Piroctone-olamine ab. Im Vergleich zu anderen, im medizinischen und dermatotherapeutischen Bereich eingesetzten Substanzen, z. B. Selendisulfid, sind die genannten Stoffe deutlich geringer toxisch, was auch durch Untersuchungen an Enten, Wachteln und Fischen gezeigt werden konnte.
Die Verträglichkeit der genannten Stoffe und der diese enthaltenden Zubereitungen lassen nach dem heutigen Kenntnisstand die Verwendung als zulässig erscheinen.

Zusammensetzung
Antischuppen-Shampoos zeigen grundsätzlich den gleichen Aufbau wie „normale" Haarreinigungshampoos (→ 3.1); zusätzlich sind Antischuppenwirkstoffe eingearbeitet. Die Wirkstoffe der ersten Generation wie Zink-Pyrithion und Selendisulfid benötigen wegen ihrer Wasserunlöslichkeit den besonderen Zusatz von Dispergiermitteln, um ein Sedimentieren zu verhindern; dies ist bei den Antidandruffs der zweiten Generation - Piroctone-olamine, Climbazol, Magnesiumsulfataddukt des Pyrithiondisulfid - nicht notwendig. Da Pyrithione und Pyridone mit Metallionen, insbesondere Eisen, farbige Komplexe liefern können, empfiehlt sich der Zusatz eines chelatierenden Mittels.

Zink-Pyrithion
(→ 1.7.1, Tabelle 3.6)

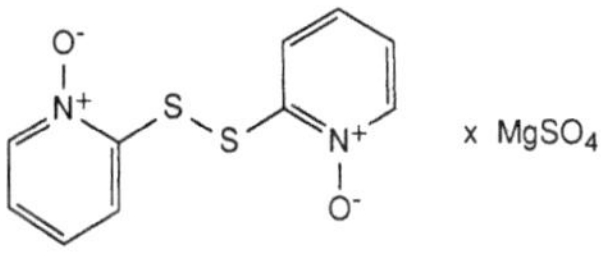

x $MgSO_4$

Pyrithiondisulfid-Magnesiumsulfataddukt

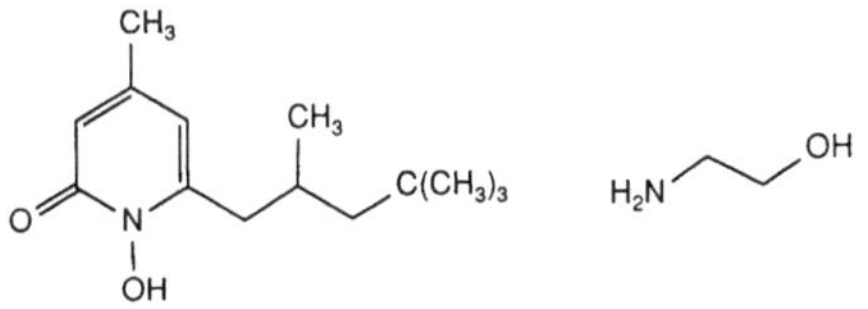

Piroctone-olamine

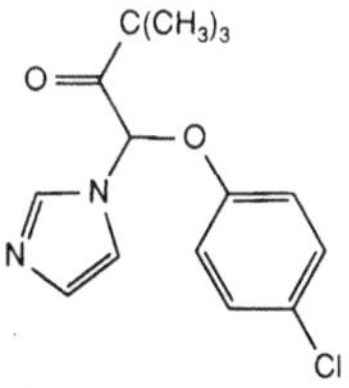

Climbazol

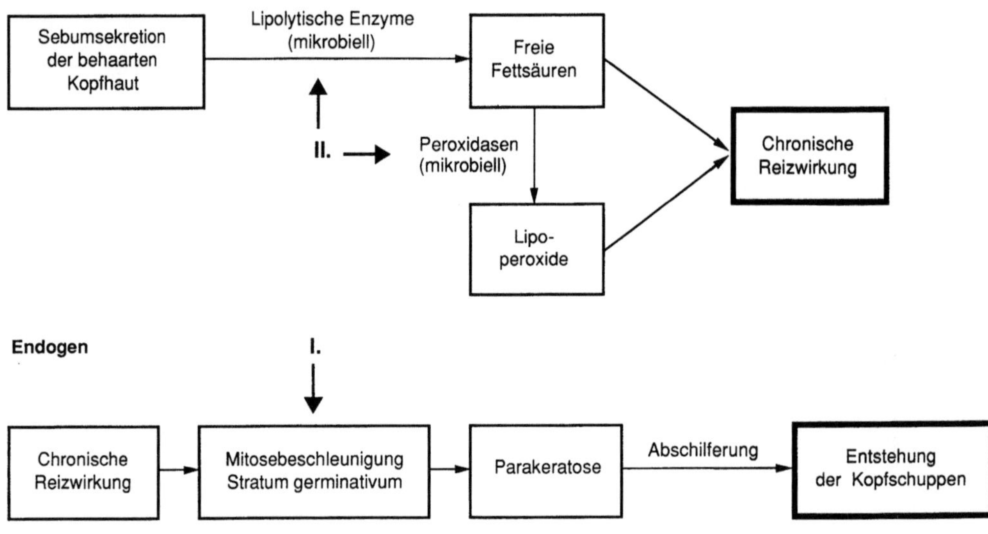

Abb. 3.1 Entstehung der Kopfschuppen

Rezepturbeispiele

Antischuppenshampoo	(A)	(B)	(C)	(D)	(E)
Selendisulfid	1,0				
Zink-Pyrithion		1,5			
MDS			1,5		
Piroctone-olamine				1,0	
Climbazol					1,0
Natriumdodecylsulfat	15,0	15,0	15,0		
Laurinsäurediethanolamid			2,0		
Cocosfettsäurediethanolamid	2,0	3,0		2,0	2,0
Laurylethersulfat				13,0	13,0
Propylenglycol	1,0	2,0	2,0		
Eiweißhydrolysat	1,5			2,0	2,0
Aluminiummagnesiumsilikat	1,0				
Hydroxypropylmethylcellulose	1,0	1,0			
EDTA			0,1	0,1	0,1
Farbstoff		jeweils		n.B.	
Perlglanz		jeweils		n.B.	
Parfum		jeweils		n.B.	
Konservierungsmittel		jeweils		n.B.	
Wasser		jeweils	zu 100,0		

MDS Pyrithiondisulfid-Magnesiumsulfataddukt

Hinweis
Eine leichte vermehrte Kopfschuppenbildung läßt sich meist noch durch wirkstoffreie Haarwaschformulationen durch tägliche und zweitägliche Waschung beherrschen, bei stärkeren Ausmaßen empfiehlt sich die Anwendung von wirkstoffhaltigen Antischuppenformulationen im Abstand von 4 bis 6 Tagen. Ein befriedigender Effekt im Sinne der Reduktion von optisch sichtbaren Schuppen wird in der Regel innerhalb von 2 bis 3 Wochen erzielt. Schwerere, kosmetisch nicht beeinflußbare, parakeratotische Abschilferungen bedürfen der dermatologischen Abklärung und Therapie.

3.3 Kosmetische Mittel zur Haarpflege

Aufgaben und Wirkung
Kosmetische Mittel zur Haarpflege sollen den physiologischen normalen Zustand des Haares erhalten oder wiederherstellen. Die entsprechenden Produkte beeinflussen unterschiedlich die Kopfhaut, das Einzelhaar und die gesamte Frisur. Unter dem Heranwachsen und mit zunehmenden Alter erleidet das Haar eine Qualitätsminderung durch Schwächung bis Verlust der Schuppenschicht und Splißbildung. Sie wird durch aktinische Einflüsse und mechanische Beanspruchung, aber auch durch kosmetische Behandlungen wie Bleichungen, permanente Färbungen und Haardauerverformungen verursacht. Die Cuticula spreizt sich, liegt nicht mehr an und geht mehr oder weniger stark verloren; das Haar wird porös, glanzlos, rauh und zeigt sich schlecht frisierbar.
Zur Haarpflege werden heute eine kaum überschaubare Vielzahl von Produkten und Applikationsformen mit zum Teil sehr phantasiereichen Auslobungen angeboten. Fachlich soll hier unterschieden werden in

- (Vor- und) Nachbehandlungsmittel,
- Frisierhilfsmittel,
- Haarwässer.

Ebenso sinnvoll ist die weitere Unterteilung in

- Produkte, die aus dem Haar ausgespült werden (rinse-off, non-leave-on),
- Produkte, die im Haar verbleiben (leave-on, non-rinse-off).

Haar*vor*behandlungsmittel spielen eine Rolle im Zusammenhang mit Haardauerverformungsbehandlungen, da diese eine gewisse Aggressivität zeigen, so daß, zumindest bei beanspruchtem Haar, eine konditionierende Vorbehandlung mit kationischen Verbindungen indiziert ist.
Zu den Haar *nach*behandlungsmitteln zählen insbesondere die Haarspülungen und Haarkuren, die vornehmlich nach einer Haarreinigung angewendet werden. Aufgrund ihrer sauren Einstellung sollen sie Alkalireste neutralisieren, nach Möglichkeit sogar Alkalikeratinate wieder spalten, und aufgrund der kationischen Aktivität anionische Shampooreste binden. Unter der Konditionierung kommt es wieder zur Anlegung der gespreizten Cuticulaschüppchen. Konditioniermittel sind Stoffe mit substantiven Eigenschaften, die aufgrund ihrer ausgeprägten Affinität zum Keratin aufziehen und dem Haar physikalische Eigenschaften wie Fülle, Glanz und Griff geben. Diese Eigenschaften werden zusammen mit guter Trocken- und insbesondere Naßkämmbarkeit und der Herabsetzung der elektrostatischen Aufladung auch als Avivage bezeichnet.
Frisierhilfsmittel wie Creme, Gel, Setting-, Styling-, Wet-Look-, Brillantine haben in den letzten Jahren wieder an Bedeutung gewonnen; sie haben leichte Festiger- und Festlegeeigenschaften, insbesondere aber, z. T. erhebliche, Glanzgebungs- einschließlich Feuchtigkeitseffekte.
Haarwässer haben in der Bundesrepublik Deutschland seit Jahren einen relativ konstanten Markt von ca. 3.000 Tonnen/Jahr; die Verwendung erfolgt überwiegend durch Männer. Die Aufgaben sind insbesondere

- Verbesserung der Frisierbarkeit,
- Schuppenbekämpfung,
- Duftvermittlung.

Im Zusammenhang mit der sehr häufigen Auslobung „bei Haarausfall" oder „zur Vorbeugung von Haarausfall" ist § 27 LMBG („Schutz vor Täuschung") zu sehen. Haarausfall ist eine natürliche Erscheinung im normalen Phasenverlauf der Cycluswellen (→ 1.3.2). Als normale Ausfallmenge pro Tag gelten:

- bis zum 30. Lebensjahr ca. 50 Haare
- bis zum 40. Lebensjahr ca. 60 Haare
- bis zum 50. Lebensjahr ca. 100 Haare

Abgesehen von ausgesprochen pathologischen Zuständen, z. B. Alopecia areata, hormonelle Dysregulation, die gezielt dermatologisch anzugehen sind, handelt es sich meist um Alopecia androgenetica. Es gibt keine kosmetische Präparation, die diesen Vorgang nachweislich beeinflussen kann.

Zusammensetzung

(Vor- und) Nachbehandlungsmittel. Unter Haarvor- und -nachbehandlungsmitteln werden im allgemeinen die Konditionier- oder Avivagemittel verstanden. Abgesehen von den Vorbehandlungsmitteln, in der Regel vor Haardauerverformungsbehandlungen eingesetzt, werden sie im wesentlichen nach dem Reinigen der Haare in Form von Haarkuren und Haarspülungen angewandt. Neben der Haarpflege sollen sie das nach dem Waschen oft sehr weiche, fliegende Haar konditionieren und dadurch der Frisur Haltbarkeit verleihen, den Glanz der Haare erhöhen, den Griff verbessern und vor allem die Naß- und Trockenkämmbarkeit verbessern. Die Produkte werden meist als O/W-Emulsionen unterschiedlicher Konsistenz, als Gele und als Aerosolschaum angeboten und enthalten als wichtigste Komponente quartäre Ammoniumverbindungen. Beanspruchtes Haar ist oft spröde und stumpf. Aufgrund der Substantivität zu Haut und Haar wirken die quartären Ammoniumverbindungen regenerierend, glättend und glänzend. Nicht ausgewaschene anionische Tensidreste werden durch die kationische Einstellung neutralisiert. Durch die in der Regel insgesamt saure Einstellung durch z. B. Citronensäure, Milchsäure (ca. pH 4,5 bis 5,5) werden Al-

Rezepturbeispiele

Haarwasser	(A)	(B)	(C)	(D)	(E)	(F)	(G)	(H)
Kamillenextrakt	1,0			1,5				
Birkensaft							3,0	
Menthol				0,5		0,02		
Campher						0,01		
PVP/VA 60:40			1,0			0,05		
Piroctonolamin							0,2	0,5
Salicylsäure				0,5	1,0	0,1		
Glycerol 85%		2,0	0,5	1,0				2,0
Propylenglycol							0,5	
Essigsäure 4%					5,0			
CTAC	0,2	0,2	0,2					0,1
Panthenol							0,2	
Allantoin							0,1	
Ethanol 96% (V/V)	50,0	40,0	40,0	45,0	60,0	60,0	45,0	50,0
Parfum	jeweils n.B.							
Farbstoff	jeweils n.B.							
Wasser	jeweils zu 100,0							

(A) und (E) bei fettigem Haar; (B) und (D) normales Haar; (C) und (F) festigend; (G) und (H) bei Schuppen

PVP/VA Polyvinylpyrrolidon-Vinylacetat; CTAC Cetyltrimethylammoniumchlorid

Frisiercreme, Frisiergel	(A)	(B)	(C)	(D)	(E)	(F)
Flüssiges Paraffin	30,0	12,0	35,7	17,0	36,0	10,0
Vaselin	17,0				8,5	15,0
Trioleylphosphat	5,0					
Sorbitansesquioleat					3,0	
Ethoxylierter Oleylalkohol	0,5	3,0				
Lanolin					3,0	18,0
Tylose	1,5					
Gelbes Wachs					2,0	12,0
Magnesiumsulfat	0,2					
Zinkstearat					1,0	
Magnesiumoleat	0,5					
Borax					0,5	1,0
Glycerylstearat	5,0					
Sorbitanmonostearat						5,0
Glycerol 85%		4,0				
Polysorbat 20		1,0				5,0
Trilaurylphosphat			14,3	3,0		
Triethanolamin				1,5		
Carboxyvinylmischpolymerisat				1,2		
Konservierungsmittel		jeweils	n.B.			
Parfum		jeweils	n.B.			
Farbstoff		jeweils	n.B.			
Wasser		jeweils	zu 100,0			

Brillantine, Haaröl, Pomade	(A)	(B)	(C)	(D)	(E)	(F)	(G)	(H)
Vaselin	90,0	70,0	35,0					75,0
Ceresin	8,0							
Carnaubawachs	5,0							
Hartparaffin		5,0		2,5	4,0			7,0
Olivenöl							90,0	
Dickflüssiges Paraffin		19,0		90,0	80,0	90,0		
Oleyloleat						10,0		1,0
Rizinusöl	1,0		30,0	7,3				
Walrat					16,0			10,0
Gelbes Wachs			24,0					
Cetylstearylalkohol			10,0					6,0
Pflanzliche Ölextrake							9,0	
Parfum	1,0	1,0	1,0	0,2		0,5	1,0	1,0
Farbstoff		jeweils	n.B.					

Setting-Gel, Wet-Look-Gel, Styling Gel	(A)	(B)	(C)	(D)	(E)	(F)
PVA/VA	7,5	10,0		16,0	16,0	
PVP/VA			1,5			
Carboxyvinylmischpolymerisat	0,5	1,0	0,6	0,7	0,7	0,7
EDTA	0,1	0,1				0,02
Natriumhydroxid-Lösung 20%	0,7	1,4				
Diisopropanolamin				1,0	1,0	1,0
Glycerol 85%			3,0			
CTAC			0,1			
Siliconöl			0,5			
Ethanol 90% (V/V)				15,0	40,0	10,0
Parfum		jeweils	n.B.			
Farbstoff		jeweils	n.B.			
Konservierungsmittel		jeweils	n.B.			
Wasser		jeweils	zu 100,0			

PVP/VA Polyvinylpyrrolidon-Vinylacetat; PVA/VA Polyvinylacetat-Vinylacetat; CTAC Cetyltrimethylammoniumchlorid

Haarkur, Konditionier, Cremespülung, Kurcreme	(A)	(B)	(C)	(D)	(E)	(F)
Fettalkohol 5 EO	1,5					
Fettalkohol 25 EO	2,5				2,0	
Glycerylstearat	3,0					6,0
Macrogolstearat 100	3,0					
Cetylalkohol	2,0	5,0	5,0	4,0	5,0	2,0
Stearylalkoniumchlorid	1,2					
Wollwachsalkohole						1,0
Fettsäureamidoalkylbetain		5,0				
Cetylstearylalkohol			0,5	0,5	0,5	
CTAC		5,0	2,5	2,0	3,0	1,5
Eiweißhydrolysat	1,0					
Panthenol	0,5					
Kamillenextrakt				1,0	0,5	
Flüssiges Paraffin		3,0			1,0	1,0
Citronensäure		1,0				0,1
Parfum		jeweils	n.B.			
Farbstoff		jeweils	n.B.			
Konservierungsmittel		jeweils	n.B.			
Wasser		jeweils	zu 100,0			

CTAC = Cetyltrimethylammoniumchlorid

Schema der reversiblen Reaktion bei Dauerverformung

$$\text{Keratin-S-S-Keratin} \underset{\text{Oxidation}}{\overset{\text{Reduktion}}{\rightleftharpoons}} \text{Keratin-SH} + \text{HS-Keratin}$$

kalireste entfernt und eventuelle Keratinate wieder gespalten. Durch ihre antistatische Wirksamkeit verbessern die kationischen Verbindungen die Kämmbarkeit. Neben den kationaktiven Substanzen, die teilweise auch eine gewisse konservierende Wirkung aufweisen, werden hydrophobe Stoffe, z. B. Fettalkohole und Ölkomponenten, eingesetzt, die gleichzeitig konsistenzregulierend wirken. Flüssiges Paraffin erzielt eine oberflächenglättende und glanzerhöhende Wirkung. Nichtionogene Emulgatoren können die Effekte der kationischen Verbindungen verstärken. Verschiedene Kräuterextrakte wirken antiirritierend und antiseborrhoisch.

Frisierhilfsmittel. Frisierhilfsmittel dienen der Reibungsminderung und damit der besseren Kämmbarkeit, Glanzgebung und Festlegung. Eine große Produktpalette, mehr oder weniger fettend, werden als W/O- und O/W-Emulsionen, aber auch als Gele angeboten. Pflanzliche Öle, Mineralöle, Fettalkohole, Paraffine, Vaselin, Wachse u. ä. bilden in der Regel die Grundlage dieser Präparate. Als synthetische Filmbildner werden vor allem Polyvinylpyrrolidon-Vinylacetat-Mischungen verwendet; als Fixative, insbesondere im Zusammenhang mit Wasserwellen, werden auch gummiartige Hemicellulosen z. B. Tragant und pflanzliche Schleimdrogen z. B. Pektine, Alginate benutzt (→ 3.4). Frisierhilfsmittel sind meist nur schwach angefärbt, aber häufig kräftig parfumiert. Die verwendeten Fette sollen sich möglichst leicht und schnell auf dem Haar verteilen lassen, d. h., sie sollen spreiten. Diese Verteilbarkeit ist einerseits vom rheologischen Verhalten des Präparates abhängig, andererseits von der Zusammensetzung der Fette bzw. der Fettphase.

Im Gegensatz zu wasserhaltigen Frisiercremes und -gelen handelt es sich bei Haarölen, Pomaden und Brillantinen um wasserfreie Präparationen auf Basis pflanzlicher und/oder mineralischer Öle, die insbesondere nach ihrer Konsistenz unterschieden werden; sie sollen Haar und Kopfhaut fetten und eine gewisse Fixierung erzielen.

Haarwässer. Haarwässer, Kopfwässer, Kopflotionen sind wäßrig-alkoholische Lösungen mit einem Alkoholgehalt von 40 bis 60 %. Entsprechende Wirkstoffe können eingearbeitet werden wie Antischuppenmittel (→ 3.2), Adstringentien, Kräuterextrakte und kühlende Mittel, aber auch Filmbildner. Haarwässer dienen neben der Erfrischung und Duftgebung insbesondere der besseren Frisierbarkeit.

Hinweis

Kosmetische Mittel zur Haarpflege werden hinsichtlich Benennung und Anwendungsart in sehr breiter Palette angeboten. Für die Anwendung sind folgende Grundsätze zu beachten:

- Haarwässer werden in das trockene bzw. nach Haarreinigung vorgetrocknete Haar und in die Kopfhaut massiert.
- Frisierhilfsmittel werden in das trockene bzw. nach Haarreinigung vorgetrocknete Haar verteilt.
- Haarspülungen und Haarkuren werden nach der Haarreinigung oder nach Haarbehandlungen, wie Aufhellung, permanente Farbänderung, Haardauerverformung, im nassen Haar verteilt und nach entsprechender Einwirkzeit ausgespült.

3.4 Kosmetische Mittel zur Haarverformung

Aufgaben und Wirkung

Bereits in der Antike stellten verschiedene Anordnungen gelockten Haares ein ganz besonderes Schönheitsideal dar. Homer berichtet darüber. Die natürlichen Frisur wurde mit einem Welldurchmesser von ca. 2 bis 3 cm verformt.

Jede Umformung setzt eine Erweichung verbunden mit einer Quellung des Haares voraus, die auf dem chemischen Aufbau des Haares beruht. Bestimmte amorphe Anteile der Cortex-Zellen werden erweicht, indem Disulfid- und Wasserstoffbrücken sowie Salzbindungen gelöst werden. Halt und die Elastizität verändern sich, das Haar wird formbar.

Zu unterscheiden sind hierbei die *temporären* (Wasserwelle, Fönwelle) und *permanenten* (Redoxverfahren) Haarverformungen.

Bei der temporären Umformung der Haare in Art der Wasserwelle werden durch Wasser und Wärme die Wasserstoffbindungen und teilweise die Salzbrükkenbindungen gelöst mit einer Quellung um ca. 15 %. Die durch Wickeln erzielte Lockung des Haares wird nun durch Trocknen fixiert, wobei sich die gelösten Brückenbindungen wieder verfestigen. Die erzielte Haarspannung wird durch Feuchtigkeitseinwirkung (Schweiß, Haarwäsche, Luftfeuchtigkeit) wieder umgekehrt. Gleichzeitiger Einsatz von Filmbildnern machen die Wasserwelle etwas haltbarer. Geeignet sind synthetische Polymere, gummiartige Hemicellulose, pflanzliche Schleime.

Bei der Fönwelle erfolgt das Fixieren der neuen Form mittels Bürste und Fön. Eine etwas verlängerte Haltbarkeit kann durch die Verwendung von Fönfestigern (→ 3.5) erzielt werden, obwohl bei diesen Produkten der Hauptaspekt auf der Verbesserung der Kämmbarkeit und der Vermeidung des Austrocknens des Haares durch den warmen Luftstrom des Föns liegen.

Seit den vierziger Jahren werden organische Reduktionsmittel als eigentliche Wirkstoffe in Haardauerverformungsmitteln verwendet, die eine umkehrbare Spaltung der Disulfidbrückenbindungen ohne Wärmeeinwirkung im Kaltwellverfahren ermöglichen.

Die Kaltwelle baut sich im Prinzip aus drei Arbeitsgängen auf:

- *Brechen*, Spaltung der Disulfid-Brückenbindungen des Keratins durch alkalische, reduzierende Thioglycolat-Lösung.
- *Oxidation* und *Fixierung*, z. B. mit sauer eingestellter Wasserstoffperoxid-Lösung.
- *Saure Nachbehandlung*, Neutralisieren alkalisch reagierender Produkte und Regenerierung des Haares durch Zerstörung von Keratinaten.

Das am meisten verwendete Reduktionsmittel ist die Thioglycolsäure. Etwa 20 % der Disulfidbrücken gehen in freie Mercapto-Verbindungen über. Durch die reduktive Verminderung der Quervernetzung quellen die Haare. Die Variabilität der Haare, die Zusammensetzung des Dauerwellpräparates und frühere Haarbehandlungen, wie Färben, Bleichen, Umformungen, beeinflussen den Prozeß. Durch frühere Haarbehandlungen, zu hohe alkalische Reduktionsmittelkonzentrationen, zu lange Einwirkungsdauer und/oder zu hohe Temperaturen kann es bis zu einem Zustand der Haarzerstörung und Keratinauflösung (→ 6.5 Depilation) kommen.

Die beiden Hauptbestandteile einerseits das Reduktionsmittel wie Thioglycolsäure und andererseits Alkali, z. B. Ammoniak, lassen sich in bestimmten Grenzen austauschen, d. h. man gelangt zu mild-alkalischen (pH 7,4 bis 8,5) und stark-alkalischen (pH 9,2 bis 9,5) Dauerwellösungen.

Zur Rückbildung der Disulfidbrücken des Cystins werden oxidative, meist saure Fixiermittel verwendet, insbesondere Wasserstoffperoxid und Natriumbromat. Das billigere Wasserstoffperoxid muß stabilisiert werden. Es hellt die Haare auf und kann im Gegensatz zu Bromat sauer eingestellt werden. Die Rückreaktion bei der Fixierung läuft nur zu ca. 90 % ab; der Anteil an Cystin mit etwas höherer Plastizität ist erhöht.

Das Strecken, Glätten, Schlichten und Entkräuseln von natürlich oder durch Behandlung gekraustem Haar beruht auf den gleichen chemischen Abläufen wie die Dauerverformung, d. h. Verwendung von thioglycolathaltigen und/oder alkalischen Präparaten mit entsprechender spülender Nachbehandlung; die Ergebnisse sind nicht immer befriedigend

Zusammensetzung

Meist verwendetes Reduktionsmittel ist die Thioglycolsäure; andere Produkte auf Basis von Thioglycerol, Thiomilchsäure u. a. haben deutlich geringe Bedeutung. In der Bundesrepublik Deutschland ist nach Anlage 2 der Kosmetik-Verordnung der Einsatz von Thioglycolsäure, ihrer Salze und Ester auf 11 % beschränkt.

Zur Neutralisierung der Thioglycolsäure und zur alkalischen Quellung der Haare werden anorganische Basen wie Ammoniak oder Monoethanolamin verwendet; nach Anlage 2 der Kosmetik-Verordnung ist der pH-Wert des Produktes auf pH 9,5 begrenzt.

Als Oxidationsmittel werden sauer eingestelltes (pH 2 bis 4) Wasserstoffperoxid 0,5- bis 3% oder neutrale bis schwach alkalische (pH 6,5 bis 8,5) Natriumbromat-Lösungen 6- bis 12% verwendet.

Hilfsstoffe, wie oberflächenaktive Substanzen, ermöglichen eine bessere Benetzbarkeit der Haare.

Einfärbungen zur Kennzeichnung der einzelnen Konzentrationen haben sich bewährt; die Auswahlpalette bei dem gegebenen Milieu ist jedoch gering. Dies gilt analog für die notwendige Parfumierung.

Rezepturbeispiele

Wasserwellfixativ	(A)	(B)	(C)	(D)	(E)
Pektin	1,0				2,0
Alginat			6,0		
Tragant		1,5		2,5	
Natriumcarbonat-Dekahydrat			3,0		
Citronensäure	0,5				
Ethanol 90% (V/V)		5,0		5,0	
Glycerol 85%		1,0		2,5	
Rizinusöl		2,0			
Parfum		jeweils n.B.			
Konservierungsmittel		jeweils n.B.			
Wasser		jeweils zu 100,0			

Kaltwelle	(A)	(B)	(C)	(D)	(E)	(F)	(G)	(H)	(I)
Ammoniumthioglycolat	12,0	11,8							
Thioglycolsäure 80%			12,5	12,5	7,5	9,0	6,6	5,0	8,7
Ammoniak-Lösung 25%			18,8	18,8		1,9	2,0	1,5	1,5
Ammoniumcarbonat		3,0				5,0			
Ammoniumhydrogencarbonat	2,0	5,0							
Quaternium 36	0,5					1,0			
PVP/Styrol Copolymer	0,1					0,1			
Fettsäuredimethylaminoacetylbetain		1,0							
Fettsäuremonoethanolamid	0,5	1,5							
Isooctylphenol 10 EO	1,0	5,0							
Hydroxyethylcellulose					3,0				
Decyloleat				5,0					
Isopropanol	2,0	1,5							
Macrogolmonostearat 400								18,9	
Cetylstearylalkohol				16,0					
Stearylamid								2,1	
Oleylalkohol, 5 EO			2,5	1,6					
Glycerolmonostearat							15,0		
Oleylalkohol, 10 EO				1,6					
Stearinsäure							3,0		
Flüssiges Paraffin			4,0				0,5		
Natriumdodecylsulfat							1,0	1,0	
Monoethanolamin					11,0				8,0
Parfum			jeweils	n.B.					
Wasser			jeweils	zu 100,0					

Fixiermittel	(A)	(B)	(C)	(D)	(E)	(F)	(G)	(H)
Wasserstoffperoxid-Lösung 25%	10,0		2,2	5,0	4,6	13,8		
Natriumbromat		9,5					5,0	15,0
Kationische Stärke	0,4	0,2	2,0					
Quaternium 36					2,3			
Glycerol 85%						1,5		
Natriumdodecylsulfat				0,4		0,6	3,0	
Laurylalkohol								0,2
Cetylalkohol								0,7
Harnstoff		2,0				2,4		17,2
Citronensäure	1,0				0,2			
Cetylstearylalkohol						2,3		0,55
Cetylstearylalkohol 30 EO		8,0						
Eisenammoncitrat						0,3		
m-Phosphorsäure					1,7			
Fettsäuredimethylaminoacetylbetain	1,0	1,0						
Stearinsäurediethanolamid		1,7						
Ammoniumdihydrogenphosphat	0,3							
EDTA	0,2							
Parfum			jeweils	n.B.				
Wasser			jeweils	zu 100,0				

Hinweis

Kosmetische Mittel zur Haardauerverformung besitzen eine gewisse Aggressivität gegenüber der Haarstruktur; eine saure Nachbehandlung unter Einsatz kationischer Verbindungen, die darüber hinaus die Frisier- und Kämmbarkeit verbessern, ist notwendig, bei beanspruchtem Haar sogar eine entsprechende Vorbehandlung.

Vorgaben zur Einsatzkonzentration, Einwirkungsdauer und Temperatur sind unbedingt zu beachten, da sonst Depilationsgefahr besteht.

Nach Anlage 2 der Kosmetik-Verordnung sind folgende Hinweise für Thioglycolsäure und ihre Salze gegeben:

Kräuselungs- oder Entkräuselungsmittel der Haare:

a) allgemein: bis 8 % (als Säure)
   gebrauchsferig pH-Wert 7 bis 9,5
b) gewerblich: bis 11 % (als Säure)
   gebrauchsfertig pH-Wert 7 bis 9,5

Obligatorische Hinweise:

- Berührung mit den Augen vermeiden. Im Falle einer Berührung mit den Augen, sofort mit viel Wasser spülen und einen Arzt aufsuchen.
- Geeignete Handschuhe tragen.
- Gebrauchsanweisung beachten.
- Nicht in Reichweite von Kindern aufbewahren.

Haarglättungsmittel	(A)	(B)	(C)	(D)	(E)	(F)
Ammoniumthioglycolat				9,0		
Ammoniak-Lösung 25%	1,0	20,0		3,2		1,5
Ammoniumsulfit						1,0
Thioglycolsäure 80%		6,6	8,0			6,5
Natriumhydroxid				pH 8,5		2,0
Kaliumcarbonat	1,5					
Glycerolmonostearat		15,0	5,0			
Glycerol 85%	3,0					
Stearinsäure		3,0				
Tragant	5,0					
Ceresin		1,5				
Ethanol 90% (V/V)	10,0					
Natriumlaurylsulfat		1,0			1,0	1,0
Flüssiges Paraffin		1,0	1,0	1,0		
Cetylalkohol				5,0		
Cetylstearylalkohol			8,0		8,0	
Macrogolmonostearat						21,0
Weißer Ton					5,0	
Oleylalkohol 20 EO				4,0		
Kieselsäure				0,8		
EDTA			0,5			
Parfum		jeweils	n.B.			
Wasser		jeweils	zu 100,0			

3.5 Kosmetische Mittel zur Haarverfestigung

Aufgaben und Wirkung

Schon im Altertum werden Rezepturen berichtet, die gewaschenes und elektrostatisch aufgeladenes Haar kämmbarer machen und der Frisur Festigkeit und Beständigkeit geben sollten; verwendet wurden Pflanzenschleime und Zuckerlösungen einschließlich Bier. Heutzutage werden (Co-)Polymere in Form der Haarfestiger und Haarsprays eingesetzt. Dabei sollen die Haarfestiger den Schaft des einzelnen Haares in seiner ganzen Länge mit einem elastischen Film überziehen und eine Frisurformung ermöglichen; Haarsprays = Haarlacke werden auf die finale Frisur appliziert, um einen dauerhaften Sitz auch unter Einwirkung von äußeren Einflüssen, wie UV-Strahlung, Feuchtigkeit und Wind, zu erzielen.

Haarfestiger, in der Regel in flüssiger oder Aerosol-Form, werden als Nachbehandlungsmittel auf das gewaschene, noch leicht feuchte Haar aufgetragen und verteilt, danach erfolgt Einlegung mit Wicklern und Trocknung.

Haarsprays werden als schnell trocknende Festiger auf die fertige Frisur gegeben und diese frisiert; wiederholte Anwendung, sowohl als Schutz gegen Umwelteinflüsse, als auch zur Reduzierung des Nachfettens wird vorgenommen. Ebenso möglich ist der Zusatz von temporären Färbemitteln zur Farbauffrischung des Haares bzw. zur Erzielung besonderer Effekte.

Zusammensetzung

Zur Festigung bedarf es eines filmbildenden Grundstoffes, der sich möglichst unsichtbar über jedes einzelne Haar legt. Dieser die Stabilität bewirkende, nach dem Antrocknen gebildete Film muß elastisch sein und darf nicht schuppen; er soll nicht hygroskopisch sein, darf nicht verkleben, muß andererseits aber wiederum völlig auswaschbar sein.

Die Grundrezeptur besteht aus einem Filmbildner, einem Elastizität vermittelnden Weichmacher und einer Alkohol/Wassermischung als Lösemittel. Sinnvoll ist der Zusatz von kationischen Verbindungen mit antistatischen Eigenschaften, die darüberhinaus konditionierend wirken und die Kämmbarkeit verbessern.

Als Filmbildner wurden früher pflanzliche Schleimstoffe, gummiartige Hemicellulosen, Tragant und Celluloseether verwendet, die jedoch neben technologischen Problemen auch sichtbare Beläge auf dem Haar zeigen. Heute werden synthetische (Co-)Polymere verwendet. Aus der Vielzahl der Kunststoffpolymere sind wegen ihrer Löslichkeitseigenschaften oder ihrer Hautverträglichkeit nur wenige für die Haarbehandlung geeignet. Das Hauptproblem ist, daß die beiden Elementarforderungen, einerseits Auswaschbarkeit, andererseits Beständigkeit gegen Umgebungsfeuchtigkeit nur als Kompromiß vereinbar sind. Meist verwendet in Haarfestigern ist das Copolymer Polyvinyl-pyrrolidon-Vinylacetat (PVP/VA); beschrieben werden auch Dimethylhydantoin-Formaldehyd-Harze (DMHF) und kationische Cellulosederivate. In Haarsprays sind dominierend Mischpolymerisate aus N-Vinyl-pyrrolidon und Vinylacetat bzw. aus Vinylacetat und neutralisierter Crotonsäure. Je nach gewünschter Wirkungsquantität und vorliegender Haarqualität werden die Einsatzkonzentrationen variiert. Bei PVP/VA ist das Copolymerenverhältnis von zusätzlicher Wichtigkeit, da durch entsprechende Veränderung ein mehr oder weniger trockener Film erzielt werden kann.

Als elastizitätsvermittelnde Weichmacher werden Polyole wie Polyglycol und Propylenglycol eingesetzt.
Kationische Verbindungen, insbesondere Quat's wie Cetyltrimethylammoniumbromid und -chlorid (CTAB, CTAC) werden als Konditionierer und Antistatica in unterschiedlicher Menge, mehr bei trockensprödem, weniger bei fettigem Haar, zugesetzt.
Schwach sauer eingestellte Haarfestiger, pH-Wert 5 bis 6, verbessern die Naßkämmbarkeit.
Verdickungsmittel können die Viskosität erhöhen und damit die gleichmäßige Verteilbarkeit flüssiger Haarfestiger erhöhen.
Bei eventueller Parfumierung flüssiger oder Aerosol-Haarfestiger ist zu beachten, daß die zuvor verwendeten Shampoos und die anschließend eingesetzten Haarsprays praktisch immer parfumiert sind.
Weitere spezifische Zusätze zur Pflege oder zum Schutz wie UV-Filter und Eiweißhydrolysate (→ 3.3) sind möglich. Die Wirksamkeit von Vitaminisierungen insbesonders durch die B-Gruppe läßt sich nicht belegen.
Haarsprayformulierungen unterscheiden sich auch durch unterschiedlichen Gehalt an Löse- und Treibmittel; dadurch werden nasse und trockene Formulierungen erzielt, wobei erstere eine stärkere Festigung erreichen sollen.
Als Treibmittel werden heutzutage ausschließlich Kohlenwasserstoffe, Propan, Butan und Dimethylether eingesetzt. Mechanische Pumpsprays bewirken leicht durch zu großtropfiges Aerosol eine Beschwerung des Haares.
Siliconöle erhöhen die Feuchtigkeitsbeständigkeit und geben Glanz, der jedoch bei übermäßiger Anwendung fettig wirkt.

Rezepturbeispiele

Haarfestiger, Aerosolschaum	(A)	(B)	(C)	(D)
PVP/PA 50/50	1,15	1,9	3,25	3,6
PEG 1500	0,2	0,3	0,52	
CTAC	0,15	0,15	0,20	0,12
Wasser	87,25	85,65	82,68	67,58
Ethanol 96% (V/V)				15,0
Treibgas	10,0	10,0	10,0	10,0

(A) = für Fönfrisuren; (B) = normal festigend; (C) = stark festigend; (D) = für fettiges Haar

Haarspray, Rahmenrezeptur	(A)	(B)	(C)
X	2,0 bis 3,0	1,0 bis 1,5	
Y			2,5 bis 3,5
Methylphenyl-polysiloxan		0,1 bis 0,3	
Lösemittel	20,0 bis 40,0	25,0 bis 42,0	25,0 bis 40,0
Aminopropandiol			0,2 bis 0,3
Treibmittel	57,0 bis 82,0	56,2 bis 73,9	56,2 bis 72,3

X Mischpolymerisat N-Vinylpyrrolidon und Vinylacetat
Y Mischpolymerisat Vinylacetat und Crotonsäure

(A) normal festigend, (B) bei Fönfrisuren, (C) bei fettigem Haar

Hinweis
Formulierungen wie flüssiger Haarfestiger, Aerosol-Festiger, Haarspray sind in Abhängigkeit von Wirkungsqualität (schwach, mittel, stark) und Haarqualität (normal, fettig, trocken-spröde) variabel zusammengesetzt und einzusetzen.
Haarfestiger, insbesondere mit konditionierenden und/oder pflegenden Zusätzen, sollen zwar nach Shampoonierungen, aber nicht nach Spülungen oder Haarkuren verwendet werden, da derartige überpflegerische Maßnahmen zu einer Überlastung des Haares führen können.

3.6 Kosmetische Mittel zur Haarfarbänderung

Aufgaben und Wirkung
Seit den ältesten Aufzeichnungen der Menschheit (z. B. Papyrus Ebers, → 1.1) besteht der Wunsch, Haar und u. U. Haut aus den verschiedensten religiösen, soziologischen, kosmetischen Gründen farblich zu verändern. Während bis in die Neuzeit lediglich Pflanzen-, Erd- und Metallfarben zur Verfügung standen, können heutzutage eine Vielzahl von synthetischen Farbstoffen für kurz- und langzeitige Nuancierungen, Tönungen und Färbungen bzw. Entfärbungen eingesetzt werden; dies schließt auch

Haarfestiger, flüssig	(A)	(B)	(C)	(D)	(E)	(F)	(G)	(H)
PVP/VA 60/40	1,5	2,0		2,0			1,5	
PVP/VA 50/50			3,0		2,0			3,0
PVP/VA 70/30						1,75		
CTAC	0,1	0,2	0,01	0,05	0,05	0,25		
Propylenglycol	0,3	0,3	0,5	0,1		0,7		
Polypropylenglycol					0,2			
Macrogol 400							0,2	
Sorbitol-Lösung 70%								0,2
Weinsäure							0,1	
Citronensäure								0,1
Ethanol 96% (V/V)	30,0	30,0	34,5	15,0	40,0	35,0	40,0	40,0
Wasser	jeweils zu 100,0							

(A) schwach festigend; (B) mittel festigend; (C) stark festigend; (D) für normales Haar; (E), (G), (H) für fettes Haar; (F) für trocken-sprödes Haar

die Verwendung von optischen Weißtönern, korrekt Blautönern, und Erzielung von Metallic-Effekten ein. Man schätzt, daß etwa 30 % der Frauen über 30 Jahren, 40 % der Frauen über 40 Jahren und etwa 30 % der Männer über 50 Jahre kosmetische Mittel zur Haarfarbänderung verwenden.

Die früher verwendeten Pflanzen- und Metallfarben, die heute nur eine untergeordnete Rolle spielen, sollen wegen der meist färberisch unbefriedigenden Ergebnisse und/oder toxikologischer Aspekte hier nicht besprochen werden, obwohl entsprechende Vergiftungen immer wieder berichtet und häufig toxikologisch bedenkliche Naturfarben angeboten werden.

Abgesehen von den *aufhellenden Mitteln* wird im allgemeinen unterschieden in

a) *temporäre Farben*,
in der Regel durch einmalige Wäsche auswaschbar,
b) *semipermante Farben*,
verblassen nach einigen Wäschen,
c) *permanente Farben*,
nicht auswaschbar, herauswachsend.

Dieses zeitlich unterschiedlich andauernde Verhalten erklärt sich durch das verschiedene Aufzieh- und Durchfärbvermögen:

- *Temporäre Farbstoffe*, in der Regel selbst farbig, lagern sich auf das Haar; ein Eindringen findet nicht statt (Abb. 3.2 a).
- *Semipermanente* Farbstoffe, in der Regel selbst farbig, ziehen direkt in die äußeren Schichten des Haares ein und werden entsprechend langsam ausgewaschen (Abb. 3.2 b).
- *Permanente* Farbstoffe, in der Regel selbst nicht farbig, diffundieren in das gesamte Haar und werden in Polymerfarbstoffe umgesetzt, die nicht mehr ausgewaschen werden können (Abb. 3.2 c).

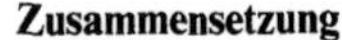

Zusammensetzung

Aufhellende Mittel. Die mehr oder weniger starke Entfärbung der Haare durch oxidative Zerstörung des Haarpigmentes (Eumelanine, Phaeomelanine) bezeichnet man unter quantitativen Aspekten als Aufhellen, Blondieren oder Bleichen. Neben anderen Vorgängen werden die quervernetzenden Cystin-Disulfidbrücken oxidiert, was zu starken qualitativen Veränderungen der ursprünglichen Eigenschaften des Haares führt. Das aufgehellte Haar ist trockener, rauher und strohiger. Es ist zwar leichter dauerzuwellen, besitzt aber geringere Widerstandsfähigkeit und Rißfestigkeit. Als Oxidationsmittel wird fast immer Wasserstoffperoxid (bis zu 12 %, als Kabinettware bis 18 %), in der Regel im alkalischen Milieu (Ammoniak, Monoethanolamin) verwendet; Persulfate können den Melaninabbau bis zur Vollständigkeit verstärken, Weißblondierung. Die Anwendung erfolgt maximal 20 Minuten in Form von Blondiercremes, -pulvern, -breien und -ölen oder in Form von zusätzlich rekonstituierenden, haarfestigenden Lotionen oder Pflegelotionen. Vor einer Aufhellung soll das Haar nicht gewaschen werden, da die physiologische Sebumschicht auf der Kopfhaut eventuelle Irritationen mindert; als Nachbehandlung ist eine gründliche Spülung und saure Shampoonierung notwendig, u. U. auch eine Konditionierung mit quaternären Ammoniumverbindungen.

Temporäre Färbemittel. Aufgabe temporärer Färbemittel ist eine vorübergehende Änderung der natürlichen Haarfarbe, d. h., es erfolgt lediglich eine relativ lose Auflagerung des bereits farbigen, meist höher molekularen Stoffes auf die Haaroberfläche, andererseits soll eine ausreichende Lichtechtheit und insbesondere Abriebfestigkeit bestehen. Verwendet werden vor allem C-Farbstoffe (→ 2.6) in Form von Azo-,

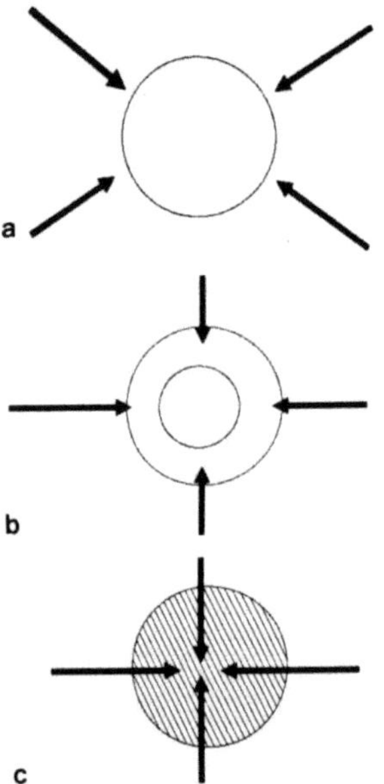

Abb. 3.2. Unterschiedliches Verhalten der Haarfarbstoffe

x HCl
Basic Red 76
rot

2-Amino-4-nitrophenol
gelb

x HCl
Basic Blue 99
blau

Temporäre Färbemittel

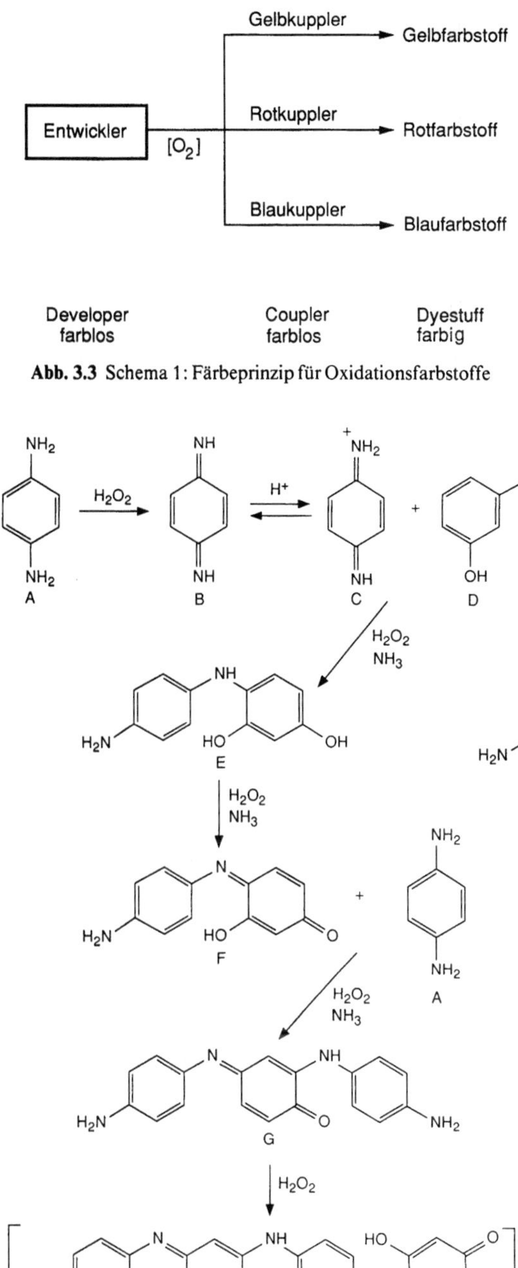

Abb. 3.3 Schema 1: Färbeprinzip für Oxidationsfarbstoffe

Abb. 3.4 Schema 2: Oxidativ ammoniakalische Stufenreaktion

A p-Phenylendiamin; B p-Benzochinondiimin; C p-Benzochinondiimin, protoniert; D 1,3-Dihydroxybenzol (Resorcin); E 2-Hydroxyindoanilin; F 2-Hydroxyindoanilin, konjugiert; G dreikerniges Farbpigment; H polymeres Indoanilin

p-Diamin
$[O_2]$
m-Diphenole
m-Aminophenole
m-Diamine
2-Aminoindoaniline
rot
2-Hydroxyindoaniline
gelb-braun
2-Aminoindamine
blau

Abb. 3.5 Schema 3: Oxidative Kupplung von Parafarbstoffen

Triphenylmethan-, Anthrachinon und Chinoniminfarbstoffen, wobei die Übergänge zu semipermanenten Färbemitteln teilweise fließend sind. Kationische Chinoniminfarbstoffe zeigen zum Teil eine relativ hohe Affinität zum Haarkeratin. Blaufarbstoffe eignen sich auch zur Behandlung weißer Haare, wobei die Vergilbung weißen Haares durch den Blauton ausgeglichen wird. Die Anwendung erfolgt heutzutage überwiegend als Lotio oder Schaumaerosol, oft mit Zusatz kationischer, konditionierender Stoffe.

Semipermanente Färbemittel. Semipermanente Färbemittel besitzen in der Regel eine höhere Affinität zum Haarkeratin als temporäre Färbemittel und diffundieren in die äußerlichen Schichten des Haares, aus denen sie nach ca. sechs bis acht Haarwäschen herausgelöst sind. Bei den B-Farbstoffen handelt es sich in der Regel um selbstfarbige Stoffe, aber es werden auch Leukobasen, die unter Einwirkung von Luftsauerstoff autoxidieren, eingesetzt.
Neben den bereits erwähnten kationischen Chinoniminfarbstoffen werden insbesondere Derivate der Nitrophenylendiamine sowie Nitroaminophenole eingesetzt; je nach Stellung der Nitro- bzw. Aminogruppen werden vor allem Farbtöne erzielt, die von Gelb über Orange nach Rot übergehen.
Durch den Einsatz von speziellen Lösemittelsystemen auf Basis von Glycolether, Cyclohexanol oder Benzylakohol kann die Keratinaffinität der Farbstoffe erhöht werden.

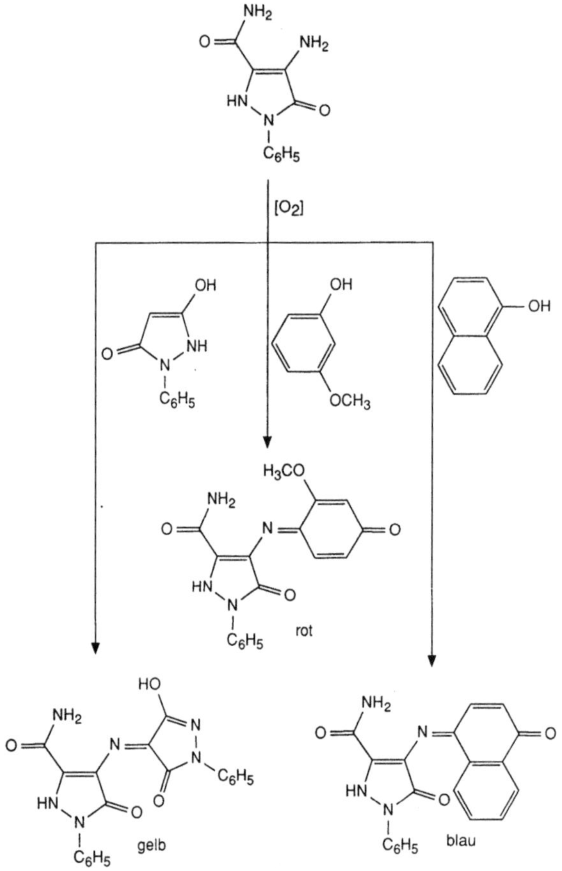

Abb. 3.6 Schema 4: Oxidative Kupplung von Pyrazolonfarbstoffen

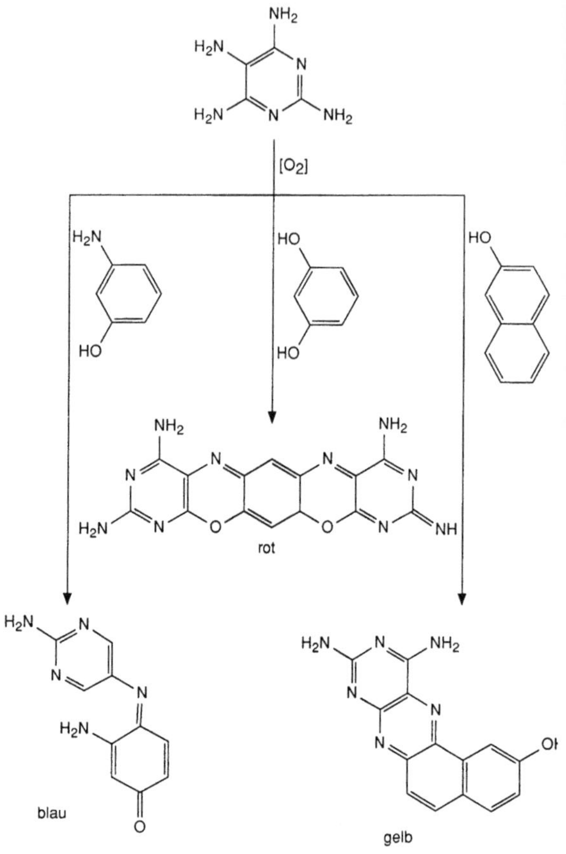

Abb. 3.7 Schema 5: Oxidative Kupplung von 2,4,5,6-Tetraaminopyrimidin

Semipermanente Farbstoffe werden in Form von Shampoo-, Seifen- oder Cremebasis eingesetzt. Das Auftragen erfolgt auf das gewaschene, feuchte Haar; eine gründliche Abspülung wird nach ausreichendem Farbstoffaufziehen für ca. 15 bis 30 Minuten vorgenommen.

Permanente Färbemittel. Permanentfärbungen sind die bevorzugten Haarfarbänderungsverfahren mit ca. 80 % Marktanteil, bei denen farblose Entwickler (Developer) durch Oxidation und Reaktion mit ebenfalls farblosen Kupplern (Coupler) in Finalfarbstoffe der drei Grundfarben (Dyestuff) überführt werden (Abb. 3.3, Schema 1). Die oxidative Reaktion läuft auf oder im Haar ab. Durch entsprechende Mischung der Grundfarben und Addition von semipermanenten B- und keratinaffinen C-Farbstoffen werden die gewünschten Farbtöne in Abhängigkeit von der Grundfarbe erzielt.
Aus dem Entwickler, z. B. einem aromatischen p-Diamin (Schema 2), entsteht oxidativ das Chinondiimin, das in seiner reaktiven Form mit dem oder den Kuppler(n), in der Regel aromatische m-Hydroxy- und/oder -Aminoverbindungen, entsprechende Indoaniline bzw. Indamine bildet. In weiteren oxidativen Stufen werden aus den zweikernigen dreikernige Farbpigmente und schließlich polymere Indoaniline gebildet.
Das Wasserstoffperoxid übernimmt bei der oxidativen permanenten Haarfärbung eine Doppelfunktion; zunächst wird das Melanin im Haar oxidativ aufgehellt, damit die Bildung eines gleichmäßigen Farbtones im Haar sichergestellt und unerwünschte Farbabweichungen durch die Eigenfarbe des Haares vermieden werden. Ferner wirkt das Wasserstoffperoxid als Energielieferant für die oxidative Stufenreaktion (Schema 2).
Der Ammoniak hat die Aufgabe, die Farbstoffe zu lösen, die Oxidation durch das alkalische Milieu zu beschleunigen und gleichzeitig das Eindringen der Farbstoffe in das Haarinnere durch Alkaliaufschluß zu erleichtern.
Die oxidativen Reaktionen im Färbegemisch verlaufen in unterschiedlicher Geschwindigkeit. Die Umsetzung der Para-Verbindung zum Chinondiimin verläuft relativ langsam, während das Chinondiimin als energiereichere, reaktivere Zwischenstufe mit den Meta-Verbindungen außerordentlich schnell abreagiert. Die Reaktionsgeschwindigkeit bei der normalen oxidativen Haarfärbung ist abhängig vom pH-Wert, der Temperatur und den molaren Verhältnissen. In das Haar penetrieren die kleiner molekularen Farb-

stoffvorstufen bzw. zweikernige Farbstoffe und bilden im Haar selbst großmolekulare Polymere, die auch durch wiederholtes Waschen nicht mehr aus dem Haar herausgelöst werden könne. Je alkalischer das Reaktionsmilieu ist, umso schneller läuft der oxidative Vorgang ab, und ebenso kann die Farbreaktion wie bei einer chemischen Reaktion durch Temperaturerhöhung beschleunigt werden.
Als Entwickler werden insbesondere aromatische p-Diamine, vor allem p-Phenylendiamin, p-Toluylendiamin, aber auch Pyrazolon-Derivate und Tetraaminopyrimidine eingesetzt, die im ammoniakalischen Wasserstoffperoxidmilieu mit entsprechenden Kupplern, vorzugsweise meta-Hydroxy- und/oder -Aminoverbindungen, die finalen Grundfarben liefern (Schemata 3, 4 und 5).
Wenn in einer oxidativen Haarfärbemischung keine oder unzureichende Mengen an Kupplern vorhanden sind, reagiert das aus der p-Verbindung gebildete Chinondiimin autoxidativ zur sogenannten „Bandrowski-Base" (Schema 6), die für (dermato-)toxikologische Effekte, allergische und mutagene Reaktionen verantwortlich gemacht wird. Deshalb sind heutzutage oxidative Permanentfarben auf einen

Bandrowski-Base

Abb. 3.8 Schema 6: Oxidative Autokupplung von *p*-Diaminen

Überschuß an Kupplern eingestellt. Ebenso können bei Reaktionszeiten über 30 Minuten die Polymerfarbstoffe wieder oxidativ zu unkontrollierbaren Folgeprodukten zerstört werden, was bei der Anwendung zu beachten ist.
Alle Farbstoffvorstufen müssen gegen eine vorzeitige Autoxidation, z. B. durch Luftsauerstoff, durch Antioxidantien, vorzugsweise Natriumsulfit, geschützt werden. Die flüssige, cremeförmige oder gallertige Trägermasse wird erst unmittelbar vor Anwendung mit 6- bis 12%igem Wasserstoffperoxid im Verhältnis 1:1 gemischt und direkt auf das Haar aufgetragen. Bei Erstfärbungen sind ca. 100 bis 120 ml, bei Nachwuchsfärbungen etwa alle 6 Wochen ca. 30 ml des 1:1-Gemisches notwendig. Wie erwähnt, verbleibt das Färbegemisch maximal 30 Minuten zur Einwirkung auf dem Haar, danach erfolgt gründliche Shampoo-Abwaschung und Spülung mit Wasser und/oder Konditioniermittel.

Rezepturbeispiele
Permanentfärbemittel, oxidativ:

In die Basisgrundlage I werden Farbstoff(vor)mischungen II eingearbeitet; vor Anwendung erfolgt 1:1-Mischung mit Wasserstoffperoxid-Lösung.

I. Basisgrundlagen	(A)	(B)	(C)	(D)	(E)
Fettalkohol	8,0	8,0	1,25		
Fettalkoholethersulfat	0,8				
EDTA	0,2	0,2	0,25		0,2
Alkalisulfit	1,0	1,0	0,3	0,2	1,0
Fettalkoholethoxylat		4,0	10,0		50,0
Ammoniak-Lösung 25%	2,0	2,0	10,0	10,0	11,0
Alkanolamid			3,5	15,0	
Ölsäure			35,0	20,0	
Propylenglycol				10,0	
2-Propanol			2,5	10,0	16,0
Lanolin			1,75		
Farbstoff(vor)-mischungen II (s. u.)	n.B.	n.B.	n.B.	n.B.	n.B.
Wasser	jeweils zu 100,0				

(A) Permanentbasisshampoo; (B) Permanentbasiscreme; (C) Permanentbasiscreme; (D) Permanentbasisgel; (E) Permanentbasisgel

Hinweis
Farbstoffe der C-Gruppe sind durch Anlage 3 der Kosmetik-Verordnung geregelt; die Stoffe der A-Gruppe (Entwickler) und B-Gruppe (Kuppler) sind zum Teil durch Anlage 2 der Kosmetik-Verordnung erfaßt; insgesamt befindet sich eine weitere Anlage, die speziell die permanenten Haarfarben behandelt, in den Beratungen der Kosmetik-Kommission beim Bundesgesundheitsamt und im Scientific Committee Cosmetology der EG in Brüssel.
Temporär- und Semipermanentfärbungen können ohne besondere Probleme als Heimfärbungen entwickelt und verwendet werden. Oxidative Permanentfärbungen bedürfen besonderer fachgerechter Entwicklung, Anwendung und eventueller Nachbehandlung, weshalb Durchführungen von Oxidationshaarfärbungen im Friseursalon unproblematischer durchführbar sind.
Die Ausgangsstoffe insbesondere Entwickler in Permanentfärbungen besitzen zum Teil ein zu beachtendes Sensibilisierungspotential. Zur Prophylaxe auch von Hautfärbungen ist das Tragen von Handschuhen zu empfehlen. Ebenso soll das Auftragen auf das Kopfhaar und nicht auf die Kopfhaut erfolgen. Allergische Reaktionen bei Friseurkunden sind äußerst selten. Der/die Angestellten im Friseursalon sind jedoch, nicht zuletzt durch die häufig irritativ veränderte Haut, gefährdeter. Der/die Verbraucher(in) sollte dementsprechend die Schutzmaßnahmen akzeptieren.

Blondiermittel	(A)	(B)	(C)	(D)	(E)	(F)	(G)
Kaliumpersulfat		60,0					
Natriumpersulfat			45,0				
Wasserstoffperoxid-Lösung 30%	12,0			20,0	8,0	16,0	15,0
Kaliumhydroxid		5,0					
Ammoniumcarbonat			16,0				
Natriumsulfat			30,0				
Aerosil		35,0	9,0				
2-Propanol	35,0						
Cetylalkohol					2,5	2,5	10,0
Glycerolmonostearat					2,5	2,5	2,5
Cocosfettsäurediethanolamid				2,0			
Essigsäure				3,0			
Phosphorsäure				0,2		pH 3,5 bis 4,0	
Blaufarbstoff	n.B.	n.B.					
Wasser	zu 100,0			zu 100,0	zu 100,0	zu 100,0	zu 100,0

(A) Lösung; (B), (C) Pulver; (D), (E), (F) Lotion; (G) Creme

Semipermanent-Färbemittel, Rahmenrezepturen	(A)	(B)	(C)	(D)	(E)	(F)
Direct Red				0,1	0,07	0,001
Direct Blue	0,2		0,2	0,3	0,1	0,01
Direct Yellow		0,1			0,05	
Direct Brown	0,2	0,4	0,1			
Direct Mahagony	0,3	0,2	0,2			
Ethanol 96% (V/V)				20,0	20,0	20,0
PVP				2,0	2,0	2,0
Fettalkohol-Ethoxylat				0,15	0,15	0,15
Amphotensid	10,0	10,0	10,0			
Quat				0,2	0,2	0,2
Fettsäure-Diethanolamid	2,0	2,0	2,0			
Glycerol 85%	5,0	5,0	5,0			
Triethanolamin	2,0	2,0	2,0			
Wasser			jeweils zu 100,0			

(A), (B), (C) Schaum-Colorant; (D), (E), (F) Colorant-Lotio

(A) hellbraun; (B) goldbraun; (C) dunkelblond; (D) Mahagoni; (E) mittelbraun; (F) silber

II. Farbstoff(vor)mischungen	(A)	(B)	(C)	(D)	(E)	(F)	(G)
p-Phenylendiamin						1,4	1,3
p-Toluylendiamin	0,2	0,4	0,06	1,0	1,4		
p-Aminophenol	0,1	0,2		0,2	0,23		0,66
Resorcin	0,05	0,2		0,4	0,6	0,2	0,4
1-Naphthol			0,04				
BDPP			0,005	0,04			
MAHB					0,5	0,12	
MNDB	0,15	0,3					2,5
PMP					0,7		
m-Aminophenol					0,22		
o-Aminophenol						0,2	
Pyrogallol						0,08	2,4

Prozentangaben beziehen sich auf Basis
(A) Kupferrot; (B) Kastanie; (C) Silberblond; (D) Dunkelblond; (E) Kastanie; (F) Schwarz; (G) mittelrot

BDPP = *bis*-(2,4-Diamino-phenoxy)-propan; MAMB = 1-Methoxy-2-amino-4-(β-hydroxyethyl)-aminobenzol; MNDB = 1-[(2′-Methoxyethyl)-amino]-2-nitro-4-[di(2′-hydroxyethyl)-amino]-benzol; PMP = 1-Phenyl-3-methyl-5-pyrazolon

4 Kosmetische Mittel zur Zahn- und Mundpflege

4.1 Plaque, Karies, Parodontose

Erkrankungen des Zahnes (Karies = Zahnfäule) und des Zahnbettes (Parodontose = Parodontopathien; Gingivitis, Parodontitis) stellen in vielen Ländern die häufigsten Erkrankungen überhaupt dar (ca. 90 %). Während in jüngeren Jahren kariöse Veränderungen im Vordergrund stehen, nehmen später die entzündlichen Veränderungen des Zahnhalteapparates mit mehr oder weniger ausgeprägtem Zahnfleischschwund zu. Diese Veränderungen sind weitgehend vom Betroffenen selbst verursacht durch

- mangelnde Mund- und Zahnhygiene,
- überwiegende Ernährung mit kariogenen Kohlenhydraten,
- mangelndem Zahnarztbesuch.

Am Anfang all dieser Veränderungen, die letzlich bis zum Zahnverlust führen können, stehen Pellicle und Plaque (Abb. 3.9). Die Pellicle, die bei der normalen Mund- und Zahnhygiene kaum oder nur teilweise von der Zahnschmelzoberfläche entfernt wird, bildet sich innerhalb kürzester Zeit durch Absorption von Speichelproteinen auf der Hydroxyapatit-Oberfläche des Zahnschmelzes und besteht überwiegend aus Glycoproteinen. Diese Pellicle bildet wiederum die Oberfläche zur bakteriellen Besiedlung, die den Ausgangspunkt für die Bildung der weichen Plaque (Zahnbelag) darstellt. Unter Plaque versteht man einen festhaftenden, strukturierten Belag aus lebenden und abgestorbenen Mikroorganismen in einer polysaccharid- und glycoproteinreichen Matrix. Plaque ist ein Produkt aus mikrobieller Vermehrung und Stoffwechselaktivität und besteht zu ca. 80 % aus Wasser. Charakteristisch für die weiche Plaque ist, daß sie sich durch physiologische orale Reinigungskräfte, wie Speichel oder Zunge, praktisch nicht entfernen läßt, aber durch effiziente Mund- und Zahnhygiene mechanisch beseitigt werden kann. Die Matrix verleiht der mikrobiellen Masse strukturelle Integrität; sie besteht aus extrazellulären Polysacchariden, die durch die Mundflora anabol synthetisiert werden, sowie aus weiteren Makromolekülen und Bestandteilen, die vom Speichel herrühren, insbesondere Glycoproteinen. Durch Einlagerung der im Speichel enthaltenen Calcium-Ionen kann weiche Plaque, Zahnbelag, in harte Plaque, Zahnstein, umgewandelt werden; dieser durch Putzen nicht mehr entfernbare Zahnstein stellt nun wieder die Grundlage für eine weitere mikrobielle Besiedlung unter gleichzeitiger erneuter Bildung von weicher Plaque dar. Man unterscheidet zwischen supra- und subgingivaler Plaque; letztere ist auch bei knapp ausreichender Zahn- und Mundhygiene nicht oder nur spärlich vorhanden. Supragingivale Plaque kann sich zu einem immer dickeren, zunehmend verhärtenden Belag von mehreren Hundert Mikrometern entwikkeln. Supragingivale Plaque und supragingivaler Zahnstein spielen die wesentliche Rolle bei der Entstehung von Karies; die marginale und subgingivale Plaque bzw. Zahnstein sind darüber hinaus überwiegend verantwortlich für die Entstehung der verschiedenen parodontalen Erkrankungen (Gingivitis, Parodontitis).

Unter physiologischen Bedingungen wird aufgrund der Übersättigung des Speichels mit Calcium- und Phosphat-Ionen ein Angriff von entmineralisierenden Stoffen durch schnelle Wiedereinlagerung ausgeglichen. Die Plaque (hart und/oder weich) stellt jedoch nun eine Grenze zwischen Zahnschmelz und Speichelflüssigkeit und verhindert somit den notwen-

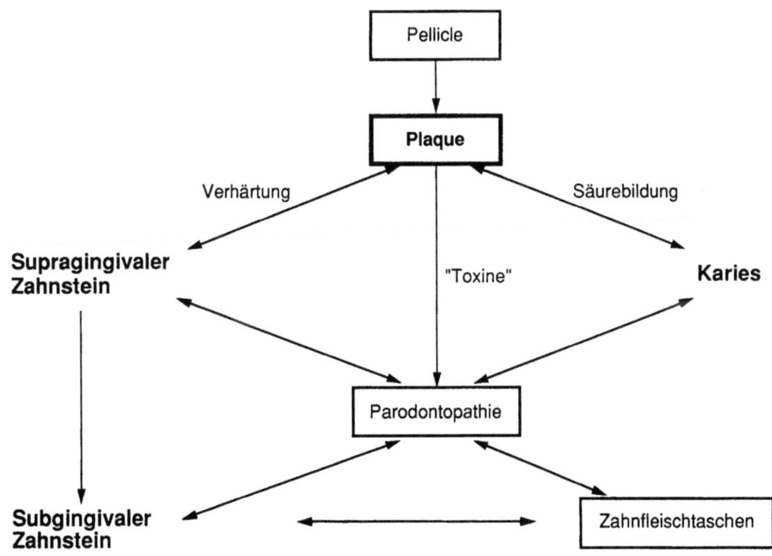

Abb. 3.9 Entstehung der Parodontopathie

digen Ionen-Austausch zwischen der kristallinen Schmelzphase und der flüssigen Speichelphase.
In der Plaque bzw. im Zahnstein finden verschiedene Stoffwechselprozesse statt. In der supragingivalen Plaque (hart und/oder weich) entstehen durch bakteriellen Abbau von Kohlenhydraten organische Säuren, insbesondere Milchsäure durch Glycolyse, die die Kristallgitterstruktur des Zahnschmelzes angreifen. In der Mundflora wirkt vor allem Streptococcus runtans. Der kritischer pH-Wert liegt bei ca. 5,5. Hydroxyapatit des Zahnschmelzes besitzt die Zusammensetzung von $Ca_{10}[(PO_4)_6(OH)_2]$. Demineralisationen führen zu kariösen Läsionen des Schmelzes bzw. bei Nichtbehandlung zu solchen des Dentins.
Die subgingivale Plaque fördert durch die in ihr entstehenden bakteriellen Stoffwechselprodukte die Genese zunächst einer marginalen Entzündung, die bei Nichtbehandlung in eine Gingivitis und später in eine profunde Parodontitis mit Taschenbildung übergehen kann; der dabei parallel sich mehr oder weniger stark ausprägende Zahnfleischschwund führt über Freilegung der Wurzelhälse, Degeneration des Halteapparates bis zum Zahnverlust. Überwiegend Anaerobier bilden Toxine, Enzyme und Antigene.
Zahnbelag (weiche Plaque) ist also kausal sowohl mit der Entstehung von Karies als auch mit der Genese von Parodontopathien verknüpft; d. h., es gilt umgekehrt der Grundsatz:
Ein sauberer Zahn wird nicht kariös; ohne Plaque keine Parodontopathien.

4.2 Zahnputz- und Mundreinigungsmittel

Aufgaben und Wirkung

Wie in 4.1 ausgeführt, liegt es im ganz besonderen Interesse des vorbeugenden Gesundheitsschutzes der Bevölkerung, durch eine effiziente Mund- und Zahnhygiene die Morbidität an Karies und Parodontopathien zu reduzieren bzw. zu minimieren. Hierbei kommen der Beseitigung der bakteriellen Zahnbeläge und der Remineralisation einschließlich Fluor-Substitution die entscheidenden Aufgaben zu. Neben den kosmetischen Mitteln, Zahnpasta, Zahngel, Zahnreinigungspulver, Mundwasser, sind weitere Hilfsmittel (Bedarfsgegenstände im Sinne des LMBG) erforderlich wie (elektrische) Zahnbürste, Zahnseide, Zahnhölzchen, Plaque-Färbetabletten, Interdentalbürsten und Mundduschen. Besondere Wichtigkeit hat hierbei die Zahnpasta, die durch ihren Gehalt an Putz- und Polierkörpern sowie oberflächenaktiven Substanzen die plaqueentfernende Wirkung der Zahnbürste optimiert und Fluoride und/oder andere dem Schutz von Zahn und Zahnhalteapparat dienende Wirkstoffe aufbringt.

Zusammensetzung

Zahnpasta, in transparenter Form als Gel bezeichnet, und seltener Zahnpulver stellen die beiden Zubereitungen dar, die in Verbindung mit der Zahnbürste zur Reinigung der zugänglichen Zahnoberflächen dienen. Der Rahmenaufbau einer Zahnpasta enthält:

Putzkörper	15 bis 55 %
Feuchthaltemittel	10 bis 30 %
Bindemittel	0,5 bis 2 %
Konservierungsmittel	bis ca. 0,2 %*
Tensid	0,5 bis 2,0 %
Süßstoff	0,05 bis 1,0 %
Aroma	0,5 bis 1,0 %
spezielle Wirkstoffe	

* als Wirkstoff u. U. höhere Konzentration

Zahnpulver, die wie Zahnpasta auch eingefärbt werden können, unterscheiden sich von dieser insbesondere durch das Fehlen von Feuchthaltemitteln bei einem in der Regel höheren Gehalt an Putzkörper und Tensid; letzteres ist, abgesehen von der geringeren Praktikabilität, nicht ganz unproblematisch, da vom Verbraucher häufig größere Mengen als notwendig verwendet werden, was zu Abrasivdefekten am Zahnschmelz und zu Zahnfleisch- und Mundschleimhautirritationen führen kann.
Putzkörper (Poliermittel, Abrasiva) sind meist wasserlösliche, anorganische Stoffe, deren reinigender Effekt auf der Entfernung weicher Plaque und einer Glanzgebung (Poliereffekt) bei möglichst geringer Schmutzabrasio beruht; ferner sind Härtegrad, Form und Teilchengröße zu beachten. Die klassische verwendete Kreide, Calciumcarbonat, ist heutzutage in der Regel durch andere Putzkörper ersetzt bzw. wird mit anderen kombiniert. Dicalciumphosphate zeigen eine milde Schleifwirkung, jedoch muß bei dem Dihydrat Verhärtung der Paste befürchtet werden; Calciumpyrophosphat besitzt neben starker Polierwirkung gute Verträglichkeit mit Fluoriden; dies gilt auch für Metaphosphate. Moderne Putzkörper sind Siliciumverbindungen. Kieselsäuren gibt es als Abrasiv- und Verdickungskieselsäure, d. h. Xerogelen und Hydrogelen; auch werden Natrium-Aluminium-Silikate vom synthetischen Zeolith-Typ eingesetzt.
Feuchthaltemittel verhindern das Austrocknen und erhalten neben der Suspensionsvermittlung die Geschmeidigkeit. Verwendet werden Polyole (Glycerol, Propylenglycol, Sorbitol, Xylitol), die teilweise Süßkraft besitzen, jedoch nicht kariogen sind.
Als Bindemittel zur Stabilitätssteigerung und Viskositätsstabilisierung bzw. -erhöhung werden Cellulosederivate, Carrageen und Kieselsäuren eingesetzt.
Als Konservierungsmittel zum Erhalt der antimikrobiellen Integrität dienen vor allem p-Hydroxybenzoesäure und Benzoate. Antimikrobica sind jedoch auch als Wirkstoffe anzusehen, um die für die Plaqueentstehung verantwortlichen Bakterien zu inhibieren. Dabei ist zu berücksichtigen, daß das Gleichgewicht der Standardflora nicht nachteilig verschoben wird. Ferner sollen diese Stoffe innerhalb der kurzen Einwirkungsdauer während der Zahnreinigung auf die Pellicle haftend aufziehen, um nicht nur eine Akutwirkung zu erzielen. Am besten geeignet für diese Zwecke sind die Bisguanide, insbesondere die wasserlöslichen Salze des Chlorhexidin, da diese eine besondere Substantivität für die Zahnschmelzoberfläche besitzen.
In Mitteln zur Mund- und Zahnhygiene sind oberflächenaktive Substanzen, insbesondere Tenside, not-

wendig. Neben dem Schaumeffekt sollen sie das Eindringen der Poliermittel in Spalten und Zahnzwischenräume erleichtern, am Benetzen und Dispergieren der dort befindlichen Fremdstoffe mitwirken und das Wegspülen erleichtern, sowie eine erneute Oberflächenfestsetzung verhindern. Diese Bedingungen erfüllt Natriumlaurylsulfat, welches eine besondere Netzwirkung bei relativ geringem Eigengeschmack zeigt. Natriumseifen sind analog geeignet, jedoch nicht geschmacksneutral. In Konzentrationen bis maximal 2 % ist Natriumlaurylsulfat in der Regel gesundheitlich unbedenklich, Konzentrationen ab 5 % können jedoch Irritationen an der Mundschleimhaut auslösen.

Süßstoffe dienen wie die Aromaöle als notwendige Geschmackskorrigentien, da Putzkörper und Tenside einen staubig-sandigen bzw. leicht kratzenden Eigengeschmack besitzen; eingesetzt werden vor allem Saccharin (-Na) und/oder Cyclamat.

Die Aromatisierung erzielt einen belebend-erfrischenden, auch Mundgerüche maskierenden Effekt; letzteres kann auch geeignet sein, die Putzzeit auf psychologischem Weg zu verlängern. Erforderlich sind Aromaölzusätze in Größenordnungen von ca. 1 %, da die Putzkörper einen Großteil des Aromaöls binden. In Europa werden Pfefferminzöle, u. U. mit weiterem Mentholzusatz, in den Vereinigten Staaten insbesondere Wintergrünölnoten, Gaultheria procumbens, Methysalicylat, und auch Krauseminzgeschmacksaromen (Spearmint) bevorzugt. Eine gewisse Problematik stellt die Aromatisierung von Kinderzahnpasten dar, da einerseits ein Anreiz zu ausreichender Putztätigkeit beabsichtigt, andererseits ein Verzehr unerwünscht, wenn auch in der Regel nicht bedenklich, ist.

Neben der allgemeinen Mund- und Zahnhygiene spielen Fluorverbindungen bei der Kariesprophylaxe eine Rolle; die kariesvorbeugende bzw. -hemmende Wirkung dieser Stoffgruppe ist in einer Vielzahl von Studien hinlänglich bewiesen und beträgt je nach Zufuhrweg bis zu 90 %. Zu unterscheiden sind

- die perorale Fluoridierung im Trinkwasser oder durch Tabletten,
- die lokale Fluoridierung mit Zahnpasta, Mundwasser, Lack.

Obwohl die Trinkwasserfluoridierung in einer Reihe von Nachbarländern eine Reduktion der Karies von weit über 50 % erbrachte und von der Weltgesundheitsorganisation (WHO) dringlich empfohlen wurde, ist sie in der Bundesrepublik Deutschland, nicht zuletzt aus rechtlichen Bedenken im Zusammenhang mit dem Grundgesetz, nicht eingeführt worden. So bleiben nur die möglichst breite perorale Gabe über Tabletten, insbesondere bei Kindern, meist kombiniert mit einer Vitamin-D-Prophylaxe, und die lokale Zufuhr durch Zahnpasta, die jedoch auch in gewissem Umfang eine perorale Zufuhr durch Verschlucken der Zahnpastaaufschlämmung darstellt. Der besondere vorbeugende Schutz der Fluoridierung besteht darin, daß die Hydroxyanteile des Zahnschmelz-Hydroxyapatit gegen Fluor ausgetauscht werden. Es handelt sich hierbei um einen physiologischen Vorgang, denn der Körper nutzt hierzu jegliche Fluoridzufuhr. Dadurch wird eine „Härtung" des Zahnschmelzes im Sinne einer Erhöhung der Säureresistenz erzielt. Der kritischer pH-Wert für Hydroxyapatit liegt bei ca. 5,5, für Fluorapatit bei ca. 4,5. Darüber hinaus bewirken Fluoride eine gewisse Hemmung des Bakterienstoffwechsels und eine Erhöhung der Remineralisation.

Die Anlage der Kosmetik-Verordnung führt 19 Fluorverbindungen auf, die zum Einsatz in Zahnpasta bis zu einer Maximalkonzentration von 0,15 % (als Fluor) mit dem *obligatorischen Deklarationshinweis „Enthält..... (Stoffname der Fluorverbindung)..."* zugelassen sind; die höchste Effektivität wird den Aminfluoriden zugeschrieben. Voraussetzung dafür ist, daß eine Verträglichkeit zwischen Putzkörper und den eingesetzten Fluorverbindungen gegeben ist, d. h., daß keine Reaktion und damit Ausfällung der Fluoride stattfindet und damit eine biologische Verfügbarkeit der Fluoride erhalten bleibt.

Fluoride schützen in gewissem Umfang zwar vor Karies, jedoch nicht vor Parodontopathien, d. h., sie stellen keinen Ersatz für die regelmäßige Mund- und Zahnhygiene mit der Beseitigung von Zahnbelägen dar. Da die Mund- und Zahnhygiene in der Bundesrepublik Deutschland nach wie vor mangelhaft ist, sind also Stoffe, die die Bildung von weicher und/oder harter Plaque inhibieren, von besonderem Interesse. Hier sind einerseits die bereits erwähnten Antimikrobica wie Chlorhexidin zu nennen, andererseits die Stoffgruppe der Diphosphonate, Etidronsäure, (HEDP); Azacycloheptandiphosphonat, (AHP). Das Wirkprinzip besteht darin, daß durch diese Kristallisationshemmer die Calcifizierung weicher Plaque verhindert wird. Diese Verbindungen, die in den eingesetzten Konzentrationen als physiologisch unbedenklich angesehen werden, hemmen bereits in unterstöchiometrischen Mengen die Kristallisation und haben in klinischen Testen Zahnsteinreduktionen bis zu 50 % gezeigt.

Zur Pflege des u. U. entzündeten Zahnfleisches werden vor allem Substanzen wie Azulen, Allantoin und Bisabolol sowie Pflanzenextrakte Myrrhe, Kamille, Ratanhia eingesetzt. Eine dauerhafte pH-Anhebung in der Mundhöhle, z. B. durch Harnstoff-Zusatz auf ca. pH 9,5, wäre zwar sinnvoll, ist aber praktisch ohne Effekt, da durch die Pufferwirkung des Speichels der ursprüngliche pH-Wert bereits nach 1 bis 2 Minuten wieder hergestellt ist.

Strontiumsalze sind zur Mundpflege bis zu einer Höchstkonzentration von 3,5 % gemäß Anlage 2 der Kosmetik-Verordnung zugelassen und bewirken, wie auch Kaliumnitrate und Citrate durch Eiweißfällung eine Verlegung der Dentinkanäle an den Zahnhälsen und damit eine Verminderung der Empfindlichkeit.

Zahnpasta gegen farbige Beläge und Flecken („Raucherzähne") enthalten einen besonders hohen Abrasivanteil. Eine Weißung der Zahnpasta *selbst ist* durch den Zusatz von Titandioxyd zu erzielen.

Mundwässer, die in der Bundesrepublik Deutschland nur einen Benutzeranteil von ca. 10 % haben, dienen weniger der Reinigung der Zähne und der Mundhöhle als der Erfrischung und Maskierung von Mundgeruch. Mundwässer in Druckgaspackung,

Mundwasser	(A)	(B)	(C)	(D)	(E)	(F)	(G)
Polysorbat 20			3,0				1,0
Ratanhiatinktur						7,0	10,0
Glycerol 85%		12,0					
Phenylsalicylat						0,5	0,4
Natriumfluorid		0,05					
Myrrhentinktur						5,0	20,0
Phosphat-Puffer pH 7		1,1					
Triethanolamin-isostearat					2,0		
Sorbinsäure		0,2					
Natriumlaurylsulfat				1,5			
Süßstoff	0,15	0,1			0,5	0,05	0,05
Kamillenextrakt				3,0			
Wasser	16,5	78,0	50,0	25,0	15,0	25,0	
Propylenglycol					15,0		
Farbstoff	n.B.	n.B.					
Aroma	n.B.	n.B.	7,0	2,0	7,0	2,0	1,0
Ethanol 96% (V/V)		jeweils	zu 100,0				

Zahnpulver	(A)	(B)	(C)	(D)	(E)	(F)
Calciumsulfat			31,4			
Dicalciumphosphat				61,0		
Tricalciumsulfat				33,2	7,0	
Titandioxyd		2,0				
Natriummetaphosphat					89,5	6,0
Natrium CMC						1,5
Schweres basisches Magnesiumcarbonat	4,0					
PEG 1500						4,0
Natriumhydrogencarbonat	4,0					
Siliciumdioxid						3,5
Medizinische Seife	2,0		3,4	3,2		
Natriumdodecylsulfat					1,5	1,4
Natriumdodecylsarkosid		2,0				
Natriumalginat		1,9				
Aluminiumlactat						8,0
Tragant			1,4	1,5		
Süßstoff	0,1	0,1	0,1	0,1	0,1	0,3
Aroma	3,0	1,0	1,0	1,0	1,9	1,4
Calciumcarbonat	zu 100,0	zu 100,0	zu 100,0			zu 100,0

Aromaöle für Mund- und Zahnpflegemittel	(A)	(B)	(C)	(D)	(E)	(F)	(G)	(H)
Pfefferminzöl	70,0	70,0	52,8	60,0	20,0	15,0	25,0	47,0
Krauseminzöl		4,0	0,5		40,0	15,0	15,0	1,0
Anisöl	10,0	12,0	45,0	10,0	10,0	10,0	20,0	18,0
Nelkenöl	3,0	4,0	0,2		2,0			2,0
Sternanisöl	2,0			2,0	2,5		2,0	10,0
Neroliöl	4,0							
Methylsalicylat	1,0					30,0		1,0
Geraniol			2,0		0,5			
Zimtöl	3,0	1,0		2,5	2,5		2,0	1,0
Salbeiöl			0,5					
Kamillenöl			0,5					
Kümmelöl	4,0				2,5			
Thymol	0,5							
Eucalyptusöl	0,5			5,0		10,0	10,0	
Menthol				10,0	10,0	10,0	10,0	20,0
Citronenöl				0,5	0,5		1,0	
Fenchelöl	9,0			10,0	10,0	10,0	15,0	

Zahnpasta, vorbeugend gegen Parodontopathien und Zahnstein	(A)	(B)	(C)	(D)	(E)	(F)
CMC	1,5					1,0
Natrium CMC		1,0	1,0			
Methylcellulose		1,1				
Glycerol 85%	20,0			12,5	15,0	25,0
Sorbitol-Lösung 70%		15,0	50,0	29,0	25,0	
Carrageen					0,9	1,0
PEG 1000					3,0	
Gefälltes Siliciumdioxid			7,0	5,0	20,0	
Hochdisperses Siliciumdioxid			13,0	15,0		
Titandioxyd					1,0	2,0
Natriumfluorid	0,2			0,22	0,24	0,2
Natriumbenzoat	0,5	0,2	0,15			
Harnstoff		5,0				
Bisabolol		0,1				
Salbeiextrakt		0,5				
β-Pyridylcarbinoltartrat			0,15			
Allantoin			0,3			
Calciumcarbonat	5,0	45,0				40,0
Natriumdodecylsulfat	1,2		1,4	1,5	1,3	
AHP				1,0		
Kaliumdiphosphat					4,5	
Citronensäure			0,12			0,2
Natriumdiphosphat						1,5
Dicalciumphosphat	45,0					
Medizinische Seife		0,8				0,5
Süßstoff	0,1	0,05	0,1	0,2	0,4	0,05
Konservierungsmittel	n.B.	n.B.	n.B.	n.B.	n.B.	n.B.
Aroma	0,8	1,1	1,05	1,1	1,05	1,3
Wasser			jeweils zu 100,0			

meist mit Dosierventil, werden als Mundsprays angeboten.

Wichtigstes Hilfsmittel einer optimierten Mund- und Zahnhygiene ist die Zahnbürste. Der Besteckungsträger sollte ein relativ kleines Borstenfeld tragen, mit dem alle Bereiche der Zahnreihen und des Zahnfleischsaumes gut erreicht werden können. Der abgerundeten Kunststoffborste ist zu bevorzugen, da Ausfaserung und Splitterung wie bei der Naturborste nicht vorkommen. Die Härte der Zahnborste (hart, mittel, weich) ist in DIN 13 917 geregelt; weiche Bürsten sollten nur bei Kindern und besonders empfindlichem Zahnfleisch verwendet werden.

Um Kinder möglichst frühzeitig an eine ausreichende Mund- und Zahnhygiene mit richtiger Putztechnik zu gewöhnen, kann die Verwendung von Plaque-Anfärbetabletten sinnvoll sein. Diese enthalten zur Sichtbarmachung der Zahnbeläge Farbstoffe vor allem Erythrosin, die an den Dextranen und Glycoproteinen der Plaque haften, nicht jedoch am Zahnschmelz. Mundduschen können Speisereste auch aus Interdentalräumen entfernen und eine gewisse Massagewirkung auf das Zahnfleisch ausüben, jedoch nicht Plaque abspülen.

Rezepturbeispiele

Zahnpasta, bei Raucherflecken	(A)	(B)	(C)
CMC	1,0		1,0
Aerosil	2,5		
Dickflüssiges Paraffin	0,5		
Dicalciumphosphat	29,0	48,3	
Calciumcarbonat			35,0
Calciumhydrogenphosphat	3,0		
Schweres basisches Magnesiumcarbonat			8,0
Titandioxid	0,2		2,5
Carrageen		1,0	2,0
Natriumbenzoat		0,5	
Sorbitol	10,0		
Glycerol 85%		28,4	24,5
Alkanolamidethoxylat		2,0	
Medizinische Seife			3,0
Natriumdodecylsulfat	2,0	2,0	
Süßstoff	0,05	0,15	0,1
Aroma	1,0	1,2	1,0
Konservsierungsmittel	n.B.	n.B.	n.B.
Wasser		jeweils zu 100,0	

Zahnpasta, fluoridhaltig, vorbeugend gegen Karies	(A)	(B)	(C)	(D)	(E)	(F)	(G)
Natrium CMC				1,3	1,1		1,0
CMC	0,7						
Hydroxyethylcellulose						1,4	
Glycerol 85%	5,0	24,0	20,0		10,0		35,0
Sorbitol-Lösung 70%				20,0	15,0	28,0	
Carrageen			1,2				
Natriumfluorid	0,22	0,2				0,24	
Natriummonofluorphosphat				0,76	1,14		
Calciumcarbonat			7,0	35,0			45,0
Xylitol						5,0	
Benzoesäure					0,2		
Calciumhydrogenphosphat		28,0	40,0		25,0		
Wasserfreies Calciumhydrogenphosphat					7,0		
Gefälltes Siliciumdioxid	3,0	10,0		2,5	2,0	8,0	
Hochdisperses Siliciumdioxid						11,0	
Titandioxid		1,0					2,5
Aluminiumoxid		38,0					
Propylenglycol	5,0						
Natriumdodecylsulfat		1,5		1,5	1,5	1,0	1,0
Natriumdodecylsarkosid	1,5		1,5				
Fettsäuretaurid						0,5	
Aroma	1,0	0,8	0,5	1,0	1,0	1,0	1,0
Süßstoff	0,05	0,2	0,1	0,15	0,15	0,25	0,05
Konservierungsmittel		jeweils		n.B.			
Wasser		jeweils		zu 100,0			

Zahnpasta, bei empfindlichen Zähnen	(A)	(B)	(C)	(D)
CMC	1,0	1,0		1,4
Natrium CMC			0,7	
Aerosil		2,6		
Xantham Gum			0,5	
Calciumcarbonat	35,0	5,0	35,0	
Guar Gum				0,6
Dicalciumphosphat		27,0		
Schweres basisches Magnesiumcarbonat	8,0			
Kaliumchlorid		1,0		
Kaliumnitrat			5,0	
Strontiumchlorid				10,5
Natriumcitrat	2,0			
Glycerol 85%	20,0		25,0	18,0
Sorbitol		10,0	12,0	12,0
Siliciumdioxyd			1,0	1,6
Gefälltes Siliciumdioxid				15,0
Natriumdodecylsulfat	0,5	1,5	1,5	1,3
Süßstoff	0,05	0,05	0,2	0,35
Aroma	1,0	1,0	1,0	1,0
Konservierungsmittel	n.B.	n.B.	n.B.	n.B.
Wasser	jeweils		zu 100,0	

Hinweis

Nach Verbraucherbefragungen verwenden 8 % der Bevölkerung keine Zahnpasta; etwa 40 % der Bevölkerung putzen einmal und weniger pro Tag. Der Pro-Kopf-Verbrauch an Zahnpasta liegt in der Bundesrepublik Deutschland bei ca. 400 bis 500 g im Jahr, bei optimierter Anwendung sollte er nach Hochrechnungen bei etwa dem Drei- bis Vierfachem liegen. Die Ernährung spielt ebenfalls eine wichtige Rolle; so liegt allein die Zufuhr von kariogenen Mono- und Disacchariden bei ca. 150 g pro Tag und Kopf der Bevölkerung. Durch das gestiegene Gesundheitsbewußtsein ist es zwar in den letzten Jahren zu einer vermehrten Verwendung von Zuckerersatzstoffen (Saccharin, Cyclamat, Acesulfam, Aspartam) und Zuckeraustauschstoffen (Xylitol, Sorbitol, Mono- und Oligomaltite) gekommen, jedoch ist das Bewußtsein für Mund- und Zahnhygiene nicht proportional angestiegen. Wie verschiedene Untersuchungen gezeigt haben, kann eine erhebliche Steigerung der Mund- und Zahnhygiene durch die Benutzung der deutschen Bezeichnung „Zahnfäule" anstelle des Wortes „Karies" erreicht werden.

Die grundsätzlichen Empfehlungen lauten:

1. Gründliche Säuberung der Zähne nach jeder Mahlzeit.
2. Säuberungszeit mindestens 3 Minuten.
3. Individuelle Putztechnik.

4.3 Kosmetische Zahnersatzpflegemittel

4.3.1 Zahnersatzreinigungsmittel

Aufgaben und Wirkung

Bei Zahnersatzreinigungsmitteln handelt es sich um pulverförmige, gegebenenfalls zu Tabletten verpreßte Stoffe, welche sich im Wasser auflösen und dann eine tensidhaltige, meist Sauerstoff freisetzende Flüssigkeit bilden, die eine Spontanreinigung der eingelegten Zahnprothese oder des kieferorthopädischen Apparates gewährleistet. Das „Zähne"putzen entfällt auch hier nicht, da das Milieu das gleiche ist und analog Plaque und Zahnstein entstehen können, zumal durch Prothese oder Zahnspange Selbstreinigungskräfte wie Speichel und/oder Zunge behindert werden. Die Reinigungsmittel sollen eine effiziente Reinigung und wirksame Reduktion einer bakteriellen Besiedelung erzielen, darüber hinaus jedoch auch mit dem Prothesen- oder Zahnspangenmaterial kompatibel sein, ferner dürfen keine toxikolgisch und/oder organoleptisch relevanten Rückstände auf dem Material verbleiben. Als Materialien werden Edelmetall-Legierungen, Kobalt-Chrom-Legierungen und nichtmetallische Stoffe, Dentalkeramik, Porzellan, Polymethylmethacrylat, eingesetzt.

Zusammensetzung
Kosmetische Reinigungsmittel für Zahnersatz und kieferorthopädische Apparate enthalten:

- Tenside, die aufgrund ihrer oberflächenaktiven Wirkung Beläge abheben, emulgieren und dispergieren; eingesetzt werden in der Regel anionische Tenside wie Alkylsulfate, Alkyllaurylsulfonate.
- Komplexbildner, Polyphosphate, Citrate enthärten das Leitungswasser und verstärken die Reinigungskraft.
- Bakterizide in Form von Sauerstoffabspaltern, die ca. 1 bis 4 % nativen Sauerstoff, z.B. Natriumperborat, Kaliumpersulfat, Natriumpercarbonat, abgeben oder Chlorfreisetzer wie Chloramine. Sauerstoff wie auch Chlor bewirken neben der Keimtötung auch die oxidative Zerstörung von Verfärbungen und Geruchsstoffen.
- Sprudler, d. h. Freisetzung von Kohlendioxyd aus Hydrogencarbonaten durch schwache organische Säuren. Der dabei erzielte Wirkeffekt unterstützt die Belagablösung.
- Aromastoffe.

Farbindikatoren können eingesetzt werden, um Aktivitätsende anzuzeigen.
Zur Verpressung bei der Herstellung von Reinigungstabletten können Tablettierhilfsstoffe verwendet werden.

Rezepturbeispiele

Prothesen- und Zahnspangenreinigungsmittel	(A)	(B)	(C)	(D)	(E)
Natriumperborat	25,0			25,0	20,0
Natriumsesquicarbonat	25,0	50,0			
Trinatriumphosphat	40,0	30,0			
Natriumpolyphosphat				25,0	20,0
Natriumhydrogencarbonat			25,0	20,0	10,0
Natriumpersulfat			25,0		20,0
Natriumsulfat		16,5	28,0	28,0	13,5
Citronensäure			20,0		10,0
Chloramin		3,0			
Natriumdodecylsulfat	0,2	0,5			
Natriumdodecylbenzolsulfat				1,0	0,5
Medizinische Seife			1,0		
Aromaöl	0,5		1,0	1,0	1,0
Dextrin	zu 100,0				
Farbindikator				n.B.	n.B.
Tablettierstoffe					5,0

Hinweis
Vor dem Einlegen von Prothesen oder kieferorthopädischen Apparaten in die warme Reinigungslösung, je nach Art für 10 bis 20 Minuten oder „over-night", empfiehlt sich die Vorreinigung mit einer weichen Bürste. Nach Abschluß des Reinigungsvorganges ist gutes Abspülen notwendig, um eventuelle Rückstände zu entfernen. Die Reinigung der Prothese oder Zahnspange erübrigt nicht die allgemeine Mund- und Zahnhygiene.

4.3.2 Zahnersatzhaftmittel

Aufgaben und Wirkung
Zahnprothesen sind entweder über restliche Zähne abgestützt oder als Vollprothesen von der Schleimhaut getragen, wobei der Halt durch physikalische Wechselwirkungen (Kohäsion, Adhäsion) zwischen Prothese, Speichel und Schleimhaut erfolgt. Haftmittel, die als Creme, Pulver oder Flüssigkeit verwendet werden, unterstützen diese Wechselkräfte.

Zusammensetzung
Als Haftstoffe werden natürliche und synthetische Quellstoffe wie Alginate und Pflanzengummen bzw. synthetische Hydrokolloide wie Natriumcarboxymethylcellulose verwendet. Als Hilfsstoffe bei pastösen und flüssigen Haftmitteln werden als Kohlenwasserstoffe Vaselin und Paraffin als hydrophobe Grundlagen eingesetzt.

Rezepturbeispiele

Zahnersatzhaftmittel	(A)	(B)	(C)
Natriumalginat	10,0		
Dickflüssiges Paraffin	90,0		
Tragant		90,0	45,0
Arabisches Gummi		5,0	50,0
Agar		5,0	
Borsäure			5,0
Farbstoff		n.B.	n.B.
Aromaöl	n.B.	n.B.	n.B.
Konservierungsmittel	n.B.	n.B.	n.B.

Hinweis
Zahnärzte vertreten teilweis die Ansicht, daß eine Zahnprothese einer zahnärztlichen Korrektur bedarf, wenn die Prothese nur unter Zuhilfenahme eines Haftmittels ausreichenden Halt zeigt. Es gibt aber eine Vielzahl von Verbrauchern, die sich nicht ausreichend sicher fühlen, wenn der Zahnersatz nicht unter Verwendung eines Haftmittels eingesetzt wurde.

5 Kosmetische Mittel zur Vermittlung von Geruchseindrücken - Parfumes

Der Duft spielt im Gesamtkonzept eines kosmetischen oder anderen Produktes eine wichtige Rolle. Riechstoffhaltige Produkte lassen sich in zwei Gruppen einteilen:

a) Riechstoffe als Nebenbestandteile eines Produktes werden zu dekorativen Zwecken oder als Maskierungsmittel eingesetzt (→ 1.7).
b) Riechstoffe sind die alleinigen oder hauptsächlich aktiven Inhaltsstoffe einer Formulierung. Dies trifft für die eigentlichen Parfumes in ihren verschiedenen Anwendungsformen zu.

In allen Kulturperioden spielten Wohlgerüche als Mittler zur Stimulierung menschlicher Sinne eine dominierende Rolle. Riechstoffe, zunächst für kultische und religiöse Zwecke bestimmt, fanden bald individuelle Verwendung zur Erhöhung der persönlichen Lebensqualität sowie im medizinischen Bereich. Branntwein- und Wasser-Extrakte, ab ca. 9. Jahrhundert auch Wasserdampfdestillate, ließen die Entstehung standardisierter Parfumingredientien zu. Die eigentliche Parfumerie beginnt im späten Altertum, nachdem die Araber die Kunst der Herstellung von Duftkomplexen durch Mischen von Pomaden, Auszügen und ätherischen Ölen entwickelt hatten; diese Produkte gelangten insbesondere während der Kreuzzüge nach Mitteleuropa. Die Rohstoffbasis lieferte allein die Natur. Mit der Entwicklung der organischen Chemie in der Mitte des 19. Jahrhunderts setzte gleichzeitig der Gebrauch individueller chemischer Verbindungen als Parfumerie-Geruchstoffe ein. Zuerst ermöglichten physikalisch-chemische Methoden die Abtrennung bestimmter Stoffe. So ließen sich ätherische Öle durch fraktionierte Destillation gewinnen. Später wurden synthetische Riechstoffe entwickelt.
Der Geruchseindruck ist das Ergebnis einer direkten Wechselwirkung zwischen Riechstoffmolekülen und dem Rezeptorsystem des Geruchstraktes. Dieses bimolekulare Ereignis wird in der Sinnesnervenzelle des Riechepithels in elektrisch weitergeleitete Impulse übertragen, im Bulbus olfactorius des Vorderhirns verarbeitet und in die höheren Zentren, das Rhinencephalon, weitergeleitet; dort erfolgt Wahrnehmung und Klassifikation mit Hilfe sekundärer Assoziationszentren. Obwohl die chemische Reaktivität eines Moleküls keine Voraussetzung für seine Riechstoffeigenschaften bildet, müssen gewisse molekulare Parameter erfüllt sein; so bestehen Riechstoffe aus einem polaren und einem hydrophoben Molekülteil; der polare Teil wird auch als osmophore Gruppe bezeichnet. Es handelt sich dabei gewöhnlich um funktionelle Gruppen wie Carbonyl-, Hydroxy- und Alkoxy-Reste sowie deren Heteroanaloge. Die Grenze der geruchlichen Wahrnehmbarkeit eines Stoffes wird durch seinen Geruchsschwellenwert definiert und mit Hilfe von Olfaktometern gemessen. Für die qualitative Beschreibung des Gerucheindruckes gibt es keine definierten Maßeinheiten, vielmehr erfolgt eine verbale Beschreibung des Dufterlebnisses, die dementsprechend variiert; häufig gebrauchte Ausdrücke für Grundgerüche sind:

campherartig, stechend, blumig, minzig, ätherisch, moschusartig, faulig, fruchtig würzig, fettig, brenzlig, karamelartig, holzig, harzig, erdig, ambraartig, fäkalisch, animalisch, warm, frisch, leicht, schwer, süß, weich, mild, klar, fein, trocken, herb, streng.

Die Geruchsschwellenwerte unterliegen physiologischen und pathophysiologischen sowie Umweltbedingungen. Alter, Geschlecht, Krankheit, körperliche und geistige Ermüdung, auch Überlagerungen wie z. B. Rauchgewohnheiten können die Sensitivität verändern. Durch Überbeanspruchung des Riechorgans kann es zu zeitlich begrenztem Verlust der Geruchssensitivität kommen, zu Adaptation und Kreuz-Adaptation. Durch genetisch bedingtes Fehlen aktiver Rezeptorenstellen kommen Ausfälle einzelner oder mehrerer Geruchsqualitäten vor. Diese spezifische Anosmie besteht z. B. für Blausäure in einem Teil der Bevölkerung, nach einzelnen Autoren trifft dies für 5 bis 10 % der Bevölkerung zu.

5.1 Natürliche Duftstoffe

Bei der Kreation eines Duftes verwendet der Parfumeur sowohl natürliche als auch synthetische Riechstoffe. Dem Einsatz von natürlichen Riechstoffen pflanzlichen oder tierischen Ursprungs sind bestimmte Grenzen gesetzt. Er ist abhängig von der Verfügbarkeit, der Qualitätsschwankung, der Stabilität und dem Preis.
Ausgangsmaterial für die Gewinnung von Riechstoffen können grundsätzlich alle Teile einer Pflanze sein; einige wichtige Vertreter seien paradigmatisch genannt:

Blüten	Rose, Orangenblüten, Jasmin, Ylang, Narzisse
Blätter	Eucalyptus, Veilchen, Lorbeer, Zimt, Cypresse
Kraut	Salbei, Thymian, Lavendel, Pfefferminze
Rinde	Zimt
Beeren	Wacholder, Piment, Pfeffer
Früchte	Citrone, Bergamotte, Grapefruit, Orange
Samen	Anis, Macis, Kardamomen
Harze	Benzoe, Myrrhe, Olibanum
Gras	Citronell, Lemon
Nadeln	Latschenkiefer, Fichtennadeln
Holz	Zeder, Sandel
Wurzeln	Iris, Ingwer, Kalmus

An Riechstoffen tierischen Ursprungs werden/wurden praktisch nur vier Produkte eingesetzt:

Castoreum von überwiegend kanadischen Bibern im Genitalbereich gebildet und in Beuteln aufbewahrt (Bibergeil). Der Geruch ist fäkalisch-streng, ledrig.

Moschus. Drüsensekret von männlichen Tieren einer zentralasiatischen Hirschart von sehr intensivem Geruch.

Zibet. Genitaldrüsensekret einer äthiopischen Katzenart; nur in Verdünnung wohlriechend.

Ambra. Verdauungstraktsekret des Pottwales; aus Artenschutzgründen heutzutage durch synthetische Produkte ersetzt.

Aus den genannten Naturprodukten werden die Riechstoffe insbesondere durch folgende Verfahren gewonnen:

Expression. Das Verfahren der Auspressung wird bei der Gewinnung aus den Fruchtschalen von Citrone, Orange, Bergamotte, Grapefruit und Limette angewendet.

Enfleurage. Bei diesem seit dem Altertum angewendeten Verfahren werden insbesondere die empfindlichen Blütenduftstoffe gewonnen. Mit geruchsneutralem Fett bestrichene Platten werden wiederholt mit Blüten bis zur Sättigung belegt. Diese sogenannte Pomade kann mit Extraktionsmitteln, meist Alkohol, behandelt werden und führt nach Abdunstung zu Absolu de Chassis.

Destillation. Die Wasserdampfdestillation ist eine der gebräuchlichsten Formen der Herstellung von natürlichen Duftstoffen, insbesondere der ätherischen Öle.

Extraktion. Die Extraktion ist die Gewinnung pflanzlicher und tierischer Produkte mit verschiedenen, flüchtigen Lösemitteln, die dem Material jedoch nicht nur die Duftstoffe sondern auch Wachse entziehen. Nach Abdunsten des Lösemittels erhält man dickflüssige bis pastöse Produkte, die als Concretes bezeichnet werden.

5.2 Synthetische Duftstoffe

Es stehen heutzutage mehrere tausend synthetische Riechstoffe zur Verfügung, die aus natürlichen Mischungen isoliert werden können, in der Regel jedoch aus anderen Ausgangsmaterialien hergestellt werden. Zuordnungen erfolgen entweder nach funktionellen Gruppen wie Aldehyde, Phenole, Alkohole, Ketone, Lactone oder nach höheren Strukturmerkmalen wie Monoterpene, Sesquiterpene, Monoterpenoide, Jasmonoide.
Paradigmatisch seien folgende Beispiele genannt:

aliphatische Monoterpenderivate:
Thiolinalool, Myrcenol

aliphatische Monoterpenoide:
Homocitronellol, 2-Methylen-citronellal

cyclische Monoterpenderivate:
8-Mercaptomenthon, 4-Acetyl-caren

monoterpenoide 1,3-Diene:
Vernaldehyd

Nitrile:
Geranylnitril, Lavandulylsäurenitril

Sesquiterpenderivate:
Methoxycaryophyllan, Patchoulion

Norboranderivate

Cyclodecanderivate

Jasmonoide

Aldehyde:
Undecanal, Nonanal, Zimtaldehyd

Ketone:
Campher, Ionone

Lactone:
Cumarin, Cyclopentadecanolid (synthetischer Moschus)

5.3 Parfumes

Der Aufbau einer Parfumkomposition unterliegt einer bestimmten Systematik. Die Kopfnote, die Tete oder der Angeruch, gibt den ersten Eindruck wieder und ist oft schon entscheidend für Akzeptanz oder Ablehnung. In der Kopfnote finden sich dementsprechend hauptsächlich leicht flüchtige Stoffe.
Das Herzstück einer Duftkomposition liegt in der Mittelnote, auch Herznote, Coeur, Körper, Corps genannt. Hier zeigt sich der eigentliche Duftcharakter relativ unverändert über einen längeren Zeitraum.
Der Fond, die Basis oder der Nachgeruch, enthält die langhaftenden Bestandteile wie Resinoide, schwerflüchtige Öle, tierische Duftstoffe, Harze; sie sind bestimmend für die Dauer der zeitlichen Vermittlung eines Parfums.
Die Anzahl der Einzelkomponenten eines Parfumöls schwankt je nach Anwendungsgebiet und Preis zwischen ca. 30 und einigen Hundert. Man unterscheidet zwischen einfachen linearen Kompositionen, meist für die Produktparfumierung und dem komplexen Aufbau der eigentlichen Parfums.
Alkoholische Parfumöllösungen werden allgemein als Parfum bezeichnet und stellen den weitaus größten Teil der ausschließlichen Duftpräparate dar. Ein Wasserzusatz bringt den Duft der Riechstoffe besser zur Geltung und vermindert den Eigengeruch der Alkohole. Die Konzentrationsverhältnisse und Grundlagen oder Träger verschiedener Parfumpräparate listet die folgende Übersicht auf:

Bezeichnung	Riechstoffgehalt (%)	Grundlage/Träger
Extrait des Parfum	12,0 bis 25,0	Ethanol 90 bis 95 %
Eau de Parfum	7,0 bis 10,0	Ethanol 90 bis 95 %
Eau de Toilette	3,0 bis 7,0	Ethanol 80 bis 90 %
Eau de Cologne	2,0 bis 7,0	Ethanol 70 bis 85 %
Creme de Parfum	5,0 bis 12,0	O/W-Emulsion
Öliges Parfum	2,0 bis 20,0	Mineralöl
Parfumgel	2,0 bis 5,0	Alkohol/Polyacrylat

Rezepturbeispiele

Auf die Komplexität von Duftstoffkompositionen wurde bereits hingewiesen, so daß folgende Beispiele nur Mischungen einfachster Art darstellen:

Parfumöl	(A)	(B)	(C)
Rhodinol	24,0	6,0	
β-Citronellol	21,0		15,0
Geraniol	12,0		15,0
2-Phenylethanol	24,0	9,0	12,0
Linalool	2,5	3,0	
Farnesol	2,0		
Eugenol	0,5		
Methyleugenol	2,0		
Nerylisobutyrat	0,5		
Phenylethylphenylacetat	0,5	1,0	
Geranylacetat	1,0		
Guajolacetat	0,5		
Citral	2,5		
Nonanol	0,5		
Nonanal	0,5		
Decanal	2,0		
Undecanal	0,5	4,0	
Geranium ess.	1,5		
Phenylethylsalicylat	0,5		
β-Damascon	1,5		
Dodecanal		2,0	
α-Pentylzimtaldehyd		2,0	
Hydroxydehydrocitronellal		12,0	
α-Methylionon		9,0	6,5
Benzylacetat		9,0	10,0
Phenylethylpropionat		1,0	
Acetoxynonanal		1,0	
Zimtalkohol		3,0	
Bergamotteöl		9,0	4,0
Ylang-Ylang		3,0	
Styrax		3,0	2,0
Benzoe		3,0	2,0
Santalol		2,0	
Rosenöl		1,5	
Jasminöl		1,5	
Irisöl		2,0	
Ketonmoschus		5,0	
Epoxytrimethylcyclodecadien		8,0	
Cumarin			3,0
Geraniumöl			3,0
Patchouliöl			1,0
Eichenmoosextrakt			1,0
Terpineol			3,0
Sandelholzöl			2,0
Galaxolid			2,5
Lavandinöl			5,0
Pentylsalicylat			5,0

Den Rezepturbeispielen wurden folgende verbale Duftqualitätsbeschreibungen zugeordnet:

(A) blumig
(B) blumenartig
(C) orientalisch

Hinweis

Riechstoffe, unabhängig, ob natürlichen oder synthetischen Ursprungs, sind in der Regel außerordentlich empfindlich gegen Einflüsse wie Wärme (Abdunstung der leicht flüchtigen Anteile), Luft (Oxidation) und Licht (energetische Radikalisierung). Dies ist bei Herstellung, Konfektionierung und Lagerung auch beim Verbraucher besonders zu beachten.

Duftnoten von Parfumierungen mischen sich naturgemäß mit individuellem Eigengeruch und anderen physiologischen Gegebenheiten und bewirken dementsprechend Individualabweichungen.

Die Adaptation des Riechepithels ist quantitativ vom Anwender zu beachten.

Die Vielstoffexposition berechtigt, Sicherheit für die gesundheitliche Unschädlichkeit zu fordern. In der Riechstoffindustrie besteht eine Art von Selbstregulierung in Form der Empfehlungen und Selbstbeschränkungen durch RIFM (Research Institute for Fragance Materials) und IFRA (International Fragance Association), die sich in toxikologischen und Spezifikations-Monographien und im IFRA-Code niedergeschlagen haben. Sie haben durch die nationalen und supranationalen Aufsichtsbehörden Akzeptanz erfahren. Dies gilt z. B. für die Furocumarin-Limitierung in den für Eau de Cologne unverzichtbaren Bergamotteölen; seitdem ist die Berloque-Dermatitis, eine phototoxische Psoralenreaktion, durch Parfumierungen praktisch nicht mehr zu beobachten. Zur Zeit sind in dem Codex zur beschränkten Verwendung von Riechstoffen ca. 70 Stoffe aufgeführt, wobei ca. 1.000 Substanzen evaluiert wurden.

6 Kosmetische Mittel mit spezifischen Aufgaben

6.1 Kosmetische Mittel zum Lichtschutz der Haut

Aufgaben und Wirkung

Zu allen Zeiten der Menschheitsgeschichte und in den verschiedensten Kulturkreisen wird die Sonne als göttliches Wesen verehrt und in Mythen gepriesen. So entwickelten die Völker des mediterranen Raumes und der aequatornahen Regionen sowie die beachtenswertesten Kulturen der überlieferten menschlichen Geschichte einen besonderen Sonnenkult. Mit dieser religiösen Sonnenverehrung und -anbetung war demnach ein Sonnenverhalten verbunden, das auf dem Glauben an die stärkende und heilende Wirkung der Sonnenstrahlen beruhte. Aber in den Mythen der alten Kulturen war auch schon damals bekannt, daß Sonnenstrahlen nicht nur segensreiche, sondern auch schädliche Wirkungen haben können.

In den letzten Jahrzehnten, nicht zuletzt durch Medieneinfluß, wurde Sonnenbestrahlung und die resultierende Hautbräunung stark verknüpft mit erstrebenswerten Attributen wie Jugendlichkeit, Aktivität, Attraktivität, Vitalität, Sportlichkeit und Gesundheit. Dieser Trend, das Schönheits- und Gesundheitsideal unserer Zeit zu erreichen, verführt einen Großteil der Bevölkerung dazu, die individuellen Lichtschutz- und Anpassungsmechanismen der Haut zu überfordern. Dabei sind die Warnsignale, nämlich Verbrennungsreaktionen in Form der Dermatitis solaris, zwar schmerzhafte, aber noch harmlose Symptome im Vergleich zu gesicherten Spätschäden wie frühzeitige

Hautalterung und maligne Entartung. Die menschliche Haut ist so alt wie die Summe der UV-Strahlen, die sie ungeschützt erreichen.
Im Inneren der fast 150 Millionen Kilometer entfernten Sonne finden fortwährend Kernreaktionen statt, die unvorstellbar große Energiemengen in Form elektromagnetischer Strahlungen freisetzen; elektrische und magnetische Felder wandeln sich entlang einer Strecke senkrecht zueinander ständig ineinander um, d. h., sie schwingen mit den Kenngrößen Wellenlänge, Schwingungsfrequenz und Ausbreitungsgeschwindigkeit. Als Licht bezeichnen wir den Bereich innerhalb des elektromagnetischen Spektrums, der uns optische Eindrücke vermittelt. An die Farbe Violett des sichtbaren Spektralbereiches schließt sich, wie der Name sagt, der Ultraviolettbereich an, der, international unterschiedlich, nach energetischen Gruppen zu unterteilen ist; die DIN 5031 gibt folgende Einteilung:

UV-A = 315 bis 380 nm
UV-B = 280 bis 315 nm
UV-C = 100 bis 280 nm

Die *natürlichen* Strahlungsquellen für den Lebensraum der Erde sind Kosmos, einschließlich Sonne, die Erdatmosphäre und die Erdoberfläche. Beim Sonnenbaden wirken Strahlen von etwa 300 bis ca. 3.000 nm Wellenlänge; dazu gehören die Infrarotstrahlen, der sichtbare Bereich und die Anteile A und B des ultravioletten Spektrums. Die Strahlung, die auf die Erdoberfläche trifft, ist jedoch nur teilweise, dies gilt insbesondere für den UV-Bereich, direkte Sonneneinstrahlung. Ein großer Teil der Strahlung gelangt nach Streuung in den Schichten der Erdatmosphäre indirekt auf die Erde; dabei ist die Streuung des Lichtes an den Molekülen und Schwebeteilchen in der Atmosphäre stark abhängig von der Wellenlänge; je kürzer die Wellenlänge desto größer ist der Anteil an Streulicht. Darauf ist die hohe Streulichtintensität bei schwach dunstigem oder leicht nebligen Wetter zurückzuführen, die prozentual den UV-Anteil der direkten Sonnenstrahlung übersteigen kann. Das gestreute Licht wird als Himmelsstrahlung bezeichnet, die Summe der Bestrahlungsstärken aus Sonnen- und Himmelsstrahlung als Globalstrahlung, die von einer Vielzahl von Faktoren abhängt, wie Einstrahlungswinkel, Höhe über dem Meeresspiegel, Partikel- und Aerosolgehalt der Luft.
Künstliche Lichtquellen werden hergestellt, indem man bestimmte Substanzen veranlaßt, Energie aufzunehmen und in Form elektromagnetischer Wellen wieder abzugeben. Dabei werden zunächst Elektronen auf energiereichere Orbitale angehoben; sie springen dann unter Abgabe von Energiequanten spontan in den Grundzustand zurück; die Spektren dieser Lichtquellen heißen Emissionsspektren. Die Erzeugung von UV-Strahlung kann über zwei Effekte erfolgen, nämlich über die thermische Anregung von Atomen und Molekülen in Festkörpern und Schmelzen oder über die Anregung durch Elektronenstoß in Gasen und Dämpfen, d. h. Temperaturstrahler bzw. Gasentladungsstrahler.
Trifft Lichtenergie auf die Haut, so wird, je nach Art und Intensität der Belichtung und der Beschaffenheit der Haut, ein Teil reflektiert, ein Teil transmittiert und ein weiterer Teil wird in der Haut absorbiert. Während Reflexion und Transmission für das biologische System Haut keine besonderen Folgen haben, wird durch Absorption die eingestrahlte Energie auf die biologische Matrix übertragen und löst photochemische Reaktionen primärer und sekundärer Art aus. Die photochemische Wirkung ist der Strahlungsintensität proportional (Proportionalitätsfaktor Zeit). Im dermatotoxikologischen Sinn interessieren hier

- Übertragung der Ladung auf benachbarte Moleküle,
- Bildung freier Radikale,
- chemische Veränderung des angeregten Moleküls.

Die chemischen Folgereaktionen nach Lichtabsorption werden als Dunkel- oder sekundäre Reaktionen bezeichnet. An resultierenden Veränderungen sind zu bedenken

- Photolyse,
- Photoisomerisation,
- Photoaddition,
- Photopolymerisation.

Zu den Veränderungen auf der Haut, die durch UV-B-Bestrahlung ausgelöst werden, zählen Strahlenerythem und UV-B-induzierte indirekte Pigmentierung sowie Schädigung der Kernsäure Desoxyribonukleinsäure (DNA), überwiegend in Form von Einzelstrangschäden, wie Pyrimidindimerisierung, Cytosinhydratation, Kettenbruch und Vernetzung mit Proteinen. In Intensitäten, wie sie im Sonnenspektrum vorhanden sind, vermag UV-A folgende Reaktionen auszulösen: direkte Pigmentierung, Induktion des DNA-Repair, Auslösung phototoxischer und photoallergischer Reaktionen.
Übermäßige Lichteinwirkung auf die Haut führt zu Funktionsstörungen, Schäden oder Zerstörung von Hautstrukturen, je nach Art, Intensität und Dauer der Lichtexposition. Nicht nur übermäßige Sonneneinstrahlung kann hier zu toxischen Reaktionen führen, sondern auch die Belichtung mit künstlichen Strahlern, z. B. Solarien, genügender Intensität; letzteres hat das Bundesgesundheitsamt zu wiederholten Warnungen bewogen. Am häufigsten werden Lichtschäden der Haut durch Überforderung der Schutzfunktionen und Repairmechanismen verursacht, wobei sich Schäden kumulieren.
Der *akute* Lichtschaden äußert sich in einem Erythem der Haut, dem sogenannten Sonnenbrand (Dermatitis solaris). Die verantwortlichen Wellenlängen liegen unter natürlichen Bedingungen zwischen 290 und 320 nm, d. h. im UV-B-Bereich. Die Dosis Licht einer bestimmten Wellenlänge, die auf der Haut gerade ein Erythem erzeugt, wird als minimale Erythemdosis (MED) bezeichnet. Sie ist individuell verschieden und abhängig von der Wellenlänge; z. B. für 254 nm (UV-C) bei etwa 9 mJ/cm^2, für 300 nm (UV-B) bei 10 bis 20 mJ/cm^2 und für 360 nm (UV-A) bei 10.000 bis 100.000 mJ/cm^2.
Die Schäden an Epidermis und im Bindegewebe der Dermis und der Gefäße nach einem Sonnenbrand sind zunächst vorübergehender Natur. Werden die Anpassungs- und Repairmechanismen jedoch wiederholt überfordert, summieren sich Effekte und Defekte zum *chronischen* Lichtschaden. Die augenfälli-

gen Zeichen des chronischen Lichtschadens sind Vertiefungen und Vergröberungen der Hautfalten, Cysten, Comedones, flächige Erschlaffung der Haut, Teleangiektasien, Atrophien, hypo- und hyperpigmentierte Flecken, gelbliche oder weißliche Einlagerungen und Keratosen. Solche Schäden sind progredient und bilden sich auch dann nicht mehr zurück, wenn eine weitere Strahlenexposition vermieden wird. Unter chronischen Lichtschäden faßt man vorzeitige Hautalterung, Entwicklung von Praecancerosen (gesunde Wind- und Wetterhaut) und Entstehung maligner Hautgeschwülste zusammen.
Die chronische UV-Exposition ist der wichtigste exogene Akzelerationsfaktor des natürlichen Alterungsvorganges der Haut. Dies tritt umso früher und umso intensiver auf, je hellhäutiger das betroffene Individuum ist (keltische Komplexion). Sonnenlicht, und zwar überwiegend UV-B, spielt für die Carcinogenese in der Haut eine dominierende Rolle. Dies wird durch folgende epidemiologische Beobachtungen untermauert :

- Hautcarcinome sind überwiegend im Gesicht, im Nacken, an Armen und Handrücken, d. h. an besonders lichtexponierten Stellen, lokalisiert.
- Hautcarcinome sind bei dunkelhäutigen Rassen seltener als bei hellhäutigen; Hellhäutige, die sich mehr in der Sonne aufhalten als andere, erkranken häufiger.
- Hautcarcinome treten häufiger auf bei hellhäutigen, wenig pigmentierten Menschen, die in sonnenreichen Gegenden leben.
- Hautcarcinome lassen sich in der Haut von Mäusen und Ratten nur mit Wellenlängen induzieren, die dem menschlichen Sonnenbrandspektrum entsprechen.

Die Lichtempfindlichkeit kann durch cutane und/ oder systemische Exposition gegenüber photodynamischen Substanzen gesteigert werden. Allen photodynamischen Substanzen ist gemeinsam, daß sie die eingestrahlte Energie aufnehmen und durch Energieübertragung auf Hautzellen zu toxischen und/oder immunologischen Reaktionen Anlaß geben. Solche Stoffe sind ohne Lichteinwirkung für die Haut unschädlich. Man kann grundsätzlich zwei Arten der Photosensitivierung unterscheiden,

- die photochemische Sensitivierung, die zu einer phototoxischen Reaktion führt (jeden Exponierten betreffend),
- die photoimmunologische Sensibilisierung, die eine photoallergische Reaktion beim Zweitkontakt zur Folge hat. Das betrifft Disponierte.

Natürlicher Lichtschutz ist bei gesunden Personen immer vorhanden. Er verstärkt sich unter Bestrahlung adaptiv durch Bräunung und Lichtschwielen. Der künstliche Lichtschutz umfaßt physikalische und chemisch-physikalische Maßnahmen, die die Haut vor den Einwirkungen von UV-Strahlen schützen.
Der natürliche Lichtschutz ist abhängig von der individuellen Empfindlichkeit, die für Europäer in vier Gruppen nach Pigmentierungstyp klassifiziert werden kann:

Typ I	keltischer Typ (ca. 2 % in Europa) auffallend helle, blasse Haut, viel Sommersprossen, Haare rötlich, Brustwarzen sehr hell immer schwerer, schmerzhafter Sonnenbrand keine Bräunung, weiße Haut schält sich Eigenschutzzeit: 5 bis 10 Minuten
Typ II	hellhäutiger Europäer (ca. 12 %) Haut etwas dunkler als I, wenig Sommersprossen, Haare blond bis braun, Brustwarzen hell häufiger schwerer, schmerzhafter Sonnenbrand wenig Bräunung, Haut schält sich Eigenschutzzeit: 10 bis 20 Minuten
Typ III	dunkelhäutiger Europäer (ca. 78 %) Haut hell bis hellbraun, keine Sommersprossen, Haare dunkelblond, braun, Brustwarzen dunkler seltener, mäßiger Sonnenbrand, gute Bräunung Eigenschutzzeit: 20 bis 30 Minuten
Typ IV	mediterraner Typ (ca. 8 %) Haut braun, olive, keine Sommersprossen, Haare dunkelbraun, schwarz, Brustwarzen dunkel kaum Sonnenbrand schnelle, tiefe Bräunung Eigenschutzzeit: ca. 40 Minuten

Zum Schutz der Haut vor UV-Strahlen können grundsätzlich zwei Substanzgruppen eingesetzt werden; die einen sind absolut strahlenundurchlässig und reflektieren die Strahlung weitgehend, wie z. B. anorganische Pigmente, die anderen absorbieren Strahlen in bestimmten Bereichen, sind für die restliche Strahlung aber durchlässig (UV-Filter). Diese Abschwächung ultravioletter Strahlen nach dem Prinzip der selektiven Absorption ist das in den auf dem Markt befindlichen Sonnenschutzpräparaten am häufigsten angewendete Prinzip.
Die Effektivität von UV-Filter haltigen Präparationen wird in Deutschland nach DIN 67 501 „Experimentelle dermatologische Bewertung des Erythemschutzes für die menschliche Haut" im biologischen Feldtest an mindestens 20 Humanprobanden unter standardisierten Bedingungen bestimmt; die Extinktionskurven der Stoffe beschreiben zwar das Absorptionsverhalten qualitativ und quantitativ, sind jedoch für ein Produkt am Menschen nur orientierend, da viele weitere Faktoren eingehen. Diese Prüfung resultiert in der Angabe des Lichtschutzfaktor = Sonnenschutzfaktor (LSF = SSF = SPF sun protecting factor) im Sinne des Quotienten Erythemschwellenwert mit Lichtschutzsubstanz vs. Erythemschwellenwert ohne Lichtschutzsubstanz. Ein LSF von z. B. 3 bedeutet, daß sich eine Eigenschutzzeit von z. B. 30 Minuten auf 90 Minuten verdreifacht. Zu beachten ist, daß die Bestimmung nach DIN 67 501 einen niedrigeren LSF-Wert liefert als die in den USA übliche Methode der SPF-Bestimmung nach FDA.
Die Auswahl eines Sonnenschutzmittels für den Verbraucher in bezug auf die Stärke des Lichtschutzfaktors hat sich im wesentlichen an zwei Punkten zu orientieren:

- individuelle Empfindlichkeit,
- vorliegende Strahlenintensität.

Grundsätzlich gibt es zum Lichtschutz der Haut zwei Möglichkeiten:

a) Abdeckung b) UV-Filter

Tabelle 3.12 Übersicht zu den in Anlage 7 der Kosmetik-Verordnung geregelten Lichtfiltersubstanzen

Stoff* HK**	Bereich	Bemerkungen	Struktur
4-Aminobenzoesäure 5 %	B	A, wl	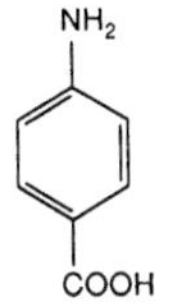
3-(4'-Trimethyl-ammonium)-benzyliden-bornan-2-on, Methylsulfat 6 %	B	A, wl	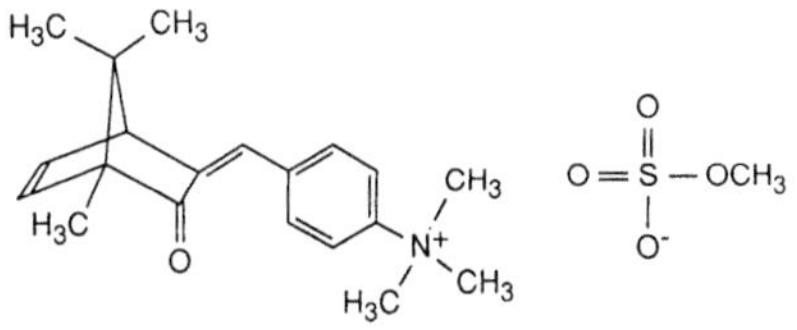
3,3,5-Trimethylcyclohexyl-salicylat (Homosalatum) 10 %	B	A, ö	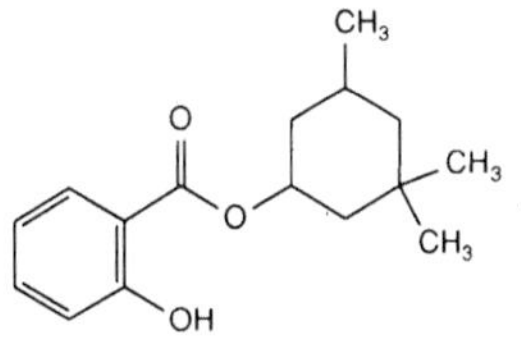
2-Hydroxy-4-methoxy-benzophenon (Oxybenzonum) 10 %	A	A, D, ö	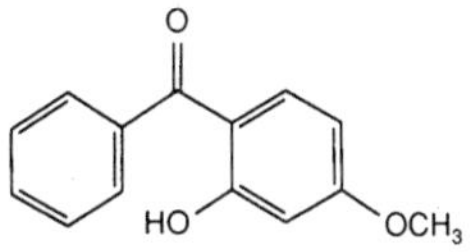
3-Imidazol-4-yl-acrylsäure und Ethylester 2 %***	B	A, wl	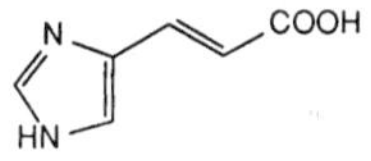
2-Phenylbenzimidazol-5-sulfonsäure und Salze 8 %***	B	A, wl	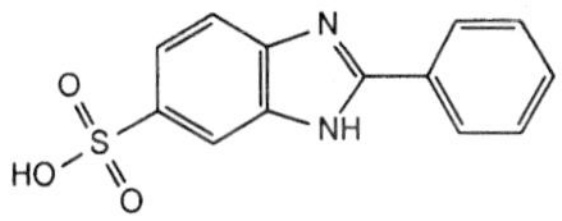
4-*bis*-(Hydroxypropyl)-aminobenzoesäureethylester 5 %	B	B, ö	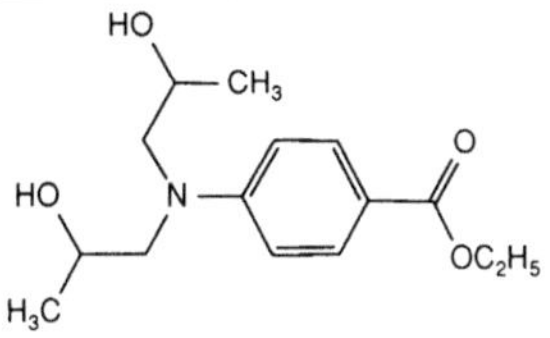
4-*bis*-(Polyethoxy)-aminobenzoesäure-polyethoxyethylester 10 %	B	B, ö	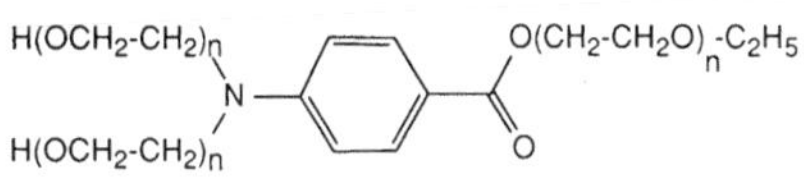
4-Aminobenzoesäure-1-glycerylester 5 %	B	B, ö, frei von Benzocain	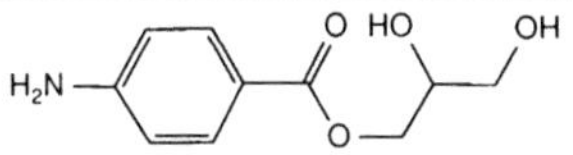
4-Dimethylamino-benzoesäure-2-ethyl-hexylester 8 %	B	B, ö	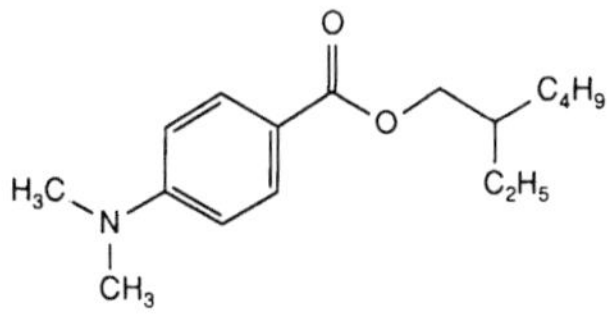

Tabelle 3.12 Fortsetzung

Stoff*	HK**	Bereich	Bemerkungen	Struktur
Salicylsäure-2-ethylhexylester	5 %	B	B, ö	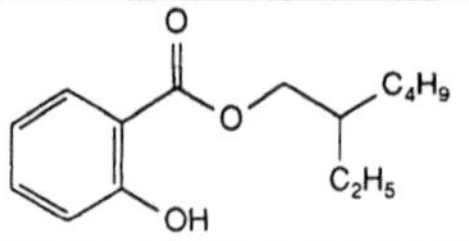
4-Methoxyzimtsäure-isoamylester	10 %	B	B, ö	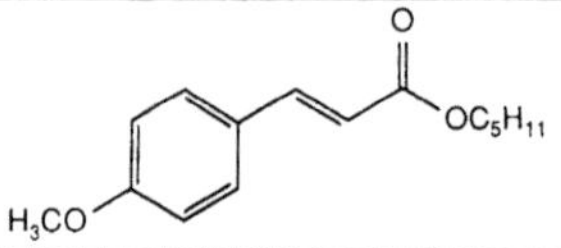
4-Methoxyzimtsäure-2-ethylhexylester	10 %	B	B, ö	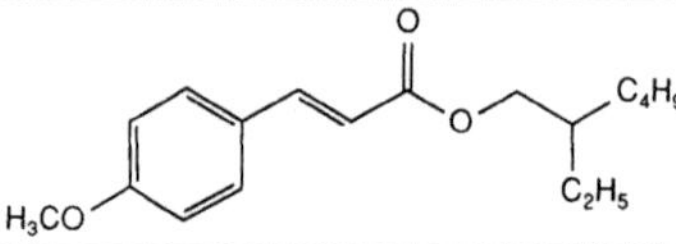
2-Hydroxy-4-methoxy-4'-methylbenzophenon (Mexenonum)	4 %	A	B, D, ö	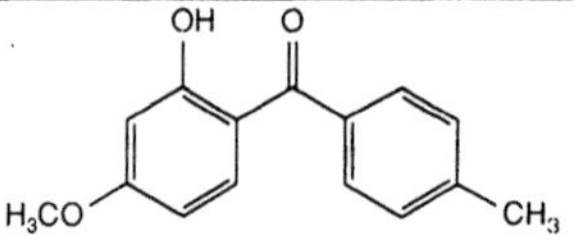
2-Hydroxy-4-methoxybenzophenon-5-sulfonsäure (Sulisobenzonum) und Natriumsalze	5 %***	A	B, wl	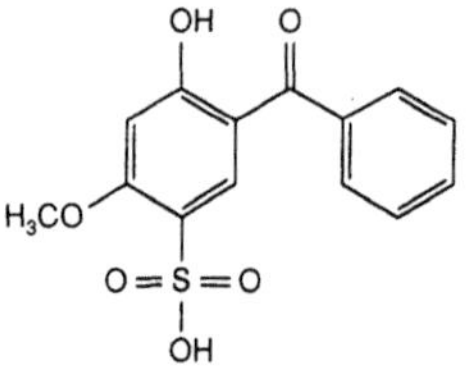
3-(4'-Sulfo)-benzyliden-bornan-2-on und Salze	6 %***	B	B, wl	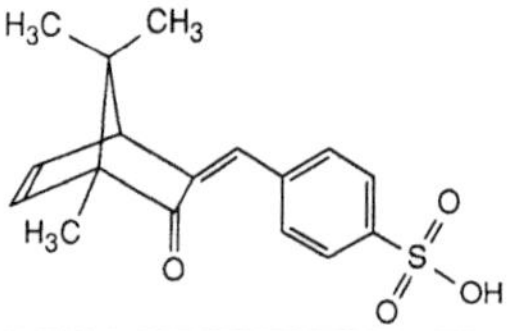
3-(4'-Methyl)-benzyliden-bornan-2-on	6 %	B	B, ö	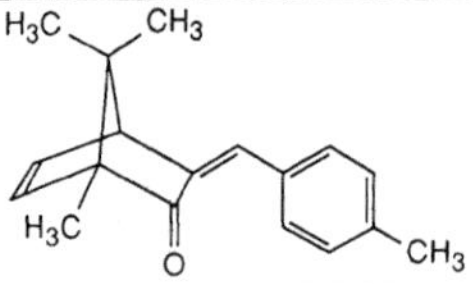
3-Benzyliden-bornan-2-on	6 %	B	B, ö	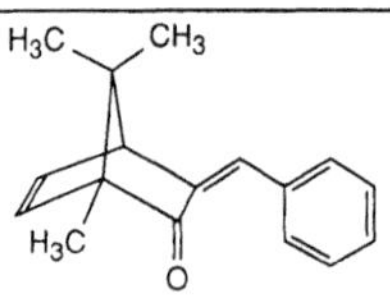
1-(4'-Isopropylphenyl)-3-phenylpropan-1,3-dion	5 %	A	B, ö	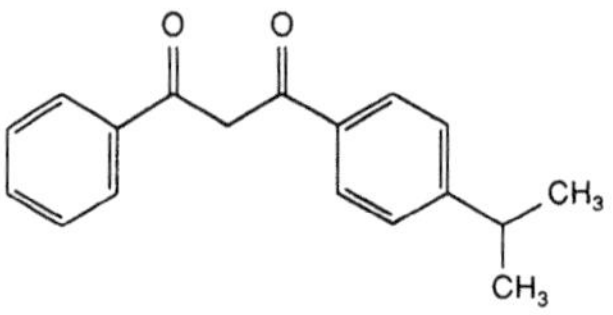
4-Isopropylbenzylsalicylat	4 %	B	B, ö	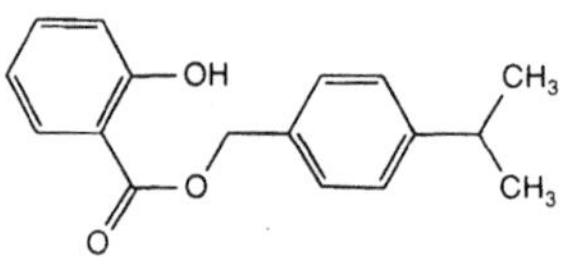

Tabelle 3.12 Fortsetzung

Stoff*	HK**	Bereich	Bemerkungen	Str
1-(4-t-Butylphenyl)-3-(4-methoxyphenyl)-propan-1,3-dion	5 %	A	B, ö	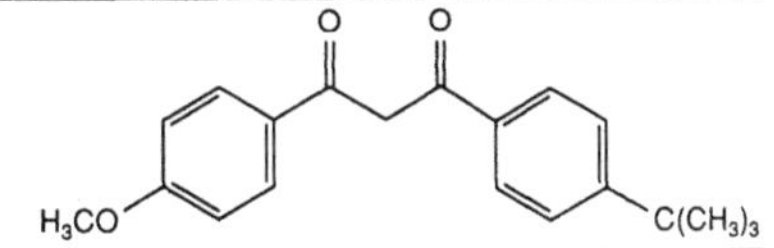
2,4,6-Trianilin-*p*-(carbo-2'-ethylhexyl-1'-oxi)-1,3,5-triazin	5 %	B	B, ö	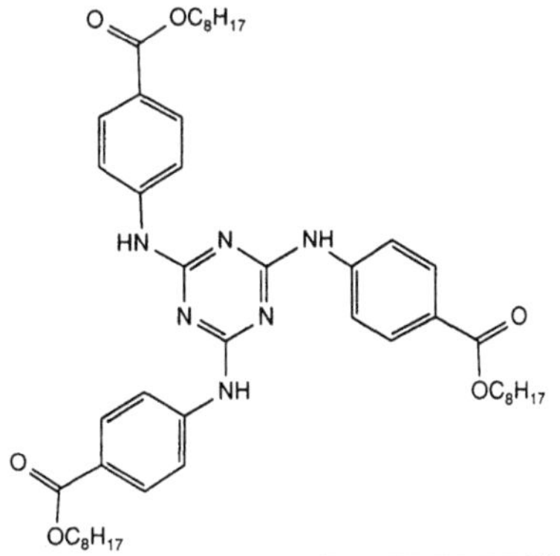

* Bezeichnung nach Anlage 7 der Kosmetik-Verordnung; ** Zulässige Höchstkonzentration nach Anlage 7 der Kosmetik-Verordnung; *** als Säure

Bemerkungen
A = Teil A der Anlage 7 der Kosmetik-Verordnung; B = Teil B der Anlage 7 der Kosmetik-Verordnung; wl = wasserlöslich; ö = öllöslich; D = Deklarationspflicht

Abdeckung der Haut erfolgt durch lichtundurchlässige Substanzen wie z. B. Zinkoxid, Titandioxid, Talkum; hierfür ist eine gewisse Mindestschichtdicke notwendig, die vom Anwender nur für wenige Zwekke, wie z. B. Gletscher-Präparate, akzeptiert wird.
Als UV-Filter eingesetzt werden Substanzen, die selektiv UV-A- und/oder UV-B-Strahlen zu absorbieren vermögen; überwiegend werden selektive UV-B-Filter verwendet, die das sichtbare Licht mit UV-A-Strahlen passieren lassen. Berechnungen haben gezeigt, daß die Energie der Strahlenquanten, wie sie im UV-B-Bereich vorkommen, gerade in der Größenordnung der Resonanzenergie aromatischer, heterocyclischer und konjugierter aliphatischer Verbindungen liegt. Durch die Absorption der Strahlung wird das UV-Filter-Molekül angeregt, wobei die Rückwandlung in den Grundzustand in Stufen oder in einem einzigen Sprung erfolgen kann. Die dabei emittierte Strahlung ist jedoch langwelliger als die ursprünglich absorbierte Strahlung, d. h., sie kann als Wärmestrahlung oder Fluoreszenzstrahlung austreten. Bei stereoisomeren Verbindungen kann durch die Anregung eine cis-trans-Umwandlung erfolgen, wodurch die Substanz teilweise oder ganz ihre Wirkung verliert.
Aftersun-Präparate haben den Sinn, die in der Regel ausgetrocknete, gereizte Haut insbesondere mit Feuchtigkeit, u. U. auch mit Fett zu versorgen; der Zusatz von antiirritativen Stoffen (z. B. Bisabolol, Allantoin) und Lokalanaesthetica wie Lidocain ist statthaft.

Zusammensetzung
Kosmetische Mittel zum Lichtschutz der Haut sind in vielen galenischen Formen und in einer Vielfalt von Lichtschutzfaktoren erhältlich. Die Präparatetypen reichen von Öl über flüssige und cremeförmige W/O- und O/W-Emulsionen bis zu Gelen, Stiften, Sprays und Schäumen; Sonnenmilch macht über die Hälfte der Formulierungen aus.
Je nach gewünschter UV-Absorption wählt man zwischen einem oder mehreren UV-B-Filtern, einem Breitbandfilter oder einer Kombination aus. Im Gegensatz zu Ölen oder wäßrigen Gelen können bei Emulsionen sowohl wasser- als auch öllösliche Filter eingesetzt werden; wasserfeste Präparate enthalten ausschließlich öllösliche UV-Filter, die eine hohe Affinität zum Stratum corneum haben und somit durch Wasser und Schweiß langsamer ausgewaschen werden, z. B. p-Methoxyzimtsäure-2-ethylhexylester, 4-Dimethylaminobenzoesäure-2-ethylhexylester).
Wie bereits dargestellt, sind die Extinktionswerte von Lichtfiltersubstanzen für die Dosierung nur orientierend.
Die Auswahl von UV-Filtern ist im Bereich der Europäischen Gemeinschaften, und damit auch in der Bundesrepublik Deutschland, durch eine Positivliste geregelt (→ 1.2).
Die Stoffe werden im § 3b der Kosmetik-Verordnung wie folgt definiert:

(1) UV-Filter im Sinne dieser Verordnung sind Stoffe und Zubereitungen, die kosmetischen Mitteln überwiegend zu dem Zweck hinzugefügt werden, Ultraviolett-Strahlen zu filtern, um die Haut vor bestimmten schädlichen Einwirkungen dieser Strahlen zu schützen.

(2) UV-Filter im Sinne dieser Verordnung sind auch Stoffe und Zubereitungen, die kosmetischen Mitteln nur zum Schutz der Erzeugnisse gegen Ultraviolettstrahlen zugesetzt werden.

(3) Bei dem gewerbsmäßigen Herstellen und Behandeln von kosmetischen Mitteln dürfen nur die in Anlage 7 aufgeführten UV-Filter verwendet werden......

Als besondere Ausnahme dürfen für den Produktschutz im Sinne § 3b Abs. 2 auch andere Stoffe verwendet werden (→ 1.7.1).

Rezepturbeispiele

Sonnen(schutz)milch, UV-A + B-Bereich	(A)	(B)	(C)	(D)
1-(4'-Isopropylphenyl)-3-phenyl-1-propan-1,3-dion	3,0		3,0	3,0
3-(4'-Methyl)-benzyliden-bornan-2-on	3,0		2,5	2,0
2-Phenylbenzimidazol-5-sulfonat		3,0	2,5	
Oxybenzonum		4,0		
4-Methoxy-zimtsäure-isoamylester		3,0		
Stearylalkohol/Macrogol 400	7,0	7,0	7,0	
Macrogol-glycerolmonostearat	1,0	1,0	1,0	
Siliconöl	0,5			
2-Octyldodecanol	2,0	2,0		
Stearin				1,5
Isopropylmyristat	20,0	15,0	8,0	6,0
Diglycolstearat				2,0
Mittelkettige Triglyceride	5,0	5,0	12,0	
Avocadoöl		5,0		
Jojobaöl			5,0	
Sorbitol-Lösung 70%	5,0	5,0	7,5	
Benzylalkohol				0,8
Cetylstearylalkohol			0,5	
Cetylalkohol				0,5
Triethanolamin				1,0
Parfum		jeweils n.B.		
Antioxidans		jeweils n.B.		
Konservierungsmittel		jeweils n.B.		
Wasser		jeweils zu 100,0		

Sonnenschutzcreme	(A)	(B)
4-Methoxy-zimtsäure-2-ethyl-hexylester	3,0	2,0
2,4,6-Trianilin-p-(carbo-2'-ethylhexyl-1'-oxi)-1,3,5-triazin		2,0
Macrogol-hydroxystearat	3,0	
Cetearyl-octanoat	5,0	
Vaselin	20,0	
Mikrowachs	6,0	
Calciumstearat	1,0	
Propylenglycol	4,0	4,7
Glycerolmonostearat		13,0
Lanolin		4,7
Titandioxid		2,5
Natriumdodecylsulfat		0,05
Isopropylmyristat/-palmitat		20,0
Parfum	n.B.	n.B.
Antioxidans	n.B.	n.B.
Konservierungsmittel	n.B.	n.B.
Wasser	zu 100,0	zu 100,0

Sonnenschutzgel	(A)	(B)
2-Phenylbenzimidazol-5-sulfonat	2,0	
3-(4'-Methyl)-benzyliden-bornan-2-on		3,0
1-(4'-Isopropylphenyl)-3-phenyl-1-propan-1,3-dion		3,0
Polyacrylat	0,92	1,0
Isoadipat		2,0
Aloeextrakt	2,3	
Natriumhydroxid-Lösung 45%	0,9	
Polysorbat 20		3,0
Triethanolamin	0,3	1,5
Glycerol 85%		5,0
EDTA	0,1	
Bixin		1,0
Propylenglycol		1,0
Nußextrakt		8,6
Parfum	n.B.	n.B.
Antioxidans	n.B.	n.B.
Konservierungsmittel	n.B.	n.B.
Ethanol 90% (V/V)		45,0
Wasser	zu 100,0	zu 100,0

Sonnenschutzöl	(A)	(B)
4-Dimethylaminobenzoesäure-2-ethylhexylester	5,0	3,0
2,4,6-Trianilin-p-(carbo-2'-ethylhexyl-1'-oxi)-1,3,5-triazin		3,0
Mittelkettige Triglyceride	24,0	
Aluminiumstearat		6,0
Nußextrakt	10,0	6,0
Stearinsäure		3,0
Weizenkeimöl	3,0	
Carotinöl		1,5
Aprikosenkernöl	3,0	
Flüssiges Paraffin		73,0
Parfum	n.B.	n.B.
Antioxidans	n.B.	n.B.
Konservierungsmittel	n.B.	n.B.
Vaselin	zu 100,0	zu 100,0

Hinweis

Für das Sonnenbad sind eine Reihe von Faktoren zu beachten:

a) Energiereiche Strahlung (z. B. UV-Strahlung) setzt dosisabhängig an der Haut akute und/oder chronische Schäden.
b) Die Repair-Kapazität der Haut ist begrenzt.
c) Selbstbräunung bedeutet nicht UV-Schutz.
d) Wasserfest heißt nicht abriebfest.
e) Lichtschutz ist individuell.
f) Strahlungsintensität nimmt mit der Höhe zu.
g) Schatten bedeutet nicht fehlende Strahlungsexposition.
h) UV-Strahlung ist unabhängig von Wärmestrahlung.
i) Pharmaka können (u. U. Stunden später) Lichtempfindlichkeit erhöhen.
j) Bräunung ist eine Schutzreaktion des Organismus nach gesetzter Primärreaktion.

Sonnen(schutz)milch, UV-B-Bereich	(A)	(B)	(C)	(D)	(E)	(F)
3-(4'-Methyl)-benzylidenbornan-2-on	5,0		3,0	3,0		
2-Phenylbenzimidazol-5-sulfonat			3,0	3,0	3,0	2,0
4-Dimethylaminobenzoesäure-2-ethylhexylester					3,0	
4-Methoxyzimtsäure-2-ethylhexylester		5,0				
4-Methoxyzimtsäure-isoamylester						2,0
Alkyltetraglycolether-o-phosphorsäureester	3,5					
Stearylalkohol/Macrogol 400			7,0	7,0	7,0	7,0
Glycerol/Sorbitan-Fettsäureester		2,0				
Macrogol-Glycerolmonostearat	1,5		1,0	1,0	1,0	1,0
Siliconöl			0,5	0,5	0,5	0,5
Flüssiges Paraffin	3,0	11,0				
2-Octyldodecanol			2,0	2,0	2,0	2,0
Isopropylisostearat		5,0				
Isopropylmyristat	3,0		20,0	20,0	20,0	20,0
Polyacrylat	0,4					
Mittelkettige Triglyceride			5,0	5,0	5,0	5,0
PEG-Fettsäureester		2,0				
Propylenglycol		3,8				
Sorbitol-Lösung 70%	3,0		5,0	5,0	5,0	5,0
Magnesiumsulfat		0,7				
Cetylstearylalkohol				0,5	0,75	1,0
Cetylalkohol	0,8					
Konservierungsmittel		jeweils	n.B.			
Antioxidans		jeweils	n.B.			
Parfum		jeweils	n.B.			
Wasser		jeweils	zu 100,0			

k) Lichtschutzfaktor einer Präparation ist auszuwählen nach individueller Empfindlichkeit und vorliegender Strahlungsintensität.

l) Die gemachten Bemerkungen gelten sinngemäß auch für die Exposition in Solarien.

6.2 Kosmetische Mittel zur Hautbräunung

Aufgaben und Wirkung

Zur Erzielung einer braunen Färbung der Haut von möglichst natürlich aussehendem Ton ohne UV-Exposition sind insbesondere drei, u. U. kombinierbare Präparate denkbar:

a) Auftragen getönter Hautpflegemittel (Make-up-Präparate) (→ 2.6.1) mit beschränkter Haftdauer;

b) Anfärbung der Haut durch Farbstoffeinlagerung in das subcutane Fettgewebe. Hier wäre die wiederholte orale Gabe von Carotinen und Carotinoiden zu erwähnen, die jedoch dem Arzneimittelsektor zuzuordnen sind; ferner sind Störungen der Hell-Dunkel-Adaptation durch Farbstoffeinlagerung im Auge beschrieben;

c) direkte Anfärbung oder chemische Veränderung der Hornschicht der Haut durch Selbstbräunungsmittel.

Seit alters her werden zur Bräunung der Haut Extrakte aus frischen grünen Walnußschalen (Juglans regia) und aus Henna (Lawsonia inermis) eingesetzt; als Chromophore sind Hydroxy-1,4-Naphthochinone enthalten im Lawson: 2-Hydroxy-1,4-naphthochinon und im Juglon: 5-Hydroxy-1,4-naphthochinon.

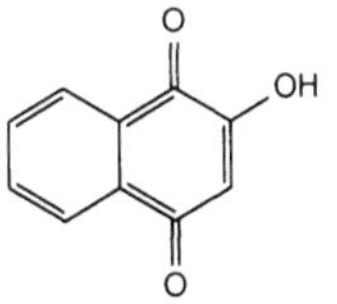

Lawson

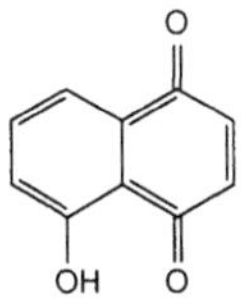

Juglon

Diese Pflanzenstoffe haften im Vergleich zu den leicht abwaschbaren Make-up-Präparaten deutlich besser an der Hornschicht der Haut, sind jedoch nicht schweißbeständig, was zu Streifenbildungen führen kann. Walnußschalenextrakte werden heute zum Teil in UV-Filter-haltigen Sonnenschutzölen verwendet, um neben der Lichtschutzwirkung durch die UV-Filter eine sichtbare Tönung der Haut zu erzielen.

Als moderne Wirkstoffe für kosmetische Mittel zur Hautbräunung, also Selbstbräunungsmittel, werden Hydroxycarbonylverbindungen wie Dihydroxyaceton, Glycerolaldehyd und Hydroxymethylglyoxal beschrieben. Der meist verwendete Vertreter dieser Stoffgruppe ist das Dihydroxyaceton.

$O{=}C(CH_2OH)_2$

Dihydroxyaceton

$HO{-}CH(CHO)(CH_2OH)$

Glycerolaldehyd

$O{=}C(CHO)(CH_2OH)$

Hydroxymethylglyoxal

Die Hydroxycarbonylverbindungen reagieren als reduzierende Zucker mit den freien Aminogruppen der Aminosäuren der Haut bzw. des Keratins - vergleichbar einer Maillard-Reaktion - zu braungefärbten Melanoiden. Diese Reaktionsprodukte sind nicht abwaschbar und werden mit der physiologischen Hauterneuerung und Abschuppung entfernt, ein Vorgang, der in Abhängigkeit von mechanischer Beanspruchung bis zu etwa 2 Wochen andauern kann.

Zusammensetzung

Alkoholische und wäßrig-alkoholische Vehikel haben sich nicht bewährt, da durch das schnelle Einziehen in die Haut eine gleichmäßige Verteilung kaum möglich ist, was zu Streifenfärbungen führt. Zu empfehlen sind Emulsionsgrundlagen, in der Regel vom Typ O/W. Diese Präparate sind, insbesondere hinsichtlich der Konsistenz, so zu rezeptieren, daß sowohl gleichmäßige Verteilung als auch langsame Permeation gewährleistet sind.

Hydroxycarbonylverbindungen sind in wäßrigen Formulierungen unter Absinken des pH-Wertes zersetzlich; das pH-Optimum für Dihydroxyaceton liegt im Bereich von 4 bis 6; eine Stabilisierung erfolgt durch Zusatz von Citrat- und Lactatpuffer.

Dihydroxyaceton und eventuelle Zersetzungsprodukte zeigen einen charakteristischen Eigengeruch, was bei der Parfumierung zu berücksichtigen ist.

Selbstbräunungsemulsionen können mit löslichen Farbstoffen z. B. Carotinen oder unlöslichen Pigmenten z. B. Eisenoxiden getönt werden.

Rezepturbeispiele

Die Anwendungskonzentration von Dihydroxyaceton in Selbstbräunungscremes beträgt 3 bis 6 %. Wegen der thermischen Labilität des Dihydroxyacetons sollte es erst nach Abkühlen der Grundemulsion auf unter 40 °C eingearbeitet werden; diese thermische Instabilität ist sowohl bei der Lagerung als auch beim Verbraucher zu beachten.

Selbstbräunungscremes	(A)	(B)
C16/C18-Fettalkohol-tetra-glycolether, t-Phosphorsäureester	3,0	
Alkylpolyglycolether	2,0	
Stearinsäureglyceride		8,0
Ethoxylierter Cetylstearylalkohol	4,0	
Lanolin-Derivat		4,0
Isopropylpalmitat		10,0
Flüssiges Paraffin	15,0	6,0
Propylenglycol		3,0
Dihydroxyaceton	5,0	4,0
PHB-Ester	0,3	0,3
Parfumöl	0,4	0,4
Citrat-/Lactat-Puffer	74,3	60,3
	100,0	100,0

Hinweis

Die Erzielung einer streifenfreien, möglichst natürlich aussehenden Färbung bedingt ein besonders gleichmäßiges Verteilen auf intensiv gereinigter Haut, da z. B. terminal haftende Hornschichtzellen schnell abgeschilfert werden können. Stärker verhornte Hautpartien, z. B. Ellenbogen, Knie, werden intensiver angefärbt, was bei der Applikationsmenge zu berücksichtigen ist; aus diesem Grund sind auch die Hände nach Auftragen sorgfältig abzuspülen oder Handschuhe zu verwenden. Die Reaktion des Dihydroxyacetons mit den Bestandteilen des Stratum corneum ist erst nach einigen Stunden abgeschlossen, was bedeutet, daß eine eventuelle Vertiefung der Bräunung und/oder Ungleichmäßigkeitsausgleich erst nach 4 bis 6 Stunden vorgenommen werden sollte.

Durch die physiologische Abschilferung der angefärbten Hornschichtzellen ist eine Wiederholung der Anwendung nach etwa 3 bis 4 Tagen, an mechanisch beanspruchten Arealen u. U. früher, notwendig.

Der nach einmaliger Anwendung von Selbstbräunungspräparaten erzielte Farbton variiert konstitutionell, auch werden Fälle beschrieben, in denen keine Färbung erzielt wird.

Durch Färbung der Haut mit Selbstbräunungsmittel wird *keine* entsprechende Lichtschutzwirkung erzielt!

6.3 Kosmetische Mittel zur Depigmentierung der Haut

Aufgaben und Wirkung

Kosmetische Mittel zur Depigmentierung der Haut dienen zur Hautbleichung bzw. zur Aufhellung von Melaninflecken, z. B. Sommersprossen, Altersflekken. In Ländern mit farbiger Bevölkerung wurden entsprechende Formulierungen großflächig eingesetzt.

Seit altersher werden frische (!) Pflanzenauszüge wie Gurken- und Citronensaft sowie organische Säuren wie Ascorbinsäure und Milchsäure verwendet.

Aus toxikologischen Gründen nicht mehr statthaft ist die Verwendung von Quecksilberpraecipitatsalben (bis 5 %). Substanzen, die Melanin oxidieren, wie Peroxide, oder solche, die dieses reduzieren, wie Resorcin, sind nicht zulässig. Überwiegend werden heute zur Depigmentierung Hydrochinon und dessen Monobenzylether eingesetzt. Anwendungsbeschränkungen und Warnhinweise sind obligatorisch, denn diese Stoffe können zur Destruktion der Melanocyten führen.

R = H	Hydrochinon
R = $-CH_2-C_6H_5$	Hydrochinonmonobenzylether

OR R= H Hydrochinon

CH_2

R= Hydrochinon-mono-benzylether

OH

Zusammensetzung

Als kosmetische Mittel zur Depigmentierung der Haut eignen sich insbesondere alkoholisch-wäßrige Lösungen oder O/W-Emulsionen.

Da die zur Verfügung stehenden kosmetischen Depigmentierungsmittel erst nach wiederholter Anwendung ausreichende Effektivität zeigen, ist ein Zusatz von UV-Filtern empfehlenswert.

Hydrochinon ist im wäßrigen Milieu nur im pH-Bereich von 4 bis 6 stabil, ferner werden Redoxstabilisatoren und Komplexierungsmittel empfohlen. Wegen ihrer additiven Wirkung (s. o.) werden hier häufig Ascorbinsäure und Citronensäure formuliert.

Rezepturbeispiele

Depigmentierungsmittel	(A)	(B)	(C)
Ethanol 96%	50,0		25,0
PEG-8-propylen-glycolen-cocoat	1,0		
UV-Filter	2,0 bis 5,0		
Thioglycerol	0,05		
Hydrochinon	2,0	1,0	
Natriumsulfit	0,1		
Natriumhydrogensulfit	0,25		
Aluminiumcitrat	0,5		
Parfumöl	0,05		
Milchsäure		0,5	
Citronensäure		1,0	
Ascorbinsäure		0,5	
Wasser	41,05 bis 44,05	5,0	19,7
Glycerol 85%		10,0	
Lanolin		5,0	
Weißes Vaselin		77,0	
p-Hydroxybenzoat			0,3
Citronensaft			5,0
Gurkensaft			50,0
	100,0	100,0	100,0

Hinweis

Kosmetische Mittel zur Depigmentierung der Haut bedürfen der dauernden Anwendung. Diese darf bei hydrochinonhaltigen Präparaten aus resorptiv toxikologischen Gründen nur auf kleinen Hautflächen und nicht bei Kindern unter 12 Jahren erfolgen. Die zulässige Höchstkonzentration im kosmetischen Fertigerzeugnis beträgt 2 %, sie ist deklarationspflichtig (vgl. Kosmetik-Verordnung Anlage 2, Teil A, Ziffer 14b). Wegen potentieller Irritationen ist ein Kontakt mit den Augen zu vermeiden, bei Hautreizungen ist die Anwendung zu beenden. Bei größeren, schwer beeinflußbaren Pigmentflecken kann u. U. mit stark wirksamen UV-Filter-Präparaten (SF über 10) vorgebeugt werden.

Schwerwiegende und/oder entstellende Hyperpigmentierungen bedürfen der Therapie (z. B. Vitamin-A-Säure) durch den Arzt.

6.4 Kosmetische Mittel zur Hemmung der Schweißdrüsenaktivität und der Entstehung von Körpergeruch

Aus den primär geruchlosen Schweißinhaltsstoffen insbesondere apokriner Herkunft (→ 1.3.2.), dem Hauttalg und Hautzellresten, vermögen die immer auf der Haut anzutreffenden, vor allem grampositiven Keime Stoffe zu bilden, die einen unangenehmen Geruch aufweisen. Dieser Körpergeruch beruht bei Frauen vor allem auf Isovaleriansäure und ihren Verbindungen und bei Männern auf Androsterol und Androsteron. Geschlechtsunspezifisch entstehen niedere Fettsäuren und Aldehyde, die nicht nur schlecht riechen, sondern auch hautirritierend wirken. Aus ästhetischen und hygienischen Gründen ist man bemüht, die für den Körpergeruch verantwortlichen Stoffe zu entfernen (Waschreinigung, → 2.1) oder aber die Stoffe selbst geruchlich zu überdecken, einzuschließen, zu adsorbieren, zu reduzieren oder ihre Bildung zu verhindern.

Hierfür kommen, abgesehen von geruchlicher Überdeckung (Überparfumierung), vor allem folgende Verfahren in Frage:

a) keimhemmende Desodorantien,
b) schweißhemmende Antitranspirantien,
c) geruchabsorbierende Clathratbildner.

6.4.1 Desodorantien

Aufgaben und Wirkung

Da der Körpergeruch aus bakterieller Aktivität entsteht, kann Körpergeruch durch Anwendung antimikrobieller Stoffe verhindert werden. Erwünscht ist lediglich eine bakteriostatisch-regulierende Wirkung, da durch eine weitgehende Baktericidie Nischen für eine pathogene Keimbesiedlung geschaffen werden könnten. Ferner eignen sich Parfum-Kompositionen, die in der Lage sind, die über die großen apokrinen Schweißdrüsen ausgeschiedenen körpereigenen Duftstoffe, weitgehend zu maskieren bzw. eine individuell akzeptierbare Duftmischung zu ergeben.

Zusammensetzung

Desodorantien werden insbesondere als Aerosol-Spray, Pump-Spray, Roller-Stick und als Stift eingesetzt, Creme- und Puderzubereitungen sind von geringer Bedeutung.

Als keimhemmende Inhaltsstoffe können prinzipiell alle Konservierungsmittel (→ 1.7.1) mit bakteriostatischer Wirksamkeit, überwiegend im grampositiven Bereich, eingesetzt werden. Meist verwendet sind die antimikrobiell hoch wirksamen Substanzen 2,4,4'-Trichlor-2'-hydroxydiphenylether, Chlorhexidin und 3,4,4'-Trichlor-carbanilid. Eine Reihe von natürlichen Riechstoffen und ätherischen Ölen wie z. B. Eugenol, Thymol und besonders Farnesol eignen sich. Neuerdings werden auch Enzyminhibitoren und Antioxidantien als Desodorantien diskutiert.

2,4,4'-Trichlor-2'-hydroxydiphenylether
(→ 1.7.1, Tabelle 3.6)

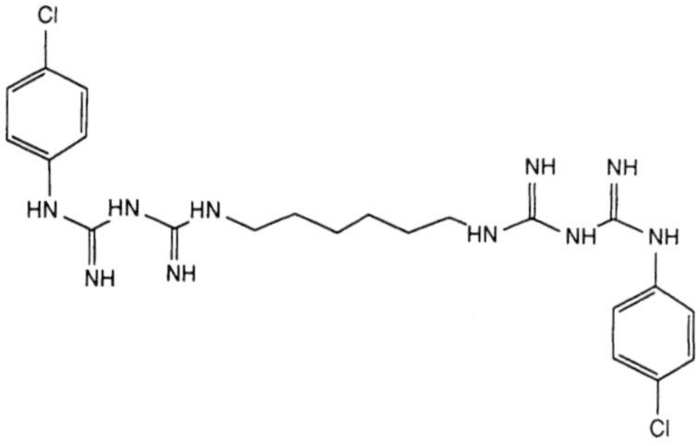

Chlorhexidin

3,4,4'-Trichlor-carbanilid
(→ 1.7.1, Tabelle 3.6)

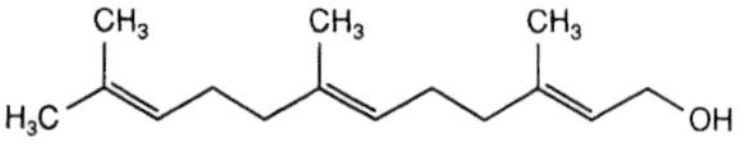

Farnesol

Rezepturbeispiele

Deodorant, Stift	(A)	(B)	(C)	(D)	(E)
TDP	0,2		0,2		0,1
TCC		0,1		0,2	
Natriumstearat	7,0	7,0	7,0		
Myristylactat					2,0
Diethylenglycol-monoethylether		20,0	20,0		
Stearin				22,0	7,5
Kaliumhydroxid				1,0	1,5
Glycerol 85%		5,0		1,0	
Propylenglycol	50,3	25,0	20,0		15,0
Macrogol-1000-oleat	4,0	4,0	2,0		
1,3-Butylenglycol					15,0
Menthol					0,02
Parfum	1,5	0,9	0,8	0,8	2,5
Ethanol 96% (V/V)	31,0			71,0	46,0
Wasser	6,0	38,0	50,0	4,0	10,0

TDP 2,4,4'-Trichlor-2'-hydroxydiphenylether
TCC 3,4,4'-Trichlor-carbanilid

Deodorant, Roller-Stick	(A)	(B)
Chlorhexidindiacetat	0,1	
TDP		0,1
Glycerylstearat		4,0
Ethoxylierter Cetylstearylalkohol		3,0
2-Octyldodecanol		5,0
Hydroxyethylcellulose	0,5	
Polyacrylat		0,7
Lösevermittler	3,0	5,0
Ethanol 96% (V/V)	40,0	10,0
Parfum	1,0	1,0
Wasser	55,4	71,2

TDP 2,4,4'-Trichlor-2'-hydroxydiphenylether

Deodorant, Aerosol Spray	(A)	(B)	(C)	(D)	(E)
TDP	0,1			0,2	
TCC		0,3	0,2		0,3
n-Octyldodecanol	0,5				
Ethylcellulose				2,0	
Isopropylmyristat		3,0	3,0	0,2	1,0
Polyglycol-300					1,0
Polyglycol-600			5,0		
Propylenglycol		5,0			
Ethanol 96% (V/V)	38,4	91,3	91,4	12,4	96,7
Parfum	1,0	0,4	0,4	0,2	1,0
Treibgas	60,0	*	*	85,0	*

TDP 2,4,4'-Trichlor-2'-hydroxydiphenylether
TCC 3,4,4'-Trichlor-carbanilid
* Abfüllung mit 80 % Treibgas

Hinweis
Desodorantien können bereits bestehenden Körpergeruch nicht reduzieren, allenfalls durch den Parfumanteil maskieren, und sollen deshalb möglichst auf bereits gereinigter Haut angewendet werden. Damit der keimhemmende Wirkstoffanteil auf die Haut aufziehen kann, soll das Desodorant abtrocknen, um nicht in Textilien auszuwandern.
Wenn keine übermäßige Schweißabsonderung besteht, reichen Desodorantien zur Verhinderung von Körpergeruch aus.

6.4.2 Antitranspirantien

Aufgaben und Wirkung
Antitranspirantien, auch als Antiperspirantien bezeichnet, sind schweißhemmend wirkende kosmetische Mittel, die genau genommen keinen direkten Einfluß auf die Tätigkeit der Schweißdrüsen selbst nehmen, sondern die Schweißdrüsenausführungsgänge verengen. Auch vermögen sie die durch thermische Einflüsse ausgelöste vermehrte Feuchtigkeitsabgabe der Haut zu reduzieren. Erhöhte Schweißdrüsentätigkeit führt in bekleideten und faltenreichen Hautarealen zu einer Mazeration der obersten Schichten des Stratum corneum, die wiederum die Feuchtigkeitsabgabe begünstigt. Werden derartige Hautareale mit adstringierend wirkenden Stoffen behandelt, kommt es zu einer Eiweißdenaturation des behandelten Areals und damit auch zu einer Reduk-

tion der Feuchtigkeitsabgabe. Als Adstringentien werden bevorzugt Metallsalze, insbesondere Aluminium- und Zinksalze, und zwar vor allem Aluminiumhydroxidchlorid (-Komplexe) eingesetzt. In keinem Fall wird die Feuchtigkeitsabgabe der Haut nach Applikation eines Antitranspirants um mehr als 50 % reduziert. Die meisten Präparate bewirken nur eine Reduktion von 30 bis 40 %. Beachtet werden muß, daß sauer reagierende Aluminiumsalze auf Textilfasern korrodierend wirken können.
Aluminiumhydroxidchlorid-Lösung 10% besitzt einen pH-Wert von ca. 4,5 und hat einen gewissen antimikrobiellen Effekt. Sie stellt demnach auch ein Desodorans dar.

Zusammensetzung
Für Stifte ist der weniger saure Lactat-Komplex des Aluminiumhydroxidchlorids zu verwenden, da Inkompatibilitäten mit den alkalischen Stearat-Grundlagen auftreten. Für Aerosole werden heutzutage wegen der genannten sauren Eigenschaften wasserfreie und möglichst alkoholfreie Präparationen verwendet, die als Trockensprays bezeichnet werden; Pudersprays enthalten in diesen Suspensionen zusätzlich in der Regel Talkum oder Aerosil.
Für Anwendungen in Roller-Sticks müssen die Zubereitungen durch Viskositätserhöher gelartig verdickt oder emulgiert werden.

Rezepturbeispiele

Antitranspirant Stift	(A)	(B)
Aluminiumhydroxidchlorid-Lactatkomplex 40%	50,0	50,0
Stearinsäure	5,2	
Natriumstearat		6,0
Propylenglycol	30,3	3,0
Natriumhydroxid-Lösung 38%	2,5	
Ethanol 96% (V/V)	10,0	41,0
Parfum	2,0	n.B.

Antitranspirant Aerosol	Trockenspray	Puderspray	Puderspray
Aluminiumhydroxidchlorid	4,5	4,5	3,5
Isopropylmyristat	2,0	3,0	5,0
Talkum		2,0	
Aerosil			0,5
Parfum	0,5	0,5	1,0
Treibgas	93,0	90,0	90,0

Antitranspirant Roller-Stick	(A)	(B)	(C)	(D)	(E)
Aluminiumhydroxidchlorid	10,0	8,0	10,0	15,0	20,0
Cetylalkohol	2,0		3,0		
Glycerolmono-/distearat	5,0				
Cetylstearylalkohol 12 EO	1,5				
Cetylstearylalkohol 20 EO	1,5				
Decyloleat	4,0				
Dickflüssiges Paraffin			5,0		
Polyethoxytriglycerid		1,0			
Polysorbat 60			3,0		
Fettalkoholethoxylat		3,0			
Celluloseether				2,5	1,0
Glycerol 85%				3,0	5,0
Propylenglycol		8,0			
Tylose 3%		16,7			
Ethanol 96% (V/V)		30,0			20,0
Parfum	1,0	0,8	1,0		
Wasser	75,0	32,5	78,0	79,5	54,0

Hinweis
Antitranspirantien können bereits bestehenden Körpergeruch nicht reduzieren, allenfalls durch den Parfumanteil maskieren, und sollen deshalb möglichst auf bereits gereinigter, trockener Haut angewendet werden; wegen der Korrosionsgefahr sollen Textilien nicht benetzt werden.
Die vollständige, schweißhemmende Wirkung durch Antitranspirantien wird erst nach einigen Tagen Anwendung erzielt. Eine absolute Hemmung des Schweißflusses ist auch bei mehrmaliger täglicher Anwendung nicht zu erreichen; trotzdem wird pro Tag nur eine einmalige Anwendung empfohlen.

6.4.3 Clathratbildner

Aufgaben und Wirkung
Clathratbildner, auch als Geruchsabsorber bezeichnet, sind in diesem Zusammenhang Stoffe, die geruchsbildende Verbindungen aufnehmen und weitgehend festhalten. Sie senken den Partialdampfdruck der einzelnen Komponenten und verringern ihre Ausbreitungsgeschwindigkeit. Clathratbildner haben keine antimikrobielle Wirksamkeit, können aber akut Körpergeruch absorbieren. Dieses Clathrierungsvermögen für Geruchsstoffe ist bei einer eventuellen Parfumierung zu beachten.

Zusammensetzung
Als clathrierender Geruchsadsorber im o. g. Sinne wird praktisch nur ein Stoff, das Zink-Komplex-Salz der Ricinolsäure eingesetzt. Da weder antimikrobielle noch Antitranspirant-Aktivität besteht, werden Clathratbildner häufig mit Antimikrobica oder Adstringentien kombiniert.
Das Zink-Komplex-Salz der Ricinolsäure besitzt eine hohe Kompatibilität mit Siliconölen und auf Grund des sauren pH-Wertes (pH ca. 4,0) auch mit Aluminiumhydroxidchlorid.

Rezepturbeispiele

Stift	(A)	(B)	(C)
Zink-Ricinoleat	2,0	2,0	2,0
Sucrosestearat	2,0		
Macrogol 6000 distearat	9,5		
Isopropylmyristat	3,0		
Natriumstearat		7,0	
Stearinsäure			6,0
Cremophor		3,0	
Glycerol 85%		30,0	6,0
Cetylalkohol	2,0		
Propylenglycol		30,0	
Siliconöl	34,5		
Triethanolamin	3,0		
Talkum	14,0		
Natriumhydroxid			0,84
Aerosil	1,5		
Aluminiumhydroxidchlorid	18,0		
TDP		0,1	
Parfum	n.B.	1,0	1,0
Ethanol 96% (V/V)		15,0	80,0
Wasser		zu 100,0	4,16

TDP 2,4,4'-Trichlor-2'-hydroxydiphenylether

	Aerosol-Spray	Pump-Spray
Zink-Ricinoleat	2,0	1,7
Aluminiumhydroxydchlorid	5,0	
Siliconöl	1,2	
Aerosil	0,05	
Ethanol 96% (V/V)	1,5	80,0
Parfum	1,0	1,0
Treibgas	zu 100,0	
Wasser		zu 100,0

Roller-Stick	
Zink-Ricinoleat	2,0
Sucrosestearat	3,8
Cremophor	1,5
Cetylalkohol	2,2
Isopropylmyristat	3,0
Siliconöl	5,0
Aluminiumhydroxidchlorid	20,0
Parfum	n.B.
Wasser	zu 100,0

Hinweis
Da die Clathratbildner zwar eine gute akute Körpergeruchsbeseitigung gewährleisten, jedoch keine antimikrobielle bzw. adstringierende Aktivität besitzen, werden sie häufig mit diesen kombiniert; es gelten die dort gegebenen Hinweise (→ 6.4.1 und 6.4.2).

6.5 Kosmetische Mittel zur Haarentfernung

Die Entfernung von unerwünschten Haaren wird seit altersher, bereits bei den Babyloniern und Ägyptern beschrieben, meist aus ästhetischen Gründen und meist vom weiblichen Geschlecht vorgenommen. Zu unterscheiden ist zwischen mechanischer Haarentfernung (Epilation) und chemischer Haarentfernung (Depilation).

6.5.1 Kosmetische Epilationsmittel

Aufgaben und Wirkung
Bei den mechanisch-physikalischen Epilationsverfahren ist zwischen vorübergehenden und dauerhaften Haarentfernungen zu differenzieren.
Als einziges dauerhaftes Verfahren gilt die Haarentfernung mittels elektrischen Stroms. Hierbei wird die Haarpapille mit Gleichstrom elektrolytisch oder mit hochfrequentem Wechselstrom durch thermische Koagulation (Diathermie-Verfahren) geschädigt.
Rasur (→ 6.6) und Abschleifen, z. B. mit Bimsstein, mit feinkörnigem Schmirgelpapier, sind nur von vorübergehender Wirkung. Etwas längere Effizienz besitzt das Ausreißen der Haare, das in der Regel nur ohne Papille gelingt. Es geschieht kleinflächig durch Auszupfen mittels Pinzette oder durch großflächige Anwendung von Adhäsivmitteln.

Zusammensetzung
Adhäsivmittel sind Präparate, die auf die zu behandelnden Hautpartien aufgetragen werden und nach Erkalten bzw. Filmbildung die Haare fest einbetten; beim Abziehen dieser Masse werden die Haare abgerissen.
Man unterscheidet bei diesen Epilierwachsen Warm- und Kaltpräparate; erstere werden vor der Anwendung erwärmt, in halbflüssigem Zustand aufgetragen und erstarren durch Abkühlung; Kaltpräparate sind Filmbildner. Da diese Epilationsverfahren zu oberflächigen Hautschädigungen mit u. U. entzündlichen Folgen führen, ist ein desinfizierender Zusatz empfehlenswert. Früher verwendete Bleipflaster und deren Zubereitungen gelten aus toxikologischen Gründen als obsolet.

Rezepturbeispiele

Epilierwarmwachs	
Kolophonium, hell	85,0 bis 89,0
Gebleichtes Wachs	10,0
Flüssiges Paraffin	1,0 bis 5,0

Epilierkaltwachs	
Collodium-Lösung	80,0
Rizinusöl	5,0
Terpentin	5,0
Ethanolhaltige Iod-Lösung	2,0
Ethanol 96% (V/V)	8,0

Hinweis
Die Epilation mittels Adhäsivmitteln ist für den Anwender schmerzhaft und wird von einigen Autoren sogar als barbarisch bezeichnet. Die Anwendung ist immer mit einer mehr oder weniger ausgeprägten Hautreizung (bis zu akuten Entzündungen) verbunden und macht eine besondere anschließende Hautpflege notwendig, wobei zu beachten ist, daß eine erhöhte Permeabilität der Haut besteht.

6.5.2 *Kosmetische Depilationsmittel*

Aufgaben und Wirkungen

Chemische Haarentfernungsmittel bewirken eine reduktive oder hydrolytische Spaltung des Haarkeratins, insbesondere der Schwefelbrücken; zu den Haarverformungsmitteln (→ Kaltwell-Präparate, 3.4) besteht im Prinzip lediglich ein quantitativer, kein qualitativer Unterschied. Hydrolytische Spaltung wird durch Alkalien mit einem pH-Wert bis 12,5 erzielt, reduktiver Kettenaufbruch insbesondere durch Sulfide und Mercaptosäuren; beide Wege können kombiniert werden. Das besondere Dilemma bei der Formulierung chemischer Depilatorien besteht darin, einerseits eine hinreichende Zerstörung des *Haar*keratins zu erzielen, andererseits das *Haut*keratin möglichst wenig anzugreifen. Dies findet auch seinen besonderen Niederschlag in bestimmten Einschränkungen durch die Kosmetik-Verordnung (→ 1.2.3).

Zusammensetzung

Anorganische Sulfide, insbesondere Alkali- und Erdalkalisulfide, sind auf Grund des basischen Milieus stark wirkende Depilationsmittel, meist verwendet wird das Strontiumsulfid in Konzentrationen bis 6 %, als Schwefel berechnet; die Wirkung wird in wenigen Minuten erreicht.

Die größte praktische Bedeutung als chemische Depilatorien haben heutzutage Salze der Mercaptosäuren, insbesondere die 2-Mercaptoessigsäure (Thioglycolsäure) und die 2-Mercaptopropionsäure (Thiomilchsäure).

Thioglycolsäure	Thiomilchsäure
$HS-CH_2-COOH$	$CH_3-\underset{\displaystyle SH}{\underset{\vert}{C}H}-COOH$

Thioglycolate und Thiolactate werden in Konzentrationen bis 5 %, meist mit Hydroxiden bis zu einem pH-Wert von 12,7 eingesetzt.

Wegen des charakteristischen Geruchs von Sulfiden und Mercaptoverbindungen empfiehlt sich eine abgestimmte Parfumierung.

Rezepturbeispiele

Depilationspulver*	(A)	(B)	(C)	(D)
Strontiumsulfid	50,0	30,0		
Calciumsulfid		20,0		
Calciumthioglycolat			18,6	
Calciumhydroxid			6,2	
Natriumdodecylsulfat			0,6	
Zinkoxid			25,0	
Stärke	20,0	30,0		20,0
Calciumcarbonat	5,0		74,6	
Talkum		17,0		
Aluminiumkaliumsulfat		3,0		
Bariumsulfid				10,0
Calciumoxid				10,0
	100,0	100,0	100,0	100,0

* Depilationspulver werden vor Gebrauch mit Wasser zu einer streichfähigen Paste verrührt.

Flüssiges Depilationsmittel	(A)	(B)
Thioglycolsäure	6,0	
Calciumthioglycolat		5,0
Thioharnstoff	5,0	
Hydroxyethylcellulose	1,0	
Polyethylenglycol 6000		4,0
Propylenglycol		11,0
Ethanol 96% (V/V)		6,0
Wasser	ca. 88,0	ca. 74,0
Lithiumhydroxid	zu pH 12,0	
Ammoniak		zu pH 12,7
	100,0	100,0

Cremig-pastöses Depilationsmittel	(A)	(B)
Cetylstearylalkohol SE	12,0	56,0
Hexadecylalkohol	4,0	
Strontiumthiolactat	9,0	
Strontiumhydroxid	0,5	
Thioglycolsäure		5,0
Lithiumhydroxid		1,4
Calciumcarbonat	10,0	25,0
Propylenglycol	2,0	
Wasser	63,5	62,6
	100,0	100,0

Depilationsgel	
Calciumthioglycolat	6,0
Calciumhydroxid	5,0
Propylenglycol	4,0
Harnstoff	4,0
Lanolin	5,0
Ethoxyliertes Polypropylenglycol	15,0
Wasser	61,0
	100,0

Depilationsschaumaerosol*	
Calciumthioglycolat	6,0
Natriumhydroxid	1,0
Polyethylenglycol 6000	4,0
Propylenglycol	11,0
Monopolöl	1,0
Polyethylenglycol-(23)-laurylether	3,0
Wasser	74,0
	100,0

* Abfüllung im Verhältnis 9:1 mit Treibgas

Hinweis

Für die Wirkstoffe in chemischen Enthaarungsmitteln gelten durch die Kosmetik-Verordnung folgende Einschränkungen:

Thioglycolsäure und ihre Salze:
als Enthaarungsmittel bis 5 % (gebrauchsfertig)
pH 7 bis 12,7
Berührung mit den Augen vermeiden.
Im Falle einer Berührung mit den Augen sofort mit viel Wasser spülen und einen Arzt aufsuchen.

Obligatorische Angaben:
- Enthält Salze der Thioglycolsäure
- Gebrauchsanweisung beachten
- Nicht in Reichweite von Kindern aufbewahren.

Kalium- oder Natriumhydroxid:*
bis pH 12,7

Alkalisulfide:*
bis 2 % als Schwefel
bis pH 12,7

Erdalkalisulfide:*
bis 6 % als Schwefel
bis pH 12,7

* Obligatorische Angaben:
- Darf nicht in die Hände von Kindern gelangen.
- Kontakt mit den Augen vermeiden.

Die Anwendung von chemischen Depilationsmitteln ist immer mit einer mehr oder weniger ausgeprägten Hautreizung bis zur akuten Entzündung verbunden und macht eine besondere anschließende Hautpflege u. U. mit sauren Präparaten notwendig. Es ist zu beachten, daß eine erhöhte Permeabilität der Haut besteht.

6.6 Kosmetische Rasierhilfsmittel

Rasierhilfsmittel sind Zubereitungen, die die Naßrasur mit dem Rasiermesser oder der -klinge ermöglichen bzw. verbessern, Haut und Haare auf die Elektrorasur vorbereiten und die schließlich die durch die Rasur beanspruchte Hautoberfläche pflegen sollen (→ Anatomie des Barthaars, 1.3.2).

6.6.1 Kosmetische Rasierhilfsmittel bei der Trockenrasur

Aufgaben und Wirkung

Prinzipiell ist die Trocken- oder Elektrorasur ohne Vorbehandlung möglich, wird jedoch durch Preshave-Präparate, die das Barthaar versteifen, erheblich erleichtert. Preshave-Mittel sind in der Regel alkoholisch-wäßrige Lösungen, seltener gelförmige Zubereitungen oder Pudersticks, welche Gleitmittel, adstringierende Zusätze zur Barthärtung, antimikrobielle Mittel zur Infektionsverhütung und gelegentlich auch adrenergische Pilomotorika enthalten. Diese Substanzen ziehen nach den Auftragen die Gefäße der Haut und die Barthaarmuskeln (Musculi erectores pilorum) zusammen. Dadurch wird das Barthaar über das Hautniveau aus dem Haarfollikel herausgehoben. Es kann dann mit dem Elektrorasierer an einer Stelle abgeschlagen werden, die sich vor der Behandlung mit dem Preshave-Mittel noch im Bereich des Haarfollikels befand.
Aftershave-Präparate, nach Trocken- und Naßrasur eingesetzt, sollen den biologischen Säureschutzmantel der Haut wiederherstellen, antiirritativ wirken, Infektionen von Mikroläsionen verhindern, einen angenehmen Duft vermitteln und der Gesichtshaut einen weichen, glatten Griff geben.

Zusammensetzung

Im Gegensatz zur Naßrasur muß bei der Elektrorasur das Barthaar möglichst steif und trocken sein. Dies wird erreicht durch alkoholische Zusätze und adstringierende Aluminium- und Zinksalze, die eine entwässernde und härtende Wirkung auf das Barthaar ausüben.
Als Gleitmittel werden Polyalkohole und Fettsäureester, z. B. Isopropylmyristat, 2-Ethylhexylpalmitat, verwendet.
Da bei der Elektrorasur, wenn auch weit geringer als bei der Naßrasur, Mikroläsionen gesetzt werden, ist der Zusatz von antimikrobiellen Stoffen zur Infektionsverhütung sinnvoll; wegen des gleichzeitigen Kühleffektes und der herb-männlichen Duftkomponente werden hier öfters Menthol und/oder Campher zugefügt. Als adrenergische Pilomotorica sind Derivate des 2-Aminoimidazolins beschrieben. Als Zusatz ist das Oberflächenanaesthetikum Lidocain, nach Anlage 2, Kosmetik-Verordnung, statthaft.

Lidocain

Rezepturbeispiele

Preshave Puderstick	(A)	(B)	(C)
Zinkstearat	5,0		6,0
Magnesiumcarbonat	2,0		19,0
Reisstärke			8,0
Talkum	90	49,5	50,0
Titandioxid			3,0
Calciumsulfat		40,0	
Magnesiumoxid		10,0	
Aluminium-magnesiumsilikat	1,5		
Aluminiumchlorid		0,5	
Parfum	n.B.	n.B.	n.B.
Glycerolmono-stearat 40 bis 50%			2,0
Eisenoxidpigment	n.B.		
Weißer Ton			10,0
Wasser	ca. 30,0	ca. 30,0	

Aftershave Puder	(A)	(B)	(C)	(D)
Aluminiumkaliumsulfat			0,5	
Aluminiumstearat				5,0
Zinkundecanat				10,0
Borsäure	2,5		2,0	
Zinkstearat		3,5		
Magnesiumstearat	3,4			
Zinkmyristat			4,0	
Weißer Ton			10,0	25,0
Kieselsäure			10,0	
Zinkoxid				5,0
Titandioxid		3,0		
Talkum	54,5	68,0	70,0	30,0
Magnesiumcarbonat	35,0			
Calciumcarbonat		25,0		20,0
Parfum	n.B.	n.B.	n.B.	n.B.
Farbpigment	n.B.	n.B.	n.B.	n.B.

Preshave Lotio	(A)	(B)	(C)	(D)	(E)	(F)
Isopropylmyristat	20,0			6,0		6,0
Isoadipat			4,0	4,0		4,0
Zinkphenolsulfonat		1,5			1,8	
Ethylacetat			0,5			
Aluminiumhydroxid-chlorid-Allantoin			0,15			
Ethanol 96% (V/V)	80,0	80,0	60,0	87,0	40,0	84,4
Menthol		0,05	0,1		0,1	
Campher					0,1	
Allantoin					0,4	
Milchsäure			0,5	0,6		
Citronensäure						2,6
Parfum	n.B.	n.B.	n.B.	n.B.	n.B.	n.B.
Wasser		zu 100,0	zu 100,0	zu 100,0	zu 100,0	3,0

Aftershave Lotio	(A)	(B)	(C)	(D)	(E)	(F)
Ethanol 96% (V/V)	70,0	40,0	32,6	15,0	22,0	60,0
Isopropanol				15,0		
Benzalkoniumchlorid	0,1	0,25			0,2	0,05
Aluminiumkaliumsulfat				1,0		
Zinkphenolsulfonat				0,1		
Menthol		0,005				0,05
Campher				0,1		
Lidocain		0,025				
Milchsäure			1,0			0,1
Glycerol 85%				2,0		
Sorbitol	3,0				1,0	
Propylenglycol					1,0	2,0
Allantoin			0,2			
Parfum	n.B.	n.B.	n.B.	n.B.	n.B.	n.B.
Wasser	zu 100,0	zu 100,0	zu 100,0	zu 100,0	zu 100,0	zu 100,0

Hinweis

Preshave-Präparate für die Elektrorasur müssen auf die trockene Haut aufgebracht werden; sofort nach dem Verdunsten der Lösemittel kann mit der Trokkenrasur begonnen werden. Feuchte Haut reduziert die barthaarversteifende Wirkung der Preshave-Mittel; Alkoholreste können die Funktion des Elektrorasierers beeinträchtigen.

6.6.2 *Kosmetische Rasierhilfsmittel bei der Naßrasur*

Aufgaben und Wirkung

Im Gegensatz zur Trockenrasur muß bei der Naßrasur das Barthaar möglichst erweicht sein. Ferner muß die Sebumschicht auf Barthaar und Haut entfernt werden, damit das Haar nicht mit der Haut verklebt. Erweichung durch Quellung und Sebumentfernung werden am besten durch alkalische Seifen erzielt, die in entsprechender Formulierung einen feinblasigen, langsam zerfallenden Schaum bilden. Ein sanfteres Gleiten der Klinge wird durch den Zusatz von Schmiermitteln erzielt. Verwendet werden Rasierseifen, in der Regel schäumende Rasiercremes, und Rasieraerosolschäume.

Zusammensetzung

Rasierseifen werden vorzugsweise in Stangen-(Sticks)-Form hergestellt. Die Rasierseifen unterscheiden sich von den Toilettenseifen (→ 2.1) durch einen besonders hohen Anteil an Kaliumseifen, die eine geschmeidigere Einstellung erlauben.

Schäumende Rasiercremes enthalten neben den Fettsäurealkalisalzen relativ viel Wasser, weshalb größere Mengen Feuchthaltemittel, meist Glycerol, notwendig sind. Bei der Verwendung von Cocosfettsäuren wird ein schnelleres Anschäumvermögen erzielt.

Rasierschaumaerosole sind im Prinzip flüssige Rasierseifen, die unter Zuhilfenahme von Treibmitteln abgefüllt werden; häufig werden Tenside wie Alkalisulfate zur Verbesserung der Schaumeigenschaften zugesetzt.

Zur Erzielung eines besseren Klingen-Gleiteffektes werden Überfettungsmittel, z. B. flüssiges Paraffin, Lanolin, Fettalkoholsulfate, in kleiner Menge eingesetzt.

Bei der Parfumierung ist die Alkalität der Rasierseifen zu beachten.

Rezepturbeispiele

Rasierseife	(A)	(B)	(C)
Stearin	50,0		
Cocosöl	9,0	12,0	6,6
Rindertalg		55,0	53,2
Palmöl			6,6
Kaliumhydroxid-Lösung (ca. 40%)	18,0	18,0	15,5
Natriumhydroxid-Lösung (ca. 40%)	11,0	15,0	15,5
Glycerol 85%	6,0		
Lanolin	0,5		
Parfum	n.B.	n.B.	
Wasser	zu 100,0	2,6	

Rasiercreme, schäumend	(A)	(B)	(C)	(D)
Stearin	33,1	27,0	33,0	17,0
Cocosfettsäuren	9,1			
Cocosöl		6,6	5,6	2,0
Olivenöl				18,0
Natriumhydroxid-Lösung (ca. 40%)	0,9	4,0	0,9	
Kaliumhydroxid-Lösung (ca. 40%)	7,1	16,8	8,0	21,0
Propylenglycol	8,4			
Glycerol 85%	11,0	4,0	14,0	
Sorbitol				5,0
Kaliumcarbonat		0,6		3,0
Honig			0,1	
Polysorbat 80		0,8		
Triethanolamin		2,8		1,0
Natriumdodecylsulfat				3,0
Menthol	0,2		1,0	
Parfum	n.B.	n.B.	n.B.	n.B.
Wasser	zu 100,0	zu 100,0	zu 100,0	zu 100,0

Rasierschaumaerosol*	(A)	(B)	(C)	(D)
Stearinsäure	6,5	8,0	5,0	6,0
Myristinsäure			2,0	1,5
Cocosfettsäure			3,5	4,0
Isopropylmyristat		0,5		
Triethanolamin	3,4	4,0	5,5	4,5
Sorbitol			7,0	5,0
Glycerol 85%	5,0			
Natriumdodecylsulfat	4,0	1,8		1,0
Laurylalkohol	0,75			
Menthol				0,3
Parfum	n.B.	n.B.	n.B.	n.B.
Wasser	zu 100,0	zu 100,0	zu 100,0	zu 100,0

* Abfüllung mit 10 % Treibmittel

Hinweis
Zwischen Auftragen der Naßrasierhilfsmittel und Beginn der Rasur ist die Zeit von ca. 1/2 bis 1 Minute notwendig, um eine ausreichende Quellung und damit Erweichung des Barthaares zu erzielen. Zu starkes Einreiben führt zu Entschäumung.
Eine Naßrasur ist immer mit einer mehr oder weniger starken Irritation mit Mikroläsionen der Haut verbunden, was eine anschließende Verwendung von Aftershave-Präparaten (→ 6.6.1) besonders empfehlenswert macht.
Nach neueren Untersuchungen werden Barthaarstärke und Schnelligkeit des Nachwachsens durch Art und Weise der Rasur nicht beeinflußt.

6.7 Kosmetische Mittel bei unreiner Haut

Unter unreiner Haut wird allgemein der Zustand zwischen einer normalen, gesunden Haut und der mehr oder weniger stark krankhaft veränderten Haut des Aknepatienten verstanden, wobei die Abgrenzungen zwischen Behandlung durch Arzneimittel nach dem AMG und Reinigung mit kosmetische Mitteln nach dem LMBG bzw. der Kosmetik-Verordnung relativ fließend sind.
Bei der Akne handelt es sich fast immer um eine seborrhoische Haut, d. h., die Talgdrüsen zeigen eine erhöhte Aktivität; ferner sind diese in der Regel, mit oder ohne Verhornungsstörung des Follikelepithels, durch Rückstau des Follikelinhalts zu Comedo oder Mitesser erweitert und zeigen mehr oder weniger starke, sekundär ausgelöste entzündliche Veränderungen in Form von Pusteln, Knoten, Cysten. In der Pathogenese spielen hormonelle, erbliche und exogene Faktoren eine Rolle. So sind 80 % der Jugendlichen durch die hormonelle Umstellung betroffen, davon männliche häufiger und schwerer. Auf genetischen Veranlagungen beruhen Verhornungsstörungen. Exogen wirken außerdem comedogene Noxen.
Comedones sind mit mehr oder weniger zersetztem Talg, Hornlamellen und in der Regel Bakterien gefüllt, insbesondere finden sich Propionibacterium acnes, verschiedene Staphylokokken und Pityrosporum species. Betrifft die Erweiterung nur den Follikeltrichter, spricht man von einem geschlossenen Mitesser; ist auch der Follikelausführungsgang betroffen, bezeichnet man dies als offenen Mitesser; das Talg-Horn-Gemisch ist durch Sauerstoff-Kontakt und Schmutzeinlagerung typisch schwarz verfärbt. Das Follikelepithel kann durch bakterielle Enzyme, Lipasen, Proteasen, direkt geschädigt werden. Auch Talgspaltprodukte aus freien Fettsäuren und -bestandteile wie Squalen können sowohl comedogen als auch toxisch-irritativ wirken. Gelangt dieser Comedoinhalt nach Zerstörung der Talgfollikelwand in das umliegende Gewebe, ruft er dort sekundär entzündliche Veränderungen hervor. Unter Einwanderung von neutrophilen Granulocyten entstehen einzelne oder im Verband auftretende Pusteln, Knoten und Cysten.

Die klinische Einteilung der Akne beruht auf den vorherrschenden Hautveränderungen:

Acne comedonica (A.c.). Comedones treten gehäuft in meist seborrhoischen Körperregionen mit hoher Talgdrüsenfollikeldichte auf, wie auf der Stirn, dem Nasenrücken, nasolabial und perioral. Seltener sind Brust, Rücken und die Leistenbeuge betroffen. Entzündliche Veränderungen sind zwar immer vorhanden, beherrschen jedoch nicht das klinische Bild.

Acne papulopustolosa (A.pp.). Comedones sind überwiegend zu follikulären Pusteln und/oder geröteten, entzündlichen Papeln verändert.

Acne conglobata (A.cg.). Die Leiteffloreszenz dieser schwersten Akneform ist der entzündliche Akneknoten. Initial entwickeln sich 1 bis 2 cm große, hoch entzündliche Knoten, die im weiteren Verlauf unter begleitender, ausgeprägter Krustenbildung einschmelzen und sich cystisch umwandeln.
Allgemein ist der symptomatische und zeitliche Verlauf der Akne nicht vorhersehbar; alle Formen können mit Narbenbildungen einhergehen; darüber hinaus stellt die Akne für den betroffenen Jugendlichen auch psychologisch eine erhebliche Belastung, ein Entstellungs-Trauma, dar.
Zur Therapie der Akne stehen dem Arzt lokale und systemische Behandlungsverfahren zur Verfügung, die wie folgt vereinfacht zusammengefaßt werden können.

	A.c.	A.pp.	A.cg.
lokal			
Benzoylperoxid		+	+
Chemotherapeutica		+	
Vitamin-A-Säure	+		
systemisch			
Tetracycline		+	+
Östrogen/Cyproteronacetat		+	
Isoretinoin			+

Die Mittel haben folgende Aufgaben:

a) Reduktion des seborrhoischen Hautzustandes.
b) Ablösung von Hornschichtverdickungen.
c) Reduktion der bakteriellen Flora.
d) Beruhigung der zu entzündlichen Reaktionen neigenden Haut.

Zusammensetzung

Im Vordergrund des Einsatzes von kosmetischen Mitteln bei unreiner Haut steht die gründliche, entfettende Reinigung ohne besondere Hautreizung. Hautverträgliche synthetische Detergentien sind zu diesem Zweck besonders günstig.
In Frage kommen vor allem Fettalkoholethersulfate, kombiniert mit Betainen oder Eiweißfettsäurekondensaten (→ 2.1). Der pH-Wert dieser Reinigungsmittel sollte im neutralen bis schwach sauren Bereich (ca. pH 5) liegen, um einerseits keine Irritation zu induzieren, andererseits eine gewisse Hemmung auf die Hautflora auszuüben.
Zur Intensivreinigung und für die Anwendung keratolytischer und/oder antibakterieller Wirkstoffe werden in der Regel alkoholisch-wäßrige Lösungen verwendet.
Abrasiv wirksame Präparate enthalten meist Polyethylenpartikel als Schleifmittel, auch werden Proteasen zur Hornschichtablösung eingesetzt; darüberhinaus werden Fettadsorber wie Tonerde und Bentonite verwendet.
Antiirritierende,hautberuhigende Zusätze können in allen Präparaten eingesetzt werden.
Als Grundlagen eignen sich für die kosmetischen Pflegeprodukte vor allem fettarme O/W-Cremes oder fettfreie Gele (→ 2.1), die für Camouflage-Zwekke auch deckend mit Titandioxid und z. B. durch Eisenoxide tönend zubereitet werden können.

Tabelle 3.13 Übersicht über vielfach eingesetzte Stoffe gegen Akne

	anti-bakteriell	kerato-lytisch	anti-irritierend
Salicylsäure	+	+	+
Schwefel	+	+	
Harnstoff	+	+	
Triclosan	+		
Bisabolol			+
Allantoin		+	+

Salicylsäure (→ 1.7.1, Tabelle 3.6)

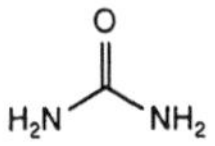

Harnstoff

Triclosan (→ 1.7.1, Tabelle 3.6)

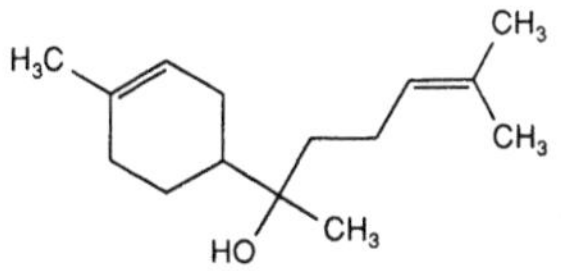

Bisabolol

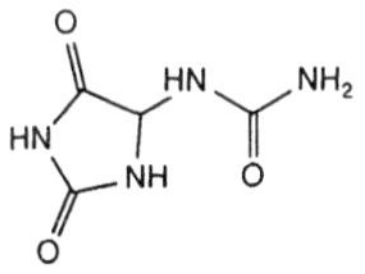

Allantoin

Rezepturbeispiele

Schwefel-Lotio	
Kolloidaler Schwefel	5,0
Aluminiummagnesiumsilicat	1,0
Glycerol 85%	5,0
Ethanol 96% (V/V)	10,0
Wasser	79,0
	100,0

O/W-Creme	(A)	(B)
Feinverteilter Schwefel	5,0	10,0
Mittelkettige Triglyceride	5,0	
Laurinsäurehexylester	20,0	
Flüssiges Paraffin		10,0
Emulgierender Cetylstearylalkohol	15,0	15,0
Triclosan	0,2	0,2
Allantoin		0,2
4-Hydroxybenzoate		0,2
Parfum	n.B.	n.B.
Antioxidans	n.B.	n.B.
Wasser	54,0	64,0
	100,0	100,0

Akne-Gesichtswasser	(A)	(B)	(C)
Allantoin	0,4	0,2	
Salicylsäure		2,0	
Sorbitol-Lösung (70%)	3,0		3,0
Hamamelidisrindenwasser		10,0	
Glycerol 85%	3,0	3,0	5,0
Triclosan	0,2	0,1	
Bisabolol	0,1		0,1
Ethanol 96% (V/V)	40,0	45,0	20,0
Milchsäure			2,0
Parfum	n.B.	n.B.	n.B.
Wasser	zu 100,0	zu 100,0	zu 100,0

Hinweis

Bei der Rezeptierung von kosmetischen Mitteln bei unreiner Haut sind comedogene Inhaltsstoffe wie freie Fettsäuren und Squalen grundsätzlich zu vermeiden; Stoffe mit besonders geringem Potential sind dünnflüssiges Paraffin, Siliconöle, Cetylalkohol, Stearylalkohol, Glycerol und Propylenglycol.

Besondere Reinigung und Pflege der unreinen Haut kann einer Akne vorbeugen, sie jedoch nicht therapieren.

Die Behandlung einer Akne mit überwiegend entzündlichen Prozessen ist Aufgabe des Hautarztes, besondere Reinigungsmaßnahmen und Comedo-Entfernung können nach dermatologischer Anweisung durch die Kosmetikerin vorgenommen werden.

Tabelle 3.14 Übersicht der meist verwendeten Insect Repellents

Stoff	Effektivität	Struktur
Dimethylphthalat	SM, Ae, An, Ze, Mi, Lä	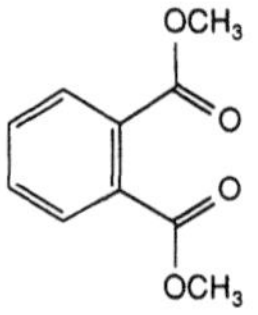 OCH_3, O, O, OCH_3
N,N-Diethyl-m-toluamid	M, Ta, Ze, Mi, Fl, Wa, SF	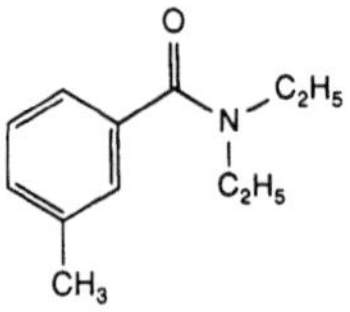 O, N, C_2H_5, C_2H_5, CH_3
N,N-Diethyl-caprylsäureamid	Ae, An, Ta, Ze, Fo, Ar, Sch	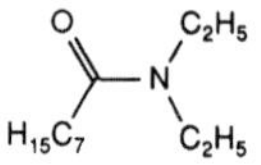 O, C_2H_5, N, $H_{15}C_7$, C_2H_5
3-(N-n-Butyl-N-acetyl-amino)-propionsäureethylester	Ae, An, Ta, Gl	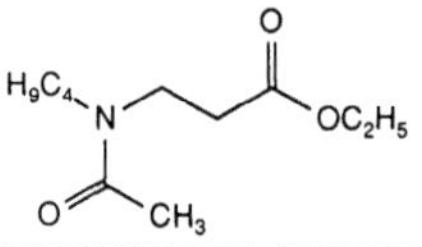 O, H_9C_4, N, OC_2H_5, O, CH_3
2-Ethyl-hexandiol(1,3)	SM, Fl, Ta, Mi	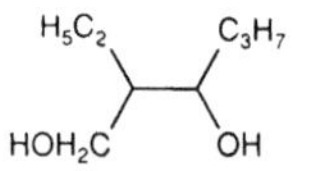 H_5C_2, C_3H_7, HOH_2C, OH
o-Chlor-N,N-diethylbenzamid (R = Cl) +	SM, Ta, SF, Fl, Lä, Wa, Ze	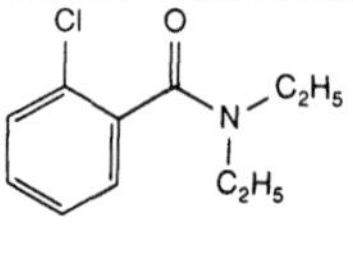 Cl, O, N, C_2H_5, C_2H_5
N,N-Diethylbenzamid (R = H)		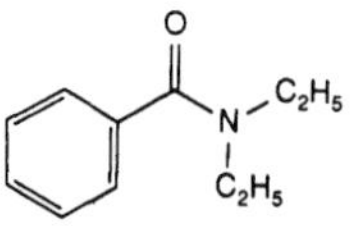 O, N, C_2H_5, C_2H_5

Ae Aedes spec.; An Anopheles spec.; Ar Arachnoidae; Fl Flöhe; Fo Formicidae; Gl Glossinae; Lä Läuse; Mi Milben; Sch Schaben; SF Stech-/Sandfliegen; SM Stechmücken; Ta Tabanidae; Wa Wanzen; Ze Zecken

6.8 Kosmetische Mittel zur Insektenabwehr, Insect repellents

Aufgaben und Wirkung

Insektenabwehrende Mittel sind Zubereitungen in Öl-, Stift-, Creme- oder Aerosol-Form, die Stoffe enthalten, die, nicht wie die Insektizide, als Kontaktgift wirken, sondern die wegen ihres Geruches oder die Überdeckung von Lockgeruchsstoffen anfliegende Insekten abschrecken bzw. nicht anlocken. Sie vermindern damit das Stechen und Blutsaugen. Nicht das „süße" Blut lockt Insekten an, sondern der Schweiß bzw. die in diesem enthaltenen Aminosäuren, bevorzugt das Lysin. Bei den insektenabwehrenden Stoffen handelt es sich im wesentlichen um höher flüchtige Stoffe, die eine mit dem Stoff angereicherte, ca. 4 cm dicke Gasschicht über die Hautoberfläche bilden, welche die Insekten meiden. Für die möglichst langandauernde Wirkung des Stoffes sind nicht nur der Siedepunkt des Stoffes maßgebend und die umgebende Temperatur, sondern auch die Hautbeschaffenheit, Kleidung, Feuchtigkeit, der Wind und das Schwitzen.

Weibliche Insekten stechen und Repellents schützen vor den lokalen Folgen, den ggf. resultierenden systemischen Ereignissen wie Schockzuständen bei Sensibilisierten und vor der Übertragung von Krankheiten. Allgemein bekannt sind Anopheles species als Zwischenwirte der Malaria, Aedes species als Überträger des Gelbfiebers und Dengue-Fiebers, Glossinae species als solche der Trypanosomiasis (Schlafkrankheit) und Zecken als Überträger des FSME (→ Kapitel Impfschemata).

Seit 1986 werden durch das Bundesgesundheitsamt (BGA), Berlin, mückenabwehrende Stoffe wie antiparasitäre Mittel dem Arzneimittelsektor zugeordnet.

Zusammensetzung

Die meisten Repellent-Wirkstoffe gehören in die Stoffklassen der Amide, Alkohole, Ester und Ether. Sie sind als solche schlecht wasserlöslich, haben Siedepunkte über 150 °C und verdampfen bei normalen Umgebungstemperaturen relativ langsam.

Die früher verwendeten Stoffe auf Basis von ätherischen Ölen wie Nelken- und Zimtöl spielen heute eine untergeordnete Rolle; dies gilt auch für äußerlich angewendete, geruchliche Intensivstoffe wie Knoblauchpreßsaft, die nicht nur Insekten, sondern auch die Humanumwelt abschrecken.

Als breit wirksam gilt N,N-Diethyltoluamid (DEET), das häufig mit dem ebenfalls breit, jedoch kürzer wirksamen Dimethylphthalat (DMP) kombiniert wird.

Insektenabwehrende Präparationen werden als Lösungen, Spray, Stift, Roller-Stick, Emulsionen und Gele angeboten; Hauptanteil besitzen Lösungen und Sprays auf alkoholischer bzw. alkoholisch-wäßriger Basis. Um eine gewisse Rückfettung und eine erhöhte Haftung auf der Haut und damit längere Wirkdauer zu erzielen, werden oft Siliconöle eingearbeitet, auch Kombinationen mit UV-Filtern sind im Handel.

Rezepturbeispiele

Insect Repellent Stift	(A)	(B)	(C)
Dimethylphthalat	18,2		18,2
2-Ethyl-hexandiol(1,3)	18,0	30,0	18,02
Natriumstearat	21,3	10,0	20,3
Glycerol 85%	12,1		12,1
Propylenglycol		10,0	
Gebleichtes Wachs		4,0	
Hydriertes Rizinusöl		25,0	
Isopropanol	31,5	15,0	31,5
Wollwachs		3,0	
Parfum	n.B.	n.B.	n.B.
Wasser	4,7	2,0	3,5

Insect Repellent Creme/Paste	(A)	(B)	(C)	(D)	(E)
Dimethylphthalat	10,0	67,0	30,0		
2-Ethyl-hexandiol(1,3)			5,0	30,0	30,0
Benzylacetat			4,0		
Methylbenzoat	1,0				
Diethylmalat			3,0		
Phenylsalicylat	2,0				
Isopropylpalmitat			4,0		
Glycerolmono-stearat 40 bis 50%			9,0		
Stearin			7,0		
Zinkstearat		23,0		20,0	20,0
Magnesiumstearat		10,0			
TEA-Laurylsulfat			1,0		
Sorbitanmonostearat			0,5		
Polysorbat 60			2,5		
Polyethylen-glycol 4000				30,0	
Cetiol	5,0				
Emulgierender Cetylstearylalkohol	15,0				
Wasserfreies Eucerin	10,0				
Parfum	n.B.	n.B.	n.B.	n.B.	n.B.
Nelkenöl	0,2				
Wasser	zu 100,0		34,0	20,0	43,4

Insect Repellent Lösung (Pump-Spray)	(A)	(B)	(C)	(D)
N,N-Diethyltoluamid	30,0			
Dimethylphthalat		89,5		24,0
2-Ethyl-hexan-diol(1,3)			66,7	
Diethylenglycol-monobutylether				10,0
Polysorbat 80		10,0		
Polysorbat 20				10,0
2-Propanol				40,0
Ethanol 90% (V/V)	59,0		20,0	16,0
Glycerol 85%			13,3	
Parfum	n.B.	n.B.	n.B.	n.B.
Wasser	10,0	0,5		

Insect Repellent Spray	(A)	(B)	(C)	(D)
N,N-Diethyltoluamid	10,0	8,0		15,0
Dimethylphthalat	10,0	2,0		12,0
2-Ethyl-hexandiol(1,3)			7,0	
Isoadipat		1,0		1,0
Parfum	n.B.	n.B.	n.B.	n.B.
2-Propanol	49,0	19,0	11,0	
Ethanol 96% (V/V)				14,0
Treibgas	30,0	70,0	70,0	70,0

Hinweis

Eine ausreichende Wirksamkeit von Insect Repellents kommt nur zustande, wenn folgende Punkte beachtet werden:

a) Lückenloses Auftragen, auch an textilbedeckten Körperpartien, da viele Textilien von Insekten durchstochen werden.
b) Bei gleichzeitiger Verwendung anderer Externa, wie Pflegepräparate, Sonnenschutzformulierungen, sind Insect Repellents als äußerste Schicht aufzutragen.
c) Schweiß kann einen Abspüleffekt ebenso wie Baden hervorrufen.
d) An mechanisch beanspruchten Stellen z. B. zwischen Textil und Haut kann durch Abrieb ein Wirkungsverlust eintreten.
e) Bei erhöhter Temperatur, Luftfeuchtigkeit und Wind tritt schnellere Abdunstung des Insect Repellent ein.
f) Abschreckwirkung gegen verschiedene Insekten ist zeitlich unterschiedlich; z. B. N,N-Diethyltoluamid gegen Mücken ca. 6 bis 8 Stunden, Zekken ca. 2 Stunden, geringe Effektivität gegen Bienen, Wespen und Hornissen.

Die gängigen Insect Repellents wirken schleimhautreizend. Die meist verwendeten insektenabwehrenden Stoffe sind lipophil und können in den vorliegenden relativ hohen Konzentrationen Kunststoffe anquellen oder lösen. (→ Kapitel Tierarzneimittel)

7 Kosmetische Hygienemittel

Um das 12. bis 13. Lebensjahr (±3 Jahre) treten heute in Mitteleuropa die ersten (Pseudo-)Menstruationsblutungen bei Mädchen ein. Im 19. Jahrhundert lag die Menarche zwischen dem 17. und 18. Lebensjahr. Die Menstruation ist Ausdruck der Generationsphase; Der menstruelle Cyclus beginnt mit der ersten ovulatorischen Regelblutung und endet mit dem Klimakterium, heute um das 50. bis 52. Lebensjahr; im 19. Jahrhundert um das 40. bis 45. Lebensjahr; er dauert im Durchschnitt 28 (±3) Tage. Auf die östrogeninduzierte Proliferationsphase vom ersten Tag der Blutung bis zur Ovulation um den 14. Tag folgt die östrogen- und gestageninduzierte Sekretionsphase von ebenfalls ca. 14 Tagen. Die individuellen Schwankungen, insbesondere in der Proliferationsphase, können erheblich sein. Der Menstruationscyclus wird durch ein mehrgliedriges, sehr kompliziertes Regelsystem in Verbindung mit zentralnervösen Reizen gesteuert; Umschaltstelle ist der Hypothalamus. Wenige Tage nach Menstruationsbeginn steigert ein zunehmender hypothalamischer Reiz über die Gonadotropin releasing factors die hypophysäre Gonadotropinproduktion; das Verhältnis von FSH (Follikelstimulierendes Hormon) und LH (luteinisierendes Hormon) verschiebt sich im Verlauf des Cyclus. Anfänglich überwiegt die FSH-, nach der Ovulation die LH-Produktion. Die zu Beginn des Cyclus niedrigen Östrogenkonzentrationen fördern das Wachstum der Granulosazellen und steigern ihre Ansprechbarkeit auf die Gonadotropine; sie stimulieren die gonadotrope Aktivität des Hypothalamus, die Östrogenproduktion steigt an. Vor dem Follikelsprung hemmen die höheren Östrogenkonzentrationen die FSH-Produktion, LH wird vermehrt ausgeschüttet und die Produktion von LTH (luteotropes Hormon, Prolactin) setzt ein. Die erhöhten LTH-Konzentrationen lösen den Follikelsprung aus, unter dem Einfluß der zunehmenden LTH-Konzentration entwickelt sich das Corpus luteum (C.l. menstruationis; nach Befruchtung Umwandlung in C.l. graviditatis), die Progesteronproduktion steigt an, die zweite Cyclusphase beginnt. Steigende Progesteron- und Östrogenkonzentrationen heben einen hypothalamischen Sperrmechanismus auf, der die LTH-Freigabe verhindert. Wenige Tage vor dem Ende des Cyclus wird die LTH-Ausschüttung wieder gesperrt, der Gelbkörper degeneriert, die Hormonsynthese sistiert. Der steile Hormonabfall verursacht durch Zelluntergang und Blutungen in die Schleimhaut einen Zusammenbruch des Endometrium und damit die Menstruationsblutung. Durch die Regelblutung, die 4 bis 5 Tage (±2) dauert, werden bis zu 150 ml Menstruationsflüssigkeit, davon etwa 50 bis 60 ml Blut und außerdem Schleimstoffe, ausgeschieden. Dieses Menstruationsblut weist eine besonders hohe fibrinolytische Aktivität auf und ist wenig gerinnbar.

Hygienemittel im Sinne des Menstruationsschutzes sind bereits in den ältesten Überlieferungen der ersten Hochkulturen beschrieben. Papyri aus dem 2. Jahrtausend v. Chr. berichten über intravaginale Hygienemittel aus Flachs; Hippokrates beschreibt intravaginale Mittel aus Leinen, auch mit einer Art Applikator; für die kleinasiatischen Gebiete der Antike wird über extravaginale Binden berichtet.

Insgesamt stehen im Verhältnis zu anderen Körperpflegeaspekten relativ geringe Informationen zur Verfügung. Die wenigen zeigen, daß seit Jahrtausenden interner und externer Menstruationsschutz verwendet wurde. In Deutschland kamen die ersten Hygieneeinmalartikel in Form von Binden in den zwanziger Jahren dieses Jahrhunderts auf den Markt, intravaginale Hygienemittel in Form von Tampons stehen seit Anfang der fünfziger Jahre zur Verfügung. Nach Literaturangaben werden heutzutage etwa 60 % extravaginaler und etwa 40 % intravaginaler Hygieneschutz angewendet.

Nach allgemeiner Auffasssung werden in der Bundesrepublik Deutschland extra- und intravaginale Hygienemittel im Sinne von § 5 Abs. 1 LMBG den Gegenständen zur Körperpflege (entsprechend mit den Auflagen des § 30 LMBG) zugeordnet; in anderen Ländern, z. B. USA, besteht eine Einstufung als Medical.

7.1 Intravaginale Hygienemittel

Hauptaufgabe intravaginaler Hygienemittel ist es, die Menstruationsflüssigkeit in der Vagina möglichst schnell und vollständig aufzunehmen; nach Aufsättigung sollen sie weitere Flüssigkeit wie eine Drainage durchlassen. Nach Literaturangaben kann ein intravaginaler Hygienetampon je nach Größe und Zusammensetzung ca. 5 bis 18 g Menstruationsflüssigkeit aufnehmen; dementsprechend werden auch Größenbezeichnungen wie mini, normal, extra usw. verwendet; besondere Unterschiede bestehen in Saugleistung, 5 bis 18 g, Sauggeschwindigkeit, 0,4 bis 1,5 ml pro Sekunde, und Abmessungen, Länge 40 bis 50 mm, Durchmesser 11 bis 17 mm.

Der Grundaufbau intravaginaler Hygienemittel, d. h. Tampons, besteht aus Saugkörper, Umhüllung, Rückhaltefaden bzw. -bändchen und ggf. Applikationssystem.

Die ersten kommerziellen Tampons (1936 USA, 1950 Bundesrepublik Deutschland) bestanden hinsichtlich des Saugkörpers aus Stoffen, die als Verbandmaterial auf dem medizinischen Sektor schon seit langem bekannt und in Verwendung waren, d.h. aus Baumwolle und/oder Zellwolle.

Seit ca. 15 Jahren laufen Versuche, den Tampons chemisch modifizierte Stoffe zuzusetzen, um Saugfähigkeit und Aufnahmevermögen zu erhöhen und somit die Wechselhäufigkeit zu reduzieren; dies geschieht nach Literaturangaben insbesondere durch die quellfähigere Carboxymethylcellulose (CMC). Polyacrylatfasern wurden wieder verlassen.

Eine Reihe von Tampons werden mit einer Umhüllung hergestellt. Sie erleichtert die Einführbarkeit und Entfernbarkeit und beugt einem eventuellen Faserverlust aus dem Tampon und dessen Desintegration. Das Umhüllungsmaterial besteht nach Literaturangaben in der Regel aus miteinander verfestigten Fasern, d. h. aus Vliesstoff, insbesondere Zellwolle oder synthetischen Polymeren, z. B. Polypropylen.

Je nach Eigenstabilität, auch als Standfestigkeit bezeichnet, wird ein Tampon mit dem Finger, Digital-Tampon, oder mittels Hilfssystem, Applikator-Tampon, in die Scheide eingeführt. Die Applikatoren bestehen nach Literaturangaben aus beschichteter Pappe und/oder Kunststoff, insbesondere Polyethylen, und sind aus einer Hülle, die den Tampon enthält, und einem Schieber, der die Placierung des Tampons in die Scheide ermöglicht, aufgebaut. Hinsichtlich der Marktanteile bestehen hier weltweit erhebliche Unterschiede; so werden in den USA ca. 90 % Applikator-Tampons verwendet, in Europa werden Digital-Tampons bevorzugt, in der Bundesrepublik Deutschland zu ca. 95 %.

Nach Literaturangaben sind bislang vier Tampondesigns eingesetzt worden:

- Tampon aus einem Wattewickel,
- Tampon aus genähtem Zuschnitt,
- Tampon aus zwei genadelten Zuschnitten,
- Vliesstoffbeutel mit Füllstoffen.

7.2 Extravaginale Hygienemittel

Bis zur Mitte dieses Jahrhunderts wurde in der Bundesrepublik Deutschland praktisch ausschließlich der extravaginale Menstruationsschutz verwendet, wobei die industriell gefertigte Wegwerfbinde in den USA seit 1896, in Deutschland seit 1926 die bis dahin mehrfach verwendeten, waschbaren Strickbinden ablöste.

Eine Binde ist in der Regel aus Saugkörper, Umhüllung einschließlich Flüssigkeitssperrschicht und ggf. Haftsystem aufgebaut (→ Kapitel Verbandstoffe).

Der Saugkörper ist hinsichtlich seiner Saugfähigkeit gemäß den unterschiedlichen Anforderungen zu den verschiedenen Menstruationszeitpunkten und der Tragedauer abzustimmen, wodurch Größe, 148 bis 306 mm Länge, 50 bis 77 mm Breite, Dicke, 3,4 bis 18,0 mm, Gewicht, 2,6 bis 20,0 g, und Saugkapazität, 15 bis 148 g/Binde, bestimmt werden. Der Saugkörper besteht meist aus Zellstoff- oder Cellulosefasern, auch Mischungen synthetischer und Zellstoffasern werden verwendet. Der Flüssigkeitstransport im Saugkörper wird im allgemeinen durch Kapillarwirkung erzielt; diese bewirkt auch die Flüssigkeitsspeicherung.

Wegen der im allgemeinen nur leichten Bindung der Fasern im Saugkörper muß dieser durch eine allseitige Umhüllung geschützt werden, wobei diese körperseitig neben hoher Durchlässigkeit besondere Weichheit, auch eine ausreichende Stabilität aufweisen soll, auf der Wäscheseite dagegen muß eine besondere Flüssigkeitssperrschicht ein Durchsickern der Binde und damit eine Wäscheverschmutzung verhindern. Verwendet werden körperseitig entsprechend verfestigte Bindemittel-, Thermo-, Nadel- und Spinnvliese in Dicken von 0,1 bis 0,5 mm, wäscheseitig werden dünne Kunststoffolien, insbesondere aus Polyethylen, in einer Dicke von 12 bis 25 µm eingesetzt, die eine gute Flexibilität und Weichheit besitzen.

Das Haftsystem besteht im allgemeinen aus Haftstreifen, die wäscheseitig je nach Anbieter in Zahl und Größe unterschiedlich angeordnet werden. Diese Haftschmelzkleber, die lagerungsstabil sein müssen, sind in der Regel mit abziehbaren siliconisierten Papieren oder klebstoffabweisenden Kunststoffolien abgedeckt.

Vereinzelt sind extravaginale Hygienemittel mit geruchsüberdeckender Parfumierung oder mit antimikrobiellen Desodorantien ausgerüstet.

Bei der Entsorgung von extravaginalen Hygienemitteln sollte beachtet werden, daß einige Bestandteile, wie Wäscheschutzfolien, Kunstfaservliese, biologisch nicht abbaubar sind und deshalb nicht in die Kanalisation gegeben werden sollten; extrapoliert betrifft dies immerhin eine Menge von ca. 14.000 Tonnen pro Jahr in der Bundesrepublik Deutschland.

Literatur

1. Ackermann AB, Kligman AM (1969) Some observations on dandruff, J Soc Cosmet Chem 20, 81
2. Adams RM, Maibach HI (1985) A Five-Year Study of Cosmetic Reactions, J Am Acad Dermatol 13, 1062
3. Aebi H, Baumgartner E, Fiedler HP, Ohloff G (1978) Kosmetika, Riechstoffe und Lebensmittelzusatzstoffe, Thieme, Stuttgart

4. Alexander P (1968) Depilatories, Am Perfum Cosmet 83, 115
5. André J, Achten G (1987) Physiology and Pathology of Nail Growth, Proceedings IFSCC Between Congress, Munich
6. Bach B (1973) Depilatorien und ihre Formulierung, Seifen, Öle, Fette, Wachse 99, 633
7. Balsam MS, Sagarin E (1974) Cosmetics Science and Technology, John Wiley & Sons, New York
8. Bergler R (1981) Psychologie der Verwendung haarfärbender Produkte, Aerztl Kosmetol 11, 99
9. Bergwein K (1968) Depilation und Depilatorien, Seifen, Öle, Fette, Wachse 94, 11
10. Berth P, Lieske E, Rose D, Schrader D (1980) Möglichkeiten und Grenzen neuer Haarfarbstoffsysteme, Preprints 11th IFSCC Congress, Venice
11. Billek DE (1984) Künstliche Hautbräunung und Hautbleichung, Dtsch Apoth Ztg 124, 1735
12. Bolt HM, Lüpke NP (1989) Erfassung unerwünschter Wirkungen durch Schadstoffe in Erzeugnissen des täglichen Bedarfs, Rhein Ärztebl 43, 287, Westf Ärztebl 1989 (4), 234
13. Bonadeno I (1975) Antischuppenkosmetika - Prinzip und Technologie, Parfuem Kosmet 56, 39
14. Bundesgesundheitsamt (1981) Empfehlungen des Bundesgesundheitsamtes zur Prüfung der gesundheitlichen Unbedenklichkeit von kosmetischen Mitteln, Bundesgesundheitsblatt 24, 96
15. Bundesgesundheitsamt (1989) Warnung vor übermäßigem Sonnenbaden, Vorbehalte gegen Solarien, Pressemitteilung Nr. 30 vom 10. Juni 1989
16. Busch P (1989) Naturkosmetik als Spiegel der gesellschaftlichen Bewußtseinslage, Parfuem Kosmet 70, 378
17. Charlet E, Finkel P (1980) Braun ohne Sonne, Apoth J 2, 30
18. Charlet E, Finkel P (1983) UV-Filter in Sonnenschutzmitteln - Grundlagen und praktische Erkenntnisse, Parfuem Kosmet 64, 186
19. Charlet E (1988) Gedanken zur Entwicklung von Sonnenschutzpräparaten, Seifen, Öle, Fette, Wachse 114, 401
20. Charlet E (1989) Kosmetik für Apotheker, Deutscher Apotheker-Verlag, Stuttgart
21. Charlet E (1986) Probleme des Sonnenschutzes, Parfuem Kosmet 67, 310
22. Coburn RA (1979) In vitro Testing of Plaque Control Agents, J Dent Res 58, 2396
23. Corbett JF (1976) Hair dyes, their chemistry and toxicology, Cosmet Toiletries 91, 21
24. Corbett JF (1973) The Role of Meta Difunctional Benzene Derivatives in Oxidative Hair Dyeing, J Soc Cosmet Chem 24, 103
25. Domsch A, Pospichil H, Schuster G, Tronnier H (1980) Kosmetisch-dermatologische Wirkungen von Eiweißhydrolysaten, Parfuem Kosmet 61, 325
26. Domsch A (1986) Rückfettung in Bade- und Duschpräparaten, Seifen, Öle, Fette, Wachse 112, 163
27. Eberhardt H, Kuhn-Bussius H, Ippen H (1984) Vergleichende Lichtschutzfaktor-Bestimmung im Ultraviolett A bei Mensch und Tier, Aerztl Kosmetol 14, 451
28. EG-Richtlinie Kosmetische Mittel 76/768/EWG vom 27.07.1976, Amtsblatt der EG Nr. L 262/169 vom 27.09.1976, geändert durch Vierte Änderungsrichtlinie vom 21.12.1988, Amtsblatt der EG Nr. L 382/46 vom 31.12.1988, angepaßt durch 11. Anpassung vom 21.02.1989, Amtsblatt der EG Nr. L 64/10 vom 08.03.1989
29. Fey H, Otte I (1985), Wörterbuch der Kosmetik, 2. Aufl., Wissenschaftliche Verlagsgesellschaft, Stuttgart
30. Fiedler HP, Ippen H, Kemper FH, Lüpke NP, Schulz KH, Umbach W (1989) Blaue Liste - Inhaltsstoffe kosmetischer Mittel, Editio Cantor, Aulendorf
31. Fiedler HP (1978) Intimkosmetik, Sexualmedizin 7, 43
32. Fiedler HP (1981) Lexikon der Hilfsstoffe, Editio Cantor, Aulendorf
33. Fiedler HP (1979/1980), Zum Nachweis der Wirkung kosmetischer Mittel, Aerztl Kosmetol 9, 125, 193, 259, 325, 381 (1979); idem 10, 65, 131, 205, 279, 347, 419 (1980)
34. Fiedler HP, Umbach W (1987), Cosmetics and Toiletries, in Falbe J: Surfactants in Consumer Products, Springer, Berlin Heidelberg
35. Fiedler HP (1968) Der Schweiß, 2. Aufl., Editio Cantor, Aulendorf
36. Finkel P, Siemer E (1986) Repellents zur dermalen Anwendung, Apoth J 8, 32
37. Franck R, Mühlschlegel H, Kunststoffe im Lebensmittelverkehr, Loseblattsammlung Stand 1989, Heymanns, Köln Berlin Bonn München
38. Freytag H (1970) 50 Jahre kosmetische Chemie - Versuch einer Bilanz, Parfuem Kosmet 51, 411
39. Führer C (1989) Definition des Begriffs Naturkosmetik, Parfuem Kosmet 70, 352
40. Füllgraf GM (1984) Ein Plädoyer für klare Begriffe, Muench Med Wochenschr 126, 927
41. Futterer E (1972) Theorie und Praxis der künstlichen Hautbräunung, Kosmetologie 2, 97
42. Futterer E (1985) Untersuchungen zur Wirksamkeit löslicher Antischuppenwirkstoffe, Aerztl Kosmetol 15, 421
43. Gesetz zur Neuordnung und Bereinigung des Rechts im Verkehr mit Lebensmitteln, Tabakerzeugnissen, kosmetischen Mitteln und sonstigen Bedarfsgegenständen (Gesetz zur Gesamtreform des Lebensmittelrechts), Artikel 1: Gesetz über den Verkehr mit Lebensmitteln, Tabakerzeugnissen, kosmetischen Mitteln und sonstigen Bedarfsgegenständen (Lebensmittel- und Bedarfsgegenständegesetz) vom 15.08.1974, BGBl. I S. 1946
44. Gloor M (1986) Tagesrhythmik der Hautoberfläche, Aerztl Kosmetol 16, 300
45. Gloxhuber C (1983) Die toxikologische Prüfung von Kosmetika unter dem Aspekt des Tierschutzes, Aerztl Kosmetol 13, 447
46. Greiter F (1985) Moderne Kosmetik, Hüthig, Heidelberg
47. Groening E, Siebert K, Weinstrauch F (1988) Intravaginaler Menstruationsschutz. In : Umbach W (ed.), Kosmetik - Entwicklung, Herstellung und Anwendung kosmetischer Mittel, Thieme, Stuttgart New York
48. Grunow W, Schleusener A, Vivell K (1986) Notwendigkeit von Tierversuchen zur gesundheitlichen Beurteilung von kosmetischen Mitteln, Bundesgesundheitsblatt 29, 1
49. Guggenheim B (1974) Die Rolle mikrobieller Zahnbeläge in der Ätiologie von Zahnkaries und parodontalen Erkrankungen, Path Microbiol 40, 207
50. Henne W (1986) Beurteilung von Lichtschutzmitteln, Aerztl Kosmetol 16, 393
51. Herrmann F, Ippen H, Schaefer H, Stüttgen G (1973) Biochemie der Haut, Thieme, Stuttgart
52. Holzner G (1986) Die Prüfung der Wirksamkeit von Körperdeodorantsprays, Aerosol Rep 25, 354
53. Hufeland CW, Makrobiotik oder die Kunst, das menschliche Leben zu verlängern, Erstauflage Jena 1797, Nachdruck der 8. Auflage Jena 1860, Hippokrates, Stuttgart (1958)
54. International Fragrance Association (IFRA), Code of Practice for the Fragrance Industry, Loseblattsammlung Stand 1987, IFRA, Genf
55. Ippen H (1987) Bestandteile moderner Haarfarben, Dermatosen 5, 35

56. Ippen H (1982) Neue Tendenzen im Lichtschutz der Haut, Dermatol Monatsschr 168, 297
57. Jäcker G, Kemper FH, Lüpke NP, Rusche Ch (1975) Über den Einfluß von Depilation, Hautvorbehandlung und Lösungsmittel auf die cutane Resorption, Kosmetologie 2
58. Janistyn J (1969) Handbuch der Kosmetika und Riechstoffe, Hüthig, Heidelberg
59. Jellinek JS (1986) Kosmetische Wirkungen, verbal und nichtverbal kommuniziert, Parfuem Kosmet 67, 556
60. Jellinek JS (1967) Kosmetologie, Hüthig, Heidelberg
61. Jung E (1986) Neuere Aspekte zum Lichtschutz, Aerztl Kosmetol 16, 402
62. Kaiser W (1985) Zahnprothesen-Haftmittel, Pharma-Recht 8, 3
63. Kemper FH, Lüpke NP (1983) Phthalsäuredialkylester - Pharmakologische und Toxikologische Aspekte, VKE - Schriftenreihe, Frankfurt
64. Kemper FH, Lüpke NP (1985) Wirkstoffe in kosmetischen Mitteln - pharmakologische und toxikologische Aspekte, Aerztl Kosmetol 15, 184
65. Kemper FH (1982) Nutzen und Risiken kosmetischer Wirkstoffe, Riechstoffe, Aromen, Kosmetica 32, 236
66. Kindl G, Raab W (1983) Licht und Haut, Govi, Frankfurt
67. Kligman AM, McGinley KJ, Leyden JJ (1976) The nature of dandruff, J Soc Cosmet Chem 27, 111
68. Kligman AM, Marples RM, Lantis LR, McGinley KJ (1976) Appraisal of efficacy of antidandruff formulations, J Soc Chosmet Chem 27, 111
69. Leitner N, Rink N (1988) Extravaginaler Menstruationsschutz. In: Umbach W (ed.), Kosmetik - Entwicklung, Herstellung und Anwendung kosmetischer Mittel, Thieme, Stuttgart New York
70. Lischka G, Jung E (1982) Lichtkrankheiten der Haut, perimed Fachbuch-Verlagsgesellschaft, Erlangen
71. Lüders-Lohde C (1969) Kosmetik in der Gesundheitserziehung, Aesth Med 18, 39
72. Luepke NP (1987) Toxicology and Safety of Antidandruff Agents, Proceedings IFSCC Between Congress, Munich
73. Lüpke H, Formularium proprium 1931 - 1984, unveröffentlicht
74. Lüpke NP, Preusser P (1978) Antischuppenkosmetika - Wirkung und Toxikologie, Aerztl Kosmetol 8, 269
75. Lüpke NP (1987) Hühner-Ei-Test (HET) - ein pharmakologisch-toxikologisches Experimentalmodell, Aerztl Kosmetol 17, 13
76. Lüpke NP (1979) Wirkstoffe in Antischuppen-Kosmetika, Aerztl Kosmetol 9, 174
77. Lutz U, Jaspersen HP (1982) Repellentien und Insektenabwehr, Dtsch Apoth Ztg 122, 1539
78. Maak N (1987) General Introduction to the Problems of Hair Dyeing, Proceedings IFSCC Between Conference, Munich
79. Marxkors R (1980) Taschenbuch der zahnärztlichen Werkstoffkunde, Hanser, München
80. Matissek R (1979) Tenside in Shampoos, Schaumbadepräparaten und Seifen, MvP-Berichte 3/79, Reimer, Berlin
81. Möller H, Potokar M, Wallat S (1987) Vitamin E als kosmetischer Wirkstoff, Parfuem Kosmet 68, 91 und 688
82. Müller BW (1989) Kosmetik aus der Apotheke - Herstellungsanleitung und Beratung, Govi, Frankfurt
83. N.N. (1989) Insekten als Krankheitsüberträger, Bundesgesundheitsblatt 32, (7), 286
84. Nelson RE (1986) Wirkstoffe mit erhöhter Wirksamkeit für Aerosol-Antiperspirantien, Aerosol Rep 25, 248
85. Niedermeyer W (1982) Physikalische Grundlagen beim Halt der Totalprothese, Dtsch Zahnaerztl Z 37, 708
86. Nowak GA (1984) Die kosmetischen Präparate, Ziolkowsky, Augsburg
87. Nowak GA (1986) Einige Wirkstoffe zur Haut- und Haarpflege, Parfuem Kosmet 67, 80
88. Ohloff G, Thomas AF (1971) Gustation and Olfaction, Academic Press, New York
89. OLG Koblenz, Az 1 Ss 375/88, 22. Dezember 1988
90. Opdyke DLJ (1982) Monographs on Fragrance Raw Materials, Fd Chem Toxicol 20, 633
91. Orfanos CE (1979) Haar und Haarkrankheiten, Fischer, Stuttgart
92. Orfanos CE (1981) Hair Research, Springer, Berlin
93. Proksch E (1986) Anforderungen des Dermatologen an Badepräparate, Aerztl Kosmetol 16, 130
94. Raab W (1987) Lichtfibel - Sonne, Bräunung, Pigmentstörungen, Fischer, Stuttgart
95. Raab W (1984) Moderne Methoden der Aknebehandlung, Kosmetik J 9, 8
96. Riethe P, Schmelzle R, Schwenzer N (1980) Arzneimitteltherapie in der Zahn-, Mund- und Kieferheilkunde, Thieme, Stuttgart New York
97. Sacher R (1987) Akne und unreine Haut, Kosmetik Int 5, 4
98. Schadewaldt H (1975) Zur Geschichte der Kosmetik, Aerztl Kosmetol 2, 74
99. Schauder S, Ippen H (1988) Lichtschutzfilterhaltige Präparate in der Bundesrepublik Deutschland, Zeitschrift Hautkrh 63, Suppl 1
100. Schneider J (1970) Zur chemischen Struktur des Haarkeratins und seiner Veränderung, Seifen, Öle, Fette, Wachse 96, 11
101. Schrader K (1979) Grundlagen und Rezepturen der Kosmetika, Hüthig, Heidelberg
102. Schreus HT (1955) Ästhetische Medizin in Einzeldarstellungen, Hüthig, Heidelberg
103. Schröder HE (1982) Orale Strukturbiologie, Thieme, Stuttgart
104. Schuhmacher GH, Schmidt H (1983) Anatomie und Biochemie der Zähne, Fischer, Stuttgart
105. Schuster G (1986) Die Konservierung von Schaum- und Duschbädern, Seifen, Öle, Fette, Wachse 112, 183
106. Schwenzer G (1982) Zahn-, Mund-, Kieferheilkunde, Bd. 3, Prothetik und Werkstoffkunde, Thieme, Stuttgart New York
107. Simeray M, Martenot JP (1987) Nail Lacquer Properties, Proceedings IFSCC Between Congress, Munich
108. Spengler J (1989) Toxikologische Prüfung und gesundheitliche Bewertung oxydativer Haarfärbemittel, Aerztl Kosmetol 19, 41
109. Strittmater T, Terlinden S (1986) Kosmetische Präparate zur Pflege unreiner Haut, Apoth J, 8, 30
110. Stüttgen G, Schaefer H (1974) Funktionelle Dermatologie, Springer, Berlin Heidelberg New York
111. Stüttgen G (1981) Benefit und Risk der kosmetischen Mittel, J Soc Cosmet Chem 32, 231
112. Tobler L (1964) Die chemische Depilation, Kosmet Parfum Drogen Rundsch 11, 41
113. Tronnier H (1985) Seifen und Syndets in der Hautpflege und -therapie, Aerztl Kosmetol 15, 19
114. Tronnier H (1982) Biologische Wirkung und Risiken bei der Anwendung von UV-Strahlen, Aerztl Kosmetol 12, 253
115. Tronnier H (1987) Diseases and Cosmetic Treatments of the Nails, Proceedings IFSCC Between Congress, Munich
116. Umbach W (1985) Active Ingredients in Cosmetics and Toiletries - the Current Situation, Aerztl Kosmetol 15, 336
117. Umbach W (1988) Kosmetik - Entwicklung, Herstellung

und Anwendung kosmetischer Mittel, Thieme, Stuttgart New York

118. Verordnung über kosmetische Mittel (Kosmetik-Verordnung) vom 16.12.1977, BGBl. I S. 2589, geändert durch 15. Änderungsverordnung vom 15.03.1989, BGBl. I S. 487
119. Wallhäußer KH (1986) Die Konservierung von Kosmetika, Parfuem Kosmet 67, 293
120. Wallhäußer KH (1972) Die mikrobielle Kontamination von Kosmetika, Rohstoffe - Produktion - Konservierung, Parfuem Kosmet 53, 305
121. Zahn H (1984) Feinbau und Chemie des Haares, Parfuem Kosmet 65, 507
122. Zviak C (1986) The Science of Hair Care, M Dekker Inc, New York

Kapitel 4

Säuglingsernährung und Wässer

R. Grüttner, R. Kluthe, H. Quirin

1 Säuglingsernährung

R. Grüttner

1.1 Ernährungsphysiologische Grundlagen und Besonderheiten im Säuglings- und Kindesalter

Der Säugling braucht eine besondere Ernährung, weil gerade sein Magen-Darm-Trakt hinsichtlich seiner Funktion ein reifendes Organ darstellt. Dieses zeigt sich beim Neugeborenen, etwa im 1. Lebensmonat. Die allmähliche Reifung bezieht sich nicht nur auf die Verdauungsleistung und die Absorption der Nährstoffe an der Dünndarmschleimhaut, sondern auch auf die Abwehr von Viren und Bakterien. Andererseits ist die Aufnahme von Makromolekülen mit der Gefahr der Allergisierung noch möglich. So wird der Immunfaktor auf der Darmschleimhaut, das sekretorische Immunglobulin A, das die Neutralisation der Viren, die Adhäsion der Bakterien und die Komplexbildung von Fremdeiweißen bewirkt, erst 10 bis 14 Tage nach der Geburt in nennenswertem Umfang synthetisiert.

1.1.1 Wasserbedarf

Das Gesamtkörperwasser eines Säuglings macht etwa 75% des Körpergewichtes aus. Die relative Körperoberfläche des Säuglings ist groß. Es besteht eine hohe, tägliche Wasserumsatzrate. Hinzu kommt für die ersten Lebensmonate eine eingeschränkte Funktionskapazität der Nieren, so daß die aus Ernährung, Verdauung, Stoffwechsel und Wachstum resultierende, renale Säurelast in diesem Alter stets in Relation zur altersentsprechenden, maximalen, renalen Säureausscheidungskapazität gesehen werden muß. Eine zu konzentrierte, vor allem auch zu mineralreiche Säuglingsnahrung kann daher, über längere Zeit verabfolgt, zur lebensbedrohlichen Situation beim Säugling führen. Zunächst werden Mineralsalze vermehrt in das Gewebe eingelagert und schließlich treten Erbrechen und Durchfälle mit erhöhter Flüssigkeitsabgabe auf. Beträgt der durch die hohe Wasserabgabe bedingte Gewichtsverlust des Säuglings mehr als 10% des Körpergewichtes, so ist bereits eine gefährliche Störung des Stoffwechsels eingetreten.

Die tägliche Flüssigkeitsaufnahme macht etwa 10 bis 15% des Körpergewichtes aus. Bei einem gesunden Säugling hängt der Wasserbedarf weitgehend von seiner Energieaufnahme ab. Er beträgt etwa 1,5 ml/kcal. Dieser Wert entspricht der Wasser-Energie-Ratio bei Muttermilchernährung; sowohl industriell hergestellte Säuglingsnahrungen als auch die Vorschriften über eine Selbstherstellung der Säuglingsnahrung im Haushalt sollten sich diesem Wert weitgehend anpassen. In Abhängigkeit von unterschiedlicher, altersabhängiger Wachstumsintensität der Kinder werden 0,5 bis 3% der aufgenommenen Wassermenge retiniert, das entspricht 9 bis 13 ml/24 Stunden. (Tab. 4.1).

Tabelle 4.1 Wasserbedarf im Kindesalter

Alter	Durchschnittl. Körpergewicht in kg	Wasserbedarf kg/24 Std./ml	Wasserbedarf in 24 Std./ml
3 Tage	3,0	80 bis 100	250 bis 300
10 Tage	3,2	125 bis 150	400 bis 500
3 Monate	5,4	140 bis 160	750 bis 850
6 Monate	7,3	130 bis 155	950 bis 1100
9 Monate	8,6	125 bis 145	1100 bis 1250
1 Jahr	9,5	120 bis 135	1150 bis 1300
2 Jahre	11,8	115 bis 125	1350 bis 1500
4 Jahre	16,2	100 bis 110	1600 bis 1800
6 Jahre	20,0	90 bis 100	1800 bis 2000
10 Jahre	28,7	70 bis 85	2000 bis 2500
14 Jahre	45,0	50 bis 60	2200 bis 2700

1.1.2 Energiebedarf

Nach der WHO-Erklärung von 1985[20] wird der Energiebedarf vereinfacht definiert als diejenige Energieaufnahme mit der Nahrung, die den Energieverbrauch eines in Körperform und Zusammensetzung gesunden Menschen mit einer ökonomisch notwendigen und sozial wünschenswerten körperlichen Aktivität auszugleichen vermag. Für Kinder, Schwangere oder stillende Mütter muß die Energiezufuhr die erforderlichen zusätzlichen Energien für ein gesundes Wachstum oder eine ausreichende Milchproduktion enthalten.

Der Energiebedarf von Kindern verschiedenen Alters sowie unter verschiedenen Bedingungen ist beträchtlichen Schwankungen unterworfen. Für 6- bis 12jährige Kinder verteilt sich der Energiebedarf etwa auf 50% für den Ruheenergieumsatz, 12% für Wachstum und 25% für körperliche Aktivität. Ein Teil der Nahrungsenergie, hier handelt es sich besonders um nichtabsorbierte Fette, wird mit den Faeces ausgeschieden. Der Ruheenergieumsatz bei Säuglingen beträgt etwa 55 kcal/kg in 24 Stunden. Er steigt um etwa 10% bei einer Erhöhung der Körpertemperatur um 1 °C. Bis zur Pupertät sinkt der Ruheenergieumsatz auf etwa 25 bis 30 kcal in 24 Stunden (Tab. 4.2).

1.1.3 Proteinbedarf

Die Eigenschaften eines Eiweißes werden von der Art, der Zahl und dem strukturellen Einbau seiner Aminosäuren bestimmt. Von den 24 bekannten Aminosäuren unterscheiden wir die essentiellen, die also mit der Nahrung zugeführt werden müssen, von den nichtessentiellen Aminosäuren. Für Säuglinge sind folgende Aminosäuren als essentiell anzusehen: Threonin, Valin, Leucin, Isoleucin, Lysin, Tryptophan, Phenylalanin, Methionin und Histidin. Arginin, Cystin und vermutlich Taurin sind für Neugeborene essentiell.

Durch die proteolytischen Enzyme des Magen-Darm-Traktes werden die Nahrungsproteine üblicherweise bis zur Oligopeptidstufe oder zu den α-Aminosäuren abgebaut. Minimale Mengen ganzer Protein- oder Polypeptidmoleküle können vermutlich die Darmschleimhaut passieren. Die Durchlässigkeit der Schleimhaut für ganze Proteinmoleküle ist in den ersten Lebenstagen erhöht, so daß eine Ernäh-

Tabelle 4.2 Durchschnittliche Entwicklung von Größe und Gewicht sowie Energie- und Proteinbedarf bei Kindern[20]

Alter (Jahre)	Gewicht (kg)	Größe (cm)	Energiebedarf kcal/kg	kcal/Tag	Proteinbedarf g/kg/Tag
Säuglinge					
0,0–0,5	6	60	108	650	2,2
0,5 bis 1	9	71	98	850	1,6
Kinder					
1 bis 3	13	90	102	1300	1,2
4 bis 6	20	112	90	1800	1,1
7 bis 10	28	132	70	2000	1,0
Knaben					
11 bis 14	45	157	55	2500	0,9
15 bis 18	66	176	45	3000	0,8
Mädchen					
11 bis 14	46	157	47	2200	1,0
15 bis 18	55	163	40	2200	0,8

rung mit Muttermilch in dieser Lebensphase besonders wichtig ist. Für die in der Muttermilch vorkommenden eiweißhaltigen Schutzstoffe, sekretorisches Immunglobulin A und Lactoferrin, verfügt der Magen-Darm-Trakt des Neugeborenen über keine bzw. eine geringe proteolytische Aktivität, so daß diese Substanzen aus dem Colostrum ihre immunologischen Funktionen der Infektabwehr auf der Darmschleimhaut bei Muttermilchernährung voll entfalten können.

Der Proteinbedarf hängt sehr von der Art der zugeführten Nahrungsproteine ab. Gestillte Säuglinge erhalten, bei ausreichender Ernährung der Mutter, im 3. Lebensmonat im Durchschnitt täglich 1,4 bis 1,5 g Protein/kg Körpergewicht. Dieser Wert entspricht dem Eiweißbedarf für dieses Alter bei Zufuhr eines in seiner Aminosäurenzusammensetzung hochwertigen Proteins mit sehr guter Verdaulichkeit. Zum Eiweißbedarf für Kinder verschiedenen Lebensalters siehe Tabelle 4.2. Bei übermäßiger Eiweißzufuhr werden die Aminosäuren desaminiert, der Aminostickstoff in der Leber zu Harnstoff umgewandelt, der über die Niere ausgeschieden wird. Bei verminderter Proteinzufuhr kommt es zum Abbau von Muskelmasse, damit zur allgemeiner Schlaffheit und schließlich über eine Hypoproteinämie zur Einlagerung von Wasser und zur Ausbildung von Ödemen.

1.1.4 Fettbedarf

Der minimale Fettbedarf ist nicht exakt bestimmbar. Üblicherweise wird der Bedarf an Fetten mit etwa 35% der Gesamtenergiezufuhr angenommen. 1 bis 2% der Gesamtenergie sollte als Linolsäure zugeführt werden. Diese Annahme gilt jedoch nicht für das Säuglingsalter. Die Muttermilch enthält mehr als 50% ihrer Energie in Form von Fett. Klinische Studien weisen darauf hin, daß das Gedeihen der Säuglinge, ihre Infektresistenz und ihr Hautturgor von einer ausreichenden Zufuhr von Fetten abhängen. In der Muttermilch sind außerdem 4 bis 6% der Energie in Form von Linolsäure enthalten. Die Absorption der Fettsäuren aus der Muttermilch ist besser als aus der Kuhmilch. Der Ernährungsplan für das Säuglingsalter sieht daher nicht nur für industriell hergestellte Säuglingsmilch, sondern auch für die Breinahrungen des 2. Lebenshalbjahres eine entsprechende Fettzufuhr vor. Fette sind für den Körper konzentrierte Energiequellen. Sie haben darüber hinaus im Organismus umfangreiche Funktionen, angefangen von der Absorption fettlöslicher Vitamine an der Darmschleimhaut bis hin zur Prostaglandinsynthese. Sie erfolgt u. a. aus Linolsäure und Arachidonsäure als essentielle Fettsäuren. Sie sind in allen Geweben, zum Teil in Membranen mit besonderen physikalischen Eigenschaften, sowie im Zellkern nachweisbar.

1.1.5 Kohlenhydratbedarf

Mengenmäßig machen die Kohlenhydrate den Hauptanteil der Nahrung aus und mit Ausnahme der Säuglingszeit auch in bezug auf den Energieanteil. Sie werden als Glycogen in der Leber und Muskulatur gespeichert und sind für den Organismus in erster Linie Energielieferanten. Mit der Nahrung werden sie als Polysaccharide, Disaccharide oder Monosaccharide aufgenommen und vom Organismus als Monosaccharide absorbiert. Glucose und Galactose werden aktiv und gegen einen Konzentrationsgradienten absorbiert, während Fructose passiv die Dünndarmschleimhaut passiert. Die Absorption geschieht als Hexosephosphat und in Anwesenheit von Natriumionen. Die Glucogenolyse ergibt Glucose, der Glycogenabbau der Muskulatur führt zum Lactat. Der weitere oxidative Glucoseabbau führt über die anaerobe Glycolyse mit der Bildung von Pyruvat zum aeroben Abbau bis zum CO_2 und H_2O.

1.1.6 Ballaststoffe

Ballaststoffe sind unverdauliche Kohlenhydrate wie Cellulose, Hemicellulose und Pektine oder nichtkohlenhydrathaltige Faserstoffe wie z. B. Lignin. Ihre Bedeutung in der Nahrung ist vielfältiger Natur. Sie sind hygroskopisch und sorgen aufgrund ihres Quellungsvermögens für eine gute Funktion des Dickdarms mit regelmäßiger Entleerung eher etwas weicherer Stühle. Die sonst schon im jugendlichen Alter häufige Obstipation mit den Folgen einer Divertikulitis und dem späteren Auftreten des Coloncarcinoms

Tabelle 4.3 Mineralbedarf in 24 Stunden[15]

Alter (Jahre)	Calcium mg	Phosphor mg	Magnesium mg	Eisen mg	Zink mg	Iod µg
0,0 bis 0,5	400	300	40	10	3	40
0,5 bis 1	600	500	60	15	5	50
1 bis 3	800	800	80	15	10	70
4 bis 6	800	800	120	10	10	90
7 bis 10	800	800	180	10	10	120
Knaben						
11 bis 14	1200	1200	350	18	15	150
15 bis 18	1200	1200	400	18	15	150
Mädchen						
11 bis 14	1200	1200	300	18	15	150
15 bis 18	1200	1200	300	18	15	150

kann durch frühzeitige Gewöhnung an eine ballaststoffreiche Kost schon vom Kleinkindesalter an vermieden werden. Durch die Bindung von Gallensäuren wird die Cholesterolsynthese in der Leber gemindert. Das bessere Sättigungsgefühl einer ballaststoffreichen Kost verhindert das Auftreten von Übergewicht.

1.1.7 Mineralien

Calcium

Eine ausreichende Absorption von Calcium, das sich im Organismus zu etwa 99% im Skelett befindet, ist besonders für wachsende Organismen von Bedeutung. Nur etwa 1% des Gesamtkörpercalciums ist in der extracellulären Flüssigkeit nachweisbar und wird im Blut durch 1,25-Dihydroxycholecalciferol und verschiedene Hormone in engen Grenzen konstant gehalten. Es ist weiter ein Bestandteil in intracellulären Strukturen, sowie in Zellmembranen und hat so eine wichtige Funktion bei der Nervenleitung, der Muskelkontraktion, der Blutgerinnung und der Membranpermeabilität.

Mit 750 ml Muttermilch eines vollgestillten Säuglings im Alter von etwa 3 Monaten erhält das Kind ca. 240 mg Calcium, von dem ein Anteil von etwa 200 mg retiniert wird. Bei Ernährung mit Säuglingsnahrungen aus Kuhmilch ist zu berücksichtigen, daß die Calciumabsorption schlechter ist als aus Muttermilch.

Phosphor

Der Phosphorgehalt der Muttermilch beträgt etwa 14 mg/dl. Die Calcium-Phosphor-Ratio liegt somit bei 2,3:1. Der für Phosphor angesetzte Bedarf (→ Tab. 4.3) ergibt sich aus dem Calcium-Phosphor-Verhältnis von 1,3:1 wie es in der Kuhmilch gefunden wird. Phosphor ist als Phosphat Bestandteil der Knochenmineralien, hat im Säurebasenstoffwechsel eine wichtige Funktion, sowie bei der intracellulären Energieübertragung. Im Kohlenhydrat-, Fett- und Eiweißstoffwechsel spielen Phosphatester eine wichtige Rolle.

Magnesium

Magnesium beeinflußt die Aktivität verschiedener Enzyme, die Nervenerregbarkeit und die Kontraktilität der Muskulatur.

Eisen

Eisen ist ein lebenswichtiger Bestandteil im Hämoglobin, Myoglobin und einer Reihe von Enzymen. Etwa ein Viertel der Gesamteisenmenge ist das Depoteisen, das dem Körper in der Milz, der Leber und im Knochenmark für Phasen verstärkten Eisenbedarfs zur Verfügung steht. Eine wasserlösliche und schnell mobilisierbare Fraktion des Gewebeeisens ist das Ferritin. Hämosiderin ist dagegen die wasserunlösliche, daher schwer mobilisierbare Fraktion des Gewebeeisens. Die Plasmaeisenkonzentration von 100 bis 120 µg/100 ml ist ein fein reagierender Indikator für Änderungen der Eisenstoffwechselsituation.

Das Neugeborene wird mit einem Überhang an Hämoglobin bzw. Hämoglobineisen geboren, das postnatal rasch abgebaut und als Depoteisen abgelagert wird. Während der ersten 3 bis 4 Lebensmonate verfügt das reife Neugeborene daher im Gegensatz zum Früh- oder Mangelgeborenen über ausreichende Eisendepots. Spätestens gegen Ende des ersten Lebenshalbjahres muß mit der Nahrung Eisen zugeführt werden, das geschieht am besten mit einem Gemüse-Kartoffel-Fleischbrei ab dem 5. Lebensmonat, da Eisen aus Myoglobin am besten absorbiert werden kann.

Kalium

Kalium ist das Kation mit der größten Konzentration in der intracellulären Flüssigkeit. Es bestimmt somit weitgehend deren osmotischen Druck. Die extracelluläre Kaliumkonzentration beträgt 3,5 bis 5 mmol/l. Die Aufrechterhaltung dieser Konzentrationsunterschiede ist für den Zellstoffwechsel von größter Bedeutung, weil die Erregungsvorgänge, z. B. der Muskelzellen, mit einer Ionenverschiebung an den Zellmembranen einhergehen. Der Kaliumbedarf beträgt 1,6 g oder 40 $mmol/m^2$ Körperoberfläche.

Natrium

Natrium ist das häufigste Kation in der extracellulären Flüssigkeit. Es hat wichtige Funktionen bei der Aufrechterhaltung des osmotischen Druckes, sowie im Säuren-Basen-Stoffwechsel. Die überwiegend aktive Absorption im Jejunum ist an die gleichzeitige Aufnahme von Glucose bzw. Aminosäuren gekoppelt. Der tägliche Natriumbedarf beträgt 1,1 g bzw. 50 mmol/m² Körperoberfläche. Die Natriumkonzentration im Plasma wird mit 310 bis 340 mg/100 ml oder 135 bis 150 mmol/l angegeben.

Chlorid

Chlorid ist in besonders hoher Konzentration im Extracellulärraum nachweisbar. Es spielt eine wichtige Rolle im extra- und intracellulären Säure-Basen-Stoffwechsel und wird schon im frühen Säuglingsalter zur Produktion der Salzsäure im Magen benötigt. Der Chloridbedarf eines Säuglings beträgt 190 mg entsprechend 5,6 mmol/Tag.

Fluorid

Fluorid ist mit großer Sicherheit ein unentbehrlicher Bestandteil im Säugetierorganismus, vor allem aber gibt es ohne Zweifel eine enge Beziehung zwischen dem Fluoridgehalt der Nahrung und der Zahngesundheit. Für die Kariesprävention spielt die Fluoridzufuhr sowohl vor als auch nach dem Zahndurchbruch eine Rolle. Bei extrem geringer Fluoridzufuhr sind das Wachstum von Säuglingen, besonders aber die Zahneruption eindeutig verzögert. Da andererseits eine übermäßige Fluoridzufuhr über das Trinkwasser oder die Nahrung zu fleckförmigen Einlagerungen in den Zähnen führt, der Dentalfluorose, sind Empfehlungen über die Fluoridzufuhr ausgearbeitet worden.[2,4] Für Erwachsene gilt eine tägliche Fluoridmenge von 1,5 bis 4 mg als ausreichend und sicher. Für Säuglinge, also im 1. Lebensjahr, wird eine tägliche Zufuhr von 0,1 bis 1 mg und in den beiden nächsten Lebensjahren von 0,5 bis 1,5 mg/Tag empfohlen. In Abhängigkeit vom Fluoridgehalt des Trinkwassers ergibt sich daher die Notwendigkeit, Fluorid in Tablettenform zusätzlich zuzuführen (Tab. 4.4). Im Säuglingsalter geschieht dieses am besten zusammen mit 500 IE Vitamin D täglich.[2,4] (→ Kapitel 3)

Iod

Iod ist ein lebenswichtiges Element. Es spielt als Bestandteil der Schilddrüsenhormone eine wichtige Rolle im Organismus. Iod reichert sich in der Schilddrüse an und wird als Triiodthyronin und Thyroxin an das Blut abgegeben. Iodmangel ist auf der Erde weit verbreitet und wird nicht nur in unterentwickelten Ländern beobachtet, sondern durchaus auch in Mitteleuropa. Während hier in Küstenländern eine meist gerade ausreichende Zufuhr durch Meeresprodukte gesichert ist, wird der Bedarf an Iodid im Inland nicht gedeckt, so daß viele Länder dazu übergegangen sind, ihren Iodbedarf durch iodiertes Kochsalz zu decken. Der Gesamtiodbedarf für Säuglinge beträgt 50 bis 80 µg/Tag.[15] Für Kinder wie für Erwachsene wird eine tägliche Iodmenge von 150 µg als ausreichend und sicher angesehen.

Tabelle 4.4 Empfehlungen der deutschen Gesellschaft für Zahn-, Mund- und Kieferheilkunde (1983) für die Dosierung von Fluorid in Form von Tabletten oder Tropfen[4]

Alter	Fluoridkonzentration im Trinkwasser mg/l		
	unter 0,3	0,3 bis 0,7	über 0,7
1. und 2. Lebensjahr	0,25	-	-
3. Lebensjahr	0,5	0,25	-
4. bis 6. Lebensjahr	0,75	0,5	-
7. bis 16. Lebensjahr	1,0	0,5	-

Spurenelemente

Sie werden dann als essentiell bezeichnet, wenn eine ungenügende Zufuhr reproduzierbare Störungen biologischer Funktionen hervorruft. Essentiell sind Eisen, Zink und Cobalt. Zu den Ultraspurenelementen gehören Arsen, Nickel und Silicium und vermutlich auch Bor, Lithium und Vanadium. Für Aluminium, Blei, Brom, Cadmium und Zinn liegen einzelne Ergebnisse vor, die auf eine nützliche Funktion im Organismus, auch des Menschen, hindeuten.

1.1.8 *Vitaminbedarf*

Einige Besonderheiten der Vitaminzufuhr (Tab. 4.5) und des Vitaminbedarfs im Säuglings- und Kindesalter sind hervorzuheben.

Vitamin A

Reife Neugeborene besitzen Vitamin-A-Speicher in der Leber. Frühgeborene dagegen können nur sehr geringe Depots aufweisen. Sofern die Mütter eine gute Vitamin-A-Zufuhr mit der Nahrung haben, ist die Konzentration dieses Vitamins in der Muttermilch für die Säuglinge ebenfalls als ausreichend anzusehen. Industriell hergestellte Säuglingsnahrung aus Kuhmilch enthält einen Zusatz an Vitamin A. Bei ausschließlicher Ernährung mit einer aus Kuhmilch im Haushalt selbst hergestellten Säuglingsnahrung, sinkt der Retinolspiegel des Blutes allmählich ab. Durch Karottensaft oder -brei, der Säuglingsnahrung im 2. Lebensmonat hinzugefügt, wird der Vitamin-A-Bedarf gedeckt.

Vitamin C

Bei selbsthergestellter Nahrung im Haushalt, also einer Halbmilch mit Kohlenhydraten und Fettzusatz, muß dem Säugling im 2. Lebensmonat frischer Vitamin-C-haltiger Obstsaft zugeführt werden, um den Bedarf zu decken.

Vitamin D

Vitamin D_3, = Cholecalciferol, ist ein Cholesterolderivat, das in der Haut durch ultraviolettes Licht entsteht oder dem Menschen mit der Nahrung zugeführt werden muß. Es wird in das eigentliche Hormon 1,25-Dihydroxy-Vitamin D umgewandelt. Die Muttermilch enthält Vitamin-D-Derivate, die gerade genügen, um eine Rachitis zu verhindern. Unter schlechten Ernährungsbedingungen jedoch ist eine ausreichende Vitamin-D-Versorgung der Säuglinge aus Muttermilch nicht gesichert. Industriell hergestellte Säuglingsnahrungen enthalten einen Vitamin-D-Zusatz, der bei adaptierten und teiladaptierten Säuglingsnahrungen 400 IE/l beträgt. Um einerseits bei allen Formen der Säuglingsernährung die notwendige Vitamin-D-Versorgung sicherzustellen und andererseits eine zu hohe Zufuhr zu vermeiden, wird empfohlen,

Tabelle 4.5 Empfohlene Vitaminzufuhr pro Tag. Aus [12] nach [3]

	Vit. A (mg RÄ[a])		Vit. D (µg)	Vit. E (mg TÄ[b])	Thiamin (mg)		Riboflavin (mg)		Niacin (mg NÄ[c])		Vit. B_6 (mg)[d]		Folsäure (µg)[e]		Pantothensäure (mg)	Vit. B_{12} (µg)	Vit. C (mg)
	m	w			m	w	m	w	m	w	m	w	d	e			
Säuglinge																	
0– 2 Monate	0,5		10	3	0,3		0,4		5		0,3			40	4	0,5	40
3– 5 Monate	0,6		10	4	0,4		0,5		7		0,4			40	4	1,0	45
6–11 Monate	0,6		10	4	0,5		0,6		8		0,5			40	4	1,5	50
Kinder																	
1– 3 Jahre	0,6		10	5	0,6		0,7		8		0,7		200	80	5	2,5	55
4– 6 Jahre	0,7		10	7	0,8		1,0		11		1,3		300	120	5	3,0	60
7– 9 Jahre	0,8		10	8	1,0		1,3		13		1,4		300	120	6	5,0	65
10–12 Jahre	0,9	0,9	10	10	1,2	1,1	1,5	1,4	15	14	1,6	1,4	400	160	6	5,0	70
13–14 Jahre	1,1	1,0	10	12	1,4	1,3	1,6	1,5	19	17	2,0	1,6	400	160	8	5,0	75
Jugendliche und Erwachsene																	
15–18 Jahre	1,1	0,9	10	12	1,5	1,3	1,8	1,7	20	16	2,1	1,8	400	160	8	5,0	75
19–35 Jahre	1,0	0,8	5	12	1,4	1,2	1,7	1,5	18	15	1,8	1,6	400	160	8	5,0	75
36–50 Jahre	1,0	0,8	5	12	1,3	1,1	1,7	1,5	18	15	1,8	1,6	400	160	8	5,0	75
51–65 Jahre	1,0	0,8	5	12	1,3	1,1	1,7	1,5	18	15	1,8	1,6	400	160	8	5,0	75
über 65 Jahre	1,0	0,8	5	12	1,3	1,1	1,7	1,5	18	15	1,8	1,6	400	160	8	5,0	75
Schwangere		+0,3[f]	+5[f]	+2[f]		+0,3[f]		+0,3[f]		+2[f]		+1,0[f]	+400	+160	+2[f]	+1,0	+25[f]
Stillende		+1,0	+5	+5		+0,5		+0,8		+5		+0,6	+200	+80	+3	+1,0	+50

[a] 1 mg Retinol-Äquivalent = 6 mg all-trans-β-Carotin = 12 mg andere Provitamin-A-Carotinoide.
[b] 1 mg D-α-Tocopherol-Äquivalent = 1,1 mg D-α-Tocopherylacetat = 2 mg D-β-Tocopherol = 4 mg D-γ-Tocopherol = 100 mg D-δ-Tocopherol = 3,3 mg D-α-Tocotrienol = 1,49 mg D,L-α-Tocopherylacetat.
[c] 1 mg Niacin-Äquivalent = 60 mg Tryptophan.
[d] Berechnet auf „Gesamtfolat" (Summe folatwirksamer Verbindungen in üblicher Nahrung).
[e] Folat-Äquivalent bzw. freie Folsäure (Pteroylmonoglutamat).
[f] Ab 4. Monat der Schwangerschaft.

allen Säuglingen täglich 500 IE Vitamin D zusätzlich zu geben. Das kann in Tablettenform geschehen. Fällt der erste Geburtstag in die Wintermonate, so sollte diese Zusatzversorgung bis Ende des Winters erfolgen.

Vitamin K
In praktisch allen Lebensmitteln sind Vitamin-K-Derivate nachweisbar, in höheren Konzentrationen in der Leber, im Fleisch, Fisch, Ei und in Milchprodukten. Außerdem findet sich das Vitamin in grünen Pflanzenteilen und in Kartoffeln. Colostrum und Muttermilch enthalten wesentlich weniger Vitamin K als Säuglingsnahrung aus Kuhmilch. Daher tritt die Spätform der Vitamin-K-Mangelblutung besonders bei ausschließlich gestillten Säuglingen auf. Eine parenterale oder auch perorale Vitamin-K-Prophylaxe wird daher für alle Neugeborenen dringend empfohlen, die bereits unmittelbar nach der Geburt in der Entbindungklinik vorgenommen werden sollte und zwar entweder 1 mg parenteral oder 2 mg peroral. Bei peroraler Verabfolgung sollte die gleiche Dosis am 3. bis 10. Lebenstag und in der 4. bis 6. Lebenswoche jeweils noch einmal gegeben werden.[17]

1.2 Die Ernährung des Neugeborenen und Säuglings

Vorgeburtliche Unterrichtung der Eltern. Die Eltern müssen über die Notwendigkeit einer besonderen Ernährung für den jungen Säugling eingehend unterrichtet werden. Dieses geschieht möglichst noch vor der Geburt des Kindes, also gegen Ende der Schwangerschaft, z. B. durch einen Kinderarzt anläßlich der Schwangerenberatung, wie sie von vielen Frauenkliniken durchgeführt wird. Hier werden die Vorteile einer ausschließlichen Ernährung der Säuglinge mit Muttermilch ebenso erörtert, wie eventuell auftretende Nachteile, sowie diejenigen einer Ernährung mit Säuglingsmilchnahrung der Ernährungsindustrie oder die Selbstzubereitung im Haushalt.

1.2.1 Ernährung mit Muttermilch

Colostrum
In den ersten 4 bis 6 Lebenstagen wird von der Mutter das Colostrum gebildet, eine durch ihren hohen Karotingehalt gelblich gefärbte, trüb-seröse Milch mit einem Proteingehalt von durchschnittlich 2,3 g/dl, einer Fettkonzentration von nur etwa 1,9 g/dl, einem Mineralgehalt von ca. 0,35 g/dl und deutlich weniger Energien als in der reifen Frauenmilch, nämlich 50 kcal/dl. In der 2. Lebenswoche ändert sich die Zusammensetzung allmählich; es handelt sich um die transitorische oder Übergangsmilch. Von der dritten Lebenswoche an wird reife Frauenmilch produziert, bei der es sich im Vergleich zur Kuhmilch um eine eiweiß- und mineralarme Milch bei gleichem Energie- und Fettgehalt aber hoher Lactosekonzentration handelt (Tab. 4.6).
Der hohe Proteinanteil des Colostrums ist vor allem durch den Gehalt an sekretorischem Immunglobulin A erklärt, aber auch an Lactoferrin, zwei Proteinen, die von den proteolytischen Enzymen des

Tabelle 4.6 Zusammensetzung von reifer Frauenmilch und Kuhvollmilch (Mittelwerte in 100 ml)[6,10,11]

	Reife Frauenmilch	Kuhmilch
Energie kJ	280	276
bzw. kcal	67	66
Gesamt-Eiweiß g	0,9	3,3
Casein g	0,25	2,6
Molkenprotein g	0,64	0,7
Lacton g	6,8	4,7
Oligasaccharide g	0,6	-
Gesamt-Fett g	3,45	3,47
Mineralien g	0,22	0,76

Darmtraktes des Neugeborenen nicht oder nur zum kleinen Teil hydrolysiert werden können, aber als Schutzproteine für die Infektabwehr auf der Darmschleimhaut des Kindes eine große Bedeutung haben.

Immunglobulin A
Das Immunglobulin A schützt die Darmschleimhaut vor dem Durchtritt von Bakterien und Viren, aber auch vor der Aufnahme von Fremdeiweißmolekülen aus der Nahrung und auf diese Weise vermutlich vor der Ausbildung einer nutritiven Allergie bei einer noch unreifen Infektabwehr des Neugeborenen und einer in den ersten Lebenstagen sicher erhöhten Permeabilität der Dünndarmschleimhaut. Das Colostrum ist außerdem besonders reich an cellulären Elementen wie Makrophagen, Lymphocyten und neutrophilen Zellen. Auch sie stehen im Dienste der Infektabwehr im Darm des Kindes. Die Lymphocyten z. B. regen über einen Antigenkontakt der Mutter eine spezifischen Antikörperbildung zum Schutze des Kindes an.
Auf die Bedeutung der Schutzstoffe in der Milch für die Organunreife des Neugeborenen wurde bereits hingewiesen. Die funktionelle Unreife des Darmtraktes ist die Ursache dafür, daß die Absorption von Nahrungsbausteinen noch nicht so abläuft wie bei älteren Kindern und Erwachsenen. Im Vergleich zur Ernährung mit Kuhmilch werden jedoch viele Nährstoffe aus der Muttermilch deutlich besser absorbiert. Beispiele hierfür sind Fettsäuren und Eisen. Die Zusammensetzung der Nährstoffe in der Muttermilch ist in idealer Weise auf die Bedürfnisse des jungen Säuglings zugeschnitten. Der niedrige Proteingehalt deckt den Bedarf des Kindes in den ersten 4 bis 6 Lebensmonaten und auch die Aminosäurenzusammensetzung ist auf dieses Lebensalter ausgerichtet. Der hohe Lactoseanteil der Muttermilch schließlich, bedingt zusammen mit anderen Faktoren in der Milch, die typische, überwiegend Bifidusflora des Dickdarms, die potentiell pathogene Bakterien am Wachstum hindert.

Gesundheit der Mutter
Auch für die Gesundheit der Mutter ist das Stillen von Vorteil. Es kommt zur raschen Rückbildung der Gebärmutter nach der Entbindung. Brustkrebs scheint außerdem bei Müttern, die gestillt haben, seltener aufzutreten.[18]

Im Rahmen der Unterrichtung der Mütter über die Vorteile einer Ernährung der Säuglinge mit Muttermilch, der sogenannten natürlichen Ernährung des Kindes, muß unbedingt auch auf diese Probleme eingegangen werden.

Medikamente

Muß die stillende Mutter mit *Medikamenten* behandelt werden, so ist zu bedenken, daß ein kleiner Anteil hiervon mit der Milch auf das Neugeborene oder den jungen Säugling übergeht. Dieser Anteil hängt ab vom jeweiligen Ionisierungsgrad des Pharmakons, seinem Molekulargewicht und seiner Löslichkeit in Wasser bzw. Fett. Eine Schädigung des Kindes durch diese mit der Milch übergehenden Medikamente findet meist nur nach exzessiver Aufnahme durch die Mutter statt. Im allgemeinen ist es möglich, für eine notwendige Behandlung der Mutter ein tolerierbares Präparat zu finden. Eine *absolute Kontraindikation* besteht bei Aminoglycosid-Antibiotica, Chloramphenicol, Ergotaminpräparaten, Immunsuppressiva, Sulfonamiden, Thyreostatika, Trimethoprim, Valproinsäure und Cytostatica. Von Sulfonamiden ist z. B. bekannt, daß sie in der Zeit der physiologischen Neugeborenengelbsucht, also in den ersten zwei Lebenswochen, das freie wasserlösliche Bilirubin aus seiner Albuminbindung verdrängen und auf diese Weise die Gefahr eines Kernikterus mit bleibender Hirnschädigung entsteht. Benzodiazepine können von Kindern nicht oder nur sehr langsam abgebaut werden, so das es beim Säugling zur Akkumulierung kommt.

Unter Muttermilchernährung besteht in den ersten Lebenstagen ein etwas ausgeprägterer Ikterus als unter Ernährung mit einem Kuhmilchpräparat. Diese physiologische Gelbsucht, deren Maximum meist zwischen dem 5. und 7. Lebenstag besteht, wird durch eine verminderte Lebenszeit der Erythrocyten des Neugeborenen verursacht. Eine weitere Ursache liegt in einer Unreife des Enzymsystems der Leber, welche das aus dem Blutabbau anfallende, freie, wasserunlösliche Bilirubin an Glucuronsäure bindet und zur Ausscheidung über die Nieren hydrophilisiert. Es ist nicht genau bekannt, warum die Bilirubinkonzentration bei Muttermilchernährung etwa um 1 mg höher liegt als bei Ernährung mit einer Säuglingsnahrung aus Kuhmilch. Die Behandlung zu hoher Bilirubinkonzentrationen des Blutes Neugeborener besteht in der Phototherapie. Ein Abstillen ist nicht erforderlich.

Umweltschadstoffe

Das seit mehreren Jahrzehnten größte Problem einer natürlichen Ernährung ist die Kontamination der Muttermilch mit chlororganischen Substanzen. Es handelt sich hierbei um fettlösliche, äußerst langlebige Verbindungen, die als Insektizide seit dem Ende des letzten Krieges zunächst weltweit rasch zunehmend Anwendung in der Landwirtschaft gefunden haben (→ Kapitel Pflanzenschutz und Schädlingsbekämpfung). Die polychlorierten Biphenyle stammen darüber hinaus aus dem technischen Bereich und sind daher besonders in den hochindustrialisierten Ländern verbreitet. Über tierische Produkte kommt es im letzten Glied der Nahrungskette, der Muttermilch, zu einer mehr als 10000fachen Anhäufung im Vergleich zum Anfang der Kette. Allerdings sind weder in Langzeitbelastungen bei Tieren, noch beim Menschen durch diese Substanzen infolge der Aufnahme mit Muttermilch, Kuhmilch oder anderen tierischen Produkten Schädigungen nachgewiesen worden. In Tierversuchen kommt es über eine Beeinträchtigung des lymphatischen Gewebes zur Störung der Infektabwehr und der Hämoglobinsynthese bzw. der Erythropoese. Nach dem Verbot der Herstellung und breiten Anwendung dieser Verbindugen in der Landwirtschaft ist eine deutlich abnehmende Tendenz im menschlichen Fettgewebe und in der Muttermilch zu beobachten. Leider gilt diese noch nicht für die polychlorierten Biphenyle. Eine Zufuhr der chlororganischen Verbindungen erfolgt noch immer durch den Import kontaminierter Futter- und Lebensmittel. Da die Einlagerungen im menschlichen Fettgewebe über viele Jahrzehnte zustande gekommmen sind, haben kurzfristige Änderungen der Ernährungs- und Lebensgewohnheiten, etwa der Schwangerschaft oder der Stillperiode, keinen Einfluß auf die Konzentration in der Muttermilch. Die Deutsche Gesellschaft für Kinderheilkunde empfiehlt in Kenntnis dieser Situation und nach Diskussionen mit Toxikologen, die Säuglinge 4 bis 6 Monate voll zu stillen, weil die Vorzüge der Muttermilchernährung die Nachteile eindeutig überwiegen. Wollen die Mütter länger stillen oder besteht der Verdacht, daß die Muttermilch höhere Konzentrationen dieser Verbindungen enthält, weil die Mütter z. B. beruflich mit diesen Stoffen in stärkerem Maße als gewöhnlich umgehen mußten, sollten sie ihre Milch frühzeitig auf diese Verbindungen hin untersuchen lassen. Über viele Jahre streng vegetarisch lebende Menschen weisen deutlich geringere Konzentrationen in ihrem Fettgewebe auf.

Ein besonderes Problem ist der in den letzten Jahren geführte Nachweis von Dioxin in Muttermilchproben. Untersuchungen in verschiedenen Städten Deutschlands ergaben eine durchschnittliche Belastung voll gestillter Säuglinge mit 2,3,7,8-Tetrachlordibenzodioxin als Bezugssubstanz für die zahlreichen Verbindungen der Dibenzodioxine und Dibenzofurane zwischen 29,2 und 90,6 pg (10^{-12} g) pro kg Körpergewicht und Tag. Der „no effect level" beträgt für diese Verbindungen bei der Ratte 1 ng (10^{-9} g) pro kg Körpergewicht und Tag bei lebenslanger Exposition. Wie auch bei den anderen chlororganischen Verbindungen wird beim Menschen für potentiell toxische Substanzen ein Sicherheitsfaktor von 100 bis 1000 gefordert, so daß die tägliche Aufnahme von 2,3,7,8-TCDD nicht größer als 1 bis 10 pg (10^{-12} g) pro kg Körpergewicht sein sollte. Für die Belastung der Säuglinge durch die Dioxinverbindungen ergibt sich also eine Größenordnung, die der durch polychlorierte Biphenyle entspricht. Diese neueren Ergebnisse lassen sich in ihrer pathogenetischen Bedeutung jedoch bisher nicht abschätzen und solange diese nicht durch weitere Forschungsergebnisse belegt sind, kann eine kritische Abwägung der immer noch deutlichen Vorteile der Muttermilchernährung gegen die Risiken der Rückstandsbelastung weder in der einen, noch in der anderen Richtung vorgenommen werden. In Anbetracht dieser Situation hält die Deutsche Gesellschaft für Kinderheilkunde die bereits erwähnten Stillempfehlungen, nämlich 4 bis 6 Monate

voll zu stillen und anschließend schrittweise Ersatz der Muttermilch durch Beikost, aufrecht.
Für gestillte Säuglinge sind Genußmittel wie Tabak und Alkohol gefährlich. Tabakinhaltstoffe gehen rasch und in hoher Konzentration mit der Muttermilch auf das Kind über. Zusätzlich werden sie natürlich auch inhaliert. Die Alkoholkonzentration in der Muttermilch bleibt nur geringfügig niedriger als im Blut der stillenden Mutter. Eine regelmäßige Alkoholzufuhr ist für das Kind sicherlich schädlich, ein gelegentlicher Genuß von Alkohol und Kaffee scheint toleriert zu werden.

Infektionskrankheiten
Bei schweren Infektionen der Mutter kann das Kind entweder durch direkte Übertragung des Erregers mit der Muttermilch auf das Kind gefährdet werden, wie z. B. bei der Cytomegalie, Tuberkulose, Hepatitis und AIDS, oder durch Tröpfcheninfektionen. Es muß vom Stillen abgeraten und abgestillt werden.

Praktische Durchführung der Muttermilchernährung
Die Milchproduktion wird durch Prolactin der Adenohypophyse induziert. Das Saugen des Kindes an der Brust führt auf nervösem Wege zur Stimulation des Hypothalamus und von dort auf hormonalem Wege zur Anregung der Prolactinsynthese sowie ebenfalls durch nervöse Reize zur Oxytocinbildung der Neurohypophyse. Es regt die Milchausscheidung aus den Alveolen der Drüsenkörper an.
Weil der Saugreflex in den ersten 20 bis 30 Minuten nach der Geburt besonders stark ausgeprägt ist, sollte das Neugeborene unmittelbar nach der Geburt, also schon im Kreissaal, angelegt werden und bereits am 1. Lebenstag alle 2 bis 3 Stunden. Auf diese Weise wird die Milchproduktion bei der Mutter optimal stimuliert.
Das Neugeborene sollte zunächst zu jeder Mahlzeit an beiden Brustseiten trinken und in den ersten Lebenstagen immer dann angelegt werden, wenn es Hunger hat. Es wird dabei unruhig, gibt einzelne Laute von sich und fängt allmählich zu schreien an. Natürlich muß das Kind, wenn es hungrig ist, auch nachts zum Trinken angelegt werden. Nach allen Erfahrungen ist dieses in den ersten 2 bis 3 Lebenswochen in ganz unregelmäßigem Rhythmus der Fall. Dennoch ist die Muttermilchernährung in den ersten 2 bis 3 Lebenstagen meist unzureichend. Der minimale Energiebedarf liegt bei etwa 40 kcal/kg/24 Stunden beim reifen Neugeborenen und bei etwa 60 kcal/kg/24 Stunden bei hypotrophen bzw. unreifen Kindern. Daher empfehlen viele Kinderärzte, den Neugeborenen in dieser Lebenszeit nach der Brustmahlzeit noch 10%ige Glucoselösung oder isotone 25%ige Oligosaccharidlösung anzubieten. Die durchschnittliche Trinkmenge sollte vom 3. Lebenstag an mindestens 60 ml/kg und in der 2. Lebenswoche 120 bis 140 ml/kg und Tag betragen. Bei geringerer Flüssigkeitszufuhr besteht die Gefahr eines Flüssigkeitsmangels, der zur Schlaffheit und eventuell auch zum Durstfieber führen kann.
Erst 2 bis 3 Tage nach der Geburt setzt die eigentliche Lactation ein und die Mutter empfindet ein Spannungsgefühl in der Brust. Der „Milcheinschuß" hat begonnen. Von vielen Müttern werden diese Veränderungen an den Brustdrüsen als schmerzhaft empfunden und nicht selten tritt eine kurze, fieberhafte Reaktion infolge eines Übertritts von Milcheiweiß in das umgebende Gewebe und die Blutbahn auf.
Setzt der Milcheinschuß verzögert ein und ist durch Hungerzustand 72 Stunden nach der Geburt ein Gewichtsverlust des Neugeborenen von deutlich mehr als 5 % des Körpergewichtes eingetreten, muß die Zuführung einer sogenannten Erstnahrung erwogen werden, die zwar einer adaptierten Säuglingsnahrung entspricht, deren Proteinanteil aber bis zur Oligopeptidstufe hydrolysiert worden ist. Diese besondere Ernährung in den ersten Lebenstagen ist erforderlich, da sich vor allem bei Kindern aus Allergikerfamilien später lebensbedrohliche Komplikationen bei Zufuhr kuhmilchhaltiger Nahrungen einstellen können. Solche Zwischenfälle treten gelegentlich bei Säuglingen erst später auf, nachdem sie über längere Zeit mit Muttermilch ernährt wurden, aber in den ersten Lebenstagen kleine Mengen Kuhmilch zur Energiesubstitution erhielten.
Auch in der Wochenbettsituation in den Entbindungskliniken ist von seiten der Schwestern und Ärzte eine geduldige und ruhige Beratung, besonders bei unerfahrenen Müttern erster Kinder dringend notwendig. Stillen will von Mutter und Kind gelernt sein. Jeder gesunde Säugling kann das Trinken an der Brust üben. Zeitpunkt der Nahrungsaufnahme und Menge der Nahrung werden vom Säugling selbst bestimmt. Deswegen sollte das Kind auch in der Entbindungsklinik voll von seiner Mutter versorgt werden. Sie ist in der Regel 24 Stunden post partum dazu in der Lage, nach einem Kaiserschnitt allerdings häufig erst nach 5 bis 6 Tagen. Beim Teil-Rooming-in besteht die Gefahr, daß das Neugeborene nachts nicht zur Mutter zurückgebracht wird. Wenn es schreit, weil es Hunger hat, wird es vielleicht sogar einmal mit der Flasche ernährt und erhält eine industriell hergestellt Säuglingsnahrung aus Kuhmilch.
Bereits in der 2. oder 3. Lebenswoche stellt sich bei mehr als 90 % der Kinder ein ziemlich fester Rhythmus mit 5 bis 6 Mahlzeiten, über 24 Stunden verteilt, ein.
Die Dauer der Einzelmahlzeit sollte 20 Minuten nicht überschreiten, zumal der gesunde Säuglin in den ersten 5 Minuten bereits 50 bis 60 % der gesamten Milchmenge zu trinken pflegt und nach 10 Minuten nur noch wenig Nahrung zu sich nimmt. In der Regel wird abwechselnd an jeder Brustseite angelegt, bei ungenügender Milchproduktion an beiden Seiten und auch häufiger. Der beste Anreiz zur Milchbildung ist die vollständige Entleerung der Brust. Bis zur 8. Lebenswoche ist die Milchmenge auf etwa 800 ml/24 Stunden angestiegen und bleibt dann fast gleich. Im Einzelfall sind beträchtliche Abweichungen möglich. Schreit der Säugling nach der Mahlzeit längere Zeit und nimmt er nicht mehr regelmäßig an Gewicht zu, ist eine Stillprobe angezeigt, um die Milchmenge eines ganzen Tages zu bestimmen. Dazu wird das Kind mit Kleidung vor und nach jeder Mahlzeit über 24 Stunden gewogen. Grundsätzlich soll der Säugling ein- bis zweimal wöchentlich gewogen werden. Die Gewichtszunahme soll im ersten Vierteljahr 25 bis 30 g pro Tag betragen (Tab. 4.7). Bis zum Ende

Tabelle 4.7 Monatliche Gewichtszunahme bis zum Beginn des 2. Lebenshalbjahres

1. Lebensmonat	600 g
2. Lebensmonat	800 bis 900 g
3. Lebensmonat	700 g
4. Lebensmonat	600 g
5. Lebensmonat	500 g
6. Lebensmonat	500 g

des ersten Lebensjahres verdreifacht sich das Geburtsgewicht.
Muttermilchstühle sind pastenartig, können aber auch dünnflüssig sein und spritzend entleert werden. Sie haben eine gold- bis grüngelbe Farbe, riechen aromatisch und sind sauer aufgrund einer überwiegenden Gärung. Infolge des gastrocolischen Reflexes kommt es bei der Mahlzeit häufig zur Stuhlentleerung. Die Stuhlfrequenz liegt bei Muttermilchernährung zwischen 5 bis 6 Entleerungen pro Tag und 1 bis 2 in der Woche, ohne daß bei selteneren Stuhlentleerungen eine Obstipation vorliegt.

Ernährung der Stillenden
Die Kost der Stillenden sollte zusätzlich zur üblichen Mischkost mit etwa 2.200 kcal/Tag oder 9,2 MJ ausreichend Energien enthalten, um den Eigenbedarf für die Milchproduktion, nämlich 650 kcal bzw. 2,7 MJ/Tag, voll zu kompensieren. Keinesfalls darf die Mutter während der Stillperiode an Gewicht abnehmen, damit nicht zusätzlich durch eine stärkere Fettmobilisation Rückstände freiwerden und in die Muttermilch übergehen. Der Nahrungsmehrbedarf wird durch Kuhvollmilch, hochwertige Getreideprodukte, Kartoffeln und Gemüse gedeckt. Rohes und gekochtes Gemüse sowie Früchte sind für die ausreichende Vitaminzufuhr und zur Vermeidung einer Obstipation in der Kost der Stillenden wichtig. Einseitige Ernährung ist unbedingt zu vermeiden. Nur sehr selten können bei einem gestillten Säugling Magen-Darm-Beschwerden durch Beerenobst, Apfelsinen, Tomaten, Zwiebeln oder Gewürze in der Kost der Mutter auftreten.

Stillhindernisse
Stillhindernisse sind stichwortartig in Tabelle 4.8 aufgeführt. Je schwerer ein Kind erkrankt ist, z. B. bei schweren Infektionen der Luftwege oder angeborenen Herzfehlern, desto wichtiger ist seine Ernährung mit Muttermilch. Kann das Kind nicht an der Brust trinken, muß die Milch abgepumpt und aus der Flasche mittels Sonde oder Sauger verabfolgt werden. Manche angeborene Stoffwechselkrankheiten allerdings stellen eine absolute Kontraindikation gegen das Stillen dar, wie z. B. die Phenylketonurie und die Galactosämie. Bei diesen Krankheiten werden bestimmte Bestandteile der Muttermildch nicht vertragen, nämlich die Aminosäure Phenylalanin bei der Phenylketonurie und die Galactose als Bestandteil der Lactose bei der Galactosämie.
Rhagaden und Fissuren an der Brustwarze können über eine bakterielle Invasion zur Mastitis führen. Da Staphylokokken zu den häufigsten Erregern gehören, sind Absiedlungen möglich. Die hitzestabilen Staphylokokkentoxine können ebenso wie die Bakterien selber zur schweren Erkrankung von Neugeborenen und jungen Säuglingen führen. Rasches Abstillen ist indiziert.

Tabelle 4.8 Stillhindernisse

Von seiten des Kindes	Von seiten der Mutter
Brustscheu	Flach- und Hohlwarzen
Saugschwäche	Rhagaden
Trinkfaulheit	Mastitis
Infektion der Luftwege	schwere akute Erkrankungen
Fehlbildungen	chronische Krankheiten
	Krankheiten mit Gefahr der Infektionsübertragung

1.2.2 Breinahrung

Abstillen und Übergang auf Breinahrung
Nach 4, spätestens aber nach 6 Monaten ausschließlicher Muttermilchernährung benötigt der Säugling zusätzliche Energien in Form von Nähr- und Ergänzungsstoffen, die ihm mit der Muttermilch nicht mehr in ausreichendem Maße zur Verfügung stehen. Er muß Beikost erhalten, unter der man jede zusätzliche Kost versteht (Abb. 4.1). Schrittweise werden die Brust- bzw. die Flaschenmahlzeiten durch Breinahrung ersetzt. Man beginnt im 5. Lebensmonat mit einem Gemüse-, Kartoffel-Fleischbrei, der den Vorteil hat, daß der Säugling seine jetzt allmählich schwindenden Eisenreserven durch das gut absorbierbare Myoglobineisen aus dem Fleisch ergänzen kann. Um den Säugling an die Löffelfütterung und den Brei zu gewöhnen, beginnt man am besten zur zweiten Tagesmahlzeit mit Karottenmus, das noch keinerlei Zusätze enthält. Nach Überwinden der ersten Schwierigkeiten werden dem Karottenmus 10 g Fett, das sind 2 1/2 Teelöffel bzw. 1 Eßlöffel Keimöl (Maiskeimöl, Distelöl, Sonnenblumenkernöl) oder Butter, sowie Kartoffeln im Verhältnis 2 Teile Karottenmus zu einem Teil Kartoffelmus zugegeben. Diesem Gemüse-Kartoffelbrei wird allmählich steigernd mageres, gekochtes und püriertes Fleisch, zunächst etwa 20 g/Tag und im 2. Lebenshalbjahr bis 35 g/Tag, zugesetzt. Einmal in der Woche kann der Gemüsebrei anstelle des Fleisches ein Eigelb enthalten. Am Ende des 5. Lebensmonats ist so eine Milchmahlzeit durch einen Gemüse-Kartoffel-Fleischbrei mit einer Menge von 150 bis 200 g ersetzt worden. Gemäß dem Ernährungsschema erhält der Säugling im Anschluß an diese Breimahlzeit noch 5 bis 10 gestrichene Teelöffel Obstmus, d. h. Früchte oder Obst in pürierter Form. Hierfür eignen sich am besten Äpfel und Bananen, jedoch handelt es sich hierbei nicht um eine selbstständige Mahlzeit, sondern um eine Nachspeise.
Der Säugling benötigt jetzt auch nur noch vier Mahlzeiten am Tag. Auch diese Umstellung wird vom Kind selber vorgenommen.
Etwa einen Monat später, also im Laufe des 6. Lebensmonats, wird eine weitere Milchmahlzeit durch einen Vollmilchgetreideflockenbrei von 200 bis 250 g ersetzt. Er besteht aus einem Zusatz von Gries, Hafer-

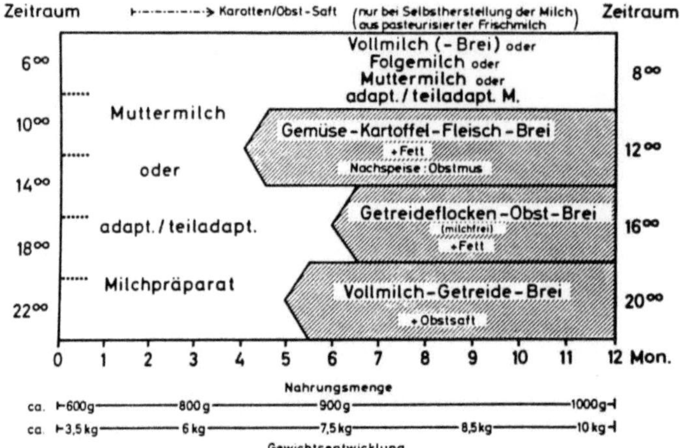

Abb. 4.1 Ernährungsplan für das 1. Lebensjahr mit altersbezogenen Angaben für Fütterungszeiträume, Zusammensetzung und Anzahl der Mahlzeiten pro Tag, Nahrungsmengen und Gewichtsentwicklung. Aus [10]

oder anderen Vollkornflocken für Säuglinge und sollte nicht mehr als 1 1/2 gestrichene Teelöffel Zucker zur gesamten Portion enthalten. Dieser Zuckerzusatz darf nur dann gegeben werden, wenn die Getreideflocken selbst zuckerfrei sind. Die meisten Getreideprodukte für Säuglinge enthalten jedoch bereits Zukker. Fertigbreie müssen die Deklaration „Vollmilch" oder „Ab 6. Monat" tragen, da viele Milchfertigbreie nicht auf Vollmilchbasis, sondern mit Milchverdünnung hergestellt worden sind.

Im 2. Lebenshalbjahr, etwa im 7. Lebensmonat. wird die dritte Brust- oder Milchmahlzeit durch einen milchfreien Getreideflocken-Obstbrei ersetzt. Für die Zubereitung dieses Breies werden reine Getreideflocken mit warmem Wasser zu 100 g Brei verrührt. Zum warmen Brei werden 100 g Obstmus und 10 g Butter oder Keimöl (2 1/2 Teelöffel) zugemischt. Der Säugling erhält nach diesem Plan im Alter von 7 Monaten nur noch morgens eine Brustmahlzeit, mittags dagegen einen Gemüse-, Kartoffel-Fleischbrei, nachmittags den Getreideflockenobstbrei und abends einen Vollmilchgetreidebrei.

1.2.3 Zweimilchernährung

Ist die Gewichtszunahme unter Muttermilchernährung (Tab. 4.7) nicht mehr befriedigend oder weint das Kind viel, gerade auch bei oder kurz nach der Mahlzeit, so könnte die Milchmenge nicht mehr dem Bedarf des Kindes entsprechen (Abb. 4.1). Die Muttermilchmenge liegt wie gesagt vom 3. Lebensmonat an im Durchschnitt bei 800 ml/24 Stunden. Besteht der Verdacht, daß der Säugling an der Brust hungert, muß die bereits erwähnte Stillprobe vorgenommen werden, eventuell sogar über einen Zeitraum von insgesamt 48 Stunden. Führt auch häufiges Anlegen an beiden Brustseiten nicht zu einer vermehrten Milchproduktion und damit zur Sättigung des Kindes, so soll *nach dem Stillen* eine adaptierte oder teiladaptierte Milch nach Bedarf des Kindes mit einer Flasche mit ganz kleinem Saugerloch nachgefüttert werden. Vorher soll der Säugling für maximal je 20 Minuten an beiden Brüsten angelegt werden. Ersetzt man ganze Brustmahlzeiten durch eine Ernährung aus der Flasche, z. B. bei einer beruflichen Tätigkeit der Mutter, kommt es leicht zum völligen Versiegen der Brust. Als Faustregel gilt, daß eine Muttermilchernährung so lange versucht wird, wie die gesamte tägliche Muttermilchmenge einer vollen Mahlzeit entspricht.

1.2.4 Ernährung mit industriell hergestellten Säuglingsnahrungen

Ausgangsprodukt für die Säuglingsernährung, sofern Muttermilch nicht zur Verfügung steht, ist fast immer die Kuhmilch. Ihr hoher Proteinanteil besteht überwiegend aus Casein, während der Gehalt an Molkeneiweißen wie Lactalbumin und Lactoglobulin etwa dem der Muttermilch entspricht. Wie aus der Tabelle 4.6 hervorgeht, ist die Kuhmilch - so wie sie als pasteurisierte Vollmilch mit 3,5 % Fett angeliefert wird - im Verhältnis zur Muttermilch eine protein- und mineralreiche Milch. Der Fettgehalt ist etwa gleich, doch gibt es große Unterschiede im Fettsäuremuster. Muttermilchfett wird wegen seiner hohen Konzentration an ungesättigten Fettsäuren, z. B. auch der Linolsäure und seines Gehaltes an Lipase, viel besser verdaut und absorbiert als Kuhmilchfett.

1.2.5 Auswahl der Nahrungen

Immer wieder wird dem Kinderarzt die Frage gestellt, welche Nahrung denn für das Neugeborene und den jungen Säugling besser sei, industriell hergestellt Säuglingsnahrungen, also adaptierte oder teiladaptierte Milch einerseits oder im Haushalt selbsthergestellte Milch andererseits. Ähnlich beziehen sich Fragen auch auf die bereits erwähnte Beikost in Form der Breinahrung. Auch hier steht ein breites - leider für Kinderarzt und Mutter sehr unübersichtliches - Angebot zur Verfügung, und die Mutter fragt sich, ob sie nicht vorteilhafter für das Kind Breinahrung herstellen sollte. Für industriell hergestellte Säuglingsnahrungen gilt allgemein, daß sie über das ganze Jahr gleiche Zusammensetzungen aufweisen, daß sie keimarm sind und daß schonende Herstellungsverfahren zur Nährstoffqualität beitragen. Hinzu kommt, daß die sehr einfache Zubereitung dieser Nahrungen für das Kind risikoarm und für die Mutter

Tabelle 4.9 Richtlinien für die Zusammensetzung von Säuglingsmilchnahrungen auf Kuhmilcheiweiß-Basis für gesunde Säuglinge[8]

Energie	pro 100 ml	pro 100 kcal	pro 100 kJ
	67 bis 72 kcal 280 bis 301 kJ		
Protein	1,2 bis 1,9 g*/**	1,8 bis 2,6 g*/**	0,4 bis 0,6 g*/**
Fett	3,3 bis 3,8 g***	4,9 bis 5,3 g***	1,2 bis 1,3 g***
Kohlenhydrat	Adaptiert: Nur Lactose	Teiladaptiert: Verschiedene Kohlenhydrate zulässig	
Asche	0,4 g	0,57 g	0,14 g
Vitamin D		400 E/l	

* Berechnet auf N x 6,38

** Die Anpassung des Proteins auf Molkenprotein zu Casein 60:40 hat wissenschaftlich erwiesene Vorteile bisher nur bei der Ernährung von Frühgeborenen gezeigt.

*** Der Anteil der ungesättigten zu gesättigten Fettsäuren soll etwa 50:50 betragen. Innerhalb der Gesamtfettsäuren soll
- Linolsäure 3 bis 6 % der Gesamtkalorien und
- Ölsäure etwa 30 bis 35 % sowie
- Laurinsäure nicht mehr als 8 % der Gesamtfettsäuren betragen.

zeitsparend ist. Der Preis ist zwar deutlich höher als bei Selbstherstellung, wenn aber Energieverbrauch und Zeitaufwand mit berücksichtigt werden, so dürfte dieser Unterschied nicht stärker ins Gewicht fallen.

Die Zusammensetzung der industriell hergestellten Nahrungen für den Säugling im 1. Lebenshalbjahr ist der Muttermilch ähnlich. Dieses wird am besten durch eine Verdünnung der pasteurisierten Kuhvollmilch mit einem Fettgehalt von 3,5 g/dl zu gleichen Teilen mit Wasser und Ergänzung des Fett- und Kohlenhydratanteils erreicht. Diese fett- und kohlenhydratangereicherte Halbmilch ersetzt die früher üblichen fettarmen 1/2- und 2/3 Milchmischungen, die nach der Verdünnung lediglich einen Kohlenhydratzusatz erhielten. Sie waren zu fettarm, zu kohlenhydratreich und die 2/3-Milch auch zu protein- und mineralreich. Auch die Ansäuerung der Säuglingsmilch kann heute nicht mehr empfohlen werden. Sie hatte vor allem den Zweck, ein rasches Wachstum von Keimen zu verhindern, so daß sie auch heute noch in Zonen ungünstiger klimatischer Verhältnisse angeboten wird.

Die Ernährungskommission der Deutschen Gesellschaft für Kinderheilkunde hat die früher sehr unterschiedlichen Nährstoffzusammensetzungen für adaptierte und teiladaptierte Säuglingsnahrungen definiert (Tab. 4.9). Beide Gruppen unterscheiden sich dadurch, daß der Kohlenhydratanteil der adaptierten Nahrungen nur aus Lactose besteht, während in der teiladaptierten Säuglingsmilch auch andere Kohlenhydrate zugelassen sind, die, wie z. B. Dextrine-Maltosegemisch aus Stärke, der Milch eine etwas höhere Konsistenz verleihen, wodurch die Sättigung erhöht wird. Gleichzeitig kann ein günstiger Einfluß auf die im ersten Lebensvierteljahr so häufigen Trimenonkoliken der Säuglinge erzielt werden.

International wird nicht zwischen adaptiert und teiladaptiert unterschieden. So spricht die European Society for Paediatric Gastroenterology and Nutrition nur von „adapted formula". Auf EG-Ebene wird in Zukunft nur die Bezeichnung „Infant formula" bzw. „Säuglingsfertignahrung" zulässig sein, um jede Bezeichnung einer Säuglingsmilch, die eine Anpassung an die Muttermilch zum Ausdruck bringen soll, auszuschließen.

Säuglingsmilchnahrungen aus beiden Gruppen, adaptiert und teiladaptiert, sind protein- und mineralreicher als Muttermilch. Weil Molkeneiweiß und Casein in Kuhmilch und Muttermilch völlig anders zusammengesetzt sind, ist von seiten der Säuglingsnahrungsindustrie in den adaptierten Milchnahrungen das Kuhmilchprotein durch eine Mischung von Molkeneiweiß und Casein im Verhältnis 60:40 ersetzt worden. Allen Präparaten werden Vitamine zugesetzt, so daß bei Ernährung der Säuglinge mit diesen Milchnahrungen keine zusätzliche Versorgung mit Vitamin-A- und Vitamin-C-haltigen Säften erforderlich ist. Aus Sicherheitsgründen und auch zur besseren Fluoridversorgung erhalten jedoch alle Säuglinge von der 1. Lebenswoche an und während der gesamten Säuglingszeit sowie eventuell in den Wintermonaten im Anschluß an das 1. Lebensjahr täglich 500 IE Vitamin D und 0,25 mg Fluorid, z. B. in Form von Tabletten. Auf die schlechtere Ausnutzung des Kuhmilchfettes im Vergleich zum Muttermilchfett wurde bereits hingewiesen. Dieses liegt einmal an der Verdauung des Muttermilchfettes durch die in der Muttermilch vorkommende Lipase, zum anderen aber auch am höheren Anteil ungesättigter und dadurch besser absorbierbarer Fettsäuren. Bezüglich der Kohlenhydrate in der Muttermilch ist auf die verzögerte Mutarotation von α- zu ß-Lactose hinzuweisen, wodurch Lactose zum Teil in den Dickdarm gelangt und hier für die Ausbreitung einer Lactobazillenflora sorgt, einem Keim, neben dem sich pathogene Mikroorganismen nicht oder nur erschwert ausbreiten können. Unter Ernährung mit kuhmilchhaltigen Säuglingsnahrungen ist die Stuhlmenge gegenüber mit

Muttermilch ernährten Säuglingen erhöht. Der Stuhl ist fest, geformt und hellgelb bis braun gefärbt.
Bei Ernährung mit einer adaptierten Milchnahrung (Tab. 4.10) sollten die Säuglinge ebenso wie unter Muttermilchernährung Zeitpunkt und Menge der Nahrung selbst bestimmen. Insgesamt jedoch haben sich die adaptierten Säuglingsnahrungen nicht durchsetzen können. Die Mütter klagen vielfach über zu kurze Schlafpausen zwischen den Mahlzeiten sowie über vermehrte Unruhe, häufiges Schreien und Blähungen bei ihren Säuglingen. Die Mütter sollen sich an die ad-libitum-Fütterung ihrer Säuglinge halten und die Zahl der Mahlzeiten nicht zu schnell auf vier reduzieren.
Eine besondere Unruhe der Kinder und manchmal stundenlange, besonders in den Nachmittags- und Abendstunden auftretende Schreizustände werden als *Trimenonkoliken* bezeichnet. Natürlich kann sich hier selten auch einmal ein organisch bedingter Krankheitsprozeß, z. B. eine Invagination, hinter solchen Symptomen verbergen. Viel häufiger aber sind derartige, funktionell bedingte Zustände, bei denen die jungen Säuglinge ein aufgeblähtes Abdomen aufweisen, häufig die Beine anziehen und langanhaltend schreien. Sie sind durch besondere Maßnahmen nicht zu beruhigen, am ehesten noch, indem man sie herumträgt und versucht, sie abzulenken. Diese Zustände können unter jeder Ernährungsart, also auch unter Muttermilchernährung auftreten. Bei einem Teil der Säuglinge scheint als Ursache dieser Symptomatik eine Kuhmilchproteinallergie vorzuliegen. Es ist zu versuchen, den jungen Säugling mit einer hypoallergenen Säuglingsnahrung zu ernähren.
Beide Nahrungen, adaptierte und teiladaptierte Milcharten können vom 1. Lebenstag an und bis zur schrittweisen Umstellung auf Breimahlzeiten und sogar noch bis Ende des 1. Lebensjahres bis zur Einführung einer Frühstücksnahrung mit Vollmilch aus der Tasse fortgeführt werden. Meist werden Neugeborene, die nicht gestillt werden können, in den Entbindungskliniken zunächst auf eine adaptierte Säuglingsnahrung eingestellt. Mit einem nicht zu großen Saugerloch versucht man, das mühevollere Trinken an der Mutterbrust nachzuahmen, so daß die Neugeborenen und jungen Säuglinge nach Sättigung allmählich ermüden und nach dem Aufstoßen und Entfernen der mit dem Trinken aufgenommenen Luft aus dem Magen, einschlafen. Die Zahl der Mahlzeiten und die Trinkmengen entsprechen der Muttermilchernährung schon in den ersten Lebenstagen. Viele Mütter wechseln bereits gegen Ende des 1. Lebensmonats oder im 2. Monat auf eine teiladaptierte Säuglingsmilch. Notwendig ist dieses vom ernährungsphysiologischen Standpunkt aus nicht. Eine zusätzliche Versorgung mit vitaminhaltigen Säften ist ebenfalls nicht erforderlich. In den ersten 4 bis 5 Lebensmonaten erhalten die Säuglinge also lediglich die adaptierte oder teiladaptierte Säuglingsnahrung sowie 500 IE Vitamin D und 0,25 mg Fluorid/Tag. Das schrittweise Umsetzen auf Breinahrung spielt sich genauso ab wie unter Muttermilchernährung aufgeführt (Abb. 4.1).
Neben den adaptierten und teiladaptierten Säuglingsnahrungen werden für solche Kinder, die nicht oder nicht mehr voll gestillt werden können, ebenfalls industriell hergestellte sogenannte Folgemilchpräparate angeboten (Tab. 4.10). Hierbei handelt es sich um fettadaptierte 3/4-Milchzubereitungen, also proteinreiche Präparate, für die bei uns ernährungsphysiologisch keine Notwendigkeit besteht. Sie sind vor allem für Entwicklungsländer konzipiert, in denen die Proteinversorgung für ältere Säuglinge, auch bei unzureichender Beikost, sichergestellt werden soll.

Tabelle 4.10 Auf dem Markt befindliche industriell hergestellte Säuglingsnahrungen

Adaptierte Milchpräparate	Teiladaptierte Milchpräparate	Folgemilch-Präparate
Aponti Pre	Aletemil	Aletemil plus
Hippon A	Aponti 1	Aponti 2
Lactana A	Aptamil	
Pre Aletemil	Beba 1	Beba 2
Pre Aptamil	Hippon 1	Hippon 2
Pre Beba	Humana baby-fit	
Pre Humana 1	Humana 2	Humana Folgemilch
Pre Milumil	Lactana B	Nektamil
	Milumil	

1.2.6 Selbstherstellung von Säuglingsnahrung für das 1. Lebenshalbjahr

Alle aus Kuhvollmilch herzustellenden Säuglingsnahrungen haben sich bezüglich ihrer Zusammensetzung an das Vorbild der Muttermilch zu halten, wobei bedacht werden muß, daß mit einer solchen Nahrung artfremdes Eiweiß zugeführt wird. Unverdünnt würde Kuhvollmilch wegen ihres hohen Protein- und Mineralanteils, aber auch wegen des geringen Kohlenhydratgehaltes vom Neugeborenen und jungen Säugling nicht vertragen. Es kommt, auch bei Selbstherstellung der Nahrung im Haushalt, nur die von Droese und Stolley[5,7] empfohlene Halbmilch mit Fett- und Kohlenhydratzusatz in Frage. Jedoch muß der Beratende darauf hinweisen, daß die Selbstherstellung der Nahrung aus Frischmilch für Neugeborene und Säuglinge im 1. Lebenshalbjahr erfahrungsgemäß ein Risiko darstellt. Vorausetzung für das Gelingen ist das genaue Einhalten der Herstellungsvorschrift. Eine schriftliche Anweisung für die Mutter ist hilfreich. Weitere Voraussetzungen sind eine normale Hygiene und gute Kühlmöglichkeiten im Haushalt.
Für die Verträglichkeit der Milchnahrung ist der Fettzusatz entscheidend. Geeignet sind Keimöle bester Qualität, wie z. B. Maiskeimöl und Sonnenblumenkernöl. Sie enthalten eine hohe Konzentration ungesättigter Fettsäuren sowie Antioxidantien.
Als Kohlenhydratzusatz kann handelsüblicher Kochzucker Verwendung finden. Der Einsatz von Honig ist zumindest für junge Säuglinge nicht empfehlenswert, da organische Säuren sowie Aromastoffe häufiger zu dünneren Stühlen führen. Schon im 1. Lebensvierteljahr werden reine Stärkemehle aus Mais oder Reis gut vertragen. Sie sind außerdem frei von Gluten und Avenin. Vom 5. Lebensmonat an sind Hafer oder an-

Tabelle 4.11 Rezeptur für die Selbstherstellung von Säuglingsmilch, Halbmilch mit Zusatz von Kohlenhydraten und Keimöl. Nach [5,7]

Gesamtmenge in g	Milch* in g	Wasser in g	Stärke** (2,5 %) in g	Kochzucker (4 %) in g	Keimöl*** (1,5 %) in g
400	200	200	10 (4 Teel.)	16 (4 Teel.)	6 (1 1/2 Teel.)
600	300	280	15 (2 Eßl.)	24 (6 Teel.)	9 (2 1/4 Teel.)
800	400	380	20 (3 Eßl.)	32 (8 Teel.)	12 (2 3/4 Teel.)

* Vollmilch, 3,5 % Fett, pasteurisiert
** z. B. Gustin, Mondamin; ab dem 5. Lebensmonat Vollkornprodukte für Säuglinge
*** Maiskeimöl oder Sonnenblumenöl
Hinweis: Eßlöffel (Eßl.) bzw. Teelöfel (Teel.) *gestrichen*, nicht gehäuft (!) vollmachen.

dere Vollkornflocken wie z. B. Schmelzflocken zu empfehlen. In ihnen sind neben reiner Stärke auch biologisch hochwertige Proteine, Pflanzenfett, Mineralien, B-Vitamine und Ballaststoffe enthalten.

Praktische Durchführung der Selbstherstellung

- Wasser zum Kochen bringen.
- Angerührtes Stärkemehl oder Vollkornflocken unter Rühren einlaufen lassen.
- Kurz aufkochen lassen.
- Nach dem Aufkochen pasteurisierte Vollmilch (3,5 % Fett) und Zucker zugeben.
- Keine Milch aus angebrochenen Packungen vom Vortrag verwenden.
- Nach leichtem Abkühlen Keimöl zugeben.
- Mit einem Mixer 1/2 Minute bei schwächstem Tempo rühren.

Die Tabelle 4.11 gibt die Menge der notwendigen Fett- und Kohlenhydratzugaben an. Dabei ist zu beachten, daß die Eß- bzw. Teelöffel nur gestrichen voll sein dürfen.

Diese trinkfertige, mit hochwertigen Fetten und Kohlenhydraten angereicherte Halbmilch ist bei sorgfältiger Zubereitung aus frischer, pasteurisierter Trinkmilch mit 3,5 % Fett eine brauchbare Säuglingsnahrung, die bis zur Umstellung auf Breinahrungen, also bis zum 5. Lebensmonat, dem Säugling mit der Flasche ad libitum zugeführt wird. Diese Milch enthält weder Vitamin A noch Vitamin C in ausreichender Menge. Ab der 6. Lebenswoche muß daher zur Deckung des Vitamin-A-Bedarfs einen Teelöffel Karottensaft bzw. Karottenmus in jede Milchfalsche gegeben werden. Außerdem wird zur Deckung des Vitamin-C-Bedarfs zu jeder Mahlzeit 1/2 Teelöffel frischer Obstsaft, am besten frisch ausgepreßter Apfelsinensaft, zugeführt, eine Menge, die allmählich auf 6 bis 8 Teelöffel/Tag gesteigert werden soll. Das Zufüttern von Obst- und Karottensaft muß solange fortgesetzt werden, bis der Säugling gegen Ende des 5. Lebensmonats eine Karotten-Kartoffel-Mahlzeit mit Obstmus als Nachtisch erhält.

Während der Obstsaft am besten unmittelbar vor der Verabfolgung aus einer Apfelsine ausgepreßt wird (Vorsicht vor Resten der Schale, Herbizide!), sollte auf die Herstellung von Karottensaft oder -mus verzichtet werden, weil die handelsüblichen Karotten einen unkontrolliert hohen Nitratgehalt aufweisen können. Werden industriell hergestellte Säfte bevorzugt, so sollte reiner Karotten- bzw. Apfelsinensaft ohne Zusatz von Zucker oder Honig verwendet werden, weil der Naturzuckergehalt der Säfte im Durchschnitt schon bei 10 bis 11 % liegt. Nicht verzichtet werden kann auf eine Rachitisprophylaxe von der 1. Lebenswoche an, ab besten täglich 500 IE Vitamin D zusammen mit 0,25 mg Fluorid.

1.2.7 Hypoallergene Nahrungen

Diese Nahrungen besitzen auch bei gesunden Säuglingen eine bestimmte Indikation. Es handelt sich um hypoallergene (= HA) Säuglingsnahrung, in denen der Eiweißkörper enzymatisch bis zur Oligopeptidstufe hydrolysiert worden ist und in dieser Form nicht mehr oder kaum noch allergenwirksam sein kann. Die Nahrungen entsprechen in ihrer sonstigen Zusammensetzung den teiladaptierten Säuglingsnahrungen. Neugeborene und junge Säuglinge aus Allergikerfamilien können somit allergenarm ernährt werden, wenn keine ausreichende Muttermilchernährung möglich ist. Außerdem kann ein vorübergehender Einsatz indiziert sein, wenn in den ersten Lebenstagen noch nicht genügend Muttermilch zur Verfügung steht.

1.2.8 Ernährung gegen Ende des 1. Lebensjahres

Im 2. Lebenshalbjahr wird, je nach Gedeihen des Säuglings, die vierte Mahlzeit entweder als Vollmilch mit Zusatz von Kohlenhydraten in Form von Getreideflocken oder Gries oder als Vollmilchbrei verabreicht. Gegen Ende des 1. Lebensjahres wird die Ernährung allmählich auf Kleinkinderkost umgestellt. Das Kind beginnt die Milch aus der Tasse zu trinken, Brot, eventuell zuerst ohne Rinde, zu essen und an der Alltagskost der Familie teilzunehmen. Es sitzt jetzt auch schon in seinem Kindersitz mit am Familien-

Tabelle 4.12 Hypoallergene Säuglingsnahrungen

- Aletemil HA
- Aptamil HA
- Beba HA
- Nutramigen
- Pregestimil

tisch. Vorsicht ist vor stärkerem Würzen und zusätzlichem Salzen der Mahlzeiten geboten.

1.3 Ernährung Frühgeborener und untergewichtiger Säuglinge

Aufgrund der modernen technischen Möglichkeiten überleben immer mehr Früh- und Mangelgeborene mit sehr niedrigem Geburtsgewicht. Sicherlich haben auch die besseren Ernährungsmöglichkeiten für diese Kinder mit dazu beigetragen, daß die Überlebenschancen sich in den letzten Jahren so günstig entwikkelt haben.
Nach den Richtlinien der WHO ist jedes Neugeborene, das vor dem Ende der 37. Woche nach Beginn der letzten Regel seiner Mutter geboren wird, unabhängig vom Geburtsgewicht ein Frühgeborenes. Bei einem Gestationsalter von 37 Wochen beträgt das Körpergewicht des Kindes etwa 2.500 g, so daß Säuglinge, die bei der Geburt weniger als 2.500 g wiegen, häufig als Frühgeborene angesehen werden, obwohl damit auch viele reifere Mangelgeborene fälschlich als Frühgeburt bezeichnet werden.
Mangelgeborene sind dagegen Neugeborene, bei denen Körpergewicht und eventuell auch Länge sowie Kopfumfang nicht ihrem Gestationsalter entsprechen. Viele Mangelgeborene sind jedoch gleichzeitig auch Frühgeborene, da die Ursachen der intrauterinen Wachstumsverzögerung zur Frühgeburt führen können.
Ziel der Ernährung ist es, die normale intrauterine Gewichtszunahme auch bei diesen Kinder zu erreichen, vorbehaltlich der Risiken für den Gastrointestinaltrakt, den Kreislauf, den Intermediärstoffwechsel und die Nierenfunktion. Der Magen-Darm-Trakt dieser unreifen Kinder ist auf eine perorale Nahrungszufuhr noch gar nicht eingestellt. Hinzu kommt, daß sowohl Frühgeborene als besonders auch Mangelgeborene einen im Vergleich zu reifen Neugeborenen erhöhten Energiebedarf aufweisen. Diese Kinder besitzen wesentlich geringere Depots an Glycogen und Fett. Es kommt z. B. sehr rasch zu Entgleisungen des Kohlenhydratstoffwechsels und zu Hypoglykämien. Der hohe Energiebedarf Neugeborener erklärt sich vor allem durch den Energieumsatz des Zentralnervensystems, das viel schwerer ist als bei Frühgeborenen des gleichen Körpergewichts. Je niedriger das Geburtsgewicht ist, je gravierender die Unreife des Kindes, desto rascher muß nach der Geburt eine Energie-, Mineral- und Flüssigkeitszufuhr erfolgen, wobei der Kinderarzt zu beachten hat, daß bei diesen Kindern eine hohe Aspirationsgefahr besteht.

1.3.1 Energie- und Nährstoffzufuhr

Durch Energiebilanzstudien und Messungen des Energieverbrauchs (indirekte Kaloriemetrie) konnte gezeigt werden, daß intrauterine Wachstumsraten von etwa 10 bis 20 g/kg/Tag einer extrauterinen Energiezufuhr von 110 bis 165 kcal/kg/Tag entsprechen.[1,15]
Die European Society of Paediatric Gastroenterology and Nutrition[19] hält eine Energiezufuhr von 130 kcal/kg/Tag für ausreichend, um bei den meisten Frühgeborenen ein Wachstum zu erzielen, daß dem intrauterinen Wachstum entspricht. Eine Energieaufnahme von 120 bis 130 kcal/kg/Tag entspricht einer Menge von 180 bis 200 ml/kg/Tag an Muttermilch bzw. einer adaptierten Säuglingsnahrung mit einer Energiedichte von 65 bis 70 kcal/dl. Ein solches Flüssigkeitsvolumen wird vom Committee on Nutrition of the Preterm Infant dieser Gesellschaft[19] besonders dann toleriert, wenn es sich um Muttermilch handelt. Bei einigen Frühgeborenen jedoch scheint eine so große Flüssigkeitsmenge zu einer für das Herz-Kreislauf-System ungünstigen Hypervolämie zu führen, so daß hier Nahrungen mit einer größeren Energiedichte erforderlich sind, z. B. solche mit einem Energiegehalt bis zu 85 kcal/dl als obere Grenze.

Protein

Der Proteinbedarf ist inzwischen bei Kindern mit niedrigem Geburtsgewicht gut bekannt. Unter Berücksichtigung des Proteinanteils am fetalen Organismus und einer intrauterinen Wachstumsrate von 10 bis 20 g/kg/Tag folgt ein Proteinbedarf von 2,25 bis 4 g/kg/Tag. Dem entspricht für die Praxis bei insgesamt adäquater Energiezufuhr ein Proteinbedarf von etwa 3 g/kg/Tag. Die minimale Proteinaufnahme von 2,25 g/kg/Tag ist auf eine Muttermilchmenge von 185 ml/kg/Tag zu beziehen. Muttermilchmengen bis zu 200 ml/kg/Tag werden von den meisten Frühgeborenen gut toleriert. Von der Aminosäurenzusammensetzung her wäre es auch für unreif geborene Säuglinge wünschenswert, ein Eiweiß etwa von Muttermilchqualität anzubieten. Es hat sich daher für die Proteinversorgung dieser Kinder als vorteilhaft erwiesen, das Molkenprotein-Casein-Verhältnis der Kuhmilch (18:82) dem Verhältnis in der Muttermilch (60:40) anzupassen, das heißt in den speziellen Frühgeborenennahrungen einen Teil des Caseins gegen Molkenprotein auszutauschen.

Fette

Die Bedeutung der Fette für Frühgeborene ist vielfältiger Art. Neben der Aufnahme fettlöslicher Vitamine an der Darmschleimhaut ist die Versorgung mit essentiellen Fettsäuren für diese Kinder besonders wichtig. In der Hauptsache dient das Fett als Energiequelle. Dabei spielt die Organunreife bei der Fettverdauung und -resorption eine besondere Rolle. Die Gallensäureproduktion ist vermindert und die Aktivität der Pankreaslipase ist ebenfalls herabgesetzt. Wenn dennoch ca. 75% des Muttermilchfettes resorbiert werden, so liegt dieses einmal an der Struktur des Fettkörpers, zum anderen aber auch an der Aktivität der Muttermilchlipase, die zusammen mit der Speichellipase einen wesentlichen Teil des Fettkörpers der Muttermilch verdaut. Aus Kuhmilchnahrungen werden dagegen nur 50% des Fettes von Frühgeborenen resorbiert. Mischt man diesen Nahrungen etwas Muttermilch hinzu oder tauscht einen Teil des Kuhmilchfetts gegen pflanzliche Fette mit ihrem höheren Anteil ungesättigter, langkettiger Fettsäuren aus oder setzt mittelkettige Triglyzeride zu, gelingt es, die Fettausnutzung auf über 70% zu verbessern.

Kohlenhydrate
Die Verdauung der Kohlenhydrate geschieht bei Frühgeborenen trotz seiner anfangs etwas reduzierten Lactaseaktivität gut. Auch Stärke kann schon vollständig hydrolysiert werden.

Natrium
Bei ungenügender Natriumzufuhr besteht bei Frühgeborenen die Gefahr einer Hyponatriämie mit Wachstumsverzögerung. Bei einer Muttermilchmenge von 200 ml/kg/Tag muß eine regelmäßige Bestimmung der Natriumkonzentration des Blutes vorgenommen werden. Auch bei Ernährung mit speziellen Frühgeborenennahrungen sind bei einem Natriumgehalt von 6,5 bis 15 mmol/l regelmäßige Blutuntersuchungen notwendig.

Kalium, Chlorid
Die Kaliumkonzentration ist in der Muttermilch ausreichend. Frühgeborenennahrungen sollten 15 bis 25 mmol/l enthalten. Eine ähnliche Situation ergibt sich für Chlorid. Der Gehalt in der Muttermilch erfüllt den Bedarf, Frühgeborenennahrungen sollten 11 bis 16 mmol/l enthalten.

Calcium, Magnesium, Phosphor
Das schnelle Wachstum des Feten bedingt im letzten Trimenon der Schwangerschaft einen beträchtlichen Einbau von Calcium, Magnesium und Phosphor überwiegend in das Knochensystem. So kommt es bei den schnell wachsenden Frühgeborenen unter Ernährung mit Muttermilch zu einem charakteristischen Phosphatmangelsyndrom, bestehend aus Hypophosphatämie, Hypophosphaturie, Hypercalciurie, Rachitis und eine erhöhte Aktivität der alkalischen Phosphatase.
Während die frühe neonatale Hypocalcämie bei Frühgeborenen meist asymptomatisch verläuft, geht die späte Form am 3. bis 15. Lebenstag häufig mit Krämpfen einher.
Reife Frauenmilch enthält 25 bis 34 mg Calcium/dl, 11 bis 16 mg Phosphor/dl und 3 bis 4 mg Magnesium/dl. Die Zugabe von 9 mg Phosphor/dl als Dinatrium- oder Dikaliumphosphat reicht im allgemeinen aus, das Phosphatmangelsyndrom zu korrigieren. Die gleichzeitige Zugabe von Calciumsalzen führt aber zur raschen Ausfällung von Calciumphosphat. Wird die Muttermilch jedoch zunächst mit Phosphat angereichert und anschließend mit Calciumgluconat - bis zu einer Calciumkonzentration von 70 mg in der Milch -, so ist die Gefahr der Ausfällung geringer. Die Zumischung von Magnesiumsalzen ist nicht erforderlich. Frühgeborenennahrungen sollten zwischen 70 bis 140 mg Calcium, 50 bis 90 mg Phosphor und 6 bis 12 mg Magnesium, jeweils bezogen auf 100 kcal, enthalten.

Eisen
Absolut unentbehrlich ist für Früh- und Mangelgeborene eine Versorgung mit Eisen, und zwar vor allem deswegen, weil diese Kinder keine oder zumindest keine nennenswerten Eisendepots von der Mutter mitbekommen haben. Sie erhalten daher vom Beginn des 3. Monats an mindestens bis zum 18. Lebensmonat täglich 2 mg Eisen/kg z. B. als Ferrosulfat. Vor dem 3. Lebensmonat kann eine Eisengabe die Lipidstruktur der Erythrocytenmembran beeinträchtigen, so daß eine Hämolyseneigung entstehen kann.

Spurenelemente
Kupfer, Mangan, Selen, Molybdän und Chrom sind außer den auf S. 230 genannten Elementen essentielle Bestandteile der Muttermilch, deren Konzentration in Fertignahrungen sich an das Vorbild Muttermilch halten sollte.

Iod
Sofern die Versorgung der Mutter mit Iodid während der Schwangerschaft und der Lactation ausreichend ist, enthält auch die Muttermilch ausreichend Iodid. Fertignahrungen sollten 10 bis 45 µg Iodid/dl enthalten.

Vitamine
Der Vitaminbedarf für Frühgeborene muß gesondert abgehandelt werden, zum einen weil der Bedarf an manchen Vitaminen erhöht ist und zum anderen weil die Kinder in den ersten Wochen so kleine Nahrungsmengen aufnehmen, daß eine ausreichende Zufuhr an Vitaminen nicht gewährleistet ist. Aus diesem Grunde wird empfohlen[19], bis zu einem Körpergewicht von 2,5 kg zusätzlich täglich Multivitamintropfen in Höhe der für reifgeborene Säuglinge erforderlichen Menge zu verabfolgen, z. B. „Multibionta Merck" oder „Protovita Roche". Der Hersteller empfiehlt für Frühgeborene hiervon zweimal 5 Tropfen täglich. Besondere Beachtung verdient der Bedarf dieser Kinder an Vitamin E. Ein Mangel kann in den ersten 2 Monaten zu einer verstärkten Hämolyse führen. Es wird daher empfohlen, den Frühgeborenen 0,7 IE/100 kcal wasserlösliches Tocopherolacetat sowie 5 IE mit dem Multivitaminpräparat zuzuführen.
Vitamin D sollte ebenfalls wie bei reifen Neugeborenen von der 1. Lebenswoche an gegeben werden; bei Frühgeborenen jedoch in einer etwas höheren Dosierung, da 400 bis 800 IE eine Rachitis verhindern können. Sollten dennoch Hinweise für eine Rachitis auftreten, so liegt fast stets ein Mineralisationsmangel vor, hervorgerufen z. B. durch einen Calcium- oder Phosphormangel.
Vitamin K ist selbstverständlich bei Frühgeborenen genauso wie bei reifen Neugeborenen indiziert.
Da Folsäure in den Multivitaminpräparaten meist nicht enthalten ist, sollten die Kinder sicherheitshalber 100 µg/Tag zusätzlich erhalten.

1.3.2 Ernährung der Frühgeborenen

In Anbetracht der Organunreife z. B. auch des Gastrointestinaltraktes ist Muttermilch eigentlich die ideale Nahrung für Früh- und Mangelgeborene. Besonders geeignet ist die Milch der eigenen Mutter, die vor allem in den ersten 2 Lebenswochen einen etwas höheren Energiegehalt und höhere Konzentrationen an Protein, Fett und Natrium aufweist, verglichen mit Milch von Müttern reifer Neugeborener. Auch wenn das Kind in der Lage ist, 180 bis 100 ml/kg/Tag zu trinken, kann ein Defizit auftreten, z. B. für Natrium, Phosphat und eventuell auch an Protein und Calci-

Tabelle 4.13 Fertignahrung für Frühgeborene

Aletemil O	Frühgeborenen Milchnahrung
Humana O - B	Frühgeborenen Milchnahrung
Humana O - F	Frühgeborenen Milchnahrung
Humana O	Frühgeborenen Milchnahrung
Milupa Prematil	
Mestle Beba O	Frühgeborenen Milchnahrung

um. Vitamine und Eisen müssen ebenfalls zusätzlich eingesetzt werden.

Steht Muttermilch für Früh- oder Mangelgeborene nicht zur Verfügung, so bieten spezielle Fertignahrungen die großen Vorteile einer konstanten Zusammensetzung unabhängig von Jahreszeiten (Tab. 4.13).

Der Energiegehalt sollte 65 bis 85 kcal/dl betragen, so daß die Kinder bei einer Trinkmenge von 150 bis 200 mg/kg etwa 110 bis 165 kcal/kg/Tag erhalten. Überprüft werden muß in diesen Nahrungen vor allem der Gehalt an Phosphor und Calcium, der nach bisherigen Rezepturen zum Teil sicherlich zu gering angesetzt worden ist. Durch die notwendige Erhitzung der Milch und die damit zusammenhängende Maillard-Reaktion tritt ein unkontrolliert hoher Lysinverlust ein. Außerdem entstehen Lysinoalaninverbindungen, die bei Ratten zur Cytomegalie renaler Zellen führen.

Nicht immer kann die Nahrung den Frühgeborenen auf übliche Weise zugeführt werden. Sehr unreife oder kranke Frühgeborene bzw. solche nach Operationen müssen nicht selten mit einer nasalen oder peroralen Sonde ernährt werden. Frühgeborene unter 1.500 g sind wegen der Unreife des Magen-Darm-Traktes häufig nicht voll mit der notwendigen Nahrungs- und Energiemenge zu versorgen. Hier muß neben einer peroralen oder Sondenernährung häufig eine ergänzende parenterale Ernährung vorgenommen werden. Insgesamt jedoch gilt, daß die Kinder so früh wie möglich Nahrung auf peroralem Wege erhalten sollen.

1.4 Ernährung nach dem 1. Lebensjahr

Mit dem Durchbruch auch der seitlichen Schneidezähne gegen Ende des 1. Lebensjahres kann die Kost allmählich anstelle der Breimahlzeiten auf festere Nahrung umgestellt werden. Das Kleinkind wird im 2. Lebensjahr daran gewöhnt, zumindest zu den Hauptmahlzeiten mit der Familie am Tisch zu sitzen und seine Speisen mit dem Löffel selbst zu essen und aus der Tasse zu trinken. Jetzt entwickeln sich bei den Kindern auch individuelle Geschmacksrichtungen. Für die gemeinsamen Mahlzeiten sollte genügend Zeit zur Verfügung stehen. Das Kind muß sich dabei auf das Essen konzentrieren und nicht nebenbei noch mit anderen Dingen spielen.

Schon für ein Kleinkind gilt: Es darf essen, muß aber nicht essen. Es sollte nicht gelobt werden, wenn es gut und viel ißt, und nicht getadelt werden, wenn es einmal weniger Nahrung zu sich nimmt. Vom 3. Lebensjahr an kann es sich die Nahrungsmenge selbst auffüllen, die es esen möchte. Keinesfalls darf man ihm seinen Teller vollfüllen und dann verlangen, daß es alles aufißt.

Die Kost sollte gut gemischt sein, d. h., sie sollte tierische und pflanzliche Nahrungsmittel sowie stets auch Obst und Gemüse enthalten. Besondere Probleme entstehen für Kinder in Familien, die sich ganz oder überwiegend vegetarisch ernähren möchten, vor allem wenn es sich um sogenannte Veganer handelt, die alle tierischen Produkte, einschließlich Milch und Eier, vermeiden möchten. In diesen Familien werden Säuglinge und Kleinkinder oft bedenkenlos in diese besondere Ernährungsform der Erwachsenen einbezogen, ohne daran zu denken, daß sich für das schnell wachsende Kind Probleme hinsichtlich der Proteinversorgung ergeben. Auch mangelt es an einer ausreichenden Zufuhr von Calcium, Eisen und Vitamin B_{12}, das sich bekanntlich nur in tierischen Produkten wie Fleisch und Milch befindet. Bei Müttern, die sich über Jahre streng vegetarisch ernähren oder einer makrobiotischen Ernährungslehre anhängen, kann auch die Zusammensetzung ihrer Muttermilch nicht als ausreichend angesehen werden. Das führt bei Säuglingen zu schweren Mangelerscheinungen durch eine zu geringe Vitamin-B_{12}-Zufuhr.

Überhaupt sind alle zu einseitigen Ernährungsformen unerwünscht und als mögliche Fehlernährung anzusehen, sei es, daß die Gefahr einer Überversorgung mit einzelnen Nahrungsprodukten, wie z. B. einer zu großen täglichen Milchmenge, einer zu reichlichen Vitaminzufuhr oder eines zu großen Angebots an Süßigkeiten, besteht.

Im Vergleich zur Säuglingsernährung ist die Kost des Kleinkindes generell in zweifacher Hinsicht umzustellen. Einmal muß die Fettzufuhr, die bei Säuglingen bekanntlich mehr als 50% der Gesamtenergie ausmacht, allmählich reduziert werden, und zwar auf 35 bis 40% der zugeführten Energien. Dieser Anteil ist allerdings auch notwendig, um die Versorgung mit hochwertigen pflanzlichen und tierischen Fetten und ihren essentiellen Fettsäuren und fettlöslichen Vitaminen zu gewährleisten. Für die Kinderernährung werden sowohl Butter, hochwertige Margarine und pflanzliche Keimöle empfohlen, mit denen der Bedarf auch an Linolsäure gedeckt wird. Leider spielen in der heutigen Ernährung der Kinder sogenannte versteckte Fette eine bedenkliche Rolle. Sie sind z. B. in Wurst, Käse, Gebäck, Eiscreme und Schokolade enthalten und stellen zum überwiegenden Teil ernährungsphysiologisch eher weniger wertvolle Fette dar. Zweitens hat schon im 2. Lebenshalbjahr die Zufuhr von hochwertigen Kohlenhydraten mit einer zunehmenden Menge auch an notwendigen Ballaststoffen begonnen und wird jetzt fortgeführt. Kohlenhydrate sind vor allem Energieträger, gleichzeitg sind sie für die Ernährung des Kindes wertvoller, je mehr sie Mineralien wie Eisen, Vitamine, Proteine und Ballaststoffe enthalten. Jedoch besteht heute eher ein umgekehrter Trend durch ansteigenden Verzehr von ernährungsphysiologisch wertarmen Kohlenhydraten. Mehr und mehr decken die Kinder ihren Kohlenhydratbedarf durch Gebäcke, Kuchen und Süßigkeiten. Die an sich so wünschenswerten Frühstückszerealien wie z. B. Müsli-Fertigmischungen enthalten einen Zuckerzusatz bis zu 40%. Auch das große Angebot an süßen Getränken ist bedenklich. Sie löschen kaum den Durst und verstärken die Menge an wertarmen Kohlenhydraten. Durch Aufnahme von Flüssigkeit soll vor allem das ausgeschiedene Wasser im Körper ersetzt werden. Dieses geschieht am besten durch kalorienfreie Getränke. Berücksichtigt man alle Getränke, also auch Milch und dünne Suppen, so nehmen Kleinkinder im Durchschnitt 0,5 l, jüngere Schulkinder 0,7 l und ältere Schulkinder 1 l täglich auf. Bei stärkerer körperlicher Aktivität und an heißen Tagen wird diese Menge häufig erheblich überschritten.

Milch und Milchprodukte sind entscheidend für die Calciumversorgung. Mit der Milch wird das Kind außerdem mit hochwertigem Protein, Fett, fettlöslichen Vitaminen sowie Phosphor und Riboflavin versorgt. Für Kleinkinder ist 0,25 l Kuhvollmilch täglich wünschenswert und für Schulkinder 0,5 l. Natürlich sind Sauermilch und Joghurt hierin enthalten.

Literatur

1. American Academy of Pediatrics (1985) Nutritional of low-birth-weight infants, Pediatrics 75:976-979
2. Bergmann KE (1989) Fluorid. In: Bachmann KD et al (Hrsg.) Pädiatrie in Praxis und Klinik, Fischer, Thieme, Stuttgart New York
3. Deutsche Gesellschaft für Ernährung (1985) Empfehlungen für die Nährstoffzufuhr, 4. Aufl., Umschau, Frankfurt
4. Deutsche Gesellschaft für Zahn-, Mund- und Kieferheilkunde (1983) Empfehlungen für die Dosierung von Fluorid, Mitteilungen Deutsche Ges. Zahn-, Mund- und Kieferheilkunde 183:9
5. Droese W, Grüttner R (1989) Selbstherstellung von Säuglingsnahrung für das erste Lebenshalbjahr. In: Grüttner R, Schneider O (Hrsg.) Thema der Kinderheilkunde, Bd. 5, Hansisches Verlagskontor Lübeck
6. Droese W, Pape E, Stolley H (1976) Zur Frage der Versorgung des Säuglings mit Fett und Fettsäuren. In: Fettgehalt und Fettsäuremuster in Frauenmilch und Kuhmilch, Eur J Pediat 122:57-67
7. Droese W, Stolley H (1960) Ernährungsphysiologische Betrachtungen über die Milch verschiedener Säugetiere und die Möglichkeiten einer Veränderung der Kuhmilch für die Bedürfnisse des menschlichen Säuglings, Muench Med Wochenschr 102:45-50
8. Ernährungskommission der Deutschen Gesellschaft für Kinderheilkunde (1989). In: Schmidt E, Schöch G (Hrsg.) Die Ernährung des Säuglings und Kindes, H Marseille Verlag, München
9. ESPGAN Committee on Nutrition (1977) Guidelines for the composition of an adapted formula, Acta paediat scand 66 Suppl 262
10. Grüttner R, Schöch G (1989) Praxis der Ernährung im Säuglings- und Kindesalter. In: Bachmann KD et al (Hrsg.) Pädiatrie in Praxis und Klinik, Fischer, Thieme, Stuttgart New York
11. Hambraeus L (1984) Human milk composition, Nutr Abstr Rev 54:219
12. Kübler W (1989) Vitamine. In: Bachmann KD et al (Hrsg.) Pädiatrie in Praxis und Klinik, Fischer, Thieme, Stuttgart
13. Pohlandt F, Kupferschmid C (1985) The protein requirement of preterm infants, Klin Pädiat 197:164-170
14. Pohlandt F (1984) Der Bedarf an Kalzium, Phosphor, Magnesium und Vitamin D bei Frühgeborenen, Vermeidung von Knochmineralmangel. In: Duc G (Hrsg.) Workshop für Neonatologen, Vieweg, Braunschweig Wiesbaden
15. National Research Council (1989) Recommendet Dietary Allowances, 10th Editions, National Academic Press, Washington DC
16. Reichmann BF, Chessex P, Putet G, Verellen GIE, Smith IM, Heim T, Swyer PR (1982) Partition of energy metabolism and energy cost fo growth in the very low-birthweight infant, Pediatrics 69:446-452
17. Sutor AH, Künzer W, Göbel U, von Kries R, Landbeck G (1989) Vitamin-K-Prophylaxe, Padiat prax 38:625-628
18. Vorherr H (1980) Breast Cancer, Urban & Schwarzenberg, Baltimore München
19. Wharton BA (1987) Nutrition and feeding of preterm infants, Blackwell Scientific Publ Oxford
20. WHO (Word Health Organisation) 1985, Energy and Protein Requirements, Report of a Joint FAO/WHO/UNO Expert Consultation, Technical Report Series 724, World Health Organisation, Geneva, 206 pp.

2 Trinkwasser, natürliches Mineralwasser, Quellwasser, Tafelwasser und Heilwasser

R. Kluthe, H. Quirin

Wasser ist ein für den menschlichen Organismus essentieller Nährstoff. Mehr als die Hälfte des Körpergewichtes besteht aus Wasser, bei der erwachsenen Frau ca. 50%, beim erwachsenen Mann ca. 60% und beim Säugling ca. 70%. Während der Mensch ohne Energiezufuhr Wochen überleben kann, stirbt er innerhalb weniger Tage, wenn ihm kein Wasser zur Verfügung steht. Durch die Atemluft, über die Haut, in Stuhl und Urin werden von einem 1,70 m großen 70 kg schweren gesunden Standardmenschen pro Tag 2000 bis 2.500 ml Wasser ausgeschieden. Die Abgabe erfolgt über Atemluft und Haut 1.000 bis 1.500 ml, mit dem Urin ca. 1.500 ml; die Stuhlwassermenge von etwa 300 ml geht in die Berechnung nicht ein, sie wird rechnerisch „neutralisiert" durch eine endogene stoffwechselbedingte Wasserbildung im Organismus in gleicher Höhe. Der aus den laufenden Verlusten resultierende Wasserbedarf wird gedeckt durch das in Lebensmitteln enthaltene Wasser, ca. 1.000 bis 1.500 ml, und eine Trinkmenge von ca. 1.000 ml. Das bedeutet, daß unter Normalbedingungen, unter denen geringe körperliche Tätigkeit, normale Außentemperatur und Luftfeuchtigkeit zu verstehen sind, etwa 6% des Gesamtkörperwassers beim Erwachsenen und etwa 20% beim Säugling pro Tag umgesetzt werden (Empfehlungen DGE 1985). Der Säugling entwickelt daher verständlicherweise leichter einen gefährlichen Flüssigkeitsmangel als der Erwachsene. Der Flüssigkeitsbedarf des gesunden Organismus wird hauptsächlich durch Osmorezeptoren gesteuert, die über das Durstgefühl wirksam werden. Bei Kindern und älteren Menschen kann dieser Regulationsmechanismus ungenügend funktionieren, so daß in diesem Falle eine forcierte Flüssigkeitszufuhr angezeigt ist, um einem gefährlichen Austrocknen, einer Exsikkose, vorzubeugen. Bei bestimmten Krankheitszuständen, wie z. B. chronisches Nierenversagen in fortgeschrittenem Stadium, oder Diathesen, wie z. B. Neigung zu Nierensteinen, ist eine gegenüber dem

Tabelle 4.14 Grenzwerte für chemische Stoffe in Trinkwasser (aus Trinkwasserverordnung vom 22.05.1986)

Bezeichnung	Grenzwert mg/l	berechnet als	entsprechend etwa mmol/m³	zulässiger Fehler des Meßwertes ± mg/l
Arsen	0,04	As	0,5	0,015
Blei	0,04	Pb	0,2	0,02
Cadmium	0,005	Cd	0,04	0,002
Chrom	0,05	Cr	1	0,01
Cyanid	0,05	CN^-	2	0,01
Fluorid	1,5	F^-	79	0,2
Nickel	0,05	Ni	0,9	0,01
Nitrat	50	NO_3^-	806	2
Nitrit	0,1	NO_2^-	2,2	0,02
Quecksilber	0,001	Hg	0,005	0,0005
Polycyclische aromatische Kohlenwasserstoffe	0,0002	C	0,02	0,00004
- Fluoranthen				
- Benzo-(b)-Fluoranthen				
- Benzo-(k)-Fluoranthen				
- Benzo-(a)-Pyren				
- Benzo-(ghi)-Perylen				
- Indeno-(1,2,3-cd)-Pyren				
Organische Chlorverbindungen				
- 1,1,1-Trichlorethan	0,025	-	-	0,01
- - Trichlorethylen				
- - Tetrachlorethylen				
- - Dichlormethan				
- Tetrachlorkohlenstoff	0,003	CCl_4	0,02	0,001
a) Chemische Stoffe zur Pflanzenbehandlung und Schädlingsbekämpfung einschließlich toxischer Hauptabbauprodukte und b) Polychlorierte, polybromierte Biphenyle und Terphenyle	einzelne Substanz 0,0001 insgesamt 0,00005	-	-	0,00005 0,00005

Gesunden erhöhte Flüssigkeitszufuhr notwendig. Bereits geringer Wassermangel kann beim Sportler die Leistung drastisch vermindern. Flüssigkeitsmangel bzw. eine Verminderung des Blutvolumens zusammen mit körperlicher Inaktivität wirkt thrombosefördernd. So besteht bei Langstreckenflügen durch verstärkte Verdunstung die Notwendigkeit, in kürzeren Zeitabschnitten Flüssigkeit zu ersetzen, um einer Thrombose vorzubeugen.

2.1 Trinkwasser

Unter Trinkwasser verstehen wir nach heutiger Auffassung nicht nur das direkt zum Trinken bestimmte Wasser, sondern sämtliches „Wasser für den menschlichen Gebrauch". Damit beinhaltet der Begriff auch das Wasser, das in der Speisenzubereitung Verwendung findet sowie das vom Verbraucher zu seiner persönlichen Hygiene benutzte Wasser. Der momentane Haushaltsverbrauch an Trinkwasser pro Kopf und Tag liegt in der Bundesrepublik Deutschland bei 140 l.[14] Davon machen das eigentliche Trink- und Kochwasser mit 5 bis 6 l nur einen kleinen Bruchteil aus. An erster Stelle steht der Wassergebrauch für hygienische Zwecke: Baden und Duschen 30 bis 40 l, Wäschereinigung 30 bis 40 l sowie Toilettenspülung 30 bis 40 l. Die öffentliche Trinkwasserversorgung belief sich 1985 auf insgesamt 4.125 Millionen Kubikmeter. Das bedeutet etwa 10% der gesamten Wasserförderung der Bundesrepublik Deutschland. Im Bundesdurchschnitt kommt mehr als 70% des Trinkwassers aus Grundwasser und weniger als 30% aus Oberflächenwasser. Aufgrund des ober- und unterirdischen Wasserkreislaufs kommt das Wasser mit verschiedensten Mineralien und Gasen in Kontakt. So resultiert ein Produkt, das in weitem Maße von lokalen Gegebenheiten abhängig ist. Dabei liegt der Mineralstoffgehalt des Trinkwassers in der Regel unter 1 g/l. Die Qualität des Trinkwassers ist gesetzlich streng geregelt. Abgesehen von dem wichtigsten Kriterium, daß Trinkwasser frei von Krankheitserregern sein soll und keine gesundheitsschädigenden Eigenschaften haben darf, läßt sich als Orientierungsmaßstab die Formulierung nach DIN 2000 heranziehen. Diese besagt:

„Die Güteanforderungen des abzugebenden Trinkwassers haben sich im allgemeinen an den Eigenschaften eines aus genügender Tiefe und ausreichend filtrierenden Schichten gewonnenen Grundwassers zu orientieren, das dem natürlichen

Wasserkreislauf entnommen und in keiner Weise beeinträchtigt wurde".

Nicht vergessen werden darf, daß das Lebensmittel Trinkwasser appetitlich, farblos, klar, kühl, geruchlos und geschmacklich einwandfrei sein soll.
Für die Trinkwasserhygiene gelten die Vorschriften des Bundesseuchengesetzes (§ 11 Abs. 2). Hier ist u. a. geregelt, daß Trinkwasser und Wasser für Betriebe, die Lebensmittel verarbeiten oder gewerbsmäßig in den Verkehr bringen, so beschaffen sein müssen, daß Gesundheitsschädigungen insbesondere durch Krankheitserreger vermieden werden.
Abgesehen vom Bundesseuchengesetz unterliegt Trinkwasser als Lebensmittel auch dem Lebensmittel- und Bedarfsgegenständegesetz (LMBG § 10 Abs. 1 Satz 1), Trinkwasser und Wasser für Lebensmittelbetriebe der sogenannten Trinkwasserverordnung. Durch sie wurde die EG-Trinkwasserrichtlinie in nationales, d. h. bundesdeutsches Recht umgewandelt. Wie bisher gliedert sich die Verordnung in sechs Abschnitte

Trinkwasserverordnung vom 22. Mai 1986 (BGBl. I S. 760)
I: Beschaffenheit des Trinkwassers
II: Beschaffenheit des Wassers für Lebensmittelbetriebe
III: Pflichten des Unternehmers oder sonstigen Inhabers einer Wasserversorgungsanlage
IV: Überwachung durch das Gesundheitsamt in hygienischer Hinsicht
V: Straftaten und Ordnungswidrigkeiten
VI: Übergangs- und Schlußbestimmungen

Erstmals werden Grenzwerte für bestimmte Inhaltsstoffe vorgeschrieben (Tab. 4.14).
Die in Tabelle 4.14 festgeschriebenen Werte dürfen nicht überschritten werden. Andere hier nicht aufgeführte Stoffe, auch radioaktive Substanzen, darf Trinkwasser nicht in Mengen enthalten, die geeignet sind, die menschliche Gesundheit zu schädigen. Abweichungen können von der zuständigen Behörde in Sonderfällen für einen begrenzten Zeitraum zugelassen werden. Weitere Einzelheiten, z. B. Kenngrößen und Grenzwerte zur Beurteilung der Beschaffenheit des Trinkwassers, sind der Anlage 4 der Trinkwasserverordnung zu entnehmen.
Es fehlt bisher eine Trinkwasser-Aufbereitungs-Verordnung auf der Basis der neuen EG-Richtlinie, die sich aus der Notwendigkeit der Aufbereitung unter Verwendung von Zusatzstoffen und Ionenaustauschern ergibt. Die Trinkwasser-Aufbereitungs-Verordnung sollte die veraltete Trinkwasser-Aufbereitungs-Verordnung, veröffentlicht im Bundesgesetzblatt vom 20.12.1977, ablösen. Möglicherweise werden diese Richtlinien aber in die allgemeine Zusatzstoff-Zulassungs-Verordnung aufgenommen.

Abgefülltes Trinkwasser

Die neue Verordnung über natürliche Mineralwasser, Quellwasser und Tafelwasser (MTVO) enthält auch einen Paragraphen für abgefüllte Trinkwässer. Damit sollen auch für abgefüllte Wässer, die sich weder als natürliches Mineralwasser noch als Quell- oder Tafelwasser definieren lassen, bestimmte Qualitätskriterien garantiert werden.

2.2 Natürliches Mineralwasser

Der Begriff des natürlichen Mineralwassers ist in der Verordnung über natürliches Mineralwasser, Quellwasser und Tafelwasser (Mineral- und Tafelwasserverordnung 1984) definiert. Natürliches Mineralwasser ist demnach Wasser, das folgende besonderen Anforderungen erfüllt:

1. Es hat seinen Ursprung in einem unterirdischen, vor Verunreinigungen geschützten Wasservorkommen und wird aus einer oder mehreren natürlichen oder künstlich erschlossenen Quellen gewonnen.
2. Es ist von ursprünglicher Reinheit und besitzt bestimmte ernährungsphysiologische Wirkungen aufgrund seines Gehaltes an Mineralstoffen, Spurenelementen oder sonstigen Bestandteilen.
3. Seine Zusammensetzung, seine Temperatur und seine übrigen wesentlichen Merkmale bleiben im Rahmen natürlicher Schwankungen konstant, durch Schwankungen an der Schüttung werden sie nicht verändert.
4. Sein Gehalt an den in Tabelle 4.15 aufgeführten Stoffen überschreitet, ggf. nach einem Verfahren nach § 6 (Enteisenung etc.), nicht die in Anlage 1 zu § 2 der MTVO angegebenen Höchstwerte.

Da der Forderung nach einem „vor Verunreinigungen geschützten Wasservorkommen" eine besondere Bedeutung zukommt, werden die mikrobiologischen Kriterien in einem besonderen Paragraphen (§ 4) geregelt. Die MTVO definiert Grenzwerte für E. coli, coliforme Keime, Fäkalstreptokokken, Pseudomonas aeruginosa, sowie sulfitreduzierende, sporenbildende Anaerobier innerhalb von 12 Stunden nach der Abfüllung. Für die Koloniezahl am Quellaustritt ist ein besonderer Richtwert festgesetzt.
Die Definition der *ursprünglichen Reinheit* wird von den Kommentatoren als besonders schwierig betrachtet.[13] Da die bakteriologischen Forderungen bereits in einem besonderen Paragraphen festgeschrieben sind, wird der Einhaltung der in Tabelle 4.15 aufgeführten Grenzwerte hier eine besondere Bedeutung zugemessen.
Verschiedene Bestimmungen der MTVO erlauben Abgrenzungen zu anderen Wassertypen, so besteht z. B. die Möglichkeit des Hinweises „geeignet für die Zubereitung von Säuglingsnahrung", wenn der Natriumgehalt 20 mg/l, der Nitratgehalt 10 mg/l, der Ni-

Tabelle 4.15 Liste der zulässigen Grenzwerte für natürliches Mineralwasser (Anlage 1 zu § 2 der MTVO vom 01.08.1986)

Lfd. Nr.	Stoff	Grenzwert mg/l	berechnet als
1	Arsen	0,05	As
2	Cadmium	0,005	Cd
3	Chrom, gesamtes	0,05	Cr
4	Quecksilber	0,001	Hg
5	Nickel	0,05	Ni
6	Blei	0,05	Pb
7	Antimon	0,01	Sb
8	Selen, gesamtes	0,01	Se
9	Borat	30	BO_3^{3-}
10	Barium	1	Ba

tritgehalt 0,02 mg/l und der Fluoridgehalt 1,5 mg/l nicht überschreiten. Von besonderer Bedeutung ist die Forderung von „bestimmten ernährungsphysiologischen Wirkungen aufgrund seines Gehaltes an Mineralstoffen, Spurenelementen oder sonstigen Bestandteilen". Die Bezeichnung „ernährungsphysiologisch" impliziert eine deutliche Abgrenzung zwischen dem Lebensmittel Mineralwasser und dem Arzneimittel Heilwasser. Wichtig ist an dieser Stelle auch der Hinweis, daß gegenüber der früheren Tafelwasser-Verordnung der Mindestmineralstoffgehalt von 1.000 mg/l und/oder der Mindestkohlendioxidgehalt von 250 mg/l fallengelassen wurde. Natürliche Mineralwässer, die diesen Wert nicht erreichen, können neuerdings als solche amtlich anerkannt werden, wenn sie bestimmte ernährungsphysiologische Eigenschaften besitzen. Nach der „Allgemeinen Verwaltungsvorschrift zur Verordnung über natürliches Mineralwasser, Quellwasser und Tafelwasser" vom 26.11.1984 (BAnz. Nr. 255 vom 30.11.1984 S. 13173) kann eine ernährungsphysiologische Wirkung zugesprochen werden, wenn mindestens mehr als 150 mg/l Calcium oder 50 mg/l Magnesium oder 1 mg/l Fluorid vorliegt. Für andere Mineralstoffe, Spurenelemente und sonstigen Bestandteile muß der Nachweis ihrer ernährungsphysiologischen Eigenschaften durch Untersuchungen nach anerkannten Methoden oder durch klinische Beobachungen erbracht werden.

Tabelle 4.16 Mineralstoffe und Spurenelemente in überregional bekannten natürlichen Mineralwässern. Aus [1]

	Süßwasser bis ... mg/kg	Mineralwasser bis ... mg/kg	bis ... mval/kg
Gelöste feste Stoffe	500	250000	4500
Kationen:			
Natrium (Na^+)	100	10000	4500
Magnesium (Mg^{2+})	50	5000	400
Calcium (Ca^{2+})	200	2000	100
Kalium (K^+)	10	1000	25
Eisen (Fe^{2+}, Fe^{3+})	5	50	2
Strontium (Sr^{2+})		50	1
Barium (Ba^{2+})		40	0,5
Ammonium (NH_4^+)	1	10	0,5
Lithium (Li^+)		10	1
Mangan (Mn^{2+})	5	5	0,2
Aluminium (Al^{3+})		1	0,01
Anionen und Säuren:			
Chlorid (Cl^-)	100	160000	4500
Sulfat (SO_4^{2-})	300	40000	1000
Bicarbonat (HCO_3^-)	200	4000	100
Freie Kohlensäure (CO_2)	100	4000	
Kieselsäure (H_2SiO_3)	60	120	
Phosphat (HPO_4^{2-})	1	100	
Iodid (I^-)	0,08	40	0,1
Fluorid (F^-)	8	10	0,5

Ernährungsphysiologische Bedeutung von Mineralwässern

Da natürliche Mineralwässer, wie in Tabelle 4.16 veranschaulicht, eine Reihe wichtiger Mineralien, Spurenelemente und anderer Inhaltsstoffe aufweisen können, sind viele Möglichkeiten einer ernährungsphysiologischen Auswirkung auf den menschlichen Organismus denkbar bzw. sogar mit hinreichender Sicherheit wissenschaftlich erwiesen.
Von besonderer Bedeutung sind ernährungsphysiologisch abgesehen vom lebensnotwendigen Wasser die Mineralstoffe und Spurenelemente, bei denen erwiesenermaßen in unserer Bevölkerung endemisch Fehlversorgungen (Unter- oder Überversorgungen) vorliegen. Es handelt sich dabei um die Mineralstoffe *Natrium*, *Magnesium*, *Calcium*, *Kalium* sowie die Spurenelemente *Eisen*, *Fluorid* und *Iodid*.

Natrium
Natrium stellt den einzigen Mineralstoff dar, bei dem ein deutliches Mißverhältnis zwischen Bedarf und Zufuhr zugunsten der Zufuhr vorliegt. So steht einer empfohlenen Zufuhr von 2 bis 3 g Natrium/Tag (entsprechend 5 bis 7,5 g Kochsalz) eine Zufuhr von 4 bis 6 g Natrium/Tag (entsprechend 10 bis 15 g Kochsalz) gegenüber. Wegen der Bedeutung des Natriums für das Zustandekommen eines Hochdrucks und eines Herzversagens sowie deren Behandlung kann nur alles empfohlen werden, was zur Senkung dieser hohen Zufuhrwerte beiträgt. Hierzu gehört logischerweise auch die Bevorzugung von Mineralwässern mit niedrigem Gehalt an Natrium. Werden Mineralwässer über längere Zeit als Kochwasser verwendet, sollte man möglichst niedrig mineralisiertes Mineralwasser auswählen (Gesamtmineralisation < 1.000 mg/l und Natrium möglichst gering).
In letzter Zeit wurde die Bedeutung des Natriumgehalts von Mineral- und Heilwässern zugunsten des Anions Chlorid relativiert. Durch Überinterpretation neuerer noch in Diskussion befindlicher tierexperimenteller und klinischer Daten[12] wurde das Anion Chlorid in den Vordergrund geschoben.[6] So interessant die Befunde wissenschaftlich sein mögen, so ändern sie nach Expertenmeinung nichts daran, daß nach wie vor die Höhe der Natriumzufuhr eine wichtige Regelgröße für die Blutdruckeinstellung ist (aus: Joint National Committee[7]).

Magnesium
Nach den Ermittlungen der Deutschen Gesellschaft für Ernährung besteht keine generelle Unterversorgung in der Bundesrepublik Deutschland mit Magnesium. (Ernährungsbericht 1988)[5] Bei Vorliegen von Magnesiummangel können magnesiumhaltige Mineralwässer die Versorgung verbessern.

Calcium
Die Calciumversorgung in der Bundesrepublik Deutschland ist unzureichend. Dies ist ein pathogenetischer Faktor in der Entwicklung der Osteoporose. Calciumhaltige Mineralwässer können die Versorgungslücke von 100 bis 200 mg Calcium/Tag leicht schließen.

Kalium
Das Verhältnis zwischen Na- und K-Zufuhr sollte 1:1 betragen. Es ist insbesondere zugunsten der Natrium-

zufuhr verschoben. Der Kaliumgehalt von Mineralwässern kann hieran wenig ändern, da er immer sehr gering ist. Dies ist ein Grund mehr, im Zweifelsfall ein Wasser mit absolut niedrigem Natriumgehalt zu wählen.

Eisen
Bei einem großen Teil der Bevölkerung in der Bundesrepublik Deutschland, insbesondere bei Frauen, liegt ein latenter oder manifester Eisenmangel vor. Eisenhaltige Wässer können die ernährungsphysiologische Versorgung mit Eisen verbessern.

Fluorid
Die mit Empfehlungen angestrebte Fluoridversorgung liegt bei 1 mg/Tag. Die Zufuhr liegt bei den Erwachsenen in der Bundesrepublik bei 0,5 mg. Fluoridhaltige Mineralwässer können die Lücke schließen.

Iodid
Auch bei Iodid liegt ähnlich wie bei Fluorid eine Unterversorgung im Bereich von 50% des Empfehlungsbereichs vor. Iodidhaltige Wässer können diese Lücke schließen.

Gewerbsmäßiges Inverkehrbringen von natürlichem Mineralwasser hat eine amtliche Anerkennung zur Voraussetzung. Hierfür sind in der Verordnung definierte Anforderungen zu erfüllen, wie z. B. geologische, hydrologische, hygienische und chemische Begutachtung mit wissenschaftlich anerkannten Verfahren. Auch sind spezielle Vorschriften der Kennzeichnung zu beachten. Einzelheiten sind der Verordnung zu entnehmen.

Tabelle 4.17 Grenzwerte für chemische Stoffe in Quell- und Tafelwässern (Anlage 5 zu § 11 Abs. 3 MTVO)

Lfd. Nr.	Stoff	Grenzwert mg/l	berechnet als
1	Arsen	0,04	As
2	Blei	0,04	Pb
3	Cadmium	0,005	Cd
4	Chrom, gesamtes	0,05	Cr
5	Cyanide	0,05	CN^-
6	Fluoride	1,5	F^-
7	Nitrate	50	NO_3^-
8	Nitrit	0,1	NO_2^-
9	Quecksilber	0,001	Hg
10	Selen, gesamtes	0,008	Se
11	Sulfate	240	SO_4^{2-}
12	Polycyclische aromatische Kohlenwasserstoffe	0,0002	C
13	Organische Halogenverbindungen		
	a) Trihalogenmethane	0,025	-
	b) Summe an 1,1,1-Trichlorethan - Trichlorethylen - Tetrachlorethylen - Dichlormethan	0,025	-
	c) Tetrachlorkohlenstoff	0,003	-

2.3 Quellwasser

Als Quellwasser wird vom Gesetzgeber in der Mineral- und Tafelwasserverordnung vom 01.08.1984 (MTVO) ein Wasser definiert, das wie ein natürliches Mineralwasser

1. seinen Ursprung in einem unterirdischen Wasservorkommen hat und aus einer oder mehreren natürlichen oder künstlich erschlossenen Quellen gewonnen worden ist und
2. bei der Herstellung keinen oder lediglich dem in § 6 der MTVO (auch für das natürliche Mineralwasser erlaubten) aufgeführten Verfahren unterworfen ist.

Zu diesen beiden Voraussetzungen addiert sich ein weiteres Qualitätskriterium, das auch für Tafelwasser (s. d.) gilt. Nach § 11 Abs. 3 der MTVO dürfen bestimmte Grenzwerte beim Inverkehrbringen nicht überschritten werden (Tab. 4.17).

2.4 Tafelwasser

Tafelwasser ist ein Wasser, das unter Verwendung von natürlichem salzreichen Wasser (Natursole) oder durch Wasserentzug im Gehalt an Salzen angereichertem natürlichem Mineralwasser oder auch durch Meerwasser hergestellt wurde. Zur Herstellung von Tafelwasser darf außer Trinkwasser und natürlichem Mineralwasser sowie Meerwasser auch eine Reihe von bestimmten Zusatzstoffen Verwendung finden: Natriumchlorid und Calciumchlorid, Natriumcarbonat und Natriumhydrogencarbonat, Calciumcarbonat und Magnesiumcarbonat sowie Kohlendioxid.

2.5 Heilwasser

Heilwasser ist das Wasser einer Heilquelle. Der Begriff „Heilquelle" ist in den Heilquellenbestimmungen der Wassergesetze der Bundesländer durchweg gleichlautend mit folgendem Wortlauf definiert:

> „Heilquellen sind natürlich zu Tage tretende oder künstlich erschlossene Wasser- und Gasvorkommen, die aufgrund ihrer chemischen Zusammensetzung, ihrer physikalischen Eigenschaften oder nach der Erfahrung geeignet sind, Heilzwecken zu dienen".
> (Artikel 38 des Bayerischen Wassergesetzes).

Heilwasser ist aber im Gegensatz zu Trink- oder Mineralwasser kein Lebensmittel, sondern ein Arzneimittel und unterliegt den Bestimmungen des Arzneimittelgesetzes. Voraussetzung für die Anerkennung als Heilwasser durch das Bundesgesundheitsamt ist der medizinische Nachweis krankheitsheilender, -lindernder oder -verhütender Eigenschaften durch ein entsprechendes Gutachten. Heilwasser kann sowohl zum äußeren als auch zum inneren Gebrauch in Form von Bädern oder Trinkkuren Verwendung finden. In Flaschen abgefüllt ist Heilwasser ein Fertigarzneimittel. Seine Gewinnung, Abfüllung und Inverkehrbringung ist von einer arzneimittelrechtlichen Herstellungserlaubnis durch das Bundesgesundheitsamt abhängig. Voraussetzung dafür ist eine große Heilwasseranalyse, die alle 10 Jahre wiederholt werden muß sowie Kontrollanalysen (kleine Heilwasser-

analysen), die alle 2 Jahre anzufertigen sind. Die bakteriologische Unbedenklichkeit ist durch mindestens jährliche Untersuchungen zu überprüfen und unterliegt im übrigen den Bestimmungen des Bundesseuchengesetzes. Die toxikologische Unbedenklichkeit wird in praxi durch Anwendung der Grenzwerte für Trinkwasser garantiert (Tab. 4.14).
Die Zusammensetzung eines Heilwassers darf generell nicht geändert werden. Konzentrations- und Temperaturschwankungen dürfen ca. 20% nicht überschreiten, bei CO_2 dürfen die Schwankungen ca. 50% betragen.
Die Leopolds-Quelle von Bad Rippoldsau entspringt einer mineralreichen Gesteinsformation des Nordschwarzwaldes. Entsprechend der zahlreichen dort vorkommenden chemischen Verbindungen findet man in der Analyse des Wassers der Leopolds-Quelle ein breit gefächertes Spektrum von verschiedenen Ionen vor. (Tab. 4.18)
An Eingriffen erlaubt ist lediglich die Enteisenung, die Entschwefelung sowie der Zusatz von Kohlendioxid. Heilanzeigen, Gegenanzeigen und Analysenauszug müssen auf dem Flaschenetikett vermerkt sein. Im Arzneimittelgesetz sind noch einige besondere Regelungen für Heilwasser enthalten, wie z. B. die Freistellung von der Apothekenpflicht und Freiverkäuflichkeit im Einzelhandel.

2.5.1 Einteilung der Heilwässer

Üblicherweise werden die Heilwässer entsprechend ihrer Mineralstoffzusammensetzung eingeteilt. Enthalten sie mehr als 1 g/kg gelöste Mineralstoffe, unterscheidet man zwischen Sulfat-, Hydrogencarbonat- und Chloridwässern. Je nach vorhandenen Kationen kann man diese drei Gruppen dann weiter differenzieren, z. B.

- die Sulfat-Wässer in
  Natriumsulfat-Wässer (selten),
  Magnesiumsulfat-Wässer (selten),
  Calciumsulfat-Wässer (häufig);
- die Chlorid-Wässer in
  Natriumchlorid-Wässer (häufig),
  Calciumchlorid-Wässer (selten), Magnesiumchlorid-Wässer (selten) sowie
- die Hydrogencarbonat-Wässer in
  Natriumhydrogencarbonat-Wässer (selten),
  Calciumhydrogencarbonat-Wässer (häufig),
  Magnesiumhydrogencarbonat-Wässer (selten).

Für die Benennung eines Heilwassers werden nur die Inhaltsstoffe, die mit wenigstens 20 Äquivalent-% an der Gesamtmineralisation beteiligt sind, in absteigender Reihenfolge herangezogen (siehe auch Begriffsbestimmungen für Kurorte, Erholungsorte und Heilbrunnen des deutschen Bäderverbandes). Eine zusätzliche Hervorhebung ist dann gestattet, wenn in einem Heilwasser besonders wirksame Bestandteile in bestimmten Mindestmengen vorhanden sind. So spricht man bei einem Gehalt von mindestens 20 mg/kg Eisen von *eisenhaltigem* Wasser, bei mindestens 1 mg/kg Iodid von *iodidhaltigem*, ab 1 mg/kg Sulfidschwefel von *schwefelhaltigem* Wasser. Der Begriff *fluoridhaltiges* Wasser beinhaltet einen Mindestgehalt von 1 mg/kg Fluorid. Eine *radonhaltige* Quelle muß eine Strahlenintensität von wenigstens 666 Bq/kg besitzen. Von *kohlensäurehaltigem* Wasser darf man sprechen, wenn mindestens 1000 mg/kg freies Kohlendioxid darin gelöst sind. Solche kohlensäurehaltigen Wässer werden auch als *Säuerlinge* bezeichnet. Beträgt die Quelltemperatur eines Heilwassers mehr als 20 °C, spricht man von einer *Therme*. Den Begriff „*Sole*" darf man verwenden, wenn in einem Wasser mehr als 14 g/kg Kochsalz gelöst sind. Als Beispiel für die Charakterisierung eines Heilwassers als fluoridhaltiger Calcium-Natrium-Hydrogencarbonat-Sulfat-Säuerling dient die in Tabelle 4.18 dargestellte Heilwasseranalyse der Leopolds-Quelle in Bad Rippoldsau.

Tabelle 4.18 Auszug aus der „großen" Heilwasseranalyse der Leopolds-Quelle, Bad Rippoldsau (Institut Fresenius GmbH, Taunusstein, vom 11.10.1984)

Kationen	mg/kg
Lithium	0,738
Natrium	136,7
Kalium	8,88
Rubidium	0,032
Ammonium	0,041
Magnesium	34,6
Calcium	231,1
Strontium	1,46
Barium	0,040
Eisen (gelöst)	0,013
Eisen (gesamt)	0,021
Mangan	1,45
Kationensumme	415,1
Anionen	**mg/kg**
Fluorid	1,9
Chlorid	26,0
Bromid	0,1
Iodid	0,005
Nitrat	0,7
Nitrit	< 0,001
Sulfat	312,4
Hydrogenphosphat	0,023
Hydrogenarsenate	0,0080
Hydrogencarbonat	772
Anionensumme	1.113,5
Undissoziierte Stoffe	
Kieselsäure	52,3
Borsäure	0,86
Feststoffinhalt	1.549,3
Gasförmige Stoffe	
Freies gelöstes Kohlendioxid	2.175
Gelöste Stoffe insgesamt	3.724,3

Heilwassercharakteristik: Fluoridhaltiger Calcium-Natrium-Hydrogencarbonat-Sulfat-Säuerling

2.5.2 Indikationen

Die Heilanzeigen für die einzelnen Heilwässer leiten sich einmal aus den in der Medizin bekannten Wirkungen der Hauptinhaltsstoffe, zum anderen aus speziellen ärztlichen Beobachtungen und Erfahrungen ab. Obwohl letztlich jede Heilquelle aufgrund ihrer komplexen Zusammensetzung ein einmaliges Therapeuticum darstellt, kann man doch einige allgemeingültige Wirkprinzipien verschiedener Quellen feststellen. So haben sulfathaltige Quellen bekanntermaßen eine choleretische und abführende Wirkung. Hydrogencarbonathaltiges Heilwasser hat einen säureneutralisierenden Effekt. Von den Kationen spielen Calcium und Magnesium die dominierende Rolle. So wirkt Calcium entzündungshemmend und zellmembranstabilisierend. Außerdem ist ein hoher Calciumanteil für die Behandlung der Osteoporose von Bedeutung. Magnesium spielt neben seiner Wirkung als Choleretícum und Cholagogum als Lösungsvermittler für die harnsauren Salze im Urin eine bedeutende Rolle. Der Natriumgehalt in Heilwässern bedarf einer besonderen Beachtung, da Natrium bekanntermaßen blutdruckerhöhend und ödemfördernd wirkt. Für das Prädikat „natriumarm" hat daher der Gesetzgeber die obere Grenze bei 20 mg Na/kg festgesetzt. Fluoridhaltige Wässer können zur Kariesprophylase eingesetzt werden. Das physikalisch gelöste Kohlendioxid der Säuerlinge unter den Heilwässern fördert die Schleimleimhautdurchblutung des Magens und führt zu einer schnelleren Resorption der Mineralstoffe sowie der übrigen Mageninhaltsstoffe. Am bekanntesten ist die rasche Alkoholresorption des Sektes aufgrund seines Kohlensäuregehaltes. Kohlensäurehaltige Bäder bewirken eine stärkere Hautdurchblutung und auch eine konsekutive Blutdrucksenkung.
Die therapeutische Anwendung eines Heilwassers zum inneren Gebrauch geschieht in der Regel als „Trinkkur". Dabei verordnet man z. B. täglich viermal 250 ml eines bestimmten Heilwassers über 4 Wochen unter ärztlicher Kontrolle zu trinken. Manche Heilwässer dürfen aufgrund ihrer Zusammensetzung (z. B hoher Fluoridgehalt!) nicht wie Trinkwasser getrunken werden, sondern nur über bestimmte kürzere vom Arzt festgesetzte Zeiträume.
Der folgende Anhang gibt einen Überblick über Heilanzeigen und Zusammensetzung ausgewählter Versandheilbrunnen in der Bundesrepublik Deutschland sowie eine Auflistung der wichtigsten Gesetze, Verordnungen, Richtlinien und Vorschriften.

Anhang I

Liste von ausgewählten Brunnen

(A) Adelholzener Primus-Heilquelle

Anschrift: Adelholzener Primus-Quelle, staatl. anerk. Heilquelle, 8227 Adelholzen/Obb.
Indikation: Gallenwegserkrankungen, Erkrankungen der ableitenden Harnwege, Magen- und Darmerkrankungen, Verstopfung, unterstützend bei Stoffwechselerkrankungen.

(B) Alexanderquelle, Bad Peterstal (Schwarzwald)

Anschrift: Freyersbacher Mineralquellen, Betrieb der Brunnen-Union St. Christophorus GmbH, 7605 Bad Peterstal-Griesbach 1
Charakteristik: Natrium-Calcium-Hydrogencarbonat-Wasser
Indikation: Chronische Magen- und Darmerkrankungen, funktionelle Störungen der ableitenden Harnwege.

(C) Auburg-Quelle, Wagenfeld

Indikation: Mineralarmes Mineralwasser, geeignet für natriumarme Ernährung und Zubereitung von Säuglingsnahrung

(D) Bad Driburger Stilles Mineralwasser

Anschrift: Bad Driburger Mineralbrunnen, Gräfin-Margarete-Allee 1, Postfach 1109, 3490 Bad Driburg
Charakteristik: Calcium-Magnesium-Hydrogencarbonat-Wasser
Indikation: Hypertonie, Ödem- und Aszitesbildung, Adipositas.
Dosierung: Trinkkuren nach ärztlicher Vorschrift.

(E) Bad Griesbacher, Natürliches Heilwasser

Anschrift: Griesbacher Mineralquellen, Postfach 411027, 7500 Karlsruhe 41
Charakteristik: Calcium-Hydrogencarbonat-Säuerling
Indikation: Chronische Magenschleimhautentzündung, Störungen der Magensaftsekretion, insbesonder Übersäuerung, chronische Entzündungen der ableitenden Harnwege, Durchspülungsbehandlung bei geeigneten Nierensteinen.
Kontraindikation: Akute, vor allem blutende Magengeschwüre, Neigung zu Beschwerden nach Art des Roemheld-Komplexes, calciumhaltige Nierensteine, Abflußbehinderung der Harnwege, alle Erkrankungen, die zur Bildung von Ödemen neigen.

(F) Fachingen, Staatlich

Anschrift: Staatl. Mineralbrunnen Siemens Erben, Zentralverwaltung, Kaiserstraße 62, 6500 Mainz 1
Charakteristik: Natrium-Hydrogencarbonat-Säuerling
Indikation: Durch Mineralstoffmangel bedingte Stoffwechselkrankheiten, Sodbrennen, Erkrankungen der ableitenden Harnwege, Magen- und Darmerkrankungen.

(G) Friedrich-Christian-Heilquelle

Anschrift: Staatl. Blaue Quelle Mineral- + Heilbrunnen AG, 6293 Löhnberg/Selters
Indikation: Magen-Darm-Störungen, wie chronische Magenschleimhautentzündungen, Zustände nach Magen- und Darmoperationen, Darmverkrampfun-

gen bei funktionellen Darmstörungen, Völlegefühl, Blähungen; Zustände der Gallenwege, wie funktionelle Gallenwegsstörungen, Zustände nach Gallenblasen- und Gallenwegoperationen; Erkrankungen der ableitenden Harnwege, wie chronische Entzündungen, Steinleiden, Zustände nach Steinentfernung und Operationen der Harnwege sowie Prostataoperationen
Dosierung: 3mal täglich 200 ml vor den Mahlzeiten, zimmerwarm, soweit nicht anders verordnet.

(H) Hirschquelle, Bad Teinach

Anschrift: Mineralbrunnen AG, Betrieb, 7264 Bad Teinach
Charakteristik: Calcium-Natrium-Hydrogencarbonat-Säuerling
Indikation: Erkrankungen der ableitenden Harnwege, Magenerkrankungen

(I) Leopolds-Quelle, Bad Rippoldsau (Schwarzwald)

Anschrift: Rippoldsauer Mineralquellen, Huber GmbH & Co. KG, 7624 Bad Rippoldsau-Schapbach 1; 7605 Bad Peterstal
Charakteristik: Calcium-Natrium-Hydrogencarbonat-Säuerling, natriumarm
Indikation: Chronische Verstopfung, Erkrankungen der ableitenden Harnwege, Gallenwegserkrankungen, Beschwerden bei unzureichender Magensaftsekretion.

(J) Rhenser Heilquelle Kaiser Ruprecht,

Anschrift: Blaue Quellen von Fa. Trinks, 5401 Rhens/Rhein
Indikation: Magen-Darm-Störungen, chronische Magenschleimhautentzündungen, funktionelle Gallenwegstörungen, Zustände nach Magen-, Gallenwegstörungen, Zustände nach Magen-, Gallenblasen-, Gallenwegopertionen, Darmverkrampfungen bei funktionellen Störungen, Völlegefühl, Blähungen, Erkrankungen der harnabführenden Wege, wie chronische Entzündungen, Zustände nach Steinabgang oder Steinentfernung, Zustände nach Stein- oder Prostataoperationen.
Dosierung: Soweit nicht anders veordnet 3mal täglich 230 ml.

(K) Peterstaler Mineralquellen

Anschrift: Peterstaler Mineralquellen Huber GmbH & Co. KG, Postfach 1160, 7605 Bad Peterstal-Griesbach
Indikation: Dieses Mineralwasser wird tradionell gegen Magenbeschwerden und Verstimmungen im Verdauungstrakt sowie gegen Entzündungen der Harnwege empfohlen.

(L) Rietenauer Heiligenthalquelle

Anschrift: VORLO-Getränke, Bad Rietenau, Badstraße, 7152 Aspach-Rietenau
Charakteristik: Calcium-Sulfat-Wasser
Indikation: Gallenwegserkrankungen, Magen-Darm-Erkrankungen, Erkrankungen der ableitenden Harnwege.

(M) Römer Brunnen, Heilwasser Selzerbrunnen

Indikation: Beschwerden bei Magen-, Darmstörungen, Verdauungsstörungen, funktionellem Blutunterdruck, Blähungen nach Leber-, Gallenweg- und Bauchspeicheldrüsenerkrankung.
Dosierung: 3mal täglich 1/4 l schluckweise vor den Mahlzeiten trinken.

(N) St. Margareten Heilwasser, Brohler

Charakteristik: Calcium-Sulfat-Heilwasser
Indikation: Vorbeugend bei Herz- und Gefäßerkrankungen, Magen-Darm-Erkrankungen, Gallenwegserkrankungen, Stoffwechselerkrankungen, Harnwergserkrankungen.
Dosierung: Trinkkuren nach ärztlicher Vorschrift.

(O) Staatl. Schwalheimer Heilwasser, Bad Nauheim, Bad Vilbeler Urquelle

Charakteristik: Heilwasser
Indikation: Magen- und Darmerkrankungen, Zustand nach Operationen, Erkrankungen der harnabführenden Wege, unterstützend bei Stoffwechselerkrankungen.

(P) Wildunger Reinhardsquelle

Anschrift: Bad Reinhardsquelle GmbH, 3590 Bad Wildungen-Reinhardshausen
Charakteristik: Reinhardsquelle, Calcium-Magnesium-Hyrogencarbonat-Säuerling
Indikation: Erkrankungen der Harnwege, unterstützend bei Stoffwechselerkrankungen.

Anhang II

Auflistung der wichtigsten Gesetze, Verordnungen, Richtlinien, sowie anderer Vorschriften und Empfehlungen für Trinkwasser, Mineralwasser und Heilwasser

(in Anlehnung an: Steuer W., Gesetzliche Grundlagen, Richtlinien, Normen für Trinkwasser, Mineralwasser und Heilwasser, In: Die Trinkwasserverordnung, Hrsg.: Aurand K., Hässelbach U. von Nieding E., Schumacher W., Steuer W., Erich Schmidt-Verlag, Berlin, 2. Aufl. 1987)

Gesetze, Verordnungen und Richtlinien

- Bundesseuchengesetz (§ 11) in der Fassung vom 18.12.1979 (BGBl. I S. 1469, 2218) und 27.06.1985 (BGBl. I S. 1254)
- Lebensmittel- und Bedarfsgegenständegesetz vom 15.08.1974 (BGBl. I S. 1945)
- Trinkwasserverordnung vom 22. Mai 1986 (BGBl. I S. 760)
- Gesetz zur Ordnung des Wasserhaushalts in der Fassung der Bekanntmachung vom 23.09.1986 (BGBl. I S. 1529)
- Wassergesetze der einzelnen Bundesländer (in den Gesetzblättern der Bundesländer veröffentlicht)

Tabelle 4.19 Wasseranalyse der oben aufgeführten Brunnen (A) bis (P)

Legende:

Natrium	Na^{+}	Chlorid	Cl^{-}
Magnesium	Mg^{2+}	Sulfat	SO_4^{2-}
Calcium	Ca^{2+}	Hydrogencarbonat	HCO_3^{-}
Kalium	K^{+}	freie Kohlensäure	CO_2
Eisen	Fe^{2+}, Fe^{3+}	Kieselsäure	H_2SiO_3
Strontium	Sr^{2+}	Phosphat	HPO_4^{2-}
Barium	Ba^{2+}	Iodid	I^{-}
Ammonium	NH_4^{+}	Fluorid	F^{-}
Lithium	Li^{+}	Bromid	Br^{-}
Mangan	Mn^{2+}	Nitrit	NO_2^{-}
Aluminium	Al^{3+}	Nitrat	NO_3^{-}
Rubidium	Rb^{2+}	Borat	HBO_3^{2-}
Caesium	Cs^{2+}	Arsenat	$HAsO_4^{2-}$
Zink	Zn^{2+}		

	(A)	(B)	(C)	(D)	(E)	(F)	(G)	(H)
Kationen mg/kg (l)								
Na^{+}	3,44	178,1	19,8	7,92	68,1	602,5	471,0	220,0
Mg^{2+}	27,7	27,1	10,4	34,8	25,3	53,2	63,5	36,48
Ca^{2+}	85,7	133,3	110,0	123,9	241,5	122,0	175,0	216,5
K^{+}	0,88	13,8	2,4		7,6	28,1	17,3	15,50
Fe^{2+}, Fe^{3+}	0,024	0,02	0,010		0,015	1,95		0,15
Sr^{2+}	0,08	0,99			3,1		0,54	3,40
Ba^{2+}							0,060	
NH_4^{+}			10,0			1,37	0,8	
Li^{+}	0,090						0,88	1,40
Mn^{2+}		0,76	0,005		0,29	1,24	0,051	1,70
Al^{3+}								
Rb^{2+}							0,062	
Cs^{2+}							0,025	
Anionen und Säuren mg/kg (l)								
Cl^{-}	3,69	31,3	24,0	21,0	6,5	150,7	553,5	32,0
SO_4^{2-}	10,9	163,0	3,1	45,5	65,9	65,5	29,8	80,5
HCO_3^{-}	387,2	772,5	431,0	466,0	962,0	1950,0	1161,0	1314,0
CO_2	30,6	2220				1472		
H_2SiO_3	10,2	76,3			35,9	20,5		73,62
HPO_4^{2-}		0,012			0,014	0,04	0,041	0,13
I^{-}	0,014						0,06	
F^{-}		2,69			0,98		0,32	
Br^{-}	0,067				0,04		0,50	
NO_2^{-}		0,006	0,002					
NO_3^{-}	5,36	0,94	2,1		0,17	0,20	0,11	
HBO_3^{2-}	0,070							
Summe ohne CO_2	535,4	1401				1419	1460	2997

	(I)	(J)	(K)	(L)	(M)	(N)	(O)	(P)
Kationen mg/kg (l)								
Na^{+}	147,2	815,0	208,00	10,0	492,0	19,1	418,55	16,4
Mg^{2+}	40,6	51,0	51,20	64,3	72,5	47,0	57,94	62,7
Ca^{2+}	205,8	98,9	191,60	556	506,7	577,6	100,66	155,4
K^{+}	9,19	13,3	16,10	4,0	33,7		29,99	2,49
Fe^{2+}, Fe^{3+}	0,027	0,02	0,01	0,01		1,7	4,3379	0,24
Sr^{2+}	1,63	0,47		5,2	5,45		0,985	3,51
Ba^{2+}	0,086			0,011	0,15			
NH_4^{+}	0,08				1,40		1,00	
Li^{+}	0,74			0,04	0,76		0,73	
Mn^{2+}	0,62	0,02		0,002	0,80		0,2773	0,92
Al^{3+}								
Rb^{2+}	0,054				0,12		0,047	
Cs^{2+}	0,022				0,04		0,0099	
Zn^{2+}							0,0595	

Tabelle 4.19 Fortsetzung

	(I)	(J)	(K)	(L)	(M)	(N)	(O)	(P)
Anionen und Säuren mg/kg (l)								
Cl^-	25,2	554,3	33,3	18,5	773,4	32,1	670,18	17,7
SO_4^{2-}	353,6	461,2	218,15	1250,0	48,40	1364,0	51,12	34,4
HCO_3^-	*746,2*	1203,0	1088,00	397,0		269,0	7438	771,3
CO_2							2145,4	
H_2SiO_3	65,7			13,4			26,125	9,1
HPO_4^{2-}	0,017	0,03					805,36	0,028
I^-	0,009	0,06			0,05		0,093	0,016
F^-	1,90	0,92	2,70	0,29	0,36		0,16	0,23
Br^-	0,16	1,1		0,05	0,67		0,189	0,029
NO_2^-								
NO_3^-	0,22	4,9		19,0	0,01			2,3
HBO_3^{2-}	4,1			0,92				0,05
$HAsO_4^{2-}$	0,009							
HBO_3^{2-}				1,30			0,6087	
Summe ohne CO_2	1603			2328		2353		1510

- Verordnung über natürliches Mineralwasser, Quellwasser und Tafelwasser (MTVO) vom 01.08.1984 (BGBl. I S. 1036)
- Verordnung über die allgemeinen Bedingungen über die Versorgung mit Wasser vom 20.06.80 (BGBl. I S. 750)
- Trinkwasser-Aufbereitungs-Verordnung vom 19.12.1959 (BGBl. I S. 762) und Änderungsverordnung vom 27.06.1960 (BGBl. I. S. 479) vom 16.05.1975 (BGBl. I S. 1214) sowie vom 13.12.1979 (BGBl. I S. 2328)
- Dritte Durchführungsverordnung zum Gesetz über die Vereinheitlichung des Gesundheitswesens vom 30.03.35 (Reichsministerblatt I S. 327)
- Richtlinie des Rates vom 16. Juni 1975 über die Qualitätsanforderungen an Oberflächenwasser für die Trinkwassergewinnung in den Mitgliedstaaten (75/440/EWG) (Amtsblatt der Europäischen Gemeinschaften, Nr. L 194/34-39, 25.07.1975
- Richtlinie des Rates vom 9. Oktober 1979 über die Meßmethoden sowie über die Häufigkeit der Probeentnahmen und der Analysen des Oberflächenwassers für die Trinkwassergewinnung in den Mitgliedstaaten (79/869/EWG) Amtsblatt der Europäischen Gemeinschaften Nr. L 271/44-53 vom 29.10.1979
- Richtlinie des Rates vom 15. Juli 1980 zur Angleichung der Rechtsvorschriften der Mitgliedstaaten über die Gewinnung von und den Handel mit natürlichen Mineralwässern (80/777/EWG), Amtsblatt der Europäischen Gemeinschaften Nr. L 229/1-10 vom 30.08.1980
- Richtlinie des Rates vom 15. Juli 1980 über die Qualitätvon Wasser für den menschlichen Gebrauch (80/778/EWG), Amtlblatt der Europäischen Gemeinschaften Nr. L 229/11-29 vom 30.08.1980
- Richtlinien für Heilquellen-Schutzgebiete in der „Arbeitsgemeinschaft Wasser", Flöttmann Verlag, Gütersloh (Fassung Februar 1979)

Sonstige Vorschriften

- Verwaltungsschriften der Länder über die Festsetzung von Wasserschutzgebieten
- Unfallverhütungsvorschriften der Berufsgenossenschaften z.B. über Chlorungsanlagen
- Änderungserlasse über Wirkstoffe von Pflanzenbehandlungsmitteln, die in den Wasserschutzgebieten in der engeren Schutzzone und der weiteren Schutzzone angewendet werden dürfen
- Katalog wassergefährdender Stoffe (Gemeinsames Ministerialblatt des Bundes vom 1. März 1985, S. 175/369) und hierzu Verwaltungsvorschrift des EM vom 18.09.85 Az. 72-2203.1/93 GABl. Nr. 35 S. 897
- Erlaß des Sozialministeriums über die Überwachung von Trinkwasser und von Brauchwasser für Lebensmittelbetriebe vom 22.09.1976 Nr. VI 8491.3 GABl. BaWü 1976 Nr. 39, S.1344 sowie GABl. Ba Wü 1978, S. 306
- Richtlinien für die Reinhaltung des Bodensees vom 1. Juni 1967. Internationale Gewässerschutzkommission für den Bodensee
- Begriffsbestimmungen für Kurorte, Erholungsorte und Heilbrunnen vom 30.06.1979, Deutscher Bäderverband e.V. und Deutscher Fremdenverkehrsverband e.V.
- Richtlinien des Innenministeriums über das Verfahren für die Staatliche Anerkennung von Heilquellen (27.09.1971 Nr. X 3550/157, GABl Ba Wü 1971, S. 1002 sowie GABl. Ba Wü 1975, S. 98

Empfehlungen

- Guidelines for Drinking Water Quality, Draft Documents 1980, WHO (Weltgesundheitsorganisation)
- Bekannmachungen des Bundesgesundheitsamtes: Mikrobiologische Untersuchungen an Kunststoffen, Bundesgesundheitsblatt 22 (1979) 374
- Verlautbarung des Bundesgesundheitsamtes zur Beschaffenheit von Heilwässern zur oralen Anwendung, Bundesgesundheitsblatt 25 (1982) 35
- Empfehlungen des Bundesgesundheitsamtes zum Grenzwert für Nitrat nach der Trinkwasserverordnung, Bundesgesundheitsblatt 22 (1979) 102
- Empfehlungen des Bundesgesundheitsamtes zum Vorkommen von flüchtigen Halogenkohlenwasserstoffen im Grundwasser und Trinkwasser, Bundesgesundheitsblatt 25 (1982) 74-75
- Merkblatt vom Bayerischen Landesamt für Wasserwirtschaft vom 08.06.1982. Einsatz von UV-Anlagen zur Desinfektion mikrobiologisch nicht einwandfreier Trinkwässer
- Kommentar der Begriffsbestimmungen für Kurorte, Erholungsorte und Heilbrunnen. Herausgeber: Deutscher Bäderverband e.V. Bonn, 1979

Literatur

1. Amelung W, Hildebrandt G (Hrsg.) (1985) Balneologie und medizinische Klimatologie, Band 2: Balneologie, Springer, Heidelberg
2. Amard K (Hrsg.) (1987) Die Trinkwasserverordnung, 2. Aufl., Schmidt, Berlin
3. Bäderkalender
4. Deutsche Gesellschaft für Ernährung (1985) Empfehlungen für die Nährstoffzufuhr, 4. erweiterte Überarbeitung, Umschau, Frankfurt
5. Deutsche Gesellschaft für Ernährung, Ernährungsbericht 1988, Druckerei Henrich, Frankfurt
6. Eschenbruch B (1988) Zur Wirkung natriumhaltiger Mineral- und Heilwässer auf das Blutdruckverhalten. In: Rabast U und Götz ML (Hrsg.) Diätetik, Lebensmittelrecht, Küchenorganisation, Verlag Hygieneplan, Berlin
7. Final Report of the Subcommittee on Nonpharmacological (1986) Therapy of the Joint National Committee on the Detection, Evaluation and Treatment of High Blood Pressur, Hypertension 8:444
8. Grüne Liste, Verzeichnis diätetischer und diätgeeigneter Lebensmittel (1989) Diätverband, Bundesverband der Hersteller von Lebensmitteln für besondere Ernährungszwecke e.V. (Hrsg.) Editio Cantor, Aulendorf
9. Höll K (1979) „Wasser" - Untersuchung-Beurteilung-Aufbereitung-Chemie-Bakteriologie-Virologie-Biologie, 6. Aufl., De Gruyter, Berlin
10. Kluthe R, Kist L (1988) Kochsalzeingeschränkte Kost - eine sinnvolle prophylaktische und therapeutische Maßnahme? In: Rabst U und Götz ML (Hrsg.) Diätetik, Lebensmittelrecht, Küchenorganisation, Verlag Hygieneplan, Berlin
11. Kluthe R, Kist L, Ummehofer C, Brecht P (1989) Müssen natriumhaltige Getränke bei der natriumdefinierten Ernährung berücksichtigt werden? Akt Ernaehr 14:81
12. Kurtz ZW, Al-Bander HA, Morris RC jr. (1987) Effect of sodium chloride and sodium bicarbonate on blood pressure, Kidney int 31:301
13. Quentin KE (1987) Trinkwasser, Mineralwasser, Heilwasser - Gesetzliche Anforderungen und wesentliche Unterscheidungsmerkmale. In: Amrad K et al (Hrsg.) Die Trinkwasserverordnung, 2. Aufl., Schmidt, Berlin
14. Quentin KE (1988) Trinkwasser, Springer, Heidelberg

Kapitel 5

Schädlingsbekämpfung und Pflanzenschutz

M. HOMMES, H. H. HOPPE, F. KLINGAUF,
H. SCHMID, W. WALDHAUER, U. ZELLENTIN

1 Hygiene- und Gesundheitsschädlinge

U. ZELLENTIN

Betrachtet man das Riesenheer von tierischen Organismen, die Feld, Wald und Flur bevölkern, so sind es nur wenige Arten, die in unseren Häusern und Wohnungen unliebsam in Erscheinung treten. Viele davon sind nur zufällige Gäste, die, wie etwa die Nachtfalter vom Licht angelockt, durch geöffnete Fenster hereinfliegen und, wenn sie den Weg ins Freie nicht wiederfinden, ganz schnell zugrunde gehen. Andere dagegen haben sich an ein Leben in menschlichen Behausungen angepaßt, beeinträchtigen unsere Gesundheit und unser Wohlbefinden, schädigen unsere Vorräte an Lebens- und Futtermitteln, zerstören Textilien, Bau- und Möbelholz. Wieder anderen bereitet man ungewollt so gute Lebensbedingungen, daß eine Massenvermehrung eintritt und sonst ganz harmlose oder sogar nützliche Tiere durch ihr Auftreten in großer Zahl zur Plage werden können. Wenn man Schäden und Belästigung im häuslichen Bereich verhüten will, ist die Kenntnis der Lebensweise, daraus resultierende Vorsorge und ständige Wachsamkeit erforderlich. Sollte sich dennoch eine Plage einstellen, so ist das kein Grund, den Kopf zu verlieren. Eine Tilgung ist in jedem Fall möglich, wenn auch nicht immer sofort und auch nicht immer mit einfachen Mitteln. Im folgenden Text wird eine Auswahl von Plageerregern vorgestellt, denen in unserer Region in heutiger Zeit eine gewisse Bedeutung zukommt. Mit der Veränderung der Lebensbedingungen verändert sich auch das Spektrum der Plageerreger, und nur diejenigen mit der größten Anpassungfähigkeit können langfristig ihren Platz im häuslichen Bereich behaupten.
Es ist nicht leicht, eine Einteilung vorzunehmen. Einige Plageerreger werden vom Klima in unseren Wohnungen angezogen und „fühlen“ sich dort ganzjährig wohl. Andere erscheinen zu bestimmten Jahreszeiten. Die Bekämpfungsmittel und -methoden sind nach den Fähigkeiten der Organismen auszuwählen, je nach dem, ob sie nur laufen und kriechen oder auch fliegen können. Bei Insekten mit vollständiger Verwandlung (holometabole Insekten) sind nicht immer alle Stadien lästig oder schädlich, sondern entweder nur die Larven oder nur die Imagines. Larven und Imagines haben bei holometabolen Insekten oft ein derart verschiedenes Aussehen, so daß Laien nicht erkennen können, daß sie lediglich verschiedene Entwicklungsstadien derselben Tierart vor sich haben. Zum Bestimmen der gefundenen Tiere sollte man sich daher an Fachleute wenden. In diesem Beitrag wird mehr auf die Umstände eingegangen, die das Auftreten bestimmter Tierarten innerhalb und im Umfeld von Gebäuden bedingen.

1.1 Kriechende Hygieneschädlinge

1.1.1 Schaben

Schaben sind erdgeschichtlich gesehen sehr alte Insekten. Vor 250 Millionen Jahren lebten in den Steinkohlewäldern bereits ganz ähnliche Arten, wie wir sie auch heute noch antreffen, während sich die Pflanzenwelt völlig verändert hat. Heute leben auf der ganzen Welt ca. noch 3.500 Arten. Fast alle sind Bewohner der Tropen. Nur eine freilebende Art ist in unseren Breiten heimisch. Von diesen 3.500 Arten sind es nur sieben Arten, die sich an ein Leben in menschlichen Behausungen angepaßt haben. Von diesen sieben Arten sind es überwiegend nur zwei, nämlich Blatella germanica und Blatta orientalis, mit denen wir es zu tun haben. Als ihre ursprüngliche Heimat wird Afrika angesehen. Von dort wurden sie vermutlich mit Handelswaren schon zu vorgeschichtlicher Zeit nach Europa eingeschleppt. Heute sind beide Arten weltweit verbreitet.
Blatella germanica, die Deutsche Schabe, wird immer mehr zum bedeutendsten Hygieneschädling in unserer Zeit. Zentralbeheizte Gebäude und der Zugang zu flüssigem Wasser ermöglichen ihr bereits gute Entwicklungsbedingungen. Sie kann sich allein von Papier ernähren und besiedelt daher nicht nur Küchen- und Vorratsräume, sondern auch reine Büroräume. Die Tiere sind nachtaktiv und werden meist erst dann bemerkt, wenn eine Massenvermehrung stattgefunden hat.
Die Deutsche Schabe ist als ausgewachsenes Tier nur 1,0 bis 1,5 cm lang und dorsoventral abgeplattet. So können sich die Tiere in Ritzen von wenigen Millimeter Breite verbergen. Frisch geschlüpfte Jungtiere suchen noch in Spalten von 1/10 mm Breite Unterschlupf. Sie finden also leicht an und in den verschiedensten Gegenständen und Materialien Versteckmöglichkeiten und können so mit Gütern aller Art von Haus zu Haus verfrachtet werden.
Die Deutsche Schabe produziert Gelege von ca. 30 Eiern. Diese Eier sind in einem Kokon eingeschlossen, den das Muttertier fast bis zum Schlüpfen der Jungtiere mit sich herumträgt. Da die Entwicklungsgeschwindigkeit bei Insekten temperaturabhängig ist, lassen sich keine für jeden Befallsort gültigen Entwicklungszeiten angeben. Unter Laborbedingungen bei einer Temperatur von 30 °C dauert bei der Deutschen Schabe die Entwicklung im Ei 17 Tage, die anschließende Larvenentwicklung 40 Tage. Danach ist sie fortpflanzungsfähig. Der Eikokon schützt die sich entwickelnden Larven nicht nur vor mechanischen Einwirkungen und vor Feuchtigkeitsverlust, sondern auch vor chemischen Bekämpfungsmitteln. Man muß daher stets damit rechnen, daß zumindest ein Teil der zum Zeitpunkt einer Bekämpfung sich in den Eikokons entwickelnden Larven noch unversehrt schlüpfen und eine neue Population aufbauen, wenn man nicht zur rechten Zeit eine Nachbekämpfung durchführt. Diese Nachbekämpfung müßte erfolgen, wenn mit Sicherheit anzunehmen ist, daß alle Larven geschlüpft sind, aber noch nicht die Geschlechtsreife erlangt haben. Im Falle der Deutschen Schabe wäre das ca. 6 bis 8 Wochen nach der Erstbekämpfung. Ist man sicher, daß die Gefahr der Neueinschleppung

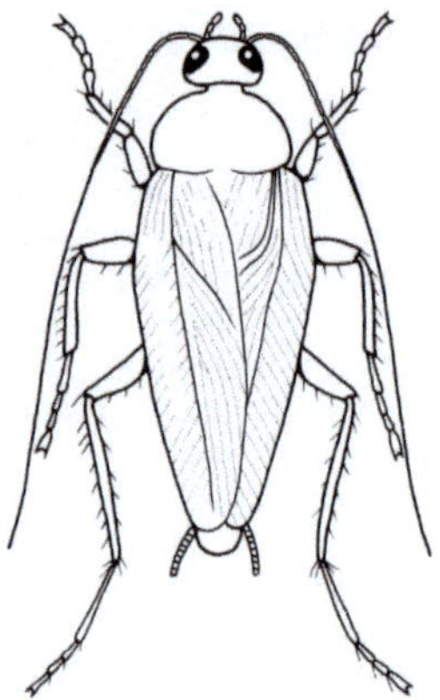

Abb. 5.1 Blatella germanica, Adultstadium. Aus [1]

nicht gegeben ist, reicht die zweimalige Insektizidbehandlung zur restlosen Tilgung des Befalls aus. Besteht jedoch die Gefahr der ständigen Neueinschleppung, sind vorbeugende Bekämpfungsmaßnahmen zu empfehlen, die sich in Abständen von 1/4 Jahr wiederholen sollten. (Abb. 5.1)

Blatta orientalis, die Orientalische Schabe oder auch Küchenschabe, kannten unsere Großeltern besser als wir heute. Sie ist größer und auffallender als die Deutsche Schabe. Das Weibchen ist ungeflügelt und ähnelt damit sehr den älteren Larven. Wie alle Schaben liebt auch die Küchenschabe die Wärme. Ihre Vorzugstemperatur liegt zwischen 20 und 29 °C. Sie verträgt aber ebenso tiefere Temperaturen und vermehrt sich noch bei 15 °C. Sie vermag daher auch in ungeheizten Gebäuden zu überwintern. Heute wird sie zunehmend durch die Deutsche Schabe, Blatella germanica, verdrängt, ist aber bisher keineswegs ausgestorben, sondern immer noch ein ernstzunehmender Hygieneschädling. Man findet sie bevorzugt an Stellen, an denen Lebensmittel lagern oder zubereitet werden. Die Larvenentwicklung im Eikokon dauert bis zu 3 Monaten. Die Nachbekämpfung kann also erst 3 Monate nach der Erstbekämpfung durchgeführt werden. Liegt Mischbefall von Deutschen und Orientalischen Schaben vor, so sind drei Bekämpfungsmaßnahmen notwendig. (Abb. 5.2)

Periplaneta americana, die Amerikanische Schabe, ist bei uns noch nicht heimisch. Bei Reisen in tropische Länder trifft man sie jedoch relativ regelmäßig in den Naß- und Küchenräumen der Hotels. Mit Frachtgut wird sie bei uns hin und wieder durch festgeklebte Eikokons eingeschleppt und muß gelegentlich bekämpft werden. (Abb. 5.3)

Supella longipalpa, die Braunbandschabe, ähnelt in Größe und Habitus der Deutschen Schabe, ist aber wie die Amerikanische Schabe nicht bei uns heimisch. Durch Einschleppung kommt es von Zeit zu Zeit vor, daß sich Populationen aufbauen, die bekämpft werden müssen.

Leucophaea maderae, die Madeiraschabe, ist eine Plage in Mittel- und Südamerika, kommt gelegentlich in Mittelmeerländern vor. Sie ist lebendgebärend. Die großen, auffälligen Tiere werden kaum verschleppt, doch können sich die Kleintiere, die bei oberflächlicher Betrachtung wie Kellerasseln aussehen, im Campinggepäck verkriechen. Solche mitgebrachten Tiere können sich bei uns nicht festsetzen und vermehren.

1.1.2 Silberfischchen

Lepisma saccharina, das Silberfischchen, wird zu den primär flügellosen Urinsekten gerechnet. In geringer Zahl läßt es sich in sehr vielen Häusern und Wohnungen antreffen. Silberfischchen können relativ alt werden. Wenn ein Tier eine Länge von 1 cm erreicht hat, ist es sicherlich bereits 3 Jahre alt. Nach Wasserschäden oder ähnlichen Ereignissen kann es mit mehrjähriger Verzögerung zu einer Massenvermehrung kommen. Im Falle einer Massenvermehrung können

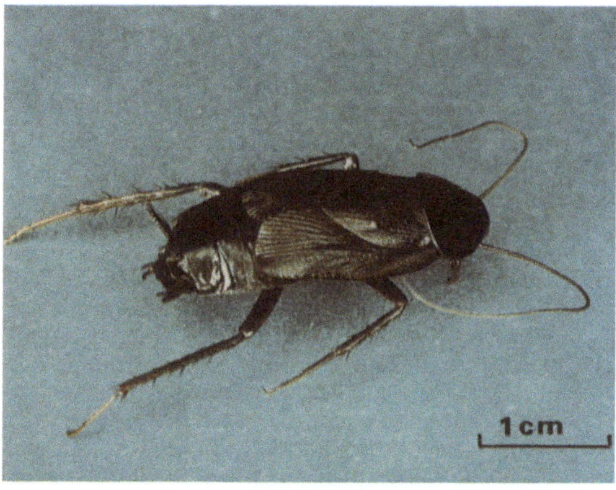

a

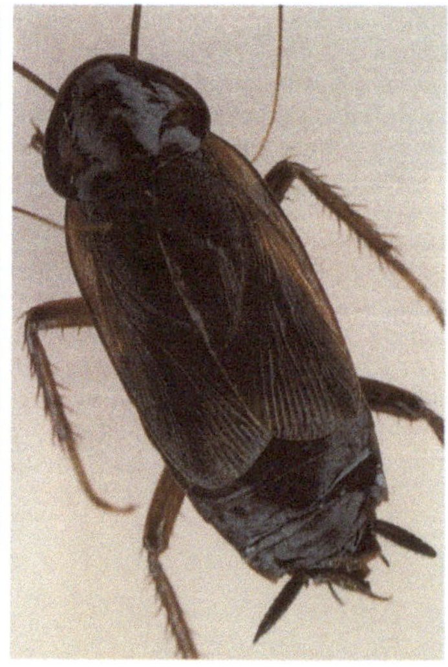

b

Abb. 5.2 Blatta orientalis, a) Seitenansicht, b) Aufsicht. Aus [1]

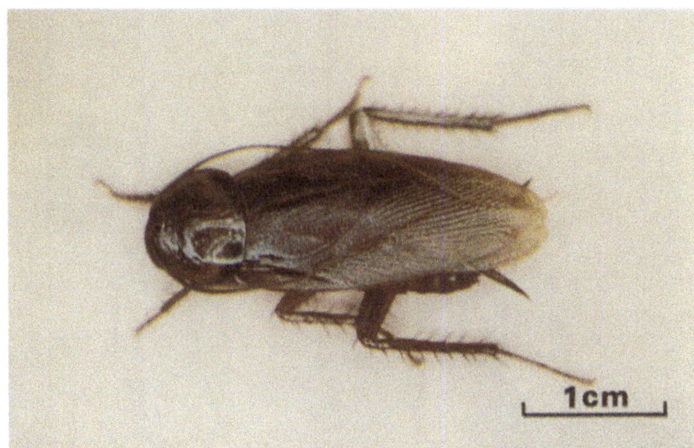

Abb. 5.3 Periplaneta americana, Ansicht von dorsal. Aus [1]

Silberfischchen durch Schabefraß einige Schäden an Textilien, Ölgemälden, Briefmarkensammlungen und anderen Gegenständen anrichten.
Silberfischchen sind nicht als Überträger von Krankheiten bekannt. (Abb. 5.4)

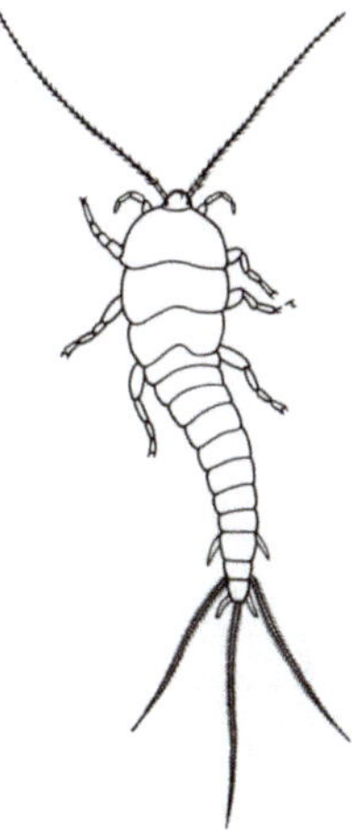

Abb. 5.4 Silberfischchen von ventral, als Schema von dorsal. Aus [1]

1.1.3 Heimchen

Acheta domesticus, das Heimchen, gehört als Grille zusammen mit den Heuschrecken in die Verwandtschaft der Schaben. Es wandert gern in Wohnhäuser ein, wo es sich in Heizungskellern und im Bereich von warmen Versorgungsleitungen festsetzt. Heimchenbefall bleibt aber im allgemeinen nicht lange verborgen, denn die Tiere machen durch laute Zirptöne auf ihre Anwesenheit aufmerksam. In Bäckereien stellen Heimchen Hygieneschädlinge dar, die nicht geduldet werden sollten. In Wohnhäusern verlangt man ihre Beseitigung wegen der nächtlichen Lärmerzeugung.
Von einer Übertragung von Krankheitserregern durch Heimchen wird nicht berichtet. (Abb. 5.5)

1.1.4 Asseln

Asseln gehören nicht zu den Insekten, sondern zu den Krebstieren. Von den außerhalb des Wassers lebenden Landasseln dringen einige Arten auch in Gebäude ein.

Porcellio scaber, die Kellerassel, findet man relativ häufig in Kellern, wie es schon ihr Name andeutet, vorausgesetzt, der Keller ist feucht genug. Asselbefall in Kellern ist daher mehr ein Problem von Altbauten. In kellerlosen Gebäuden, die meist in feuchter Umgebung (Marschland) errichtet werden, dringen die Asseln statt in den Keller in die Wohn- und Geschäftsräume ein. Ihre Anwesenheit in allen Räumen und zwischen den Auslagen in Schaufenstern wird als ekelerregend empfunden. Alle Asseln sind nicht auf das Biotop innerhalb von Gebäuden angewiesen. Die große Mehrheit dieser Tiere lebt außerhalb von Gebäuden unter Steinen und Platten und in Erdhöhlen. Auch an den Wänden von Kanalisationsschächten halten sich Asseln häufig auf. Die Bekämpfung einer Asselplage ist nicht einfach. Viele Insektizide sind gegen Asseln wirkungslos, da Asseln eben keine Insekten sind. Mit den modernen Pestiziden sollen schließlich nicht wahllos sämtliche Lebewesen, sondern gezielt nur ganz bestimmte getroffen werden. Ohne Anwendung von Pestiziden kann man Asselbefall verringern, indem man künstliche Verstecke mit Futter anbietet, etwa einen feuchten Wischlappen, unter den einige Scheiben einer rohen Kartoffel liegen, an denen sich die Asseln dann versammeln können. Die Ansammlungen kann man aufkehren und entweder vernichten oder wieder aussetzen. (Abb. 5.6)

Oniscus asellus, die Mauerassel, lebt ähnlich wie die Kellerassel. Körnung und Färbung des Panzers unterscheidet sie von der Kellerassel, im Umriß weist sie ebenfalls Eiform auf. Die Mauerassel tritt etwas weniger häufig auf als die Kellerassel, ist aber keineswegs als selten zu bezeichnen. Um eine durch Mauerasseln verursachte Plage zu beherrschen, hat man die gleichen Probleme wie bei der Kellerassel.

Metoponorthus pruinosus ist eine Landassel, die selten anzutreffen ist. Dennoch kann auch sie gelegentlich zu einer Hausplage werden. Die betroffenen Hausbewohner tröstet es wenig, wenn sie erfahren, daß sich in

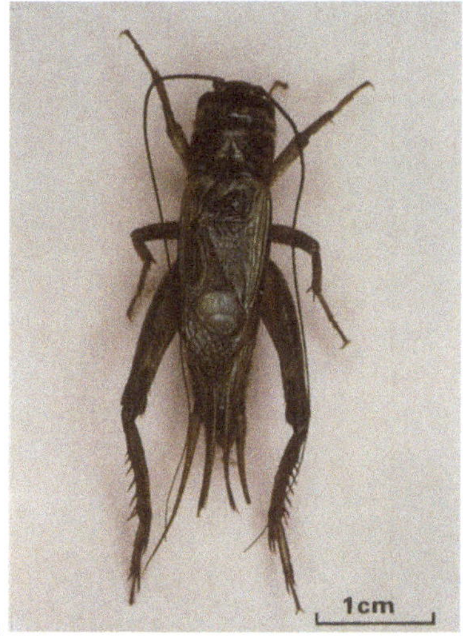

a

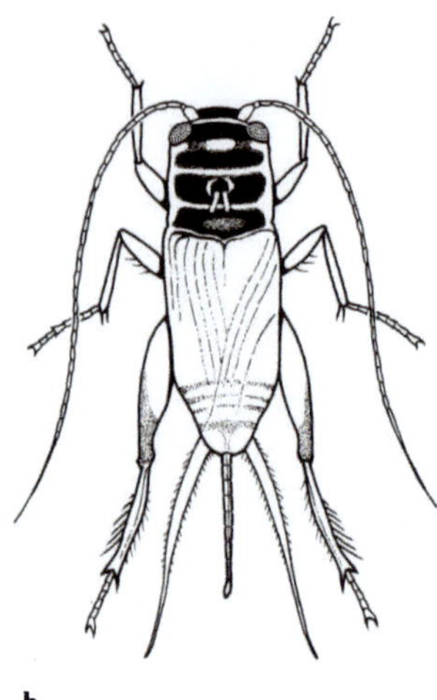
b

Abb. 5.5 Heimchen a) von dorsal und b) als Schema. Aus [1]

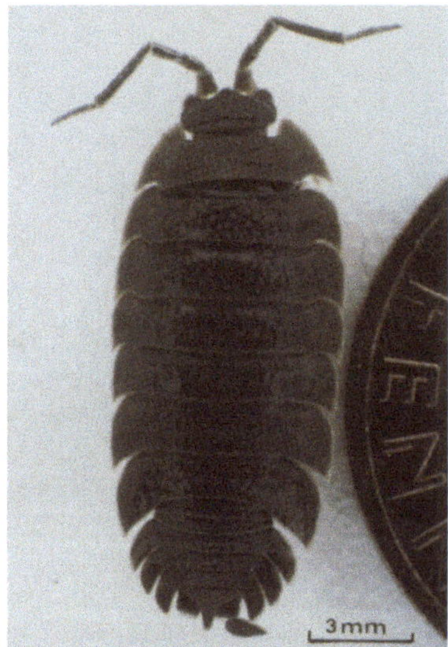

a

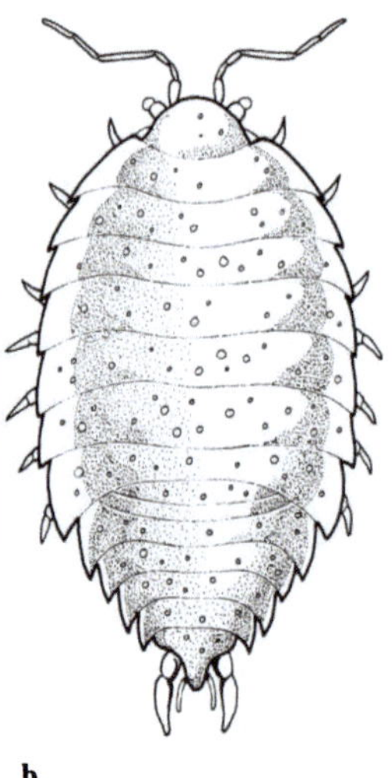
b

Abb. 5.6 Kellerassel (Porcellio scaber) a) von dorsal und b) als Schemazeichnung. Aus [1]

ihrem Lebensbereich eine zoologische Rarität breitmacht. In einem solchen Fall sollte man sich die Mühe des Anködern und Wiederaussetzens der Tiere machen. Die Färbung dieser Assel ähnelt der der Kellerassel, ihr Umriß ist aber nicht eiförmig. Sie wirkt außerordentlich schlank, da die Körperseiten mehr oder weniger parallel verlaufen.

1.2 Fliegen

Seit der Mensch Viehzucht betreibt, findet die Stubenfliege (Musca domestica) im Dung der Haustiere die idealen Bedingungen für eine Massenvermehrung. In landwirtschaftlich genutzten Gebieten muß daher mit einem Zuflug von Stubenfliegen immer gerechnet werden. Zur Eiablage sucht die Fliege Dung und Fäkalien auf, zur Nahrungsaufnahme unsere zucker-, und eiweißhaltigen Nahrungsmittel. Dabei kann sie mit den Fäkalien ausgeschiedene Krankheitserreger (Bakterien, Wurmeier) auf unsere Lebensmittel übertragen und zur Verbreitung von Darmerkrankungen beitragen. Aus diesem Grunde sollte man Stubenfliegen in großer Zahl innerhalb der Wohnung nicht dulden. Ihrem Eindringen in die Wohnräume kann man durch Fliegenfenster vorbeugen. Zum Bekämpfen bereits eingedrungener Fliegen werden verschiedene chemische Bekämpfungsmittel angeboten, die jedoch streng nach der Gebrauchsanweisung angewendet werden sollen, da man sonst neue Gefahren für die Gesundheit heraufbeschwört. Stalldung begünstigt die Massenvermehrung von noch einigen weiteren Fliegenarten, darunter auch den Wadenstecher.

Musca domestica, die Stubenfliege, setzt mit jedem Gelege zwischen 120 und 200 Eier und während ihres Lebens (etwa 4 Wochen) 600 bis 1.000 Eier ab. Die weitere Entwicklung ist temperaturabhängig. Bei Zimmertemperatur schlüpfen die Larven nach 1 bis 2 Tagen, machen eine Larvenzeit von etwa 7 Tagen durch, verpuppen sich anschließend, verharren noch einige Tage (3 bis 7) in der Puppenruhe, ehe sie als fertige Fliege in Erscheinung treten. Bei günstigen Voraussetzungen sind nach 14 Tagen, von der Eiablage an gerechnet, von der neuen Fliegengeneration bereits wieder Eier abgelegt worden. Bei unserem Klima schafft es die Stubenfliege, acht Generationen im Jahr auszubilden. Die Larve der Fliege wird Made genannt und ist relativ ungegliedert. Sie besitzt weder einen deutlich abgesetzten Kopf noch Gliedmaßen. Dieser Bau ist eine Anpassung an ihre Lebensweise. Als Larve ist die Fliege Allesfresser. Maden der Stubenfliegen sind gefunden worden in Exkrementen von Säugetieren, Kompost, Aas, Wunden, Gelegen der Wanderheuschrecke, Bienenstöcken, Uferschwalbenkolonien, Schnecken. Als Hauptmedium für die massenhafte Larvenentwicklung muß der Dung von Haustieren angesehen werden. Wenn verschiedener Dung zur Wahl steht, wird Schweinedung für die Eiablage bevorzugt. Aus 1 kg Schweinemist oder -gülle können 15.000 Fliegen schlüpfen, aus 1 kg Pferdemist nur 5.000 bis 8.000. Die optimale Temperatur für die Larvenentwicklung liegt bei 33 bis 35 °C. Kurz vor der Verpuppung bevorzugen Stubenfliegen eine Temperatur um 15 °C. Die Larve häutet sich dreimal. Die letzte Larvenhaut bildet sich zur Puppenhülle um, dabei verkürzt sie sich und nimmt die charakteristische Tönnchenform an. Die Puppenruhe dauert 3 bis 26 Tage, je nach Temperatur. Aus der Puppe schlüpft eine Fliege, die zunächst noch weich ist. Erst nach einigen Stunden ist sie voll ausgefärbt und erhärtet. Die Größe der fertigen Fliege hängt von den Bedingungen ab, unter denen die Larve herangewachsen ist. Die Körperlänge kann daher zwischen 4,5 und 9 mm schwanken. Auch die Zwergformen sind fortpflanzungsfähig und legen Eier. Männchen und Weibchen sehen etwas verschieden aus. Abgesehen von der schlankeren Körperform des Männchens zeigt dieses auch einen breiteren Zwischenraum zwischen den Augen. Bei freilebenden Populationen soll es einen sehr hohen Anteil von Zwittern (3,7 %) geben, die dann Merkmale beider Geschlechter aufweisen.

Durch Untersuchungen des Kropfinhaltes der Stubenfliege hat man herausgefunden, daß die Nahrung zu 90 % aus verschiedenen Zuckern besteht. Sie nehmen also kaum Eiweißstoffe auf. Die Eiweißstoffe für die Dotterproteine müssen sie demnach noch vom Larvenstadium her gespeichert haben. Die Vorfahren unserer heutigen Stubenfliegen, die schon zu Zeiten gelebt haben, zu denen es noch keine Menschen gab, müssen deshalb zur Nahrungsaufnahme Blüten besucht haben. Die heutigen sind so sehr auf menschliche Nahrungsmittel spezialisiert, daß sie Blüten nicht mehr aufsuchen. In diesem Verhalten liegt das hygienische Problem. Zur Nahrungsaufnahme besuchen die Fliegen unsere Speisen, zur Eiablage Kot von Säugetieren. Da eine Fliege recht stark beborstet ist, haftet stets etwas vom belaufenen Medium am Fliegenkörper.

Sie kann also alle im Kot vorkommenden Bakterien, Viren, Wurmeier usw. übertragen.

Die Fliegen haben in der Natur eine Menge Feinde. Sie selbst werden von Kröten und Vögeln gefressen, ihre Larven oft von anderen Fliegen (z. B. Muscina stabulans) oder Ameisen. Einige parasitische Gallwespen legen ihre Eier in die Maden der Stubenfliege und die schlüpfenden Larven fressen diese dann von innen her auf. Der größte Feind ist ein Pilz (Empusa

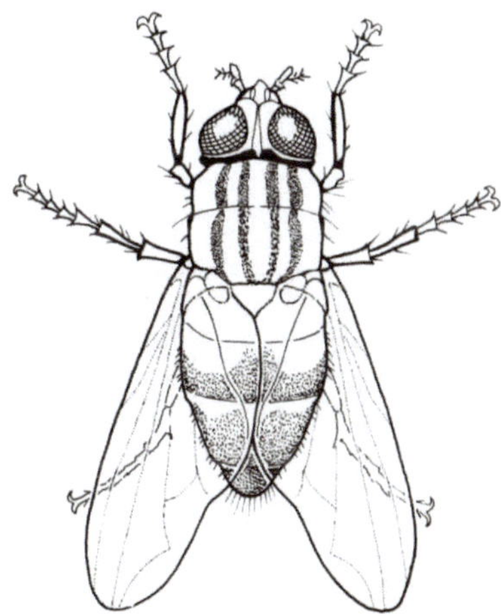

Abb. 5.7 Schemazeichnung der adulten Stubenfliege (Musca domestica) von dorsal. Aus [1]

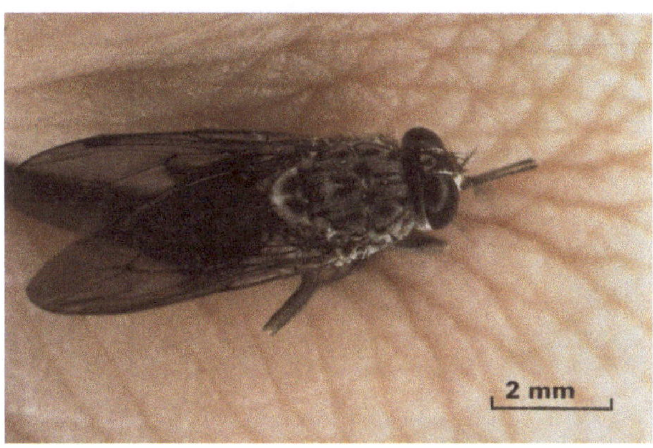

Abb. 5.8 Makroaufnahme eines Wadenstechers (Stomoxys calcitrans) auf menschlicher Haut. Aus [1]

muscae). In feuchten Sommern befällt er die Fliegen, entwickelt sich in ihren Organen und bricht dann als weißer Pilz an den Gelenkhäuten hervor, wo die Sporen für einen neuen Befall entlassen werden.
Wie aus dem Lebenslauf der Stubenfliege zu ersehen ist, fliegt sie das ganze Jahr über, nur eben in verschieden großer Anzahl. Die Entfernung, die Fliegen allgemein zurücklegen können, ist sehr unterschiedlich. Für Musca domestica wird als größte Entfernung 19 km angegeben. Auch wenn im direkten Wohnumfeld kein Bauernhof mit Viehhaltung vorkommt, braucht man sich deswegen über das Auftreten von Stubenfliegen nicht zu wundern. Fliegen können übrigens von anderen flugunfähigen Organismen als Transportmittel benutzt werden, z. B. von Bücherskorpionen oder bestimmten Milben. (Abb. 5.7)

Stomoxys calcitrans, der Wadenstecher, ist eine blutsaugende Fliege und sticht Haustiere wie Rinder und Pferde bevorzugt in die Bauchregion. In landwirtschaftlichen Haushalten dringt diese Fliege nicht selten auch in die Wohnräume ein und sticht die Bewohner. Auch der Wadenstecher kann Überträger von Krankheitserregern sein und sollte nicht geduldet werden. (Abb. 5.8)

Fannia canicularis, die Kleine Stubenfliege, kommt gern in die Gebäude. Sie hat eine ähnliche Farbe wie Musca domestica, ist aber etwas kleiner (4 bis 7 mm). In der Wohnung unterscheidet sie sich von Musca domestica vorwiegend in ihrem Verhalten. Sie führt um an der Decke hängende Gegenstände (Lampen) charakteristische ruckartige Tanzflüge aus. Sonst weicht sie in ihrer Lebensweise kaum von der großen Stubenfliege ab.
Die Eier werden bevorzugt an faulendem Pflanzenmaterial abgelegt. Die Larven sind äußerlich nicht so glatt wie die von Musca domestica und weisen an jedem Segment borstige Anhänge auf. Sie ernähren sich nicht ausschließlich von faulendem Pflanzenmaterial, sondern fallen auch über andere Organismen z. B. andere Fliegenlarven her und verspeisen sie. Als Puppenhülle dient wie bei der Musca domestica die letzte Larvenhaut. (→ Tiere als Pflanzenschädlinge 5.3)

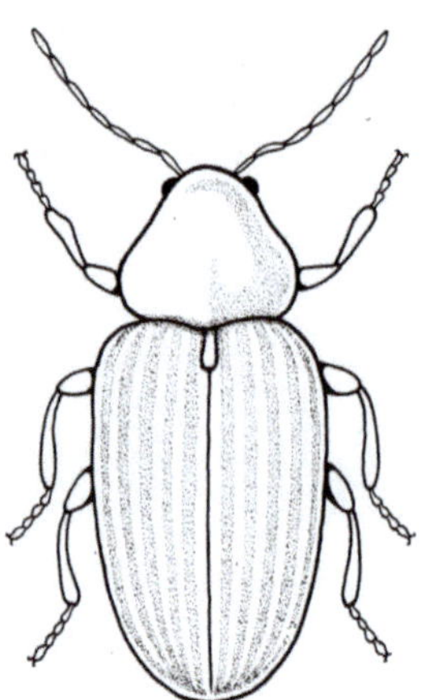

Abb. 5.9 Schemazeichnung des Brotkäfers (Stegobium paniceum) von dorsal. Aus [1]

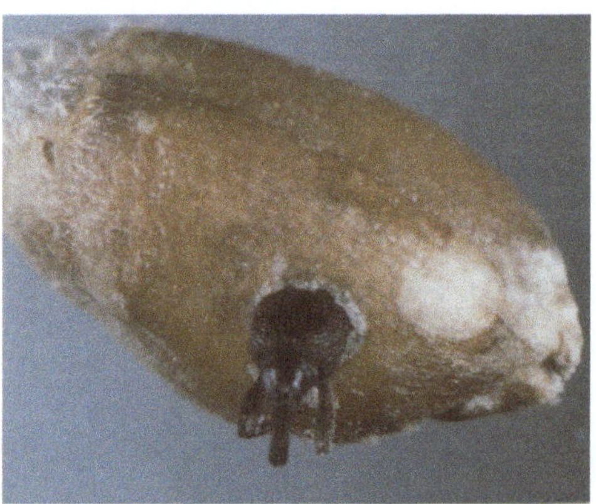

Abb. 5.10 Sitophilus granarius; Adulter Käfer beim Verlassen eines Getreidekorns. Aus [1]

1.3 Vorratsschädlinge

Lebensmittelvorräte sollten regelmäßig kontrolliert werden. Getreideerzeugnisse, Mehl und Teigwaren, Gewürze, Tees usw., die lange Zeit ungestört lagern, können leicht das Medium für die Massenvermehrung von verschiedenen Organismen werden. In den meisten Fällen sind es Larven und Imagines von Käfern, die in oder auf Vorräten leben. Auch Mottenraupen und Staubläuse sind nicht selten.

1.3.1 Käfer

Stegobium paniceum, der Brotkäfer, tritt in Haushalten relativ häufig auf. Die Larven der Käfer bohren in festen Lebensmitteln (Back- und Teigwaren, Trokkengemüse, ganzen Getreidekörnern, usw.), können sich außerdem in Mehl und vermahlenen Produkten sowie auch in Gewürzen entwickeln. Die Käfer selbst sind gute Flieger, orientieren sich zum Licht hin und erscheinen daher oft an Stellen, die vom Ort ihrer Larvenentwicklung entfernt liegen. Bei der Bekämpfung des Befalls wird es daher häufig nicht ausreichen, die befallenen Vorräte zu beseitigen und den leeren Vorratsschrank zu entwesen, sondern man muß den gesamten Vorratsraum und eventuell auch angrenzende Räume mitbehandeln, um die herumirrenden Käfer zu erfassen. Der Brotkäfer ist ein gefürchteter Vorratsschädling und seine Bekämpfung sollte daher sehr sorgfältig durchgeführt werden. Für seine Entwicklung benötigt der Brotkäfer keine großen Vorratsmengen. Es sollten daher auch Reste und Tierfutter (Hundekuchen, Vogelfutter, Ratten- und Mäuseköder) auf Befall untersucht werden. (Abb. 5.9)

Tribolium castaneum, der Rotbraune Reismehlkäfer, entwickelt sich erfolgreich noch in sehr kleinen Vorratsportionen und tritt daher in Haushalten relativ häufig auf. Für die Larvenentwicklung wird eine Mindesttemperatur von 22 °C benötigt. Kühle Lagerung von Vorräten schützt daher vor dem Befall mit diesem Vorratsschädling. Die Käfer selbst können 3 bis

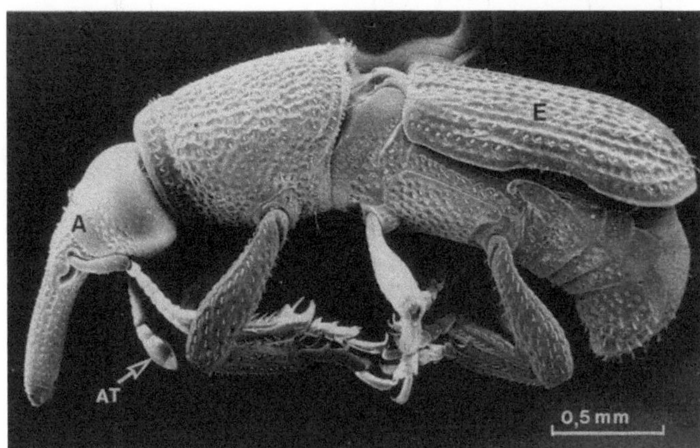

Abb. 5.11 Rasterelektronenmikroskopische Aufnahme von Sitophilus granarius in Seitenansicht; A: Auge, AT: Antennen, E: Elytren (= Vorderflügel). Aus [1]

3 1/2 Jahre alt werden. Larvenhaltige Vorräte sollten vernichtet und die herumirrenden Käfer und Larven durch Insektizidbehandlung abgetötet werden. Die Käfer sind zwar flugfähig, haben aber keine Neigung zum Fliegen. Dafür führen sie Wanderungen durch und man kann sie dann in Schubladen und Schränken anderer Räume und Gebäudegeschosse wiederfinden. Zeitweilig fallen sie in Thanatose und erwecken den Eindruck, als seien sie abgestorben.

Sitophilus granarius, der Kornkäfer, ist ein gefürchteter Schädling in Getreidevorräten im landwirtschaftlichen Betrieb. Sind die vorhandenen Getreidekörner nahezu leergefressen, begeben sich die Käfer auf Wanderschaft und befallen dann in Massen auch Wohnräume, wenn sie sich mit dem befallenen Getreidelager unter einem Dach befinden. (Abb. 5.10, 5.11)

Sitophilus oryzae, der Reiskäfer, befällt nicht nur Reis, sondern auch andere Getreidearten. In Gegensatz zu seinem Verwandten, dem Kornkäfer, Sitophilus granarius, ist der Reiskäfer flugfähig und befällt das Getreide bereits auf dem Feld. Nach den Erfahrungen werden die Käfer mit Produkten des „biologischen" Anbaus vermehrt eingeschleppt. (Abb. 5.12)

Sitophilus zea-mays, der Maiskäfer, ist ein Siloschädling und spielt in Haushalten keine Rolle.

Tenebrio molitor, der Mehlkäfer, fliegt gelegentlich zu und kann innerhalb des Hauses an Vorräten Eier ablegen. In Getreidelagern landwirtschaftlicher Betriebe sind seine Larven häufig anzutreffen. Seine Larven, die Mehlwürmer, werden als Tiernahrung gehandelt. Entkommen solche Mehlwürmer und verpuppen sich innerhalb der Wohnung, so treten Mehlkäfer gelegentlich auch in städtischen Wohnungen auf. In geringer Individuenzahl können sich die Larven auch in alten Vogelnestern entwickeln.
Der Mehlkäfer kann eine Reihe von Krankheitserregern auf den Menschen übertragen. (Abb. 5.13)

Tenebrio mauretanicus, der Getreidenager, tritt in Haushalten nur ausnahmsweise auf. Er ist vor allem ein Schädling der großen Silos.

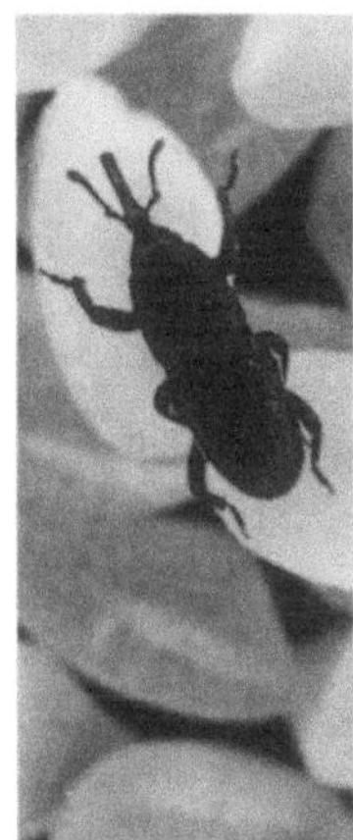

Abb. 5.12 Sitophilus oryzae von dorsal. Aus [1]

Oryzaephilus surinamensis, der Getreideplattkäfer, kann bei uns im Freiland nicht dauerhaft überleben. Schon Temperaturen von + 4 °C töten alle Stadien dieses Organismus ab, wenn sie mehrere Wochen andauern. Die Larven dieser Käfer können sich in den verschiedensten Getreideprodukten entwickeln. Daher sollten alle Vorräte auf Befall überprüft werden. Für ihre Entwicklung brauchen die Larven keine großen Vorratsmengen. Deswegen ist dieser Vorratsschädling auch in normalen Haushalten sehr verbreitet. Befallene Vorräte sollte man aussortieren und vernichten. (Abb. 5.14)

Oryzaephilus mercator, der Erdnußplattkäfer, ist dem Getreideplattkäfer, Oryzaephilus surinamensis, sehr ähnlich. Er schädigt aber vorzugsweise ölhaltige Pflanzenprodukte. Auch er ist außerordentlich kälteempfindlich. In privaten Haushalten wird er sehr viel seltener angetroffen als Oryzaephilus surinamensis.

1.3.2 Motten

Mottenfalter verursachen keine Schäden, wohl aber ihre Raupen. Neben den Mottenarten, die Vorräte schädigende Raupen besitzen, gibt es auch solche, die

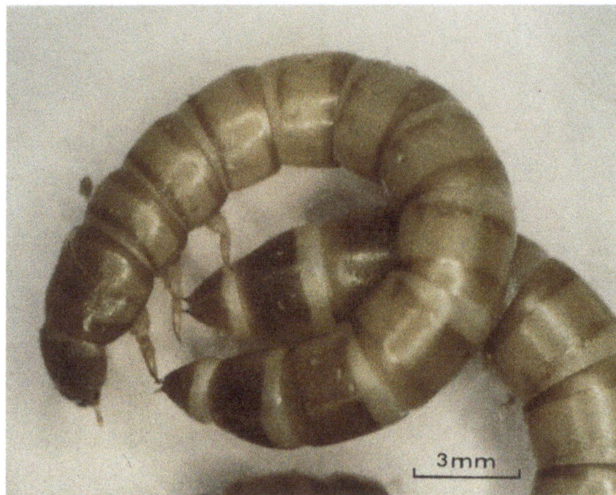

a

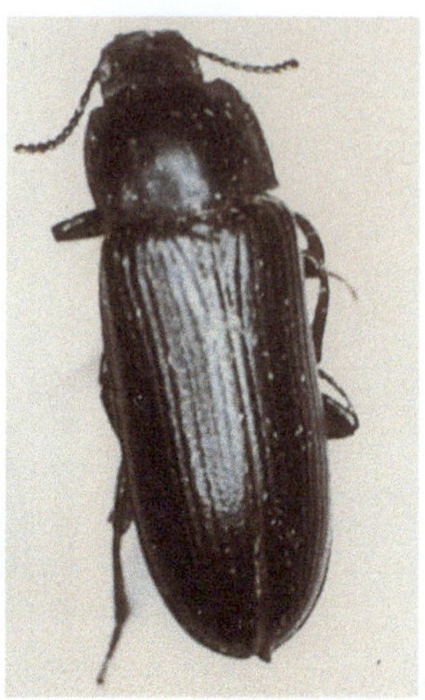
b

Abb. 5.13 Tenebrio molitor; a) Larve, b) Adultform. Aus [1]

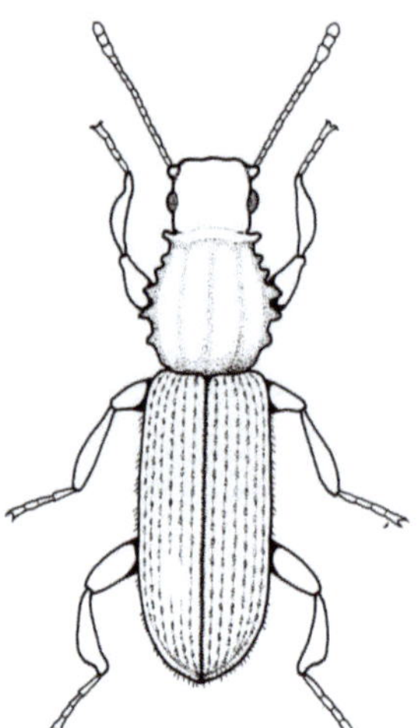

Abb. 5.14 Oryzaephilus surinamensis von dorsal. Aus [1]

Materialien schädigen. Motten und ihre Raupen finden daher auch bei den Materialschädlingen Erwähnung.

Plodia interpunctella, die Dörrobstmotte, läßt sich als Falter relativ leicht identifizieren. Wenn sie ihre farbigen Flügelschuppen nicht vollständig abgeflogen hat, sind die Vorderflügel am Ansatz hell und ab der Mitte zur Spitze hin auffällig dunkel gefärbt. Von den Mottenweibchen werden Eier nicht nur an Trockenobst, sondern an den verschiedensten Vorräten abgelegt. Die Farbe der Raupe wird offenbar von der Art des Fraßsubstrates beeinflußt. Man findet daher rein weiße, gelbliche, rosa oder grünliche Raupen. Die Raupen spinnen stark, besonders dann, wenn sie sich zu verpuppen beginnen. Für das Anlegen der Puppenwiege suchen sie Ritzen und Spalten auf. Bekämpfungsmaßnahmen, die gegen die herumfliegenden Motten gerichtet sind, schädigen die versteckt angebrachten, stark eingesponnenen Puppen in der Regel nicht, so daß nach kurzer Zeit erneut Mottenflug auftritt. Zur Tilgung des Befalls ist es daher nicht nur erforderlich, die von Raupen befallenen Produkte und die umherfliegenden Falter zu vernichten, sondern auch Ecken, Ritzen und die Unterseite von Regalen ganz gezielt nach Puppen abzusuchen, um sie dann mechanisch zu zerstören. (Abb. 5.15)

Ephestia elutella, die Kakaomotte, ist keineswegs ein exotisches Tier, sondern ein Vertreter unserer heimischen Fauna. Sie hat daher noch weitere deutsche Namen wie Heumotte, Speichermotte, Kiefernsamenzünsler und andere. Berüchtigt geworden ist sie durch die Schäden, die ihre Raupen in Schokoladefabriken angerichtet haben. Aber auch außerhalb solcher Fabriken findet sie vielfältige Entwicklungsmöglichkeit. Im Freien entwickelt sie sich in Heuschobern, Strohdächern und anderen vegetabilischen Substanzen. Neubefall kann daher nicht nur durch Verschleppen von befallenen Vorräten ausgelöst werden, sondern auch durch Zuflug von Faltern. Ephestia elutella überwintert als Raupe. Für eine Bekämpfung von Befall in Haushalt und Vorratslagern gilt das Gleiche wie für die Dörrobstmotte. Mit Raupen befallene Vorräte sind zu beseitigen und im Umfeld der befallenen Vorräte muß nach Puppen gesucht werden. Auch bei dieser Art sind die Puppen dicht eingesponnen.

Ephestia kühniella, die Mehlmotte, ist eine eingeschleppte Art, seit mehr als 100 Jahren aber als eingebürgert zu betrachten. Die Mehlmotte ist überwiegend ein Schädling der Mühlenbetriebe, wo sie durch die Spinntätigkeit ihrer Raupen für technische Störungen sorgt. In privaten Haushalten ist die Mehlmotte weniger ein Problem als die beiden vorgenannten Mottenarten. Mühlenbetriebe müssen zur Bekämpfung der Mehlmotte alle paar Jahre aufwendige Begasungsmaßnahmen durchführen lassen. (Abb. 5.16)

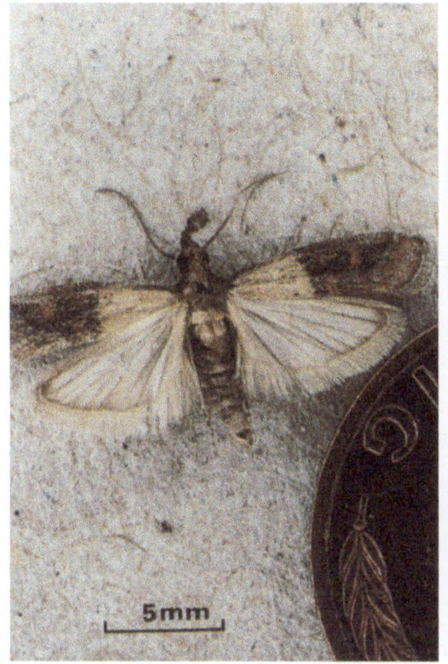

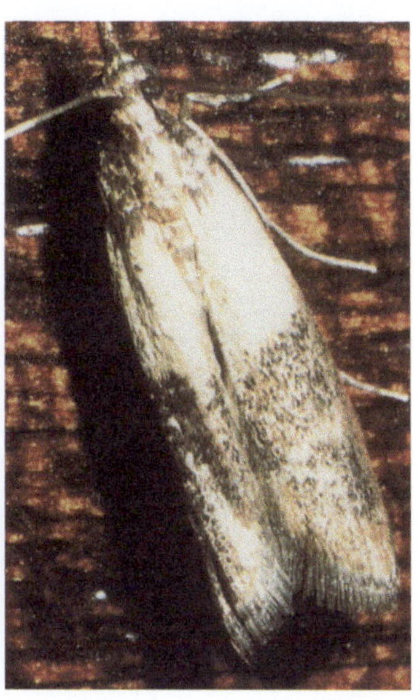

Abb. 5.15 Plodia interpunctella; a) mit ausgespannten Flügeln, b) in Ruhestellung. Aus [1]

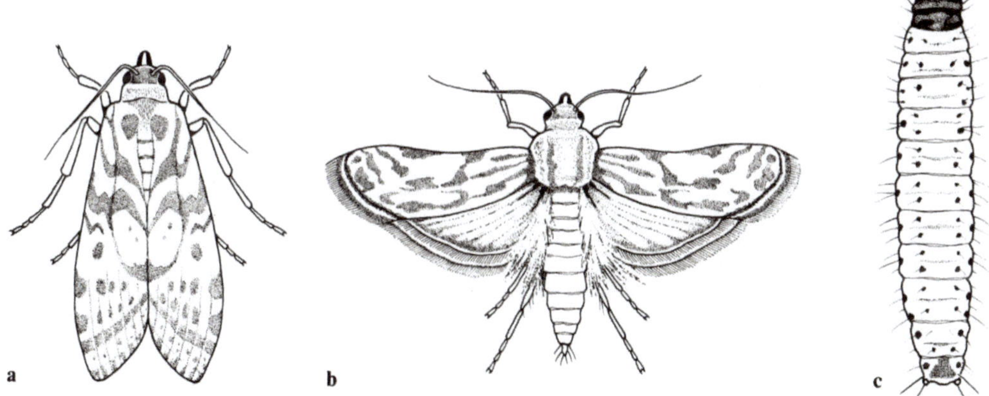

Abb. 5.16 Ephestia kühniella; a) und b) Adultform, c) Larve. Aus [1]

1.4 Blutsauger

1.4.1 Flöhe

Pulex irritans, der Menschenfloh, ist bei unserem heutigen Hygienestandard zu einer zoologischen Rarität geworden. Fugenlose Fußböden und der Gebrauch von Staubsaugern führten für den Floh zu ungünstigen Lebensbedingungen. Trotzdem können Flöhe noch immer zur Plage werden. Katzen-, Hunde- und Vogelflöhe ersetzen den Menschenfloh. Besonders nach längerem Fasten, beim Menschenfloh bis zu 6 Monaten, kommt es zu einem Wirtswechsel. Da Flöhe sich leicht bei der Mahlzeit stören lassen, finden sich meist mehrere Stiche in unmittelbarer Nachbarschaft („breakfeast, lunch, tea"). (Abb. 5.17)
Die Flöhe leben nicht dauernd auf ihrem Wirt, sondern an dessen Nist- oder Schlafplatz, wo sich auch die Larven entwickeln. Durch regelmäßige Säuberung der Schlafplätze von Hunden und Katzen kann man die Vermehrung von Hunde- und Katzenflöhen unterbinden. Vogelflohplagen, die gewöhnlich im Frühjahr auftreten, kann man vorbeugen, indem man im Herbst alle erreichbaren Vogelnester am Haus und im Garten entfernt oder mit Insektiziden behandelt, um die darin befindlichen Flohlarven abzutöten.
Flöhe können bei Mensch und Tier als Krankheitsüberträger eine Rolle spielen. Erinnert sei hier nur an die Übertragung der Pest auf den Menschen durch den Rattenfloh.
Für das Bestimmen von Flöhen benötigt man optische Hilfsmittel. Eine einfache Lupe ist nicht immer ausreichend. Man sollte sich daher gefangene Flöhe bestimmen lassen.

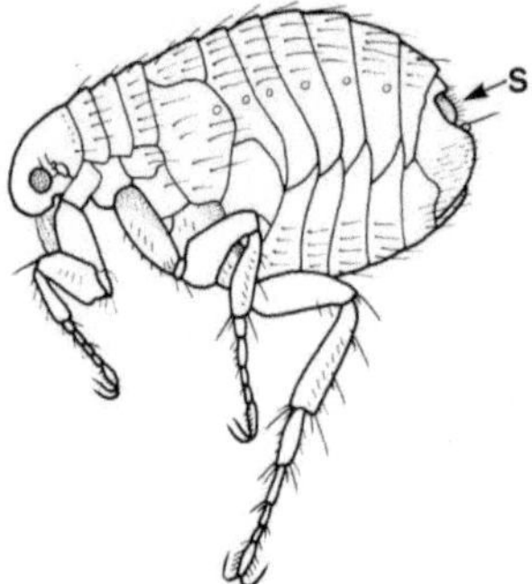

Abb. 5.17 Pulex irritans, Schemazeichnung; S: Sensilium, P: Pegidialplatte. Aus [1]

Es ist leichter, einer Flohplage vorzubeugen, als sie zu bekämpfen.

Ctenocephalides felis, der Katzenfloh, ist in heutiger Zeit in Wohnungen die dominierende Flohart geworden. Die zunehmende Ausstattung der Wohnungen mit Teppichboden begünstigt die Entwicklung des Katzenflohs. Die meisten der in Wohnungen gehaltenen Hunde werden heute statt vom Hundefloh vom Katzenfloh geplagt. Auch wenn die Katzen- oder Hundehaltung beendet wird, setzt sich die Entwicklung des Katzenflohs in einer mit Teppichboden ausgestatteten Wohnung fort. Nachmieter von Tierhaltern haben dann unter den zurückbleibenden Flöhen sehr zu leiden. Um die Plage zu beenden, ist eine gründliche Wohnungsentwesung erforderlich.

Ctenocephalides canis, der Hundefloh, entwickelt sich und lebt an Schlafplätzen von Hunden, also in Hundehütten, Hundekörbchen usw. Kehrt der Hund regelmäßig an diesen Platz zurück, ernähren sich die Flöhe vom Blut dieses Hundes. Wird der Hund abgeschafft oder wird er auf Reisen mitgenommen, sein Schlafplatz aber nicht gereinigt, hungern die dort lebenden und schlafenden Flöhe einige Zeit und begeben sich dann auf Wanderschaft. Hungernde Hundeflöhe fallen jeden Warmblüter an. Auf den Menschen treffen sie jedoch am ehesten. Regelmäßiges Warten von Hundehütten und -körbchen verhindert Hundeflohplagen. (Abb. 5.18)

Ceratophyllus-Arten, alles Vogelflöhe, entwickeln sich in Vogelnestern. Die Flöhe überwintern in den Nestern als Larven und Puppen. Bei warmen Wetter im Frühjahr schlüpfen die Flöhe und verlassen die Nester auf der Suche nach einem Blutspender. Nicht selten fallen sie dabei den Menschen an und dringen sogar in seine Wohnungen ein. Nehmen die Vögel das Brutgeschäft wieder auf, läßt der Angriff auf den Menschen nach. Entfernung oder Entwesung von leeren Vogelnestern am Haus und im Garten im Spätherbst verhindern Vogelflohplagen im Frühjahr. (Abb. 5.19)

Archaeopsylla erinacei, der Igelfloh, kann gelegentlich auch eine Flohplage beim Menschen auslösen. Bei der heutigen Verkehrsdichte werden Igel relativ häufig überfahren. Die Flöhe des verunglückten Igels sind dann genötigt, einen anderen Blutspender zu finden. Wenn kein anderer Igel in der Nähe lebt, werden andere Warmblüter, darunter auch der Mensch, ersatzweise befallen.

Nosopsyllus fasciatus, der Europäische Rattenfloh, bevorzugt als Blutspender ausgesprochen Ratten und Mäuse und sticht den Menschen nur sehr selten. Nach intensiven Bekämpfungsmaßnahmen gegen Ratten und Mäuse kann es aber doch vorkommen, wenn die bevorzugten Blutspender nicht mehr erreichbar sind. Auch der Europäische Rattenfloh ist wie der Pestfloh, Xenopsylla cheopis, in der Lage, Pesterreger auf den Menschen zu übertragen. Der Pestfloh kommt bei uns nicht vor, kann aber mit Ratten aus den Tropen auf Schiffen in Hafenstädte eingeschleppt werden.

1.4.2 Wanzen

Cimex lectularis, die Bettwanze, spielt bei unserem hohen Hygienestandard keine große Rolle mehr, wird aber gelegentlich noch angetroffen. Sie findet sich hauptsächlich in menschlichen Behausungen, wird aber auch in Stallungen angetroffen. Sie ist 4 bis 5 mm

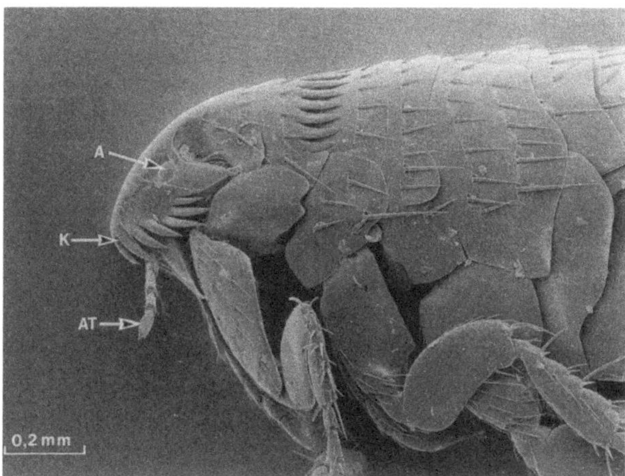

Abb. 5.18 Ctenocephalides canis (REM-Aufnahme); A: Auge, AT: Antenne, K: Borstenkämme. Aus [1]

lang, dorsoventral abgeplattet und kommt tagsüber verborgen, nachts zur Blutmahlzeit bei Mensch und Tier.
Stiche der Bettwanzen führen zu stark juckenden Hauterscheinungen mit Quaddeln. Eine weitergehende Bedeutung als Überträger von Krankheiten kommt ihnen nicht zu.
Die Bekämpfung von Bettwanzen überläßt man am besten einem Fachmann. (Abb. 5.20)

Oeciacus hirundinis, die Schwalbenwanze, sticht gelegentlich auch den Menschen. Diese Wanzen leben in Schwalbennestern, wo sie an den Jungschwalben Blut saugen. Sind diese flügge und verlassen das Nest, hungern die Wanzen eine Zeitlang und begeben sich dann auf die Suche nach neuen Blutspendern. Dabei dringen sie in Wohnräume ein und stechen auch Menschen.

1.4.3 Lausfliegen

Lausfliegen sind blutsaugende Parasiten in Nestern bestimmter Vögel und im Fell von Huftieren. Einzelindividuen dieser Fliegen setzen sich gelegentlich auch am Menschen fest und stechen ihn. Die Stiche gehen mit starkem Juckreiz einher und sind sehr schmerzhaft.

Crataerina pallida, die Mauerseglerlausfliege, belästigt und schädigt insbesondere die Brut von Mauerseglern. Wenn die jungen Mauersegler verenden oder ausfliegen, bleiben die Lausfliegen im Nest zurück und müssen sich nach anderen Blutspendern umsehen, dabei dringen die flugunfähigen Fliegen in Gebäude ein und befallen sich darin befindende Menschen. Das Dulden von Mauerseglernestern ist daher für die Bewohner nicht unproblematisch.

Lipoptena cerva, die Hirschlausfliege, dringt nicht aktiv in Gebäude ein, sondern befällt den Menschen bei Spaziergängen im Grünen. Die Hirschlausfliege kann man sich nicht nur im Wald aufsammeln, sondern auch in Obstbaumanlagen. Den besten Halt finden diese ebenfalls flugunfähigen Fliegen im Kopfhaar des Menschen. (Abb. 5.21)

Hippobosca equina, die Pferdelausfliege, wechselt von Pferd und Rind viel seltener auf den Menschen über. Pferdefreunde können gelegentlich aber auch mit ihr unangenehme Bekanntschaft machen.

1.4.4 Zecken

Die Zecken unterteilt man in Lederzecken und Schildzecken. Schildzecken leben meist im Freien, wogegen die Lederzeckenarten häufiger in Stallungen und auch Vogelnestern anzutreffen sind und ihre Wirte im Schlaf überfallen.

Argas reflexus, die Taubenzecke, zählt zu den Lederzecken. Sie parasitiert bei Vögeln. Für den Menschen unangenehm werden können die Populationen, die sich in Vogelnestern an Gebäuden entwickeln. In den allermeisten Fällen sind Nester verwilderter Haustauben der Ausgangsherd für Taubenzeckenplagen im

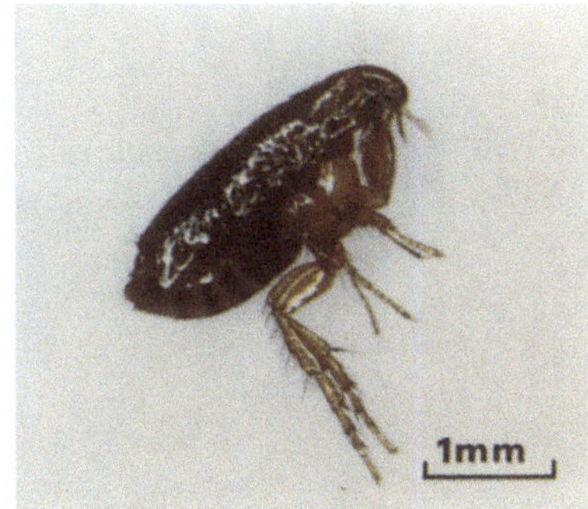

Abb. 5.19 Lichtmikroskopische Aufnahme von Ceratophyllus. Aus [1]

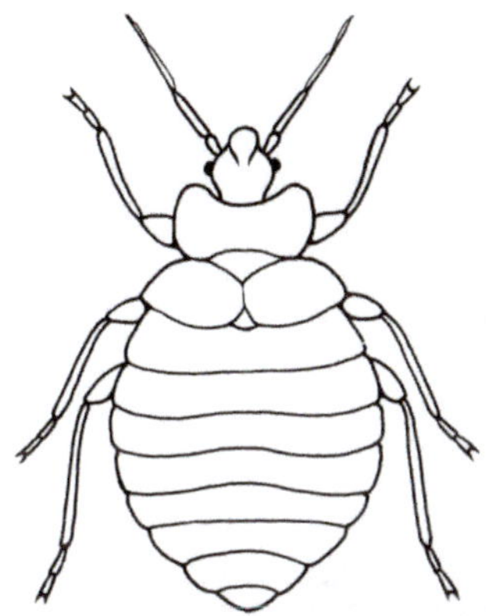

Abb. 5.20 Cimex lectularis, Schemazeichnung; adulte Form von dorsal. Aus [1]

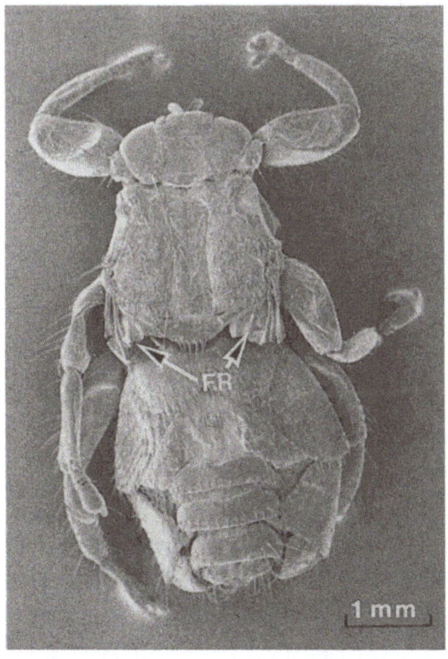

Abb. 5.21 REM-Aufnahme vom Lipoptena cerva; FR: Flügelreste. Aus [1]

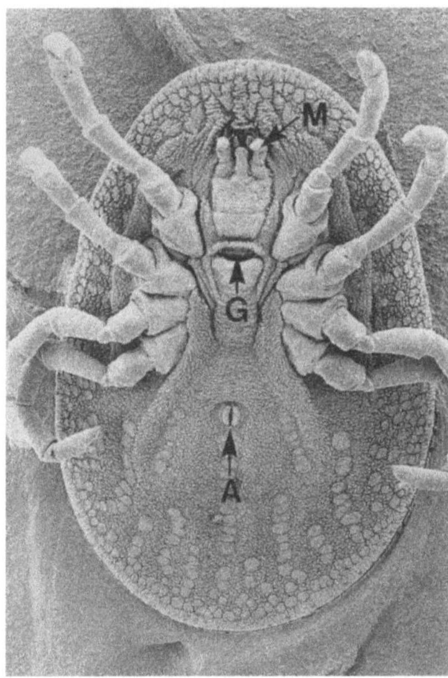

Abb. 5.22 Argas reflexus, REM-Aufnahme; M: Mundwerkzeuge, A: Anus, G: Genitalöffnung. Aus [1]

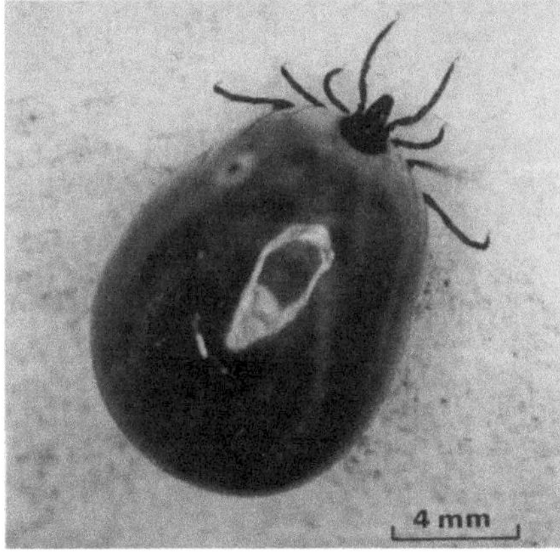

Abb. 5.23 Ixodes ricinus in vollgesogenem Zustand. Aus [1]

Innern von Wohngebäuden. Mit 4 bis 6 mm Länge ist die Taubenzecke in der Bundesrepublik Deutschland die größte und auffälligste der den Menschen befallenden Zecken. (Abb. 5.22)

Ixodes ricinus, der Holzbock, ist wohl diejenige Zecke, die den Menschen am häufigsten befällt. Der Holzbock ist nicht auf einen speziellen Warmblüter festgelegt. Er parasitiert, angefangen von der Maus über den Vogel, das Wild, die Haustiere und den Menschen, auf so ziemlich allen bei uns vorkommenden Warmblütern. Diese unspezifische Wirtswahl und der Übergang von Krankheitserregern vom Zeckenweibchen auf die Eier garantiert eine große Verbreitung der Erreger.

In nüchternem Zustand sind die Zecken winzig klein (1,5 mm), in vollgesogenem Zustand, wenn der Darm mit Blut gefüllt ist, erreichen sie eine Länge von bis zu 14 mm. So können auch größere Tiere bei massivem Zeckenbefall durch den Blutverlust Anämien entwickeln.
Zecken haben auch eine Funktion als Überträger veterinär- und humanpathogener Keime. Sie können Bakterien, Viren, Rickettsien, selbst Protozoen übertragen.
Ixodes ricinus kann Überträger der Frühsommer-Meningoencephalitis (FSME) sein. Die Erreger dieser Krankheit sind Arboviren, deren Vorkommen aber auf bestimmte Gebiete, die generell südlich der Mainlinie liegen, beschränkt ist. Für besonders exponierte Personen stehen Lebend- und Totimpfstoffe zur Verfügung. (→ Kapitel Impfschemata)
Seit wenigen Jahren hat man erkannt, daß Ixodes ricinus auch Überträger einer bakteriellen Erkrankung, der Lyme-Borreliose, verursacht durch Borrelia burgdorferi, sein kann. Stunden bis Tage nach dem Biß einer mit Borrelien infizierten Zecke, kommt es zur Ausbildung des typischen „wandernden" Erythems, einer zuerst an der Bißstelle auftretenden ringförmigen Rötung der Haut, die fortschreiten kann.
Es sind jedoch nur sehr wenige Individuen einer Zekkenpopulation Träger der genannten Krankheitserreger.
Sehr oft ist es nötig, den *Haushund* von diesen Plagegeistern zu befreien. Dies ist häufig bei der festen Verankerung der Zecken in der Haut durch deren Saugwerkzeuge nur unvollständig möglich. Sie können aber nach Auftragen einiger Tropfen Öl, eines alkohol- oder etherhaltigen Tupfers mit einer Pinzette relativ leicht entfernt werden; das Öl verschließt die Atemöffnungen der Zecke und führt zu ihrem Absterben im Bißbereich. Besonders elegant ist das Auftragen eines Tropfen handelsüblichen Klebstoffes, nach Antrocknen kann die Zecke mit dem Kleber entfernt werden. Es kann auch nicht schaden, wenn man die Bißstelle mit einem viruziden und bakteriziden alkoholischen Desinfektionsmittel abtupft. (Abb. 5.23)

Rhipicephalus sanguineus, die Braune Hundezecke, kann eine Lebensweise annehmen, die der der Bettwanzen vergleichbar ist. Voraussetzung dafür ist aber die Haltung von Hunden in der Wohnung. Durch einen Hund einmal eingeschleppt, kann sich die Zecke in einer zentral beheizten Wohnung weitervermehren. Zur Nahrungsaufnahme befallen dann alle Entwicklungsstadien den Hund aber auch den Menschen. In der Zwischenzeit halten sich die Tiere dann an Verstecken auf, die auch von Bettwanzen aufgesucht werden, wie Rückwänden von Möbeln, hinter Bildern und Tapeten, in Ecken und Winkeln an den Wänden. Will man diese Plage wieder loswerden, so ist zur selben Zeit, in der der Hund behandelt werden muß, auch eine sorgfältige Wohnungsentwesung durchzuführen. Da Zecken nicht zu den Insekten gehören, sind Einheitsinsektizide nicht voll wirksam gegen diese Organismen, zumindest nicht gegen alle Entwicklungsstadien. Es müssen daher Präparate mit verschiedenen Wirkstoffen in Kombination oder nacheinander zum Einsatz kommen. Die jeweils letzten Erkenntnisse zu dieser Problematik können beim

Bundesgesundheitsamt in Berlin erfragt werden. Der Hund ist von einem Tierarzt zu behandeln. Wenn diese Zecke unterdessen auch weltweit verbreitet ist, so besteht für einen Hund die Gefahr, sich damit zu infizieren, eher in wärmeren Ländern, wo die Zecke auch im Freien lebt, als in unseren Breiten. Überwiegend werden von der städtischen Bevölkerung Hunde auf Reisen mitgenommen, und so ist der Hundezeckenbefall in Wohnungen bislang auch ein mehr städtisches Problem. Befallene Hundepensionen können auch Ausgangsherd für diese Wohnungsplage sein.

1.4.5 Stechmücken

Die Imagines von Stechmücken können in Siedlungsgebieten zur Plage werden. Einige Arten werden von den Bewohnern selbst „herangezüchtet", anderen bereitet die umgebende Landschaft günstige Entwicklungsbedingungen. Die Larvenentwicklung aller Stechmückenarten ist an das Vorhandensein von ständigen oder temporären Wasserstellen gebunden. In Deutschland kommen 44 Stechmückenarten vor, die auf fünf Gattungen zu verteilen sind. Drei Gattungen werden hier erwähnt.

Aedes-Arten sind die Stechmücken der Überschwemmungsgebiete. Mit 24 Arten stellen sie mehr als die Hälfte der bei uns vorkommenden Stechmückenarten. Die Weibchen dieser Arten legen ihre Eier nicht ins Wasser, sondern auf den Erdboden in die Nähe von Gewässern. Die Entwicklung im Ei wird erst dann ausgelöst, wenn der Eiablageplatz überschwemmt wird. Bleibt in einem Jahr eine Überschwemmung aus, gehen die Eier nicht zugrunde, sondern behalten ihre Entwicklungsfähigkeit. Zwischen die Alteier können noch neue Eier abgelegt werden. Tritt dann doch einmal eine Überschwemmung ein, entwickeln sich alle oftmals in mehreren Jahren abgelegten Eier gleichzeitig und die dadurch ausgelöste Mückenplage ist dann ungeheuerlich.
Die Bewohner der Rheinauen haben ziemlich regelmäßig unter dem Auftreten von Aedes vexans zu leiden. Eine kommunale Aktionsgemeinschaft zur Bekämpfung der Schnakenplage am Rhein sorgt seit mehr als 10 Jahren dafür, daß nicht ganz so große Heerscharen von Mückenimagines schlüpfen. In anderen Flußauen kommt Aedes vexans ebenfalls vor. Dort treffen die Mücken aber wohl eher auf Weidetiere als auf den Menschen, um sich eine Blutmahlzeit abzuholen.
Blutsauger sind nur die Weibchen. Ohne Blutmahlzeit ist ihnen die Produktion von Eiern nicht möglich. Nach der Paarung fliegen die Weibchen oft kilometerweit, um auf einen passenden Warmblüter zu stoßen. Anopheles-Arten greifen hauptsächlich im Freien an. In Gebäude dringen sie nur ausnahmsweise ein. Ihre Hauptstechaktivität entwickelt Aedes vexans in den Morgen- und in den Abendstunden. Anopheles punctor sticht dagegen am Tage. Unter ihren Angriffen leiden in Norddeutschland in sumpfigem Gelände übende Soldaten.
Einer Mückenplage muß man vorbeugen. Ist sie bereits eingetreten, muß man sie durchstehen. Mückenbrutgewässer in Nachbarschaft von Siedlungen und Freizeiteinrichtungen sollten daher auf den Gehalt von Stechmückenlarven regelmäßig überwacht werden. Deutet sich eine kommende Mückenplage an, sollten unverzüglich Bekämpfungsmaßnahmen durchgeführt werden. Mit normalen insektiziden Präparaten würde man auch andere im Wasser lebende Organismen schädigen, was unerwünscht wäre. Man hat sich am Rhein für ein Köderpräparat für Mückenlarven entschieden. Der wirksame Bestandteil, der Wirkstoff also, besteht aus Eiweißkristallen, die vom Bakterienstamm Bacillus thuringensis israelensis synthetisiert werden. Dieser Eiweißstoff ist ein selektives Toxin für Stechmückenlarven. Andere Wasserorganismen, die diesen Köder fressen, sterben nicht daran. Je nach Art des Geländes und der Stechmückenbrutgewässer kommen verschiedene Zubereitungen zum Einsatz. (→ Biologischer Pflanzenschutz, 5.4)
Für den Fall, daß man den Zeitpunkt verpaßt hat, zu dem sich die Mücken im Larvenstadium befinden und noch fressen, sondern sich die meisten bereits verpuppt haben, gibt es auch ein Mittel, um die Puppen abzutöten. Das Mittel mit dem Namen „Liparol" besteht aus Sojalecithin und einem dünnen Paraffin. Auf die Wasseroberfläche aufgebracht, soll es einen monomolekularen Film bilden, der die Atemöffnungen der unter der Wasseroberfläche hängenden Stechmückenpuppen verschmiert, so daß sie erstikken. Die Wirksamkeit dieses Präparats, das sehr schnell biologisch abgebaut wird, hält aber nur 6 bis 10 Stunden an.
Die Bekämpfung von Aedes-Mückenlarven kann also nicht von jedermann durchgeführt werden, sondern muß nach behördlicher Anordnung entsprechend ausgebildeten Personen und Organisationen überlassen bleiben. Für den Schutz der eigenen Person gibt es Repellents, die man auf der Haut aufträgt. Diese Repellents wirken aber leider nicht auf Distanz. Sie verhindern nicht das Anfliegen, sondern nur das Niederlassen auf der Haut und das Zustechen. Bei Gruppen von Menschen werden nicht alle Individuen von den Mückenweibchen gleichmäßig angeflogen, sondern einzelne bevorzugt.

Culex-Arten stellen sechs der heimischen Stechmükkenarten. Ihre bekannteste Art, Culex pipiens, wird Hausmücke genannt. Die Imagines dringen in Häuser ein. Auch diese Mückenart benötigt Brutgewässer. Solche Brutgewässer werden in Siedlungsgebieten meist unbeabsichtigt geschaffen. Regentonnen, Gartenteiche und Pfützen in im Freien aufgestellten Autoreifen (zur Beschwerung von Silagefolien gesammelt) und in anderen Behältern genügen bereits als Brutgewässer. Ein zum Grundwasser hin ungenügend abgedichteter Fahrstuhlschacht hat auch schon als Brutgewässer gedient. Die Hausmücke überwintert nicht im Eistadium, sondern als fertiges Insekt. Zur Überwinterung sucht sie auch in Gebäuden Schutz. Kanalisations- und Brunnenschächte werden auch als Überwinterungsquartiere angenommen. Im April wird die Winterruhe in der Regel beendet und mit der Eiablage begonnen. Die Eier werden nicht einzeln auf den feuchten Erdboden, sondern gebündelt zu Schiffchen auf die Wasseroberfläche abgelegt. Die weitere Entwicklung bis zum fertigen Insekt wird, je nach herrschender Temperatur, in 1 bis 3 Wochen vollendet. Die geschlüpften Mückenweibchen schrei-

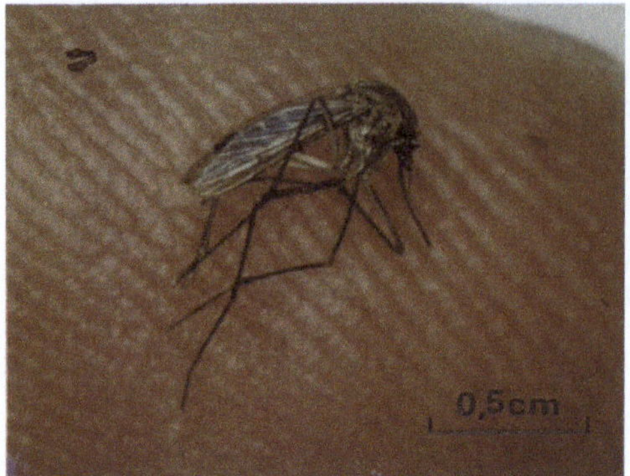

Abb. 5.24 Adulte Stechmücke auf menschlicher Haut (Culex-Weibchen). Aus [1]

ten nach Paarung und Blutmahlzeit sehr schnell erneut zur Eiablage, wenn sie auf eines der genannten Kleingewässer treffen.

Bei der Hausmückenbekämpfung ist es daher wichtig, auf den Larvengehalt solcher Kleingewässer zu achten. Handelt es sich um Regentonnen oder andere Gefäße, sollten sie rechtzeitig ausgeleert werden. Will man das nicht, so gibt es für solche Kleingewässer eine schwimmende Köderzubereitung mit dem aus Bacillus thuringensis israelensis (BTI) gewonnenen Stechmückenlarven-Toxin, das man auf die Wasseroberfläche solcher Kleingewässer aufbringen kann. Stechmückenlarven sind auch Fischnährtiere. In biologisch intakten Gartenteichen vermögen Fische die Mückenlarvenpopulation zu dezimieren. Die Larven von Culex pipiens stellen aber keine hohen Ansprüche an die Gewässerqualität und vermögen sich auch noch in solchen Gewässern zu entwickeln, in denen Fische nicht leben können. Mit Fischen allein läßt sich eine drohende Hausmückenplage daher nicht abwenden. (Abb. 5.24)

Anopheles-Arten sind die Überträger der menschlichen Malaria. Sechs Arten davon kommen in Deutschland vor. Vor ca. 150 Jahren trat auch die Malaria noch überall in Deutschland auf. Seither muß sich das Klima bei uns abgekühlt haben, denn die temperaturabhängige Entwicklung der Malariaerreger in der Mücke dauert bei unserem derzeitigen Klima so lange, daß sie die Lebenserwartung der einzelnen Mücke übersteigt. An Malaria erkrankte Bürger unseres Landes haben sich daher ihre Infektion bei Reisen und Aufenthalten in tropischen und subtropischen Ländern zugezogen.

Anopheles maculipennis ist die häufigste Art, zu der wegen schlechter Unterscheidbarkeit meist noch zwei weitere Arten gerechnet werden. Ihre Brutgewässer sind in der Regel stehende Gewässer mit reicher Ufervegetation. Die Weibchen legen ihre Eier zwar auf die Wasseroberfläche, aber einzeln und nicht gebündelt zu schwimmenden Schiffchen wie die Weibchen der Culex-Arten. Jedes Ei muß daher einzeln mit Schwimmkammern versehen sein. Die Larven nehmen unter der Wasseroberfläche beim Luftschöpfen eine andere Haltung ein als die Larven der Culex-Arten. Das bedingt, das sie von Fischen weniger gut entdeckt und gefressen werden können. Zur Erlangung einer Blutmahlzeit greifen die Weibchen den Menschen nicht gezielt an. Sind Großsäuger in der Nähe, werden die Mückenweibchen bevorzugt von diesen angelockt. Anopheles-Arten dringen daher eher in Tierställe als in Wohnungen ein.

Die Unterbringung von Vieh und Menschen unter einem Dach hat in früheren Zeiten die Ausbreitung der Malaria bei uns sicherlich begünstigt. An ihrer unterschiedlichen Haltung beim Sitzen an einer senkrechten Wand lassen sich Weibchen von Anopheles- und Culex-Arten auch ohne optische Hilfsmittel unterscheiden.

Die Malaria stellt zur Zeit bei uns keine Gesundheitsgefahr dar. Ihretwegen wäre eine gezielte Bekämpfung von Anopheles-Mücken nicht erforderlich, wohl aber wegen der Übertragung von Tierseuchen. Anopheles-Arten sind in der Lage, die Myxomatose, eine Viruserkrankung der Kaninchen, auf Stallkaninchen zu übertragen. In freier Wildbahn übertragen auch andere Stechmückenarten diese Krankheit. Nach Überschwemmungen und Aedes-Mückenplagen in deren Gefolge werden häufig Myxomatose-Ausbrüche beobachtet, die den Wildkaninchenbestand drastisch verringern.

1.4.6 *Läuse*

Hier soll nur von den Menschenläusen die Rede sein. Von Natur aus sind die meisten Läuse monophag, das heißt, sie bleiben immer auf dem gleichen Wirt und wechseln nicht auf Individuen einer anderen Tierart. Im Labor gelingt es, allerdings mit viel Aufwand, Stämme von Menschenläusen an Kaninchen zu füttern. Läuse halten sich in der Regel ständig auf ihrem Wirt auf und gehen nur unter besonderen Umständen verloren. Das Bundesgesundheitsamt betrachtet daher Läusebefall als eine parasitäre Erkrankung. Um eine Erkrankung hat sich zuständigkeitshalber ein Arzt zu kümmern.

Pediculus humanus capitis, die Kopflaus, lebt im Kopfhaar des Menschen. Die Eier werden von den Läuseweibchen an die einzelnen Kopfhaare gekittet. Der durch die Kriegszeiten bedingte Befall ist erfolgreich eingedämmt worden. Seit den 70er Jahren nimmt der Kopflausbefall aber wieder zu. Durch Kontakt mit befallenen Personen in Gemeinschaftseinrichtungen wie Schulen, öffentlichen Verkehrsmitteln und Kaufhäusern ist es auch für hygienebewußte Bürger möglich, sich mit Kopfläusen zu infizieren. Diese Gefahr sollte immer bedacht und auf mögliche Infektionen geachtet werden. Präparate zur Läusebekämpfung am Menschen sind dem Gesetz nach Arzneimittel.

Pediculus humanus corporis, die Kleiderlaus, überträgt das Fleckfieber. Ihre Weibchen kitten die Eier in die Kleidung. Bei der heute üblichen Textilpflege ist die Kleiderlaus sehr selten geworden und kommt nur noch vereinzelt vor. Kopf- und Kleiderlaus sind Rassen der Menschenlaus, die sich fruchtbar kreuzen. Nach experimenteller Prüfung im Labor kann auch die Kopflaus das Fleckfieber übertragen. Unter normalen Umweltbedingungen ist das aber noch nicht beobachtet worden.

Phthirus pubis, die Filzlaus, lebt an den Körperhaaren des Menschen. Eine Übertragung erfolgt gewöhnlich bei Hautkontakten mit einer kontaminierten Person. Schweißausbruch beeinträchtigt das Wohlbefinden der Filzlaus und veranlaßt sie, von der Basis der Haare zur Peripherie zu wandern, wo sie dann leicht abgestreift werden kann. Bei schweißtreibenden Mannschaftssportarten z. B. Handball und beim Saunabesuch ist es daher möglich, sich eine Filzlausinfektion zu holen. Auftreten von Läusebefall in Gemeinschaftseinrichtungen ist meldepflichtig. Im Falle des Kopflausbefalls wird der Meldepflicht in der Regel nachgekommen, im Falle des Filzlausbefalls aber nicht.

1.5 Soziale Insekten

Einige Insekten bilden sog. Insektenstaaten. Das Besondere daran ist, daß es bei ihnen nur wenige Geschlechtstiere für die Vermehrung gibt und eine Unzahl von unfruchtbaren Arbeiterinnen, die den Nestbau und die Brutpflege besorgen. Dazu gehören Bienen, Wespen, Ameisen und Termiten.

1.5.1 Ameisen

Ameisen treten an oder in unseren Häusern relativ häufig auf. Ganz gleich, ob es sich um einheimische Arten oder die aus den Tropen eingeschleppte Pharao-Ameise (Monomorium pharaonis) handelt, sind ihre Lebensweisen doch sehr ähnlich. Das Nest, in dem sich die Brut befindet und die Geschlechtstiere sich überwiegend aufhalten, wird meist an verborgenen, unzugänglichen Stellen angelegt. Die Nester der tropischen Pharao-Ameise befinden sich in unserem Klima stets innerhalb des Hauses, tief im Mauerwerk, im Bereich wärmespendender Versorgungsleitungen, die der einheimischen meist im Erdreich außerhalb des Hauses. Bei den im Haus beobachteten Ameisen handelt es sich zumeist um Arbeiterinnen auf der Futtersuche. Dabei benutzen sie zwischen Nest und Futterquelle bestimmte, mit einem Duftstoff markierte Straßen. Tötet man die herumlaufenden Arbeiterinnen mittels eines Berührungsgiftes ab, so hat man die Plage keineswegs dauerhaft beseitigt. Im Nest geht die Vermehrung weiter und andere Trupps von Arbeiterinnen kundschaften aufs neue Lebensmittel aus. Will man eine Ameisenplage dauerhaft beseitigen, muß man die Arbeiterinnen schonen und ihnen in der Nähe ihrer Straßen begiftete Köder anbieten, die sie ins Nest eintragen, um Geschlechtstiere und Brut damit zu füttern. Einmalige Anwendung der beschriebenen Ködermethode erfaßt allerdings nicht diejenigen Tiere, die sich gerade in der Puppenruhe befinden und keine Nahrung aufnehmen. Gelingt es, diese noch schlüpfende Generation ebenfalls an den Köder heranzuführen, stirbt das Nest aus und der Befall ist auf Dauer getilgt. Die Ködermethode erfordert zwar Geduld und eine gute Beobachtungsgabe, führt aber allein zur Ausrottung eines unzugänglichen Nestes. Die Industrie bietet gebrauchsfertige Köderdosen zum Bekämpfen von Pharao-Ameisen wie auch von einheimischen Arten an.

Lasius fuliginosus, die Glänzendschwarze Holzameise, ist eine der einheimischen Ameisenarten, die ihre Nester bevorzugt im Fundamentbereich von Gebäuden anlegt. Die Nester aus Kartonmasse können im Laufe der Zeit sehr groß werden. Lasius-Arten haben nur eine Königin und bei Lasius fuliginosus kann sie bis zu 30 Jahre alt werden. Auch die Arbeiterinnen scheinen mehrere Jahre alt werden zu können. Das Schwärmen der neuen Geschlechtstiere, Königinnen und Männchen, erfolgt im Juni bis Juli. Die geflügelten Tiere folgen den von den futtersuchenden Arbeiterinnen markierten Wegen. Wenn solche Wege in das Innere eines Gebäudes führen, kann es vorkommen, daß Wohnräume plötzlich voll geflügelter Ameisen sind. Ist das Ausschwärmen an einer bestimmten Stelle an der Fußleiste zu beobachten, so sollte man dort ein insektizides Puder mit Repellentwirkung ausstreuen, um die Tiere zu veranlassen, umzukehren und einen anderen Weg ins Freie zu suchen. Lasius fuliginosus züchtet Blattläuse. Es kann daher vorkommen, daß von einem Ameisenvolk im Kriechkeller Blattläuse auf Topfblumen auf der Fensterbank im Erdgeschoß ausgesetzt werden. Sind Holzteile der Ausweitung des Nestes im Wege, werden diese zernagt. Bei ungünstiger Konstellation kann es daher auch zur Zerstörung von Bauholz kommen.

Lasius brunneus, ist ebenfalls eine Holzameise, die Schäden an der Bausubstanz verursachen kann. Sie besiedelt nicht nur Balken im Fundamentbereich, sondern auch solche oberhalb des Geländeniveaus und sogar auf der Etage. Isolierschichten aus Kork werden von ihr ebenfalls gern besiedelt und dabei zerstört. Die Sanierung von Schäden durch Holzameisen an Gebäuden sollte man einem Holzschutzfachmann überlassen. (Abb. 5.25)

Monomorium pharaonis, die Pharaoameise ist heute über die ganze Welt verbreitet. Ihre Ausbreitung ist mit dem Handel erfolgt. Als ursprüngliche Heimat wird von deutschen Autoren Indien angegeben. Über den Zeitpunkt der Einschleppung gibt es ebenfalls

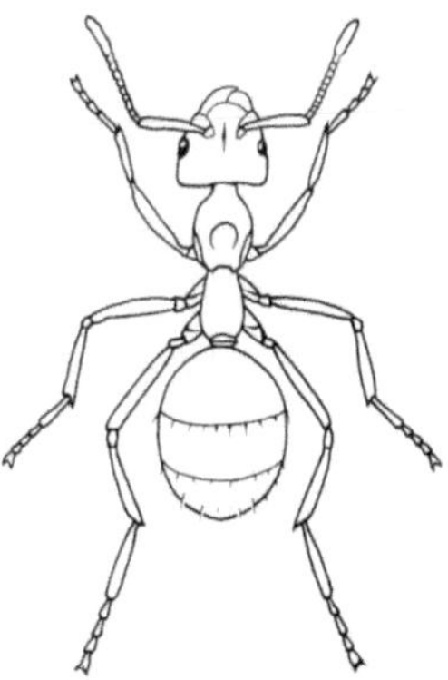

Abb. 5.25 Lasius flavus, Gelbbraune Holzameise, Arbeiterin. Aus [1]

keine einheitlichen Angaben. Auf jeden Fall stammt die Ameisenart aus sehr viel wärmeren Ländern, denn sie kann bei uns nicht im Freien leben. In unseren Breiten besiedeln die Ameisen beheizte Gebäude, in die sie allerdings erst eingeschleppt werden müssen. Dort legen sie ihre Nester tief im Mauerwerk an, in der Umgebung von Warmwasserleitungen, wo sie die bevorzugte Nesttemperatur von ca. 27 °C antreffen. Eine Nestgründung kann nur stattfinden, wenn nicht nur Arbeiterinnen verschleppt wurden, sondern mindestens eine Königin. Das ist leicht möglich, denn abweichend vom Normalfall besteht ein Pharaoameisenvolk zu jeder Jahreszeit aus vielen Königinnen, nicht ganz so vielen Männchen (auf 100 Männchen können nach Laboruntersuchungen 110 bis 523 Königinnen kommen) und unzähligen Arbeiterinnen. Die Nester passen sich den engen Verhältnissen in Spalten und Ritzen an und sind infolgedessen langgestreckt und verzweigt. Außerdem werden sie ständig umgelagert, um der Brut möglichst optimale Bedingungen zu bieten. Dabei kann es passieren, daß sich Kolonieteile verselbständigen oder schon getrennte Kolonien wieder zusammenschließen.

Frisch geschlüpfte Königinnen machen keinen Hochzeitsflug, sondern bleiben gleich im Nest. Auch die Männchen verlassen zu keiner Zeit das Nest, obwohl sie dauernd Flügel tragen. Die Königinnen wandern aber gelegentlich umher, um einen geeigneten Eiablageplatz zu finden, und können dann auch auf Ameisenstraßen beobachtet werden, die in der Regel nur von Arbeiterinnen auf der Suche nach Futter und Wasser belaufen werden. Trifft eine solche Königin, die meist von einem kleinen „Hofstaat" begleitet wird, auf ein Material, das ihr als Nestplatz geeignet erscheint, so wird sie dort verweilen. Ausschlaggebend für den Entschluß zu bleiben, ist die Temperatur. Noch warmes Brot mit Hohlräumen unter der Kruste oder gemangelte, noch warme Wäsche wirken auf solche Königinnen besonders anziehend. Mit diesen kann also eine kleine Gruppe von Ameisen in andere Gebäude transportiert werden. Kühlt dort dann die Wäsche oder das Brot aus, sind beide als Nestplatz nicht mehr attraktiv. Die Ameisen wandern dann wieder aus, um einen geeigneteren Platz zu suchen. Handelt es sich um ein zentralbeheiztes Gebäude, werden sie ihn mit Sicherheit im Mauerwerk in der Nähe von Warmwasserleitungen finden. Ehe sie nach einer solchen Einschleppung störend in Erscheinung treten, können Jahre vergehen. Wegen ihrer Winzigkeit und relativ unauffälliger Färbung werden sie meistens erst bemerkt, wenn sie schon in sehr großer Zahl herumlaufen.

Die Größe der Arbeiterinnen wird mit 2,2 bis 2,6 mm angegeben und ihre Färbung ist honiggelb beschrieben, wobei das Hinterleibende dunkel gefärbt ist. Die Königinnen sind viel auffälliger, durchgehend dunkler gefärbt und 3,5 bis 4,8 mm lang. Die geflügelten Männchen sind ebenfalls dunkel, aber nur 2,8 bis 3,1 mm lang. Aus Laborzuchten weiß man, daß bei 27 °C und 80% relativer Luftfeuchtigkeit die Königinnen eine Lebensdauer von 9 Wochen, die Männchen von 2 bis 3 Wochen und die Arbeiterinnen von 8 Wochen haben. Unter den gleichen Bedingungen dauert die Entwicklung im Ei 5 bis 6 Tage, die der Larve 22 bis 24 Tage, das Übergangsstadium von der Larve zur Puppe, der sogenannten Vorpuppe, 2 bis 3 Tage und die Puppenruhe selbst 9 bis 12 Tage. Am Befallsort, wo die idealen Zuchtverhältnisse unter standardisierten Laborbedingungen nicht gegeben sind, werden die angegebenen Fristen vermutlich länger zu veranschlagen sein.

Wenn auch die Pharaoameisen wärmeliebende Tiere sind, so schrecken futtersuchende Arbeiterinnen vor Kälte nicht zurück. Schon manche Familie in einem mit Pharaoameisen verseuchten Haus mußte die leidvolle Erfahrung machen, daß noch ehe die Gäste eingetroffen sind, die vorübergehend im Kühlschrank abgestellte Torte von den Arbeiterinnen der Pharaoameisen erobert worden war. Pharaoameisen werden nicht von süßen Nahrungsstoffen angelockt, wie wir es von den einheimischen Ameisenarten kennen, sondern bevorzugen eiweißhaltiges Futter. Als Futterquelle kommen daher alle eiweißhaltigen Nahrungs- und Futtermittel, menschliche und tierische Ausscheidungen wie Schweiß und Kot, lebende und tote Organismen, auch Insekten, also auch die abgestorbenen oder lebenden eigenen Artgenossen, in Frage. Absoluter Nahrungsmangel kann für die Pharaoameise daher nicht so schnell eintreten. Neben eiweißhaltiger Nahrung haben die Pharaoameisen einen hohen Bedarf an Wasser. Dieses Wasser wird ebenfalls von den Arbeiterinnen herbeigeschafft. Ameisenstraßen findet man in einem befallenen Gebäude daher ziemlich zuverlässig in der Nähe von Wasserquellen, von Wasserhähnen, Wasserbecken, Blumenunterschalen und Aquarien.

Wasser-, und Futterquellen werden von den Arbeiterinnen zielstrebig aufgesucht. Dabei benutzen sie zwischen Futterquelle und Nest einen ganz bestimmten Weg, eine Ameisenstraße. Dieser Weg ist von einer Ameisenkundschafterin, die die betreffende Wasser- oder Futterquelle gefunden hat, mit einem Duftstoff markiert worden. Der Duftstoff, den man chemisch bereits analysiert hat, wird auf die Unterlage tröpfchenweise abgesetzt und die nachfolgenden Arbeiterinnen müssen sich von Tröpfchen zu Tröpfchen tasten. Entfernt man nur ein oder zwei Tröpfchen aus dieser Spur, indem man sie mit einem Bleistift oder anderen Gegenstand herauskratzt, so treten bei den Arbeiterinnen bereits Orientierungsstörungen auf. Auf Fliesenwänden hinter Waschbecken in Küchen oder Naßräumen findet man die markierten Ameisenstraßen häufig in den Fliesenfugen, obwohl die Arbeiterinnen glatte Fliesen durchaus belaufen können. In den Fliesenfugen können die Dufttröpfchen aber offenbar den regelmäßigen Reinigungsmaßnahmen besser widerstehen.

Bei Bekämpfungsmaßnahmen mittels der Ködermethode sollten Beschädigungen solcher Ameisenstraßen, die zu den Köderdosen hinführen, unbedingt vermieden werden. Da sich die Nester der Pharaoameisen in der Regel nicht gleich unter der Tapete befinden, ist es ganz ausgeschlossen, daß man mit Sprühen und Nebeln einen Pharaoameisenbefall nachhaltig tilgen kann. Es bleibt also nur die Ködermethode. Aber auch bei Anwendung der Ködermethode ist eine Tilgung der Pharaoameisen keine einfache Routineangelegenheit. Es muß sehr sensibel auf die Besonderheiten des einzelnen befallenen Objekts eingegangen werden. Erfahrungen, die man bei einem Objekt macht, lassen sich nicht so ohne weiteres auf das nächste übertragen. Handelt es sich bei den befallenen Objekten um Kindergärten, Heime, Krankenhäuser und Wohnblocks, sollte die Betreuung der Tilgungsaktion durch den Schädlingsbekämpfer besonders fürsorglich ausfallen. Eine Tilgung erreicht man nur, wenn der Köder auch angenommen und verfüttert wird. Von der Annahme des Köders muß man sich regelmäßig überzeugen. Auch die Köderannahme erfolgt nicht automatisch, sondern muß provoziert werden.

1.5.2 Wespen

Die hier genannten sozialen Falterwespen (Vespidae) benötigen für ihre Entwicklung nicht die Nähe menschlicher Siedlungen. Leider ist die Anwesenheit des Menschen für sie nicht abschreckend und so kommt es vor, daß sie mehr oder weniger häufig für den Menschen zur Plage werden können. Geben Bürger Wespenalarm, weil sie sich durch ein Wespenvolk in oder an ihrem Haus bedroht fühlen, so wird meist eine der fünf hier vorgestellten Arten angetroffen. Den Wespen begegnet man zweimal im Jahr. Im späten Frühjahr fliegen die noch staatenlosen Königinnen, im Hoch- und Spätsommer fallen dann nur noch die überaus zahlreichen Arbeiterinnen bei der Suche nach Futter und Nestbaumaterial auf. Die Artbestimmung bei Einzelindividuen ist nicht ganz einfach, da Größe und Zeichnung außerordentlich stark variieren.

Dolichovespula saxonica, die Sächsische Wespe, eine Langkopfwespe, beginnt mit ihrem Brutgeschäft so frühzeitig, daß bereits im Juni einige Völker eine Populationsdichte erreicht haben, durch die sich Anwohner bedroht fühlen. Diese Art baut freihängende Nester in Hecken, Büschen und an vorspringenden Teilen von Gebäuden. Unter Balkon und Gartentischen sind auch schon Nester gefunden worden. Nester in Hecken und Büschen werden meist erst dann entdeckt, wenn Menschen unbeabsichtigt diese bewegt haben und als Reaktion darauf von den Wespen gestochen worden sind. Es wird daher in der Regel die Entfernung des Nestes verlangt. Bereits im September tritt diese Wespenart aber nicht mehr störend in Erscheinung. Sie hat dann das Brutgeschäft abgeschlossen und das Volk hat das Nest verlassen. Zurückgeblieben sind manchmal nur einige einsame Männchen, die an ihren langen Fühlern zu erkennen sind. Die Männchen aller Wespen sind stachellos und ungefährlich. Das alte Nest wird nicht wieder besiedelt.

Dolichovespula media, die Mittlere Wespe, die zweite hier zu nennende Langkopfwespe, ist nach der Hornisse die größte unserer Falterwespen und wird auch gelegentlich mit der Hornisse verwechselt. Ihre Nestbaugewohnheiten ähneln denen von Dolichovespula saxonica. Auch diese Wespenart toleriert es nicht, wenn ihr Nest bewegt wird. Sie reagiert darauf mit Angriff. Bei der Größe der Einzelindividuen ist der Schrecken größer, der dadurch erzeugt wird. Im Gegensatz zur Sächsischen Wespe ist ihr Auftreten an störender Stelle ein relativ seltenes Ereignis.

Paravespula vulgaris, die Gemeine Wespe, gehört zu den Kurzkopfwespen. Sie kann freihängende Nester bauen, wählt aber sehr häufig enge Spalten, Ritzen und Hohlräume an Gebäuden, innerhalb von Gebäuden und im Erdreich für die Anlage des Nestes. Es ist vielfach nicht möglich, an das Nest heranzukommen. Die Gefahr gestochen zu werden, weil man ungewollt das Nest bewegt, ist bei dieser Wespenart nicht so groß. Die Arbeiterinnen werden aber auf andere Weise äußerst lästig. Ständig auf Futtersuche, interessieren sie sich für unsere Nahrungsmittel, insbesondere süße Speisen. Befindet sich ein Wespennest in der Nähe, ist es in den Monaten Juli bis September mit Maximen im August nicht möglich, süße Speisen und Getränke bei schönem Wetter auf der Terasse einzunehmen, ohne von den Arbeiterinnen dieser Wespenart belästigt zu werden. In Bäckereien, Küchen und Marmeladefabriken verursachen sie eine starke Belästigung der dort Beschäftigten. Reifendes Obst an den Bäumen wird von ihnen ebenfalls angefressen. In der Bevölkerung ist der Wunsch nach Beseitigung einer solchen Plage vielfach groß. Während bei den Dolichovespula-Arten das Nest leicht entfernt werden kann, ist es bei den Paravespula-Arten meist nicht möglich. Man kann dann nur versuchen, die Population der Fluginsekten zu verringern.

Paravespula germanica, die Deutsche Wespe, hat eine andere Gesichtszeichnung als die Gemeine Wespe, unterscheidet sich in der Lebensweise von dieser kaum. Auch bei dieser Wespenart sind die Nester häufig nicht zu finden, weil sie sehr versteckt angelegt werden. Die Arbeiterinnen werden ebenfalls von Speisen angelockt und fressen grubenartige Vertiefungen in reifendes Obst. Im allgemeinen kommt die Deutsche Wespe etwas weniger häufig vor als die Gemeine Wespe. (Abb. 5.26)

Vespa crabro, die Hornisse, ist in den letzten Jahren in ihrem Bestand stark zurückgegangen und deshalb unter Schutz gestellt worden. In bestimmten Gebieten ist sie durchaus noch präsent und kann ebenfalls äußerst lästig werden. Wenn man sich ihrem Nest nähert, reagieren die Arbeiterinnen der Hornisse viel weniger ag-

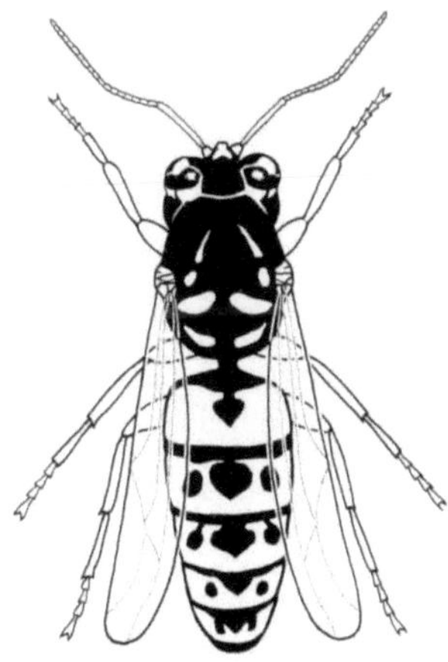

Abb. 5.26 Paravespula germanica, Schemazeichnung. Aus [1]

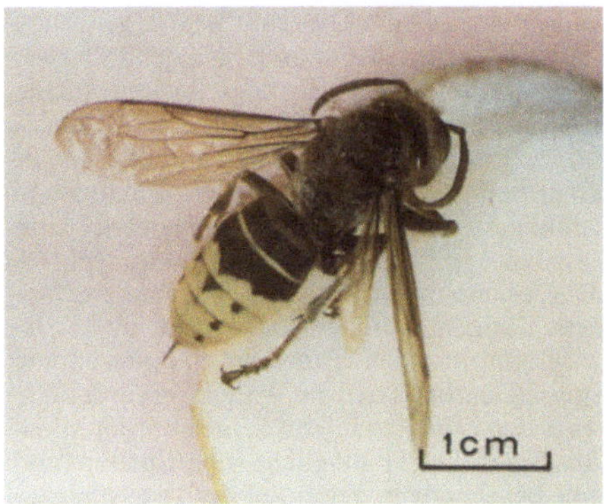

Abb. 5.27 Vespa crabro, Hornisse. Aus [1]

gresiv als die kleineren Wespen. Man darf keine heftige Erschütterung erzeugen. In einem solchen Fall greifen die anwesenden Arbeiterinnen wie auf Kommando gemeinsam an. Ist eine solche Erschütterung erfolgt, etwa dadurch, daß man mit einem Hammer gegen den Stamm eines hohlen Baumes geschlagen hat, in dem das Nest angelegt ist, so hält die Erregung des Volkes mehrere Tage an. Die Arbeiterinnen sitzen um den Eingangsspalt herum und halten Wache. Nähert sich ein Lebewesen bis auf eine bestimmte Distanz dem Baum, so fliegen die Arbeiterinnen immer wieder gemeinsam ab und prallen wie Geschosse auf den vermeintlichen Angreifer auf. Ein Mensch, der derartiges ohne Schutzkleidung erlebt hat, ist dann sicherlich nicht zu Unrecht eine Weile krankgeschrieben. Wird ein Hornissennest im Bereich eines Reitplatzes festgestellt, so ist zur Gefahrenabwehr zu entscheiden, ob das Nest entfernt, oder der Reitbetrieb eingestellt werden soll.

Über Jahre beobachtet erweisen sich Hornissen als relativ ortstreu. Die Königinnen bauen die neuen Nester nur wenige 100 m bis wenige km von dem Nest entfernt, in dem sie geschlüpft sind. So treten Hornissennester auch immer wieder in Ortslagen auf. In solchen Lagen werden sie dann in den Abendstunden, wenn bereits Licht eingeschaltet werden muß, lästig. Hornissen reagieren außerordentlich empfindlich auf Lichteinfall. Sie fliegen auf die Lichtquelle zu und erscheinen dann innerhalb von Gebäuden, wenn Türen und Fenster offenstehen. Auch Autofahrer werden von ihnen angeflogen, wenn sie das Fahrzeug verlassen und nicht schnell genug die Scheinwerfer abgestellt haben. Aggression wird durch das Licht nicht erzeugt. Landet eine angeflogene Hornisse auf dem Körper, so fliegt sie nach einer Weile auch wieder ab, ohne zu stechen, wenn man nicht nach ihr schlägt. Naturfreunden, die ein Hornissennest auf dem gepflegten Hausboden während des gesamten Brutgeschäfts dulden wollen, ist zu raten, unter das Nest einen Kübel oder eine Schüssel zu stellen, um den äußerst übel riechenden Larvenkot auffangen zu können. Diesem Rat kann natürlich nur dann gefolgt werden, wenn es sich um ein freihängendes Nest handelt. Oft ist das Nest aber in enge Hohlräume eingepaßt. Weniger Probleme bereitet es, wenn das Nest in einem Vogelnistkasten oder einem Fledermauskasten angelegt ist, den man abhängen kann. In einem solchen Fall läßt sich das Hornissenvolk relativ problemlos umsiedeln.

Wespen- und Hornissenstiche sind in der Regel nicht so gefährlich, wie vielfach erzählt und geschrieben worden ist. Wespen- und Hornissenstiche sind schmerzhaft und bleiben es auch eine Weile. Wenn ein solcher Stich bis zu 4 Tagen schmerzt, so ist das ein normaler Verlauf und nicht etwa eine zusätzliche Komplikation. Im Normalfall entsteht auf der Haut eine deutlich begrenzte, leicht angehobene Quaddel. Ist der Stich jedoch in Augenhöhe gesetzt, tritt eine erhebliche Schwellung auf. Das Wespengift ist kein einheitlicher Stoff, sondern ein Stoffgemisch aus biogenen Aminen und Enzymen. Histamin gilt als Gewebshormon und wird auch von Warmblütern synthetisiert. In den Brennhaaren der Brennessel ist ebenfalls Histamin enthalten. Es trägt mit dazu bei, Schmerz zu erzeugen, kann aber, da auch körpereigen, in der Regel problemlos abgebaut werden. Hyaluronidase ist ein Enzym, das tierische Gewebe auflöst aber schließlich nur ganz eng begrenzt zur Wirkung kommt. Die durchschnittlich injizierten Stoffe sind alle nicht so giftig, daß sie in der auch durch mehrere Stiche injizierten Menge ernste gesundheitliche Schäden verursachen könnten. Die gesundheitliche Beeinträchtigung kann durch den Schock ausgelöst werden, der durch den Schmerz beim Einstich gesetzt wird, in den allermeisten Fällen aber entstehen die gesundheitlichen Bedrohungen durch anaphylaktische oder anaphylaktoide Reaktionen auf Bestandteile des Giftes. (Abb. 5.27)

1.6 Nagetiere

1.6.1 Ratten

Rattus norvegicus, die Wanderratte, als deren mutmaßliche Heimat Ostasien gilt, hat sich weltweit verbreitet. In Europa hat sie sich seit Beginn des 18. Jahrhunderts festgesetzt. Sie lebt in selbstgegrabenen Erdbauen weitab von bewohnten Gebieten ebenso wie in und an menschlichen Siedlungen. Dabei bevorzugt sie die Nähe von stehenden und fließenden Gewässern. Sie ist jedoch in der Lage, sich den verschiedensten Lebensräumen anzupassen. So vermag sie sich in Wohnhäusern, Viehställen, Lagerräumen und Fabriken ebenso anzusiedeln wie auf Müllplätzen, Kläranlagen und in den Kanalisationssystemen. Durch die ständige Erweiterung der Kanalisationsanlagen in unserer modernen Zeit, nimmt ihr Lebensraum und ihre Anzahl in den besiedelten Gebieten, von der Mehrzahl der Bevölkerung fast unbemerkt, immer mehr zu.

Die Wanderratte ist die größte unter den bei uns vorkommenden Langschwanzmäusen (Muridae). Die Kopf-Rumpf-Länge kann 19 bis 27 cm betragen. im Mittel liegt sie zwischen 20 und 22 cm. Der mit 160 bis 190 Schuppenringen versehene Schwanz ist stets kürzer als die Kopf-Rumpf-Länge und mißt 17 bis 23 cm. Das Gewicht liegt durchschnittlich bei 250 bis 450 g. Ganz selten werden auch Tiere mit über 500 g Gewicht gefangen. Das Fell kann auf der Rückenseite von braun bis dunkelgrau variieren. Die Bauchunterseite ist jedoch stets hell.

Die Wanderratte kann als Allesfresser gelten. Fast jede tierische und pflanzliche Nahrung wird von ihr angenommen. Im Freiland ernährt sie sich von Pflanzen, Aas und Eiern von Bodenbrütern. Sie macht aber auch Jagd auf kleinere Tiere wie Schnecken, Frösche, Mäuse und Jungvögel. Im Bereich menschlicher Siedlungen ernährt sie sich von Vorräten, Futtermitteln und Abfällen.

Wanderratten leben in sozialen Verbänden mit unterschiedlicher Individuenstärke. So ein Verband besetzt ein bestimmtes Revier, das von Mitgliedern gegenüber Fremdratten verteidigt wird. Bei solchen Kämpfen kann es vorkommen, daß eine Ratte hin und wieder von Artgenossen getötet wird. Verschlechtern sich die Nahrungsverhältnisse in ihrem Wohnbereich, so können die Ratten auf der nächtlichen Nahrungssuche erhebliche Strecken zurücklegen. Massive Störungen wie z. B. Hochwasser können die Ratten veranlassen, ihre Wohnplätze aufzugeben und auf Wanderschaft zu gehen. Treffen solche Ratten auf verlassene Rattenbaue, so werden diese häufig neu besiedelt.

Die Rattendichte ist örtlich sehr verschieden und von der Größe der sich bildenden Rudel abhängig. In für die individuelle Ratte keineswegs optimalen Biotopen wie Müllplätzen stellt sich häufig eine außerordentlich hohe Populationsdichte ein. Müllplatzratten sind oft hochgradig mit Ektoparasiten verseucht, zeigen eiternde Infektionen der inneren und äußeren Organe und sind auch nicht optimal ernährt. In landwirtschaftlichen Betrieben, wo die Ratten oftmals ideale Lebensbedingungen vorfinden, bleibt die Rudelstärke mitunter jahrelang konstant.

Die natürlichen Feinde der Ratten wie Eulen, Hermelin, Iltis, vielleicht auch Steinmarder und Igel kommen in geschlossenen Bebauungsgebieten als „Rattenvertilger" nicht in Betracht. Dasselbe gilt für einzelne Hunde und Katzen, die Ratten angreifen. Die in der Kanalisation lebenden Ratten können von ihren Feinden gar nicht erreicht werden. In geschlossenen Bebauungsgebieten sind planmäßige Rattenbekämpfungsmaßnahmen daher unumgänglich.

Die Vermehrungsfähigkeit der Ratte ist recht groß. Sie bringt im Jahr zwei bis drei, maximal vier Würfe mit durchschnittlich acht Jungen zur Welt.

Im Vergleich zu den tropischen Ländern sind bei uns die Verluste an Erntegut, Lebens- und Futtermitteln, die auf Rattenfraß zurückzuführen sind, unbedeutend. Ratten vermögen aber große Mengen von Vorräten durch Kot und Urin zu verunreinigen und für den menschlichen Genuß untauglich zu machen. Noch höher muß bei uns der materielle Schaden bewertet werden, den sie durch ihre Nage- und Wühlarbeit verursachen. Sie unterwühlen Hauseingänge, Gleisanlagen und Deiche, benagen Kabel- und Rohrleitungen und können auf diese Weise technische Störungen aller Art hervorrufen.

Die größte Gefahr durch Ratten droht jedoch der Gesundheit von Mensch und Haustieren. Die Ratten können eine große Anzahl von gefährlichen Krankheiten übertragen. Wegen ihres eigenen großen Aktivitätsradius und der passiven Verschleppung mit Verkehrsmitteln wie Schiffen und Bahn können sie zu einer Verbreitung von Krankheiten über ganze Kontinente hinweg beitragen.

Die bekannteste und gefürchtetste durch Ratten verbreitete Krankheit ist die Pest. Sie wird durch Rattenflöhe, bestimmte Ektoparasiten, auf den Menschen übertragen. In unseren Breiten sind jedoch Erreger, die mit dem Urin oder Kot der Ratte ausgeschieden werden, für Mensch und Haustier von größerer medizinischer Bedeutung. Dazu gehören Leptospiren und Salmonellen. Zur ersten Gruppe rechnen die Erreger der Weil'schen Krankheit, zur zweiten die von Typhus und Paratyphus. Außerdem können sie an der Verbreitung von Tuberkulose, Maul- und Klauenseuche sowie noch vielen weiteren Krankheiten von Mensch und Haustieren beteiligt sein. Unter den Haustieren verbreiten sie außerdem noch Trichinen und Bandwürmer.

Als besonders wirkungsvoll erweisen sich seit langem Bekämpfungsmaßnahmen, die möglichst großräumig durchgeführt werden und ein ganzes Gemeinde-, Stadt- oder Kreisgebiet erfassen. Ohne behördliche Anordnung können Bekämpfungsmaßnahmen nur auf dem eigenen Grundstück durchgeführt werden. Der zu erwartende Erfolg kann aber nur vorübergehend sein, wenn in der Umgebung weitere Befallsherde vorkommen, die nicht bekämpft werden. Wenn lediglich ein oder zwei Tiere zugewandert sind, können sie meist erfolgreich mit Schlagfallen erbeutet werden. Schlagfallen sind handlich und preiswert und können für den geschilderten Fall vorrätig gehalten werden. Beim Aufstellen und Beködern der Fallen muß man ruhig und umsichtig vorgehen, damit man sich nicht selbst verletzt. Es empfiehlt sich, stets zwei Fallen auf einem Laufsteg so hintereinander zu setzen, daß die Möglichkeit besteht, die Ratte zu erbeuten, ganz gleich in welcher Richtung sie den Laufsteg passiert. Erweist sich der Befall jedoch als stärker, so ist nicht sicher, daß er allein durch Fallenfang getilgt werden kann. Wanderratten sind außerordentlich lernfähig und lernen Fallen zu meiden, die einen Rudelgenossen getötet haben. Es gelingt dann wohl, einige Mitglieder des Rudels zu fangen, selten aber alle. Bei mittlerem und starken Befall empfiehlt sich daher das Auslegen von Ködern mit Wirkstoffen aus der Gruppe der Anticoagulantien. Diese Wirkstoffe müssen von den Ratten in subletalen Dosen an mehreren aufeinanderfolgenden Tagen aufgenommen werden. Köder, denen Wirkstoffe aus der Gruppe der Anticoagulantien zugesetzt wurden, müssen daher so reichlich ausgelegt werden, daß die Ratten an 2 bis 3 aufeinanderfolgenden Tagen an derselben Stelle noch Köder vorfinden. Hat eine entsprechende Annahme des Köders stattgefunden, so tritt in einem Zeitraum von max. 3 Wochen der Tilgungserfolg ein.

Anticoagulantien stören den Blutgerinnungsmechanismus, es treten innere Blutungen auf. Ratten erweisen sich gegenüber diesen Wirkstoffen als außerordentlich empfindlich, werden bei einmaliger Köderaufnahme aber nicht nachhaltig geschädigt. Eine mehrmalige Köderaufnahme muß daher unbedingt gewährleistet sein. Die Tilgung des Befalls läßt sich nicht an zahlreichen, herumliegenden toten Ratten erkennen, sondern daran, daß keine Köderannahme mehr stattfindet und die Ratten wegbleiben. Die nachhaltig geschädigten Ratten verlassen zum Schluß nicht mehr ihre Verstecke und verenden dort meist in

Schlafstellung. Die aufgefundenen toten Ratten lassen nicht auf die Stärke des Befalls schließen.

Bei der grundstücksweisen Bekämpfung ist es meist wirtschaftlicher, von der Industrie gelieferte Fertigköder zu verwenden. Es gibt mit diesen keine Dosierungs- und Mischprobleme. Häufig wird dieser Köder in Behältern angeboten, die es gestatten, den Köder unerreichbar für Haustiere auszulegen.

Sollte jedoch der Wunsch bestehen, den Köder selbst zuzubereiten, so müssen einige Grundsätze beachtet werden.

Als Ködergrundlage kommen Abfallstoffe nicht in Betracht. Unsere „Wohlstandsratten" (Steiniger) finden das ganze Jahr über einen reich gedeckten Tisch an unbegiftetem Material. Die Ködergrundlage aus Getreideprodukten sollte daher stets erstklassig und für die Ratten mindestens ebenso, besser noch attraktiver als die erreichbaren Nahrungsmittel sein. Die Beschaffenheit des Köders muß der Ratte als Nagetier Rechnung tragen. Es sollte also niemals mehlartig fein, sondern immer noch benagbar sein. Andererseits muß bedacht werden, daß Ratten die Neigung haben, Vorräte in ihre Baue einzutragen und diese dann nicht zu fressen. Der Köder sollte Brocken enthalten, die von der Ratte transportiert werden können. Da die Ratte keine Hamstertaschen besitzt, gelingt ihr das Eintragen von feinkörnigem Material nicht. Die Wirkstoffe müssen genau nach Vorschrift dosiert werden. Überdosierung kann geschmacksabweisende Wirkung haben. Dem Köder sollten keine Stoffe beigefügt werden, die ihn für andere Tiere unnötig attraktiv machen. Beim Zusatz von Fleisch-, Fisch- und Blutmehl besteht die Gefahr, daß im gleichen Maße wie Ratten auch Katzen, Hunde und Igel angelockt werden.

In Niedersachsen hat sich die permanente großräumige Rattenbekämpfung durchgesetzt. Dazu schließen Städte und Gemeinden einen Vertrag mit einem Schädlingsbekämpfungsunternehmen ab, in dem sie sich verpflichten, das ganze oder einen bestimmten Teil des Gemeindegebietes für die Dauer der Vertragszeit „befallsarm" oder „praktisch rattenfrei" zu halten. Der Bekämpfungserfolg wird nach speziellen Richtlinien des Niedersächsischen Sozialministeriums einmal jährlich durch eine Fachdienststelle überpüft. Herzstück einer großräumigen permanenten Rattenbekämpfung ist die Unterhaltug von Dauerköderplätzen an besonders befallsgefährdeten Stellen.

Rattus rattus, die Hausratte, stammt ebenfalls aus Ostasien, wo sie in zahlreichen Rassen vorkommt. Nach Europa ist sie bereits im 12. Jahrhundert eingewandert. Die Pestepidemien des Mittelalters sind auf ihr Erscheinen zurückzuführen. Heute ist das Vorkommen der Hausratte in Mitteleuropa stark zurückgegangen. Sie erwies sich als nicht ganz so anpassungfähig an wechselnde Biotope und Nahrung, so daß sie durch die Wanderratte fast völlig verdrängt worden ist. Die Hausratte meidet feuchte Biotope. Früher war sie die gemeine Ratte der Schiffe, doch heute kommt auch auf Schiffen die Wanderratte häufiger vor. In Südeuropa vermag die Wanderratte ganzjährig im Freien zu leben, bei uns ist ihr Vorkommen jedoch an das Innere von Gebäuden gebunden. Die Bekämpfung der Hausratte ist sehr viel schwieriger als die der Wanderratte. Sie entwickelt sehr viel schneller eine Köderscheu. Mit einem handelsfertigen Einheitsköder die Tilgung eines Hausrattenbefalls zu versuchen, ist aussichtslos. Das Aussehen der Hausratte zu beschreiben, ist ebenfalls schwierig. Jede Population stellt praktisch eine Minirasse dar. Die Färbung variiert von rundum schwarz bis hellbraun mit weißem oder cremefarbenem Bauch. Das Gewicht adulter Individuen variiert ebenfalls sehr stark und kann das großer Wanderratten erreichen. Bei allen Hausratten ist der Schwanz jedoch länger als die Kopf-Rumpf-Länge. Auch die Ohrmuscheln sind viel größer und bedecken das Auge, wenn man sie nach vorne umschlägt.

1.6.2 Mäuse

Mus musculus, die Hausmaus, wohnt während des Sommers auch außerhalb von Gebäuden. Im Herbst findet stets eine verstärkte Einwanderung in Gebäuden statt. Mäusegitter vor Kellerfenstern wehren sie ab. Eingedrungene Einzeltiere kann man mit Schlagfallen fangen, die man statt mit Speck, Wurst und Käse besser mit Nüssen und Rosinen ködern sollte. Sind Hausmäuse aber zur Plage geworden, was in landwirtschaftlichen Betrieben häufig der Fall ist, bleibt nur die chemische Bekämpfung mittels begifteter Köder. Die Hausmaus frißt sich aber nicht an einer Futterstelle satt, sondern nascht an vielen Stellen. Auch wenn viele für die Rattenbekämpfung zugelassene Präparate genauso für die Hausmausbekämpfung geeignet und zugelassen sind, muß doch die Auslegeweise bei der Hausmausbekämpfung eine andere sein. Statt weniger großer muß man bei der Hausmausbekämpfung viele kleine Köderstellen anlegen. Auch wenn methodisch richtig vorgegangen wird, ist der Bekämpfungserfolg nicht immer sicher. Gegen bestimmte Wirkstoffe resistente Populationen werden bei der Hausmaus wegen der schnelleren Generationsfolge sehr viel schneller ausgelesen als bei den Ratten. Ebenfalls ist die Gefahr der Verschleppung von resistenten Tieren an Orte, an denen eine solche Resistenz noch nicht aufgetreten ist, größer als bei den Ratten.

Arvicola terrestris, die Große Wühlmaus oder Schermaus, wird in manchen Gegenden auch als Wasserratte bezeichnet. Sie lebt in selbstgegrabenen Gängen in der Erde, ist reiner Pflanzenfresser und wird in Gärten an gesteckten Blumenzwiebeln, jungen Obstbäumen und Gemüse schädlich. Gelegentlich wohnt sie mit dem Maulwurf im selben Gangsystem. Zur Bekämpfung der großen Wühlmaus sind mit Phosphorwasserstoff entwickelte Präparate zugelassen. Kleinstmengen dieser als hochgiftig eingestuften Präparate dürfen an Privatverbraucher nach Aufzeichnung in ein Abgabebuch abgegeben werden. Zur Wühlmausbekämpfung gibt es spezielle Fallen. Wenn man den Fallenfang beherrscht, ist damit eine Tilgung des Befalls zu erreichen, da die große Wühlmaus, abgesehen von der Familienphase, ein Einzelgänger ist.

1.7 Bekämpfung der Hygiene- und Gesundheitsschädlinge

H. SCHMID

Die Empfehlungen zu den nachfolgend genannten Substanzen entstammen einer Liste vom Institut für Wasser-, Boden- und Lufthygiene des Bundesgesundheitsamtes in Berlin aus dem Jahr 1989. Diese Liste kann bei Bedarf gegen eine geringe Gebühr dort angefordert werden.
Die Nennung und Reihenfolge soll keine Wertung der einzelnen Präparate darstellen und ist nur beispielhaft. Auch die jeweiligen Zubereitungen und Formen sind nur beispielhaft ausgewählt.
Da sich hinter gleichen Spezialitätennnamen möglicherweise wechselnde Zusammensetzungen von Inhaltsstoffen verbergen können, sind aufgeführte Mittel nur nach Maßgabe des Herstellers unter großer Sorgfalt mit genauer Dosierung zu verwenden. Sie dürfen nicht in die Hände von Kindern gelangen und sollen nicht angewendet werden, wenn Kinder auch nur mittelbar betroffen werden können.
(→ Schädlingsbekämpfung und Pflanzenschutz, 5.5)
Die Anwendung von Mitteln zur Bekämpfung von Hygiene- und Gesundheitsschädlingen ist Aufgabe entsprechend ausgebildeter Schädlingsbekämpfer, und sollte nicht unreflektiert erfolgen. Der Apotheker, im Umgang mit Giften erfahren, nimmt eine Zwischenstellung ein. Er ist oft der erste Ansprechpartner bei Lästlings- oder Schädlingsbefall insbesondere im häuslichen Bereich. Er kann die adäquate Bekämpfung koordinieren, Betroffene bei der Suche nach dem richtigen Adressaten beraten und bei geringem Befall und entsprechender Sachkenntnis auch vom Bundesgesundheitsamt empfohlene Präparate vertreiben.

1.7.1 Schaben

Eine der wichtigsten Bekämpfungsmaßnahmen ist die Versiegelung von Schlupflöchern, Sanierung von Kachelfugen und ausgiebige Säuberung befallener Örtlichkeiten.
Da Schaben sich vorzugsweise von heruntergefallenen Nahrungsresten ernähren, ist darauf zu achten, keine Nahrungsmittel offen herumliegen zu lassen.
Zur chemischen Bekämpfung stehen diverse Insektizide als Sprüh- oder Ködergifte zur Verfügung. Versprüht und vernebelt werden können Pyrethrum und Pyrethroide wie Cyfluthrin, Halogenierte cyclische Kohlenwasserstoffe wie Lindan, phosphororganische Verbindungen wie Dichlorvos, Thiophosphate wie Bromofos, Carbamate wie Propoxur u. a. mehr.
Als Ködermittel können ausgelegt werden Propoxur („Insect ex", „Unden") und Chlorpyrifos („Ungeziefer-Köder", „Contacta")

1.7.2 Silberfischchen

Da Silberfischchen sich bevorzugt in feuchten Lokalisationen aufhalten ist die wichtigste Bekämpfungsmaßnahme die Veränderung der Lebensbedingungen der Silberfischchen.
Dazu gehört das Austrocknen von Feuchtzonen, der Verschluß von Fugen und Ritzen und gute Durchlüftung der betroffenen Räume. Sollten diese die Umwelt des Menschen wenig belastenden Maßnahmen nicht ausreichen, stehen auch hier eine Reihe chemischer Hilfsmittel zu Verfügung, wie Hexachlorcyclohexan („Triplexan"), Propoxur („Blattanex"), Bromophos („Pluridox") oder Cyflutrhin („Solfac"). Auch Pyrethrum oder Pyrethroide können zur Anwendung kommen. Eine Reihe weiterer Insektizide ist im Handel erhältlich : „Detia", „Baygon", „Paral", „Lysozid", „Insect ex" u. a.

1.7.3 Heimchen

Heimchen sind überwiegend „Schlafstörer" und keine Krankheitserreger. Der schnelle Einsatz von Insektiziden ist abzulehnen. Männliche Heimchen können im Dunkeln mit etwas Geduld gut gefangen werden. Ist der Störenfried gefangen, erübrigen sich weitergehende Maßnahmen. Liegt ein Massenbefall vor, kommen ähnliche Maßnahmen wie bei der Bekämpfung von Schaben in Betracht. Da Heimchen jedoch häufig in Heizungssystemen, Rohrisolierungen, und Lüftungsschächten anzutreffen sind, können auch weitergehende bauliche Maßnahmen zur endgültigen Vernichtung der Heimchenpopulation erforderlich werden.

1.7.4 Asseln

Im Vordergrund zu treffender Maßnahmen steht die Veränderung der Lebensverhältnisse der Asseln. Feuchte Kellerräume müssen getrocknet werden, Wandrisse verputzt und mögliche Zugangswege verschlossen werden. Von großem Nutzen sind einfach auszubringende Fallen, wie der bereits beschriebene feuchte Lappen oder flache, mit Bier gefüllt Schalen. Der Einsatz chemischer Hilfsstoffe ist auch hier in der Regel nicht erforderlich. Reichen die zuvor genannten Maßnahmen nicht aus, kommen Insektizide wie zur Bekämpfung von Schaben in Kombination zur Anwendung. Die Wirksamkeit muß individuell geprüft werden.

1.7.5 Fliegen

Zu den einfachsten Maßnahmen gehört das Anbringen von Fliegengittern vor Fenstern und Türen. Auch im Raum verteilt angebrachte Klebestreifen, vor der Terassentür aufgehängte Bänder oder Kunststoffstreifen erfüllen diesen Zweck. Es ist nahezu aussichtslos, der Stubenfliege durch prophylaktische Maßnahmen vorzubeugen. Einzelne Exemplare werden sich trotz bester Vorsorgemaßnahmen immer wieder antreffen lassen. Hier kann dann die althergebrachte Fliegenklatsche Abhilfe schaffen. Bei Massenbefall können Insektizide versprüht oder vernebelt werden. Zur Anwendung kommen Pyrethrum, Propoxur, Dichlorvos, Bromophos, Fenthion, Fenflutrhin, Cyflutrhin u. a. Im Handel erhältliche Präparate sind „Pyretin", „Spruzit", „Mafu-Strip", „Muscatox", „Paral", „Insect ex", „Perfekthion", „Folithion" und viele andere mehr.

1.7.6 Käfer

Stegobium paniceum. Neben den bereits oben genannten Vorbeugemöglichkeiten stehen zur Bekämpfung des Brotkäfers wieder diverse Insektizide zur Verfügung; hier kommen die gleichen Präparate zur Anwendung wie sie zu Bekämpfung von Schaben, Zekken und Fliegen auch genutzt werden. Vorrats- und Speicherplätze müssen ausgeräumt und gereinigt und danach ausgiebig ausgesprüht, ausgegast oder vernebelt werden.

Tribolium castaneum. Zur Chemobekämpfung stehen Mittel zur Verfügung wie „Baythion", „Baygon", „Pyretin", „Spruzit", „Insect ex", „Perfekthion", „Insektenil", „Folithion" u. a.

Sitophilus granarius. Der Sitophilus granarius vermehrt sich im Jahr drei- bis sechsmal, so daß es schnell zu einem massiven Befall sämtlicher Vorräte kommen kann. Er ist der bedeutendste Schädling in Kornlagern. Weil die Larven der Sitophilus-Käfer im Korninneren leben, bleibt ihre Anwesenheit häufig lange unbeobachtet. Nur durch regelmäßiges Umwälzen und Umschaufeln der Bestände ist eine Vorbeugung möglich.
Ist es einmal zum Befall gekommen, hilft in der Regel nur die vollständige Räumung des Speichers, Säuberung und Reinigung und anschließende Vernebelung von Insektiziden im gesamten Speicherbereich. In der professionellen Schädlingsbekämpfung stehen hier Großvernebelungs- oder Begasungsgeräte zur Verfügung.
Zur Anwendung kommen Präparate wie bei der Bekämpfung des Brotkäfers.

Sitophilus oryzae. Auch gegen den Reiskäfer kommen diese Substanzen zum Einsatz.

Tenebrio mauretanicus; siehe Tribolium castaneum.
Sitophilus zea-mays; siehe dort.
Tenebrio molitor; siehe dort.
Oryzaephilus surinamensis; siehe dort.
Oryzaephilus mercator; siehe dort

1.7.7 Motten

Sowohl die Kleidermotten als auch die Dörrobst- und Speichermotten übertragen zwar keine Krankheiten, können trotzdem großen Schaden durch Larvenfraß anrichten. Durch den Larvenkot dienen sie als Wegbereiter für Bakterien- oder Pilzbefall und sind keine gerne gesehenen Hausgenossen.
Verhinderung des Zuflugs von adulten Motten durch Ausschalten von Innenbeleuchtung bei nächtlichem Lüften oder Anbringen von Fliegengittern ist eine sinnvolle Vorbeugemaßnahme. Textilien müssen regelmäßig auf Fraßschäden untersucht werden. Kleidungsstücke, die nicht regelmäßig getragen werden, wie dies z. B. bei Winterkleidung der Fall ist, sollten unter Verschluß gelagert werden. Neben den herkömmlichen Insektenfallen stehen diverse chemische Hilfsmittel zur Verhinderung von Befall zur Verfügung : Mottenkugeln, „Nexa-Lotte", „Geo"-Motten Papier u. a.
Vorratsschädigende Motten werden mit den üblichen Insektiziden durch Versprühen oder Vernebeln mit z. B. „Baythion" o. ä. bekämpft.
Wie bereits dargestellt, kann die Bekämpfung von Mottenlarven durch die Widerstandsfähigkeit der Kokons sehr erschwert werden. In der Regel sind wiederholte Entwesungen erforderlich.

1.7.8 Flöhe

Da Flöhe nicht nur „Quälgeister" des Menschen sein können, sondern auch gefährliche Krankheitserreger auf den Menschen übertragen, ist ihrer Bekämpfung besondere Sorgfalt zu widmen.

Yersinia pestis, Erreger der Pest und endemischer Besiedler von Kleinnagern, wird durch den Flohbiß über die Mundwerkzeuge in den Wundbereich auf den Menschen übertragen.
Der Stechapparat der Flöhe erlaubt das gleichzeitige Einsaugen von Blut und das Einspritzen eines heparinoidhaltigen Speichels. Der hemmt die Blutgerinnung und verhindert so, daß der Stechrüssel beim Saugen in der Stichstelle festklebt. Der Speichel ist auch für die möglichen allergischen Hauterscheinungen verantwortlich. Flohstiche führen zu teilweise heftigen, pustulo-papulösen Hauterscheinungen, die mit einem quälenden, rezidivierendem Juckreiz behaftet sind. Durch Aufkratzen der Haut und Einreiben von Flohkot in den Stichbereich kann es auch leicht zu Sekundärinfektionen kommen.
Flöhe wurden auch als Überträger des Hunde- und des Katzenbandwurmes beschrieben.
Die beste Bekämpfung ist die Vorbeugung des Befalls. Dazu gehört die regelmäßige Reinigung der Hunde- und Katzenkörbe im Wohnbereich des Menschen, das Entfernen alter Vogelnester nach Beendigung der Brut, aber auch die Körperhygiene bei Hunden und Katzen. Insbesondere für Hunde und Katzen werden im Handel diverse Floh- und Ungezieferhalsbänder angeboten. Ist es trotz dieser Maßnahmen einmal zum Befall gekommen, hilft nur der konsequente Einsatz von Insektiziden wie Bromophos, Dichlorvos, Carbaryl, Fenthion, Propoxur, Fenflutrhin, Cyflutrhin u. ä. Handelspräparate sind „Paral", „Bolfo", „Pluridox", „Tiguvon" oder „Insect ex". Diese Insektizide werden sowohl auf die Hunde- und Katzenlager, als auch auf die Tiere selbst aufgesprüht und z. T. in das Fell eingerieben.
Die in vielen Wohnungen vorhandenen Teppichböden und Wand-, oder Bodenverkleidungen können eine erfolgreiche Bekämpfung sehr erschweren. Hier hilft nur eine mehrmalige in Abständen wiederholte Entwesung. Unter Umständen kann es erforderlich sein, Teppichböden ganz auszuwechseln, Parkettböden neu zu versiegeln.
Vorsicht ist auch geboten bei der Unterbringung zugelaufener Igel im Herbst; versterben diese unbemerkt während der Überwinterungsphase, kann es leicht zu einem Wirtswechsel auf andere Haustiere kommen. Aus diesem Grund kann es angeraten sein, Igel vor der Überwinterung einer antiparasitären Behandlung zu unterziehen. Hierbei können die im Handel frei erhältlichen Wasch- oder Badeformulierungen oder auch Puder oder Stäube vorsichtig eingesetzt werden.

Eine Bekämpfung von Ratten und Mäusen zur Prophylaxe ist immer unter zwei Gesichtspunkten zu sehen: Zu einem Auftreten von Pestepidemien kam es immer nach einem größeren Rattensterben, wenn die Flöhe nach dem Tod ihres Wirtes einen neuen Wirt aufsuchten. Andererseits kann der Verbreitung von Flöhen durch die Vernichtung ihrer Wirte vorgebeugt werden. Die Entscheidung über zu treffende Maßnahmen sollten im einzelnen professionellen Schädlingsbekämpfern vorbehalten bleiben. (→ Nagetiere, 1.6)

1.7.9 Wanzen

Wanzen fallen durch ihren üblen, von den Stinkdrüsen an den Hinterbeinen verbreiteten Geruch auf.
Bei der Bekämpfung von Wanzen gelten ähnliche Grundsätze wie bei der Bekämpfung anderer blutsaugender Insekten, insbesondere Flöhe.
An erster Stelle der Maßnahmen stehen auch hier Reinigung und Säuberung befallener Räume, Aussprühen oder Vernebeln möglicher Verstecke hinter Möbeln mit Insektiziden, eventuell neue Versiegelung von Parkettböden, Neuverfugung defekter Kachelfugen, regelmäßiges Lüften und Auskühlen der Räume u. a. Bei massivem Befall von Bettwanzen kann es erforderlich werden, Räume zu renovieren, also Tapeten und Fußleisten neu anzubringen und Vorhänge zu waschen bzw. zu desinfizieren.
An chemisch wirksamen Stoffen kommen z. B. Fenthion, Lindan, Pyrethrum und Pyrethroide, Dichlorvos zur Anwendung. Im Handel erhältliche Präparate sind „Pyretin", „Spruzit", „Öko", „Detia", „Baytex", „Paral", „Blattanex", „Detmol", „Detmolin".
Ausgewachsene Wanzen können bis zu einem halben Jahr ohne Nahrung auskommen, was ihre Bekämpfung sehr erschwert.
Wanzen können auch über geöffnete Fenster oder Terassentüren einwandern, hier hilft die Anbringung von Fliegengittern.

1.7.10 Lausfliegen

Lausfliegen parasitieren gerne im Fell von Haustieren. Deshalb gilt es, Katzen und Hunde regelmäßig auf Befall zu untersuchen. Aber auch Vögel können diesen Parasiten beherbergen. Liegt ein Befall von Haustieren vor, werden Pyrethrum- oder pyrethroidhaltige Insektizide auf Fell- oder Federkleid aufgebracht, verstäubt oder eingerieben. Es stehen auch diverse insektizidhaltige Seifen oder Shampoos zur Verfügung.
Auch zur Abwehr der Lausfliege sind regelmäßige Reinigungsmaßnahmen von Tierlagerstätten, Anbringung von Fliegengittern und Entfernung unbewohnter Vogelnester in der häuslichen Umgebung sinnvoll.

1.7.11 Zecken

Argas-Zeckenarten. Alle drei Entwicklungsstadien, Larve, Nymphe und Adulte, saugen Blut und werden auf ihren Wirten angetroffen.
Die Wirtsfindung bei beiden Zeckenarten erfolgt durch an den Vorderbeinen angelegte Chemorezeptorzonen, den sogenannten Hallerschen Organen. Sie reagieren auf Buttersäureausdünstung ihrer Opfer im Schweiß. Zecken können so noch angeblich bis zu 7 Jahre nach der letzten Blutmahlzeit ein neues Opfer finden.
Menschlicher Befall mit Argas-Zeckenarten kann bei Tauben- und Hühnerzüchtern vorkommen. Sie wandern nicht ein, sondern werden von Mensch oder Tier eingebracht.
Argas-Zecken leben wie Wanzen tagsüber verborgen in Winkeln, Ecken und anderen kleinen Verstecken in Hühner- und Taubenställen, um nachts Blut zu saugen. Bei Befall von Wohnungen können sie auch hinter Fußleisten, Bildern, Stromschaltern oder Möbeln verborgen sein.
Die Bekämpfung ist ähnlich wie bei den Wanzen und beginnt mit einer gründlichen Reinigung befallener Örtlichkeiten sowie der Entfernung zeckenhaltiger Tierlager; der Säuberung folgt eine Chemobekämpfung mit Versprühung oder Vernebelung von Insektiziden, die allgemein ausreichen. Befallene Haustiere werden von den Zecken befreit und dann ebenfalls mit Insektiziden bestäubt, bepudert oder eingerieben. Zur Anwendung kommen Pyrethrum und pyrethroidhaltige Insektizide wie „KO-Spray", propoxurhaltige Mittel wie „Bolfo" sowie Mittel, die Hexachlorcyclohexan oder Benzylbenzoat enthalten, wie „Triplexan". Die individuelle Wirksamkeit der einzelnen Präparate sollte geprüft werden.

Ixodes ricinus. Diese Zecke wird wie auch die Argas-Zecken von Mensch oder Haustier eingeschleppt, legt aber im Gegensatz zu den Argas-Zecken nur selten ihre Eier in Wohnungen oder Häuser, so daß Entwesungsmaßnahmen in der Regel nicht erforderlich werden.
Prophylaktische Maßnahmen sind das Tragen langer Kleidung und Kopfbedeckungen bei Wanderungen durch verseuchte Wiesen und Wälder sowie das Anlegen von Floh- und Zeckenhalsbändern bei Hunden und Katzen. Dies sind Gummihalsbänder, die mit Phosphaten wie Dichlorvos, Thiophosphaten wie Diazinon und Carbamaten wie Propoxur behaftet sind. Die Wirkstoffe verteilen sich durch Kratzen der Tiere über das gesamte Fell. Aber auch die anschließende Untersuchung von Hunden nach einem Spaziergang auf Befall ist wichtig.
Zecken müssen sachgerecht entfernt werden. Sie sind herauszuziehen und nicht herauszudrehen. Das Abdomen darf nicht verletzt werden, da es Erreger der Borreliosen enthalten könnte. In der Humanmedizin wird das einleitende Behandeln mit Öl neuerdings als zu zeitraubend diskutiert (→ s. S. 268)

Hundezecke. Auch die Hundezecke wird von Haustieren eingeschleppt. Durch die Eiablage in der Wohnung werden auch weitere Hygienemaßnahmen in der befallenen Örtlichkeit erforderlich. Neben den üblichen Vorsorgemaßnahmen ist es auch hier wichtig, Haustiere nach Freigängen auf Befall zu untersuchen. Wohnungen, die mit Hundezecken verseucht sind, müssen mit Pyrethrum oder pyrethroidhaltigen Insektiziden ausgesprüht oder vernebelt werden. Weiter stehen auch andere bei Zeckenbefall wirksame Insektizide zur Verfügung.
(→ Kapitel Tierarzneimittel)

1.7.12 *Stechmücken*

Amidothiophosphate wie Phoxim („Baythion“) oder Benzoylharnstoffe wie Diflubenzuron („Dimilin 25 WP“) können zur Abtötung der Mückenlarven ins Wasser gegeben werden. Adulte Mücken werden mit den gängigen Insektiziden wie „Pyretin“, „Insect ex“, „Folithion“, „Baytex“, „Blattanex“, „Detia“, „Verzit“ u. a. bekämpft.
Wirksam gegen Mücken sind auch die auf UV- oder Elektrobasis arbeitenden Mückenfallen. Sogenannte Mückenschutzstifte, die auf akustischer Basis arbeiten - ein hoher Ton soll das Fluggeräusch männlicher Mücken imitieren und damit weibliche, saugende Mücken in die Flucht schlagen -, sind unwirksam. Auch die Einnahme von Vitamin B_1 schützt nicht vor Stichen.

1.7.13 *Läuse*

Pediculus humanis capitis. Pediculus humanus corporis. Während Kopflausbefall in der Regel durch Kratzen zu Sekundärinfektionen mit zum Teil massiven Lymphknotenschwellungen führt, primär aber üblicherweise keine Erregerübertragungen stattfinden, werden beim Befall mit Kleiderläusen häufiger andere gefährliche Krankheitserreger mit übertragen. So können nicht nur Rickettsien Fleckfieber, sondern auch Salmonellen Typhus und Paratyphus und Borrelien-Arten das Rückfall-Fieber verursachen.
Zur Bekämpfung von Läusen stehen für Mensch und Tier diverse Arzneimittel zur Verfügung. Die Behandlung der in der Zahl wieder zunehmenden Epizoonosen durch Lausbefall erfolgt mit Kontaktinsektiziden. Da Läuse durch Kontaktinfektion übertragen werden, sollten möglichst keine Kämme oder Bürsten gemeinschaftlich benutzt werden. Dies war und ist häufig in Kindergärten, Schulen, Sportvereinen oder früher in den Waschkauen der Bergleute üblich. Auch Badekappen, Handtücher und Waschlappen sind persönliche Pflegegegenstände und sollten nicht weiterverliehen werden. Hat man trotzdem einmal seine Badehaube vergessen, stehen heute üblicherweise hygienische Einmal-Badehauben zur Verfügung. Nicht zu vergessen sind die Übertragungen von Kopf- und Kleiderläusen durch gemeinschaftlich genutzte Ausrüstungsgegenstände wie Schutzhelme, Atemschutzmasken und Uniformen.
Bei bekannt gewordenem Befall ist das örtliche Gesundheitsamt zu unterrichten. Hier können dann organisierte Bekämpfungsmaßnahmen koordiniert werden. Insbesondere ältere Mitmenschen werden sich noch gut an die sogenannten „Läuseferien“ erinnern.
Die Ablösung der Nissen, der an den Haaren angehefteten Eier der Läuseweibchen, gelingt meist mit einer Essiggwasser-Waschung (5- bis 10%) und einer sich daran anschließenden mechanischen Entfernung mit einem schmalzahnigen Kamm, im Volksmund auch „Läuseharke“ genannt.
Bei Befall mit Kleiderläusen sollten Kleider und Bettwäsche ausgekocht und desinfiziert werden. Matratzen und Kissen sollten ebenfalls für mindestens 30 Minuten in heißem Dampf belassen werden. Auch das längere Lüften nichtkochfester Textilien über eine Dauer von 10 bis 14 Tagen führt durch Nahrungsentzug zum Absterben der Läusepopulation.

Phtirus pubis. Die Filzlaus wird vorwiegend durch Geschlechtsverkehr übertragen. Entsprechend findet sich der Befall überwiegend im Bereich der behaarten Ano-Genitalregion. Durch manuelle Übertragung können aber auch Wimpern, Augenbrauen und Achselregionen befallen sein.
Zur Behandlung befallener Personen finden neben mechanischen Reinigungsmaßnahmen lindanhaltige Präparate wie „Jacutin“, Pyrethrumformulierungen wie „Goldgeist“, bromofoshaltige Präparate wie „Nexion“ und hexachlorcyclohexan-beinhaltende Wirkmittel wie „Quellada“ Anwendung.
Die Behandlung von Kopf- und Kleiderlausbefall sollte zwei bis dreimal in Abständen von etwa 7 Tagen wiederholt werden, um auch noch in Nissen verborgene Jungläuse abzutöten. Kontaktpersonen müssen ebenfalls untersucht und ggf. mitbehandelt werden.
Bei Filzlausbefall empfiehlt sich nach 14 Tagen eine erneute Behandlung. Die Präparate können als Puder zur Behandlung behaarter Regionen, als Creme oder Emulsion für befallene Hautpartien verwendet werden. An die antiparasitäre Behandlung schließt sich die antiekzematöse und unter Umständen antimikrobielle Behandlung an.
In der letzten Zeit wurden zunehmend Bedenken bezüglich des toxikologischen Verhaltens der Wirkstoffe, insbesondere der möglichen Resorption und langdauernden Speicherung im Körper, geäußert. So greift man beispielsweise bei der Behandlung von Säuglingen, Kleinkindern und auch Schwangeren auf alternative Präparate mit erfahrungsgemäß geringerer Toxizität zurück. Alternative Therapeutica sind Benzylbenzoat („Mago“) und „Cuprex“.

1.7.14 *Ameisen*

In erster Linie werden sogenannte Ameisenfraßköder eingesetzt. Hier eignen sich Phosphonate wie Trichlorfon, (Handelspräparat „Blitol“) Na cacodylat („Nexa-Lotte“) oder Chlordecon („Rinal“). Diese Fraßköder werden aus Köderdosen von den Arbeiterinnen als Futter mit in die Nester hineingetragen und vergiften so auch die Brut (→ Soziale Insekten, 1.5).
Zur Besprühung oder Bestreuung eignen sich Amidothiophosphate wie Phoxim („Baythion 500 EC“, „Ameisenmittel Bayer“, „Ameisen-Streu- und Gießmittel Spiess-Urania“), Carbamate wie Propoxur („Unden Spritzpulver“, „Blattanex“, „Rhoden-Spritzpulver“), Bendiocarb („Seedoxin“, „Blitol-Ameisenspray“, „Garvoxin 3 G“) oder Pyrethroide wie Cyfluthrin („Baythroid 50“, „Solfac“).

1.7.15 *Wespen, Hornissen*

Zur Vorbeugung von „Wespenbesuchen“ können Fliegengitter vor den Fenstern angebracht werden. Eine in den Wohnbereich verirrte Wespe kann wieder herausgeleitet werden; ist dies nicht möglich, läßt sie sich einfach mit einem gezielten Schlag mit einer handelsüblichen Fliegenklatsche erlegen. Einzelne im Freien fliegende Wespen lassen sich auch mit Hilfe

von mit Bier gefüllten Wespenfallen bekämpfen. Fruchtsäfte, Limonadengetränke und Süßspeisen sollten abgedeckt werden.
Problematischer ist das Auftreten größerer Mengen von Wespen, die z. B. unbemerkt innerhalb von Wochen unter Dachstühlen, in Gartenhäusern oder Garagen große Nester anlegen und dann bei Betreten dieser Räume zu einer Gefahr werden können. Für den Laien ist es besser, in diesen Fällen entsprechende Dienste der örtlichen Feuerwehren in Anspruch zu nehmen, die über adäquate Ausrüstung und entsprechend geschultes Personal verfügen. Sie sind auch an schwer zugänglichen Stellen unter Verwendung von Schutzanzügen einsetzbar.
Freihängende Nester werden in aller Regel mit CO_2-Begasung gekühlt, um die Arbeiterinnen unbeweglicher zu machen. Danach wird eine Plastiktüte über das Nest gestülpt, das Nest von der Verankerung abgelöst. Nun können schnell wirksame Insektizide in die Tüte eingesprüht werden; will man ganz ohne Gift auskommen, legt man diese Tüte für etwa eine Stunde in den Tiefkühlschrank, auch dann müßten alle Tiere abgetötet sein.
Nester in schwer zugänglichen Bereichen werden zunächst auch wieder gekühlt, dann werden durch die Einfluglöcher Pestizide eingespritzt, die Löcher anschließend verstopft. Hier finden Präparate wie „Solvac" oder „Blattanex" Anwendung.

1.7.16 Ratten und Mäuse

Mus musculus. Rattus norvegicus. Die Hausmaus und die Wanderratte können so großen Schaden in Vorrats- und Lagerbereichen anrichten, daß amtliche Bekämpfungskampagnen regelmäßig durchgeführt werden müssen. Zu den herkömmlichen Bekämpfungsmethoden zählen Schlag- oder Käfigfallen, Verstopfen von Schlupflöchern, Ausräuchern, Begasen oder Ausschwemmen von Nestanlagen. Schlagfallen müssen regelmäßig kontrolliert werden und können auch eine Gefahr für andere Haustiere oder „heimliche Gäste" wie Marder o. ä. darstellen. Sie eignen sich auch nur für Einzelmaßnahmen. Käfigfallen töten nicht, die Nager müssen anschließend von Hand getötet werden.
Da Ratten auch gefährliche Krankheitsüberträger sein können, sollte man sie auf keinen Fall im Haus oder in der Umgebung dulden. Abwasserkanäle müssen mit Gittern versperrt werden, um Ratten den Zugang zu verwehren. Abfälle sollten verschlossen gelagert werden. Fleischabfälle gehören nicht auf den Kompost-Haufen.
Rodentizide können als Fraß- oder Ködergifte, Inhalationsgifte oder Streupulver ausgebracht werden.
Zur Rattenbekämpfung werden regelmäßig Entwesungsmaßnahmen durchgeführt. In amtlich verordneten Aktionen werden mit Fraßgiften ausgestattete Köder ausgelegt wie „Racumin" oder „Ragito", Köder auf Cumarin-Basis. Seit den zwanziger Jahren ist auch Thallium als „Zelio-Paste" und „Zelio-Körner" in Gebrauch.
Gegen kleinere Nager stehen Aluminiumphosphidformulierungen wie „Phostoxin WM", „Super-Schachtox" und „Wühlmauspille", Calziumphosphidformulierungen mit „Polytanol", „Neudo-Phosphid" und „Exan 12" sowie Zinkphosphid- und Warfarinformulierungen zur Verfügung.
Alle genannten Stoffe sind auch für den Menschen giftig. Für den Umgang mit Rodentiziden gilt, noch mehr Vorsicht walten zu lassen als für den Umgang mit Insektiziden. Die Anwendung bei massivem Befall ist Aufgabe eines berufsmäßigen Schädlingsbekämpfers, im häuslichen Bereich sollte sie streng nach Gebrauchsvorschrift erfolgen.

Literatur

1. Mehlhorn B, Mehlhorn H (1990) Zecken, Milben, Fliegen, Schaben ..., Springer, Berlin Heidelberg New York London Paris Tokyo Hong Kong

2 Schadursachen an Pflanzen

H.H. Hoppe

Die Analyse von Schadursachen ist ein Teilgebiet der Phytomedizin. Die Phytomedizin befaßt sich mit kranken und beschädigten Pflanzen sowie mit der Konkurrenzwirkung von Unkräutern. Sie ermittelt die Schadursachen, untersucht den Verlauf der Prozesse, die zum Schaden führen, und entwickelt Maßnahmen zum Schutz der Pflanze. Schäden an Pflanzen können durch Faktoren der abiotischen und biotischen Umwelt verursacht werden. In den folgenden Abschnitten werden die abiotischen Schadursachen, danach wichtige, durch Mikroorganismen hervorgerufene Pflanzenkrankheiten und schließlich parasitisch lebende Blütenpflanzen und Unkräuter als Schadursachen behandelt.

2.1 Abiotische Schadursachen

Abiotische Schadursachen können aus der Luft oder aus dem Boden auf die Pflanze einwirken. Obwohl verschiedene Pflanzen unterschiedlich empfindlich gegenüber diesen Belastungen sein können, werden grundsätzlich alle Arten durch sie geschädigt. Hierin unterscheiden sich die abiotischen Ursachen von den Erregern der Pflanzenkrankheiten und den Pflanzenschädlingen. Diese Organismen schädigen nur die Pflanzenarten, die zu ihrem Wirtskreis gehören.

2.1.1 Klima und Witterung

Temperatur, Niederschläge, Licht und Luftbewegungen bestimmen die geographische Verbreitung der Pflanzen und können durch die Beeinflussung ganzer Pflanzen oder einzelner Pflanzenteile Schäden verursachen.
Kälte und Frost stellen in vielen Regionen ein ständiges Anbaurisiko dar. Frühjahrsfröste können z. B. die Blüten von Obstbäumen und Weinreben schädigen, Fruchtfall bei Citrus, anderen Obstarten und Beerensträuchern verursachen oder zum Erfrieren junger Pflanzen oder gerade ausgetriebener Blätter führen. Im Winter kann ein wiederholter Wechsel zwischen

Gefrieren und Auftauen des Bodens den Kontakt zwischen Pflanzenwurzel und Boden verschlechtern, auch zum Abreißen der Wurzeln und dadurch zum Vertrocknen der Pflanze führen. In harten Wintern erfrieren Obstgehölze u. a. überwinternde Pflanzen. Beim Wintergetreide setzen derartige Verluste zwischen $-15\,°C$ bis $-25\,°C$ ein. Wärmebedürftige Pflanzen können bereits bei Temperaturen oberhalb des Gefrierpunktes absterben. Die Frost- und Kältetoleranz der Pflanzen variiert sehr stark. Sie hängt von der Pflanzenart, der Sorte, dem Entwicklungsstadium, den Anbaubedingungen, dem Pflanzenorgan sowie dem Wassergehalt des Gewebes ab und kann durch langsames Gewöhnen an tiefe Temperaturen verbessert werden.

Hitzeschäden durch zu hohe Temperaturen sind unter mitteleuropäischen Klimabedingungen relativ selten. Sie können ab ca. 40 °C auftreten und sind oft mit Wassermangel verbunden. Niederschläge verursachen als Regen, Schnee oder Hagel Schäden an Pflanzen. Starke Regenfälle können Getreidebestände zum Lagern bringen und Staunässe und Sauerstoffmangel im Boden hervorrufen. Zu starke Schneelasten führen zum Schneebruch bei Gehölzen. Hagel kann ganze Pflanzenbestände vernichten oder Verletzungen auslösen, die dann häufig nur an der dem Wind zugewandten Seite der Pflanzenteile auftreten. Zu starke Winde verursachen Windbruch an Gehölzen, können auf Sandböden Keimlinge verschütten oder mit dem Boden verwehen und im Zusammenwirken mit starken Regenfällen Getreide- oder andere Pflanzenbestände zum Lagern bringen. Luftbewegungen erhöhen die Transpiration der Pflanzen und verstärken daher durch Wassermangel oder zu hohe Temperaturen verursachte Dürrewirkungen[1,2].

2.1.2 *Ernährungsstörungen und Bodeneigenheiten*

Pflanzennährstoffe werden nach dem Bedarf der Pflanzen in Makronährstoffe (N, S, P, K, Ca, Mg) und Mikronährstoffe (Fe, Mn, Cu, Zn, Mo, B, Cl) unterteilt. Sie können wegen ihrer spezifischen Wirkungen nicht durch andere Elemente ersetzt werden. Eine unzureichende Versorgung führt daher zu einer Beeinträchtigung des Pflanzenwachstums, die mit mehr oder weniger typisch ausgeprägten Symptomen einhergehen kann. Beispiele hierfür sind die Herz- und Trockenfäule der Beta-Rübe (B-Mangel) und die Dörrfleckenkrankheit des Hafers (Mn-Mangel). Häufig äußert sich Nährstoffmangel allerdings nur in Wachstumsdepressionen und Ertragsminderungen mit unspezifischen Symptomen. Erschwert wird die Diagnose von Ernährungsstörungen dadurch, daß neben den Mangelerscheinungen toxische Mineralstoffwirkungen auftreten können. Diese sind im Freiland vor allem bei den Mikronährstoffen B, Cu, Mn, Fe und Zn nachgewiesen,sind aber auch bei weiteren Elementen wie Pb, Cd, Co, und Al nachgewiesen, die aus dem Boden freigesetzt oder über Phosphatdünger, Klärschlämme, Kompost und Immissionen dem Boden zugeführt werden. Zu hohe Nährstoffkonzentrationen lösen Salzschäden aus. Sie können auftreten auf bewässerten Böden unter ariden Bedingungen, in unseren Regionen vor allem nach dem Einsatz von Blattdüngern oder als Folge der Verwendung von Streusalzen entlang der Straßen.

Ernährungsstörungen werden durch Bodeneigenschaften beeinflußt. Geringe Bodenfeuchte verstärkt häufig Nährstoffmangelerscheinungen. Der pH-Wert der Bodenlösung ist von besonderer Bedeutung für die Verfügbarkeit von Pflanzennährstoffen. Bei hohen pH-Werten (> 7) werden vor allem von Cu, Fe und Mn Oxide und Hydroxide mit geringer Wasserlöslichkeit gebildet, wodurch Mangelerscheinungen entstehen können. Niedrige pH-Werte (< 6) erhöhen oft die Pflanzenverfügbarkeit und damit die Gefahr phytotoxischer Wirkungen. Diese trifft vor allem für Al^{+++} und $AlOH^{++}$ zu, die bei pH-Werten < 5 verstärkt aus Tonmineralen freigesetzt werden und an den durch saure Niederschläge verursachten Waldschäden beteiligt sind.[3,4,5,6]

2.1.3 *Maßnahmen der Produktionstechnik*

In den vergangenen drei Jahrzehnten hat sich aus arbeitswirtschaftlichen Gründen der Mechanisierungsgrad der Landwirtschaft erhöht und sind verstärkt Agrarchemikalien als Produktionsmittel eingesetzt worden. Die aus dieser Entwicklung hervorgegangenen Maßnahmen der Produktionstechnik können vor allem dann Pflanzen schädigen, wenn sie unsachgemäß und nicht zeitgerecht durchgeführt werden. Der Einsatz schwerer Schlepper und Landmaschinen führt bei zu hoher Bodenfeuchte zu Bodenverdichtungen, die mehrere Jahre das Bodenleben und das Pflanzenwachstum beeinträchtigen. Erntemaschinen verletzen noch nicht völlig ausgereiftes empfindliches Erntegut, ermöglichen dadurch den Befall mit Wund- und Schwächeparasiten und beeinträchtigen u. U. die Lagerfähigkeit. Vor allem nach dem Einsatz von Herbiziden aber auch nach der Verwendung anderer Pflanzenschutzmittel können Schäden an Kulturpflanzen auftreten.[7,8,9]

2.1.4 *Luftverunreinigungen*

Schadwirkungen auf Pflanzen durch Schwefeldioxid wurden bereits um die Jahrhundertwende in der Nähe von Röstöfen für Erze beobachtet. Erst um die Mitte dieses Jahrhunderts wurde man darauf aufmerksam, daß sich vor allem in der Atmosphäre dicht besiedelter und industrialisierter Regionen weitere phytotoxische Substanzen anreichern können.

Schwefeldioxid, SO_2

Das SO_2 entsteht überwiegend bei der Verbrennung schwefelhaltiger Kohle, Heizöle und Kraftfahrzeugtreibstoffe. Daneben kann es auch bei Reaktionen in der Atmosphäre aus H_2S und organischen Schwefelverbindungen gebildet werden. Die durchschnittlichen SO_2-Konzentrationen liegen in der Bundesrepublik bei ca. 10 bis 50 $\mu g/m^3$ Luft. In den Wintermonaten können Spitzenwerte von ca. 100 bis 1000 $\mu g/m^3$ erreicht werden.[10] In der Atmosphäre und nach der Aufnahme über die Stomata wird das SO_2 in Wasser zum Bisulfit (HSO_3^-) und Sulfit (SO_3^{2-}) gelöst. Außerdem wird es zum SO_3 oxidiert, aus dem durch Lösen in Wasser Sulfat (SO_4^{2-}) gebildet wird. Das Sulfat hat eine etwa 20mal geringere Phytotoxizität als das Sulfit. Bei geringer SO_2-Konzentration kann diese Entgiftungsreaktion zum Schutz der Pflanzen ausreichen. SO_2-Schäden werden in der Regel zuerst als Chlorosen sichtbar, die bei monocotylen Pflanzen an den Spitzen, bei dicotylen Pflanzen in den Intercostalfeldern beginnen und in Nekrosen übergehen. Die phytotoxischen Grenzkonzentrationen liegen nach mehrstündiger Begasung bei 0,05 bis 2 ppm SO_2 (1 ppm = 2670 µg SO_2/m^3 Luft).[10] Die Ursachen für die Phytotoxizität sind in der hohen Reaktivität des SO_3^{2-} und HSO_3^- zu sehen. Sulfit und Bisulfit hemmen mehrere Enzyme, oxidieren Lipide und Pigmente der Chloroplasten und sulfonieren zahlreiche organische Moleküle.[10]

Stickoxide, NO_x

No_x können bei der Denitrifikation von Nitraten durch Mikroorganismen im Boden gebildet werden. Sie entstehen bei der Herstellung von Salpetersäure, Schwefelsäure und nitrathaltigen Düngemitteln. Die wichtigste Quelle für NO_x-Immissionen sind Verbrennungsreaktionen, bei denen die Substanz aus dem O_2 und N_2 der Luft gebildet und durch anschließende Reaktionen in der Atmosphäre umgewandelt werden. Diese Umwandlungsreaktionen sind lichtabhängig. O_3 ist daran beteiligt und wird dabei gebildet. Es stellt sich ein lichtabhängiges Gleichgewicht zwischen O_2, O_3, NO und NO_2 ein (Reaktion 1)[10]:

1) $O_2 + NO_2 \overset{h \cdot \nu}{\rightleftharpoons} NO + O_3$

NO_x haben eine geringere Phytotoxizität als das SO_2. Sie sind an den sauren Niederschlägen sowie an der Bildung des Ozons und der Peroxyacylnitrate beteiligt.

Ozon, O_3

O_3 kann aus der Stratosphäre in Erdnähe verfrachtet werden. Es kann bei Gewitter und in einer lichtabhängigen Reaktion aus NO_2 entstehen (Reaktion 1). Die Ozonkonzentration erreicht bei starken tages- und jahreszeitlichen Schwankungen in der Bundesrepublik im Sommer Konzentrationen um 50 bis 200 µg/m^3 Luft. Phytotoxische Wirkungen setzen nach einstündiger Begasung bei etwa 0,1 bis 0,3 ppm O_3 ein (1 ppm = 2000 µg/m^3 Luft).[10] Andere Organismen reagieren unempfindlicher. Als sichtbare Symptome treten unterschiedlich gefärbte Blattflecke auf. Meistens kollabiert zuerst das Palisadengewebe. Primäre Ursachen der O_3-Toxizität könnten die oxidative Spaltung von C=C-Doppelbindungen, bei der Ozonide als Zwischenstufen auftreten, und die Oxidation von Thiolen sein. Hierdurch werden Membransysteme, vor allem Chloroplasten geschädigt. Es kommt zu Permeabilitätsänderungen, Hemmungen der Photosynthese und zahlreichen weiteren physiologischen Effekten.[10,11]

Peroxyacylnitrate, Peroxyacetylnitrat (PAN)

Folgende Peroxyacylnitrate sind als Luftverunreinigungen nachgewiesen. Von ihnen hat das PAN die größte praktische Bedeutung:

Peroxyacetylnitrat, PAN

2) $H_3C-C(=O)-O-O-NO_2$

Peroxypropionylnitrat, PPN

3) $H_3C-CH_2-C(=O)-O-O-NO_2$

Peroxybutyrylnitrat, PBN

4) $H_3C-CH_2-CH_2-C(=O)-O-O-NO_2$

Peroxybenzylnitrat, PBZN

5) $C_6H_5-C(=O)-O-O-NO_2$

Peroxyacylnitrate werden in einer lichtabhängigen Reaktion aus ungesättigten Kohlenwasserstoffen, die z. B. bei unvollständigen Verbrennungen in Motoren und Heizungen entstehen, und NO_x gebildet. Diese sehr komplexe Reaktion besteht aus zahlreichen radikalischen Teilreaktionen. Da auch NO dabei verbraucht wird, kann in Anwesenheit ungesättigter Kohlenwasserstoffe das Gleichgewicht der Reaktion 1 nach rechts verschoben werden. Phytotoxische PAN-Reaktionen treten daher häufig gemeinsam mit hohen O_3-Konzentrationen auf. Die PAN-Konzentration schwankt in Ballungsräumen etwa zwischen 2,5 und 7 ppb.[10] PAN-Symptome erscheinen zuerst als wässrig durchscheinende Flecke, die sich silbrig und bronzefarben färben und später nekrotisieren. Bei dicotylen Pflanzen treten die Symptome oft nur an der Blattunterseite auf, an den Blättern monocotyler Pflanzen entstehen sie beidseitig. Die phytotoxische Grenzkonzentration liegt nach mehrstündiger Begasung bei etwa 0,02 bis 0,1 ppm PAN (1 ppm = 4370 µg/m^3 Luft).[10] Die Ursachen der Phytotoxizität beruhen auf der hohen Aktivität der Peroxyacylnitrate. PAN oxidiert Thiolgruppen u. a. Redox- Verbindungen, reagiert mit Olefinen unter Bildung von Epoxiden und acetyliert Amine u. a. Verbindungen.[10,11]

Fluorwasserstoff, HF

HF entsteht vor allem in der steine- und erdenverarbeitenden Industrie bei der Herstellung von Aluminium- und Phosphatdüngern, in Keramikwerken und Ziegeleien. HF wird rasch vom Pflanzengewebe aufgenommen und mit dem Transpirationsstrom verteilt. Es führt daher zu Rand- und Spitzennekrosen. Schäden durch HF haben nur lokale Bedeutung.

Smog
Der Begriff „Smog" ist aus einer Kombination der Worte „Smoke" und „Fog" entstanden. Häufig wird zwischen den Smogtypen „London" und „Los Angeles" unterschieden. Der London-Smog entsteht bei niedrigen Temperaturen (ca. 5 °C), hoher Luftfeuchtigkeit mit Nebel, wirkt reduzierend und enthält vor allem das SO_2. Der Los-Angeles-Smog wird bei höheren Temperaturen (ca. 30 °C) und niedriger Luftfeuchtigkeit gebildet. Er wirkt oxidierend, enthält vor allem NO_x, O_3 und PAN und ist besonders phytotoxisch. In den USA konnte die „Wetterfleckigkeit" des Tabaks auf den hohen O_3-Anteil im Los-Angeles-Smog zurückgeführt werden.[12] In Europa tritt bei Inversionswetterlagen überwiegend der London-Smog auf. Wegen der Zunahme des Kraftfahrzeugverkehrs muß aber mit einer zunehmenden Bedeutung der Komponenten des Los-Angeles-Smog gerechnet werden.

Latente Schäden, Kombinationsschäden, Waldschäden
Bei der Besprechung einzelner Luftschadstoffe wurde auf einige akute Symptome hingewiesen. Bei geringen Konzentrationen können latente Schäden auftreten, die mit Ertragsminderungen, aber nicht mit sichtbaren Symptomen verbunden sind.[13] Derartige Schäden sind häufig schwierig zu diagnostizieren, da Kontrollpflanzen, die in unbelasteter Luft angezogen wurden, meistens fehlen. Werden mehrere Schadstoffe kombiniert, so können auch subakute Konzentrationen zu schweren Symptomen führen. Die Wirkung der einzelnen Schadstoffe potenzieren sich. Kombinationsschäden wurden vor allem zwischen O_3, SO_2 und PAN beobachtet.[11,14] Kombinationswirkungen von Luftverunreinigungen liegen auch bei ihrer Beteiligung an Waldschäden vor. Meldungen über Schäden an Tannen, Fichten und Laubbäumen mehren sich in jüngster Zeit. Als Symptome treten Nadelverluste („Lametta-Syndrom"), Vergilbungen und Kümmerwuchs auf. Mehrere Ursachen kommen für diese neuartigen Baumerkrankungen in Frage. Auf alkaliarmen Standorten senken saure Niederschläge, die vor allem aus SO_2 und NO_x entstanden sind, die pH-Werte der Böden und mobilisieren dadurch verstärkt phytotoxisch wirkende Al^{+++} und $ALOH^{++}$, die besonders das Wurzelwachstum hemmen. Saure Niederschläge erhöhen außerdem den N-Eintrag aus der Atmosphäre. Dadurch ist in den letzten Jahrzehnten ein Ungleichgewicht bei der Versorgung der Pflanzen mit N und einigen Kationen (Mg^{++}, Ca^{++} u. a.) entstanden, das die Entwicklung der Bäume beeinträchtigt. Photooxidantien wie O_3 und PAN können an einigen Standorten an der Auslösung des Waldsterbens beteiligt sein. Schließlich kommen auch weniger erforschte Ursachen, wie bisher zu wenig beachtete Pathogene oder ein durch Schadstoffe verändertes Resistenzverhalten der Bäume in Frage.[10,11,12,13,14,15,16]

2.2 Mikroorganismen als Krankheitsursachen

Ein Organismus, der auf Kosten seines Wirtes lebt, wird als Parasit bezeichnet. Parasiten sind in der Regel auch Pathogene. Sie verursachen Krankheiten, wobei unter einer Krankheit ein von der Norm abweichender Prozeß verstanden wird, der Stoffwechsel und Zellstrukturen verändert, dadurch zu Symptomen führt und meistens auch Wachstum, Entwicklung und Ertragsbildung der Pflanzen beeinträchtigt. Krankheitserreger können sich nur auf Pflanzen entwickeln und vermehren, die zu ihren Wirtspflanzen gehören. Die Anzahl der Wirtspflanzen kann sich bei verschiedenen Erregern erheblich unterscheiden. Krankheitserreger mit einem engen Wirtspflanzenkreis werden als hochspezialisiert bezeichnet, bei einem weiten Wirtspflanzenkreis liegt eine geringe Spezialisierung vor. Sind morphologisch nicht unterscheidbare Pathotypen eines Krankheitserregers auf unterschiedliche Wirtsarten spezialisiert, so werden diese als formae speciales (f. sp.) bezeichnet, sind sie auf unterschiedliche Sorten einer Wirtsart spezialisiert, so handelt es sich um physiologische Rassen des Krankheitserregers. Bei einigen Erregern treten sowohl formae speciales als auch physiologische Rassen auf. Es liegt also eine zweistufige Spezialisierung vor.
Zwischen dem Spezialisierungsgrad eines Pflanzenpathogens und seiner Ernährungsform besteht häufig ein enger Zusammenhang. Grundsätzlich können bei Krankheitserregern folgende Ernährungsformen unterschieden werden:

a) Parasitie = Ernährung vom Wirtsgewebe

- Obligat biothrophe Parasiten leben in der Natur nur auf lebendem Gewebe und sind nicht oder nur schwer auf Nährböden zu kultivieren. Es handelt sich in den meisten Fällen um hochspezialierte Parasiten wie Viren, echte und falsche Mehltaupilze sowie Rostpilze.
- Pertotrophe Parasiten schwächen oder zerstören das Wirtsgewebe und leben anschließend darauf. In diese Gruppe gehören zahlreiche Krankheitserreger, die meistens wenig spezialisiert sind und Nekrosen hervorrufen.

b) Saprophytie = Ernährung vom toten Substrat unterschiedlicher Herkunft

- Fakultative Saprophyten oder fakultative Parasiten leben sowohl vom toten Substrat als auch vom Wirtsgewebe. Hierzu gehören zahlreiche Parasiten, die saprophytisch im Boden überdauern können.
- Obligate Saprophyten können nicht parasitisch leben.

Weiterführende Literatur[8,9,17,18,19,20,21].

2.2.1 *Morphologie, Klassifizierung und Entwicklungcyklen*

Viren und Viroide
Viren (Virus, lat.: Gift) sind obligat biothrophe Krankheitserreger ohne eigenen Stoffwechsel. Es sind keine selbständigen Organismen. Sie können sich nicht außerhalb der Wirtszelle vermehren. Pflanzenpathogene Viren enthalten meistens RNS als Nukleinsäurekern, der von einer vor Nukleasen schützenden Proteinhülle, dem Capsid, umgeben ist. Viruspartikel haben verschiedene Formen, von denen die wichtigsten in Abb. 5.28 skizziert sind.
Nach ihnen erfolgt die Klassifizierung. Außerdem

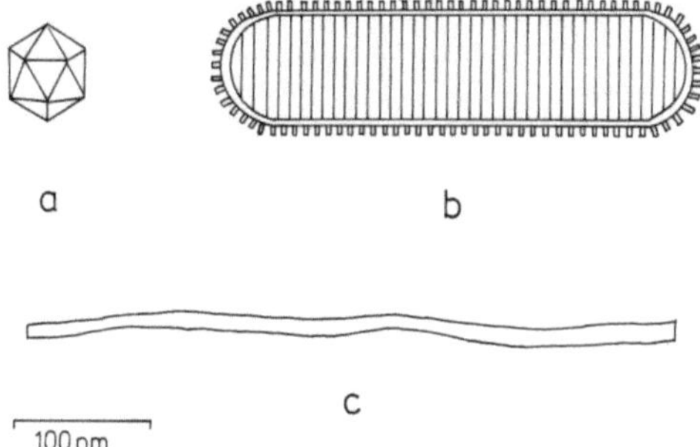

Abb. 5.28 Morphologie pflanzenpathogener Viren; a) isometrische, b) bazillenförmige, c) fadenförmige Viren (nach [22])

werden der Nukleinsäuretyp (DNS/RNS), die Form des Nukleinsäurefadens (ein-/zweisträngig), das MGW des Genoms, der prozentuale Anteil der Nukleinsäure im Virion sowie die Wirte und Vektoren bei der Klassifizierung berücksichtigt. Auf dieser Basis werden bei pflanzenpathogenen Viren mehr als 20 Virengruppen unterschieden, die zu sieben bis acht Formenkreisen zusammengefaßt werden können.[22]
Pflanzenpathogene Viren sind nicht in der Lage, aktiv in die Zellen einzudringen. Sie sind auf Übertragungen angewiesen. Folgende *Übertragungsmöglichkeiten* sind bekannt:

a) Mechanische Übertragung mit Pflanzensaft durch Aneinanderreiben von Pflanzenteilen sowie Verletzungen bei Kultur- und Erntemaßnahmen: Dieser Übertragungsweg ist nur bei Viren möglich, die in vitro relativ beständig sind.
b) Übertragung mit befallenen Pflanzenteilen: Dieser Übertragungsweg ist bei vegetativ vermehrten Pflanzen besonders häufig. Edelreiser von Obstgehölzen, Knollen von Pflanzkartoffeln, Zwiebeln, Ableger und Stecklinge dienen dabei als Virusquelle. Etwa 1/5 aller bekannten Viren kann in das Saatgut eindringen und ist dann saatgutübertragbar. Eine begrenzte Anzahl von Viren wird über den Pollen der Wirtspflanze verbreitet.
   Zur Erkennung der Virusverseuchung stehen mehrere Nachweisverfahren zur Verfügung: Symptomerfassung am Pflanzenmaterial, Übertragung der Viren auf charakteristisch reagierende Testpflanzen, Elektronenmikroskopie, Gelelektrophorese und serologische Verfahren, die in den letzten Jahren stark verbessert und ausgeweitet wurden.
c) Übertragung durch Vektoren: Arthropoden, Nematoden, parasitische Pilze und parasitische Samenpflanzen wurden als Virusvektoren nachgewiesen. Von besonders großer praktischer Bedeutung ist die *Virusübertragung durch Blattläuse.* Auf diese Weise kann die überwiegende Zahl pflanzenpathogener Viren verbreitet werden. Bei der Übertragung durch Vektoren wird zwischen persistenten und nichtpersistenten Viren unterschieden. Persistente Viren bleiben längere Zeit im Vektor infektiös, vermehren sich im Vektor, werden in einigen Fällen auf die Nachkommen übertragen, gelangen bei Insekten vom Magen-Darm-Kanal in die Speicheldrüse, werden über den Speichel auf Pflanzen übertragen und erst nach längeren Saugzeiten aufgenommen und abgegeben. Nichtpersistente Viren bleiben nur kurze Zeit (Minuten bis Stunden) am Vektor infektiös, haften bei Insekten äußerlich an den Mundwerkzeugen und werden nach sehr kurzen Saugzeiten aufgenommen und abgegeben. Zwischen diesen beiden grundsätzlichen Übertragungsmöglichkeiten gibt es Zwischenstufen.

Vermehrung und Ausbreitung in der Pflanze: Durch Verletzungen oder Vektorübertragungen gelangen die Viren zur Membranoberfläche unverletzter Zellen. Dort lagern sie sich an spezifischen Rezeptoren durch Adsorption an und werden anschließend in das Zellinnere, durch sogenannte Penetration aufgenommen. Beim Eindringen in das Zellinnere oder bald danach wird der Proteinmantel entfernt, die Nukleinsäure wird freigelegt, es erfolgt mit anderen Worten ein Uncoating. Die Virusbestandteile vermehren sich in drei Prozessen: Die Replikation der Virusnukleinsäure, die Transkription der Virusnukleinsäure in m-RNS und die Translation der m-RNS in Virusproteine. Durch die auf Kosten des Wirtsstoffwechsels ablaufenden Vermehrungsvorgänge reichern sich Virusnukleinsäure und Virusprotein in den infizierten Zellen an, die während des Reifungsprozesses, der Maturation, zusammengefügt werden. Die neu entstandenen Viren können sich über Plasmodesmen und Leitbahnen in der Pflanze ausbreiten.
Viren können in Mitteleuropa mehrere Hundert Pflanzenkrankheiten, Virosen, verursachen. Einige im Ackerbau auftretende Virosen sind in Tabelle 5.1 zusammengestellt. Außerdem treten zahlreiche wichtige Virosen im Obst- und Gemüsebau auf.[18,19]
Viroide bestehen aus infektiöser RNS ohne Proteinmantel mit einem MGW von etwa 120.000. Für sie bestehen die gleichen Übertragungsmöglichkeiten wie für die Viren. Die Spindelknollensucht der Kartoffel, die Exocortiskrankheit an Citrus und die Gelbfrüchtigkeit der Gurke werden z. B. durch Viroide hervorgerufen.[22,23,24,25]

Bakterien und mycoplasmenähnliche Organismen (MLO)
Bakterien sind prokaryotische Organismen, die sich durch Teilung vermehren. Die meisten pflanzenpathogenen Arten sind begeißelte, stäbchenförmige Einzeller von etwa 1 bis 4 µm Länge. Lediglich die Gattung *Streptomyces* bildet feine, verzweigte Hyphen ohne Septen aus. Bakterien dringen über Wunden oder natürliche Öffnungen wie Stomata, Lentizellen, Hydathoden und Nektarthoden in die Pflanze ein. Sie sind nicht in der Lage, die intakte, cutinisierte Oberfläche ihrer Wirtspflanzen zu durchdringen. Wasser auf der Blattoberfläche ist für die Ausbreitung der Bakterien und das Eindringen in das Gewebe notwendig. Eubakterien vermehren sich im Intercellularraum. Sie dringen nicht in die Zelle ein, sondern schädigen das Gewebe durch enzymatische Auflösung des Zellverbandes, durch die Bildung von Phytotoxinen oder durch Verstopfung der Leitbahnen. Pflanzenpathogene Bakterien können sich über den Intercellularraum und das Xylem in der Pflanze ausbreiten und teilweise auch das Saatgut besiedeln. Sie überdauern

Tabelle 5.1 Wichtige Virosen landwirtschaftlicher Kulturen

Erreger	Krankheit	Wirtskreis	Symptome	Bemerkungen
1. PLR-Virus (potato leaf roll)	Blattroll-krankheit der Kartoffel	Solanaceen, Chenopodiaceen, Compositen	Einrollen der Blätter von unten nach oben; spröde, kahn- oder tütenförmig	isometrisch, nur durch Blattläuse übertragbar (persistent), Phloemnekrosen mit Kalloseablagerungen
2. PY-Virus (potato Y)	Y-Virus-Mosaik der Kartoffel	Solanaceen u. a.	Mosaik, nekrotische Flecke oder Strichel an spröden Blättern	fädig, mechanisch und durch Blattläuse übertragbar (nicht persistent), verschiedene Stammgruppen
3. BY-Virus (beet yellow) BMY-Virus (beet mild yellowing)	Viröse Vergilbung der Rübe	einige Chenopodiaceen u. a.	vergilbte, verdickte, gewelkte, mitunter eingerollte und spröde Blätter	BYV: fädig, semipersistent BMYV: isometrisch, persistent. Beide Viren werden in der Praxis nur durch Blattläuse übertragen.
4. BYD-Virus (barley yellow dwarf)	Gelbverzwergung der Gerste	zahlreiche Gramineen	Gerste: vergilbte Blätter, grasartiger Wuchs. Weizen, Hafer: rot verfärbte Blätter, Wachstumshemmungen	isometrisch, nur durch Blattläuse übertragbar (persistent), verschiedene Stämme
5. BYM-Virus (barley yellow mosaic)	Gelbmosaik der Wintergerste	Gerste	bis Mai nesterweise Vergilbungen; an jungen Blättern chlorotische Strichel	nur durch Bodenpilze (Polymyxa graminis) übertragbar; vor allem in Niedersachsen, Hessen, Nordrhein-Westfalen verbreitet
6. BNYV-Virus (beet necrotic yellow vein)	Wurzelbärtig-keit (Rizomania) der Rübe	Chenopodiaceen	nesterweise Chlorosen und Nekrosen entlang der Blattadern, Pfahlwurzel abgestorben, Seitenwurzelbildung	nur durch Bodenpilze (Polymyxa betae) übertragbar, Bodenfeuchte fördert Befall

meistens an Pflanzenresten. Nur einige Arten können längere Zeit ohne Wirtsgewebe im Boden überleben. Einige wirtschaftlich wichtige Bakteriosen sind in Tabelle 5.2 zusammengestellt. Weitere wichtige Bakteriosen werden hervorgerufen durch *Pseudomonas phaseolica* (Fettfleckenkrankheit der Phaseolus-Bohne), *P. syringae* (Rindenbrand der Süßkirsche), *P. lachrymans* (Eckige Blattfleckenkrankheit der Gurken), *Xanthomonas campestris* (Adernschwärze an Brassica-Arten) und *Corynebacterium michiganense* (Welkekrankheit der Tomate).

Mycoplasmen sind wandlose, daher formveränderliche Organismen, die zu den Bakterien gezählt werden, die aber wegen ihrer meistens geringen Größe und variablen Form Membranfilter passieren. Mycoplasmenähnliche Organismen (MLO) wurden als Erreger von mehr als 200, überwiegend in tropischen und suptropischen Regionen vorkommenden Pflanzenkrankheiten identifiziert. MLO sind meistens im Phloem angesiedelt und durch Vektoren, vor allem in Zikaden, übertragbar. Wichtige durch sie hervorgerufene Krankheiten sind die letale Vergilbung der Cocospalme, die Weißblättrigkeit des Zuckerrohrs, die Gelbverzwergung des Reises, der Birnenverfall und die Rosettenkrankheit des Pfirsichs.[22,27,28,29,30]

Pilze

Pilze sind eukaryotische, chlorophyllfreie und daher C-heterotroph lebende Organismen. Ihr Vegetationskörper besteht aus Fäden (Hyphen), die sich zum Pilzgeflecht (Mycel) verzweigen. Als Zellwandbestandteile können Cellulose u. a. Glucane sowie Chitin auftreten. Die Pilze sind die größte und wichtigste Gruppe der Pflanzenpathogene. Die von ihnen hervorgerufenen Krankheiten bezeichnet man als Mycosen.

Sexueller und asexueller Cyclus: Die Pilze sind in der Lage, sich vegetativ und generativ über die Bildung von Sporen zu vermehren. Das Nebeneinander von sexuellem und asexuellem Zyklus ist typisch für viele Pilze. Oft haben die sexuellen und asexuellen Stadien unterschiedliche Bezeichnungen (→ Tab. 5.5, 5.6, 5.7). Asexuell entstandene Sporen oder Zoosporen sind entweder begeißelt und zur Eigenbewegung in der Lage oder sie sind unbeweglich und werden an Trägern oder in Fruchtkörpern gebildet (→ Abb. 5.29, 5.31 bis 5.35). Die vegetativ gebildeten Sporen dienen häufig der Massenausbreitung der Pilze. Die sexuell gebildeten Sporen bilden eine Grundlage für die Pilzsystematik. Oomyceten, Ascomyceten und Basidiomyceten sind nach den im sexuellen Cyclus gebildeten Sporen benannt. Der generative Cyclus bietet den Pilzen durch die Bildung dickwandiger Dauersporen oder Sporenbehälter häufig die Möglichkeit, die vegetationsfreie Zeit zu überdauern.

Infektion und Wachstum: Die teilweise aktiv abgeschleuderten, durch Wind oder Spritzwasser verbreiteten Sporen keimen auf den Pflanzenoberflächen mit Keimschläuchen aus, bilden häufig Appressorien und dringen mit Infektionshyphen ins Gewebe ein. Appressorien sind Haftorgane, die nach Anschwellung am Ende der Keimschläuche gebildet werden und aus denen die Infektionshyphen hervorwachsen. Das Eindringen kann direkt oder über Wunden und natürliche Öffnungen der Pflanzenoberfläche erfolgen. Zahlreiche Pilze können ohne Sporenbildung mit ihren vegetativ wachsenden Hyphen infizieren. Die Ausbreitung im Gewebe erfolgt intercellulär, oder intracellulär. In einigen Fällen werden unter der Cuticula (→ Apfelschorf, Abb. 5.33) oder auf der Blattoberfläche (→ Echte Mehltaupilze, Abb. 5.32) Mycelien gebildet. Bei intercellulärem oder oberflächlichem Wachstum werden häufig Haustorien in die Wirtszelle gesenkt. Haustorien sind Seitenäste der Hyphen mit spezieller Struktur, die dem Stoffaustausch zwischen Wirt und Parasit dienen.

Klassifizierung: Es wurden zahlreiche Systeme vorgeschlagen. Hier wird der Einteilung nach Ainsworth gefolgt[32], die in der Pflanzenpathologie am gebräuchlichsten ist. Danach werden die Pilze in zwei Abteilungen unterteilt: Myxomycota, Schleimpilze und Eumycota, Echte Pilze. Die Myxomycota bestehen aus vier Klassen, von denen nur die Klasse der Plasmodiophoromyceten parasitisch leben. Die Eumycota werden in fünf Unterabteilungen, Mastigomycotina, Zygomycotina, Ascomycotina, Basidiomycotina, Deuteromycotina mit insgesamt 17 Klassen unterteilt. Hier werden nur die Pilzgruppen besprochen, in denen ökonomisch wichtige Krankheitserreger vorkommen. Für einen vollständigen Überblick wird auf Lehrbücher der Mycologie verwiesen.[31,32,33,34,35]

Plasmodiophoromycetes und Chytridiomycetes. Die Plasmodiophoromyceten sind eine Klasse der Myxomycota. Die Klasse der Chytridiomyceten gehört zur

Tabelle 5.2 Wichtige Bakteriosen landwirtschaftlicher und gärtnerischer Kulturen

Erreger	Krankheit	Wirtskreis	Symptome	Bemerkungen
1. Erwinia carotovora var. carotovora	Naßfäule an Kartoffel, Möhre, Kohl u. a.	zahlreiche Dicotyle	Naß- und Weichfäule im Lager	durch zu hohe Temperatur und Feuchte im Lager gefördert, bildet Pectinasen, löst Mittellamellen auf
2. Erwinia carotovora var. atroseptica	wie 1., zusätzlich: Schwarzbeinigkeit der Kartoffel	wie 1.	wie 1., zusätzlich: Fäulen der Triebe und Wurzeln im Bestand	wie 1., Übertragung durch latenten Knollenbefall
3. Erwinia amylovora	Feuerbrand des Kernobstes	Birne, Apfel u. a. Rosaceen	abgestorbene Blüten, Zweige, Früchte	Übertragung durch, Insekten, oft auf Nektarthoden
4. Coryne-bacterium sepedonicum	Ringfäule der Kartoffel	Kartoffel u. a. Solanaceen	im Bestand kümmernde und welkende Pflanzen, Gefäßbündelring der Knollen weich	Tracheobateriose, Bakterien vermehren sich im Xylem, pflanzgutübertragbar
5. Agro-bacterium tumefaciens	Wurzelkropf des Kernobstes, bakterien-induzierte Tumore	zahlreiche Dicotyle	Gallen an Wurzeln oder Sproßteilen	induziert Tumore durch Übertragung eines Plasmids, das auch als Genvektor verwendet werden kann[26]
6. Streptomyces scabies	Kartoffelschorf	Kartoffel, Rübe, einige Cruciferen	Rissige Läsionen auf Kartoffel-knolle; als Flach-, Tief- oder Buckelschorf ausgebildet	bildet unseptiertes Mycel, zerstört Knollen-gewebe und löst Remeristematisierung aus

Tabelle 5.3 Wichtige durch Plasmodiophoromycetes (Pla) oder Chytridiomycetes (Chy) hervorgerufene Mycosen

Erreger	Krankheit	Wirtskreis	Symptome	Bemerkungen
1. Plasmodiophora brassicae (Pla)	Kohlhernie	Cruciferen, vor allem Kohlarten und Raps	Wurzeln knotenartig verdickt und vergallt, Welken	durch enge Fruchtfolge, hohe Bodenfeuchte und niedrigen Boden-pH gefördert (vgl. Abb. 5.2)
2. Spongospora subterranea (Pla)	Pulverschorf der Kartoffel	Kartoffel u. a. Solanaceen	auf Knollenoberfläche 2 bis 4 mm große, runde Läsionen mit braunem Sporenpulver	durch Bodenfeuchte gefördert, Virusvektor
3. Polymyxa betae (Pla)	Wurzelbärtigkeit der Rübe	Chenopodiaceen	verstärkte Bildung von Seitenwurzeln und Wurzelhaaren	durch Bodenfeuchte gefördert, Virusvektor
4. Olpidium brassicae (Chy)	Umfallkrankheit des Kohls, Salats u. a. Kulturen	Cruciferen u. a. Dicotyle	Einschnürungen am Hypocotyl, Umfallen junger Pflanzen	Mischinfektionen mit anderen Bodenpilzen möglich, Virusvektor
5. Synchytrium endobioticum (Chy)	Kartoffelkrebs	Kartoffel u. a. Solanaceen	Wucherungen an Stolonen und Knollen	durch Bodenfeuchte gefördert, Befall ist dem Pflanzenschutzdienst zu melden, Virusvektor

Unterabteilung Mastiggomycotina der Eumycota. Plasmodiophoromyceten und Chytridiomyceten sind also phylogenetisch nicht miteinander verwandt. Sie sind aber auch aus phytopathologischer Sicht so ähnlich, daß eine gemeinsame Besprechung gerechtfertigt ist. Beide Pilzgruppen bilden kein Mycel. Sie parasitieren als zellwandfreie Plasmodiophoromyceten oder mit einer dünnen Zellwand umgebene Protoplasten, (Chytridiomyceten) in den Zellen ihrer Wirtspflanzen. Es sind obligat-biotrophe Parasiten, die nur die Wurzeln befallen können und sich über Zoosporen im Boden ausbreiten. Durch Fusion von Zoosporen können Zygoten entstehen, die ebenfalls infektionsfähig sind und zur Bildung von Dauersporen oder Dauersporangien führen. In beiden Pilzgruppen treten Virusvektoren auf. Die wichtigsten durch sie hervorgerufenen Krankheiten sind in Tabelle 5.3 zusammengestellt.

Entwicklungscyclus von *Plasmodiophora brassicae*, dem Erreger der Kohlhernie (Abb. 5.29): Die Dauersporen (d) gelangen durch die Zersetzung des Wirtsgewebes in den Boden. Sie können dort mehrere Jahre überdauern. Sie keimen mit Zoosporen (e), die Wurzelhaare infizieren und zur Bildung von Sporangien mit mindestens 4 Zoosporen führen (b). Die Infektion von Rhizodermiszellen erfolgt wahrscheinlich nur durch zweikernige Zygoten, die durch die Fusion von Zoosporen entstehen (a). In den infizierten Rhizodermiszellen entwickeln sich Plasmodien, die sich im Gewebe ausbreiten, zur Vergrößerung der Zellen (c) und dadurch zur Vergallung des infizierten Gewebes führen. In den hypotrophierten Zellen entstehen nach Plasmaaufteilung erneut haploide Dauersporen (d).

Infektionsmechanismus: Zoosporen einiger Plasmodiophoromyceten verfügen über einen speziellen Mechanismus, mit dem sie in Wurzelhaar- oder Epidermiszellen eindringen. Die Zoosporen enzystieren sich unter Verlust ihrer Geißeln an der Wurzeloberfläche und bilden einen stilettähnlichen Penetrationsapperat aus, mit dem sie in mehreren kurzen Stößen die Zellwand durchbohren. Durch die entstandene punktförmige Öffnung tritt das Plasma der Cyste in das Plasma der Wirtszelle über. Dieser einzigartige Penetrationsmechanismus wurde bei *Plasmodiophora brassicae*[36] und *Polymyxa betae*[37] nachgewiesen.

Oomycetes. Diese Pilzklasse gehört zur Unterabteilung Mastigomycotina der Eumycota und enthält ca. 500 Arten. Parasitische Arten kommen fast ausschließlich in der Ordnung Peronosporales vor. Lediglich die Gattung *Aphanomyces* gehört zu den Saprolegniales. Vertreter dieser Gattung leben als Bodenpilze und verursachen Wurzelfäulen und Keimlingskrankheiten. Parasitische Oomyceten bilden ein verweigtes, querwandarmes Mycel mit vielkernigen Hyphen. Die Zellwände enthalten kein Chitin. Im sexuellen Cyclus werden Oosporen gebildet. Sie gehen aus zwei konjugierenden Gammetangien hervor, den weiblichen Oogonien und den männlichen Antheridien. Oosporen sind dickwandig und als Dauersporen angelegt (→ Abb. 5.31).

Ordnung: Peronosporales. Die in dieser Ordnung vorkommenden Krankheitserreger sind sehr verschieden (Tab. 5.4). Die Gattungen *Pythium* und *Peronospora* können als zwei Extreme angesehen werden. Bei der Gattung Pythium handelt es sich um wenig spezialisierte Bodenpilze, die parasitisch und saprophytisch leben können. Peronospora-Arten sind dagegen hochspezialisiert, obligat-biotrophe Blattparasiten. Die Entwicklung der Peronosporales von wenig spe-

Tabelle 5.4 Wichtige durch Oomycetes der Ordnung Peronosporales hervorgerufene Mycosen

Erreger	Krankheit	Wirtskreis	Symptome	Bemerkungen
1. Pythium debaryanum (Phythiaceae)	Wurzelbrand der Rüben, Salat Kohlarten u. a.	zahlreiche dicotyle und monocotyle Arten	Einschnürungen des Hypocotyls und der Wurzeln	nicht spezialisierter, auch saprophytisch lebender Bodenpilz, besonders gefährlich an Keimpflanzen
2. Phytophthora infestans (Pythiaceae)	Kraut- und Knollenfäule der Kartoffel und Tomate	Kartoffel, Tomate und einige weitere Solanaceen	Nekrosen an Blättern und Stengeln, Trockenfäule an Kartoffelknollen, bei feuchter Witterung Rasen von Conidienträgern blattunterseits	Pilz überdauert an Knollen, wächst intercellulär mit Haustorien, sendet Conidienträger über Stomata nach außen, ähnelt falschen Mehltaupilzen, gefürchtete Kartoffelkrankheit
3. Plasmopara viticola (Peronosporaceae)	falscher Mehltau des Weins	Weinrebe	gelb-grüne Blattflecke, später nekrotisch, Laubfall, Rasen von Conidienträgern blattunterseits, lederartig geschrumpfte Beeren	Wachstum wie bei 2., überwintert mit Oosporen in Fallaub, gefürchtete Krankheit (vgl. Abb. 5.3)
4. Peronospora tabacina (Peronosporaceae)	falscher Mehltau (Blauschimmel) des Tabaks	Tabak u. a. Solanaceen	gelbliche Blattflecke, weißgrauer Rasen von Conidienträgern blattunterseits	Wachstum wie bei 2., überwintert mit Oosporen an Pflanzenresten, kann Bestände vernichten

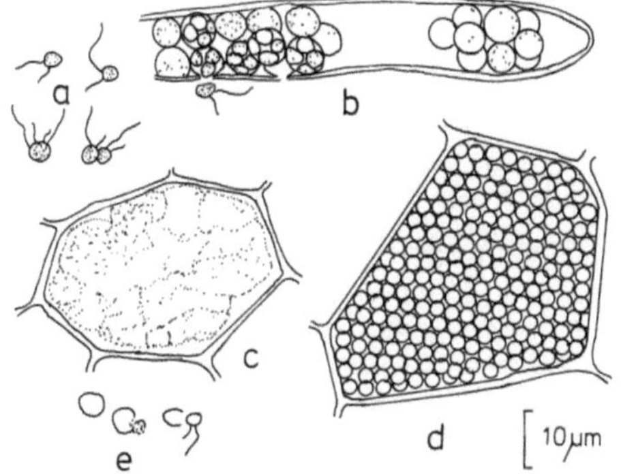

Abb. 5.29 Plasmodiophora brassicae; a) Zoosporen und Zygoten, b) Sporangien im Wurzelhaar, c) Plasmodium in vergrößerter Zelle, d) Dauersporen in vergrößerter Zelle, e) mit Zoosporen keimende Dauersporen. Aus [33]

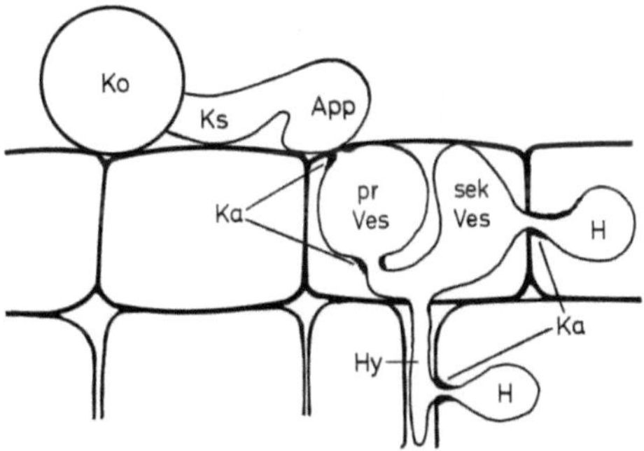

Abb. 5.30 Infektionsprozeß von Bremia lactucae an Salat; Ko: Conidie, Ks: Keimschlauch, App: Appressorium, pr. Ves. bzw. sek. Ves.: Primär- bzw. Sekundärvesikel, H: Haustorium, Hy: intercellulär wachsende Hyphe, Ka: Calloseablagerungen. Nach [38]

zialisierten Bodenpilzen zu hochspezialisierten Blattparasiten zeigt sich auch bei der asexuellen Fortpflanzung. Pythiumarten vermehren sich über Zoosporen, die in Zoosporangien an kurzen, wenig differenzierten Hyphenenden gebildet werden. Bei der Gattung Peronospora werden keine Zoosporen mehr gebildet. Die Sporangien keimen mit einem Keimschlauch aus. Sie sind zu Conidien geworden, die an verzweigten, hochdifferenzierten Conidienträgern gebildet werden. Die Gattung *Phytophthora* und *Plasmopara* nehmen eine Zwischenstellung ein. Ihre Sporangien können je nach Umweltbedingungen mit Zoosporen oder Keimschläuchen auskeimen. Falls Zoosporen gebildet werden, enzystieren sie sich und infizieren über einen Keimschlauch (→ Abb. 5.31).

Familie: Peronosporaceae. Gattungen dieser Familie werden auch als „falsche Mehltaupilze" bezeichnet. Neben den in Tabelle 5.4 genannten Beispielen treten wirtschaftlich wichtige falsche Mehltaupilze auf an

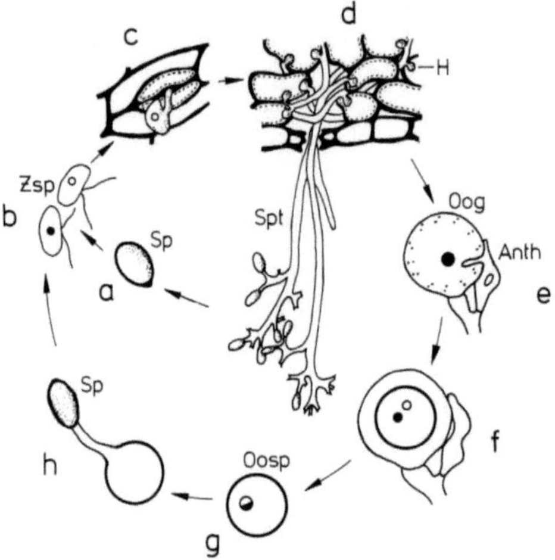

Abb. 5.31 Entwicklungscyclus von Plasmopara viticola; a) Sporangien (Sp), b) Zoosporen (Zsp), c) encystierte und infizierende Zoosporen, d) Mycel mit Haustorien (H) und Sporangienträger (Spt), e) und f) Oogonium (Oog) und Antheridium (Anth), g) und h) Oospore, ruhend (Oosp) und keimend (h). Nach [9]

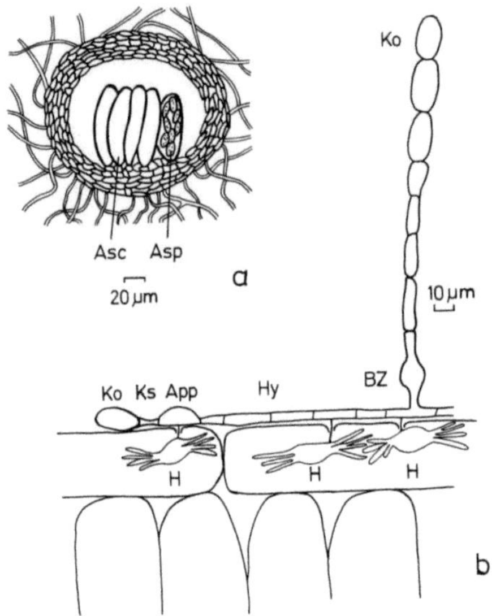

Abb. 5.32 Erysiphe graminis (schematisch); a) Cleistothecium, Asc: Ascus, Asp: Ascospore, b) Conidienform, Bz: Basiszelle der Conidienkette, Ko: Conidien, Ks: Keimschlauch, App: Appressorium, H: Haustorium, Hy: Hyphe

Kopfsalat (*Bremia lactucae*), Hopfen (*Pseudoperonospora humuli*), Rübe (*Peronospora schachtii*), Kohlarten (*Peronospora parasitica*) und Erbsen (*Peronospora pisi*). Falsche Mehltaupilze sind obligat-biotroph, und fast immer hochgradig auf eine Wirtspflanze oder nahe verwandte Arten spezialisiert. Sie wachsen im Pflanzengewebe mit einem intercellulären Mycel, von dem aus Haustorien in die Parenchymzellen gesenkt werden (→ Abb. 5.30 und 5.31). Oosporen werden als Dauersporen im Gewebe angelegt. Conidien werden an Conidienträgern gebildet, die eine typisch verzweigte Struktur besitzen, aus dem Stomata austreten und so blattunterseits einen „Pilzrasen" bilden. Conidien der Gattung *Bremia* und *Plasmopara* infizieren direkt nach der Ausbildung eines Appressoriums (Abb. 5.30).

Entwicklungszyklus von *Plasmopara viticola*, dem Erreger des falschen Mehltaus an Wein (Abb. 5.31): Sporangien (a) gelangen auf die Blattoberfläche, entlassen dort bei geeigneten Umweltbedingungen Zoosporen (b), die sich, chemotaktisch gelenkt, zu den Spaltöffnungen bewegen, sich dort encystieren und mit einem Keimschlauch über die Spaltöffnungen ins Gewebe eindringen (c). Der Pilz wächst intercellulär, bildet Haustorien und Sporangienträger (d). Während des Sommers werden Oogonien und Antheridien im Blatt angelegt (e). Nach der Fusion und Karyogamie (e, f, g) entstehen diploide, dickwandige Oosporen (g), die im Fallaub überwintern und im Frühsommer unter Reduktionteilung über die Bildung eines Sporangiums mit Zoosporen auskeimen (h, b).[39]

Ascomycotina. Diese Unterteilung der Eumycota umfaßt fünf Pilzklassen mit ca. 15.000 Arten. Dies entspricht etwa 1/3 aller bekannten Pilze. Unter ihnen befinden sich zahlreiche Pflanzenpathogene. Die Hyphen der Ascomyceten sind fast immer regelmäßig septiert und dadurch in ein- oder zweikernige Zellen unterteilt. Im asexuellen Zyklus werden ausschließlich Conidien gebildet. Die Conidien ähneln in ihrer Formenvielfalt denen der Deuteromyceten (→ Abb. 5.35). Im sexuellen Zyklus entstehen Ascosporen, die sich in Asci befinden. Sie gehen aus zwei Gammetangien hervor, den weiblichen Ascogonien und den männlichen Antheridien. Die Asci können entweder frei ohne Fruchtkörper oder in speziellen Fruchtkörpern gebildet werden, bei denen zwischen Cleistothecien, Perithecien, Pseudothecien, Loculi oder Apothecien unterschieden wird. Cleistothecien haben eine kugelige, geschlossene Form (→ Abb. 5.32). Perithecien sind birnenförmig mit einer flaschenhalsähnlichen Öffnung, über die die Ascosporen entlassen werden. Die Asci sind einwandig. Pseudothecien (→ Abb. 5.33) sind in ihrer Form den Perithecien sehr ähnlich. Sie enthalten aber doppelwandige Asci und sind wie die Loculi als Hohlräume in einer dichten Mycelmasse, einem Stroma, entstanden. Von einigen Autoren werden die Pseudothecien daher zu den Loculi gezählt. Apothecien sind becher- oder schüsselförmig (→ Abb. 5.34). Die Ascomyceten werden nach diesen Fruchtkörpern in fünf Klassen unterteilt.

Hemiascomycetes. Fruchtkörper fehlen im sexuellen Zyklus. Wichtige Pflanzenpathogene treten in der Gattung Taphrina auf, bei der die Asci freistehend am Mycel gebildet werden. *Taphrina deformans* verursacht die Kräuselkrankheit des Pfirsichs.

Plectomycetes. Asci entstehen meistens in Cleistothecien.

Ordnung: Erysiphales. Gattungen dieser Ordnung werden als echte Mehltaupilze bezeichnet. Diese Ordnung ist mit ca. 20 Gattungen die wirtschaftlich wich-

Tabelle 5.5 Wichtige durch Erysiphales (Ery) oder Discomycetes (Dis) verursachte Mycosen

Erreger		Krankheit	Wirtskreis	Symptome	Bemerkungen
sexuelles Stadium	asexuelles Stadium				
1. Erysiphe graminis (Ery)	-	echter Mehltau der Gräser	f. sp. (hordei, tritici usw.) eng auf Wirtsgräser spezialisiert	auf Blättern, teilweise auch auf Spelzen weiß-grauer Belag	enge Rassen-Sorten-Spezialisierung, wichtige Getreidekrankheit (vgl. Abb. 5.5)
2. Podosphaera leucotricha (Ery)	-	echter Mehltau des Apfels	Apfel, Birne und einige andere Arten	weiß-grauer, mehliger Belag auf Triebspitzen	überwintert als Mycel in Knospen, bildet selten Cleistothecien
3. Sclerotinia sclerotiorum (Dis)	-	Stengel-, Wurzel- und Fruchtfäulen an mehreren Kulturen	Raps, Tomate, Gurke, Möhre, Sonnenblume u. a. Dicotyle	weiß-graues Mycel mit dunklen Sklerotien	breiter Wirtskreis, als Erreger des Rapskrebses besonders gefürchtet (vgl. Abb. 5.7)
4. Sclerotinia trifoliorum (Dis)	-	Kleekrebs	zahlreiche Leguminosen	im Frühjahr abgestorbene Pflanzen mit Sklerotien an Pflanzenbasis	Fruchtfolgekrankheit, überdauert mit Sklerotien, die im Herbst mit Apothecien auskeimen
5. Sclerotinia fructigena (Dis)	Monilia fructigena	Monilia-Krankheit	Kern- und Steinobst	Fruchtfäule, Fruchtmumien mit ringförmig angeordneten Mycelkissen	überwintert in Fruchtmumien im asexuellen Zyklus, selten Apothecien
6. Sclerotinia laxa (Dis)	Monilia cinerea	Monilia-Krankheit	Steinobst, vor allem Sauerkirschen, seltener an Kernobst	wie bei 3., zusätzlich Rindennekrosen mit Triebsterben	wie bei 3., zusätzliche Überdauerung an befallenen Trieben

tigste Gruppe der Plectomycetes. Neben den in Tabelle 5.5 genannten Beispielen treten wichtige Echte Mehltaupilze auf an Wein (*Uncinula necator*), Gurken (*Erysiphe cichoracearum, Sphaerotheca fuliginea*), Rüben (*Erysiphe betae*) und Hopfen (*Sphaerotheca humuli*). Echte Mehltaupilze sind obligat-biotroph, entwickeln sich nur auf einer Wirtsart oder nahe verwandten Arten und besitzen häufig eine deutliche Rassen-Sorten-Spezialisierung. Sie wachsen meistens als Ektoparasiten mit einem Mycel auf der Blattoberfläche, von dem aus Haustorien in die Epidermiszellen gesenkt werden. Conidien werden als Kettenconidien (Abb. 5.32) angelegt. Sie ragen aus dem Mycel heraus. Durch das Oberflächenmycel und den Conidienrasen wirken befallene Blätter wie mit Mehl bestäubt. Cleistothecien (Abb. 5.32) sind als schwarze Punkte im Pilzbelag erkennbar.

Entwicklungscyclus von *Erysiphe graminis*, dem Erreger des Gräsermehltaus (Abb. 5.32): Die formae speciales dieses Pilzes (f. sp. *tritici*, *hordei*, *avenae*, *secalis* u. a.) sind eng auf ihre jeweiligen Wirtspflanzen spezialisiert. Die Conidienketten haben zwiebelförmig verdickte Basiszellen. Die von ihren Enden freigesetzten, reifen Conidien keimen auf der Blattoberfläche, bilden Appressorien und dringen mit einer Infektionshyphe in die Epidermiszellen ein, wo die ersten Haustorien mit ihren fingerförmigen Fortsätzen angelegt werden. Aus den Appressorien entwickeln sich die ersten Hyphen, die sich zum Mycel verzweigen und neue Conidienketten ausbilden. Gegen Ende der Vegetationsperiode werden Cleistothecien gebildet, die aber für die Überdauerung des Getreidemehltaus ohne Bedeutung sind. Der Getreidemehltau überwintert überwiegend mit der Conidienform im asexuellen Cyclus an Ausfall- und Wintergetreide.

Pyrenomycetes und Loculoascomycetes. Asci werden in Perithecien (Pyrenomycetes), Pseudothecien oder Loculi (Loculoascomycetes) gebildet. Einige durch Pyrenomycetes oder Loculoascomycetes hervorgerufene Krankheiten sind in Tabelle 5.6 zusammengestellt. Weitere wirtschaftlich wichtige Krankheiten werden verursacht durch *Nectria galligena* (Obstbaumkrebs), *Valsa leucostoma* (Zweigsterben an Kirschen u. a. Obstgehölzen), *Ceratocystis ulmi* (Ulmensterben), *Pyrenophora graminea* (Streifenkrankheit der Gerste) und *Mycosphaerella pinodes* (Brennflecken und Fußkrankheit der Erbse).

Entwicklungszyklus von *Venturia inaequalis*, dem Erreger des Apfelschorfes (Abb. 5.33): Der Pilz überwintert im Fallaub mit Pseudothecien, die in das Blatt eingesenkt sind und in denen Asci und Ascosporen

Tabelle 5.6 Wichtige durch Pyrenomycetes (Pyr) oder Loculuascomycetes (Loc) verursachte Mycosen

Erreger		Krankheit	Wirtskreis	Symptome	Bemerkungen
sexuelles Stadium	asexuelles Stadium				
1. Claviceps purpurea (Pyr)	-	Mutterkorn des Getreides	Gramineen, vor allem Roggen	Blütenparasit, schwarze Sklerotien (Mutterkorn) in den Ähren	Sklerotien enthalten Alkaloide (Lysergsäure-Derivate u. a.), bilden im Frühjahr Perithecien
2.Gäumannomyces graminis (Pyr)	-	Schwarzbeinigkeit des Getreides	Gramineen, vor allem Weizen und Gerste	Vermorschung und Schwarzfärbung der Wurzeln und Pflanzenbasis	Fruchtfolgekrankheit, infiziert als Mycel vom Boden aus
3. Leptosphaeria maculans (Loc)	Phoma lingam	Stengel- und Wurzelhalsfäule an Raps	Cruciferen, vor allem Raps und Kohlarten	Blattflecke, Stengel- und Wurzelhalsläsionen mit Pyknidien	ab Herbst Perithecien an Stoppelresten, Neuinfektion der Blätter
4. Leptosphaeria nodorum (Loc)	Septoria nodorum	Blattdürre und Braunspelzigkeit des Weizens	Gramineen, vor allem Weizen	Blattnekrosen, braun-grau-violette Flecke an Spelzen, Auflaufschäden	überdauert an Pflanzenresten, durch Niederschläge gefördert
5. Pyrenophora teres (Loc)	Drechslera teres	Netzfleckenkrankheit der Gerste		Blattnekrosen, teilweise netzartig	überdauert an Saatgut und Pflanzenresten
6. Venturia inaequalis (Loc)	Spilocaea pomi	Apfelschorf	Apfel, verwandte Formen an Birne, Kirsche u. a.	an Blättern dunkle Flecke, an Früchten und Zweigen schorfige Läsionen	überwintert im Fallaub mit Pseudothecien (vgl. Abb. 5.6)

angelegt werden (Abb. 5.33b). Bei geeigneten Feuchtigkeits- und Temperaturbedingungen werden die Ascosporen im Frühjahr und Frühsommer über die Öffnung der Pseudothecien ausgeschleudert und infizieren die Apfelblätter. Im jetzt beginnenden asexuellen Zyklus bildet der Pilz ein subcuticuläres Mycel, an dem Conidien entstehen (Abb. 5.33a), die erneut infizieren können. Mehrere vegetative Cyclen folgen aufeinander. Sobald die Blätter stärker geschädigt sind, durchwuchert das Mycel das gesamte Blatt. Im Falllaub durchläuft der Pilz den sexuellen Cyclus. Vom Herbst bis zum Frühjahr entwickelt sich Pseudethecien mit Asci und Ascosporen. V. inaequalis kann auch Früchte und Zweige befallen und als „Zweiggrind" überwintern. Diese Form der Überdauerung ist allerdings ohne praktische Bedeutung.

Discomycetes. Asci werden in Apothecien gebildet. Wirtschaftlich wichtige Krankheitserreger kommen vor allem in der Gattung *Sclerotinia* vor (→ Tab. 5.5). Entwicklungszyklus von *Sclerotinia sclerotiorum* (Abb. 5.34): S. sclerotiorum verursacht im Ackerbau den Rapskrebs, eine Stengelfäule, bei der im Verlauf des Frühsommers die Rapspflanzen vorzeitig absterben. Im Stengelinneren werden dunkelgefärbte, etwa erbsengroße Dauermycelien (Sklerotien) gebildet, die im Boden mehrere Jahre überdauern können und im Mai bis Juni unter Bildung von Apothecien auskeimen (Abb. 5.34a). Die innere Oberfläche des Apotheciums, das Hymenium, besteht aus einer dichten Lage von Asci (Abb. 5.34b). Die aus den Asci freigesetzten Ascosporen führen im Frühsommer zu Neuinfektionen der Rapspflanzen. Conidien werden unter Freilandbedingungen nicht gebildet.

Deuteromycotina. Diese Unterabteilung der Eumycota umfaßt ca. 15.000 Arten. In ihrer Hyphenstruktur und Septierung gleicht sie den Ascomyceten. Der sexuelle Zyklus fehlt oder wurde bisher nicht nachgewiesen. Die Pilze wurden daher früher als Fungi imperfecti bezeichnet. Bei vielen Arten wurden zunächst die Conidienformen beschrieben und erst später die selten auftretenden Sporen des sexuellen Cyclus entdeckt. Bei diesen Arten ist der asexuelle Cyclus aus phytopathologischer Sicht wichtiger als der sexuelle, hat sich auch der Name der Conidienform für die Bezeichnung der Krankheit durchgesetzt. Diese Arten werden hier daher trotz des Nachweises sexuell gebildeter Sporen zu den Deuteromyceten gerechnet. Die Abgrenzung zwischen den Deuteromyceten und den Conidienformen der Ascomyceten ist fließend und wird von verschiedenen Autoren unterschiedlich gehandhabt.
In Tabelle 5.7 sind wichtige Krankheitserreger aus der Gruppe der Deuteromyceten zusammengestellt. Weitere wichtige Krankheiten werden verursacht

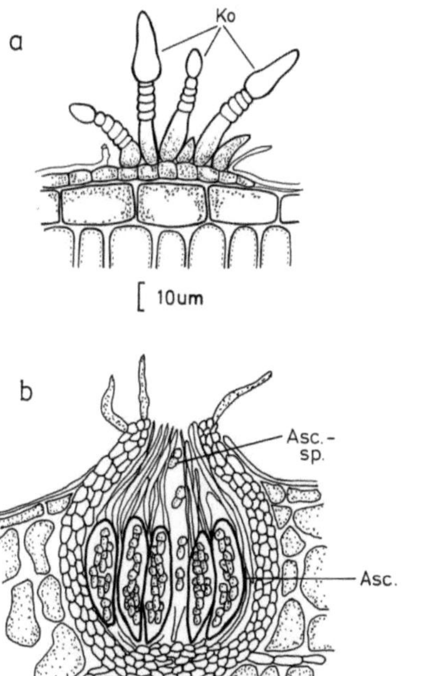

Abb. 5.33 Venturia inaequalis; a) subcuticulär wachsendes Mycel mit Conidien (Ko) an Conidienträgern, b) Pseudothecium mit Asci (Asc) und Ascosporen (Ascsp). Nach [33]

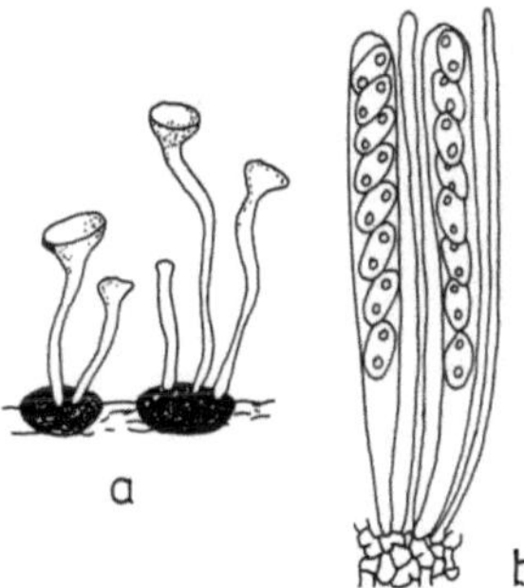

Abb. 5.34 Sclerotinia sclerotiorum; a) mit Apothecien auskeimende Sklerotien, b) Asci mit jeweils acht Ascosporen. Nach [33]

durch *Cladosporium cucumerinum* (Gurkenkrätze), *C. carpophilum* (Schrotschußkrankheit des Steinobstes), *Fusarium* spp. (Keimlings-, Fuß-, Blatt- und Ährenkrankheit des Getreides), *F. oxysporum* (Tracheomycose; Welken an Banane, Tomate, Baumwolle u. a.), *Septoria tritici* (Blattflecke an Weizen), *Macrophomina phaseolina* (Wurzel- und Stengelfäule an Baumwolle, Hirse, Mais, Kartoffel u. a.) und *Colletotrichum lindemuthianum* (Brennfleckenkrankheit der *Phaseolus*-Bohne).
Die Conidien der Deuteromyceten werden an mehr oder weniger differenzierten Conidienträgern gebildet, entstehen in flachen Lagern direkt auf dem Mycel (Acervuli) oder in flaschenförmigen Behältern (Pyknidien), aus deren halsförmiger Öffnung die oft schleimverklebten Conidien austreten und mit Spritzwasser verteilt werden müssen. In Pyknidien gebildete Conidien werden als Pyknosporen bezeichnet. Conidienformen verschiedener Deuteromyceten sind in Abbildung 5.35 zusammengestellt.[40,41,43]

Basidiomycotina. Diese Unterabteilung der Eumycota umfaßt die Klasse Teliomycetes, Hymenomycetes und Gasteromycetes mit insgesamt ca. 12.000 Arten. Basidiomyceten haben ein regelmäßig septiertes Mycel mit ein- oder zweikernigen Zellen. Sie entwickeln sich im Gegensatz zu anderen Pilzklassen überwiegend in der Zweikernphase. Im asexuellen Cyclus können sehr unterschiedliche Sporen gebildet werden. Die sexuelle Fortpflanzung erfolgt über Basidiosporen, die als haploide Exosporen von schlauch- oder keulenförmigen Basidien abgeschnürt werden und meistens heterothallisch sind, sich also verschiedengeschlechtlich verhalten (→ Abb. 5.38). Krankheitserreger kommen vor allem in den Klassen Teliomycetes und Hymenomycetes vor.

Teliomycetes. Teliomycetes bilden dickwandige Dauersporen, die bei den Rostpilzen als Teleutosporen, bei den Brandpilzen als Brandsporen bezeichnet werden. Teleuto- und Brandsporen haben die Funktion von Probasidien. Die Teliomyceten werden in die Ordnungen Uredinales und Ustilaginales unterteilt.

Uredinales (Rostpilze). Gattungen dieser Ordnung werden wegen ihrer gelb- bis schwarzbraun, häufig rostbraun gefärbten Sporenlager als Rostpilze bezeichnet. Etwa 5.000 parasitisch lebende Arten sind bekannt. Es sind biotrophe Parasiten mit mehr oder weniger eng begrenztem Wirtskreis. Oft treten formae speciales mit deutlicher Rassendifferenzierung auf. Vom Weizenschwarzrost (Tab. 5.8) sind z. B. mehr als 300 physiologische Rassen bekannt. Rostpilze bilden verschiedene Sporenformen aus, mit denen ein Wirtswechsel vorgenommen werden kann. Wirtswechselnde Rostpilze werden als heterözisch, nicht wirtswechselnde als autözisch bezeichnet (Tab. 5.8). Folgende Sporenformen können gebildet werden:
Die Uredosporen treten am häufigsten in Erscheinung. Sie werden in mehreren Infektionscyclen asexuell nur auf den Sommerwirten gebildet, infizieren auch nur diese und dienen der Massenausbreitung der Rostpilze während der Vegetationsperiode. Die einzelligen, zweikernigen, oft mit stacheligen oder warziger Außenwand versehenen Uredosporen werden in Sporenlagern unter der Epidermis angelegt. Die Lager brechen später auf. Die freigesetzten Uredosporen infizieren das Wirtsgewebe meistens über die Stomata (Abb. 5.36). Nur wenige Rostpilze sind in der Lage, mit den aus Uredosporen entwickelten Infektionsstrukturen direkt die Epidermiszellen zu durchdringen. Zu diesen Ausnahmen zählt *Phakopsora pachyrhizi*, der Erreger des Sojabohnenrostes (Abb. 5.37). Das aus den Uredosporen hervorgegangene Mycel ist zweikernig, wächst intracellulär und bildet Haustorien (Abb. 5.36 und 5.37).
Teleutosporen sind dickwandige Dauersporen. Sie werden gegen Ende der Vegetationsperiode in Sporenlagern auf den Blättern angelegt, überwintern auf

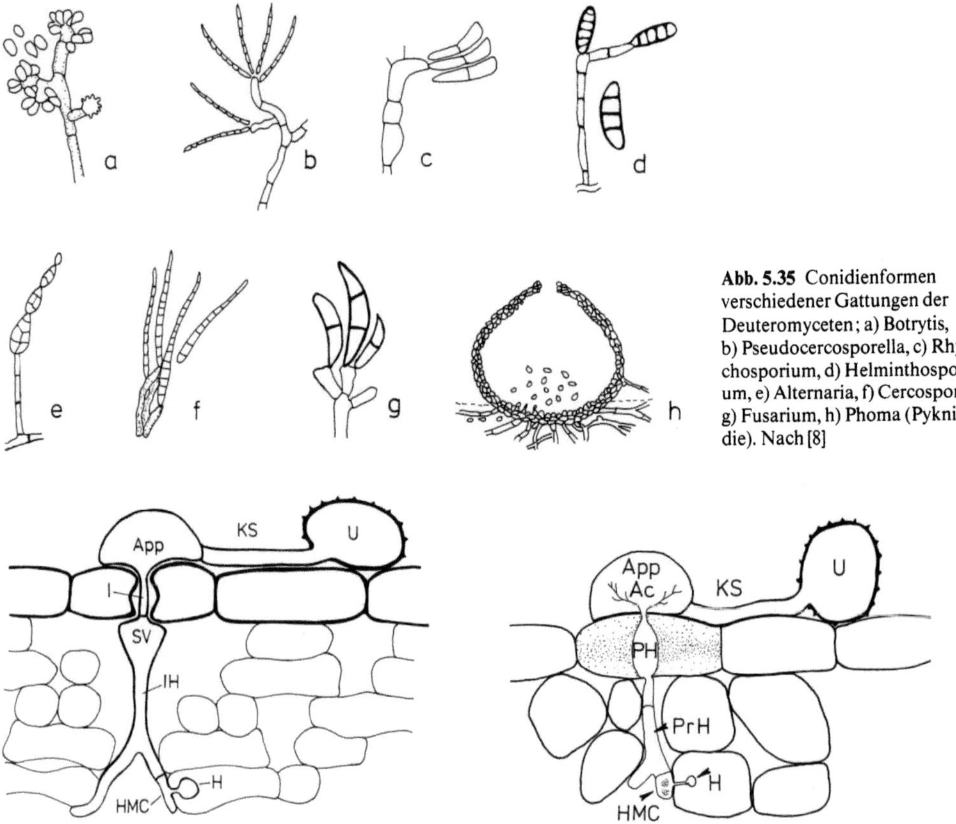

Abb. 5.35 Conidienformen verschiedener Gattungen der Deuteromyceten; a) Botrytis, b) Pseudocercosporella, c) Rhynchosporium, d) Helminthosporium, e) Alternaria, f) Cercospora, g) Fusarium, h) Phoma (Pyknidie). Nach [8]

Abb. 5.36 Infektionsprozeß von Uromyces appendiculatus an Phaseolus-Bohne; U: Uredospore, KS: Keimschlauch, App: Appressorium, I: Infektionskeil, SV: substomatäres Vesikel, IH: Infektionshyphe, HMC: Haustorienmutterzelle, H: Haustorium. Nach [44]

Abb. 5.37 Infektionsprozeß von Phakopsora pachyrhizi an Sojabohne; U, KS, App, HMC, H: wie Abb. 5.36, AC: Appressorienkegel, PH: Penetrationshyhpe, PrH: Primärhyhpe. Nach [45]

dem Boden und keimen im Frühjahr mit einer schlauchförmigen, vierzelligen Basidie aus. Teleutosporen dienen als Probasidien. Reife Teleutosporen haben einen diploiden Kern, der während der Keimung eine Reduktionsteilung durchläuft. Von einer Basidie werden daher vier haploide, einkernige Basidiosporen abgeschnürt.

Basidiosporen sind dünnwandig, von begrenzter Lebensdauer, einkernig, haploid und verschiedengeschlechtlich. Sie können bei heterözischen Rostpilzen nur den Zwischenwirt infizieren. Aus den Basidiosporen gehen verschiedengeschlechtliche, haploide, einkernige Mycelien hervor, an denen sich entsprechend determinierte pyknidienähnliche Fruchtkörper, die Spermagonien entwickeln, aus denen Suchhyphen hervorwachsen.

Spermatien (Pyknosporen) entstehen in den Spermagonien. Sie sind wie diese determiniert, klein, treten mit honigtauähnlichem Schleim aus den Spermagonien aus und werden oft durch Insekten auf Suchhyphen übertragen. Verschiedengeschlechtliche Spermatien und Suchhyphen fusionieren. Diese Plasmogamie ohne Kernverschmelzung führt zur Bildung eines dikaryotischen Mycels auf dem Zwischenwirt.

Aecidiosporen werden in becherförmigen Aecidien vom dikaryotischen Mycel auf dem Zwischenwirt gebildet. Sie sind ebenfalls dikaryotisch, rund bis oval oder eckig geformt und werden kettenartig abgeschnürt. Aecidiosporen können bei heterrözischen Rostpilzen nur den Sommerwirt infizieren, dringen über die Spaltöffnung ein und führen zur Entwicklung eines intercellulär wachsenden, zweikernigen Mycels, an dem wieder Uredosporen entstehen.

Bei autözischen Rostpilzen können alle genannten Sporenformen nebeneinander auf einer Wirtspflanze auftreten. Die Basidiosporen dieser Arten sind in der Lage, den Sommerwirt zu infizieren. Zahlreiche Rostarten haben unvollständige Entwicklungscyclen oder bilden morphologisch abweichende Sporenformen aus.

Einige wirtschaftlich wichtige Rostkrankheiten sind in Tabelle 5.8 zusammengestellt. Weitere wichtige Rostkrankheiten werden verursacht durch *Puccinia coronata* (Haferkronenrost), *Uromyces betae* (Rübenrost), *U. pisi-sativi* (Erbsenrost), *U. viciae-fabae* (Rost der Fababohne), *Cronartium ribicola* (Blasenrost der Weymouthskiefer), *Melampsora lini* (Flachsrost),

Tabelle 5.7 Wichtige durch Deuteromycotina verursachte Mycosen

Erreger		Krankheit	Wirtskreis	Symptome	Bemerkungen
sexuelles Stadium	asexuelles Stadium				
1. Sclerotinia fuckeliana	Botrytis cinerea	Grauschimmel an Erdbeere u. a.	sehr breit, Dicotyle	graues Mycel auf Blüten, Früchten, Blättern, Stengeln	wenig spezialisierter Parasit, teilweise Saprophyt
2. Tapesia yallundae[42]	Pseudocercosporella herpotrichoides	parasitärer Halmbruch des Getreides	Gramineen, vor allem Weizen und Gerste	auf Blattscheiden und Halmen ovale Läsionen, Halmvermorschung, Lager	überdauert auf Stoppelresten und infiziert im Winter, Fruchtfolgekrankheit
3. -	Rhynchosporium secalis	Blattfleckenkrankheit der Gerste	Gramineen, vor allem Gerste und Roggen	auf Blätter und Blattscheiden weißgraue Flecke mit dunklem Rand	vor allem in maritimen Lagen überdauert an Pflanzenresten
4. -	Alternaria brassicae	Raps- und Kohlschwärze	Brassica	schwarze Läsionen an Blättern, Schoten und Stengeln	Schoten platzen nach Befall
5. -	Cercospora beticola	Blattfleckenkrankheit der Rübe	Beta vulgaris u. a. Chenopodiaceen	nekrotische Blattflecke, Blätter sterben vorzeitig ab	in wärmeren Gebieten verbreitet (Mittelmeergebiet)
6. -	Phoma medicaginis f. sp. pinodella	Brennfleckenkrankheit der Erbse	Leguminosen, vor allem Pisum	Vermorschung der Wurzeln und Pflanzenbasis; nekrotische Flecke an Stengeln, Blättern und Hülsen	überdauert im Boden, saatgutübertragbar

Gymnosporangium sabinae (Birnengitterrost) und *Hemileia vastatrix* (Kaffeerost).

Ustilaginales (Brandpilze). Gattungen dieser Ordnung werden als Brandpilze bezeichnet. Der Name leitet sich von den schwarzen Brandsporenlagern ab, die an verschiedenen Pflanzenteilen auftreten können. Bei den meisten Getreidebranden werden die Blütenanlagen in Brandsporenlager umgewandelt. Die Brandsporenlager können offen, d. h. während der Vegetationsperiode frei verstäubend, oder geschlossen als mit einer Hülle umgebene „Brandbutten" angelegt werden. Etwa 850 parasitisch lebende Arten sind bekannt. Sie wachsen intercellulär oder intracellulär, leben parasitisch oder phasenweise auch saprophytisch. Die Ustilaginales werden in die Familie Ustilaginceae und Tilletiaceae unterteilt. Die beiden Familien unterscheiden sich in den Basidien und Basidiosporen, für die sich bei den Brandpilzen die Bezeichnungen Promycel bzw. Sporidien eingebürgert haben (Abb. 5.38).

Ustilago nuda f. sp. *tritici* (Weizenflugbrand) und *Tilletia caries* (Weizensteinbrand) haben charakteristische Entwicklungszyklen und Infektionstypen: U. nuda gehört zu den offenen Branden und infiziert in Form einer Embryoinfektion (Tab. 5.9, Abb. 5.38a). Die reifen Brandsporen sind einkernig und diploid. Sie verstäuben während der Vegetationsperiode aus den Ähren kranker Pflanzen, gelangen etwa während der Blüte in die Ähren gesunder Pflanzen, keimen dort unter Reduktionsteilung mit einem schlauchförmigen, vierzelligen Promycel aus, von dem verschiedengeschlechtliche, einkernige und haploide Sporidien abgeschnürt werden, die sich durch Sprossung vermehren, aber nicht infektionsfähig sind. Verschiedengeschlechtliche Sporidienketten fusionieren zum zweikernigen, infektionsfähigen Mycel, das in den Fruchtknoten eindringt, den Embryo junger Weizenkörner und später die Blütenanlage besiedelt. Die infizierten Körner reifen aus. Aus ihnen entwickeln sich nach der Aussaat Pflanzen ohne deutlich sichtbare Symptome. Erst nach dem Ährenschieben wird erkennbar, daß die Blütenanlage in Brandsporenlager umgebildet wurden. Die junge Brandspore enthält, wie das parasitisch lebende Mycel, zunächst zwei haploide Kerne, die während der Ausreife zum diploiden Kern fusionieren.
T. caries gehört zu den geschlossenen Branden und infiziert in Form einer Keimlingsinfektion (Tab. 5.9, Abb. 5.38b). Die Brandbutten werden beim Dreschen zerschlagen, die Brandsporen haften äußerlich an gesunden Körnern, keimen nach der Aussaat mit einem unseptierten Promycel aus, an dessen Ende sich acht

Tabelle 5.8 Wichtige Rostkrankheiten landwirtschaftlicher Kulturen

Erreger	Krankheit	Wirtskreis	Symptome	Bemerkungen
1. Puccinia graminis	Schwarzrost des Getreides	zahlreiche Gramineen, die Wirtskreise der f. sp. überschneiden sich	auf Blättern und Blattscheiden ocker-kaffeebraune Uredosporen-, schwarze Teleutosporenlager	heterözisch, Zwischenwirte: Berberis- und Mahonia-Arten, unter ariden Bedingungen wichtigste Getreidekrankheit
2. Puccinia striiformis	Gelbrost des Getreides	vor allem Triticum und Hordeum, aber auch andere Gramineen, die Wirtskreise der f. sp. überschneiden sich teilweise	auf Blättern und Spelzen zitronengelbe, streifenförmig angeordnete Uredosporenlager	heterözisch, Zwischenwirt unbekannt, stärker in Küstennähe auftretend
3. Puccinia recondita	Braunrost des Getreides	vor allem Triticum und Secale, aber auch andere Gramineen, f. sp. mit begrenzten Wirtskreisen	auf Blättern braune, verstreut angeordnete Uredosporen-, schwarzbraune Teleutosporenlager	heterözisch, Zwischenwirte: Thalictrum (f. sp. tritici) und Boraginaceen (f. sp. secale)
4. Puccinia hordei	Zwergrost der Gerste	Hordeum u. a. Gramineen	auf Blättern und Blattscheiden kleine, orange-gelbe Uredosporen-, schwarze Teleutosporenlager	heterözisch, Zwischenwirte: Ornithogalum-Arten
5. Uromyces appendiculatus	Bohnenrost	Phaseolus vulgaris und einige andere Leguminosen	auf Blättern braune Uredosporen-, schwarze Teleutosporenlager	autözisch, in wärmeren Regionen verbreitet
6. Phakopsora pachyrhizi	Sojabohnenrost	Glycine max u. a. Leguminosen	auf Blättern hellbraune Uredosporen-, dunkelbraune Teleutosporenlager	in feuchten, tropischen und subtropischen Regionen Asiens verbreitet

verschiedengeschlechtliche Kranzkörper befinden, die den Sporidien entsprechen. Nach der Fusion verschiedengeschlechtlicher Kranzkörper entsteht wiederum ein zweikerniges Mycel, das den jungen Weizenkeimling infiziert, sich in der Blütenanlage ansiedelt und dort Brandsporen anlegt. Die Kernphasen entwickeln sich wie bei U. nuda.
Neben der Embryo- und Keimlingsinfektion gibt es bei den Brandpilzen die Lokal- und Triebinfektion (Tab. 5.9). Bei der Lokalinfektion entwickeln sich die Sporenlager bereits kurz nach der Infektion an der Infektionsstelle. Meistens treten in einer Vegetationsperiode mehrere Infektionscyclen auf. Bei der Triebinfektion werden Triebe jüngerer oder älterer Pflanzen befallen.
Einige wirtschaftlich wichtige Brandkrankheiten sind in Tab. 5.9 zusammengestellt. Weitere wichtige Brandkrankheiten werden hervorgerufen durch *Ustilago kolleri* (gedeckter Haferbrand, Keimlingsinfektion), *U. scitaminea* (Zuckerrohrbrand, Triebinfektion), *Urocystis occulta* (Roggenstengelbrand, Keimlingsinfektion) und *U. cepulae* (Zwiebelbrand, Keimlingsinfektion).

Hymenomycetes. Die Basidien dieser Gruppe sind meistens palisadenartig als Hymenium angeordnet. Hymenomyceten sind weit verbreitet. Zahlreiche Hutpilze gehören dazu. Sie leben saprophytisch im Boden, als Zerstörer von Holz oder als Parasiten höherer Pflanzen.
Wichtige Pflanzenkrankheiten werden hervorgerufen durch *Thanatephorus cucumeris* (asexuelles Stadium: *Rhizoctonia solani*; Auflaufschäden an Kartoffeln u. a. Kulturen), *Ceratobasidium cerealis* (Vermorschung der Stengelbasis an Getreide), *Stereum purpureum* (Bleiglanz an Gehölzen), *Typhula incarnata* (Typhulafäule an Getreide), *Phellinus* spp. (Schwamm an verschiedenen Gehölzen), *Fomitopsis annosa* (asexuelles Stadium: *Fomes annosus*; Wurzelschwamm und Rotfäule an Gehölzen) und *Armillariella mellea* (Hallimasch; Weißfäule an Gehölzen).[44,46,47,48,49]

2.2.2 Krankheitsentwicklung

Die Krankheitsentwicklung vollzieht sich in mehreren Phasen. Auf das Zusammentreffen von infektiösem Material des Pathogens mit der Wirtspflanze fol-

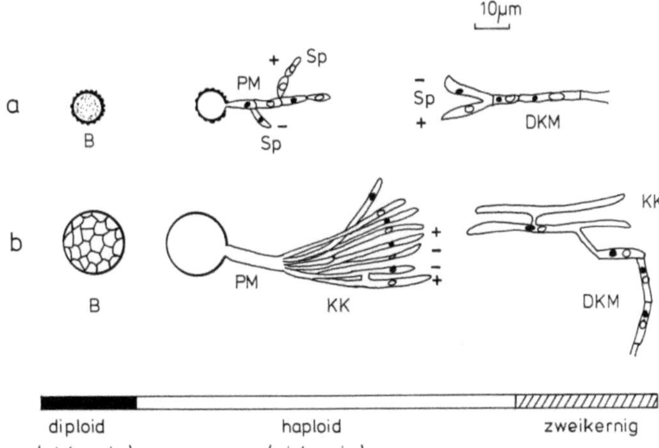

Abb. 5.38 a) Ustilago nuda und b) Tilletia caries; B: Brandspore, PM: Promycel, Sp: verschiedengeschlechtliche (+,-) Sporidien, KK: verschiedengeschlechtliche (+,-) Kranzkörper, DKM: dikaryotisches Mycel. Nach [33]

Tabelle 5.9 Wichtige Brandkrankheiten landwirtschaftlicher Kulturen

Erreger	Krankheit	Wirtskreis	Symptome	Bemerkungen
1. Ustilago nuda	Flugbrand des Weizens und der Gerste	mehrere Triticum- u. Hordeum-Arten	in den Ähren statt der Körner offene, z. Z. der Blüte verstäubende Brandsporenlager	Embryoinfektion; Überdauerung als Mycel im Saatgut, Weizen- und Gerstenformen sind spezialisiert
2. Ustilago avenae	Flugbrand des Hafers	mehrere Avena-Arten	in Rispen Sporenlagern wie bei 1.	Keimlingsinfektion; Pilz siedelt sich während der Blüte zunächst hinter der Spelze an
3. Ustilago hordei	Hartbrand der Gerste	mehrere Hordeum-Arten und einige andere Gramineen	in den Ähren statt der Körner geschlossene Brandbutten	Keimlingsinfektion; beim Drusch werden Butten zerschlagen, Saatgut wird mit Sporen kontaminiert
4. Ustilago zeae	Maisbeulenbrand	nur Mais	Gallen mit Brandsporen an allen Pflanzenteilen	Lokalinfektion; alle Pflanzenteile können befallen werden
5. Tilletia caries	Steinbrand des Weizens	Triticum-Arten u. a. Gramineen	wie bei 3.; Butten riechen nach Heringslake; Pflanzen um 20 bis 30 % verkürzt	Keimlingsinfektion; wie bei 3.
6. Tilletia contraversa	Zwergsteinbrand des Weizens	Triticum-Arten u. a. Gramineen	wie bei 3.; Pflanzen um 30 bis 70% verkürzt	bodenbürtige Triebinfektion; Sporen reifen im Boden und infizieren im Winter den Weizen

gen die Infektion, die Ausbreitung im Gewebe, die Symptomentwicklung und die Fortpflanzung des Krankheitserregers. Die Krankheitsentwicklung wird durch verschiedene Faktoren beeinflußt. Witterungsfaktoren beeinflussen die Entwicklung der Pathogene und die Krankheitsbereitschaft der Pflanze. Diese sogenannten Prädisposition der Pflanze hängt außerdem ab vom Entwicklungsstadium, von der Ernährung und weiteren Faktoren. Krankheiten können sich nur dann voll ausprägen, wenn das Wirtsgewebe anfällig reagiert. Derartige Wirt-Parasit-Beziehungen werden als verträglich, als kompatibel bezeichnet. Bei Resistenz des Gewebes liegt dagegen Unverträglichkeit, Inkompatibilität vor. Kompatibilität und Inkompatibilität treten regelmäßig bei Pathogenen mit Sorten-Rassen-Spezialisierung auf (→ 2). An ihrer Ausprägung sind zahlreiche Angriffs- und Abwehrmechanismen beteiligt, von denen einige im Folgenden beschrieben werden.

Kompatible und inkompatible Wirt-Parasit-Beziehungen

In kompatiblen Wirt-Parasit-Beziehungen werden die Angriffsmechanismen der Pathogene voll wirksam.

Am Eindringen in die Pflanze, am Abbau von Zellwänden und an der Auflösung des Gewebes sind Cutinasen, Cellulasen u. a. lytische Enzyme der Pathogene beteiligt. Bei pertotrophen Pathogenen können phytotoxische Produkte der Krankheitserreger an der Krankheitsentwicklung mitwirken. Victorin (*Helminthosporium victoriae*), HS-Toxin (*H. sacchari*) und AM-Toxin (*Alternaria mali*) sind z. B. wirtsspezifische Phytotoxine, die nur auf die Wirtspflanzen des Pathogens toxisch wirken, von dem sie produziert werden. Mit ihrer Wirkung ist daher die Wirtsspezifität der Pathogene zu erklären. Unspezifische Toxine wie Tentoxin (*Alternaria tenuis*), Phaseolotoxin (*Pseudomonas phaseolicola*), Tabtoxin (*P. tabaci*) oder Cercosporin (*Cercospora* spp.) wirken unselektiv auch auf Nichtwirtspflanzen. Sie erklären daher nicht die Spezifität, können aber die Aggressivität eines Krankheitserregers und damit auch die Befallstärke und das Ausmaß der Symptome bestimmen.

In inkompatiblen Interaktionen sind die Abwehrmechanismen der Wirtsgenotypen wirksamer als die Angriffmechanismen der Pathogene. Präinfektionell vorhandene, mechanische oder chemische Barrieren wie widerstandfähigere Zellwände oder Enzymhemmstoffe und antimikrobiell wirksame Substanzen können das Eindringen oder die Ausbreitung im Gewebe verhindern oder verlangsamen. In zahlreichen Fällen werden nach der Infektion mechanische Barrieren gebildet wie Wundperiderm, Lignifizierungen der Zellwände, Gummiablagerungen oder Papillen. Besonders häufig kommt es zur Überempfindlichkeitsreaktion, bei der das Gewebe am Infektionsort rasch nekrotisiert und dadurch die Entwicklung des Pathogens hemmt. Im Verlauf dieser Hypersensitivitätsreaktion werden von vielen Pflanzenarten Phytoalexine gebildet. Phytoalexine (phyto = Pflanze, alexin = Abwehrstoff) sind antimikrobiell wirksame Substanzen, die im gesunden Gewebe nicht oder nur in sehr geringen Konzentrationen vorkommen. Sie sind unspezifisch in ihrer toxischen Wirkung und gehören verschiedenen Substanzgruppen an. Von Leguminosen werden z. B. meistens Isoflavonoide und von Solanaceen Terpenoide gebildet. Die Phytoalexinanreicherungen am Infektionsort werden durch „Elicitoren" ausgelöst. Es sind Glucane, Glycoproteine, Lipopolysaccharide u. a. Verbindungen, die vom Pathogen freigesetzt werden und meistens unspezifisch auf Wirte und Nichtwirte wirken. Zur Erklärung der Wirtsspezifität werden die Auslösung der Hypersensitivitätsreaktion durch spezifisch wirksame Verbindungen und zusätzliche Erkennungsmechanismen diskutiert.[50,51,52,53,54]

Auswirkungen des Befalls auf die Wirtspflanze und das Erntegut

In verträglichen Wirt-Parasit-Interaktionen treten während der Krankheitsentwicklung eine Vielzahl biochemisch-physiologischer Veränderungen auf. Erhöhungen der Membranpermeabilität und der Respiration gehören zu den frühesten Effekten. Früh einsetzende Schädigungen der Chloroplasten, Hemmungen der Photosynthese sowie Veränderungen des Nukleinsäure- und Proteinstoffwechsels und des Phytohormonhaushaltes wurden beobachtet. Der Stoffwechsel aromatischer Verbindungen wird häufig stimuliert. Auch im anfällig reagierenden Gewebe können sich Phytoalexine anreichern, die aber später auftreten als im resistenten Gewebe und daher die Krankheitsentwicklung nicht mehr entscheidend beeinflussen. Vor allem die Kolonien von Rost- und Mehltaupilzen wirken als Attraktions- und Retentionszentren für Assimilate u. a. Metabolite der Pflanzen und verändern so die Assimilatverteilung.

Die Angriffsmechanismen der Pathogene und die biochemisch-physiologischen Veränderungen im infizierten Gewebe führen zu sichtbaren Symptomen, unter denen Absterbeerscheinungen, Fäulen, Farbveränderungen, Welken und Formveränderungen am häufigsten sind (→ Tab. 5.1 bis 5.9). Aus diesen Symptomen können die meisten Schäden wie Pflanzen- oder Gewebeverlust mit Verminderungen der Assimilationsfläche, vorzeitiges Abreifen oder Lager direkt abgeleitet werden. Andere Schäden sind nicht unmittelbar erkennbar. Die Umleitung des Assimilatstromes in befallene Gewebebezirke hemmt das Wurzelwachstum und mindert die Erträge. In manchen Fällen werden Qualitätsveränderungen beobachtet, die allerdings nicht immer negativ sind. Krankheitsbefall reduziert bei Beta-Rüben häufig den Zuckergehalt des Rübenkörpers, führt aber beim Getreide zu kleineren Körnern mit einem höheren Proteingehalt. Vor allem im Erntegut von Erdnuß, Mohn, Getreidearten, Mais und Ölsaaten können Mycotoxine auftreten. Diese Verbindungen wirken teilweise bereits in sehr geringen Konzentrationen toxisch auf Warmblüter und sind häufig carcinogen. Mehr als 300 Pilzarten, die überwiegend den Gattungen Alternaria, Aspergillus, Cladosporium, Fusarium und Penicillium angehören, sind als Mycotoxinbildner bekannt.[55] Der Befall mit den Pilzen erfolgt meistens vor der Ernte im Bestand. Die Pilze entwickeln sich dann aber vor allem im Lager, so daß in Ländern mit schlechten Lagerbedingungen besonders häufig Mycotoxine in Nahrungs- und Futtermitteln nachgewiesen werden.[8,9]

2.3 Parasitisch lebende Blütenpflanzen

Mehr als 3000 parasitisch lebende Blütenpflanzenarten sind bekannt. Nur einige treten an Gehölzen oder Nutzpflanzen auf (Tab. 5.10). Häufig wird zwischen Voll- und Halbparasiten unterschieden. Vollparasiten haben keine oder stark reduzierte Blätter und sind daher auf die Assimilate der Wirtspflanze angewiesen. Halbparasiten besitzen Laubblätter und entziehen daher der Wirtspflanze in erster Linie Wasser und Nährsalze. Parasitisch lebende Blütenpflanzen dringen mit Haustorien in das Gefäßsystem der befallenen Pflanzenteile ein und verknüpfen so die Leitbahnen von Wirt und Parasit miteinander. Die Haustorien verschiedener Arten sind sehr unterschiedlich strukturiert. Sie haben keine Ähnlichkeit mit den Haustorien der Pilze.[56,57]

2.4 Unkräuter

„Unkräuter" sind wildwachsende Pflanzen, die in Kulturpflanzenbeständen auftreten. Es kann sich um dicotyle oder monocotyle Arten handeln. Häufig werden zusätzlich die Bezeichnungen „Ungras" oder

Tabelle 5.10 Wichtige parasitisch lebende Blütenpflanzen

Gattung und Familie	Wirtskreis	befallene Pflanzenteile und parasit. Verhalten	Bemerkungen
1. Viscum (Misteln), Loranthaceae	Laubgehölze (vor allem Pappel und Eiche), Nadelgehölze	Sproßteile, Halbparasit	Samen werden durch Vögel verbreitet
2. Cuscuta (Seiden), Convolvulaceae	Klee, Hopfen, Beta-Rüben u. a. Chenopodiaceen und Solanaceen	Sproßteile, Vollparasit	Sproßspitzen erfassen mit kreisenden Bewegungen Sprosse der Wirte
3. Orobanche, Orobanchaceae	Klee, Beta-Rüben, Tabak, Sonnenblumen u. a.	Wurzeln Vollparasit	bilden große Mengen an kleinen Samen, verbreitet im Mittelmeerländern
4. Striga, Scrophulariaceae	Mais, Hirse, Zuckerrohr u. a. Gramineen	Wurzeln, Halbparasit	fehlt in Europa, verbreitet in Afrika, Asien, Australien, USA

„Unholz" verwendet. Unkräuter konkurrieren mit den Kulturpflanzen um Licht, Wasser und Nährstoffe. Starker Unkrautbesatz kann die Bearbeitung und Beerntung der Kulturpflanzen erschweren, kann zu Verunreinigungen und zu hoher Feuchtigkeit des Erntegutes führen und als Zwischen- oder Nebenwirte für Pflanzenkrankheiten dienen. Unkräuter können auch erwünschte Wirkungen haben: Sie dienen Nützlingen als Nahrung und schützen Bodendecker vor Bodenerosion. Von einem bestimmten Besatz an dominieren aber bei allen Arten die unerwünschten Effekte. Seit Beginn des Ackerbaues wird daher versucht, mit pflanzenbaulichen oder direkten Bekämpfungsmaßnahmen die Unkräuter zurückzudrängen. Die Unkräuter sind mit den Kulturpflanzen vergesellschaftet. Sie haben daher häufig ähnliche Standortansprüche und sind an das stark durch produktionstechnische Maßnahmen geprägte Ökosystem „Kulturpflanze" angepaßt. Einige Arten, wie z. B. die Ackerwinde, der Ackerhederich und der Taumellolch, wurden bisher nur in Kulturpflanzenbeständen gefunden. Im Folgenden sind die wichtigsten Unkräuter einzelner Gruppen von Kulturpflanzen zusammengestellt:

Wintergetreide: Windhalm (*Apera spica- venti*), Efeublätteriger Ehrenpreis (*Veronica hederifolia*), Persischer Ehrenpreis (*Veronica persica*), Ackerstiefmütterchen (*Viola arvensis*), Klettenlabkraut (*Galium aparine*), Geruchlose Kamille (*Tripleurospermum inodorum*), Kornblume (*Centaurea cyanus*), Klatschmohn (*Papaver rhoeas*).

Sommergetreide: Ackersenf (*Sinapis arvensis*), Hederich (*Raphanus raphanistrum*), Flughafer (*Avena fatua*), Saatwucherblume (*Chrysanthemum segetum*). Hackfrüchte und gärtnerische Kulturen: Gänsefuß-Arten (*Chenopodium* spp.), Melden (*Atriplex* spp.) Knötericharten (*Polygonum* spp.), Franzosenkraut (*Galinsoga ciliata*), Schwarzer Nachtschatten (*Solanum nigrum*).

Regelmäßig in mehreren Kulturen vorkommend: Quecke (*Agropyron repens*), Ackerkratzdistel (*Cirsium arvense*), Vogelmiere (*Stellaria media*), Taubnesselarten (*Lamium* spp.). Ackerhellerkraut (*Thlaspi arvense*).

Die Zuordnung der Unkräuter zu den Kulturen hat keine absolute Gültigkeit. Es treten Übergänge auf. Die Zusammenstellung der Unkräuter und ihre Besprechung mußte unvollkommen bleiben. Zur genaueren Information wird auf folgende weiterführende Literatur verwiesen.[58,59,60]

Literatur

1. Graham D, Patterson BD (1982), Ann Rev Plant Physiol 33:347-372
2. Larcher W, Häckel H, Sakai A (1985) Die nichtparasitären Krankheiten. Meteorologische Pflanzenpathologie. Witterung und Klima als Umweltfaktoren. Kälte und Frost. In: Rademacher B (Hrsg.) Handbuch der Pflanzenkrankheiten, Bd. I, 5. Liefg., Parey, Berlin Hamburg
3. Bergmann W (1983) Ernährungsstörungen bei Kulturpflanzen. Entstehung und Diagnose, Fischer, Stuttgart
4. Jungk A (1988) Toxikologie der Pflanzenernährung (Düngerschäden). In: Hoch B, Elstner EF (Hrsg.) Schadwirkungen auf Pflanzen, BI Wissenschaftsverlag, Mannheim Wien Zürich
5. Mengel K (1984) Ernährung und Stoffwechsel der Pflanze, Fischer, Stuttgart
6. Wallnöfer PR, Engelhardt G (1988) Schadstoffe, die aus dem Boden auf genommen werden. In: Hoch B, Elstner EF (Hrsg.) Schadwirkungen auf Pflanzen, BI Wissenschaftsverlag, Mannheim Wien Zürich
7. Allmaras RR, Kraft JM, Miller DE (1988) Ann Rev Phytopath 26:219-243
8. Hoffmann GM, Nienhaus F, Schönbeck F, Weltzien HC, Wilbert H (1985) Lehrbuch der Phytomedizin, Parey, Berlin Hamburg
9. Schlösser E (1983) Allgemeine Phytopathologie, Thieme, Stuttgart New York
10. Elstner EF (1988) Schadstoffe, die über die Luft zugeführt werden. In: Hock B, Elstner EF (Hrsg.) Schadwirkungen auf Pflanzen, BI Wissenschaftsverlag, Mannheim Wien Zürich
11. Guderian R, Tingey DT, Rabe R (1985) Effects of photochemical oxidants on plants. In: Guderian R (Hrsg.) Air

pollution by photochemical oxidants, Springer, Berlin Heidelberg New York Tokyo
12. Berge H, Jaag O (1970) Die nichtparasitären Pflanzenkrankheiten. Immissionsschäden (Gas-, Rauch- und Staubschäden). Abwasserschäden einschl. der Schäden durch Müll. In: Rademacher B (Hrsg.) Handbuch der Pflanzenkrankheiten, Bd. I, 4. Liefg., Parey, Berlin Hamburg
13. Laurence JA, Weinstein LH (1981) Ann Rev Phytopathol 19:257-271
14. Reinert RA (1984) Ann Rev Phytopathol 22:421-442
15. Becker K, Frische W, Löbel J, Schurath U (1985) Formation, transport and control of photochemical oxidants. In: Guderian R (Hrsg.) Air pollution by photochemical oxidants, Springer, Berlin Heidelberg New York Tokyo
16. Schulte-Hostede S, Darrall NM, Blank LW, Wellburn AR (1988) Air pollution and plant metabolism, Elsivier Applied Science, London New York
17. Butin H (1983) Krankheiten der Wald- und Parkbäume, Thieme, Stuttgart
18. Crüger G (1983) Pflanzenschutz im Gemüsebau, Ulmer, Stuttgart
19. Heinze K (1978) Leitfaden der Schädlingsbekämpfung, Bd. II: Schädlinge und Krankheiten im Obst- und Weinbau. Wissenschaftliche Verlagsgesellschaft, Stuttgart
20. Hoffmann GM, Schmutterer H (1983) Parasitäre Krankheiten und Schädlinge an landwirtschaftlichen Kulturpflanzen, Ulmer, Stuttgart
21. Stahl M, Umgelter H (1976) Pflanzenschutz im Zierpflanzenbau, Ulmer, Stuttgart
22. Nienhaus F (1985) Viren, Mykoplasmen und Rickettsien. Parasiten an der Schwelle des Lebendigen, UTB Ulmer, Stuttgart
23. Klinkowski M (1980) Pflanzliche Virologie, I-V, Akademie-Verlag, Berlin
24. Matthews REF (1981) Plant Virology, Academic Press, New York San Francisco London
25. Zaitland M, Hull R (1987) Ann Rev Plant Physiol 38:291-315
26. Klee H, Horsch R, Rogers S (1987) Ann Rev Plant Physiol 38:467-486
27. Daniels MJ, Dow JM, Oabourn AE (1988) Ann Rev Phytopathol 26:285-312
28. Hirano SS, Upper CD (1983) Ann Rev Phytopathol 21:243-269
29. Spaar D, Kleinhempel H, Müller HJ (1977) Bakteriosen der Kulturpflanzen, Akademie-Verlag, Berlin
30. Starr MP (1984) Ann Rev Phytopathol 22:169-188
31. Ainsworth GC, Sparrow FK, Sussman AS (1973) The fungi, Vol. IV a,b, Academic Press, New York San Francisco London
32. Alexopoulos CJ, Mims CW (1979) Introductory mycology, John Wiley, New York Chichester Brisbane Toronto
33. Arx von JA (1968) Pilzkunde, Cramer, Berlin Stuttgart
34. Esser K (1976) Kryptogamen, Springer, Berlin Heidelberg New York
35. Webster J (1970) Introduction to fungi, Cambridge University Press, Cambridge London New York New Rochelle Melbourne Sydney
36. Aist JR, Williams PH (1971) Can J bot 49:2023-2024
37 Keskin B, Fuchs WH (1969) Arch Mikrobiol 68:218-226
38. Sargent JA, Tommerup JC, Ingram DS (1973) Physiol Plant Pathol 3:231-239
39. Spencer DM (1981) The downy mildews, Academic Press, London New York San Francisco
40. Blumer S (1967) Echte Mehltaupilze (Erysiphaceae), VEB Fischer, Jena
41. Spencer DM (1978) The powdery mildews, Academic Press, London New York San Francisco
42. Wallwork H, Spooner B (1988) Trans Brit Mycol Soc 91:703-705
43. Arx von JA (1970) The genera of fungi sporulating in pure cultures, Cramer, Berlin Stuttgart
44. Littlefield LJ, Heath MC (1979) Ultrastructure of rust fungi, Academic Press, New York San Francisco London
45. Hoppe HH, Koch E (1989) J Phytopathol 125-77-88
46. Bushnell WR, Roelfs AP (1984) The cereal rusts, Vol. I: Origins, spicificity, structure and physiology, Academic Press, Orlando
47. Cummins GB, Hiratsuka Y (1983) Illustrated genera of rust fungi, The American Phytopathological Society, St. Paul
48. Hassebrauk K, Niemann E, Schuhmann G, Zycha H (1962) Basidiomycetes. In: Richter H (Hrsg.) Handbuch der Pflanzenkrankheiten, Bd. III, 4. Liefg., Parey, Berlin Hamburg
49. Scott KJ, Chakravorty AK (1982) The rust fungi, Academic Press, London New York Paris San Diego San Francisco Sao Paulo Sydney Tokyo Toronto
50. Bailey JA (1986) Biology and molecular biology of plant-pathogen interactions, Springer, Berlin Heidelberg New York London Paris Tokyo
51. Daly JM, Knoche HW (1982) Adv Plant Pathol 1:83-138
52. Ebel J (1986) Ann Rev Phytopathol 24:235-264
53. Mitchell RE (1984) Ann Rev Phytopathol 22:215-245
54. Nishimura S, Vance CP, Doke N (1987) Molecular determinants of plant diseases, Springer, Berlin Heidelberg New York London Paris Tokyo
55. Franck B (1984) Angew Chem 96:462-474
56. Kuijt J (1969) The biology of parasitic flowering plants, University California Press, Berkely Los Angeles
57. Musselmann LJ (1980) Ann Rev Phytopathol 18:463-489
58. Hanf M (1982) Ackerunkräuter Europas mit ihren Keimlingen und Samen, BASF, Ludwigshafen
59. Koch W, Hurle K (1978) Grundlagen der Unkrautbekämpfung, Ulmer, Stuttgart
60. Roberts HA (1982) Weed control handbook, Vol. I: Principles, Blackwell Scientific Publications, Oxford

3 Tiere als Pflanzenschädlinge

M. Hommes

Unsere Kulturpflanzen werden von zahlreichen verschiedenen Lebewesen, insbesondere von diversen Insektenarten heimgesucht und mitunter sehr stark geschädigt. Betrachtet man die Gesamtzahl der Tierarten, so scheint der Anteil der Arten, der als Schädling auftreten kann, verschwindend gering.

Weltweit geht man zur Zeit von über 1,5 Millionen Tierarten aus, wobei allein die Zahl der Insektenarten bei etwa einer Million liegen dürfte. Täglich werden neue Arten entdeckt und beschrieben. Vermutlich wird man viele Arten erst gar nicht kennenlernen, da sich die Lebensbedingungen für zahlreiche Tiere in unserer Umwelt laufend verschlechtern.

Alle Arten, und damit auch die Schädlinge, spielen eine wichtige Rolle im Naturhaushalt. Je mehr Arten eine Lebensgemeinschaft bilden, desto stabiler ist das System und desto erfolgreicher kann es sich an veränderte Umweltbedingungen anpassen. Aus diesem Grunde ist es nicht sinnvoll, für uns Menschen schäd-

liche Arten auszurotten. Es genügt, wenn die Zahl der Schädlinge so niedrig gehalten wird, daß größere Schäden vermieden werden. Das richtige und frühzeitige Ansprechen von Schädlingen und natürlichen Gegenspielern ist eine wesentliche Voraussetzung, um einen gezielten und sachgerechten, auf das unbedingt notwendige Maß beschränkten Pflanzenschutz durchzuführen.
(→ Biologischer Pflanzenschutz, 5.4)

3.1 Populationsökologie der Schädlinge

3.1.1 Beziehungen der Schädlinge zu ihrer Umwelt

Jede Tierart und damit auch jeder Schädling stellt an die zugehörige Umwelt bestimmte Ansprüche. Unter Umwelt werden alle diejenigen Bestandteile verstanden, die Verhalten, Entwicklung, Reproduktion und Mortalität beeinflussen. Die Ansprüche an die Umwelt können sich im Verlauf der Entwicklung sehr stark verändern. Einzelne Entwicklungsstadien, wie z. B. Adulte und Larven, benötigen häufig variierende Umweltbedingungen. Man unterscheidet zwischen abiotischen und biotischen Umweltfaktoren. Die Nahrungssubstanzen werden oft gesondert als trophische Faktoren betrachtet.

Abiotische Faktoren

Unter abiotischen Umweltfaktoren wird die Gesamtheit der physikalischen Bedingungen zusammengefaßt, denen ein Lebewesen ausgesetzt ist. Dies sind in erster Linie Klima, Licht, Wasser und Boden.

Der *Temperatur* kommt dabei eine Schlüsselrolle zu, da sie maßgeblichen Einfluß auf viele Lebensfunktionen hat, wie Aktivität, Entwicklung, Stoffwechsel, Verhalten und Fortpflanzung. Für jedes Lebewesen gibt es einen optimalen Temperaturbereich, der von Art zu Art stark voneinander abweichen kann. Auch der Vitalbereich, an dessen unterer bzw. oberer Grenze der Kälte- bzw. Wärmetod steht, kann bei den einzelnen Arten oder Entwicklungsstadien sehr unterschiedlich ausgeprägt sein.

Das *Licht* steuert bei vielen Insekten den Aktivitätsrhythmus im Tagesablauf. So finden Begattung, Schlupf der Eilarven oder Eiablage bevorzugt zu bestimmten Tageszeiten statt. Auch für die Orientierung spielt das Licht häufig eine entscheidende Rolle. Die Tageslänge, oft in Verbindung mit bestimmten Temperaturbedingungen, bewirkt den Eintritt in spezielle Ruhephasen (Diapause), in denen klimatisch ungünstige Perioden wie z. B. der Winter überdauert werden.

Wasser ist ein lebensnotwendiger Bestandteil vieler Stoffwechselvorgänge. Daher stellt Austrocknung häufig einen nicht zu unterschätzenden Mortalitätsfaktor dar. Die Aufnahme von Wasser kann aktiv oder auch indirekt über die Nahrung oder die Körperoberfläche erfolgen. Je nach Lebensweise ist der Schutz vor Austrocknung sehr wechselhaft ausgeprägt. Eine zu hohe Feuchte ist ebenfalls ungünstig, da sie das Auftreten von pilzlichen Erkrankungen fördert. Heftige Niederschläge oder Überschwemmungen bewirken meist eine hohe Sterblichkeit.

Für viele Tiere stellt der *Boden* einen wichtigen Lebensraum dar. Manche Arten, wie z. B. die Mehrzahl der Nematoden und Collembolen, leben ständig im Boden. Bei anderen Arten sind es nur bestimmte Entwicklungsstadien, wie z. B. die Larven verschiedener Gemüsefliegen, die sich dort aufhalten. Häufig dient der Boden auch als sicherer Ort zur Überwinterung. Einzelne Arten stellen oft bestimmte Ansprüche an Struktur und Feuchtegehalt des Bodens.

Biotische Faktoren

Unter biotischen Umweltfaktoren werden alle Lebewesen verstanden, die auf einen Organismus einwirken. Eine besondere Rolle nimmt hierbei die Wirtspflanze ein, auf die später eingegangen wird. Der Einfluß der übrigen Organismen kann von vielfältiger Natur sein.

Benötigen Lebewesen dieselben Ressourcen, wie z. B. Nahrung und Lebensraum, so spricht man von *Konkurrenz*. Handelt es sich bei den Lebewesen um Vertreter der gleichen Art, so spricht man von intraspezifischer Konkurrenz, im anderen Fall von interspezifischer Konkurrenz.

Dient der Schädling selbst als Nahrung und wird dabei getötet, so handelt es sich um einen *natürlichen Feind* oder *Gegenspieler*. Neben Insekten und anderen Tieren können dies auch verschiedene Krankheitserreger oder Pathogene sein, wie Viren, Bakterien und Pilze. Bei den tierischen Gegenspielern unterscheidet man zwischen Prädatoren und Parasiten. Prädatoren, auch Räuber genannt, töten ihre meist kleinere Beute und verzehren sie. Parasiten ernähren sich von der Körpersubstanz oder der aufgenommenen Nahrung des in der Regel größeren Wirtes, ohne ihn dabei gleich abzutöten. Wird der Wirt am Ende getötet, so verwendet man auch häufig den Begriff Parasitoid.

Eine *mutualistische Beziehung* oder *Symbiose* besteht, wenn Schädling und anderer Organismus so zusammenleben, daß beide hieraus Nutzen ziehen, so z. B. bei dem häufig zu beobachteten Zusammenleben von Blattläusen und Ameisen. Während auf der einen Seite der Honigtau der Blattläuse den Ameisen als Nahrungsquelle dient, wehren auf der anderen Seite die Ameisen verschiedene Blattlausfeinde ab, wie etwa Marienkäferlarven. Viele Insektenarten, vor allem Pflanzensauger und Holzschädlinge, gehen mit verschiedenen Mikroorganismen, meist Bakterien und Pilzen, eine symbiotische Beziehung ein. Die gewöhnlich im Darm lebenden Organismen helfen beim Aufschließen bestimmter Nahrungsstoffe, wie Cellulose, oder sie synthetisieren lebensnotwendige Stoffe, die in der natürlichen Nahrung fehlen, wie Aminosäuren oder Vitamine.

3.1.2 Massenwechsel und Dichteregulation der Schädlingspopulation

Unter *Population* versteht man die Gesamtheit der Individuen einer Art an einem Ort. In Abhängigkeit von den Umweltbedingungen ändert sich auch deren Größe ständig. Dieser Vorgang wird als *Massenwechsel* bezeichnet. Faktoren, die die Populationsdichte hauptsächlich beeinflussen, werden *Schlüsselfaktoren* genannt. Sie können von Art zu Art verschieden

sein. Wichtige Schlüsselfaktoren können Klima und Witterung, natürliche Gegenspieler, Nahrungsangebot und -qualität sowie die Populationsdichte selbst sein. Kommt es zu einer ungewöhnlich starken Zunahme der Populationsdichte, so spricht man in diesem Fall des Massenwechsels von *Gradation.* In einer solchen Phase können Schaderregerpopulationen verheerende Schäden an Kulturpflanzen anrichten. Mit *Latenz* bezeichnet man dagegen eine sehr niedrige Populationsdichte, bei der die Art nur schwer zu finden ist und selten als Schädling in Erscheinung tritt. Häufig entscheidet sich in einem bestimmten Entwicklungsstadium, auch *kritisches Stadium* genannt, ob eine Population zu- oder abnimmt.
Weiterführende Literatur[1,8,11,13,14,15]

3.2 Entstehung des Schadens

Schäden an unseren Kulturpflanzen treten nur auf, wenn nachfolgende Bedingungen erfüllt sind:

a) Der Schädling muß die Pflanze aufsuchen und befallen.
b) Der Schädling muß sich auf der entsprechenden Pflanze entwickeln können.
c) Die Pflanze muß auf den Befall mit deutlich erkennbaren Schäden reagieren.

Es gibt keinen Schädling, der alle Pflanzenarten befällt und schädigt. Gewöhnlich sind es einzelne oder wenige, häufig nahe verwandte Pflanzenarten, die von einer Schädlingsart befallen werden. Ausgesprochen polyphage Schädlinge, die zahlreiche Wirtspflanzenarten aus unterschiedlichen Familien befallen, wie z. B. die Grüne Pfirsichblattlaus, sind im Tierreich eher eine Ausnahme. Nahezu alle Tiere haben Selektionsmechanismen entwickelt, um die für sie geeigneten Nahrungspflanzen ausfindig zu machen. Hierzu orientieren sie sich meist an visuellen oder chemischen Reizen. So werden zahlreiche Insekten von speziellen Farben und Formen ihrer Wirtspflanzen angelockt. Im Nahbereich kommt häufig eine geruchliche Komponente, wie pflanzeneigene Duftstoffe, hinzu. Auf der Pflanze gelandet, bestimmen weitere Reize, die über die Tarsen oder die Mundgliedmaßen aufgenommen werden, ob es sich um eine geeignete Wirtspflanze handelt. Eine entscheidene Rolle spielen hierbei häufig die sekundären Inhaltsstoffe, wie die Alkaloide. Zum einen dienen sie der Pflanze als Schutz vor allzu großem Schädlingsbefall, auf der anderen Seite helfen sie den an diese Pflanzenart angepaßten Schädlingen ihre Wirtspflanze zu finden. Neben toxischen Inhaltsstoffen hat die Natur auch weitere Mechanismen zur Abwehr von Schädlingen entwickelt. So z. B. morphologische Eigenschaften, wie starke Blattbehaaarung oder eine dicke und feste Blattepidermis. Auch durch ein schnelles Wachstum kann sich die Pflanze vor negativen Auswirkungen eines Befalls schützen und somit toleranter gegenüber einem Schädlingsbefall werden. Dies alles stellt ein kompliziertes Wechselspiel zwischen Wirtspflanze und Schädling dar.
Im Haus- und Kleingarten gelten andere Maßstäbe für einen Schaden als im Erwerbsanbau. Während im letzteren Fall an den Ertag und die Qualität sehr hohe Ansprüche gestellt werden, um im strengen Wettbewerb bestehen zu können, kann der Hobbygärtner in vielen Fällen zugunsten einer intakten Umwelt auf Höchsterträge und Spitzenqualität verzichten. Nur wenn erhebliche Ausfälle zu befürchten sind oder wertvolle Pflanzen in ihrem weiteren Bestehen akut gefährdet sind, sollten Bekämpfungsmaßnahmen eingeleitet werden.
Weiterführende Literatur [1,4,7,8,14]

3.3 Körperbau, Klassifizierung und Lebensweise der Pflanzenschädlinge

Im folgenden soll ein Überblick über die wichtigsten Tiergruppen gegeben werden, die als Pflanzenschädlinge in unseren Breiten von Bedeutung sein können. Beispiele werden insbesondere aus dem Haus- und Kleingarten sowie dem Wohnbereich angeführt.
Das Tierreich wird in 16 Stämme unterteilt. Pflanzenschädlinge finden sich nur in den folgenden vier Stämmen: Nemathelminthes (Schlauchwürmer), Mollusca (Weichtiere), Arthropoda (Gliederfüßler) und Vertebrata (Wirbeltiere). Die einzelnen Stämme werden in Klassen und diese wiederum in Ordnungen unterteilt. Innerhalb der Ordnungen faßt man Arten zu Familien und Gattungen zusammen.
Weiterführende Literatur[2,5,10]

3.3.1 Stamm: Nemathelminthes (Schlauchwürmer)

Klasse: Nematoda (Fadenwürmer)
Die Nematoden gehören zum Stamm der Schlauchwürmer (Nemathelminthes) und bilden eine eigene Klasse. Es handelt sich um drehrunde, bilateral symmetrische, fadenförmige Würmer mit einheitlichem Körperbau (Abb. 5.39). Sie besitzen keine Blutgefäße und Atmungsorgane. Ihr Körper ist nicht segmentiert und von einer gegenüber chemischen Einflüssen sehr widerstandsfähigen Cuticula umgeben. Darunter befindet sich der Hautmuskelschlauch, der nur eine schlängelnde Bewegung (daher der Name Älchen) ermöglicht. Fadenwürmer leben bevorzugt in wässrigem Medium. Sie pflanzen sich in der Regel durch Eier fort, die die pflanzenschädlichen Arten in den Boden oder an den bzw. in die Pflanzen ablegen. Die Zahl der abgelegten Eier kann zwischen 100 und mehreren 1000 schwanken. Die Larven ähneln bereits den ausgewachsenen Tieren und durchlaufen meist vier Larvenstadien. Nur wenige Arten sind vivipar. Die Zahl der Generationen pro Jahr beträgt im Freiland meist ein bis zwei, im Gewächshaus bis zu zehn. Man unterscheidet zwei Ordnungen mit jeweils mehreren Familien und zahlreichen Gattungen. Neben morphologischen und anatomischen Merkmalen werden die Nematoden auch nach ihrer Lebensweise und den hauptsächlich befallenen Pflanzenteilen zusammengefaßt: Wurzel-, Stengel-, Blatt- sowie Blütenparasiten. Pflanzenparasitäre Arten sind meist zwischen 0,5 und 1 mm lang und haben einen Durchmesser von etwa 50 μm. Alle pflanzenschädlichen Formen besitzen einen Mundstachel, mit dem sie Wirtszellen anstechen, Speichel abgeben und den Zellinhalt aufsaugen. Je nach Ernährungsweise unterscheidet man zwischen Ekto- und Endoparasiten.

Zu größeren wirtschaftlichen Verlusten durch Nematodenbefall kommt es insbesondere bei Kartoffeln, Zuckerrüben, Gemüsekulturen und Baumschulpflanzungen. Ein Befall ist meist an nesterweise im Bestand auftretenden Wuchsdepressionen, einem vorzeitigen Welken bei Trockenheit, Blattvergilbungen und Nekrosen an Blättern und Wurzeln zu erkennen. Häufig reagiert die Pflanze bei einem Befall der Wurzeln mit vermehrter Seitentriebbildung (Wurzelbart). Bei einzelnen Arten kommt es an den Wurzeln zur Ausbildung von Gallen oder Zysten.

Die Ausbreitung der Nematoden erfolgt fast ausnahmslos durch passive Verschleppung an Geräten, mit Erde, Wind, Wasser, Tieren, verseuchtem Saatgut oder pflanzlichem Gewebe. Eine Bekämpfung der Nematoden kann nur durch eine weitgestellte Fruchtfolge oder den Anbau von Feindpflanzen, wie z. B. Tagetes, erfolgen. Eine Entseuchung des Bodens mittels heißen Dampfes ist nur für größere Gartenbaubetriebe sinnvoll.

Weiterführende Literatur[1,4,7,8,14]

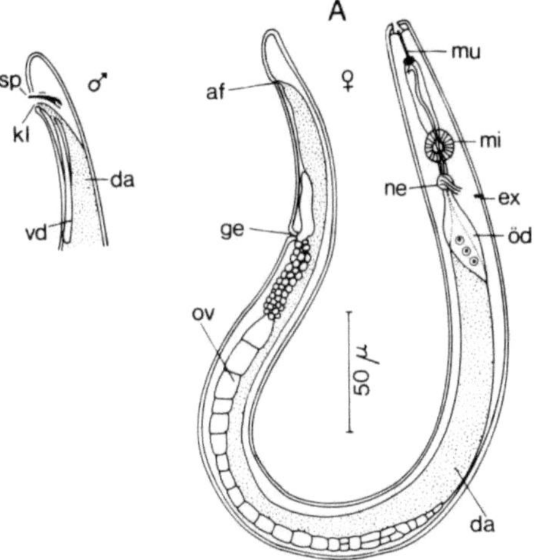

Abb. 5.39 Schematische Übersicht eines weiblichen Nematoden, daneben Hinterende eines Männchens; af: After, da: Darm, ex: Exkretionsporus, ge: Geschlechtsöffnung, kl: Kloake, mi: Mittelbulbus, mu: Mundstachel, ne: Nervenring, öd: Ösophagus (Schlund), ov: Ovarium, sp: Spicula, vd: vas deferens (männlicher Ausführgang). Aus [8]

3.3.2 Stamm: Mollusca (Weichtiere)

Klasse: Gastropoda (Schnecken)

Die Schnecken bilden mit mehr als 100.000 Arten eine eigene Klasse und gehören systematisch gesehen dem Stamm der Mollusca (Weichtiere) an. Sie besitzen einen weichen, nicht segmentierten, von einer Schleimhaut umkleideten Körper. Ihre äußere Gestalt wird durch den breiten, zu einer Kriechsohle ausgebildeten Fuß, den fühlertragenden Kopf, den dorsal gelegenen, bei den gehäusetragenden Arten spiralförmig gewundenen Eingeweidesack und den ihn umgebenden, das Gehäuse ausscheidenden Mantel bestimmt (Abb. 5.40). Das typische Fraßorgan der Schnecken ist die sog. Radula, eine mit zahlreichen nach hinten gerichteten Zähnchen versehene Reibplatte. Mit ihrer Hilfe werden von der Oberfläche des Nahrungssubstrats kleine Partikel abgeschabt. Es gibt sowohl Land- als auch Wasserschnecken, wobei nur erstere eine Bedeutung als Schädlinge haben. Landschnekken sind ausgesprochen polyphag und daher an zahlreichen Pflanzenarten zu finden. Die meisten Landschnecken haben ein sehr hohes Feuchtigkeitsbedürfnis. Zu größeren Schneckenplagen kommt es daher insbesondere in feuchten und niederschlagsreichen Jahren. Tagsüber oder in Trockenzeiten ziehen sich die Schnecken an geschützte Stellen oder bei den Gehäuseschnecken in ihr Gehäuse zurück. Vor allzu großer Austrocknung schützen sich die Schnecken durch eine sie umgebende Schleimschicht, die sie auch zur Fortbewegung nutzen. Einige Schneckenarten sind in der Lage, innerhalb von 24 Stunden bis zu 40 % ihres Körpergewichtes an pflanzlichem Gewebe zu verzehren. Meist werden unregelmäßig geformte und leicht ausgefranste Löcher in das Pflanzengewebe gefressen, weiche Pflanzenteile können auch ganz verzehrt werden. An den silbrig glänzenden Schleimspuren in der Umgebung kann man Schneckenfraß sicher von Fraß durch Insekten unterscheiden. Schäden verursachen in erster Linie Nacktschnecken aus den Familien der Limacidae (Egelschnecken) und Arionidae (Wegschnecken).

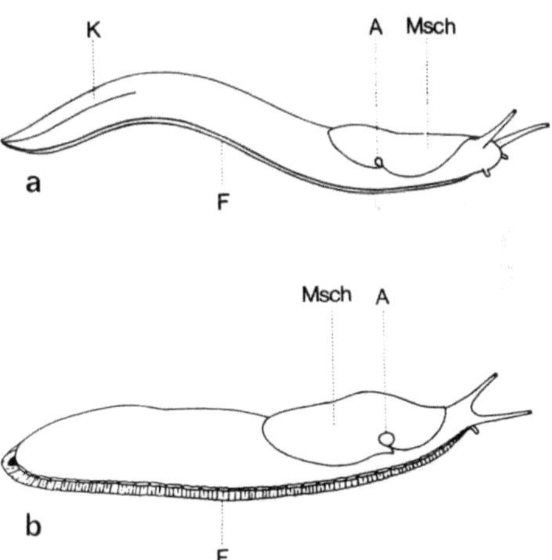

Abb. 5.40 Schematische Darstellung von a) Egelschnecke und b) Wegschnecke; A: Atemloch, F: Fuß, K: Kiel, Msch: Mantelschild. Nach [6]

Bei den Egelschnecken befindet sich die Atemöffnung hinter der Mitte des Mantelschildes und der hintere Teil des Rückens ist gekielt (Abb. 5.40). Wichtige Arten sind die Ackerschnecken, *Deroceras reticulatum* und *D. agreste*, die Farnschnecke, *D. laeve*, sowie die Große Egelschnecke, *Limax maximus*, für die zwei bis drei dunkle Fleckenreihen auf dem Körper charakteristisch sind. Ebenfalls zu den Egelschnecken gehört die Kellerschnecke, *Limax flavus*. Sie erreicht eine Körperlänge von bis zu 10 cm und sondert einen gelblichen Schleim ab.

Bei den Wegschnecken befindet sich das Atemloch vor der Mitte des Mantelschildes und ihr Rücken ist

nicht gekielt (Abb. 5.40). Zu diesen gehören die verschiedenen Arion-Arten, wie *A. rufus* (Große Wegschnecke), *A. hortensis* (Garten-Wegschnecke), *A. subfuscus* (Wald-Wegschnecke) und *A. circumscriptus* (Graue-Wegschnecke).
Weiterführende Literatur[4,6,7,8,14]

3.3.3 Stamm: Arthropoda (Gliederfüßler)

Fast 80 % aller Tierarten gehören zu diesem Stamm. Ihr Körper ist aus Segmenten aufgebaut und von einer sehr widerstandsfähigen Cuticula umgeben. Diese bietet Schutz vor Verletzungen und Witterungseinflüssen, versteift den Körper (Außenskelett) und bietet Ansatzstellen für Muskeln. Wie der Name Gliederfüßler schon sagt, besitzen die Tiere dieses Stammes gegliederte Extremitäten. Die meisten landbewohnenden Arten atmen durch Einstülpungen der Körperoberfläche (Tracheen). Eine Blut ähnliche Flüssigkeit, auch Hämolymphe genannt, flottiert frei in den Hohlräumen des Körpers. Arthropoden sind meist getrenntgeschlechtlich, bisweilen ist auch eine parthenogenetische Vermehrung möglich. Die Dauer der Entwicklung ist bei dieser Tiergruppe sehr unterschiedlich. Sie kann wenige Tage betragen, wie z. B. bei den Spinnmilben, oder sich über mehrere Jahre erstrecken, wie dies beim Maikäfer der Fall ist. Die Jungtiere (Larven) sind häufig an besondere Lebensbedingungen angepaßt und von den erwachsenen Tieren (Adulten) sehr verschieden wie z. B. Schmetterlingsraupe und Falter. Ungünstige Klimabedingungen, wie Frost oder Trockenheit, werden meist in einem besonderen Ruhezustand (Diapause) an geschützten Stellen überdauert, wobei Stoffwechsel und Beweglichkeit sehr stark eingeschränkt sind. Die Diapause tritt meist im Puppenstadium auf, kann aber auch in anderen Stadien stattfinden.
Weiterführende Literatur[1,2,3,4,5,7,8,9,10,12,14,15]

Klasse: Arachnida (Spinnentiere)

Ordnung: Acari (Milben). Milben sind mit den Spinnen verwandt und gehören zusammen mit diesen zu der Klasse der Spinnentiere Arachnida. Innerhalb der Klasse bilden die Milben eine eigene Ordnung, die Acari. Alle Milben besitzen einen ungegliederten Körper mit gegliederten Extremitäten (Abb. 5.41). Gewöhnlich besitzen sie 4 Beinpaare, lediglich die Larven des ersten Stadiums und alle Gallmilben besitzen nur 3 bzw. 2 Beinpaare. Es fehlen ihnen Fühler (Antennen) und echte Kiefer. Stattdessen besitzen sie 2 Paar Mundgliedmaßen, die Cheliceren und die Pedipalpen. Die an unseren Kulturpflanzen schädlich werdenden Arten sind meist kleiner als 1 mm, und ihre Cheliceren sind zu Stiletten umgewandelt, mit denen sie Pflanzenzellen anstechen und aussaugen. Alle phytoparasitären Arten legen Eier ab. Aus diesen schlüpfen Larven, die sich über ein bis drei Nymphenstadien (Proto-, Deuto- und Tritonymphe) zur Imago entwickeln. Die Nymphenstadien besitzen bereits 4 Beinpaare. Viele Milbenarten haben eine sehr kurze Entwicklungsdauer, so daß sich schnell große Populationen aufbauen können. Vor allem trockene und warme Witterungsbedingungen begünstigen eine Massenvermehrung der Schädlinge. Nachfolgend eine Übersicht der für den Haus- und Kleingarten bedeutenden Familien und Arten von Schädlingen und Nützlingen:

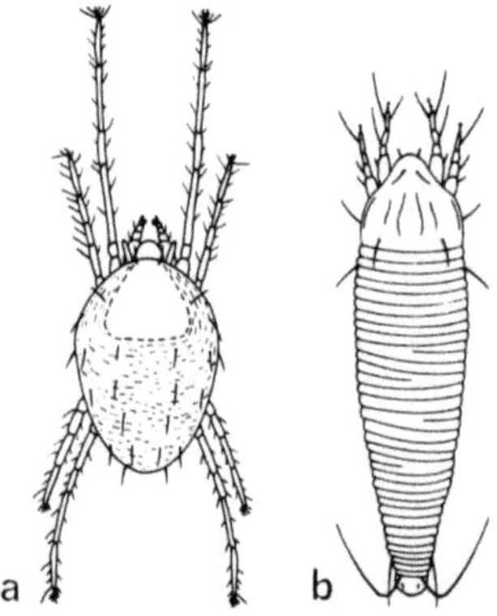

Abb. 5.41 Schematische Darstellung von a) Spinnmilben und b) Gallmilben. Nach [2]

Tetranychidae (Spinnmilben). Die ca. 0,4 bis 0,5 mm großen Tiere (Abb. 5.41a) sind meist grüngelblich gefärbt. Eine helle Sprenkelung an einzelnen Partien der Blätter kennzeichnet einen beginnenden Spinnmilbenbefall. Die Befallsstellen breiten sich bei günstigen Witterungsbedingungen rasch über das ganze Blatt bzw. die Pflanze aus. Die Blätter werden gelblich, beginnen zu welken und vertrocknen schließlich bei starkem Befall. Insbesondere bei Befall mit der Gemeinen Spinnmilbe sind die Pflanzenteile mit einem dichten Gespinst überzogen. Die Ausbreitung der Milben erfolgt überwiegend passiv durch Verfrachtung mit dem Wind oder Verschleppung durch Tiere und Menschen. Gegen Nässe und starke Regenfälle sind Spinnmilben sehr empfindlich. In feuchten und kalten Jahren kommt es daher selten zu einer Massenvermehrung. Zu den wichtigsten Gegenspielern der Spinnmilben zählen verschiedene Raubmilbenarten, von denen einige zur biologischen Bekämpfung im Gewächshaus und Wohnbereich eingesetzt werden können und im Handel erhältlich sind. Die folgenden beiden Spinnmilbenarten sind für den Hobbygärnter von größerer Bedeutung:

- *Panonychus ulmi* (Obstbaumspinnmilbe) befällt in erster Linie verschiedene Obstbäume, bevorzugt Apfel, Birne und Pflaume; 5 bis 10 Generationen pro Jahr; überwintert als Ei an der Rinde.
- *Tetranychus urticae* (Gemeine Spinnmilbe) befällt zahlreiche Gewächse in Haus und Garten, insbesondere Hibiscus, diverse Palmenarten, Stangenbohnen und Gurken; Weibchen überwintern in Verstecken; in den vergangenen Jahren hat sich der Einsatz von *Phytoseiulus*-Raubmilben zur Bekämpfung von Spinnmilben im Gewächshaus und Wohnbereich sehr bewährt.

Eriophyidae (Gallmilben). Mikroskopisch klein, ca. 0,1 bis 0,3 mm groß; besitzen im Gegensatz zu den anderen Milbenarten nur 2 Beinpaare; Hinterleib wurmförmig ausgezogen und durch eine äußerliche Ringelung gekennzeichnet (Abb. 5.41b). Ein Teil der Gallmilbenarten erzeugt auf den befallenen Pflanzenarten charakteristische Gallen.

- *Cecidophyopsis ribis* (Johannisbeergallmilbe) ruft charakteristische Gallen (Rundknopsen) an der Schwarzen Johannisbeere hervor.

Tarsonemidae (Weichhautmilben, Fadenfußmilben). Ebenfalls sehr klein, ca. 0,1 bis 0,3 mm, weichhäutig und nahezu durchsichtig, viertes Beinpaar bei den Weibchen mit einer langen Borste versehen, die Larve häutet sich nach einer Ruhephase direkt zum erwachsenen Tier, Nymphenstadien fehlen. Weichhautmilben bevorzugen feuchte, geschützte Stellen. Sie befallen daher in erster Linie junge Blatt- und Blütenknospen. Wachstumsdepressionen sowie Blatt- und Triebdeformationen sind typische Befallssymptome. Bei starkem Befall sterben die Blätter und Knospen ab und werden abgestoßen.

- *Tarsonemus pallidus* (Erdbeermilbe) ca. 0,25 mm; polyphag; schädlich vor allem an Erdbeeren und zahlreichen Zierpflanzen; Adulte überwintern an geschützten Stellen an der Wirtspflanze.

Phytoseiidae. Überwiegend räuberisch lebende Milben; erstes Beinpaar mit Tastfunktion, unter ihnen einige der bedeutenden natürlichen Gegenspieler von phytophagen Milben.

- *Typhlodromus pyri* bedeutender natürlicher Gegenspieler der Obstbaumspinnmilbe an Weinreben und Obstgehölzen.
- *Phytoseilus persimilis* aus Südamerika bei uns zur biologischen Bekämpfung von Spinnmilben im Gewächshaus und Wohnbereich eingeführt.

Klasse: Crustacea (Krebse)
Bei den Krebsen handelt es sich um Gliederfüßler mit 2 Paar Antennen und einer deutlichen Dreiteilung des Körpers in Kopf, Thorax und Abdomen. Neben den Fühlern besitzt der Kopf 1 Paar Mandibeln und 2 Paar Maxillen als Mundwerkzeuge. Die Zahl der Laufbeine kann sehr unterschiedlich sein. Überwiegend handelt es sich um Wassertiere mit Kiemenatmung. Nur einige Vertreter aus der Ordnung der Asseln (Isopoda) sind zum Landleben übergegangen. Von diesen werden bestimmte Arten gelegentlich an diversen Kulturpflanzen schädlich, indem sie im Haus, Keller oder Freiland an jungen Keimlingen und anderen zarten Pflanzenteilen fressen. Meist handelt es sich um eine der nachfolgenden Arten: *Oniscus asellus* (Mauerassel), *Porcellio scaber* (Kellerassel), *Armadillium vulgare* (Gemeine Rollassel) und *A. nasutum* (Nasenkugelassel).

Klasse: Myriapoda (Tausendfüßler)
Die Tausendfüßler gehören wie die Spinnentiere, Krebse und Insekten zum Stamm der Gliederfüßler Arthropoda. Ihr Körper ist gleichmäßig segmentiert und fast jedes Segment ist mit einem Beinpaar und einem Tracheensystem ausgestattet. Der Kopf ist mit 1 Paar Antennen, 1 Paar zwei- bis dreigliedrigen Mandibeln sowie 1 bis 2 Paar Maxillen versehen. Tausendfüßler sind getrenntgeschlechtlich und vermehren sich durch Eier. Sie leben überwiegend im Bereich des Bodens und sind in der Regel nachtaktiv. Die Lebensdauer der Tiere kann von einigen Monaten bis zu mehreren Jahren betragen. Von etwa 10.000 Arten werden nur wenige an unseren Kulturpflanzen schädlich. Die meisten Arten, insbesondere aus den Unterklassen Diplopoda (Doppelfüßler) und Symphyla (Zwergfüßler), ernähren sich von abgestorbenem Pflanzenmaterial im Boden und haben somit als Streuzersetzer eine wichtige ökologische Bedeutung in der Natur. Nur selten, insbesondere bei Trockenheit, greifen einzelne Arten dieser Unterklassen zur Deckung ihres Feuchtigkeitsbedarfes auch lebendes pflanzliches Gewebe an. Vor allem Früchte und gerade auflaufende Pflanzen werden beschädigt.
Doppelfüßler sind mit Ausnahme des ersten und letzten Rumpfsegmentes an den 2 Beinpaaren an jedem Körperring (Verschmelzung von zwei Segmenten), den höchstens 8 bis 9 gliedrigen Antennen sowie an nur 1 Paar Maxillen zu erkennen. In unseren Gärten und Gewächshäusern sind vor allem der Getüpfelte Tausendfuß *Blaniulus guttulatus* und der Gepanzerte Tausendfuß *Cylindroiulus caeruleocinctus* (= *C. teutonicus*) als Schädlinge von Bedeutung.
Charakteristische Merkmale der Symphyla sind 12 Paar Beinpaare und 2 Paar Maxillen. Unter den Zwergfüßlern ist es der Zwergskolopender *Scutigerella immaculata*, der bisweilen die Wurzeln und Keimlinge zahlreicher Gartenpflanzen schädigt.

Klasse: Insecta (Insekten)
Die Insekten stellen mit etwa 1 Million Arten die artenreichste Klasse im Tierreich dar. Sie bewohnen na-

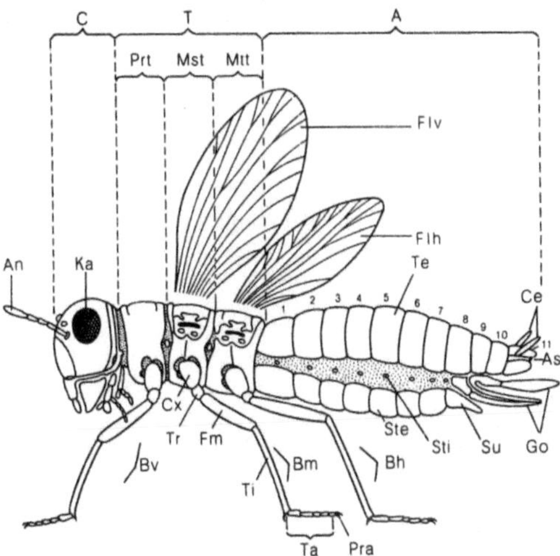

Abb. 5.42 Schematische Darstellung eines geflügelten Insekts; A: Abdomen (Hinterleib), An: Antenne (Fühler), As: Anus (After), Bh: Hinterbein, Bm: Mittelbein, Bv: Vorderbein, C: Caput (Kopf), Ce: Cerci, Cx: Coxa (Hüfte), Fm: Femur (Schenkel), Flh: Hinterflügel, Flv: Vorderflügel, Go: Gonapophysen (Legescheiden, Legeapparat), Ka: Komplexauge, Pra: Praetarsus (Krallenglied), Prt: Prothorax, Ste: Sternit (Bauchschild), Sti: Stigma, Su: Subgenitalplatte, T: Thorax (Brust), Ta: Tarsus (Fuß), Te: Tergit (Rückenschild), Ti: Tibia (Schiene), Tr: Trochanter (Schenkelring). Aus [9]

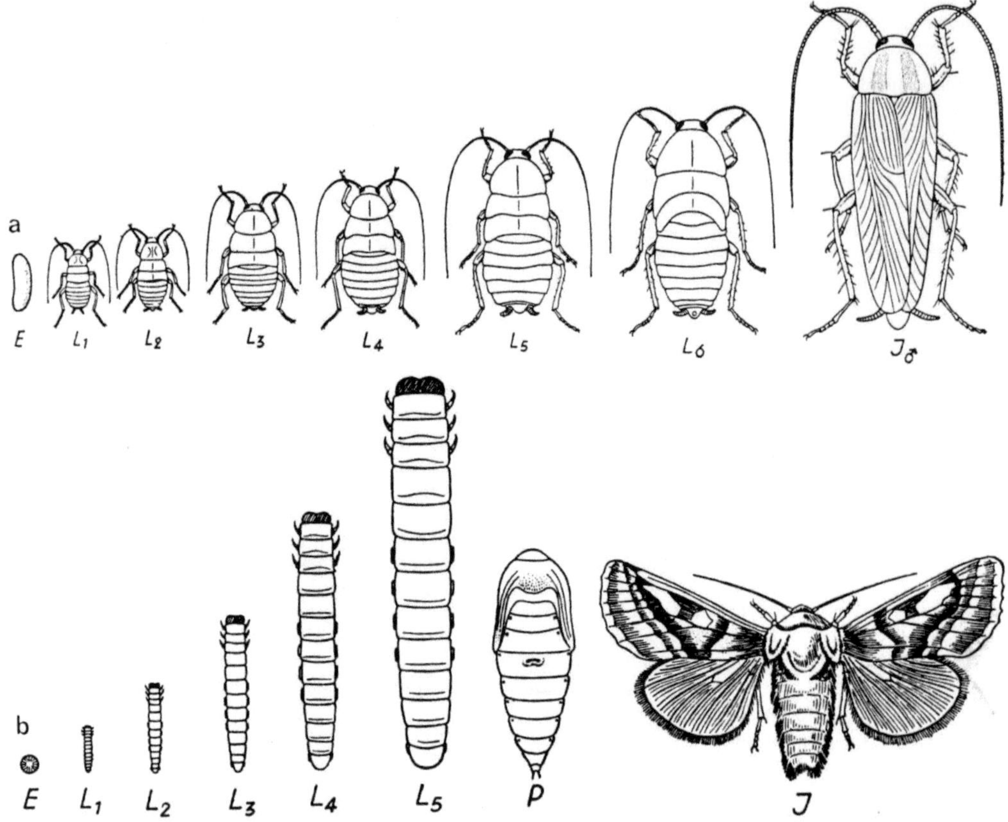

Abb. 5.43 Schematische Darstellung der Metamorphose: a) hemimetaboles Insekt (Schabe), b) holometaboles Insekt (Schmetterling); E: Ei, L_1 bis L_6: 1. bis 6. Larvenstadium, P: Puppe, I: Imago. Nach [5]

hezu alle Bereiche unsere Erde und verursachen alljährlich wirtschaftliche Schäden in Milliardenhöhe. Charakteristisch für alle Insekten ist die Dreiteilung des Körpers in Kopf, Brust und Hinterleib (Abb. 5.42). Jeder dieser Abschnitte besteht aus mehreren, meist miteinander verschmolzenen Segmenten. Der Kopf trägt 1 Paar Antennen (Fühler), 3 Paar Mundwerkzeuge (1 Paar Mandibeln und 2 Paar Maxillen) und die Augen. Der Thorax (Brust) gliedert sich in drei Abschnitte, von denen jeder mit einem Beinpaar und die ersten beiden Segmente bei den geflügelten Insekten zusätzlich mit je einem Flügelpaar ausgestattet sind. Das Abdomen (Hinterleib) besitzt in der Regel keine Extremitäten und besteht bei den Insekten aus maximal 11 Segmenten. Die Atmung erfolgt durch ein System von Röhrentracheen mit seitlichen Stigmen. Insekten vermehren sich gewöhnlich durch Eier, die als Gelege oder einzeln abgelegt werden. Die schlüpfenden Larven sind stets flügellos, können entweder den erwachsenen Formen (Imagines) bereits ähneln oder vollkommen verschieden aussehen. Bei den geflügelten Insekten muß eine Umwandlung (Metamorphose) vom Larvenstadium zum fertigen Insekt stattfinden. Hierbei unterscheidet man zwischen hemimetobolen und holometabolen Arten (Abb. 5.43). Bei den hemimetabolen Insekten sehen die Larven den adulten Formen bereits ähnlich. Die Ausbildung der Flügel erfolgt in Schritten von einem Larvenstadium zum anderen. Die Ernährung der Larven und Imagines ist gewöhnlich gleich. Bei den holometabolen Insekten erfolgt die Umwandlung am Ende der Larvalentwicklung in einem Puppenstadium. Es handelt sich hierbei um ein äußerliches Ruhestadium, in dem keine Nahrung aufgenommen wird. Aussehen und Ernährung von Larve und Imago sind bei diesen Insekten in der Regel vollkommen verschieden.

Ordnung: Collembola (Springschwänze). Die Collembolen gehören zur Gruppe der primär ungeflügelten, sog. Urinsekten (Apterygota) und besiedeln in einer großen Individuenzahl vor allem unsere Böden. Sie sind in der Regel zwischen 0,2 und 6 mm groß, von entweder länglicher oder kugeliger Gestalt, oft weißlich und ernähren sich überwiegend von abgestorbener organischer Substanz. Sie tragen wesentlich zum Abbau der Bodenstreu und somit zur Bildung von Humus in unseren Böden bei. Collembolen sind oft wenig kälteempfindlich und lieben eine hohe Luftfeuchtigkeit. Unter dem ersten Segment des Abdomens befindet sich ein zarthäutiges Haftorgan (Ventraltubus), das zur Aufnahme von Wasser dient (Abb. 5.44). Darüber hinaus besitzen die meisten Arten am Hinterleib ein Sprunggabel (Furca), mit deren

Hilfe sie sich bei Gefahr blitzschnell vom Boden fortschnellen können. Zur Fortpflanzung werden Eier abgelegt, von denen häufig einige zu einem Ballen zusammengeklebt sind. Die Überwinterung erfolgt meist im Eistadium. Unter günstigen Entwicklungsbedingungen können sich einige Arten außergewöhnlich stark vermehren.
Als Schädlinge treten Collembolen selten in Erscheinung. Erst nach einer Massenvermehrung und dem Fehlen an ausreichender organischer Substanz werden gelegentlich Topfpflanzen und auflaufende Keimlinge angegriffen und geschädigt.

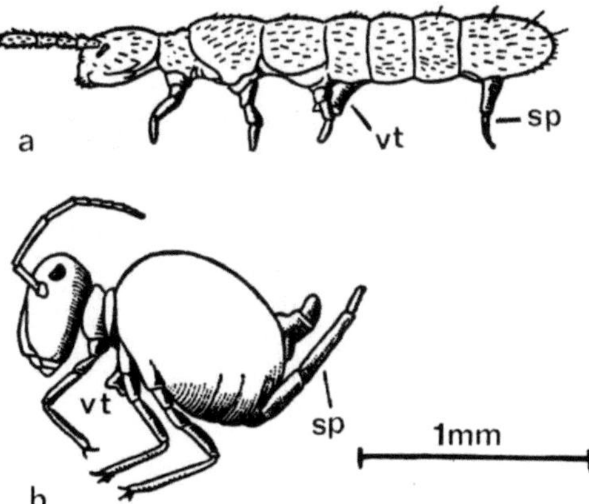

Abb. 5.44 Schematische Darstellung Collembolen: a) gestreckte Körperform, b) kugelige Körperform, sp: Sprunggabel (Furca), vt: Ventraltubus. Nach [5]

Ordnung: Saltatoria (Springschrecken, Heuschrecken). Die Ordnung der Springschrecken wird in zwei Unterordnungen, die der Ensifera (Langfühlerschrecken) und die der Caelifera (Kurzfühlerschrecken) aufgeteilt. Allen gemeinsam sind die zu Sprungbeinen ausgebildeten Hinterbeine sowie die Fähigkeit der Lauterzeugung mittels spezieller Schrillorgane. Die Vermehrung erfolgt durch Eier, die meist in den Boden oder vereinzelt auch in pflanzliches Gewebe abgelegt werden. Bei den Langfühlerschrecken, zu denen z. B. die Maulwurfsgrille gehört, sind die Fühler mindestens körperlang. Zudem besitzen die Weibchen meist einen kräftigen, vorstehenden Legesäbel zur Eiablage. Bei den Kurzfühlerschrecken erreichen die Fühler nicht einmal die halbe Körperlänge und die Weibchen besitzen keinen Legesäbel. Hierzu gehören die Wanderheuschrecken, die in wärmeren Gebieten immer wieder riesige Schwärme bilden und dann ganze Landstriche verwüsten können.
In Mitteleuropa tritt nur die Europäische Maulwurfsgrille (*Gryllotalpa gryllotalpa*) als Schädling auf. Schäden entstehen in erster Linie durch das Untergraben von Kulturen mit Hilfe der zu kräftigen Grabeinstrumenten umgebildeten Vorderbeine sowie durch gelegentlichen Wurzelfraß. Gewöhnlich bevorzugen Maulwurfsgrillen jedoch tierische Nahrung.

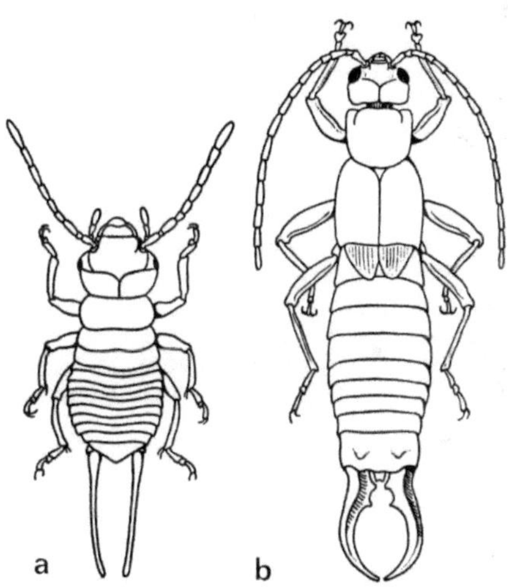

Abb. 5.45 *Forficula auricularia* (Gemeiner Ohrwurm): a) frisch geschlüpfte Eilarve, stärker vergrößert, b) voll entwickeltes Männchen. Aus [5]

Ordnung: Dermaptera (Ohrwürmer). Bei den Ohrwürmern handelt es sich um mittelgroße, schlanke Insekten bis ca. 5 cm Länge mit dreigliedrigen Tarsen und fadenförmigen Fühlern von etwa halber Körperlänge (Abb. 5.45). Die Vorderflügel sind zu kurzen, stark sklerotisierten Deckflügeln (Elytren) umgebildet, unter denen sich die großen häutigen und kompliziert zusammengefalteten Hinterflügel befinden. Teilweise können die Hinterflügel auch ganz fehlen. Der Hinterleib besteht aus 11 Segmenten. Bezeichnend für die meisten Ohrwürmer sind die zu kräftigen Zangen ausgebildeten Cerci am Hinterleibsende, die vielfältige Funktionen haben können: Verteidigung, Ergreifen, Festhalten und zum Mund führen der Beute sowie Entfalten der Hinterflügel. Ohrwürmer sind hauptsächlich nachts und in der Dämmerung aktiv. Tagsüber verbergen sie sich in geeigneten dunklen Schlupfwinkeln. Ihre Nahrung besteht sowohl aus pflanzlichen als auch aus tierischen Anteilen. Häufig findet man bei den Ohrwürmern eine ausgesprochen intensive Brutpflege der Weibchen für die Eier und teilweise auch noch für die Junglarven.
Bekannteste Art in Europa ist der Gemeine Ohrwurm (*Forficula auricularia*). Er lebt sowohl von pflanzlichem Material als auch räuberisch von kleinen Insekten. Zur Bekämpfung von Blattläusen und anderen kleinen schädlichen Insekten werden in Obstanlagen spezielle Ohrwurmhäuschen aufgehängt, um dieser Art Versteckmöglichkeiten zu bieten. Der Nutzeffekt ist jedoch umstritten, da der Ohrwurm im Garten gelegentlich auch als Schädling auftritt, indem er Knospen, Früchte und andere pflanzliche Teile angreift.

Ordnung: Thysanoptera (Blasenfüße, Fransenflügler, Thripse). Thripse sind kleine Insekten von ca. 1 bis 2 mm Größe und länglicher Gestalt. Wie der Name Fransenflügler schon sagt, besitzen die Flügel eine fransenartige Behaarung (Abb. 5.46). Daneben ist der Fuß mit einem faltbaren Haftlappen ausgestattet. Die Vermehrung erfolgt durch Ablage von oft parthenogenetisch gebildeten Eiern. Diese sind mikroskopisch klein und mit bloßem Auge nicht zu erkennen. Zu-

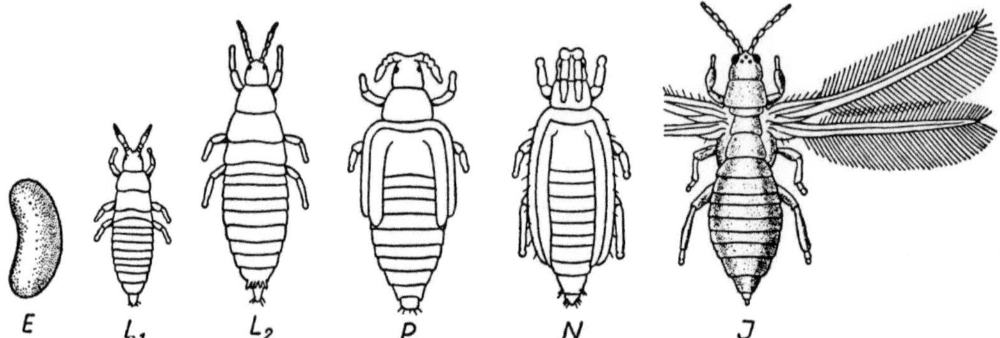

Abb. 5.46 Entwicklungsstadien eines Fransenflüglers, *Taeniothrips inconsequens;* E: Ei, L_1: Eilarve, L_2: erwachsene Larve, P: Pronymphme, N: Nymphe, I: Imago. Aus [5]

nächst folgen 2 flügellose Larvenstadien, anschließend 1 Pronymphe (Vorpuppe) und 1 bzw. 2 Nymphenstadien (Puppe) mit deutlich erkennbaren äußeren Flügelanlagen (Abb. 5.46). Pronyphme und Nymphe nehmen keine Nahrung auf und sind wenig aktiv. Die meisten Fransenflügler saugen an pflanzlichem Gewebe, indem sie mit ihren relativ kurzen stechendsaugenden Mundwerkzeugen einzelne Zellen anstechen und aussaugen. In die ausgesaugten Zellen dringt anschließend Luft ein, was zu dem charakteristischen Schadsymptom (winzige, silbrig glänzende Flecken) führt. Einige Thripsarten leben auch räuberisch von Milben und kleinen Insekten oder von Algen, Pilzen und Nektar. Die meisten Arten überwintern als Imago an grünen Pflanzenteilen. Eine Überwinterung als Larve oder Nymphe im Boden oder anderen geschützten Stellen kommt bisweilen auch vor.

Die Ordnung Thysanoptera wird in zwei Unterordnungen, *Terebrantia* und *Tubulifera*, aufgeteilt. Die Weibchen aus der Unterordnung der Terebrantia besitzen einen kurzen Legebohrer, mit dem die Eier in das Pflanzengewebe abgelegt werden. Hierzu gehört die Mehrzahl der phytomedizinisch bedeutenden Arten. Thripse bevorzugen hohe Temperaturen und Trockenheit. So ist es erklärlich, warum größere Schäden ausschließlich in warmen, trockenen Sommern sowie in beheizten Gewächshäusern und an Zimmerpflanzen auftreten. Die meisten Arten besitzen nur wenige Generationen pro Jahr. Bei optimalen Bedingungen sind allerdings auch über 10 Generationen pro Jahr möglich. Nachfolgend eine Auswahl besonders bedeutender Arten:

- *Heliothrips haemorrhoidalis* (Gewächshausblasenfuß) polyphag an den verschiedensten Pflanzen im Gewächshaus und Wohnbereich.
- *Parthenothrips dracaenae* polyphag; häufig im Wohnbereich an verschiedenen Zimmerpflanzen.
- *Kakothrips robustus* insbesondere an verschiedenen Leguminosen wie Erbsen im Freiland.
- *Thrips simplex* (Gladiolenthrips) an Blüten und Blättern von monokotylen Zierpflanzen, insbesondere in Gladiolenblüten.
- *Frankliniella occidentalis* (Kalifornischer Blütenthrips, Western Flower Thrips). in den letzten Jahren aus Amerika bei uns eingeschleppt, insbesondere in Blüten von zahlreichen Zierpflanzen, wie z. B. Usambaraveilchen; Virusüberträger.
- *Thrips tabaci* (Zwiebel-, Tabakblasenfuß) polyphag an zahlreichen Pflanzenarten, schädlich vor allem an Zwiebeln, Porree, Gurke und Kohl.

Innerhalb der Unterordnung Tubulifera werden die Eier auf die Oberfläche der Pflanzen geklebt, ein Legebohrer fehlt hier. Darüber hinaus ist der Hinterleib bei diesen Arten röhrenförmig verlängert, und es sind 2 Nymphenstadien vorhanden. Mit Ausnahme des Weizenthrips (*Haplothrips tritici*) gibt es in dieser Gruppe nur wenig wirtschaftlich bedeutende Arten.

Überordnung: Hemipteroidea (Schnabelkerfe). Zur Überordnung Hemipteroidea, auch Rhynchota genannt, gehören zahlreiche schädliche Insektengruppen wie Wanzen, Zikaden, Blattläuse, Schildläuse, Mottenschildläuse und Blattflöhe. Es handelt sich um Tiere mit unvollständiger Verwandlung (Hemimetabola). Sie besitzen alle rüssel- oder schnabelartig verlängerte, stechendsaugende Mundwerkzeuge, die in Ruhelage unter den Körper zurückgeklappt werden können. Die Flügel sind häufig rückgebildet.

Ordnung: Heteroptera (Wanzen). Wanzen sind Insekten von sehr unterschiedlicher Größe (1 mm bis 10 cm). Als Nahrung werden pflanzliche und tierische Säfte aufgenommen. Der Körper ist meist abgeflacht und die Oberseite des Prothorax zu einem breiten Halsschild ausgebildet (Abb. 5.47). Ein weiteres typisches Kennzeichen der Wanzen ist ein dreieckiges Schildchen (Scutellum) zwischen den Flügelansatzstellen auf dem Rücken des Thoraxes. Die Hinterflügel sind durchgehend häutig, während die Vorderflügel es nur in den distalen Teilen sind. Der größte Teil der Vorderflügel ist stark sklerotisiert und übt eine Schutzfunktion aus. Die Vorderflügel werden flach auf den Rücken gelegt, überdecken sich dabei mehr oder weniger und schützen die darunterliegenden, längsgefalteten Hinterflügel. Wanzen besitzen in der Regel 5 Larvenstadien. Die Überwinterung erfolgt häufig als Imago oder Ei. Die meisten Larven und Imagines der Wanzen sind mit speziellen Stinkdrüsen (typischer Wanzengeruch) ausgestattet, deren Sekret

als Kontaktgift zu Abwehr von Feinden dient. Weltweit gibt es etwa 40.000 Wanzenarten. Das Hauptverbreitungsgebiet sind die wärmeren Regionen.
Schäden durch Wanzen werden meist weniger durch das Saugen selbst, als vielmehr durch die Verformungen und Mißbildungen als Folge einer Toxinausscheidung und der Übertragung von Krankheiten verursacht. Mit Vorliebe saugen die phytophagen Wanzenarten an Triebspitzen, Blüten und reifenden Samen. Von Bedeutung in unseren Regionen sind insbesondere Vertreter aus den Familien Pentamidae (Schildwanzen) und Miridae (Weichwanzen), wie die Kohlwanze *Eurydema oleraceum* und die Gemeine Wiesenwanze *Lygus pratensis*. In der Bundesrepublik Deutschland sind jedoch größere Schäden durch Wanzen eher selten. (→ Hygiene- und Gesundheitsschädlinge, 5.1.4)
Neben den schädlichen Arten gibt es ein Vielzahl von Wanzen, die sich räuberisch von Insekten ernähren und somit eine nützliche Funktion ausüben. Sie gehören hauptsächlich den beiden Familien Anthocoridae (Blumenwanzen) und Nabidae (Sichelwanzen) an. Bedeutende bei uns vorkommende Arten sind *Anthocoris nemorum*, *Orius minutus* und *Nabis ferus*.

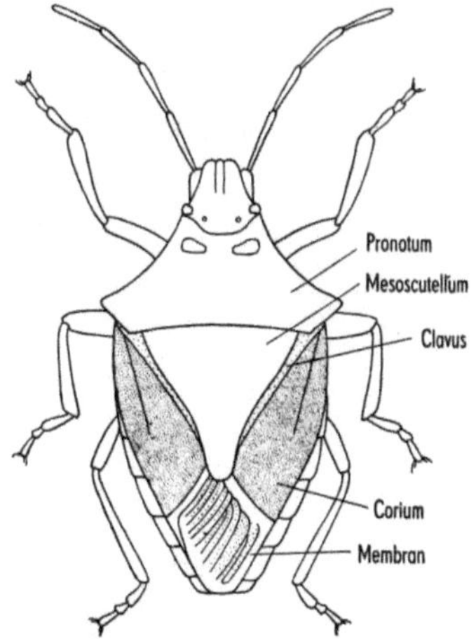

Abb. 5.47 Schematische Darstellung einer Wanze (Pentatomidae). Nach [Hennig W (1959) Taschenbuch der Zoologie, Heft 3, Wirbellose II, Gliedertiere, 1. Aufl., VEB G. Thieme-Verlag, Leipzig]; Cl: Clavus, Co: Corium, M: Membran, P: Pronotum, S: Scutellum

Ordnung: Auchenorrhyncha (Zikaden). Von den etwa 30.000 bekannten Zikadenarten kommen nur etwa 500 Arten in Mitteleuropa vor. Die überwiegende Zahl der Arten lebt in den Tropen und Subtropen. Zikaden ernähren sich ausschließlich von Pflanzensäften. Sie können in Gestalt und Größe recht unterschiedlich sein. Charakteristische Kennzeichen sind: kurze, borstenförmige Fühler, Flügel in der Ruhe stets dachförmig auf dem Rücken und Tarsen immer dreigliedrig (Abb. 5.48). Die meisten Arten besitzen ein gut ausgeprägtes Sprungvermögen und die Fähigkeit, spezielle Laute (Zirpen) von sich zu geben. Weibchen haben in der Regel einen Legebohrer, mit dem die Eier häufig ins Pflanzengewebe abgelegt werden. Gewöhnlich besitzen Zikaden 5 bis 6 Larvenstadien und überwintern als Ei.
Im allgemeinen haben Zikaden in unserem Gebiet keine wirtschaftliche Bedeutung. Viele Arten sind jedoch in der Lage, Viren zu übertragen. Häufig in unseren Gärten zu beobachten ist die Rosenzikade *Edwardsiana rosae* aus der Familie der Zwergzikaden (Jassidae). Besondere Aufmerksamkeit erregen darüber hinaus die Schaumzikaden (Ceropidae), deren Larven in einer schaumigen Masse (Kuckucksspeichel) an den Pflanzen saugen. Der Schaum schützt die Tiere vor Feinden und wird durch das Einpumpen von Luft in eine aus dem After austretende Flüssigkeit erzeugt. Ein typischer und weit verbreiteter Vertreter dieser Familie ist die Wiesenschaumzikade *Philaenus spumarius*, die polyphag an zahlreichen krautigen Pflanzen saugt.

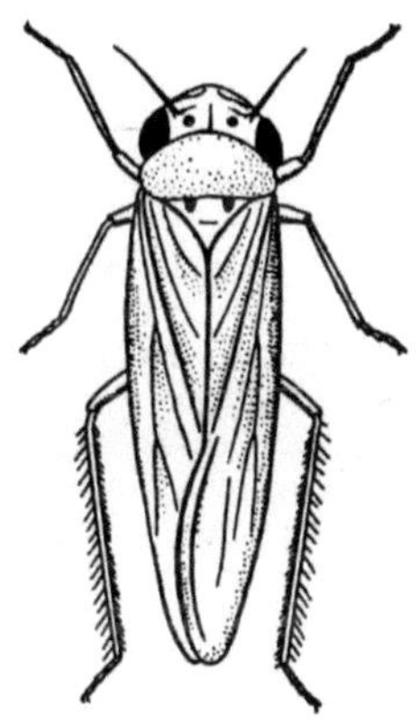
Abb. 5.48 Schematische Darstellung einer Zikade, Jassidae. Aus [5]

Ordnung: Sternorrhyncha (Pflanzenläuse). Zu dieser Ordnung gehören überwiegend kleine bis mittelgroße Insekten mit fadenförmigen Fühlern und nach hinten dachartig gelegten Flügeln. Teilweise sind die Flügel auch rückgebildet oder fehlen bei einigen Formen. Die Tarsen sind stets ein- bis zweigliedrig. Die Fortpflanzung erfolgt zweigeschlechtlich, aber auch häufig parthenogenetisch. Alle Arten saugen an Pflanzen und schädigen durch Saftentzug, Honigtau, toxischen Speichel oder Übertragung von Viren. Zur Zeit sind etwa 9.000 Arten bekannt. Viele davon sind an Kulturpflanzen schädlich. Die Ordnung der Pflanzenläuse wird in vier Unterordnungen aufgeteilt: Psyllina (Blattflöhe), Aleyrodina (Mottenschildläuse), Aphidina (Blattläuse) und Coccina (Schildläuse).

Unterordnung: Psyllina (Blattflöhe). Blattflöhe sind meist kleine, 2 bis 4 mm große, den Zikaden ähnliche Schnabelkerfe mit gutem Sprungvermögen (nur Imagines). Im Gegensatz zu den Zikaden besitzen sie lange Antennen und die Tarsen sind zweigliedrig (Abb. 5.49). Die Flügel werden in Ruhe dachförmig auf den Rücken gelegt. Die Blattflöhe besitzen 5 Larvenstadien, wovon das erste beweglich ist und die anderen mehr oder weniger festsitzen. Die Larven sind stark abgeflacht und unterscheiden sich dadurch deutlich von den ausgewachsenen Tieren. Ab dem

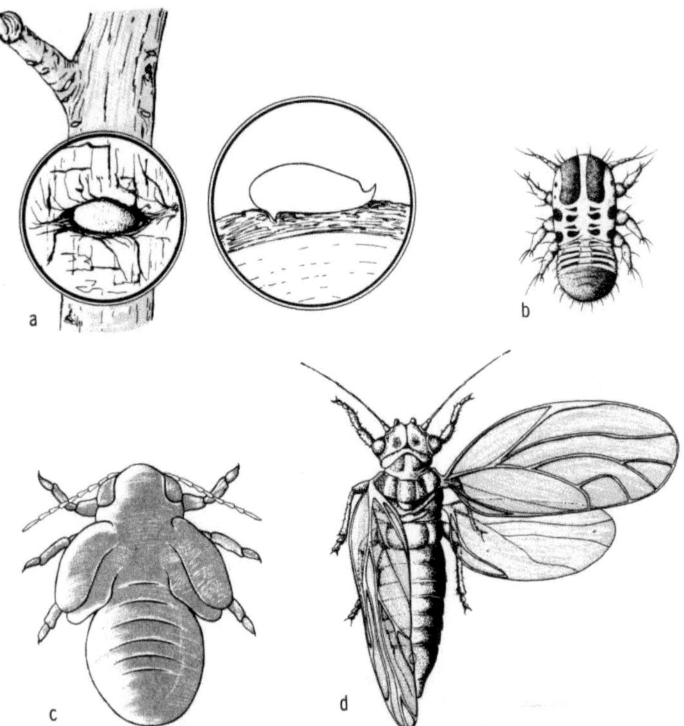

Abb. 5.49 Schematische Darstellung eines Blattflohs, Psylla mali a) Ei b) Larve c) Nymphe d) Imago. Aus [14]

dritten Stadium sind die Flügelanlagen deutlich zu erkennen. Alle Blattflöhe ernähren sich von Pflanzensäften. Viele Arten sind auf einige wenige Wirtspflanzen spezializiert. Häufig kommt es an den Saugstellen zu gallenartigen Veränderungen an der Pflanze. Die Eier mit kurzem Stiel werden teilweise ins Pflanzengewebe verankert. Die Überwinterung erfolgt meist als Imago, bei einigen Arten auch als Ei oder Junglarve. Weltweit sind etwa 1.000 Arten bekannt, wovon etwa 100 Arten in Mitteleuropa vorkommen. Viele Arten werden nach einer Massenvermehrung an unseren Kulturpflanzen schädlich. Bedeutende Arten sind unter anderem:

- *Psylla mali* (Apfelblattsauger) ca. 4 mm groß; Larven saugen an jungen Blättern und Blüten von Apfelbäumen, Adulte auch an anderen Obstbäumen; eine Generation pro Jahr; Überwinterung als Ei (Abb. 5.49).
- *Psylla pyri*, *P. pyricola* und *P. pyrisuga* (Birnblattsauger) drei verschiedene Arten an Birne; die ersten beiden Arten mit mehreren Generationen pro Jahr; bei allen Arten Überwinterung als Imago; starke Deformationen an den Blättern nach Saugen von *P. pyrisuga*.
- *Psylla buxi* (Buchsbaumblattfloh) 3 bis 5 mm groß; schädlich an Buchsbaum, Blätter bei Befall schalen- oder löffelförmig nach oben gebogen.
- *Trioza viridula* (Möhrenblattfloh) ca. 1,5 bis 2 mm groß; sehr schädlich an Möhren und anderen Umbelliferen, Jungpflanzen können bei Befall absterben; bei älteren Pflanzen starke, grünbleibende Blattkräuselungen; eine Generation pro Jahr; Überwinterung als Imago an Nadelbäumen.

Unterordnung: Aleyrodina (Mottenschildläuse, Weiße Fliegen). Bei den Mottenschildläusen handelt es sich um eine relativ artenarme Unterordnung. Nur etwa 15 Arten kommen in Mitteleuropa vor. Es sind kleine, meist nur 1 bis 2 mm große Insekten (Abb. 5.50a). Körper und Flügel der adulten Tiere sind dicht mit weißem Wachsstaub bedeckt. Die Flügel sind relativ groß und werden in Ruhe dachförmig über dem Körper gehalten. Die Hinterbeine sind zu Sprungbeinen ausgebildet, von denen jedoch nur beim Abfliegen Gebrauch gemacht wird. Das erste Abdominalsegment ist eingeschnürt (Taille). Die Weibchen legen ihre Eier meist kreisförmig an die Blattunterseite der Wirtspflanze ab. Die Eier werden mit einem kleinen Stielchen in der Blattepidermis verankert. Die Larven sind unsegmentiert, sehr flach, oval und stets ohne Flügelansätze. Die Mottenschildläuse besitzen 4 Larvenstadien, wobei nur das erste beweglich ist. Meist setzt sich die Junglarve in unmittelbarer Nähe des Eiablageortes fest. Im vierten Larvenstadium, auch Puparium genannt, findet die Umwandlung zur geflügelten Imago statt (Abb. 5.50b). Während dieser Zeit wird keine Nahrung aufgenommen. Larven und adulte Tiere schädigen nicht nur durch ihre Saugtätigkeit und die Übertragung von Viren, sondern verschmutzen Blätter und Früchte mit Honigtau. Auf diesem siedeln sich sehr schnell saprophytische Rußtaupilze an.

Weiße Fliegen lassen sich im Gewächshaus und im Wohnbereich biologisch durch das Freilassen von Encarsia-Schlupfwespen bekämpfen. Die Nützlinge können im Fachhandel erworben werden. Um einem Befall mit Mottenschildläusen vorzubeugen oder ihn zu reduzieren, kann es darüber hinaus sinnvoll sein, farbige Leimtafeln (meist gelb) zwischen die Pflanzen zu hängen.

Wichtige Arten:

- *Trialeurodes vaporariorum* (Gewächshausmottenschildlaus) weltweit verbreitet; an zahlreichen Kulturpflanzen (insbesondere im Gewächshaus und Wohnbereich); kann in unseren Breiten im Freiland nicht überwintern.
- *Aleyrodes proletella* (Kohlmottenschildlaus) etwas größer als die Gewächshausmottenschildlaus mit dunklen Flecken auf den Vorderflügeln; fast nur an Kohlkulturen schädlich, gelegentlich auch an anderen Pflanzen, wie Schöllkraut und Erdbeeren zu finden; Überwinterung als Imago an der Wirtspflanze.
- *Bemisia tabaci* (Baumwollschildlaus) schädlich in wärmeren Ländern vor allem an Baumwolle, Tabak und Tomate; bei uns in den letzten Jahren eingeschleppt; ähnelt der Gewächshausschildlaus, jedoch etwas kleiner und schlanker; bei uns schädlich an zahlreichen Kulturen insbesondere im Gewächshaus und Wohnbereich; aufgrund der sehr hohen Temperaturansprüche ist eine Überwinterung im Freien bei uns nicht möglich.
- *Dialeurodes chittendeni* eine Generation pro Jahr; bei uns gelegentlich an Rhododendron schädlich.

Unterordnung: Aphidina (Blattläuse). Blattläuse sind kleine, meist etwa 1 bis 3 mm große Pflanzensauger mit plumpem Körper, schlanken Beinen und Antennen (Abb. 5.51). Auf dem hinteren Abdominalteil meist ein röhrenförmig verlängertes Drüsenpaar (Siphonen). Es treten innerhalb der Arten sowohl geflügelte als auch ungeflügelte Formen auf, wobei letztere meist überwiegen. Aufgrund ihrer parthogenetischen Vermehrungsweise und der Fähigkeit, Viren zu übertragen, stellen sie eine der bedeutendsten Schädlingsgruppen dar.

Bei den Blattläusen unterscheidet man zwischen vivioviparen Arten und oviparen Arten. Während die oviparen Arten sich ausschließlich durch Eier vermehren, sind erstere in der Regel lebendgebärend (vivipar). Eier werden hier nur im Herbst zur Überdauerung des Winters abgelegt. Im Frühjahr schlüpfen aus den Eiern die sogenannten Fundatrices (Stammmütter, flügellos), die sich parthogenetisch-vivipar vermehren (Abb. 5.52). Manche Blattlausarten verbleiben ganzjährig auf den gleichen Wirtspflanzen (monözisch), während andere Arten ihren Wirt im Laufe des Jahres wechseln (heterözisch; Sommerwirt, Winterwirt). Auch das Ausbilden einer Sexualphase ist unterschiedlich. Bei manchen Arten bzw. Stämmen unterbleibt sie (anholocyclisch), während sie bei anderen Arten regelmäßig im Laufe des Jahres auftritt (holocyclisch). Die Ausbreitung der Blattläuse erfolgt durch die Ausbildung von geflügelten Formen (Alatae), die sowohl aktiv als auch passiv (Verfrachtung mit dem Wind) neue Nahrungspflanzen oder ihre Sommer- bzw. Winterwirte aufsuchen. Nachfolgend eine Auswahl bedeutender Familien und Arten:

Aphididae (Röhrenläuse). Artenreichste Blattlausfamilie mit vielen wirtschaftlich wichtigen Arten; Ver-

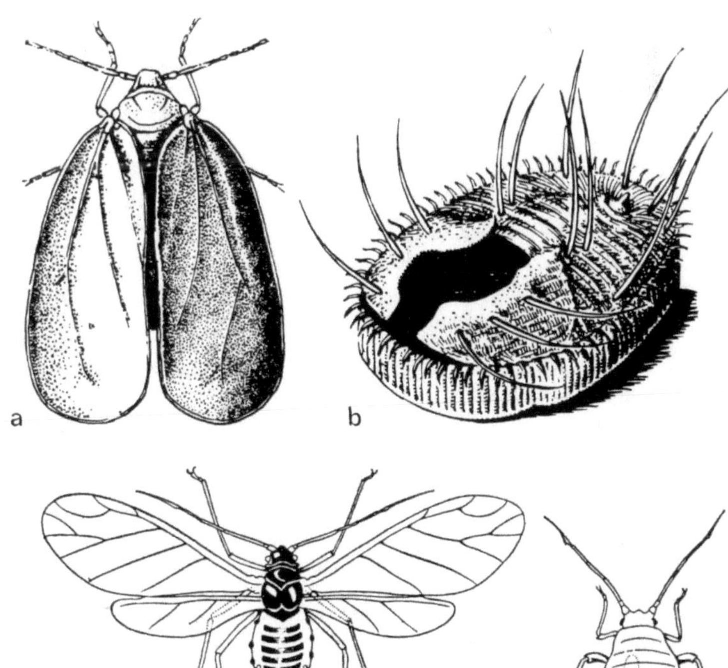

Abb. 5.50 Schematische Darstellung einer Mottenschildlaus a) Imago b) Puparium (leer). Nach [10]

Abb. 5.51 Schematische Darstellung einer Blattlaus (Aphididae) a) geflügeltes Männchen b) ungeflügeltes Weibchen. Nach [5]

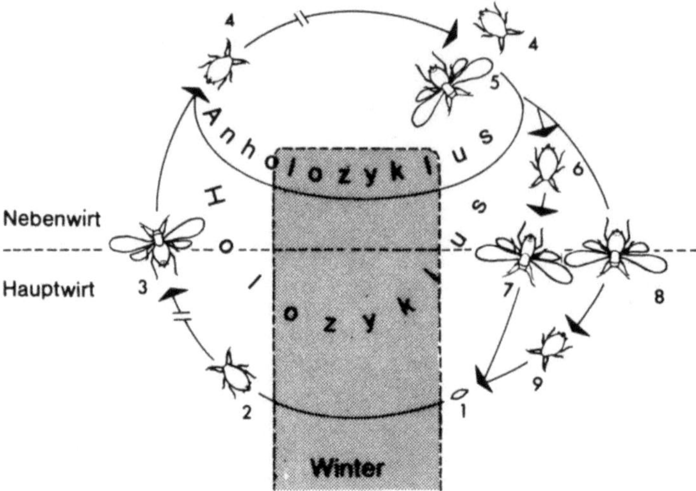

Abb. 5.52 Entwicklungszyklus von Blattläusen während eines Jahres; 1 Winterei, 2 Fundatrix, 3 bis 5 Virgo-Generationen, davon 3 und 5 Migranten (3 wechselt zum Nebenwirt, 5 zwischen den Nebenwirten), 6 Andropara, 7 Männchen, 8 Gynopara, 9 Weibchen (7 und 9 Sexuales); an den Unterbrechungsstellen des Kreises können weitere Virgo-Generationen eingeschoben sein. Nicht alle Blattlausarten wechseln beim Holocyclus den Wirt. Aus [8]

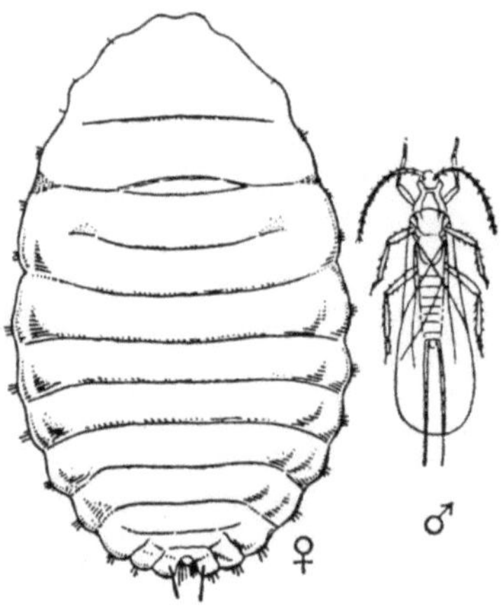

Abb. 5.53 Schematische Darstellung einer Schildlaus (*Planococcus citri*), links Weibchen, rechts Männchen. Aus [5]

mehrung vivi-ovipar, Siphonen röhrenförmig verlängert.

- *Aphis fabae* (Schwarze Bohnenblattlaus) im Sommer vor allem an Vicia-Bohnen und Beta-Rüben schädlich; Winterwirt Pfaffenhütchen; Überträger von zahlreichen Virosen.
- *Myzus persicae* (Grüne Pfirsichblattlaus) weltweit verbreitet; sehr polyphag; in milden Wintern auch anholocyclisch, sonst Überwinterung an Pfirsich und anderen Prunus-Arten; bedeutendster Virusvektor.
- *Brevicoryne brassicae* (Mehlige Kohlblattlaus) nicht wirtswechselnd an Cruciferen, insbesondere verschiedene Kohlarten.
- *Elatobium abietinum* (Sitkafichtenlaus) an Fichte, dort bisweilen sehr starke Schäden.

Pemphigidae (Blasenläuse). Viviovipare Blattläuse mit kurzen oder fehlenden Siphonen, häufig mit Wachsdrüsen und Ausscheiden von fädiger Wachswolle, einige Arten ohne Wirtswechsel und ohne Sexuales, Hauptwirt (Winterwirt) gewöhnlich Holzgewächse, Nebenwirt (Sommerwirt) meist an Wurzeln verschiedener Pflanzen.

- *Eriosoma lanigerum* (Blutlaus) aus Nordamerika eingeschleppt; saugt an der Rinde von Apfelbäumen; ohne Wirtswechsel.
- *Pemphigus bursarius* (Salatwurzellaus) Hauptwirte Populus-Arten; Fundatrix in einer beutelförmigen Galle seitlich am Blattstiel; Sommerwirte verschiedene Compositen, u. a. auch an Wurzeln von Salat.

Adelgidae (Fichtenläuse). Ovipare Blattläuse ohne Siphonen; ausschließlich an Nadelgehölzen, Hauptwirt stets Fichte (Picea), dort Überwinterung als junge Larve; im Frühjahr Erzeugung von ananasförmigen Gallen; geflügelte Nachkommen wechseln zum Nebenwirt (auch andere Nadelbäume).

- *Sacchiphantes viridis* (Grüne Fichtengallenlaus). Gallen an der Basis der Maitriebe, grün mit roten Schuppenrändern; Nebenwirt Lärche.
- *Adelges lacris* (Rote Fichtengallenlaus). Gallen an den Sproßspitzen, blaßgrün, später braun, höchstens haselnußgroß; Nebenwirt Lärche.

Unterordnung: Coccina (Schildläuse). Bei den Schildläusen handelt es sich um kleine bis mittelgroße Pflanzensauger mit ausgeprägtem Geschlechtsdimorphismus (Abb. 5.53). Die Männchen sind meist geflügelt. Die Vorderflügel sind relativ groß, während die Hinterflügel oft stark rückgebildet sind oder fehlen. Die Mundteile und der Darm sind ebenfalls stark rückgebildet. Die Männchen nehmen keine Nahrung auf und leben meist nur wenige Stunden. Die Weibchen dagegen sind stets ungeflügelt. Ihr Körper ist flach, äußerlich kaum gegliedert und mit einem schildartigen Gebilde aus Sekreten und Exuvien oder mit Wachsausscheidungen besetzt. Beine und Fühler sind meist sehr kurz oder fehlen ganz. Die Fortpflanzung erfolgt häufig parthenogenetisch durch Ablage von Eiern. Diese sind in der Regel durch die Schildläuse selbst oder durch Wachswolle bzw. Wachsplatten bedeckt und damit vor Feinden geschützt. Bei den

Schildläusen kommen bis zu 5 Larvenstadien vor, wobei die Anzahl bei den Weibchen häufig um ein oder zwei reduziert ist. Das erste Larvenstadium ist immer beweglich und wird gewöhnlich durch Wind oder Tiere auf neue Wirtspflanzen übertragen. Die Tarsen sind bei den Schildläusen eingliedrig.
Gewöhnlich spielen Schildläuse in unseren Breiten im Freiland keine bedeutende Rolle. Lediglich an Holzgewächsen oder immergrünen Pflanzen im Wohnbereich können sie bisweilen recht schädlich werden. Wichtige Familien und Arten sind:

Pseudoccidae (Schmierläuse, Wolläuse). Weibchen weichhäutig mit starken Wachsausscheidungen und meist gut ausgebildeten Beinen.

- *Cryptococcus fagi* (Buchenwollaus) auf der Rinde von Rotbuche; in manchen Jahren Massenvermehrung.
- *Planococcus citri* (Citrusschmierlaus, Gewächshausschmierlaus) 3 bis 5 mm groß; weltweit verbreitet an zahlreichen Wirtspflanzen, bei uns nur im Gewächshaus und Wohnbereich.

Lecaniidae (Napfschildläuse). Weibchen wenig beweglich, Rücken meist hochgewölbt und mit lackartigem Überzug. Eiablage unter dem Körper, in einem von Wachs umhüllten Eisack oder unter einer lackartigen Hülle.

- *Parthenolecanium corni* (Gemeine Napfschildlaus) ca. 3 bis 6 mm; sehr polpyhag, auf der Rinde von verschiedenen Laubbäumen und Sträuchern, insbesondere Prunus- und Ribes-Arten; parthenogenetische Fortpflanzung.
- *Coccus hesperidum* (Weiche Schildlaus) 3 bis 5 mm oval, ziemlich flach, bräunlich bis gelbgrün; weltweit verbreitet; bei uns an den verschiedensten Pflanzen im Gewächshaus und Wohnbereich, saugt bevorzugt entlang der Blattnerven.

Diaspididae (Austernschildläuse). Artenreichste Familie innerhalb der Schildläuse; Weibchen meist zwischen einem starken dorsalen und einem schwachen ventralen Schild, Schild in der Aufsicht oft rundlich; Fühler, Beine und Augen weitgehend rückgebildet oder ganz fehlend; teilweise lebendgebärend; befallene Blätter vertrocknen häufig.

- *Quadraspidiotus perniciosus* (San-José-Schildlaus) 1 bis 2 mm; aus Zentralasien in viele Gebiete der Erde verschleppt; polyphag an Laubgehölzen, bedeutender Schädling an Kernobst.
- *Lepidosaphes ulmi* (Gemeine Kommaschildlaus) 2 bis 4 mm; Schild miesmuschelförmig, meist schwarzbraun; polyphag an der Rinde von Gehölzen, insbesondere von Obstbäumen; Überwinterung als Ei unter dem Schild.

Ordnung: Hymenoptera (Hautflügler). Hautflügler sind holometabole Insekten von sehr unterschiedlicher Größe (0,2 bis 50 mm) und meist kräftig sklerotisiertem Körper. Der Kopf ist von der Brust deutlich abgesetzt und gut beweglich. Die Fühler sind meist fadenförmig, mit deutlich verlängertem ersten Glied. Die Zahl der Fühlerglieder kann jedoch erheblich schwanken. Die Oberkiefer (Mandibeln) sind bei den Hautflüglern stets kräftig, gezähnt oder zangenförmig. Die übrigen Mundteile sind kurz (leckend) oder verlängert (leckend-saugend) und dienen häufig zum Aufnehmen von Nektar. Wie der Name schon sagt, besitzen Hymenopteren zwei Paar häutige Flügel, die in Ruhelage flach nach hinten gelegt werden. Häufig fallen die Vorderflügel deutlich größer aus als die Hinterflügel (Abb. 5.54). Beide Flügelpaare können aber auch reduziert sein. Die Weibchen besitzen meist einen Legebohrer, der bei einigen Arten auch zu einem Wehrstachel (z. B. Bienen und Wespen) umgebildet ist. Die Larven können sehr unterschiedlich geformt sein und sind meist mit kauend-beißenden Mundwerkzeugen ausgestattet. Häufig findet man in dieser Insektenordnung Parthenogenese. Es handelt sich bei den Hautflüglern um eine sehr umfangreiche Ordnung mit mehr als 100.000 Arten, von denen viele noch nicht beschrieben sind. Die Ordnung Hymenoptera

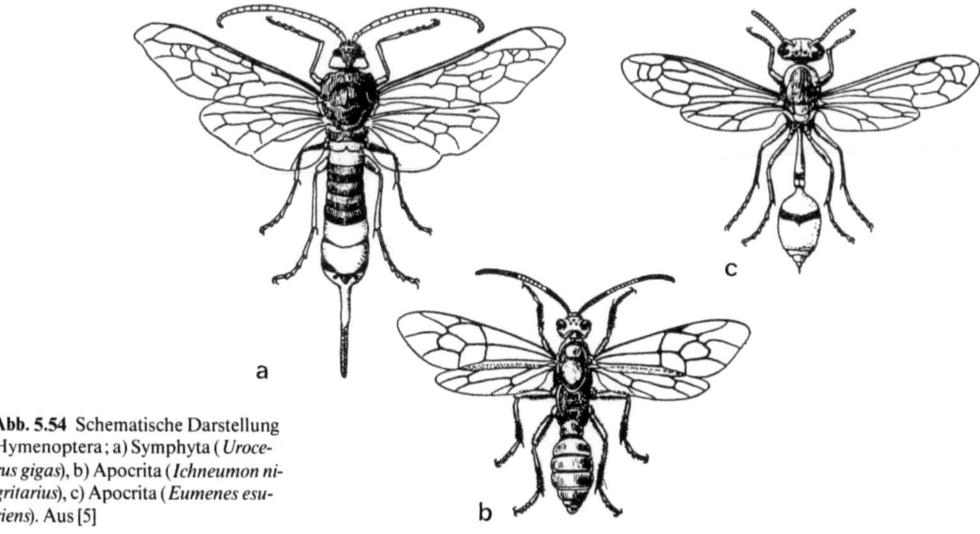

Abb. 5.54 Schematische Darstellung Hymenoptera; a) Symphyta (*Urocerus gigas*), b) Apocrita (*Ichneumon nigritarius*), c) Apocrita (*Eumenes esuriens*). Aus [5]

wird in zwei Unterordnungen, die Symphyta (Pflanzenwespen) und die Apocrita (Taillenwespen), aufgeteilt. (→ Hygiene- und Gesundheitsschädlinge, 5.1)

Unterordnung: Symphyta (Pflanzenwespen). Bei den Symphyta setzt das Abdomen in voller Breite am Thorax an. Das Flügelgeäder ist bei diesen Arten vollständig ausgebildet (Abb. 5.54a). Die Eiablage erfolgt mittels Legebohrer ins Pflanzengewebe. Die Larven leben phytophag sowohl freilebend als auch minierend in Pflanzen. Bei den freilebenden Larven, auch Afterraupen genannt, ist die Kopfkapsel gut ausgebildet. Neben den drei Brustbeinpaaren besitzen sie 6 bis 8 Bauchfußpaare (im Gegensatz zu Schmetterlingslarven mit maximal 5 Bauchfußpaaren, wobei mindestens die ersten beiden Abdominalsegmente fußlos sind). Bei den minierenden Arten sind die Brustbeine und Bauchfüße häufig reduziert. Pflanzenwespen haben gewöhnlich 5 Larvenstadien. Die Verpuppung findet in einem Kokon an der Pflanze oder im Boden statt. Die Überwinterung erfolgt in der Regel als Larve in dem Verpuppungskokon. Die eigentliche Verpuppung findet häufig erst im Frühjahr 1 bis 3 Wochen vor dem Schlupf der Imagines statt.
Es gibt mit Ausnahme der Forstpflanzen nur wenige Kulturen, an denen Pflanzenwespen als Schädlinge von größerer Bedeutung sind. Als Schädlinge im Haus- und Kleingarten können die nachfolgenden Arten auftreten:

- *Athalia rosae* (Kohlrübenblattwespe) 5 bis 9 mm; Imagines schwarz-gelborange gefärbt, Larven schwarz; an Radies, Rettich, Chinakohl, Senf sowie anderen weichblättrigen Kreuzblütlerarten.
- *Pteronides ribesii* (Gelbe Stachelbeerblattwespe) Larven grünlichgelb, schwarze Kopfkapsel und vielen schwarzen Punkten auf dem Körper; schädlich an Stachelbeere und Johannisbeere.
- *Hoplocampa testudinea* (Apfelsägewespe) Larven schädlich an jungen Apfelfrüchten, befallene Früchte fallen häufig ab; andere Sägewespenarten: an Birne (*H. brevis*), Pflaume und Zwetsche (*H. flava*, Gelbe Pflaumensägewespe, *H. minuta*, Schwarze Pflaumensägewespe).
- *Diprion pini* (Gemeine Kiefernbuschhornblattwespe) Larven fressen an Nadeln von Pinus-Arten; bisweilen Massenvermehrungen.

Unterordnung: Apocrita (Taillenwespen). Bei Arten aus dieser Unterordnung ist das erste Abdominalsegment mit dem Thorax verwachsen und das zweite Segment deutlich eingeschnürt (Wespentaille, Abb. 5.54b und c). Das Flügelgeäder ist teilweise reduziert. Der Eiablageapparat der höher entwickelten Taillenwespen ist zu einem Giftstachel umgebildet, der zur Lähmung von Beutetieren oder zur Abwehr von Feinden dienen kann. Die Larven der Apocrita haben ein madenförmiges Aussehen. Die Brust- und Bauchbeinpaare sind stark reduziert oder fehlend, Kopfkapsel und Mundwerkzeuge sind nur schwach ausgeprägt, Augen fehlen.
Zu dieser Unterordung gehört die sehr umfangreiche und bedeutende Gruppe der Schlupfwespen. Die Weibchen legen ihre Eier in oder an die verschiedenen Entwicklungsstadien anderer Insekten. Sie stellen einen Hauptregelfaktor für die Vermehrung zahlreicher Insektenarten dar. Einige Vertreter, wie die Brackwespe *Encarsia formosa* oder die Erzwespe *Trichogramma evanescens* werden kommerziell vermehrt und zur biologischen Bekämpfung von Weißen Fliegen und einigen Schadschmetterlingen eingesetzt. (→ Biologischer Pflanzenschutz 5.4)
Ebenfalls zu den Taillenwespen gehören die Familien Vespidae (Faltenwespen), Apidae (Bienen und Hummeln) sowie die Familie der Formicidae (Ameisen). Pflanzenschädlinge gibt es in dieser Unterordnung nur wenige.

- *Diplolepis rosae* (Rosengallwespe) erzeugt Gallen an Rosen, in denen sich die Larven befinden und fressen.

Ordnung: Planipennia (Hafte, Netzflügler im engeren Sinne). Bei den Planipennis handelt es sich um holometabole Insekten mit großen, netzförmig geaderten Flügeln, die in Ruhe dachförmig nach hinten gelegt werden. Die Ernährung, auch die der Larven, ist überwiegend räuberisch. Bei den Larven sind Teile der Mundwerkzeuge zu einer Saugzange ausgebildet, mit denen die Beute festgehalten wird, proteolytische Enzyme injiziert werden und anschließend der verflüssigte Beuteinhalt aufgesaugt wird. In der Regel sind drei Larvenstadien vorhanden. Die Verpuppung findet meist im Boden in einem Kokon aus Spinnseide statt. Zur Insektenordnung Planipennia gehört die Familie der Chyrsopidae (Florfliegen, Goldaugen, Stinkfliegen). In Mitteleuropa sind etwa 22 Arten aus dieser Familie bekannt, von denen die weit verbreitete Gemeine Florfliege (*Chyrsoperla carnea*) der bekannteste Vertreter sein dürfte. Die gelblich oder grünlich gefärbten Imagines mit den golden schimmernden Augen sind überwiegend nachts oder in der Dämmerung aktiv. Häufig fliegen sie dabei ans Licht. Die Imagines überwintern und suchen hierbei häufig Dachböden, Garagen oder Gartenhäuser auf. Die Larven der Gemeinen Florfliege ernähren sich räuberisch von kleinen Insekten, vorzugweise von Blattläusen. Neben den Marienkäfern und Schwebfliegen gehören sie zu den bedeutendsten Blattlausprädatoren. In verschiedenen Ländern wird die Art auch kommerziell vermehrt und zur biologischen Bekämpfung von Insekten, vorwiegend Blattläusen, eingesetzt. (→ Biologischer Pflanzenschutz 5.4)

Ordnung: Coleoptera (Käfer). Käfer bilden mit etwa 300.000 Arten die weitaus größte Ordnung des Tierreiches. In Form und Farbe gibt es eine außerordentliche Vielfalt. Es handelt sich um holometabole Insekten mit kräftiger Cuticula und beißenden Mundwerkzeugen. Das erste Flügelpaar ist zu Deckflügeln (Elytren) verhärtet, die in der Ruhe die häutigen Hinterflügel sowie den Hinterleib bedecken (Abb. 5.55). Die Larven besitzen eine feste Kopfkapsel und beißende Mundwerkzeuge. Sie haben in der Regel drei Paar Brustbeine und keine Bauchbeinpaare. Schädlich werden meist die Larven, teilweise jedoch auch die Adulten. Die Verpuppung dieser holometabolen Insekten findet fast immer versteckt im Boden oder in anderem Substrat statt.
Neben schädlichen Arten gibt es innerhalb der Ord-

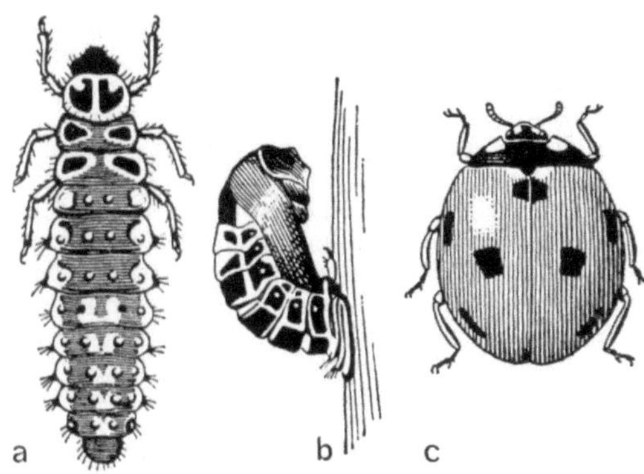

Abb. 5.55 Schematische Darstellung eines Käfers; a) Larve, b) Puppe, c) Imago (*Coccinella septempunctata*). Aus [5]

nung Coleoptera einige Familien, wie die Laufkäfer (Carabidae), Kurzflügler (Staphylinidae) und Marienkäfer (Coccilinidae), die überwiegend räuberisch leben und eine wichtige Rolle bei der Regulierung von Schädlingspopulationen darstellen. Nachfolgend eine Übersicht der phytomedizinisch relevanten Familien einschließlich einiger für den Haus- und Kleingarten bedeutenden Arten:

Bruchidae (Samenkäfer). Klein (höchstens 5 mm), gedrungen, Kopf nach unten gebogen, meist graubraun gefärbt; Imagines häufig auf Blüten, Larven in der Regel beinlos und in Samen, insbesondere von Hülsenfrüchten wie Erbsen und Bohnen.

- *Bruchus pisorum* (Erbsenkäfer) ca. 4 mm; Eiablage an die jungen Hülsen, eine Larve pro Same.

Carabidae (Laufkäfer). Sehr umfangreiche Familie mit ca. 25.000 Arten; meist mittelgroße Käfer mit überwiegend schwarzer, brauner oder matallischer Färbung; Imagines und Larven ernähren sich meist räuberisch von Kleinlebewesen, teilweise bedeutende Prädatoren von schädlichen Insekten.

Chrysomelidae (Blattkäfer, Laubkäfer). Ebenfalls sehr artenreiche Familie (ca. 35.000 Arten); heimische Arten höchstens mittelgroß, oft metallisch glänzend; fast ausschließlich Pflanzenfresser, sowohl Käfer als auch Larven; Larven sowohl minierend als auch Fenster- und Lochfraß.

- *Leptinotarsa decemlineata* (Kartoffelkäfer) ca. 10 mm; aus Nordamerika eingeschleppt; Käfer und Larven fressen an Laub von Nachtschattengewächsen, insbesondere Kartoffeln.
- *Lilioceris lilii* und *L. merdigera* (Lilienhähnchen) rote Käfer; ca. 7 mm; bei Berührung kurze Zirplaute; Imagines und Larven zuweilen schädlich an Liliengewächsen.
- *Phyllotreta atra, P. nemorum, P. nigripes* und *P. undulata* (Kohlerdflöhe) kleine, schwarze, blaugrüne oder gelbgestreifte bis 3 mm große Blattkäfer mit gutem Springvermögen; Befall an verschiedenen Kreuzblütlern; schädlich vor allem an jungen Kohlaussaaten oder Pflanzungen.

Coccinelidae (Marienkäfer). Klein bis mittelgroß, von meist halbkugeliger Gestalt, Flügeldecken meist mit Flecken; Adulte und Larven leben bei den meisten Arten räuberisch von kleinen Insekten, wie Spinnmilben und Pflanzenläusen, nur wenige Arten schädlich; vier Larvenstadien; Überwinterung als Imago.

- *Coccinella septempunctata* (Siebenpunkt) 5,5 bis 8 mm; häufigste und bekannteste Art (Abb. 5.55 c); polyphager Blattlausräuber, Larve verzehrt bis zu 600 Blattläuse.
- *Adalia bipunctata* (Zweipunkt) 3,5 bis 5,5 mm; sehr variable Färbung (gelbrot bis schwarz); sehr häufig; polyphager Blattlausräuber.

Curculionidae (Rüsselkäfer). Mit mehr als 45.000 Arten größte Käferfamilie; klein bis mittelgroß mit charakteristischem rüsselförmig vorgezogenem Kopf, am Rüsselende die kurzen kauenden Mundwerkzeuge, Fühler mit verlängertem Grundglied, seitlich am Rüssel eingelenkt und meist gekniet, Körper stark sklerotisiert, Hinterflügel häufig rückgebildet; Larven beinlos, in Pflanzengewebe oder an Wurzeln fressend.

- *Sitona lineatus* (Gestreifter Blattrandkäfer) 4 bis 5 mm; Imagines fressen typische halbkreisförmige Löcher in die Blattränder von Leguminosen, Larven fressen an den Wurzeln.
- *Otiorhynchus sulcatus* (Gefurchter Dickmaulrüßler) 9 bis 11 mm; polyphag an zahlreichen Obst- und Ziersträuchern; Imagines flugunfähig, Fraß nachts an Knospen und Blättern, Larven fressen an Wurzeln; parthenogentische Vermehrung.
- *Ceutorhynchus pleurostigma* (Kohlgallenrüßler) 2 bis 3 mm; Larven in erbsengroßen kugeligen Gallen, die sich infolge Fraß an den Wurzeln oder Stengeln bilden.
- *Anthonomus pomorum* (Apfelblütenstecher) 3,5 bis 4,5 mm; Reifungsfraß der Imagines an Knospen von Apfel und Birne, Larve frißt in der sich nicht öffnenden Blütenknospe.

Elateridae (Schnellkäfer). Mittelgroße, schlanke Käfer mit verhältnismäßig kurzen Beinen, mit kräftigem Panzer und bei einigen Arten kammförmigen Fühlern; Käfer können sich aus der Rückenlage hochschnellen; Imagines phytophag aber kaum schädlich; Larven mehr oder weniger langgestreckt, kurzbeinig, ebenfalls mit hartem Panzer (daher auch Drahtwürmer genannt), leben meist im Boden, ernähren sich dort von totem Pflanzenmaterial, gelegentlich aber auch von lebendem Gewebe und dann bisweilen schädlich; Entwicklung häufig mehrjährig.

- *Agriotes sputator* (Gartenhumus-Schnellkäfer) 6,5 bis 8,5 mm; Larven schädlich an vielen Pflanzen, vor allem im Haus- und Kleingarten.
- *Agriotes obscurus* (Düsterer Humusschnellkäfer) 7,5 bis 10 mm; sehr häufig, besonders auf leichten Böden.

Scarabaeidae (Blatthornkäfer). Artenreiche Familie mit über 20.000 bekannten Arten, mittelgroße bis sehr große, plumpe Käfer, die letzten Fühlerglieder blattartig verbreitert; Adulte überwiegend phytophag, Larven (Engerlinge) dick, fleischig, leben häufig von vermodernden Pflanzenteilen, bisweilen auch auf den Kot phytophager Säuger spezialisiert.

- *Anomala horticola* (Gartenlaubkäfer, Junikäfer) 9 bis 12 mm; Imagines fressen an Blättern, Knospen und Blüten von Holzgewächsen, Larven bisweilen schädlich an Gräsern (Rasen) und anderen Pflanzenarten.
- *Melolontha melolontha* (Feldmaikäfer) und M. hippocastani (Waldmaikäfer) 20 bis 30 mm; Entwicklung 3 bis 5 Jahre, Käfer an Laubbäumen; Larven an Wurzeln zahlreicher Pflanzenarten.

Scolytidae (Borkenkäfer). Kleine (meist 2 bis 4 mm), gewöhnlich dunkelbraune Käfer; Larven beinlos, in Gängen des Splintholzes (Holzbrüter) oder in der Cambiumzone (Rindenbrüter) lebend, greifen meist nur schwache, kränkelnde Bäume oder totes Holz an, in seltenen Fällen auch gesunde Bäume.

- *Ips typographus* (Buchdrucker) befällt bevorzugt Fichte; weit verbreitet, Rindenbrüter mit typischen Fraßgängen.
- *Xyleborus dispar* (Ungleiche Holzbohrer) polyphag an Laubgehölzen, Holzbrüter, junge Obstbäume können nach Befall absterben.

Staphylinidae (Kurzflügler). Artenreiche Familie mit über 25.000 Arten, kleine bis mittelgroße Käfer, charakteristisch sind die stark verkürzten Flügeldecken, Ernährung von Imagines und Larven meist räuberisch.

- *Aleochara bilineata* und *A. bipustulata*, Adulte ernähren sich räuberisch von Eiern und jungen Larven von Gemüsefliegen, vor allem der Kleinen Kohlfliege; *Aleochara*-Larve dringt in Fliegenpuppe ein und höhlt sie aus.

Ordnung: Lepidoptera (Schmetterlinge). Die Ordnung der Lepidoptera umfaßt ca. 150.000 Arten. Neben den bekannten, großen, bunten Tagfaltern gibt es zahlreiche andere, weit weniger auffällige Arten, die nur nachts oder in der Dämmerung fliegen und selten bunt gefärbt sind. Darüber hinaus gibt es eine große Anzahl von Kleinschmetterlingen. Lepidopteren sind holometabole Insekten mit häufig großflächigen, dicht mit Schuppen besetzten Flügeln. In der Regel bilden die Schuppen ein arttypisches Farbmuster, das zur Bestimmung der Art herangezogen wird. In Ruhe werden die Flügel dachförmig gehalten oder bei den Tagfaltern nach oben geklappt. Viele Schmetterlinge besitzen einen langen einrollbaren Rüssel zum Aufnehmen von Nektar und anderen Flüssigkeiten. Die anderen Mundwerkzeuge sind bis auf die Lippentaster weitgehend rückgebildet. Nach ihrer Tagesaktivität unterscheidet man zwischen Tagfliegern, zu denen die Gruppe der Tagfalter gehört, sowie Dämmerungs- und Nachtfliegern. Während die tagaktiven Falter sich überwiegend nach optischen Reizen richten, orientieren sich die nachts und in der Dämmerung fliegenden Arten vornehmlich nach dem Geruch. Besonders intensiv erforscht wurden hier die Sexualpheromone, die häufig von den Weibchen zur Anlockung der Männchen abgegeben werden. Inzwischen ist es gelungen, eine Reihe solcher artspezifischen Lockstoffe synthetisch herzustellen und für Prognosezwekke oder auch zur biotechnischen Bekämpfung mittels Massenfang oder Verwirrungstechnik einzusetzen. Die Eiablage erfolgt einzeln oder in Gruppen an oder in der Nähe der Futterpflanzen. Gestalt, Oberflächenstruktur und Farbe der Eier sowie der Gelege sind häufig charakteristisch für eine einzelne Art. Die Larven der Schmetterlinge, auch Raupen genannt, sind meist walzenförmig, weich und mit einer festen Kopfkapsel und kräftigen beißenden Mundwerkzeugen versehen. Neben den 3 Brustbeinpaaren besitzen Raupen 5 Paar Bauchfüße (je 1 Paar am 3. bis 6. Hinterleibsegment sowie 1 Paar als Nachschieber ausgebildete Fortsätze am 10. Ring (Abb. 5.56a). Die Zahl der Bauchfußpaare ist jedoch bei vielen Arten reduziert. Färbung, Zeichnung und Ausstattung mit Warzen, Borsten und Höckern sind bei den einzelnen Raupen oft arttypisch, teilweise kann die Färbung innerhalb einer Art oder sogar innerhalb eines Stadiums sehr variabel sein. Die Anzahl der Larvenstadien ist von Art zu Art verschieden und kann von 2 bis 10 schwanken, gewöhnlich liegt sie bei 4 bis 5. Die Verpuppung findet bei einigen Arten an der Wirtspflanze statt oder wie in den meisten Fällen im Boden oder anderen geschützten Stellen. Häufig spinnt die Altlarve am Verpuppungsort einen Kokon, in dem die eigentliche Umwandlung zum Falter stattfindet. In den meisten Fällen handelt es sich bei den Schmetterlingen um eine Mumienpuppe. Die Anzahl der Generationen pro Jahr kann von Art zu Art oder von Jahr zu Jahr sehr unterschiedlich sein. Die meisten Schmetterlingsarten überwintern als Puppe, jedoch kommt auch eine Überwinterung in allen anderen Stadien vor.
Schädlich an unseren Kulturpflanzen werden nur die Larven der Schmetterlinge. Nachfolgend eine Auswahl der für den Haus- und Kleingarten bedeutenden Familien und Arten:

Geometridae (Spanner). Umfangreiche Familie mit ca. 15.000 Arten; Falter mit schlankem Kopf und verhältnismäßig großen Flügeln, die in Ruhe meist flach zur Seite gelegt werden und die Hinterflügel mehr oder weniger frei bleiben; in der Regel Dämmerungs- und Nachtflieger; Larven schlank mit spannerartiger Fortbewegung, von den Bauchfüßen nur die beiden letzten Paare vorhanden, bei vielen Arten eine außergewöhnliche Ruhehaltung (Körper nur von den beiden Bauchfußpaaren gehalten und schräg von der Unterlage abgespreizt, ähnelt in dieser Situation einem abgestorbenen kleinen Ast oder anderem Gegenstand).

- *Operophthera brumata* (Kleiner Frostspanner) 5 bis 8 mm; bei den Weibchen Flügel nur als Stummel entwickelt; Überwinterung als Ei; Eiablage mit Beginn der ersten Nachtfröste an die Rinde zahlreicher Laubgehölze; Raupen fressen an jungen Blättern, Blüten, und Früchten, teilweise Kahlfraß an kleinen Obstbäumen.

Lyonetiidae (Langhorn-Miniermotten). Kleine Falter mit Fühlern fast solang wie die Vorderflügel, kurzer Saugrüssel; Larven beinlos, meist in Blättern minierend, Verpuppung gewöhnlich in einem Gespinst am Blatt.

- *Lyonetia clerkella* (Schlangenminiermotte) 4 bis 5 mm; Falter überwintert; Raupen minieren in den Blättern verschiedener Laubbäume und Sträucher, häufig an Apfel und Kirsche, Mine ist ein langer sich schlängelnder Gang, oft mehrere Minen in einem Blatt

Noctuidae (Eulen). Größte Familie, über 25.000 Arten, mit weltweit vielen wirtschaftlich sehr bedeutenden Arten, Falter meist mittelgroß mit typischer „Eulenzeichnung" auf den Vorderflügeln (Abb. 5.56b), Hinterflügel meist deutlich kürzer als die recht schmalen Vorderflügel; überwiegend Dämmerungs- und Nachtflieger; Raupen meist nackt oder nur schwach behaart, bei einigen Arten sowie den ersten Larvenstadien sind die ersten Bauchfußpaare rückgebildet.

- *Autographa gamma* (Gammaeule) Falter mit gamma-ähnlichem Abzeichen auf den Vorderflügeln; Tagflieger, Falter unternimmt zum Teil Wanderflüge; Eiablage einzeln; Raupe mit nur drei Bauchbeinpaaren, spannerartige Fortbewegung, Fraß an zahlreichen krautigen Planzen.
- *Mamestra brassicae* (Kohleule) Falter nachts und in der Dämmerung aktiv; Eiablage in Gelegen bis 100 Stück; Raupen an zahlreichen Pflanzen, bevorzugt an Kohlkulturen, ältere Larven dringen bis ins Innere von Kohlköpfen vor (Herzwurm), Färbung der älteren Raupen variabel.
- *Agrotis segetum* (Wintersaateule) typischer Vertreter der Erdraupen; Eiablage einzeln an krautige Pflanzen; Larven fressen zunächst oberirdisch, Raupe später tags meist im Boden, Fraß an Wurzeln, Knollen und Blättern zahlreicher Pflanzen, insbesondere in trockenen Jahren Massenvermehrung.

Pieridae (Weißlinge). Tagfalter mit meist weiß oder gelber Grundfärbung; Raupen kurz behaart, mit 8 Bauchbeinpaaren und gewöhnlich grüner Färbung; Fraß vor allem an Kreuz- und Schmetterlingsblütlern, Verpuppung als Gürtelpuppe an der Pflanze oder anderen Gegenständen.

- *Pieris brassicae* (Großer Kohlweißling) Falter weißlichgelb mit schwarzen Zonen an den Enden der Vorderflügel; Eiablage in Gelegen; Larven bis 40 mm lang, anfangs gelblichgrün, später mit zahlreichen schwarzen Flecken und gelben Längsstreifen versehen; Fraß gesellig an verschiedenen Kohlkulturen und anderen Kreuzblütlern.
- *Pieris rapae* (Kleiner Kohlweißling) Falter weißlichgelb mit schwarzen Zonen an den Ecken der Vorderflügel; Eiablage einzeln; grünlich samtartig behaarte Raupen meist einzeln an Kohlkulturen und anderen Kreuzblütern.

Plutellidae (Schabenmotten). Mottenartige kleine Falter mit gut entwickeltem Saugrüssel; Flügel in Ruhe dachförmig über Abdomen gelegt; Raupe minierend oder in einem lockeren Gespinst, Verpuppung in einem netzartigen Kokon an der Pflanze.

- *Plutella xylostella* (Kohlmotte, Kohlschabe) weltweit verbreitet; Falter graubraun gefärbt mit hellem, wellenförmigem Band am Rande der Vorderflügel; Raupe bis 10 mm, grüngelb; zunächst im Blatt minierend, danach überwiegend Fensterfraß, an Kohlarten und anderen Kreuzblütlern; Überwinterung als Puppe.
- *Acrolepiopsis assectella* (Lauchmotte) Falter bräunlichgrau mit mehreren kleineren und einem größeren weißen Fleck auf den Vorderflügeln; Raupen grüngelb mit schwarzen Punkten; anfangs im Blatt minierend, später galerieartige Gänge zum Herz der Pflanze, an verschiedenen Allium-Arten, insbesondere Porree, Schnittlauch und Zwiebeln; Überwinterung als Falter.

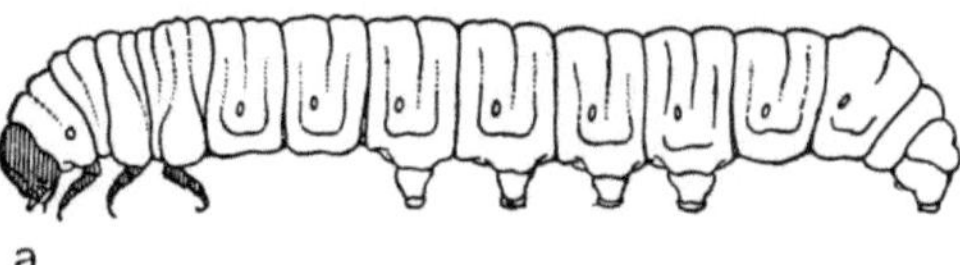

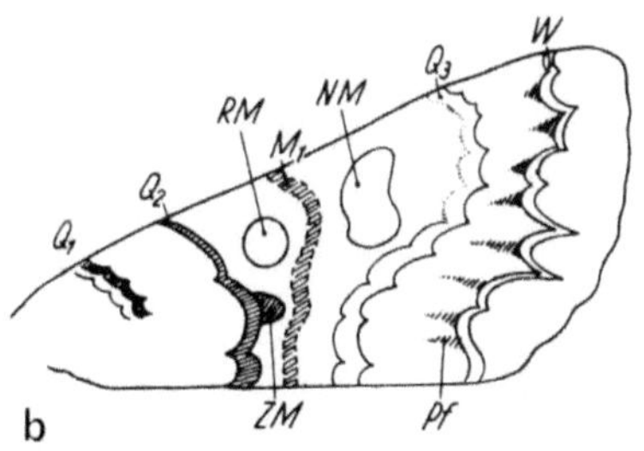

Abb. 5.56 a) Schematische Darstellung einer Schmetterlingslarve, nach 5), b) Schema „Eulenzeichnung"; RM: Ringmakel, NM: Nierenmakel, ZM: Zapfenmakel, Q1: basale Querlinie, Q2: innere Querlinie, Q3: äußere Querlinie, M1: Mittelschatten, Pf: Pfeilflecke vor Wellenlinie, W: Wellenlinie. Aus [12]

Pyralidae (Zünsler). Kleine bis mittelgroße Falter mit schmal-dreieckigen Vorder- und breit-dreieckigen Hinterflügeln; meist nachts oder in der Dämmerung aktiv; Larven mit 8 Beinpaaren; fressen häufig in Gespinsten oder bohren sich ins Innere der Wirtspflanze ein, unter den Zünslern viele bedeutende Vorratsschädlinge, wie z. B. die Mehlmotte (Ephestia kühniella).

- *Evergestis forficalis* (Kohlzünsler) Falter ockergelb mit dunkel- und hellgelber Flügelzeichnung; Larven bis 35 mm lang, graugrün mit drei dunklen Rückenlinien und je einer weißen Seitenlinie; Fraß gewöhnlich zu mehreren in einem lockeren Gespinst an verschiedenen Pflanzen, häufig im Herzen von Kohlgewächsen; Überwinterung als Raupe in einem Gespinstkokon im Boden.
- *Ostrinia nubilalis* (Maiszünsler) wirtschaftlich bedeutender Maisschädling; Eiablage in kleinen Gelegen von 15 bis 30 an die Blattunterseite verschiedener Pflanzen, insbesondere Mais, Hirse, Hopfen und Hanf; Fraß der Larven zunächst äußerlich an den Blättern, später in die Stengel der Pflanze eindringend.

Tortricidae (Wickler). Kleine bis mittelgroße Falter mit nahezu viereckigen Vorderflügeln; fliegen meist nachts oder in der Dämmerung; Eiablage gewöhnlich einzeln an die Futterpflanze; Larven mit 8 Beinpaaren; Fraß häufig zwischen eingerollten oder eingesponnenen Blättern, aber auch im Innern von Pflanzen, Raupen bewegen sich bei Störungen sowohl rasch vorwärts als auch rückwärts, Verpuppung meist in einem Gespinstkokon an der Pflanze oder im Boden.

- *Cydia pomonella* (Apfelwickler, Obstmade) in vielen Teilen der Erde wichtigster Apfelschädling; Larve frißt im Fruchtfleisch und Kerngehäuse, befällt neben Apfel auch die anderen Kernobstarten, vereinzelt auch an Steinobst; Überwinterung als Larve in einem dichten, festen, weißen Gespinst unter der Borke am Baumstamm oder in anderen Schlupfwinkeln.
- *Cydia funebrana* (Pflaumenwickler) Eiablage einzeln an junge Früchte; Larven bohren sich ein und fressen am Fruchtfleisch und Kern, Befall bevorzugt an Zwetsche und Pflaume, daneben aber auch an anderen Steinobstarten.
- *Cydia nigricana* (Erbsenwickler) Larve bohrt sich in die Hülse von Erbsen oder Wicken ein, meist nur eine Raupe pro Hülse; Überwinterung als Raupe in einem mit Erde getarnten Gespinst im Boden.

Yponomeutidae (Gespinstmotten). Überwiegend kleine Falter; Flügel in der Regel weiß mit dunklen Punkten, in Ruhe steil dachförmig über dem Körper; Larven mit 8 Beinpaaren, Fraß minierend oder gesellig in Gespinsten; Verpuppung in einem Gespinstkokon.

- *Yponomeuta malinellus (Apfelbaumgespinstmotte)* Eiablage in Gelegen an der Rinde; Junglarven überwintern, im Frühjahr zunächst Minierfraß in den Blättern, später gesellig in einem die Blätter einbeziehenden Gespinst, bei Massenvermehrung Kahlfraß möglich.

Ordnung: Diptera (Zweiflügler). Bei den Zweiflügler handelt sich um eine relativ große Ordnung holometaboler Insekten mit über 85.000 Arten. Die Dipteren besitzen, wie der Name schon sagt, nur zwei Flügel (1. Flügelpaar), das in Ruhe flach zurückgelegt wird. Die Hinterflügel sind zu stark verkürzten, sogenannten Schwingkölbchen (Halteren) umgewandelt, die in erster Linie zur Flugstabilisation dienen und mit Sinneszellen ausgestattet sind. Das erste und dritte Thoraxsegment sind verkleinert und mit dem zweiten zu einer Kapsel verschmolzen. Die Mundwerkzeuge, entweder stechendsaugend oder leckendsaugend, sind bei den Dipteren hochspezialisiert. Lebensweise und Nahrung der Imagines können sehr verschieden sein. So gibt es z. B. Blütenbesucher, Blutsauger, Kot- oder Aasfresser und Räuber. Lebendes Pflanzengewebe wird in der Regel nicht angegriffen. Nur wenige Zweiflügler sind lebendgebärend, die meisten legen Eier ab. Diese sind gewöhnlich langgestreckt und mit einer vorgebildeten Bruchnaht versehen, aus der die Larven schlüpfen. Die Larven (Maden) sind stets fußlos, sonst aber recht unterschiedlich gestaltet und besiedeln nahezu alle Lebensräume. Nur in diesem Entwicklungsstadium werden sie an den Kulturpflanzen schädlich, indem sie an oder in den unterschiedlichsten Pflanzenteilen fressen. Oft bilden diese Fraßstellen Eintrittspforten für sekundäre Fäulniserreger. Neben den schädlichen Arten gibt es innerhalb der Zweiflügler auch eine Reihe nützlicher Arten, die sich räuberisch oder parasitisch von anderen Insekten ernähren. Die Dipteren werden nach dem Bau der Fühler in zwei Unterordnungen aufgeteilt: Die Nematocera (Mücken) und die Brachycera (Fliegen).
(→ Hygiene und Gesundheitsschädlinge 5.1)

Unterordnung: Nematocera (Mücken). Schlanke Zweiflügler mit langen, fadenförmigen, aus mindestens 6 gleichartigen Gliedern bestehenden Fühlern (Abb. 5.57). Die Larven der Mücken haben fast stets eine Kopfkapsel und beißende Mundwerkzeuge. Die Verpuppung erfolgt gewöhnlich in einer Mumienpuppe, d. h., die Scheiden der Körperanhänge sind mit dem Körper verklebt. Unter den Mücken gibt es nur wenige Familien und Arten von phytomedizinischer Bedeutung:

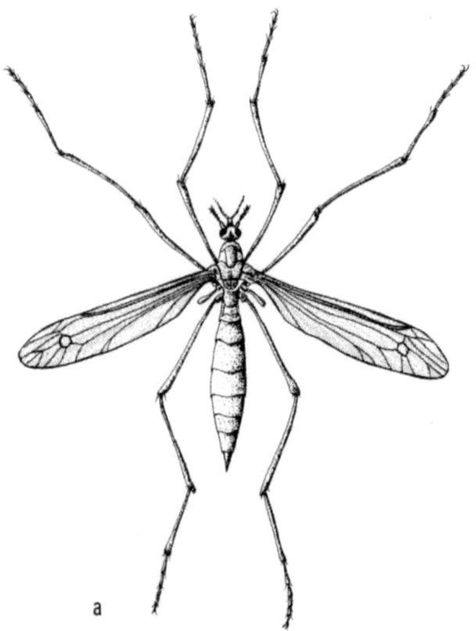

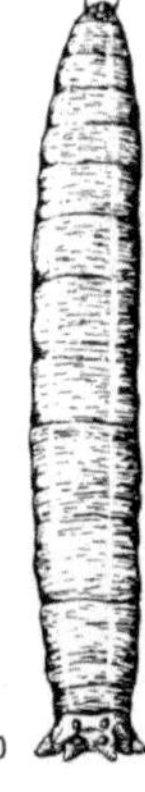

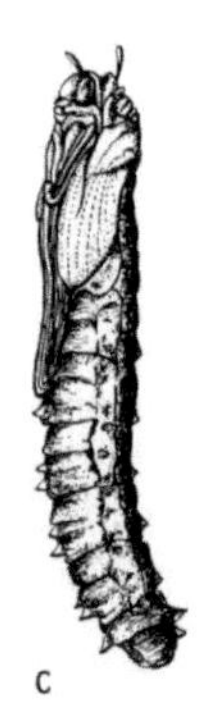

Abb. 5.57 Schematische Darstellung einer Schnake, *Tipula paludosa*: a) Imago, b) Larve, c) Puppe. Aus [14]

Cecidomyiidae (Gallmücken). Imagines klein und zart, bis 3 mm groß; meist spätnachmittags oder in der Dämmerung aktiv, werden leicht vom Wind verdriftet; Weibchen mit Legebohrer; Larven recht unterschiedlich gestaltet, häufig gelblich oder rötlich gefärbt, Kopfkapsel und Mundwerkzeuge teilweise rückgebildet, letzten Stadien mit artspezifischer Brustgärte, manche Arten mit Sprungvermögen; Verpuppung im Boden in einem Erdkokon; Ernährung sowohl räuberisch oder parasitisch von kleinen Insekten und Milben als auch Fraß in absterbenden Pflanzenteilen oder an bzw. in frischem pflanzlichen Gewebe, dabei häufig gallbildend und wirtsspezifisch; Entwicklung durch hohe Luftfeuchte und Windstille begünstigt.

- *Contarinia nasturtii* (Kohldrehherzmücke) Imagines 1,5 bis 2 mm lang; Eiablage in Häufchen bis zu 40 an der Basis der Herzblätter von Kohl und anderen Kreuzblütlern; Larven saugen am Stengelgrund der Herzblätter, Befall führt zu Verdrehungen und Mißbildungen der Blätter, bei Kohl Verhindern der Kopfbildung (Drehherzigkeit); mehrere Generationen pro Jahr.
- *Contarinia pisi* (Erbsengallmücke) Larven befallen Blüten, Schoten und Endtriebe der Erbse, befallene Organe mit gallenartigen Veränderungen, bis zu 300 Larven in einer Schote.
- *Contarinia pyrivora* (Birnengallmücke) nur an Birne; Eiablage in noch geschlossene Blütenknopsen, Fraß der gelblich-weißen Larven im Fruchtknoten, befallene Frucht innen schwarz, schwillt an und fällt vorzeitig ab.
- *Aphidoletes aphidimyza* Larven ernähren sich räuberisch von Blattläusen, Beute wird an Gliedmaßen angestochen und mit einem Toxin gelähmt; Art wird kommerziell vermehrt und kann zur biologischen Bekämpfung von Blattläusen, insbesondere in Unterglaskulturen, eingesetzt werden.

Tipulidae (Schnaken). Kleine bis sehr große Mücken (bis 30 mm) mit sehr langen, relativ dünnen und leicht abrechenden Beinen; schwerfällige Flieger; werden durch Licht angelockt; Imagines Blütenbesucher; Weibchen mit Legeröhre; Larven walzenförmig, grau mit Kopfkapsel und kräftigen Mandibeln; ernähren sich von sich zersetzendem oder frischem Pflanzengewebe; Puppe mit zahlreichen Dornen besetzt; Überwinterung in verschiedenen Stadien möglich (Abb. 5.57).

- *Tipula oleracea* (Kohlschnake) Imagines ca. 25 mm lang; zwei Generationen pro Jahr; Larven leben im Boden, bis 40 mm lang, mit ledrig-grauer Haut, schädlich insbesondere an Gräsern im Rasen, sowie vielen Zier- und Gemüsearten; in manchen Jahren Massenvermehrung; neben der Kohlschnake noch mehrere andere Tipula-Arten schädlich.

Unterordnung: Brachycera (Fliegen). Sie haben Vergleich zu den Mücken nur kurze, meist dreigliedrige Fühler mit borstenartigem Anhang, oft sehr gute Flieger (Abb. 5.58). Larven in der Regel ohne Kopfkapsel und mit zu einem Mundhaken umgebildeten Mandibeln, mit dem die Nahrung zerkleinert und zum Mund geführt wird. Verpuppung in einer meist bräunlichen Tönnchenpuppe, die aus der sich verhärtenden Larvenhaut gebildet wird.

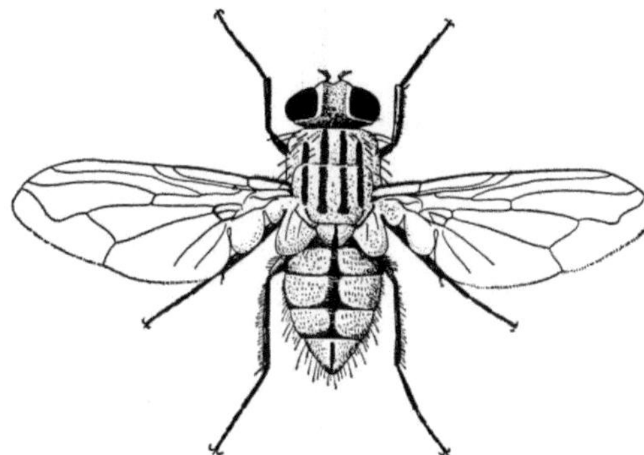

Abb. 5.58 Schematische Darstellung einer Fliege, *Musca domestica.* Nach [5]

Viele Schädlinge und eine Reihe von nützlichen Arten gehören zu dieser Unterordnung:

Agromyzidae (Minierfliegen). Meist sehr kleine Fliegen (ca. 2 mm); Weibchen mit Legebohrer; stechen Pflanzen an und saugen austretenden Zellsaft auf; Eiablage meist ins Blattgewebe (Arten mit Legebohrer) oder auf das Blatt der Wirtspflanze (Arten ohne Legebohrer); Larven minieren in den verschiedensten Pflanzenteilen, besonders häufig in den Blättern, Minen von sehr unterschiedlicher, meist artspezifischer Form.

- *Napomyza carotae* (Möhrenminierfliege). Eiablage in das Laub von Möhren und anderen Umbelliferen; Larven minieren anfangs in den Blattstengeln, später in der oberen Hälfte des Möhrenkörpers.
- *Phytomyza atricornis.* Imagines schwarz gefärbt, sehr polyphag, in den Blättern von zahlreichen krautigen Pflanzen.
- *Phytomyza ilicis.* Minierfliege in den Blättern der Stechpalme.

Anthomyiidae (Blumenfliegen). Kleine bis mittelgroße Fliegen mit meist kräftiger Beborstung, haben häufig Ähnlichkeit mit unserer Stubenfliege; Imagines gerne an Blüten zur Aufnahme von Nektar und Pollen, einige Arten ernähren sich auch räuberisch von kleinen Insekten; die Larven einiger Arten sind bedeutende Gemüseschädlinge.

- *Delia radicum* (Kleine Kohlfliege) ca. 6 mm; Maden fressen an oder in Wurzeln, Stengeln und Blattrippen von zahlreichen Kreuzblütlern, insbesondere Rettich, Radies, Blumenkohl und Brokkoli, bei starkem Befall sterben Pflanzen ab; drei bis vier Generationen pro Jahr.
- *Delia antiqua* (Zwiebelfliege) ca. 7 mm; Maden meist an den Wurzeln, bei Zwiebeln auch in der Zwiebel oder bei Porree im Stengel fressend, bei starkem Befall Absterben der Pflanze; häufig Sekundärbefall durch Fäulniserreger.
- *Pegomyia hyoscyami* (Rübenfliege) 5 bis 6 mm; Larven minieren in den Blättern von Gänsefußgewächsen, wie z. B. Spinat, Mangold, Rote Beete und Melde.

Psilidae (Nacktfliegen). Kleine bis mittelgroße, schlanke, nahezu unbehaarte Fliegen; Larven minieren in Stengeln und Wurzeln; nur eine Art von größerer wirtschaftlicher Bedeutung.

- *Psila rosae* (Möhrenfliege) ca. 5 mm, Körper glänzend schwarz mit gelblichen Beinen; Larven fressen zunächst an den Seitenwurzeln, später im Innern von Möhren (Eisenmadigkeit) und anderen Wurzeln von Doldenblütlern; zwei Generationen pro Jahr.

Syrphidae (Schwebfliegen). Meist mittelgroße Fliegen; ähneln in ihrem Aussehen häufig Wespen oder Bienen; sehr gute Flieger, können in der Luft an Ort und Stelle stehen bleiben; Imagines häufig auf Blüten, ernähren sich von Nektar, Pollen und Honigtau; Larven meist saprophag, selten phytophag oder räuberisch von anderen Insekten, einige Arten bedeutende Blattlausräuber.

- *Lampetia equestris* (Große Narzissenfliege) ca. 14 mm; pelzig behaart; Larven in den Zwiebeln verschiedener Pflanzen, bevorzugt in Blumenzwiebeln.
- *Episyrphus balteatus* (Gemeine Winterschwebfliege) 10 bis 11 mm; eine der häufigsten Schwebfliegen in Mitteleuropa; Weibchen überwintern; Adulte auf nahezu allen Blüten anzutreffen; Larven räuberisch von kleinen Insekten, insbesondere Blattläusen.

Tachinidae (Raupenfliegen). Überwiegend mittelgroße Fliegen mit meist starker Beborstung; Adulte lecken an Nektar, Honigtau, Kot und Aas; Larven endoparasitisch in Insekten, vor allem in Schmetterlingsraupen; Eiablage an oder in den Wirt, in die Wirtsnähe oder an die Futterpflanze des Wirtes.

- *Compsilura concinnata* an vielen Schmetterlingsarten und Blattwespen; Ablage von Larven in die Wirtsraupe

Trypetidae (Fruchtfliegen, Bohrfliegen). Mittelgroße, häufig bunt gefärbte oder schön gezeichnete Fliegen, Flügel oft auffallend helldunkel gemustert; Eiablage in pflanzliches Gewebe; Larven vieler Arten in Früchten und Blütenköpfen fressend.

- *Platyparea poeciloptera* (Spargelfliege) Maden fressen im Spargeltrieb.
- *Rhagoletis cerasi* (Kirschfruchtfliege) Larve (Kirschmade) frißt in der Kirsche in der Nähe des Steins.

3.3.4 Unterstamm: Vertebrata (Wirbeltiere)

Wirbeltiere sind im Vergleich zu den bisher besprochenen Tieren von wesentlich größerer Gestalt. Sie besitzen ein festes Innenskelett, dessen Hauptbestandteil eine meist ungegliederte Wirbelsäule ist, in der Regel vier Gliedmaßen sowie ein geschlossenes Blutgefäßsystem. Wirbeltiere atmen durch Lungen oder Kiemen. Die Vermehrung erfolgt geschlechtlich durch Eier oder lebende Junge. Aus pyhtomedizinischer Sicht haben unter den Wirbeltieren nur Vögel und Säugetiere eine Bedeutung.
Weiterführende Literatur:[1,2,8,10,14]

Klasse: Aves (Vögel)
Vögel haben ein Federkleid und atmen durch Lungen. Der Mund ist zu einem Schnabel und das erste Gliedmaßenpaar zu Flügeln umgebildet. Die Vermehrung erfolgt durch Eier, die in der Regel in einem selbsterrichteten Nest bebrütet werden. Die meisten Vogelarten besitzen ein weites Nahrungsspektrum, das sich im Verlaufe eines Jahres sehr stark verändern kann. Viele Arten nehmen sowohl tierische als auch pflanzliche Nahrung auf. Einige Vögel, wie z. B. die heimischen Meisenarten, spielen eine wichtige Rolle bei der Dezimierung zahlreicher schädlicher Insekten. Andere Vogelarten, wie Tauben, Sperlinge, Stare und Krähen, können durch das Aufpicken von Samen, den Fraß an jungen Keim- und Setzlingen, sowie durch den Verzehr von jungen Knospen und Früchten bisweilen schädlich werden. Die Schäden werden oft dadurch beträchtlich, daß sich Vögel in Schwärmen zusammentun und in großer Zahl in die Kultur einfallen. Meist lassen sich Gefahren durch das Auflegen von entsprechenden Vogelschutznetzen erfolgreich abwehren.

- *Columba palumbus* (Ringeltaube) überwiegend Körnerfresser, bisweilen schädlich durch Fraß von Samen im Boden und grünen Pflanzenteilen von z. B. Kohl, Raps und Klee.
- *Sturnus vulgaris* (Star) gemischte Nahrung, im Sommer zur Brutzeit bevorzugt Insektenlarven und Regenwürmer, nach Beendigung der Brut teilweise in größeren Schwärmen auftretend, dann sehr schädlich durch Fraß an reifendem Obst und Weintrauben.

Klasse: Mammalia (Säugetiere)
Säugetiere sind Warmblütler von sehr unterschiedlicher Größe. Sie besitzen in der Regel vier Beine, sind behaart und atmen durch Lungen. Der Mund ist mit Zähnen ausgestattet, die zum Abbeißen und Zerkleinern von Nahrung dienen. Die Vermehrung erfolgt durch lebende Junge, die aus den Milchdrüsen der Weibchen ernährt und meist längere Zeit betreut werden.

Als Pflanzenschädlinge treten in unseren Breiten überwiegend Angehörige der Ordnung Rodentia (Nagetiere) in Erscheinung. Durch das Abnagen von jungen Pflanzen, frischen Trieben und der Rinde von Obstbäumen und Ziergehölzen im Winter werden gelegentlich Feldhase und Kaninchen in unseren Gärten schädlich. Die weitaus größeren Schäden werden jedoch durch die zur Familie der Wühler (Cricetidae) gehörenden Arten *Microtus arvalis* (Feldmaus) und *Arvicola terrestris* (Große Wühlmaus) verursacht. Insbesondere die letzte Art schädigt Obstgehölze in den Wintermonaten immer wieder durch das Abnagen der Wurzeln. Im Frühjahr nach dem Austrieb kommt es dann zu einem plötzlichen Welken und Absterben der Bäume. Werden solche Bäume aus dem Boden gezogen, erkennt man, daß bis auf den Strunk nahezu alle Wurzeln abgenagt sind. Wühlmäuse unterscheiden sich äußerlich von den echten Mäusen durch ihre auf eine überwiegend unterirdische Lebensweise angepaßte Körperform: plumper, walzenförmiger Rumpf, kurzer Schwanz (kleiner als halbe Körperlänge), den breiten Kopf und die meist im Fell verborgenen Ohren. Feld- und Wühlmäuse bringen pro Jahr mehrmals Junge zur Welt, die bereits nach wenigen Monaten geschlechtsreif werden. Hierdurch können sie sich unter günstigen Bedingungen, wie ausreichendes Nahrungsangebot, trockene Witterung und das Fehlen von natürlichen Feinden, in bestimmten Jahren sehr stark vermehren und es kommt zu einem Massenauftreten. (→ Hygiene- und Gesundheitsschädlinge, 5.1)

Literatur

1. Börner H (1975) Pflanzenkrankheiten und Pflanzenschutz, 2. Aufl., Ulmer, Stuttgart
2. Brohmer P (1984) Fauna von Deutschland, 16. Aufl., Quelle & Meyer, Heidelberg
3. Chinery M (1976) Insekten Mitteleuropas, 1. Aufl., Parey, Berlin Hamburg
4. Crüger G, Hommes M, Klingauf F, Langenbruch GA (1989) Pflanzenschutz im Garten, Auswertungs- und Informationsdienst für Ernährung, Landwirtschaft und Forsten (AID), Bonn, Heft 1162
5. Eidmann H, Kühlhorn F (1970) Lehrbuch der Entomologie, 2. Aufl., Parey, Hamburg Berlin
6. Godan D (1979) Schadschnecken und ihre Bekämpfung, 1. Aufl., Ulmer, Stuttgart
7. Henseler R (1986) Der Pflanzendoktor für den Hausgarten, 1. Aufl., BLV Verlagsgesellschaft, München
8. Hoffmann GM, Nienhaus F, Schönbeck F, Weltzien HC, Wilbert H (1985) Lehrbuch der Phytomedizin, 2. Aufl., Parey, Berlin Hamburg
9. Jacobs W, Renner M (1988) Biologie und Ökologie der Insekten, 2. Aufl., Fischer, Stuttgart New York
10. Kästner A (1973) Lehrbuch der Speziellen Zoologie, Bd. 1: Wirbellose, 3. Teil Insecta: B. Spezieller Teil, 1. Aufl., Fischer, Stuttgart
11. Kloft WJ (1978) Ökologie der Tiere, 1. Aufl., Ulmer, Stuttgart
12. Koch M (1984) Wir bestimmen Schmetterlinge, 1. einbändige Aufl., J Neumann-Neudamm, Leibzig, Radebeul
13. Odum EP (1980) Grundlagen der Ökologie, Bd. 1: Grundlagen, 1. Aufl., Thieme, Stuttgart New York
14. Ohnesorge B (1976) Tiere als Pflanzenschädlinge, 1. Aufl., Thieme, Stuttgart
15. Weber H (1974) Grundriß der Insektenkunde, 5. Aufl., Fischer, Stuttgart

4 Biologischer Pflanzenschutz

F. Klingauf

Im Gesetz zum Schutz der Kulturpflanzen (Pflanzenschutzgesetz - PflSchG) vom 15. September 1986 (BGBl I S. 1505) schreibt § 6 vor, daß Pflanzenschutzmittel nur nach guter fachlicher Praxis angewandt werden dürfen. Zur guten fachlichen Praxis gehört, daß die Prinzipien des *Integrierten Pflanzenschutzes* beachtet werden. In § 2 wird der Integrierte Pflanzenschutz definiert als „eine Kombination von Verfahren, bei denen unter vorrangiger Berücksichtigung *biologischer*, biotechnischer, pflanzenzüchterischer sowie anbau- und kulturtechnischer Maßnahmen die Anwendung chemischer Pflanzenschutzmittel auf das notwendige Maß beschränkt wird". Durch die Aufnahme des Integrierten Pflanzenschutzes in das Gesetz, durch verschärfte Bestimmungen für den Schutz des Naturhaushalts und seiner Bestandteile im Boden, Wasser, Luft, von Tier- und Pflanzenarten bei der Zulassung und Anwendung von Pflanzenschutzmitteln und die Vorschrift eines Sachkundenachweises für den Verkäufer von Pflanzenschutzmitteln werden die Bestrebungen zu einem umweltfreundlichen Pflanzenschutz unterstützt. Das Pflanzenschutzgesetz wird von weiteren Gesetzen und Verordnungen flankiert, die wichtige Vorschriften für den Schutz von Anwender und Verbraucher und den Umweltschutz enthalten.

Ziel des biologischen Pflanzenschutzes und die Beweggründe seiner Verfechter waren und sind es, umweltfreundliche Verfahren für den Pflanzenschutz zu entwickeln. Wie die oben zitierte Legaldefinition des Integrierten Pflanzenschutzes verdeutlicht, sollen biologische und andere naturnahe Verfahren des Pflanzenschutzes bevorzugt entwickelt und angewandt werden, um den bisher vorherrschenden chemischen Pflanzenschutz soweit wie möglich zu begrenzen.

4.1 Definition

Der *biologische Pflanzenschutz* wird nicht einheitlich definiert. Landläufig versteht man darunter Mittel und Wege, die die Natur anbieten: Kräuterauszüge, Naturstoffe, Nützlinge als Schädlingsvertilger, aber auch anbau- und kulturtechnische Maßnahmen, die den Schadbefall unterdrücken oder die Widerstandskraft der Pflanzen stärken sollen. In verschiedenen Gartenbüchern und Anleitungen zum biologischen Wirtschaften werden Kräuterauszüge für den Pflanzenschutz meist ausführlich behandelt. Die phytomedizinische Wissenschaft hat einen abweichenden Weg genommen. Als biologisch gilt im strengen Sinne nur die Verwendung von *Nützlingen.* Darunter sind die tierischen Gegenspieler zu verstehen, insbesondere Nutzinsekten, ferner nützliche Spinnentiere, Kröten, Vögel und weitere Schädlingsvertilger. Einige Begründer des biologischen Pflanzenschutzes, besonders in den Vereinigten Staaten, grenzen diesen nur auf die Nachführung von Nützlingen und ihre Einbürgerung zur dauerhaften Niederhaltung eingeschleppter Schädlinge ein.

Heute wird biologischer Pflanzenschutz begrifflich weiter gefaßt. Seit längerem werden nicht nur die Nützlinge, sondern auch andere *Nutzorganismen* mit einbezogen, die sich zur Schädlingsbekämpfung eignen, wie Viren, Bakterien und Pilze als Erreger von Insektenkrankheiten. Neben der Nachführung und Einbürgerung stützt sich der biologische Pflanzenschutz besonders auf Verfahren der Massenzucht und wiederholter Anwendung von Nutzorganismen. Auch die Leistungen der Nutzorganismen werden zur biologischen Bekämpfung genutzt. Dies trägt u. a. der Erscheinung Rechnung, daß Stoffwechselprodukte von Mikroorganismen oder Pflanzeninhaltstoffe die Widerstandskraft der Kulturpflanzen stärken können, ohne daß die Mikroorganismen selber zugegen sein müssen.

Heitefuß[1] gibt folgende *Definition.*

„Biologischer Pflanzenschutz ist die durch den Menschen gesteuerte Nutzung von Organismen (einschließlich Viren) und deren Leistungen zum Schutz von Pflanzen gegenüber Belastungen durch biotische und abiotische Faktoren".

Nähere Erläuterungen geben Schönbeck et al[2]: Dem biologischen Pflanzenschutz werden

„Verfahren zugeordnet, die (a) unter Zuhilfenahme von Organismen (einschließlich Viren) Schadorganismen direkt töten oder (b) biologische Abläufe nutzen, um Erregerpopulationen indirekt zu reduzieren, ihre Virulenz zu mindern oder um die Widerstandsfähigkeit von Pflanzen zu erhöhen. Die Wirkungsprinzipien lassen sich wie folgt ordnen:

- Nutzung von Antagonisten (Räubern, Parasiten, Pathogene, Konkurrenten, Hemmstoffbildnern),
- Störung des Schaderregerverhaltens und der Vermehrung (u. a. Pheromone, Autozidverfahren),
- Beeinträchtigung der parasitischen Leistungsfähigkeit (Hypovirulenz),
- Erhöhung der Widerstandsfähigkeit der Kulturpflanzen ohne genotypische Veränderung (die Erhöhung der Krankheitsresistenz auf genetischen Wegen gehört traditionsgemäß zur Pflanzenzüchtung)."

Nach dieser Definition gehören neben Organismen auch Naturstoffe zu den wirksamen Agenzien des biologischen Pflanzenschutzes, allerdings nur dann, wenn sie bestimmte biologische Abläufe beim Schaderreger oder bei der Kulturpflanze regulieren bzw. blockieren, ohne direkt abtötend zu wirken.
Pflanzenauszüge und Naturstoffe mit biozider Wirkung sind zu den *biotechnischen Pflanzenschutzverfahren* zu rechnen oder gehören zu den chemischen Verfahren, zumal wenn Naturstoffe synthetisch nachgeformt werden. Nach Franz und Krieg[3] nutzen die biotechnischen Verfahren der Schädlingsbekämpfung natürliche Reaktionen der Schädlinge auf bestimmte physikalische und chemische Reize „zweckentfremdet" von ihrer natürlichen Bedeutung für den Organismus. Dazu zählen Lichtfallen, Abschreckstoffe und Vergällungsmittel, Sexualpheromone und anderes. Auch hier rechnen Naturstoffe und Auszüge mit abtötender Wirkung streng genommen nicht dazu, und die Nutzung der Pheromone und andere Leistungen von Organismen werden von diesen Autoren nicht zu den biologischen Verfahren im engeren Sinne, sondern zu den biotechnischen gerechnet.
Volkstümlicher und wissenschaftlicher Pflanzenschutz sind in ihren Definitionen nicht zur Deckung zu bringen. Dies hat dazu geführt, daß Pflanzenauszüge im Pflanzenschutz ähnlich wie in der Medizin auf weitgehende Ablehnung stießen. Tatsächlich haben sich aber einige Naturstoffe bis heute im sonst synstetischen Spektrum der Pflanzenschutzmittel gehalten. Die sehr bedeutende Gruppe der insektiziden Pyrethroide ist aus den natürlichen Pyrethrinen der Chrysanthemum-Arten (Pyrethrum) hervorgegangen. Auf die *Diskrepanz zwischen volkstümlichem und akademischem Pflanzenschutz* weist Schramm[4] hin und fordert im Rahmen einer sozialen Naturwissenschaft eine Neubestimmung des Pflanzenschutzes. In der Bundesrepublik Deutschland und einer Reihe weiterer Länder haben sich verschiedene Zentren zur Erforschung von pflanzenlichen und tierischen Produkten für den Pflanzenschutz entwickelt. Im angloamerikanischen Schrifttum werden Auszüge oder Naturstoffe als *Botanicals* bezeichnet und damit von den anthropogenen organisch-synthetischen Chemikalien abgegrenzt.

4.2 Zulassung biologischer und biotechnischer Pflanzenschutzmittel

Gleichgültig, ob natürlichen oder anthropogenen Ursprungs, sind Pflanzenschutzmittel zulassungspflichtig. Gemäß § 15 Abs. 1 erteilt die Biologische Bundesanstalt für Land- und Forstwirtschaft auf Antrag die Zulassung, wenn die Anforderungen des § 12 erfüllt sind und „die Prüfung des Pflanzenschutzmittels ergibt, daß

1. das Pflanzenschutzmittel nach dem Stand der wissenschaftlichen Erkenntnisse und der Technik hinreichend wirksam ist,
2. die Erfordernisse des Schutzes der Gesundheit von Mensch und Tier beim Verkehr mit gefährlichen Stoffen nicht entgegenstehen und
3. das Pflanzenschutzmittel bei bestimmungsgemäßer und sachgerechter Anwendung oder als Folge einer solchen Anwendung
   a) keine schädlichen Auswirkungen auf Gesundheit von Mensch und Tier und auf Grundwasser hat und
   b) keine sonstigen Auswirkungen, insbesondere auf den Naturhaushalt, hat, die nach dem Stande der wissenschaftlichen Erkenntnisse nicht vertretbar sind".

Nach § 2 sind *Pflanzenschutzmittel* Stoffe, die dazu bestimmt sind,

- Pflanzen vor Schadorganismen oder nichtparasitären Beeinträchtigungen zu schützen;
- Pflanzen oder Pflanzenerzeugnisse vor Tieren, Pflanzen und Mikroorganismen zu schützen, die nicht Schadorganismen sind;
- die Lebensvorgänge von Pflanzen zu beeinflussen, ohne ihrer Ernährung zu dienen (Wachstumsregler);
- das Keimen von Pflanzenerzeugnissen zu hemmen;
- Pflanzen abzutöten oder Flächen von Pflanzenwuchs freizumachen oder freizuhalten.

Der Prüfung und Zulassung unterliegen synthetische und natürliche Stoffe ebenso wie Mikroorganismen und Viren, die für Zwecke des Pflanzenschutzes eingesetzt werden. Nicht zulassungspflichtig sind bisher Makroorganismen, wie insektenpathogene Nematoden, räuberisch oder parasitisch lebende Insekten und Milben.
Nach dem Pflanzenschutzgesetz müssen auch *Pflanzenstärkungsmittel* bei der Biologischen Bundesanstalt angemeldet werden. Dies sind Mittel, die zur Stärkung der Widerstandskraft von Pflanzen gegen Schadorganismen dienen. Eine direkt abtötende Wir-

kung gegen den Schaderreger ist damit ausgeschlossen. Zahlreiche Kräuterauszüge kommen als Pflanzenstärkungsmittel in den Handel und unterliegen damit nicht der Notwendigkeit, umfangreiche Zulassungsunterlagen beibringen zu müssen, wie dies für Pflanzenchutzmittel erforderlich ist. Sofern ein Mittel wegen seiner bekannten biozPflanzen" über die Zugehörigkeit zu den Pflanzenstärkungsmitteln. Nähere Ausführungen dazu finden sich bei Laermann[5].

4.3 Grundlagen des biologischen Pflanzenschutzes

Von den zahlreichen pflanzenfressenden Arten der Insekten, Milben und Nematoden sowie den pflanzenpathogenen Mikroorganismen werden nur wenige Arten regelmäßig schädlich; andere Arten zählen zu den gelegentlich schädlichen. Dies liegt offensichtlich daran, daß nur relativ wenige Arten zu Massenvermehrungen neigen, die einen wirtschaftlichen Schaden zur Folge haben. Oft ist die Vermehrungskraft dieser Organismen zwar groß, aber die Nachkommen werden durch verschiedene Antagonisten dezimiert (Abb. 5.59). Erst nach dem Ausschalten dieser Antagonisten können solche Arten hohe Populationsdichten entwickeln. Auch bekannte Schädlinge vermehren sich noch stärker, wenn ihre Feinde in Ausschließungsexperimenten ferngehalten werden.
Forstentomologen beobachteten und beschrieben bereits im 18. Jahrhundert die wichtige Rolle der Nutzorganismen bei der Niederhaltung der Schädlinge. Aus diesen Beobachtungen kam die Anregung, die Ursachen des Massenwechsels von Insekten wissenschaftlich zu erforschen. Heute bezeichnet man Erscheinungen des Massenwechsels und die Lehre davon als Populationsdynamik. Sie ist eine Grundlage des biologischen Pflanzenschutzes.
Nach der Lehre der *Populationsdynamik* gehören die natürlichen Gegenspieler zu den dichteabhängigen Faktoren; sie regeln die Populationsdichte. Bei zunehmender Dichte von Schädlingen finden die vorhandenen Nützlinge mehr Beute bzw. Wirtstiere, vermehren sich nachfolgend stärker und führen schließlich zum Rückgang der Dichte. Bei niedriger Populationsdichte der Schädlinge ist der Einfluß der Feinde gering, so daß es unter günstigen Bedingungen zur Vermehrung kommen kann. Die Wirkung der natürlichen Gegenspieler ist also mit der Dichte der Schädlinge positiv korreliert. Dagegen wirken Regen/Schnee, Wärme/Frost und andere Faktoren nicht dichteabhängig, d. h. sie treffen die Population unabhängig von Dichte und Entwicklungsstand. Bei günstiger Gestaltung fördern sie die Vermehrung, ungünstigenfalls senken und begrenzen sie die Dichte und wirken als Störfaktoren, aber nicht regelnd. Damit liegt der Gedanke nahe, mit Hilfe von Nutzorganismen die Dichte von Schädlingen herunterzuregeln, anstatt durch Störfaktoren wie chemischen Pflanzenschutzmitteln nur störend, aber nicht längerfristig regelnd einzugreifen. Analog zur Temperatur-

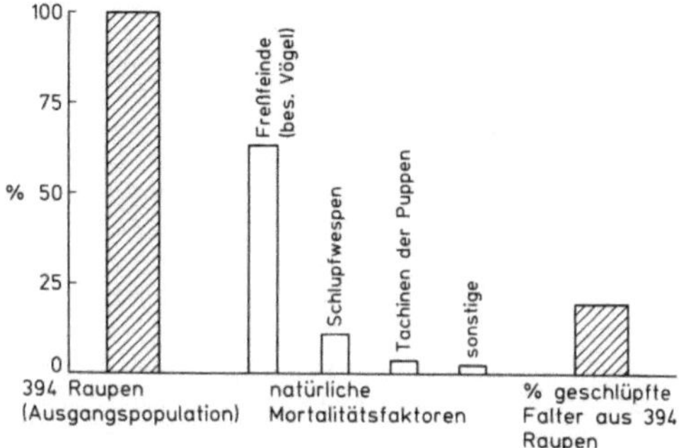

Abb. 5.59 Die natürliche Dezimierung eines Schädlings am Beispiel einer Raupenpopulation des Braunen Heckenwicklers, Archips rosana [aus: Klingauf F. (1984), KTBL-Arbeitspapiere 90:59-74, nach Milaire HG., Baggiolini M., Gruys P., Steiner H. (1976), IOBC/WPRS-Broschure 3]

regelung im Kühlschrank entspricht die Wirkungsänderung von Nutzorganismen einem Verstellen des Temperaturreglers, die Anwendung chemischer Mittel aber dem Bedienen der Kühlschranktür (Störfaktor).
Die Folgen der Mißachtung einer regelnden Rolle der Nutzorganismen sind im Bereich des Pflanzenschutzes mehrfach belegt. Die Spinnmilbe *Tetranychus urticae*, wird im Obst- und Weinbau (Dauerkulturen) dann zum Dauerschädling, wenn sie mit breit wirksamen Akariziden bekämpft wird, da diese Mittel auch die Raubmilbe *Typhlodromus pyri* als wichtigsten Antagonisten der Spinnmilbe abtöten. Nähere Beobachtungen haben ergeben, daß auch Mittel aus anderen Gruppen, wie Fungizide und Insektizide, eine schädliche Nebenwirkung auf Raubmilben haben können. Die Folge ihres Einsatzes ist eine ungebremste Vermehrung der Spinnmilben. Heute wird die Raubmilbenverträglichkeit von Pflanzenschutzmitteln geprüft, und es kommen bevorzugt raubmilbenschonende Mittel zur Anwendung. Bei strenger Beachtung der Mittelempfehlungen im Hinblick auf Raubmilbenschutz ist eine besondere Bekämpfung von Spinnmilben in ausdauernden Kulturen nicht notwendig.
Solche Schädlinge, die wie Spinnmilben im Obst- und Weinbau erst durch bestimmte Anbau- und Pflanzenschutztechniken zum bedeutenden Schädling werden, bezeichnet man als Sekundär-Schädlinge bzw. man made pests. Dazu gehören die Braunrückige Reiszikade, *Nilaparvata lugens*, als eine der wichtigsten Schädlinge im Reisanbau Südostasiens und der Birnenblattsauger, *Psylla pyri*, im europäischen Birnenanbau. In Südtirol mußte der Birnenanbau praktisch aufgegeben werden, da sich der Birnenblattsauger durch ungeeignete Spritzfolge, die seine Feinde stark dezimierten, in Massen vermehrte und schließlich gegen alle seinerzeit verfügbaren Spritzmittel resistent wurde. Dies und weitere unerwünschte Nebenwirkungen führten im Obstbau Südtirols zu einem Umdenken und dem konsequenten Aufbau eines Integrierten Pflanzenschutzes.
Die häufige Massenvermehrung von Getreideblattläusen im Getreideanbau der Bundesrepublik Deutschland seit den 60er Jahren ist nicht auf die Re-

duktion von Antagonisten zurückzuführen. Vielmehr werden verschiedene andere Ursachen diskutiert, wozu der gestiegene Getreideanteil in der Fruchtfolge, die Stickstoffdüngung und das spätere Abreifen des Getreides gezählt werden. Dieses Beispiel zeigt, daß die Dichte nicht bei allen Pflanzenfressern und -saugern durch die Feinde entscheidend begrenzt bzw. geregelt wird. Nicht in allen Fällen kann demnach biologischer Pflanzenschutz durch Schonung und Förderung der Gegenspieler wirksam sein.

Die modernen Erkenntnisse der Populationsdynamik zeigen prinzipiell auch die Grenzen des Bestrebens, durch ökologischen Anbau die Pflanzenschutzprobleme zu lösen. Der Anbau der von bestimmten Insekten oder Krankheitserregern bevorzugten Wirtspflanze allein genügt, um diese Schaderreger zu fördern. Selbst in natürlichen Ökosystemen wie dem Urwald tritt Kahlfraß bei bestimmten Bäumen auf. Eine gesunde Pflanzenernährung, Mischkultur und Fruchtfolge können Extreme mildern, aber nicht grundsätzliche Schäden verhindern. Zu den Krankheitserregern, die bevorzugt geschwächte Pflanzen befallen, gehören Pilze der Gattung *Botrytis*, die Grauschimmelfäulen an Salat, Bohnen, Tomaten und Erdbeeren hervorrufen, besonders wenn die Pflanzen durch Lichtmangel, Überdüngung und Nässe geschädigt sind. Die Schwarze Bohnenblattlaus, *Aphis fabae*, besiedelt dagegen junge, wüchsige Pflanzen am besten und überzieht sie mit großen Kolonien; schädlich wird diese Blattlaus besonders an Bohnen (Dicke Bohnen, Buschbohnen und Zuckerrüben).

Unter den komplexen Wechselbeziehungen zwischen Pflanze - Insekten bzw. Pflanze - Krankheitserreger gibt es auch solche, bei denen Befall und Widerstandsfähigkeit von Jahr zu Jahr abwechseln können. In einigen Fällen äußern sich die Abwehrreaktionen der Wirtspflanzen nach einem hohen Befall im Folgejahr in kleinerem Wuchs und verdichtetem Pflanzengewebe und dadurch verschlechterten Ansiedlungs- und Vermehrungsbedingungen für die Schädlinge. Der vermehrte Befallsdruck führt erst ab dem Folgejahr wieder zu größeren und leichter befallbaren Pflanzen. Ein solches Prinzip liegt wohl bei der Beziehung zwischen dem Blauen Erlenblätterkäfer, *Agelastica alni*, und der Erle vor. Gesunde Erlen, die im Frühjahr einen Kahlfraß durch Larven und Imagines des Schädlings erleiden, treiben anschließend mit kleineren und festeren Blättern neu aus.

Eine optimale Pflanzenernährung und die Auswahl solcher Pflanzenarten, die für den Standort am besten geeignet sind, können aber auch bei virulenten Pathogenen und Phytophagen den Schaden begrenzen, indem für die Pflanzen günstige Bedingungen die Toleranz erhöhen und trotz Befalls die negativen Auswirkungen minimieren.

4.4 Vorteile biologischer und biotechnischer Pflanzenschutz-Verfahren

Bei dem vorherrschenden Meinungstrend werden natürliche Prozesse bevorzugt. Eine kritische Abwägung der Vor- und Nachteile biologischer und biotechnischer Verfahren gegenüber chemischen ist jedoch notwendig. Die Nachteile der in der Regel breit wirksamen chemisch-synthetischen Pflanzenschutzmittel liegen besonders darin, daß in größerem Umfang auch Nichtzielorganismen getroffen werden und daß naturfremde Wirkstoffe in die Umwelt eingetragen werden, die sich teilweise nur langsam abbauen. Biologische Verfahren sind dagegen meist selektiv wirksam und in bezug auf beteiligte Stoffe biologisch leicht abbaubar.

Allerdings sind freigesetzte Nützlinge nicht rückholbar, sondern können persistieren und sich unter Umständen vermehren. Darüber hinaus sind ihre pathogenen Eigenschaften gegenüber Nichtzielorganismen wie auch dem Menschen zu prüfen. Diese Vorbehalte gelten insbesondere gegenüber Mikroorganismen einschließlich Viren. Sie unterliegen deshalb ebenfalls einer eingehenden Prüfung im Rahmen der Zulassung als Pflanzenschutzmittel. Aus Gründen des Naturschutzes greift heute der biologische Pflanzenschutz auch in erster Linie auf ohnehin vorhandene, heimische Arten zurück.

Biologische Mittel haben wegen ihrer selektiven Wirkung nur einen begrenzten Markt. So wirkt das Granulosevirus des Apfelwicklers, *Cydia pomonella*, nur gegen die Obstmade und einige eng verwandte Arten, wie Erbsenwickler, *Laspeyresia nigricana*, und Kieferntriebwickler, *Rhyacionia buoliana*. Der Preis ist entsprechend der begrenzten Nachfrage relativ hoch. Ein höherer Preis ergibt sich auch daraus, daß die Nutzorganismen bisher überwiegend nicht auf künstlichem Futter, sondern mit Hilfe von lebenden Wirten bzw. Beutetieren vermehrt werden müssen. Für diese steht ebenfalls kein Kunstfutter zur Verfügung, so daß insgesamt drei Organismen angezogen werden müssen: Wirtspflanze, Schädling, Nutzorganismus. Schwierigkeiten bereiten naturgemäß die Gesundhal-

Tabelle 5.11 Eigenschaften von Viruspräparaten im Pflanzenschutz. Nach [Huber J. (1989, VDL Journal 39:10–12)]

positiv	negativ
Selektivität: Nützlingsschonend, somit weniger Probleme mit Sekundärschädlingen. Gut einfügbar in Integrierten Pflanzenschutz. Keine nachteilige Wirkung auf die Umwelt.	Selektivität: Bei Schädlings-Komplex unter Umständen mehrere Präparate notwendig. Kleiner Absatzmarkt; hohe Produktionskosen; somit hoher Preis.
Vermehrung und Ausbreitung in der Schädlingspopulation möglich; Langzeitwirkung.	Direkte Abtötung häufig geringer als bei chemischen Insektiziden; keine Kontaktwirkung.
Resistenz-Bildung wenig wahrscheinlich.	Wenig Reserven für Applikationsfehler.
Auch bei stark reduzierter Aufwandmenge noch Wirkungen erzielbar.	Relativ langsame Wirkung; ältere Stadien teilweise wenig empfindlich.
Keine Rückstandsprobleme.	Geringe Persistenz des Spritz-Belages.
Kein Fremdkörper in der Natur.	Produktion im lebenden Wirt.

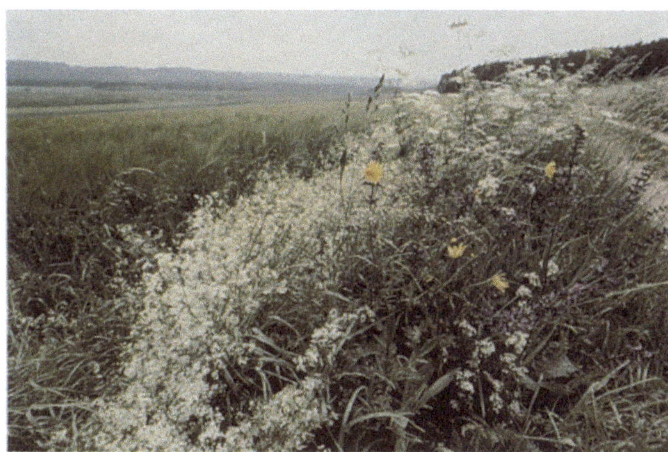

Abb. 5.60 Wildpflanzen im Feldrain können die Gegenspieler von Schädlingen fördern. [Foto: BBA]

tung der Organismen, die Erhaltung einer hohen Qualität, die Lagerung und Bevorratung, der Transport und die sachgerechte Ausbringung.
Mit der selektiven Wirkung ist der Nachteil verbunden, daß bei mehreren gleichzeitig vorhandenen Schädlingen mehrere spezifisch wirkende Präparate eingesetzt werden müssen. Ein typisches Beispiel ist das erwähnte Apfelwickler-Granulosevirus. In verschiedenen deutschen Apfelanbaugebieten treten neben dem Apfelwickler auch mehrere Arten von Schalenwicklern auf. Durch breit wirksame chemische Mittel werden diese erfaßt. Bei Anwendung von Granuloseviren kann daneben eine spezifische Bekämpfung der Schalenwickler notwendig sein. Allerdings kann auf eine Bekämpfung von Spinnmilben und Blutlaus in der Regel verzichtet werden, da diese im Gegensatz zu chemischer Behandlung durch natürliche Feinde unter der Schadensschwelle gehalten werden. Eine Übersicht über Vor- und Nachteile von Viruspräparaten gibt Tabelle 5.11.
Naturstoffe unterschieden sich von synthetischen Chemikalien, aber Pflanzenstoffe sind nicht von vornherein alle unbedenklich. Die zum Abtöten von 50 % der Versuchstiere notwendige Dosis (LD_{50}) beträgt bei Nicotin aus Tabak, *Nicotiana tabacum*, 55 mg/kg Ratte und bei Aconitin aus *Aconitum napellus* 1 mg/kg Maus. Der Vorteil liegt in der meist raschen Abbauzeit von Naturstoffen, in ihrer regelmäßig nicht sehr breiten und milden Wirkung. Man spricht auch von der „weichen Chemie" der Naturstoffe. Sie ermöglicht eine Nutzung der natürlichen Ressourcen als erneuerbarer Rohstoff und eröffnet auch armen Bauern in Entwicklungsländern einen unmittelbaren Zugang zu Pflanzenschutzmitteln.

4.5 Schonung und Förderung von Nutzorganismen

4.5.1 Bedeutung von Wildpflanzen in Agrarbiozönosen

Die natürlich vorhandenen Nutzorganismen können eine Übervermehrung von Schadorganismen verhindern, ihre Schonung und Förderung dient also der vorbeugenden Erhaltung der Pflanzengesundheit. Die Intensivierung der Agrarproduktion führt durch Vergrößerung von Ackerschlägen, Konzentrationen auf wenige Kulturpflanzen, enge Fruchtfolge, Streben nach optimaler Anwendung technischer Geräte und saubere Bestandesführung zu einer Begünstigung der Kulturpflanzen und gleichzeitig zu einer Verarmung der Lebensgemeinschaften in den Feldern.

„Moderner Pflanzenbau erstrebt als Ökosystem den von Fremdeinflüssen freien Kulturpflanzenbestand in für die Ertragsbildung optimaler Dichte. Die Systemsteuerung zielt überwiegend auf das Ökosystemkompartiment Primärproduzenten."[6]

Durch die Verringerung der Pflanzenvielfalt wird vielen Nutzorganismen die Lebensgrundlage entzogen. Es wird geschätzt, daß von jeder Wildpflanzenart durchschnittlich 12 phytophage Tierarten abhängen, die wiederum parasitischen und räuberischen Arten als Lebensgrundlage dienen.[7]
Seit 1950 ist die Zahl der landwirtschaftlichen Betriebe in Bayern um 44 % zurückgegangen; gleichzeitig stieg die durchschnittliche Betriebsgröße von ca. 9 auf 14 ha an. Diese Entwicklung ging auch auf Kosten der Feldraine, Hecken und anderer Saumbiotope und Naturinseln. Besonders auffällig ist der Rückgang der Hecken und Knicks in der Feldflur der Deutschen Demokratischen Republik. Die verbliebenen Saumbiotope und Naturinseln werden zudem häufig beim Ausbringen von Pflanzenschutzmitteln mitbehandelt oder durch Abtrift geschädigt, Feldraine zum Teil gemäht und vom Pflug erfaßt. Da die Nutzorganismen in den einjährigen Feldkulturen auf Ausweichflächen angewiesen sind, werden sie durch die Verringerung solcher Rückzugsgebiete dezimiert. Auch für den Naturschutz haben naturnahe Landschaftsbestandteile in der Feldflur besondere Bedeutung. Diese können bedrohte Arten nur dann fördern, wenn sie untereinander verbunden sind[8], wodurch ein genetischer Austausch zwischen den einzelnen Restbiotopen ermöglicht wird.
Im Feld und in Saumbiotopen belassene Wildkräuter haben vielfältige Funktionen: Sie sind Nahrunggrundlage für Vögel und Insekten, sie schaffen ein

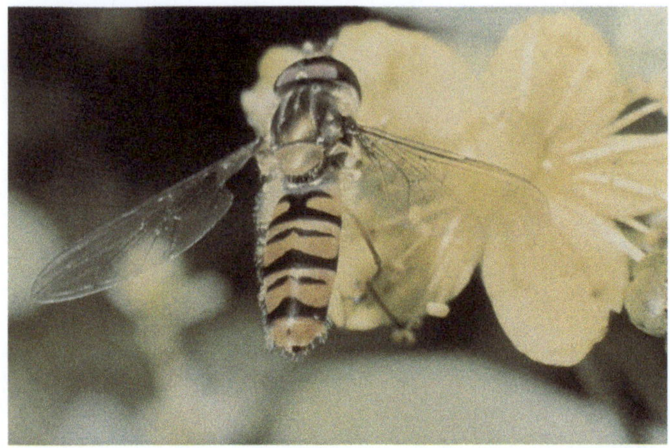

Abb. 5.61 Blüten dienen vielen Nutzinsekten als Nahrungsquelle; hier bedient sich eine Schwebfliege. [Foto: BBA]

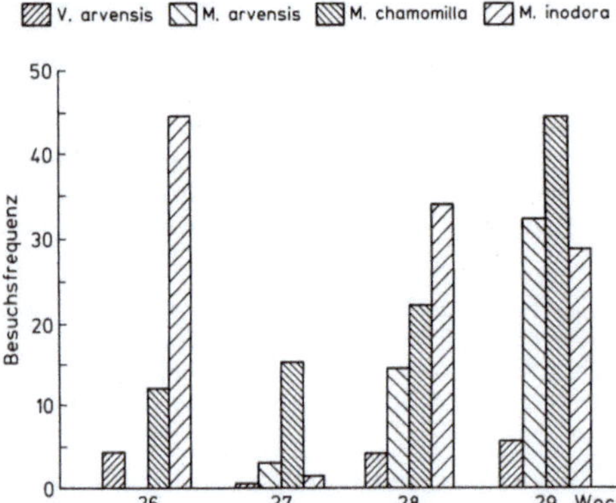

Abb. 5.62 Besuchsfrequenz (Wochenmittel Besuche/Parzelle/15 Minuten) der Schwebfliegen auf Ackerwildkräutern. Aus [11]

günstiges Mikroklima und bieten Versteck- und Überwinterungmöglichkeiten[9] (Abb. 5.60, 5.61 und 5.62). Unter Berücksichtigung der Erfordernisse einer modernen Landwirtschaft einschließlich ökonomischer Zwänge bieten sich folgende Möglichkeiten zur Förderung von Wildpflanzen in den Agrarbiotopen:

- Tolerierung von Unkräutern im Feld in einer Dichte unterhalb der Schadensschwelle.
- Anlage von Ackerschonstreifen, das sind meist drei bis fünf Meter breite Streifen am Feldrand, die nicht mit Pflanzenschutzmitteln, zum Teil auch nicht mit Düngemitteln behandelt werden und den Ackerwildkräutern Entwicklungmöglichkeiten bieten.
- Erhaltug und Neuanbau von Feldrainen, Hecken und anderen Saumbiotopen um die Felder.
- Erhaltung und Neuanlage von Knicks, Feldholzinseln und weiteren Restbiotopen.
- Auflockerung von Ackerkulturen durch Wiesen, Weiden und Feuchtbiotope.

Die Unkrautbekämpfung nach Schadensschwellen ermöglicht es, Wildpflanzen bis zu einem gewissen Ausmaß auch *im Feld* zu tolerieren. In Weizen und Gerste können pro Quadratmeter z. B. folgende Pflanzendichten ohne Schaden für den Ertrag belassen werden: Ackerfuchsschwanz 30, zweikeimblättrige Unkräuter 40, Wicke 2, Klettenlabkraut 0,5. Der Wildpflanzenförderung dienen auch Grasmulch in Obstplantagen, Verzicht auf eine Herbizidbehandlung zwischen den Rübenreihen und die Begrünung der Weinberge. Auch der Haus- und Kleingartenbesitzer kann durch Anlage einer Blütenwiese anstelle eines Zierrasens zur Förderung der Artenvielfalt beitragen.

Der Flurbereinigung kommt bei der Gestaltung der Agrarlandschaft eine besondere Bedeutung zu. In § 37 des Flurbereinigungsgesetzes wird die Berücksichtigung der Landschaftsstruktur gefordert, also die Erhaltung des Landschaftstyps mit der ökologisch notwendigen Substanz. Die Anlage von Ackerschonstreifen wird von mehreren Ländern der Bundesrepublik unterstützt, um gefährdete Ackerwildpflanzen zu erhalten. Damit wird gleichzeitig auch die zugehörige Tierwelt, insbesondere Insekten- und Spinnentiere, gefördert.

Auf einige Faktoren, die für die Förderung von Nutzorganismen durch Wildpflanzen in und am Feld eine Rolle spielen, soll näher eingegangen werden. Viele räuberische und parasitische Insekten und Spinntiere sind als Imagines auf Blütennahrung in Form von Pollen und Nektar angewiesen. Schwebfliegen haben beim Schlupf aus der Puppe nur kleine Ovarien und müssen einen Reifungsfraß an Pollen durchführen. Nektarnahrung erhöht die Lebensdauer, Aktivität, Vermehrungsrate und damit die Parasitierungsleistung von parasitischen Hautflüglern. Da die Schwebfliegen und Hautflügler nur relativ kurze Mundwerkzeuge haben, sind sie auf solche Blüten angewiesen, deren Pollen und Nektar leicht erreichbar sind[10]. Darüber hinaus bestehen offensichtlich auch spezififsche Beziehungen zwischen einzelnen Pflanzenarten und Nützlingen. Unter den Ackerwildkräutern werden Geruchlose und Echte Kamille, *Matricaria inodora* bzw. *M. chamomilla*, von Schwebfliegen gegenüber Ackervergißmeinnicht, *Myosotis arvensis*, und Ackerstiefmütterchen, *Viola arvensis*, bevorzugt

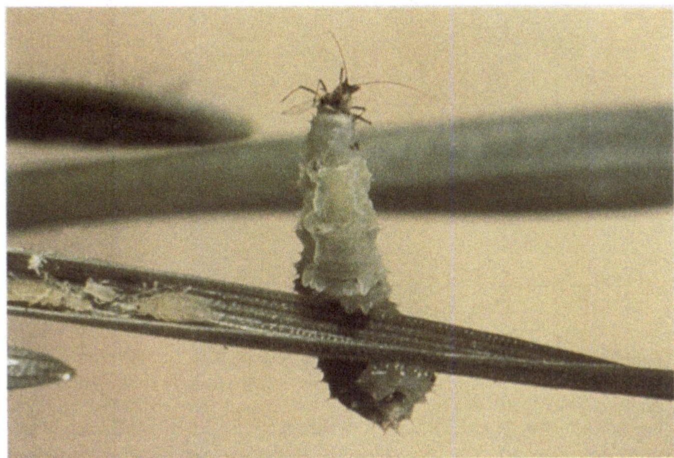

Abb. 5.63 Die Larven vieler Schwebfliegenarten sind wichtige Blattlausverzehrer. [Foto: BBA]

(Abb. 5.62). Bei den Feldrainpflanzen ist die Ackergänsedistel, *Sonchus arvensis*, sehr attraktiv, während die Gemeine Schafgarbe, *Achillea millefolium*, nur relativ wenig Schwebfliegen anlockt. Von Gartenkräutern werden z. B. Fenchelblüten, *Foeniculum vulgare*, gern besucht. Unter den Zierpflanzen finden sich durchschnittlich mehr Schwebfliegen auf Ringelblumen, *Calendula officinalis*, als auf Studentenblumen, *Tagetes patula Nana*.[11]

Die Ackerwildkräuter locken aufgrund ihrer frühen Blütezeit die Schwebfliegen in die Felder und bieten ihnen Nahrung, wenn die Blattlauskolonien auf den Kulturpflanzen noch klein sind. Theoretisch könnte dies zu einer verstärkten Eiablage auf Feldern mit attraktivem Unkrautbestand im Vergleich zu unkrautarmen Feldern führen. Die schlüpfenden Schwebfliegenlarven könnten dann auf den bevorzugten Feldschlägen den jungen Blattlauskolonien nachstellen und einer Massenvermehrung vorbeugen (Abb. 5.63). Erste Feldversuche konnten tatsächlich diese Annahme bestätigen und einen höheren Besatz an verschiedenen Nützlingen in Zuckerrübenfeldern mit einem Unkrautbestand (unter der Schadensschwelle) nachweisen. Damit einher geht ein geringerer Blattlausbefall als in herbizidbehandelten Schlägen (Abb. 5.64). Die Unkräuter sorgen wohl nicht nur wegen ihres Blütenangebots, sondern auch wegen des besseren Mikroklimas und der vergrößerten Dekkungsmöglichkeiten für den höheren Nützlingsbesatz.

Die Einrichtung von Ackerschonstreifen kann ebenfalls Nützlinge anlocken und die Entwicklung schädlicher Blattläuse hemmen (Abb. 5.65). Ähnliche Effekte werden in Feldern nachgewiesen, die im Hessischen Ried bei Darmstadt an breite Feldraine angrenzen. In 1,5 m breiten Rainen findet sich eine relativ artenreiche Vegetation mit 24 dicotylen Blütenpflanzenarten. Die mittlere Blütenbedeckung beträgt 2,10 % der Feldrainfläche. Dagegen sind die nur 0,5 m breiten Feldraine mit 13 dicotylen Blütenpflanzenarten artenärmer und die Blütenbedeckung mit 0,27 % gering. Ein etwa 8 m breiter Hochwasserdamm trägt sogar 61 Blütenpflanzen, deren Blüten 11,35 % des Feldrains bedecken. Mit der Breite des

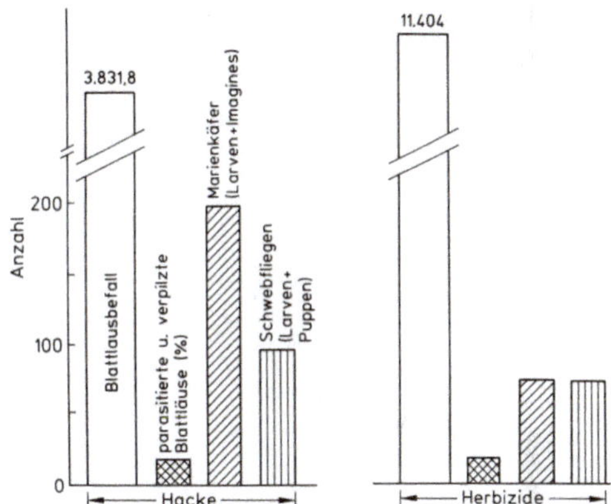

Abb. 5.64 Zuckerrüben-Versuche mit mechanischer Hacke oder Herbizid-Behandlung. In den Herbizid-Parzellen war der Blattlausbefall höher und der Besatz mit Nützlingen geringer. Aus [12]

Rains nehmen besonders die Doldenblütler zu, deren Nahrungsangebot vielen Nützlingen offensteht. Mit dem Blütenangebot steigt die Anflugdichte und Artenzahl der Schwebfliegen (Abb. 5.66). Besonders wirksame Blattlausräuber, wie *Episyrphus balteatus* und *Syrphus* ssp., finden sich im 8 m breiten Rain in hoher Dichte, während sie im 0,5 m breiten Rain kaum vorkommen.[14] Ackerschonstreifen, Feldraine und Hecken fördern nicht nur die Blütenbesucher, sondern auch andere Insektengruppen, wie Laufkäfer und Vögel, und können damit indirekt zur Schädlingsbekämpfung beitragen.

Die verschiedenen Saumbiotope ergänzen sich gegenseitig. Wenn die freiblühenden Unkräuter im Feld bereits durch die Kulturpflanzen überwachsen sind, bieten Blütenpflanzen in der Hecke und besonders im Feldrain weiterhin Nahrung. Der Blütenhöhepunkt in Feldrainen und in Dämmen liegt sogar erst nach den ersten Ernteterminen. Hier finden die verschiedenen Nützlinge auch Ersatzwirte und -beute: Beifuß, *Artemisia vulgaris*, Brennessel, *Urtica dioica*, Acker-

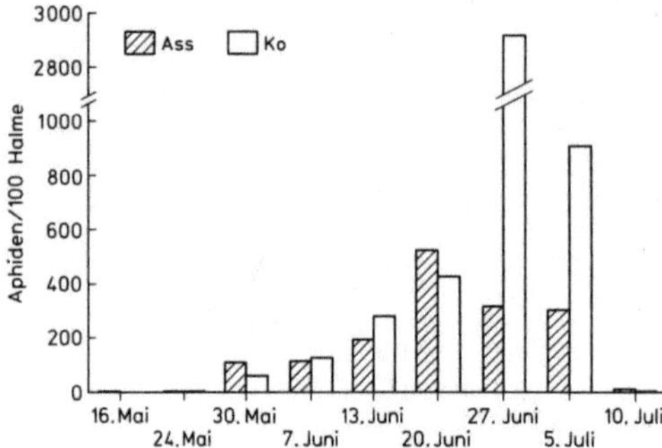

Abb. 5.65 Blattlausentwicklung in 10 m Feldtiefe eines Winterweizenschlages; in der Umgebung eines Ackerschonstreifens (Ass) treten weniger Blattläuse auf als auf der Kontrollseite (Ko). [Ruppert V., unveröffentlicht]

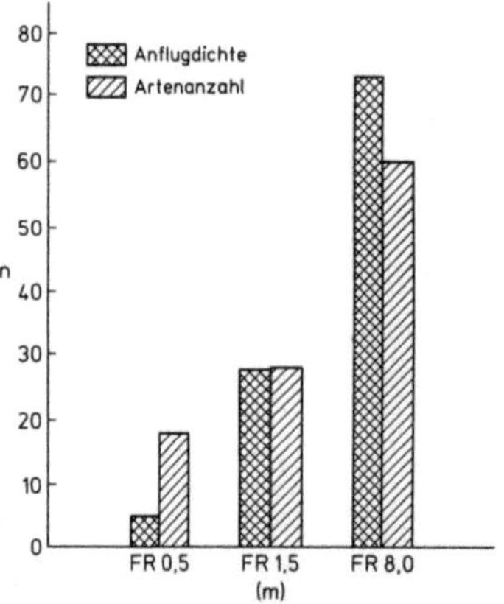

Abb. 5.66 Anflugdichte auf Blüten und Artendiversität von Schwebfliegen in drei verschieden breiten Feldrainen im Hessischen Ried: mit der Feldrainbreite steigt der Reichtum an Schwebfliegen. Aus [13]

kratzdistel, *Cirsium arvense*, Schafgarbe, *Achillea millefolium*, und andere Arten sind oft mit Blattläusen besiedelt[15] (Abb. 5.67), die nicht auf Kulturpflanzen übergehen, aber verschiedenen Parasiten und Räubern über schwierige Zeiten helfen. Die Besiedlung der Felder mit Nützlingen erfolgt von diesen Rückzugsgebieten aus. Von Hecken ist beschrieben, daß hier Pilzepidemien von Blattläusen ihren Ausgang nehmen.
Jedoch können auch Problemunkräuter, wie Klettenlabkraut, von Ackerschonstreifen und Feldrainen aus in das Feld eindringen. Ebenso finden Schädlinge und Pflanzenkrankheiten in Rainen und Hecken Überlebensmöglichkeiten. Unter ungünstigen Standortbedingugnen müssen Gegenmaßnahmen getroffen und Ackerschonstreifen aufgegeben werden. Zu bedenken ist, daß der Nachweis von Schädlingen in naturnahen Flächen nicht automatisch eine Gefahr bedeuten muß. Spezialisierte Gegenspieler brauchen gerade solche Reservoire, um überleben zu können. Ein Befall mit Schädlingen läßt sich sowieso kaum verhindern, auch nicht durch das in älteren Pflanzenbau-Lehrbüchern dringend empfohlene Beseitigen von Rainen. Im Gegenteil, dies bringt die notwendigen Gegenspieler meist eher in Gefahr. So wird Gewächshausbauern zur erfolgreichen biologischen Bekämpfung im Tomatenbau empfohlen, Schädlinge (!) und Nützlinge in abgestimmter Dosierung in den Pflanzenbestand einzubringen, um die Etablierung der Nützlinge zu sichern.
Nicht nur Nützlinge, auch pflanzenpathogene Bakterien und Pilze, insbesondere die übrigen Glieder der Lebensgemeinschaft, werden durch Umweltfaktoren in ihrer Entwicklung und Vermehrung beeinflußt. Eine Förderung der Antagonisten wird in bewährter Weise durch die Zufuhr von organischem Material in den Boden erreicht. Ist das C:N-Verhältnis der zugeführten Materialien weit, verursacht dies einen Stickstoffmangel im Boden, der Krankheitserreger mit geringer saprophytischer Konkurrenzkraft benachteiligt. Die Aktivierung von Saprophyten führt zu einer raschen Zersetzung der Ernterückstände und damit zur Ausschaltung von Infektionsquellen. Einige Krankheiterreger werden durch frische Stallmistgaben sogar gefördert, so daß keine allgemeingültigen Empfehlungen möglich sind. Dennoch läßt sich schlußfolgern, daß eine reich gegliederte, abwechslungsreiche Feldflur und ein aktives Bodenleben die Antagonisten von Schaderregern im allgemeinen fördern und zur Vorbeuge beitragen kann.

4.5.2 Nützlingsschonende Pflanzenschutzmittel

Soweit die Anwendung chemischer Pflanzenschutzmittel unerläßlich ist, kann die ordnungsgemäße Ausführung die Nutzorganismen schonen. Zur ordnungsgemäßen Ausführung gehören:

- Strikte Einhaltung der Gebrauchsanleitung einschließlich aller Auflagen der Biologischen Bundesanstalt für Land- und Forstwirtschaft.
- Wenn möglich, Unterschreiten der empfohlenen Aufwandmenge.
- Pflege der Spritzgeräte, insbesondere auch richtige Düseneinstellung zur Sicherung der gewünschten Dosierung.
- Vorschriftsmäßige Beseitigung von Spritzbrühresten und Verpackung. Am besten Spritzbrühe eher zu knapp bemessen und Teilstücke als Spritzfenster unbehandelt lassen, um die Notwendigkeit der Behandlung kritisch überprüfen zu können.
- Pflanzenschutzmittel nur dann anwenden, wenn ein Schaden zu erwarten ist; *Schadensschwellen* unbedingt beachten.
- Nach Möglichkeit *selektive, nützlingsschonende Pflanzenschutzmittel* wählen.

Ein wichtiger Beitrag zur ökotoxikologischen Bewertung von Pflanzenschutzmitteln ist die Entwicklung von Standortverfahren zur Prüfung der Wirkung auf Nutzorganismen. Für 19 räuberische und parasitische Arthropoden sind Richtlinien bzw. Entwürfe dafür ausgearbeitet, die Labor-, Halbfreiland- und Freilandteste umfassen.[16] Es mangelt noch an Verfahren für nützliche Mikroorganismen und für reprä-

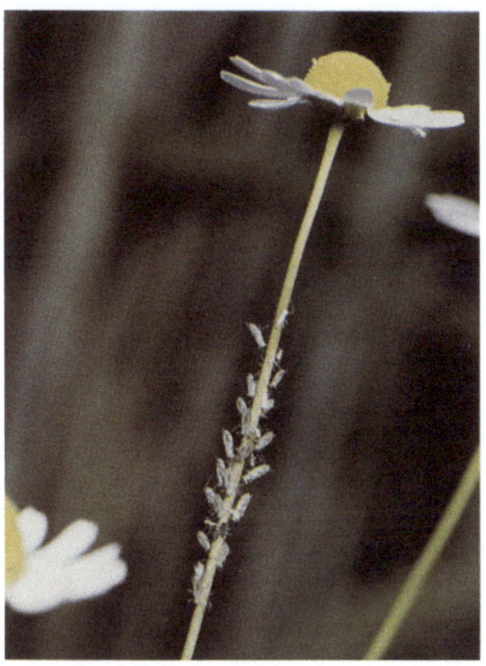

Abb. 5.67 Eine Kolonie der Blattlaus, Macrosiphus euphorbiae, auf einer Kamille. [Foto: BBA]

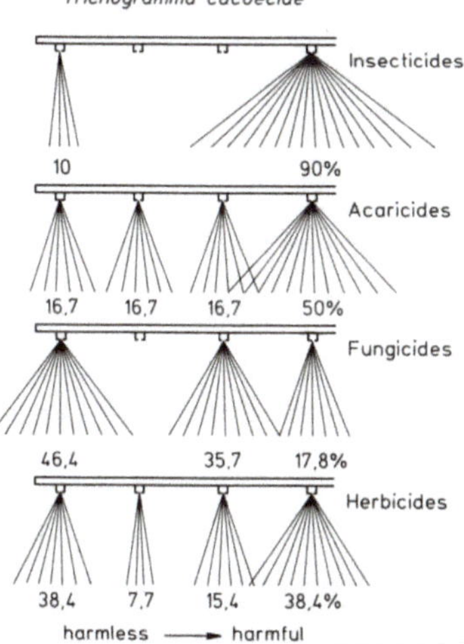

Abb. 5.68 Initialtoxizität von 77 Pflanzenschutzmitteln bei dem Eiparasiten Trichogramma cacoeciae, aufgeteilt in vier Klassen: unschädlich, schwach schädigend, mittelstark schädigend, stark schädigend [Aus Klingauf F. (1988), Ecological Bulletins 38: 74-81, nach: Hassan S.A. (1983), Nachrichtenbl. Deut. Pflanzenschutzd. 35: 21-25]

sentative Vertreter solcher Organismen, die im Rahmen des Artenschutzes, zur Erhaltung der Bodenfruchtbarkeit und der natürlichen Kreislaufprozesse besonders schutzwürdig sind. Prüfverfahren, die diese Organismengruppen betreffen, beziehen sich auf den insektenpathogenen Pilz *Verticillium lecanii*, den Regenwurm und einige andere Bodenorganismen. Seit dem 1. Dezember 1989 ist die Prüfung der Nebenwirkungen auf ausgewählte Nutzorganismen obligatorisch.

Seit einiger Zeit werden Pflanzenschutzmittel für den Weinbau auf Verträglichkeit für die Raubmilbe, *Typhlodromus pyri*, getestet. Die Bienenprüfung, die bereits seit langem obligatorisch durchgeführt wird, diente für die Anlage von Nebenwirkungsprüfungen als Vorbild. Wie Abbildung 5.68 zeigt, wirken nicht nur Insektizide, sondern teilweise auch Fungizide und Herbizide auf Nutzarthopoden schädigend. Unter den bisher durch die Arbeitsgruppe „Pesticides and Beneficial Organism“ der Internationalen Organisation für biologischen Pflanzenschutz getesteten Pflanzenschutzmitteln erwiesen sich rund 25 % gegenüber den meisten Nutzarthropoden als mehr oder minder unschädlich. Dabei wurden die Initialtoxität, aber auch eine mögliche Leistungsminderung der überlebenden Tiere geprüft.

4.6 Einfuhr von Nutzorganismen zum Zweck der Einbürgerung

Zahlreiche Schädlinge und Krankheitserreger sind mit der Einführung von Kulturpflanzen oder nachträglich in neue Gebiete eingeschleppt worden. Auch in Mitteleuropa sind zahlreiche Schaderreger ebenso wie ihre Wirtspflanze hier nicht ursprünglich heimisch. Dazu gehören wirtschaftlich so wichtige Arten wie Rübenvergilbungsvirus, Scharkavirus der Pflaume, Kraut- und Knollenfäule an Kartoffel, Echter Mehltau und Reblaus an Wein, Kartoffelkäfer und Kanadisches Berufskraut. Spektakulär war in jüngster Zeit die Einschleppung des Bakteriums *Erwinia amylovora*, des Erregers der Feuerbrand-Krankheit an Kernobst, *Cotoneaster* und anderen Pflanzen. Zuerst wurde die Krankheit 1971 in Norddeutschland beobachtet. Aus Sorge um das Obstanbaugebiet im Alten Land und das weitere Vordringen nach Süden wurden befallene Pflanzen auf Grundlage der Feuerbrandverordnung auf amtliche Veranlassung beseitigt und die Reste verbrannt. Diesen Eradikationsversuchen fielen zahlreiche Weißdornhecken zum Opfer, ohne allerdings langfristigen Erfolg zu bringen: das Bakterium hat inzwischen Süddeutschland erreicht.

Bei Schädlingen bietet sich ein erfolgreicherer Weg durch ein klassisches Verfahren des biologischen Pflanzenschutzes an, nämlich die Nachführung und Einbürgerung von spezifischen Antagonisten aus dem Ursprungsland. Diesem Verfahren liegt die Idee zugrunde, daß die Schädlinge im neuen Gebiet keine oder nur unvollkommen angepaßte Gegenspieler finden. Tatsächlich werden eingeschleppte Schädlinge in ihrer Heimat oft nicht so schädlich wie im Einschleppungsgebiet. Fehlende Gegenspieler sind die Ursache für den Siegeszug des Kartoffelkäfers quer durch Europa von West nach Ost. Die nachgeführten Nützlinge konnten sich den klimatischen Bedingungen nicht anpassen. Erfolgreicher war die Nachführung der parasitischen Blutlauszehrwespe, *Aphelinus mali*, zur Niederdrückung der Blutlaus, *Eriosoma lanigerum*. In Apfelanlagen, in denen die Zehrwespe nicht durch breit wirksame Pflanzenschutzmittel beeinträchtigt wird, ist die Blutlaus meist wenig schädlich. Allerdings kommt die Zehrwespe im Frühjahr oft zu früh aus dem Winterquartier und findet nicht genügend Wirtstiere zur Vermehrung. Das Auftreten des Nützlings koinzidiert unter den hiesigen klimatischen Bedingungen also nicht in wünschenswerter Weise mit dem Erscheinen des Schädlings, so daß dieser nicht immer ausreichend wirksam ist, um den Einsatz chemischer Bekämpfungmittel zu ersetzen. Durch selektive Mittel, wie die Bekämpfung der Obstmade mit Hilfe von Baculoviren, wird die Blutlauszehrwespe geschont.

Von durchgreifendem Erfolg war in Süddeutschland die Einführung der Schlupfwespe, *Prospaltella perniciosi*, gegen die San-José-Schildlaus, *Quadraspidiotus perniciosus*. Diese Schildlaus stammt vermutlich aus dem nördlichen China, Korea und der östlichen Sowjetunion. Verheerende Schäden richtete sie ab 1870 im Westen der USA an; Erstfunde stammten unter anderem aus der Nähe der Stadt San José in Kalifornien. Um die Jahrhundertwende wurde starker Befall aus dem Osten der USA gemeldet. Während des zweiten Weltkrieges wurde der Schädling vermutlich über Frankreich nach Südwestdeutschland verschleppt, wo er sich in den Streuobstgebieten beiderseits des Rheins auf Johannisbeere und Apfel rasch verbreitete.

Nach Neuffer[17] waren im Jahr 1954 in 205 Gemeinden in Baden-Württemberg, Rheinland-Pfalz und Südhessen 80 bis 100 % der Obstbäume befallen. Für die Winterspritzung im badischen Befallsgebiet wurden etwa 13 Mio. Liter Spritzbrühe bezuschußt: 320 t Carboöl, 173 t Gelböle und 8 t Mineralöl. Darüber hinaus wurden Rodungsprämien gezahlt. Im Kreis Bühl wurden 1960 ca. 7.000 Obstbäume und 12.500 Johannisbeersträucher geopfert. Aufgrund der Erfolge in den USA wurde *Prospatella perniciosi* von der Landesanstalt für Pflanzenschutz in Stuttgart in Baden-Württemberg verbreitet. Die Tiere stammten aus verschiedenen US-Staaten, teilweise auch aus China und der UdSSR. Etwa 30 Mio. Parasiten wurden in 62 Gemeinden in der Zeit von 1954 bis 1975 freigelassen. In Teilen Baden-Württembergs, Südhessens und von Rheinland-Pfalz konnte die Schlupfwespe erfolgreich angesiedelt werden, ebenso in der Schweiz und im Elsaß aufgrund entsprechender Aktivitäten. Durch diese Maßnahmen konnten die weitere Verbreitung und der Schaden der San-José-Schildlaus bis heute gestoppt werden und chemische Bekämpfungen überflüssig machen.

Weltweit sind über 500 erfolgreiche Einbürgerungen von Nützlingen beschrieben. Die weitaus meisten liegen in den Subtropen und Tropen. Gegenüber chemischen und anderen Bekämpfungsverfahren sichert die gelungene Einbürgerung effektiver Nützlinge eine dauerhafte Begrenzung des Schädlings. Ein Beispiel ist die anhaltend erfolgreiche Bekämpfung der Citrus-Schildlaus, *Icerya purchasi*, in Kalifornien durch den aus Australien 1889 eingeführten Marienkäfer, *Rodolia cardinalis*. Das bei uns meist unauffällige Rothalsige Getreidehähnchen, *Oulema melanopus*, führt durch Verschleppung in die zentralen und östlichen Gebiete der USA zu teilweise bedeutenden Schäden. Durch nachgeholte Parasiten aus Europa konnte der Schädling in vielen Gebieten zurückgedrängt werden.

Von wegweisender Bedeutung war die Einbürgerung des durch Huger (1963) in Malaysia entdeckten Virus des Indischen Nashornkäfers in den süd- und südostpazifischen Raum. Der gefährliche Palmenschädling bedrohte die Lebensgrundlage der Bevölkerung und konnte erst durch die Verbreitung des Virus, das schnell in den verschleppten Nashornkäfer-Populationen Fuß faßte, anhaltend bekämpft werden[18]. Bis heute tritt der Schädling z. B. in Samoa nur in unbedeutender Anzahl auf. Mögliche ökologische Schäden durch großflächige chemische Bekämpfungsaktionen konnten vermieden werden. Wichtig als soziale Komponente ist die Hilfe für arme Bauern, die sich aufwendige Bekämpfungsaktionen nicht leisten können und von der selbsttätigen Wirkung eingebürgerter Nützlinge profitieren.

Erfolgreiche Einbürgerungsbeispiele aus jüngster Zeit richten sich gegen die Maniokschmierlaus, *Phenacoccus manihoti*, und die Mangoschmierlaus, *Rastrococcus invadens*, in Westafrika. Die Maniokschmierlaus war Anfang der 70er Jahre aus Südamerika eingeschleppt worden, wo sie sich rasch ausbreitete und zum wichtigsten Schädlings des Maniokenbaumes wurde. Maniok (Cassava) ist ein Grundnahrungsmittel der ländlichen Bevölkerung. Der Knollenertrag ging bis um 80 % zurück. Die Mangoschmierlaus wurde als neuer Schädling 1981 zuerst in Togo identifiziert. Der Schädling stammt aus dem Orient und ist ausgesprochen polyphag und tritt an mehr als 40 Wirtspflanzenarten aus 22 Familien auf. Bedeutende Schäden werden an Citrus und Mango verursacht. Auch hier wurden Ernteausfälle bis zu 80 % und mehr gemessen. Die starken Honigtauausscheidungen der Schmierlaus überziehen die Blätter und bieten Rußtaupilzen günstige Entwicklungsmöglichkeiten. Dadurch hemmen sie die Photosynthese und führen nicht nur zu einer Verringerung des Ertrages, sondern stellen auch die Funktion der großen Mangobäume als Schattenspender und soziale Zentren in Frage.

Beide Schädlinge haben in ihrer Heimat nur geringe Bedeutung. Durch internationale Hilfe u. a. von seiten der Food and Agriculture Organization (FAO) der Vereinten Nationen und der Deutschen Gesellschaft für Technische Zusammenarbeit (GTZ) wurden in den Ursprungsregionen der Schädlinge nach wirksamen Gegenspielern gesucht. Als spezifische Parasiten, die sich von dem jeweiligen Schädling ernähren, wurden *Epidinocarsis lopezi* aus Südamerika zuerst 1981 in Nigeria gegen die Maniokschmierlaus und *Gyranusoidea tebygi* aus Indien zuerst 1987 in Togo gegen die Mangoschmierlaus eingeführt.[19,20] Beide Nützlinge sind außerordentlich erfolgreich. Der Parasit der Mangoschmierlaus wurde anfangs nur an einem Ort freigelassen. Dadurch konnte die Ausschreitungsgeschwindigkeit gemessen werden, die mit 100 km pro Jahr für die Fachwelt unerwartet schnell verlief. Der Zustand der befallenen Kulturen besserte sich fast zusehends und Bäume, die schon gefällt werden sollten, begrünten sich wieder.

Mögliche negative Nebenwirkungen der Nützlings-Freilassungen wurden im Vorfeld eingehend untersucht. Wichtigste Voraussetzung für die Einbürgerung von Nützlingen aus fremden Faunengebieten ist der Nachweis einer hohen Wirtsspezifität der Parasiten. In den Pioniertagen des biologischen Pflanzenschutzes wurde dies nicht immer genügend beachtet, so daß sich einige Einbürgerungen nachträglich als ambivalent oder als überwiegend nachteilig erwiesen, wie z. B. der zur Rattenbekämpfung in Zuckerrohrplantagen von Jamaica eingebürgerte Mungo, der neben Ratten auch Reptilien und Hühnern nachstellt und Eigelege von Vögeln ausraubt.

Trotz vielfältiger Vorsorgeuntersuchungen stößt die Nachführung von Nützlingen zunehmend auf Zweifel, da die Verfrachtung von Pflanzen und Tieren aus fremden Regionen aus konservativen Gründen grundsätzlich abgelehnt wird. Für die Einbürgerung spricht, daß es sich um die Nachführung von Gegenspielern eingeschleppter Schädlinge handelt und daß eingehende ökologische und biologische Forschungen eine Risikoabschätzung gestatten. Dabei ist auch zu bedenken, welche ökologischen Probleme eingeschleppte Schädlinge und andere Bekämpfungsverfahren verursachen. Bei dem heutigen Personentransfer und Güteraustausch sind ungewollte Einbürgerungen fremder Organismen nicht zu verhindern. Es wird geschätzt, daß trotz schärfster Quarantäne-Bestimmungen (auch für Touristen) jährlich durchschnittlich drei neue Arten nach Hawaii verschleppt werden. Dies relativiert die Problematik von kontrollierten Nachführungen zum Zweck des biologischen Pflanzenschutzes.

Die Wirtschaftlichkeit der Einbürgerungsmaßnahmen wurde bisher kaum untersucht. Da es sich günstigenfalls um eine langfristige erfolgreiche Bekämpfung des Schädlings handelt, wurde ökonomische Vorteilhaftigkeit einfach vorausgesetzt. Bei den eingeführten Nützlingen handelt es sich nicht um ein übliches Marktprodukt. Der Zwang, Fördergelder für die Voruntersuchungen und die Durchführung zu erhalten, macht eine nähere Kalkulation erforderlich. Im Falle der biologischen Bekämpfung des 1980 nach West-Samoa eingeschleppten Kokospalmen-Käfers, *Brontispa longissima*, konnte die Wirtschaftlichkeit der Einbürgerung von Parasiten auf einzelbetrieblicher und nationaler Ebene gezeigt werden[21]. Nach anfänglich hohen Kosten für Sammeln, Transport, Massenzucht und Freilassung der Nützlinge in Höhe von 450.000 DM war das Projekt bereits ab dem vierten Jahr wirtschaftlich. Die interne Verzinsung des eingesetzten Kapitals beträgt nach 10jähriger Laufzeit über 40 %.

4.7 Massenzucht und Ausbringung von Nutzorganismen

Oft entwickeln sich die Gegenspieler von Schädlingen in der freien Natur nicht ausreichend oder nicht rechtzeitig genug, so daß sie durch Massenzuchten vermehrt und ausgebracht werden müssen. Versuche zur bewußten Anwendung von Mikroorganismen erfolgten bereits in der ersten Hälfte des 19. Jahrhunderts in Europa, unter anderem mit dem für eine Reihe von Schadinsekten infektiösen Pilz *Metarhizium anisopliae*. In der ersten Hälfte dieses Jahrhunderts wurde erfolgreich mit Viren zur Bekämpfung der im Forst schädlichen Larven von Blattwespen experimentiert. Eine Übersicht über die in der Bundesrepublik Deutschland im Handel erhältlichen Nutzorganismen gibt Tabelle 5.12.

Tabelle 5.12 Verfahren des biologischen Pflanzenschutzes mit Nutzorganismen in Deutschland

a) In die Praxis eingeführte Verfahren:

Nutzorganismus	Schädling
Bacillus thuringiensis	zahlreiche Schmetterlingsarten im Forst im Gemüse-, Obst- und Zierpflanzenbau im Ackerbau (Maiszünsler) im Weinbau (Traubenwickler)
Trichogramma-Schlupfwespen	Maiszünsler Wickler im Obstbau
Encarsia-Schlupfwespe	Weiße Fliege (unter Glas)
Phytoseiulus-Raubmilben	Spinnmilben (unter Glas)
Aphidoletes-Gallmücken	Blattläuse (unter Glas)
Florfliegen	Blattläuse
Heterorhabditis-Nematoden	Dickmaulrüßler

b) Verfahren kurz vor der Praxisreife (Produktion, Verfügbarkeit oder Zulassung fehlen):

Nutzorganismus	Schädling
Kernpolyederviren	Kohleule Schwammspinner Rotgelbe Kiefernbuschhornblattwespe
Granuloseviren	Apfelwickler
Bacillus thuringiensis subsp. tenebrionis	Kartoffelkäfer
Verticillium lecanii (insektenpathogener Pilz)	Blattläuse Weiße Fliege (unter Glas)
Metarhizium anisopliae (insektenpathogener Pilz)	Dickmaulrüßler
Beauveria brongniartii (insektenpathogener Pilz)	Maikäfer
Trichogramma-Schlupfwespen	Kohleule, Kohlweißling
Amblyseius-Raubmilben	Trips tabaci (unter Glas)

c) Verfahren im Versuchsstadium:

Nutzorganismus	Schädling
Kernpolyederviren	Erdraupen Nonne
Granuloseviren	Erdraupen Erbsenwickler Kiefernknospentriebwickler
Bacillus thuringiensis	Kohleule Erdraupen
Streptomyces spp. (Bakterium)	Bodenpilze (unter Glas)
Trichoderma spp. (antagonistischer Pilz)	Bleiglanz (Obstbau)
Arthrobotris irregularis (nematodenfangender Pilz)	Schad-Nematoden (unter Glas)
Aschersonia aleyrodis (insektenpathogener Pilz)	Weiße Fliege (unter Glas)
Nematoden (Fadenwürmer)	Erdraupen Glasflügler

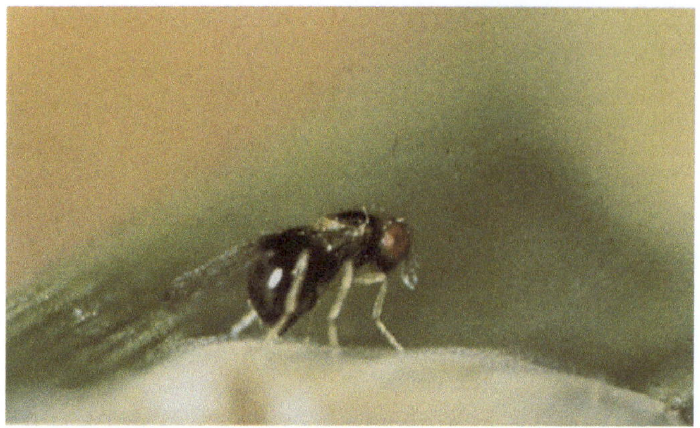

Abb. 5.69 Ein Weibchen des Eiparasiten Trichogramma evanescens belegt ein Eigelege des Maiszünslers. [Foto: BBA]

4.7.1 Anwendung von Eiparasiten der Gattung Trichogramma

Ende der 70er Jahre wurden am Institut für Biologische Schädlingsbekämpfung der Biologischen Bundesanstalt Versuche zur Bekämpfung des Maiszünslers, *Ostrinia nubilalis*, mit Hilfe des Eiparasiten *Trichogramma evanescens* aufgenommen. Dabei konnte auf langjährige Versuche zur Massenzucht der Schlupfwespe und verschiedentlicher Experimente zur Nutzung gegen Apfelwickler und andere Schädlinge zurückgegriffen werden.

Bis zur Praxisreife waren rund 8 bis 10 Jahre Entwicklungszeit notwendig. Dies entspricht den Erfahrungen mit anderen biologischen Verfahren. Diese Entwicklungsdauer gleicht weitgehend der Zeitdauer zur Entwicklung eines praxisreifen chemischen Pflanzenschutzverfahrens. Die Entwicklungskosten lagen im Falle von *T. evanescens* bei etwa 1,5 Mio. DM. Die Entwicklungskosten für andere biologische Verfahren können wesentlich höher liegen. Für die Entwicklung eines Präparates auf der Basis von *Verticillium lecanii* wurden seitens einer englischen Firma Kosten bis zu 5 Mio. DM veranschlagt. In anderen Fällen mögen noch höhere Kosten entstehen. Im Vergleich zu chemisch-synthetischen Produkten, für die Entwicklungskosten von 100 bis 150 Mio. DM pro Wirkstoff veranschlagt werden, sind die Kosten gering. Dabei ist allerdings zu bedenken, daß die biologischen Agenzien nur gegen wenige Schadorganismen eingesetzt werden können und daß der Markt für Pflanzenschutzmittel bereits weitgehend komplettiert ist und die Entwicklung wirksamer bzw. umweltschonender und erfolgreicher Mittel schwierig ist. Dagegen kann der biologische Pflanzenschutz noch auf offenliegende Erkenntnisse zurückgreifen.

Von den biologischen Eigenschaften her ist *T. evanescens* für den Pflanzenschutz besonders geeignet, da er als Eiparasit den Schädling frühzeitig vor Beginn des Schadfraßes bekämpft: Der Parasit legt seine Eier in die des Maiszünslers (Abb. 5.69); anstelle des Maiszünslers entwickelt sich je Wirtsei eine Parasitenlarve, die mit dem winzigen Nahrungsvorrat auskommen muß, sich im Wirtsei verpuppt und das Maiszünslerei als erwachsener Parasit verläßt. Die Massenzucht erfolgt in der Bundesrepublik Deutschland in Eiern der Getreidemotte, *Sitotroga cerealella*. Die Getreidemotteneier lassen sich verhältnismäßig preiswert gewinnen, da sich Getreidemotten in Getreidekörnern gut züchten lassen. Die Getreidemotteneier werden dem Parasiten zur Eiablage angeboten und - noch bevor der Parasit schlüpft - auf Freilassungsrähmchen oder auf die Innenseite von Kartonkapseln mit Schlupflöchern aufgeklebt. Eine kurzfristige Vorratshaltung durch Kühllagerung ist nur begrenzte Zeit und für wenige Wochen möglich, so daß gezielte Bestellungen notwendig sind.

Zur Sicherung des Erfolges ist die rechtzeitige Ausbringung der parasitierten Mehlmotteneier wichtig, denn die schlüpfenden Parasiten müssen auf die Eier der Maiszünsler treffen. Der Beginn der Flug- und Eiablageperiode der Schädlinge, die etwa 3 bis 4 Wochen anhält, wird mittels Licht- und Pheromonfallen oder durch visuelle Kontrolle der Eigelege festgestellt. Beginnend mit der 9. Reihe Mais werden Eikärtchen alle 18 Reihen (etwa 14 m) im Abstand von 12 bis 14 m (entspricht rund 18 Schritten) an die Maispflanze gehängt. Pro Hektar werden 50 Kärtchen ausgebracht. Insgesamt werden etwa 150.00 parasitierte Mehlmotteneier in zwei Schüben zum frühesten Beginn des Maiszünsler-Fluges und etwa 10 Tage später zum Höhepunkt der Eiablage des Schädlings gebracht. Die Wirkungsdauer wird dadurch verlängert, daß parasitierte Eier in verschiedenen Entwicklungsstadien des Parasiten ausgebracht werden, die in Wellen nacheinander schlüpfen. Durch die Freilassung des Parasiten lassen sich im Mittel 70 % des Schädlingsbefalls verhindern[22].

Die Schadensschwelle der Maiszünslerbekämpfung liegt bei etwa 4 % bzw. 80 bis 90 DM Ertragsausfall. Dies entspricht den Kosten der chemischen Bekämpfung mit einem insektiziden Pyrethroid. Die Ausbringung von *T. evanescens* kostet etwa 160 DM für die Parasiten und 20 DM für die Ausbringung, insgesamt rund doppelt soviel wie die chemische Behandlung. Durch einen Zuschuß einiger Bundesländer von 100 DM werden die Kosten des Parasteneinsatzes auf die einer chemischen Behandlung gesenkt. Eine Bekämpfung des Maiszünslers lohnt sich nur bei Körner- und Süßmais. Von den rund 20.000 ha in der Bundesrepublik Deutschland werden zur Zeit etwa 4.000 ha (= 20 %) biologisch behandelt. Die Nützlin-

ge werden durch die Schlupfwespen geschont, damit erreicht die Entwicklung von Blattläusen und Spinnmilben in aller Regel nicht die Schadensschwelle.
Zur Zeit gibt es Versuche, *Trichogramma*-Arten auch zur Bekämpfung des Apfelwicklers, der Apfelschalenwickler und der Traubenwickler zu nutzen. Grundsätzlich bieten sich auch Möglichkeiten zur Bekämpfung von Schadschmetterlingen im Kohlanbau. Bisher sind die Anwendungen jedoch im Erfolg noch ungewiß und teuer. Auf den Philippinen wird *T. evanescens* zur Bekämpfung des Asiatischen Maiszünslers, *Ostrinia furnacalis*, in ähnlicher Weise wie gegen den Europäischen Maiszünsler angewendet. Trotz der viel höheren Eiablage und mehrerer Generationen im Jahr ist der Parasiteneinsatz erfolgreich. Es ist sogar wahrscheinlich, daß sich die Nützlinge in dem warmen Klima regional ausreichend vermehren, so daß sich die Zahl der Anwendungen einschränken ließe. Das Verfahren würde demnach einer Einbürgerung ähneln. Im Rahmen eines deutschen Entwicklungshilfeprojektes der Deutschen Gesellschaft für Technische Zusammenarbeit (GTZ) wird die Anwendung der Parasiten intensiv erprobt.

4.7.2 Biologische Schädlingsbekämpfung im Unterglasanbau

Im Unterglasanbau lassen sich Temperatur und Feuchte in für die Nutzorganismen geeigneter Weise steuern. Die Raubmilbe, *Phytoseiulus persimilis*, wird in Westeuropa jährlich auf rund 1.000 ha Gurken, 120 ha Tomaten und 50 ha Paprika, Eierfrucht und Melone gegen Spinnmilben eingesetzt (Abb. 5.70). Ein weiterer wichtiger Schädling, die Weiße Fliege, *Trialeurodes vaporariorum*, wird im Unterglasanbau mit Hilfe des Parasiten *Encarsia formosa* bekämpft. Dieser Parasit wird in Westeuropa derzeit in rund 1.00 ha Tomaten und 130 ha Gurken eingesetzt. Beide Nützlinge werden durch mehrere deutsche Firmen vermarktet. Seit 1987 wird in der Bundesrepublik auch die Gallmücke, *Aphidoletes aphidimyza*, vertrieben, deren Larven Blattläuse mit einem Gift töten und anschließend aussaugen.
Wie bei *T. evanescens* gilt auch bei den drei zuletzt genannten Nützlingen für den Unterglasanbau ein frühzeitiger Einsatz als erfolgsentscheidend. Bei stärkerem Befall kommen die Nützlinge in ihrer Vermehrung nicht mehr ausreichend nach. Die Temperaturen sollten für die Raubmilbe und den Parasiten der Weißen Fliege bei 18 °C und höher liegen. Die Gallmücke ist am wirksamsten bei Temperaturen zwischen 20 und 25 °C und hoher Luftfeuchte. Die Nützlinge können sich im Gewächshaus vermehren und nachhaltig wirken.[23] Soweit Pilzkrankheiten bei den Kulturpflanzen bekämpft werden müssen, sind solche Fungizide zu wählen, die den Nützlingen nicht schaden. Schwieriger wird es beim Auftreten weiterer Schädlinge, wie Thripsen und Minierfliegen: die wirksamen Insektizide können auch die Nützlinge schädigen. Umgekehrt können notwendige Insektizidanwendungen auch die Nützlinge überflüssig machen, da die Mittelwirkung meist breit genug ist. Der biologische Pflanzenschutz hat also nur dann eine Chance, wenn er sich in das Pflanzenschutzsystem einer Kultur gut integrieren läßt. Die Verfügbarkeit eines biologischen Verfahrens sagt demnach noch nichts über seine Anwendung aus. Die dauerhafte Etablierung der biologischen Bekämpfung im Unterglasanbau hängt sehr davon ab, wieweit sich wirksame Nützlinge gegen Thripsen, Minierfliegen und auch Blattläuse finden lassen.

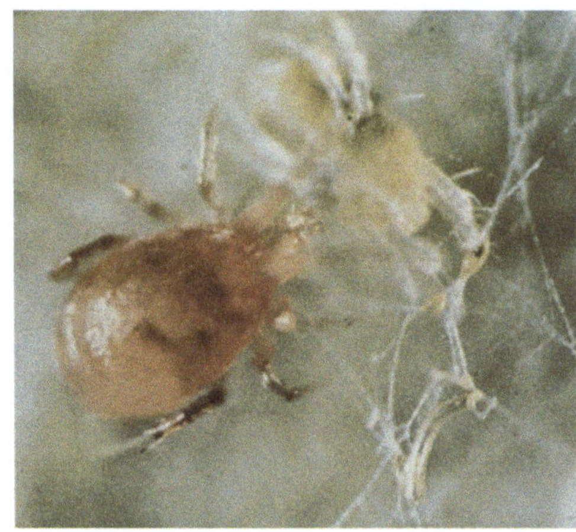

Abb. 5.70 Die Raubmilbe, Phytoseiulus persimilis, erbeutet eine Spinnmilbe, Tetranychus urticae. [Foto: BBA]

4.7.3 Insektenviren

Von den verschiedenen, aus erkrankten Insekten isolierten Viren sind Vertreter der Baculoviren und der Cytoplasmapolyederviren für den biologischen Pflanzenschutz besonders geeignet, da der Wirtsbereich dieser Viren meist auf eine Insektenordnung beschränkt ist. Die Baculoviren enthalten als genetisches Material DNA und man unterscheidet:

- Granuloseviren mit einem Virusteilchen (Virion) in einem proteinhaltigen Einschließungskörper (Granulum), z. B. bei Apfelwickler, Lärchenwickler,
- Kernpolyederviren mit bis zu 100 Virionen pro Einschließungskörper, z. B. bei Nonne, Kohleule, Schwammspinner,
- freie Virionen ohne Einschließungskörper, z. B. bei Indischem Nashornkäfer,
- Cytoplasmaederviren mit RNA und über 100 Virionen pro Einschließungskörper; z. B. beim Pinienprozessionsspinner.

Die Insektenviren sind oft am Zusammenbruch von Massenvermehrungen ihrer Wirtsinsekten wesentlich beteiligt. Mit der guten Wirksamkeit einher geht eine hohe Spezifität. Das in der Bundesrepublik Deutschland kürzlich als Pflanzenschutzmittel zugelassene, aber noch nicht auf dem Markt käufliche Granulosevirus des Apfelwicklers infiziert nur noch einige verwandte Wicklerarten. Dadurch ist es als sehr nützlingsschonend einzustufen. Mit dem Virus behandelte Apfelplantagen zeigen in der Regel keine Spinnmilbenschäden, da ihre wichtigsten Gegenspieler, die Raubmilben, durch den Viruseinsatz völlig verschont bleiben. Die Virusproduktion ist vorerst

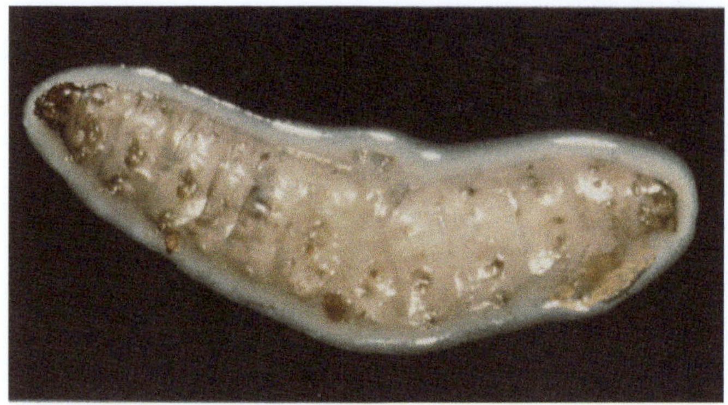

Abb. 5.71 Virusinfizierte Obstmade [Foto: BBA]

noch an den lebenden Wirt gebunden. Im Falle des Apfelwickler-Granulosevirus müssen dazu Obstmadenlarven auf Kunstfutter aufgezogen und dann mit dem Virus infiziert werden (Abb. 5.71). Die in einer Larve produzierte Virusmenge reicht aus, um einen Apfelbaum vor Befall zu schützen. Die Ausbringung kann wie bei einem chemischen Pflanzenschutzmittel erfolgen. Das Virus muß von der aus dem Ei schlüpfenden Obstmade beim Fressen aufgenommen werden, bevor sie im Apfel verschwindet und dem Zugriff entgeht. Die Anwendung erfolgt also üblicherweise erstmals 5 bis 10 Tage nach dem ersten Flugmaximum der überwinterten Faltergeneration. Der Flugverlauf wird mit Hilfe von Pheromonfallen festgestellt.[24]

Zur Bekämpfung heimischer Schädlinge könnten weitere Baculoviren genutzt werden. Weit vorangetrieben ist die Entwicklung der spezifischen Viren gegen mehrere Forstschädlinge und gegen die Kohleule. Jedoch steht einer Kommerzialisierung der geringe Bedarf an diesen hochselektiven Bekämpfungsmitteln entgegen. Eine Produktion und Vermarktung ist derzeit noch nicht wirtschaftlich. Es ist zu hoffen, daß das Apfelwickler-Granulosevirus nach der Markteinführung einen möglichst breiten Absatz findet, um die vielfältigen Anstrengungen für die Entwicklung dieses ersten biologischen Virus-Präparates in der Bundesrepublik zu lohnen.

4.7.4 Bacillus thuringiensis gegen schädliche Raupen, Kartoffelkäfer und Mücken

Von größerer Bedeutung im biologischen Pflanzenschutz ist der *Bacillus thuringiensis*, der aus erkrankten Mehlmotten einer Mühle in Thüringen von dem Biologen Berliner isoliert und im Jahre 1911 beschrieben wurde. Inzwischen sind drei Pathotypen bekannt:

- Pathotyp A: wirksam gegen eine Reihe von Schmetterlingsraupen, besonders aus der Familie der Weißlinge und Spanner (z. B. Kohlweißling, Frostspanner, Gespinstmotten, Traubenwickler)
- Pathotyp B: *B. thuringiensis israelensis* gegen Stechmücken
- Pathotyp C: *B. thuringiensis tenebrionis* gegen Käfer, besonders aus der Familie der Blattkäfer (z. B. Kartoffelkäfer)

Das Insektenpathogen muß von den Schädlingen mit der Nahrung aufgenommen werden. Es führt alsbald zum Fraßstopp und nach 1 bis 2 Tagen zum Tod. Die Wirkung beruht auf einem kristallinen Einschließkörper, der sich unter geeigneten Bedingungen neben der Spore bildet. Im Darmsaft empfindlicher Zielorganismen lösen sich die Kristalle, und das freiwerdende Toxin schädigt und zerstört die Darmwandzellen. Die aus den Sporen auskeimenden Bakterienzellen dringen zusammen mit den Bakterien der Darmflora in die Leibeshöhle der Schädlingslarve ein und führen zu einer tödlichen Sepsis.

Das Pathogen kann mit den üblichen Spritzgeräten ausgebracht werden. Für eine hohe Wirkung ist es wichtig, das die Stellen der Pflanze mit dem Agens gut benetzt werden, an denen die Schädlinge fressen. Von den meisten Insektenlarven sind die Junglarven empfindlicher als die älteren Larven. Die Produktion des *B. thuringiensis* erfolgt in Fermentern. Da der Preis über dem von Insektiziden liegt und das Mittel selektiv nur bestimmte Schädlinge erfaßt, werden Präparate auf der Basis von *B. thuringiensis* nur auf etwa 2 % der möglichen Gesamtfläche von 100.00 ha in der Bundesrepublik Deutschland eingesetzt. Besonders die Anwendungsbereiche im Forst, im öffentlichen Grün, im Weinbau und im Gartenbau einschließlich der Haus- und Kleingärten werden derzeit nicht ausgeschöpft.[25]

4.7.5 Insektenpathogene Pilze

Unter den zahlreichen insektenpathogenen Pilzen sind wegen der guten Erfolge u. a. *Beauveria bassiana* und *Metarhizium anisopliae* bekannt geworden. Gegen die Eindringlinge des Feldmaikäfers wurde mit guter Wirkung der Pilz *Beauveria brongniartii* versuchsweise in der Schweiz und in der Bundesrepublik Deutschland eingesetzt. *M. anisopliae* ist wie viele andere insektenpathogene Pilze, die in ihrer Entwicklung an hohe Feuchte gebunden sind, besonders zur Bekämpfung von bodenbürtigen Schädlingen geeignet, wie z. B. die in Erdbeerkulturen oder in Dachterrassenbepflanzungen schädlichen Dickmaulrüßler, *Otiorhynchus sulcatus* (Abb. 5.72).[26] Bisher ist noch kein Präparat auf der Basis eines insektenpathogenen Pilzes in der Bundesrepublik im Handel.

4.7.6 Die biologische Bekämpfung von Pflanzenkrankheiten

Von phytopathogenen Bakterien und Pilzen sind zahlreiche antagonistische Mikroorganismen beschrieben und in Versuchen erprobt worden. Zum Schutz vor dem Erreger der bakteriellen Weichfäule an Kartoffeln, *Erwinia carotovora*, wurde das Pflanzengut mit fluoreszierenden Pseudomonaden behandelt. Zusammen mit vorbeugenden Hygienemaßnahmen ließ sich der Befall wirksam reduzieren. Fluoreszierende Pseudomonaden wurden auch zur Beizung von Getreidesaatgut gegen den Erreger der Schwarzbeinigkeit an Getreide, *Ophiobolus graminis*, mit Erfolg verwendet.

Bestimmte Stämme des Bakteriums *Pseudomonas syringae* und des Pilzes *Trichoderma viride* wirken gegen den Erreger des Ulmensterbens, *Ceratocystis ulmi*. Mit den Antagonisten präparierte Pellets werden in kleine Bohrlöcher in den Stamm gefährdeter oder erkrankter Ulmen eingeführt, von wo sie sich in den Gefäßen ausbreiten und das Pathogen verdrängen sollen. Das Ulmensterben rafft zur Zeit in Mitteleuropa die Ulmenbestände und wertvolle Baumdenkmale in Parks und Anlagen dahin. Der Erreger wird durch die Ulmensplintkäfer, *Scolytus* spec., verbreitet. Bisherige Bekämpfungsversuche, die sich gegen die Vektoren richteten, blieben erfolglos. Besondere Hoffnungen richten sich deshalb auf die antagonistischen Mikroorganismen, die sich aber nur teilweise erfüllt haben. Aus England und Schweden werden Erfolge berichtet, während die Versuchsergebnisse in Deutschland vielleicht wegen eines zu hohen Befallsdrucks nicht befriedigten.[27]

Besondere Puplizität hat der Stamm K 84 des Bakteriums *Agrobacterium radiobacter* pv. *radiobacter* erhalten, der beim Erreger des Wurzelkropfes, *A. tumefaciens* pv. *tumefaciens*, die DNA-Synthese blockiert. Seit Anfang der 70er Jahre wird ein entsprechendes Präparat weltweit vertrieben und im Obstbau und in Baumschulen gegen den gefürchteten Wurzelkropf verwendet. Auch hier ist das Erregerspektrum in Deutschland nicht für diesen Antagonisten empfindlich, so daß Versuche mit dem Präparat weitgehend erfolglos blieben.

Zahlreiche Untersuchungen wurden mit *Trichoderma viride*, *T. harzianum* und anderen *Trichoderma*-Arten durchgeführt. Dabei erwiesen sich die Pilze dieser Gattung als wirksame Antagonisten gegenüber einer Reihe bodenbürtiger Schaderreger. Hier liegen noch wichtige Aufgaben für die Entwicklung praktikabler Bekämpfungsverfahren.

Bis zur Praxisreife wurde der Einsatz des hyperparasitischen Pilzes *Ampelomyces quisqualis* zur Bekämpfung des Mehltaupilzes *Spaerotheca fuliginea* an Gewächshausgurken entwickelt. Der Hyperparasit siedelt sich auf Mehltaupusteln an und vernichtet sie. Eine gute Wirkung ist allerdings nur bei Temperaturen zwischen 20 und 24 °C und längerwährender hoher relativer Luftfeuchte zu erreichen. Die Anwendung des hyperparasitischen Pilzes hat sich deshalb in der Praxis bisher nicht durchsetzen können.

4.8 Anwendung von Naturstoffen

4.8.1 Pheromone

Die Pheromone sind Signalstoffe, die der Kommunikation zwischen den Individuen einer Art dienen. Sie wirken u. a. als Lockstoff auf Geschlechtspartner oder Artgenossen, markieren Spuren und Reviere oder warnen die Nachbartiere vor Gefahren. Die von Schmetterlingsweibchen produzierten Sexualpheromone zur Anlockung von Männchen der gleichen Art werden im Pflanzenschutz seit etwa 20 Jahren zur Prognose genutzt. Das artspezifische Pheromon wird in gummiartige Substanzen aufgesogen bzw. in durchlässige Kunststoff-Kapseln oder Kapillaren eingeschlossen, von wo es allmählich in die Umgebung abgegeben wird. Durch Einhängen oder Einlegen in Klebefallen werden die mittels Pheromon angelockten Männchen gefangen. Die Fallen wirken recht selektiv, und die gefangenen Falter geben Hinweise auf den Flugbeginn und -verlauf. Sie dienen damit dem Warndienst und der zeitlich gezielten Anwendung von Schutzmaßnahmen. Es werden Fallen

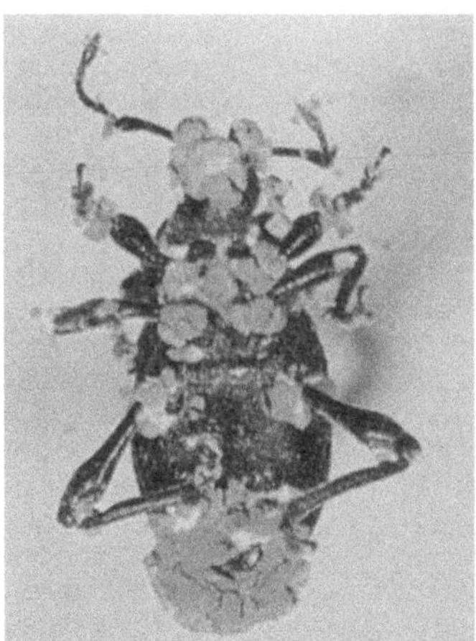

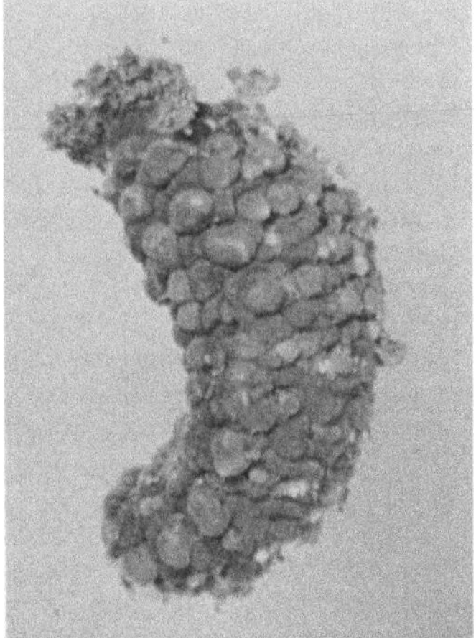

Abb. 5.72 Käfer und Larve des Gefurchten Dickmaulrüßlers, Otiorhynchus sulcatus, durch den Pilz Metarhizium anisopliae befallen. [Foto: BBA]

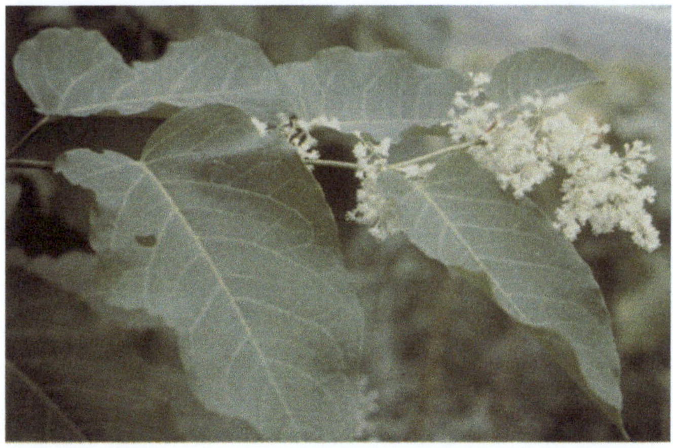

Abb. 5.73 Sachalin-Staudenknöterich, Reynoutria sachalinensis. Vorbeugende Behandlung mit einem 1%igen Tee aus getrockneten und zermahlenen Blättern stärkt die Widerstandskraft gegen Echten Mehltau an Gurken und Begonien. [Foto: BBA]

für Apfel-, Apfelschalen- und Pflaumenwickler angeboten. Teilweise lassen sich große Mengen an Männchen wegfangen. Für die Bekämpfung genügt der Massenfang jedoch nur unter günstigen Bedingungen, etwa bei geringer Populationsdichte und in isolierten Lagen, wie Alpentälern, in denen der Zuflug neuer Tiere von außen begrenzt ist.

Eine weitere Nutzungsmöglichkeit bietet die Verwirrmethode. Dabei wird das Pheromon fein und gleichmäßig verteilt, so daß die Männchen von der hohen Sexuallockstoffdichte so verwirrt werden, daß sie die Weibchen nicht finden und eine Begattung unterbleibt. Erstmals gelang dieses Verwirrungsverfahren gegen den Schwammspinner in den USA.

Auf dem deutschen Markt ist seit kurzem das Sexualpheromon des Einbindigen Traubenwicklers, *Eupoecilia ambiguella*, zur Verwirrung der männlichen Falter im Weinbau erhältlich. In damit behandelten Weinbergen erholten sich die Nützlingspopulationen auffällig. Gegen weitere Schädlinge wurde die Verwirrmethode erfolgreich erprobt. Es ist zu hoffen, daß dieses umweltfreundliche, auf natürlichen Reizen und Reaktionen beruhende Bekämpfungsverfahren gegen einen größeren Kreis von Schädlingen kommerziell zugänglich gemacht wird.

Zum Massenfang von Schädlingen im Forst werden die Aggregationspheromone von Buchdrucker, *Ips typographus* (Handelsname: „Pheroprax"), Nutzholzborkenkäfer, *Trypodendron lineatus* („Linoprax") und Kupferstecher, *Pityogenes chalcographus* („Chalcoprax") eingesetzt. Die im Forst häufig anzutreffenden schwarzen Schlitzfallen dienen dem Fang des Buchdruckers an Stellen, die vom Befall besonders bedroht sind, wie Lichtungen und Windbruch oder Holzeinschlag. Die anfangs helle Färbung der Fallen hatte höhere Beifänge auch von nützlichen Insekten zur Folge. Durch die Schwarzfärbung der Fallen konnte der Beifang stark reduziert werden, so daß die Methode zu den umweltfreundlichsten Forstschutzverfahren zählt.

4.8.2 *Pflanzeninhaltsstoffe*

Vermutlich verfügen alle Pflanzenarten über schützende Stoffe. Diese ergänzen die Palette der Abwehrmaßnahmen physikalischer Art mittels Dornen, Stacheln, dichter Behaarung oder Gewebehärte und solcher durch „Flucht aus Zeit und Raum", wie frühem Austrieb vor Erscheinen des Schädlings oder der Anpassung an befallsarme Standorte. Die hochentwickelten Selbstschutzeinrichtungen der nicht zur Ortsveränderung befähigten Pflanzen wurden lange Zeit nicht ausreichend beachtet. Vielmehr galten Pflanzen als weitgehend schutzlos den Angriffen von Schaderregern ausgesetzt. Die Resistenzzüchtung hat beharrlich die Selbstschutzmechanismen von Pflanzen genutzt. Erst heute werden diese Selbstschutzeinrichtungen Gegenstand vielfältiger Forschungsanstrengungen. Teilweise konnte die Ursachen der Resistenz aufgeklärt und nicht selten mit bestimmten Inhaltsstoffen in Verbindung gebracht werden.

Resistenten Pflanzen kann ein bestimmter, für den Schädling essentieller Nährstoff mangeln, häufiger entwickeln sie aber einen toxischen oder sonstwie schützenden Stoff. Es wurden Inhaltsstoffe mit störender Wirkung auf die Entwicklungshormone von Insekten, die Chitinsynthese, die Kommunikation einschließlich der Geschlechterfindung, das Wirtswahlverhalten, die Eientwicklung u. a. gefunden. Oft sind Pflanzeninhaltsstoffe fraßabschreckend oder giftig. Die Forschung bemüht sich heute zunehmend um das Auffinden und die Aufklärung solcher natürlichen Wirkungen als Vorbild für neue Mittel. Wie erwähnt, spielen Pflanzenauszüge im traditionellen Pflanzenschutz eine wichtige Rolle. Ein Land mit reicher tradierter Erfahrung an solchem Wissen sind zum Beispiel die Philippinen. Auch in Europa sind zahlreiche Rezepturen überliefert.

Von mehr als 1.900 Pflanzenarten ließ sich eine Wirkung gegen Schaderreger feststellen.[28] Seit über hundert Jahren werden Pyrethrum-Extrakte aus den Blütenköpfen von *Chrysanthemum cinerariaefolium* wegen ihrer insektiziden Eigenschaft gehandelt. Sie sind z. B. gegen Kartoffelkäfer und Blattläuse gut wirksam. Über hervorragende insektizide Eigenschaften gegen saugende Insekten verfügen nikotinhaltige Extrakte aus Tabak, *Nicotiana tabacum.* Wegen der hohen Wirbeltiertoxizität werden entsprechende Präparate heute kaum noch genutzt. Weitere, für Wirbeltiere aber weniger gefährliche Insektizide können aus *Quassia amara* und *Ryania speciosa* ge-

wonnen werden. Auszüge aus Schachtelhalm senken den Befall von Getreide und Gurken mit Mehltau.
Die Arbeitsgruppe um Schmutterer in Gießen befaßt sich intensiv mit den Nutzungsmöglichkeiten von Auszügen aus den Samen des tropischen Niembaumes, *Azadirachta indica*, und verwandter Arten. Der Hauptwirkstoff Azadirachtin stört bei zahlreichen Schädlingen die Entwicklung und das Wachstum. Bei einer Reihe von Arten wirken Niemextrakte auch fraßhemmend. Der Niembaum wird von Heuschrekken bis zuletzt verschont. Da der Baum schnell wächst, auch in relativ trockenen Klimaten gedeiht, Brennholz liefert, Schatten spendet und sich für Wiederaufforstungen eignet, wird er in Entwicklungshilfe-Projekten propagiert. Er soll unter Armutsbedingungen zur Eigenversorgung mit wirksamen und zugleich unbedenklichen Insektiziden beitragen.[29]

4.9 Induzierte Resistenz

Ziel des Pflanzenschutzes ist es, die Pflanzen gesund und leistungsfähig zu erhalten. Im Mittelpunkt aller phytomedizinischer Bemühungen sollte daher die gesunde Pflanze stehen. Bisher ist der Blick jedoch vorwiegend auf die kranke Pflanze und die Schadursachen gerichtet. Neben der Resistenzzüchtung bietet die erworbene Resistenz ohne genetische Veränderung einen Weg zur Stärkung der Widerstandskraft und Pflanzengesundheit. Seit längerem ist bekannt, daß Pflanzen nach einer Primärinfektion mit einem schwach virulenten Virus gegen Folgeinfektionen mit virulenten Stämmen desselben Virus widerstandsfähiger sind. Der Vorgang ähnelt im Effekt der Immunisierung von Warmblütern. In Brasilien werden junge Citruspflanzen durch Behandlung mit schwach virulenten Stämmen gegen die Tristeza-Virose prämunisiert. Die Besiedlung von Pflanzenwurzeln mit Mykorrhiza-Pilzen kann ebenfalls die Widerstandskraft der Pflanzen stärken. Die Wirkung ist unspezifisch gegen verschiedene biotische und abiotische Schadursachen gerichtet. Die Mykorrhizierung der Waldbäume ist für ihr gesundes Gedeihen sehr wichtig. Im Zusammenhang mit den neuartigen Waldschäden wird auch eine Beeinträchtigung der Mykorrhiza infolge Schadstoffeintrag diskutiert.
Neuerdings rücken Naturstoffe als Auslöser einer induzierten Resistenz bei Kulturpflanzen in den Blickpunkt. Im Spritzverfahren ausgebrachte Stoffwechselprodukte von *Bacillus subtilis* erhöhen die Widerstandskraft gegenüber obligat biotrophen Pilzen.[30] Gute Erfolge konnten z. B. gegen Mehltau an Gurken und Weizen erzielt werden. Ethanolische und wäßrige Auszüge (Tee) aus getrockneten und pulverisierten Blättern des Sachalin-Staudenknöterich, *Reynoutria sachalinensis*, stärken damit gespritzte Begonien und Gurken gegen Befall durch Echte Mehltaupilze.[31] Der Sachalin-Staudenknöterich wurde als Wild- und Viehfutterpflanze in der Mitte des 19. Jahrhunderts in Mitteleuropa eingeführt und hat sich eingebürgert (Abb. 5.73). Für den Erfolg von Anwendungen ist die Spritzung vor dem Befall entscheidend: Die Extrakte wirken nicht direkt fungizid, sondern stärken die Widerstandskraft der behandelten Pflanzen gegen nachfolgende Infektionen.

In der Erforschung von Verfahren zur Erhöhung der Widerstandskraft von Pflanzen wird eine lohnende Aufgabe für die weitere Entwicklung des Pflanzenschutzes gesehen. Da die Induktoren keine biozide Wirkung haben, ist zu hoffen, daß sich damit wirksame und zugleich umweltfreundliche Verfahren des Pflanzenschutzes entwickeln lassen.

Literatur

1. Heitefuß R (1987) Pflanzenschutz: Grundlagen der praktischen Phytomedizin, 2. Aufl., Thieme, Stuttgart New York
2. Schönbeck F, Klingauf F, Kraus P (1988) Gesunde Pflanzen 3:86-96
3. Franz MJ, Krieg A (1982) Biologische Schädlingsbekämpfung unter Berücksichtigung integrierter Verfahren, 3. Aufl., Parey, Berlin Hamburg
4. Schramm E (1985) Die Zukunft der Ökologie im Lichte der Wissenschaftsforschung. In: Böhme G, Schramm E (Hrsg.) Soziale Naturwissenschaft - Wege zu einer Erweiterung der Ökologie, Fischer Taschenbuch Verlag, Frankfurt, S. 108-122
5. Laermann HTh (1989) Nachrichtenbl Dtsch Pflanzenschutzdienstes (Braunschweig) 41:22-25
6. Knauer N (1990) Extensive Bodenbewirtschaftung. In: Haug G, Schuhmann G, Fischbeck G (Hrsg.) Pflanzenproduktion im Wandel - Neue Aspekte in den Agrarwissenschaften, VCH Verlagsgesellschaft, S. 499-522
7. Heydemann B, Meyer H (1983) Schriftenreihe Deutscher Rat für Landespflege 42:174-191
8. Mader HJ (1985) LÖLF-Mitteilungen 10:6-14
9. Welling M, Kokta Ch, Bathon H, Klingauf F, Langenbruch GA (1987) Nachrichtenbl Dtsch Pflanzenschutzdienstes (Braunschweig) 39:90-93
10. Kugler H (1970) Blütenökologie, Fischer, Stuttgart
11. Ruppert V, Klingauf F (1988) Mitt Dtsch Ges Allg Angew Ent 6:255-261
12. Klingauf F, Wachendorff-Neumann U (1986) Einfluß von Pflanzenbehandlungsmitteln, speziell Herbiziden, auf Schädlingsbefall und Nützlingsbesatz in Zuckerrüben. In: Deutsche Forschungsgemeinschaft (Hrsg.) Herbizide II - Forschungsbericht, VCH Verlagsgesellschaft, Weinheim, S. 26-43
13. Welling M, Kokta Ch, Molthan J, Ruppert V, Bathon H, Klingauf F, Langenbruch GA, Niemann P (1988) Schriftenreihe des Bundesministers für Ernährung, Landwirtschaft und Forsten, Reihe A: Angew Wissenschaft 365:56-82
14. Molthan J, Klingauf F (1988) Mittl Biol Bundesanst Land- und Forstwirtsch, Berlin-Dahlem, 245:213
15. Welling M, Holtz F, Klingauf F (1988) Mitt Biol Bundesanst Land- und Forstwirtsch, Berlin-Dahlem, 245:215
16. Hassan SA and 28 authors (1985) EPPO Bull 15:214-255
17. Neuffer G (1990) Gesunde Pflanzen 42:89-96
18. Kaske R, Huger AM (1986) Ein Beispiel für biologische Schädlingsbekämpfung: Erfahrungen mit dem Indischen Nashornkäfer (Oryctes rhinoceros) im Pazifischen Raum. In: Vogtmann H, Boehnicke E, Fricke I (Hrsg.) Öko-Landbau - eine weltweite Notwendigkeit: Die Bedeutung der Öko-Landwirtschaft in einer Welt mit zur Neige gehenden Ressourcen, Schriftenreihe der Georg-Michael-Pfaff-Gedächtnisstiftung, Müller, Karlsruhe, S. 167-181
19. Neuenschwander P, Hammond WNO, Gutierrez AP, Cudjoe AR, Adjakloe R, Baumgärtner JU, Reger U (1989) Bull ent Res 79:579-594
20. Agricola U Agounké D, Fischer HU Moore D (1989) Bull ent Res 79:671-678

21. Vögele JM, Klingauf F, Engelhardt T (1989) Gesunde Pflanzen 41:255-258
22. Hassan SA, Neuffer G, Koch F (1984) Schriftenreihe des Bundesministers für Ernährung, Landeswirtschaft und Forsten, Reihe A: Angew Wissenschaft 299:1-35
23. Pedersen OC, Reitzel J, Stengaard Hansen L (1986) Pflanzen natürlich schützen - Nützlinge in Treibhaus und Garten, Krüger, Fischer, Frankfurt
24. Dickler E, Huber J (1984) Gesunde Pflanzen 36:285-289
25. Krieg A, Huger AM (1986) Mitt Biol Bundesanst Land- und Forstwirtsch, Berlin-Dahlem, 233:111 pp.
26. Zimmermann G (1988) Mitt Biol Bundesanst Land- und Forstwirtsch, Berlin-Dahlem, 246:130-153
27. Zimmermann G (1985) Nachrichtenbl Dtsch Pflanzenschutzdienstes (Braunschweig) 37:113-117
28. Grainge M, Ahmed S (1988) Handbook of Plants with Pest-Control Properties, John Wiley & Sons, New York Chichester Brisbane Toronto Singapore
29. Schmutterer H, Ascher KRS (Hrsg.) (1987) Deutsche Gesellschaft für Technische Zusammenarbeit (GTZ), No 206, Eschborn
30. Schönbeck F (1987) Schriftenreihe des Bundesministers für Ernährung, Landwirtschaft und Forsten, Reihe A: Angew Wissenschaft 344:41-57
31. Herger G, Klingauf F, Mangold D, Pommer EH, Scherer M (1988) Nachrichtenbl Dtsch Pflanzenschutzdienstes (Braunschweig) 40:56-60

5 Chemische Pflanzenschutz- und Schädlingsbekämpfungsmittel

W. WALDHAUER

Seit Beginn eines systematischen Anbaus von Nahrungspflanzen wurden Maßnahmen zur Sicherung des Ertrages getroffen. Eine stetige Wildkrautbeseitigung sollte den Kulturpflanzen ihren Lebensraum erhalten; sie wurde bis in die Mitte unseres Jahrhunderts von Hand oder mit Geräten mechanisch durchgeführt. Durch Ablesen von Raupen und Schnecken z. B. konnte man Schäden durch Tiere begrenzen, während Pflanzenkrankheiten, deren Erreger noch nicht erkannt worden waren, überhaupt nicht bekämpft werden konnten. In den sogenannten Rost-Jahren, die immer wieder auftraten, entstanden am Getreide so große Schäden, daß als Folge der Mindererträge der Getreidepreis bis auf das Fünffache stieg und die ärmere Bevölkerung hungerte.

Mit der Verhinderung von Getreidekrankheiten befaßten sich auch erste Versuche, insbesondere nachdem M. Tillet in Frankreich bereits 1755 den infektiösen Charakter einer Getreidekrankheit und ihre Übertragung mit dem Saatgut nachgewiesen hatte. Seine Versuche einer Desinfektion der Saatkörner mit gelösten Chemikalien erbrachten zwar noch keine durchschlagenden Ergebnisse; dennoch wurde eine „Beizung" des Getreidesaatgutes z. B. mit Kupfersulfat zur ersten protektiven Maßnahme gegen Pflanzenkrankheiten.

Eine *großflächige Anwendung von Chemikalien* zum Schutz von Kulturpflanzen vor pilzlichen Schaderregern wurde in der zweiten Hälfte des 19. Jahrhunderts möglich, nachdem Millardet 1885 die Kupferkalkbrühe als wirksames Mittel gegen den Schadpilz Peronospora viticola an Reben erkannt hatte. Gegen Echte Mehltaupilze im Obst- und Weinbau wurde Schwefelkalkbrühe eingesetzt. Kurz vor dem ersten Weltkrieg entwickelte die Industrie die ersten *Getreidebeizmittel* in Form organischer Quecksilberverbindungen, die im Gegensatz zum Kupfersulfat nicht nur gut wirksam gegen den Steinbrand des Weizens, sondern auch hinreichend verträglich für den Getreidekeim waren. Die Umweltbelastung erkannte man nicht.

Als *Insektizide* dienten zur gleichen Zeit Nikotin und mehrere Arsenverbindungen, später auch Pyrethrum. Die Bekämpfung von schädlichen Raupen wurde versuchsweise im Forst mit einer Orthokresol-Verbindung durchgeführt. Die damals den europäischen Weinbau ruinierende Reblaus konnte dagegen chemisch nicht bekämpft werden; das Problem wurde erst durch die Propfung der anfälligen Europäerrebe auf eine nichtanfällige Wildrebe amerikanischer Herkunft gelöst.

Gegen viele Schadinsekten standen nach der Synthese der Chlorkohlenwasserstoffe wie DDT, Lindan und Dieldrin, Mittel von durchschlagender und anhaltender Wirkung zur Verfügung. So konnte in den 50er Jahren der in West- und Mitteleuropa eingeschleppte Kartoffelkäfer unter Kontrolle gebracht werden. Nahezu gleichzeitig entdeckten Schrader und Kükenthal die insektizide Wirkung von Phosphorsäureestern; es folgte eine große Anzahl davon abgeleiteter Insektizide und Akarizide, deren gemeinsame Eigenschaft eine relativ kurze Wirkung als Folge raschen Abbaus in der behandelten Pflanze war.

Nachdem die Persistenz der Chlorkohlenwasserstoff-Insektizide in der Umwelt und in Organismen erkannt wurde, verloren sie zugunsten der Phosphorsäureester und der inzwischen wichtigen Gruppe der Carbamate an Bedeutung. Ihre Anwendung wurde, mit Ausnahme von Lindan, schließlich 1971 in der Bundesrepublik Deutschland verboten. Seither wurden synthetische Wirkstoffe auf der Basis des pflanzlichen Insektizides Pyrethrum, die sog. Pyrethroide, entwickelt, die in außerordentlich niedrigen Aufwandmengen wirksam sind.

Die ersten *Fungizide* organisch-synthetischer Herkunft kamen schon in den 30er Jahren in den Handel, weitere folgten nach dem Zweiten Weltkrieg, so daß allmählich die kupferhaltigen, später auch die Netzschwefel-Fungizide an Bedeutung verloren. Schließlich enstanden systemisch wirkende Fungizide, die auch curativ angewendet werden können. Wirkstoffe dieser Art machten die Ablösung der bis dahin noch quecksilberhaltigen Getreidebeizmittel möglich, deren Anwendung 1981 verboten wurde.

Zur Beseitigung des mit Kulturpflanzen konkurrierenden Wildkrautes wurden bereits Mitte der 30er Jahre *Phenolderivate* im Getreidebau als *Ätzmittel* eingesetzt. Nach dem Krieg folgte die Anwendung von Abkömmlingen pflanzlicher Wuchsstoffe, nachdem die relative Unempfindlichkeit der Getreidepflanzen gegenüber diesen Chemikalien entdeckt worden war; sie fanden rasch Verbreitung.

Seit 1960 stellte die Entwicklung und Anwendung von hochselektiven *Herbiziden* im Zuckerrübenanbau als Ersatz für die zu teuer werdende Handarbeit bei der Wildkrautbekämpfung einen wichtigen Fortschritt dar. Gleichzeitig kamen mit den Harnstoff-Herbiziden und schließlich mit den *Triazinen* neue Wirkstoffe für Getreidefelder und Maisfelder zur Anwendung, die, bereits vor oder zur Saat ausgebracht, die Keimung der Wildkräuter verhindern; außerdem konnten mit diesen die zunehmend im Getreide auftretenden Wildgräser erfolgreich bekämpft werden. In Rapsbeständen konnte Wildkrautwuchs z. B. mit Acetanilid-Herbiziden unterdrückt werden.

Zum Ende der 70er Jahre erreichte die Anwendung chemischer Pflanzenschutzmittel in der Bundesrepublik Deutschland ihren Höhepunkt; von der jährlich ausgebrachten Menge von 30.000 t Wirkstoff waren etwa 70 % Herbizide, weniger als 10 % Insektizide und etwa 20 % Fungizide. Dabei beträgt der Aufwand für Pflanzenschutzmittel in der Landwirtschaft durchschnittlich etwa 3 % des Gesamtbetriebsaufwandes; in Betrieben des Obst-, Gemüse- und Weinbaues sowie im Hopfenbau liegt der Pflanzenschutzmittelaufwand erheblich höher.

Die seither zunehmende Propagierung von alternativen, insbesondere einiger schon verfügbarer biologischer Methoden bei der Schadinsektenbekämpfung führte bislang nicht zu einem Rückgang der Anwendung chemischer Pflanzenschutzmittel, obwohl die allgemein ungünstige ökonomische Lage der Landwirtschaft einen besonders sparsamen Umgang mit diesem Produktionsmittel nahelegt. Im Sinne eines „*Integrierten Pflanzenschutzes*" wird gegenüber Schaderregern die Vorbeugung mit nichtchemischen Maßnahmen betont und die Anwendung von Pflanzenschutzmitteln erst als ultima ratio empfohlen und zwar erst nach Überschreiten einer wirtschaftlichen Schadensschwelle. Nur bei Ertrags- und Qualitätsverlusten, die die Höhe der Kosten der Pflanzenschutzmittel und ihrer Anwendung deutlich übersteigen, erfolgt möglichst eine gezielte, eradikative Anwendung. Sie wird erst nach Erscheinen der Wildkräuter vorgenommen. Der protektive Einsatz von Herbiziden nimmt deutlich ab.

5.1 Wirkungsweise von chemischen Pflanzenschutzmitteln

Maßnahmen des chemischen Pflanzenschutzes zielen darauf, Wirkstoffe mit dem Schaderreger in Kontakt zu bringen oder die Voraussetzung dafür zu schaffen. Bei der Auswahl des technischen Verfahrens muß die Wirkungsweise der verschiedenen Mittel berücksichtigt werden. So verlangt die Abwehr einer Schorfinfektion eine flächendeckende Verteilung des Fungizids auf der Frucht, während gegen schnell fressende Insekten wie den Kartoffelkäfer eine grobe Verteilung des Herbizids auf den Blättern ausreicht. Das gilt auch für *systemische Pflanzenschutz-Wirkstoffe*, die rasch in die behandelte Pflanze eindringen, in deren Gefäßsystem transportiert und so in andere gefährdete Pflanzenteile gebracht werden.

Die unterschiedlichen möglichen Wege der Wirkstoffaufnahme - vorwiegend bei Schadinsekten und Milben - bedingen deren Einteilung nach Kontakt-, Fraß- und Inhalationsgiften.

Auf einfachstem Wege gelangen *Fraßgifte* in den Körper von Schadinsekten; sie werden aktiv aufgenommen.

Insektizide mit Atemgiftwirkung gelangen über die Stigmen in das Tracheensystem und kommen dort meist rasch zur Wirkung.

Kontaktgifte können wirksam werden, ohne daß Fraß stattgefunden hat. Solche Wirkstoffe vermögen über Intersegmentalhäute und Sinnesorgane wie Tarsen, Tasthaare und Antennen in den Insektenkörper einzudringen, soweit sie lipidlöslich sind.

Gegen Schadpilze wirksame Kontaktgifte sind dagegen vielfach hydrophile Stoffe. Echte Mehltaupilze werden erfolgreich mit lipophilen Wirkstoffen bekämpft. Im Insekt erfolgt die Weiterleitung des eingedrungenen Giftes über das Nervensystem oder auch die Hämolymphe zum eigentlichen Ort der Wirkung. Fungizide werden zumeist unmittelbar nach dem Durchdringen der Außen- und Zellwände im Cytoplasma oder den Zellorganellen wirksam.

Auf dem Wege zum Zielort kann der Wirkstoff auch ab- oder umgebaut werden, dabei kann dieser Umbau in einigen Fällen erst den eigentlichen aktiven Stoff hervorbringen, wie das bei insektiziden Phosphorsäureestern der Fall sein kann. Eine Metabolisierung durch Körperinhaltsstoffe kann aber auch die Inaktivierung des Giftes vor Erreichen seines Wirkortes zur Folge haben. Die Resistenz bestimmter Insektenpopulationen beruht auf solchen Entgiftungsreaktionen.

Die Wirkung gegen den Schaderreger tritt ein, wenn eine ausreichende Dosis des Wirkstoffes innerhalb eines bestimmten Zeitraumes den Wirkort erreicht. Dort greift er in gewisse Stoffwechselvorgänge ein. Die meisten der heute verwendeten Insektizide und Akarizide sind Nervengifte, die die Systeme der Reizleitung und Reizübertragung stören. Organische Phosphorsäureester und Carbamate blockieren das Enzym Acetylcholinesterase, was zu einer schließlich tödlichen Anreicherung von Acetylcholin führt. Bei kurzfristiger Einwirkung kann eine Wiederholung eintreten. Auch die Pyrethroide wirken als Nervengifte; dabei sind die ablaufenden Reaktionen im Insektenkörper im einzelnen nur unvollkommen bekannt. Fungizide können durch die Bildung von Chelaten oder durch Reaktionen mit SH-Gruppen eine Inaktivierung mehrerer Enzyme herbeiführen. Andere fungizide Stoffgruppen entkoppeln die oxidative Phosphorylierung und stören das Energiesystem der pilzlichen Zellen oder deren Nuklein- und Lipidbiosynthese; sehr spezifische Wirkungen betreffen die Ergosterol-Biosynthese oder bestimmte Biosynthesevorgänge bei der Mitose der Pilze, wie z. B. die Benzimidazole.

Die Wirkungsweise von Herbiziden auf Pflanzen ist sehr unterschiedlich. Häufig wird die Photosynthese gehemmt; manche stören die Chlorophyllsynthese oder wirken als Mitosegifte. Andere Stoffgruppen hemmen die oxidative Phosphorylierung in den Mitochondrien. Als Folge spezifischer Störungen durch Herbizide einiger Stoffgruppen entstehen starke Zellgifte wie Wasserstoffperoxid oder freies Ammoniak.

Wesentliche Voraussetzung für die Verwendbarkeit als Herbizid in Kulturpflanzenbeständen ist deren relative Unempfindlichkeit gegenüber den verwende-

ten Stoffen. Eine Toleranz der Kulturpflanze beruht meist auf bei ihr vorhandenen Entgiftungsmechanismen, die Wildkrautpflanzen in weit geringerem Maße besitzen. In einigen Fällen sind nicht alle Sorten einer Kulturpflanze gleich unempfindlich. Darauf weist die Gebrauchsanleitung des Herbizides hin.
Ähnliche Unterschiede sind auch als Ursache für die selektive Wirkung von Insektiziden anzusehen. Das sonst sehr breit wirksame Parathion erfaßt zwar den Kartoffelkäfer, jedoch nicht seine Larven. Einige Insektizide töten Käfer und Schmetterlingsraupen, sind aber während der Obstbaumblüte anwendbar, weil sie in der zugelassenen Dosierung Bienen ungeschädigt lassen.
Sind bei einer Population von Schaderregern Individuen vorhanden, die eine genetisch festgelegte geringere Empfindlichkeit gegenüber einem sonst gegen diese Art wirksamen Pflanzenschutzmittel besitzen, so kommt bei fortgesetzter Anwendung des gleichen Mittels ein Selektionsprozeß in Gang, der zur Resistenz führt, indem innerhalb weniger Generationen eine zunehmende Anreicherung der Erbanlage mit geringerer Empfindlichkeit in dieser Population stattfindet. Auch eine erhöhte Dosierung des Mittels bringt dann nicht den gewünschten Erfolg.
Zu derartigen Resistenzerscheinungen führten bereits intensive Anwendungen von Schwefelkalkbrühe vor dem ersten Weltkrieg gegen die San-José-Schildlaus an Obstbäumen in Kalifornien; die Obstmade entwickelte bald darauf eine Verhaltensresistenz gegenüber Arsenverbindungen. Der stark zunehmende Einsatz organischer Verbindungen nach dem zweiten Weltkrieg ließ im Hygienebereich, aber bald auch im Pflanzenschutz Resistenz bei Schadinsekten und Spinnmilben als Problem erscheinen. Die rasche Zunahme von gegen DDT-resistenten Stubenfliegenstämmen, gefolgt von der Entstehung von Resistenz gegenüber Phosphorsäureestern bei Spinnmilben und Birnblattsaugern führte zu der Erkenntnis, daß die intensive und fortgesetzte Anwendung des gleichen Pflanzenschutzmittels die Ursache ist.
Der Ausweg besteht im Wechsel der Wirkstoffgruppen, sofern keine Kreuzresistenz gegenüber mehreren Mittelgruppen vorliegt. Eine in den meisten Fällen mögliche Anwendung von Mitteln unterschiedlicher Gruppen im Wechsel wird als praktische Vorbeugung empfohlen. Dies gilt auch für die Anwendung von Fungiziden, die besonders bei Schadpilzen im Weinbau Resistenz auslösen. Betroffen sind dabei offensichtlich solche Stoffe, die nur in eine Funktion der Zelle eingreifen.
Bei der Entwicklung neuer Pflanzenschutzmittel wird heute deren Neigung zur Auslösung von Resistenzbildung berücksichtigt. Resistente Wildkrautpopulationen gegen einzelne Herbizide sind ebenfalls festgestellt worden; sie bilden bislang kein größeres Problem.

5.2 Methoden und Anwendungsformen chemischen Pflanzenschutzes

Die Abwehr von Schaderregern, die Wachstum und Ertrag von Kulturpflanzen beeinträchtigen, mit Hilfe chemischer Mittel ist nur dann sinnvoll, wenn Schäden in einem Umfang verhindert werden, der mindestens dem Aufwand für das Mittel und dessen Ausbringung entspricht. Schäden nahezu vollständig zu verhindern, gelingt nur in einigen Fällen mit vertretbarem Aufwand, so z. B. bei der Beizung des Getreidesaatgutes gegen einige samenübertragbare pilzliche Schaderreger. In der Regel wird das Ergebnis stark von den biologischen Gegebenheiten und den technischen Möglichkeiten der Bekämpfung, vor allem aber auch zunehmend von der Beachtung ökologischer Gesichtspunkte abhängen. Diese greifen auch in die Wahl der Methoden ein: Wenn in der Vergangenheit dem Zweck der Schadensverhütung entsprechend vorwiegend *protektive Maßnahmen* mit dafür geeigneten Pflanzenschutzmitteln bevorzugt wurden, werden heute eher *curative bzw. eradikative Anwendungen* empfohlen, solche also, die erst beim tatsächlichen Auftreten des Schaderregers durchgeführt werden.

Protektive Verfahren. Diese streben an, durch Aufbringen eines möglichst gleichmäßigen Belages von länger wirksamen Pflanzenschutzmitteln die Kulturpflanze zu schützen. In vielen Fällen sind protektive Anwendungen unumgänglich. So gibt es Schadpilze, die nach Eindringen in ihre Wirtspflanze nicht mehr abgetötet werden können oder dann bereits wirtschaftlich nicht mehr tragbare qualitative Schäden verursacht haben.
Die Häufigkeit solcher protektiver Anwendungen kann durch einen gut funktionierenden *Warndienst* eingeschränkt werden, der akute Befallgefahren rechtzeitig meldet und geeignete Maßnahmen empfiehlt. Das hat sich bei der Bekämpfung des Apfelschorfes und der Krautfäule der Kartoffel bereits bewährt. Die Beobachtung des Witterungsverlaufes mit Häufigkeit und Dauer von Niederschlägen ermöglichen die Prognose der Infektionen durch diese Schadpilze.
Auch die Anwendung von Herbiziden an Ackerkulturen erfolgt heute weitgehend protektiv in dem Sinne, daß im Vorauflaufverfahren, also vor dem Erscheinen der kulturpflanzenbegleitenden Wildkrautflora, ein Herbizid auf den Boden ausgebracht wird, welches dort unerwünschte Pflanzen bereits bei deren Keimung abtötet.

Eradikative und curative Verfahren. Eradikative Verfahren werden vorwiegend bei der Ausbringung von Insektiziden und Akariziden angewendet. Erst das sichtbare und u. U. zählbare Auftreten von Schadinsekten und Milben veranlaßt eine Pflanzenschutzmaßnahme, wobei gewisse erste, schon eingetretene Schadwirkungen an den Kulturpflanzen in Kauf genommen werden müssen. Um diese möglichst gering zu halten, ist eine laufende Überwachung der gefährdeten Bestände nötig bzw. die sofortige Reaktion auf eine entsprechende Warnmeldung des amtlichen Dienstes erforderlich.
In der letzten Zeit sind auch Fungizide entwickelt worden, die einen bereits eingetretenen Befall von Pflanzen durch Schadpilze abstoppen können, indem sie dem bereits eingedrungenen Erreger folgen und ihn innerhalb des pflanzlichen Gewebes zum Absterben bringen. Man spricht hier von curativen Verfahren, obwohl eine Heilung von Pflanzen im eigent-

lichen Sinne nicht stattfindet. Solche Fungizide gestatten es ebenfalls, protektive Behandlungen zu vermeiden, wenn sie rechtzeitig bei erkennbar beginnendem Befall eingesetzt werden. Sie können eine beginnende Epidemie im Bestand noch verhindern.
Als eradikative Maßnahmen sind auch Herbizidanwendungen zu bezeichnen, die erst nach Erscheinen der Wildkräuter, in der Regel in den schon ebenfalls vorhandenen Kulturpflanzenbestand hinein erfolgen. Vorteilhaft ist die dann mögliche gezielte Anwendung von ausgewählten Herbiziden, die die überwiegend vorhandenen Wildkrautarten besonders gut erfassen. Heute kann dieses Verfahren auch gegen Wildgräser angewendet werden, deren Bekämpfung bisher größtenteils protektiv erfolgen mußte.

Wirk- und Zusatzstoffe. Pflanzenschutzmittel sind zumeist Mischungen aus Wirk- und Zusatzstoffen, die zusammen deren physikochemische Eigenschaften bestimmen. Diese Zubereitungsformen werden im Pflanzenschutz Formulierungen genannt; sie enthalten Löse-, Haft- und Netzmittel sowie auch Warnfarbstoffe. Trägerstoffe der in fester Form angewendeten Mittel sind Talkum, Betonit, Weißer Ton, Kieselgur oder andere Gesteinsmehle.
Bei den mit Wasser als *Lösemittel* auszubringenden Pflanzenschutzmitteln ist der Zusatz von oberflächenaktiven Stoffen wichtig. Tenside besitzen als Lösungsvermittler sowohl hydrophile als auch lipophile Gruppen. Verwendet werden Seifen, Fettalkoholsulfonate sowie Alkylsulfonate. Sie haben die Aufgabe, einen wasserunlöslichen Wirkstoff in seinem organischen Lösemittel in feinsten Tröpfchen im Wasser der Spritzbrühe zu verteilen. Als Schutzkolloide werden Stabilisatoren zugefügt. Methylcellulosezusätze wirken viskositätserhöhend.
Bei der Herstellung von *Spritzpulvern* und *Suspensionskonzentraten* gilt es, feste Teilchen in der späteren Spritzbrühe durch *Netz- und Dispergiermittel* hinreichend in der Schwebe zu halten; geeignet sind u. a. aromatische anionische Sulfonate. Netzmittel sind auch für eine möglichst gute Verteilung der Spritztröpfchen auf der Pflanzenoberfläche erforderlich.
Zur Verbesserung der Haftfestigkeit der eingetrockneten Spritztröpfchen auf der Pflanze enthält die Formulierung von Pflanzenschutzmitteln auch *Haftmittel*, meist polymere Emulsionen von Polyvinylacetat oder Salze der Ligninsulfosäure.
Einige wenige Insektizide und Akarizide werden als *Konzentrate zur Vernebelung* mit Spezialgeräten formuliert. Vorwiegend zur Applikation auf oder in den Boden mit der Saat werden *Granulat-Formulierungen* verwendet, in denen der Wirkstoff auf körnigen mineralischen Trägerstoffen aufgebracht ist. *Spezialformulierungen* sind auch die Saatgutbehandlungsmittel mit jeweils mehreren Wirkstoffen in einem Produkt, geeignet zur Beizung oder Inkrustierung in dafür konstruierten Beizgeräten. Sie waren bisher vorwiegend pulverförmig, während jetzt die Feuchtbeizung mit sehr geringen Mengen von Wasser oder einem Lösemittel als Trägerstoff überwiegt. Schließlich stehen zur Anwendung im Gewächshaus für einige Insektizide und Fungizide *Räuchermittel* zur Verfügung, die die Wirkstoffe beim Verschwelen freisetzen. Für die Behandlung von Zimmerpflanzen sind Sprühdosen entwickelt worden, die durch Treibgase oder Pumpmechanismen Pflanzenschutzmittel in feinste Verteilung bringen; die Mehrzahl von ihnen enthält mehrere Wirkstoffe zugleich. *Stäubemittel* enthalten wenig Wirkstoff und viel Gesteinsmehl als Trägerstoff.
Die Formulierung der Pflanzenschutzpräparate erfolgt im Hinblick auf

- optimales Verhalten auf der Kulturpflanze,
- günstige Beeinflussung der Wirkintensität und Wirkdauer,
- gute Verträglichkeit mit dem Trägerstoff.

Eine Formulierung stellt einen jeweils wohlausgewogenen Kompromiß zwischen teilweise entgegengesetzten Zielen dar. Das gilt in besonderem Maße für systemisch wirkende Fungizide und entsprechende Saatgutbehandlungsmittel. Trotz massiver Wirkung gegen Pilzorgane im Inneren des pflanzlichen Gewebes darf keine Beeinträchtigung der Keimung und des Wachstums der Kulturpflanze eintreten. Ebenso wird von Herbiziden mit sicher abtötender Wirkung auf Wildgräser wie Windhalm oder Ackerfuchsschwanz erwartet, daß sie auch unter nicht optimalen Witterungsbedingungen auf das eng verwandte Kulturgras Getreide nicht phytotoxisch wirken.
Alle Formulierungshilfsstoffe unterliegen zudem den gleichen toxikologischen und umwelttoxikologischen Prüfkriterien wie die Wirkstoffe. Deshalb erfordert die Formulierung von Pflanzenschutzpräparaten heute einen kaum geringeren Aufwand als die vorausgehende Entwicklung des Wirkstoffes selbst.

Spritz- oder Sprühverfahren. Die häufigste Anwendungsform von Pflanzenschutzmitteln sind Spritz- und Sprühbrühen. Dabei dient Wasser als Trägerstoff für das verwendete Konzentrat. Dieses kann als Spritzpulver, als halbflüssiges Suspensionkonzentrat oder als emulgierbares Flüssigkonzentrat formuliert sein.
Das Spritzverfahren ist überwiegend im Ackerbau üblich, wobei die Wasseraufwandmenge als Folge einiger technischer Verbesserungen an den Spritzgeräten in den letzten Jahren abgenommen hat; sie überschreitet nur selten noch 400 Liter pro Hektar, durchschnittlich liegt sie bei etwa 250 Liter Wasser pro Hektar. Über die Wahl der Düsenart und den Spritzdruck kann ein für den erstrebten Zweck günstiges Tröpfchenspektrum erzeugt werden, wobei sehr kleine Spritztröpfchen eine feinere Verteilung des Pflanzenschutzmittels auf den Pflanzen ermöglichen, jedoch leichter von Luftbewegungen als Abtrift vertragen werden und ihr Ziel nicht erreichen. Ohnehin ist die Witterung ein stark begrenzender Faktor für Pflanzenschutzmaßnahmen, da z. B. der Spritzbelag stets einige Stunden zum Antrocknen auf den Zielpflanzen benötigt, um dann erst weitgehend regenfest zu sein.
Im Ackerbau werden heute Pflanzenschutzmittel nicht in Konzentrationen, sondern in Aufwandmengen pro Flächeneinheit, in der Regel pro Hektar, ausgebracht. Je nach Wirkstoff gelangen Mengen zwischen 10 g z. B. von einem insektiziden Pyrethroid und fast 5 kg z. B. von Netzschwefel, auf den Acker. Bei einem Wasseraufwand von 250 Litern entstehen dabei Anwendungskonzentrationen zwischen 0,004 % und 2 % Wirkstoff.

Beim Sprühen, das fast ausschließlich im Obst-, Wein- und Gartenbau durchgeführt wird, dient ein von einem Gebläse erzeugter Luftstrom als zusätzlicher Träger für die an der Düse erzeugten Spritztröpfchen; das ermöglicht eine Herabsetzung der beim Spritzen benötigten Wassermenge bis auf etwa ein Drittel. Im Obst-, Wein- und Hopfenbau werden Pflanzenschutzmittel als Konzentrationen dosiert. Die sehr unterschiedliche Höhe und Erziehungsart der Reben sowie vor allem die im Verlauf der Vegetation enorm zunehmende Blattmasse läßt keine bestimmte Produktaufwandmenge pro Fläche zu. Vom amtlichen Dienst werden Richtwerte für die Wasseraufwandmengen für Spritzgeräte in diesen Kulturen empfohlen, aus denen sich entsprechende, im Vegetationsverlauf steigende Mittelaufwandmengen bei gleichbleibender zugelassener Konzentration ergeben. Da beim Sprühen die Wasseraufwandmengen ggf. um mehr als auf die Hälfte reduziert werden, die Mittelaufwandmenge pro Fläche aber die gleiche sein muß, erfordert das eine Verdoppelung bis Verdreifachung der Mittelkonzentration in der Sprühflüssigkeit.
Die Gebrauchsanleitungen von Pflanzenschutzmittel-Packungen für die Verwendung im Haus- und Kleingarten enthalten Konzentrationsvorschläge. Diese sind zusätzlich in Mengenangaben für eine 10-Liter-Handspritze aufgedruckt.
Vorteile des Spritz- oder Sprühverfahrens mit Wasser als Trägerstoff liegen in der recht genauen Dosierung vor allem auf der Fläche und in der relativ guten Haftfestigkeit der getrockneten Spritztröpfchen. Nachteile liegen in der Gefahr der Abtrift zu kleiner Tröpfchen und im Problem der Beseitigung von Spritzbrüheresten.

Nebel. Mit Hilfe spezieller Geräte können einige Pflanzenschutzmittel auch als Nebel angewendet werden, und zwar als Kalt- oder Heißnebel. Diese Anwendungsform hat in Europa nur sehr gering Bedeutung erlangt; von seltenen Einsätzen im Forst abgesehen wird hier insektizider Nebel hauptsächlich im Vorratsschutz und bei der Entwesung geschlossener Räume benutzt.

Gießmittel. Einige Pflanzenschutzmittel sind auch als Gießmittel zugelassen und eignen sich, beispielsweise Gemüsepflanzen vor den Larven der Kohlfliege oder Zierpflanzen vor Dickmaulrüßlerlarven und anderen Bodeninsekten zu schützen. Die Aufwandmenge ist pro Pflanze oder pro laufendem Meter Saat- oder Pflanzenreihe festgelegt oder wird als Konzentration zur Verdünnung in Wasser angegeben.

Stäubeverfahren. Stäubeverfahren sind im Pflanzenschutz stark rückläufig. Im Gemüsebau und vor allem im Haus- und Kleingarten gibt es noch handliche Stäubedosen, ebenso solche zur Keimhemmung eingelagerter Kartoffeln.

Granulate. Granulate sind in der Mehrzahl für die Anwendung auf oder im Boden vorgesehen. Sie enthalten oft Insektizide und/oder Nematizide zum Schutz von Keim- und Jungpflanzen vor Bodeninsekten bzw. Nematoden. Meist werden sie zu diesem Zweck gleichzeitig mit dem Saatgut in die Saatfurche ausgebracht, wofür Spezialeinrichtungen an den Geräten erforderlich sind. Diese sehr gezielte Anwendung kommt mit relativ wenig Wirkstoff pro behandelter Fläche aus. Auf den Boden gestreute Granulate müssen sorgfältig eingearbeitet werden. Das gilt auch für Granulate zur Anwendung bei Zierpflanzen. Die Mehrzahl insektizider Granulate enthält zwischen 3 und 5 % Wirkstoff auf einem mineralischen Trägerstoff. Auch Nematizide werden vorwiegend in Sonderkulturen wie in Erdbeervermehrungsbeständen, in Baumschulen sowie im Saatkartoffelbau als Granulate angewendet.
Zur Wildkrautbekämpfung im Wein- und Obstbau sowie auf Nichtkulturland stehen ebenfalls als Granulate formulierte Herbizide, oft mit mehreren Wirkstoffen, zur Verfügung. Herbizide, die zur Wildkrautbekämpfung auf Zierflächen dienen sollen, können auf Mineraldünger in Granulatform formuliert und so ohne zusätzlichen Aufwand ausgebracht werden. In gleicher Weise wird Eisen(II)-sulfat zur Moosvernichtung in Rasen mit Langzeitdünger kombiniert.
Mittel zur Schneckenbekämpfung werden ebenfalls vorwiegend als Granulate angeboten. Für die Anwendung im Haus- und Kleingarten stehen geeignete Streudosen zur Verfügung, mit denen diese als Köder wirkende Mittel ausgebracht werden können.

Köder. Köderformulierungen mit Insektiziden gibt es vorwiegend zur Beseitigung störender Ameisenvölker in Gärten; zur Bekämpfung von Ameisen in Räumen sind Dosen mit Ködern verfügbar, aus denen die Ameisen den Köder herausholen und in die Nester eintragen, dadurch wird auch die Brut vernichtet.

Stäbchen. Als Stäbchen oder Zäpfchen werden mehrere Pflanzenschutzmittel in die Erde getopfter Zierpflanzen gesteckt. Systematische Insektizide, wirksam gegen Blattläuse, gehen im Gießwasser in Lösung, werden von den Wurzeln der Pflanzen aufgenommen und bis in die Triebspitzen geleitet.

Räucherdosen. In Gewächshäusern können Insektizide durch Verschwelen von Räucherdosen zur Wirkung gebracht werden, um saugende Insekten und Spinnmilben an Gemüse- und Zierpflanzen zu bekämpfen. Der Wirkstoff gelangt durch die entstehende Thermik in feinster Verteilung an alle Pflanzenteile. Die Dosierung erfolgt nach Kubikmeter Raum.

Beizung. Die Saatgutbehandlung, auch Beizung genannt, ist eine Spezialform der Anwendung von Pflanzenschutzmitteln. Der größte Teil des in Landwirtschaft und im Gartenbau verwendeten Saatgutes wird geschützt, indem in der Regel mehrere fungizide Wirkstoffe gleichzeitig auf das Saatkorn aufgebracht werden. Dies geschieht in Beizmaschinen, die eine sehr genaue Dosierung und die gleichmäßige Verteilung des Beizmittels auf der Kornoberfläche gewährleisten.
Die Saatgutbehandlung erfolgte bisher weitgehend durch Trockenpuderung; sie wird heute jedoch vorwiegend feucht, d. h. mit Hilfe eines organischen Lösemittels, zunehmend mit geringen Wassermengen, als Trägerstoff durchgeführt. Eine Rücktrocknung

des Saatgutes ist nicht erforderlich. Zusätzlich kann auf das gebeizte Saatgut ein Insektizid zum Schutz des Keimlings vor Schadinsekten aufgebracht werden. Die verwendeten fungiziden Stoffe wirken abtötend auf die auf der Kornoberfläche haftenden Erreger von Pflanzenkrankheiten. Sie dringen während der Keimung in den Keimling ein und schädigen dort bereits vorhandene Krankheitserreger. Sie sind aufgrund einer gewissen Depotwirkung in der Lage, eine Zeit lang die Keimpflanze vor dem Eindringen angewehter pilzlicher Erreger zu schützen.

Der Begriff Saatgutinkrustierung wird gebraucht, wenn bei einer Saatgutbehandlung Stoffe zur Befeuchtung benutzt werden, die gleichzeitig eine besonders gute Haftung des verwendeten Pflanzenschutzmittels auf dem Saatgut bewirken. Dies geschieht z. B. bei der Beizung von Raps mit fungiziden und insektiziden Wirkstoffen sowie bei der Behandlung von Maissaatgut mit einem Vergällungsmittel gegen Vogelfraß an dem Hypocotyl der Keimpflanzen. Diese Inkrustierung wird meist von den Landwirten selbst vorgenommen.

Bei der industriell durchgeführten Pillierung mancher Saatgutarten wird das einzelne Saatkorn mit einer Hüllmasse umgeben, die das Volumen saattechnisch vorteilhaft vereinheitlicht und vergrößert. In die Hüllmasse werden auch fungizide und insektizide Wirkstoffe zum Schutz der Keimpflanze vor Schaderregern im Boden eingearbeitet. Die Hüllmasse dient als Depot für das Insektizid, das auch die Keimpflanze oberirdisch noch eine gewisse Zeit lang vor dem Angriff von Schadinsekten schützt.

5.3 Wirkstoffe von Pflanzenschutzmitteln*

- Insektizide und Akarizide
- Fungizide
- Herbizide und Wachstumsregler
- Nematizide
- Molluskizide
- Rodentizide
- Mittel zur Verhütung von Wildschäden und Vogelfraß

* Verzeichnis der im Abschnitt „Wirkstoffe von Pflanzenschutzmitteln" verwendeten Abkürzungen:
A = Akarizid; F = Fungizid; H = Herbizid; I = Insektizid; M = Molluskizid; N = Nematizid; R = Rodentizid; Sb = Saatgutbehandlungsmittel; WTR = Wachstumsregler; Hp = Handlungsprodukte;
in Klammern hinter dem Handelsnamen ist die Einstufung nach der Gefahrstoffverordnung vom 26.08.1986 des genannten Handelsproduktes entsprechend den Angaben im Pflanzenschutzmittelverzeichnis der Biologischen Bundesanstalt für Land- und Forstwirtschaft, 36. Auflage (1988), aufgeführt: T+ = sehr giftig; T = giftig; Xn = mindergiftig; Xi = reizend; C = ätzend; F = leicht entzündlich; - = keine Einstufung erforderlich

5.3.1 Insektizide und Akarizide

Halgogenierte cyclische Kohlenwasserstoffe

Dienochlor

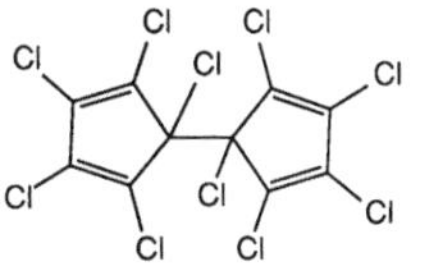

Perchloro-1,1'-bicyclopenta-2,4-diene

A in Zierpflanzen, Baumschulen.
Hp: „Pentac" (-)

Endosulfan

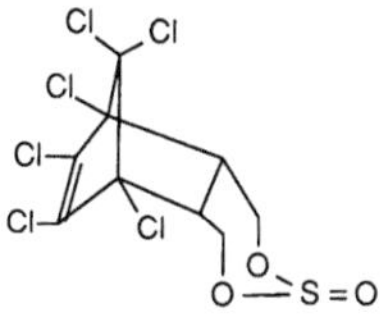

6,7,8,9,10,10-Hexachlor-1,5,5a,6,9,9a-hexahydro-6,9-methano-2,4,3-benzodioxathiepin-3-oxid

I in Hopfen, Gemüse, Obst, Reben, Forst.
Hp: „Beosit 35 flüssig" (T), „Thiodan 35 flüssig" (T), „Compo Tannenschutz" (T), „Insektenstäubemittel Hortex neu" (-)

Lindan

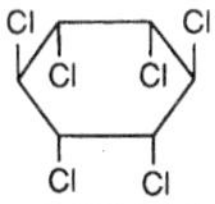

γ-1,2,3,4,5,6-Hexachlorcyclohexan

I, Sb in Getreide, Mais, Kartoffeln, Rüben, Raps, Gemüse; mit Aldicarb in Rüben; mit Methoxychlor gegen Gartenameisen; mit Promecarb im Forst; mit Mineralöl und Methoxychlor in Obst; mit flüssigem Paraffin in Zierpflanzen; als Räuchermittel in Zierpflanzen unter Glas.
Hp: „Agronex" (Xn), „AAlindan-Flüssig" (Xn)," Nexit stark" (Xn), „Jakutin-Fog" (Xn)," Streunex Granulat" (-)

Dicofol

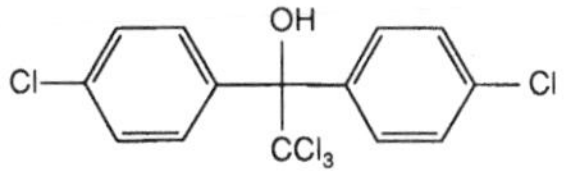

2,2,2-Trichlor-1,1-*bis*-(4-chlorophenyl)-ethanol

A in Reben. Hp: „Kelthane" (Xn)

Methoxychlor

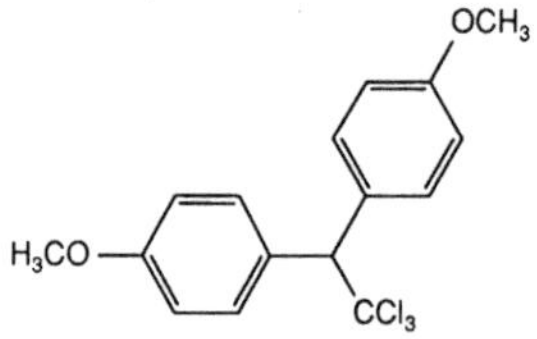

2,2-*bis*-(*p*-Methoxyphenyl)-1,1,1-trichlorethan

I mit S 421 in Raps, Kirschen; mit Mineralöl und Lindan in Obst und Ziergehölzen; mit Lindan gegen Gartenameisen.
Hp: „Methoxychlor-Emulsion" (Xn), „Oktagan Neu" (Xn), „Para-Weiß" (-)

Phosphororganische Verbindungen, Phosphate

Dichlorvos

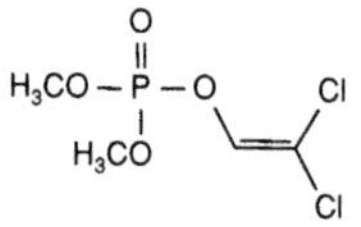

2,2-Dichlorvinyldimethylphosphat

I, A in Zier- und Zimmerpflanzen (Sprühdosen); mit Pyrethrin und Piperonylbutoxid an Zier- und Zimmerpflanzen.
Hp: „GEO Pflanzenspray" (-), „Detia-Pflanzol-Spray" (-)

Dicrotophos

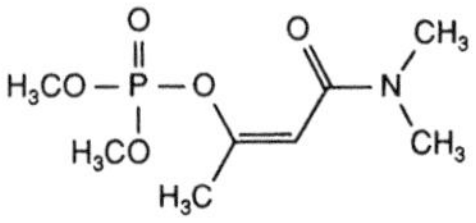

cis-(2-Dimethylcarbamoyl-1-methyl)vinylphosphat

I mit Methidathion in Hopfen.
Hp: „Ultracron" (T)

Heptenophos

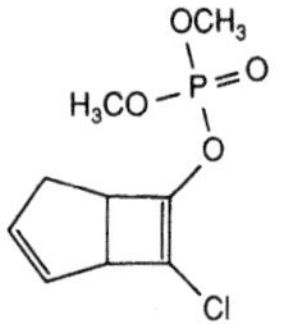

(7-Chlor-bicyclo[3,2,0]hepta-2,6-dien-6-yl)-dimethylphosphat

I in Getreide, Rüben, Gemüse, Obst, Erdbeeren, Zierpflanzen.
Hp: „Hostaquik" (T)

Mevinphos

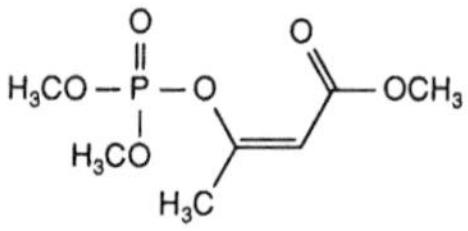

1-Methoxycarbonylpropen-2-yl-dimethylphosphat

I, A in Hopfen, Gemüse, Obst, Zierpflanzen.
Hp: „PD 5" (T), „Shell Phosdrin 50" (T)

Phosphamidon

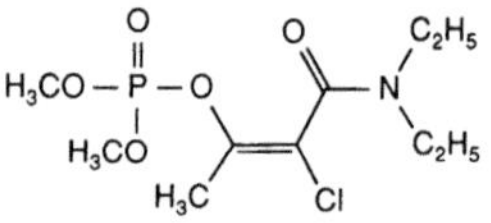

2-Chlor-2-diethylcarbamoyl-1-methylvinyl-dimethylphosphat

I in Getreide, Rüben, Kartoffeln, Obst, Zierpflanzen, Forst.
Hp: „Dimecron 20" (T), „Detia Dimecron" (T)

Chlorfenvinphos

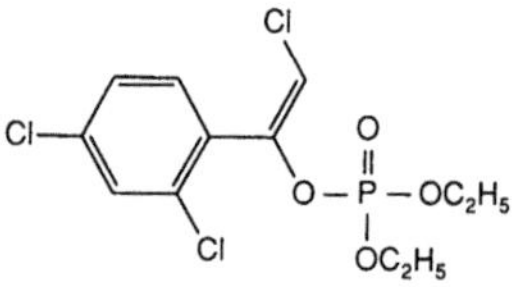

2-Chlor-1-(2,4-dichlorphenyl)vinyl-diethylphosphat

I in Getreide, Rüben, Kartoffeln, Mais, Raps, Gemüse, Zierpflanzen.
Hp: „Birlane fluid" (T), „Birlane Granulat" (T), „Sapecron flüssig" (T), „Sapecron Granulat" (T)

Thiophosphate

Omethoat

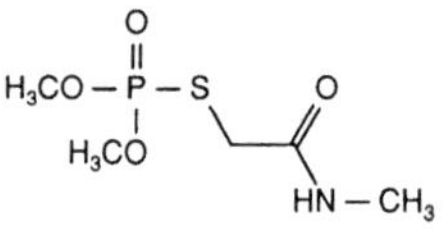

O,O-Dimethyl-S-(2-methylamino-2-oxoethyl)-thiophosphat

I, A in Rüben, Hopfen, Zierpflanzen, (Sprühdosen) an Zier- und Zimmerpflanzen.
Hp: „Folimat" (T), „Folimat-Rosenspray" (-), „Garten-Pflanzenspray N" (-), „Zimmer-Pflanzenspray N" (-)

Oxidemeton-Methyl

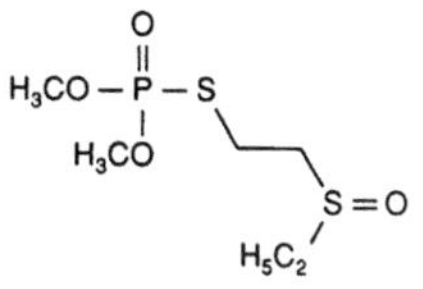

O,O-Dimethyl-S-2-ethylsulfinylethylthiophosphat

I, A in Getreide, Rüben, Kartoffeln, Tabak, Ackerbohnen, Gemüse, Obst, Erdbeeren, Zierpflanzen, Ziergehölze, Reben, Forst; mit Parathion in Getreide, Rüben, Kartoffeln, Gemüse, Obst, Erdbeeren, Zierpflanzen, Reben; mit Trichlorfon in Rüben.
Hp: „Metasystox R" (T), „Metasystox R spezial" (Xn), „E 605 Combi" (T+), „Dipterex MR" (T)

Sulfotepp

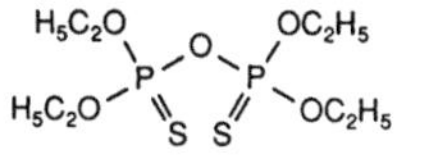

O,O,O',O'-Tetraethyldithiopyrophosphat

I, A als Räucherdose in Gemüse und Zierpflanzen unter Glas.
Hp: „Bladafum II" (T)

Bromophos

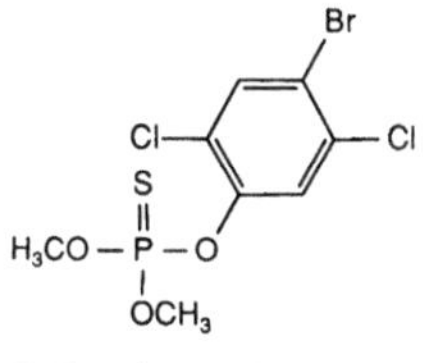

O, O - Dimethyl - O - (2, 5 - dichlor - 4 - bromphenyl) monothiophosphat

I, Sb in Getreide, Mais, Rüben, Raps, Gemüse, Forst, gegen Gartenameisen; mit Mineralöl in Obst, Ziergehölzen.
Hp: „Nexion-Saatgutpuder"(-), „Gesa-Insektenmittel" (Xi), „Ameisen-Ex Neu" (-), „Austriebspritzmittel Nexion Öl" (-), „Nexion-Stark" (Xi)

Bromophos-ethyl

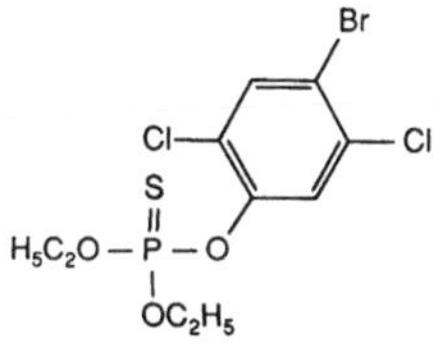

O,O - Diethyl - O - (2,5 - dichlor - 4 - bromphenyl)monothiophosphat

I in Rüben, Raps, Mais, Gemüse, Obst, Erdbeeren, Zierpflanzen, Forst.
Hp: „Nexagan" (Xn)

Fenthion

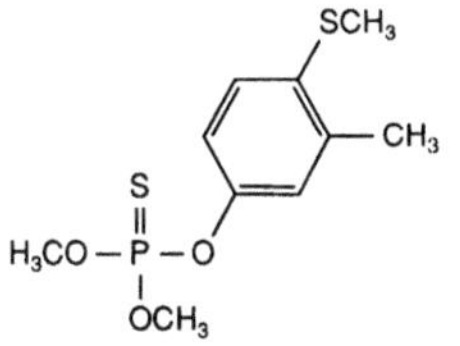

O,O-Dimethyl-O-4-methylthio-*m*-tolylthiophosphat

I in Kirschen. Hp: „Lebaycid" (Xn)

Parathion

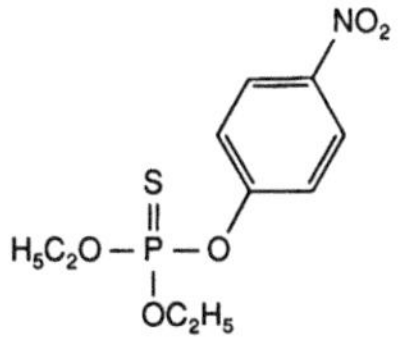

O,O-Diethyl-O-4-nitrophenylthiophosphat

I in Getreide, Rüben, Raps, Kartoffeln, Futterpflanzen, Wiesen und Weiden, Gemüse, Obst, Erdbeeren, Zierpflanzen, Forst; mit Oxydemeton-Methyl in Getreide, Rüben, Kartoffeln, Gemüse, Obst, Erdbeeren, Zierpflanzen, Reben; mit Mineralöl in Obst, Reben, Ziergehölzen, Forst.
Hp: „E 605 forte" (T+), „Parathion forte Agrotec" (T+), „Folidol-Öl-Spritzmittel" (T+), „E 605 combi (T+), „Parathion P-O-X-konzentriert" (T+)

Chlorpyrifos

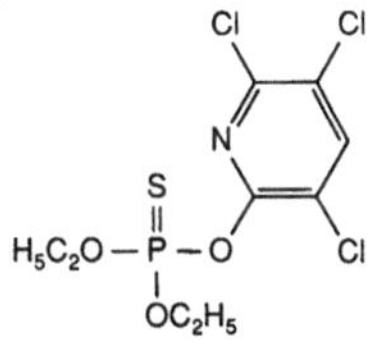

O,O-Diethyl-O-(3,5,6-trichlor-2-pyridyl)-thiophosphat

I in Rüben, Obst, gegen Gartenameisen; mit Dimethoat in Obst.
Hp: „Dursban-Spritzpulver" (Xn), „Salut" (Xn), „Lorixan-Ameisen-Streu- und Gießmittel" (-)

Diazinon

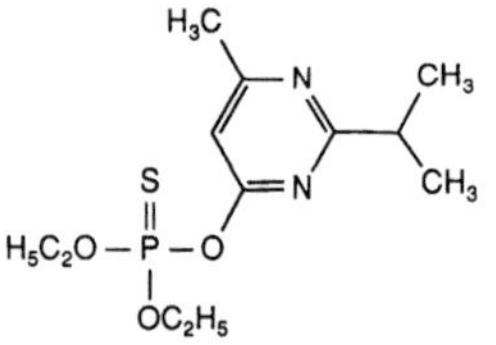

O,O-Diethyl-O-(2-isopropyl-6-methyl-pyrimidin-4-yl)-thiophosphat

I, A in Mais, Rüben, Gemüse, Obst, Zierpflanzen, Forst, gegen Gartenameisen.
Hp: „Basudin 40 Spritzpulver" (-), „Detia Ameisenpuder Neu" (-)

Pirimiphos-methyl

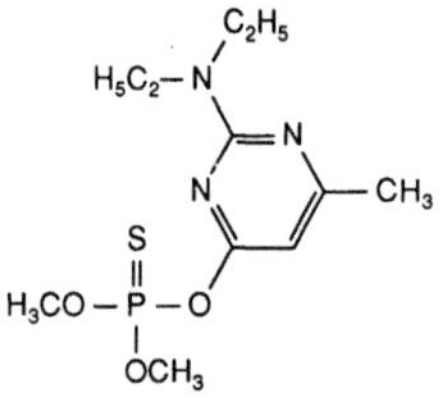

O,O-Dimethyl-O-2-diethylamino-6-methyl-pyrimidin-4-yl-thiophosphat

I in Gemüse unter Glas.
Hp: „Actellic 50" (Xn)

Triazophos

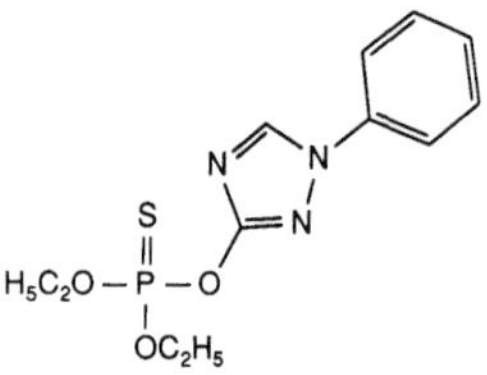

1-Phenyl-3-(O,O-diethylthionophosphoryl)-1,2,4-triazol

I im Forst. Hp: „Hostathion" (T)

Dithiophosphate

Dimethoat

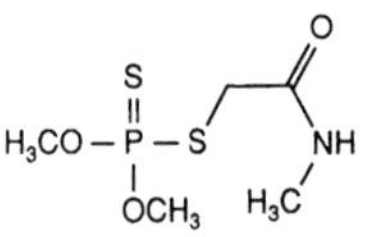

O,O-Dimethyl-S-(2-methylamino-2-oxoethyl)-dithiophosphat

I, A in Getreide, Rüben Kartoffeln, Obst, Gemüse,Zierpflanzen, Ziergehölze (auch in Sprühdosen), Forst.
Hp: „Roxion" (Xn), „Perfekthion" (Xn), „Rogor" (Xn), „GABI Pflanzenspray" (-), „Celamerck Pflanzenschutz-Zäpfchen" (-)

Terbufos

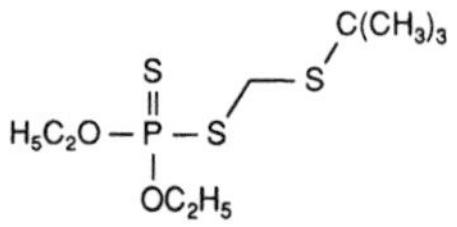

S-(*t*-Butylthio)methyl-O,O-diethyldithiophosphat

I in Rüben, Mais (Streumittel zur Saat).
Hp: „Counter 2G" (T)

Azinphos-Ethyl

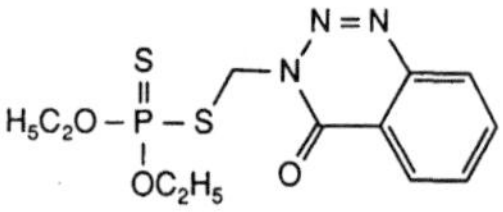

S-(3,4-Dihydro-4-oxobenzo[*d*]-[1,2,3]-triazin-3-ylmethyl)-O,O-diethyldithiophosphat

I in Rüben, Mais, Kartoffeln, Raps.
Hp: „Gusathion K forte" (T)

Azinphos-methyl

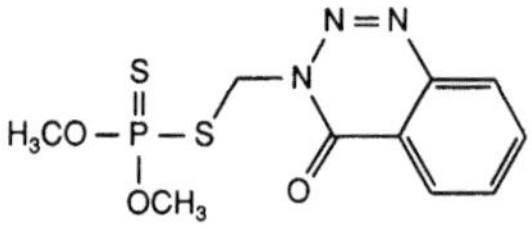

S-(3,4-Dihydro-4-oxobenzo[*d*]-[1,2,3]-triazin-3-ylmethyl)-O,O-dimethyldithiophosphat

I, A mit Demeton-S-methylsulfon in Obst, Erdbeeren, Reben.
Hp: „Gusathion MS" (T), „Multapon" (T), „Rospin" (T), „Rhodiatox Kombi" (T)

Dialifos

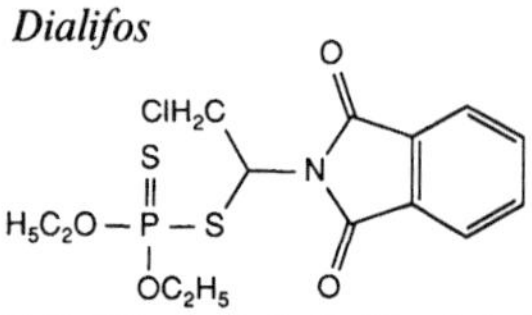

S-(2-Chlor-1-phthalimidoethyl)-O,O-diethyl-thiophosphat

I, A in Obst, Reben. Hp: „Torak" (T)

Methidathion

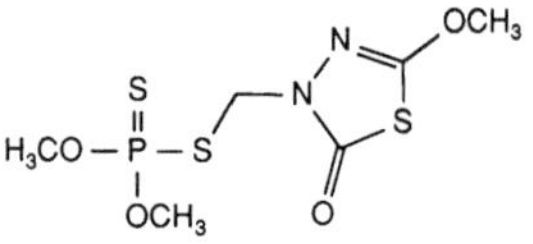

S-(2,3-Dihydro-5-methoxy-2-oxo-1,3,4-thiadiazol-3-yl-methyl)-O,O-dimethyldithiophosphat

I in Rüben, Kartoffeln, Raps, Reben; mit Dicrotophos in Hopfen.
Hp: „Ultracid 40 CIBA-GEIGY" (T), „Ultracron" (T)

Phosalon

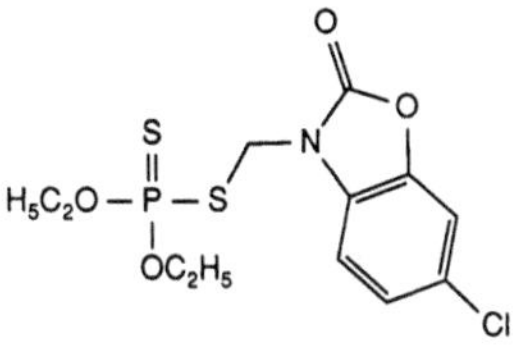

3 - (O, O - Diethyl - dithiophosphorylmethyl) - 6 - chlorbenz - oxazolon

I, A in Raps, Obst, Reben.
Hp: „Rubitox-flüssig" (Xn), „Rubitox-Spritzpulver" (Xn)

Phosphonate

Trichlorfon

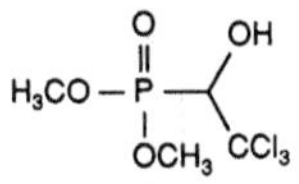

O,O-Dimethyl-2,2,2-trichlor-1-hydroxyethylphosphonat

I in Obst, Reben, Ziergehölzen, Forst, gegen Gartenameisen; mit Oxydemeton-methyl in Rüben.
Hp: „Dipterex SL" (Xn), „Blitol Ameisenmittel" (-), „Substral Ameisen-Vernichter" (-), „Ameisenweg" (-), „Dipterex MR" (T)

Amidothiophosphate

Acephat

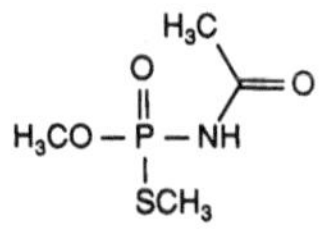

O,S-Dimethyl-N-acetyl-amidothiophosphat

I in Hopfen, Obst, Reben, Zierpflanzen.
Hp: „Acephat 50", (Xn), „Orthen" (Xn)

Isophenphos

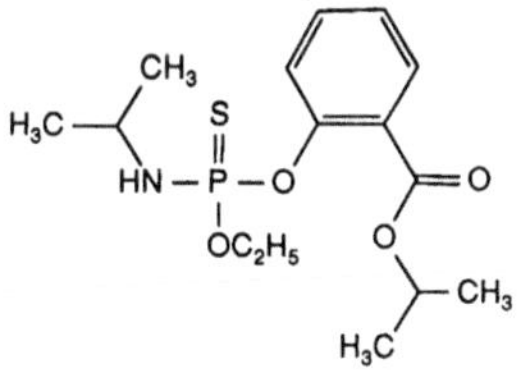

O-Ethyl-O-(2-isopropoxy-carbonyl)-phenyl-N-isopropyl-amidothiophosphat

I, Sb mit Thiram in Raps.
Hp: „Oftanol T" (T)

Methamidophos

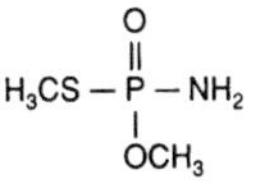

O,S-Dimethylamidothiophosphat

I in Rüben, Kartoffeln, Hopfen, Gemüse, Zierpflanzen.
Hp: „Tamaron" (T)

Phoxim

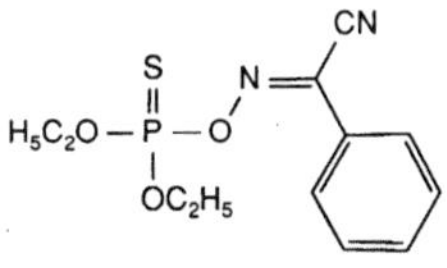

O,O-Diethyl-O-(α-cyanbenzyliden-amino)thiophosphat

I gegen Gartenameisen.
Hp: „Ameisenmittel Bayer" (-), „Ameisen Streu- und Gießmittel Spiess-Urania" (-), „Baythion 500 EC" (-)

Carbamate

Propoxur

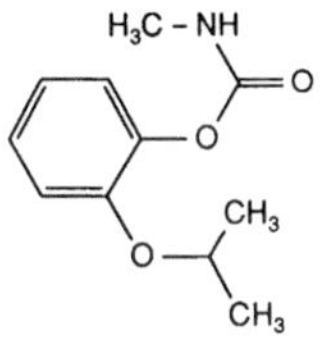

2-Isopropoxyphenyl-N-methylcarbamat

I in Kartoffeln, Hopfen, Gemüse, Obst, Zierpflanzen, Ziergehölze, Forst.
Hp: „Unden flüssig" (Xn), „Unden Spritzpulver" (Xn, F), „Rhoden-Spritzpulver" (Xn, F)

Promecarb

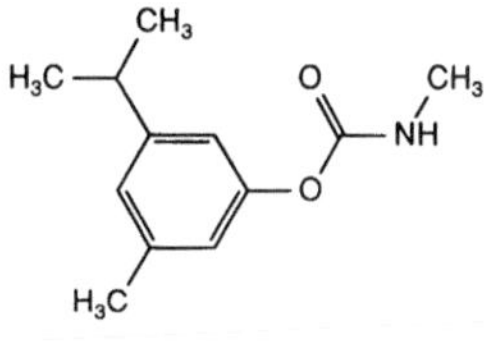

(5-Isopropyl-*m*-tolyl)-methylcarbamat

I mit Lindan im Forst.
Hp: „TOP Borkenkäfermittel" (Xn)

Ethiofencarb

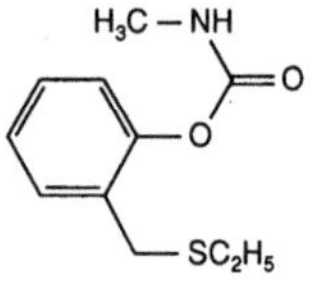

(2-Ethylthiomethyl)phenyl-N-methylcarbamat

I in Gemüse, Obst, Zierpflanzen; Streugranulat für Zimmer- und Balkonpflanzen.
Hp: „Croneton 100" (-), „Croneton-Granulat" (-)

Bendiocarb

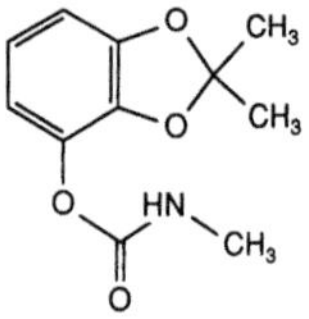

2,2-Dimethylbenzo-1,3-dioxol-4-yl-methylcarbamat

I Sb in Rüben, Mais; Streugranulat zur Saat in Rüben; Sprühdose und Staub gegen Gartenameisen.
Hp: „Seedoxin" (T), „Garvoxin 3 G" (-), „blitol Ameisen-Spray" (-), „maiblü Ameisenstaub" (-)

Carbofuran

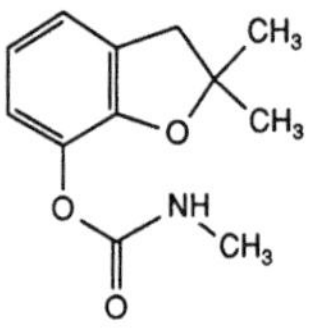

2,3-Dihydro-2,2-dimethyl-7-benzofuranyl-methylcarbamat

I in Rüben, Mais, Hopfen, Reben, Gemüse, Zierpflanzen.
Hp: „Curaterr Granulat" (Xn), „Curaterr flüssig" (T)

Carbosulfan

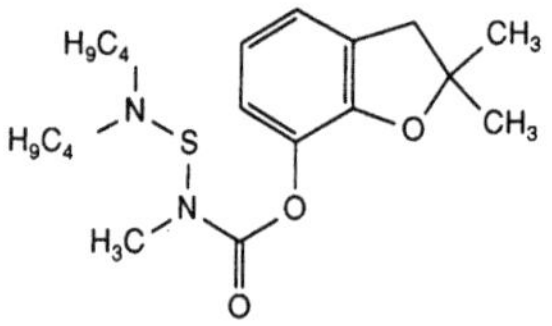

2,3-Dihydro-2,2-dimethylbenzofuran-7-yl(dibutylaminothio)methylcarbamat

I Sb in Raps, Hopfen.
Hp: „Marshal 25 EC" (T)

Pirimicarb

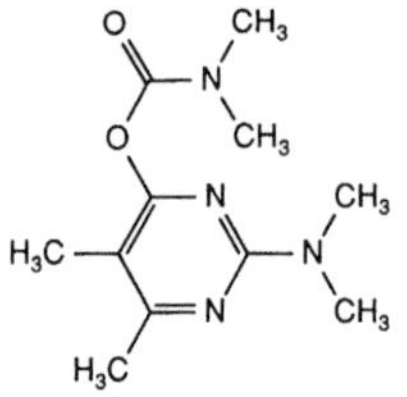

2-Dimethylamino-5,6-dimethylpyrimidin-4-yl-dimethylcarbamat

I in Getreide, Rüben, Kartoffeln, Tabak, Gemüse, Kirschen, Zierpflanzen; Räuchermittel in Gemüse u. Zierpflanzen unter Glas.
Hp: „Pirimor-Granulat zum Auflösen in Wasser" (T), „Pirimor-Räucherdose" (Xn)

Butoxycarboxim

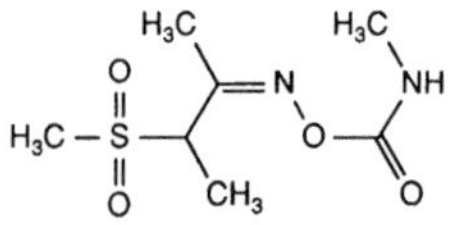

3-Methylsulfonyl-butan-2-on-O-methylcarbamoyloxim

I, A in Obst, Gemüse, Zierpflanzen (auch in Hydrokulturen); als Zäpfchen für Zimmer- und Balkonpflanzen; mit Fenarimol (in Sprühdosen) in Zierpflanzen.
Hp: „Drawin 755" (T), „Blattlaus- und Spinnmilbenspray" (-), „Detia Zierpflanzenspray" (-), „Pflanzen-Paral Pflanzenschutzzäpfchen gegen Blattläuse und Spinnmilben" (-)

Methomyl

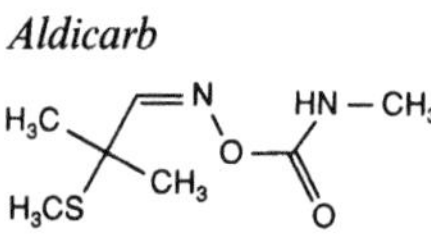

1-Methylthio-O-(N-methylcarbamoyl)-acetaldoxim

I in Obst, Hopfen, Reben, Zierpflanzen.
Hp: „Lannate 20 L" (T), „Lannate 25 WP" (T)

Aldicarb

2-Methyl-2-(methylthio)propionaldehyd-O-(methylcarbamoyl)oxim

I, A in Rüben, Rebschulen; mit Lindan in Rüben.
Hp: „Temik 5 G" (T), „Temik LD" (T)

Dithiocarbamate

Amitraz

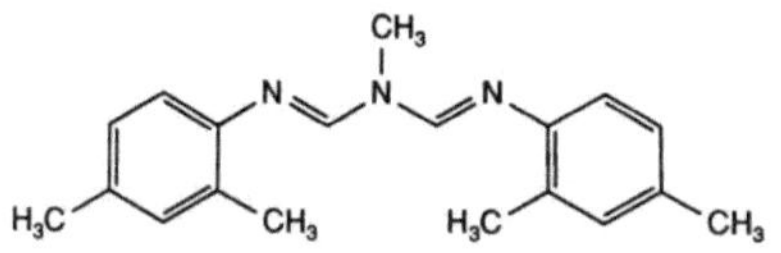

N,N'[(Methylimino)dimethylidyne]di-2,4-xylidine

I, A in Kernobst. Hp: „Mitac“ (-)

Pyrethroide

Cyfluthrin

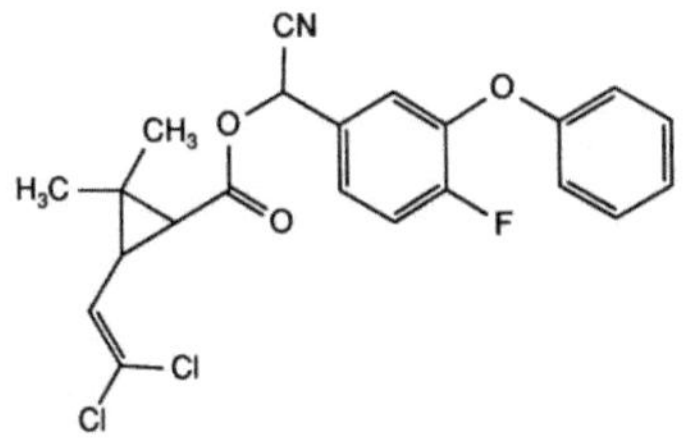

(*RS*)-α-cyano-4-fluoro-3-phenoxybenzyl

I in Mais, Gemüse, Obst, Zierpflanzen. Hp: „Baythroid 50“ (C), „Baythroid“ (-)

Cypermethrin

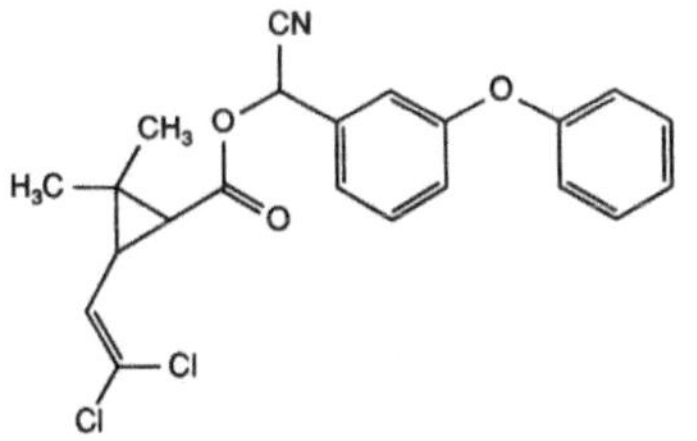

2,2-Dimethyl-3-(2,2-dichlorvinyl)cyclopropan-1-carbonsäure-α-cyano-3-phenoxybenzylester

I in Rüben, Raps, Kartoffeln, Mais, Hopfen, Gemüse, Obst, Erdbeeren, Reben, Zierpflanzen, Forst. Hp: „Cymbush“ (-), „Ripcord 40“ (Xn), „Ripcord 10“ (-); Packungen nur für gewerbliche Anwender.

Permethrin

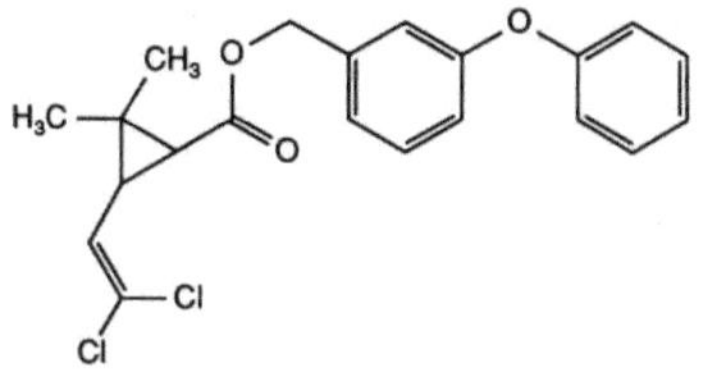

(±)-*cis*, *trans*-3-(2,2-Dichlorvinyl)-2,2-dimethylcyclopropan-1-carbonsäure-3-phenoxybenzylester

I in Mais, Kartoffeln, Raps, Hopfen, Obst, Gemüse, Reben, Zierpflanzen, Forst.
Hp: „Talcord“ (Xn), „Ambush“ (-), „Ribinol“ (-), „Compo Insektenmittel“ (Xn), „Blattlaus-Spritzmittel“ (-)

Deltamethrin

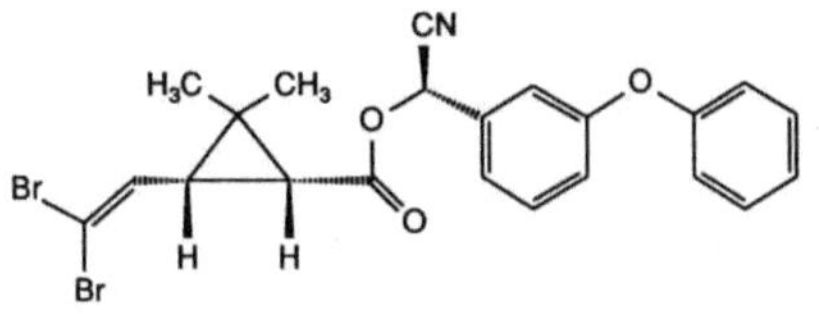

(S)-α-Cyan-*m*-phenoxybenzyl-(1*R*,3*R*)-3-(2,2-dibromvinyl)-2,2-dimethylcyclopropancarboxylat

I in Getreide, Kartoffeln, Mais, Raps, Obst, Erdbeeren, Gemüse, Reben, Hopfen, Zierpflanzen.
Hp: „Decis flüssig“ (Xn), „Schädlingsvernichter Decis“ (Xn)

Fenpropathrin

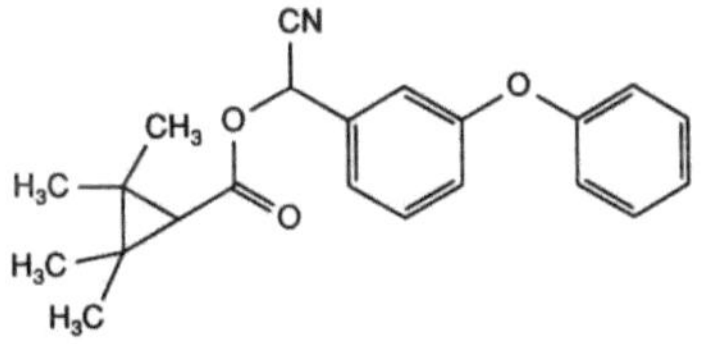

(*RS*)-α-Cyano-3-phenoxybenzyl-2,2,3,3-tetramethylcyclopropancarboxylat

I, A in Gemüse, Reben, Zierpflanzen.
Hp: „Rody“ (Xn)

Fenvalerat

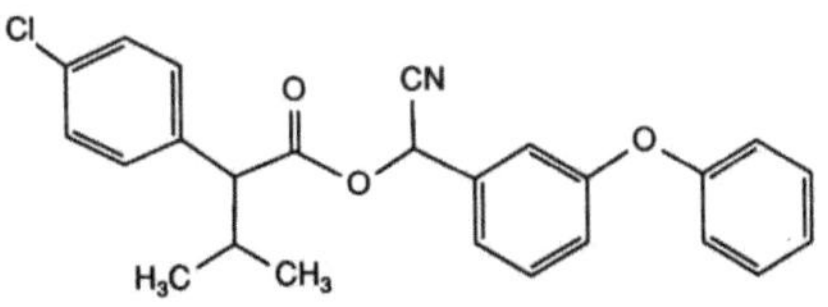

α-Cyano-*m*-phenoxylbenzyl-isopropyl-*p*-chlorphenylacetat

I in Getreide, Rüben, Kartoffeln, Mais, Reben, Obst.
Hp: „Sumicidin 30“ (-), „Sumicidin 10“ (Xn)

Pyrethrum

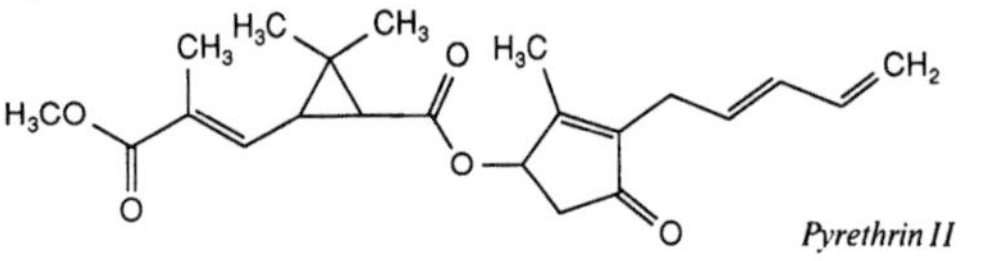

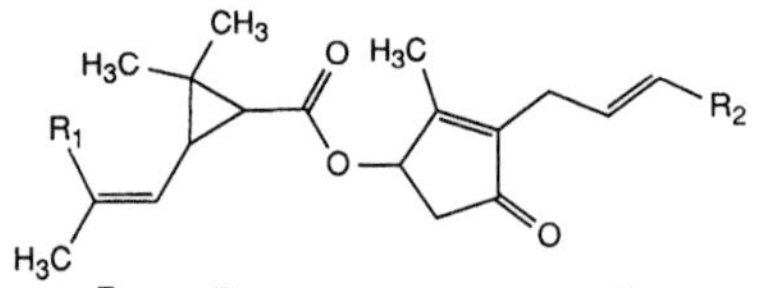

	R_1	R_2		R_1	R_2
Pyrethrin I	$-CH_3$	$-CH{=}CH_2$	Pyrethrin II	$-COOCH_3$	$-CH{=}CH_2$
Jasmolin I	$-CH_3$	$-CH_2-CH_3$	Jasmolin II	$-COOCH_3$	$-CH_2-CH_3$
Cinerin I	$-CH_3$	$-CH_3$	Cinerin II	$-COOCH_3$	$-CH_3$

I, A mit Piperonylbutoxid in Kartoffeln, Gemüse, Obst, Erdbeeren, Zierpflanzen; mit Piperonylbutoxid und Schwefel in Zierpflanzen (auch in Sprühdosen); mit Piperonylbutoxid und Lecithin in Zierpflanzen (in Sprühdosen); mit Piperonylbutoxid und Dichlorvos in Zier- und Zimmerpflanzen.
Hp: „Detia BIO Universal-Staub" (-), „Bio-Myctan Pflanzenspray" (-), „Detia-Pflanzol-Spray" (-), „Herba-Vetyl neu flüssig" (-), „Rosenspray Combi plus" (-) u. a.

Benzoylharnstoffe

Diflubenzuron

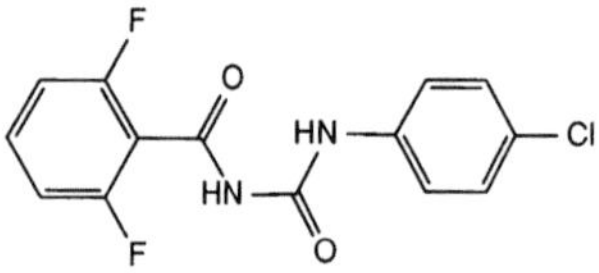

1-(4-Chlorphenyl)-3-(2,6-difluorbenzoyl)-harnstoff

I in Obst, Ziergehölzen, Forst.
Hp: „Dimilin 25 WP" (-)

Benzenamine

Flubenzimin

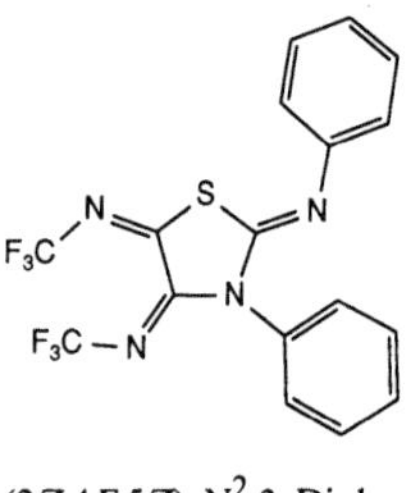

(2*Z*,4*E*,5*Z*)-N^2,3-Diphenyl-N^4,N^5-*bis*-(trifluoromethyl)-1,3-thiazolidine-2,4,5-triylidenetriamine

A in Obst. Hp: „Cropotex" (Xi)

Organische Zinnverbindungen

Cyhexatin

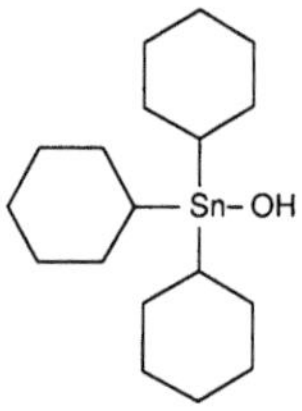

Tricyclohexylzinnhydroxid

A in Reben.
Hp: „Plictran flüssig" (Xn), „Plictet" (Xn), „Acarstin" (Xn)

Azocyclotin

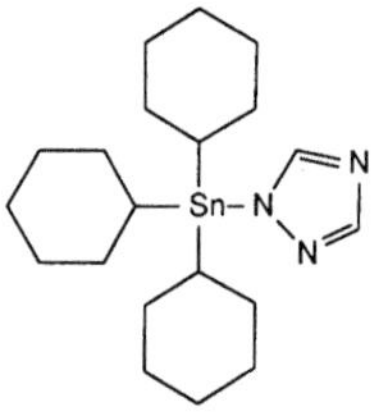

Tricyclohexyl-(1,2,4-triazol-1-yl)-zinn

A in Obst, Erdbeeren, Gemüse, Reben.
Hp: „Peropal" (Xn, F), „Peropal flüssig" (Xn)

Fenbutatin-oxid

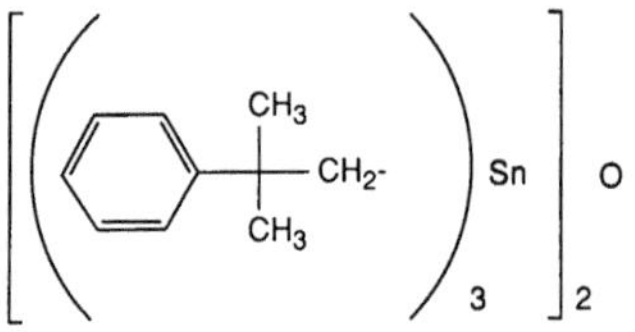

Hexakis(2-phenyl-1-isobutyl)-distannoxan

A in Obst, Erdbeeren, Zierpflanzen, Reben.
Hp: „Shell Torque" (Xn)

Andere Verbindungen

Clofentezin

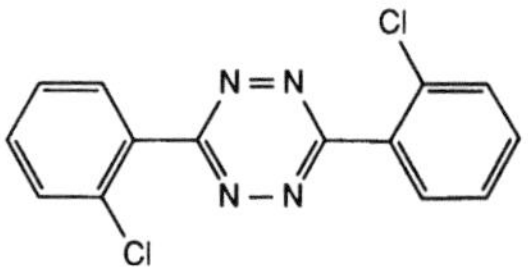

3,6-*bis*-(2-Chlorophenyl)-1,2,4,5-tetrazine (I)

A in Kernobst. Hp: „Apollo" (-)

Piperonylbutoxid

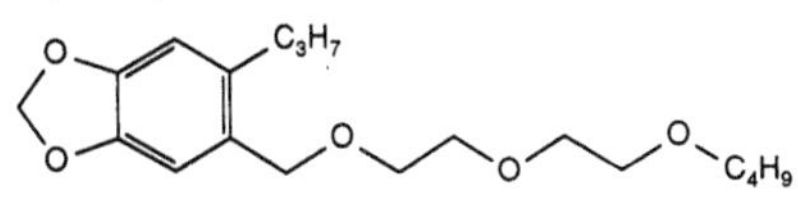

5-[2-(2-Butoxyethoxy)ethoxymethyl]-6-propyl-1,3-benzodioxol

Mit Pyrethrin in Kartoffeln, Zier- und Zimmerpflanzen (auch in Sprühdosen); mit Pyrethrin und Schwefel in Zierpflanzen (Sprühdosen) mit Pyrethrin und Lecithin in Zierpflanzen (Sprühdosen).
Hp: „Rotenol-Staub" (-), „4-Blatt-bio-Konzentrat" (-), „Spruzit-Gartenspray" (-), „Spruzit-Staub" (-), „blitol Rosen-Kombi-Spray" (-) u. a.

Bacillus thuringiensis
Bacillus thuringiensis var. Kurstaki, Serotype IIIa, IIIb
I in Mais, Obst, Gemüse, Reben, Ziergehölze, Forst.
Hp: „Dipel" (-), „Neudorff's Raupenspritzmittel" (-), „Thuricide HP" (-)
(→ Biologischer Pflanzenschutz 5.4)

5.3.2 Fungizide

Anorganische Verbindungen

Kupfersulfat + Calciumhydroxyd

$CuSO_4 + Ca(OH)_2$

F in Obst, Ziergehölzen (Baumschulen).
Hp: „Copac E" (Xi)

Kupferoxichlorid

$Cu_2Cl(OH)_3 \cdot 1,5\ H_2O$

Dikupferchlorid-trihydroxid

F in Kartoffeln, Rüben, Hopfen, Obst, Reben, Gemüse, Zierpflanzen; mit Schwefel in Kernobst, Reben, Hopfen; mit Schwefel und Cymoxanil in Hopfen; mit Benalaxyl, Metalaxyl in Hofen.
Hp: „Cupravit OB 21" (-), „Cuprasol" (-), „Fitoran-Grün" (-), „Ridomil plus" (-), „Galben R" (-) u. a.

Schwefel
F in Getreide, Hopfen, Gemüse, Obst, Zierpflanzen; mit Kupferoxichlorid in Kernobst, Reben, Hopfen; mit Kupferoxichlorid und Cymoxanil in Hopfen; mit Maneb und Zineb in Kernobst; mit Nitrothal-isopropyl in Kernobst; mit Pyrethrin und Piperonylbutoxid in Zierpflanzen; im Forst.
Hp: „Cosan 80" (-), „Kumulus WG" (F), „Cufolan" (-), „Wacker 83" (-), „Sufran S" (F) u. a.

Organische Zinn-Verbindungen

Fentinacetat

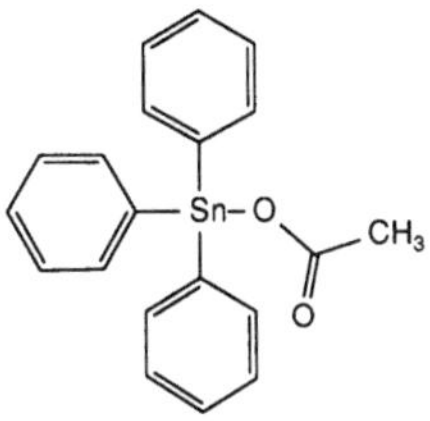

Triphenylzinnacetat

F mit Maneb in Kartoffeln, Rüben, Hopfen, Möhren, Sellerie.
Hp: „Brestan 60" (Xn)

Phosphonate

Fosethyl

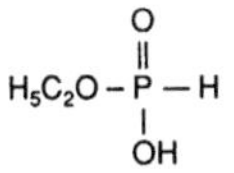

$H_5C_2O-P(=O)(OH)-H$

Ethylhydrogenphosphonat

F in Hopfen. Hp: „Aliette" (-)

Thiophosphate

Tolclofos-methyl

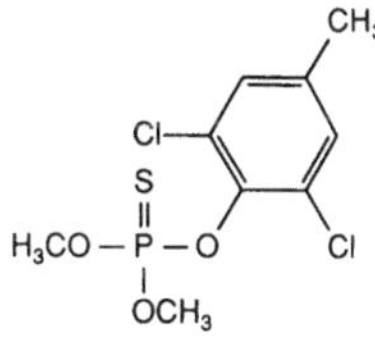

O-2,6-dichloro-*p*-tolyl-O,O-dimethylphosphorothioat

F, Sb in Kartoffeln. Hp: „Risolex" (Xn)

Pyrazophos

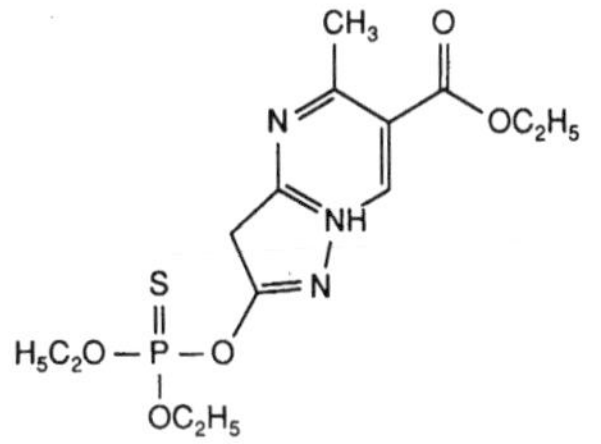

2-(O,O-Diethylthionophosphoryl)-5-methyl-6-carbethoxy-pyrazolo-1,5a)-pyrimidin

F in Getreide, Gurken, Apfel, Erdbeeren, Zierpflanzen, Forstbaumschulen.
Hp: „Afugan" (Xn), „Pocon Mehltau Spray" (-)

Halogenierte Aromaten

Chlorothalonil

Tetrachloroisophtalonitril (I)

F in Getreide; mit Propiconazol in Getreide.
Hp: „Daconil 2787 Extra" (Xi), „Sambarin" (-)

Crotonsäureverbindungen

Dinocap

Mischung aus Crotonsäure-2,4-dinitro-6-octyl-phenylester und Crotonsäure-2,6-dinitro-4-octylphenylester

F in Gurken, Reben.
Hp: „Karathane-Spritzpulver" (Xn), „Karathane Spiess-Urania" (Xn)

Carbamate

Propamocarb

Propyl-3-(dimethylamino)propyl-carbamat-hydrochlorid

F in Gemüse, Zierpflanzen, Ziergehölze (Tauch- und Gießbehandlung).
Hp: „Previcur N" (-)

Dithiocarbamate

Thiram

Tetramethylthiuramdisulfid

F in Kernobst, Erdbeeren; in Kopfsalat, Endivien unter Glas als Stäubemittel; Sb in Mais, Rüben, Lein, Leguminosen; Sb mit Isophenphos in Raps; Sb mit Lindan in Kohl.
Hp: „AAthiram" (Xi), „Pomarsol forte" (Xi, F), „Thianosan M" Xn), „Oftanol T" (T)

Ferbam

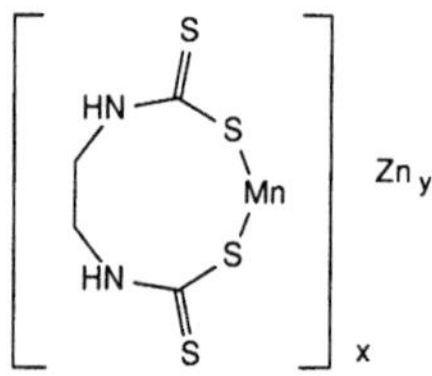

Eisen(III)-dimethyldithiocarbamidat

F in Obst. Hp: „Ferbam 80" (-)

Mancozeb

Komplex von Zinn-Ionen mit Mangan-ethylen-*bis*-dithiocarbamat

F in Kartoffeln, Hopfen, Tabak, Spargel, Obst, Zierpflanzen, Reben, Forst; mit Cymoxanil, Metalaxyl, Oxadixyl in Kartoffeln; Sb in Kartoffeln, Rüben.
Hp: „Dithane Ultra Spiess-Urania" (Xi), „Ciluan" (Xi), „Nemispor" (-), „Ridomil MZ-Super" (-), „Dithane Ultra W" (-)

Maneb

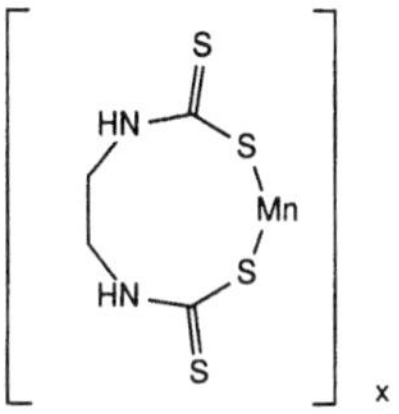

Mangan-ethylen-*bis*-(dithiocarbamat)

F in Kartoffeln, Tabak, Tomaten, Zierpflanzen; mit Fentinacetat in Kartoffeln, Rüben, Hopfen, Möhren, Sellerie; mit Metalaxyl in Kartoffeln, Tabak; mit Schwefel und Zineb in Kernobst; im Forst.
Hp: „Maneb 350 SC" (-), „Luxan Maneb 80 % Spritzpulver" (-), „Brestan 60" (Xn), „BASF-Maneb-Spritzpulver" (Xi), „Astimasol" (-)

Metiram

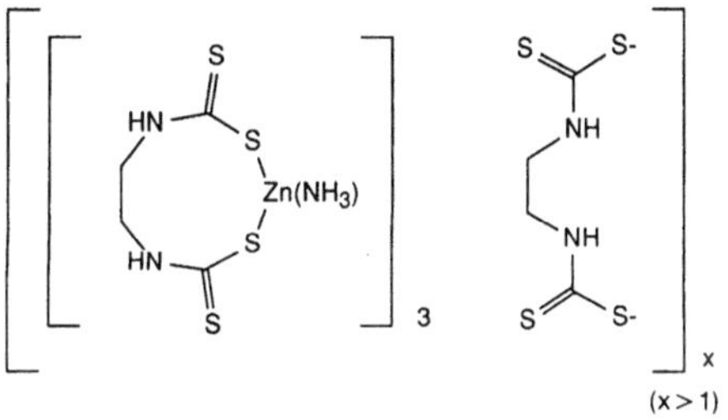

(x > 1)

tris-[Amminzink-ethylen-*bis*-(dithiocarbamat)]-tetrahydro-1,2,4,7-dithiadiazocin-3,8-dithion-polymer

F in Kartoffeln, Hopfen, Gemüse, Obst, Zierpflanzen, Reben, Forst; mit Schwefel in Zierpflanzen; mit Nitrothal-isopropyl in Kernobst; Sb in Gemüse.
Hp: „Phytox Super" (Xi), „Polyram Combi" (Xi), „Pallinal" (Xi)

Propineb

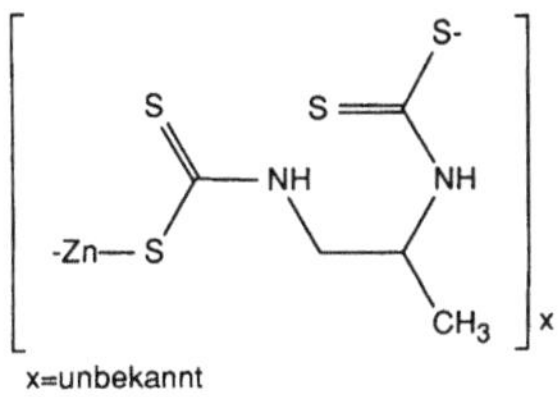

x=unbekannt

Zink-propylen-*bis*(dithiocarbamat)

F in Kartoffeln, Hopfen, Tabak, Sellerie, Tomaten, Obst, Rosen, Reben.
Hp: „Antracol" (-)

Zineb

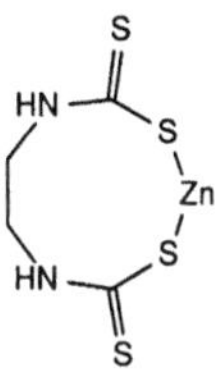

Zink-ethylen-*bis*-(dithiocarbamat)

F in Tabak (Stäubemittel); mit Schwefel und Maneb in Obst.
Hp: „Phytox-Staub" (-), „Astimasul" (-), „Negal" (-)

Oxo-Verbindungen

Triforin

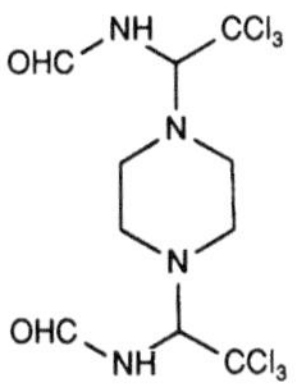

N, N'-1,4-Piperazindiyl-*bis*-(2,2,2-trichlorethylen)-*bis*-(formamid)

F in Getreide, Hopfen, Gurken, Obst, Zierpflanzen, Zierrasen, Reben.
Hp: „Saprol" (Xi), „Tarsol" (Xi), „Rosenspritz S" (Xi)

Dithianon

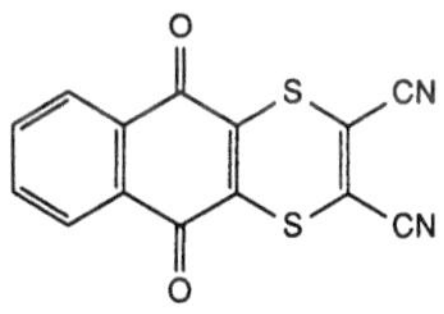

2,3-Dicyan-1,4-dithiaantrachinon

F in Obst, Zierpflanzen; mit Cymoxanil in Hopfen, Reben.
Hp: „Delan flüssig" (Xn), „Aktuan" (Xn)

Amide

Fenfuram

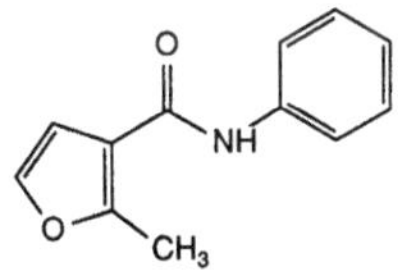

2-Methyl-3-furancarbonsäureanilid

F, Sb mit Guazatin, Imazalil, Thiabendazol in Getreide.
Hp: „Panoctin Spezial Feuchtbeize" (-), „Drawigran plus FL" (-)

Furmecyclox

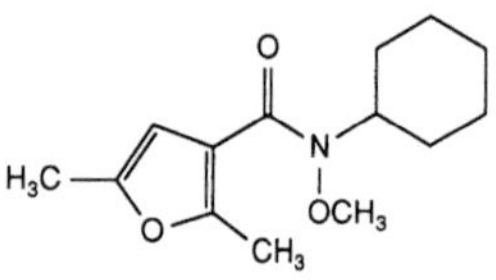

Methyl - N - cyclohexyl - 2, 5 - dimethylfuran - 3 - carbo - hydroxamat

F, Sb mit Imazalil, Thiabendazol in Getreide.
Hp: „AAgrano 2000 UF" (-)

Methfuroxam

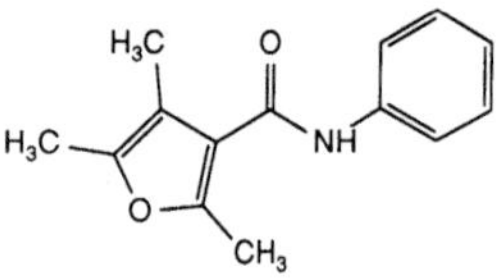

2,4,5-Trimethyl-N-phenyl-3-furancarboxamid

F, Sb mit Thiabendazol, Antrachinon, Imazalil in Getreide.
Hp: „AAgrano Universal Feuchtbeize" (-), „Arbosan spezial Wasserbeize" (-),, „Arbosan Universal Feuchtbeize" (-)

Acetanilide

Oxadixyl

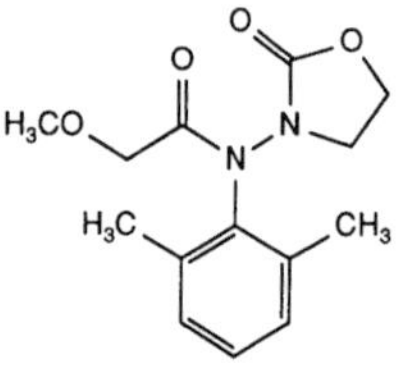

2-Methoxy-N-(2-oxo-1,3-oxazolidin-3-yl)acet-2',6'-xylidid

F mit Mancozeb in Kartoffeln.
Hp: „Sandofan M" (-)

Acylalanine

Benalaxyl

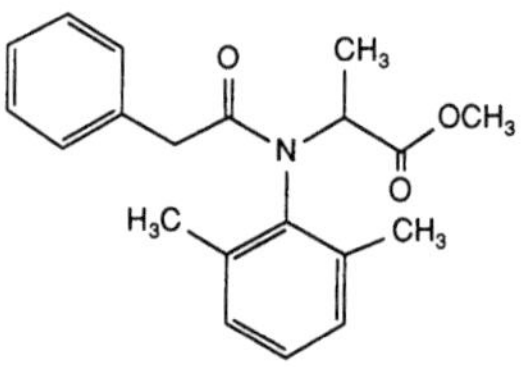

Methyl-N-phenylacetyl-N-2,6-xylyl-*DL*-alaninat

F in Hopfen (Streumittel); mit Kupferoxichlorid in Hopfen.
Hp: „Galben Granulat" (-), „Galben R" (-)

Furalaxyl

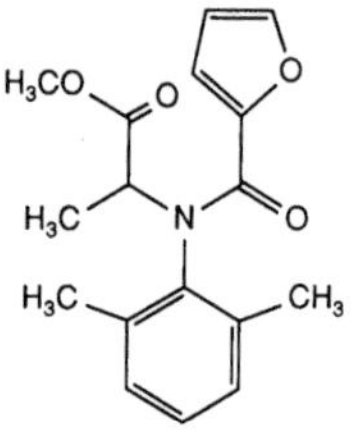

N-2,6-Dimethylphenyl-N-2-furoyl-alanin-methylester

F in Zierpflanzen (Gießmittel).
Hp: „Fonganil" (-)

Metalaxyl

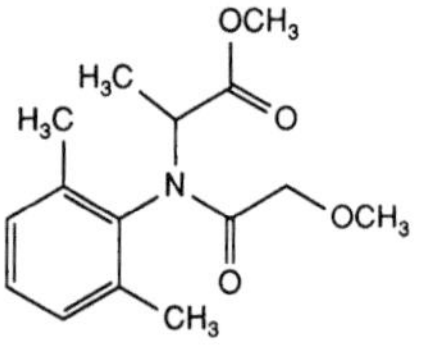

DL-N-2,6-Dimethylphenyl-N-(2'-methoxy-acetyl)-alanin-methylester

F in Hopfen (Streumittel); mit Kupferoxichlorid in Hopfen; mit Mancozeb in Kartoffeln, Tabak; Sb in Rüben.
Hp: „Ridomil Granulat" (-), „Apron" (-), „Ridomil MZ Super" (-), „Ridomil plus" (-)

Sulfamide

Dichlofluanid

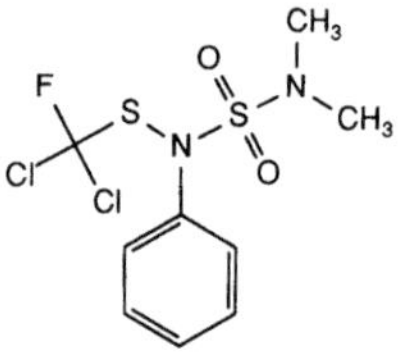

N - Dichlorfluormethylthio - N', N' - dimethyl - N - phenyl - sulphamid

F in Hopfen, Gemüse, Obst, Zierpflanzen, Reben.
Hp: „Euparen" (Xi)

Dicarboximide

Iprodion

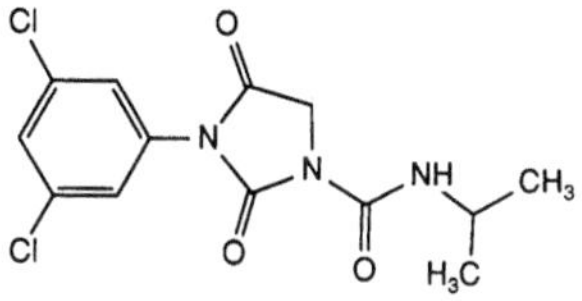

3-(3,5-Dichlorphenylhydantoin-carbonsäureisopropylamid

F in Raps, Kopfsalat, Erdbeeren, Reben; Sb mit Carbendazim in Getreide.
Hp: „Erdbeerspritzmittel Rovral" (-), „Rovral" (-), „Verisan" (-), „Rovral UTB" (-), „Rovral UFB" (-)

Procymidon

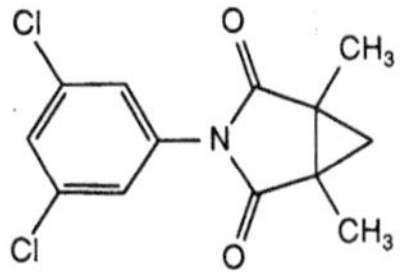

N - (3, 5 - Dichlorphenyl) - 1, 2 - dimethylcyclopropan - 1, 2 - dicarboximid

F in Hopfen, Raps, Futtererbsen, Erdbeeren, Zierpflanzen, Reben.
Hp: „Sumisclex WG" (-)

Vinclozolin

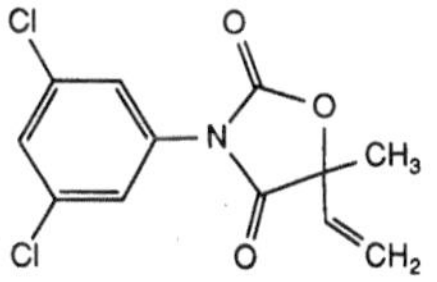

3-(3,5-Dichlorphenyl)-5-methyl-5-vinyl-oxazolidin-2,4-dion

F in Hopfen, Raps, Klee, Kopfsalat, Bohnen, Kirschen, Erdbeeren, Zierpflanzen, Reben.
Hp: „Ronilan" (Xi), Ronilan FL" (-)

Harnstoffe

Pencycuron

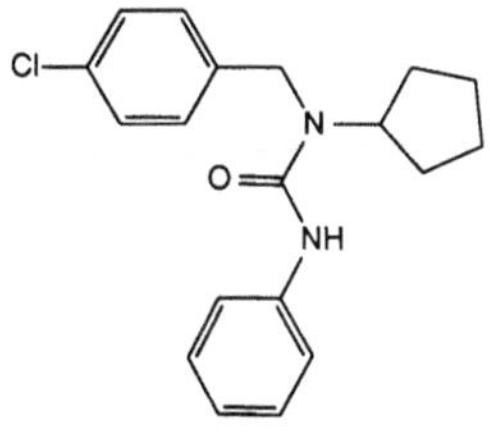

N-(4-Chlorbenzyl)-N-cyclopentyl-N'-phenylharnstoff

F, Sb in Kartoffeln.
Hp: „Monceren Flüssigbeize" (-)

Oximether

Cymoxanil

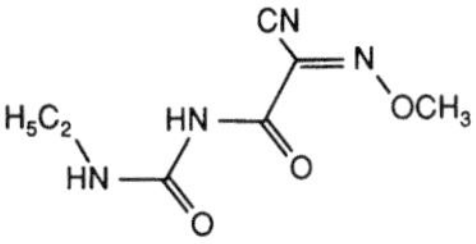

1-(2-Cyano-2-methoxyiminoacetyl)-3-ethylharnstoff

F mit Dithianon in Hopfen, Reben; mit Kupferoxichlorid in Hopfen; mit Mancozeb in Kartoffeln.
Hp: „Aktuan" (Xn), Cufolan" (-), Cliluan" (Xi)

Aminderivate

Guazatin

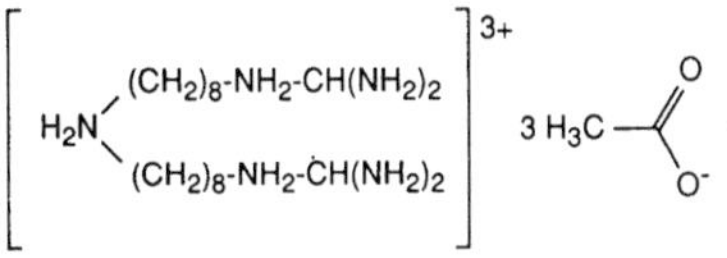

bis-(N-Guanidin-8-octyl)ammoniumtriacetat

F in Getreide; Sb mit Fenfuram, Imazalil in Getreide.
Hp: Panoctin Spezial Feuchtbeize" (-), „Panoctin GF" (-), „Panoctin G Feuchtbeize" (-), „Fixan" (Xn), „Radam 30" (Xn) u. a.

Morpholine

Fenpropimorph

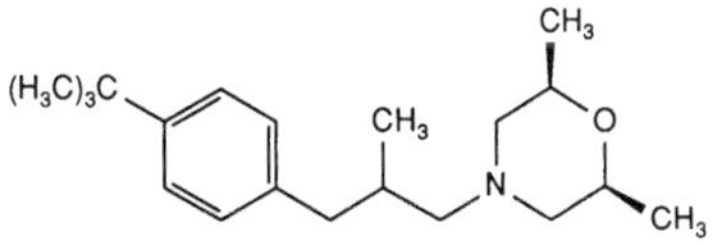

(±) - *cis* - 4 - [3 - (4 - *tert* - Butylphenyl) - 2 - methylpropyl] - 2,6 - dimethylmorpholin

F in Getreide; mit Propiconazol in Getreide.
Hp: „Corbel" (Xn), „Simbo" (-)

Dodemorph

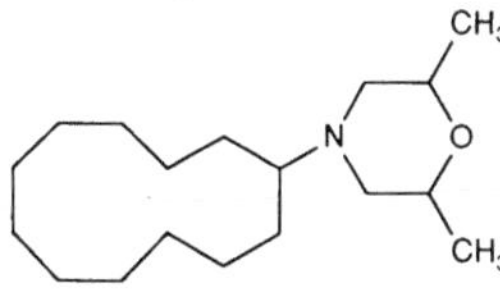

N-Cyclododecyl-2,6-dimethylmorpholin

F in Zierpflanzen.
Hp: „BASF-Mehltaumittel Meltatox" (Xi), Compo Mehltaumittel F 238" (Xi), „Compo Mehltau-Spray Neu" (-)

Tridemorph

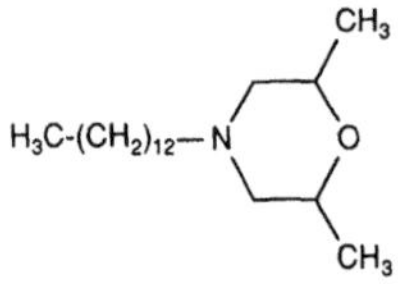

2,6-Dimethyl-4-tridecylmorpholin

F in Getreide; mit Propiconazol in Getreide.
Hp: „Calixin" (Xn), „Colt" (Xn), „Ilbex" (Xn)

Triazine

Anilazin

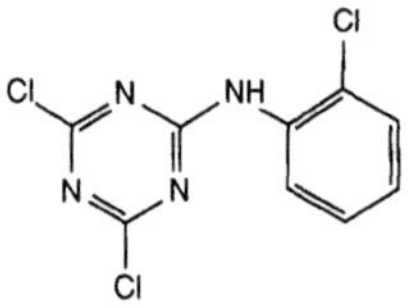

2-Chloro-N-(4,6-dichloro-1,3,5-triazin-2-yl)anilin

F in Getreide. Hp: „Dyrene flüssig" (Xi)

Imidazole

Imazalil

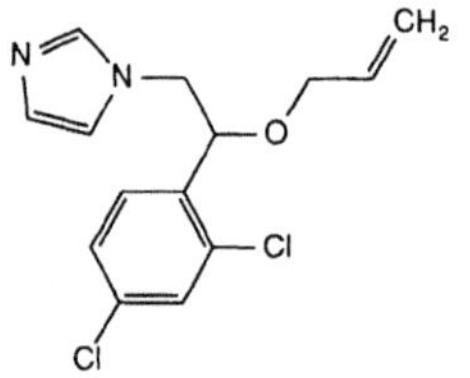

2-(2,4-Dichlorphenyl)-2-(2-propenyloxyethyl-1H-imidazol

F in Rosen; Sb mit Carbendazim, Carboxin, Fenfuram, Guazatin, Thiabendazol, Fuberidazol, Triadimenol, Furmecyclox, Methfuroxam, Nuarimol in Getreide.
Hp: „Fungaflor" (-), „Fusariol-Neu-Universal-Trokkenbeize" (-), „Germisan GF" (-), „Panoctin Universal Feuchtbeize" (-), „AAgrano 2000 UF" (-) u. a.

Prochloraz

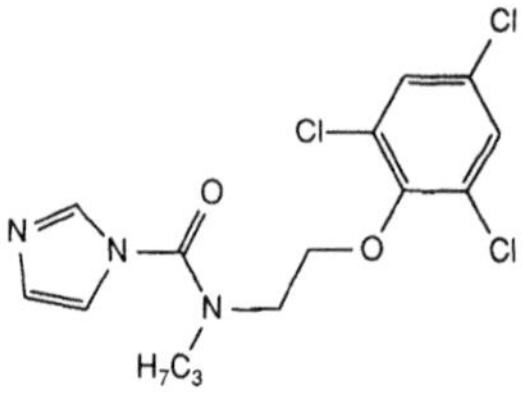

1-N-Propyl-N-[2-(2,4,6-trichlorophenoxy)ethyl]carbamoyl-imidazol

F in Getreide; mit Carbendazim in Getreide; Sb mit Carbendazim, Carboxin in Getreide.
Hp: „Sportak" (Xn), „Sportak ALPHA" (Xn), „Abavit Universal Feuchtbeize" (-), „Dibavit ST mit Beizhaftmittel" (-)

Hymexazol

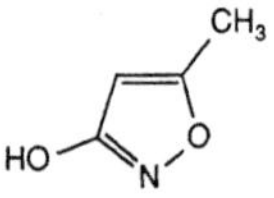

5-Methylisoxazol-3-ol

F, Sb in Rüben. Hp: „Tachigaren" (-)

Triazole

Bitertanol

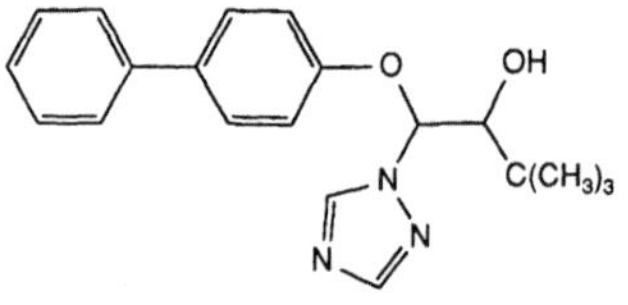

β-[(1,1'-Biphenyl)-4-yloxy]-α-(1,1-dimethylethyl)-1H-1,2,4-triazol-1-ethanol

F in Getreide, Obst, Zierpflanzen; Sb mit Fuberidazol, Triadimenol in Getreide.
Hp: „ Baycor flüssig" (-), „Baymat-Spray" (-), „Baymat-Rosenspritzmittel" (-), „Sibutol-Morkit-Flüssigbeize" (-), „Sibutol-Flüssigbeize" (-)

Diclobutrazol

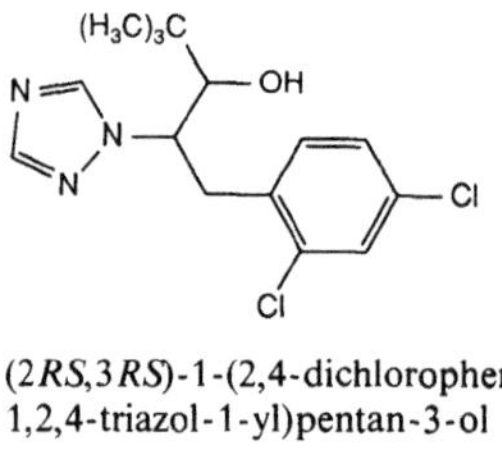

(2*RS*,3*RS*)-1-(2,4-dichlorophenyl)-4,4-dimethyl-2-(1H-1,2,4-triazol-1-yl)pentan-3-ol

F in Getreide. Hp: „Vigil" (-)

Penconazol

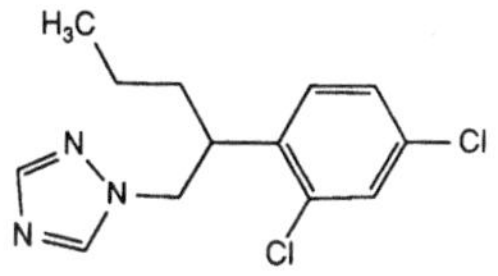

1-(2,4-Dichloro-β-propylphenetyl)-1H-1,2,4-triazol

F in Reben. Hp: Topas" (Xi)

Propiconazol

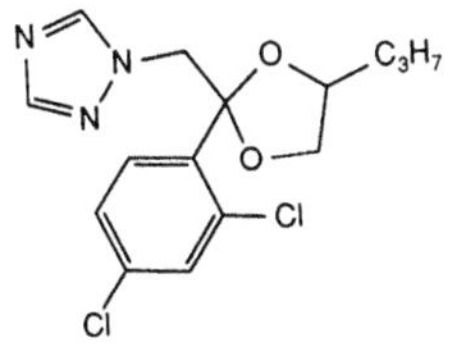

(±)-1-[2-(2,4-Dichlorophenyl)-4-propyl-1,3-dioxolan-2-ylmethyl]-1H-1,2,4-triazole

F in Getreide; mit Tridemorph, Chlortalonil, Fenpropimorph in Getreide.
Hp: „Desmel" (-), „Ilbex" (Xn), „Sambarin" (-), „Simbo" (-)

Triadimefon

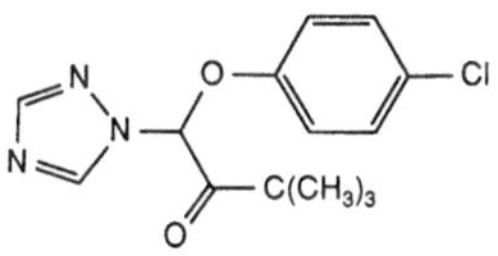

1-(4-Chlorphenoxy)-3,3-dimethyl-1-(1H-1,2,4-triazol-1-yl)-butan-2-on

F in Hopfen, Gurken, Rosen, Reben; Streichmittel als Rindenwundverschluß.
Hp: „Bayleton Spezial" (-), „Bayleton-Rinden-Wundverschluß" (-)

Triadimenol

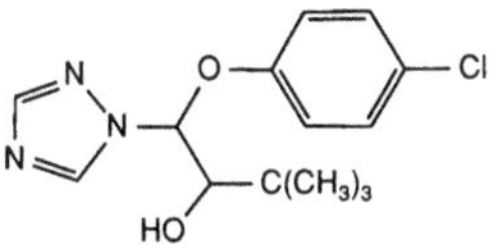

1-(4-Chlorphenoxy)-3,3-dimethyl-1-(1H-1,2,3-triazol-2-yl)-butan-2-ol

F in Getreide; mit Tridemorph in Getreide; in Gurken, Obst, Reben; Sb mit Fuberidazol, Imazalil in Getreide.
Hp: „Bayfidan" (-), Colt" (Xn), „Bayfidan spezial" (-), „Baytan Universal Flüssigbeize" (-)

Tebuconazol

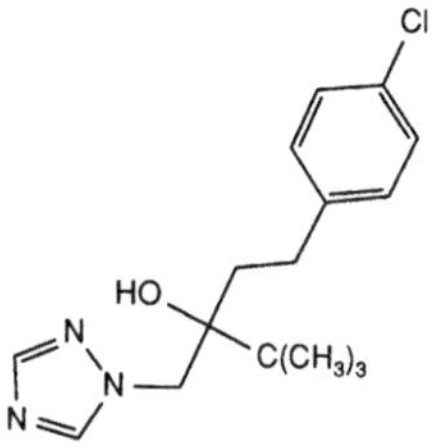

α-*tert*-Butyl-α-(*p*-chlorophenetyl)-1H-1,2,4,triazole-1-ethanol

F in Getreide; mit Triadimenol in Getreide.
Hp: „Folicur" (-), „Matador" (-)

Benzimimidazole

Benomyl

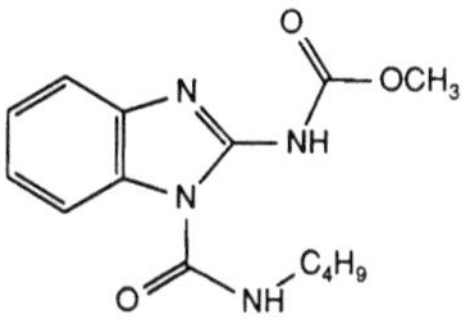

1-Butylcarbamoyl-2-benzimimidazolmethylcarbamat

F in Getreide, Obst.
Hp: „DuPont Benomyl" (F)

Carbendazim

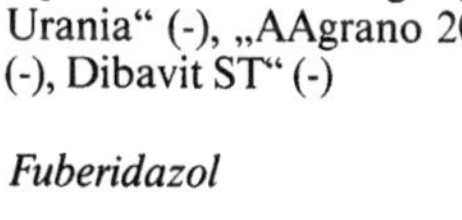

2-Methoxycarbonylamino-benzimidazol

F in Getreide; mit Prochloraz in Getreide, Obst; Sb mit Imazalil, Iprodion, Prochloraz in Getreide.
Hp: „Derosal flüssig" (-), „Triticol WDG Spiess-Urania" (-), „AAgrano 2000 UT" (-), „Rovral UFB" (-), Dibavit ST" (-)

Fuberidazol

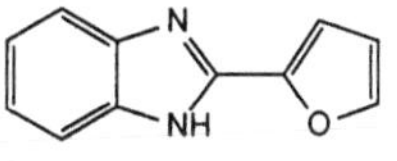

2-(2-Furyl)benzimimidazol

F, Sb mit Bitertanol, Antrachinon, Triadimenol, Imazalil in Getreide.
Hp: „Sibutol Flüssigbeize" (-), „Baytan Universal Flüssigbeize" (-)

Thiabendazol

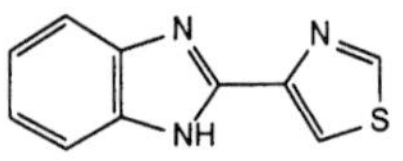

2-(1,3-Thiazol-4-yl)-benzimidazol

F in Kartoffeln, Kohl (im Lager), Zierpflanzen, Zier- und Sportrasen, zur Wundbehandlung an Gehölzen; Sb in Kartoffeln; mit Methfuxoram, Antrachinon, Fenfuram, Imazalil, Furmecyclox in Getreide.
Hp: „Tecto FL“ (-), „Comfuval“ (-), „Drawipas“ (-), Drawigran plus FL“ (-), „Arbosan Universal-Wasserbeize“ (-)

Thiophanat-methyl

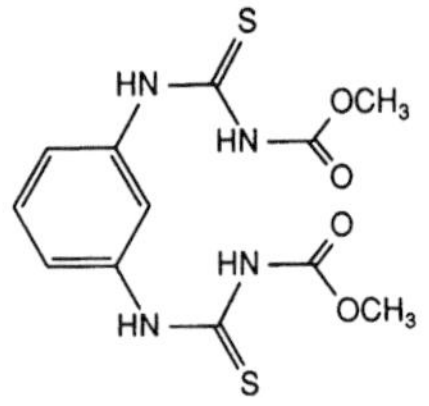

1,2-*bis*-(3-Methoxycarbonyl-2-thioureido)-benzol

F in Getreide, Obst.
Hp: „Cercobin FL“ (-)

Pyrimidine

Bupirimat

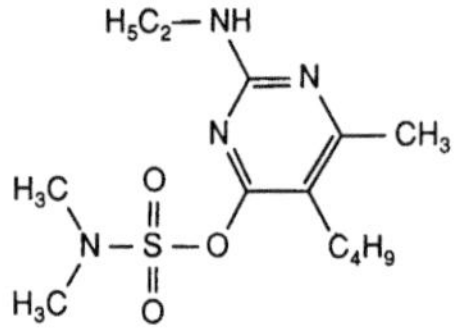

5-n-Butyl-2-ethylamino-6-methylpyrimidin-4-yl-dimethylsulphamat

F in Obst, Rosen.
Hp: „Nimrod“ (-), „maiblü Mehltau-frei „ (-)

Fenarimol

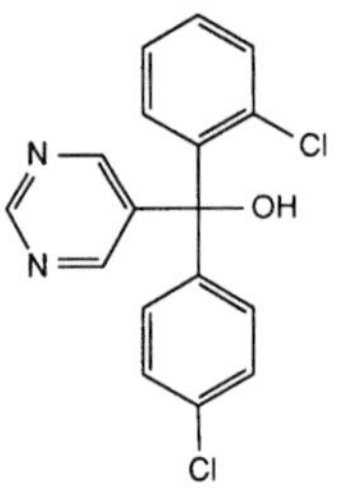

1-(2-Chlorphenyl)-1-(4-chlorphenyl)pyrimidin-5-yl-methanol

F in Hopfen, Obst, Reben, Zierpflanzen; mit Butocarboxin (Sprühdosen) in Zierpflanzen.
Hp: „Drawisan“ (-), „Pflanzen-Paral gegen Pilzkrankheiten“ (-), „Rubigan“ (Xn), „Detia Zierpflanzenspray“ (-), „Etisso Balkonpflanzen-Spray-Combi“ (-)

Nuarimol

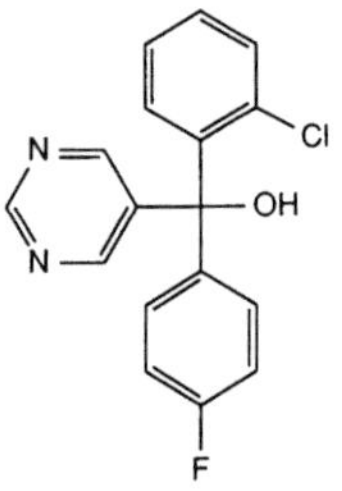

(±)-2-Chloro-4'-fluoro-α-(pyrimidin-5-yl)benzhydrylalcohol

F, Sb mit Imazalil in Getreide.
Hp: „ELANCO Beize flüssig“ (-), „ELANCO-Beize trocken“ (-)

5.3.3 Herbizide und Wachstumsregler

Anorganische Verbindungen

Natriumchlorat

$NaClO_3$

H auf Nichtkulturland ohne Baumbewuchs.
Hp: Herbacid S“ (-), „Plantex“ (-), „Rapid-Ex“ (-), „Talpan-Unkrautvernichtungsmittel“ (-) u. a.

Phosphonate

Etephon

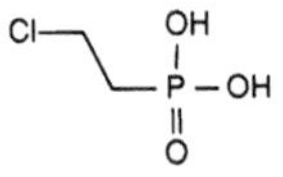

2-Chlorethyl-phosphonsäure

WTR zur Halmfestigung in Getreide, auch mit Chlormequat, zur Beeinflußung der Blühperiode bei Zierpflanzen, zur Fruchtreifeverfrühung bei Äpfeln, zur Ernteerleichterung bei Sauerkirschen.
Hp: „Cerone" (-), „Terpal C" (Xn), „Ethrel" (Xi), „Bromelien-Ethrel" (-)

Chlorphonium

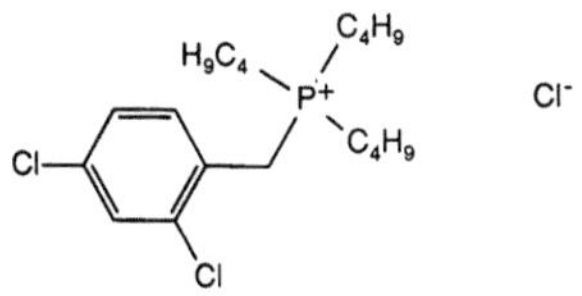

Tributyl(2,4-dichlorobenzyl)phosphonium

WTR bei Zierpflanzen, zur Förderung der Blütenbildung und zur Wachstumsstauchung.
Hp: „Phosphon 1,5 Granulat" (-)

Glyphosat

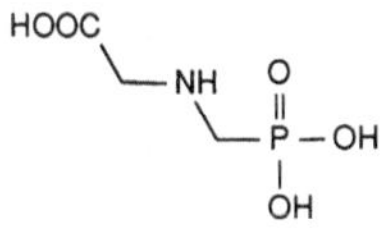

N-Phosphonomethylglycin

H in Getreide, Wiesen und Weiden (Streichverfahren), unter Kernobst, Reben, Zierpflanzen, Jungwuchsflächen im Forst.
Hp: „Roundup" (Xi), „Tender" (Xi), „Spezial-Unkrautvernichter Weedex" (Xi), „Compo Spezialunkrautvernichter Filatex" (Xi)

Glufosinate

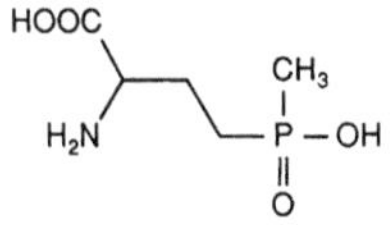

4-[Hydroxy(methyl)phosphinoyl]-*DL*-homoalanin

H unter Reben. Hp: „Basta" (Xn)

Nitroverbindungen

Dinoterb

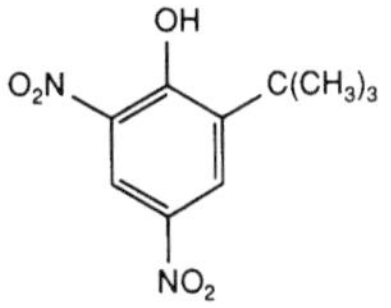

2,4-Dinitro-6-*t*-butylphenol

H in Getreide (auch mit Isoproturon, Mecoprop), in Rüben zur Unterblattanwendung, Grassamenbau.
Hp: „Flüssig Herbogil" (T), „Tolkan Super" (T), „Super Herbogil" (Xn)

DNOC

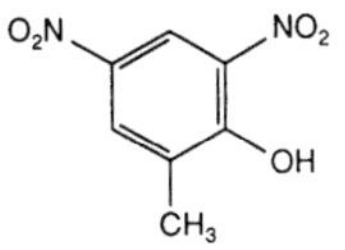

2-Methyl-4,6-dinitrophenol

H in Getreide, Hopfen.
Hp: „Etzel" (T), „Ätzmittel Marktredwitz" (T)

Nitrile

Bromoxynil

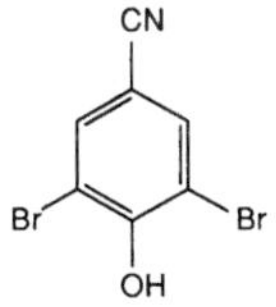

3,5-Dibrom-4-hydroxybenzonitril

H in Getreide, Mais; mit Dicamba, Mecoprop, Fluroxypyr, Ioxynil, MCPA in Getreide; mit Simazin oder Atrazin in Mais.
Hp: „Buctril" (Xn), „Mais-Certrol" (Xn), „Faneron spezial" (-), „Blevigor flüssig" (-), „Tristar" (Xn)

Ioxynil-Salz

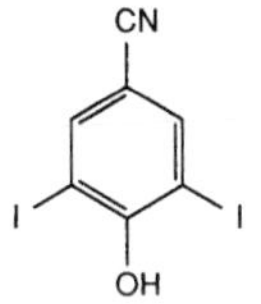

3,5-Diiod-4-hydroxybenzonitril

H in Getreide; mit Benazolin, Mecoprop, Bifenox, Dichlorprop, Bromfenoxim, Isoproturon, Bromoxynil, Fluroxypyr, Flurenol, MCPA in Getreide; mit Dichlorprop in Zierrasen.
Hp: „Certrol 40" (Xn), „Trevespan" (Xn), „Bottrol PE" (Xn), „Rasen-Certrol" (Xn), „Belgran" (-)

Diclobenil

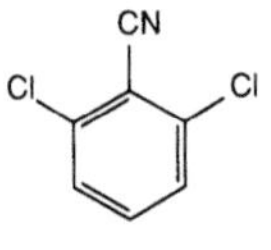

2,6-Dichlorbenzonitril

H auf Wiesen und Weiden, unter Kernobst, Beerenobst, Reben, Ziergehölzen, auf Nichtkulturland; mit Dalapon oder Simazin unter Ziergehölzen, Jungwuchsflächen im Forst.
Hp: „Casoron G" (-), „Prefix G" (-), „Ustinex CN-Streumittel" (-), „Vinuran" (-), „Compo-Gartenunkrautvernichter" (-) u. a.

Carbamate

Asulam

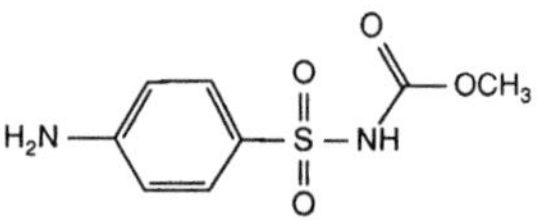

4-Amino-benzolsulfonyl-methylcarbamat

H auf Wiesen und Weiden, Nichtkulturland, in Spinat, auf Jungwuchsflächen im Forst und zur Kulturvorbereitung.
Hp: „Asulox" (-)

Chlorpropham

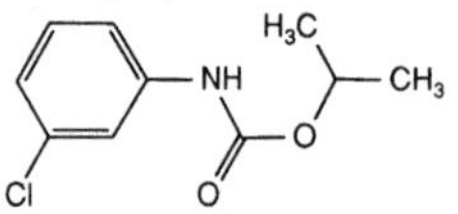

N-(3-Chlorphenyl)-isopropylcarbamat

WTR zur Keimhemmung bei Kartoffeln, auch mit Propham; H zur Unkrautbekämpfung in Blumenzwiebeln.
Hp: „Mito FOG" (-), „Pulsfog K" (-), „Luxan Gro Stop" (-)

Propham

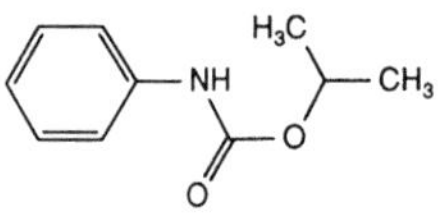

Isopropyl-N-phenylcarbamat

WTR zur Keimhemmung bei Kartoffeln, auch mit Chlorpropham.
Hp: „Agermin" (-), „Birgin" (-), „Tixit" (-), „Detia Kartoffel Keimfrei" (-)

Phenmedipham

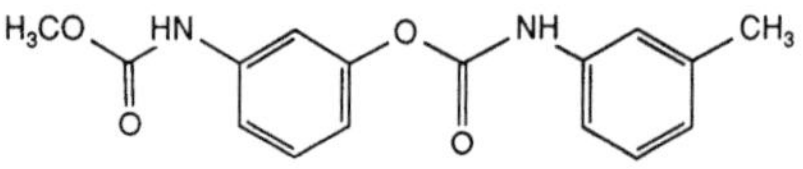

Methyl-3-*m*-tolylcarbamoyloxy-phenylcarbamat

H in Rüben, Rote Beete, Erdbeeren; mit Ethofumesat in Rüben.
Hp: „Betanal" (-), „Betosip" (-), „Iphiphen FL 157" (-), „Betamat" (-), „Betanal Tandem" (-) u. a.

Karbutilat

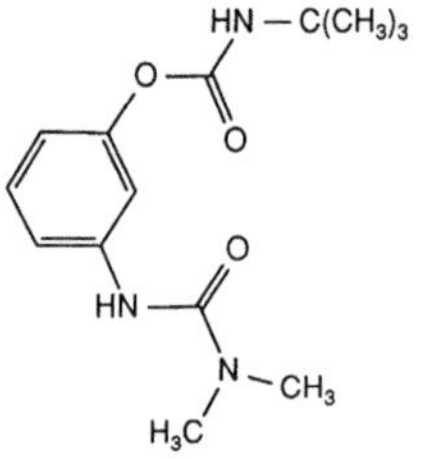

3-(3',3'-Dimethylureido)phenyl-*t*-butylcarbamat

H mit Thiazofluron auf Nichtkulturland und Gleisanlagen.
Hp: „HORA Fluron plus" (-)

Carbetamid

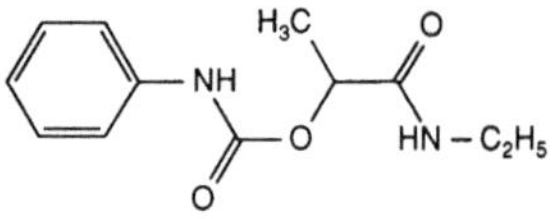

d-N-Phenyl-1-(ethylcarbamo-1-yl)-ethylcarbamat

H mit Dimefuron in Raps.
Hp: „Pradone Kombi" (-)

Thiocarbamate

Butylat

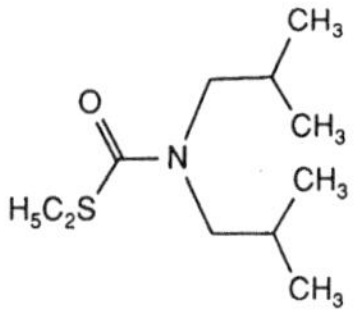

S-Ethyl-N,N-diisobutylthiocarbamat

H in Mais. Hp: „Sutan" (-)

Cycloat

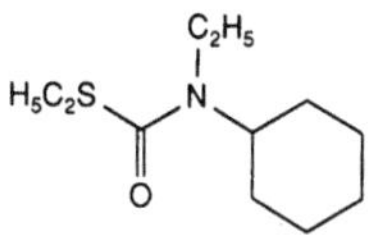

S-Ethyl-N-cyclohexyl-N-ethylthiocarbamat

H in Rüben. Hp: „Ro-Neet" (-), „Ro-Neet-Stauffer" (-)

EPTC

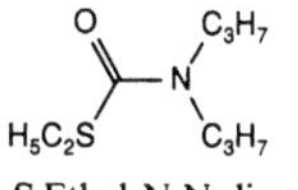

S-Ethyl-N,N-dipropylthiocarbamat

H unter Ziergehölzen; mit R 25788 in Mais.
Hp: Eptam 5 Granulat", „Capsolane" (-)

Triallat

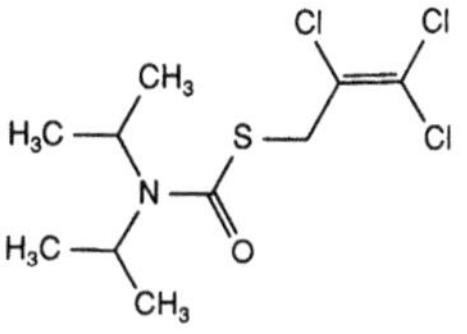

2,3,3-Trichlorallyl-diisopropylthiocarbamat

H in Getreide, Rüben.
Hp: „Avadex BW" (Xn)

Harnstoffe

Chlortoluron

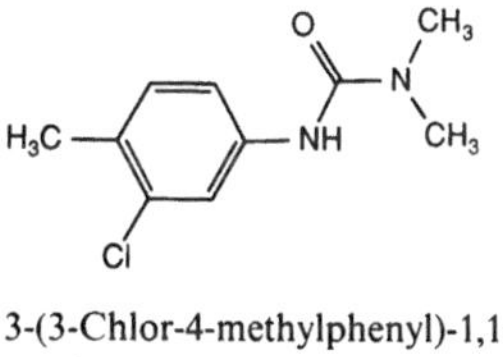

3-(3-Chlor-4-methylphenyl)-1,1-dimethylharnstoff

H in Getreide; mit Terbutryn in Getreide.
Hp: Dicuran 700 flüssig" (-), „FALI-Curan 500 flüssig" (-), „Anofex 500 flüssig" (-), „Lentipur CL 700" (-)

Chloroxuron

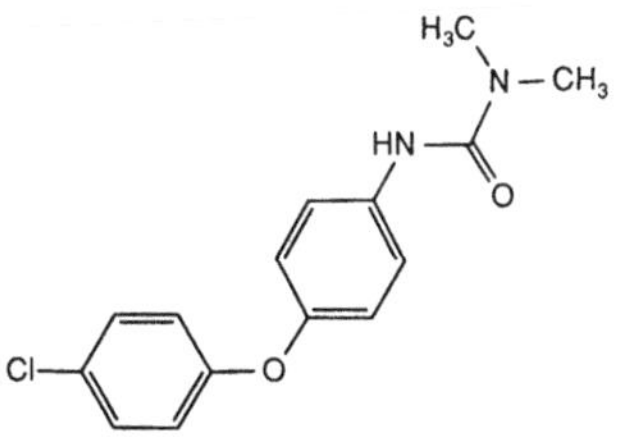

3-[4-(4-Chlorphenoxy)-phenyl]-1,1-dimethylharnstoff

H in Gemüse, Erdbeeren, Blumen, Zierrasen, unter Ziergehölzen.
Hp: „Tenoran" (-), „Gesamoos plus" (-)

Diuron

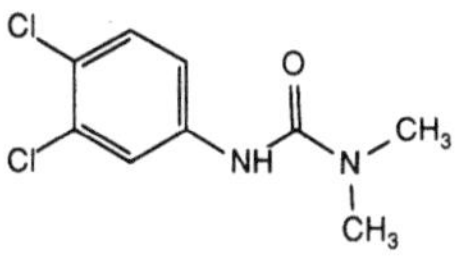

3-(3,4-Dichlorphenyl)-1,1-dimethylharnstoff

H in Spargel; mit Amitrol, Bromacil, Atrazin, Simazin, 2,4 D, Dalapon, MCPA, Dichlorprop, Ethidimuron, Hexazinon, Methabenzthiazuron auf Nichtkulturland und Gleisanlagen, einige unter Obst, unter Ziergehölzen.
Hp: „Selkar" (-), „Ustinex F" (-), „Anox M Granulat" (-), „Ustinex Unkrautfrei" (-), „Peruran" (-) u. a.

Dimefuron

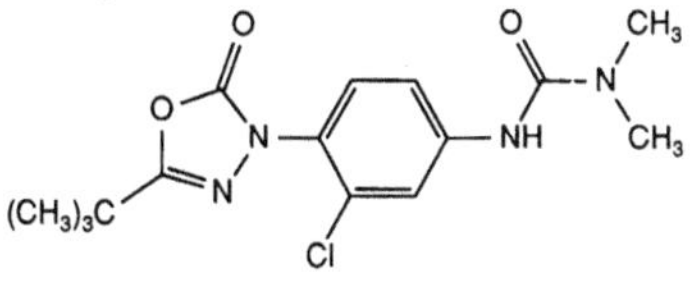

3-[4-(5-*tert*-Butyl-2,3-dihydro-2-oxo-1,3,4-oxodiazol-3-yl)-3-chlorophenyl]-1,1-dimethylharnstoff

H mit Carbetamid in Raps.
Hp: „Pradone Kombi" (-)

Isoproturon

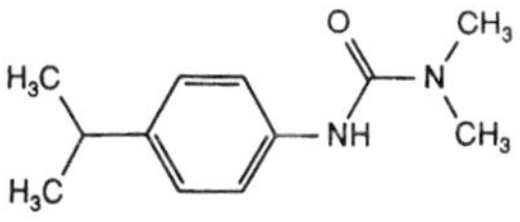

N-(4-Isopropylphenyl)-N',N'-dimethylharnstoff

H in Getreide; mit Mecoprop, Fluroxypyr, Ioxynil, Dinoterb, Bentazon, Dichlorprop, Bifenox, Bromfenoxim in Getreide.
Hp: „Herbatox" (-), „Foxtar" (-), „Tolkan Fox" (-), „Blevigor flüssig" (-), „Arelon flüssig" (Xn) u. a.

Linuron

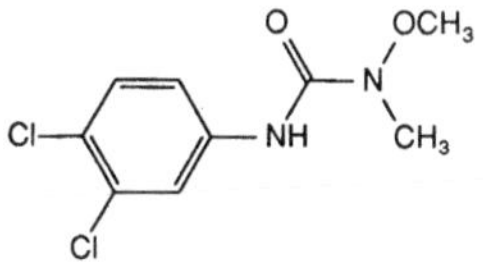

N-(3,4-Dichlorphenyl)-N'-methoxy-N'-methylharnstoff

H in Kartoffeln, Gemüse, Gladiolen, unter Ziergehölzen, unter Reben; mit Trifluralin in Getreide.
Hp: „Afalon" (Xn), „Mudekan" (Xi), „Telkar 50 w.p." (-), „Neminfest" (-)

Methabenzthiazuron

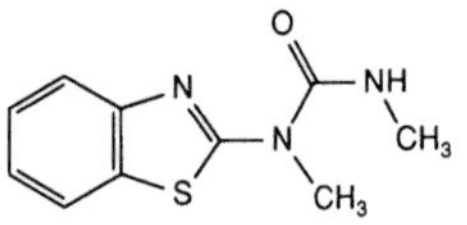

1-Benzothiazol-2-yl-1,3-dimethylharnstoff

H in Getreide, Ackerbohnen, Futtererbsen, Gemüse, Rotschwingel, Verschulbeete im Forst; mit Dichlorprop in Getreide; mit Diuron auf Gleisanlagen, mit Amitrol, MCPA unter Obst und Reben, mit Diuron, Simazin unter Ziergehölzen.
Hp: Tribunil WG" (F), „Tribunil Combi" (F), „Ustinex KR" (-), „Ustinex BHF" (-)

Metobromuron

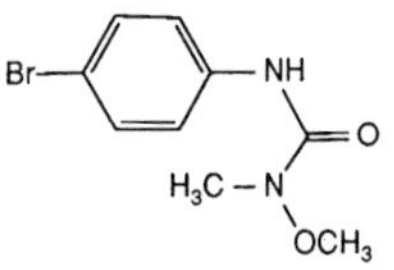

N'-(4-Bromphenyl)-N-methoxy-N-methylharnstoff

H in Kartoffeln, Tabak.
Hp: „Patoran" (Xi), „Patoran CB" (-)

Metoxuron

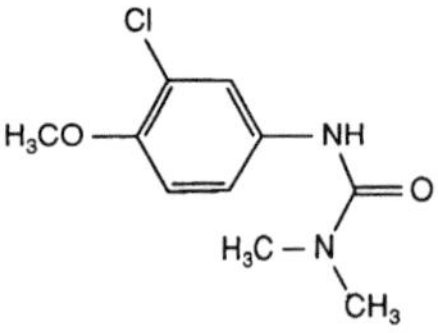

3-(3-Chlor-4-methoyphenyl)-1,1-dimethylharnstoff

H in Getreide, Möhren. Hp: „Dosanex" (-)

Monolinuron

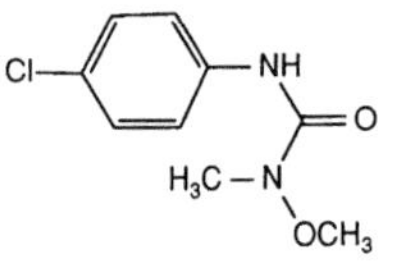

N-(4-Chlorphenyl)-N'-methoxy-N'-methylharnstoff

H in Kartoffeln, Buschbohnen, Spargel, Ziergehölzen.
Hp: „Aresin" (Xn)

Metsulfuron-Ester

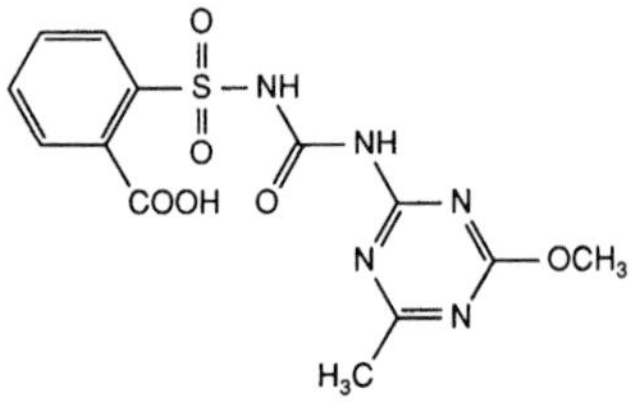

2 - [3 - (4 - methoxy - 6 - methyl - 1, 3, 5 - triazin - 2 - yl) ureido - sulphonyl] benzoesäurester

H in Getreide. Hp: „Gropper" (-)

Aliphaten

Daminozid

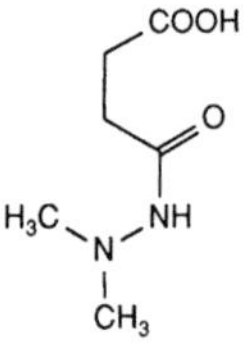

Bernsteinsäure-2,2-dimethylhydrazid

WTR zur Hemmung des Triebwachstums bei Apfel und Birne, Wuchsstauung bei Zierpflanzen.
Hp: „Alar 85" (-), „Dazide 85" (-)

TCA

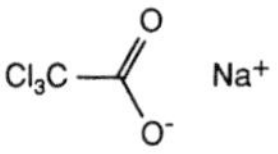

Natriumtrichloracetat

H in Rüben, Raps, Getreide.
Hp: „Nata" (Xn), „TCA AAtrichon" (Xn)

Dalapon

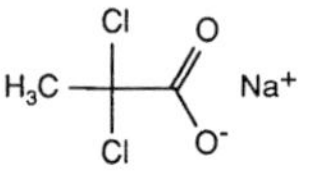

Na-Salz der 2,2-Dichlorpropionsäure

H in Getreide, unter Korbweiden, auf Gleisanlagen, an und in Gewässern, unter Jungwuchs im Forst; mit Diuron, Simazin, 2,4 D, MCPA auf Nichtkulturland und Gleisanlagen; mit Diclobenil, Diuron, MCPA, Simazin unter Ziergehölzen, Jungwuchsflächen im Forst.
Hp: „Basfapon" (-), „Basinex P" (-), „Dowpon" (-), „Ustinex PD" (-), „Casoron Combi G" (-)

Phenoxyverbindungen

2,4 D

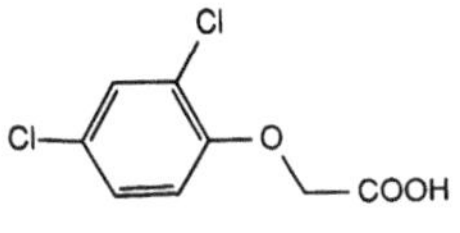

2,4-Dichlorphenoxyessigsäure

H in Getreide; mit Dichlorprop, MCPA, Mecoprop im Getreide; mit MCPA im Grassamenbau, auf nichtgenutzten Grasflächen; mit Diuron, Bromacil, Simazin, Dalapon auf Nichtkulturland und Gleisanlagen; mit Amitrol, Diuron, Bromacil unter Kernobst; mit Bromfenoxim, MCPA, Dicamba, Mecoprop (z. T. mit Rasendünger) auf Zier- und Sportrasen; mit Bromacil, Diuron unter Gehölzen.
Hp : „U 46D-Fluid" (Xn), „Utox Super DPD" (Xn), „Okultin Combi" (-), „Dikofag Kombi" (-), „Auxuran" (-) u. a.

Dichlorprop

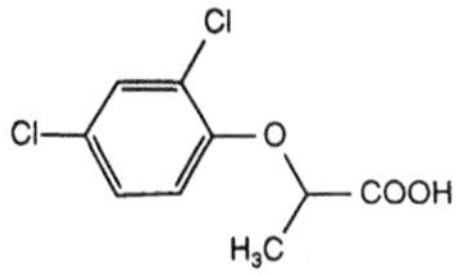

2-(2,4-Dichlorphenoxy)propionsäure

H in Getreide, auf nicht genutzten Grasflächen; mit Bentazon, Ioxynil, Isoproturon, MCPA, Bifenox, Bromoxynil, Cyanazin, 2,4 D, Flurenol, Methabenzthiazuron in Getreide; mit Amitrol, Bromacil, Diuron auf Nichtkulturland und Gleisanlagen; mit Ioxynil auf Zierrasen.
Hp: „Rasen-Certrol" (Xn), „Celatox DP" (Xn), „DP 60 Wacker" (Xn), „Trevespan DP" (Xn)

MCPA

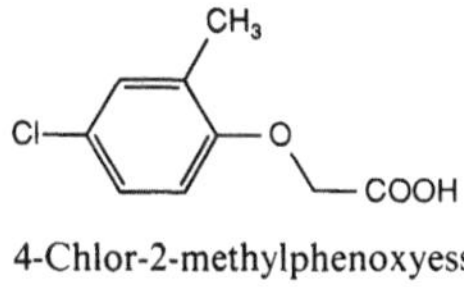

4-Chlor-2-methylphenoxyessigsäure

H in Getreide, unter Reben, auf Gleisanlagen; mit Bentazon, Dichlorprop, Bromxynil, Fluroxypyr, Mecoprop, 2,4 D, Dicamba, Flurenol, Simazin, Terbutryn in Getreide; mit 2,4 D im Grassamenbau; mit Simazin, Terbutryn im Hopfen; mit Methabenzthiazuron, Amitrol in Reben und Verschulbeeten im Forst; mit 2,4 D, Dicamba auf nicht genutzten Grasflächen; mit Dalapon, Diuron, Mecoprop auf Nichtkulturland und Gleisanlagen; mit Amitrol, Methabenzthiazuron, Siamzin unter Kernobst; mit Bromfenoxim, 2,4 D, Mecoprop, Dicamba, Chlorfurenol (z. T. mit Rasendünger und/oder Eisen(II)-sulfat zur Moosbekämpfung) in Zier- und Sportrasen; mit Amitrol, Simazin, Dalapon, Diuron auf Wegen und Plätzen.
Hp: „AAherba M" (-), „Herbizit M DuPont" (-), „Starane Combi" (Xn), „Aniten" (Xi), „Laubrex II" (-)

Mecoprop

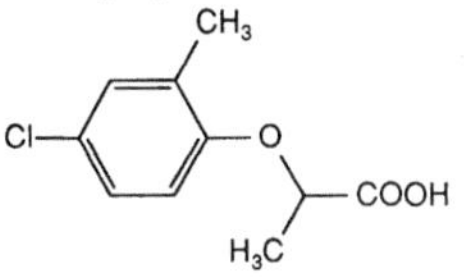

2-(4-Chlor-2-methyl)phenoxypropionsäure

H in Getreide, auf Wiesen und Weiden, unter Reben, in Grassamenuntersaaten; mit Benazolin, Ioxynil, Bifenox, Bromfenoxim, Isoproturon, Terbuthylazin, Bromoxynil, Dicamba, MCPA, 2,4 D, Dinoterb, Flurenol in Getreide; mit Dinoterb in Grassamenuntersaaten; mit MCPA auf Nichtkulturland; mit 2,4 D, MCPA auf Zier- und Sportrasen; mit MCPA unter Kernobst.
Hp: „Duplosan KV" (Xn), „Dikofag P" (Xn), „Catt" (-), „Ceridor" (-), „Faneron plus" (-)

Diclofop-methyl

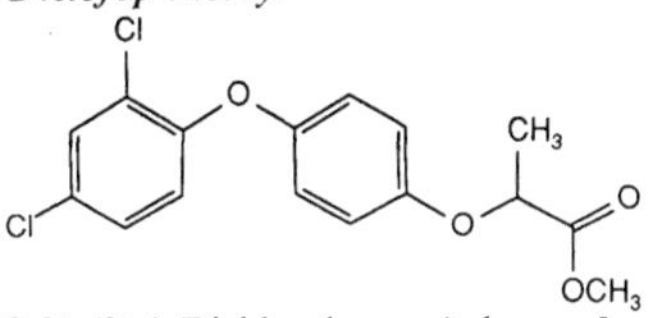

2-[4-(2',4-Dichlorphenoxy)phenoxy]-propionsäuremethylester

H in Getreide, Rüben, Gemüse.
Hp: „Illoxan" (Xi)

Fluazifop-butyl

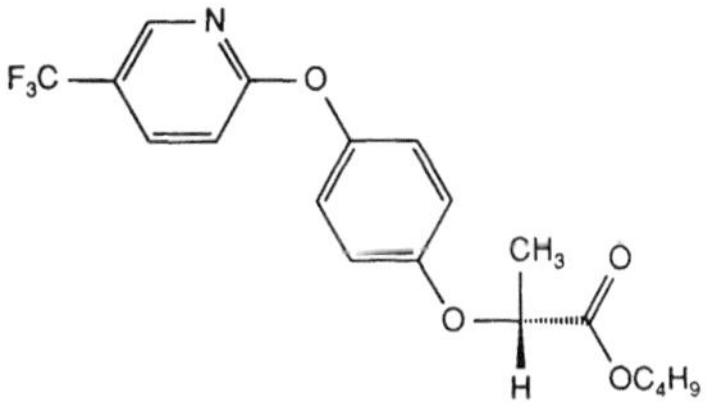

2-[4-(5-trifluoromethyl-2-pyridyloxy) phenoxy]propionsäurebutylester

H in Kartoffeln, Raps, Rüben.
Hp: „Fusilade" (-)

Benzoylprop-ethyl

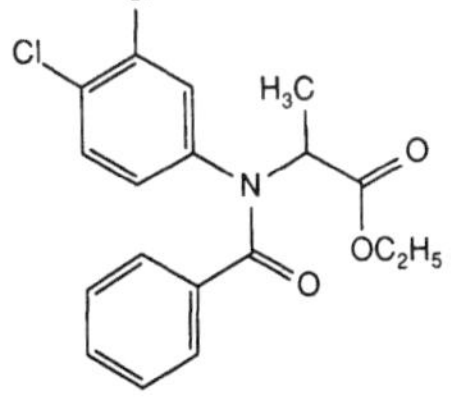

(±)-2-[N-(3,4-Dichlorphenyl)benzamido]-propionsäureethylester

H in Getreide, Ackerbohnen.
Hp: „Suffix" (-)

Haloxyfop

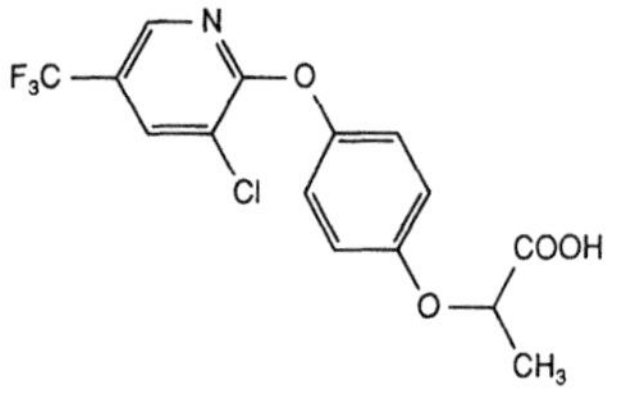

(*RS*) - 2 - [4 - (3 - chloro - 5 - trifluoromethyl - 2 - pyridyloxy) phenoxy]propionsäure

H in Rüben. Hp: „Gallant" (Xi)

Quizalofop

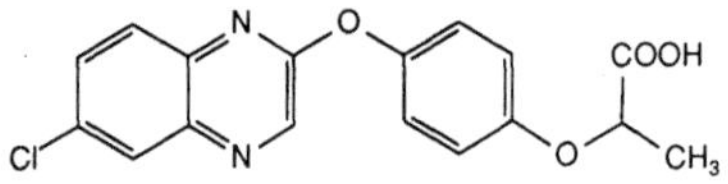

(*RS*)-2-[4-(6-Chloroquinoxalin-2-yloxy)phenoxy]propionsäure

H in Rüben, Raps. Hp: „Targa" (Xi)

Acetanilide

Alachlor

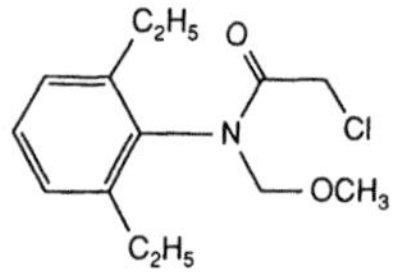

N-(2,6-Diethylphenyl)-N-methoxymethyl-chloressigsäureamid

H in Mais, Raps, Kohl. Hp: „Lasso" (-)

Metazachlor

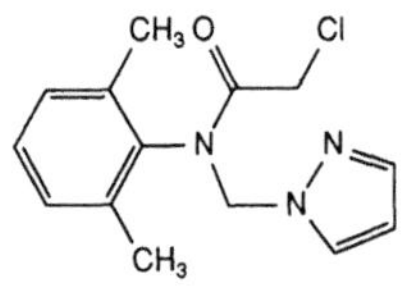

2-Chloro-N-(pyrazol-1-ylmethyl)acet-2',6'-xylidid

H in Raps, Kohl. Hp: „Butisan S" (Xn)

Metolachlor

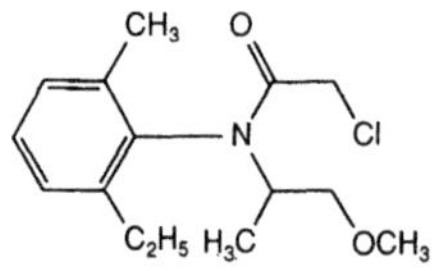

2' - Ethyl - 6' - methyl - N - (1 - methyl - 2 - methoxyethyl) - N - chloracetylanilin

H in Mais, Rüben; mit Atrazin in Mais.
Hp: „Dual 500 flüssig" (-), „Primextra Neu" (-)

Propachlor

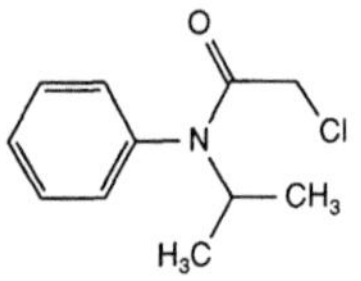

2-Chloro-N-isopropylacetanilid

H in Gemüse, Blumen. Hp: „Ramrod" (Xn)

Amide

Napromid

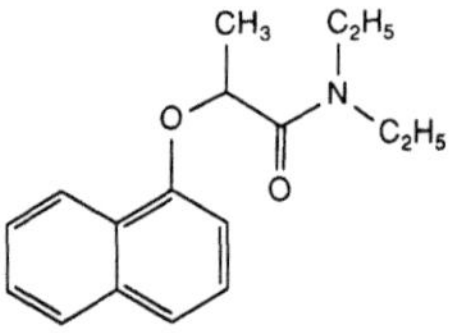

N,N-Diethyl-(1-naphthalinyloxy)propionamid

H in Raps; mit Trifluralin in Raps.
Hp: „Devrinol" (-), „Elancolan K" (Xi), „Devrinol Kombi" (Xi)

Propyzamid

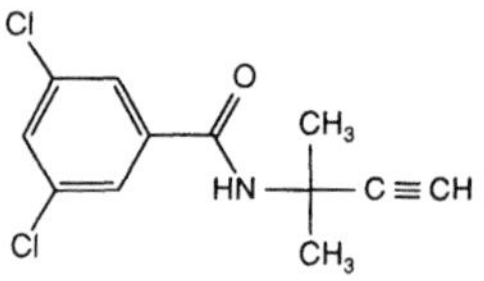

3,5-Dichlor-N-(3,3-dimethylprop-1-in-3-yl)-benzoesäureamid

H in Raps, Endivien, Kopfsalat, Rhabarber, Obst, Ziergehölzen.
Hp: „Kerb" (-)

Tebutam

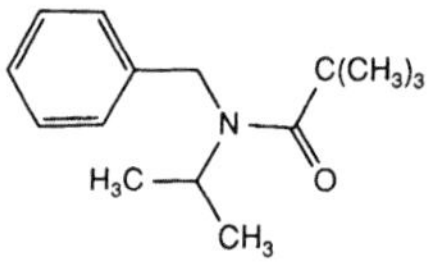

N-benzyl-N-isopropylpivalamid

H mit Alachlor, Trifluralin in Raps.
Hp: „Traton" (-), „Comodor T" (Xi)

Dinitroaniline

Pendimethalin

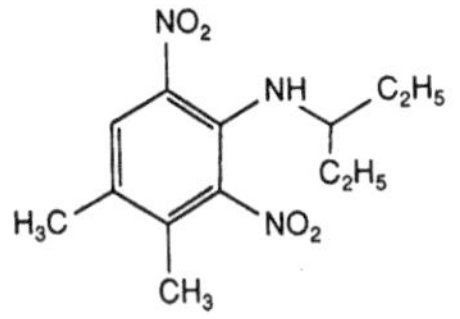

N-(3-pentyl)-3,4-dimethyl-2,6-dinitroanilin

H in Getreide, Mais; mit Chlortoluron in Getreide.
Hp: „Stomp“ (Xn), „Pendiron flüssig“ (-)

Trifluralin

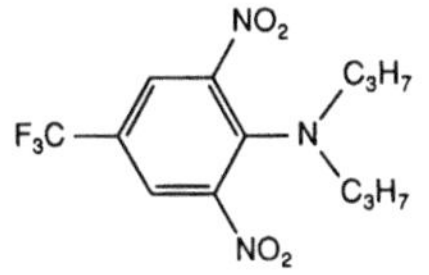

2,6-Dinitro-4-trifluormethyl-N,N-dipropylanilin

H in Raps, Stoppelrüben, Kohl, Getreide; mit Tebutam, Napropamid in Raps; mit Linuron in Getreide.
Hp: „Elancolan“ (-), „Digermin“ (-), „Mudekan“ (Xi), „Devrinol Kombi“ (Xi)

Quartäre Ammoniumverbindungen

Chlormequat

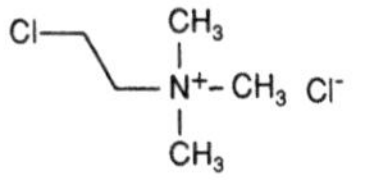

2-Chlorethyl-trimethylammoniumchlorid

WTR zur Halmfestigung in Getreide, mit Ethephon zur Halmfestigung in Getreide; im Zierpflanzenbau zur Wuchsstauchung.
Hp: „Cycocel“ (Xn), „Terpal C“ (Xn), „Basacel“ (-)

Difenzoquat

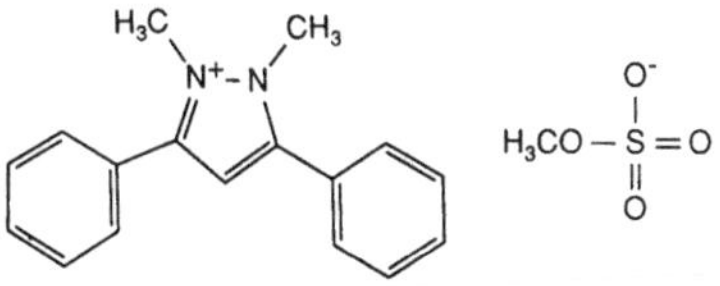

1,2-Dimethyl-3,5-diphenyl-1H-pyrazolium-methylsulfat

H in Getreide. Hp: „Avenge“ (Xn)

Deiquat

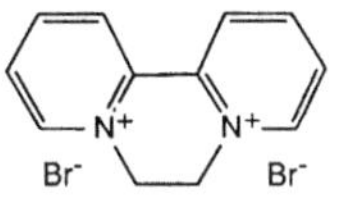

1,1'-Ethylen-2,2'-bipyridyliumdikation

H in Gemüse, allen Ackerbaukulturen, Zierpflanzen, Hopfen, Reben; zur Krautabtötung bei Kartoffeln; zur Ernteerleichterung in Raps.
Hp: „Reglone“ (T)

Pyridine

Clopyralid

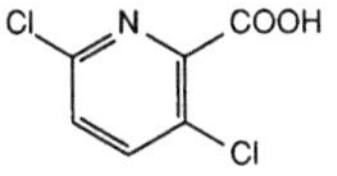

3,6-dichloropyridine-2-carboxylsäure

H in Rüben. Hp: „Lontrel“

Fluroxypyr

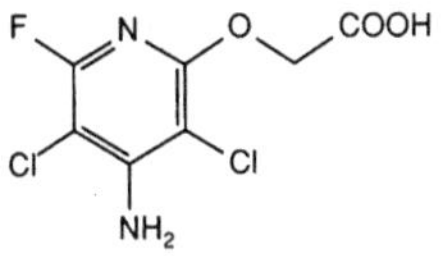

4-Amino-3,5-dichloro-6-fluoro-2-pyridyloxyessigsäure

H in Getreide; mit Isoproturon im Getreide.
Hp: „Starane 180“ (Xi), „Dizan“ (-)

Picloram

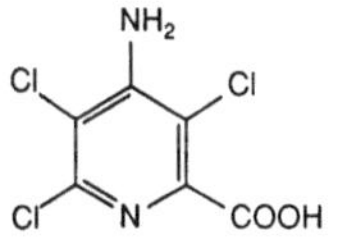

4-Amino-3,5,6-trichlorpicolinsäure

H in Gleisanlagen. Hp: „Tordon 22 K“ (-)

Trichlopyr

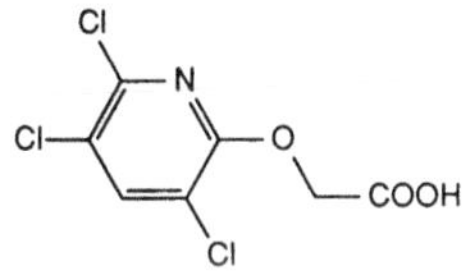

3,5,6-Trichloro-2-pyridyloxyessigsäure

H auf Nichtkulturland und Gleisanlagen.
Hp: „Garlon 4“ (-)

Benazolin

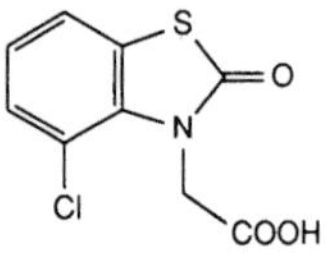

4-Chloro-2,3-dihydro-2-oxo-1,3-benzothiazol-3-yl-essigsäure

H in Raps; mit Ioxynil, Mecoprop in Getreide.
Hp: „Galtak" (-), „Catt" (-)

Triazole

Amitrol

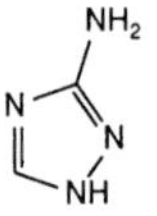

1,2,4-Triazol-3-ylamin,

3-Amino-1,2,4-triazol

H in Gleisanlagen, unter Kernobst; mit Simazin in Korbweiden; mit Bromacil, Dichlorprop, Diuron auf Nichtkulturland und Gleisanlagen; mit Bromacil, 2,4 D, Diuron, Methabenzthiazuron, Simazin unter Obst; mit Diuron, Simazin, MCPA, Bromacil, 2,4 D auf Wegen und Plätzen; mit MCPA, Methabenzthiazuron, Simazin unter Reben; mit MCPA, Methabenzthiazuron in Verschulbeeten im Forst.
Hp: „Aminotriazol Bayer" (-), „Ustinex PA WG" (-), „Blitol Unkrautfrei für Wege" (-), „Domatol Spezial" (-), „Vorox Plus" (-)

Pyridazine

Chloridazon

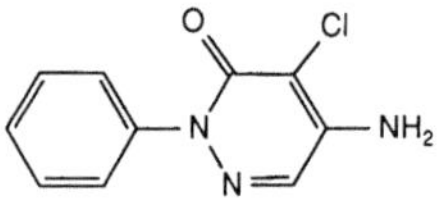

5-Amino-4-chlor-2-phenyl-(2H)-pyridazinon

H in Rüben, Rote Beete, Mangold.
Hp: „Pyramin" (Xi) u. a.

Pyridat

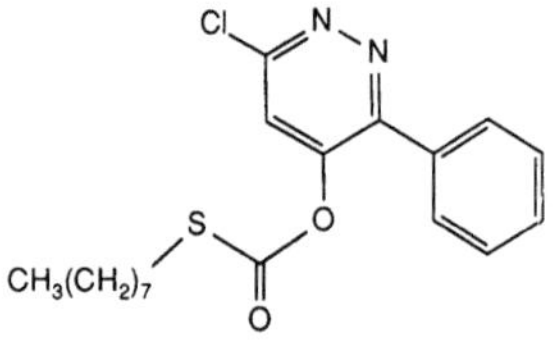

6-Chloro-3-phenylpyridazin-4-yl-S-octylthiocarbonat

H in Getreide, Mais.
Hp: „Lentagran WP" (-)

Pyrimidindione

Bromacil

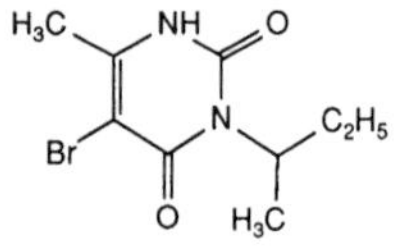

5-Brom-3(*sec*-butyl)-6-methyluracil

H in Nichtkulturland und Gleisanlagen; mit 2,4 D, Diuron, Diclobenil auf Nichtkulturland und Gleisanlagen; mit Amitrol, 2,4 D, Diuron unter Kernobst; mit 2,4 D, Diuron auf Wegen und Plätzen.
Hp: „Hyvar X" (-), „Total-Ex Super" (-), „Detia-Total" (-), „Ustinex T Granulat" (-), „Krovar T" (-) u. a.

Bentazon

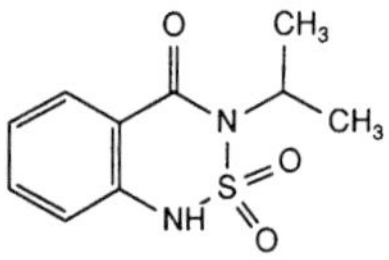

3-Isopropyl-(1H)-benzo-2,1,3-thiadiazin-4-on-2,2-dioxid

H in Getreide, Mais, Kartoffeln; mit Atrazin in Mais; mit Dichlorprop, Ioxynil, Isoproturon, MCPA in Getreide.
Hp: „Basagran" (Xi), „Graninon plus" (-), „Basagran Ultra" (X), „Herbenta DP" (Xn)

Lenacil

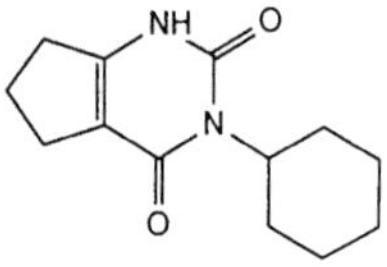

3-Cyclohexyl-5,6-trimethylenuracil

H in Rüben, Spinat, Erdbeeren, Blumen.
Hp: „Venzar" (-)

Triazine

Hexazinon

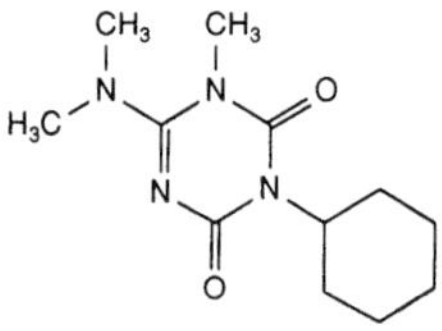

3-Cyclohexyl-6-(dimethylamino)-1-methyl-1,3,5-triazin-2,4(1H,3H)-dion

H mit Diuron auf Nichtkulturland und Gleisanlagen.
Hp: „Laubrex III" (-)

Atrazin

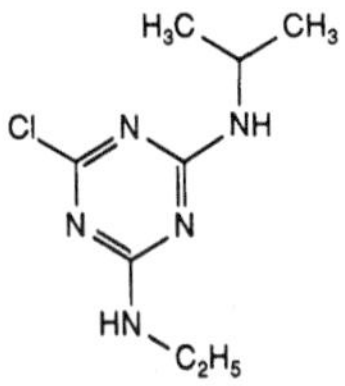

2-Chlor-4-ethylamino-6-isopropylamino-*s*-triazin

H mit Bentazon, Bromoxynil, Cyanazin, Metolachlor in Mais; mit Diuron, Simazin auf Gleisanlagen, mit Cyanazin in Baumschulverschulbeeten; mit Amitrol, MCPA, Simazin, Diuron auf Wegen und Plätzen; mit Cyanazin unter Reben und in Saat- und Verschulbeeten und Jungwuchsflächen im Forst.
Hp: „Gesaprim 500 flüssig" (-), „Oleo Gesaprim" (-), „Mais-Certrol" (Xn) u. a.

Cyanazin

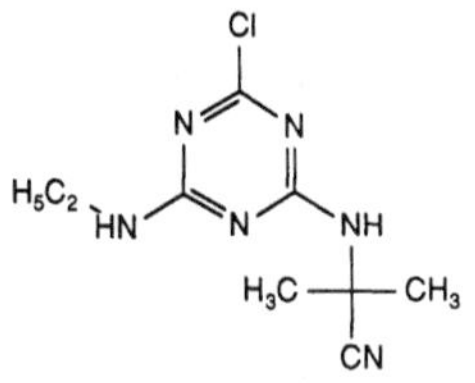

2-Chlor-6-ethylamino-4-(isobutyronitril-2-yl)amino-1,2,5-triazin

H mit Atrazin in Mais und Baumschulverschulbeeten; mit Dichlorprop in Getreide.
Hp: „Aquinol 80" (Xn), „Fortrol" (Xn)

Desmetryn

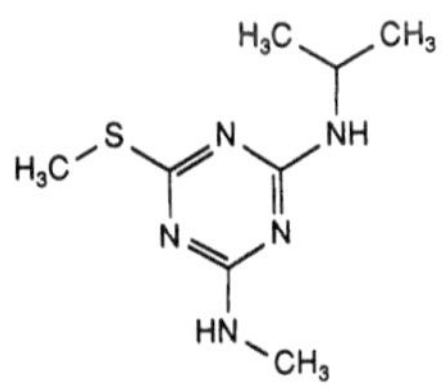

2-Isopropylamino-4-methylamino-6-methylthio-1,3,5-triazin

H in Kohl. Hp: „Semeron 25" (-)

Metamitron

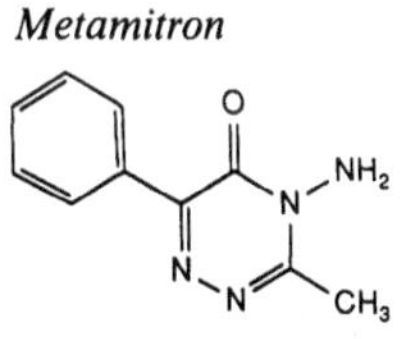

4-Amino-3-methyl-6-phenyl-4H-1,2,4-triazin-5-on

H in Rüben, Erdbeeren.
Hp: „Goltix WG" (F)

Metribuzin

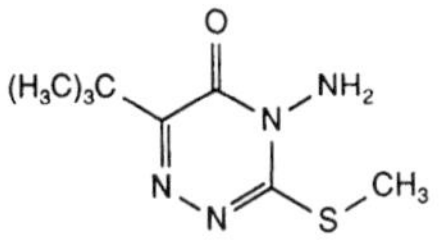

4-Amino-6-*t*-butyl-4,5-dihydro-3-methylthio-1,2,4-triazin-5-on

H in Kartoffeln, Tomaten, Spargel.
Hp: „Sencor WG" (F)

Simazin

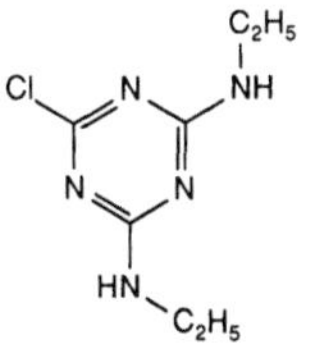

2-Chlor-4,6-*bis*(ethylamino)-*s*-triazin

H in Mais, Rüben Erdbeeren, Obst, Baumschulen, Reben, Nichtkulturland; mit Amitrol in Korbweiden; mit Atrazin, Dalapon, Diuron, Bromacil auf Nichtkulturland und Gleisanlagen; mit Amitrol, MCPA unter Obst und Ziergehölzen; mit Dichlobenil, Methabenzthiazuron unter Ziergehölzen; mit Amitrol, Diuron, MCPA, Bromacil, Dalapon auf Wegen und Plätzen; mit Amitrol, MCPA unter Reben; mit Cyanazin in Verschulbeeten im Forst.
Hp: „Novanox Plus" (Xn), „Blitol Unkrautfrei" (-), „Domatol" (-), „Gesatop 2 Granulat" (-), „Auxuran" (-) u. a.

Terbumeton

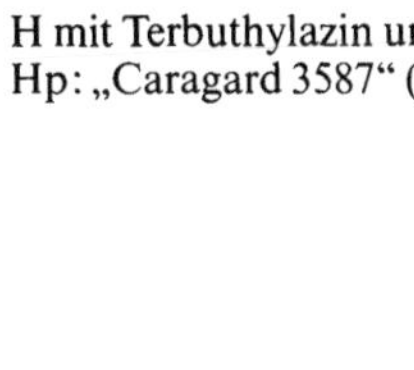

2-*tert*-Butylamino-4-ethylamino-6-methoxy-*s*-triazin

H mit Terbuthylazin unter Reben.
Hp: „Caragard 3587" (-)

Terbuthylazin

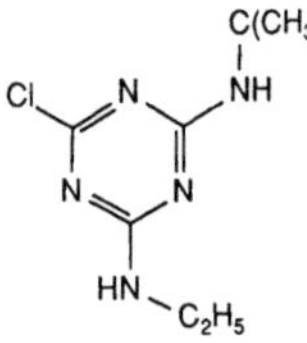

2-*t*-Butylamino-4-chlor-6-ethylamino-*s*-triazin

H in Mais; mit Bromfenoxim, Mecoprop in Getreide; mit Metolachlor in Mais; mit Terbumeton in Kartoffeln und unter Reben.
Hp: „Gardoprim 500 flüssig" (-), „Faneron plus" (-), „Faneron spezial (-), „Gardoprim plus" (-), „Topogard 3623" (-) u. a.

Terbutryn

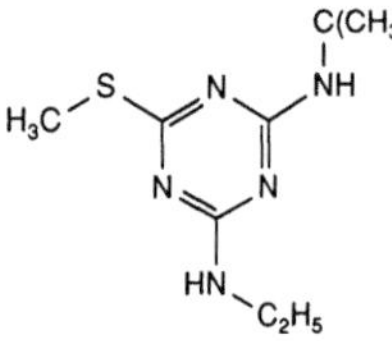

2-*t*-Butylamino-4-ethylamino-6-methylthio-*s*-triazin

H in Mais, Getreide, Erbsen; mit Terbuthylazin in Kartoffeln.
Hp: „Igran 500 flüssig" (-), „Terbutryn flüssig" (-), „Comodor T" (-) u. a.

Oxime

Bromfenoxim

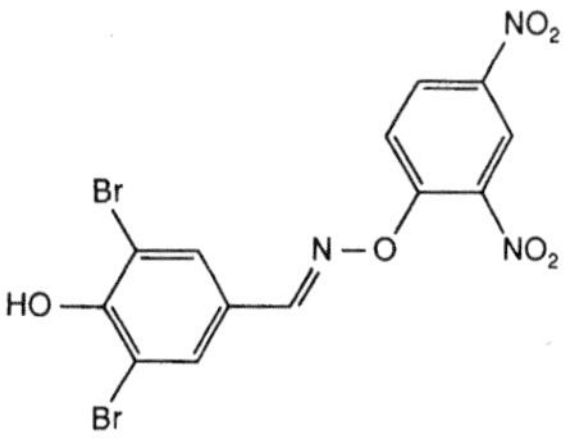

3,5-Dibrom-4-hydroxybenzaldehyd-O-(2',4'-dinitrophenyl) -oxim

H in Getreide, Mais, Hopfen, Zier- und Sportrasen; mit Atrazin in Mais; mit Ioxynil, Isoproturon, Mecoprop, Terbuthylazin in Getreide oder Mais; mit 2,4 D, MCPA in Zier- und Sportrasen.
Hp: „Faneron" (-), „Mais-Certrol" (Xn), „Blevigor flüssig" (-) u.a.

Benzoesäureverbindungen

Dicamba

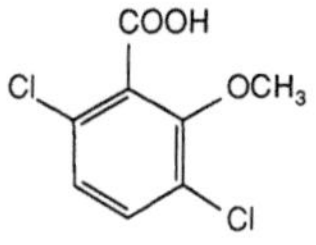

3,6-Dichlor-2-methoxy-benzoesäure

H mit MCPA, Mecoprop, Bromoxynil in Getreide; mit Mecoprop auf Wiesen und Weiden, nicht genutzten Grasflächen; mit 2,4 D, MCPA (z. T. mit Rasendünger) auf Zier- und Sportrasen.
Hp: „Banvel M" (-), „Diacmba P" (-), „Cornal" (Xn), „Rasenfloranid mit Unkrautvernichter" (-), „Rasen-Hedomat" (-)

Flurenol

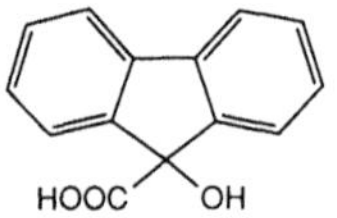

9-Hydroxyfluorencarbonsäure

H mit Dichlorprop, Ioxynil, MCPA, CPA, Mecoprop in Getreide.
Hp: „Anitop" (Xn), „Aniten" (Xi), „Aniten P" (Xn)

1,3 Cyclohexandione

Alloxydim

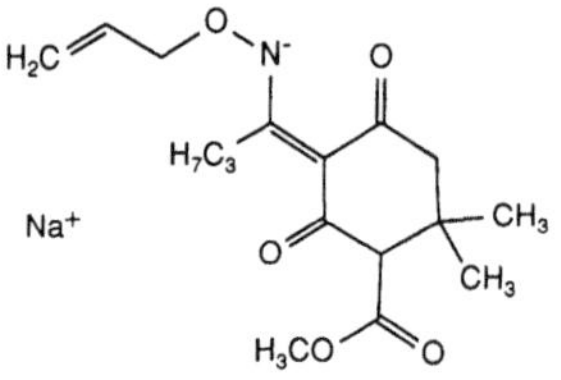

3-(1-Allyloximino)-3-butyl-4-hydroxy-6,6-dimethyl-2-oxo-cylohex-3-en-1-carbonsäuremethylester Natriumsalz

H in Kartoffeln, Raps, Rüben Rotschwingeluntersaaten, Gemüse.
Hp: „Fervin" (-)

Sethoxydim

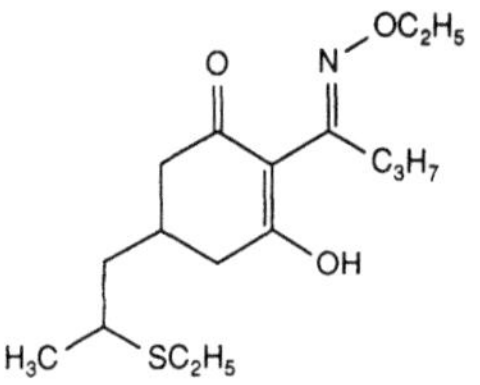

(±)-(*ZE*)-2-(1-ethoxyiminobutyl)-5-[2-(ethylthio)propyl]-3-hydroxycyclohex-2-enon

H in Raps, Gemüse.
Hp: „Fervinal plus" (-)

Benzofuranverbindungen

Ethofumesat

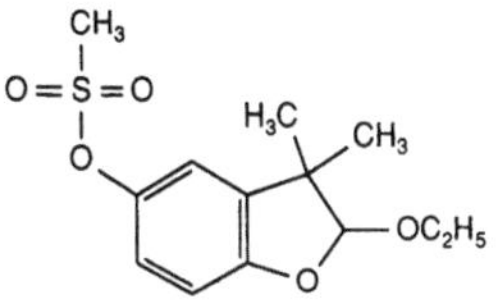

(±)-2-Ethoxy-2,3-dihydro-3,3-dimethylbenzofuran-5-yl-methansulfonat

H in Rüben; mit Phenmedipham in Rüben.
Hp: „Tramat" (-), „Betamat" (-), „Betanal Tandem" (-)

Diphenylether

Bifenox

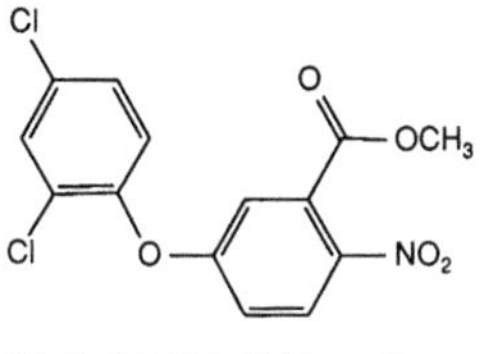

Methyl-5-(2,4-dichlorophenoxy)-2-nitrobenzoat

H mit Dichlorprop, Ioxynil, Isoproturon, Mecoprop in Getreide.
Hp: „Foxtril" (Xn), „Foxpro" (-), „Foxtar (-), „Tolkan Fox" (-), „Bifenal" (-)

Andere Verbindungen

Cyanamid

H_2N-CN

Cyanamid

WTR zum Hopfenputzen (mit Unkrautbekämpfung), Beseitigung von Stocktrieben an Reben; H in Zwiebeln, Porree, Schnittlauch.
Hp: „Alzodef" (T)

Dikegulac

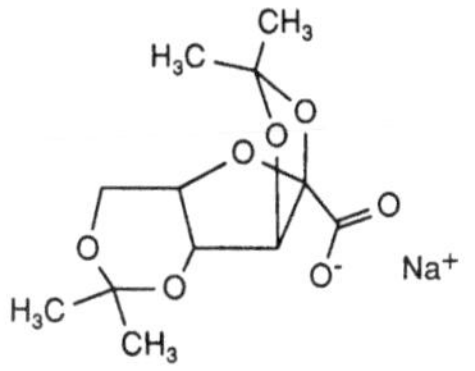

Natrium-2,3;4,6-di-O-isopropyliden-2-keto-*l*-gulonat

WTR zum Stutzen von Zierpflanzen-Topfkulturen, zum Kurzhalten von Hecken

Piproctanyl

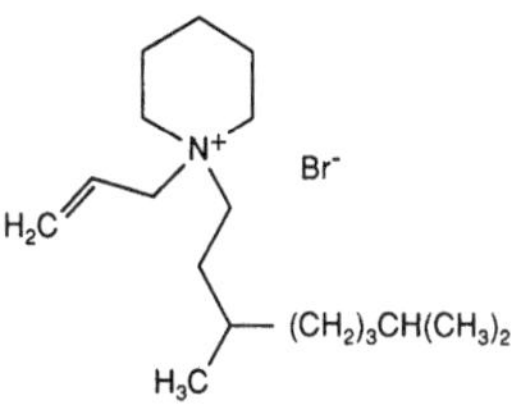

1-Allyl-1-(3,7-dimethyloctyl)-piperidiniumbromid

WTR zur Wuchsstauchung von Zierpflanzen.
Hp: „Alden" (-)

α-Naphthylessigsäure

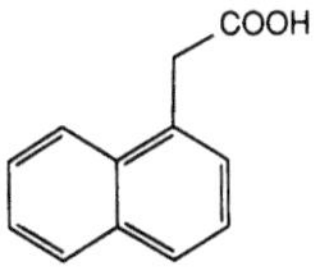

1-Naphthyl-essigsäure

WTR zur Förderung der Bewurzelung von Zierpflanzenstecklingen.
Hp: „Rhizopon B01" (-), „Rhizopon B02" (-), „Wurzelfix" (-)

α-Naphtylessigsäureamid

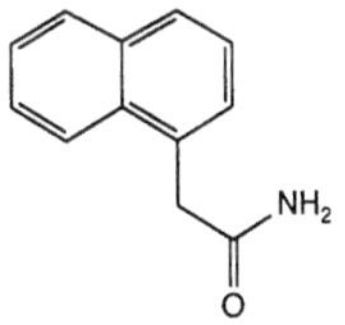

WTR zur Fruchtausdünnung, zur Förderung der Blütenbildung zur Minderung des Vorerntefruchtfalls bei Äpfeln, zur Minderung des Vorerntefruchtfalls bei Kirschen.
Hp: „Amidthin" (-)

α-Naphthylessigsäureester

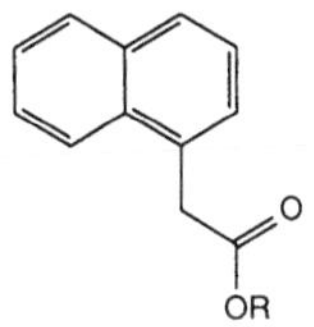

WTR zur Hemmung des Neuaustriebs an Schnittstellen von Ziergehölzen.
Hp: „Sanagran Wundverschluß" (-)

β-Indolylbuttersäure

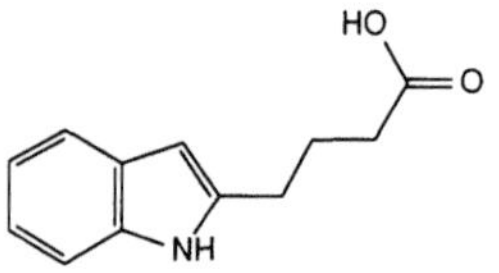

WTR zur Förderung der Bewurzelung von Zierpflanzenstecklingen.
Hp: „Rhizopon AA05“ (-), „Chryzoplus“ (-), „Seradix 1“ (-)

β-Indolylessigsäure

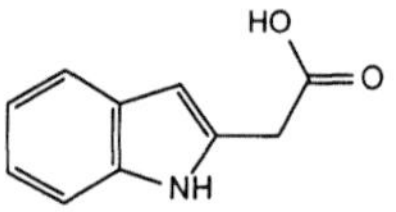

WTR zur Förderung der Bewurzelung von Zierpflanzenstecklingen.
Hp: „Rhizopon A05“ (-)

5.3.4 Nematizide

Dazomet

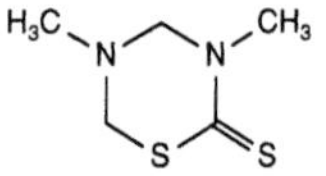

Tetrahydro-3,5-dimethyl-2H-1,3,5-thiadiazin-2-thion

N in allen Ackerbaukulturen, Hopfen, Gemüse, Zierpflanzen, Baumschulen.
Hp: „Basamid- Granulat“ (Xn)

Ethoprophos

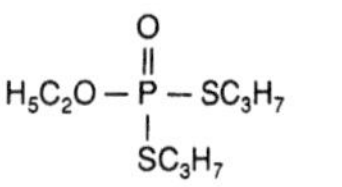

$$H_5C_2O-P(=O)(SC_3H_7)-SC_3H_7$$

O-Ethyl-S,S-dipropylphosphorodithioat

N in Kartoffeln. Hp: „Mocap 20 G“ (T)

Metam-Natrium

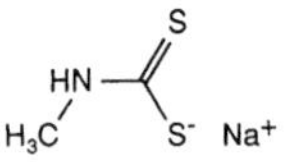

Natrium-methyldithiocarbamat

N in Kartoffeln.
Hp: „AAmonam“ (Xn), „Metam-Fluid“ (Xn)

Methylbromid

H_3C-Br

Methylbromid

N in Kartoffeln, Zierpflanzen, Baumschulen, Rebschulen.
Hp: „Terabol“ (T+), „Zedesa Methylbromid“ (T+)

Dichlorpropen

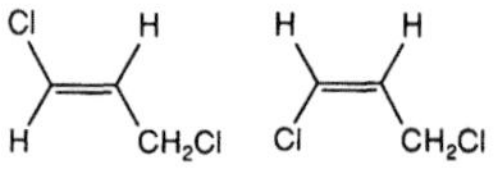

1,3-Dichlorpropen (*cis* und *trans*)

N in Rebschulen.
Hp: „Shell DD“ (-), „Telone II“ (-)

Methylisothiocyanat

$H_3C-N=C=S$

Methylisothiocyanat

N in Gemüse, Erdbeeren, Zierpflanzen, Baumschulen.
Hp: „Trapex 40“ (-)
Nematizide Wirkung haben außerdem:

Aldicarb
(→ Carbamate, Insektizide)
N in Rüben, Erdbeervermehrungsbeständen, Zierpflanzen, Baumschulen, Rebschulen.
Hp: „Temik 5 G“ (T)

Carbofuran
(→ Carbamate, Insektizide)
N in Mais, Rüben. Hp: „Curaterr Granulat“ (Xn), „Curaterr flüssig“ (T)

Triazophos
(→ Thiophosphate, Insektizide)
N in Zierpflanzen. Hp: „Hostathion“ (T)

Parathion
(→ Thiophosphate, Insektizide)
N in Zierpflanzen. Hp: „E 605 forte“ (T+), „Parathion forte Agrotec“ (T+)

5.3.5 Molluskizide

Metaldehyd

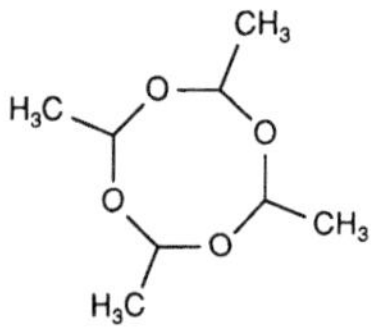

2,4,6,8-Tetramethyl-1,3,5,7-tetraoxacyclooctan

M in Getreide, Raps, Gemüse, Erdbeeren, Zierpflanzen.
Hp: (Granulate, Pasten, Bänder) „Schneckenkorn Spiess-Urania“ (-), „Pecotot Schneckenkorn Feingranulat mit VPA“ (-), „Schneckenkorn Helarion“ (-), „CM Schneckenpaste Limex“ (-), „Detia Schneckenband“ (-) u. a.

Methiocarb

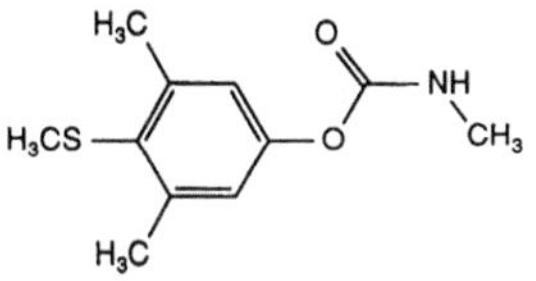

3,5-Dimethyl-4-methylmercaptophenyl-N-methylcarbamat;

M in Getreide, Raps, Kohl, Spinat, Kopfsalat, Erdbeeren, Zierpflanzen.
Hp: „Schneckenkorn Mesurol" (Xn)

Ethanol

H_5C_2-OH

M in Gemüse, Erdbeeren, Zierpflanzen.
Hp: „BIOGARD" (-), „Schneckenlösung Limagard" (-)

5.3.6 Rodentizide

Aluminiumphosphid
R in allen Ackerbaukulturen, Wiesen und Weiden, Gemüse, Obst, Zierpflanzen.
Hp: „Phostoxin WM" (T+, F), „Super-Schachtox" (T+), „Wühlmauspille" (T), „Neudo Phosphid S" (T+, F), „Detia Wühlmauskiller" (T+)

Kalziumphosphid
R in allen Ackerbaukulturen, Wiesen und Weiden, Gemüse, Obst, Zierpflanzen.
Hp: „Polytanol" (T), „Neudo-Phosphid" (T), „Exan 12" (T)
Zinkphosphid
R in allen Ackerbaukulturen, Forst, Wiesen und Weiden, Gemüse, Obst, Zierpflanzen.
Hp: „Talpan Giftpulver" (T), „Detia Wühlmausköder" (T+), „Wühlmaustod Arvicol" (T), „Segetan Giftweizen" (T+), „Cito Mäuseweizen" (T), „Pollux-Forst Köder" (T+)

Warfarin

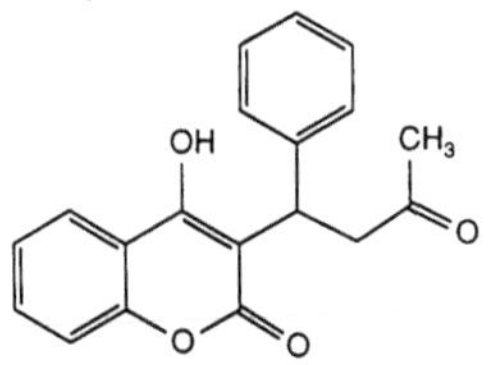

3-(α-Phenyl-β-acetylethyl)-4-hydroxycumarin

R in Gemüse, Obst, Zierpflanzen.
Hp: „Quiritox" (-)

Chlorphacinon

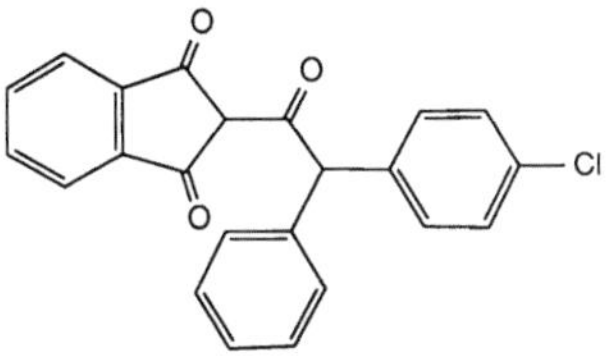

2-[2-(4-Chlorphenyl)-2-phenylacetyl]-indan-1,3-dion

R in Getreide, Feldfutterbau, Wiesen und Weiden, Grassamenvermehrungsbestände, Obst, Forst.
Hp : „Lepit Feldmausköder" (-), „LEPIT Forstpellet" (-)

5.3.7 Mittel zur Verhütung von Wildschäden und Vogelfraß

Ziram

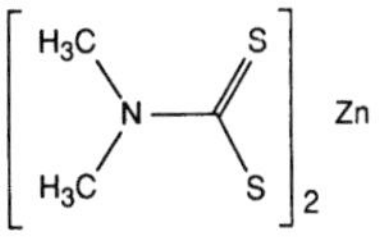

Zink-dimethyldithiocarbamat

In Getreide, Mais, Rüben, Gemüse, Obst, Ziergehölze, Reben (Junganlagen), Baumschulen, Forst.
Hp: „AAprotect" (Xn)

Thiram
(→ Fungizide)
In Hopfen, Obst, Reben. Hp: „Cunitex" (Xn)

Anthrachinon

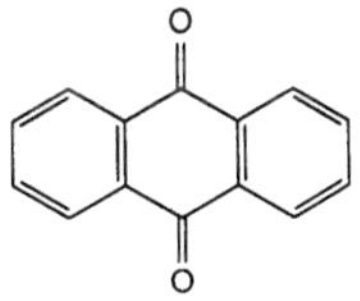

9,10-Anthrachinon

Sb in Getreide, Bohnen Erbsen; mit Bitertanol, Fuberidazol, Methfuxoram, Thiabendazol in Getreide zur Verminderung des Krähenfraßes bis zum Auflaufen der Saat.
Hp: „Morkit" (-), „Morkit Slurry" (F), „Sibutol-Morkit-Flüssigbeize" (-)

Methiocarb
(→ Molluskizide)
Sb in Mais zur Verminderung des Vogelfraßes (Fasanen und andere Schadvögel).
Hp: „Mesurol flüssig" (T)

Kapitel 6

Impfschemata

K. Danner, U. Quast

1 Immunität und Infektionskrankheiten

U. QUAST

Um Impfungen gezielt einsetzen zu können, ist es notwendig, die Wirkungsweise von Impfstoffen zu kennen. Die klassische Unterscheidung zwischen aktiver und passiver Immunisierung schematisiert zwar das Wissen über die Wirkung einer gezielten spezifischen Infektionsprophylaxe, sie hat sich aber zum Verständnis der Immunabwehr bewährt.

1.1 Aktive Immunisierung

Impfungen führen zur aktiven, langanhaltenden Immunität. Der natürliche Abwehrmechanismus, wie er auch nach Infektionskrankheiten eintritt, wird durch Impfungen ausgelöst. Die Antigengabe stimuliert mit Hilfe von besonderen T-Zellen spezifische B-Zellen, die ihrerseits spezifische Antikörper ausscheiden. Diese, wie auch spezifische und unspezifische celluläre Bestandteile des Blutes, destruieren das Antigen. Die langanhaltende Bereitschaft zur spezifischen Immunabwehr wird in Memory-Zellen gespeichert (Abb. 6.1).

Die Kontrolle des Impferfolges ist meist nur als humorale Immunantwort mittels Serokonversionstitern möglich, während die mit Sicherheit nach allen Impfungen vorhandene spezifische celluläre Immunität nur selten routinemäßig überprüft werden kann.

1.2 Passive Immunisierung

Im Gegensatz zur Impfung wird bei der passiven Immunisierung nicht das Antigen, sondern der Antikörper bzw. ein Antikörpergemisch verabreicht. Hier setzt sich der Organismus also nicht aktiv selbst mit dem Erreger auseinander, sondern erhält die von anderen Personen oder Tieren gebildeten Immunglobuline (Abb. 6.2).

Da keine aktive Bildung von spezifischen Plasma- und Memory-Zellen erfolgt, ist die passive Immunisierung naturgemäß nur von kurzer Dauer, d. h. sie hält genau so lange an, wie die passiv verabreichten Immunglobuline zu schützenden Serumtitern führen. Falls später erneut eine Exposition erfolgt, muß die Gabe von Immunglobulinen wiederholt werden. Es ist daher besser, lieber frühzeitig eine Impfung zu verabreichen, als erst im Falle einer möglichen Infektion die Erkrankung durch passive Immunisierung verhüten zu wollen. Hinzu kommt noch, daß sich nicht alle durch Impfungen vermeidbaren Erkrankungen durch Gabe von Immunglobulinen verhüten lassen.

1.3 Simultanprophylaxe

Bei einigen Erregern kann nach Exposition der Ausbruch einer Erkrankung durch Impfung und gleichzeitig Immunglobulin-Gabe verhindert werden. Eine solche aktiv/passive Immunisierung wird auch Simultanprophylaxe genannt. Dabei wird die schutzlose Zeit zwischen Impfung und ausreichender eigener Antikörperbildung durch die Gabe von Antikörpern überbrückt (Abb. 6.3). Bei solchen Patienten muß der Impfcyclus auch ohne weitere Exposition vervollständigt werden, um zukünftig die Gabe von Gammaglobulinen zu vermeiden und zudem auch bei unbekannter Exposition gegen diesen Erreger zu schützen.

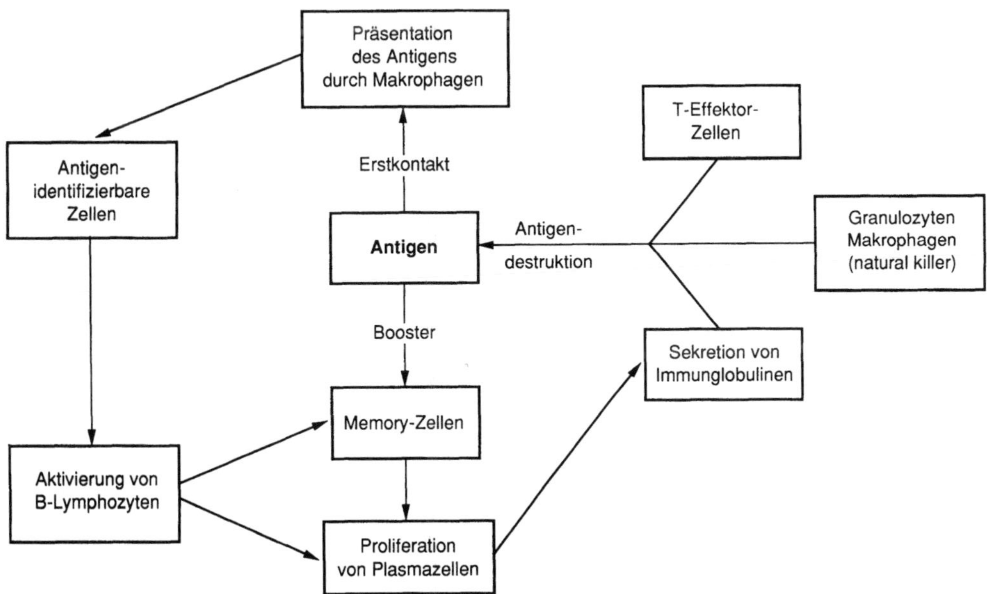

Abb. 6.1 Antigenerkennung und -destruktion. Aus [1]

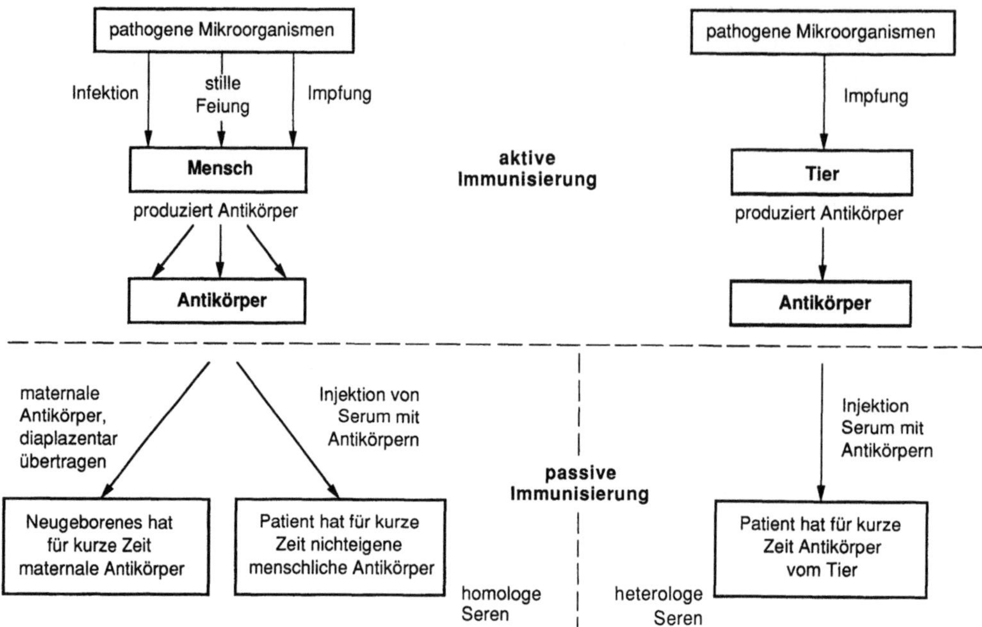

Abb. 6.2 Aktive und passive Immunisierung. Aus [1]

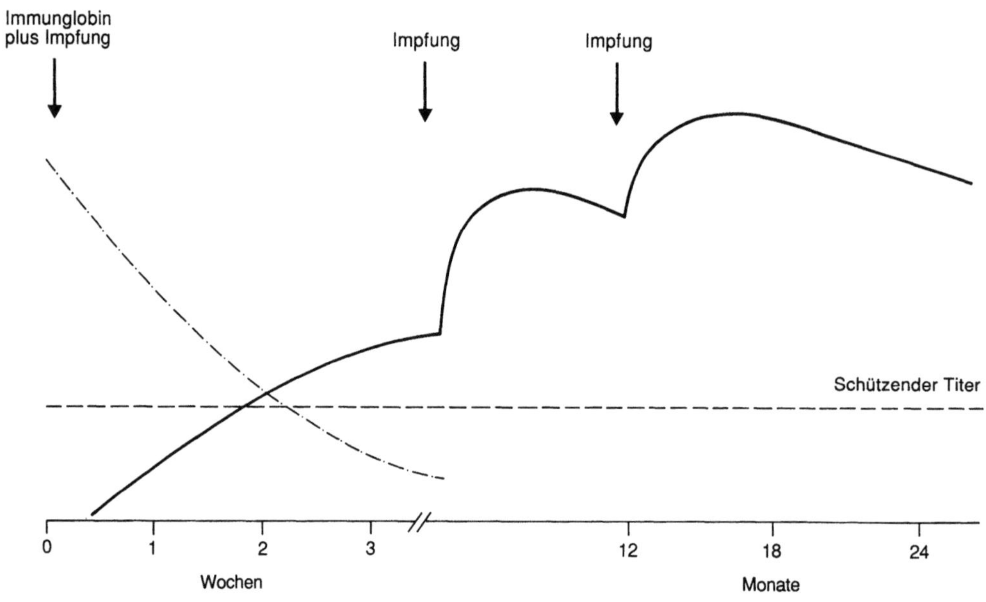

Abb. 6.3 Schematische Darstellung der Wirkung der Simultanprophylaxe

Eine Simultanprophylaxe verbietet sich bei Impfung mit Lebendimpfstoffen, weil dadurch attenuierte Keime abgetötet werden und die Impfung wirkungslos ist. Das gilt z. B. für die Masern-Impfung. Bei Totimpfstoffen soll die Gammaglobulingabe gleichzeitig mit der ersten Impfung erfolgen und die Dosierung streng eingehalten werden, um nicht den Impferfolg zu gefährden.

1.4 Infektionskrankheiten

Nur für einen Bruchteil von Infektionskrankheiten gibt es Impfstoffe. Die Effektivität der Impfstoffe läßt sich daran ablesen, daß Krankheiten wie Kinderlähmung, Diphtherie oder Tetanus in den Zivilisationsländern fast aus dem Bewußtsein der Bevölkerung verdrängt wurden. Die Pocken sind sogar weltweit

ausgerottet, so daß auf die Impfung gegen diesen Erreger inzwischen verzichtet werden kann. Daß aber die Entwicklung von Impfstoffen nach wie vor eine vordringliche Aufgabe für die Verbesserung der Gesundheit darstellt, zeigen Erkrankungen wie Malaria, Enteritiden durch Dyspepsiecoli, verschiedene Salmonellen oder Shigellen, neuerdings auch AIDS. Als weiteres Beispiel sind noch die gerade in Entwicklungsländern häufigen Erkrankungen Lues oder Gonorrhoe zu nennen, für die bisher noch keine Impfstoffe zu erwarten sind. Es zeigt sich immer wieder, daß nicht nur neue Erreger entstehen, sondern auch Organismen als Ursache für bisher ungeklärte Erkrankungen erkannt werden. Durch gute Impfstoffe wären manche zu verhindern. Ein aktuelles Beispiel ist die Borreliose, die durch eine Spirochäte verursacht wird, einem Erreger, der dem der Lues sehr nahe steht.
Zahlen über Erkrankungshäufigkeit und Todesfälle an Infektionskrankheiten lassen sich nur schwer verifizieren. Die der Weltgesundheitsorganisation tatsächlich gemeldeten Fälle sind mit Sicherheit zu niedrig. Die realistischen Schätzzahlen (Tab. 6.2) liegen weit höher[2].
Auch für die Bundesrepublik Deutschland ist bekannt, daß nur ein Teil der tatsächlich meldepflichtigen Erkrankungen oder Todesfälle gemeldet wird. Die in der Tabelle aufgeführten Zahlen aus der Bundesrepublik Deutschland sind daher Mindestzahlen und dürften in Wahrheit weit höher liegen[3].
Die folgenden Erkrankungen lassen sich heute durch prophylaktische Maßnahmen beeinflussen oder verhindern:

Tabelle 6.2 Prophylaktische Maßnahmen bei folgenden Infektionskrankheiten

Erreger	vor Exposition	nach möglicher Exposition
Hepatitis A	normales Ig*	normales Ig*
Poliomyelitis	Impfung	perorale Impfung
Gelbfieber	Impfung	
FSME	Impfung oder spezifisches Ig*	spezifisches Ig*
Japanische Encephalitis	Impfung	
Röteln	Impfung	spezifisches Ig*
Influenza	Impfung	Amantadin (nur bei Grippe A)
Masern	Impfung	normales Ig*
Mumps	Impfung	Inkubationsimpfung (?)
Tollwut	Impfung	Simultanprophylaxe
Hepatitis B	Impfung	Simultanprophylaxe
Varicellen	Impfung	spezifisches Ig*
Meningokokken	Impfung	Antibioticagabe
Pneumokokken	Impfung	Antibioticagabe
Diphtherie	Impfung	Antitoxisches Serum, Antibiotica
Tuberkulose	Impfung	Tuberkulostatica
Typhus	Impfung	Antibioticagabe
Cholera	Impfung	Antibioticagabe
Pertussis	Impfung	Antibioticagabe
Tetanus	Impfung	Simultanprophylaxe
Malaria	Chemoprophylaxe, Repellens	Chemoprophylaxe

* Immunglobulin

Tabelle 6.1 Infektionskrankheiten und Todesfälle in der Bundesrepublik Deutschland 1988 (A) und weltweit (B)

Erreger	Erkrankungen		Todesfälle	
	(A)	(B)	(A)	(B)
Poliomyelitis	1	275.000	0	1 von 10 mit paralytischen Symptomen
Masern	n.m.	67 Mio.	1	2 Mio.
Diphtherie	4	50 Mio.	0	1 von 10 mit Rachendiphtherie
Tuberkulose	14.178* Neuerkrankungen	10 Mio. Neuerkrankungen	895*	?
davon				
Tb-Meningitis	n.e.	60.000	n.e.	> 30.000
Tb der Atemwege	12.226*		802*	
Pertussis	n.m.	51 Mio.	2	600.000
Tetanus	10	?	1	?
Tetanus neonatorum		800.000		≤ 800.000

Deutsche Zahlen: Bundesgesundheitsblatt (1989)
Weltweit: geschätzte Zahlen der WHO in „Point of fact“ (1987)

* Zahlen von 1987; n.m. nicht meldepflichtig; n.e. nicht gesondert erfaßt

Tabelle 6.3 Schematische Einteilung der Impfstoffe[1]

	Virus-Impfstoff	bakterielle Impfstoffe
Lebend attenuiert	Poliomyelitis (*Sabin*)	BCG
	Masern	Typhus (peroral)
	Röteln	
	Mumps	
	Gelbfieber	
	Varicellen	
Abgetötet	Poliomyelitis (*Salk*)	Pertussis
	Tollwut	Cholera
	FSME	
Einzelne Antigene (Spaltvaccine, Polysaccharid-Vaccine u. ä.)	Influenza	Meningokokken
	Hepatitis B	Pneumokokken
Toxoide		Diphtherie
		Tetanus

1.5 Impfstoffe

Heute werden virale und bakterielle Impfstoffe eingesetzt. Dabei wird zusätzlich zwischen Totimpfstoffen aus abgetöteten Keimen und Lebendimpfstoffen aus apathogenen, virulenzgeschwächten Erregern, den sogenannten attenuierten Keimen, unterschieden. Die Stämme für Lebendimpfstoffe werden meist durch Mehrfachpassagen auf unterschiedlichen Medien oder Zellkulturen attenuiert. Bei den Totimpfstoffen können Ganzkeime, Spaltprodukte oder einzelne Antigenbestandteile bzw. Toxoide als Wirkstoff benutzt werden (Tab. 6.1).

Sogenannte *Totimpfstoffe* enthalten nichtvermehrungsfähige (inaktivierte) Erreger oder deren antigene Bestandteile. Je nach Inaktivierungsverfahren oder Antigengewinnung ist die Immunogenität dieser Impfstoffe qualitativ unterschiedlich. Neben dem kompletten inaktivierten Erreger können solche Impfstoffe aus chemisch gespaltenen Erregern bestehen, *Spaltvaccinen*, oder nur bestimmte, durch chemische Spaltung gewonnene und isolierte Antigenanteile enthalten, *Subunitvaccinen*. Derartige „Subunits" können heute zum Teil auch auf gentechnischem Wege produziert werden.

Toxoidimpfstoffe enthalten das toxische Prinzip bestimmter Erreger (Bakterien) nach Detoxifizierung, zumeist durch Formaldehyd.

1.6 Besonderheiten der Impfstoffe

K. Danner

Die Herstellung der Impfstoffe zur Anwendung bei Mensch und Tier unterscheidet sich nicht wesentlich. Doch werden einige Typen vorwiegend in der Tiermedizin eingesetzt.

Bei der Herstellung von Handelsvaccinen wird stets auf einheitliches, geprüftes Ausgangsmaterial zurückgegriffen. Dagegen basieren *Autovaccinen* und *stallspezifische Vaccinen* auf Material, das von Individuen oder einzelnen Beständen stammt. Konsequenterweise sollen durch die entsprechenden Impfstoffpräparationen Einzeltiere oder Einzelbestände geschützt werden. Auto- und stallspezifische Vaccinen finden vor allem bei solchen Erregern Anwendung, bei denen eine große Antigenvarianz bzw. Subtypenvielfalt besteht, also z. B. E. coli.

Homologe Impfstoffe enthalten exakt den Erreger bzw. seine Antigene, gegen den ein Immunschutz erzielt werden soll. Totimpfstoffe sind gewöhnlich homolog.

Heterologe Impfstoffe bedienen sich antigenverwandter, aber nicht identischer Erreger, z. B. wegen deren verminderter Virulenz für die zu impfende Species. Herausragendes Beispiel für heterologe Impfungen ist die Pockenimpfung des Menschen, wo das Vacciniavirus als Impfvirus gegen das artverwandte, aber biologisch völlig unterschiedliche Variolavirus dient.

Monovalente Vaccinen enthalten nur Antigen einer Erregerart bzw. eines Erregertyps. In *polyvalenten Vaccinen* werden Antigene mehrerer Typen oder Subtypen einer Erregerart gemischt.

Kombinationsvaccinen stellen ein Gemisch unterschiedlicher Erregerspecies bzw. ihrer Antigene dar. Kombinationen können gleichzeitig virale und bakterielle, inaktivierte antigene und vermehrungsfähige Erreger umfassen. Prominentes Beispiel sind die heute vielfach kombinierten Vaccinen für Hunde, die z. B. vermehrungsfähiges, attenuiertes Staupevirus, inaktiviertes oder vermehrungsfähiges Adenovirus, inaktivierte Leptospirenextrakte u. a. enthalten. In diesem Falle handelt es sich um die willkürliche Addition verschiedener Erregerarten, um die Anzahl der Impfungen zu reduzieren (= numerisch-additive Kombinationsvaccine). Ist die Erreger- bzw. Antigenmischung so ausgerichtet, daß mehrere Antigene einen Symptomenkomplex betreffen, spricht man von einer funktionell-synergistischen Kombinationsvaccine. Beispiele sind die Impfstoffe gegen den Zwingerhusten der Hunde oder gegen die enzootische Bronchopneumonie der Rinder.

Der Begriff *Mehrfachimpfstoff* umfaßt die polyvalenten und die Kombinationsvaccinen.

Der Begriff *Nosode* existiert in der Humanmedizin und beschreibt die Anwendung eines Erreger- oder Organmaterials in extrem hoher Verdünnung zur spezifischen, in der Regel individuellen Immunprophylaxe oder -therapie. Eine Nosode wäre am ehesten als homoöpathische Autovaccine definiert.

Ebenso wie bei den Impfstoffen existieren auch bei den antikörperhaltigen Präparaten unterschiedliche Kategorien. *Immunserum* ist antikörperhaltiges Blutserum, welches nativ oder fermentativ behandelt (Fermoserum) zum Einsatz kommt. Es kann homolog oder heterolog sein und enthält gewöhnlich eine Vielzahl verschiedener Antikörper, wobei bestimmte Antikörper mengenmäßig definiert sind. Immunserum kann von Normalspendern, von Rekonvaleszenten oder von hyperimmunisierten Tieren stammen. Als antikörperhaltiges Substrat kann auch Kolostrum dienen, vornehmlich zur peroralen Anwendung.

Der Einsatz gereinigter *Immunglobulinpräparate* ist in der Tiermedizin seltener als in der Humanmedizin.

Mutterschutzimpfungen werden nicht zum Schutz des Impflings eingesetzt, sondern sollen entweder eine diaplazentare Infizierung des Foetus oder eine Erkrankung des Neugeborenen verhindern. In letzterem Fall ist es unerläßlich, daß das Neugeborene durch die Muttertierimpfung besonders stark antikörperhaltiges Kolostrum in genügender Menge aufnimmt, da die Plazentaverhältnisse bei Tieren keinen oder nur einen geringen Übertritt von mütterlichen Antikörpern auf den Foetus zulassen. Kolostralantikörper wirken im Neugeborenen entweder humoral durch Verhinderung cyclischer Infektionen oder lokal im Digestionstrakt gegenüber lokal ablaufenden Enteritiden.
Neben der spezifischen immunisierenden Wirkung haben Impfstoffe u. U. auch einen *paramunisierenden Effekt.* Hierunter ist die Summe der errgerunspezifisch ablaufenden Immun- und sonstigen Abwehrmechanismen zu verstehen, die durch entsprechende Induktoren, auch Impfstoffe, in Gang gesetzt werden. Die Phänomene umfassen die Steigerung der Makrophagen- und Immunzellaktivität und die Bildung von Mediatoren, z. B. Interferon. Der Grad der Paramunisierung hängt qualitativ und quantitativ von einzelnen Impfstoffkomponenten ab.
Zur Steigerung der immunogenen Wirksamkeit ist Impfstoffen aus inaktivierten Erregern oder ihrem Antigen gewöhnlich ein Adjuvans oder Adsorbens zugesetzt. Adjuvantien wie z. B. Mineralöle oder Saponin verstärken definitionsgemäß die immunologische Reaktion und tun dies selbst bei Applikation an anderer Körperstelle. Ein Adsorbens wie Aluminiumhydroxyd agiert durch Depotwirkung und entsprechend verlängerten Antigenreiz. Weitere Bestandteile von Impfstoffen sind im Band Methoden beschrieben.

2 Impfschemata in der Humanmedizin

U. Quast

2.1 Impfempfehlungen

2.1.1 Bundesrepublik Deutschland

In der Bundesrepublik Deutschland werden Impfempfehlungen von verschiedenen Gremien erarbeitet. Das wichtigste dieser Gremien ist die „STIKO", die ständige Impfkommission des Bundesgesundheitsamtes, deren Ergebnisse veröffentlicht werden[4]. Die hier erarbeiteten Vorschläge und Impfempfehlungen werden im allgemeinen von den Bundesländern übernommen und in die länderspezifischen Pläne der öffentlich empfohlenen Impfungen eingearbeitet. Öffentlich empfohlen sind in allen Ländern beispielsweise die Poliomyelitis-Schluckimpfung, Diphtherie- und Tetanus-Impfung sowie Masern- und Mumps-Impfung im Kindesalter. Dazu gehört ebenfalls die Röteln-Impfung, die entweder bei jungen Mädchen sowie bei nichtgraviden Frauen im gebärfähigen Alter oder in vielen Bundesländern auch zusätzlich bei allen Kleinkindern vorgenommen wird. Der öffentliche Gesundheitsdienst empfiehlt weiterhin spezielle Impfungen für besondere Risikopersonen, wie die Grippe-Impfung für Ältere.
Es bestehen länderspezifische Unterschiede und die Empfehlungen werden regelmäßig dem neuesten Wissensstand angepaßt.
Die öffentliche Empfehlung einer Impfung hat Bedeutung, da bei bleibenden Schäden durch diese Impfung der Staat nach § 51 Bundesseuchengesetz eine Entschädigung zahlt[5].
Die in der Bundesrepublik Deutschland öffentlich empfohlenen Impfungen sind in Tabelle 6.4 aufgelistet.
Impfungen sind in der Bundesrepublik Deutschland freiwillig. Sie werden zum großen Teil von Versicherungsträgern oder Gesundheitsämtern bezahlt. Niedergelassene Ärzte, Krankenhäuser, Gesundheitsämter u. ä. nehmen sie vor. Lediglich für die Durchführung der Gelbfieber-Impfung gibt es Einschränkungen. Sie darf nur in staatlich zugelassenen Institutionen erfolgen.

2.1.2 Deutsche Demokratische Republik

Impfpläne werden entsprechend den „Zweiten Durchführungsbestimmungen zum Gesetz zur Verhütung und Bekämpfung übertragbarer Krankheiten beim Menschen" durchgeführt[6,7]. Die Verantwortung für die Organisation von Impfterminen, für die Datenerfassung und Benachrichtigung der Impflinge trägt der Kreisarzt. Er nimmt auch die Auswahl der Impfärzte bzw. Impfschwestern vor. Es dürfen in der Deutschen Demokratischen Republik nur solche Personen Impfungen ausführen, die eine Impfberechtigung durch eine staatliche Ausbildung auf diesem Gebiet erhalten haben[6].
Gelbfieber-Impfungen sind den wenigen Gelbfieber-Impfstellen vorbehalten.
In der Deutschen Demokratischen Republik besteht für die meisten Routineimpfungen Impfpflicht[8,9]. Bei eventuellen atypischen Verläufen oder Folgeschäden zahlt der Staat nach § 11 des „Gesetzes zur Verhütung und Bekämpfung übertragbarer Krankheiten beim Menschen" eine Entschädigung[6].
Auch unter den Aspekten einer Wiedervereinigung müssen die Richtlinien der Deutschen Demokratischen Republik berücksichtigt werden, da Gesundheitspolitik und Impfpläne für viele Jahre angelegt sind.

2.1.3 Österreich

In Österreich erläßt der oberste Sanitätsrat Richtlinien für Impfungen[10]. Impfungen erfolgen jedoch ausnahmslos auf freiwilliger Basis. Impfungen werden von niedergelassenen Ärzten, aber auch von besonderen Institutionen, wie etwa Gesundheitsämtern, durchgeführt. Eine spezielle Ausbildung oder Befähigung braucht der impfende Arzt nicht nachzuweisen.
Eine Entschädigung bei Impfschäden gibt es bisher nicht, obwohl dies inzwischen im Gespräch ist.

Tabelle 6.4 Öffentlich empfohlene Impfungen in der Bundesrepublik Deutschland (Stand 01.08.89)

	(A)	(B)	(C)	(D)	(E)	(F)	(G)	(H)	(I)	(J)	(K)
BCG											
Neugeborene	x	x	x	o	o	o	o	o	x	x	o
sonstige Personen	o	o	o	o	o	o	o	o	x	o	o
Cholera					o						
Diphtherie	x	x	x	x	x	x	x	x	x	x	x
FSME	x		o			o		x	x	o	o
Gelbfieber					o						
Hepatitis B	x	o	o			o		x	x	x	o
Influenza	x	x	x	x	o	x	x	x	x	x	x
Masern	x	x	x	x	x	x	x	x	x	x	x
Mumps	x	x	x	x	x	x	x	x	x	x	x
Pertussis	o		o	o	x	o	o	o	x	o	x
Pneumokokken											
Poliomyelitis	x	x	x	x	x	x	x	x	x	x	x
Röteln	x	y	y	x	x	x	x	x	x	y	x
Tetanus	x	x	x	x	x	x	x	x	x	x	x
Tollwut	x	o	o	x	o	o	o	o	x	o	x
Typhus (oral)		o			o						
Varicellen	o									o	

(A) Schleswig-Holstein; (B) Hamburg; (C) Niedersachsen; (D) Bremen; (E) Nordrhein-Westfalen; (F) Hessen; (G) Rheinland-Pfalz; (H) Baden-Württemberg; (I) Bayern; (J) Saarland; (K) Berlin

x uneingeschränkt, jedoch sind die Altersbeschränkungen bei einzelnen Impfstoffen zu beobachten;
o für Risikogruppen
y öffentlich empfohlen nur für bestimmte Alters-/Geschlechtsgruppen

Hinweis: Die öffentlichen Empfehlungen gelten nur für Impfstoffe, die vom Paul-Ehrlich-Institut, Bundesamt für Sera und Impfstoffe, zugelassen sind.

2.1.4 Schweiz

In der Schweiz wird der Impfplan für Kinder, basierend auf Expertenempfehlungen der eidgenössischen Fachkommission für Impfprobleme, vom Bundesamt für Gesundheitswesen herausgegeben und routinemäßig revidiert[11]. Er wird vervollständigt durch Empfehlungen für Impfungen für Auslandsreisende.
In der Schweiz dürfen neben den besonders zugelassenen Impfstellen auch niedergelassene Ärzte, Krankenhäuser und Impfinstitute impfen. Nur für die Gelbfieber-Impfung bestehen Sonderbedingungen. Eine zusätzliche Ausbildung muß nicht nachgewiesen werden.
Eine Impfpflicht besteht nicht, d. h. alle Impfungen erfolgen freiwillig auf Entscheidung des Impflings oder seines gesetzlichen Vertreters. Allerdings gibt es noch auf Kantonsebene einige Sonderregelungen, beispielsweise die Impfpflicht gegen Diphtherie.
Der Staat kommt nicht für Impfschäden auf. Eine Ausnahme bilden Impfungen während des Militärdienstes.

2.2 Die einzelnen Impfungen

In den einzelnen deutschsprachigen Staaten unterscheiden sich die Impfschemata geringfügig. Diese Abweichungen sind erklärbar durch die oben angeführten Gesetze, die durch gesellschaftliche Unterschiede, aber auch historisch bedingt sind. Es wird im folgenden bei den einzelnen Impfstoffen auf die grundsätzlichen Erwägungen für jede Impfung sowie daran jeweils anschließend auf die Impfempfehlungen eingegangen.

Als Basisimpfungen werden aufgeführt:

- BCG-Impfung
- Diphtherie-, Tetanus-, Pertussis-Impfung und Mehrfachimpfungen
- Poliomyelitis-Impfung
- Masern-, Mumps-, Röteln-Impfung sowie die entsprechenden Kombinationsimpfungen

Impfungen, die nicht zum Basisprogramm gehören:

- FSME-Impfung
- Grippe-Impfung
- Hepatitis-B-Impfung
- Varicellen-Impfung
- Tollwut-Impfung
- Pneumokokken-Impfung

Reiseimpfungen:

- Gelbfieber-Impfung
- Cholera-Impfung
- Typhus-Impfung
- Meningokokken-Impfung

2.2.1 Basisimpfungen

BCG-Impfung
Die BCG-Impfung wird zur Prophylaxe der Tuberkulose durchgeführt. Der BCG-Impfstoff ist ein lyophilisierter, abgeschwächter Lebendimpfstoff. Es handelt

sich um einen bovinen Stamm, der durch vielfache Passagen auf Glycerol-Kartoffel-Agar von Calmette und Guérin attenuiert wurde. Der Name „BCG“ ist die Abkürzung für Bacille Calmette Guérin.
Heute ist der Stamm von vielen Laboratorien weitergezüchtet worden, so daß die einzelnen Produktionsstätten geringfügig unterschiedliche Substämme liefern. Um eine weitere Veränderung der Ausgangsstämme zu verhindern, werden Impfstoffe inzwischen aus tiefgefrorenem Saatgut über viele Jahre hin gleichartig hergestellt.
Die Wirksamkeit der Tuberkulose-Impfung ist u. a. vom Impfstamm, dem Impfalter und der Impfdosis abhängig. Zahlreiche Feldversuche sind durchgeführt worden, um sie zu ermitteln. Sie kamen zu recht unterschiedlichen Ergebnissen. Die nach wie vor statistisch beste und verläßlichste Studie erstellte der British Medical Council[12]. Sie wertete die Morbidität und Mortalität der Tuberkulose über mehrere Jahre aus und ermittelte eine Morbiditätssenkung von 84 %. Andere Studien, die lediglich die Tuberkulinkonversion in die Betrachtungen einbeziehen, kommen zu deutlich niedrigeren Zahlen.
Die Wirkung der BCG-Impfung beruht auf der Stimulierung der spezifischen und unspezifischen zellvermittelten Immunität. Die spezifische Immunität gegen Tuberkulin, einem Stoffwechselprodukt von Tuberkelbakterien, wird als Index für eine Immunität gegen Tuberkulose benutzt. Die Tuberkulinkonversion wird im Hauttest durch Gabe einer definierten Menge Tuberkulin überprüft. Ein positiver Hauttest tritt als typische Spätreaktion etwa 2 bis 7 Tage nach der intracutanen Applikation auf. Er zeigt eine Hypergie gegen Tuberkelbakterien an. Für das Entstehen der „Immunität“ kann eine floride Tuberkulose mit positivem Tuberkulintest verantwortlich sein. Eine inaktive Tuberkulose oder stumme Feiung zeigt eher einen schwach positiven Tuberkulintest und eine BCG-Impfung ergibt einen ganz schwach positiven Tuberkulintest.
BCG-Impfungen sollen nur bei negativem Tuberkulintest vorgenommen werden, um überschießende Reaktionen an der Impfstelle, aber auch ein Aufflakkern einer floriden Tuberkulose zu vermeiden. Diese Erscheinung heißt Koch'sches Phänomen.
Die Tuberkulose-Impfung ist nur wirksam bei nichtimmunen Personen, d. h. bei bereits bestehender Immunität, auch gegen andere Mycobakterien, wird die Wirkung zweifelhaft. Deshalb wird in den meisten Ländern der Welt, insbesondere in Entwicklungsländern, die Impfung von Neugeborenen bevorzugt. Aber prinzipiell kann die Impfung in jedem Lebensalter vorgenommen werden, vorausgesetzt, es wurde vorher ein Tuberkulintest mit negativem Ergebnis durchgeführt.
Der Impferfolg sollte etwa 3 Monate nach der Impfung durch Tuberkulintestung überprüft werden.
Die BCG-Impfung ist streng kontraindiziert bei Personen mit angeborenem oder erworbenem cellulären Immunmangel oder Tuberkulose in der Anamnese. Zum Ausschluß einer Tuberkulose erfolgt vorher die Tuberkulintestung. Auch eine akute Hauterkrankung kann zum Verschieben der Impfung Anlaß geben. BCG-Impfstoff darf, wie die meisten Lebendimpfstoffe, nicht in der Schwangerschaft eingesetzt werden. Bei versehentlicher Anwendung besteht jedoch kein Grund, eine Interruptio durchzuführen.
Der Impfstoff wird vor Anwendung resuspendiert, wobei er gut geschüttelt werden muß, um eine gleichmäßige Keimsuspension zu erhalten. Exakt 0,1 ml des Impfstoffes werden streng intracutan verabreicht, vorzugsweise in der Deltoideus-Gegend am Oberarm. Die in den deutschsprachigen Ländern bestehenden BCG-Impfregeln sind in Tabelle 6.5 zusammengefaßt.

Diphtherie-Impfung

Der Diphtherie-Impfstoff wird auf halbsynthetischem Nährmedium gezüchtet, das Diphtherietoxin wird detoxifiziert. Durch moderne Reinigungsverfahren entsteht ein sauberes Antigen: Diphtherietoxoid. Dieses ist an ein Adsorbens, meist Aluminiumhydroxid adsorbiert, um eine nur allmähliche Freisetzung des Antigens und zusätzlich eine unspezifische Immunstimulierung zu erreichen, so daß der Kontakt mit den Antigen-erkennenden Zellen möglichst langanhaltend und intensiv ist. Darüber hinaus werden dem Impfstoff, der wie alle Impfstoffe nicht hitzesterilisert werden kann, zur besseren Haltbarkeit Konservierungsmittel zugefügt.
Die komplette Grundimmunisierung besteht aus drei Impfungen und gewährleistet ausreichenden Schutz

Tabelle 6.5 Impfempfehlungen BCG

	1. Impfung	Wiederholungsimpfungen	bevorzugte Stelle
BRD	ansteckungsgefährdete, tuberkulinnegative Personen einschl. Neugeborene	ansteckungsgefährdete, tuberkulinnegative Personen	Deltoideusregion links oder Außenseite linker Oberschenkel
DDR	Neugeborene	16. Lebensjahr tuberkulinnegative Personen (soll 1990 entfallen)	Deltoideusregion links
Österreich	Neugeborene und ansteckungsgefährdete, tuberkulinnegative Personen	ansteckungsgefährdete, tuberkulinnegative Personen	Außenseite rechter Oberschenkel
Schweiz	ansteckungsgefährdete, tuberkulinnegative Personen einschl. Neugeborene	ansteckungsgefährdete, tuberkulinnegative Personen	Außenseite rechter Oberschenkel

Hinweis: In allen deutschsprachigen Ländern wird die Applikation mit 0,1 ml Impfstoff bei Indikation in jedem Lebensalter intracutan durchgeführt.

von nahezu 100 %. Der als schützend angesehene Titer wird mit 0,1 IE/ml Serum angegeben. Der durch vollständige Impfung erreichte Titer bleibt beim Erwachsenen ohne weitere Boosterungen, d. h. Auffrischimpfungen, für etwa 10 Jahre im schützenden Bereich.
Der Impfstoff führt zu einer spezifischen Immunität gegen das Toxin von Corynebacterium diphtheriae. Apathogene Corynebakterien verleihen keine spezifische Immunität gegen Diphtherietoxin, sie können jedoch die Verträglichkeit des Impfstoffes je nach Endemielage verschlechtern. Man impft daher Kleinkinder, die noch nicht so ausgedehnten Kontakt mit apathogenen Corynebakterien hatten, mit einer höheren Diphtherietoxoidmenge als Erwachsene.
Für Erwachsene enthält der Diphtherie-Impfstoff 5 IE/Dosis. Um die unterschiedliche Dosierung bei Kindern und Erwachsenen zu erleichtern, werden in der Bundesrepublik Deutschland zwei Impfstoffe, und zwar je einer für Kinder und Erwachsene, zur Verfügung gestellt. Der Kinder-Impfstoff soll nach DAB mindestens 30 IE/Dosis enthalten. Grundimmunisierungen sollten vorzugsweise im Kleinkindalter mit der hohen Dosierung erfolgen. Auffrischimpfungen sind dann mit der Erwachsenen-Dosierung bzw. dem Erwachsenen-Impfstoff vorzunehmen.
Impfungen sind in der Schwangerschaft nicht kontraindiziert, wenn auch nicht direkt indiziert.
Der Impfstoff liegt als trübe Suspension vor. Eine Dosis (meist 0,5 ml) des Impfstoffes wird intramuskulär verabreicht, wobei wegen der besseren Verträglichkeit bei Erwachsenen die ventroglutäale Injektion, bei Kindern die Außenseite des Oberschenkels im Bereich des M. vastus lateralis bevorzugt werden kann, jedoch ist eine Gabe in den M. deltoideus ebenfalls möglich. In der Schweiz werden Impfungen bei Erwachsenen meist im Bereich des M. deltoideus vorgenommen.
Prinzipiell ist eine Grundimmunisierung nach drei Impfungen erreicht, die vorzugsweise innerhalb eines Jahres und mit einem Mindestabstand von 4 Wochen zwischen den einzelnen Impfungen erfolgen soll.
Die erste Auffrischimpfung erfolgt nach 5 Jahren, danach alle 10 Jahre mit dem altersentsprechenden Impfstoff.

Tetanus-Impfung

Wie der Diphtherie-Impfstoff wird auch der Tetanus-Impfstamm auf halbsynthetischem Nährboden gezüchtet, gereinigt und detoxifiziert. Auch dieses dabei entstehende Toxoid wird an Aluminiumhydroxid adsorbiert.
Dem Impfstoff ist ein Konservierungsmittel zugefügt. Für die Boosterung bei Erwachsenen steht in der Deutschen Demokratischen Republik außerdem ein Fluidimpfstoff, also ein nicht adsorbierter Tetanus-Impfstoff, zur Verfügung.
Nach kompletter Grundimmunisierung aus drei Impfungen wird ein Schutz von nahezu 100 % erreicht.
Der als schützend angesehene Titer beträgt 0,01 IE/ml Serum, der etwa 10 bis 14 Tage nach der zweiten Impfung nachweisbar ist. Routineauffrischungen werden bei einem Titer von 0,1 IE/ml Serum empfohlen. Der Titerabfall beträgt jährlich etwa 30 %. Der Impfstoff enthält entsprechend DAB mindestens 40 IE Antigen/Dosis.
Der Impfstoff wird zur Grundimmunisierung und Routineauffrischung eingesetzt, jedoch häufig auch zur schnellen Boosterung bei tetanusverdächtigen Verletzungen. Im letzteren Fall wird dann oft eine Simultanprophylaxe angewendet.

Die Simultanprophylaxe ist notwendig bei Personen,

- die entweder gar nicht oder bisher nur unvollständig geimpft sind, d. h. bei denen keine ausreichende Grundimmunisierung durchgeführt wurde.
- bei denen die routinemäßigen Boosterimpfungen nach 10 Jahren nicht erfolgt sind, d. h. bei denen die letzte Impfstoffgabe länger als 10 Jahre zurückliegt.

Tabelle 6.6 Impfempfehlungen Diphtherie

Alter	BRD	DDR	Österreich	Schweiz
ab 3. Lebensmonat	2 × im Abstand von mindestens 6 Wochen* oder 3 × im Abstand von 4 Wochen**	3 × im Abstand von 1 Monat**	2 × (= 4. und 5. Lebensmonat)* oder 3 × (= 3., 4., 5. Lebensmonat)**	3 × im Abstand von 1 Monat**
2. Lebensjahr (Lbj.)	1 × * oder **		1 ×*	1 ×*
3. Lbj.		1 ×**		
7. Lbj.	1 ×***		1 ×***	1 ×*
8. Lbj.		1 ×*		
Später	alle 10 Jahre***	Boosterung Erwachsener ist vorgesehen***	1 × (= 14. oder 15. Lbj.)***	alle 10 Jahre***

* als DT-Impfstoff; ** als DPT-Impfstoff; *** als Td-Impfstoff

Bei diesen Personen ist eine Verabreichung von spezifischen Tetanus-Immunglobulin erforderlich, um die schutzlose Zeit bis zur aktiven Antikörperbildung zu überbrücken. Derartige simultane Verabreichung von Gammaglobulinen ist in Ländern, in denen eine Impfpflicht mit routinemäßiger Auffrischimpfung besteht, nur selten erforderlich.
Die Tetanus-Erkrankung verleiht keine Immunität, weshalb auch nach überstandenem Tetanus eine Schutzimpfung notwendig ist.
In der Schwangerschaft ist eine Tetanus-Impfung möglich, in Entwicklungsländern wird sie sogar zur Verhütung von Tetanus neonatorum routinemäßig durchgeführt.
Bei dem Impfstoff handelt es sich um eine trübe Suspension. Die Einzeldosis beträgt 0,5 ml. Auch hier gilt das für die Diphtherie-Impfung Gesagte: die Verträglichkeit bei Erwachsenen wird durch die ventroglutäale Injektion verbessert, jedoch sind Impfungen in den M. deltoideus ebenfalls erlaubt.
Grundimmunisierungen sollten vorzugsweise im Kleinkinderalter erfolgen. Dabei sind drei Impfungen zu verabreichen, vorzugsweise innerhalb eines Jahres und mit einem Mindestabstand von 4 Wochen zwischen den einzelnen Impfungen.
Nach erfolgter Grundimmunisierung erfolgen Routineauffrischimpfungen alle 10 Jahre.
Auffrischungen wegen tetanusverdächtigen Wunden müssen 5 Jahre nach der letzten Tetanus-Impfstoffgabe erfolgen, sofern in der Vergangenheit mindestens drei Impfungen verabreicht wurden.
Die Bestimmungen in den einzelnen Ländern weichen geringfügig voneinander ab. Es besteht jedoch einhellig die Auffassung, daß nach einmal durchgeführter Grundimmunisierung eine Boosterinjektion einen relativ schnellen Schutz herbeiführt.

Pertussis-Impfung

Beim Pertussis-Impfstoff handelt es sich heute noch um einen Ganzkeim-Impfstoff, in dem die abgetöteten Pertussiskeime aufgeschwemmt sind, die meist an Aluminiumhydroxid und -phosphat adsorbiert sind. Eine Verabreichung gereinigter Antigene ist bis heute nicht möglich, da die wahrscheinlich Schutz auslösenden Antigene sowohl in der Bakterienwand als auch im Bakterienkörper vorhanden sind, z. B. Pertussistoxin = PT, filamentous haemagglutinin = FHA und Agglutinogen. A-celluläre Impfstoffe, bei denen die Keime aufgebrochen und Antigene aus den Überständen der Keimsuspension extrahiert werden, sind bereits in Japan in Benutzung, für den deutschsprachigen Raum müssen jedoch erst ausreichende Wirksamkeits- und Verträglichkeitsprüfungen vorgelegt werden.
Schützende Antikörper gegen Pertussis lassen sich schwer nachweisen. Nach Pertussis-Erkrankungen werden meist spezifische sekretorische Antikörper auf den Schleimhäuten des Respirationstraktes gebildet. Frische Pertussis-Erkrankungen lassen sich mit spezifischen IgM-Titern wahrscheinlich machen.
Nach Impfung wurden in klinischen Studien im Serum Antikörper gegen PT, FHA und Agglutinogen nachgewiesen, doch ist dies kein Routinetest. Darüber hinaus sagen die Tests nur bedingt etwas über den tatsächlichen Schutz gegen Pertussis aus. Beweisend für die Wirkung dieser in Entwicklung befindlichen Impfstoffe ist letztlich nur ein Feldversuch.
Bei dem in deutschsprachigen Ländern im Handel befindlichen Pertussis-Impfstoff wird nach vollständiger Impfung (drei bis vier Injektionen) eine Schutzrate von etwa 90 % geschätzt. Der Schutz hält einige Jahre an, Nachimpfungen sind jedoch nicht üblich, zumal Keuchhusten bei älteren Kindern oder Erwachsenen nicht so schwer verläuft wie bei Säuglingen und Kleinkindern.
Die Keuchhusten-Impfung wird im Säuglings- und Kleinkindalter vorgenommen, um so früh wie möglich die schweren Pertussis-Erkrankungen dieses Alters zu beeinflussen. Die Annahme, daß die Pertussis-Impfung bei älteren Kindern schlechter verträglich wäre und zu mehr ernsthaften Komplikationen führe, läßt sich nur schwer beweisen und muß bezweifelt werden. Dennoch wird die Impfung eines Kindes jenseits des 2. Lebensjahres in der Bundesrepublik Deutschland als kontraindiziert angesehen. Die Deutsche Demo-

Tabelle 6.7 Impfempfehlungen Tetanus

Alter	BRD	DDR	Österreich	Schweiz
1. Lebensjahr (Lbj.)	2 × im Abstand von mindestens 6 Wochen* oder 3 × im Abstand von 4 Wochen**	3 × im Abstand von 1 Monat**	2 × (= 4. und 5. Monat)* oder 3 × (= 3., 4., 5. Monat)**	3 × im Abstand von 1 Monat**
2. Lbj.	1 ×* oder **		1 ×*	1 ×*
3. Lbj.		1 ×**		
5. bis 8. Lbj.	1 × (7. Lbj.)***	1 × (8. Lbj.)*	1 × (7. Lbj.)***	1 × (5. bis 7. Lbj.)*
Später	1 × (15. bis 16. Lbj.), dann alle 10 J.***	1 × 16. Lbj. dann alle 10 J.****	1 × (14. oder 15. Lbj.) dann alle 10 J.***	1 × (12. bis 15. Lbj.) dann alle 10 J.***

* als DT-Impfstoff; ** als DPT-Impfstoff; *** als Td-Impfstoff; **** als T-Fluidimpfstoff; siehe Mehrfachimpfungen

kratische Republik ist hier weniger restriktiv und sieht noch eine letzte, vervollständigende Pertussis-Pflichtimpfung im 3. Lebensjahr vor. Die Weltgesundheitsorganisation empfiehlt in ihrem „Expanded Programme on Immunization" noch Pertussis-Impfungen bei Einschulung. In einigen Ländern werden sie sogar noch bei 12jährigen vorgenommen. Eine ernsthafte Gefahr bei versehentlicher Impfung von älteren Kindern scheint also nicht zu bestehen.

Kontraindikationen für die Gabe von Pertussis-Impfstoff oder Impfstoff mit Pertussiskomponente sind neben den allgemeinen Begleiterscheinungen insbesondere Schädeltraumata sowie angeborene Hirnschäden oder der Verdacht darauf. Anfallsleiden, oder deren genetische Disposition schließen eine Impfung aus. Durch strenge Einhaltung dieser Kontraindikationen werden Impfschäden weitgehend vermieden.

Der Pertussis-Impfstoff wird üblicherweise in der Kombination mit Diphtherie- und Tetanus-Impfstoff als Diphtherie-Pertussis-Tetanus-Vaccine angeboten. Lediglich in der Schweiz gibt es einen monovalenten Pertussis-Impfstoff.

Der DPT-, aber auch der Pertussis-Impfstoff, ist eine trübe Suspension. Die Einzeldosis beträgt 0,5 ml. Zur Erlangung eines Impfschutzes sind drei, besser vier Impfungen im Abstand von mindestens 4 Wochen erforderlich (Tab. 6.8).

Die häufig beobachtete Fieberreaktion nach der Impfung läßt sich prophylaktisch durch Gabe von Antipyretika einschränken. Kleinkinder zeigen nach Pertussis-Impfung gelegentlich eine deutliche Schlappheit. Schwere Impfkomplikationen sind selten. Insbesondere wird nach wie vor heftig diskutiert, ob tatsächlich Schäden am zentralen Nervensytem kausal durch die Pertussis-Impfung verursacht werden, oder ob es sich um eine zufällige Koinzidenz mit der Erstmanifestation angeborener/bestehender Leiden handelt[13].

Tabelle 6.8 Impfempfehlungen Pertussis (als DPT-Impfstoff)

Alter	BRD	DDR	Österreich	Schweiz
3. Lebensmonat	1 ×*	1 ×	1 ×	1 ×
4. Lebensmonat	1 ×*	1 ×	1 ×	1 ×
5. Lebensmonat	1 ×*	1 ×	1 ×	1 ×
2. Lebensjahr	1 ×*			
3. Lebensjahr		1 ×		

* Bei Kindern mit erhöhter Ansteckungsgefahr oder bei denen eine Pertussiserkrankung ein erhöhtes Risiko darstellt.

Tabelle 6.9 Impfplan für Kinder

Alter	BRD	DDR	Österreich	Schweiz
Neugeborene	BCG*	BCG	BCG	BCG* Hepatitis B*
1. Lebensjahr (Lbj.) (ab 3. Monat)	2 × DT oder 3 × DPT* 2 × OPV	3 × DPT 3 × OPV**	2 × DT oder 2 × DPT 3 × OPV	3 × DPT 3 × OPV
2./3. Lbj.	1 × DT oder DPT* 1 × OPV 1 × MMR	1 × DPT 1 × OPV 2 × Masern	1 × DT 1 × MM	1 × DT 1 × OPV 1 × MMR
5./8. Lbj.	1 × Td	1 × DT 1 × OPV	1 × DT oder Td 1 × OPV	1 × BCG* 1 × DT 1 × OPV
10. Lbj.	1 × OPV		1 × BCG*	
12. bis 16. Lbj.	1 × Td 1 × Röteln*	(1 × BCG)* 1 × Tetanus (1 × Röteln)*	1 × Td 1 × OPV 1 × Röteln*	1 × BCG* 1 × Td 1 × OPV 1 × MMR*

* Nur für bestimmte Gruppen; Details siehe einzelne Impfstoffe; ** siehe Tab. 6.10

BCG = Bacille Calmette Guerin, Impfung zur Prophylaxe der Tuberkulose; DT = Diphtherie-Tetanus-Impfung (Impfstoff für Kinder); DPT = Diphtherie-Pertussis-Tetanus-Impfung; MM = Masern-Mumps-Impfung; MMR = Masern-Mumps-Röteln-Impfung; OPV = Orale Poliomyelitis-Vaccine; Td = ... Diphterie-Tetanus Impfung (Impfstoff für Erwachsene)

Mehrfachimpfungen

Da die Empfehlungen für die Diphtherie-Tetanus-Pertussis-Impfung nahezu gleich sind, ist die Benutzung eines Mehrfachimpfstoffes sinnvoll. Es gibt Diphtherie-Tetanus-Impfstoff für Kleinkinder mit hohem Diphtherietoxoid-Anteil bzw. den Td-Impfstoff mit niedrigem Diphtherietoxoid-Anteil für Erwachsene.

Diphtherie- und Tetanus-Impfstoff werden außerdem noch in der Kombination mit der Pertussis-Impfung als DPT-Impfstoff angeboten. In den verschiedenen Ländern bestehen Unterschiede in der Empfehlung Diphtherie-Tetanus- bzw. Diphtherie-Pertussis-Tetanus-Impfstoff zur Impfung von Kleinkindern zu benutzen. Einen Überblick über alle Basisimpfungen in der Kindheit gibt Tabelle 6.9.

Poliomyelitis-Impfung

Für die Poliomyelitis-Prophylaxe stehen zwei Impfstoffe zur Verfügung: Ein Impfstoff aus abgetöteten Viren sowie der heute weit mehr benutzte Impfstoff aus attenuierten Erregern.

Inaktivierter Poliomyelitis-Impfstoff. Ein aus abgetöteten Viren hergestellter Impfstoff wurde schon in den 50er Jahren angewendet. Er enthält die drei für die Entstehung von Poliomyelitits-Erkrankung möglichen Virus-Typen, schützt also gegen diese drei aus epidemiologischer Sicht etwas unterschiedlichen Infektionen. Es handelt sich um einen Adsorbatimpfstoff, der, weil er abgetötete Erreger enthält, zur Erreichung eines ausreichenden Schutzes mehrmals hintereinander verabreicht werden muß. Später sind regelmäßige Boostergaben erforderlich. Der Schutz liegt nach erfolgter Grundimmunisierung bei 90 bis 100 %.

Der Impfstoff kann in jedem Lebensalter verabreicht werden. Bevorzugt wird er jedoch bei älteren Impflingen eingesetzt, weil hier eine schlechtere Verträglichkeit der attenuierten Viren vermutet wird. Auch Patienten mit besonderen Grundkrankheiten - beispielsweise mit Immunmangelerkrankungen oder unter immunsuppressiver Therapie - kommen für eine Impfung mit dem inaktivierten Impfstoff in Frage. Das gleiche gilt für Personen, die mit solchen Kranken engen Kontakt haben.

Eine Kontraindikation zur Impfung in der Schwangerschaft besteht nicht.

Der Impfstoff wird intramuskulär verabreicht.

Die Grundimmunisierung besteht - je nach verwendetem Impfstoff - aus 2 bis 3 Gaben im Abstand von 4 bis 8 Wochen. Boosterimpfungen sind nach jeweils 10 Jahren erforderlich.

Attenuierter Poliomyelitis-Impfstoff, orale Poliomyelitis-Vaccine (OPV). Die in den deutschsprachigen Ländern jedoch häufiger benutzte Impfung ist die Poliomyelitis-Schluckimpfung. Der Impfstoff enthält attenuierte vermehrungsfähige Viren von allen drei Poliomyelitisvirus-Typen. In der Deutschen Demokratischen Republik stehen auch drei Impfstoffe mit je einem Virustyp zur Verfügung.

Die verimpften Viren vermehren sich in den Darmepithelien und es entsteht eine spezifischen Immunität, die insbesondere an der Schleimhaut des Darmtraktes hoch ist. Im Serum des Impflings befinden sich dagegen nur relativ niedrige Antikörper.

Prinzipiell besteht eine Immunität, sobald sich das Virus ausreichend im Darm vermehrt hat. Da davon auszugehen ist, daß sich bei einer Impfdosis nicht alle drei Stämme beim Impfling gleichmäßig vermehren, erfolgt sicherheitshalber die Impfung dreimal hintereinander. Der dann in über 90 % gegen alle drei Impfviren vorhandene Schutz soll lebenslang anhalten. Im Einzelfall ist, besonders vor Reisen in Epidemieländer, eine spätere erneute Gabe zu empfehlen.

Die Impfung kann prinzipiell in jedem Lebensalter erfolgen, jedoch wird gelegentlich bei älteren Erwachsenen die Impfung mit Totimpfstoff vorgezogen. In den deutschsprachigen Ländern beginnt man mit der Schutzimpfung im 3. Lebensmonat, in Epidemieländern bereits direkt nach der Geburt. Jahreszeitliche Beschränkungen bestehen nicht.

Die Schluckimpfung ist in der Schwangerschaft we-

Tabelle 6.10 Impfempfehlungen Poliomyelitis (OPV)

Alter	BRD	DDR	Österreich	Schweiz
ab 3. Lebensmonat	2 × im Abstand von mindestens 6 Wochen	3 × im Abstand von 4 Wochen (monovalent, je 1 × Typ I, II und III)	3 × im Abstand von 6 Wochen	3 × (3, 4, 5 Monate)
2. Lebensjahr (Lbj.)	1 ×	1 ×		1 ×
5 bis 8 Jahre		1 × (8. Lbj.)	1 × (7. Lbj.)	1 × (5. bis 7. Lbj.)
10 Jahre	1 ×			
12 bis 15 Jahre			1 ×	1 ×
Später	etwa alle 10 Jahre			alle 5 Jahre

der indiziert noch kontraindiziert. Mißbildungen, Fehlgeburten oder angeborene Kinderlähmung durch Impfviren gibt es nicht.
Vor der Verabreichung soll der konservierungsmittelfreie Impfstoff betrachtet werden, um eine eventuelle Verunreinigung festzustellen.
Der Impfstoff wird peroral verabreicht, entweder auf einem Stückchen Zucker mit einer konservierungsmittelfreien Flüssigkeit oder pur.

Masern-Impfung
Bei dem Impfstoff gegen Masern handelt es sich um einen lyophilisierten, aus abgeschwächten Erregern bestehenden Lebendimpfstoff. Wie bei allen Impfungen setzt sich der Impfling subklinisch mit dem Antigen, hier also mit den lebenden Masernviren, auseinander. Die verabreichte Virusmenge ist zunächst relativ gering, das Virus vermehrt sich im Impfling und führt nach etwa 7 bis 10 Tagen zu einer kurzen Virämie. Danach beginnt die nachweisbare Antikörperbildung. Etwa 6 Wochen nach der Impfung besteht bei 98 bis 99 % der Impflinge ein Schutz gegen Masern, der serologisch überprüfbar ist. Titer nach Masern-Impfung sind im allgemeinen niedriger als nach Wildinfektion. Dennoch hält der durch die Masern-Impfung herbeigeführte Schutz nach heutigem Wissensstand lebenslänglich an.
Da die Masern einen hohen Kontagionsindex von etwa 98 % sowie eine klinische Manifestation von nahezu 100 % besitzen, ist es sinnvoll, Kinder bereits frühzeitig im Leben gegen Masern zu impfen. Jedoch zeigte es sich, daß die passiv von der Mutter übertragene Immunität durch maternale Antikörper bei Masern relativ lange anhält. Masern-Impfungen vor Beendigung des 1. Lebensjahres sind daher mit einem wesentlich geringeren Erfolg versehen.
Das optimale Impfalter wird heute mit etwa 15 Monaten gesehen. Später kann in jedem Lebensalter geimpft werden. Dies bedeutet, daß Kinder und Erwachsene, die bisher keine Masern-Immunität besitzen, auch in höherem Alter noch nachgeimpft werden können (Tab. 6.11).
Ein immer wieder diskutiertes Problem ist die Impfung von Personen mit Allergie gegen Hühnereier mit Impfstoffen, die auf aviärem Gewebe gezüchtet wurden. Masern-Impfstoffe werden heute entweder auf humanen diploiden Zellen gezüchtet oder auf Hühnerfibroblastenzellen, die antigenetisch nur selten eine Gemeinsamkeit mit Ovalbumin besitzen. Entsprechend wurden auch keine schweren allergischen Reaktionen bei Anwendung von Impfstoffen, die auf Hühnerfibroblasten gezüchtet wurden, bei Hühnereiallergikern beobachtet[1]. Deswegen sollten nur hochgradige Ovalbumin-Allergiker, bei denen Kreuzallergien mit weiteren Proteinen vermutet werden müssen, nicht mit derartigen Impfstoffen behandelt werden.
Impfungen gegen Masern sollen in der Schwangerschaft nicht erfolgen. Erfahrungen mit versehentlich in der Schwangerschaft Geimpften liegen jedoch nicht vor.
Impfungen nach bereits erfolgter Exposition sind als Individualschutz nicht sinnvoll, da sie meist zu spät kommen. Hier kann mit normalem Gammaglobulin eine Prophylaxe oder Attenuierung der Erkrankung versucht werden.
Der lyophilisierte Impfstoff wird resuspendiert und subcutan oder intramuskulär appliziert. Da der Impfstoff sehr temperaturempflindlich ist, muß, wie bei allen Impfstoffen, auf eine korrekte Lagerung geachtet werden. Insbesondere Impfdurchbrüche, also Erkrankungen trotz vorheriger Impfung, werden bei Masern-Impfung häufig durch Lagerungsfehler oder zu langes Aufbewahren des Impfstoffes im bereits gelösten Zustand verursacht.

Tabelle 6.11 Impfempfehlungen Masern

	Alter
BRD	ab 15. Monat*
DDR	ab 10. Monat sowie 6 bis 12 Monate nach erster Impfung
Österreich	14. Monat**
Schweiz	15. bis 24. Monat* und 12 bis 15 Jahre*, wenn nicht bereits als Kleinkind geimpft

*als MMR-Impfstoff
**als MM-Impfstoff

Mumps-Impfung
In den letzten Jahren hat sich die Pathogenität der Mumpsviren verändert. Die früher für harmlos gehaltene Erkrankung geht heutzutage häufiger mit Meningitiden und Enzephalitiden einher.
Bei dem Mumps-Impfstoff handelt es sich um einen Lebendimpfstoff. Der Impfstoff ist lyophilisiert und enthält attenuierte Mumpsviren vom Stamm Jeryll, Lynn oder Urabe. Nach Applikation vermehren sich die Viren, wie auch bei der Masern- und Röteln-Impfung, im Körper des Impflings. Der Höhepunkt der Impfreaktion ist etwa um den 8. bis 14. Tag nach der Impfung zu erwarten.
Die Mumps-Impfung hinterläßt nach heutigem Wissensstand einen lebenslangen Schutz. Serologisch nachweisbare Antikörper liegen etwas niedriger als nach normaler Mumps-Erkrankung. Etwa 6 Wochen nach der Impfung besteht ein ausreichender Schutz bei etwa 95 % der Impflinge.
Die Mumps-Impfung kann prinzipiell in jedem Alter erfolgen. Da, ähnlich wie die Masern-Erkrankung, Mumps als typische Kinderkrankheit jedoch einen relativ hohen Kontagionsindex zeigt, sollte die Impfung möglichst frühzeitig vorgenommen werden. Maternale Antikörper verhindern häufig das Angehen der Imfpung im 1. Lebensjahr, weshalb die Impfung erst jenseits des 1. Lebensjahres erfolgen soll. Weil die Impfung im allgemeinen gleichzeitig mit der Masern-Impfung mit einem Kombinationsimpfstoff vorgenommen wird, liegt das empfohlene Impfalter der Kombinationsimpfung ab dem 15. Lebensmonat (Tab. 6.12).
Die Schwangerschaft ist eine Kontraindikation zur Impfung, wenngleich bisher noch keine Schäden durch diesen Lebendimpfstoff bei Embryonen nachgewiesen wurden. Impfungen bei Personen mit

Tabelle 6.12 Impfempfehlungen Mumps

	Alter
BRD	ab 15. Monat*
DDR	bisher noch keine
Österreich	14. Monat**
Schweiz	15. bis 24. Monat* und 12 bis 15 Jahre, wenn nicht bereits als Kleinkind geimpft

*als MMR-Impfstoff
**als MM-Impfstoff

Hühnereiweißallergie können vorgenommen werden (→ Masern-Impfung).
Der lyophilisierte Impfstoff wird mit dem Lösungsmittel resuspendiert. Die Impfung erfolgt intramuskulär oder subcutan.
Impfungen nach bereits erfolgter Exposition können in der frühen Inkubationszeit versucht werden, zumal kein Hyperimmunglobulin zur Verfügung steht und für normales Gammaglobulin kein Wirksamkeitsnachweis erbracht ist. Die Inkubationszeit von Mumps ist mit 18 bis 28 Tagen recht lang und so besteht durchaus die Möglichkeit, daß die Wirkung der Impfung noch zeitig genug eintritt, um die klinische Erkrankung zu verhindern oder abzuschwächen.
Die Mumps-Impfung ist bisher noch nicht in allen deutschsprachigen Ländern empfohlen (Stand: Sommer 1989).

Röteln-Impfung
Die Röteln sind zwar eine vergleichsweise harmlose Kinderkrankheit, bei Infektion während der Schwangerschaft kann es jedoch zu Fruchtschädigungen kommen. Die Tatsache, daß nach wie vor in der Bundesrepublik Deutschland schätzungsweise 100 Rötelnembryopathien pro Jahr auftreten, zeigt deutlich, wie notwendig die Impfung und eine entsprechende Aufklärung ist.

Röteln, Masern, Mumps, aber auch die Kinderlähmung sind Krankheiten, die weltweit ausgerottet werden könnten, da sie lediglich humanpathogen sind. Deshalb sind die oben genannten Erkrankungen inzwischen auch in das „Expanded Programme on Immunization“ aufgenommen worden.
Die Röteln-Impfung wird ebenfalls mit einem attenuierten Lebendimpfstoff vorgenommen. Der Impfstoff ist lyophilisiert und wird häufig als Kombinationsimpfstoff gemeinsam mit der Masern- und Mumps-Impfung eingesetzt.
Etwa 4 bis 6 Wochen nach der Impfung finden sich bei 85 bis 100 % der Impflinge schützende Antikörper gegen Rötelnviren, die serologisch nachgewiesen werden können. Routinemäßig wird heute der Hämagglutinationshemmungstest (HAH) für den Nachweis von Rötelnantikörpern verwendet. Er soll mit einer standardisierten Methode einen Titer von mindestens 1:32 anzeigen. Liegen die Titer niedriger, wird eine Nachimpfung empfohlen.
Obwohl auch bei der Röteln-Impfung ein lebenslanger Schutz angenommen wird, ist es zweckmäßig, den Rötelnschutz im gestationsfähigen Alter zu kontrollieren. Ein derartiger Test ist vor einer geplanten Schwangerschaft durchzuführen. Die primäre Zielgruppe für die Rötelnschutzimpfung sind selbstverständlich weibliche Personen. Es hat sich jedoch herausgestellt, daß eine 100%ige Durchimpfung von Frauen nicht erreicht werden kann. Deshalb ist es notwendig, die Infektionskette vollständig zu unterbrechen, weshalb die früher bestehenden Empfehlungen zur ausschließlichen Impfung von Mädchen und Frauen heutzutage geändert wurden. Es wird heute meist empfohlen, auch die Jungen mitzuimpfen. Sie könnten andernfalls die Röteln zu ihren Müttern nach Hause tragen (Tab. 6.13).
Nach Kontakt einer Schwangeren mit Röteln kann versucht werden, durch Gabe von Rötelnhyperimmunglobulin eine Embryophathie zu verhindern[14].
Röteln-Impfungen während der Schwangerschaft sind nicht indiziert. Jahrelang wurde befürchtet, daß das attenuierte Virus im Embryo ebenfalls eine Embryopathie herbeiführen könnte. Im Einzelfall wur-

Tabelle 6.13 Impfempfehlungen Röteln

Alter	BRD	DDR	Österreich	Schweiz
Kleinkind	alle Kinder ab 15. Monat*			alle Kinder 15. bis 24. Monat*
Pubertät	15./16. Lebensjahr: alle Mädchen	vorgesehen ab 1990: präpubertäre Mädchen (bisher besteht nur in einigen Bezirken Impfpflicht für Mädchen)	13. Lebensjahr: alle Mädchen mit nicht ausreichenden Schutztitern	12 bis 15 Jahre*, wenn nicht bereits als Kleinkind geimpft
Erwachsene	Frauen im gestationsfähigen Alter ohne Rötelnschutz			junge, nicht schwangere Frauen sowie medizinisches Personal ohne Antikörper

* als MMR-Impfstoff

den Viren im Foetus von versehentlich geimpften Schwangeren nachgewiesen. Inzwischen ist es relativ sicher, daß diese Impfviren keine Kindsschäden herbeiführen. Eine Indikation zur Schwangerschaftsunterbrechung besteht daher nach heutigem Wissensstand nicht mehr[15]. Dennoch ist es sinnvoll, eine Schwangerschaft als Kontraindikation zur Röteln-Impfung anzusehen.
Nach internationalem Standard werden heute drei Zielgruppen für die Röteln-Impfung angesehen:

1. Kleinkinder, um endlich die Röteln auszurotten.
2. Mädchen in der Pubertät, um einen Rötelnschutz so dicht wie möglich vor das gestationsfähige Alter zu legen.
3. Frauen im gestationsfähigen Alter, die keine Röteln-Antikörper besitzen und bei denen eine Schwangerschaft zum momentanen Zeitpunkt ausgeschlossen ist, einschließlich Wochenbettimpfungen.

Darüber hinaus werden in vielen Krankenhäusern alle Angehörigen infektionsgefährdeter medizinischer Berufe geimpft (Tab. 6.13).

Kombinationsimpfungen
Da gegen Masern, Mumps und Röteln zum gleichen Zeitpunkt geimpft werden kann, werden Kombinationsimpfstoffe als Masern-Mumps-Impfstoffe (MM) oder Masern-Mumps-Röteln-Impfstoffe (MMR) zur Verfügung gestellt. Die verschiedenen Komponenten sind jedoch auch einzeln erhältlich, insbesondere zum Schließen von Impflücken.
Die bisher beschriebenen Impfungen gehören zum Basisimpfprogramm, dem sich alle Personen unterziehen sollten. Über diese Basisimpfungen hinaus gibt es für besondere Situationen oder Risikogruppen Impfungen, die individuell eingesetzt werden.

2.2.2 Impfungen, die nicht zum Basisprogramm gehören

FSME-Impfung
Frühsommermeningoencephalitis (FSME) wird besonders in Österreich und in der Schweiz sowie im Süden der Deutschen Demokratischen Republik und der Bundesrepublik Deutschland beobachtet. Die FSME ist eine Flavivirus-Erkrankung, die durch Zekken übertragen wird. Im durchseuchten Gebiet tritt bei ungeimpfter Bevölkerung etwa auf 1000 Personen mit Zeckenbefall eine Erkrankung auf[16].
Es handelt sich um eine schwere Encephalitis mit einer Letalität von 1 bis 2 %.
Gegen FSME steht in der Bundesrepublik Deutschland, in Österreich und in der Schweiz ein Impfstoff zur Verfügung. Kurzfristig kann versucht werden, eine passive Immunität durch die Gabe von spezifischem Immunglobulin zu erreichen.
Die passive Immunisierung kann nach erfolgtem Zekkenbiß durchgeführt werden, verleiht aber keinen absoluten Schutz. Daher ist es zweckmäßig, Personen in Endemiegebieten, die von Zecken gebissen werden können, routinemäßig prophylaktisch zu impfen. Außerdem sollte vor einer Urlaubsreise in die schon oben erwähnten Endemiegebiete, aber auch nach Polen, CSSR, Ungarn, Jugoslowien oder UdSSR eine FSME-Impfung erwogen werden.
Über die Wirkung einer Simultanprophylaxe liegen bisher keine ausreichenden Untersuchungen vor.
Bei dem Impfstoff handelt es sich um inaktivierte Viren, die auf Hühnerfibroblastenkulturen gezüchtet und an Aluminiumhydroxid adsorbiert wurden.
Die Schutzwirkung des Impfstoffes nach vollständiger Grundimmunisierung liegt bei 99 %. 14 Tage nach der zweiten Impfung haben bereits 90 % der Impflinge schützende Antikörper. Die humorale Immunität kann serologisch nachgewiesen werden.
In der Schwangerschaft ist die FSME-Impfung nicht kontraindiziert.
Die Impfung erfolgt nach vollendetem 1. Lebensjahr. Eine weitere Alterseinschränkung ist nicht erforderlich.
Bei dem Impfstoff handelt es sich um eine trübe Suspension. Die Einzeldosis von 0,5 ml wird intramuskulär injiziert. Das Impfschema ist in der Tabelle 6.14 dargestellt.

Tabelle 6.14 Impfempfehlungen FSME

1. Impfung	1. Tag
2. Impfung	14. Tag bis 3 Monate
3. Impfung	9 bis 12 Monate
Auffrischimpfungen	alle 5 Jahre

Grippe-Impfung
Die Grippe-Impfung schützt gegen eine Viruserkrankung, die durch Influenzaviren vom Typ A und B ausgelöst wird. Derartige Virusinfluenza-Erkrankungen können zu ausgedehnten Epidemien führen, wenn durch Änderung der Virus-Antigene kein ausreichender Schutz in der Bevölkerung mehr besteht. Deshalb wird die Influenza-Epidemielage weltweit durch die Weltgesundheitsorganisation überwacht. Von dort werden regelmäßig die aktuellen Empfehlungen zur Zusammensetzung des Impfstoffes in bezug auf die Impfstämme ausgesprochen. Deswegen müssen die Influenza-Impfstoffe immer der epidemiologischen Situation angepaßt werden. Sie bewirken nur einen guten Schutz gegen Stämme, die im Impfstoff enthalten sind.
Influenza-Erkrankungen sind im Gegensatz zu sonstigen respiratorischen Infekten schwere Ereignisse. Influenza-Epidemien weisen erhöhte Sterblichkeitsraten auf. Patienten mit Grundkrankheiten oder einem erhöhten Alter können dieser Krankheit und den häufig nachfolgenden Infektionen keine ausreichenden Widerstandskräfte mehr entgegensetzen. Deshalb ist die Impfung speziell indiziert für ältere Menschen sowie Patienten mit bestimmten Grundleiden. Hierunter zählen Herz-Kreislauf-Erkrankungen, chronische Affektionen der Atemwege und chronische Nierenerkrankungen. Auch Patienten mit Stoffwechselerkrankungen, wie Diabetiker, oder mit angeborenen oder erworbenen Immundefekten sollten gegen Influenza geimpft werden. Darüber hinaus ist es sinnvoll, zur Vermeidung einer Epidemie Personen zu impfen, die häufigen und engen Kontakt mit grö-

Tabelle 6.15 Impfempfehlungen Influenza

Erwachsene	1 × 0,5 ml
Kinder über 6 Jahre	1 × 0,5 ml
Kinder von 6 Monaten bis 6 Jahren	1 bis 2 × 0,25 ml im Abstand von 4 Wochen
Wiederholung	jährlich

ßeren Bevölkerungsgruppen haben. Hierzu rechnet man Angehörige der Heil- und Pflegeberufe sowie Dienstleistungsberufe mit Publikumskontakt.

Bei dem Impfstoff handelt es sich um einen Totimpfstoff, der in Hühnerembryonen gezüchtet wird. Er wird als Ganzvirus-, Spaltvirus- oder als Subunit-Impfstoff hergestellt. Die Zusammensetzung muß den aktuellen Empfehlungen der Weltgesundheitsorganisation entsprechen. In der Regel sind zwei unterschiedliche A-Virustypen sowie ein B-Virustyp enthalten.

Schützende Antikörper gegen die verabreichten Antigene lassen sich bei 80 bis 90 % der Impflinge in ausreichender Höhe nachweisen (Titer im HHT von mindestens 1:40). Der Schutz gegen die B-Variante ist meist etwas niedriger als der gegen die A-Varianten. Der Impfschutz hält mindestens über 1 Jahr, gelegentlich auch wesentlich länger an. Da die Antigene meist von Jahr zu Jahr wechseln, ist schon aus diesem Grunde eine jährliche Impfung gegen Grippe erforderlich.

Die Impfung kann vom 6. Lebensmonat an in jedem Alter erfolgen. Eine Schwangerschaft ist keine Kontraindikation. Es gibt im Gegenteil Hinweise darauf, daß nach Grippe-Epidemien geborene Kinder zu früh oder mit Untergewicht zur Welt kommen[17].

Die Erwachsenen- und Schulkinderdosis beträgt 0,5 ml intramuskulär. Bei kleineren Kindern werden nur 0,25 ml appliziert. Falls diese Kinder bis zum Alter von 6 Jahren noch nicht gegen Influenza geimpft wurden, ist eine Wiederholung der Gabe von 0,25 ml nach etwa 4 Wochen erforderlich.

Da der Impfschutz gegen die aktuellen Grippeviren zum Zeitpunkt einer beginnenden Epidemie möglichst hoch sein soll, werden Impfungen im Herbst empfohlen. Wenn, was sehr selten eintritt, sich die Antigenität im Laufe der Grippesaison ändert, wird manchmal noch kurzfristig ein aktueller Impfstoff produziert. In solchen Fällen ist eine Nachimpfung je nach Jahreszeit und Epidemielage sinnvoll. Erfahrungsgemäß berichten hierüber die Medien sehr ausführlich.

Hepatitis-B-Impfung

Nach heutigem Wissensstand wird die infektiöse Hepatitis durch mindestens drei verschiedene Viren ausgelöst.

Die Hepatitis A ist eine Infektion, die vorwiegend auf gastrointestinalem Wege übertragen wird. Hepatitis A war in früheren Jahrzehnten weit verbreitet, so daß bei den über 50jährigen ein aktiver Schutz in über 90 % besteht. Die Situation liegt im jüngeren Lebensalter wesentlich anders. Deshalb wird vor Reisen in südliche Länder eine passive Immunisierung mit Standardimmunglobulin empfohlen.

Die zweite infektiöse Hepatitis wird durch das Hepatitis-B-Virus ausgelöst, gegen die ein Impfstoff vorliegt (s. u.). Kurzfristig kann auch ein passiver Schutz durch die Gabe von spezifischem Immunglobulin erreicht werden. Bei akuter Exposition ist die Anwendung einer Simultanprophylaxe (Impfung + Immunglobulin-Gabe) sinnvoll, beispielsweise nach einer Nadelstichverletzung mit infiziertem Blut.

Die Viren der Non-A/Non-B-Hepatitis sind bis heute in ihrer Struktur noch nicht vollständig aufgeklärt. Aktuelle Untersuchungen machen es wahrscheinlich, daß mindestens zwei Viren in Frage kommen: Das hämatogen übertragene Hepatitis-C-Virus und das enteral übertragene Hepatitis-E-Virus. Monoklonale Antikörper gegen eines dieser Viren, das Hepatitis-C-Virus, werden inzwischen gentechnologisch hergestellt, so daß bald eine Routinediagnostik möglich sein wird. Gegen die Hepatitis Non-A/Non-B gibt es momentan noch keine Immunisierungsmöglichkeiten. Gelegentlich wird versucht, Standardimmunglobulin postexpositionell einzusetzen. Der Erfolg ist jedoch nicht gesichert.

Die Hepatitis B wird vorwiegend durch Blut und Körperflüssigkeiten übertragen, gelegentlich wurde auch eine Tröpfcheninfektion beobachtet. Die Zielgruppe für die Impfung sind Angehörige von Berufen aus dem medizinischen Bereich sowie aus bestimmten Krankheitsgruppen, beispielsweise Dialysepatienten oder Drogenabhängige.

Familienangehörige chronisch-infektiöser Patienten sollten ebenfalls geimpft werden, außerdem Personen mit häufig wechselnden Geschlechtspartnern. Auch Neugeborene von HBsAg-positiven Müttern müssen dringend gegen Hepatitis B geimpft werden, weil sie sonst im Säuglingsalter an Hepatitis B sterben oder zu Dauerträgern mit chronischer Hepatitis B werden. Da die Durchseuchung mit Hepatitis B in Afrika, Südamerika, und insbesondere im Fernen Osten wesentlich höher liegt als bei uns, muß eine Hepatitis-B-Impfung bei Personen erwogen werden, die sich längere Zeit in diesen Gebieten aufhalten. In diesen Ländern wäre eine Hepatitis-B-Impfung als Basisimpfprogramm für die Bevölkerung wünschenswert, sie scheitert jedoch an den Kosten.

Der Hepatitis-B-Impfstoff wurde zunächst aus Plasma von HBsAg-positiven Blutspendern gewonnen. Die Antigene der modernen Hepatitis-B-Impfstoffe werden inzwischen gentechnologisch exprimiert, z. B. auf entsprechend veränderten Hefezellen.

Der Impfstoff gegen Hepatitis B besteht aus dem Oberflächenantigen der Hepatitis-B-Viren (= Surface Antigen = HBsAg). Damit handelt es sich um einen Totimpfstoff. Der Impfstoff wird an Aluminiumhydroxid adsorbiert. Der Impfstoff für Erwachsene enthält etwa 10 µg HBsAg, wobei die einzelnen im Handel erhältlichen Produkte in der beigegebenen Menge etwas differieren. Der Kinderimpfstoff, der insbesondere für Neugeborene gedacht ist, enthält nur die halbe Dosis. Ein Impfstoff speziell für Dialysepatienten ist mit 40 µg wesenlich höher dosiert.

Die Immunität gegen Hepatitis B wird serologisch durch den Nachweis von anti-HBs kontrolliert. Nach Grundimmunisierung und Auffrischung bei korrek-

ter Applikation im Oberarm besteht ein Schutz bei mehr als 90 %. Allerdings ist die Immunantwort auf die Impfung deutlich altersabhängig. Bei Kindern im Alter von 1 bis 10 Jahren beträgt die Serokonversionsrate etwa 100 %, während sie im hohen Alter deutlich niedriger liegt.
Personen mit Immunschwäche oder Dialysepatienten zeigen eine schwächere Serokonversionsrate. Deshalb wird bei diesen Patienten ein höher dosierter Impfstoff angewendet. Falls dieser nicht zur Verfügung steht, kann die Einzeldosis bis auf das Vierfache erhöht werden.
Die Wirkung der Grundimmunisierung hält etwa 3 bis 5 Jahre vor. Sie sollte ganz besonders bei Personen mit regelmäßiger Exposition bereits kurz nach der Grundimmunisierung und später in regelmäßigen Abständen überprüft werden. Sobald der Titer < 10 IE anti-HBs/l sinkt, ist eine Auffrischimpfung erforderlich.
Die Impfung kann in jedem Lebensalter erfolgen.
Die Schwangerschaft ist keine Kontraindikation zur Impfung.
Bei dem Impfstoff handelt es sich um eine trübe Suspension. Die Impfung erfolgt intramuskulär oder subcutan in den Oberarm. Der Oberarm als Applikationsstelle hat sich bei Prüfung des Impferfolges am besten bewährt. Die gute Durchblutung im Oberarm garantiert einen guten Kontakt der Immunzellen mit dem Impfstoff und führt somit zu einer besseren Immunantwort als Impfungen im Bereich des weniger gut durchbluteten M. glutaeus. Im Oberarm ist auch die Möglichkeit einer versehentlichen Applikation in das Fettgewebe, wie dies im Glutäalbereich häufiger eintritt, geringer.
Nach möglicher Infektion und bei Impfung von Neugeborenen HBsAg-positiver Mütter ist eine Simultanprophylaxe angebracht. Die Applikation soll an kontralateralen Körperstellen erfolgen.

Varicellen-Impfung
Die Varicellen stellen bei immunsupprimierten Patienten ein hohes Risiko dar. In verschiedenen Studien wurde eine Sterblichkeit dieser Patientengruppe bis zu 50 % beobachtet[18].
Es handelt sich bei dem Varicellen-Impfstoff um einen attenuierten Lebendimpfstoff vom Stamm OKA. Gesunde Impflinge bilden spezifische Antikörper nach der Impfung in über 90 %. Bei Immunsupprimierten ist die Serokonversion niedriger, so daß sie gelegentlich zweimal geimpft werden müssen. Eine spezifische zellvermittelte Immunantwort ist ebenfalls nachweisbar. Der Impfschutz hält mindestens 7 bis 10 Jahre an, er dürfte bei Gesunden lebenslang bestehen bleiben.
Die Impfung ist indiziert bei Patienten mit Leukämie sowie bei therapeutischer Immunsuppression, darüber hinaus bei besonderer Anfälligkeit, wie z. B. bei Patienten mit Mukoviszidose. Als Prophylaxe bei Personen ohne Immunschutz, insbesondere bei Pflegepersonal auf onkologischen Kinderabteilungen, wird die Varicellen-Impfung dringend empfohlen. Sie wird bisher nicht als Basisimpfung für alle Kinder ein-

Tabelle 6.16 Impfempfehlungen Hepatitis B

Erwachsene:	
- Grundimmunisierung	2 (3) × 1 Dosis im Abstand von 4 bis 6 Wochen* 1 × 1 Dosis nach 6 bis 12 Monaten
- nach Exposition (z. B. Nadelstichverletzung)	1 × 1 Dosis + 0,06 ml/kg Hepatitis-B-Immunglobulin, so schnell wie möglich 1 (2) × 1 Dosis im Abstand von 4 Wochen* 1 × 1 Dosis nach 6 Monaten, Titerkontrolle
- Auffrischung	alle 3 bis 5 Jahre entsprechend Titerüberprüfung
Kinder bis 10 Jahre:	
- Grundimmunisierung	2 (3) × 1 Dosis für Kinder** im Abstand von 4 bis 6 Wochen*
- Auffrischung	alle 3 bis 5 Jahre entsprechend Titerüberprüfung
Neugeborene von HBsAg-positiven Müttern:	
- Grundimmunisierung	1 × 1 Dosis für Kinder** + 1,0 ml Hepatitis-B-Immunglobulin sofort nach Geburt weitere 1 (2) × 1 Dosis für Kinder** im Abstand von 4 Wochen* 1 × 1 Dosis für Kinder** nach 6 Monaten
- Auffrischung	bei anhaltender Exposition alle 3 bis 5 Jahre entsprechend Titerüberprüfung
Dialyse-Patienten:	
- Grundimmunisierung	2 (3) × 1 Dosis Hepatitis-B-Impfstoff für Dialyse-Patienten*** im Abstand von 4 Wochen* Titerkontrolle: eventuell zusätzlich 1 × 1 Dosis Hepatitis-B-Impfstoff für Dialyse-Patienten***
- Auffrischung	Titerkontrolle, regelmäßig wiederholen! Bei Absinken des Titers unter 10 IE/l: 1 Dosis Hepatitis-B-Impfstoff für Dialyse-Patienten***

* s. Herstellerinformation; ** entspricht einer halben Erwachsenen-Dosis; *** entspricht einer 4fachen Erwachsenen-Dosis.

gesetzt, wobei der Haupthinderungsgrund die Furcht vor später auftretenden Herpes-zoster-Erkrankungen darstellt.
Die Varicellen-Impfung ist die einzige Lebendimpfung, die auch bei Patienten mit relativem Immunmangel eingesetzt werden kann. Sie soll jedoch vermieden werden während intensiver immunsuppressiver Therapie sowie bei Patienten mit cellulärer Immuninkompetenz.
In der Schwangerschaft ist die Varicellen-Impfung kontraindiziert. Eine Indikation für eine Schwangerschaftsunterbrechung bei versehentlicher Impfung in der Schwangerschaft wird bisher jedoch nicht gesehen.
Der Impfstoff ist lyophilisiert. Die Einzeldosis beträgt für Kinder und Erwachsene 0,5 ml. Der Impfstoff wird subcutan verabreicht.

Tollwut-Impfung
Die Tollwut-Impfung wird in unseren Breiten nur als Sonderimpfung durchgeführt. Zielgruppen für die präexpositionelle Impfung sind Angehörige von bestimmten Berufen, die mit möglicherweise tollwütigen Tieren zu tun haben, z. B. Jäger, Waldarbeiter sowie Tierärzte. Darüber hinaus wird die postexpositionelle Impfung nach möglichem Kontakt mit tollwütigen Tieren durchgeführt. Dabei nutzt man die relativ lange Inkubationszeit der Tollwut (ca. 3 Wochen bis zu 1 Jahr), weil die Immunität zwischenzeitlich noch aufgebaut werden kann. Darüber hinaus gibt es heute Tollwut-Hyperimmunglobuline, die man bei Verdacht auf Tollwut-Exposition gleichzeitig mit der Impfung als Simultanprophylaxe anwenden soll.
Außerhalb Europas ist die Tolllwut wesentlich häufiger. Allein in Indien werden jährlich mehrere Millionen Menschen von streunenden, tollwütigen Hunden gebissen. Die Todesfälle betragen dabei 12.000 bis 20.000 im Jahr. Insofern muß die Tollwut-Impfung auch als Reiseprophylaxe erwogen werden, insbesondere bei längerem Aufenthalt in ländlichen Bezirken. Dabei ist zu beachten, daß die heute in Mitteleuropa nicht mehr vorhandene urbane Tollwut in solchen Ländern durchaus noch häufig ist.
Moderne Tollwut-Vaccinen sind vornehmlich auf humanen diploiden Zellen, auf Hühnerfibroblasten oder auf Verozellen gezüchtet und hochgereinigt. Die mit den früheren, meist auf Hirngewebe hergestellten Vaccinen beobachteten schweren Encephalopathien werden mit diesen Impfstoffen nicht mehr gesehen. In den meisten Entwicklungsländern sind jedoch moderne Tollwut-Impfstoffe noch nicht verfügbar.
Eine Impfdosis enthält mindestens 2,5 IE Tollwut-Antigen. Nach vollständiger Impfung wird ein Schutz von 100 % erreicht. Er läßt sich serologisch überprüfen.
Die Tollwut-Impfung kann in jedem Lebensalter durchgeführt werden. Für die postexpositionelle Impfung gibt es keine Kontraindikationen, da die Tollwut eine Letalität von 100 % zeigt. Insofern kann nach Kontakt mit einem verdächtigen Tier nur die Entscheidung fallen, ob es sich um ein möglicherweise tollwütiges Tier gehandelt hat oder nicht. Bei der Entscheidung, daß eine Tollwut-Erkrankung des Tieres möglich ist, muß in jedem Falle eine Impfung durchgeführt werden. Bei relativen Kontraindikationen kann die Impfung unter klinischer Überwachung vorgenommen werden.
Bei dem geringsten Verdacht einer Tollwut-Infektion ist die Simultangabe von Rabies-Hyperimmunglobulin erforderlich. Hierzu werden an kontralateralen Körperstellen einmalig mit der ersten Gabe des Impfstoffes 20 IE/kg KG Tollwut-Immunglobulin vom Menschen verabreicht. Insbesondere bei tiefen Verletzungen kann auch die Hälfte der Gesamtmenge um die Wunde herum intramuskulär injiziert werden.
Eine Schwangerschaft stellt für die präexpositionelle Impfung keine Kontraindikation für die Impfung dar. Kindsschäden im Kausalzusammenhang durch Tollwut-Impfungen mit modernen Impfstoffen wurden bisher nicht beobachtet.
Tollwut-Impfstoffe sind meist lyophilisiert. Nach Auflösen wird der Impfstoff intramuskulär injiziert. Als bevorzugte Injektionsstelle wird der Bereich des M. deltoideus am Oberarm gewählt (→ Hepatitis-B-Impfstoff).
Das Impfvorgehen bei präexpositioneller und postexpositioneller Impfbehandlung unterscheidet sich. Während für die präexpositionelle Impfung die Impfabstände relativ lang sind und sich für die Grundimmunisierung auf vier Gaben beschränken, sind zur postexpositionellen Impfung sechs Einzelapplikationen erforderlich, die in kürzeren Intervallen verabreicht werden.
Neuerdings wird international ein postexpositionelles Impfschema diskutiert, das mit zwei Applikationen an kontralateralen Körperstellen und je eine weitere Applikation nach zwei kurzen Intervallen einen schnelleren und besseren Impfschutz herbeiführen soll. Dieses 2-1-1-Schema ist jedoch in der Bundesrepublik Deutschland bisher noch nicht öffentlich empfohlen.
Wichtig: Neben der spezifischen Prophylaxe der Tollwut muß auch eine gründliche Reinigung der Wunde mit Seife und kräftiges Ausspülen mit Wasser erfolgen. Als Desinfektionsmittel empfehlen sich 40- bis 70%iger Ethanol oder eine 0,1%ige Lösung einer quaternären Ammoniumverbindung. Wunden sollen möglichst nicht verschlossen werden.
Darüber hinaus ist auch der Tetanus-Impfschutz zu überprüfen.

Tabelle 6.17 Impfempfehlungen Tollwut

	post-expositionell	prä-expositionell
Grund-immunisierung	6 × an den Tagen 0*, 3, 7, 14, 30 und 90	3 × an den Tagen 0, 28, 56 oder 0, 7, 21 und 1 × nach 1 Jahr
Auffrisch-impfung	alle 2 bis 5 Jahre	alle 2 bis 5 Jahre

* zusätzlich Rabies-Hyperimmunglobulin bei Bißverletzungen oder Kontakt an der Schleimhaut durch tollwütige oder tollwutverdächtige Tiere

Pneumokokken-Impfung
Pneumokokken-Erkrankungen sind für fast 25 % aller Pneumonien verantwortlich. An Pneumokokken-Meningitiden erkranken ein bis zwei von 100.000 Personen in den USA. Die Mortalität von Pneumokokken-Erkrankungen ist in den unten aufgeführten Risikogruppen am höchsten und wird trotz sachgerechter Antibioticatherapie z. B. bei Kindern auf > 40 % geschätzt[19]. Pneumokokken oder richtigerweise Streptococcus pneumoniae haben unterschiedliche Kapselantigene. Es werden etwa 100 verschiedene Serotypen unterschieden. Allerdings löst nur ein weit geringerer Anteil die schweren Erscheinungen aus. Risikogruppen für schwere Pneumokokken-Befunde sind vor allem ältere Personen sowie Patienten mit chronischen Erkrankungen wie kardiovaskulären Affektionen, chronischen Lungenerkrankungen, Diabetes mellitus und Alkoholismus. Patienten mit Immunschwäche oder Leberzirrhose, aber auch solche mit therapeutischer oder postakzidenteller Milzentfernung, gelten als Hochrisikogruppe für generalisierte und damit meist mit schlechter Prognose behaftete Pneumokokken-Erkrankungen.
Die vorhandene Pneumokokken-Vaccine enthält Polysaccharide der Kapselantigene von 23 Subtypen, die für 90 % der schweren Erkrankungen verantwortlich sind.
Die Immunität gegen Pneumokokken läßt sich prinzipiell serologisch nachweisen. Allerdings führen diese Tests nur wenige Labors in der Welt aus, so daß die Überprüfung des Immunstatus nach Impfung meist nicht möglich ist.
Bei der klinischen Prüfung der Vaccine zeigten über 90 % der Probanden nach etwa 3 Wochen schützende Antikörper gegen alle verabreichten Antigene mit einem Titeranstieg um mindestens das Zweifache. Die Dauer des Impfschutzes ist bisher noch nicht genau bekannt. Man nimmt sie mit mindestens 5 Jahren an. Altersbeschränkungen für die Pneumokokken-Impfung bestehen nicht. Allerdings sollten Kinder unter 2 Jahren nicht geimpft werden, da bei ihnen die Immunantwort noch nicht ausreichend ist.
Neben den bekannten Gegenanzeigen gilt eine kurz zuvor durchgemachte Pneumokokken-Infektion oder Pneumokokken-Impfung als Kontraindikation, weil die zu erwartenden Nebenwirkungen aufgrund bereits hoher Antikörperspiegel die Verträglichkeit verschlechtern.
Da es sich um einen Totimpfstoff handelt, ist die Pneumokokken-Impfung prinzipiell in der Schwangerschaft nicht kontraindiziert. Es bestehen jedoch keine ausreichenden Erfahrungen.
Die Einzeldosis des fertigen Impfstoffes (0,5 ml) wird einmalig injiziert. Auffrischimpfungen sollten frühestens 5 Jahre nach der letzten Impfung durchgeführt werden. Bei Patienten mit Immundefizienz oder immunsuppressiver Therapie ist allerdings eine Auffrischimpfung bereits zu einem früheren Zeitpunkt, etwa 2 bis 3 Jahre nach der letzten Impfung, möglich.
Die Impfung erfolgt intramuskulär oder subcutan.

2.2.3 Reiseimpfungen

Gelbfieber-Impfung
Es gibt heute nur noch wenige Impfungen, für die eine Impfpflicht bei Betreten eines Landes besteht. Hierzu zählt an erster Stelle die Gelbfieber-Impfung. Dabei gibt es zwei verschiedene Impfforderungen:

1. Impfpflicht nur, wenn der Einreisende aus einem Epidemieland kommt, oder
2. generelle Impfpflicht.

Die Gelbfieber-Epidemieländer sowie die hier bestehenden Impfpflichten werden regelmäßig von der WHO veröffentlicht[20].
Bei dem Impfstoff gegen Gelbfieber handelt es sich um einen attenuierten Lebendimpfstoff, um den von der WHO empfohlenen 17D-Impfstamm, der auf Hühnerembryonen gezüchtet wird. Die Impfstoffproduktion liegt in staatlicher Hand, auch werden Gelbfieber-Impfungen traditionsgemäß in deutschsprachigen Ländern nur von einigen staatlich zugelassenen Gelbfieber-Impfstellen durchgeführt.
Der serologisch nachweisbare Schutz gegen Gelbfieber liegt nach der Impfung bei etwa 96 %. Die Impfung verleiht einen jahrzehntelangen Schutz, jedoch wird im allgemeinen eine Auffrischimpfung nach 10 Jahren empfohlen bzw. gefordert.
Als relative Kontraindikation zur Gelbfieber-Impfung gelten Leber- und Nierenschäden sowie eine schwere Allergie gegen Hühnereiweiß. Die Impfung ist nicht kontraindiziert in der Schwangerschaft, jedoch soll hier möglichst nur 0,1 ml s. c. verabreicht werden.
Nach einer Gelbfieber-Impfung sollen weitere Impfungen mit attenuierten Viren frühestens im Abstand von 14 Tagen erfolgen.
Geimpft wird subcutan oder intramuskulär. Die Dosis beträgt beim Erwachsenen und bei Kindern jenseits des Säuglingsalters 0,5 ml. Kinder innerhalb der ersten 6 Lebensmonate sollen nicht geimpft werden. Im zweiten Lebenshalbjahr können 0,1 ml des Impfstoffes intracutan zugeführt werden. Bei dieser Dosierung ist dann allerdings bereits nach 3 Jahren eine Auffrischimpfung erforderlich, sofern die Exposition anhält.

Cholera-Impfung
Eine Cholera-Impfung ist nur noch in den wenigsten Ländern vorgeschrieben. Auch hier wird auf die Veröffentlichungen der Weltgesundheitsorganisation verwiesen[20].
Wegen der heutigen therapeutischen Möglichkeiten, wie Rehydrierung mit Einsatz von Elektrolyten und Antibiotica, ist die Cholera bei Reisenden nicht mehr so gefürchtet. Dazu kommt, daß die Cholera durch Anwendung strenger hygienischer Maßnahmen für Reisende ein vermeidbares Übel darstellt. Deshalb muß der Einsatz der Cholera-Impfung individuell diskutiert werden.
Der Impfstoff enthält pro ml 8 Milliarden inaktivierte Bakterien von verschiedenen Cholerastämmen, und zwar

- Vibrio cholerae ogava,
- Vibrio cholerae inaba,

Ein Impfschutz läßt sich etwa 4 Wochen nach der Impfung als Serokonversion bei rund 80 % der Impflinge gegen alle vier Stämme erreichen. Er hält jedoch nur 6 Monate an.
Die Cholera-Impfung sollte in der Schwangerschaft nicht durchgeführt werden, weil nach der Impfung gelegentlich Kontrakturen der glatten Muskulatur auftreten und damit in seltenen Fällen ein Abort zu befürchten ist. Bei einer versehentlichen Impfung in der Schwangerschaft ist keine Unterbrechung erforderlich.
Die Impfung kann zu jeder Jahreszeit erfolgen. Bei dem Impfstoff handelt es sich um eine leicht trübe Suspension, die subcutan appliziert wird. Eine intramuskuläre Gabe führt eventuell zu stärkeren Allgemeinreaktionen.
Die Weltgesundheitsorganisation bzw. Länder mit Impfpflicht fordern üblicherweise nur eine Impfung mit 1,0 ml bei Erwachsenen und 0,5 ml Impfstoff bei Kindern.
Um einen relativ guten Impfschutz zu gewährleisten, sind jedoch 2 Impfungen sinnvoll: beim Erwachsenen die erste Impfung mit 0,5 ml und die zweite Impfung mit 1,0 ml im Abstand von 1 bis 2 Wochen. Kinder von 1 bis 10 Jahren erhalten die halbe Dosis und Kinder zwischen dem 7. und 12. Lebensmonat je 0,2 ml. Auffrischimpfungen sind bei fortbestehender Exposition empfehlenswert und zwar nach 6 Monaten mit der altersentsprechenden höheren Dosierung. Die Weltgesundheitsorganisation empfiehlt nach starken Reaktionen auf vorangegangene Impfungen die intracutane Gabe von 0,1 ml zur Auffrischung.

Typhus-Impfung
Die Versuche, gegen Typhus zu impfen, reichen schon viele Jahre zurück. Totimpfstoffe sind allerdings schlecht verträglich oder weitgehend unwirksam. Diese Diskrepanz bringt Schwierigkeiten. Dennoch wird in vielen Ländern noch ein parenteral anzuwendender Totimpfstoff gegen Typhus und/oder Paratyphus oder ein peroral zu verabreichender Totimpfstoff eingesetzt.
Inzwischen konnte ein Lebendimpfstoff entwickelt werden, der in Feldversuchen umfangreich geprüft wurde[21].
Der Impfstoff enthält eine apathogene Mutante von Salmonella typhi, die Mutante Ty 21a. Diese Bakterien werden in magensaftresistenten Kapseln peroral verabreicht und kommen erst im Dünndarm zur Wirkung. Eine Vermehrung im Darm findet nicht statt, weshalb der Impfstoff an mehreren Tagen appliziert werden muß.
Da der Impfstoff nur Keime von Salmonella typhi enthält, schützt diese Impfung nicht gegen alle anderen Salmonellosen. Feldversuche haben einen Schutz gegen Typhus in knapp 70 % nachgewiesen, wobei die Immunität vorwiegend lokal aufgebaut wird.
Die Impfung kann ab dem 4. Lebensmonat in jedem Lebensalter durchgeführt werden. Jahreszeitliche Beschränkungen sind nicht erforderlich. Eine Schluckimpfung gegen Poliomyelitis sollte frühestens 3 Tage nach Gabe der letzten Typhus-Impfstoffkapsel durchgeführt werden. Die Impfung sollte vor Reisebeginn abgeschlossen sein.
Eine Schwangerschaft ist keine Kontraindikation zur Impfung, da es sich um einen Impfstoff handelt, der nicht zur haematogenen Aussaat führt.
Die Impfung erfolgt peroral dreimal hintereinander an den Tagen 1, 3, 5. Die Kapseln müssen unzerkaut geschluckt werden. Antibiotica, Sulfonamide oder Malariamittel sollten nicht gleichzeitig verabreicht werden, weil sonst die abgeschwächten Typhusbakterien nicht lang genug überleben.

Meningokokken-Impfung
Neisseria meningitidis kann zu schweren Erkrankungen mit Waterhouse-Friderichsen-Syndrom führen, einer perakuten Nebeniereninsuffizienz auf Basis einer Sepsis und Verbrauchskoagulopathie, die bei Kleinkindern häufiger auftritt und fast immer nach einigen Stunden einen raschen Tod auslöst. Weiterhin treten Sinusitis, Otitis media, aseptische Arthritiden und Endocarditis auf. Die wichtigste Komplikation der Meningokokken-Infektion ist jedoch die Meningitis, häufig mit Folgeschäden und einer relativ hohen Letalität von bis zu 10 %.
Bei Neisseria meningitidis unterscheidet man verschiedene Serotypen. Vor allem die Typen A und C führen in Brasilien und Afrika zu Epidemien. In Deutschland werden bei etwa 10 % der Bevölkerung harmlose Meningokokken als Saprophyten nachgewiesen. Im deutschsprachigen Raum verursacht der Typ B schwere Erkrankungen. Gegen diesen steht noch kein Impfstoff zur Verfügung. Es besteht aber die berechtigte Hoffnung, daß in absehbarer Zeit ein wirksamer Impfstoff eingesetzt werden kann.
Da der bisher verfügbare Meningokokken-Impfstoff die Polysaccharide vom Typ A und C enthält, handelt es sich hierbei lediglich um einen Reiseimpfstoff. Durch die Impfung lassen sich bei etwa 90 % der Geimpften schützende Antikörper gegen Meningokokken der Gruppen A und C stimulieren.
Bei jüngeren Kindern liegen meist etwas niedrigere Schutzraten und Schutztiter vor, weil bei ihnen die Immunreaktion auf bakterielle Antigene noch eingeschränkt ist.
Eine Meningokokken-Impfung wird bei längerem Aufenthalt in endemischen Gebieten Afrikas, des Vorderen Orients und Südamerikas empfohlen.
Obwohl in der Schwangerschaft bisher keine Erfahrungen vorliegen, sollte bei einer Epidemiegefahr eine Schwangere geimpft werden.
Der Impfstoff ist lyophilisiert. Eine Einzeldosis beträgt 0,5 ml und wird einmalig verabreicht. Kinder über dem 7. Lebensmonat und Erwachsene erhalten die gleiche Dosis. Die Impfung kann zu jeder Jahreszeit durchgeführt werden. Die Applikation erfolgt subcutan.

2.3 Allgemein Beachtenswertes bei Impfungen

2.3.1 Normale Impfreaktionen

Nach jeder Impfung kann sich im Rahmen der entstehenden Immunabwehr ein allgemeines Unwohlsein sowie Kopfschmerzen oder Fieber einstellen. Auch Schmerzen, Schwellung oder Rötung an der Impfstelle sind normale, zu erwartende Reaktionen. Gelegent-

lich sind auch die zugehörigen Lymphknoten leicht geschwollen. Derartige Lokalreaktionen treten innerhalb von 12 bis etwa 48 Stunden nach der Impfung auf. Sie werden häufiger nach der Verabreichung von Totimpfstoffen gesehen, bei denen eine große Antigenmenge lokal appliziert wird und die oft noch zur besseren Wirkung adsorbiert sind.
Lokalreaktionen stellen im allgemeinen keine Kontraindikation für weitere Impfungen dar.
Lokalreaktionen nach Verabreichung von Viruslebendimpfstoffen kommen praktisch nie vor. Allenfalls tritt ein kurzzeitiges Brennen direkt bei der Gabe auf.
Viruslebendimpfstoffe hingegen zeigen öfter ein stark abgeschwächtes Krankheitsbild mit Symptomen, wie sie auch bei der eigentlichen Erkrankung gesehen werden: Fieber und/oder Exantheme nach der Gabe von Röteln- und/oder Masern-Impfstoff, harmlose Parotitis nach der Gabe von Mumps-Impfstoff. Der Gipfel dieser Impfreaktionen liegt etwa 10 Tage nach der Impfung, wenn sich das Virus ausreichend im Körper vermehrt hat.
Nach der BCG-Impfung kommt es etwa 6 Wochen später zu einer lokalen knötchenförmigen Entzündung in der Haut, die auch ulzerieren kann. Gelegentlich ist der zugehörige Lympfknoten geschwollen.
Nach der Gabe von peroral verabreichten Impfstoffen werden gastro-intestinale Beschwerden und Durchfälle beobachtet. Diese treten nach Verabreichung des Typhus-Impfstoffes in einem kurzen Intervall von wenigen Stunden bis allenfalls 1 bis 2 Tagen auf, weil sich die Keime nicht im Darm vermehren, aber eine relativ große Keimzahl zugeführt wird. Nach der Poliomyelitis-Impfung ist das Intervall länger, da sich die Viren erst in den Darmepithelien vermehren müssen.

Die hier geschilderten Impfreaktionen sind ausnahmslos harmloser Natur und als Reaktion des Körpers auf die Verabreichung der Antigene zu erwarten.

2.3.2 Nebenwirkungen

Komplikationen nach Impfungen sind ungleich seltener. Sie sind in der folgenden Tabelle aufgezählt:
Nicht berücksichtigt sind in der Tabelle allergische Reaktionen auf Impfstoffanteile. Echte anaphylaktische Reaktionen sind extrem selten und sollten immer an eine versehentlich intravasale Gabe denken lassen.

2.3.3 Kontraindikationen für Impfungen

Die ohnehin seltenen Nebenwirkungen lassen sich durch Einhalten der Kontraindikationen deutlich senken. Es versteht sich von selbst, daß vor jeder Impfung der Impfling auf seine Impffähigkeit hin zu untersuchen ist. Prinzipiell sollen, von lebensrettenden Impfungen (z. B. Tollwut, Tetanus) abgesehen, nur Personen geimpft werden, die nicht akut erkrankt, inkubiert oder rekonvaleszent sind. Bei Allergien gegen Bestandteile des Impfstoffes muß das Risiko der Impfung gegenüber dem der Erkrankung abgewogen werden, ebenso wie nach Reaktionen bei vorangegangenen Impfungen. Als Allergene kommen in seltenen Fällen Zusätze von Antibiotica, Konservierungsmittel oder Reste des Nährmediums in Frage.
Lebendimpfstoffe sind kontraindiziert bei Personen mit angeborenem oder erworbenem Immunmangel, auch unter Immunsuppression oder Cytostatica; einzige Ausnahme: Varicellen-Impfung bei Leukämie-Kindern.

Tabelle 6.18 Nebenwirkungen nach Impfungen

Häufigkeit	Nebenwirkung	Impfung gegen
a) Lebendimpfstoffe: meist Symptome der Wildinfektion		
selten	- Parotitis	- Mumps
~1/100	- generalisierte Lymphknotenschwellung	- Masern, Mumps und vor allem Röteln
	- Gelenkbeschwerden	- Röteln
	- Fieberkrämpfe	- Masern
	- abszedierende Lymphadenitis	- Tuberkulose
	- lokaler Lupus	
sehr selten	- Osteomyelitis	- Tuberkulose bei Kindern mit
~1/ > 10.000	- Granulomatose/Sepsis	angeborenem Immunmangel
äußerst selten	- Lähmungen	- Poliomyelitis
~ 1/ > 1 Mio.	- Encephalitis	- Masern, Mumps
	- Neuropathien	- Gelbfieber
b) Totimpfstoffe: meist immunologisch/allergische Reaktionen		
selten	- Gelenkbeschwerden	- Hepatitis B
~1/ > 100	- Aktivierung von ruhenden und chronischen Prozessen	- Cholera
	- Krampfanfälle	- Pertussis
	- Kreislaufdepression	- Pertussis
sehr selten	- Kollaps	- Pertussis
~1/ > 100.000	- Encephalopathie	- Pertussis
	- Neuropathien, Polyneuritiden	- wahrscheinlich alle

Die wichtigsten Kontraindikationen sind in der folgenden Tabelle aufgeführt:

Tabelle 6.19 Die wichtigsten Kontraindikationen[1]

Kontraindikation	Virusimpfstoffe	Bakt. Impfstoffe
a) Lebendimpfstoffe		
Akute Erkrankung, Inkubation, Rekonvaleszenz	Alle Impfungen sind kontraindiziert.	
Immunmangel-Erkrankungen, Immunsuppression, Malignome	Alle Impfungen sind kontraindiziert. (Ausnahme: Varicellen-Impfung bei Leukämiekindern)	
Schwangerschaft	Masern, Mumps Röteln (Gelbfieber)	BCG
Neurologische Grundkrankheiten, Krampfleiden	Polio *Sabin* (evtl. Vorimpfung mit *Salk*-Impfstoff)	
Sehr schwere Allergie gegen Ovalbumin	Gelbfieber, evtl. Masern, Mumps, Röteln	
Allergie gegen bestimmte Antibiotica	Masern, Mumps, Röteln, Gelbfieber, Varicellen, Polio-*Sabin*	
Allergie gegen Phenol, Formaldehyd	Lebendimpfstoffe enthalten keine Konservierungsstoffe!	
b) Totimpfstoffe		
Akute Erkrankung, Inkubation, Rekonvaleszenz	Alle Routineimpfungen sind kontraindiziert (nicht Tollwut und Tetanus nach Exposition).	
Immunmangel-Erkrankungen, Immunssuppression, Malignome	Keine Kontraindikation (eventuell Titerkontrolle).	
Schwangerschaft		Pertussis (Cholera) (Pneumokokken)
Neurologische Grundkrankheiten, Krampfleiden		Pertussis
Sehr schwere Allergien gegen Ovalbumin	Grippe evtl. FSME	
Allergien gegen bestimmte Antibiotica	Tollwut (nur prophylaktisch)	
Allergien gegen Phenol, Formaldehyd	Hepatitis B (Risikoabwägung!) Grippe	Pneumokokken Cholera

2.3.4 *Impfabstände*

Die BCG-Impfung soll nicht gleichzeitig mit anderen Lebendimpfungen erfolgen.

Für die Gabe mehrerer Virus-Lebendimpfstoffe gilt allgemein: Sie sollen entweder am gleichen Tag verabreicht werden oder im Abstand von 4 Wochen. Dies ist erforderlich, um eine gegenseitige negative Beeinflussung auf die Wirkung zu verhindern. Bei gleichzeitiger Verabreichung ist die Wirkung nicht eingeschränkt.

Zu den Abständen bei Gelbfieber- und Typhus-Impfung s. dort.

Impfabstände bei Verabreichung von Totimpfstoffen sind nicht erforderlich.

Literatur

1. Quast U (1987) Hundert knifflige Impffragen, 2. Aufl., Hippokrates, Stuttgart
2. Weltgesundheitsorganisation (1987) Point of fact No. 41-46, WHO Genf
3. Bundesgesundheitsamt (1989) Meldepflichtige übertragbare Krankheiten nach § 3 BSeuchG in der Bundesrepublik Deutschland 1988, Bundesgesundheitsblatt 5:220
4. STIKO (1988), Impfempfehlungen der Ständigen Impfkommission des Bundesgesundheitsamtes, Bundesgesundheitsblatt 12:411-415
5. Bundesseuchengesetz, Siebenter Abschnitt, §§ 51-59: Entscheidung in besonderen Fällen
6. Zweite Durchführungsbestimmung zum Gesetz zur Verhütung übertragbarer Krankheiten beim Menschen, Schutzimpfungen und andere Schutzanwendungen vom 20.01.1983, Gesetzblatt der DDR Teil I, No. 4
7. Gesetz zur Verhütung und Bekämpfung übertragbarer Krankheiten beim Menschen vom 03.12.1980, Gesetzblatt der DDR Teil I, No. 40
8. Minister für Gesundheitswesen, Impfkalender vom 03.08.1984, ergänzt am 26.02.1986, Gesetzblatt der Deutschen Demokratischen Republik Teil I, 25:296
9. Minister für Gesundheitswesen, Richtlinien zur Tetanusprophylaxe vom 29.07.1988, Verfügungen und Mitteilungen 6:73-74
10. Oberster Sanitätsrat, 183. Vollversammlung am 17.06.1989, Empfehlungen für Impfungen, Österreichische Apotheker-Zeitung 43:829-834
11. Bundesamt für Gesundheitswesen - Bulletin BAG - Suppl. (1985): Impfplan für routinemäßige Schutzimpfungen 501-502, Suppl. (1987): Impfungen für Auslandsreisen 505-510
12. Brit. med. Research Council (1959) BCG and vole bacillus vaccines in the prevention of tuberculosis in adolescents, Brit med J II:379
13. Scheifele DW (1988) Pertussis vaccine and encephalopathy after the Loveday trial, CMAJ 139:1045-1046
14. Kassenärztliche Bundesvereinigung (1981) Verhütung von Röteln-Embryopathie, Aerztl Lab 3:11
15. Stickl H (1977) Zur akzidentellen Röteln-Impfung von rötelnempfänglichen Schwangeren, Bundesgesundheitsblatt 20:255-257
16. Kunz Ch, Hofmann H, Kundi M, Mayer K (1981) Zur Wirksamheit von FSME-Immunglobulinen, Wiener Klin Wschr 93:665-667
17. Leetz I (1972) Zu einem möglichen Einfluß der Grippeepidemie 1969 auf die fetale Entwicklung, Zschr aerztl Fortbild 66:840-844
18. Just M (1981) Varicellen-Impfung bei Leukämie-Kindern, Mschr Kinderheilkd 129:71-72

19. MMWR (1989) Recommendations of the Immunization Practices Advisory Committee, MMWR 38:64-76
20. World Health Organisation (jährlich aktuell) International Travel and Health - Vaccination Requirements and Health Advice, WHO Genf
21. Cryz SJ, Fürer E, Levine MM (1988) Zur Wirksamkeit des oralen, attenuierten Lebendimpfstoffes Salmonella typhi Ty21a in kontrollierten Feldversuchen, Schweiz med Wschr 118:467-470

3 Impfungen bei Tieren

K. Danner

3.1 Bekämpfung von Tierseuchen - Einsatz von Impfstoffen

Eine erfolgreiche Tierseuchenbekämpfung wurde erst durch drei große wissenschaftliche Entwicklungen möglich: Chemotherapie, Antibiose, Impfprophylaxe (→ Kapitel Tierarzneimittel). Hinzu kommen die modernen Erkenntnisse der Hygiene und der epidemiologischen Gegebenheiten sowie nicht zuletzt die vom Staat empfohlenen oder verordneten Maßnahmen. Impfungen nehmen in diesem Gefüge eine bedeutende Rolle ein, unter Berücksichtigung der Kosten-Nutzen-Relation sogar eine Hauptrolle. Einen Überblick über die Stellung der Impfungen im Rahmen der Bekämpfung von Tierseuchen vermittelt die Abbildung 6.4.

Art und Intensität des Einsatzes von Tierimpfstoffen hängen entscheidend davon ab, ob ein öffentliches Interesse an der entsprechenden Seuchenbekämpfung besteht oder nicht. So basieren die gegenüber der Maul- und Klauenseuche getroffenen Maßnahmen nahezu weltweit auf regelmäßiger, staatlich angeordneter Impfung aller empfänglichen Rinder, wobei staatlicherseits die Impfstoffe beschafft (oft auch produziert) und verteilt, Impfungen bezuschußt und Impfschäden reguliert werden. Mit diesem Netz von Maßnahmen, verbunden mit entsprechenden hygienischen Auflagen und Handelsrestriktionen, sind mittlerweile weite Teile der Erde seuchenfrei geworden.

Auf der anderen Seite stehen Individualimpfungen, beispielsweise beim Familientier Hund, wo volkswirtschaftliches Interesse allenfalls bei der Verhinderung von Zoonosen relevant sein könnten (z. B. Leptospirosen). In der Regel wird hier der Einsatz von Impfstoffen allein vom ideellen Wert des Tieres bzw. von der sozialen und psychischen Einstellung des Besitzers abhängen. Eine Zwischenstellung nimmt das Sportpferd ein, bei dem medizinische, vor allem prophylaktische Betreuung und wirtschaftliche Rücksichten heute Hand in Hand gehen.

Hersteller und Vertreiber von Impfstoffen müssen sich dieser Gegebenheiten ebenso bewußt sein wie diejenigen Institutionen, welche Impfstofforschung und epidemiologisch-diagnostische Studien betreiben oder welche als Behörde für Zulassung und Einsatz von Impfstoffen verantwortlich sind. In Abhängigkeit von der epidemiologischen Situation, aber auch von der politischen, der wirtschaftlichen und der mentalen Lage ändert sich daher das Spektrum der kommerziell angebotenen Impfstoffe ständig.

3.2 Gesetzliche Grundlagen für den Einsatz von Tierimpfstoffen

3.2.1 Tierseuchengesetz

Gesetzliche Grundlage für die Bekämpfung von Tierseuchen (Nutz- und Heimtiere) ist in der Bundesrepublik Deutschland das Tierseuchengesetz in der Fassung vom 28. März 1980. Hauptpunkte sind die

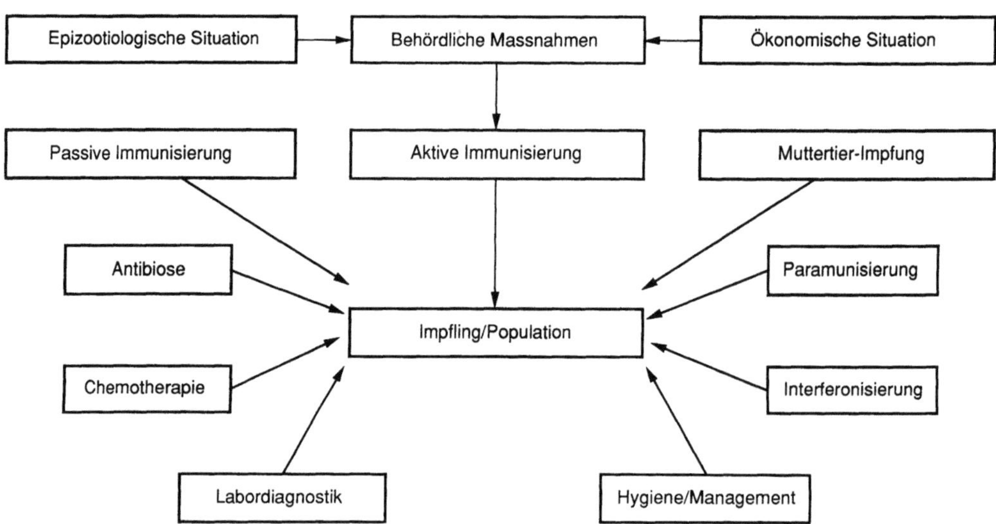

Abb. 6.4 Bekämpfung von Tierseuchen

Benennung von anzeigepflichtigen Tierseuchen (Tab. 6.20) sowie die gesetzliche Ermöglichung einer Melde-Verordnung, „Verordnung über meldepflichtige Tierkrankheiten" vom 9. August 1983, in der wiederum die meldepflichtigen Tierseuchen aufgelistet sind. Anzeigepflicht besteht für Tierärzte und Berufe, welche mit Tierhaltung, -pflege, -handel, -behandlung und -schlachtung befaßt sind. Bei meldepflichtigen Tierkrankheiten sind nur Tierärzte angesprochen. Neben bzw. im Rahmen von staatlichen Bekämpfungsmaßnahmen werden hier auch Regelungen für den Gebrauch von Impfstoffen getroffen, d. h. Einfuhr, Einsatz, Herstellung und Prüfung.
Gleichzeitig stellt § 17c die rechtliche Basis für eine entsprechende Verordnung dar: die „Tierimpfstoff-Verordnung" vom 2. Januar 1978. Diese Verordnung allein ist für die Tierimpfstoffe zuständig. Das wird in § 17 das Tierseuchengesetz klar ausgedrückt und ebenso in § 80 des Arzneimittelgesetzes:

„Das Gesetz findet keine Anwendung auf Arzneimittel, die unter Verwendung von Krankheitserregern hergestellt wurden und zur Verhütung, Erkennung oder Heilung von Tierseuchen bestimmt sind ...".

In § 79 findet sich die Grundlage zum Erlaß von Verordnungen zu speziellen Tierseuchen, in denen wiederum Einzelheiten bezüglich Diagnostik, Seuchenpolizei etc. aufgeführt sind. Beispiele sind die „Verordnung zum Schutz gegen die Schweinepest und die Afrikanische Schweinepest" vom 3. August 1988 oder die sehr häufig herangezogene „Verordnung zum Schutz gegen die Tollwut" vom 11. März 1977, welche z. B. ein Impf- und Behandlungsverbot tollwutverdächtiger Tiere vorsieht.

Tabelle 6.20 Anzeigepflichtige Tierseuchen (Bundesrepublik Deutschland)

- Milzbrand und Rauschbrand
- Tollwut
- Rotz
- Maul- und Klauenseuche
- Lungenseuche der Rinder
- Pockenseuche der Schafe
- Beschälseuche der Pferde
- Räude der Einhufer und der Schafe
- Schweinepest und ansteckende Schweinelähmung (Teschener Krankheit)
- Rinderpest
- Geflügelcholera, Geflügelpest und Newcastle-Krankheit
- Tuberkulose des Rindes
- Afrikanische Pferdepest
- Afrikanische Schweinepest
- Brucellose der Rinder, Schweine, Schafe und Ziegen
- Ansteckende Blutarmut der Einhufer
- Psittakose
- Faulbrut, Milbenseuche und Varroatose der Bienen
- Salmonellose der Rinder
- Leukose der Rinder
- Aujeszkysche Krankheit
- Vesikuläre Schweinekrankheit
- Deckinfektion des Rindes
- Haemorrhagische Krankheit der Kaninchen

3.2.2 Tierimpfstoff-Verordnung

Die „Verordnung über Sera, Impfstoffe und Antigene nach dem Viehseuchengesetz (Tierimpfstoff-Verordnung)" vom 2. Januar 1978 in der Fassung vom 12. April 1984 regelt Herstellung, Prüfung, Kennzeichnung, Abgabe und Verwendung von Sera, Impfstoffen, Testsera, Testantigenen und Testallergenen („Mittel") für den Veterinärgebrauch und lehnt sich dabei weitgehend an die entsprechenden Vorschriften des Arzneimittelgesetzes an. Im folgenden werden die wesentlichen Paragraphen kurz charakterisiert.

---

§ 1: Definitionen

§§ 2 bis 7: Erforderliche Qualifikationen von Herstellern und Herstellerbetrieben

§§ 8 bis 13: Vorschriften zur Herstellung von Impfstoffen

§§ 14 bis 28: Zulassung von Impfstoffen. Diese erfolgt je nach Art des Mittels bei folgenden Bundesbehörden:

a) Bundesforschungsanstalt für Viruskrankheiten der Tiere (Tübingen) bei Mitteln gegen Maul- und Klauenseuche, Schweinepest und exotische Tierseuchen;
b) Paul-Ehrlich-Institut, Bundesamt für Sera und Impfstoffe (Langen) für Sera und Impfstoffe der anderen Tierseuchen sowie Tuberkuline zur Anwendung am Tier;
c) Bundesgesundheitsamt bei Testsera, Testantigenen (Ausnahme Tuberkuline) und Testallergenen.

Die zur Zulassung eines Mittels notwendigen Unterlagen sind im einzelnen vorgeschrieben. Festgelegt sind auch Zulassungsfristen und die Pflicht der Bekanntmachung von Zulassung und Erlöschen oder Widerruf einer Zulassung im Bundesanzeiger. Es besteht Pflicht, Chargen einzeln freizugeben, wobei u. U. auf die Chargenprüfung verzichtet werden kann.

§§ 29 und 30 regeln die Kennzeichnung der Mittel auf innerer und äußerer Umhüllung sowie den Inhalt der Packungsbeilage. Wesentlich und abweichend vom AMG ist die Verpflichtung, auf eventuelle Wartezeiten hinzuweisen, wenn die Mittel an Tiere verabreicht werden, welche der Lebensmittelgewinnung dienen.

§§ 31 bis 36: Hier sind Vorschriften über die Abgabe von Mitteln, die Vertriebswege und die Anwendung festgelegt. Der pharmazeutische Unternehmer bzw. der Großhändler darf Mittel im Sinne dieser Verordnung nur an Tierärzte und Apotheken abgeben, bei staatlich organisiertem Bekämpfungsprogramm auch an die entsprechenden Veterinärbehörden. Apotheken dürfen Mittel nur auf Verschreibung hin abgeben. Wesentlich ist, daß Mittel nur von Tierärzten angewandt werden dürfen. Der Tierarzt darf Mittel an Tierhalter nur in bestimmten Fällen und nach entsprechender behördlicher Genehmigung zur Anwendung nach seiner Anweisung abgeben (z. B. in der Geflügelhaltung).

§ 33: Als wesentlicher Punkt dieses Paragraphen ist es verboten, bedenkliche Mittel abzugeben; hierzu zählen auch Mittel, deren Verfalldatum abgelaufen ist.

§ 37 läßt Ausnahmen von den Vorschriften zur Herstellung von Mitteln bei der Zubereitung stallspezifischer Vaccinen zu.

3.2.3 Weitere relevante gesetzliche und andere Bestimmungen zur Beachtung in der Bundesrepublik Deutschland

Allgemeine Vorschriften für die Herstellung und Prüfung von Vaccinen und Immunseren ad usum veterinarium sowie spezielle Richtlinien für einzelne Impfstoffe finden sich im Europäischen Arzneibuch (Tab. 6.21). Ein Großteil dieser Monographien ist bereits im Deutschen Arzneibuch aufgenommen.

Die „Verordnung über die Einfuhr von lebenden Tierseuchenerregern und von Impfstoffen, die lebende Tierseuchenerreger enthalten" (Tierseuchenerreger-Einfuhr-Verordnung) in der Fassung der Bekanntmachung vom 13. Dezember 1982 regelt die Einfuhr vermehrungsfähiger Tierseuchenerreger ohne Rücksicht auf ihre krankmachende Potenz. Damit sind auch Impfstoffe angesprochen, die vermehrungsfähige Erreger enthalten. Nach § 5 der Verordnung ist die Einfuhr von Impfstoffen gegen „exotische" Erkrankungen nur mit Einfuhrgenehmigung im Rahmen der staatlichen Seuchenbekämpfung möglich, wenn es die epidemiologische Situation erfordert. Hierbei sind allerdings privater Handel und Einsatz verboten. Für bestimmte andere, in Anlage 2 zur Verordnung (Tab. 6.22) aufgeführte Impfstoffe ist gemäß § 6 auch die gewerbliche Einfuhr möglich, falls ihre Herstellung im Herkunftsland den inländischen Anforderungen entspricht. Im Rahmen der staatlichen Tierseuchenbekämpfung sowie in Einzelfällen (z. B. bei Ausfuhr von Tieren in bestimmte Länder gefordert!) können auch andere als die o. g. Impfstoffe eingeführt werden. Ebenso wie Hunde und Katzen bei Mitnahme in andere Länder gegen Tollwut geimpft sein müssen, ist auch bei der Einfuhr in die Bundesrepublik und bei der Durchfuhr der Nachweis der Tollwutimpfung vorzulegen („Verordnung über die Einfuhr und die Durchfuhr von Hunden und Katzen" in der Fassung vom 24. April 1986).

Das Streben der Länder der EG nach Vereinheitlichung ihrer Gesetze betrifft auch die Seuchenbekämpfung, in deren Rahmen auch Impfungen reglementiert werden. Grundlage hierfür ist die „Richtlinie des Rates vom 26. Juni 1964 zur Regelung viehseuchenrechtlicher Fragen beim innergemeinschaftlichen Handelsverkehr mit Rindern und Schweinen", zuletzt geändert durch die Richtlinien vom 14. Juni 1988 (88/406/EWG).

Bindende Vorschriften können auch von Privatorganisationen für ihre Mitglieder erlassen werden. In der Bundesrepublik schreibt z. B. das Direktorium für Vollblutzucht und Rennen einen exakten Impfkalender für diejenigen Pferde vor, die zu Rennen gemeldet oder zur Zucht eingesetzt werden. Auch kynologische Verbände stellen in der Regel entsprechende Anforderungen bei der Beschickung von Zuchtschauen und Leistungsprüfungen auf.

Tabelle 6.21 Monographien für Impfstoffe und Immunseren ad usum veterinarium im Europäischen Arzneibuch (Stand 1989)

Impfstoffe:		
	Tollwut	
	Milzbrand	
	Maul-und Klauenseuche	
	Rotlauf	
	Schweinepest	
	Clostridienerkrankungen:	
		Cl. botulinum
		Cl. chauvoei
		Cl. novyi B
		Cl. perfringens
		Cl. septicum
	Pferdeinfluenza	
	Leptospirose	
	Staupe (Hund bzw. Musteliden)	
	Hepatitis contagiosa canis	
	Katzenseuche	
	Aviäre Encephalomyelitis	
	Infektiöse Bronchitis	
	Infektiöse Bursitis	
	Mareksche Krankheit	
	Newcastle Disease	
Immunseren:		
	Rotlauf	
	Tetanus	
	Clostridienerkrankungen:	
		Cl. novyi A
		Cl. perfringens B
		Cl. perfringens E

Tab. 6.22 Tierseuchen, zu deren Bekämpfung Lebendimpfstoffe eingeführt werden dürfen (Bundesrepublik Deutschland)

- Aujeszkysche Krankheit
- Aviäre Encephalomyelitis
- Enzootische Bronchopneumonie der Rinder
- Geflügelpocken
- Gumboro-Krankheit
- Hepatitis contagiosa canis (Rubarthsche Krankheit)
- Infektiöse bovine Rhinotracheitis (IBR)
- Infektiöse pustulöse Vulvovaginitis (IPV)
- Infektiöse Bronchitis der Hühner
- Infektiöse Hepatitis der Enten
- Infektiöse Laryngotracheitis des Geflügels (ILT)
- Katzenschnupfen
- Katzenseuche
- Klassische Schweinepest
- Lungenwurmseuche
- Mareksche Geflügellähmung
- Milzbrand
- Myxomatose der Kaninchen
- Newcastle-Krankheit (Atypische Geflügelpest)
- Parainfluenza-2-Infektion der Hunde
- Parainfluenza-3-Infektion
- Parvovirose der Hunde
- Rota-Corona-Infektion der Kälber
- Staupe der Hunde
- Transmissible Gastroenteritis der Schweine
- Trichophytie
- Tollwut
- Virusdiarrhoe des Rindes (Mucosal Disease)
- Virusenteritis der Nerze
- Virushepatitis der Gänse und Moschusenten

3.2.4 *Weitere gesetzliche Regelungen in anderen Ländern*

Diese kurze Übersicht beschränkt sich auf den deutschsprachigen Raum.

In der *Deutschen Demokratischen Republik* regelt die „Verordnung zum Schutz der Tierbestände vor Tierseuchen, Parasitosen und anderen besonderen Gefahren" vom 11. August 1971 die Bekämpfung von Tierseuchen. Sera, Impfstoffe und andere Immunpräparate gelten als Arzneimittel und unterliegen damit den Vorschriften des „Gesetzes über den Verkehr mit Arzneimitteln" vom 30. November 1986. Die staatliche Kontrolle von Immunpräparaten in Form der Überprüfung von Produktionsbetrieben, Registrierung und Chargenprüfung wie auch der Einfuhr ist in der „4. Durchführungsbestimmung zum Arzneimittelgesetz" vom selben Datum im einzelnen festgelegt. Die Registrierung von Tierimpfstoffen erfolgt nach Beurteilung durch einen speziellen Gutachterausschuß sowie eingehender Prüfung seitens des staatlichen Veterinärmedizinischen Prüfungsinstituts durch das Institut für Arzneimittelwesen im Ministerium für Gesundheitswesen. Chargenprüfung und Chargenfreigabe obliegen dem Staatlichen Veterinärmedizinischen Prüfungsinstitut beim Ministerium für Land-, Forst- und Nahrungsgüterwirtschaft.

In *Österreich* bildet das „Tierseuchengesetz" (in der Fassung vom 30. Dezember 1988) den Rahmen für die staatliche Tierseuchenbekämpfung. Hier sind bereits Hinweise für die Chargenfreigabe von Tierimpfstoffen oder für deren Einfuhr gegeben. Generell werden Tierimpfstoffe jedoch durch das „Arzneimittelgesetz" vom 1. April 1984 und bezüglich Einzelkriterien durch die „Arzneispezialitäten-Verordnung" vom 1. Februar 1985 vertreten. Zulassungen und Chargenfreigaben erfolgen durch die Fachabteilung des Bundeskanzleramtes nach fachlicher Begutachtung seitens der Bundesanstalt für Tierseuchenbekämpfung in Mödling.

Grundlegendes Gesetz der *Schweiz* für die Tierseuchenbekämpfung sind das „Tierseuchengesetz" vom 11. Juli 1966 in der Fassung vom 1. Juli 1981 und die „Verordnung zum Bundesgesetz über die Bekämpfung von Tierseuchen" (Tierseuchen-Verordnung) vom 15. Dezember 1967 in der Fassung vom 1. Juli 1981. Tierimpfstoffe unterliegen der „Verordnung über die Herstellung, die Einfuhr, den Vertrieb und die Prüfung von immunbiologischen Erzeugnissen für den tierärztlichen Gebrauch" vom 1. Mai 1974. Bei importierten Impfstoffen greift die „Verordnung über die Ein-, Durch- und Ausfuhr von Tieren und Tierprodukten" vom 20. April 1988. Für die Zulassung, Prüfung und Chargenfreigabe der immunbiologischen Veterinärpräparate ist das Institut für Viruskrankheiten und Immunprophylaxe in Basel zuständig (früher: Eidgenössisches Vaccineinstitut).

3.3 Der Umgang mit Impfstoffen - Fragen aus der Praxis

Über fachlich korrekte Impfungen informieren Standardlehrbücher und gesetzliche Bestimmungen. Hinsichtlich des praktischen Umgangs mit dem Impfstoff existieren jedoch häufig Unkenntnis und Zweifel; fehlerhafter Einsatz wirkt sich letztlich negativ auf die Effizienz der Impfmaßnahme aus. Im folgenden wird daher auf eine Reihe von Fragen eingegangen, die in der Praxis immer wieder gestellt werden. Grundsätzlich sind die in der Packungsbeilage enthaltenen Hinweise zu befolgen.

Bezug, Abgabe und Anwendung von Impfstoffen werden durch die Tierimpfstoff-Verordnung geregelt und sind in Abbildung 6.5 zusammengefaßt dargestellt. (Impfstoffe aus dem Ausland unter → 3.2.3)

Impfstoffe unterliegen chargenweise der *Freigabe*

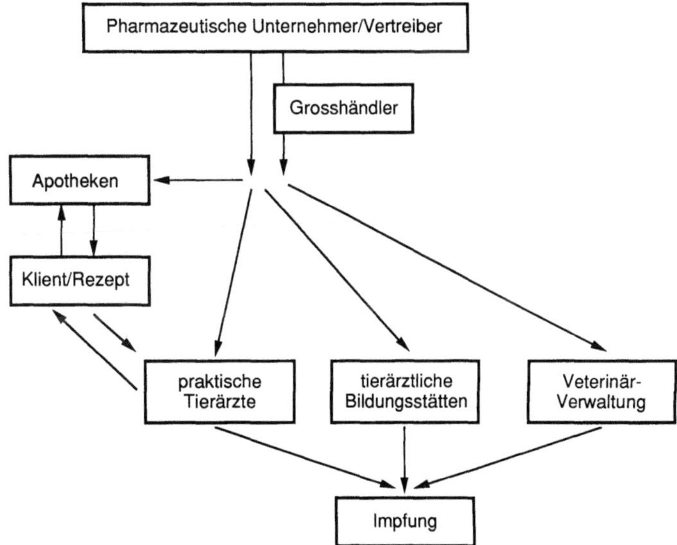

Abb. 6.5 Vertrieb von Tierimpfstoffen in der Bundesrepublik Deutschland

durch die zuständige Behörde. Die Chargen-Bezeichnung ist auf dem Behältnis wie auch auf der äußeren Umhüllung aufgedruckt, ebenso das Verfallsdatum. Die *Zulassung*, die *Rücknahme* oder ein *Widerruf* einer Zulassung, aber auch die Rücknahme oder der Widerruf einer Chargenfreigabe wird im Bundesanzeiger veröffentlicht. Darüber hinaus wird gelegentlich eine Rückrufaktion seitens des Vertreibers vorgenommen.

Primäres Packmittel für Impfstoffe sind Rollrandfläschchen, Ampullen oder Fertigspritzen bei Einzeldosisabfüllungen. Mehrfachentnahmebehälter sind in der Regel Glasflaschen; es kommen aber auch flexible, bruchsichere Kunststoffflaschen zum Einsatz, vor allem bei größeren Gebinden. Bei lyophilisierten Impfstoffen ist Lösungsmittel zugepackt. In Kombinationspackungen befinden sich in der Regel zwei Impfstoff-Fläschchen zur Mischung in der Spritze. Die Chargenfreigabe betrifft in der Regel die Kombination. Wechselweiser Einsatz der Einzelkomponenten ist dann nicht statthaft.

Zuweilen liegen den Packungen *Vignetten* bei, welche den Namen des Präparates und die Chargen-Bezeichnung tragen und zum Einkleben in den Impfausweis vorgesehen sind. Ebenso einfach ist ein Übertrag der entsprechenden Daten von Hand.

Besonders für Kleintiere (Hund, Katze) sowie Pferde existieren *Impfpässe*, die über die Impfstoffhersteller oder auch über das Grüne Kreuz erhältlich sind. Impfpässe sind bezüglich Impfling und Tierhalter sorgfältig und vollständig auszufüllen; alle Impfungen sind an der hierfür vorgesehenen Stelle mit Namen des Impfstoffs und Chargenbezeichnung einzutragen. Bestimmte Abschnitte des Impfpasses sind amtlichen Eintragungen des Veterinäramtes vorbehalten. Grundsätzlich soll bei allen Tierarten eine lükkenlose Impfdokumentation erstellt werden.

Impfstoffe sind entweder lyophilisiert oder flüssig, in letzterer Form fluid oder adsorbiert. Das Lyophilisat ist in der Regel ein weißgelblicher oder rötlicher Kuchen, der sich nach Zugabe des Lösungsmittels und Druckausgleich durch eine offene Kanüle rasch und rückstandsfrei löst. Lyophilisierte Impfstoffe sind im aufgelösten Zustand ebenso wie Fluid-Impfstoffe in der Regel weißgelb bis hellrot gefärbt und klar durchscheinend. Vor allem bakterielle Vaccinen enthalten zuweilen korpuskuläre Bestandteile, sind also leicht trüb. Bei adsorbierten Impfstoffen setzt sich das Adsorbens beim Stehen ab, die Überstandsphase ist wäßrig-klar. Vor Gebrauch sind derartige Impfstoffe gründlich zu schütteln. Vollständige Trübung sonst klarer Impfstoffe und eine starke Verfärbung ins Gelbe sprechen für eine Verunreinigung des Impfstoffs, der in diesem Falle nicht verwendet werden darf.

Impfstoffe sind grundsätzlich bei Kühlschranktemperatur zu lagern, wie dies auch in der *Gebrauchsinformation* ausgewiesen ist. Höhere Temperaturen schädigen das Antigen und reduzieren damit die Wirksamkeit. In der Regel schaden mehrere Stunden bei Zimmertemperatur (einmalig!) nicht. Plazierung in praller Sonne oder Heizungsnähe ist auch für kurze Zeit unter allen Umständen zu vermeiden. Lyophilisate können auch bei Tieftemperaturen (z. B. -20 °C) gehalten werden, ebenso Spezialimpfstoffe nach Angabe. Adsorbierte Impfstoffe dürfen auf keinen Fall eingefroren werden, da hierbei die Adsorption aufgehoben und die Wirksamkeit reduziert wird. Aufgelöste Lyophilisate sind innerhalb weniger Stunden zu verbrauchen, wobei eine zwischenzeitliche Lagerung im Kühlschrank notwendig ist. Mehrfachentnahmebehälter sollen nach Anbruch möglichst rasch, d. h. möglichst innerhalb eines Tages verbraucht werden. Besonders hier ist kühle Lagerung unerläßlich. Per Vorschrift müssen derartigen Behältnissen zwar Konservierungsmittel zugesetzt werden; diese sind jedoch nicht zur Unterdrückung nachträglicher bakterieller Verunreinigung gedacht und geeignet.

Nach § 29 Tierimpfstoff-Verordnung ist auf jedem Impfstoffbehälter u. a. das *Verfalldatum* aufgedruckt. Es zeigt an, für welchen Zeitraum der Hersteller für die volle Wirksamkeit des Mittels garantiert, sofern die vorgeschriebene Lagertemperatur lückenlos eingehalten worden ist. Die Lagerfähigkeit eines Impfstoffes wird nicht chargenweise bestimmt, sondern ist durch Consistency-Chargen im Rahmen des Zulassungsverfahrens festgelegt worden. Nach zusätzlichen Erfahrungen ist eine Änderung möglich. Bei Einzelchargen wird die tatsächliche Haltbarkeit durch Prüfung von Lagermustern verfolgt. Verliert eine Charge während der angegebenen Laufzeit die definierte Wirksamkeit, wird sie zurückgerufen. Impfstoffchargen weisen in der Regel eine Wirksamkeitsdauer auf, die weit über der angegebenen Laufzeit liegt. Insofern wäre die Verwendung eines Impfstoffes auch eine gewisse Zeit nach Verfalldatum unbedenklich, wenn die Lagertemperatur stets eingehalten wurde. Dies ist jedoch normalerweise nicht überprüfbar; daher sollte das Verfalldatum generell beachtet werden. Im übrigen ist die Abgabe eines Impfstoffes nach dem Verfalldatum gemäß § 44 Tierimpfstoff-Verordnung verboten.

Die Vorschriften für die Lagerung von Impfstoffen gelten naturgemäß auch für den Transport. Der Hersteller gewährleistet sachgerechten Transport zum Vertreiber bzw. anwendenden Tierarzt. Auch beim Transport von der Tierarztpraxis zum Klienten sind die Lagerungsvorschriften (Gebrauchsinformation!) einzuhalten. D. h., auch im Praxiswagen sollten Impfstoffe in der Kühlbox bzw. im Winter in einer frostsicheren Styroporbox mitgeführt werden. Kurzfristiges Überschreiten der vorgeschriebenen Lagertemperatur ohne extreme Hitzebelastung schadet Impfstoffen in der Regel nicht.

Impfstoffe werden in der Regel parenteral, also s. c. oder i. m. appliziert. Hinweise gibt die Gebrauchsinformation, der unbedingt Folge zu leisten ist. Die Applikationsorte entsprechen den in der Tiermedizin allgemein gültigen Injektionsstellen. Geflügelpokken-Impfstoffe werden normalerweise cutan angewendet (Wing Web-Methode, Flügelstich mit der Doppel-Tauchnadel). Bei Fischen wird oft intraperitoneal vacciniert. Neben der parenteralen existieren in der Tiermedizin eine Reihe von lokalen Applikationsmethoden, nämlich vor allem die Verabreichung per os, nasal und mittels Aerosol. Eine Sonderformen der Impfstoffapplikation kennt die Fischhaltung. Hier wird die Nachzucht für eine bestimmte Zeit in einen vaccinehaltigen Behälter eingesetzt, wobei Antigenaufnahme über Digestions- und Atemtrakt zur Immunisierung führt.

Auch das *Dosisvolumen* ist bei Impfstoffen auf dem Behälter aufgedruckt. Einzeldosen wie Mehrfachentnahmebehältnisse sind von seiten des Herstellers in einer Weise überfüllt, die bei sachgerechter Entnahme das entsprechende Dosisvolumen bzw. die entsprechende Dosiszahl garantiert. Dosierungsabweichungen bis ca. 25 %, auch nach unten, stellen sicherlich kein Problem dar, da sowohl hinsichtlich Wirksamkeit als auch bezüglich Verträglichkeit Sicherheiten vorgegeben sind. Stärkere Unterdosierung sollte vermieden werden. Eine häufig gestellte Frage betrifft die unterschiedliche Größe z. B. bei verschiedenen Hunderassen oder auch bei Jungtieren und Adulten. Die klare Antwort lautet: Auch bei kleinen Rassen bzw. bei Jungtieren ist die volle Antigendosis notwendig, um die gewünschte Immunität sicher zu induzieren. Eine Überdosis, bei Verwendung von Mehrfachentnahmebehältern denkbar, ist zwar in der Regel im Hinblick auf eine Impferkrankung unschädlich, kann aber aufgrund der höheren Menge von Protein und Begleitsubstanzen, besonders von Adjuvans, zu verstärkten lokalen und eventuell systemischen Nebenreaktion führen. Die Gefahr der Unterdosierung besteht besonders bei der peroralen und der aerogenen Impfung. Hier sind quantitative Vorgaben und technische Bedingungen strikt einzuhalten.

Wie jedes Medikament führen auch Impfstoffe zu *Reaktionen* im Impfling. Hierbei ist zu differenzieren nach Impfstoffart und Applikationsform. Die Wirksamkeit von Lebendvaccinen beruht auf dem Ablaufen einer verkürzten, spezifischen Infektion mit dem Impferreger ohne Ausbildung einer Erkrankung. Dennoch können in Einzelfällen (Geflügelimpfungen) milde entsprechende Symptome mit vorübergehender körperlicher Beeinträchtigung einhergehen. Lokale Reaktionen treten bei Lebendimpfstoffen in der Regel nicht auf, im Gegensatz zu Vaccinen aus inaktivierten Erregern. Diese enthalten gewöhnlich größere Antigenmengen und darüber hinaus Adjuvantien bzw. Adsorbentien. An der Impfstelle werden sich hier stets lokale Reaktionen einstellen, die je nach Tierart, Zusammensetzung der Vaccine und individueller Disposition unterschiedlich stark ausgeprägt und zeitlich anhaltend sind. Besonders bei subcutaner Impfung sind Schwellungen in Walnußgröße nicht außergewöhnlich; sie klingen normalerweise innerhalb weniger Tage ab. Auch hier ergibt sich u. U. eine transiente Schwächung des Impflings. Zu Impfkomplikationen gibt Abschnitt 3.4 Auskunft.

Bei Lebend- wie auch bei Totvaccinen ist eine *Schonungsperiode* für den Impfling angebracht. Mehrere Tage nach der Impfung sind sportliche Belastung oder sonstiger Streß zu vermeiden. Gerade bei Sportpferden kann hierauf nicht genug hingewiesen werden, auch im Sinne einer ungestört ablaufenden Immunitätsausbildung.

Bei Tieren, die der Nahrungsmittelgewinnung dienen, ist bei Medikation auf evtl. *Wartezeiten* zu achten. Dies gilt auch für Impfstoffe, wobei bei Lebendvaccinen eine Erregerverschleppung vermieden werden soll. Bei Totvaccinen soll verhindert werden, daß reaktives Gewebe auf den Tisch des Verbrauchers gelangt. Insofern müßte eigentlich nur die Impfstelle gemaßregelt werden. Da diese jedoch variiert und auch nicht gekennzeichnet werden kann, betreffen Wartezeiten neuerdings den gesamten Tierkörper (Gebrauchsinformation beachten!).

Je nach Nutzung der einzelnen Tierarten existieren unterschiedliche *Impfkalender*, die nach Bedarf abgewandelt werden können. Wesentlich sind die Termine bei Grundimmunisierung und Wiederholungsimpfungen. Die Grundimmunisierung sieht gewöhnlich zweimalige Vaccinierung im Abstand von ca. 4 Wochen vor; zum Teil schließt sich eine dritte Impfung nach wenigen Monaten an. Diese Daten spiegeln die Erfahrung des Herstellers bei der Impfstoffentwicklung wider und sollten befolgt werden. Auch die für Wiederholungsimpfungen angegebenen Intervalle beruhen auf speziellen Experimenten des Herstellers. Individuelle Schwankungen wie auch Veränderungen der Seuchensituation können die Schutzdauer jedoch beeinflussen. Unter entsprechendem Infektionsdruck sind Wiederholungsimpfungen eher in kürzeren Abständen vorzunehmen, z. B. bei Verbringen in Tierpensionen oder vor sportlichen Veranstaltungen. Die Frage, ob eine abgebrochene Grundimmunisierung komplett wiederholt werden muß, ist nie klar beantwortet worden, da entsprechende Versuche zu aufwendig wären und Felderfahrungen zu heterogen sind. Da jeder Antigenstimulus eine bleibende und boosterfähige immunologische Reaktion induziert, kann auch eine singuläre Vaccination auf die impfprophylaktische Habenseite gebucht werden. Dennoch sollte eine Grundimmunisierung komplett wiederholt werden, wenn sie länger als 4 bis 6 Monate unterbrochen worden ist. Ob auch eine erneute Grundimmunisierung anzuraten ist, wenn Wiederholungsimpfungen - evtl. auch mehrfach - versäumt wurden, hängt von der epidemiologischen Situation und der individuellen Verwendung des Impflings ab. Im Zweifelsfalle scheint sie jedoch empfehlenswert.

Die für die einzelnen Tierspecies existierenden Impfkalender legen die *Impfintervalle* fest. Heute werden zumeist Kombinationsvaccinen eingesetzt, um die Anzahl der Impftermine zu reduzieren. Dennoch kann es aus verschiedenen Gründen zu der Situation kommen, daß mehrere Impfstoffe gleichzeitig oder in kurzem Abstand appliziert werden sollen. Dabei sollte zwischen zwei Impfungen ein Abstand von mindestens 2 Wochen liegen, falls sie nicht gleichzeitig möglichst an getrennten Körperstellen vorgenommen werden können. Mischen verschiedener Impfstoffe und Applikation an einer Körperstelle ist nicht statthaft, falls nicht vom Hersteller ausdrücklich erlaubt.

Abstände zu anderen Medikationen sind dann einzuhalten, wenn der Impferfolg durch das andere Medikament in Frage gestellt wird z. B. immunsuppressiv wirkende Substanzen; sie sind je nach Wirkungsdauer mehrere Tage bis Wochen vor der Impfung zu vermeiden und nach Impfung bis zur erfolgten Immunitätsausbildung kontraindiziert. Nach Gabe spezifischer Immunglobuline oder Immunseren mit entsprechendem Antikörpergehalt soll ca. 2 bis 4 Wochen bis zur Vaccinierung gewartet werden. Dagegen lehrt die Erfahrung, daß Serum gleichzeitig mit Antigen an getrennten Körperstellen gegeben werden kann, ohne daß die Ausbildung der aktiven Immunität beeinträchtigt wird. Bei der postexpositionellen Tollwut- oder auch Tetanusbehandlung ist dieses

Vorgehen sogar üblich („Simultanimpfung"). Antigene und Antikörper sind dabei quantitativ aufeinander abzustimmen.

3.4 Impfkomplikationen

Jeder ärztliche oder tierärztliche Eingriff kann neben dem erwarteten Nutzen auch unerwünschte Nebenwirkungen haben. Dies gilt ebenso für chirurgische Eingriffe wie auch für Injektionen. Impfungen sind nicht ausgenommen. Nebenreaktionen sind hier aber deshalb besonders gravierend, weil sie den gesunden Impfling betreffen. Es gilt ja in der Regel nicht eine schwere, evidente Krankheit zu heilen, sondern etwas Ferneliegendes zu verhindern. Impfkomplikationen sind daher schon immer besonders kritisch gewertet worden. Bei gleichbleibenden Relationen steigt die absolute Zahl der Impfkomplikationen, wenn Impfungen im großen Maßstab durchgeführt werden, z. B. bei staatlich organisierten Kampagnen, bei denen Impfstoffe jährlich millionenfach angewendet werden. Die Statistiken haben dann oft eine entsprechende Wirkung, die bis zur Verteufelung des Impfgedankens gehen kann. Man darf aber beruhigt davon ausgehen, daß bei den heute üblichen Vaccinierungen der Nutzen bei weitem überwiegt, denn dies ist eines der Kriterien bei der Zulassung von Impfstoffen.

Die physiologische Reaktion des Impflings auf die Impfung, vor allem wenn parenteral appliziert wird, unterliegt individuellen Schwankungen. Üblich ist eine Lokalreaktion in Form von Schwellungen und Rötungen, besonders bei adjuvierten bzw. adsorbierten Vaccinen. Gleichzeitig kann es auch zu lokalen Schmerzen und zu Mattigkeit kommen. Alle diese Erscheinungen dauern im Regelfalle nur wenige Stunden bzw. bei Lokalreaktionen Tage an. Sie stellen keine Impfkomplikationen dar und müssen akzeptiert werden.

Bei der Diskussion echter Impfkomplikationen ist es wesentlich, verschiedene beteiligte Systeme in die Analyse einzubeziehen; nämlich den Impfstoff, den Impfling und den Impfakt selbst. In manchen Fällen wird nur eines der Systeme für die postvaccinale Komplikation verantwortlich zu machen sein; häufig ist es ein Zusammenspiel verschiedener Ursachen, zu denen unter Umständen auch Umweltfaktoren hinzukommen.

Eine Einteilung der Impfkomplikationen differenziert in Impferkrankungen, Impfversagen (Impfdurchbrüche) und Impfschäden (Tabelle 6.23). Impferkrankungen gemäß der gegebenen Definition traten früher häufiger auf, als noch virulente Keime für Impfungen verwendet wurden bzw. als die Inaktivierungsmethoden noch unvollkommen waren. Heute sind Impferkrankungen selten und betreffen in der Regel immunsupprimierte Impflinge. Erkrankungen nach Maul- und Klauenseuche-Impfungen treten nicht mehr auf, seit neuere Verfahren die Virusinaktivierung vervollkommnet haben. In der Geflügelwirtschaft kalkuliert man allerdings bei manchen Vaccinen das Entstehen leichter Impferkrankungen ein, um einen besonders gut ausgeprägten Immunschutz zu erhalten z. B. aviäre Encephalomyelitis. Impferkrankungen durch fehlerhafte Verwendung z. B. parenterale statt perorale Anwendung oder signifikante Überdosierung von Lebendimpfstoffen mit Restvirulenz sind denkbar, dürften aber selten sein.

Impfdurchbrüche, also spezifische Erkrankungen trotz Impfung in einer Periode, während der eigentlich Immunschutz erwartet wird, sind relativ häufig. Von einem eigentlichen Impfversagen wird man aber in den seltensten Fällen sprechen können. Die meisten Impfdurchbrüche basieren auf Impfungen zu junger Tiere mit maternalem, interferierendem Immunschutz oder immunsupprimierter Impflinge, auf Vaccinierung bereits inkubierter Tiere oder auf un-

Tabelle 6.23 Impfkomplikatinen

Kategorie	Klinik/Kriterien	Impfstoff	Impfling	Impfakt
Impferkrankung	erregerspezifische Erkrankung innerhalb der üblichen Inkubationszeit	virulente Impfkeime, ungenügende Inaktivierung	Immundefekt, Immunsuppression, interkurrente Infektion	Applikationsart, Überdosierung
Impfdurchbruch (Impfversagen)	erregerspezifische Erkrankung zwischen ca. 2 bis 4 Wo. nach vollständiger Grundimmunisierung und angegebener Schutzdauer der Vaccine	Antigenmangel, Stabilitätsmangel, Lagerfehler, Kontamination	Immundefekt, Immunsuppression, maternale Antikörper, Globulinbehandlung, interkurrente Infektion, Inkubation	Applikationsart, Unterdosierung
Impfschäden	Signifikante Lokalreaktionen, Allgemeinstörungen, Allergien, Aborte, Störungen des (Zentral-) Nervensystems erregerunspezifische Infektion	Verunreinigung, Kontamination, mangelhafte Reinigung, Begleitstoffe	Allergiebereitschaft, subklinische Infektion	Fehlerhafte Applikation, Keimverschleppung

vollständiger Grundimmunisierung. In all diesen Fällen ist dem Impfstoff keine Schuld anzulasten. Ein echtes Impfversagen liegt bei ungenügender Potenz des Impfstoffs vor. Auch hier ist häufiger eine falsche Lagerung verantwortlich zu machen als ein originärer Mangel des Impfstoffs. Scheinbare Impfdurchbrüche beruhen auf einer epidemiologisch bedingten Antigenveränderung des betreffenden Erregers, z. B. einem Antigendrift bei Influenzaviren, oder schlicht auf einer ungenauen oder falschen Diagnose.
Zu den Impfschäden zählen in der Tiermedizin alle Komplikationen außer den genannten impfspezifischen Erkrankungen, also z. B. Allgemeinstörungen, nicht impfspezifische Infektionen, Allergien oder Trächtigkeitsstörungen. Vor allem allergische Reaktionen lassen sich häufig auf Begleitstoffe im Impfstoff zurückführen. Nicht selten sind Impfschäden rein mechanischer Natur.
Impfkomplikationen lassen sich nicht immer vermeiden, aber durch Einhalten bestimmter Grundregeln minimieren. Hierzu zählen sachgerechter Umgang mit dem Impfstoff, korrekte Vaccinierung, Kontrolle der Impffähigkeit des Impflings sowie diagnostische und epizootiologische Kenntnisse. Alles in allem ist die besondere Sorgfalt des Impftierarztes und all derer gefordert, die mit Impfstoffen umgehen.

3.5 Schutzimpfungen und Impfkalender bei den einzelnen Tierarten

3.5.1 Schutzimpfungen beim Hund

Der Hund ist wohl diejenige Species, bei der zumindest in der Bundesrepublik am intentivsten geimpft wird. Eine starke Diskrepanz besteht zwischen einzeln gehaltenen Familienhunden und kommerziellen Hundezuchten. In letzteren ist der Infektionsdruck naturgemäß höher und bedingt andere Impfschemata.
Tabelle 6.24 gibt einen Überblick über die Infektionen des Hundes, bei denen aktive Impfungen üblich sind. Für passive Immunisierungen steht ein homologes Immunglobulinpräparat zur Verfügung, welches Antikörper gegen Staupe- und Hepatitisvirus, Leptospirentypen sowie Parvoviren enthält.

Staupe. Staupe-Impfstoffe enthalten beim Hund generell lebendes, attenuiertes Virus. Die Viruszüchtung erfolgt gewöhnlich in homologen Zellkulturen. Der Gehalt an vermehrungsfähigem Virus muß gemäß EP mindestens 1000 gewebekulturinfektiöse Dosen (KID_{50}) enthalten. Der Attenuierungsgrad des Impfvirus kann bei den einzelnen Impfstoffherstellern differieren. Die Ausbildung einer Immunität beruht nach Staupe-Impfung auf einer Impfinfektion, die jedoch nicht komplett abläuft und nicht zu klinischen Erscheinungen führt. Welpen lassen sich in der Regel ab der 8. Lebenswoche aktiv gegen Staupe immunisieren. Unter hohem Infektionsdruck ist eine frühere Impfung angezeigt. Um eine Interferenz zwischen maternalen Antikörpern und Impfvirus zu vermeiden, sollte hier auf Impfstoffe ausgewichen werden, die nicht Staupe- sondern Masernvirus enthalten. Masernvirus ist serologisch verwandt mit Staupevirus

Tabelle 6.24 Übliche Schutzimpfungen beim Hund

Tollwut	(Rhabdovirus)
Staupe	(Morbillivirus)
Hepatitis contagiosa canis	(canines Adenovirus, Typ 1)
Leptospirose	(L. canicola, L. icterohaemorrhagiae)
Parvovirose	(canines Parvovirus, Serotyp 2)
Zwingerhusten	(multifaktorielles Geschehen unter Mitwirkung von caninem Parainfluenza-2-Virus, Bordetella bronchiseptica, Reoviren)

und induziert einen Staupeschutz, wird aber durch Staupeantikörper kaum neutralisiert.
Staupe-Vaccinen kommen lyophilisiert in den Handel, gewöhnlich in Kombination mit anderen Antigenen (s. u.).

Hepatitis. Hepatitis-Impfstoffe enthielten früher generell Adenovirus vom Typ 1 in inaktivierter Form. Später sind auch lebende, attenuierte Erreger für die Vaccineproduktion verwendet worden. Impferkrankungen führten jedoch zum Wechsel auf das serologisch verwandte Adenovirus Typ 2. Dieses Virus gilt als nicht risikobelastet. Als erwünschter Nebeneffekt wird die gleichzeitige Wirksamkeit des Adeno-2-Virus gegen die infektiöse Laryngotracheitis, einen der Kausalfaktoren des Zwingerhustens, herausgestellt. Diesen Effekt haben allerdings auch Impfstoffe, die Adenovirus vom Typ 1 enthalten. Impfungen von Welpen sind ab 9. bis 12. Lebenswoche möglich, mit gut adjuvierten, antigenstarken Totvaccinen auch vorher.

Leptospirose. Leptospirosen haben beim Hund nach wie vor Bedeutung, vor allem da Erregerreservoire in anderen Tierarten bestehen und infizierte Hunde oft Dauerausscheider sind. Die Hundeimpfung hat jedoch auch einen Nutzeffekt für den Menschen, der an den beiden in Tabelle 6.24 genannten Leptospirentypen erkranken kann. Neben hygienischen Maßnahmen und der antibiotischen Behandlung kommt daher der regelmäßigen Impfung von Hunden gegen Leptospirose eine besondere Bedeutung zu.
Leptospiren-Impfstoffe enthalten Erreger in formalininaktivierter Form. Sie sind relativ schwach immunogen, so daß nach zweifacher Grundimmunisierung jährlich revacciniert werden muß. In der Bundesrepublik werden Leptospirenvaccinen oft mit Tollwutantigenen kombiniert, da auch dort die jährliche Revaccinierung angezeigt ist.

Parvovirose. Die Parvovirose (Gastroenteritis) der Hunde ist Ende der siebziger Jahre weltweit nahezu explosiv aufgetreten, ohne daß die Herkunft des Erregers bis heute geklärt werden konnte. Die Verwandtschaft des Erregers mit dem Virus der Panleukopenie der Katze machte sofortige prophylaktische Impfungen mit Panleukopenie-Vaccinen möglich. Kurze Zeit später sind auch homologe Vaccinen entwickelt worden. Die Viruszüchtung erfolgt allerdings in der Regel nach wie vor in Zellkulturen felinen Ursprungs. Da Parvovirusantigen sehr gut immunogen wirkt, besteht

an sich keine Notwendigkeit, Lebendimpfstoffe einzusetzen. Letzere brauchen jedoch nicht adjuviert werden, was unter Umständen einen Verträglichkeitsvorteil darstellt. Zudem wird bestimmten Lebendvaccinen eine bessere Wirksamkeit in Gegenwart maternaler Antikörper nachgesagt.
Das Hauptproblem bei der Parvovirose ist die extrem lange Persistenz der maternalen Antikörper in Welpen (bis zur 16. Lebenswoche) und die entsprechende Interferenz zur aktiven Immunisierung. Folgende Vorgehensweisen bieten sich an:

- Wiederholte Impfung in ca. zweiwöchigem Abstand zwischen 8. und 16. Lebenswoche;
- Hochimmunisierung durch viermalige Impfung in der 6. bis 8. Lebenswoche;
- Sicherung des passiven Schutzes bis zur ca. 16. Lebenswoche durch evtl. sogar mehrfache Gabe von Immunglobulinen, dann aktive Impfung;
- Einsatz von Spezialimpfstoffen, die zumeist auf der Wirkung großer Mengen vermehrungsfähiger Erreger mit einem spezifischen Attenuierungsgrad beruhen.

Probleme mit der Parvovirose bestehen vornehmlich in kommerziellen Hundezuchten. Bestandsspezifische Gegebenheiten hinsichtlich Besatzdichte, Tierwechsel, Besucherverkehr, Hygiene etc. machen hier individuelle Impfprogramme notwendig. Grundimmunisierungen sollten mit monovalenten Impfstoffen vorgenommen werden. Für die routinemäßigen Wiederholungsimpfungen hat sich der Einsatz mehrfach kombinierter Impfstoffe eingebürgert.

Tabelle 6.25 Handelsübliche Impfstoffe für den Hund

Monovalent	Bivalent	Kombination
Staupe	Leptospirose	Staupe, Hepatitis*
Hepatitis Parvovirose		Staupe, Hepatitis, Leptospirose*
		Staupe, Hepatitis, Leptospirose, Tollwut*
		Staupe, Hepatitis, Leptospirose, Parainflueza-2*
		Staupe, Hepatitis, Leptospirose, Parainfluenza-2, Tollwut*
		Leptospirose, Tollwut*
		Parainfluenza-2, B.-bronchiseptica
		Parainfluenza-2, Reoviren, Influenza A(human)

* Auch in Kombination mit Parvoquote

Zwingerhusten. Der Zwingerhusten stellt ein multifaktorielles respiratorisches Geschehen dar, welches Hundezuchten, Versuchstierhaltungen, Hundestaffeln der Polizei und Tierpensionen belastet. Neben nichtmikrobiellen Faktoren, Hygiene etc. spielen mehrere virale und bakterielle Erreger eine Rolle. In spezifischen Vaccinen mit der Indikation „Zwingerhusten" müßte demnach eine Vielzahl von Antigenen zu finden sein; derzeit existiert keine Vaccine, die alle wesentlichen Erreger abdeckt. Auf dem Markt befinden sich Impfstoffe aus Parainfluenza-2-Virus und B.-bronchiseptica-Antigen bzw. aus Parainfluenza-2- und Reovirus-Antigen, mit zusätzlichem Anteil an humanem Influenzavirus-Antigen (Typ A, H3N2). Hierbei wird der Tatsache Rechnung getragen, daß menschliches Influenzavirus sich nicht nur im Hund vermehrt und so zur Bildung neuer Subtypen führt, sondern in Hunden auch klinische Symptome hervorrufen kann. Impfungen gegen Zwingerhusten sollten bezüglich Frequenz und Zeitpunkt den jeweiligen Gegebenheiten angepaßt werden (Seuchenlage, Tierheimaufenthalt, Ausstellungen etc.).

Tabelle 6.26 Impfkalender für den Hund

	Grundimmunisierung					Auffrischung
	6 bis 8 Wochen	10 bis 12 Wochen	14 bis 16 Wochen	18 Wochen	0,5 bis 1 Jahr	
Parvovirose						
- Einzeltier		+	+		+	jährlich
- Zwinger	+	+	+	(+)	+	jährlich
Staupe	Masern-Impfstoff	+	(+)		+	ein bis zwei Jahre
Hepatitis contagiosa canis		+	(+)		+	ein bis zwei Jahre
Leptospirose		+	+		+	jährlich
Tollwut		(+)	+		+	jährlich
Zwingerhusten	+	+	(+)		+	vor Wurfperiode bzw. nach Jahreszeit

Tollwut. Tollwut-Impfstoffe enthalten bei uns generell inaktiviertes Virus und sind in der Regel adjuviert. Nur prophylaktische Tollwut-Impfungen sind erlaubt (→ 3.6.1). Manche Länder verlangen bei Grenzüberschritt den Nachweis einer Tollwut-Impfung, die nicht länger als 1 Jahr und nicht kürzer als 30 Tage zurückliegen darf. Dieselben Bedingungen werden auch gefordert, wenn ein ansteckungsverdächtiger Hund z. B. nach Fuchskontakt von der Tötung ausgenommen werden soll. Neben dem Schutz des Impflings selbst dient die Tollwut-Impfung des Hundes auch dem Wutschutz des Menschen und trifft daher in der Öffentlichkeit auf ein starkes Bewußtsein.

Kombinationsvaccinen. Die Vielzahl der Hundeimpfstoffe hat schon frühzeitig zur Ausbietung von Kombinationavaccinen geführt, um den Impfkalender zu reduzieren. In jedem einzelnen Falle sind Kompatibilität und volle Wirksamkeit der Einzelkomponenten geprüft und gewährleistet, was besonders kritisch bei der Kombination von Lebendquoten und inaktiviertem Antigen ist. Die klassische Kombination „Staupe-Hepatitis-Leptospirose (SHL)“ ist längst um weitere Anteile ergänzt worden (Tabelle 6.25). Hochkombinierte Hundevaccinen sind daher in erster Linie für die routinemäßigen Wiederholungsimpfungen konzipiert worden. Für Grundimmunisierungen stehen Einfach-Impfstoffe oder Vaccinen mit geringer Kombination zur Verfügung.

Impfschema. Das in Tabelle 6.26 aufgeführte Impfschema für Hunde stellt die übliche Folge von Schutzimpfungen beim Hund dar. Variationen werden dort notwendig sein, wo besondere Seuchenlage bzw. bestimmte Haltungsbedingungen vorliegen.

3.5.2 Schutzimpfungen bei der Katze

Obwohl die Katze den Hund an Beliebtheit als Heimtier zu überholen scheint, wird hier nicht so intensiv vacciniert wie beim Hund. Vor allem im ländlichen Raum bleiben Katzen gewöhnlich ungeimpft. Hier findet sich vor allem ein ständiges Reservoir für die Katzenseuche (Panleukopenie). Auf der anderen Seite gibt es bei der Katze einige Infektionen, gegen die noch keine Impfstoffe entwickelt worden sind, so z. B. die Feline Infektiöse Peritonitis (FIP), eine weitverbreitete Coronavirusinfektion, sowie die Infektion mit dem Felinen Immunodefizienzvirus (FIV), wie das menschliche Immunodefizienzvirus (HIV) ein Retrovirus. Gegen eine andere Retrovirusinfektion, die Feline Leukämie, sind seit einigen Jahren Impfstoffe im Handel. Tabelle 6.27 gibt einen Überblick über die bei der Katze durch Impfung bekämpften Infektionskrankheiten. Passive Immunisierungen können mit Serumpräparaten vorgenommen werden, die Antikörper gegen Panleukopenie-Virus bzw. Panleukopenie-Virus und die Katzenschnupfen-Erreger enthalten.

Panleukopenie. Panleukopenie-Impfstoffe enthalten inaktiviertes oder vermehrungsfähiges attenuiertes felines Parvovirus. Die Viruszüchtung erfolgt in homologen Zellkulturen. Lebendimpfstoffe bewirken einen länger anhaltenden Schutz als Totvaccinen,

Tabelle 6.27 Übliche Schutzimpfungen bei der Katze

- Panleukopenie	(Parvovirus)
- Katzenschnupfen	(Herpesvirus, Caliciviren)
- Feline Leukämie	(Retrovirus)
- Tollwut	(Rhabdovirus)

dürfen aber an trächtigen Katzen nicht verabreicht werden, da sie möglicherweise zur Fruchtschädigung führen. Junge Kätzchen können ab der 8. Lebenswoche erfolgreich geimpft werden; vorher kommt es in der Regel zur Interferenz mit maternalen Antikörpern. Revaccinierungen sollen je nach Impfstofftyp alle 1 bis 2 Jahre erfolgen. Lebendvaccinen kommen lyophilisiert in den Handel; Totimpfstoffe sind flüssig-adjuviert. Kombinationen mit anderen Impfstoffen bzw. Impfantigenen sind üblich. Therapie und kurzdauernde Prophylaxe kann mit entsprechenden im Handel befindlichen Antikörperpräparaten betrieben werden.

Katzenschnupfen. Der Begriff Katzenschnupfen beschreibt ein klinisches Syndrom, dessen Ursachen multifaktoriell sind. Zu den wichtigsten belebten Kausalfaktoren gehören das feline Herpesvirus sowie feline Caliciviren. Sie sind in den heutigen Katzenschnupfenvaccinen enthalten. Bei der Impfprophylaxe gegen Katzenschnupfen muß berücksichtigt werden, daß Impfstoffe nicht den gesamten Kausalkomplex abdecken. Die Viruszüchtung erfolgt in felinen Zellkulturen. Die Impfstoffe enthalten entweder lebende, attenuierte Erreger (lyophilisiert) oder inaktiviertes Virusantigen. Die Impfung wird parenteral durchgeführt; bestimmte Lebendvaccinen sind zur intranasalen Anwendung bestimmt, wodurch die lokale Immunität besonders stimuliert werden soll. Die Verwendung von Lebendimpfstoffen gegen Katzenschnupfen ist nicht ganz unumstritten. Kombinationen der Schnupfenvaccinen mit anderen Impfantigenen ist üblich. Der Einsatz von Antikörperpräparaten zur kurzfristigen Prophylaxe oder Therapie ist wegen des pathogenetischen Ablaufs des Virusschnupfens eingeschränkt: Im Blut zirkulierende Antikörper können auf das lokale Infektionsgeschehen (Schleimhäute) relativ wenig Einfluß nehmen.

Feline Leukämie. Infektionen mit felinen Leukämieviren sind weit verbreitet; besonders betroffen sind Katzenzuchten und Haltungen mit mehreren Tieren. Wesentlich sind nicht nur leukämische und tumoröse Erkrankungsformen, sondern auch die immunsuppressive Aktivität der Leukämieviren. Erst in den letzten Jahren konnten Impfstoffe gegen die feline Leukämie entwickelt werden. Sie können verschiedene virale Strukturproteine bzw. ein im Verlauf der Virusvermehrung auftretendes Zellprotein enthalten. Ihr Einsatz ist dann sinnvoll, wenn rechtzeitig, d. h. vor Spontaninfektionen, geimpft wird. In diesem Fall kann der Impfung mit großer Wahrscheinlichkeit ein schützender Effekt zugebilligt werden. Die Grundimmunisierung besteht aus drei Impfungen. Einmal infizierte Tiere beherbergen das Leukämie-Virus möglicherweise lebenslang. Eine Impfung kann dann

Tabelle 6.28 Impfkalender für die Hauskatze

	Grundimmunisierung			Auffrischung
	8 bis 10 Wochen	12 bis 16 Wochen	4 bis 6 Monate	
Panleukopenie				
- Lebendvaccinen	(+)	+		alle 2 Jahre
- Totvaccine	+	+		jährlich
Katzenschnupfen	+	+		jährlich bzw. häufiger
Tollwut	(+)	+		jährlich
Leukämie	+	+	+	jährlich

die Erkrankung nicht mehr verhindern. Die erfolgreiche Verwendung von Leukämie-Vaccinen ist an eine sorgfältige diagnostische Untersuchung des Infektionsstatus geknüpft. Testkits sind mittlerweile im Handel.

Tollwut. Die Impfstoffe gegen Tollwut sind die selben wie für Hunde bzw. andere Tierarten. Auch die Bedingungen für ihren Einsatz entsprechen dem oben Gesagten. Im grenzüberschreitenden Reiseverkehr verlangen manche Länder, daß die Tollwut-Impfung bei Katzen nicht länger als 6 Monate zurückliegt.

Kombinationsvaccinen. Impfstoffe gegen Panleukopenie und Tollwut sind häufig kombiniert, ebenso diejenigen gegen Katzenschnupfen und Katzenseuche. Schließlich ist auch eine Kombination aller drei Impfstoffe möglich. Leukämievaccinen sind wegen des besonderen Impfschemas monovalent.

Impfschema. Das Impfschema gestaltet sich einfach (Tab. 6.28). Die Vorschriften der Hersteller sind zu beachten. Besonders die Schnupfenprophylaxe muß an die individuellen Gegebenheiten angepaßt werden z. B. Ausstellungen, Tierpensionen etc.

3.5.3 Schutzimpfungen beim Pferd

Infektionprobleme betreffen beim Pferd vornehmlich drei Komplexe: Respiratorische Erkrankungen, Aborte, Fohlenerkrankungen. Dazu kommen Tetanus, für den das Pferd das empfänglichste Tier ist, und in entsprechenden Gegenden bei Weidegang Tollwut. Neben spezifischen, monokausalen Infektionen treten multifaktorielle Erkrankungen auf, die über Impfungen nur unvollständig verhütet werden können. Dies mag dazu geführt haben, daß Pferde vor allem in kleineren Reitbetrieben relativ inkonsequent geimpft werden. Auf der anderen Seite stehen die strengen Impfvorschriften, die nationale Sport- und Zuchtorganisationen hinsichtlich der spezifischen Infektionen durch Influenza- und Herpesviren erlassen. Üblicherweise werden Pferde gegen die in Tabelle 6.29 aufgeführten Erkrankungen geimpft.

Pferdeinfluenza. Impfstoffe gegen Influenza, eine vor allem im Renn- und Turniersport gefürchtete hochkontagiöse Infektionserkrankung („Hoppegartener Husten") enthalten inaktiviertes Antigen gegen die beide Subtypen A1 und A2. Die zur Impfstoffproduktion verwendeten Stämme sind zumeist die Prototypen A equi 1/Prag/56 (H7/N7) und A equi 2/Miami/63 (H3/N8). Da das Pferdeinfluenzavirus ähnlich wie das Influenzavirus des Menschen zum Antigendrift neigt, allerdings in wesentich geringeren Maße, werden Impfstoffe durch epizootiologisch relevante Stämme komplettiert bzw. aktualisiert. Die Pferdeinfluenza ist weit verbreitet, eine frühzeitige Impfprophylaxe des Fohlens deswegen empfehlenswert. Die erste Impfung erfolgt im 4. bis 5. Lebensmonat, die erste Revaccinierung 2 bis 3 Monate später und die zweite Revaccinierung wiederum 6 Monate später. Damit ist die Grundimmunisierung abgeschlossen. Wegen der relativ kurzen Schutzdauer, ein allgemeines Phänomen bei Influenza, muß der Impfschutz alle 6 bis 9 Monate aufgefrischt werden, vor allem im Hinblick auf den Subtyp A2. Wichtig ist auch, Bestände komplett durchzuimpfen, um den Populationsschutz zu erhöhen und gleichzeitig den Infektionsdruck zu senken. Für die Teilnahme an Rennen ist der Nachweis einer korrekt durchgeführten Influenza-Impfung Pflicht. Die internationalen Bestimmungen fordern, daß die Pferde zweimal im Ab-

Tabelle 6.29 Übliche Schutzimpfungen beim Pferd

- Pferdeinfluenza, Typen A1 und A2	(Orthomyxovirus)
- Stutenabort	(Equines Herpesvirus, Typ 1)
- Rhinopneumonitis	(Equines Herpesvirus, Typ 4)
- Pferdehusten	(u. a. Influenzaviren, Herpesviren, Rhinoviren, Reoviren, Staphylokokken, Bordetella bronchiseptica und andere; daneben Hygiene- und Haltungsfaktoren)
- Tetanus	(Cl. tetani)
- Tollwut	(Rhabdovirus)
seltener:	
- Druse	(Streptococcus equi)
- Fohlenlähme	(Actinobacillus equuli, Streptococcus spp., Salmonella spp., E. coli und andere)

stand von mindestens 3 Wochen und höchstens 3 Monaten (21 bis 92 Tage) und ein drittes Mal 5 bis 7 Monate (150 bis 213 Tage) nach der zweiten Vaccinierung geimpft worden sind. Die weiteren Wiederholungsimpfungen sind jeweils im Abstand von nicht mehr als 12 Monaten (365 Tage) durchzuführen. Dies sind Mindestanforderungen; sie sind in jedem Fall einzuhalten; Überziehungen selbst um wenige Tage führen zum Ausschluß vom Rennen. In der Bundesrepublik werden diese Richtlinien vom Direktorium für Vollblutzucht und Rennen, Köln, vertreten und in der Rennordnung fixiert. Das Direktorium gibt auch Impfpässe heraus.

Stutenabort. Stutenabort wird vom equinen Herpesvirus Typ 1 hervorgerufen. Herpesviren führen bekanntlich zu persistierenden Infektionen mit intermittierender Symptomatik. Die Immunitätsverhältnisse sind komplex; Impfungen können nur bedingt schützen bzw. die Reaktivierung der Infektion verhindern. Sie sind daher nach einem sorgfältig einzuhaltenden Impfplan vorzunehmen. Um den Infektionsdruck im Bestand zu minimieren, sind sämtliche Einhufer, auch die männlichen Tiere, zu impfen. Trächtige Stuten erhalten während der Trächtigkeit zusätzliche Impfungen.
Die gegen Stutenabort wirksamen Impfstoffe enthalten das equine Herpesvirus entweder als lebendes, attenuiertes Virus oder als inaktiviertes Virusantigen. Entsprechend gestaltet sich das Impfschema. Bei Lebendimpfstoff ist z. B. Erstimpfung im 3. bis 4. Lebensmonat mit Revaccinierung nach 3 bis 4 Monaten und Auffrischungen im Abstand von maximal 9 Monaten vorgesehen. Tragende Stuten werden im 3. bis 4. und im 7. bis 8. Trächtigkeitsmonat geimpft. Inaktivierter Impfstoff ist nach dem Absetzen anzuwenden und nach 3 bis 4 Wochen bzw. nach weiteren 6 Monaten wiederholt einzusetzen. Routinemäßig soll dann alle 12 Monate geboostert werden. Tragende Stuten sind im 5., 7. und 9. Trächtigkeitsmonat zu impfen. Im übrigen sind die Angaben der Hersteller zu berücksichtigen. Das Direktorium für Vollblutzucht und Rennen, Köln, schreibt die Schutzimpfung aller Vollblutpferde in Zuchtbeständen gegen Virusabort verbindlich vor. Nur bei nachgewiesener, ordnungsgemäßer und kompletter Impfung darf ein Pferd von einem in den anderen Zuchtbestand überstellt werden. Für die Eintragung der Impfungen dient die „Impfkarte für Vollblutpferde“.

Rhinopneumonitis. Die Rhinopneumonitis wird vom equinen Herpesvirus, Typ 4, hervorgerufen, einem engen Verwandten des Stutenabort-Erregers. Da bis vor kurzem noch keine Differenzierung der Erreger vorgenommen worden ist, entsprechen sich die Impfantigene und die Anwendungen bei beiden Indikationen. An der Entwicklung typspezifischer Vaccinen wird gearbeitet. Die Rhinopneumonitis-Komponente findet sich auch in einer Kombinationsvaccine gegen den „Pferdehusten“.

Pferdehusten. Gegen diese multifaktoriell bedingte Erkrankung (→ Tabelle 6.29) existiert ein funktionell-synergistischer Kombinationsimpfstoff, der Antigene von Pferdeinfluenza- und Rhinopneumonitis-Virus sowie Reovirus der Typen I und III enthält (alle inaktiviert). Damit sind zumindest die „Leitviren“ beim Pferdehusten abgedeckt.
Die Grundimmunisierung ist im 4. sowie 6. bis 7. und 13. bis 14. Lebensmonat bzw. bei älteren Impflingen im entsprechenden Abstand durchzuführen; für Wiederholungsimpfungen gelten Intervalle von maximal 9 bis 10 Monaten.
Da ein komplexes Krankheitsgeschehen wie der Pferdehusten durch Impfungen nicht völlig verhindert werden kann, kommt es bei Besitzern oft zur Unzufriedenheit, wenn ihr Pferd trotz Vaccinierung respiratorisch erkrankt. Häufig werden Impfungen auch erst vorgenommen, wenn die Tiere bzw. Nachbartiere bereits Symptome zeigen. Ein derartiges „Impfversagen“ ist dem Impfstoff nicht anzulasten.

Tetanus. Da das Pferd die für Tetanus empfänglichste Tierart ist, kommt der Tetanusprophylaxe bzw. der Serumtherapie besondere Bedeutung zu. Tetanusvaccinen enthalten an Aluminiumhydroxid adsorbiertes Tetanustoxoid und sind ab dem 4. bis 5. Lebensmonat zu verabreichen. Wiederholungsimpfungen sind nach 4 bis 8 Wochen sowie 12 Monaten fällig. Nach dieser Grundimmunisierung sollen Auffrischimpfungen nicht öfter als alle 2 Jahre erfolgen, eventuell auch in größerem Abstand. Dies ist bei Impfungen mit Kombinationsvaccinen, z. B. Influenza/Tetanus, zu beachten! Kurzfristigen Tetanusschutz, z. B. vor Operationen, vermittelt die Gabe von Tetanus-Antitoxin, welches aus dem Serum hyperimmunisierter Pferde gewonnen wird. Es dient auch zur Therapie, wobei es parenteral, i. v. oder epidural verabreicht werden kann. In der Regel wird simultan (an getrennten Körperstellen) die aktive Impfung vorgenommen.

Tollwut. Pferde, die in Tollwutgegenden auf der Weide gehalten werden, sollten regelmäßig gegen Tollwut geimpft werden. Die Grundimmunisierung erfolgt durch zweimalige Vaccinierung im Abstand von 4 bis 6 Wochen ab einem Lebensalter von 4 Monaten. Kann kein maternaler Schutz vorausgesetzt werden, sollte früher geimpft werden. An Wiederholungsimpfungen ist jährlich zu denken, sinnvollerweise sollte die Impfung vor der Weideperiode erfolgen.

Druse. Diese Erkrankung durch Streptococcus equi ist heute seltener geworden. Die Bekämpfung erfolgt gewöhnlich mittels Antibiotica. Impfstoffe enthalten den inaktivierten Erreger und sind gemäß der Herstellerangabe einzusetzen, z. B. zweimal im Abstand von 4 Wochen ab der 5. Lebenswoche. Zum Schutz der Fohlen ist die Impfung der Muttertiere im zweiten Trächtigkeitsdrittel opportun.

Fohlenlähme. Unter dem Begiff Fohlenlähme verbirgt sich eine Vielzahl von Erkrankungen, meist Sepsen und Intoxikationen unterschiedlicher Genese (→ Tabelle 6.29). Immunologische Prophylaxe und Therapie sind umstritten. Am meisten verspricht in betroffenen Beständen wohl der Einsatz einer stallspezifischen, polyvalenten Vaccine bei Muttertieren im letzten Trächtigkeitsdrittel. Zum prophylaktischen und therapeutischen Einsatz bei erkrankten Fohlen werden Serumpräparate angeboten.

Tabelle 6.30 Impfkalender für das Pferd

	Grundimmunisierung			Auffrischung
	4. Monat	5. bis 7. Monat	12. Monat	
Influenza	+	+	+	alle 6 bis 9 Monate
Rhinopneumonitis/ Stutenabort	+	+	+	alle 9 bis 12 Monate Zuchtstuten: 2. bis 3. und 6. bis 7. Trächtigkeitsmonat
Hustenkomplex	+	+	+	alle 6 bis 10 Monate
Tetanus	+	+	+	alle 2 bis 4 Jahre
Tollwut	(+)	+		jährlich vor Weidegang
Fohlenlähme	Passiv: Erste Lebenstage des Fohlens Muttertierimpfung: Letztes Drittel der Trächtigkeit			

Kombinationsvaccinen. Die erwähnte Vaccine gegen Pferdehusten stellt eine funktionell-synergistische Kombinationsvaccine dar. Numerisch-additiv sind die Kombinationsimpfstoffe gegen Pferdeinfluenza und Tetanus. Diese Kombination ist wenig günstig, da sich die Impfdaten bei beiden Infektionen stark unterscheiden. Um eine Überimpfung gegen Tetanus zu vermeiden, sollten derartige Vaccinen nach abgeschlossener Grundimmunisierung nur ca. alle 2 Jahre eingesetzt werden.

Impfschema. Der Impfkalender wird beim Pferd stark vom Einsatzzweck der Tiere und von der Art der verwendeten Impfstoffe beeinflußt. In der Pferdezucht sollte den Stutenimpfungen verstärkt Bedeutung zugemessen werden. Tabelle 6.30 gibt einen Überblick über die empfohlene Terminierung der wichtigsten Impfungen beim Pferd.

Tabelle 6.31 Übliche Schutzimpfungen beim Rind

- Maul- und Klauenseuche	(Picornavirus)
- Infektiöse bovine Rhinotracheitis/ Infektiöse pustulöse Vulvovaginitis (IBR/IPV)	(bovines Herpesvirus, Typ 1)
- Mucosal Disease/ Virusdiarrhoe	(Togavirus)
- Enzootische Bronchopneumonie	(Parainfluenzavirus, Respiratorisches Syncytialvirus, Adenoviren, Reoviren, Pasteurella spp., u. a.)
- Neugeborenendiarrhoe	(Rotavirus, Coronavirus, E. coli)
- Salmonellose	(Salmonella spp.)
- Tollwut	(Rhabdovirus)

3.5.4 *Schutzimpfungen beim Rind*

Bei den landwirtschaftlichen Nutztieren ist der Einsatz von Impfstoffen fest in einem rein ökonomisch orientierten Programm der Seuchenbekämpfung verankert und häufig staatlich organisiert. Beim Rind trifft dies in besonderem Maße bei der Maul- und Klauenseuche zu, die weltweit bekämpft wird, größtenteils durch Impfung. Bei anderen Infektionen - Tuberkulose, Brucellose, Leukose - stehen diagnostische und veterinärpolizeiliche Maßnahmen im Vordergrund. Im Abschnitt 3.6 werden diese Seuchen und die entsprechenden strategischen Ansätze ausführlich dargestellt. Außer durch die Maul- und Klauenseuche wird die Rinderhaltung und -zucht durch Herpesvirusinfektionen (IBR/IPV), multifaktorielle Bronchopneumonien bei Masttieren sowie Aufzuchterkrankungen, darunter besonders Kälberdurchfälle, belastet. Die Mucosal-Disease/Virusdiarrhoe stellt eine besondere Erkrankungseinheit dar. Die zahlreichen Erkrankungen der Kälber bieten sowohl der Muttertierimpfung wie auch dem direkten Einsatz von Immunseren breiten Raum. Tabelle 6.31 stellt diejenigen Krankheiten des Rindes zusammen, gegen die Impfungen üblich sind.

Andere Impfungen, z. B. gegen Listeriose, Rauschbrand oder Tetanus, sind lokal begrenzt. Stallspezifische Vaccinen oder Autovaccinen werden bei Kälberdurchfällen, die durch E. coli bedingt sind, oder bei der Papillomatose relativ häufig eingesetzt. Eine Spezifität ist die Vaccinierung gegen Lungenwurmbefall mit röntgenbestrahlten Lungenwurmlarven.

Maul- und Klauenseuche (MKS). Impfstoffe sind in der Bundesrepublik in der Regel trivalent und enthalten MKS-Virus der Typen 0, A und C in inaktivierter Form. Inaktivierungsmittel ist Ethylenimin; das Virusantigen ist an Aluminiumhydroxid adsorbiert. Impfungen sind staatlich organisiert (→ Abschnitt 3.6). EG-weit wird die Aufgabe der jährlichen Routineimpfungen angestrebt. Wegen der regelmäßigen Verabreichung von MKS-Impfstoffen mit ihren Begleitsubstanzen an große Tierzahlen treten entsprechend häufig allergische Reaktionen auf. Ihre Zahl wird dadurch minimiert, daß gebietsweise Impfstoffe unterschiedlicher Hersteller im Rotationsverfahren eingesetzt werden. Impfstoffe, bei denen die Virusvermehrung in bovinen Zellkulturen vorgenommen wird, sind relativ wenig durch allergische Reaktionen belastet. MKS-Impfstoffe werden in der Bundesrepublik durch die Bundesforschungsanstalt für Viruserkrankung der Tiere, Tübingen, zugelassen bzw. chargenweise geprüft und freigegeben.

Infektiöse bovine Rhinotracheitis/Infektiöse pustulöse Vulvavaginitis (IBR/IPV). Es stehen Lebendimpfstoffe und Vaccinen aus inaktivierten Erregern zur Verfügung. Welcher Vaccinetyp verwendet wird, hängt von der epizootiologischen Situation und den gesetzlichen Bestimmungen ab. Wie die meisten Impfstoffe gegen Herpesvirus-Infektionen haben auch die IBR/IPV-Vaccinen einen streng definierten Nutzen. Die Impfung kann eine Infizierung in der Regel nicht verhindern, wohl aber das Entstehen einer klinischen Erkrankung. Selbstverständlich führt auch die Impfung bereits infizierter Tiere nicht zur Eliminierung der Infektion; sie kann lediglich eine Reaktivierung mit klinischen Symptomen und Virusausscheidung unterdrücken. Insgesamt werden Impfungen nur erfolgreich sein, wenn sie im Rahmen gut organisierter Bekämpfungspläne konsequent und flächendeckend durchgeführt werden (→ Abschnitt 3.6). Die IBR/IPV-Impfung setzt im 3. bis 4. Lebensmonat ein, sieht eine Revaccinierung nach 2 bis 3 Monaten vor und sollte jährlich aufgefrischt werden.

Mucosal Disease/Virusdiarrhoe. Diese Infektion kann unter vielerlei klinischen Erscheinungsformen auftreten. Die wichtigsten sind Fruchtschäden, schwere Schleimhautschäden bei infizierten Kälbern, Durchfälle und Beteiligung an respiratorischen Störungen. Entsprechend gestaltet sich die Indikation für Impfungen. Zur Vermeidung einer intrauterinen Infektion mit entsprechenden Sofort- oder Spätschäden sollen Jungrinder vor der ersten Trächtigkeit geimpft werden. Eine jährliche Revaccinierung ist empfehlenswert. Bislang befinden sich nur Vaccinen auf dem Markt, die vermehrungsfähiges Virus enthalten. Wegen des hier immanenten Risikos einer impfbedingten Viruspersistenz mit eventuellen Spätfolgen wird an der Entwicklung von Totvaccinen gearbeitet. Bei Masttieren spielt die Frage des Impfstofftyps keine Rolle; zur Verhütung von Diarrhoen bzw. respiratorischen Erkrankungen sollte hier bestandsweise kurz nach Aufstallung sowie 4 bis 6 Wochen später geimpft werden. In manchen Bundesländern wird die Impfung durch die Tierseuchenkasse unterstützt.

Enzootische Bronchopneumonie. Diese auch Rindergrippe genannte Erkrankung ist multifaktoriell bedingt und betrifft vor allem Intensivhaltungen. Wegen der Vielzahl der verursachenden Erreger müssen Impfstoffe komplex zusammengesetzt sein. Die für das Entstehen der enzootischen Bronchopneumonie verantwortlichen Leitkeime sind in Tabelle 6.31 aufgeführt und werden in Impfstoffen einzeln eingesetzt oder in Kombinationen so weit wie möglich berücksichtigt. Darüber hinaus enthalten manche Vaccinen auch Antigen-spezifische Erreger wie z. B. IBR-Virus, um den gesamten Komplex der respiratorischen Erkrankungen besser abzudecken. Die erste Impfung erfolgt frühestens in der 6. Lebenswoche entweder im Heimatstall oder nach Verbringen in den Mastbetrieb. Revaccinierung nach ca. 4 Wochen und jährliche Auffrischung empfehlen sich. Da zum Zeitpunkt der Umstellung wegen der Streßbelastung nicht geimpft werden soll, können als Sofortschutz Paramunitätsinducer eingesetzt werden.

Neugeborenendiarrhoe. Auch hier liegt zumeist ein multifaktorielles Geschehen zugrunde; die Haupterreger sind in Tabelle 6.31 genannt. Sie werden in Impfstoffen berücksichtigt, die den Muttertieren im letzten Drittel der Trächtigkeit zweimal verabreicht werden, um die Ausschüttung entsprechender Antikörper in Kolostrum und Milch zu stimulieren. Nach Aufnahme durch das Kalb führen diese Antikörper zu einem wirksamen lokalen Schutz im Darmtrakt. Im Handel befinden sich Vaccinen, die entweder bestimmte E.coli-Antigene oder inaktivierte Rota- und Caronaviren oder eine Mischung aller beinhalten sowie Immunseren mit Antikörpern gegen verschiedene E.coli-Typen.
Die aktive Impfung neugeborener Kälber hat sich nur bei Durchfällen infolge E.coli-Infektionen bewährt, wenn stallspezifische Vaccinen in den ersten Lebenstagen wiederholt peroral gegeben wurden. Die parenterale Verabreichung von Immunserum, welches Antikörper gegen E.coli enthält, kann naturgemäß zwar gegen eine septisch oder toxämisch ablaufende Krankheitsform, nicht aber gegen die zur Diarrhoe führende Lokalinfektion im Darmbereich schützen.

Salmonellose. Diese Erkrankung stellt in erster Linie ein hygenisches bzw. zoonotisches Problem dar. Impfstoffe sind schon von daher gesehen nur bedingt wirksam. Sie umfassen Antigene verschiedener Salmonellenspecies und sind normalerweise inaktiviert. In der Deutschen Demokratischen Republik wird eine Lebendvaccine zur peroralen Verabreichung empfohlen. Da Salmonellosen meist bei Kälbern in den ersten Lebenswochen oder Monaten auftreten, läßt sich in Problembeständen am besten über die Muttertiere impfen. Immunseren zur passiven Prophylaxe oder zur Therapie sind ebenfalls auf dem Markt.

Tollwut. Impfstoffe und Impfindikationen entsprechen prinzipiell denen beim Pferd. Zum Teil sind für das Rind Spezialimpfstoffe auf dem Markt. Darüber hinaus existieren Impfstoff-Kombinationen mit Maul- und Klauenseuche-Vaccinen. In manchen Gegenden wird die routinemäßige Impfung der Weiderinder gegen Tollwut staatlich organisiert.

Rauschbrand. Diese Infektion tritt nur regional begrenzt auf. Da Antibioticatherapie nur schlecht wirkt, ist die prophylaktische Impfung zu empfehlen. Sie kann angeordnet werden; andernfalls ist sie meldepflichtig. Vaccinen enthalten den inaktivierten Erreger allein oder in Kombination mit anderen Clostridienantigenen. Die jährliche Vaccinierung wird empfohlen.

Lungenwurmerkrankung. Bei dieser durch Dictyocaulus viviparus verursachten Erkrankung ist die Chemo-

Tabelle 6.32 Impfkalender für das Rind (Zucht- und Milchbetrieb)

	Grundimmunnisierung			Auffrischung
	1. bis 2. Monat	3. bis 4. Monat	5. bis 7. Monat	
MKS		ab 4.Monat		jährlich
BVD/MD	(+)	+	(+)	jährlich (Cave: trächtige Tiere!)
IBR/IPV		+	+	jährlich
Enzootische Bronchopneumie		+	+	jährlich bzw. saisonal
Kälberdiarrhoe*				Muttertiere: 6 und 2 Wochen ante partum
Tollwut		+		vor Weideaustrieb

* Bei Coli-Infektionen: sofort nach Geburt mehrfache Vaccinierung per os

Tabelle 6.33 Impfkalender für das Rind (Mastbetrieb)

MKS:	ab 4. Lebensmonat
BVD/MD:	kurz vor oder nach Einstallen, Revaccination nach 3 bis 4 Wochen
IBR/IPV:	kurz vor oder nach Einstallen, Revaccination nach 3 bis 4 Wochen
Enzootische Bronchopneumonie:	a) spezifisch/inaktiviert/parenteral: ab 6. Lebenswoche möglichst kurz vor Transport; sonst ca. 3 Wochen nach Aufstallung, Wiederholung nach 4 Wochen b) paraspezifisch/lebend/nasal: kurz vor oder nach der Einstallung, evtl. Revaccinierung nach 3 Wochen, evtl. weitere Revaccinierung nach 4 bis 8 Wochen
E.coli-Infektion:	peroral nach Aufstallung, 10 Tage hintereinander

therapie häufig unbefriedigend. Als Alternative wird gebietsweise eine „Vaccine" eingesetzt, die röntgenbestrahlte Larven des dritten Stadiums enthält, welche nicht den kompletten Pathogeneseablauf durchmachen. Die Applikation erfolgt durch zweimalige perorale Verabreichung im Abstand von 3 bis 6 Wochen. Zwei Wochen nach der Zweitimpfung dürfen die Tiere auf die Weide. Die Verabreichung von Präparaten mit antiparasitärer Wirkung ist während der Impfperiode zu vermeiden.

Kombinationsvaccinen. Multifaktoriell bedingte Erkrankungen erfordern Kombinationsvaccinen vom funktionell-synergistischen Typ. Beispiele sind die Impfstoffe gegen die enzootische Bronchopneumonie oder die Neugeborenen-Diarrhoe. Polyvalente Impfstoffe sind gegenüber MKS oder bei Salmonellosen üblich. Numerisch-additive Kombinationen existieren auf dem Gebiet der respiratorischen Erkrankungen (z. B. enzootische Bronchopneumonie + IBR) und bei MKS/Tollwut.

Impfschema. Impfschemata hängen von den eingesetzten Impfstoffen, den Bekämpfungsprogrammen sowie der Haltungsform ab. Zuchtbetriebe lassen sich kaum mit Mastbetrieben vergleichen. In Tabellen 6.32 und 6.33 sind Vorschläge für Impfprogramme dargestellt.

3.5.5 Schutzimpfungen beim Schaf

Anders als in klassischen Schafländern besitzt die Schafhaltung im deutschsprachigen Raum nicht die Bedeutung wie die Rinder- oder Schweinewirtschaft. Dennoch verlangt die zunehmend intensivere Haltungsform verstärkt seuchenprophylaktische Betreuung. Die infektiösen Erkrankungen des Schafes lassen sich schwerpunktmäßig zusammenfassen: respiratorische Erkrankungen, z. B. durch Pasteurellen, Andenoviren, Parainfluenza-3-Virus etc.; clostridienbedingte Infektionen der Verdauungsorgane, die häufig zur Toxämie und zum Tod der Tiere führen; Encephalitiden z. B. durch Listerien oder Borna-Virus; andere Erkrankungen, z. B. Moderhinke, seuchenhafter Abort, Tollwut, Salmonellosen etc. Nur für einen Teil dieser Erkrankungen stehen Impfstoffe zur Verfügung (Tab. 6.34). Da häufig Junglämmer befallen werden, empfiehlt sich auch beim Schaf die regelmäßige Muttertiervaccinierung. Zusätzlich lassen sich die im Handel befindlichen Serumpräparate gegen Clostridiosen, Salmonellosen oder E.coli-Infektionen anwenden.

Pasteurellose. Impfstoffe gegen diese Erkrankung enthalten formalininaktivierte Keime von P. haemolytica und P. multocida oder ihre Antigene. Impfungen werden bei Lämmern in der 4. bis 5. Lebenswoche durchgeführt und im Abstand von ca. 4 Wochen wiederholt. Auffrischimpfungen erfolgen jährlich. Eine zweimalige Impfung der trächtigen Mütter im Abstand von ca. 4 Wochen ist angebracht. Wegen der weiten Verbreitung beider Krankheitskomplexe sind Pasteurellen-Vaccinen auch mit Clostridien-Vaccinen kombiniert.

Clostridien-Infektionen. Diese zum Teil sehr verschiedenartigen Erkrankungen treten regional unterschiedlich auf. Dennoch sind in entsprechenden Impfstoffen in der Regel Toxoide aller relevanten Clostridienarten kombiniert. Die Impfung erfolgt ab der 12. Lebenswoche; revacciniert wird nach ca. 6 Wochen und dann jährlich.
Um den Lämmern genügend Schutz für die ersten Lebensmonate zu vermitteln, werden trächtige Schafe zweimal im Abstand von 6 Wochen vacciniert. Die zweite Impfung soll 2 bis 3 Wochen vor dem Ablammen liegen. Zum passiven Schutz der Neugeborenen stehen auch Immunseren zur Verfügung.

Listeriose. Diese Erkrankung ist beim Schaf relativ häufig und verläuft in den meisten Fällen als Encephalitis. Impfstoffe enthalten lebende Keime avirulenter Stämme von L. monocytogenes. Ab der 5. Lebenswoche wird zweimal im Abstand von 4 Wochen geimpft. Jährliche Revaccinierung! Da Silagefütterung das Angehen von Listerieninfektionen fördert, sollte der Impfzeitpunkt auf den Herbst gelegt werden.

Tollwut. Impfstoffe und Impfempfehlungen entsprechen denen bei anderen Tierarten, z. B. Rind.

Moderhinke. Bei dieser plurikausal bedingten Erkrankung sind Impfungen seit langem mit unterschiedlichem Erfolg versucht worden. Zur Zeit befindet sich eine Vaccine im Handel, welche inaktivierte Keime von Bacteroides nodosus (zwei Stämme) in adsorbierter Form enthält. Es werden zwei Impfungen im Abstand von 6 bis 12 Wochen empfohlen; weitere Impfungen erfolgen jährlich oder entsprechend der Saison.

Schafabort. Zur Impfung werden formalininaktivierte Chlamydien eingesetzt. Es werden alle geschlechtsreifen Tiere einer Herde vacciniert. Wiederholungsimpfungen sind spätestens alle drei Jahre fällig. Der Impfschutz ist 10 bis 14 Tage nach der Impfung ausgebildet, was vor allem bei Notimpfungen zu beachten ist.

Salmonellosen, E.coli-Infektionen. Für diese Infektionskrankheiten stehen in der Regel dieselben Vaccinen und Immunseren zur Verfügung wie beim Rind.

Kombinationsvaccinen. Gewöhnlich werden alle Clostridien-Erkrankungen in einem Kombinationsimpfstoff berücksichtigt. Weitere Kombinationen, z. B. mit Pasteurellenantigenen, ist möglich.

Impfschema. Da die Seuchenprophylaxe beim Schaf mehr als bei anderen Tierarten von der Haltungsform abhängt, kann kein allgemeingültiges Impfschema empfohlen werden. Zumeist werden sich Impfungen auf die Muttertiere konzentrieren. Daneben dürfte der Wechsel der Futterart den wesentlichen Faktor für die Terminierung von Impfungen darstellen.

3.5.6 Schutzimpfungen beim Schwein

Mehr noch als das Rind wird heute das Schwein in intensivem Maße gezüchtet und gemästet. Konsequenzen sind epizootiologische Veränderungen und entsprechende prophylaktische Bemühungen; diese müssen sich jedoch an die gegebene ökonomische Struktur anpassen. Die infektiösen Erkrankungen des Schweines sind vielfältig und lassen sich in folgende Gruppen unterteilen: schwere Allgemeinkrankheiten (Schweinepest, Aujeszkysche Krankheit, Rotlauf etc.); Erkrankungen des Darmtrakts (Transmissible Gastroenteritis, E.coli-Infektion etc.); Aufzuchterkrankungen (Ferkeldurchfälle unterschiedlicher Genese, Enterotoxämien); Störungen der Fruchtbarkeit (Parvovirose u. a.); sonstige Erkrankungen wie z. B. Influenza oder atrophische Rhinitis. Nur gegen einen Teil dieser Infektionskrankheiten stehen wirksame Vaccinen zur Verfügung (Tab. 6.35). Da viele Infektionen in utero erfolgen bzw. Neugeborene betreffen, kommt der Muttertierimpfung beim Schwein eine besondere Bedeutung zu. Zur passiven Immunisierung bzw. zum therapeutischen Einsatz bei einzelnen Erkrankungen sind Immunseren im Handel.

Tabelle 6.34 Übliche Impfungen beim Schaf

- Respiratorische Erkrankungen	(Pasteurella spp.)
- Lämmerdysenterie	(Cl. perfringens, Typ B)
- Enterotoxämie	(Cl. perfringens, Typ C)
- Breinierenkrankheit	(Cl. perfringens, Typ D)
- Nekrotische Hepatitis	(Cl. novyi, Typ B)
- Rauschbrand	(Cl. chauvoei)
- Pararauschbrand	(Cl. septicum)
- Tetanus	(Cl. tetani)
- Salmonellose	(Salmonella spp.)
- Coli-Infektionen	(E. coli, div. Typen)
- Listeriose	(L. monocytogenes)
- Moderhinke	(Bacteroides nodosus)
- Enzootischer Schafabort	(Chlamydia psittaci s.ovis)

Tabelle 6.35 Übliche Schutzimpfungen beim Schwein

- Schweinepest	(Togavirus)
- Maul- und Klauenseuche	(Picornavirus)
- Aujeszkysche Krankheit	(Herpesvirus suis)
- Rotlauf	(Erysipelotrix rhusiopathiae)
- E.coli-Infektion	(E. coli-Typen)
- Clostridieninfektionen	(Cl. perfringens, Typen A, C) (Cl. tetani)
- Parvovirus-Infektion	(Parvovirus)
- Schweine-Influenza	(Orthomyxvirus)
- Pasteurellose	(Pasteurella spp.)
- Rhinitis atrophicans	(Bordetella bronchiseptica, Pasteurella spp.)

Schweinepest. Die Bekämpfung der Schweinepest wird staatlich geregelt (→ Abschnitt 3.6). Im Falle einer Impferlaubnis oder Impfanordnung stehen Impfstoffe zur Verfügung, die den Erreger in vermehrungsfähiger, attenuierter Form enthalten. Die Virusproduktion findet entweder im Kaninchen (lapinisierter Impfvirusstamm) oder in Zellkulturen statt. Geimpft werden Ferkel ab der 6. bis 8. Lebenswoche; evtl. erfolgt Revaccinierung nach 4 Wochen und Auffrischung jährlich oder alle 2 Jahre.

Maul- und Klauenseuche. Impfungen finden bei Seuchenausbruch auf Anordnung statt. Die verwendeten Vaccinen entsprechen im Prinzip denen des Rindes; nach Möglichkeit werden jedoch monovalente Vaccinen eingesetzt, die den relevanten Virusstamm enthalten. (→ Abschnitt 3.6).

Aujeszkysche Krankheit (Pseudowut). Diese Erkrankung ist in pathogenetischer und damit auch in impfprophylaktischer Hinsicht mit allen Schwierigkeiten einer Herpes-Virus-Infektion behaftet (Viruspersistenz, Virusträgertum, Reaktivierung der klinischen Symptomatik etc.). Impfungen haben nur Sinn, wenn sie in flächendeckende Bekämpfungsprogramme eingebunden sind (→ Abschnitt 3.6). Bis vor kurzem waren in der Bundesrepublik nur Impfstoffe aus inaktiviertem Virus erlaubt; inzwischen können hier, wie früher schon in anderen Ländern, auch Lebendvaccinen verwendet werden. Bedingung für alle Impfstoffe ist das Vorhandensein eines bestimmten Markers, der die serologische Differenzierung zwischen geimpften und natürlich infizierten Tieren ermöglicht. Innerhalb der EG scheint man sich auf die Verwendung von Impfvirusstämmen zu einigen, denen, durch Spontanmutation oder durch Deletion im Labor, der genetische Anteil fehlt, der für die Ausbildung eines bestimmten Glycoproteins (gI) verantwortlich ist. Die entsprechenden Virusstämme bzw. Vaccinen werden als gI-negativ bezeichnet. Den Seren der hiermit geimpften Tiere fehlen dann die gI-spezifischen Antikörper, was mittels Spezialtest diagnostiziert werden kann. Die Grundimmunisierung sieht bei Totvaccinen eine zweimalige Impfung im Abstand von 4 bis 8 Wochen und Revaccinierungen im Abstand von 6 Monaten bei Zuchtsauen und Ebern vor. Die Schwierigkeit besteht darin, Ferkel über die gesamte Mastperiode hinweg zu schützen, möglichst mit einer Vaccinierung. Da die meisten Ferkel einen maternalen Schutz besitzen, der mit aktiver Immunisierung interferiert, hängt das Impfschema direkt von den Eigenschaften der Vaccine ab.

Rotlauf. Obwohl gegen Rotlauf seit Jahrzehnten erfolgreich geimpft wird und auch die antibiotische Behandlung üblich ist, tritt diese Krankheit recht häufig auf. Impfstoffe enthalten in der Regel inaktivierte Erreger entweder in Lysat-Form oder an Aluminiumhydroxid adsorbiert; in einigen Ländern wie z. B. der Deutschen Demokratischen Republik sind auch Lebendvaccinen auf der Basis apathogener Stämme im Handel. Die Impfung mit Totimpfstoffen erfolgt prophylaktisch bei Tieren über 12 Wochen zweimal im Abstand von 2 bis 6 Wochen und jährlicher Auffrischung oder bei gesunden Tieren in bereits infizierten Beständen. Hier wird gewöhnlich simultan an getrennten Körperstellen Immunserum verabreicht. Eine Wiederholung der aktiven Impfung nach ca. 2 Wochen ist dann angebracht. Bereits erkrankte Tiere erhalten Immunserum und eventuell zusätzlich Penicillin. Als Impftermin für die Prophylaxe empfiehlt sich das Frühjahr, um in der „Rotlauf-Saison", d. h. im Sommer und im Frühherbst, einen voll ausgebildeten Schutz zu gewährleisten. Neben der parenteralen Impfung bietet sich in Intensivhaltungen die Impfstoffapplikation mittels Aerosol an.

E.coli-Infektionen. E.coli-Erkrankungen treten bei Ferkeln aller Altersstufen auf. Die Pathogenese wird gesteuert durch die für die Anheftung der Keime im Darm verantwortlichen Pili (Fimbrien), das den Durchfall (Coliruhr) hervorrufende hitzestabile Enterotoxin sowie die bakteriellen Endotoxine, u. a. Neurotoxin, die den septisch-toxischen Schock bei Absatzferkeln auslösen (Ödemkrankheit). E.coli-Impfstoffe enthalten daher diese drei Prinzipien, in inaktivierter bzw. toxoidierter Form, entweder einzeln oder im Gemisch. Alle haben ihre Berechtigung. Bewährt hat sich die Muttertierimpfung. Die über Kolostrum und Milch vermittelten Antikörper mit lokaler Darmwirksamkeit schützen die Ferkel für mehrere Wochen. Bei grundimmunisierten Sauen reicht normalerweise eine Auffrischung jeweils 2 bis 3 Wochen vor dem Abferkeln aus. Da die darmstabilen IgA-Antikörper im Kolostrum der Muttersau vermehrt nach deren peroraler Vaccinierung gebildet werden, ist in manchen Ländern die Verabreichung von E.coli-Antigenen über das Futter üblich. Zur immunologischen Überbrückung der kritischen Periode des Absetzens ist auch die aktive parenterale Immunisierung älterer Ferkel gerechtfertigt. Bei neugeborenen Ferkeln ist aktive Immunisierung nur sinnvoll, wenn das Antigen peroral gegeben wird. Immunseren können prophylaktisch und therapeutisch eingesetzt werden und sind von bedingtem Wert.

Clostridien-Infektionen. Bedeutung beim Schwein besitzt vornehmlich Cl. perfringens Typ C als Erreger der Nekrotisierenden Enteritis neugeborener Ferkel. Neben antibiotischer Prophylaxe empfiehlt sich die Muttertierimpfung spätestens 8 bis 10 Wochen und ca. 2 Wochen vor dem Abferkeltermin. Eine einmalige Auffrischimpfung genügt. Gegen Erkrankungen älterer Ferkel durch diverse Typen von Cl. perfringens kann die aktive Immunisierung der Ferkel selbst versucht werden. Bei Ferkeln nicht geimpfter Mütter ist die passive Impfung mit spezifischem Immunserum innerhalb der ersten Lebensstunden angezeigt.

Tetanus. Tetanus tritt zuweilen nach operativen Eingriffen auf; Immunprophylaxe und -therapie entsprechen denen bei anderen Tierarten.

Parvovirus-Infektion. Durch diaplazentare Infektion verursacht Parvovirus beim Schwein Fruchttod oder Geburt lebensschwacher Ferkel. Die prophylaktische Impfung der Erstlingssauen vor der Paarung hat sich bewährt. Impfstoffe enthalten inaktiviertes Virus mit Adjuvans und führen zu mehrmonatigem Schutz, der entsprechend der Seuchenlage aufzufrischen ist. Eber sind ins Impfprogramm einzubeziehen. Da auch andere Erreger die genannten Symptome auslösen können, sind Impfprophylaxe und Bestandsdiagnostik im Zusammenhang zu sehen.

Schweineinfluenza. Diese hochkontagiöse, respiratorische Infektionskrankheit hat sich in den letzten Jahren in Europa verstärkt ausgebreitet. Die vorkommenden Virusstämme gehören den Subtypen H1N1 und H3N2 an und sind antigenverwandt mit den beim Menschen prävalenten Stämmen. Die Impfprophylaxe beim Schwein hat daher zweifache Bedeutung: Verhinderung der Erkrankung beim Schwein und Unterbrechung der Infektkette Mensch-Schwein-Mensch. Ferkel erkranken meist in den ersten Lebensmonaten und werden mit bivalentem, inaktiviertem Impfstoff (Viruszüchtung in bebrüteten Hühnereiern) ab der 10. Lebenswoche wirksam geimpft (zweimalige Applikation im Abstand von 2-4 Wochen).

Pasteurellose. Pasteurellosen können an der Entstehung respiratorischer Erkrankungen des Schweins beteiligt sein. Vor allem bei der enzootischen Pneumonie, der Ferkelgrippe, werden sie als einer der Kausalfaktoren angesehen. Impfstoffe, welche inaktivierte Keime verschiedener Pasteurella-Species enthalten, werden daher zur Prophylaxe der Ferkelgrippe eingesetzt, die eine zweimalige Vaccinierung im Abstand von 4 Wochen ab der 4. bis 6. Lebenswoche erfordert. Da die Pasteurellen-Infektionen nur einen Teil eines multifaktoriellen Geschehens darstellen, ist von der Impfung nur bedingt ein Erfolg zu erwarten. Prophylaxe und Therapie kann auch mit spezifischen Immunseren versucht werden. Pasteurella multocida wird auch im Zusammenhang mit der atrophischen Rhinitis gesehen und bekämpft.

Tabelle 6.36 Impfkalender für den Schweinemastbetrieb

	4. bis 6. Lebenswoche	8. bis 12. Lebenswoche
Aujeszkysche Krankheit		
a) Ferkel geimpfter Mütter		+
b) Ferkel ungeimpfter Mütter	+	+
Influenza	+	(+)
Schweinepest		+
E.coli-Infektion	+	

Rhinitis atrophicans. Diese entzündliche und atropische Deformierung von Nasenmuscheln und Oberkiefer (Schnüffelkrankheit) hat verschiedene Ursachen. Zu genetischen Faktoren kommen bakterielle Infektionen durch Bordetella bronchiseptica und möglicherweise Pasteurella multocida, Typen A und D. Impfstoffe berücksichtigen diese Erreger und enthalten inaktivierte Keime in hoher Zahl. Da erste Krankheitserscheinungen bereits in den ersten Lebenswochen auftreten, verspricht die Impfung der trächtigen Mütter ca. 4 Wochen vor dem Abferkeln den größten Erfolg. In Zuchtbetrieben werden auch die Ferkel in der 10. und 12. Lebenswoche aktiv geimpft und die Eber durch jährliche Vaccinierung mit einbezogen. Sanierungsprogramme sehen außerdem die wiederholte Verabreichung von Antibiotica in den ersten Lebenswochen vor.

Kombinationsvaccinen. Wegen der verschiedenartigen Haltungformen und damit verbundener individueller Impfprogramme existieren relativ wenig Kombinationen auf dem Markt, wenn man nicht die Impfstoffe gegen multifaktorielle Erkrankungen mitzählt. Clostridienvaccinen enthalten in der Regel mehrere Antigene bzw. Toxoide. Auch Vaccinen und Immunseren gegen Aufzuchterkrankungen berücksichtigen eine Vielfalt von Erregern, z. B. E. coli, Pasteurellen, Salmonellen und Streptokokken. Aufgrund des ähnlichen Erkrankungsalters werden Antigene gegen Aujeszkysche Krankheit und Schweineinfluenza gemischt.

Impfschema. Impfprogramme für Schweine werden bestimmt durch Haltungsform, epizootiologische Si-

Tabelle 6.37 Muttertierimpfung beim Schwein

	Grundimmunisierung	Auffrischung
E.coli-Infektionen	6 bis 10 Wo. + 2 bis 3 Wo. vor Abferkeln	2 bis 3 Wo. vor Abferkeln
Clostridien-Infektionen	6 bis 10 Wo. + 2 bis 3 Wo. vor Abferkeln	2 bis 3 Wo. vor Abferkeln
Rhinitis atrophicans	ca. 4 Wo. vor Abferkeln	ca. 4 Wo. vor Abferkeln
Aujeszkysche Krankheit	6 bis 8 Wo. + 3 bis 4 Wo. vor Abferkeln	3 bis 4 Wo. vor Abferkeln
Parvovirus-Infektion	Erstlingssauen 3 bis 4 Wochen vor Belegen	vor Belegen (1 ×)
Rotlauf	Erstlingssauen vor Belegen (2 x im Abstand von 2 bis 6 Wochen)	vor Belegen bzw. jährlich (1 ×)

tuation, individuelle Infektionslage sowie Vorgabe von Behörden und Verbänden. Die Tabellen 6.36 und 6.37 berücksichtigen daher nur die Impfungen, die am weitesten verbreitet sind und regelmäßig durchgeführt werden. Den besonders wichtigen Muttertierimpfungen ist eine eigene Tabelle gewidmet; Mischbetriebe müssen sich nach entsprechender Beratung einen individuellen Impfkalender aufstellen.

3.5.7 Schutzimpfungen beim Geflügel

Hühner

Wie kein anderes Tier wird das Huhn heute ökonomisch betrachtet. Die hieraus notwendig gewordene Intensivhaltung bringt eine besondere Gefährdung durch Seuchen mit sich. Neben Management und Hygiene kommt hier der Impfprophylaxe die zentrale Rolle bei der Prävention zu. Seit vielen Jahren haben sich daher feste Impfschemata herausgebildet, die in der Regel konsequent eingehalten werden. Impfungen in der Hühner-Intensivhaltung verfolgen verschiedene Ziele: Populationsschutz zur Senkung des Infektionsdrucks, Individualschutz vor Erkrankung und Leistungsminderung, bei Zuchttieren Aufbau eines starken Schutzes, der auf die Nachzucht übergeht und dieser in den ersten Lebenswochen zugute kommt. Eine besondere Situation stellt die Impfung gegen die infektiöse Bursitis dar, deren Verhütung gleichzeitig die natürliche Abwehr anderer Infektionen sicherstellt.
Die maternale Immunität wird beim Huhn über den Eidotter übertragen. Je nach maternalem Immunstatus sind Küken auf diese Weise bis zu 6 Wochen vor den entsprechenden Infektionen geschützt. Allerdings ist dies auch beim Impfkalender zu berücksichtigen, da aktive Impfungen in Gegenwart maternaler Antikörper nutzlos sind. Dotteruntersuchungen zur Überprüfung des zu erwartenden Antikörperniveaus bei Küken sind daher üblich.
Die Notwendigkeit, große Tierzahlen häufig und kostengünstig zu impfen, hat die Entwicklung der Geflügelvaccinen entscheidend beeinflußt. In der Regel werden Lebendvaccinen verwendet; zum Teil besitzen die Impfstämme eine relativ hohe Restvirulenz. Dies erhöht die individuelle Immunantwort und führt durch Erregerausscheidung und -verbreitung im Bestand zu einem zusätzlichen Impfeffekt. Lebendimpfstoffe stimulieren zudem die bei vielen Infektionen des Huhnes wesentliche Schleimhautimmunität. In der Tabelle 6.38 sind diejenigen Infektionen zusammengestellt, gegen die heute üblicherweise und mit kommerziellen Vaccinen geimpft wird. Es fällt auf, daß es sich fast ausschließlich um Virusinfektionen handelt.

Tabelle 6.38 Übliche Schutzimpfungen beim Huhn

Krankheit	Erreger
- Aviäre Encephalomyelitis (AE) (Zitterkrankheit)	(Picornavirus)
- Newcastle Disease (ND) (atypische Geflügelpest)	(Paramyxovirus)
- Infektiöse Bronchitis (IB)	(Coronavirus)
- Markesche Krankheit (infektiöse Hühnerlähmung)	(Herpesvirus)
- Gumboro Disease (infektiöse Bursitis)	(Birnavirus)
- Egg Drop Syndrom (EDS)	(Adenovirus)
- Infektiöse Arthritis/ Tenosynovitis	(Reovirus)
- Infektiöse Laryngotracheitis (ILT)	(Herpesvirus)
- Hühnerpocken	(Avipoxvirus)
- Geflügelschnupfen (infektiöse Coryza)	(Haemophilus gallinarum)
- Chronic Respiratory Disease (CRD)	(Mycoplasma gallisepticum)
- Geflügelcholera	(Past. multocida)

Aviäre Encephalomyelitis (AE). Klinisch apparente Erkrankungen treten gewöhnlich nur bei Küken in den ersten 4 Lebenswochen auf. Die Impfung der älteren Tiere hat daher die Aufgabe, der Nachzucht über die Dotter-Antikörper einen Schutz in der kritischen Lebensperiode zu vermitteln. Ältere Tiere erkranken zwar in der Regel nicht, fungieren jedoch als Virusreservoir. Die Impfung dient daher auch der Unterbrechung der Infektkette. Durchgesetzt haben sich zur Prophylaxe nur Lebendimpfstoffe. AE-Lebendimpfstoffe bilden eine Ausnahme in der Vaccinologie, weil sie kontagiöses virulentes Virus enthalten, welches allerdings nicht neurotrop, sondern viszerotrop ist. Die Impfung stellt demnach eine gezielte Infizierung des Bestandes dar. Die Impfungen sind zwischen 10. Lebenswoche und 4 Wochen vor Verwendung der Bruteier zu terminieren. Die Verabreichung erfolgt über das Trinkwasser. Zu anderen Impfungen ist ein Abstand von mindestens 2 bis 3 Wochen einzuhalten. Aus geimpften Beständen sollen mindestens 5 Wochen lang keine Tiere in den Verkehr gebracht werden.

Newcastle Disease (ND). Impfungen gegen ND sind in der Bundesrepublik durch das Gesetz vorgeschrieben (→ Abschnitt 3.6). Üblich ist der Einsatz von Lebendimpfstoffen über das Trinkwasser. Enthalten sind schwachvirulente Virusstämme, daher dürfen kranke Tiere nicht geimpft werden. Auf Unterschiede in der Virulenz der Stämme ist zu achten, z. B. zwischen Hitchner B1 und La Sota, wenn sehr junge Küken geimpft werden oder wenn das Sprayverfahren eingesetzt wird. Zur Boosterung erhalten Legehennen vor Beginn der Eiablage häufig inaktivierte, adjuvierte Vaccine i. m. verabreicht. In Kombination mit Hühnerpockenvirus werden ND-Vaccinen teilweise auch intracutan verabreicht.

Infektiöse Bronchitits. Diese Infektion macht sich durch respiratorische Erkrankungen bei Jungtieren und durch Leistungsrückstand bei Legehennen bemerkbar. Geimpft wird über das Trinkwasser oder mittels Sprühverfahren, und zwar mit Lebendvaccinen. Die zweimalige Impfung wird mit Erregern unterschiedlicher Virulenz durchgeführt; d. h., bei der Erstimpfung wird stärker attenuiertes Virus verwendet als bei der Revaccinierung. Der Impfzeitpunkt variiert gemäß der Verwendungsart (siehe Impfkalender). Kombinationen mit Newcastle-Disease-Vaccine sind handelsüblich.

Mareksche Krankheit. Diese Erkrankung geht mit vielfältigem Erscheinungsbild einher. Charakteristisch sind lymphoproliferative Prozesse unter Nervenbeteiligung. Als die erste tumoröse Erkrankung, gegen die ein Impfschutz möglich ist, hat die Mareksche Erkrankung besondere Bedeutung erlangt. Da die Infektion weit verbreitet ist und ein Impfschutz nur aufgebaut werden kann, wenn der Impfling noch nicht natürlich infiziert wurde, erfolgt die Impfung grundsätzlich bei Eintagsküken. Lebendimpfstoffe enthalten entweder das antigenverwandte, für Hühner avirulente Putenherpesvirus oder apathogene Marek-Virusstämme. Geimpft wird i. m. oder s. c. Broiler werden wegen der kurzen Haltungsdauer meist von der Impfung ausgenommen.

Infektiöse Bursitis. Das Virus der infektiösen Bursitis besitzt eine starke Affinität zu den B-Lymphozyten der Bursa Fabricii und anderer lymphatischer Organe. Hierdurch kann es einerseits zur klinischen Erkrankung kommen, andererseits resultiert eine Immunsuppression mit entsprechenden Folgen für spätere Infektionen und Impfungen. Impfstoffe gegen infektiöse Bursitis enthalten gewöhnlich lebendes, attenuiertes Virus und werden Küken über das Trinkwasser einmal oder wiederholt verabreicht. Um Küken einen lang anhaltenden passiven Immunschutz zu vermitteln, können Legehennen mit Impfstoff aus inaktivierten, adjuvierten Erregern parenteral geboostert werden. Impfungen sind auch bei Broilern angezeigt, wenn die Mastdauer verlängert ist.

Egg-Drop-Syndrom. Zur Prophylaxe des virusbedingten Leistungsabfalls bei Legehennen und Elterntieren kann eine inaktivierte, öladjuvierte Vaccine i. m. verabreicht werden. Der Impfzeitpunkt liegt zwischen 14. und 18. Lebenswoche.

Infektiöse Arthritis/Tenosynovitis. Diese durch aviäre Reoviren hervorgerufene Erkrankung von Gelenken und Sehnenscheiden wird ähnlich wie die Infektiöse Bronchitis durch eine zweistufige Impfung mit Lebendvaccine bekämpft. Küken in der 1. bis 2. Lebenswoche erhalten Impfstoff mit stärker abgeschwächtem Virus parenteral verabreicht; die Revaccinierung in der 12. bis 15. Woche erfolgt parenteral oder über das Trinkwasser mit dem etwas virulenteren Impfvirus. Eine spätere Zweitimpfung in der 20. Woche erhöht und verlängert den maternalen Schutz der Nachkommen.

Infektiöse Laryngotracheitis (ILT). Neben respiratorischen Krankheitserscheinungen dominiert bei dieser Infektionserkrankung der Abfall der Legeleistung. Bei entsprechender Seuchensituation kann gegen ILT mit Lebendimpfstoffen vacciniert werden, die relativ virulentes Impfvirus enthalten. Die Impfung selbst erfolgt heute gewöhnlich durch Eintropfen der Vaccine in den Bindehautsack, Eye-Drop-Verfahren, bei Tieren im Alter von 4 bis 10 Wochen. Bei jüngeren Küken kann es zur Konjunktivitis kommen. Nur gesunde Tiere dürfen geimpft werden. Eine Revaccinierung ist notwendig, wenn die Erstimpfung in jüngerem Alter vorgenommen worden ist. Geimpfte Tiere sollen bis 4 Wochen nach der Impfung nicht mit anderen Tieren in Kontakt gebracht werden.

Hühnerpocken. Auch hier wird die Impfprophylaxe gemäß der Seuchensituation durchgeführt. Geimpft wird mit attenuiertem Hühnerpockenvirus, welches cutan verabreicht werden muß. Dies geschieht am einfachsten mit der Flügelstich-Methode (Wing-Web-Methode), wobei eine mit Impfstoff benetzte Doppelnadel in die unbefiederte Flügelspannhaut gestochen wird. Alternativ kann der Impfstoff auch in die Federfollikel des Unterschenkels eingerieben werden (nach Entfernen der Federn). Es entwickeln sich im positiven Fall stecknadelkopfgroße lokale Impfreaktionen, Pocken, deren Kontrolle dem Nachweis der erfolgreichen Impfung dient. Die Impfung kann bei Tieren jeden Alters durchgeführt werden; bei sehr jungen Tieren ist eine Revaccinierung ratsam. die Trinkwasserimpfung gegen Hühnerpocken ist mit bestimmten Virusstämmen möglich, hat sich jedoch nicht eingebürgert. Impfstoffe, die vermehrungsfähiges Taubenpockenvirus enthalten, rufen beim Huhn eine schwächere Reaktion, aber auch eine schwächere Immunität hervor und sollten Notimpfungen vorbehalten bleiben.

Geflügelschnupfen. Für den Bedarf steht hier eine Vaccine zur Verfügung, die inaktivierte und adjuvierte Keime von Haemophilus gallinarum enthält. Geimpft wird s. c. in der 8. Lebenswoche mit Wiederholung nach 3 bis 4 Wochen.

CRD. Impfstoffe enthalten Mycoplasma gallisepticum in inaktivierter Form und ein Öladjuvans. Verabreicht wird s. c. in der 4. Lebenswoche mit Wiederholung nach 4 bis 5 Wochen.

Geflügelcholera. Diese Erkrankung ist heute selten und kann mit einem Totimpfstoff bekämpft werden, der die relevanten Typen von P. multocida enthält. Parenterale Impfung mit 4 und 8 Wochen.

Kombinationsvaccinen. Da ein Teil der weltweit üblichen Impfungen zeitgleich anfällt, lag es nahe, Kombinatonsvaccinen zu entwickeln. Üblich sind Kombinationen aus Newcastle-Disease und Infektiöse Bronchitis-Virus zur Trinkwasserimpfung sowie Newcastle-Disease- und Hühnerpockenvirus zur cutanen Verabreichung. Eine andere Kombination umfaßt Newcastle Disease, Infektiöse Bronchitis und Gumboro Disease.

Impfschemata. Wie bei keiner anderen Tierart werden Impfungen beim Huhn nach konsequent eingehaltenen Schemata vorgenommen. Die Anzahl der Impfungen und die Art der Impfstoffe werden vorgegeben durch die Nutzungsart, die epizootiologische Situation und die gesetzlichen Bestimmungen. In Mitteleuropa werden gewöhnlich die in den Tabellen 6.39 bis 6.41 zusammengestellten Impfkalender verfolgt. Im Gegensatz zum intensiven Impfprogramm bei Zuchttieren und Legehennen beschränkt sich bei Broilern der Impfkalender auf wenige Impfungen.

Tabelle 6.39 Impfkalender für das Huhn
a) Zuchttiere (Lege- und Mastrassen)

Alter	Impfung gegen	Applikation
1 Tag	Mareksche Krankheit	i. m., s. c.
(1 Woche	Arthritis	i. m., s. c.)
3 Wochen	Newcastle Disease + Inf. Bronchitis	Trinkwasser
5 Wochen	Gumboro Disease	Trinkwasser
(6 Wochen	ILT	Eye Drop)
8 Wochen	Newcastle Disease + Inf. Bronchitis	Trinkwasser
(9 Wochen	Hühnerpocken	Wing Web)
10 Wochen	Gumboro Disease	Trinkwasser
10 bis 16 Wochen	Aviäre Encephalomyelitis	Trinkwasser
(12 bis 15 Wochen	Arthritis	i. m., s. c., Trinkwasser)
(13 Wochen	ILT	Eye Drop)
15 Wochen	Newcastle Disease + Inf. Bronchitis	Trinkwasser
18 bis 22 Wochen	Gumboro Disease	i. m.
20 bis 22 Wochen	Newcastle Disease	i. m.

Hinweis: Trinkwasserimpfung kann auch durch Applikation mittels Spray/Aerosol ersetzt werden. (Ausnahme: ND-La-Sota-Stamm in den ersten 3 Lebenswochen)

Tabelle 6.40 Impfkalender für das Huhn
b) Legehennen

Alter	Impfung gegen	Applikation
1 Tag	Mareksche Krankheit	i. m., s. c.
2 Wochen	Gumboro Disease	Trinkwasser
3 Wochen	Newcastle Disease	Trinkwasser
4 Wochen	Inf. Bronchitits	Trinkwasser
5 Wochen	Gumboro Disease	Trinkwasser
6 Wochen	Newcastle Disease	Trinkwasser
12 Wochen	Aviäre Encephalitits	Trinkwasser
15 Wochen	Inf. Bronchitis	Trinkwasser
18 bis 20 Wochen	Newcastle Disease	Trinkwasser
Alle 3 bis 4 Monate	Newcastle Disease	Trinkwasser

Hinweis: siehe Tabelle 6.39

Tabelle 6.41 Impfkalender für das Huhn
c) Broiler

Alter	Impfung gegen	Applikation
1 Tag	Inf. Bronchitis	Spray
2 Wochen	Newcastle Disease	Trinkwasser, Spray
(4 Wochen	Gumboro Disease	Trinkwasser)

Puten

Zucht und Mast von Puten haben in Mitteleuropa relativ geringe Bedeutung. Die Immunprophylaxe beschränkt sich in der Regel auf die *Newcastle Disease.* Geimpft wird über das Trinkwasser oder mittels Spray in der 3. und 7. Lebenswoche. Spätere Impfungen, vor allem bei Zuchttieren, sollten parenteral durchgeführt werden; evtl. ist eine höhere Dosierung als beim Huhn notwendig. Eine Impfpflicht besteht nach § 7 (3) der Geflügelpest-Verordnung (→ Abschnitt 3.6) dann, wenn Puten zusammen mit Hühnern in einem impfpflichtigen Bestand gehalten werden. Weitere Erkrankungen der Puten sind Aviäre Encephalomyelitis (s. o.), Geflügelcholera (s. o.), Putenpocken und Rotlauf. Gegen *Putenpocken* wird wie beim Huhn mit vermehrungsfähigem Hühnerpockenvirus mittels Wing-Web-Methode geimpft. Der *Rotlauf* bei der Pute wird durch den gleichen Erreger hervorgerufen wie beim Schwein. Krankheitserscheinungen sind u. a. Enteritis, Laryngopharyngitis, Blutungen. Die beim Schwein eingesetzten Impfstoffe sind auch bei der Pute wirksam; allerdings sind die entsprechenden Impfstoffe in der Bundesrepublik nicht für das Geflügel zugelassen.

Enten und Gänse

Enten und Gänse werden von einer ganzen Reihe von Infektionkrankheiten befallen, gegen die Vaccinen entwickelt worden sind. Die Hepatitis der Gänse und Flugenten (eine gansähnliche Species) wird durch ein Parvovirus hervorgerufen. Seit einigen Jahren befindet sich ein Lebendimpfstoff auf der Basis eines attenuierten Virusstammes auf dem Markt. Er ist lyophilisiert und wird mit adjuvanshaltigem Lösungsmittel i. m. oder s. c. verabreicht. Küken werden ab der 4. Lebenswoche geimpft. Revacciniert wird jeweils vor Beginn der Legeperiode. Die Virushepatitis der Enten wird von einem anderen Erreger verursacht (Picorna-Virus). Auch hier steht ein Lebendimpfstoff zur Verfügung. Zuchtenten werden zweimal im Abstand von 8 Wochen i. m. vacciniert, wobei die Zweitimpfung kurz vor Legebeginn liegen sollte.
Ein Impfstoff gegen die Entenpest (Herpes-Virus-Infektion) existiert, ist in der Bundesrepublik aber derzeit nicht zugelassen.
Bei Geflügelcholera, die auch Enten und Gänse befällt (Gänseseptikämie), kann im Bedarfsfall auf die zugelassenen Hühnerimpfstoffe zurückgegriffen werden.
Gegen die Newcastle Disease müssen Enten und Gänse nach § 7 (3) der Geflügelpest-Verordnung dann geimpft werden, wenn sie zusammen mit einem impfpflichtigen Hühnerbestand gehalten werden.
Wassergeflügel erkrankt vor allem im Sommer nicht selten an Botulismus. An prophylaktischen Einsatz der bei anderen Tierarten üblichen Vaccinen wäre zu denken.

Tauben

Obwohl in der Bundesrepublik ca. 12 Millionen Zuchttauben mit der entsprechenden Anzahl an Jungtieren gehalten werden, finden sich spezifisch zugelassenen Impfstoffe nur gegen zwei Infektionskrankheiten: Taubenpocken und Paramyxovirus-Infektion. Gegen Taubenpocken hat sich seit Jahrzehnten die Impfung mit homologem, attenuiertem, vermehrungsfähigem Virus durchgesetzt. Geimpft wird im Mindestalter von 6 Wochen durch Einreiben mittels Pinsel in die Federfollikel des Unterschenkels oder der seitlichen Brustwand nach Entfernen einiger Federn. Der Impferfolg ist an der Ausbildung der Pockenpusteln zu kontrollieren. Auffrischimpfungen sind jährlich durchzuführen, bei Reisetauben tunlichst im Frühjahr.
Gegen die Paramyxovirose existieren mehrere Impf-

stoffe, die meist auf dem antigenverwandten Newcastle-Disease-Virus basieren. Sie kommen in vermehrungsfähiger Form oder inaktiviert in den Handel. Zumeist sind die entsprechenden Hühnerimpfstoffe auch für Tauben zugelassen. Besonders wirksam sind die inaktivierten Impfstoffe, die im Nackenbereich s. c. appliziert werden. Inzwischen gibt es auch inaktivierte Impfstoffe auf der Basis homologer Virusstämme. Jungtiere werden im Alter von 4 bis 6 Wochen geimpft. Revaccinierungen erfolgen in jährlichem Abstand, wobei der Zeitpunkt auf die Art der Nutzung (Reisetauben, Rassetauben, Masttauben, Zucht etc.) und die jeweilige Beanspruchung abgestimmt werden soll. Zucht- und Sportverbände haben eigene Forderungen für die regelmäßige Impfung der Tauben aufgestellt. Eine Impfung gegen Newcastle Disease kann im Zusammenhang mit Hühnerimpfungen obligatorisch werden.
Gegen eine Reihe weiterer bedeutender Infektionskrankheiten der Taube stehen kommerzielle Impfstoffe nicht zur Verfügung. Hier kann eine Prophylaxe durch Einsatz bestandsspezifischer Vaccinen gemäß Tierimpfstoff-Verordnung versucht werden.

Zier- und Stubenvögel, Greifvögel und Wildgeflügel
Die einzigen spezifisch für diese beliebte Tiergruppe zugelassenen Impfstoffe betreffen die Pockenerkrankungen. Kanarienvögel und Finkenarten werden mit lebendem, attenuiertem Kankrienpockenvirus mittels Wing-Web-Methode oder i. m. geimpft. Mindestalter ist vier Wochen; Revaccinierung jährlich vor Eintritt der Mauser. Fasanen werden wie Hühner und Puten mit Hühnerpockenvirus geimpft. Gegen die Pocken der Psittaciden und anderer Vogelarten sind ebenso wie gegen andere Infektionsarten zwar Impfstoffe in Entwicklung, aber (noch) nicht kommerziell erhältlich.
Wildgeflügel wie Rebhühner, Fasanen, Teichhühner etc. sind unter Umständen gegen Newcastle Disease zu impfen, wenn sie zusammen mit impfpflichtigen Hühnerbeständen gehalten werden, §§ 1 (3), 7 (1) und 7 (3) der Geflügelpest-Verordnung. Hierbei ist auf die für Hühner zugelassenen Vaccinen zurückzugreifen. Spontanerkrankungen an Newcastle Disease sind auch bei einer Reihe von Ziervögeln bekannt geworden, ohne daß eine allgemeine Impfprophylaxe angesagt wäre.

3.5.8 Schutzimpfungen bei Kaninchen und Pelztieren

Pelztiere gehören den verschiedensten Gattungen an, ihre Erkrankungen weisen ein entsprechend weites Spektrum auf. Infektionen können zum Teil durch Immunprophylaxe bekämpft werden. Dazu stehen drei Kategorien von Impfstoffen zur Verfügung:

- Tierart- und erregerspezifische kommerzielle Impfstoffe;
- heterologe kommerzielle Impfstoffe; die für entsprechende Haustierarten zugelassen sind;
- bestandsspezifische Impfstoffe in Spezialanfertigung.

Tabelle 6.42 gibt einen Überblick über die verschiedenen Pelztiere und die Erkrankungen, bei denen Impfungen üblich sind.

Tabelle 6.42 Übliche Schutzimpfungen bei Pelztieren

Kaninchen:	Myxomatose	(Poxvirus)
Nerz und andere Musteliden:	Staupe Virusenteritis Botulismus	(Morbillivirus) (Parvovirus) (Cl. botulinum)
Chinchilla:	E.coli-Infektion Bakt. Mischinfektionen	(E.coli) (E.coli, Listeria monocytogenes, Past. pseudotuberculosis, Proteus vulgaris, Pseudom. aeruginosa)
Fuchs:	Staupe Encephalitis Leptospirose	(Morbillivirus) (Virus der Hundehepatitis, Adenovirus Typ 1) (L. icterohaemorrhagiae, L. canicola)
Ozelot:	Panleukopenie	(felines Parvovirus)

Kaninchen
Die Infektion der Wild- und Hauskaninchen mit der größten und fragwürdigsten Bekanntheit ist die *Myxomatose*, die durch ein Pockenvirus verursacht wird und u. a. zur Bildung geschwulstartiger Verdickungen besonders im Kopfbereich führt. Zur Schutzimpfung werden Lebendvaccinen eingesetzt, die entweder attenuiertes Myxom-Virus enthalten oder das antigenverwandte Fibrom-Virus. Letzteres führt nach der Impfung zur Ausbildung eines lokalen Fibroms, das sich nach mehreren Wochen zurückbildet. In der Bundesrepublik ist nur Impfstoff auf Basis Fibromvirus zugelassen. Er wird bei Tieren ab der 4. Lebenswoche verwendet und vermittelt einen mehrmonatigen Schutz. Wegen der epizootiologischen Rolle von Insekten sollen Wiederholungsimpfungen vor Beginn der warmen Jahreszeit liegen.
Gegen den ebenfalls gefürchteten Kaninchenschnupfen können allenfalls stallspezifische Vaccinen versucht werden. Kommerziellle Produkte liegen nicht vor.
Die haemorrhagische Kaninchenkrankheit (Erreger) macht seit kurzem von sich reden. Impfstoffe aus mit Formalin behandelten Organextrakten sind in einigen Ländern im Einsatz, in der Bundesrepublik aber nicht zugelassen.

Nerz
Für die wesentlichen Erkrankungen des Nerzes stehen spezifische Impfstoffe zur Verfügung. Die Staupe ist ätiologisch mit der Erkrankung des Hundes identisch. Impfstoffe enthalten vermehrungsfähiges, attenuiertes Virus und werden am günstigsten per Spray oder Aerosol an einzelnen Käfiggruppen verabreicht. Geimpft wird in der 5. Lebenswoche bzw. in der 9. Woche, wenn die Jungen von geimpften Müttern stammen. Bei Zuchttieren ist der Impfschutz jährlich aufzufrischen.
Die Nerzenteritis ist der Panleukopenie der Katze ähnlich und wird durch ein antigenverwandtes Virus

verursacht. Prinzipiell könnten die entsprechenden Katzenimpfstoffe verwendet werden. Ein für den Nerz spezifischer Impfstoff enthält inaktiviertes, adjuviertes Nerzenteritis-Virus. Nerzwelpen sollen mit 4 bis 6 Wochen vacciniert werden. Appliziert wird s. c. im Bereich der Ellbogenfalte.
Durch Aufnahme verdorbenen Futters erkranken Nerze nicht selten an Botulismus, der meist tödlichen Ausgang nimmt. Neben hygienischen Maßnahmen haben sich Impfstoffe bewährt, die Botulismustoxoid vom Typ C enthalten und in der 4. bis 8. Lebenswoche, s. c. appliziert, angewendet werden sollen. Kombinationsvaccinen umfassen zumeist Botulismus und Nerzenteritis.

Chinchilla
Derzeit existieren in der Bundesrepublik keine kommerziellen Vaccinen. Bei den in Tabelle 6.42 aufgeführten Infektionen werden routinemäßig stallspezifische Impfstoffe eingesetzt.

Fuchs
Fuchsfarmen werden durch zwei Infektionen belastet, die auch beim Hund vorkommen: Staupe und Leptospirose. Auch die Fuchsencephalitis wird durch ein canines Virus verursacht, das Adenovirus Typ 1 (Hunde-Hepatitis-Virus). Falls spezielle Impfstoffe für den Fuchs nicht im Handel sind, muß auf die entsprechenden Hundevaccinen zurückgegriffen werden. Gegen die Tollwut der Wildfüchse wird heute mit entsprechenden Köderimpfstoffen peroral geimpft.

Ozelot
Wie andere Feliden auch, ist der Ozelot durch die bei der Hauskatze bekannten Krankheiten gefährdet, in erster Linie durch die Panleukopenie. Hier sind die üblichen Katzenvaccinen einzusetzen, bevorzugt solche, die inaktiviertes Virus enthalten.

3.5.9 Schutzimpfungen bei Zootieren

Spezifische Impfstoffe stehen für Zootiere in der Regel nicht zur Verfügung. Daher ist auf die bei den entsprechenden Haustierspecies, wie Rind, Pferd, Hund, bzw. beim Menschen üblichen Vaccinen zurückzugreifen, die dann nach behördlicher Sondergenehmigung analog verwendet werden. An dieser Stelle soll jedoch auf einige spezifische Gegebenheiten hingewiesen werden.

Staupe. Erkrankungen durch das Staupevirus bzw. antigenverwandter Erreger sind bei verschiedenen Raubtierspecies bekannt, z. B. bei Waldhund, Mähnenwolf, Nasenbär, Panda oder Fischotter. Bei diesen Tierarten ist die Verabreichung des Hundeimpfstoffs unter Umständen mit dem Risiko der Impferkrankung behaftet. Dagegen haben sich Spezialimpfstoffe bewährt, die inaktiviertes Virus zusammen mit Aluminiumhydroxid enthalten. Dieser Impfstoff kann mit Sondergenehmigung der Veterinärbehörde als zweimalige subcutane Verabreichung im Abstand von 3 bis 4 Wochen eingesetzt werden. Auf diese Weise können auch Seehunde gegen die Infektion mit dem staupeähnlichen Morbillivirus geschützt werden.

Panleukopenie, Katzenseuche. Diese Infektion betrifft Feliden, aber auch andere Raubtierarten. Von den bei der Hauskatze üblichen Panleukopenie-Impfstoffen sind hier die inaktivierten vorzuziehen, vor allem bei jüngeren Tieren, um eventuelle Impferkrankungen auszuschließen.

Pockenerkrankungen. Bei vielen Tierarten treten spezifische Pockenerkrankungen auf. Sie werden häufig durch Erreger verursacht, die der Orthopoxgruppe angehören. Von den Zootieren sind vor allem Elefanten betroffen. Sie können mit nicht handelsüblichen Impfstoffen, die Vacciniavirus, ebenfalls ein Orthopoxvirus, in vermehrungsfähiger Form enthalten, wirksam geschützt werden. Diese Impfstoffe wirken ebenso bei den anderen Tierpocken der Orthopoxgruppe, z. B. Kamelpocken, Büffelpocken.

Tuberkulose. Das Vorgehen bei der Tuberkulosebekämpfung in Zoologischen Gärten ist umstritten. Dem rigorosen Ausmerzen infizierter Tiere werden Therapieversuche und Schutzimpfungen entgegengehalten. Besonders bei Affen bestand früher die Empfehlung, mit dem in der Humanmedizin üblichen BCG-Impfstoff zu vaccinieren, wodurch allerdings diagnostische Tuberkulintests verfälscht wurden. Heute besteht zu Tuberkuloseimpfungen kein Anlaß mehr.

3.5.10 Schutzimpfungen bei kleinen Heimtieren

Trotz hoher Tierzahlen und steigender Beliebtheit dieser sehr heterogenen Tiergruppe existieren kaum spezifische Impfstoffe. Einige Ausnahmen wie Myxomatose des Kaninchens oder Pocken bei Kanarienvögeln wurden an anderer Stelle bereits besprochen (→ 3.5.8 und 3.5.7). Im allgemeinen sind die spezifischen Infektionserreger von Goldhamster, Meerschweinchen, Schildkröte etc. nur lückenhaft bekannt. Wegen der nahezu unübersichtlichen Vielfalt der Arten kann man entsprechende Forschungsarbeiten oder gar Impfstoffentwicklungen wohl kaum erwarten. Vor allem auch im Hinblick auf die zoonotische Bedeutung mancher Infektionen bei Heimtieren, wie z. B. LCM, sind eher züchterische und hygenische Maßnahmen gefragt.

3.5.11 Schutzimpfungen bei Laboratoriumstieren

Einige Tierarten dieser Gruppe sind bereits abgehandelt worden, z. B. Hund, Katze oder Kaninchen. Zu erwähnen ist an dieser Stelle die Maus, die häufig durch das Ektromelievirus, Mäusepockenvirus, infiziert wird. Meist sind ganze Zuchten befallen. Durch die Neigung des Erregers zur Persistenz hält sich die Infektion hartnäckig. Eine Prophylaxe ist möglich durch das Vacciniavirus, welches wie das Mäusepockenvirus in die Gruppe der Orthopoxviren gehört, oder durch attenuiertes Ektromelievirus. Geimpft wird gewöhnlich intraperitoneal. Impfstoffe sind in der Regel Laborpräparationen im Sinne der bestandsspezifischen Vaccinen.

3.5.12 *Schutzimpfungen bei Fischen*

Ca. 10 Milionen Tonnen Fische werden jährlich in speziellen Anlagen produziert. Die Haltungsbedingungen verschaffen einer Vielzahl von Seuchen große Bedeutung. Dazu kommt ein immunologisches Abwehrsystem, das bei Fischen ganz eigenen Gesetzen unterliegt und seinerseits von der Haltungsform, der Wassertemperatur etc. abhängt. Versuche, gegen Fischseuchen zu vaccinieren, sind nicht neu; wegen der immunologischen und epizootiologischen Gegebenheiten wie auch wegen bislang lückenhafter Erkenntnisse über die Seuchenerreger steht die Immunprophylaxe beim Fisch heute erst am Anfang.

Impfstoffentwicklungen werden bei viralen, bakteriellen und protozoenbedingten Erkrankungen betrieben. Sie betreffen die in Tabelle 6.43 aufgeführten Erreger. Teilerfolge konnten bei den genannten Virusarten bisher nur mit Lebendvaccinen erzielt werden, die jedoch in epizootiologischer Hinsicht nicht unbedenklich sind. Versuchsvaccinen gegen die Protozoenerkrankung Ichthyophtiriasis enthalten homologe Antigene oder heterologes Material von Tetrahymena pyriformis. Gegen bakterielle Infektionen wird mit inaktivierten Erregern oder ihren Antigenen geimpft. In den USA, z. T. in Kanada und z. T. in der Deutschen Demokratischen Republik, werden bereits kommerziell Vaccinen gegen „Redmouth Disease“, Vibriose und Furunkulose hergestellt. In der Bundesrepublik ist ein Impfstoff gegen „Redmouth Disease“ zugelassen.

Tabelle 6.43 Fischseuchen, bei denen Impfstoffe in Entwicklung oder im Handel sind

Channel Catfish Virus Disease (Virusseuche des amerik. Katzenwels)	(Herpesvirus)
Infektiöse Pankreasnekrose (IPN)	(Birnavirus)
Frühjahrsvirämie der Karpfen (SVC)	(Rhabdovirus)
Haemorrhagische Virusseptikämie (VHS) (Forellenkrankheit)	(Rhabdovirus)
Infektiöse hämatopoietische Nekrose (IHN)	(Rhabdovirus)
Columnaris-Krankheit	(Flexibacter columnaris)
Edwardsiellose	(Edwardsiella tarda)
Enterische Septikämie beim Katzenwels	(Edwardsiella ictaluri)
Redmouth Disease*	(Yersinia ruckeri)
Vibriose*	(Vibrio anguillarum/ ordelli)
Aeromonas-Septikämie	(Aeromonas hydrophila)
Furunkulose*	(Aeromonas salmonicida)
Ichthyophtiriasis (Weißpünktchenkrankheit)	(Ichthyophtirius multifiliis)

* Impfstoffe kommerziell erhältlich.

Die Applikation von Fischvaccinen bereitet besonders große Schwierigkeiten. Am wirksamsten ist die parenterale Verabreichung, die am besten intraperitoneal vorgenommen wird; sie ist aber für die Routine zu kostspielig. Die perorale Vaccinierung über das Futter zeigt in der Regel mangelhafte oder zumindest ungleichmäßige Wirksamkeit. Durchgesetzt haben sich das Tauch- und das Sprayverfahren. Beim Tauchverfahren werden die Fische für kurze Zeit in vaccinehaltige Behälter eingesetzt; z. T. wird gleichzeitig Hyperosmose angewandt, um die Infiltration des Impfantigens zu erleichtern. Auch Zugabe der Vaccine ins normale Umgebungswasser wird praktiziert. Beim Sprayverfahren werden die Fische mit Netzen für kurze Zeit aus dem Wasser gehoben und mit Vaccine besprüht. Wegen der die Immunreaktion beeinträchtigenden Streßeinwirkung ist diese Methode nicht allgemein anerkannt. Impfungen sind nur dann erfolgreich, wenn die Fische nach der Vaccinierung bei Temperaturen gehalten werden, die die Ausbildung einer Immunreaktion begünstigen.

Beim Bestreben, die Fischseuchen einzudämmen oder letzlich zu eradikieren, setzt die Bundesrepublik auf hygienische, diagnostische und gesetzliche Maßnahmen. Sie sind verankert in der „Verordnung zum Schutz gegen die ständige Gefährdung der Süßwasserfischbestände durch Fischseuchen“ (Fischseuchen-Schutz-Verordnung) vom 24. März 1982 und in der „Verordnung über die Einfuhr und die Durchfuhr von Süßwasserfischen“ (Fische-Einfuhr-Verordnung) vom 28. Oktober 1983. Entsprechende Kontrollen stellen das Freisein der in Tabelle 6.43 genannten Virusinfektionen sicher. Automatisch verbietet sich damit der Einsatz von Lebendvaccinen gegen die betreffenden Erreger. Die bereits erwähnten kommerziell erhältlichen Totvaccinen gegen bakterielle Fischseuchen können mit entsprechender Genehmigung eingeführt und verwendet werden. In der Deutschen Demokratischen Republik wird eine Vaccine gegen die Vibriose hergestellt und kommerziell vertrieben.

3.6 Impfungen bzw. Impfverbote im Rahmen der staatlichen Tierseuchenbekämpfung

Im Tierseuchengesetz der Bundesrepublik Deutschland finden sich nur wenige Hinweise auf Impfungen bzw. auf Impfverbote bei einzelnen Tierseuchen, so z. B. bei der Lungenseuche der Rinder (§ 51) oder der Pockenseuche der Schafe (§ 56), in denen Impfungen ausdrücklich verboten sind, falls sie nicht behördlich angeordnet werden. Der § 79 erlaubt nun dem Bund bzw. den Ländern, weitere Bekämpfungsmaßnahmen für einzelne Tierseuchen auszusprechen. Im Rahmen dieser Spezialverordnungen werden z. T. auch Impfungen geboten, empfohlen oder verboten. Darüber hinaus kann die Art der Impfstoffe vorgeschrieben

Tabelle 6.44 Wesentliche Impfungen und Impfverbote im Rahmen der staatlichen Tierseuchenbekämpfung (Bundesrepublik Deutschland)

Generelle Impfpflicht:	Maul- und Klauenseuche, Newcastle Disease
Regionale Impfpflicht:	Rauschbrand
Regionale Impferlaubnis bzw. Impfempfehlung:	Tollwut, Bovine Herpesinfektion (BHV 1), Bovine Virusdiarrhoe/Mucosal Disease, Aujeszkysche Krankheit
Impfverbote:	Schweinepest, Tuberkulose, Brucellose, Leukose

werden, wie z. B. bei Tollwut oder Maul- und Klauenseuche. Die in diesem Zusammenhang wesentlichen Tierseuchen sind in der Tabelle 6.44 zusammengestellt.

Tollwut
Generell wird behördlicherseits eine Tollwut-Schutzimpfung bei Hunden und Katzen befürwortet, was daraus hervorgeht, daß das Tierseuchengesetz (§ 39) und expliziter die „Verordnung zum Schutz gegen die Tollwut“ vom 11. März 1977 regelgerecht geimpfte Tiere bei Ansteckungsverdacht besser stellen (Beobachtung unter Quarantäne) als nicht oder nicht fristgerecht geimpfte (Tötung). Die Impfung darf dabei nicht kürzer als 4 Wochen und nicht länger als 1 Jahr zurückliegen (§ 11 der Tollwut-Verordnung). Nur solche Impfstoffe sind zugelassen, die nicht vermehrungsfähige Erreger enthalten (§ 3). Impfungen bei kranken, seuchenverdächtigen oder ansteckungsverdächtigen Tieren gegen Tollwut sind grundsätzlich verboten (Ausnahmen z. B. bei wissenschaftlichen Versuchen). Dagegen kann die Impfung im Fall erhöhter Seuchengefahr sogar angeordnet werden. Hiervon sind in erster Linie Hund und Katze, aber auch Weidetiere betroffen, „Ausführungshinweise zur Verordnung zum Schutz gegen die Tollwut“ in der Fassung vom 27. Januar 1986. Hierdurch wird auch der Schutz des Menschen vor Tollwut berücksichtigt. Die in weiten Teilen Europas durchgeführte Immunisierung wildlebender Füchse durch ausgelegte Impfköder läuft derzeit noch im Rahmen von Versuchen ab, in der Bundesrepublik als sogenannter Bundesfeldversuch. Die Aufnahme in ein staatliches Bekämpfungsprogramm ist vorgesehen. Zur Fuchsimpfung werden unter Ausnahmegenehmigung Lebendimpfstoffe eingesetzt, die ihre Unschädlichkeit auch für andere Tiere bewiesen haben.

Maul- und Klauenseuche
Die Maul- und Klauenseuche gilt als die Tierseuche mit der weltweit größten ökonomischen Bedeutung, die sich nicht nur aus der Erkrankung verschiedener Tierspecies und ihrer wirtschaftlichen Minderung ergibt, sondern auch aus entsprechenden Handelsbeschränkungen. Innerhalb der EG wird eine einheitliche Bekämpfungsstrategie angestrebt (Richtlinie 85/511/EWG des Rates vom 18. November 1985). Zweck der „Verordnung zum Schutz gegen Maul- und Klauenseuche“ (MKS-Verordnung) vom 24. Juli 1987 ist u. a. die Übernahme der genannten EG-Vorschriften in nationales Recht. Die EG-Strategie sieht letztlich die Bekämpfung im wesentlichen durch Keulungsmaßnahmen vor (Tötung der infizierten und ansteckungsverdächtigen Tiere); in bestimmten Ländern besteht heute noch Impfpflicht für alle Rinder. In der Bundesrepublik ist eine jährliche Vaccinierung aller über 4 Monate alter Rinder vorgeschrieben (§ 2 der MKS-Verordnung), wobei trivalente Impfstoffe zu verwenden sind, die Ereger der europäischen Virustypen 0, A und C enthalten. Ausnahmen betreffen z. B. einzelne Zuchttiere, die für den Export bestimmt sind (§ 3). Behördlicherseits kann auch die Impfung anderer für MKS empfänglicher Tiere, also Schweine, Schafe und Ziegen, angeordnet werden. Im Falle eines Seuchenausbruchs können Tiere, welche unter Impfschutz stehen, am Leben erhalten bzw. unter besonderen Maßregeln verwertet werden, während in nichtgeimpften Beständen alle Tiere zu töten und unschädlich zu beseitigen sind (§ 8 der MKS-Verordnung). Die jährliche Pflichtimpfung erfolgt in der Bundesrepublik gewöhnlich einheitlich zu Jahresbeginn. Bezug und Verteilung der Impfstoffe ist Sache der Veterinärverwaltungen der Länder.

Tuberkulose der Rinder
Bei dieser Krankheit (Erreger: Mycobacterium bovis) wird angestrebt, die Seuchenfreiheit durch regelmäßige diagnostische Untersuchung (Tuberkulinisierung), Tötung der positiven Tiere, hygienische Maßnahmen und Handelsbeschränkungen zu erreichen. Impfungen sind verboten („Verordnung zum Schutz gegen die Tuberkulose des Rindes“ in der Fassung vom 21. Januar 1981). Die Tuberkulinisierung ist bei allen über 2 Jahre alten Rindern im Abstand von 2, ausnahmsweise 3 Jahren durchzuführen. Tuberkuline werden wie Impfstoffe vom Paul-Ehrlich-Institut zugelassen. Sie müssen den Anforderungen der Tierimpfstoff-Verordnung entsprechen und sind in der Anlage zur Tuberkulose-Verordnung definiert, ebenso in Anlage B zur bereits in Abschnitt 3.2 zitierten Richtlinie 64/432/EWG (EWG-Richtlinie Rinder und Schweine), die im übrigen auch die generellen Bekämpfungsvorschriften in Anlage A enthält. (Siehe auch Richtlinien 77/391/EWG vom 17. Mai 1977 sowie 78/52/EWG vom 13. Dezember 1977.).

Brucellose
Im Prinzip entsprechen die Maßnahmen zur Bekämpfung der Brucellose denen bei Tuberkulose, „Verordnung zum Schutz gegen die Brucellose der Rinder, Schweine, Schafe und Ziegen“ in der Fassung vom 9. April 1986 (Brucellose-Verordnung). Impfungen sind verboten. Routineuntersuchungen werden nur bei Rindern durchgeführt. Die Diagnostik basiert auf Serumuntersuchungen bei Tieren über 12 Monaten im zweijährigen Abstand bzw. auf Milchuntersuchungen (sechsmal jährlich) nach festgelegten Verfahren (Anlage zur o. g. Verordnung).

Unter entsprechenden epizootiologischen Bedingungen kann die Diagnosepflicht insofern erleichtert werden, als nur Tiere über 2 Jahre zu untersuchen sind und der Untersuchungsabstand 3 Jahre beträgt. Grundlage hierfür ist die Entscheidung 80/775/EWG der Kommission der EG vom 25. Juli 1980. Bei Schwein, Schaf und Ziege können diagnostische Maßnahmen bei entsprechender Seuchenlage angeordnet werden. Zugelassene Verfahren sind serologische Tests und die sogenannte Brucellinisierung in Analogie zur Tuberkulinisierung. Brucellin kann vom Bundesgesundheitsamt bezogen werden. Auf EG-Ebene muß ebenfalls die „EWG-Richtlinie Rinder und Schweine" herangezogen werden (Anlage A und C). Im EG-Recht sind im übrigen auch Schutzimpfungen gegen Brucellose vorgesehen. (Siehe auch Richtlinien 77/391/EWG vom 17. Mai 1977 sowie 78/52/EWG vom 13. Dezember 1977.)

Leukose des Rindes
Impfungen gegen die anzeigenpflichtige Rinderleukose sind verboten, „Verordnung zum Schutz gegen die Leukose der Rinder" in der Fassung vom 17. Oktober 1989. Die Bekämpfung basiert auf diagnostischen, veterinärpolizeilichen und hygienischen Maßmahmen. Auf EG-Ebene sind zu beachten die Richtlinien 77/391/EWG vom 17. Mai 1977, 78/52/EWG vom 13. Dezember 1977 sowie 88/406/EWG vom 14. Juni 1988.

Rinderpest
Rinderpest ist in der Bundesrepublik nicht heimisch. Impfungen sind verboten; die Bekämpfung umfaßt im Ernstfall Tötung der erkrankten Tiere sowie hygienische und seuchenpolizeiliche Maßnahmen. Von der Rinderpest-Verordnung („Verordnung zum Schutz gegen die Rinderpest" vom 15. Juni 1977) sind auch paarhufige Zootiere sowie Schalenwild betroffen (§ 20).

Infektion der Rinder mit dem Bovinen Herpesvirus Typ 1 (BHV 1)
BHV 1 verursacht Erkrankungen des Respirationstrakts und des Genitaltrakts bei weiblichen und männlichen Tieren. Die Erkrankung des Geschlechtsapparats durch BHV 1 wird im Rahmen der „Verordnung zum Schutz gegen übertragbare Geschlechtskrankheiten" vom 3. Juni 1975 staatlich bekämpft. Neben dieser viralen Erkrankung existieren vor allem Deckinfektionen aufgrund von Trichomonaden und Vibrionen. Die Deckinfektionen sind anzeigepflichtig. Bekämpfungsmaßnahmen sind vorwiegend hygienischer und veterinärpolizeilicher Natur. Im Zusammenhang mit Impfungen interessiert nur die BHV-1-Infektion. Impfungen, Impfverbote, Impfgebote und die Art der zu verwendenden Impfstoffe werden in der genannten Verordnung sowie in den vom Bundesministerium für Ernährung, Landwirtschaft und Forsten herausgegebenen „Leitlinien für den Schutz von Rinderbeständen vor BHV-1-Infektionen und für die Sanierung infizierter Rinderbestände" vom 12. Juni 1986 geregelt. Die einzelnen Bundesländer haben zum Teil eigene Richtlinien erlassen. Wesentliche Grundlage für das Verständnis der bei BHV 1 speziellen Bekämpfungsphilosophie ist die Persistenz der Infektion. Virusträger stellen ein permanentes und normalerweise unerkanntes Erregerreservoir dar. Daher werden im Rahmen von Bekämpfungsprogrammen gerade die bereits infizierten Tiere geimpft, um deren Immunitätslage zu verstärken und dadurch die Gefahr einer Virusausscheidung und Kontagiosität zu minimieren. Vorausbedingung für die praktische Durchführung der BHV-1-Bekämpfung ist die routinemäßige Antikörperdiagnose der Rinderbestände. Antikörperfreie und damit infektionsfreie Bestände dürfen nicht geimpft werden. Befinden sich einzelne Reagenten im Bestand, werden diese mit Impfstoff aus inaktivierten Erregern geimpft. Bei hohem Prozentsatz an Reagenten wird die Impfung des gesamten Bestandes notwendig. Hierbei wie auch bei Auftreten klinischer Erscheinungen dürfen auch Lebendvaccinen eingesetzt werden. Lückenlose Überprüfung des serologischen Status und, wenn nötig, jährliche Nachimpfung sind ebenso Teil des Bekämpfungsprogrammes wie Einstellungs- und Handelskontrollen. Die Teilnahme am Bekämpfungsprogramm, welches auch in finanzieller Hinsicht staatlich gefördert wird, ist nicht Pflicht, wird den Rinderhaltern jedoch empfohlen. Zuchtverbände fordern die Teilnahme in der Regel. Die in der Bundesrepublik derzeit laufenden Maßnahmen stehen im Gegensatz zu dem in der Schweiz seit 1978 durchgeführten Sanierungsprogramm. Hier werden Diagnose, Bestandssperrungen und Ausmerzung bestimmter Tiere kombiniert.

Bovine Virusdiarrhoe/Mucosal Disease (BVD/MD)
In der Bundesrepublik ist diese Erkrankung meldepflichtig. Staatliche Bekämpfungsprogramme bestehen in einzelnen Bundesländern, wo BVD/MD-Impfungen mit Hilfe der Tierseuchenkassen stimuliert und finanziert werden.

Schweinepest
Auch bei der europäischen Schweinepest streben die EG-Länder Seuchenfreiheit ohne generelle Impfmaßnahmen an; d. h. Impfungen dürfen nur unter staatlicher Aufsicht im Seuchenfalle durchgeführt werden (Richtlinie 80/217/EWG des Rates vom 22. Januar 1980, geändert durch Richtlinie 87/486/EWG vom 22. September 1987). Entsprechend ist in der Bundesrepublik die Impfung gegen Schweinepest wie auch gegen die hier nicht heimische Afrikanische Schweinepest verboten, „Verordnung zum Schutz gegen die Schweinepest und die Afrikanische Schweinepest" vom 3. August 1988, § 2 (1)). Die zuständige Behörde kann jedoch im Einzelfall Ausnahmen zulassen, § 2 (2), oder die Impfung sogar anordnen, § 2 (3), § 14. Geimpfte Tiere müssen dann aus Gründen der bestehenden Handelsbeschränkungen gekennzeichnet werden.

Aujeszkysche Krankheit des Schweines (Pseudowut)
Die Aujeszkysche Krankheit unterliegt der Anzeigepflicht. Als typisches Herpesvirus verhält sich das Aujeszky-Virus ähnlich BHV 1, indem es zu persistenten und klinisch oft unerkannten Infektionen führt. Eine Bekämpfung muß diagnostische mit prophylaktischen, hygienischen und seuchenpolizeilichen Maßnahmen kombinieren. Nach der „Verordnung zum

Schutz gegen die Aujeszkysche Krankheit" in der Fassung vom 30. März 1989 sind Impfungen zunächst einmal verboten, § 3 (1). Absatz 2 des § 3 läßt aber Ausnahmen zu, und nach Absatz 3 können Impfungen sogar amtlich angeordnet werden. Ein wesentliches Novum ist das Gebot in Absatz 5, nur solche Impfstoffe (inaktiviert oder lebend) einzusetzen, die kein Glycoprotein I bzw. den nicht dafür kodierenden Genabschnitt besitzen (gI-negativ). Damit ist im Impfling die Bildung von gI-Antikörpern ausgeschlossen, was wiederum eine serodiagnostische Differenzierung zwischen natürlich infizierten und geimpften Tieren erlaubt. Der Einsatz einer derartigen „Marker-Vaccine" stellt einen entscheidenden Fortschritt in der Tierseuchenbekämpfung dar.

Infektiöse Anämie der Einhufer

In der Bundesrepublik sind in den letzten Jahren nur vereinzelte Fälle der Infektiösen Anämie bei Pferden aufgetreten. Impfungen sind gemäß „Verordnung zum Schutz gegen die ansteckende Blutarmut der Einhufer" vom 2. Juli 1975 mit Ausnahme seuchenkranker Tiere erlaubt; allerdings werden weder Impfungen praktiziert noch sind Impfstoffe auf dem Markt. Diagnostische Serumuntersuchungen sind vor allem beim grenzüberschreitenden Verkehr relevant.

Geflügelpest und atypische Geflügelpest (Newcastle Disease)

Die atypische Geflügelpest ist eine weit verbreitete Seuche, während die klassische Geflügelpest bei uns nicht heimisch ist. Beide Seuchen werden in der sogenannten Geflügelpest-Verordnung erfaßt („Verordnung zum Schutz gegen die Geflügelpest und die Newcastle-Krankheit" in der Bekanntmachung vom 26. Juli 1985). Impfungen gegen die klassische Geflügelpest sind grundsätzlich verboten, § 5 (1); für den Fall einer drohenden Seuchengefahr können andererseits Impfungen angeordnet werden, § 5 (4). Allerdings existieren derzeit keine Vaccinen. Ganz anders ist die Situation bei der atypischen Geflügelpest, bei der die regelmäßige Impfung des gesamten Bestandes vorgeschrieben ist, wenn mehr als 200 Tiere gehalten werden. § 5 (2) regelt, welche Vaccinen verwendet werden dürfen: entweder solche aus inaktivierten Erregern oder solche, die lebende Erreger der Virusstämme Hitchner B1 oder La Sota enthalten. Die „Ausführungshinweise zur Verordnung zum Schutz gegen die Geflügelpest und die Newcastle-Krankheit" in der Fassung vom 15. Dezember 1982 erläutern das Impfschema. Der geforderte „ausreichende Schutz" wird durch die Hinweise der Impfstoffhersteller bzw. serologische Statusüberprüfung gewährleistet. Wenn erforderlich, können die Behörden Impfungen auch in Beständen mit weniger als 200 Tieren anordnen. In Impfbeständen sind auch andere Geflügelarten mitzuimpfen.

3.7 Schutzimpfungen beim Tier mit besonderer Bedeutung für die menschliche Gesundheit

Eine der wesentlichen Aufgaben der Tiermedizin ist seit jeher auch die Sicherung der menschlichen Gesundheit. Die Bedeutung der tierärztlichen Impfungen läßt sich daran ermessen, daß heute etwa 200 Zoonosen gezählt werden. Tabelle 6.45 bringt eine Übersicht über diejenigen Zoonosen, bei denen Impfungen der Tiere üblich und bewährt sind und somit einen Beitrag für die menschliche Gesundheit leisten. Einige besonders wesentliche Erkrankungen werden im folgenden herausgegriffen.

An erster Stelle steht sicherlich die *Tollwut*. Seit über 100 Jahren werden hier nicht nur Menschen geimpft, sondern auch die Tiere, mit denen der Mensch in engem Kontakt steht, in erster Linie Hund und Katze. Geimpfte Haustiere bilden eine wirksame Barriere zwischen den die Tollwut tragenden Wildtieren und dem Menschen. Ein weiterer und noch konsequenterer Weg wird in Zentraleuropa seit Jahren dadurch beschritten, daß man den Hauptträger der europäischen Tollwut, den Fuchs, über systematisch ausgelegte Köder mit attenuiertem Lebendimpfstoff vacciniert. In ganzen Landesgebieten konnte auf diese Weise die sylvatische Tollwut eliminiert und damit die Gefährdung des Menschen reduziert werden.

Tabelle 6.45 Zoonosen, bei denen Schutzimpfungen von Tieren üblich sind

Krankheit	Erreger	Hauptwirt
Tollwut	Rhabdovirus	Wildtiere, Haustiere
Stomatitis vesicularis	Rhabdovirus	Pferd, Rind
Amerik. Pferde-encephalitiden	Togaviren	Pferd, Vögel
Elefantenpocken	Orthopoxvirus	Elefant
Pustular-dermatitis	Parapoxvirus	Schaf, Ziege
Schweine-influenza	Orthomyxovirus	Schwein
Newcastle Disease	Paramyxovirus	Geflügel
Salmonellosen	Salmonella spp.	Rind, Schwein, Mensch
Rotlauf	E. rhusio-pathiae	Schwein, Pute
Milzbrand	Bac. anthracis	Schaf, Rind
Leptospirose	L. icterohae-morrhagiae,	
	L. canicola	Ratte, Hund
	L. hardjo	Rind
	L. pomona	Schwein
Brucellose	Br. melitensis	Schaf
	Br. abortus	Rind
Q-Fieber	Coxiella burnetti	Schaf, Rind

Analog wird in anderen Regionen bei den jeweiligen Seuchenträgern vorgegangen, Waschbär, Marderhund etc. In manchen Ländern Südamerikas und Afrikas wird die Tollwut durch Impfkampagnen bei streunenden Hunden, dort oft Hauptreservoir der Tollwut, eingedämmt. Diesem Vorgehen bzw. einer peroralen Schutzimpfung über präparierte Köder wäre mehr Intensität zu wünschen. Vor allem in Indien ließen sich dadurch jährlich hunderttausende von Tollwutexpositionen des Menschen verhindern.
Ebenfalls durch ein Rhabdovirus wird die *Vesikuläre Stomatitis* hervorgerufen. Sie ist in Nord- und Südamerika, Afrika und Asien heimisch und befällt Pferde, Maultiere und Rinder. Menschen erkranken selten unter grippeähnlichen Symptomen. In Endemiegebieten werden Tiere geimpft.
Die amerikanischen *Pferdeencephalitiden* werden durch Togaviren hervorgerufen (Übertragung durch Moskitos) und führen in einzelnen Regionen zu schweren Erkrankungen des Menschen. Für die Impfung von Pferden stehen wirksame Impfstoffe zur Verfügung.
Klassische Zoonosen sind auch die *Pockenerkrankungen*, vor allem die durch Angehörige der Orthopoxvirus-Gruppe hervorgerufenen. Die Impfung des Menschen mit Vacciniavirus hat früher eine breite und solide Immunität gegenüber diesen Erregern vermittelt. Mit abnehmendem Impfschutz der Population werden die Fälle zunehmen, in denen Menschen durch Tierpocken infiziert werden und erkranken. Affenpocken sind hierfür ein Beispiel, aber auch Elefantenpocken, die bereits mehrfach zur Erkrankung von Pflegepersonal geführt haben. Manche Zoologische Gärten vaccinieren ihre Elefanten heute regelmäßig mit besonders attenuierten Vacciniavirus-Impfstoffen. Auch Vertreter der Parapocken können beim Menschen Erkrankungen hervorrufen; gegen die Pustulardermatitis der Schafe sind Impfstoffe in Entwicklung.
Influenza stellt unter den Zoonosen eine Sonderform dar. Die für die Grippe des Menschen verantwortlichen Stämme unterliegen einer permanenten Antigenveränderung, was zumindest zum Teil auf Passagen im Tier mit Herausbildung neuer Rekombinanten erklärt wird. Impfungen der Tiere, z. B. Pferde, Hunde und Schweine, können somit zur Verhinderung des beschriebenen Phänomens beitragen. Speziell vom Schwein sind einige Male Epidemien beim Menschen ausgegangen; heute beinhalten Vaccinen für den menschlichen Gebrauch auch das ursprünglich für das Schwein typische Influenzavirus.
Zur Prophylaxe von *Salmonellosen* sind vor allem bei Rind und Schwein Impfungen üblich. Allerdings sind sie nicht immer erfolgreich.
Immer wieder erkranken Metzger, Landwirte u.a. an *Rotlauf* (Erysipeloid), einer sonst bei Schwein, Pute und mehreren anderen Species verbreiteten Infektion. Bei den genannten Tierarten sind prophylaktische Impfungen hochwirksam.
Milzbrand ist heute selten und wird seuchenpolizeilich bekämpft. Impfungen waren früher üblich. Konsequente Hundeimpfung gegen *Leptospirose* findet ihren deutlichen Ausdruck in einer Reduktion der Krankheitsfälle beim Menschen. Andere Infektionsquellen sind Rinder und Schweine. In einzelnen Ländern werden auch bei diesen Tierarten Schutzimpfungen durchgeführt.
Brucellosen bei Tieren werden in vielen Ländern u. a. durch Impfungen bekämpft. Strenge seuchenpolizeiliche Maßnahmen haben sich bei uns als wirksames Mittel zum Schutz von Mensch und Tier bewährt.
Q-Fieber kommt weltweit bei einer Reihe von Tierarten vor. Besonders von Schafen und Rindern gehen immer wieder heftige Endemien bei Menschen aus. Rinder können den Erreger auch mit der Milch ausscheiden. Impfstoffe für das Rind sind in einigen Ländern bereits im Einsatz. Derzeit werden Weiterentwicklungen im Hinblick auf Verträglichkeit und Wirksamkeit betrieben.
Intensive Forschungsaktivität wird in absehbarer Zeit Impfstoffe gegen andere Zoonosen zur Anwendungsreife bringen. Als besonders wesentlich sind dabei die verschiedenartigsten Parasitenerkrankungen anzusehen, bei denen eine Immunprophylaxe heute durch Einsatz molekularbiologischer Methoden in greifbare Nähe rückt.

Literatur

1. Ackermann M, Müller HK, Bruckner L, Riggenbach C, Kihm U (1989) Die Bekämpfung der infektiösen bovinen Rhinotracheitis (IBR) in der Schweiz von 1978 bis 1988, Schweiz Arch Tierheilk 131:397-407
2. Amlacher E (1986) Taschenbuch der Fischkrankheiten, Fischer, Stuttgart
3. Bachmann PA, Hess RG (1982) Comparative Aspects of Pathogenesis and Immunity in Animals. In: Tyrell DAJ, Kapikian AZ (Hrsg.) Virus infections of the gastrointestinal tract, Marcel Dekker Inc., New York
4. Butler JE (1983) Bovine immunoglobulins: An augmented review, Vet Immunol Immunopathol 4:43-152
5. Danner K (1985) Zum sogenannten Impfversagen bei der Parvovirose des Hundes, 16. Kongreß der DVG, Bad Nauheim
6. Direktorium für Vollblutzucht und Rennen (Hrsg.) Wochenrennkalender 115, Nr. 24, 16.06.1989
7. Eichhorn W, Bachmann PA (1983) Muttertierimpfungen beim Rind, Tieraerztliche Umschau 38:790-794
8. Ewald C (1988) Zur Frage der erforderlichen Sorgfalt bei der Durchführung von Impfungen in Schweinebeständen, Tieraerztl Umschau 43:750-758
9. Fechner J (1984) Schutzimpfungen bei Haustieren, Hirzel, Leipzig
10. Franke V, Matern B, Ackermann O, Danner K (1989) Prophylaxe der Staupe bei Zootieren, Berl Münch Tieraerztl Wschr 102:56-58
11. Gabrisch K, Zwart P (Hrsg.) (1984) Krankheiten der Heimtiere, Schlütersche, Hannover
12. Geißler A, Rojahn A, Stein H, Sammlung tierseuchenrechtlicher Vorschriften, Stand 15. Mai 1989, RS Schulz, Percha
13. Haxby D (1985) Vaccination regimes for poultry, In Practice 7:182-183
14. Hess RG, Bachmann PA (1983) Muttertierschutzimpfungen beim Schwein, Tieraerztl Umschau 38:794-799
15. Horsch F (1977) Immunprophylaxe bei Nutztieren, VEB Fischer, Jena
16. Kinkelin P de, Michel Ch (1984) Symposium on Fish Vaccination, Office International des Epizooties, Paris
17. Kösters J, Jakoby JR (1987) Aktuelle Probleme von Schutzimpfungen bei Vögeln, Berl Münch Tieraerztl Wschr 100:297-300

18. Krauss J, Weber A (Hrsg.) (1986) Zoonosen, Deutscher Ärzte-Verlag, Köln
19. Mahnel H (1985) Schutzimpfung gegen Mäusepocken, Tieraerztl Praxis 13:403-407
20. Mayr A, Eißner B, Mayr-Bibrack B (1984) Handbuch der Schutzimpfungen in der Tiermedizin, Parey, Berlin Hamburg
21. Mayr-Bibrack B (ohne Jahr) Impfkalender für Pferde, Rinder, Schweine, Geflügel und Hunde, Upjohn GmbH (Hrsg.) Heppenheim
22. Mayr A (1985) Schutzimpfung beim Tier und Gesundheit des Menschen, Zbl Bakt Hyg, I. Abt. Orig. B 180:175-189
23. Mayr A, Danner K (1974) Trinkwasserimpfung gegen Hühnerpocken, Dtsch Tieraerztl Wschr 81:307-309
24. Matthes S (1985) Schutzimpfungen bei Kaninchen und Pelztieren, Tieraerztl Praxis 13:107-112
25. Mielke K (1985) Vakzinationsverfahren und Vakzinearten bei Fischen, Vet med Diss, Hannover
26. Rolle M, Mayr A (Hrsg.) (1984) Medizinische Mikrobiologie, Infektions- und Seuchenlehre, 5. Aufl., Enke, Stuttgart
27. Rose ME, Payne LN, Freeman BM (Hrsg.) (1981) Avian Immunology. Poultry Science Symposium Series No. 16, British Poultry Science Ltd.
28. Selmair J (1986) Anwendung von Autovaccinen in der Tiermedizin in Bayern und Baden-Württemberg 1974 bis 1985, Vet med Diss, München
29. Thein P (1988) Impfprophylaxe in Pferdebeständen, Prakt Tierarzt 69:5-12
30. Vielitz E (1984) Immunological prevention of poultry diseases, XVII. World Poultry Congress, Helsinki
31. Wagener JS, Sobonya R, Minnich L, Taussig LM (1984) Role of canine parainfluenza virus and Bordetella bronchiseptica in kennel cough, Am J Vet Res 45:1862-1866
32. White M (1988) Vaccinating programmes for pigs, In Practice 10:157-164
33. Wiesner H, Hegel G von (1985) Zur Prophylaxe von Zoo- und Wildtieren, Prakt Tierarzt 66:63-66

Kapitel 7

Diagnostik für das kleine klinische Laboratorium

O. Sonntag

unter Mitarbeit von A. Rösener

1 Allgemeiner Teil

In dem nachfolgenden Kapitel sollen die im kleinen Labor durchführbaren einfachen Teste beschrieben werden. Die im großen Laboratorium durchführbaren Untersuchungen sind nicht aufgeführt. Die Analytik im kleinen Labor kann und soll das große Labor nicht ablösen. Trotz dieser Einschränkungen wird auf die besonderen Schwierigkeiten, die bei den labormedizinischen Untersuchungen auftreten können, eingegangen. Neben den Problemen bei der Durchführung der Analyse, erfolgt die Angabe zur medizinischen Indikation für die entsprechende Untersuchung. Auf pathobiochemische Vorgänge wird verzichtet. Das Literaturverzeichnis am Ende des Kapitels verweist auf weiterführende Schriften, die die Pathobiochemie, die Diagnose und die Labordiagnostik intensiver behandeln.

1.1 Klinische Chemie

In einer Definition der International Federation of Clinical Chemistry (IFCC) wurde das Aufgabengebiet der Klinischen Chemie wie folgt festgelegt: „Die Klinische Chemie umfaßt die Erforschung chemischer Aspekte des menschlichen Lebens in Gesundheit und Krankheit und die Anwendung chemisch-analytischer Methoden zur Diagnose, Therapiekontrolle und Verhinderung von Krankheit".
Neben der Hämatologie wird auch die Hämostaseologie im weitesten Sinne zur Klinischen Chemie zugeordnet. Hingegen erfolgt eine Abgrenzung zur Bakteriologie, Virologie, Serologie, Histologie und Zytologie. Eine scharfe Trennung läßt sich jedoch nicht vollziehen, da zum Berufsfeld des Labormediziners auch diese Nachbarfachgebiete gehören können. Die zentrale Aufgabe der klinischen Chemie ist die Messung physikalischer, chemischer und biochemischer Eigenschaften von menschlichem Untersuchungsmaterial. Die erhaltenen Ergebnisse sind dem in der Patientenbehandlung tätigem Arzt ein sehr wichtiges Hilfsmittel bei der Erstellung der Diagnose und Überwachung der Therapie. Da das medizinische Laboratorium eine wesentliche Vorleistung und Unterstützung der Patientenversorgung liefert, ist ein ständiger Dialog zwischen dem Labor und dem behandelnden Arzt notwendig und unumgänglich. Um diesen Dialog führen zu können, muß eine einheitliche Sprache benützt werden. Aus diesem Grund sollen Definitionen von Begriffen der Laboratoriumsmedizin sowie Möglichkeiten und Grenzen des kleinen Labors aufgezeigt werden.

1.2 Definitionen

Klinisch-chemische Analysen dienen der Identifizierung und/oder zur Beschreibung der quantitativen Zusammensetzung eines Stoffgemisches. Hierbei handelt es sich überwiegend um Bestandteile des menschlichen Körpers. Die qualitative Analyse identifiziert die Art des Bestandteiles, während die quantitative Analyse deren Menge ermittelt. Die nachfolgenden Sprachregeln sollten deshalb eingehalten werden:

- Die Probe, als Specimen bezeichnet, wird analysiert.
- Ionen, Elemente, Verbindungen werden identifiziert oder bestimmt.
- Die Komponente, die identifiziert oder bestimmt werden soll, ist der Analyt.

1.3 Maßeinheiten

Trotz der Empfehlung verschiedener Organisationen hat sich bis heute eine einheitiche Regelung der Verwendung von Maßeinheiten nicht durchsetzen können. Die International Organisation for Standardisation (ISO) hat in Zusammenarbeit mit der International Union of Pure and Applied Physics (IUPAP) und der International Union of Pure and Applied Chemistry (IUPAC) ein Meßsystem definiert, das unter der Bezeichnung System International d'Unites (SI) allmählich weltweit Eingang und Anwendung in Wissenschaft und Technik findet.
In dem vorliegenden Kapitel wird aus praktischen Gründen sowohl die konventionelle als auch die SI-konforme Einheit angegeben.

1.4 Gewinnung von Untersuchungsmaterial

Die Gewinnung des Untersuchungsmaterials nimmt den ersten Schritt auf dem Weg zu einem klinisch-chemischen Befund ein. Die Art und die Bedingungen unter der die Materialgewinnung stattfindet, hat bereits einen deutlichen Einfluß auf die später folgende Analytik. Aus diesem Grunde wird bereits die Probengewinnung mit in die präanalytische Phase gerechnet. Die Abbildung 7.1 soll einen Einblick in die Probleme der präanalytischen Phase geben.
Die präanalytische Phase schließt die Entnahme des Materials, den Transport des Materials vom Patienten in das Labor, die Vorverarbeitung des Specimens, die Möglichkeit der Aufbewahrung und die Präparation der Probe zur Untersuchung ein.
Als häufigstes Untersuchungsmaterial wird Blut in das klinisch-chemische Labor eingesendet. Für die anschließende Analytik muß das Blut überwiegend zentrifugiert werden, um das für die Messung benötigte Serum oder Plasma zu erhalten. Über die Technik der Blutentnahme gibt es inzwischen ausreichende Empfehlungen.

Vorbereitung des Patienten

Vor der Entnahme von Probenmaterial sollte der Patient über das Vorgehen genau unterrichtet werden. Eine gründliche Aufklärung hilft dem Patienten gewisse Notwendigkeiten zu verstehen und fördert die Bereitschaft zur Zusammenarbeit und Mithilfe (Compliance).

Allgemeine Hinweise zur Vorbereitung
Da die Entnahme den ersten Schritt zum Analysenresultat darstellt, ist es notwendig bestimmte Punkte einzuhalten, damit die Qualität des Untersuchungsmaterials kein Hindernis für die Analytik bedeutet. Das Untersuchungsmaterial soll in korrekten, dicht verschlossenen und nicht verschmutzten Behältern in das Labor transportiert werden. Jedes Gefäß muß vor

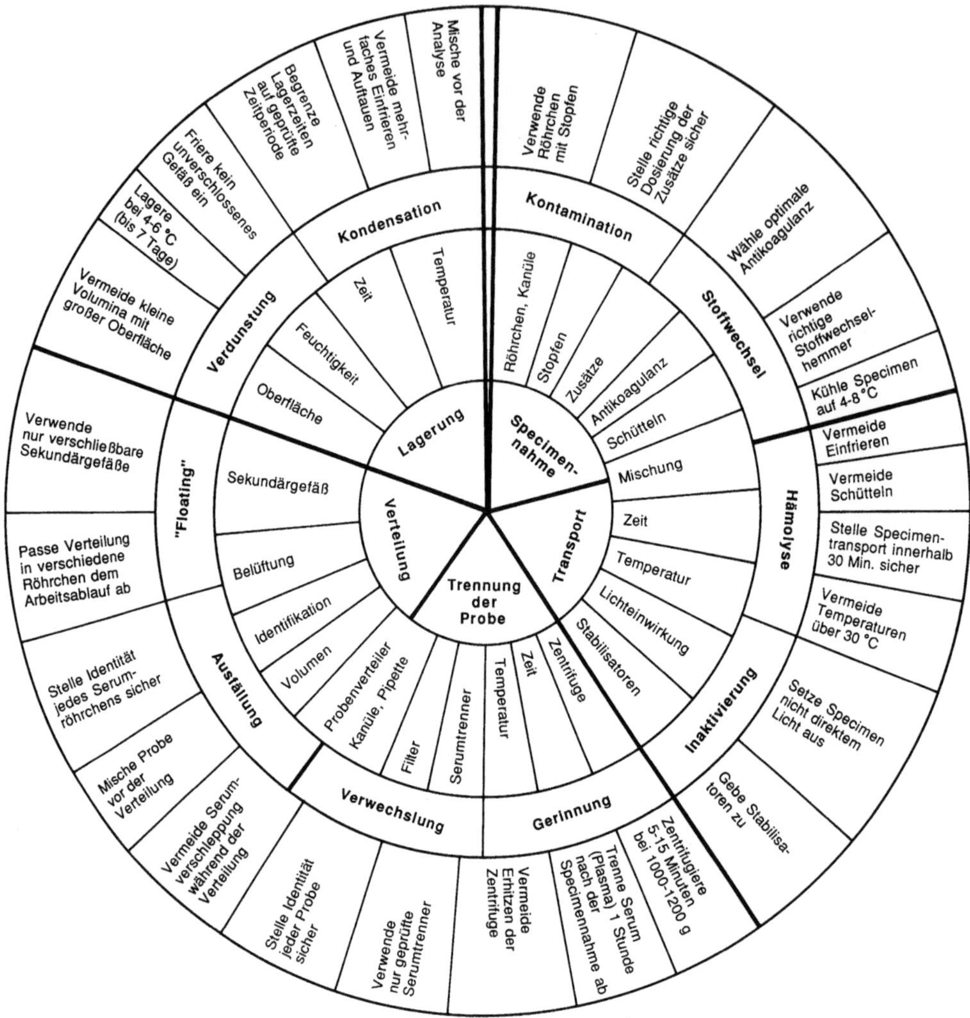

Abb. 7.1 Teilschritte der präanalytischen Phase, Ursachen möglicher Störfaktoren und Maßnahmen zu ihrer Vermeidung, nach Guder (1983)

dem Einfüllen des Untersuchungsmaterials mit nachfolgenden Angaben versehen sein:

- Name und Vorname des Patienten
- Geburtsdatum
- Angaben zum Geschlecht (der Vorname läßt nicht immer auf das Geschlecht schließen)
- Entnahmedatum und -zeit
- Einsender (sofern von anderen Stellen Proben angenommen werden)

Für jedes Material ergeben sich unterschiedliche Maßnahmen zur Gewinnung. Aus diesem Grund muß auf die jeweils notwendige Entnahmetechnik oder Besonderheiten der Patientenvorbereitung geachtet werden.

1.5 Blut als Untersuchungsmaterial

Für die Entnahme von Blut ist besonders auf folgende Punkte hinzuweisen:

- Falls eine spezielle Diät verordnet war, muß hinterfragt werden, ob diese eingehalten wurde.
- Starke körperliche Aktivität, insbesondere wenn sie ungewohnt ist, sollte möglichst vermieden werden. Es können sich die Aktivitäten von Enzymen zum Teil erheblich verändern (Creatin-Kinase, Lactat-Dehydrogenase etc.). Bei Probanden nach Marathonläufen wurde eine leichte Hämolyse beobachtet, die ebenfalls zur Freisetzung verschiedener Substanzen aus den Erythrozyten in das Serum führt (siehe „Hämolyse" → Interferenz, 1.14).
- Die Körperposition des Patienten während der Entnahme und dem Zeitraum vor der Entnahme ist

ebenfalls von großer Bedeutung auf das Endresultat. Es ist seit langer Zeit bekannt, daß der Übergang von der senkrechten in die horizontale Körperlage innerhalb von einer halben Stunde zu einer Verdünnung des Serums um etwa 10 % führt. Bei umgekehrtem Vorgehen aus der liegenden in die senkrechte Position kann eine Aufkonzentrierung in noch kürzerem Zeitabstand beobachtet werden. Es kann die Konzentration des Proteins von z. B. 68 auf 75 g/l ansteigen, bei Patienten mit Ödemneigung kann die Veränderung teilweise bis zu 30 % betragen. Die Zunahme der Konzentration im Stehen bzw. die Abnahme im Liegen betrifft besonders

a) alle zellularen Bestandteile des Blutes,
b) alle hochmolekularen Bestandteile wie Proteine einschließlich der Enzyme und der Proteohormone,
c) alle niedermolekularen Bestandteile, die an hochmolekulare assoziiert sind wie z. B. Calcium, Cholesterol, Triglyceride, Bilirubin etc.

- Der Patient sollte nüchtern sein, wenn die zu untersuchende Meßgröße durch Nahrungsaufnahme verändert wird, wie z. B. Glucose, Lipide, Eisen, Phosphat. Für die Bestimmung der Lipide, insbesondere der Triglyceride, wird eine 12-stündige Nahrungskarenz vor der Entnahme des Blutes empfohlen. Außerdem kann eine erhöhte Konzentration an Lipiden zu Problemen bei der photometrischen Bestimmung einiger Enzyme bzw. zu einem Volumenverdrängungseffekt bei der flammenphotometrischen Natrium-Bestimmung führen (→ Triglyceride, 2.9).
- Auch Biorhythmen führen zu einer Veränderung der Analyt-Konzentrationen. In der Regel sind die angegebenen Referenzintervalle bzw. Normalbereiche auf die Abnahme des Blutes von 7:00 bis 8:00 Uhr bezogen. Aus diesem Grund sollte die Blutentnahme zu diesem Zeitpunkt erfolgen.
- Die Einnahme von Arzneimitteln kann zu einer Interferenz bei der Durchführung der Bestimmung einiger Analyte führen (Arzneimittel-Interferenzen → 1.14). In diesen Fällen sollte der Patient nach Einnahmezeitpunkt und Dosis befragt werden. Eventuell muß das Arneimittel für einen gewissen Zeitraum abgesetzt werden.
- Bei Messungen der Arzneimittel-Konzentration sollte das korrekte Intervall zwischen der Applikation und der Blutentnahme Beachtung finden.

1.6 Venenblut als Untersuchungsmaterial

In der Regel stellt das Venenblut das Material der Wahl dar. Als Entnahmeort wird normalerweise eine Kubitalvene der Ellenbeuge vorgesehen.

Material zur Entnahme von Venenblut

- Kissen
- Tropfschutz
- Staubinde
- Desinfektionslösung
- Tupfer
- Abfallbehälter
- beschriftetes Entnahmeröhrchen
- Kanüle
- Schnellverband
- Schutzhandschuhe

Durchführung der Venenblutentnahme

1. Die entnehmende Person soll Einmalhandschuhe tragen. Zur Entnahme wird die Einstichstelle bestimmt. Man sucht eine gut gefüllte Vene aus. Bei gleichzeitiger intravenöser Infusion den freien Arm wählen.
2. Zur Stauung wird die Staubinde etwa 10 cm oberhalb der Ellenbeuge angelegt.
3. Der radiale Puls muß noch fühlbar sein. Eine zu starke Stauung behindert den arteriellen Zufluß.
4. Die Vene wird ein letztes Mal betastet und anschließend mit 70%igem Isopropanol oder 70- bis 80%igem Ethanol desinfiziert. Danach sollte die desinfizierte Stelle nicht wieder berührt werden.
5. Die Kanüle mit der Schutzhülle auf das Entnahmegefäß setzen, danach die Schutzhülle entfernen.
6. Den Patienten informieren, daß jetzt die Punktion erfolgt.
7. Venenpunktion ausführen, hierbei die Haut mit dem Daumen der freien Hand gegen die Stichrichtung spannen. Die Schliffrichtung der Kanüle soll nach oben zeigen. Für das Schmerzempfinden des Patienten ist nicht der Durchmesser der Kanüle, sondern allein ihre Schärfe entscheidend. Mit der Kanüle in Richtung der Vene stechen , hierbei einen Winkel von etwa 30 Grad einhalten. Es darf nicht tiefer eingestochen werden, als der Durchmesser der Vene beträgt.
8. Sobald das Blut fließt, wird die Stauung geöffnet und mittels eines leichten Unterdrucks das Blut in das Aufnahmegefäß überführt.
9. Nachdem das gewünschte Volumen an Blut erreicht ist, wird ein Tupfer oberhalb der Einstichstelle auf die Vene gepreßt und die Kanüle rasch herausgezogen.
10. Der Tupfer wird noch für eine kurze Zeit weiter angepreßt, anschließend kann ein Schnellverband (Pflaster) angelegt werden. Den Arm nicht beugen lassen, da sonst der Wundschluß gestört ist.

Hinweis
Enthält das Abnahmeröhrchen ein Antikoagulationsmittel, dann muß das Röhrchen mehrmals gekippt werden. Dies ist notwendig, um eine gute Durchmischung des Antikoagulansmittels mit dem Blut zu erreichen.

Vorsichtsmaßnahmen

1. Bei der Entnahme sind unbedingt Vorsichtsmaßnahmen für die entnehmende Person zu treffen. Zum Schutz vor möglichen Infektionen (Hepatitis, AIDS etc.) sollten Einmalhandschuhe getragen werden.
2. Nach der Entnahme sollte die Kanüle in speziell hierfür vorgesehene Behälter gesammelt und ent-

sorgt werden. Auf keinen Fall die Kanüle in den Papierkorb werfen. Auch das Wiederaufsetzen der Schutzkappe ist nicht ratsam, da die Verletzungsgefahr zu groß ist.

3. Aus hygienischen und präanalytischen Gründen sollte die Abnahme von Blut mit wiederverwendeten Glasspritzen der Vergangenheit angehören. Oftmals ist die Sterilität der wiederverwendbaren Spritze nicht gewährleistet. Reste von Reinigungsmitteln können das Analysenresultat stark verändern.

Probleme bei der Entnahme

Wenn nach dem Einstechen kein Blut aspiriert werden kann, versucht man, die Kanüle ein wenig zu verschieben. Oft genügt es, wenn der Winkel nur leicht verändert wird. Nach zweimaligem Scheitern sollte eine erfahrene Person hinzugezogen werden, die die Punktion vornimmt.

Fehlerquellen

Folgende Fehlerquellen können zu einer nachteiligen Veränderung der qualitativen oder quantitativen Zusammensetzung der Venenblutprobe führen:

1. Zur besseren Füllung der Venen wird oftmals der Patient zum mehrmaligen Öffnen und Schließen der Faust aufgefordert. Damit soll erreicht werden, daß mehr Blut in die Vene „gepumpt" wird. Diese Maßnahme hat jedoch eine beträchtliche Steigerung der Kalium-Konzentration im austretenden Venenblut zur Folge.
2. Durch Desinfektion der Einstichstelle kann es zu einer Kontamination zwischen Desinfektionsmittel und dem Venenblut kommen. Hierdurch kann unter Umständen das Analysenresultat beeinflußt werden. Alkoholische Desinfektionsmittel dürfen nicht eingesetzt werden, wenn aus der Probe die Ethanol-Konzentration bestimmt wird.
3. Zu einer Kontamination mit Hautbakterien (Staphylococcus epidermidis und aureus, Corynebakterien, Micrococcen und Sporenbildnern) kommt es, wenn die Entnahmeperson nicht sorgfältig arbeitet.
4. Häufig wird aus Gründen der Bequemlichkeit das Blut über einen bereits verlegten Katheter oder einer Infusionskanüle entnommen. In diesem Fall gelangen Reste und Spuren von Infusionslösungen in das Venenblut. Diese Proben liefern unsinnige Resultate und sind nicht verwertbar. Fehler dieser Art treten vorzugsweise im stationären Bereich auf.
5. Die Dauer der venösen Stauung hat den gleichen Effekt wie der Positionswechsel von der Horizontalen in die Vertikale. Bei einer 10minütigen Stauung muß mit einer Erhöhung der Proteinkonzentration von etwa 30 % gerechnet werden. Eine kurze Stauungszeit von bis zu 2 Minuten hat nur einen unwesentlichen Einfluß. Problematisch und von großer Bedeutung ist die Stauung bei Patienten mit ödematös geschwollenen Armen.
6. Bei Zusatz von Antikoagulantien muß auf die korrekte Füllmenge des Blutes geachtet werden.

Gefäße für die Aufnahme des Venenblutes

Für die Aufnahme des Venenblutes stehen mehrere verschiedene Gefäße zur Verfügung. Es kommen überwiegend folgende Techniken bzw. Gefäße zum Einsatz:

1. Die schonendste Technik für zellulare Bestandteile ist das freie Abfließen des Blutes aus der Kanüle in ein Gefäß aus Glas oder Kunststoff mit oder ohne Zusätze. Bei dieser Technik reicht eine minimale Stauung aus.
2. Mit einer Spritze aus Glas oder Kunststoff wird das Blut aus der Vene entnommen. Die Spritze kann bereits Zusatzstoffe (z. B. Citrat-Lösung) enthalten. Bei dieser häufig angewendeten Technik sollte kein großer Sog ausgeübt werden, da es sonst zu einer Schaumbildung und zu einem Zusammenklaffen der Vene kommen kann. Das Aufziehen des Spritzenstempels muß langsam und gleichmäßig erfolgen. Nach der Entnahme wird das Material in ein anderes Gefäß (Zentrifugenröhrchen aus Glas oder Kunststoff) überführt. Dieses Gefäß kann Zusätze (Antikoagulanzien, Zentrifugierhilfen, Separatoren) enthalten. Beim Überführen ist ein langsames aber zügiges Ausleeren der Spritze (ohne Kanüle) wichtig, damit keine Schaumbildung stattfinden kann. Achtung - Gefahr der Hämolyse.
3. Heute werden überwiegend vorgefertigte Entnahmegefäße aus Glas oder Kunststoff verwendet. Diese Gefäße können zum Teil bereits vorevakuiert sein und einen Zusatz zur Gerinnungshemmung und/oder zur Unterstützung der Zentrifugation enthalten. Diese Entnahmesysteme haben sich weltweit bewährt und führen deshalb zu einer gewissen Standardisierung der Entnahmetechnik für Venenblut. Aber auch bei diesen Systemen treten Probleme auf. Vorevakuierte Gefäße müssen das Vakuum für einen gewissen Zeitraum gewährleisten, sollen sie ihre Funktion über eine längere Zeit erfüllen können. Hierzu werden Gummistopfen auf Glasgefäße gesetzt und die Röhrchen evakuiert. Die Gummistopfen müssen chemisch inert sein, d. h. sie dürfen keine Bestandteile enthalten, die eventuell mit dem Blut in Reaktion treten.
4. Die Specimengefäße müssen absolut sauber (frei von Detergenzien) und steril sein. Wiederverwendbare Glasspritzen können hier ein Problem sein, wenn das Reinigungs- und Desinfektionsmittel nicht vollständig entfernt wurde. Aus Gründen der Hygiene und der Vorsichtsmaßnahmen gegen Infektionen sollten nach Möglichkeit nur noch geschlossene Blutentnahmesysteme verwendet werden, bei denen ein Umfüllen der Probe nicht mehr notwendig ist.

1.7 Serum oder Plasma

Eine oft gestellt und nie zufriedenstellend beantwortete Frage ist die nach der Verwendung von Plasma oder Serum als Untersuchungsmaterial. Gleichgültig ob das primäre Specimen durch Zusätze chemisch oder durch entsprechende Behandlung physikalisch verändert wird oder nicht, in jedem Fall ist es nicht mehr in einem Zustand, der mit dem im lebenden Organismus identisch ist. Enthält das Specimen lebendes, zellulares Material, so verändert es sich nach dem Entnahmezeitpunkt kontinuierlich weiter, wenn diese Prozeße nicht durch chemische Zusätze oder physikalische Maßnahmen gebremst werden. Bei der Gerinnung des Blutes im Entnahmegefäß findet eine physikalische Trennung in Serum und im Fibrinnetz eingeschlossenen zellularen Bestandteile statt. Bei diesem Vorgang werden Kalium, Hämoglobin und Gerinnungsfaktoren in das Serum entlassen, zugleich steigen die Enzymaktivitäten von saurer Phosphatase, Lactat-Dehydrogenase und Aspartat-Aminotransferase an. Die nachfolgende Tabelle soll die Differenzen der Konzentration einiger Bestandteile zwischen Serum und Plasma aufzeigen.

Tabelle 7.1 Konzentrationsunterschiede zwischen Serum und Plasma (aus gleicher Blutprobe)

Analyt	Änderungen im Heparin-Plasma (im Vergleich zu Serum)	im Serum (im Vergleich zu Heparin-Plasma)
Kalium	↓	↑
Protein	↑	↓
Posphat	↓	↑
Glucose	↑	↓

Serum als Ausgangsmaterial für klinisch-chemische Analysen

Sobald das Blut vom Patienten entnommen wurde, setzt der Gerinnungsvorgang ein. Die Geschwindigkeit der Gerinnung wird von der Oberfläche des Entnahme- und Aufnahmegefäßes mitbestimmt. Bei der Berührung des Blutes mit der Glaswand erfolgt eine Aktivierung der Gerinnung. Das Material aus Kunststoff kann jedoch die Gerinnung unterschiedlich beeinflußen. Das Blut sollte nach der Entnahme etwa 30 bis 45 Minuten bei Raumtemperatur in einem lichtgeschützten, verschlossenen Behälter stehenbleiben. Nach diesem Zeitraum ist im allgemeinen der Gerinnungsvorgang beendet. Bei Patienten mit einem Gerinnungsdefekt kann sich der Gerinnungsprozeß verzögern. Einige Hersteller haben die innere Oberfläche der Entnahmesysteme präpariert, um den Gerinnungsvorgang zu aktivieren. Auch der Zusatz von gerinnungsfördernden Granulaten hat sich als hilfreich erwiesen.

Plasma als Ausgangsmaterial für klinisch-chemische Analysen

Eine Anzahl von Argumenten sprechen für den Einsatz von Plasma anstelle von Serum. Blut, das mit gerinnungshemmenden Stoffen versetzt wurde, kann sofort abzentrifugiert werden. Auf die Beendigung der Gerinnung muß nicht gewartet werden. Die Gefahr einer Hämolyse ist wesentlich geringer als bei Serum. Beim Gerinnungsvorgang kommt es zum Austritt erythrozyteneigener Stoffe. Soll statt des Serums Plasma als sekundäres Specimen eingesetzt werden, dann muß das Entnahmegefäß für Blut gerinnungshemmende Stoffe (Antikoagulanzien) enthalten. Diese werden meist in Form von Kristallfilmen auf die Innenfläche des Entnahmesystems aufgebracht, so daß keine Volumenfehler entstehen. In der Anwendung für die meisten klinisch-chemischen Analysen hat sich Heparin bewährt. Der Zusatz von Antikoagulanzien verändert aber die chemische Zusammensetzung des Materials, außerdem kann der Gerinnungshemmer die Bestimmung teilweise sehr stark stören. (→ Tab. 7.2)

Für gerinnungsphysiologische Tests muß z. B. Citrat-Lösung in das Entnahmeröhrchen gefüllt sein, bevor das Blut abgenommen wird. In diesem Fall ist auf eine exakte Füllung zu achten, da sonst Verdünnungsfehler entstehen.

Heparin als Antikoagulations-Mittel

Das Heparin ist ein physiologisches Antikoagulationsmittel, das in geringen Konzentrationen im Blut vorhanden ist. Seine Aufgabe besteht in der Aktivierung des Prothrombins zum Thrombin sowie der Spaltung von Fibrinogen zu Fibrin. Es stabilisiert außerdem die Thrombozyten.Heparin ist ein Polysaccharid, das aus Sulfonylaminoglucose und Schwefelsäure-Estern der Glucuronsäure aufgebaut ist. Für das klinisch-chemische Labor stehen verschiedene Heparinsalze zur Verfügung. In der Praxis wird das Lithium- und Ammonium-Heparinat bevorzugt. Daneben sind Natrium- und Kalium-Heparinat erhältlich. Welches Heparin verwendet werden soll, hängt von der Fragestellung und der einzusetzenden Methode ab. Ein Zusatz von Natrium-Heparinat (143 USP Einheiten pro 10 ml Blut) bewirkt bei der Bestimmung der Natrium-Konzentration einen Anstieg von ca. 0,4 %, wenn die Entnahme vorschriftsmäßig in Bezug auf das Füllvolumen durchgeführt worden ist. Dieser Fehler ist bei den meisten klinischen Fragestellungen irrelevant und kann deshalb vernachlässigt werden. Heparin ist das Antikoagulansmittel der Wahl. Zur Gerinnungshemmung sind 75 Einheiten Heparin pro ml Blut ausreichend.

EDTA als Antikoagulations-Mittel

Ethylendiamintetra-Essigsäure (EDTA) führt durch Komplexbildung mit Calcium zu einer Gerinnungshemmung des Blutes. Es wird entweder das Dikalium- oder das Dinatriumsalz der EDTA verwendet. Das Dikaliumsalz soll eine etwas bessere Löslichkeit als das Dinatriumsalz besitzen. Die eingesetzten Konzentrationen betragen 1 bis 2 mg pro ml Blut. Aus EDTA-Blut hergestellte Blutausstriche eignen sich besonders gut für verschiedene Anfärbungen. Für die klinisch-chemischen Methoden ist das EDTA-Plasma nicht bei allen Methoden geeignet. So wird die Bestimmung von Calcium und einiger Enzyme durch EDTA gestört. Für die Lipoprotein-Analytik wird das EDTA-Plasma empfohlen, da es neben dem Calcium auch mit anderen Metallionen Komplexbindungen eingeht. Hierdurch kann die Autoxidation der ungesättigten Fettsäuren und des Cholesterols unterbunden werden.

Fluorid als Antikoagulations-Mittel

Der Einsatz von Fluorid kann zwei Funktionen erfüllen. Fluorid ist durch Bindung von Calcium Antikoagulationsmittel, außerdem hemmt Fluorid die Glykolyse. Vollblut, das mit Natriumfluorid versetzt worden ist, kann für die Bestimmung der Glucose bis zu 60 Minuten aufbewahrt werden. Bei Lagerung im Kühlschrank ist die Glucose bis zu 6 Stunden stabil. Ohne Zusatz ist der Glucosewert schon nach 30 Minuten, selbst bei Kühlschranklagerung, verändert. Da das Fluorid aber eine Reihe von Störungen, wie z. B. eine Hemmung der Urease bei der Harnstoff-Bestimmung, in der Analytik verursacht, findet es nur eingeschränkt Verwendung.

Citrat als Antikoagulations-Mittel

Citrat wird in Form von Lösung zur Bestimmung der Geschwindigkeit der Blutkörperchensenkung eingesetzt. Hierfür wird eine 3,8%ige Lösung, 38 g/l, benötigt. Da das Citrat zu einem Schrumpfungseffekt der Erythrozyten führt, kann es bei einer Reihe von Untersuchungen nicht verwendet werden. Zur vollständigen Antikoagulation des Blutes werden Konzentrationen bis zu 5 $mg \cdot ml^{-1}$ Blut empfohlen.

Oxalat als Antikoagulations-Mittel

Durch Bindung des Calciums verhindern Lithium-, Natrium- und Kaliumoxalat die Blutgerinnung. Als Konzentration zur Plasmagewinnung werden 2 bis 3 mg Oxalat pro ml Blut empfohlen. Die Konzentration von 3 $mg \cdot ml^{-1}$ darf auf keinen Fall überschritten werden, da es sonst zu einer Hämolyse und zu einer starken Schrumpfung der Erythrozyten kommt. Die Verwendung von Oxalat bringt zahlreiche Nachteile mit sich, deswegen ist der Einsatz sehr eingeschränkt. Für das klinisch-chemische Labor kann die Verwendung von Oxalat nicht empfohlen werden.

Tabelle 7.2 Übersicht der Antikoagulations-Mittel und deren empfohlene Konzentration. Die Reihenfolge stellt eine Bewertung des Gerinnungshemmers dar.

Antikoagulations-Mittel	Konzentration zur Antikoagulierung im Blut [$g\ l^{-1}$]	Störungen bei
Ammoniumheparinat Natriumheparinat Lithiumheparinat	7500 IE l^{-1} entspr. ca. 0,75	
Dinatrium-EDTA Dikalium-EDTA	2	Eisen, Glucose, Creatinin, AP
Natriumfluorid	2	Harnstoff, Cholesterol
Natriumcitrat	5	
Natriumoxalat Kaliumoxalat Lithiumoxalat	3	Creatinin, Eisen, Fibrinogen, LDH

Hinweis: Die Tabelle dient der ersten Orientierung. Detaillierte Angaben zum Ausmaß der Störung finden sich in den Methodenbeschreibungen.

1.8 Kapillarblut

Das mittels einer Kapillare anstatt einer Spritze oder einem Entnahmesystem entnommene Blut wird als Kapillarblut bezeichnet. Das Kapillarblut liefert schlechter reproduzierbare Werte als das Venenblut, da es sich in seiner Zusammensetzung zu inkonstant verhält und die Fehler bei der Probennahme erheblich sind. Die Kapillarblut-Entnahme wird heute überwiegend zur Gewinnung von Probenmaterial für die Bestimmung der Glucose gemäß der Empfehlung der WHO eingesetzt. Aber auch in der Geriatrie und Pädiatrie, besonders bei Neugeborenen, wird diese Art der Probennahme bevorzugt.

Material zur Entnahme von Kapillarblut

1. Papiertupfer
2. 70%igen Ethanol zur Desinfektion
3. sterile Einweglanzetten
4. Pipetten, Kapillaren, Röhrchen, Objektträger entsprechend der durchzuführenden Analyse
5. eventuell Kitt (Hämatokrit)
6. Schnellverband (Pflaster)
7. Einmalhandschuhe

Durchführung der Kapillarblutentnahme

1. Die Entnahme erfolgt aus dem Ohrläppchen (unempfindlich aber schlecht durchblutet), seitlich an der Fingerkuppe (in der Regel des Ringfingers) oder bei Neugeborenen an der medialen Fersenkante.
2. Da die Einstichstelle gut durchblutet sein soll, muß bei kalten oder schlecht durchbluteten Extremitäten die Entnahmestelle hyperämisiert werden. Hierzu kann mit Hilfe feucht-warmer Umschläge oder trockener Wärme die Durchblutung gefördert werden.
3. Die Entnahmestelle wird mit 70%igem Ethanol desinfiziert.
4. Die Entnahmestelle kann ggf. mit einer hydrophoben Salbe eingerieben werden.
5. Durch Druck wird die Haut angespannt und mit einer Lanzette oder besser mit Punktionshilfen punktiert. Der Einstich sollte je nach Beschaffenheit der Haut „dosiert" sein. Beim Neugeborenen soll die Einstichtiefe 2,5 mm nicht überschreiten. Spezielle Hinweise am Ende des Durchführungsschemas sind zu beachten!
6. Da der erste Tropfen Flüssigkeit aus dem Gewebe enthält, sollte er weggewischt werden.
7. Die Blutentnahme ist mit den entsprechenden Kapillaren oder Gefäßen vorzunehmen. Hierbei darf das Blut nicht durch Quetschen herausgefördert werden. Es soll frei fließen und große Tropfen bilden. Wird Blut für mehrere Untersuchungen verwendet, muß die Einstichstelle nach jeder Entnahme gut gereinigt werden, um eventuell Gerinnsel zu entfernen.
8. Nach Beendigung der Abnahme wird die Einstichstelle mit einem Tupfer gereinigt und die Blutung durch Kompression mit dem Tupfer gestillt. Die Einstichstelle ist mit einem Schnellverband, z. B. einem Pflaster, abzudecken.

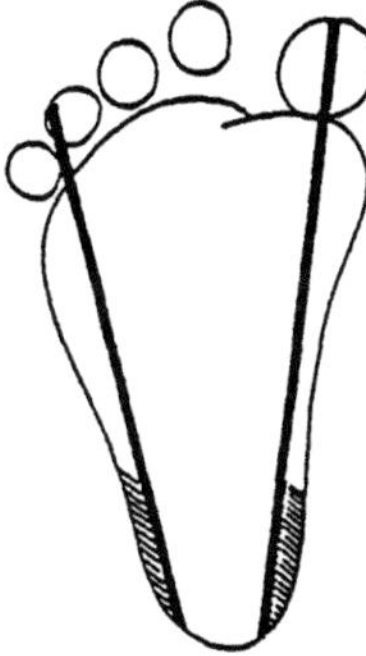

Abb. 7.2 Empfohlene Punktionsstelle beim Neugeborenen (schraffiert) zur Gewinnung von Kapillarblut, um Calcaneusverletzungen zu vermeiden.

Hinweis
Bei der Entnahme von Kapillarblut von Neugeborenen sind einige Besonderheiten zu beachten. Die Entnahme erfolgt vorzugsweise in der Fersengegend. Damit nicht der Calcaneus punktiert wird, sollte die Haut außerhalb von den in der Abbildung dargestellten Linien punktiert werden. Die Linien reichen vom großen Zeh zur lateralen Seite des Calcaneus und vom Zwischenraum zwischen dem 4. und 5. Zeh zur lateralen Seite (Abb. 7.2).

Vorsichtsmaßnahmen

1. Bei der Entnahme sind unbedingt Vorsichtsmaßnahmen für die entnehmende Person zu treffen. Zum Schutz vor möglichen Infektionen (Hepatitis, AIDS etc.) sollten Einmalhandschuhe getragen werden.
2. Nach der Entnahme sollte die Lanzette in speziell hierfür vorgesehenen Behältern gesammelt und entsorgt werden. Auf keinen Fall die Lanzetten in den Papierkorb werfen.

Fehlermöglichkeiten

1. Bei der Entnahme von Kapillarblut besteht eine große Gefahr der Hämolyse („Hämolyse" → Interferenzen, 1.14).
2. Die Konzentration der Glucose ist höher als im Venenblut, niedriger sind Calcium, Kalium und Protein.
3. Gerinnungsanalysen einschließlich der Thrombozytenzählung aus Kapillarblut sind unzulässig.
4. Bei starkem Pressen, Drücken und Quetschen während der Entnahmeprozedur tritt eine Hämodilutation (Verdünnung des Blutes) durch Interstitialflüssigkeit ein.

1.9 Probenbehandlung

Vorbereitungen für den Probentransport

Der Transport der Probe vom Patienten zum Labor spielt eine wesentliche Rolle in der präanalytischen Phase. Nur wenn die Entnahme von Blut im Labor selbst erfolgt, ist eine Überwachung des Transportweges vom Laborpersonal möglich. Für Serum als Untersuchungsmaterial soll das Blut nach der Entnahme bei Zimmertemperatur, am besten im Dunkeln, aber auf keinen Fall in direktem Sonnenlicht stehen. Nach 30 bis 45 Minuten ist der Gerinnungsvorgang abgeschlossen; danach erfolgt sofort die Zentrifugation. Der maximal zulässige Zeitraum zwischen der Entnahme des Blutes und der Zentrifugation darf nicht mehr als 2 Stunden betragen. Selbst in diesem Zeitraum kann z. B. die Konzentration des Kaliums ansteigen. Erhalten Patienten aufgrund ihrer Erkrankung ein gerinnungshemmendes Arzneimittel, kann sich der Gerinnungsvorgang verzögern.
Heparinisiertes Blut soll sofort nach der Abnahme zentrifugiert werden. Die Blutzellen sind nicht von einem Fibrinnetz umsponnen, dadurch können sie ihren Metabolismus ungehindert aufrechterhalten und verändern das Specimen vom Moment der Blutentnahme an ununterbrochen. Das heparinisierte Blut muß deshalb baldigst zur Zentrifugation in das Labor transportiert werden.

Transport

Der Transport sollte grundsätzlich nur mit verschlossenen Gefäßen stattfinden. Hierdurch kann Kontamination und Infektion des Personals auf ein Minimum reduziert werden. Während des Transportes von Nativblut oder antikoaguliertem Blut müssen Erschütterungen, direkte Sonneneinstrahlung und Temperatureinflüsse unterbunden werden, da es sonst zu einer Veränderung des Probenmaterials kommt, die wiederum negative Auswirkungen auf das Endresultat haben.

Tabelle 7.3 Auswirkungen auf das Analysenresultat bei falscher Behandlung der Probe (Nativ- oder antikoaguliertes Blut) während des Transportes.

Art des Fehlers	Auswirkung
zu hohe Temperatur	Instabilität einiger Bestandteile, z. B. Enzyme, Verdunstung
zu niedrige Temperatur	Hämolyse
starke Erschütterung	Hämolyse
direkte Sonneneinstrahlung	Photooxidation des Bilirubins

Probenvorbereitung im Labor

Da Stoffwechselvorgänge nach der Entnahme des Blutes weiterlaufen können und somit die Zusammensetzung des Probenmaterials verändern, ist für die klinisch-chemische Untersuchung die Trennung der zellularen von den nichtzellularen Bestandteilen notwendig. Antikoaguliertes Blut oder Nativblut soll mindestens 5 bis 15 Minuten bei 1000 bis 2000*g zentrifugiert werden. Eine höhere Umdrehungszahl kann zu einer Hämolyse führen. Um eine schonende Fraktionierung zu erreichen, sollten für die Zentrifugation die Hinweise des Zentrifugen-Herstellers beachtet werden. Zur besseren Trennung sind Zentrifugierhilfen erhältlich. Diese sind entweder mit Kaolin beschichtete Kunststoffgranulate bzw. -kugeln oder hochviskose Flüssigkeiten auf Silikonbasis, die vor dem Zentrifugieren in die Monovette oder das Zentrifugierröhrchen gegeben werden. Die höhere Dichte der Materialien ergibt eine Wanderungsgeschwindigkeit während der Zentrifugation, die eine bessere Trennung von Serum bzw. Plasma und den übrigen Zellbestandteilen ermöglicht. Auch bei der Zentrifugation sollen die Entnahme- oder Transportgefäße verschlossen bleiben, damit eine Aerosolbildung vermieden wird. Da die Temperatur in den Zentrifugen infolge der hohen Luftreibung während des Laufens ansteigt, ist es zweckmäßig, geeignete Kühlvorrichtungen zu installieren. Die Temperatur im Zentrifugeninnenraum darf nicht über 30 °C ansteigen und sollte auch nicht tiefer absinken, auf keinen Fall darf das Material gefrieren.

Um nach der Zentrifugation ein Diffundieren von Inhaltsstoffen der Erythrozyten in das Serum bzw. Plasma zu verhindern, muß unverzüglich eine räumliche Trennung von Serum bzw. Plasma und dem zellularen Sediment erfolgen. Für diesen Zweck wurde früher das Abgießen oder Abhebern empfohlen. Heute verwendet man spezielle Kunststoffilter, die in die Monovette oder das Zentrifugenröhrchen eingedrückt werden. Das Filter besteht aus einem Kunststoffröhrchen, welches am Boden durch ein Plättchen aus porösem Material verschlossen ist. Über ein Steigrohr an der Seitenwand des Filterröhrchens kann das Serum bzw. Plasma aufsteigen und in dem Filter aufgefangen werden. Die Zentrifugationshilfen aus flüssigem Silikon können für kurze Zeit auch die Aufgaben des o. g. Filters übernehmen. Die Lagerfähigkeit des Serums bzw. Plasmas ist aber nur für 2 bis 3 Tage gewährleistet. Das Silikon erspart einen Arbeitsgang, da es sich während der Zentrifugation zwischen Serum bzw. Plasma und die zellularen Bestandteile lagert. Außerdem erhöht es die Ausbeute an Serum bzw. Plasma.

Aufbewahrung und Stabilität des Probenmaterials Serum bzw. Plasma

Eine Grundregel ist, daß natives und antikoaguliertes Blut nicht für den Postversand geeignet ist, wenn anschließend klinisch-chemische Analysen durchgeführt werden sollen. Ebenso darf Blut nicht länger als 2 Stunden bei Raumtemperatur gelagert werden. Bereits während dieser Zeit kann Glykolyse stattfinden. Der glykolytische Abbau im Zytoplasma kann durch die Inhaltsstoffe der Erythrozyten bewirkt werden. Glykolysehemmer verhindern diesen Vorgang. Aus diesem Grund ist das Blut sofort bzw. nach Abschluß der Gerinnung (30 bis 45 Minuten) zu zentrifugieren. Eine Lagerung von Blut im Kühlschrank erhöht nicht die Stabilität, sondern führt häufig zu einer Hämolyse.

Dagegen kann Serum oder Plasma kurzfristig bei Raumtemperatur aufbewahrt werden. Eine wesentlich höhere Stabilität erzielt man bei Aufbewahrung im Kühlschrank bei +4 bis +8 °C. In beiden Fällen muß das Probengefäß fest verschlossen sein.

Die Aufbewahrung der Proben ist oftmals notwendig:

- wenn Analysen aus organisatorischen Gründen nicht am Entnahmetag durchführbar sind,
- wenn eine Wiederholungsanalyse aufgrund eines unplausibel erscheinenden Befundes angezeigt ist,
- wenn aus Gründen der Diagnostik von der einsendenden Stelle zusätzliche Bestimmungen nachgefordert werden.

Werden Proben über einen längeren Zeitraum unverschlossen aufbewahrt, dann konzentrieren sich alle nichtflüchtigen Bestandteile auf. Die Aufkonzentrierung ist abhängig von der Umgebungstemperatur, Luftfeuchtigkeit, Oberfläche der Gefäßöffnung, Luftströmungen und der Stabilität des Analyten.

Tabelle 7.4 Haltbarkeit einiger ausgewählter Analyten nach der Probennahme in fest verschlossenen Gefäßen

Analyt		Lagerung bei	
	+20 bis +25 °C	+4 bis +8 °C	-20 °C
Amylase (S)	7 Tage	7 Tage	7 Tage
(U)	2 Tage	10 Tage	-
Bilirubin (S)	nur frische Proben verwenden		
Cholesterol (S)	6 Tage	6 Tage	6 Monate
Creatin-Kinase (S)	2 Tage	2 Tage	-
Creatinin (S)	2 Tage	2 Tage	6 Monate
Glucose (S)	3 Tage	7 Tage	3 Tage
(U)	nur frische Proben verwenden		
τ-GT (S)	7 Tage	7 Tage	7 Tage
GOT (S)	3 Tage	3 Tage	7 Tage
GPT (S)	2 Tage	3 Tage	
Hämoglobin (B)	innerhalb von 24 Stunden bestimmen		
Harnsäure (S)	5 Tage	5 Tage	6 Monate
Harnstoff (S)	1 Tage	3 Tage	6 Monate
Kalium (S)	2 Wochen	2 Wochen	-
Natrium (S)	2 Wochen	2 Wochen	-
Triglyceride (S)	nur frische Proben verwenden		

S = Serum, B = Blut, U = Urin, - = keine Angaben

Veränderungen in der Probe des Serums oder Plasmas während der Lagerung

Unter der Wirkung von endogenen Lipasen kann die Konzentration der Triglyceride absinken, während die Konzentration des freien Glycerols ansteigt. Dieser Effekt kann eine Veränderung der Glycerol-Konzentration bis zum Doppelten des Ausgangswertes betragen; unabhängig von der Lagerungstemperatur. Die Konzentration des Creatinins kann ebenfalls methodenabhängig durch Bildung von unspezifischen Chromogenen ansteigen. Neue enzymatische Methoden zeigen diese Probleme jedoch nicht; lediglich die unspezifische Jaffe-Methode unterliegt diesem Anstieg.
Durch Photooxidation kann das Bilirubin oxidiert werden. Bei direkten photometrischen Messungen resultieren erniedrigte Werte.

1.10 Urin als Untersuchungsmaterial

Die Gewinnung von Urin als Untersuchungsmaterial kann auf verschiedene Weisen erfolgen. Die Art der Gewinnung ist abhängig von der nachfolgend durchzuführenden Untersuchung. Für die im kleinen Labor durchführbaren Analysen kommt Spontanurin, Mittelstrahlurin oder Sammelurin in Betracht. Für weitergehende Untersuchungen (mikrobiologisch oder zytologisch) werden unter Umständen eine Katheterung oder Punktion der Blase notwendig sein. Für die meisten qualitativen Untersuchungen stellt der Mittelstrahlurin, wenn er unter den richtigen Bedingungen (Tab. 7.5) gewonnen wurde, das Probenmaterial der Wahl dar. Das Probengefäß für den Spontan- oder Mittelstrahlurin muß mit folgenden Angaben versehen werden:

- Name und Vorname des Patienten
- Geburtsdatum

Tabelle 7.5 Mittelstrahlurin: Anweisungen für Patienten

Lesen Sie diese Instruktionen vor dem Wasserlassen!
Fragen Sie, wenn Sie etwas nicht verstehen!
Nur durch richtiges Sammeln des Harns ist eine sichere Unterscheidung zwischen Harnwegsinfektionen und Verunreinigung möglich.

Männer	Frauen
1. 2 Gläser Wasser oder Tee 30 Minuten vor dem Wasserlassen trinken.	1. 2 Gläser Wasser oder Tee 30 Minuten vor dem Urinsammeln trinken.
2. Hände mit Seife waschen und mit Einmalhandtuch trocknen.	2. Hände mit Seife waschen und mit Einmalhandtuch trocknen.
3. Sammelbehälter öffnen, dessen Deckel mit Innenseite nach oben ablegen, ohne die Innenseite zu berühren. (Fällt der Behälter auf den Boden oder wurde die Innenseite berührt, lassen Sie sich einen neuen geben!)	3. Sammelbehälter öffnen, dessen Deckel mit Innenseite nach oben ablegen, ohne die Innenseite zu berühren. (Fällt der Behälter aus den Boden oder wurde die Innenseite berührt, lassen Sie sich einen neuen geben!)
4. Mit gespreizten Beinen über der Toilette stehen.	4. Rittlings auf die Toilette setzen.
5. Vorhaut über die Eichel zurückstreifen.	5. Beine möglichst weit spreizen. Diese Stellung wird bis zur Beendigung des Sammelns beibehalten. Mit der linken Hand die Schamlippen spreizen. Diese während der ganzen Sammelperiode gespreizt halten!
6. Die Eichel mit einem seifengetränkten Tupfer ausgiebig waschen, danach mit einem feuchten Tuch oder Seife nachwaschen.	6. Den Harnröhreneingang 2mal mit jeweils einem der vorbereiteten seifengetränkten Tupfer langsam von vorn nach hinten (je Tupfer nur einmal diese Bewegung) waschen.
7. Harnröhrenöffnung mit einem seifengetränkten Tupfer und anschließend mit einem feuchten Tupfer ohne Seife in einer Bewegung säubern. Nicht abtrocknen! Gebrauchte Tupfer in die Toilette fallen lassen.	7. Den Harnröhreneingang 2mal mit jeweils einem der vorbereiteten Tupfer ohne Seife langsam von vorn nach hinten waschen. Nicht abtrocknen! Gebrauchte Tupfer in die Toilette fallen lassen.
8. Lassen Sie eine kleine Urinmengen, welche die Harnröhre reinigt, in die Toilette fließen. Harnstrahl stoppen!	8. Lassen Sie eine kleine Urinmenge, welche die Harnröhre reinigt, in die Toilette fließen. Harnstrahl stoppen!
9. Sammelbehälter von außen anfassen und unter die Harnröhrenöffnung halten, ohne die Behälterinnenseite zu berühren. Urinstrahl in den Behälter fließen lassen.	9. Lassen Sie jetzt den weiteren Harnstrahl in den Sammelbehälter fließen. (Außen anfassen, die Behälteröffnung nicht mit dem Körper berühren!)
10. Deckel auf Sammelbehälter.	10. Deckel auf Sammelbehälter.

- Angaben zum Geschlecht (der Vorname läßt nicht immer auf das Geschlecht schließen)
- Entnahmedatum und -zeit
- Einsender (sofern von anderen Stellen Proben angenommen werden)

Für die quantitativen Untersuchungen, wenn u. a. bilanzierende Berechnung erfolgen müssen, sollte Sammelurin das Probenmaterial sein. Die Gewinnung des Sammelurins (gesammelt über einen definierten Zeitraum, meistens 24 Stunden) erfordert die Mitarbeit des Patienten. Exakte Auskünfte über das 24-Stunden-Volumen sind jedoch beim stationären, als auch beim ambulanten Patienten nur schwerlich zu erhalten. Auch auf die Frage nach der Flüssigkeitsaufnahme, die entscheidend für die Bilanzierung ist, werden ungenügende Antworten geben. Für die Sammlung des 24-Stundenurins sollte folgendes Vorgehen gewählt werden:

1. Dem Patienten wird ein geeignetes Sammelgefäß mit einer Volumengraduierung überreicht. Als Sammelgefäß sollte ein Einmalgefäß aus Kunststoff verwendet werden. Bei wiederverwertbaren Gefäßen besteht die Gefahr der Kontamination mit Desinfektions- und Reinigungsmitteln.
2. Je nach geplanter Untersuchung muß der Sammelurin eventuell konserviert werden (Tab. 7.6). Das Konservierungsmittel soll sich bereits vor Abgabe an den Patienten in dem Gefäß befinden.
3. Das Sammelgefäß muß beschriftet sein mit:
   - Name und Vorname des Patienten
   - Geburtsdatum
   - Angaben zum Geschlecht (der Vorname läßt nicht immer auf das Geschlecht schließen)
   - Entnahmedatum und -zeit
   - Angaben zum Konservierungsmittel
   - Einsender (sofern von anderen Stellen Proben angenommen werden)
4. Dem Patienten ist in schriftlicher Form eine Anweisung zur Sammlung des Urins auszuhändigen. Die Anweisung muß das Sammeln exakt und verständlich beschreiben. Vor allen Dingen muß die Zeitspanne der Sammeldauer genau definiert werden; z. B. beginnend mit der Entleerung des Morgenurins am ersten Tag und endend mit der Entleerung des Morgenurins zur gleichen Zeit des nachfolgenden Tages. Diese letzte Portion, sowie alle dazwischenliegenden, müssen in den Behälter gegeben werden. Ein Vermerk muß darauf hinweisen, daß sich im Behälter eine ggf. ätzende Konservierungslösung befindet. Der Urin sollte möglichst kühl und vor Sonneneinstrahlung geschützt aufbewahrt und nach Beendigung der Sammelperiode unverzüglich dem Untersucher übergeben werden.

Tabelle 7.6 Konservierungsmittel für Urine

Untersuchung von	Konservierung mit	Haltbarkeit bis
Sediment	keine	etwa 1 Stunde
Elektrolyte	konz. HCL (25- oder 32%ig) 10 ml im Sammelgefäß vorlegen	1 Woche
Metabolite	einfrieren oder 5 ml Gemisch aus 1 Teil Thymol + 3 Teile Isopropanol	

Lagerung und Transport von Urin

Für alle mikroskopischen Untersuchungen und für das Sediment muß der Urin frisch sein. Untersuchungen können sofort nach Erhalt der Probe durchgeführt werden. Eine Aufbewahrung über eine Stunde hinaus führt zur Lysierung von Zellen oder Zellbestandteilen und ggf. zur Kristallisierung. Für die chemische Analyse von 24-Stundenurin soll das Sammelgefäß dunkel und kühl (+4 bis +8 °C) aufbewahrt werden. Hierbei läßt sich eine Kristallisierung und Sedimentation von Bestandteilen nicht verhindern. Vor der Analyse den Behälter gut schütteln. Im Sediment häufen sich proteinartige Substanzen an.

1.11 Normalbereich oder Referenzintervall

Der Begriff Normalbereich oder Normalwert hat sich bis heute im Wortgebrauch der Diskussion von Laborresultaten behaupten können. Dies ist um so mehr verwunderlich, da der Begriff Normalwert zu Mißverständnissen und Zweideutigkeit führt. Alle Autoren, die sich mit der Problematik der physiologischen Normalität beschäftigt haben, kommen zu dem Schluß, daß die Begriffe Normalwert oder Normalbereich für das Resultat einer Laboruntersuchung nicht befriedigend genug definiert werden können. Die Bedeutung des Ausdrucks „normal" kann in drei Gruppen unterteilt werden:

1. In der klinischen Auslegung wird normal synonym für gesund verwendet.
2. Der Statistiker versteht unter normal eine Gauß'sche Verteilung.
3. Im volkstümlichen Sprachgebrauch wird normal mit ideal, konventionell oder gewohnt gleichgesetzt.

In der Medizin werden Individuen, die als frei von Krankheit gelten, also gesund sind, als normal bezeichnet. Weichen jedoch die Ergebnisse der medizinischen Untersuchung von denen bei sogenannten gesunden Individuen erstellten Werte ab, so wird die Person als krank oder nicht normal definiert.
Hierbei spielen auch emotionale Gesichtspunkte eine Rolle, da alles, was oder wer nicht normal ist, abnormal bzw. schlecht ist und aus diesem Grund eliminiert werden muß.
Da es den Zustand der absoluten Gesundheit nicht gibt, haben Gräsbeck und Dybkaer den Begriff des Referenzwertes, reference value, eingeführt. Bei diesem Konzept geht man davon aus, daß Referenzwerte von einem Kollektiv gewonnen werden, das sich so ähnlich wie möglich und unzweideutig definiert ist. Bei der Erstellung von Referenzwerten muß demnach die Untersuchungstechnik, die klinisch-chemische Methode, die Größe und Zusammensetzung des Kollektivs und die Art der statistischen Berechnung der Resultate exakt angegeben werden.

Die International Federation of Clinical Chemistry hat folgende Nomenklatur vorgeschlagen:

Referenzindividuum. Ein Referenzindividuum ist eine Person, die ausgewählt wurde, weil sie bestimmten Kriterien entspricht.

Referenzpopulation. Eine Referenzpopulation setzt sich aus Referenzindividuen zusammen.

Referenzgruppe. Eine Referenzgruppe ist eine Anzahl von Referenzindividuen, die so groß gewählt wurde, daß sie als repräsentativ für die Referenzpopulation gelten kann.

Referenzwert. Ein Referenzwert wird aus der quantitativen Analyse von Untersuchungsmaterialien gewonnen, das von einem Referenzindividuum stammt.

Referenzverteilung. Eine Referenzverteilung stellt die Verteilung aller vorliegenden Referenzwerte dar. Die Art dieser Verteilung kann durch geeignete statistische Verfahren definiert werden.

Referenzlimit. Referenzlimits werden aus der Referenzverteilung gewonnen und im allgemeinen so gewählt, daß eine definierte Fraktion der Referenzwerte unterhalb, eine zweite oberhalb und alle übrigen innerhalb der Grenzen liegen.

Referenzintervall. Ein Referenzintervall liegt zwischen zwei Referenzlimits. Dieser Begriff wird auch von der Bundesärztekammer als Ersatz für den Begriff Normalbereich in den neuen Richtlinien zur Qualitätssicherung verwendet.

Beobachtungswert. Ein Beobachtungswert ist das analytische Resultat einer quantitativen Bestimmung einer Komponenten, das mit Referenzwerten, Referenzverteilungen, Referenzlimiten oder Referenzintervallen verglichen werden kann.
Im weiteren Text werden trotz der Empfehlungen der Bundesärztekammer und der International Federation of Clinical Chemistry die Begriffe Normalbereich und Referenzintervall nebeneinander benutzt.

1.12 Kalibration

Die Kalibration, das Ausrichten auf ein genaues Maß, stellt einen wichtigen, nicht zu vernachlässigenden Schritt in der klinisch-chemischen Analytik dar. In kürzeren und längeren Abständen müssen klinisch-chemische Verfahren und alle hierfür benötigten Module kalibriert werden. Da in den letzten Jahren wiederholt von seiten der Industrie versucht worden ist, den Vorgang der Kalibration aus dem Labor in die Produktion zu verlagern, muß an dieser Stelle die Bedeutung dieser Prozedur hervorgehoben und erklärt werden, zumal die Kalibration die Basis aller Qualitätskontrollmaßnahmen ist.
Man unterscheidet zwei Arten von Kalibration:

1. Technische Kalibration
   a) der meßtechnischen Komponenten z. B. Wellenlänge, Zählrate, Dunkelstrom etc.,
   b) der verfahrenstechnischen Komponenten z. B. Volumen, Meßtemperatur, Inkubationszeit etc.
2. Methodologische Kalibration
   a) mit primären Standard,
   b) mit sekundären Standard,
   c) mit arbiträren Standard.

Die technische Kalibration bezieht sich auf die einzelnen Einheiten, die für die Durchführung eines Verfahrens gebraucht werden, wie z. B. Pipetten oder Photometer.
Die methodologische Kalibration greift in das Verfahren selbst ein. Unter der Voraussetzung, daß die technische Kalibration innerhalb der gegebenen Toleranzgrenzen einwandfrei ist, soll durch die methodologische Kalibration erreicht werden, daß der ermittelte Wert innerhalb enger Toleranzgrenzen um den Zielwert streut.
Die Güte der Kalibration ist entscheidend für die Qualitätskontrolle und die Maßnahme der Qualitätssicherung. Falsche oder oberflächliche Kalibrierung führt zu falschen oder zu weit vom Zielwert abweichenden Ergebnissen. Selbst wenn für die Kalibration und Kontrolle der Qualität ähnliche Materialien verwendet werden, ist hieraus nicht der Schluß zu ziehen, daß Kalibration und Qualitätskontrolle identisch sind. Kalibratoren dürfen auf keinen Fall für Qualitätskontrollmaßnahmen verwendet werden. Das gilt im umgekehrten Fall auch für die Qualitätskontrollproben, die nicht zum Vorgang der Kalibration eingesetzt werden dürfen.

Kalibratoren

1. Für die technische Kalibration: Als technische Kalibratoren werden solche Einrichtungen bezeichnet, die dazu dienen, bestimmte physikalische oder verfahrenstechnische Eigenschaften festzulegen; z. B.
   a) Holmiumoxid-Glasfilter zur Kalibration der Wellenlänge
   b) oder durch Wägung festgelegte Volumina von Pipetten oder Dosierern.
2. Für die methodologische Kalibration: Methodenbezogene Kalibratoren dienen der Justierung von Methoden, sie werden auch als Kalibrationsstandards bezeichnet.

Es müssen drei Arten von Standards unterschieden werden:

a) Im optimalen Fall, ist der primäre Standard als Kalibrator einzusetzen. Exakt abgewogene Reinsubstanzen, die in reinem Lösungsmittel gelöst sind, bezeichnet man als Primärstandard. Als Beispiel sei Natriumchlorid pro analysi in hochreinem Wasser genannt. Wann immer ein analytisches Verfahren die Verwendung des primären Standards zuläßt, ist dieser Kalibrator als optimal anzusehen. Der Primärstandard kann jederzeit in gleicher Art und Weise wieder hergestellt werden. Im Bereich der Laboratoriumsmedizin ist dieser Standard nicht immer einsetzbar. In diesen Fällen muß auf einen in einer Matrix gelösten Standard zurückgegriffen werden. Hierbei soll die Matrix dem Untersuchungsmaterial näherkommen. In dem genannten Beispiel wäre das der Ersatz des reinen Lösungsmittels Wasser durch eine Albuminlösung. Das Albumin muß ebenfalls von höchster Reinheit sein, es darf auf keinen Fall noch Natriumionen enthalten.

b) Wenn es nicht möglich ist den Analyt in reinster Form zu isolieren und in einer definierten Lösung aufzulösen, dann muß auf sogenannte sekundäre Standards ausgewichen werden. Sie enthalten den oder die gesuchten Analyten von vorne herein, möglicherweise auch angereichert oder durch entsprechende Maßnahmen vermindert. Die Konzentration des gesuchten Analyten muß sekundär durch chemische, enzymatische oder immunologische Analysen, auf jeden Fall mit der besten zur Verfügung stehenden Methode, ermittelt worden sein.

c) In manchen Fällen ist der Analyt nur unzureichend beschrieben wie beim Tumormarker oder er liegt in nur schlecht definierten Reinheitsgraden vor. In diesen Fällen sind Kalibrationspräparate einzusetzen, die mit arbiträren Einheiten versehen sind. Sie werden meist von nationalen und internationalen Körperschaften zur Verfügung gestellt.

1.13 Qualitätskontrolle

Aufgrund der Verabschiedung des Eichgesetzes durch den Bundesminister für Wirtschaft unter Zustimmung des Bundestages unterliegen alle im klinisch-chemischen Bereich erstellten Analysen der Qualitätssicherung. Hierzu hat die Bundesärztekammer Richtlinien beschlossen. Die „Richtlinien der Bundesärztekammer zur Qualitätssicherung in medizinischen Laboratorien" aufgrund der Beschlüsse des Vorstandes der Bundesärztekammer vom 16.01.1987 und 16.10.1987 wurden im Deutschen Ärzteblatt im März 1988 veröffentlicht. Am 1. Juli 1989 sind sie in Kraft getreten. Die Bedeutung soll im Zusammenhang mit einer allgemeinen Beschreibung der Qualitätssicherung erfolgen. An dieser Stelle können nicht die gesamten Richtlinien aufgeführt werden. Jeder analytisch tätige Mitarbeiter, besonders der Laborleiter, ist verpflichtet, die Richtlinien genau einzuhalten. Die im nachfolgenden Text aufgeführten Hinweise können, dürfen und sollen die Richtlinien nicht ersetzen. Sie haben aus diesem Grund auch keinen rechtsverbindlichen Charakter, sondern sollen nur Hilfestellung bei der täglichen Arbeit geben.

Einführung in die statistischen Grundlagen der Qualitätskontrolle im klinisch-chemischen Laboratorium

Die Resultate aus quantitativer chemischer Analytik sind wie alle Messungen grundsätzlich mit geringen Fehlern behaftet. Das gilt in besonderem Maße auch für die biochemische und klinisch-chemische Analytik. Dem Analytiker, der die Analyse durchführt und deren Ergebnisse bewertet und insbesondere dem Kliniker, der die aufgrund der erhaltenen Analysenergebnisse erhobenen Befunde bei seinen Entscheidungen verwertet, müssen die Art und das Ausmaß dieser Fehler bekannt sein.

Für die Fehler und deren Ausmaß sind verschiedene Ursachen verantwortlich. Die Fehler werden in drei verschiedene Arten eingeteilt, man unterscheidet grobe, zufällige und systematische Fehler. Zu ihrer Aufdeckung und Behebung dienen die Longitudinalbeobachtungen, die Richtigkeitskontrolle und die statistische Qualitätskontrolle.

Grobe Fehler können durch die Verwechslung der Proben, Pipetten, Reagenzien, Meßwellenlänge etc. verursacht werden. Die gemessenen Werte erscheinen in der Regel als unplausibel (z. B. mit negativen Vorzeichen) und sind somit sofort zu erkennen. Allerdings muß auf eine Verwechslung der Probe durch Longitudinalbeobachtungen (Vergleich zu Vorwerten des gleichen Patienten) geachtet werden. Ist nur eine einzelne Probe betroffen, von der keine Vorwerte existieren, kann es zu dramatischen Folgen für den Patienten kommen. Probenverwechslungen können bereits bei der Blutentnahme, durch mangelnde Aufmerksamkeit und falsche Beschriftung verursacht werden. Das Risiko eines groben Fehlers ist durch eine gute Organisation der Probennahme und der Durchführung der Analytik im Laboratorium reduzierbar.

Der zufällige Fehler kommt durch technische Mängel während der Analyse zustande. Er bewirkt Abweichungen vom Sollresultat nach oben und nach unten. Beispielsweise verursachen ein ungenaues Pipettie-

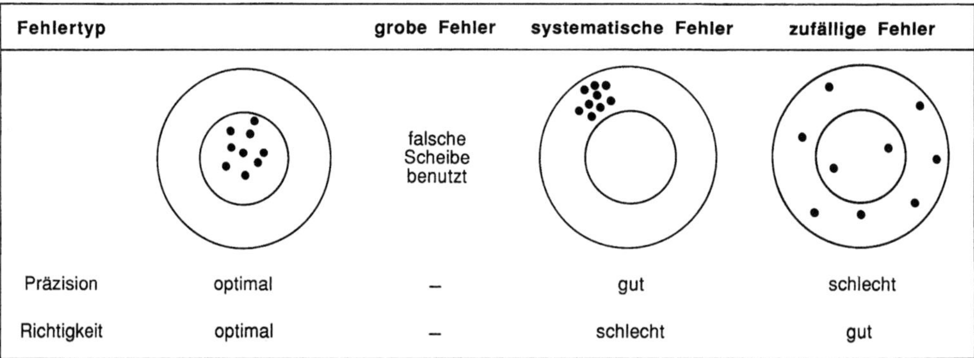

Abb. 7.3 Büttners Schießscheiben

ren, geringfügige Temperaturschwankungen während der Inkubationsphase oder durch Änderung in der Netzspannungsversorgung hervorgerufene Photometerschwankungen diese Fehler. Diese Streuung ist nie vollständig zu vermeiden, sie kann jedoch durch sorgfältiges Arbeiten und Verwendung hochwertiger Reagenzien und Geräten auf ein Minimum reduziert werden.

Systematische Fehler bewirkten, daß sie alle Analysenresultate in eine Richtung vom wahren Wert entfernen. Sie werden meist durch mangelhafte Pipetten, geringfügige Abweichungen der Meßtemperatur, verdorbene Reagenzien und Standardlösungen oder defekte Photometer hervorgerufen.

Die Abbildung 7.3 (Büttners Schießscheiben) verdeutlicht nochmals die oben beschriebenen Fehler.

Mit den zufälligen und systematischen Fehlern sind zwei weitere Begriffe eng verwandt, die bei der klinisch-chemischen Analytik eine große Rolle spielen, es sind die Präzision und die Richtigkeit.

Präzision

Die Präzision (Unpräzision) ist auf die zufallsbedingten Variationen (zufällige Fehler) jedes mit größter Sorgfalt durchgeführten Teilschrittes einer Analyse zurückzuführen. Die zufälligen Fehler sind vermeidbar. In der klinisch-chemischen Analytik unterscheidet man zwischen vier verschiedenen Präzisionsarten:

a) Präzision in der Serie
b) Präzision von Serie zu Serie
c) Präzision von Tag zu Tag
d) Präzision zwischen Laboratorien

Die verschiedene Präzisionsarten unterscheiden sich in ihrer Größe. Die beste Präzision wird üblicherweise innerhalb von einer Meßserie erzielt, da bei unmittelbarer Wiederholung des Tests meist die gleichen Fehler auftreten und diese sich dadurch bei jedem Meßwert gleichartig auswirken. Die schlechteste Präzision wird beobachtet, wenn eine Probe mehrfach in verschiedene Laboratorien analysiert wird. Dies liegt daran, daß neben den normalen Streuungen, die durch zufällige Fehler verursacht werden, auch die systematische Abweichung von Labor zu Labor eine Rolle spielt. Die Angabe der Präzision in der Serie und von Tag zu Tag sind die am häufigsten verwendeten. Die Größe der Präzision wird über die Standardabweichung (s) und die der relativen Standardabweichung (rs) angegeben.

$$s = \sqrt{\frac{\text{Summe der quadrierten Abweichungen vom Mittelwert}}{\text{Anzahl der Werte minus 1}}}$$

bzw.

$$s = \sqrt{\frac{\Sigma(x_i - \bar{x})^2}{n-1}}$$

hieraus läßt sich die relative Standardabweichung (rs) errechnen

$$rs = \frac{\text{Standardabweichung (s)} \cdot 100}{\text{Mittelwert } (\bar{x})}$$

Die relative Standardabweichung wurde früher als Variationskoeffizient bezeichnet, die Angabe erfolgt in Prozent. Je kleiner die relative Standardabweichung umso besser die Präzision.

Richtigkeit

Die Richtigkeit von Analysen hängt in erster Linie vom Ausmaß der systematischen Fehler im Analysengang ab. Sie wird durch die Maßnahme, die die systematischen Fehler einschränken, erhöht. Die richtige Durchführung der Analyse wird mit Hilfe von Richtigkeitskontrollseren überprüft. In diesen Kontrollseren sind die Konzentrationen bzw. Aktivitäten der einzelnen Substanzen als sogenannte Sollwerte deklariert. Die Sollwerte werden durch Messungen in ausgewählten Referenzlaboratorien ermittelt. Seit kurzem gilt hier eine Veränderung. Wo es möglich ist, tritt der Referenzmethodenwert an die Stelle des Sollwertes.

Richtigkeit = Meßergebnis minus erwarteter Wert

oder besser in prozentualer Angabe

$$\text{Richtigkeit} = \frac{\text{Meßwert} \cdot 100}{\text{erwarteter Wert}}$$

(erwarteter Wert = Referenzmethodenwert bzw. Sollwert)

Spezifität

Als Spezifität einer Methode bezeichnet man die Fähigkeit dieser Methode, nur die jenige(n) Komponente(n) zu bestimmen, die sie vorgibt zu messen. Da aber die Spezifität eines Tests im Zusammenhang mit diagnostischen Entscheidungen im Gebrauch ist, sollte der Terminus *analytische Spezifität* besser durch den Ausdruck *Selektivität* ersetzt werden, der auch semantisch zutreffender ist.

Nachweisgrenze

Die Nachweisgrenze stellt die untere Grenze des Meßbereiches einer Methode dar. Sie wird definiert als das sicher vom Untergrund verschiedene Meßergebnis. Die Nachweisgrenze kann praktisch ermittelt werden, indem zu dem gesamten Reagenz an Stelle der Probe deren Lösungsmittel (z. B. Natriumchloridlösung) gegeben wird. Diese Proben werden in 10 bis 15 Ansätzen z. B. gegen Wasser gemessen. Man berechnet aus den erhaltenen Meßwerten den Mittelwert $\bar{x}$ und die Standardabweichung (s). Die Nachweisgrenze wird aus dem Mittelwert der Meßwerte für den Probenleerwert plus drei Standardabweichungen dieser Meßwerte errechnet.

$$\text{Nachweisgrenze} = \bar{x} + 3s$$

Analysenserie

Eine Analysenserie ist eine Folge von gleichartigen Analysen, die mit denselben kontinuierlich betriebenen Geräten, derselben Kalibration von demselben Untersucher in kurzen Zeitabständen durchgeführt werden. Die kleinste Serie umfaßt eine Einzelprobe, dagegen erstreckt sich die längste Serie über eine Arbeitsschicht, sofern das Analysensystem stabil ist. Lange Serien sollten trotzdem in Segmenten von 10 bis 20 Proben unterteilt werden, in denen eine Kontrollprobe mitgeführt wird.

Normalverteilung (Gauß'sche Glockenkurve)

Die zufällige Streuung besitzt eine Regelmäßigkeit, die mit Hilfe der Gauß'schen Glockenkurve beschrieben werden kann. Durch die mathematischen Eigenschaften dieser Kurve ist die Berechnung des Mittelwertes und der Standardabweichung recht einfach und schon relativ wenig Werte erlauben eine sichere Berechnung.
Wird die Konzentration einer Substanz in der gleichen Probe unter nahezu identischen Bedingungen mehrfach gemessen, dann erhält man bei der graphischen Darstellung der Verteilung dieser Werte meist ein Bild, das einer Glocke ähnelt (Abb. 7.4). Diese Kurve wird nach ihrem Entdecker Gauß'sche Glokkenkurve genannt. Die drei wichtigsten Punkte in dieser Kurve sind das Maximum (höchster Punkt der Kurve) und die beiden sogenannten Wendepunkte. Aus dem Maximum läßt sich der Mittelwert $\bar{x}$ ablesen. Der Abstand der Wendepunkte entspricht der Standardabweichung (s). Aus der Standardabweichung und dem Mittelwert können die Warn- und die Aktionsgrenze berechnet werden.

Warngrenze

Innerhalb des Bereiches $\bar{x} \pm 2s$ sind etwa 95 % der gemessenen Werte zu erwarten. Die Grenze $\bar{x} + 2s$ bzw. $\bar{x} - 2s$ werden als Warngrenze definiert. Sie signalisieren, daß die Methode außer Kontrolle geraten kann. Zu diesem Zeitpunkt müssen zwar noch keine Aktivitäten getätigt werden, jedoch wird höchste Aufmerksamkeit gefordert.

Kontroll- oder Aktionsgrenze

Liegen die Werte außerhalb des Bereiches $\bar{x} \pm 3s$, dann ist die Methode außer Kontrolle geraten. Die Grenze $\bar{x} + 3s$ bzw. $\bar{x} - 3s$ werden als Kontroll- oder Aktionsgrenze bezeichnet, da hier vom Untersucher Maßnahmen erwartet werden müssen, um die Methode wieder unter Kontrolle zu bringen.

Unsymmetrische Verteilung

Nicht alle Meßwerte folgen der vorgenannten Regel, es werden teilweise Häufigkeitsverteilung beobachtet, die unsymmetrisch sind.
Bei den unsymmetrischen oder auch schiefen Verteilungen fällt das Maximum nicht mehr mit dem Mittelwert zusammen wie bei der Gauß'schen Glockenkurve. Auch die Wendepunkte verlieren hier ihre Bedeutung für die Berechnung der Standardabweichung (Abb. 7.5). Bei der unsymmetrischen Verteilung spielt der Median sowie der sogenannte Interpercentilbereich eine Rolle.

Median

Der Median (Abb. 7.5) ist der Wert, der genau in der Mitte einer Werteverteilung liegt.

Interpercentilbereich

Als Interpercentilbereich (Abb. 7.5) wird der Bereich, der zwischen zwei verschiedenen Percentilen liegt, bezeichnet. Dieser 98%ige Bereich entspricht in etwa dem bekannten 2s-Bereich der Gauß'schen Glockenkurve.

Durchführung der Qualitätssicherung

Das Qualitätssicherungssystem soll folgende Aufgaben erfüllen:

1. Überwachung der zufälligen Meßabweichungen = Präzisionskontrolle. Meßwertabweichungen wurden früher als „Fehler" bezeichnet.
2. Überwachung der systematischen Meßabweichung = Richtigkeitskontrolle

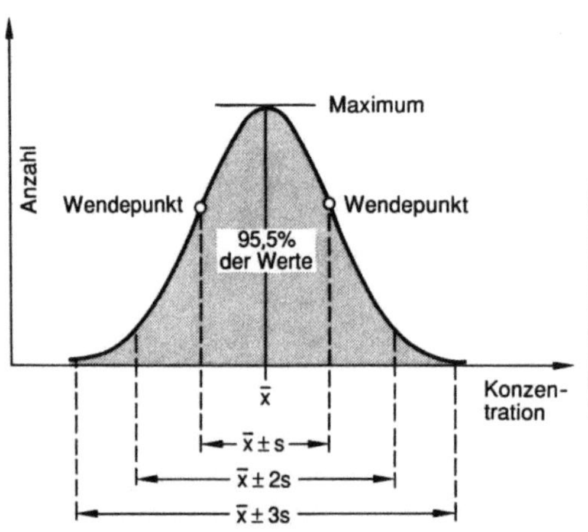

Abb. 7.4 Gauß'sche Glockenkurve, $\bar{x}$: Mittelwert, s: Standardabweichung

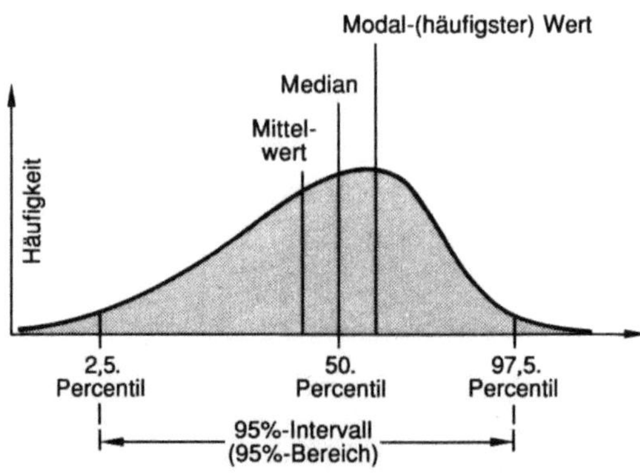

Abb. 7.5 Unsymmetrische Verteilung und Kenngrößen

3. Kontrolle der Matrixeinflüsse auf Präzision, Richtigkeit und Spezifität
4. Erkennung von Trends

Das Qualitätssicherungssystem muß bei der Durchführung folgenden Anforderungen genügen:

1. Kontrolle über den gesamten klinisch relevanten Meßbereich
2. Kontinuierliche Anwendbarkeit
3. Sofortige Erkennbarkeit von Meßabweichungen
4. Anwendbarkeit auch für mechanisierte Analysensysteme
5. Anwendbarkeit des Basisprogramms vom Praxislabor bis zum Zentrallabor

In den neuen Richtlinien zur Qualitätssicherung wird ausdrücklich auf die Verpflichtung der Meldung an die zuständige Ärztekammer verwiesen, sobald quantitative Laboruntersuchungen im Bereich der Medizin durchgeführt werden. Dies gilt nicht nur für Ärzte, sondern auch für Angehörige anderer naturwissenschaftlicher Berufe.

Laborinterne Qualitätskontrolle

Die laborinterne statistische Qualitätskontrolle erfolgt mit einem Kontrollprobensystem. Hierfür werden zwei verschiedene Versuchsanordnungen benötigt:

a) Präzisionskontrolle
b) Richtigkeitskontrolle

Präzisionskontrolle

Die Präzisionskontrolle ist eine offene Arbeitsplatzkontrolle, die von der die Analysen durchführende Person selbst erfolgt. Hierzu werden Proben aus Abfüllungen derselben Kontrollprobe in jeder Analysenserie mit Patientenproben eingefügt. Die für die Kontrollproben erhaltenen Resultate werden unverzüglich einem graphisch-statistischen Test unter Benutzung einer Kontrollkarte unterzogen. Hierdurch kann der Untersucher sofort erkennen, ob sein analytisches System unter den vorgegebenen Grenzen stabil ist.

Richtigkeitskontrolle

Die Richtigkeit der Resultate quantitativer Bestimmungen wird innerhalb des Rahmens der laborinternen Qualitätskontrolle mit Hilfe von Richtigkeitskontrollproben geprüft. Die Richtigkeitskontrollproben sollen durch einen Referenzmethodenwert gekennzeichnet sein. Falls keine geeigneten Referenzmethoden zur Verfügung stehen oder die mit Routinemethoden erzielten Meßergebnisse erhebliche, medizinisch relevante Abweichungen von den Referenzmethodenwerten zeigen, so kann in einer Übergangsphase die Kontrolle der Richtigkeit mit methodenabhängigen Sollwerten erfolgen.

Dokumentationspflicht

Die nach Meßgrößen und Analysenmethoden geordneten Meßergebnisse der Präzisions- und Richtigkeitskontrolle werden in Listen eingetragen. Diese Li-

Tabelle 7.7 Gegenüberstellung von Präzisionskontrolle und Richtigkeitskontrolle (gemäß der in den Richtlinien gemachten Angaben) aus: Deutsches Ärzteblatt 85, B-519 bis B 532 (1988)

	Präzisionskontrolle	Richtigkeitskontrolle
Häufigkeit	bei jeder Analysenserie	bei jeder 4. Analysenserie
Hilfsmittel a) Kontrollprobe	eine Präzisionskontrollprobe über möglichst lange Zeitspanne Konzentration an der häufigsten Entscheidungsgrenze	Analyse jeweils einer Kontrollprobe von vielen verschiedenen bereitgehaltenen Richtigkeitskontrollproben mit Referenzmethodenwerten oder Sollwerten im Normalbereich und in pathologischen Bereichen
b) statistisches Testinstrument	Kontrollkarte	Testbogen zur Prüfung der Richtigkeit
Untersucher	erkennt Kontrollprobe kennt Konzentration	erkennt Kontrollprobe im allgemeinen soll Konzentration nicht kennen Laborleiter kennt Konzentration
Ziele	offene Arbeitsplatzkontrolle 1. Erkennen zu großer zufälliger Meßabweichungen 2. Erkennen von Trends	Blindkontrolle 1. Erkennen systematischer Meßabweichungen 2. Kontrolle über den klinisch-relevanten Untersuchungsbereich 3. Erkennen der Einflüße von Nebenbestandteile (Matrixeinflüße) 4. Ausschalten von bewußten und unbewußten Täuschungen des Untersuchers

Tabelle 7.8 Meßgrößen für die die Verfahrenskontrolle nach den Richtlinien der Bundesärztekammer vorgeschrieben sind (verkürzte Darstellung, bezogen nur auf die Meßgrößen, die auch im analytischen Teil beschrieben werden)

Analyt	Systeme	Größenart	Lageparameter	maximal zulässige relative zufällige Meßabweichung (%)	maximal zulässige relative Meßabweichung vom Lageparameter (%)
Bilirubin (gesamt)	Plasma Serum	S+M	Sollwerte	7	21
Cholesterol (gesamt)	Plasma Serum	S+M	Referenz-methodenwert	6	18
Creatinin	Plasma Serum Urin	S+M	Referenz-methodenwert	6	18
Creatin-Kinase (CK)	Plasma Serum	E	Sollwert	8	24
γ-Glutamyl-Transferase (γ-GT)	Plasma Serum	E	Sollwert	7	21
Glucose	Blut Liquor Serum Plasma Urin	S+M	Referenz-methodenwert	5	15
Glutamat-Oxalacetat-Transaminase (GOT bzw. AST)	Serum Plasma	E	Sollwert	7	21
Glutamat-Pyruvat-Transaminase (GPT bzw. ALT)	Serum Plasma	E	Sollwerte	7	21
Harnsäure	Plasma Serum Urin	S+M	Referenz-methodenwert	6	18
Harnstoff	Plasma Serum Urin	S+M	Sollwerte	8	24
Kalium	Plasma Serum Urin	S+M	Referenz-methodenwert	2,7	8
Natrium	Plasma Serum Urin	S+M	Referenz-methodenwert	2	6
Protein	Liquor Plasma Serum Urin	S+M	Referenz-methodenwert oder Sollwert	3	9
Triglyceride	Plasma Serum	S+M	Referenz-methodenwert	7	21

S = Stoffmengenkonzentration, M = Massenkonzentration, E = Enzymaktivitäts-Konzentration
Hinweis: In den Richtlinien der Bundesärztekammer werden für die Bestimmung der Amylaseaktivität und Hämoglobin-Konzentration keine Angaben gemacht.

sten werden gemeinsam mit den entsprechenden Berechnungen und Kontrollkarten über einen Zeitraum von mindestens 5 Jahren aufbewahrt.

Ringversuche

Die Ringversuche sollen dazu dienen, die Richtigkeit der Laborresultate unter Vergleichsbedingungen einfach zu überprüfen. Hierbei werden die Resultate des Labors mit den sogenannten Referenzmethodenwerten bzw., wenn nicht vorhanden, mit methodenbezogenen Sollwerten, die in speziellen Referenzlaboratorien bzw. Sollwertlaboratorien erstellt werden, verglichen. Die Bewertungsgrenzen sind der Lageparameter, Referenzmethodenwert oder Sollwert, plus maximal zulässige Abweichung und minus maximal zulässige Abweichung.
Nach erfolgreicher Teilnahme am Ringversuch erhält das Labor ein Zertifikat, das eine Voraussetzung dafür ist, Laborleistungen bei der Kassenärztlichen Vereinigung (KV) abzurechnen. Die Ringversuche sollten aber nicht allein als Überwachungsinstrument verstanden werden, sondern vielmehr als eine Möglichkeit, die Vergleichbarkeit der Resultate verschiedener Laboratorien zu verbessern. An Hand der Daten, die seit Beginn der Ringversuchsdurchführung gesammelt wurden, konnte eine ständig steigende Erfolgsquote aufgezeigt werden. Welches wiederum als Beweis einer laufend wachsenden Zuverlässigkeit der Laborresultate angesehen werden kann.

Praktische Durchführung der Qualitätskontrolle

Im nachfolgenden Text soll die praktische Durchführung der Qualitätskontrolle näher erläutert werden.

Präzisionskontrolle

Die quantitative Zusammensetzung der Präzisionskontrollprobe kann unbekannt sein. Es werden überwiegend solche Kontrollproben angeboten, die sich im gefriergetrockneten Zustand befinden. Diese Proben müssen vor der Messung mit einer exakt festgelegten Menge Lösemittel, z. B. deionisiertes Wasser, aufgelöst werden. Die Benutzungsdauer der Kontrollprobe ist abhängig von der Haltbarkeit der einzelnen Bestandteile in der gelösten Probe. Die Präzisionskontrolle kann im gefriergetrocknetem Zustand solange verwendet werden, bis der auf der Verpakkung deklarierte Zeitpunkt der Haltbarkeit erreicht ist. Es empfiehlt sich immer eine größere Menge einer Charge zu bestellen (→ Kontrollmaterial, 1.13).
Zur Ermittlung des arithmetischen Mittelwertes ($\bar{x}$) und zur Berechnung der Standardabweichung (s) soll die Präzisionskontrollprobe zunächst an mindestens 20 verschiedenen Arbeitstagen analysiert werden (Abb. 7.6). Die aus dieser, als Vorperiode bezeichneten, Zeit ermittelten Daten, Mittelwert und Standardabweichung, werden in die Kontrollkarte eingetragen (Abb. 7.7). Die Kontrollgrenze wird aus dem Mittelwert zuzüglich der dreifachen Standardabweichung bzw. Mittelwert abzüglich der dreifachen Standardabweichung (Abb. 7.4; 7.5) berechnet. Die Präzisionskontrolle soll hierbei eine ausreichende Präzision des kontrollierten Analysenverfahrens aufweisen. Sie ist in einer Anlage der Richtlinien für jeden Analyt festgelegt (Tab. 7.8). Der einmal festgelegte Bereich soll in bestimmten Abständen (Kontrollperiode) kontrolliert, neu berechnet und gegebenenfalls korrigiert werden.

Orientierende Präzisionskontrolle

Bei weniger oder selten angeforderten Analysen ist das vorgenannte Verfahren sehr umständlich, da es zu lange dauern würde, bis an mindestens 20 Arbeitstagen, an denen die Analyse durchgeführt wird, die erforderlichen Daten zusammengetragen wären. In diesem Fall muß man sich mit einer sogenannten „orientierenden Präzisionskontrolle" behelfen. Aus den Analysendaten von 5 Arbeitstagen wird eine vorläufige Kontrollkarte (wie zuvor beschrieben) angelegt. Die Beurteilung (Standardabweichung) muß allerdings den Richtlinien der Bundesärztekammer entsprechen.

Interpretation der Präzisionskontrollwerte

In jeder Analysenserie muß mindestens eine Präzisionskontrolle mitgeführt werden, selbst wenn die Serie aus nur einer Patientenprobe besteht. Das für die Präzisionskontrolle erhaltene Meßergebnis wird in die Kontrollkarte (Abb. 7.7) eingetragen. Wenn dieses Ergebnis nicht innerhalb der berechneten Kontrollgrenzen liegt, muß die Ursache festgestellt und behoben werden. Anschließend ist die gesamte Analysenserie mit den entsprechenden Kontrollmaßnahmen zu wiederholen. Liegen einzelne Werte außerhalb der Warngrenzen, aber noch innerhalb der Kontrollgrenzen, so kann dies eine Signalwirkung sein, daß diese Methode außer Kontrolle geraten könnte. In diesen Fällen sollte die gesamte Durchführung der Analyse nochmals sorgfältig geprüft werden. Zu diesem Zeitpunkt muß aber noch nichts unternommen werden.
Ein Analysenverfahren muß dann überprüft werden, wenn sieben aufeinanderfolgende Meßresultate

- über oder unterhalb dem auf der Kontrollkarte eingetragenen Mittelwert liegen,
- eine steigende oder fallende Tendenz zeigen.

Die Kontrollkarte in der Abbildung 7.7 zeigt musterhaft diese Situationen an.

Richtigkeitskontrolle

Mit Hilfe von Richtigkeitskontrollproben muß die Richtigkeit der Ergebnisse quantitativer Bestimmungen im Rahmen der laborinternen Qualitätskontrolle überprüft werden. Die Richtigkeitskontrollproben sind durch die Angabe der Referenzmethodenwerte bzw., dort wo diese Werte noch nicht ermittelt sind, durch die methodenbezogenen Sollwerte gekennzeichnet. Die Richtigkeitskontrolle wird durchgeführt um systematische Fehler zu erkennen. Sie erfolgt in jeder vierten Serie. Es sollen verschiedene Kontrollproben mit unterschiedlichen Konzentrationen über den gesamten medizinisch relevanten Meßbereich Ver-

Präzisionskontrolle

Bestandteil	Maßeinheit	Kontrollprobe
Methode	Vorperiode/Kontrollperiode	Chargen-Nr.

Datum	Anzahl d. Best. n	Einzelwerte x_i	Abweichungen vom Mittelwert $x_i - \bar{x}$	Abweichungsquadrat $(x_i - \bar{x})^2$
	1			
	2			
	3			
	4			
	5			
	6			
	7			
	8			
	9			
	10			
	11			
	12			
	13			
	14			
	15			
	16			
	17			
	18			
	19			
	20			
	21			
	22			
	23			
	24			
	25			
	n =	Summe der Einzelwerte $\Sigma x_i =$		Summe der Abweichungsquadrate $\Sigma (x_i - \bar{x})^2 =$

Berechnung

1. Mittelwert $\bar{x}$:

$$\bar{x} = \frac{\text{Summe d. Einzelwerte}}{\text{Anzahl d. Bestimmungen}} = \frac{\Sigma x_i}{n}$$

$\bar{x} = \underline{\qquad\qquad} =$

2. Standardabweichung s:

$$s = \sqrt{\frac{\text{Summe d. Abweichungsquadr.}}{(\text{Anzahl d. Bestimmung.}) - 1}} = \sqrt{\frac{\Sigma (x_i - \bar{x})^2}{n-1}}$$

$s = \sqrt{\underline{\qquad\qquad}} = \sqrt{\qquad}$

$s = \pm$

3. Variationskoeffizient VK:
(relative Standardabweichung)

$$VK = \pm \frac{\text{Standardabweichung} \cdot 100}{\text{Mittelwert}} = \frac{s \cdot 100}{\bar{x}}$$

VK = ± ______

VK = ± ______ %

4. Warngrenzen 2 s = ______

obere: $\bar{x} + 2\,s =$ ______

untere: $\bar{x} - 2\,s =$ ______

5. Kontrollgrenzen 3 s = ______

obere: $\bar{x} + 3\,s =$ ______

untere: $\bar{x} - 3\,s =$ ______

Berechnung am:	Unterschrift	Unterschrift des Arztes

Abb. 7.6 Schema für die Dokumentation von Resultaten der Präzisionskontrolle zur Erstellung der Kontrollkarte (Abb. 7.7)

wendung finden. Es ist also sowohl der Normal- bzw. Referenzbereich als auch der pathologische Bereich, hoch und tief, zu prüfen. Die Richtigkeitskontrollen nach den Richtlinien der Bundesärztekammer sollen mit solchen Kontrollproben erfolgen, bei denen von Referenzinstitutionen der Lageparameter, Referenzmethodenwert oder Sollwert, ermittelt worden ist. Die erhaltenen Meßwerte für die Richtigkeitskontrollprobe können ebenfalls in eine Kontrollkarte eingetragen werden (Abb. 7.8)

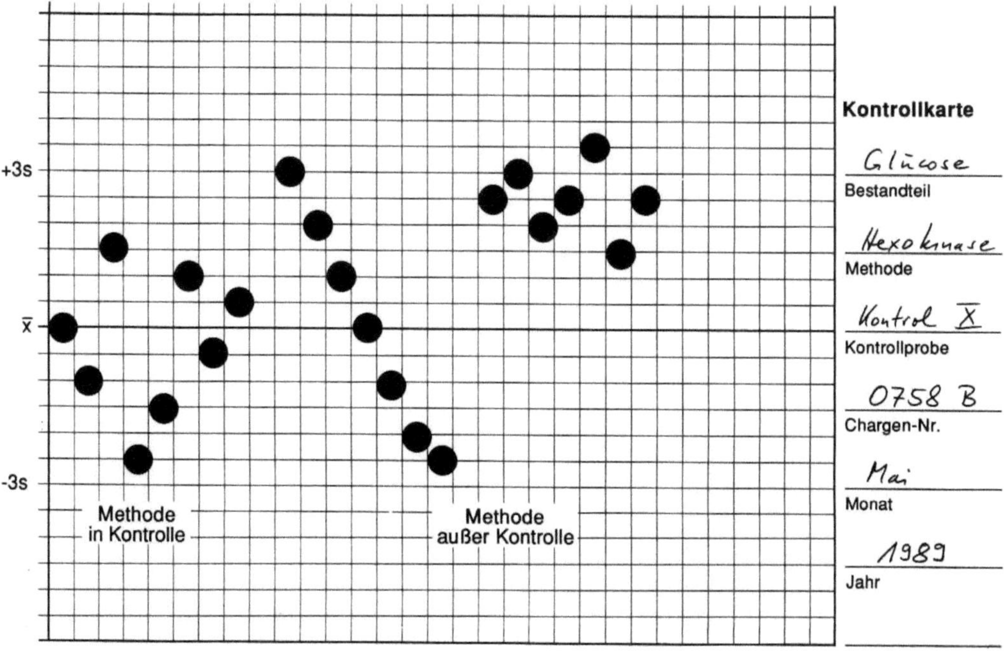

Abb. 7.7 Kontrollkarte

Hinweise für die Benutzung der Abb. 7.8
Das Analysenergebnis des Kontrollserums wird durch den zugehörigen Sollwert (Kontrollserum-Begleitzettel) dividiert und mit 100 multipliziert. Das Resultat wird in das Rasterfeld eingetragen.

Beispiel:
Sollwert: 2,5 mmol/l, Meßwert: 2,4 mmol/l

$$X_R = \frac{\text{Meßwert}}{\text{Sollwert}} \cdot 100 = \frac{2{,}4\ \text{mmol/l}}{2{,}5\ \text{mmol/l}} \cdot 100 = 96\%$$

Bei 96 % wird ein Kreuz gemacht. Die Meßwerteinheiten kürzen sich durch Quotientenbildung.
Aus der graphischen Darstellung läßt sich auch unmittelbar die prozentuale Abweichung des Analysenergebnisses vom Sollwert ablesen:

$X_R - 100\,\% = 96\,\% - 100\,\% = -4\,\%$

Die Abweichung des Analysenergebnisses beträgt in unserem Beispiel - 4 %.
Die Spalte Bemerkungen ist für folgende Zwecke eingerichtet:

- Zur Aufnahme von Hinweisen, unter welchen Kennzeichen die Probe geführt wurde.
- Hinweise ob an dem Gerät, an der Methode, am Serum Auffälliges geändert oder beobachtet wurde.
- Protokollierung von Maßnahmen, die sich aus der Begutachtung der Richtigkeitskontrolle ergeben.

Im übrigen sind die Vorschriften der Qualitätskontrolle zu beachten.

Interpretation der Richtigkeitskontrollwerte

Die in den Richtlinien der Bundesärztekammer festgelegte maximal zulässige Meßabweichung darf nicht überschritten werden. Liegt eine Abweichung außerhalb der vorgegebenen Grenzen, so muß der systematische Fehler gesucht und behoben werden. Anschließend ist die gesamte Analysenserie mit den entsprechenden Kontrollmaßnahmen, einschließlich der Richtigkeitskontrollprobe, zu wiederholen.

1.14 Kontrollmaterial

Die Erteilung von Richtlinien zur Durchführung der statistischen Qualitätskontrolle durch die Bundesärztekammer zwingt klinisch-chemische Laboratorien, Kontrollseren für die Erfüllung dieser Aufgaben zu verwenden. Für viele Untersuchungsmethoden und -arten stehen inzwischen geeignete Kontrollmaterialien zur Überprüfung der Präzision und Richtigkeit zur Verfügung.

Kontrollseren

Ein Kontrollserum ist in den meisten Fällen eine Serumpräparation, oft aus Humanserum gewonnen, das über einen längeren Zeitraum unveränderte Analysenresultate liefert. Der Aggregatzustand ist abhängig von der Art des Serums und seines Verwendungszwecks. Heute werden sowohl flüssige wie auch gefriergetrocknete (lyophilisierte) Produkte angeboten. Man unterscheidet zwischen

- Präzisionskontrollserum (Ermittlung des Mittelwertes im eigenen Laboratorium) und

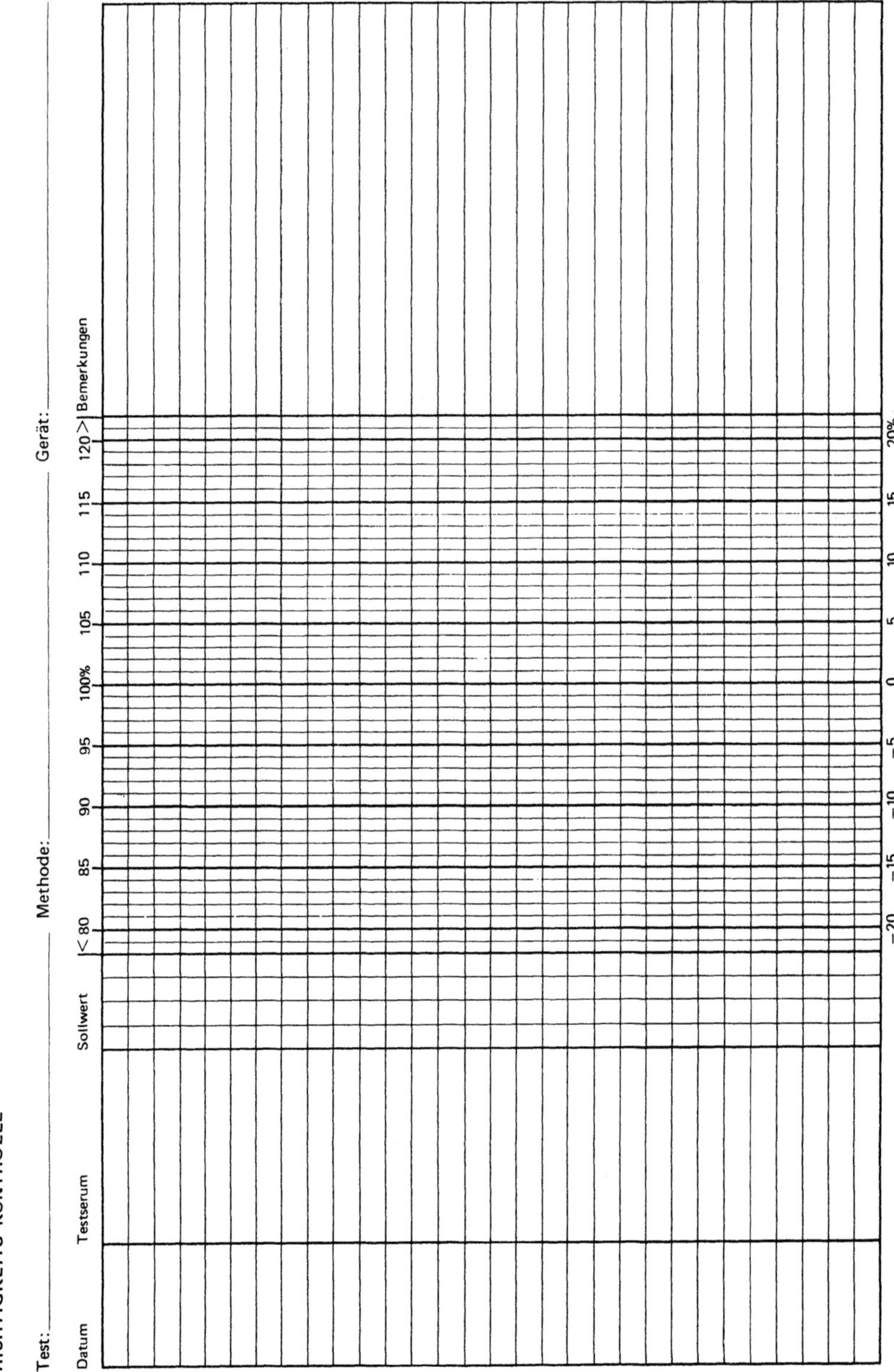

Abb. 7.8 Richtigkeits-Kontrollkarte

- Richtigkeitskontrollserum (Ermittlung von Referenzmethodenwert und methodenbezogenem Sollwert durch ausgewählte Referenzinstitutionen und Sollwertlaboratorien).

Eigenschaften von Kontrollseren

Das Serum muß sich wie ein Humanserum verhalten, d. h., es darf sich in der Reaktionsweise, Spezifität und Beeinflußbarkeit nicht von diesem unterscheiden. Es soll eine Homogenität und lange Haltbarkeit der Bestandteile innerhalb einer Charge garantieren. Vom Kontrollserum sollte nur ein sehr geringes (wenn möglich) kein Infektionsrisiko ausgehen. Es muß den Anforderungen der Qualitätskontrolle nach den Richtlinien der Bundesärztekammer Rechnung tragen.

Herstellung von Kontrollseren

In den meisten Fällen wird für die Herstellung Serum humanen Ursprungs verwendet, das von ausgewählten Spendern stammen sollte. Obwohl das Spendermaterial einem Test auf Hepatitis-B- und HIV-Virus unterzogen und für negativ befunden worden ist, kann man nicht ausschließen, daß das Kontrollmaterial frei von diesen Viren ist. Auch eine Behandlung des Serums während der Produktion mit verschiedenen Verfahren kann eine Abtötung der Viren nicht absolut garantieren. Alle bisher bekannten Nachweisverfahren können eine potentielle Infektiosität nicht ausschließen.

Kontrollseren sollten deshalb immer mit der gleichen Vorsicht wie Patientenproben behandelt werden.

Nach der Zentrifugation des Spenderblutes und Abtrennung des Serums erfolgt die Mischung für eine Charge. Es wird nur Serum verwendet, welches frei von Chromogenen ist. Anschließend wird der Serumpool analysiert, falls notwendig werden Aufstocksubstanzen synthetischen oder tierischen Ursprungs hinzugefügt, um den gewünschten Bereich zu erhalten. Zur besseren Haltbarkeit werden verschiedene Substanzen wie Natriumazid, Gentamycin, Amphotericin B, Sorbinsäure, Ethylenglycol etc. zugesetzt. Flüssige Kontrollseren können sofort abgefüllt werden. Seren, die gefriergetrocknet in den Handel kommen sollen, sind einem Gefriertrockungsvorgang zu unterziehen. Hierbei wird eine definierte Menge an Serum unter ständigem Rühren in ein Fläschchen eingefüllt und in einer Vacuumanlage getrocknet. Im Anschluß an die fast vollständige Trocknung wird das Fläschchen innerhalb der Vacuumanlage verschlossen. Nach der Erteilung der Chargennummer ist das Kontrollserum für den Verkauf freigegeben. Je nach geplantem Verwendungszweck kann sich jetzt noch eine Referenzmethodenwert- bzw. Sollwertermittlung anschließen.

Auflösen von gefriergetrockneten Kontrollseren

Beim Öffnen der Flasche ist darauf zu achten, daß kein Lyophilisat verloren geht. Da in der Flasche ein Unterdruck besteht, kann durch zu schnelles und unachtsames Entfernen des Stopfens Material herausgeschleudert werden. Der Inhalt der Flasche wird nun mit der vom Hersteller auf dem Flaschenetikett angegebenen Menge deionisierten Wasser versetzt. In einigen Fällen wird Hydrogencarbonatlösung hinzugefügt. Die Zugabe erfolgt mit einer geeichten Vollpipette. Nach sorgfältigem Verschließen der Flasche wird etwa 30 Minuten lichtgeschützt bei +20 bis +25 °C stehengelassen, danach werden die noch ungelösten Bestandteile durch vorsichtiges Umschwenken, Kippen und Drehen vollständig in Lösung gebracht. Eine Schaumbildung ist zu vermeiden, aus diesem Grund darf das Serum nicht geschüttelt werden. Rollenmischer, wie sie im hämatologischen Labor Verwendung finden, haben sich für die schonende Mischung des Kontrollserums bewährt. In den meisten Fällen ergeben sich Probleme mit Enzymen, sie benötigen zum Teil längere Zeit für die Reaktivierung. So steigt die alkalische Phosphatase an und braucht in manchen Fällen bis zu 24 Stunden bevor der Endwert erreicht ist. Einige Enzyme besitzen eine mangelnde Stabilität wie die Creatin-Kinase, die manchmal bereits nach zwei Stunden deutlich abfällt. Aber auch Lichteinflüße wirken negativ auf das gelöste Kontrollserum, besonders wenn es nicht in dunklen Flaschen oder lichtgeschützt aufbewahrt wird. So kann eine Oxidation von Bilirubin erfolgen. Nach längerem Stehen des gelösten Kontrollserums bei +2 bis +8 °C ist der Inhalt der Flasche vor der Entnahme kurz umzuschwenken. Durch Ausgießen von benötigten Teilmengen in entsprechende andere Gefäße kann eine Kontamination des gesamten Flascheninhaltes durch Mikroorganismen weitgehend vermieden werden.

Flüssige Kontrollseren

Seit einigen Jahren stehen auch Kontrollseren zur Verfügung, die in flüssiger Form Verwendung finden. Durch den Zusatz von Ethylenglycol ist eine Stabilisierung der Enzyme und der anderen Bestandteile erreicht worden.

Der Zusatz von Ethylenglycol bewirkt:

- Erhöhung der Osmolalität, dadurch Hemmung des Bakterienwuchses.
- Oxydierbare Bestandteile im Serum werden durch den antioxidativen Effekt geschützt.
- Gefrierpunktserniedrigung („Frostschutzmittel") hält das Serum bis ca. -20 °C flüssig.

Informationen zum Kontrollserum über Packungsbeilage

Auf dem Etikett der Flasche oder auf der dazugehörigen Packungsbeilage sollten folgende Angaben zu finden sein:

1. Bezeichnung des Präparates (Präzisions- oder Richtigkeitskontrollserum)
2. Bereich des Kontrollserums (normal oder pathologisch)
3. Chargenbezeichnung
4. Inhalt mit Mengenkennzeichnung
5. Referenzmethodenwerte mit Streuungsbereich nach Richtlinie der Bundesärztekammer

Tabelle 7.9 Eigenschaften, Vor- und Nachteile von flüssigen und gefriergetrockneten Kontrollseren

	Kontrollserum			
	flüssig		gefriergetrocknet	
	human	synthetisch	human	synthetisch
Gefahr der Virenkontamination	+	–	+	–
Verwendung von chromogenfreiem Material	+	+	+	+
Sammelperiode für eine Charge muß kurz gehalten werden	+	–	+	+
pH-Wert Verschiebung durch Stabilisatoren	+	++	+	+
Änderung der Osmolalität durch Stabilisatoren	+	+	–	–
gute Mischung vor und während der Abfüllung	+	+	+	+
Trübung durch Lipide etc. nach Auflösung	–	–	+	+
Auflösefehler	–	–	+	+
Reaktivierungszeit notwendig (z. B. für Enzyme)	–	–	++	++
Probleme durch Zusatz von tier. oder syn. Material	+	+	+	+
Bakterienkontamination nach Öffnen der Flasche	–	–	+	+
sofort einsetzbar	++	++	– –	– –
Verwendbarkeit nach Öffnung der Flasche	4 Wochen	1 Woche	24 Stunden	24 Stunden
Substanzverlust durch unvorsichtiges Öffnen der Flasche	–	–	+	+
Lösungsmittel notwendig	–	–	+	+

+ = ja (+ + = besonderes Merkmal)
– = nein (– – = besonderes Merkmal)
Die Zeichen - oder + stellen keine Wertung des jeweiligen Kontrollserums dar.

6. ggf. methodenbezogene Sollwerte mit Streuungsbereich nach Richtlinie der Bundesärztekammer
7. Verfallsdatum
8. Menge und Art des Lösungsmittels
9. Haltbarkeitsdaten nach der Auflösung des Materials
10. Aufbewahrungshinweise

1.15 Interferenzen

Die Qualität klinisch-chemischer Labordaten hängt von einer Vielzahl von verschiedenen Faktoren ab. Einer dieser Faktoren, die zu erniedrigten, falsch niedrigen, oder zu erhöhten, falsch erhöhten, Werten führt, ohne daß eine Erkrankung des Patienten vorliegt, ist die Interferenz durch Arzneimittel, ihren Metaboliten oder ihren Hilfsstoffen. Interferenzen werden aber auch durch Probenbestandteile verursacht, die nicht mit dem Analyt identisch sind. Sie wirken auf die Bestimmung der Konzentration oder der katalytischen Aktivität dieses Analyten und führen dadurch zu Meßfehlern. Interferenzen sind diejenigen Phänomene, bei denen ein unerwartetes Laborresultat nicht auf systematische oder zufällige Laborfehler, Interaktionen oder Nebenwirkungen von Arzneimitteln oder durch reale Zustandsänderungen des Patienten, sondern auf eine Beeinflußung der analytischen Methode durch ein Arzneimittel oder eine andere nicht dem Analyt entsprechende Substanz zurückzuführen ist.

Einflußgröße

Einflußgrößen (Tab. 7.10) führen in vivo zu Veränderungen der klinisch-chemischen Meßgröße. Der Einfluß ist abhängig von der Spezifität der Analysenmethode und ist auf den jeweiligen Patienten bezogen. So kann die pharmakologische Wirkung eines Pharmakons auf einen bestimmten Analyten zu einer in vivo Arzneimittelinterferenz führen.

Störfaktoren

Faktoren, die nach der Entnahme des Untersuchungsmaterials vom Patienten das Ergebnis in vitro verändern, bezeichnet man als Störfaktoren. Diese werden in zwei Gruppen eingeteilt:

1. Störfaktoren, die die Konzentration der zu messenden Meßgröße in vitro verändern, wie die Erhöhung der Kalium-Konzentration durch Hämolyse infolge eines Fehlers bei der Blutentnahme.
2. Störfaktoren, die von der zu messenden Meßgröße verschieden sind. Störungen der Analytik durch Arzneimittel führen z. B. zu einer in vitro Arzneimittel-Interferenz. Durch entsprechende Verbesserung der Analytik kann diese Störung beseitigt werden.

Tabelle 7.10 Einflußgrößen

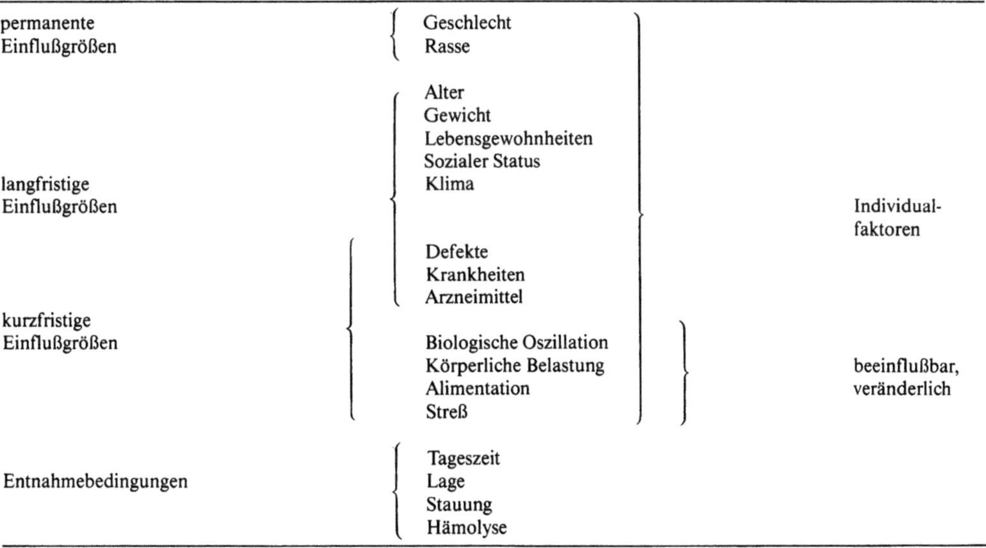

Einflußgrößen	Faktoren	Einordnung
permanente Einflußgrößen	Geschlecht Rasse	Individualfaktoren
langfristige Einflußgrößen	Alter Gewicht Lebensgewohnheiten Sozialer Status Klima	Individualfaktoren
langfristige / kurzfristige Einflußgrößen	Defekte Krankheiten Arzneimittel	Individualfaktoren
kurzfristige Einflußgrößen	Biologische Oszillation Körperliche Belastung Alimentation Streß	Individualfaktoren; beeinflußbar, veränderlich
Entnahmebedingungen	Tageszeit Lage Stauung Hämolyse	

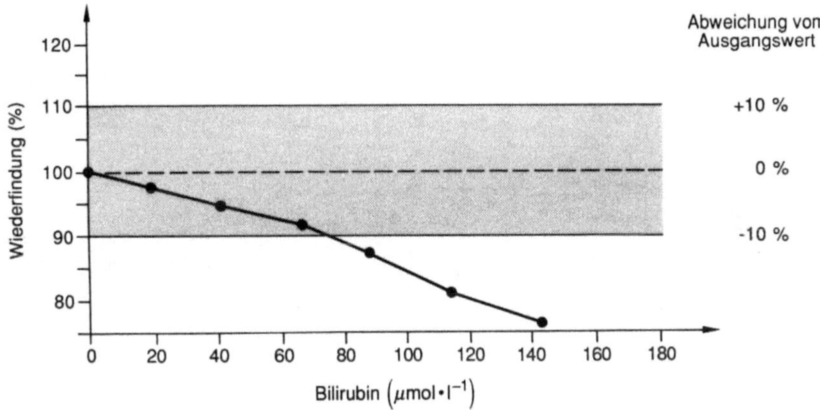

Abb. 7.9 Interferogramm. Beispiel einer Interferenz durch Bilirubin bei einer Creatinin-Methode

Interferenzen durch Chromogene

Verschiedene Erkrankungen führen zu einer erhöhten Ausschüttung von sogenannten Chromogenen (Bilirubin, Hämoglobin, Lipämie und Trübungen in die Blutbahn). Durch falsche Handhabung kann auch in der präanalytischen Phase in der Probe eine Hämolyse erfolgen. Das hat zur Folge, daß eine große Anzahl der im medizinischen Laboratorium durchgeführten Analysen durch dieses Chromogen gestört werden kann. Chromogene können bereits durch Betrachtung der Probe vom Anwender prima vista erkannt werden. Eine quantitative Aussage ist jedoch auf diese Art und Weise nicht möglich. Durch Farbstoffüberlagerungen kann das menschliche Auge eine Differenzierung nicht mehr durchführen. Allenfalls kann man von einer ausgeprägten oder weniger ausgeprägten Färbung sprechen, welche je nach Ausmaß bisher als +, ++ oder +++ angegeben wurde. Erst in den letzten Jahren wurden Anstrengungen unternommen, das Ausmaß der Störung durch Chromogene näher zu quantifizieren. Mit Hilfe von Interferogrammen (Abb. 7.9) wurde erstmals eine ausführliche Beschreibung von Interferenzen durch Serum- bzw. Plasmachromogenen bei verschiedenen Analysenmethoden und -verfahren gegeben. Der Nachteil der Interferogramme liegt in der Art der Detektion des Chromogens, da jede Probe vom Anwender betrachtet und bewertet werden muß.

Lipämie

Eine Serumprobe erscheint lipämisch, wenn die Konzentration an Triglyceriden und Lipoproteinen erhöht ist. Der Normalbereich bzw. das Referenzintervall für Triglyceride wird mit bis zu 1,71 $mmol \cdot l^{-1}$, bzw. 150 $mg \cdot dl^{-1}$, angegeben. Bei einer Fettstoffwechselstörung kann es aber zu einem Anstieg der Lipoproteine um ein Vielfaches dieses Wertes kommen. Der Untersucher kann die Probe durch deren Trübung bzw. milchige Farbe erkennen. Bei photometrisch-analytischen Methoden, bei denen das Serum in der Reaktionsmischung vorliegt, kann durch die Trübung der Lipämie ein enormer Anstieg des photometrischen Signals beobachtet werden. Abhängig von der Methode, können erhöhte Werte gemessen werden, z. B. bei Protein-Bestimmung. Eine mögliche Korrektur ist durch die Berücksichtigung eines Probenleerwertes möglich. Das Ausschütteln mit frigenhaltigen Lösungsmitteln oder einem enzymatischen Abbau der Lipide vor der photometrischen Messung, ist ein Weg zur Verminderung des Lipämie-Effektes. Bei der flammenphotometrischen Messung wird durch die Verdünnung der Probe ein Volumenverdrängungseffekt beobachtet, der besonders beim Natrium zu einer deutlichen Erniedrigung des Meßwertes führt.

Tabelle 7.11 Ursachen einer artefiziellen Hämolyse

- intravasale Hämolyse durch Stauung, zu starkes Aspirieren, Mischen oder Ausspritzen des Blutes
- Kontamination durch Detergentien, Wasser, falsche Zusätze oder Infusionslösungen
- zu langes Stehenlassen des Blutes
- zu starkes Abkühlen oder Erwärmen des Blutes
- zu starkes Zentrifugieren
- keine ausreichende Trennung von Plasma bzw. Serum vom Blutsediment nach der Zentrifugation
- Kapillarblutentnahme
- starke mechanische Belastung beim Transport des Blutes

Tabelle 7.12 Maßnahmen zur Vermeidung der Hämolyse

- Verwendung von Einmalartikeln zur Entnahme des Blutes
- Vermeidung von Aspiration und Druck während der Entnahme bzw. Umfüllprozedur
- Verwendung von Plasma statt Serum
- Abtrennung der Blutzellen innerhalb einer Stunde nach Abnahme
- Vermeidung von Blutversand
- Vermeidung von Gefrieren und Überwärmung von Blut
- Verwendung von Serum- bzw. Plasma-Filtern zur Trennung von Überstand und Sediment nach der Zentrifugation

Hämolyse

Die Hämolyse ist eine der Hauptursachen für unplausible Laborbefunde. Schon die Vielzahl der Möglichkeiten, die eine Hämolyse verursachen können, zeigen den Stellenwert dieser Interferenz an (Tab. 7.11 und 7.12). Bei einer erhöhten Konzentration von Hämoglobin im Serum oder Plasma kommt es zu einer rötlichen Verfärbung des Probenmaterials. Das menschliche Auge kann die Hämolyse erst bei einer Hämoglobin-Konzentration von $> 0{,}5\,g \cdot l^{-1}$ wahrnehmen. Bei gleichzeitigem Vorliegen von erhöhten Bilirubin-Konzentrationen, also einem ikterischen Serum, kann dieser Wert um etwa den Faktor 2 bis 3 höher liegen, bevor ein menschliches Auge die Hämolyse erkennt. Zu einer intravasalen Hämolyse kann es aufgrund einer Erkrankung des Patienten kommen. Fehler bei der Probennahme, beim Transport oder bei der Bearbeitung der Blutprobe im Labor, führen zu einer artefiziellen Hämolyse (Tab. 7.11). Durch Hämolyse werden aus den Erythrozyten Inhaltsstoffe freigesetzt, die zu einer veränderten Zusammensetzung des Serums oder Plasmas führen (Tab. 7.13). Auch der Zellmetabolismus kann Umsetzungen im Serum (Plasma) bewirken, welches ebenfalls zu einer starken Beeinträchtigung der Meßgrößen führen kann.

Ikterus

Als Ikterus, einer Lebererkrankung, wird der Zustand bezeichnet, bei dem Gallenfarbstoffe aus dem Blut in das Körpergewebe dringen. Es kommt hierbei zu einer gelblichen Verfärbung der Haut und der Schleimhäute. Im Serum können erhöhte Bilirubin-Konzentrationen gemessen werden. Spricht man bei Bilirubinwerten $> 2\,mg \cdot dl^{-1}$ bzw. $> 35\,\mu mol \cdot l^{-1}$ von einem hyperbilirubinämischen Serum, so kann bei Konzentrationen $> 5{,}8\,mg \cdot dl^{-1}$ bzw.

Tabelle 7.13 Konzentrationsgradienten einiger wichtiger klinisch-chemischer Analyte zwischen Plasma und Erythrozyten

Analyt	Konzentration bzw. Aktivität		Verhältnis Erythrozyten/ Plasma
	im Plasma	in Erythrozyten	
Lactatdehydrogenase, U/l	165	26400	160,0
Saure Phosphatase, U/l	8	536	67,0
Aspartataminotransferase, U/l	9	360	40,0
Kalium, mmol/l	4,4	100,0	22,7
Alaninaminotranferase, U/l	7	47	6,7
Magnesium, mmol/l	2,2	5,5	2,4
Creatinin, µmol/l	97	159	1,6
Glucose, mmol/l	5,0	4,1	0,8
Harnstoff, mmol/l	6,5	5,2	0,8
Phosphat, anorg., mmol/l	1,03	0,81	0,8
Bicarbonat, mmol/l	26	19	0,7
Cholesterol, mmol/l	5,0	3,6	0,7
Harnsäure, µmol/l	274	149	0,5
Chlorid, mmol/l	104	52	0,5
Natrium, mmol/l	140	16	0,1
Calcium, mmol/l	2,50	0,25	0,1

> 100 µmol·l^{-1} von ikterischen Proben gesprochen werden, da erst diese Konzentration zu einem sichtbaren Ikterus führen. Die erhöhte Bilirubin-Konzentration kann das photometrische Signal erhöhen oder selbst in die chemische Reaktion eines Nachweisverfahrens eingreifen und so das Signal der gesuchten Meßgröße beeinträchtigen.

Interferenz durch Arzneimittel

Störungen von analytischen Verfahren durch in vitro Arzneimittel-Interferenzen sind heute relativ selten, wenn spezifische Verfahren eingesetzt werden. In vivo Arzneimittel-Interferenzen sind sehr häufig und durch die Fülle an vorliegenden Publikationen und Daten nicht mehr überschaubar. Ihre Verallgemeinerung ist nicht unproblematisch, da oft nur Einzelbeobachtungen publiziert worden sind. Ihre klinische Relevanz kann nicht ohne die Prüfung der Besonderheiten jedes einzelnen Falles und der klinischen Diagnose pauschaliert werden.
In den letzten Jahren wurden wiederholt Anstrengungen unternommen, die Analytik zu vereinfachen (→ Präsenzdiagnostik, 1.18), teilweise unter Verwendung von obsoleten Methoden. Bei diesen Verfahren ist auf mögliche Interferenzen besonders zu achten, da sehr oft nicht genügende Unterlagen über Interferenzstudien vorliegen.
An dieser Stelle sind nicht alle möglichen Interferenzen abhandelbar, deshalb wurde eine Kurzübersicht in Form einer Tabelle erstellt. Die Tabelle 7.14 nimmt keinen Bezug zu einer bestimmten Methode. Aus diesem Grund hat die Tabelle auch keine Allgemeingültigkeit. In den Methodenbeschreibungen (→ 2) steht für jede Methode ein entsprechender Hinweis auf eine klinisch relevante Interferenz. Für ein weitergehendes Studium sind im Literaturverzeichnis entsprechende Publikationen erwähnt.

Ökobiologische Einflüsse

Die nachfolgend aufgelisteten Größen führen zu einer Veränderung des Analysenresultates in bezug auf das Referenzintervall. Ihre Kenntnis ist bei der Befundinterpretation teilweise von großer Bedeutung. Bedingt durch die genetische Konstellation und der vielfältigen exogenen Einflüsse müssen diese Größen beachtet werden.

1. Geschlecht
2. Alter
3. Körpergewicht
4. Ernährungsgewohnheiten
5. aktuelle Nahrungsaufnahme
6. Biorhythmen
7. biochemische Individualität
8. geographische Besonderheiten (Rasse)

Tabelle 7.14 Übersicht einiger wichtiger (klinisch relevanter) Arzneimittel-Interferenzen.

Arzneimittel	Interferenz bei der Bestimmung von (Richtung)
Ampicillin	Cholesterol (↓), Harnsäure (↑)
Ascorbinsäure	Glucose (↓), Harnsäure (↓), Harnstoff (↓)
Calciumdobesilat	Creatinin (↓)
Methyldopa	Harnsäure (↓)
Oxyphenbutazon	Glucose (↓)
Paracetamol	Glucose (↓)
D-Penicillamin	Cholesterol (↓)
Procainamid	Kalium (↑)

↓ = führt zu einer Erniedrigung
↑ = führt zu einer Erhöhung

1.16 Schnellteste

Nach einer Definition von Kutter sind Schnellteste Laboruntersuchungen, die mit Hilfe von vorgefertigten Reagenzien in kürzester Zeit auf extrem einfache Weise qualitative, groborientierte, halbquantitative oder quantitative Ergebnisse liefern. Es muß an dieser Stelle der Begriff halbquantitativ eliminiert werden. Entweder ist ein Test quantitativ oder qualitativ, ein Mixtum aus beiden gibt es nicht. Als Schnelltest wird sowohl ein Teststreifen, der etwa einen Glucosewert (Blutzucker) nach 1 Minute durch Vergleich mit einer Farbskala abschätzen läßt, als auch ein ähnlicher Streifen, der in einem geeigneten Meßgerät ausgewertet wird, bezeichnet. Diese Verfahren können am Krankenbett durchgeführt werden. Aber auch aus größeren Laboratorien ist der Teststreifen für die Urinanalytik nicht mehr wegzudenken.
Da die Schnelltests sehr vereinfacht sind, sollten an den Anwender keine größeren technischen Erfahrungen gestellt werden. Somit sind diese Schnelltests in Bereiche vorgedrungen, die nicht mehr der Qualitätskontrolle des Laboratoriums unterliegen. Die Tests werden heute von Ärzten, Apothekern, Pflegepersonal, paramedizinischen Hilfskräften oder sogar vom Patienten selbst durchgeführt. Es muß darauf hingewiesen werden, daß die Handhabung eines noch so einfachen Tests eine exakte Einarbeitung und die ständige Nachschulung bedarf. Wie schnell kann sich ein Fehler einschleichen, der zu fatalen Folgen führen kann. Dies mag ein Grund für die Einführung von Meßgeräten gewesen sein, ist doch das visuelle Farbempfinden jedes Anwenders unterschiedlich (→ Analytik mit trägergebundenen Reagenzien, 1.17).

1.17 Teststreifen

Die Teststreifen gestatten durch ihre einfache Handhabung eine schnelle und überwiegend zuverlässige Aussage über pathologische Veränderungen im Urin oder in einzelnen Fällen auch im Blut. Ihre Bedeutung, klammert man die Analytik mit trägergebundenen Reagenzien aus, liegt überwiegend im Bereich der Vorfelddiagnostik. Die Teststreifen werden deshalb auch für die Vorsorgeuntersuchungen eingesetzt.
Auf die Teststreifen für die Analytik von Blut soll an dieser Stelle nicht weiter eingegangen werden, hierzu wird auf die Kapitel 1.17 Analytik mit trägergebundenen Reagenzien und 1.18 Präsenzdiagnostik verwiesen.
Fällt bei der Untersuchung des Urins das Ergebnis positiv aus, so wird in den meisten Fällen eine detail-

lierte quantitative klinisch-chemische Untersuchung angeschloßen, um eine Abklärung der Diagnose zu bekommen. Heute werden Teststreifen für die Urinanalytik angeboten, die bis zu zehn verschiedene Meßgrößen gleichzeitig erfassen können. Sie bestehen aus einem Kunststoffträger, der auf dem Papier aufgeklebt ist, das zuvor mit einem Reagenz getränkt und anschließend getrocknet wurde. Durch eine Nylonnetzabdeckung kann ein Abrieb, Berührung oder Verunreinigung des Streifens bzw. des Testpapiers verhindert werden. Außerdem bewirkt das Netz eine gleichmäßige Verteilung des Urins auf dem Testpapier. Für die Reaktionen bzw. die Reagenzien wurden solche ausgewählt, die auch in der konventionellen klinisch-chemischen Analytik ihren Einsatz finden oder fanden. Die mit dem Teststreifen erzielten Resultate werden als qualitativ angesehen, wobei ggf. eine Abstufung erfolgt, etwa Angabe der Farbtiefe oder durch Verwendung der Zeichen ∅, +, ++ oder +++.

Empfindlichkeit und Spezifität von Teststreifen

Bei der quantitiven Untersuchung können die bei einer Methode erzielten Resultate durch Angabe der Präzision und Richtigkeit deren Zuverlässigkeit beschreiben. Bei dem Einsatz der Teststreifen in der Urinanalytik stehen jedoch die Empfindlichkeit und die Spezifität im Vordergrund, da die Ergebnisse qualitativ sind. Durch die Anwendung von Enzymen und neueren Testprinzipien konnten weitgehend spezifische Nachweise von pathologischen Bestandteilen ermöglicht werden. Die Empfindlichkeit eines Teststreifens ist als optimal anzusehen, wenn seine Nachweisgrenze bei der pathologischen Grenzkonzentration ansetzt, ohne im nennenswerten Ausmaß fälschlich positive Befunde zu liefern. Ein wichtiges Bewertungmerkmal des Urinteststreifens ist deshalb die praktische Nachweisgrenze. Sie wird definiert als die Konzentration des gesuchten Stoffes, bei der der Test in 90 von 100 verschiedenen Proben positive Resultate liefert. Die Abbildung 7.10 verdeutlicht diese

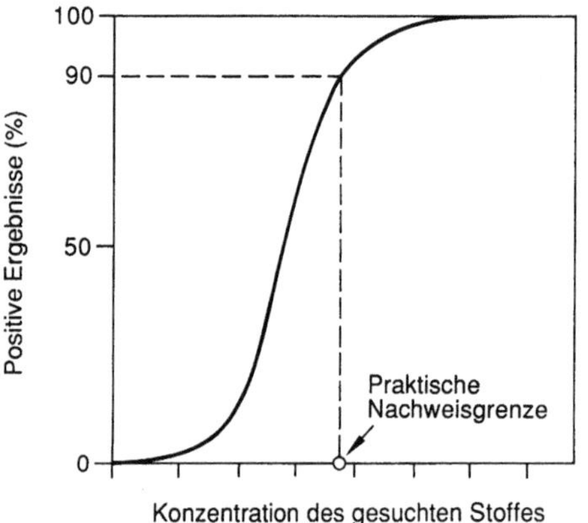

Abb. 7.10 Darstellung der praktischen Nachweisgrenze von Teststreifen

Definition. Die maximale Nachweisgrenze ist jene Konzentration, bei der 10 % aller Resultate positiv ausfallen. Im Normalfall ist das Testfeld des Streifens so ausgelegt, daß bereits geringfügige pathologische Veränderungen im Urin durch einen deutlichen Farbwechsel angezeigt werden (→ Qualitative Untersuchung, 4).

1.18 Analytik mit trägergebundenen Reagenzien

Zielsetzung und Einsatzgebiet der Analytik mit trägergebundenen Reagenzien

Ohne große Aufwendung sollen einige klinisch-chemische Meßgrößen mit einer sehr komplizierten Technik, jedoch mit relativ einfacher Durchführung, von ungeschultem Personal gemessen werden können. Wenn möglich sollte das sogar in Gegenwart des Patienten geschehen. Von der Industrie wurden die produzierten Geräte für den Einsatz im kleinen Labor des niedergelassenen Arztes entwickelt. Auf dieser Basis konnte aber, wie in der Zwischenzeit gezeigt wurde, keine absolut fehlerfrei arbeitende Analytik entwickelt werden (→ Präsenzdiagnostik, 1.18).

Historischer Hintergrund

Die erste Anwendung von Teststreifen bzw. -papier erfolgte bereits im Jahre 23 durch Plinius den Jüngeren, der Papyrusstücke in Galläpfelextrakte tauchte und diese dann trocknete. Mit diesem ersten Teststreifen konnte der Nachweis von Eisen neben Kupfer in wässeriger Lösung geführt werden. Ausgehend von den Teststreifen, die für die Urinanalytik eingesetzt werden, sollte gleiches auch für die Blutanalyse möglich sein. Vor etwa 20 Jahren wurden Teststreifen zur Bestimmung der Glucose-Konzentration dem Diabetiker in die Hand gegeben. Hiermit konnte jeder Patient seinen „eigenen Glucosewert" ermitteln und somit seine Menge an Insulin selbst festlegen. Da aber der Teststreifen prima vista abgelesen werden mußte und jeder Untersucher ein individuell unterschiedliches Farbempfinden hat, kam es zu Fehlergebnissen und deshalb auch zu einer falschen Dosierung der Medikation. Dies war der Grund zur Einführung der Reflektometrie, um das Ablesen des Teststreifens nicht vom Menschen, sondern von einem Gerät ausführen zu lassen.

Theorie der Reflektometrie bzw. Reflexionsspektroskopie

Für die heutige moderne Diagnostik werden Reflektometer zur Auswertung der Farbreaktionen, die in den trägergebundenen Reagenzien ablaufen, eingesetzt. Der Begriff Reflexion stammt aus dem Lateinischen und bedeutet: „das Zurückbeugen". Läßt man Licht auf eine gefärbte Fläche (Reaktionszone des Teststreifens) strahlen, dann können die Lichtstrahlen von dort zurückgeworfen, reflektiert, werden. Bei Oberflächen, die glatt sind wie Spiegel, wird das Licht in dem gleichen Winkel, wie es eingestrahlt worden

ist, reflektiert. In diesem Fall spricht man von der regulären bzw. spiegelnden Reflexion. Beide Arten der Reflexion sind in der Abb. 7.11 dargestellt. Bei den Teststreifen ist die Oberfläche sehr rauh, die hieraus resultierende Reflexion wird als diffus bezeichnet. Anstelle von diffuser Reflexion kann hier auch von Remission gesprochen werden.
Die mathematischen-physikalischen Grundlagen zur Berechnung der diffusen Reflexion sind bis heute nicht exakt darstellbar. Es gibt jedoch zwei Ansätze zur mathematischen Beschreibung. Für die Systeme, die im Aufstrahlverfahren (Abb. 7.12) arbeiten z. B. Reflotron und Seralyzer liegt die Kubelka-Munk-Funktion zugrunde.

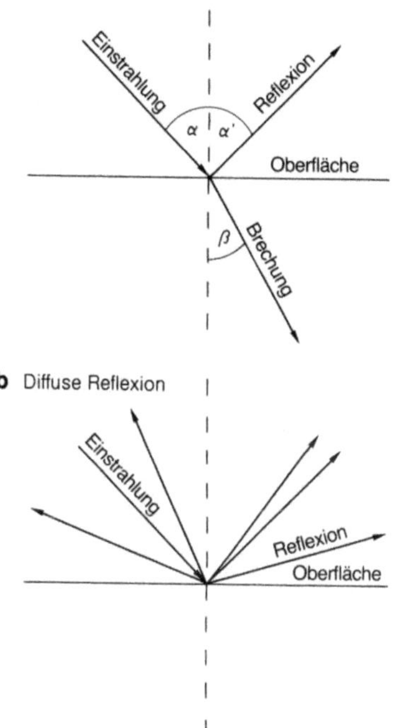

Abb. 7.11 Darstellung der Reflexion, a. Reguläre Reflexion, b. diffuse Reflexion

$$\frac{K}{S} = \frac{(1 - R_{\text{diff}})^2}{2 \cdot R_{\text{diff}}}$$

K = Absorptionskoeffizient, S = Streukoeffizient, R_{diff} = gemessene Reflexionsdifferenz (Differenz zwischen Testfeld und Referenzstrahl)

Im praktischen Gebrauch wird diese Formel jedoch nach der Konzentration aufgelöst

$$c = -\frac{S}{\varepsilon} + \frac{S}{2 \cdot \varepsilon} \cdot R_{\infty} + \frac{S}{2 \cdot \varepsilon} \cdot R_{\infty}^{-1}$$

ε = Extinktionskoeffizient

Man erkennt, daß es sich hierbei im wesentlichen um eine mathematische Beschreibung einer Hyperbel handelt, wobei das 1. Glied der Gleichung eine Konstante darstellt, das 2. Glied eine Gerade und das 3. Glied eine Hyperbel. Die Gerätehersteller setzen jedoch noch ein Korrekturglied ein, um mittels eines iterativ mit Hilfe eines Computers ermittelten Ausdrucks den Vergleich zu anderen Technologien (z. B. Photometrie) zu bekommen.
Für die komplexere Mehrschichtenfilmtechnologie (Ektachem), bei der neben der Reflexion auch Absorptionseffekte auftreten, muß die Funktion von Williams und Clapper herangezogen werden. Außerdem unterscheidet sich dieses Verfahren in der Führung des Lichtstrahles (Abb. 7.13), der von unten auf den gebildeten Farbstoff gesendet wird, und somit Farbstoffinterferenzen der Probe nicht unterliegt. Dieses Verfahren wird deshalb auch als Unterstrahlverfahren bezeichnet.

$$D_{\text{T}} = -0{,}194 + 0{,}469 \cdot D_{\text{R}} + \frac{0{,}422}{1 + 1{,}179 \exp(3{,}379 \cdot D_{\text{R}})}$$

D_T = Transmissionsdichte der Schichten, D_R = Reflexionsdichte

Auf beide mathematische Ableitungen wird hier nicht weiter eingegangen, da in beiden Fällen mit zusätzlichen Korrekturen gearbeitet wird, die bisher nicht mit Hilfe von Formeln beschrieben wurden.
Einzelheiten zu den einzelnen Gerätesystemen sind

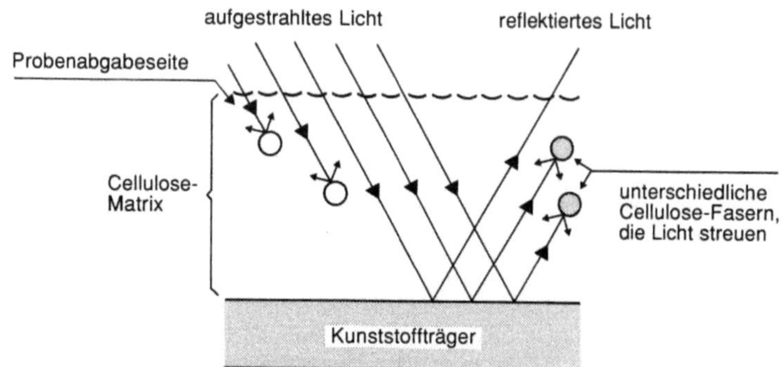

Abb. 7.12 Aufstrahlverfahren

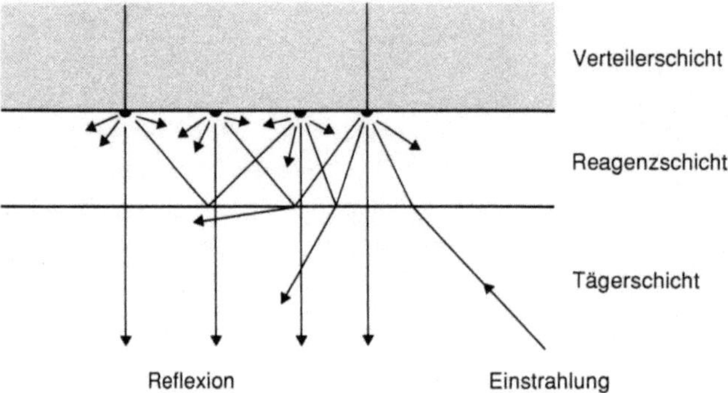

Abb. 7.13 Unterstrahlverfahren

im Kapitel Präsenzdiagnostik beschrieben. (→ 1.19). Dort wird auch auf allgemeine Probleme dieser Technologie eingegangen.

1.19 Präsenzdiagnostik

In den letzten Jahren hat ein neues Wort Einzug in den Bereich des niedergelassenen Arztes gehalten. Präsenzdiagnostik heißt das neue Schlagwort. Man versteht darunter eine gewisse Nähe des Labors zum Patienten; gemeint ist primär das kleine Labor des niedergelassenen Arztes. Thomas definiert die Präsenzdiagnostik als: „Erbringung von Laborbefunden in einer dem Krankheitszustand des Patienten angemessenen Zeit unter wirtschaftlichen Bedingungen". Nachdem vermehrt Laborgemeinschaften gegründet worden waren, wurde das kleine Labor des niedergelassenen Arztes vernachlässigt. Ebenso war die Qualität der hier erstellten Laborbefunde oft fraglich, was an der mangelnden Ausbildung der Arzthelferin im Bereich der Laboratoriumsmedizin lag. Durch Einführung von Ringversuchen mit externen Qualitätskontrollen wurde versucht, die Qualität des kleinen Labores besser in den Griff zu bekommen. Dieses hatte zur Folge, daß sich die niedergelassenen Ärzte zusammenschlossen und Laborgemeinschaften gründeten. Nur sehr wenige dieser Laborgemeinschaften standen unter der Leitung eines erfahrenen Labormediziners, eines Biochemikers oder eines anderen Naturwissenschaftlers.
Lediglich die Entnahme der Proben erfolgt noch beim niedergelassenen Arzt. Ein spezieller Transportdienst holt die Probe ab und liefert sie ins Labor. Am nächsten Tag können die Resultate zugestellt werden. Bei Beschreiten des Postweges kann sich der Zeitraum bis zur Übermittlung des Befundes enorm verlängern. Das aber bedeutet einen erheblichen Zeitverlust für die frühzeitige Diagnosestellung. Der Patient muß tagelang auf seinen Befund warten oder muß zu einer zweiten Probennahme in die Praxis bestellt werden. Die Effizienz der ärztlichen Leistung kann durch diese Situation gemindert werden. Genau in diese Lücke soll die Präsenzdiagnostik greifen und den Zeitverlust verringern. Der Laborwert ist in Gegenwart des Patienten bestimmbar. Wichtige therapeutische Maßnahmen können sofort eingeleitet werden.
Doch die Systeme haben Grenzen, da den oft unbefangenen Anwender, infolge seiner Unkenntnis von Problemen in der Analytik, unrichtige Informationen zu falschen Befunden und Diagnosen verleiten. Es soll auf die Bedingungen der Präsenzdiagnostik im Labor des niedergelassenen Arztes mit ihren Fehlerquellen eingegangen werden. Zu diesem Zweck erfolgt eine Beschreibung der einzelnen Systeme:

1.20 Ektachem DT-60

Für das Ektachem-System von Kodak wurden sogenannte Vielschichtenfilmelemente in Analogie zur Farbfilmtechnologie, wie es bei der Sofortbildkamera bekannt ist, entwickelt. Ein als Slide bezeichneter Reagenzträger besteht aus mindestens drei verschiedenen Filmschichten, die unterschiedliche Funktionen erfüllen. Die oberste Schicht wird als Verteilerschicht bezeichnet, da hier das aufgetragene Probenmaterial durch die Kapillarwirkung des Films gleichmäßig auf die Filmfläche verteilt wird. In diese erste Schicht können auch Substanzen eingebracht werden, die die störenden Stoffe aus dem Probenmaterial zerstören können. Gleichzeitig dient diese Schicht als Reflektor, da sie Titandioxid enthalten kann. Nachdem sich die Probe gleichmäßig verteilt hat, diffundiert sie in die zweite Schicht, in der sich das Reagenz befindet. Diese Schicht besteht bei den meisten Slides aus Gelatine- oder Agarosegel. In der Reagenzienschicht kann nun die chemische Reaktion ablaufen, damit sich der gewünschte Farbstoff bildet. Die dritte und unterste Schicht ist die eigentliche Trägerschicht. Sie besteht aus einer durchsichtigen Kunststoff-Folie. Bei der anschließenden reflektometrischen Messung wird das Slide von unten mit Licht angestrahlt. Die Lichtstrahlen durchwandern die einzelnen Schichten bis zur Verteilerschicht, von der sie zurückreflektiert werden. Die physikalisch-mathematische Beschreibung dieses Vorgangs ist sehr komplex, da hier sowohl Absorptions- als auch Reflektionseffekte verschiedener Art auftreten. Neben den erwähnten Slides für die reflektometrische Auswertung, stehen auch Slides für die potentiometrische Bestimmung der Elektrolyte zur Verfügung. Der Aufbau dieser Slides ähnelt dem von ionenselektiven Elektroden (ISE). Mit diesen Trägern können Natrium, Kalium, Chlorid und Kohlendioxid bestimmt werden. Entsprechend dem Gerätekonzept sind diese Slides nur für den einmaligen Gebrauch bestimmt. Zur Messung stehen drei unterschiedliche Geräte zur Verfü-

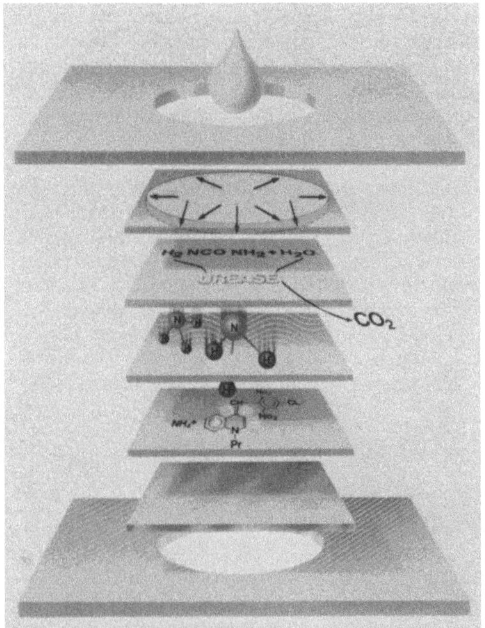

Abb. 7.14 Ektachem-System

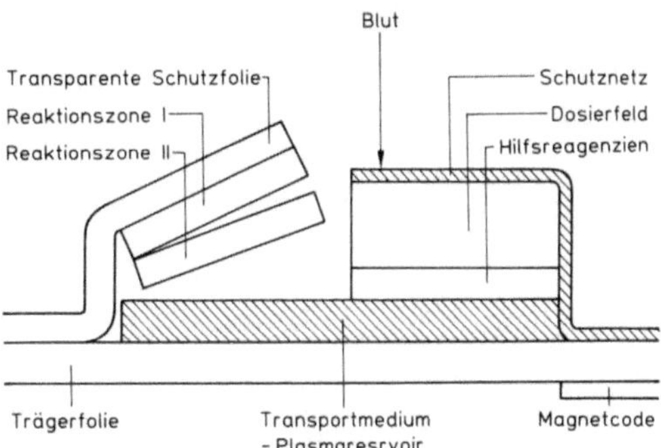

Abb. 7.15 Reflotron-System

gung, die jedoch über das Hauptgerät gesteuert werden. Das Ektachem DT-60-System ist in der Lage bis zu 110 Bestimmungen in der Stunde durchzuführen, davon sind 70 reflektometrische Substrat-, 15 potentiometrische Elektrolyt- und 24 reflektometrische Enzymbestimmungen. Für die Kalibration des Systems stehen drei bzw. vier verschiedene Kalibratoren zur Verfügung. Eine Kalibration muß alle drei Monate und bei jedem Chargenwechsel durchgeführt werden (Abb. 7.14).

1.21 Reflotron

Das Reflotron-System wird von der Firma Boehringer Mannheim hergestellt und vertrieben. Das System besteht aus dem Reflektometer, den Teststreifen und einer 32 µl Pipette. Für jeden Analyten steht ein spezieller Teststreifen zur Verfügung. Der prinzipielle Aufbau der Teststreifen ist bei allen Methoden, bis auf den zur Bestimmung von Hämoglobin, identisch. Mittels der Pipette kann das Probenmaterial auf den Teststreifen gebracht und sofort in das Reflektometer eingeschoben werden. Über einen Lesekopf ist die auf der Rückseite des Teststreifens gespeicherte Information ablesbar. Der Magnetcode enthält alle für die Bestimmung notwendigen Daten, die Wellenlänge, die Inkubationszeit etc. Das Schutznetz des Teststreifens verhindert beim Auftragen des Blutes das Verkleben durch grobe korpuskulare Blutbestandteile wie Gerinnsel. Unter dem Schutznetz befindet sich die Separationsschicht aus einer Glasfasermatrix, in der das Plasma von den übrigen Blutbestandteilen wie Erythrozyten, Leukozyten etc. abgetrennt wird. Unter dieser Trennschicht kann bereits eine erste Reagenzschicht angeordnet sein, die entweder Störsubstanzen (z. B. die Ascorbatoxidase zur Zerstörung der Ascorbinsäure) entfernt oder Aktivierungsaufgaben übernimmt. Das separierte Plasma diffundiert nun in das Transportvlies, um unter die Reagenzschichten gebracht zu werden. Die Reagenzschichten enthalten alle für die Reaktion benötigten Komponenten. Die Reaktion wird gestartet, indem die Reagenzfolien durch die Ulbrichtsche Kugel in das Plasmareservoir gedrückt werden. Nachdem sich der Farbstoff gebildet hat, erfolgt die reflektometrische Messung und anschließend die Berechnung. Das Ergebnis erscheint auf einem Anzeigefeld oder kann zusätzlich an einem Drucker ausgegeben werden. Eine Kalibration ist bei diesem System nicht möglich, da alle hierfür benötigten Schritte vom Hersteller übernommen werden. Die Aufbewahrung der Teststreifen kann bei Raumtemperatur erfolgen (Abb. 7.15).

1.22 Seralyzer

Das Seralyzer-System von Ames/Miles-Bayer ist eines der ersten Geräte, das mit trägergebundenen Reagenzien arbeitet. Es besteht aus den Einzelkomponenten: Reflektometer, Teststreifen, Pipettiereinheit und den Testmodulen für die verschiedenen Analyten. Mittels einer 30 µl Pipette wird die verdünnte, bei einigen Methoden auch unverdünnte Probe auf das Testfeld des Streifens gegeben. Das Testfeld des Streifens besteht aus einer mit Reagenz imprägnierten Zelluloseschicht (Abb. 7.16). Die einzelnen Reagenzien sind in verschiedenen Kompartimenten auf die Zellulose aufgebracht, damit sie sich im getrockneten Zustand nicht gegenseitig beeinflussen oder miteinander reagieren können. Unmittelbar nach der Probenapplizierung muß der Teststreifen auf einem Transportschlitten in das Gerät eingeschoben werden. Die reflektometrische Meßung erfolgt in genau definierten Zeitabständen. Die Steuerung und die Auswertung wird über das sogenannte Testmodul vorgenommen. Für jede Methode muß ein anderes Testmodul in das Reflektometer eingeschoben werden. Das Testmodul beinhaltet das Filter für die Selektion der Wellenlänge und einen Mikrochip für die Steuerung der Messung wie Zeitintervalle, Anzahl der Meßpunkte sowie die Speicherung der Kalibrationsdaten. Das System muß vom Anwender kalibriert werden, hierzu stehen zwei Kalibratoren zur Verfügung. Mit diesen Flüssigkeiten, Matrix wie einem Kontrollserum, muß

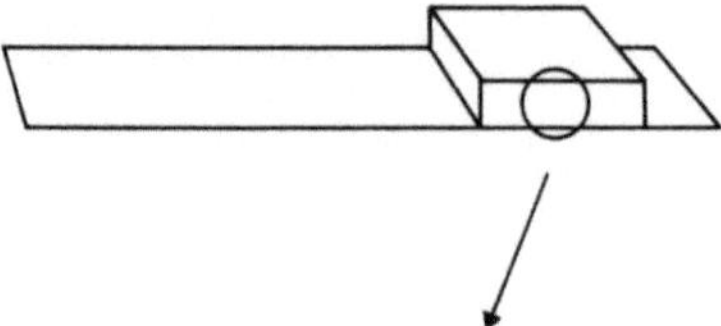

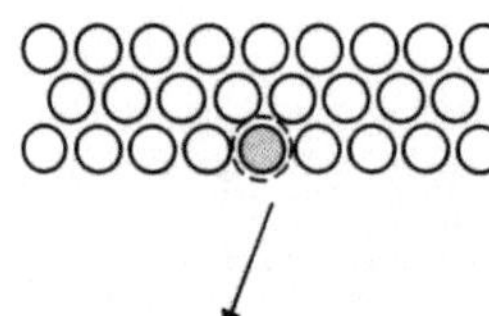

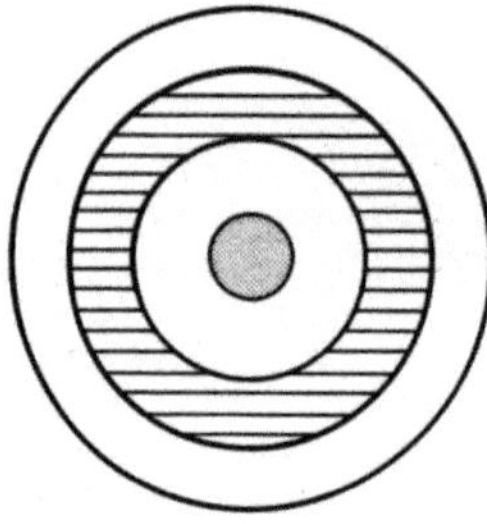

Abb. 7.16 Aufbau des Teststreifens für das Seralyzer-System

das System alle 7 bzw. 30 Tage abhängig von der Methode kalibriert werden. Die Teststreifen sind überwiegend bei Raumtemperatur lagerbar.

1.23 Vision

Das Vision-System von Abbott gehört nicht in die Gruppe der mit trägergebundenen Reagenzien arbeitenden Analysengeräte. Das Kernstück dieses Analysators ist eine Einweg-Reagenzkassette in der sich zwei flüssige, im unbenutzten Zustand räumlich von einander getrennte, Reagenzkomponenten befinden. Vom Anwender müssen lediglich 50 µl antikoaguliertes Blut in die Aufnahmeposition der Kassette gegeben werden. Danach ist die Kassette in den Rotor des Analysengerätes einzusetzen. Der Analysator vereinigt in sich die Eigenschaften einer Laborzentrifuge zur Gewinnung von Plasma und die eines exakt temperierten Zentrifugalanalysators. Während in dem einen Teil der Kassette das Plasma gewonnen wird, kann das Reagenz aus seiner Verweilposition herausbewegt und gemischt werden. Durch Drehbewegung der labyrinthartig gekammerten Kassette während der Rotation, mischen sich schließlich die abgemessenen Volumina von Reagenz und Plasma. Über eine Vordetektion der Plasmaprobe kann geprüft werden, ob das Probenmaterial durch Hämolyse, Lipämie oder hohe Bilirubin-Konzentrationen verändert sein kann. Bei entsprechenden Veränderungen wird dem Anwender kein Ergebnis ausgegeben, sondern ein Hinweis auf die veränderte Zusammensetzung der Probe. Nachdem Reagenz und Plasma vereint sind, findet die gewünschte Reaktion statt. Der gebildete Farbstoff ist durch eine bichromatische Absorptionsphotometrie auswertbar.

Im Gerät können bis zu zehn verschiedene Kassetten eingelegt und simultan bearbeitet werden; somit sind entweder kleine Serien oder aber auch Profile von Analyten aus der gleichen Patientenprobe möglich. Das Endresultat wird nach etwa 8 Minuten ausgedruckt. Eine Kalibration ist bei erster Inbetriebnahme des Gerätes und beim Chargenwechsel der Kassette notwendig. Geeignete Kalibratoren sind vom Hersteller erhältlich. Die Reagenzpackungen für das Vision-System müssen im Kühlschrank aufbewahrt werden.

1.24 Probleme bei der Durchführung der Analyse mit Systemen der Präsenzdiagnostik

Probevolumen

Das Probevolumen spielt in der konventionellen Analytik eine bedeutende Rolle. Werden bei der Dosierung von Reagenz oder Probe Fehler begangen, dann verändern diese unmittelbar das erhaltene Endresultat. So kann ein Fehler in der Dosierung von 10 % eine Veränderung des Endergebnisses von ebenfalls 10 % ausmachen. In der Analytik mit trägergebundenen Reagenzien kann aber dieser Fehler das Resultat um bis zu 40 % variieren, etwa bei der Bestimmung der Glucose am Reflotron. Besser gegen diesen Fehler sind die anderen Systeme geschützt, wobei vom Vision-System noch keine Publikationen zu diesem Thema vorliegen. Das Ektachem-System kann Fehler in der Probendosierung bis zu 40 % kompensieren.

Fehler bei der Probendosierung entstehen bei falscher Handhabung oder durch eine ungenügend gewartete Pipette. Aber auch das Probenmaterial selbst kann zu diesen Fehlern führen. So bekommt der Hämatokritwert eine große Bedeutung bei den Systemen, die mit Blut arbeiten. Ein hoher Hämatokritwert führt zu einer verminderten Ausbeute von Plasma oder Serum. Aber auch bei Patienten mit Leukämie kann es zu Problemen kommen, da die große Menge von Leukozyten z. B. das Trennvlies beim Reflotron-Teststreifen verstopfen kann. Dieser Fehler kann vom Anwender nicht mit dem Auge erkannt werden.

Paraproteinämie führt zu einer veränderten Fließeigenschaft von Blut, Plasma und Serum. Dieses bewirkt ebenfalls einen Einfluß auf die Durchführung mit trägergebundenen Reagenzien; für das Vision-System fehlen hier ebenfalls Erfahrungen.

Probenmaterial

Dort wo Blut eingesetzt wird, muß es antikoaguliert werden, da sonst die Gefahr der Gerinnung besteht. Nur beim Reflotron kann man auf das Antikoagulieren verzichten, wenn sehr zügig pipettiert wird. Zu beachten ist, das nicht jedes Antikoagulansmittel geeignet ist, da es eventuell die chemische Nachweisreaktion stören und somit das Ergebnis verfälschen kann. Ein weiteres Problem bei der Verwendung von Blut ist der fehlende Normalbereich bzw. Referenzintervall für dieses Material.

Chromogene im Probenmaterial

Systeme, die Blut als Ausgangsmaterial für die Pipettierung einsetzen, müssen eine Detektionsmöglichkeit für Chromogene haben. Als Chromogene im Probenmaterial sind Hämoglobin (Hämolyse), Bilirubin (Ikterus) und Trübungen (Lipämie) bekannt. Bei der konventionellen Analytik können die Chromogene prima vista vom Anwender erkannt und das Ergebnis entsprechend kommentiert werden.
Beim Vision-System, das Blut als Probenmaterial verwendet, existiert ein gut funktionierender Detektionsmechanismus. Wie experimentell gezeigt werden konnte, können durch Chromogene verfälschte Analysenresultate nicht unerkannt bleiben. Das Reflotron hat keine Detektionsmöglichkeiten, aus diesem Grund ist die Verwendung von Blut nicht unproblematisch.

Interferenzen durch Arzneimittel

Nach ersten Untersuchungen und Bewertungen sind die trägergebundenen Reagenzien genauso viel oder wenig durch Arzneimittel-Interferenzen belastet wie die konventionelle Analytik. Lediglich beim Seralyzer-System werden vermehrt Störungen durch Arzneimittel beobachtet. Für das Vision-System liegen zu wenig Daten vor, um hier eine abschließende Bewertung geben zu können.

Kalibration

Die Kalibration ist aus Sicht des Klinischen Chemikers ein großes Problem bei den Geräten für die Präsenzdiagnostik, da sie nur statistisch erfolgen kann. Der Anwender hat somit keine oder nur sehr eingeschränkte Möglichkeiten direkt in die Kalibration einzuwirken. Beim Reflotron entfällt die Kalibration vollständig, da sie vom Hersteller übernommen wird, der die Daten auf der Rückseite des Teststreifens speichert. Die Art und der Hintergrund der Kalibration bleibt dem Anwender verborgen.

Tabelle 7.15 Charakteristika der vorgestellten Systeme

Gerät	Ektachem DT-60	Reflotron	Seralyzer	Vision
Hersteller, bzw. Vertrieb in Deutschland	Kodak	Boehringer Mannheim	Ames/Miles Bayer	Abbott
Methodenspektrum	groß	klein	mittel	mittel
Probenmaterial	Serum, Plasma, Urin, Liquor	Blut, Serum, Plasma	Serum, Plasma	Blut, Plasma, Serum
Probevolumen, µl	10 bis 11	32	30	50
Plasmagewinnung im System	nein	ja	nein	nein
Detektionssystem zur Erkennung von Hämolyse, Lipämie oder Bilirubin	nein	nein	nein	ja
Empfindlich gegen Dosierproblem	nein	ja	ja	keine Angaben
Aufwand für Kalibration	alle 3 Monate	nicht möglich	alle 7 bis 30 Tage	3 Wochen
Informationen zu Arzneimittel-Interferenzen vorhanden	ja, ausführlich	ja, ausreichend	ja, ausreichend	ja, sehr wenig
Interferenzanfälligkeit (Arzneimittel)	gering	mäßig	hoch	zu wenig Daten

Tabelle 7.16 Vor-und Nachteile der für die Präsenzdiagnostik einsetzbaren Systeme

Vorteil
- optimale Verfügbarkeit
- geringer Arbeitsplatzbedarf
- Reagenzien sofort gebrauchsfertig
- Reagenzienlagerung überwiegend unproblematisch
- (scheinbar) einfache Durchführung
- Resultate innerhalb von Minuten verfügbar
- kein Proben-, Material- oder Datentransport
- kleines Probevolumen

Nachteil
- geschlossenes System = vollständige Abhängigkeit vom Hersteller
- Kalibration nur mit Material vom Hersteller oder unmöglich
- Primärstandard nicht als Kalibrator einsetzbar
- Konzentrations-Signal-Beziehung ist statistisch ermittelt
- wahrscheinlich höhere Interferenzanfälligkeit
- Matrixeinflüsse häufiger
- externe Qualitätskontrolle nur beschränkt möglich
- „Black-box", Prinzip läßt möglicherweise systematische Fehler unerkannt bleiben
- teilweise kleines Methodenspektrum

Qualitätskontrolle

Die Qualitätskontrolle hat auch für die Präsenzdiagnostik einen großen Stellenwert, wenn sie auch nicht einfach durchzuführen ist. Das Hauptproblem sind nicht die chemischen Methoden mit denen die Analyte bestimmt werden können, vielmehr stellt jeder Teststreifen oder Kassette eine Einheit dar. Im Gegensatz zur konventionellen Technologie, bei der eine Flasche mit Reagenz verwendet wurde, aus der ein Aliquot entnehmbar war, ist das bei der neuen Technologie nicht mehr möglich. Das Gesetz der Serie ist hier nicht mehr gültig. Neue Überlegungen zu dieser Problematik müssen angestellt werden, denn auch diese Technologie kann und darf nicht auf die Qualitätskontrolle verzichten.

1.25 Photometrie

Für die Bestimmung der Konzentration von Substraten, Metaboliten etc. und zur Bestimmung der Enzymaktivität wird bevorzugt die Spektralphotometrie eingesetzt.

Aufbau des Photometers

Das Photometer wird zur Messung von Lichtabsorptionen im ultravioletten, sichtbaren oder infraroten Bereich eingesetzt. Hierbei erzeugt eine im Photometer eingebaute Lichtquelle das für die Messung notwendige Licht. Aus dem polychromatischen Licht wird die benötigte Meßwellenlänge oder ein schmales Wellenlängenband durch geeignete Bauteile, selektiert. Beim Photometer wirken Farbfilter, das Spektralphotometer benutzt Prismen oder Gitter. Das erzeugte monochromatische Licht durchstrahlt, meist in Form eines parallelen Bündels, eine Küvette, welche das Meßgut enthält. Die aus der Küvette austretende Lichtenergie wird über ein Detektionssystem gemessen.
Das Photometer besteht im wesentlichen aus der Lichtquelle, Wellenlängenselektor, Küvette und Empfänger. Zur entsprechenden Bündelung des Lichtes sind in der Regel Blenden und Linsen eingebaut, die den Lichtstrahl soweit als möglich parallelisieren und die die Lichtausbeute am Empfänger erhöhen sollen. Die Abb. 7.17 zeigt den schematischen Aufbau eines Photometers.

Lambert-Beer-Bouguer'sches Gesetz

Zur quantitativen Bestimmung einer Substanz mißt man in einem Photometer oder Spektralphotometer die Intensität des einfallenden (I_0.) und des durchgelassenen also nichtabsorbierten Lichtes (I) nach Passieren der Meßküvette. Der gebildete Quotient

$$T = \frac{I}{I_0}$$

stellt die Transmission (T) dar, deren Wert maximal 1 sein kann. Wird diese Zahl mit 100 multipliziert, so erhält man den Transmissionsgrad in Prozent.
Die Extinktion (E) steht in logarithmischer Abhängigkeit zur Transmission. Hierunter versteht man den Logarithmus des Verhältnisses der Intensität des eingestrahlten Lichts (I_0) zur Intensität des nach Passage der Schichtdicke der Küvette austretenden Lichtes (I). Die Extinktion ist eine dimensionslose Größe.

$$E = -\lg T = \lg \frac{1}{T} = \lg \frac{I_0}{I}$$

Wenn bei einer definierten Wellenlänge gemessen wird, dann besteht zwischen der Extinktion und der Konzentration der gemessenen Substanz sowie zwischen der Extinktion und der Schichtdicke eine direk-

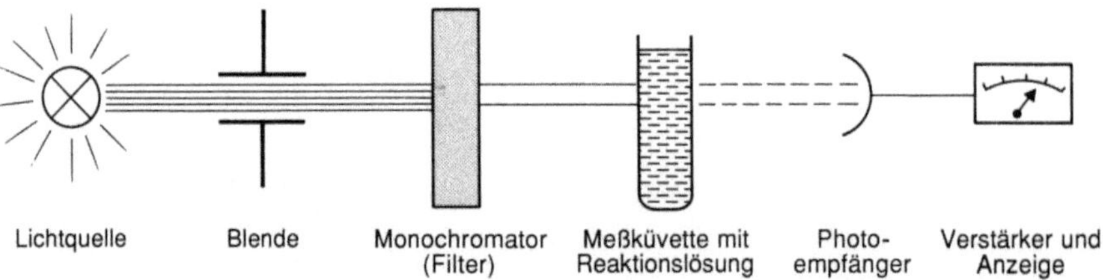

Abb. 7.17 Aufbau eines Photometers

te Proportionalität, es gilt das Lambert-Beer-Bouguer'sche Gesetz:

$$E = \lg \frac{I_0}{I} = \varepsilon \cdot c \cdot d$$

E = Extinktion, ε = der für eine bestimmte Substanz ermittelter molarer Extinktionskoeffizient. (Er entspricht der Extinktion, die man in einmolarer Lösung dieser Substanz bei 1 cm Schichtdicke der Küvette mißt. Die Dimension ist: $1\ \mathrm{mol^{-1} \cdot cm^{-1}}$), c = Konzentration ($\mathrm{mol \cdot l^{-1}}$), d = Schichtdicke der Küvette (cm)

Für die Berechnung der Konzentration im $\mathrm{mol \cdot l^{-1}}$ wird die Formel nach c umgestellt, es ergibt sich:

$$c = \frac{E}{\varepsilon \cdot d} \cdot \frac{EV}{PV}$$

EV = Endvolumen (ml), PV = Probevolumen (ml)

Das Verhältnis von Endvolumen und Probevolumen stellt das Verdünnungsverhältnis dar.
Das Lambert-Beer-Bouguer'sche Gesetz gilt nur für monochromatisches Licht und stark verdünnte Lösungen.

1.26 Flammenphotometrie

Die Flammenphotometrie wird im medizinischen Labor überwiegend für die Bestimmung der Konzentration von Natrium und Kalium eingesetzt. Daneben können auch Calcium oder Lithium mit Hilfe dieser Technik bestimmt werden. In den letzten Jahren wurde die Flammenphotometrie mehr und mehr von den ionenselektiv messenden Elektroden verdrängt (→ Ionenselektive Elektroden, 1.27).

Prinzip

Die Messung der von thermisch angeregten Atomen oder Molekülen ausgehenden charakteristischen Emissionsstrahlung ist Grundlage der Flammenphotometrie. Die korrekte Bezeichnung wäre deshalb auch: Emissionsflammenphotometrie. Ursache für die Flammenfärbung sind die Quantensprünge der Metall-Valenzelektronen, die durch thermische Energiezufuhr durch eine Propan-Luft- bzw. Acetylen-Luft-Flamme hervorgerufen werden. Bei der spontanen Rückkehr der Elektronen auf die ursprüngliche Bahn nach Verlassen der hohen Temperatur der Flamme wird die zur Anregung aufgenommene Energie in Form von Emissionsstrahlung als Färbung wieder abgegeben.
Im Flammenphotometer (Abb. 7.18) wird die verdünnte Probe in die Flamme eingesprüht. Damit die thermischen Veränderungen möglichst gleichmäßig ablaufen, soll das Aerosol sehr kleine, uniforme Tröpfchen enthalten und die Flamme möglichst ruhig brennen. Aus diesem Grund verfügen die modernen Flammenphotometer über Zerstäuberkammern, in denen die größeren Tröpfchen abgeschieden werden und nur ein feiner, gleichmäßiger Nebel in den Brenner gelangt. Anschließend wird die in Abhängigkeit von der Alkali-Konzentration emittierte Strahlung bei definierter Wellenlänge, Natrium bei 589 nm, Kalium bei 767 nm, über ein Detektorsystem in elektrische Energie umgewandelt. Diese Energie kann über eine entsprechende Anzeige abgelesen oder über einen Drucker ausgegeben werden. Der Aufbau des optischen Systems des Flammenphotometers ähnelt dem des Photometers.
Da die Intensität der Lichtemission von der zerstäubten Lösung, der Brennergasmischung (Flammentemperatur), der Anwesenheit von Lösungspartnern und der ebenfalls in der Flamme ablaufenden Ionisation der Metalle abhängt und schließlich die Intensität der Lichtstrahlung keine lineare Funktion der Konzentration ist, stellt die Flammenphotometrie keine Absolutmethode dar. Der Gehalt einer Analysenlösung wird entweder mit Hilfe einer Kalibrationskurve oder mit einem inneren Standard ermittelt.
Beim Vorliegen einer geringen Kaliumkonzentration wird diese überwiegend in der Flamme ionisiert, daraus resultiert eine gekrümmte Kalibrationskurve. Das Ausmaß der Krümmung hängt auch von den in der Lösung vorhandenen Natrium- und Lithiumatomen ab. Durch sie kann die Ionisation des Kaliums zurückgedrängt und die Kalibrationskurve der Kaliumemission begradigt werden. Ein weiterer Vorteil des Lithiumzusatzes ist seine konstante Konzentration, die als Referenz für den Detektor dienen kann und Schwankungen der Flamme kompensiert. Allerdings darf das Untersuchungsmaterial selbst kein Lithium enthalten. Eine Bestimmung des Lithiums ist in dieser Version nicht möglich. Man nennt diese Art der Durchführung, bei der die Probe mit einer entspre-

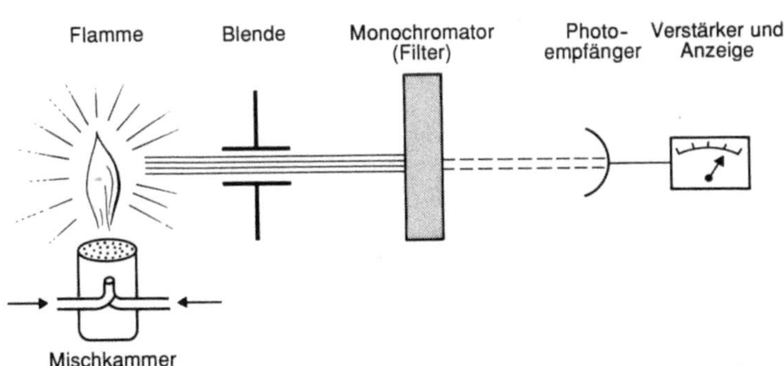

Abb. 7.18 Meßanordnung in der Flammenphotometrie

chenden Lithiumlösung verdünnt wird, auch Flammenphotometrie mit Lithium-Leitlinie.

1.27 Ionenselektive Elektroden

Durch die Einführung der ionenselektiven Elektroden steht dem klinisch-chemischen Labor ein Analysenverfahren für die Bestimmung der Aktivität bzw. Konzentration von Elektrolyten zur Verfügung, das dem herkömmlichen flammenphotometrischen Verfahren ebenbürtig und zum Teil überlegen ist. Unter ionenselektiven Elektroden, Abkürzung ISE, werden nur potentiometrische Elektroden verstanden, an denen sich eine Gleichgewichtsspannung einstellt, die ohne Stromverbrauch gemessen wird. Eine ionenselektive Elektrode enthält immer eine Membran, innerhalb der sich die zu messende Ionenart und möglichst nur diese, mehr oder weniger frei bewegen kann. Unter diesen Bedingungen bildet sich an der Phasengrenze Membran/Meßlösung eine Spannung aus.

Prinzip

Das potentiometrische Meßverfahren basiert auf der stromlosen Messung von Elektrodenpotentialen. Der unterschiedliche Aufbau der verschiedenen Analysatoren mit ionenselektiven Elektroden geht auf ein gemeinsames Prinzip zurück. Einer Referenzelektrode mit einem konstanten Potential steht eine Meßelektrode gegenüber, deren Potential von der Ionenaktivität der umgebenden Lösung abhängt (Abb. 7.19). Die meist sehr kleinen Potentialunterschiede werden von einer elektronischen Anordnung in einem Stromkreis mit sehr hohem Widerstand nach dem Prinzip des galvanischen Elements gemessen. Für die Bestimmung des Natriums werden natriumselektive Glaselektroden, wie sie bei der pH-Wert Messung bekannt sind, eingesetzt.

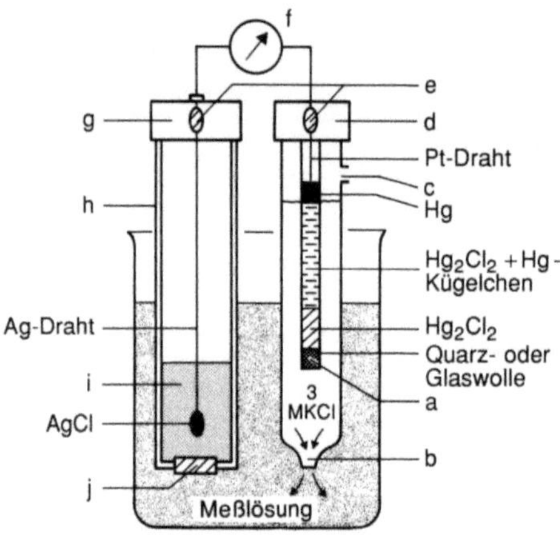

Abb. 7.19 Ionenselektive Meßkette, im Falle eines speziellen pH-sensitiven Glases als Membran j in der linken Meßelektrode spricht man von der elektrometrischen pH-Wert-Messung, sie ist heute sehr verbreitet; bei anderen Membranen ergeben sich entsprechend Selektivitäten für andere Ionen. a Asbestfaden, Metalleinschmelzung, Fritte, Schliff als Diaphragma, b Öffnung, c Einfüllöffnung für KCL-Lösung (≈ 3 mol/l), d Kalomel-Bezugselektrode, e Lötstellen: Übergang auf Kupfer-Kabel, f Elektrometer (≈ 10^{13} Ω Eingangsimpedanz), g ionenselektive Meßelektrode, h Elektrodenkörper, i Innenlösung (≈ 0,01 molar Meßionenchlorid, bei Anionen Cl^-), j Ionenselektive Membran (Glas, polykristalliner Preßkörper aus einer schwerlöslichen (Niederschlag) Verbindung, Einkristall, PVC mit elektroaktiver Verbindung), M molar.

Zur Bestimmung der anderen Elektrolyte werden Elektroden benutzt, die als aktive Elektrodenphase einen mit dem betreffenden Ion spezifisch reagierenden Ionenaustauscher besitzen. Dieser Ionenaustauscher ist meist kovalent an eine polymere Kunststoffmembran gebunden. Für die Kaliumbestimmung wird heute überwiegend das Antibioticum Valinomycin als Ionenaustauscher verwendet (Abb. 7.20).

Das an der Phasengrenze zwischen Ionenaustauscher-Kunststoffmembran und Probe entstehende Potential kann mit Millivoltmetern gemessen werden. Es folgt über einen weiten Aktivitäts- bzw. Konzentrationsbereich der Nernst'schen Gleichung.

$$E(\mathrm{mV}) = 2{,}303\,\frac{R\cdot T}{z\cdot F}\cdot \lg\frac{a_1}{a_2} + E_0$$

E = gemessenes Potential, E_0 = Grundpotential der gesamten Meßkette, R = allgemeine Gaskonstante, T = absolute Temperatur, z = Ladungszahl, F = Faraday'sche Konstante, a_1 = Aktivität des Ions in der zu untersuchenden Probe, a_2 = Aktivität des Ions in der Referenzlösung

Nur in sehr verdünnten Lösungen kann die Aktivität einer Ionenart mit der Konzentration gleichgesetzt werden. Bereits bei Konzentrationen > 10^{-3} mol/l treten größere Differenzen auf, die es notwendig machen, beide Begriffe zu unterscheiden. Über die Formel

$$a = c \cdot \gamma$$

a = Aktivität, c = Konzentration, γ = Aktivitätskoeffizient

kann zwar ein Beziehung hergestellt werden, die jedoch eine unbekannte Größe, das γ enthält.

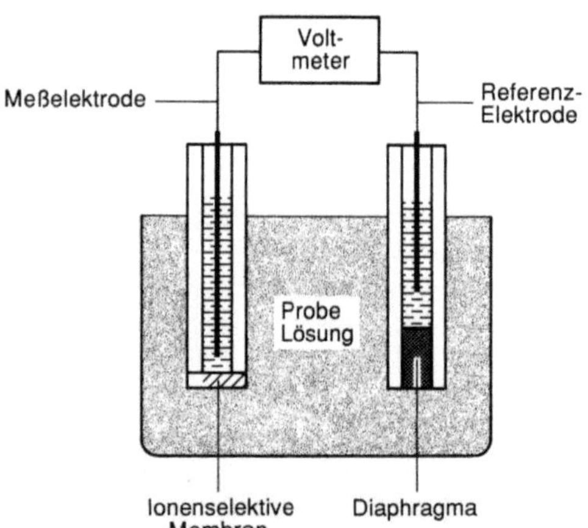

Abb. 7.20 Schematischer Aufbau einer Valinomycin-Elektrode zur Messung von Kalium-Ionenaktivitäten

In dieser Formel ist der Aktivitätskoeffizient allerdings nicht genau bekannt, denn er hängt von der Konzentration aller in der Lösung vorhandenen Ionenarten ab. Grundsätzlich können mit potentiometrischen Messungen nur Aktivitäten und nicht Konzentrationen gemessen werden. Die Gerätehersteller haben entsprechende Umrechnungsformeln teilweise in ihre Analysatoren eingegeben, so daß der Anwender annäherungsweise die mit der Flammenphotometrie vergleichbaren Konzentrationen erhält.
An dieser Stelle muß auf zwei zur Zeit verfügbare Meßsysteme hingewiesen werden. Das eine System arbeitet ohne Verdünnung der Probe, deshalb auch als direkte Messung bezeichnet. Bei dem anderen System muß die Probe verdünnt werden, dieses wird indirekte Messung genannt. Der Nachteil der indirekten Messung ist der Fehler durch Volumenverdrängung bei stark proteinhaltigen oder lipämischen Proben. Natrium wird in diesem Fall zu niedrig gemessen. Direkt messende ionenselektive Elektroden haben dieses Problem nicht.
Einige Vorteile potentiometrischer Analysenmethoden mit ionenselektiven Elektroden sind:

1. Messung in allen Körperflüssigkeiten, Blut, Serum, Plasma, Liquor, Urin etc.
2. keine Probenvorbereitung und -aufarbeitung, d. h. keine Gerinnung, kein Zentrifugieren, kein Verdünnen, kein Zusatz von Reagenzien
3. großer Meßbereich
4. geringer Zeitaufwand
5. breites Anwendungsgebiet
6. einfache Bedienung der Meßgeräte
7. keine Zusatzanschlüsse für Wasser oder Gas

1.28 Theorie des enzymatischen Tests

Bestimmung der Aktivität von Enzymen

Enzyme sind Proteine mit spezifischen katalytischen Funktionen. Die Enzyme haben als Katalysatoren folgende Eigenschaften:

- Sie wirken in kleinsten Mengen.
- Sie gehen aus der Reaktion unverändert hervor.
- Innerhalb weiter Aktivitätsgrenzen haben sie keinen Einfluß auf die Lage des Reaktionsgleichgewichtes, sondern beschleunigen lediglich dessen Einstellung.

Die Enzyme besitzen alle charakteristischen Eigenschaften von Proteinen. Von diesen Eigenschaften ist die Labilität der Enzym-Eiweiß-Struktur für die Enzymologie von besonderer Bedeutung. Demnach sind Veränderungen der Struktur oder eine Denaturierung gleichbedeutend mit einem Enzymaktivitätsverlust. Die Stabilität der Enzyme ist durch die Temperatur, den pH-Wert und der Salzkonzentration beeinflußbar.

Enzyme in der klinischen Diagnostik

Je nach ihrer Herkunft und ihrem Wirkungsort unterscheidet man im höheren Organismus Enzyme, die nach ihrer Synthese aus der Zelle ausgeschleust werden, und zellständige Enzyme im zytoplasmatischen Zellraum, in den Zellmembranen und in den Mitochondrien. Die zellständigen Enzyme sind oft als organspezifische Enzyme typisch für ein bestimmtes Organ. Die Zellen der einzelnen Organe wie z. B. Herz, Pankreas, Muskel oder Leber produzieren bestimmte Enzyme gleicher Art aber nicht der gleichen Menge und Zusammensetzung. Sie weisen untereinander ein unterschiedliches Enzymmuster auf. Eine auf ein bestimmtes Organ bezogene Erkrankung, führt je nach Schweregrad der Schädigung zu einem Übertritt der organspezifischen Enzyme in die Blutbahn. Für die klinische Diagnostik sind diese veränderten Enzym-Aktivitäten im Blut bzw. Serum oder Plasma von wegweisender Bedeutung.
Normalerweise schwanken die Enzymaktivitäten beim Gesunden in engen Grenzen. Bei einer Vielzahl von Erkrankungen ist der Austritt von Enzymen aus den Zellen des erkrankten Organs gesteigert. Dies liegt an der erhöhten Permeabilität der Zellmembranen oder an einer mehr oder weniger vollständigen Auflösung der Zellstruktur. Die Veränderungen der Enzymaktivitäten zeigen nicht nur Erkrankungen an, sondern sind ein sehr wertvolles Hilfsmittel bei der Differentialdiagnostik, Prognose und in der Beurteilung des therapeutischen Effekts.

Definition der Enzymaktivität

Die Enzymkommision der Internationalen Union für Biochemie hat 1961 eine Vereinheitlichung der Definition der Enzymeinheit vorgeschlagen. In den Jahren davor waren willkürlich verschiedene Definitionen und Einheiten angegeben worden, die den Vergleich von Ergebnissen enorm erschwerten. Nach den gültigen Empfehlungen wird die Enzymaktivität wie folgt definiert: Eine Einheit (U) entspricht der Enzymaktivität, die die Umwandlung von 1 Mikromol Substrat pro Minute unter genau festgelegten Versuchsbedingungen katalysiert. Die Einheit wird angegeben in $U \cdot l^{-1}$. Sie wird auch als Internationale Einheit oder Volumenaktivität bezeichnet.
Nach einer Empfehlung der Enzymkommission der International Federation of Clinical Chemistry soll die Maßeinheit für die katalytische Aktivität in Zukunft als Katal angegeben werden.
Ein Katal entspricht der katalytischen Aktivität, die in einem definierten Testsystem eine katalysierte Geschwindigkeit einer Reaktion von 1 Mol pro Sekunde erzeugt, d. h. ein Mol Substrat pro Sekunde umwandelt. Das Symbol heißt: kat, Einheit: $mol \cdot s^{-1}$.

Beziehung zwischen U und kat:

$1\ kat = 1\ mol \cdot s^{-1} =$
$60\ mol \cdot min^{-1} = 60 \cdot 10^6\ \mu mol \cdot min^{-1} = 6 \cdot 10^7\ U$

oder

$1\ U = 1\ \mu mol \cdot min^{-1} =$
$0{,}01667\ \mu mol \cdot s^{-1} = 0{,}01667\ \mu kat = 16.67\ nkat$

Unter genau festgelegten bzw. definierten Testbedingungen ist zu verstehen:
Die für die Bestimmung der Enzymaktivität benötigten Reagenzien, deren Konzentration, das Probevolumen sowie Einzelheiten der Versuchsdurchführung wie Temperatur, Inkubationszeit sind exakt von der

Enzymkommission festgelegt, diese ist zu befolgen.
Bisher hat jede internationale Organisation für Klinische Chemie ihre eigenen Empfehlungen zur Bestimmung der Enzymaktivität publiziert. Diese Empfehlungen waren auf eine Temperatur von 25 °C ausgerichtet (ca. 1961). Schon bald wurde die Temperaturfrage zu einem lebhaften Diskussionspunkt auf jeder Sitzung von Enzymkommissionen. Bereits 1974 wurde eine Änderung auf 30 °C vorgeschlagen und empfohlen. Seit 1988 gilt von der IFCC die Temperaturempfehlung von 37 °C.
Dies hat zur Folge, daß in der nächsten Zukunft die Empfehlungen der Deutschen Gesellschaft für Klinische Chemie, die sogenannten „optimierten Standardmethoden der Deutschen Gesellschaft für Klinische Chemie" im Hinblick auf eine bessere internationale Vergleichbarkeit abgelöst werden sollen. Es ist voraussichtlich 1992 mit den neuen internationalen Empfehlungen zu rechnen.

Hinweis
Die Beschreibungen der Methoden zur Bestimmung der Enzymaktivität in diesem Kapitel ist noch nach den alten Empfehlungen erfolgt, da die neuen noch nicht verabschiedet sind und mit einer längeren Übergangszeit gerechnet werden muß.

Meßverfahren

Die Bestimmung der Enzymaktivität wird vorzugsweise im kinetischen Test durchgeführt. Dies setzt voraus, daß ein z. B. photometrisch erfaßbarer Reaktionspartner sich proportional zur vorliegenden Enzymaktivität quantitativ verändert. Seine Extinktionsänderung pro Zeiteinheit kann zur Berechnung herangezogen werden.
Der sogenannte optische Test wurde 1936 von Warburg eingeführt. Der Test basiert auf der Tatsache, daß reduzierte Nicotinamid-adenin-dinucleotide,

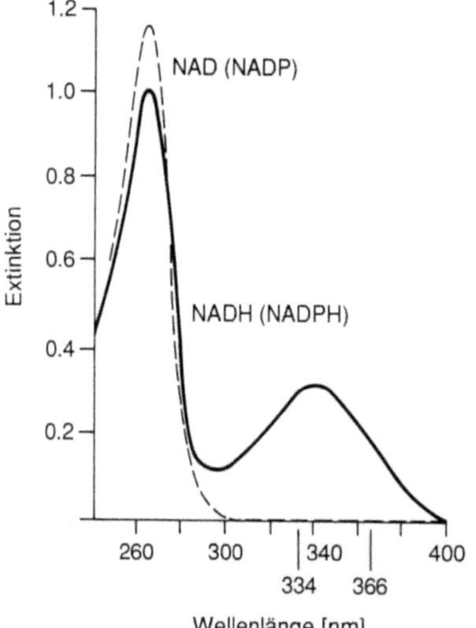

Abb. 7.21 Absorptionsspektrum von NAD bzw. NADH

NADH und NADPH, Licht mit einem Maximum zwischen 338,5 und 340,5 nm absorbieren, während die oxydierten Formen, NAD und NADP, keine Absorption zwischen 300 und 400 nm zeigen. Jede Dehydrogenase-Reaktion, bei der entweder NAD oder NADP reduziert oder NADH oder NADPH oxydiert wird, kann durch Registrierung der Extinktionszunahme bzw. -abnahme bei 340 nm oder einer naheliegenden Wellenlänge z. B. von 334 oder 365 nm gemessen werden.
Die Abbildung 7.21 zeigt die Absorptionsspektren von NADH und NAD. Die Konzentration der NADH- und NAD-Lösung beträgt $c = 0{,}05\ \text{mmol} \cdot l^{-1}$. Bei 340 nm und einem Lichtweg von $d = 1{,}0$ cm ist die gemessene Extinktion der NADH-Lösung $E = 0{,}315$. Bei konstanter Konzentration läßt sich hieraus nach dem Lambert-Beer'schen Gesetz der molare Extinktionskoeffizient (ε) berechnen.

$$E = \varepsilon \cdot c \cdot d$$

oder

$$\varepsilon = \frac{E}{c \cdot d}$$

$$\varepsilon = \frac{E}{c} \quad (\text{für } d = 1{,}0)$$

$$\varepsilon_{340\,\text{nm}} = \frac{0{,}315}{0{,}05} = 6{,}3\,(l \cdot \text{mmol}^{-1} \cdot \text{cm}^{-1})$$

$$\varepsilon_{334\,\text{nm}} = \frac{0{,}309}{0{,}05} = 6{,}18\,(l \cdot \text{mmol}^{-1} \cdot \text{cm}^{-1})$$

$$\varepsilon_{365\,\text{nm}} = \frac{0{,}170}{0{,}05} = 3{,}4\,(l \cdot \text{mmol}^{-1} \cdot \text{cm}^{-1})$$

Ist ε für eine Substanz bekannt, so kann aus der gemessenen Extinktion die Konzentration berechnet werden. Für d = 1,0 cm ist

$$c = \frac{E}{\varepsilon}$$

Es läßt sich weiter ableiten, daß die Menge von NADH, die in einer Reaktion oxydiert, oder die Menge von NAD, die in einer Reaktion reduziert wird, aus der gemessenen Änderung der Extinktion (ΔE) errechnet werden kann.

$\Delta E_{340}\ \text{nm} = 1{,}000 = 0{,}159\ \text{mmol} \cdot l^{-1}$
$\Delta E_{334}\ \text{nm} = 1{,}000 = 0{,}162\ \text{mmol} \cdot l^{-1}$
$\Delta E_{365}\ \text{nm} = 1{,}000 = 0{,}294\ \text{mmol} \cdot l^{-1}$

Die Lactat-Dehydrogenase (LDH) katalysiert die reversible Reaktion

$$\text{Pyruvat} + \text{NADH} + H^+ \xrightleftharpoons{\text{LDH}} \text{Lactat} + \text{NAD}^+$$

Zur Aktivitätsbestimmung wird die LDH enthaltene Lösung entweder mit Pyruvat und NADH bei pH 7.5 oder mit Lactat und NAD bei pH 8.9 inkubiert. Im er-

sten Fall wird die Abnahme und in zweiten Fall die Zunahme der Extinktion ein Maß der Aktivität.
Durch Kopplung mit einem Dehydrogenasesystem können auch solche Enzymreaktionen, die von Nicotin-adenin-dinucleotiden unabhängig sind, mit dem optischen Test gemessen werden.
Die Bestimmung der Aktivität der Glutamat-Oxalacetat-Transferase (GOT) ist ein Beispiel für diesen Fall.
Die GOT katalysiert die nachfolgende Reaktion.

$$\text{L-Aspartat} + \text{2-Oxoglutarat} \xrightleftharpoons{\text{GOT}} \text{L-Glutamat} + \text{Oxalacetat}$$

Um im optischen Test die Aktivität bestimmen zu können, werden NADH und ein Überschuß an Malatdehydrogenase (MDH) dem Reaktionsgemisch zugeführt; die Reaktion läuft dann weiter

$$\text{Oxalacetat} + \text{NADH} + \text{H}^+ \xrightleftharpoons{\text{MDH}} \text{Malat} + \text{NAD}^+$$

Für jedes Mol Aspartat, das in der GOT-Reaktion in Oxalacetat umgewandelt wird, entsteht in der MDH-Reaktion (Indikatorreaktion) ein Mol NAD. Die Abnahmegeschwindigkeit der Extinktion wird somit ein Maß für die GOT-Reaktion.

Berechnung der Enzymaktivität

Wie schon im vorhergehenden Abschnitt erwähnt, kann die Aktivität eines Enzyms über den molaren Extinktionskoeffizienten (ε) berechnet werden. Entweder wird die Extinktionsdifferenz pro Zeiteinheit (ΔE pro Minute) oder der Winkel α, der sich zwischen der Papiervorschubrichtung und der von ihr abweichenden Extinktion ergibt, zur Berechnung herangezogen. Demnach ergibt sich:

$$\text{Aktivität} = \text{tg}\,\alpha \cdot F\,(\text{U} \cdot \text{l}^{-1})$$

der Faktor F wird berechnet nach:

$$F = \frac{EV \cdot v \cdot 10^6 \cdot 10^3}{PV \cdot \varepsilon \cdot b \cdot d}$$

oder

$$\text{Aktivität} = \frac{\Delta E}{\Delta t} \cdot F(\text{U} \cdot \text{l}^{-1})$$

der Faktor F wird berechnet nach:

$$F = \frac{EV \cdot 10^6 \cdot 10^3}{PV \cdot \varepsilon \cdot d}$$

EV = Endvolumen (ml), PV = Probevolumen (ml), v = Papiertransportgeschwindigkeit ($\text{cm} \cdot \text{min}^{-1}$), b = Papierbreite (cm), ε = molarer Extinktionskoeffizient ($\text{l} \cdot \text{mol}^{-1} \cdot \text{cm}^{-1}$), d = Schichtdicke der Küvette (1 cm)

Durch die Umrechnung auf Mikromol = 10^{-6} Mol ergibt sich der Faktor 10^6. Da die von einer molaren Lösung verursachte Extinktion immer um den Betrag 10^3 kleiner ist als der zugehörige molarer Extinktionskoeffizient, muß schließlich noch mit diesem Faktor multipliziert werden.

Faktoren die einen Einfluß auf die Bestimmung haben

Bei einer Temperaturerhöhung bzw. -erniedrigung um 1 °C kann es zu einem Anstieg bzw. Abfall des Meßsignals kommen. Die hieraus resultierende Aktivität des Enzyms kann eine Änderung von 4 bis 10 % erfahren (abhängig vom Enzym). Die anderen Faktoren (pH-Wert, Menge und Art des Substrates, Coenzym, Stabilisatoren, Aktivatoren und Inhibitoren) sind im allgemeinen nicht so häufige Fehler, wenn die Lösungen entsprechend der Empfehlungen hergestellt werden.

1.29 Bestimmung der Glucosekonzentration im Blut mit Hilfe von Teststreifen und Reflektometern

Selbstkontrolle der Glucosekonzentration im Blut

Als ein wirksames Mittel zur Überwachung und Steuerung der Therapie beim juvenilen Diabetes und labiler Stoffwechsellage z. B. in der Schwangerschaft hat sich die Bestimmung der Glucosekonzentration erwiesen. Die populär verwendete Bezeichnung "Blutzucker" ist semantisch nicht richtig, da mit Hilfe der nachfolgend beschriebenen Methode nur die Glucose und nicht andere Zucker bestimmt werden können. Der Grad der Erkrankung des Diabetes mellitus wird über den Zucker "Glucose" beschrieben. Es ist deshalb besser den Ausdruck "Blutglucose" oder noch besser "Glucose" zu verwenden.
Eine gute Einstellung des Stoffwechsels, bei der die Konzentration der Glucose möglichst innerhalb des Referenzintervalls bzw. des Normalbereichs liegen soll, ist die beste Voraussetzung für die Vermeidung von Akut- oder Spätkomplikationen des Diabetes mellitus. Auf Grund dieser Erkenntnis sollte die Ermittlung der Glucosekonzentration obligatorisch für den Diabetiker sein. Im Alltagsleben scheitert aber oft die Bereitschaft zur Zusammenarbeit an dem Problem, sich selbst Blut abzunehmen. Um diesem Problem entgegenzuwirken, wurde ein spezielles Gerät zur Gewinnung des Blutes für die Analyse entwickelt. Stellvertretend für andere Geräte soll hier das Autoclix-Gerät vorgestellt werden.

Autoclix. Das Autoclix-Gerät von Boehringer Mannheim hilft die Hemmschwelle vor dem Sichselbststechen abzubauen. Durch einen extrem schnellen Stich und der individuell wählbaren Einstichtiefe ist das Stechen praktisch schmerzfrei. Das zentrale Element des Gerätes ist der Auslösehebel, der durch einen Spannknopf in die Spannposition gebracht wird. Über eine Andruckplatte und einen Stößel wird der Auslösehebel freigegeben, sobald die Andruckplatte berührt wird. Sofort schnellt der Halter mit der vorher eingelegten Nadel (Lanzette) nach unten und bewirkt den Einstich. Ein Schutzmechanismus verhindert, daß das Gerät nicht wieder gespannt werden kann, solange die gebrauchte Nadel nicht entfernt wurde.

Technische Daten:
Stichdauer: ca 1/60 sec.; Stichtiefe: weiße Andruckplatte: 1,5 mm; gelbe Andruckplatte: 2 mm; orange Andruckplatte: 3 mm

Autoclix-Lancet. Die Autoclix-Lancet ist eine sterile dreifach angeschliffene Lanzette, die in einem Kunststoffmantel aus Schaft und Kappe eingebettet ist. Der Schaft trägt eine spezielle Einkerbung, diese rastet in der Halterung des Autoclix-Gerätes ein und vermittelt somit eine exakte Führung der Nadel während des Stechens. Die Kappe schützt die sterile Nadelspitze vor Kontamination und Verletzungsgefahren. Sie wird erst unmittelbar vor dem Gebrauch entfernt.

Bedienung und Handhabung des Autoclix-Gerätes:
1. Nach Drücken des Spannknopfes bis zum hörbaren Einrasten, kann die Autoclix-Lancet eingeschoben werden. Durch Drehen wird die Schutzkappe von der Nadelspitze entfernt und danach der Spannknopf losgelassen.
2. Das Autoclix-Gerät wird jetzt mit der Andruckplatte seitlich an der Fingerbeere oder dem Ohrläppchen aufgesetzt.
3. Ein leichter Druck gegen die Andruckplatte löst automatisch den Stich aus.
4. Durch kurzes, leichtes Zusammendrücken der Fingerbeere bzw. Ohrläppchen, das nicht massiert oder gequetscht werden darf, kann der Bluttropfen gewonnen werden.
5. Das Auswerfen der Nadel kann durch kurzes Drükken des Spannknopfes erreicht werden. (→ Kapitel Krankenpflegeartikel)

Hinweis
Wenn die nachfolgenden Hinweise beachtet werden, kann mit dem Autoclix-Gerät problemlos ein Bluttropfen gewonnen werden.

1. Alle Finger sind für die Gewinnung des Blutes geeignet, bevorzugt werden jedoch der Ring- und Kleinfinger.
2. Schlecht durchblutete Finger sind vor der Blutgewinnung unter warmen Wasser zu massieren.
3. Die Hautstelle sollte vor dem Stechen mit Alkohol 70% (V/V) desinfiziert werden. Danach gut an der Luft abtrocknen lassen; so kann sich ein kompakter Bluttropfen bilden und das Gefühl einer brennenden Stichwunde wird vermieden.
4. Mit dem Autoclix-Gerät sollte immer seitlich des Fingers die Gewinnung des Bluttropfens ausgeführt werden. Die Blutversorgung ist hier am stärksten und die Schmerzempfindung am geringsten. Die Mitte der Fingerbeere ist weniger geeignet.
5. Die Einstichstelle sollte mit einem Pflaster vor Nachbluten oder Verunreinigungen geschützt werden.
6. Einmal benutzte Nadeln dürfen nicht wiederverwendet werde. Eine abgestumpfte Nadel verletzt stärker und verzögert das Heilen. Außerdem ist die gebrauchte Nadel nicht mehr steril und wird somit zum Infektionsrisiko. Eine abgestumpfte Nadel verursacht beim Einstechen einen größeren Schmerz.

Diatek-Gerät. Das Diatek-Gerät von Boehringer Mannheim ist ein kleines Reflektometer zur Bestimmung der Glucosekonzentration im Blut. Das Gerät ist so ausgelegt, daß Glucosekonzentrationen im Bereich von 40 bis 400 mg/dl bestimmt werden können.

Meßprinzip:
Mit Hilfe des Diatek-Gerätes kann die Farbtiefe der Diatek-Glucose-Teststreifen reflektometrisch gemessen werden. Als Lichtquelle dient hierbei eine Leuchtdiode, die Licht der Wellenlänge 665 nm aussendet. Von einer Empfängerdiode wird das vom Testfeld diffus reflektierte Licht erfaßt. Der gemessene Reflektionswert wird für die Berechnung der Glucosekonzentration herangezogen. Mittels des im Gerät eingebauten Mikro-Computers kann mit Hilfe der eingegebenen Code-Zahlen und der gespeicherten Datenpunkte die Berechnung ausgeführt werden.
Das Testfeld des Teststreifens enthält u. a. auch biologische Rohstoffe, die naturgemäß in ihren Eigenschaften voneinander abweichen können. Zwischen verschiedenen Teststreifen-Chargen werden deshalb unterschiedliche Farbtiefenentwicklungen bei gleicher Glucosekonzentration beobachtet. Diese würden ohne Veränderungen am Gerät zu unterschiedlichen Meßergebnissen und somit zu verschiedenen Glucosekonzentrationen führen. Durch die Eingabe der sogenannten Code-Zahlen kann dieses Problem eingeschränkt werden. Die optimalen Code-Zahlen werden von der Firma Boehringer Mannheim für jede neue Teststreifen-Charge neu ermittelt. Zur richtigen Auswertung des Teststreifens müssen diese Zahlen in das Diatek-Gerät eingegeben werden. Die Angabe der Code-Zahlen erfolgt auf dem Teststreifenröhrchen.

Technische Daten:
Größe des Gerätes: 130 · 63 · 16 mm; Gewicht: 95 g incl. Batterie; Meßwellenlänge: 665 nm; Stromversorgung: 6 V Batterie, IEC-Nr. 4LR44, 4G13 oder A544; Nennstromstärke: max. 30 mA; Umgebungsbedingungen:

- 18 bis 35 °C
- bis 85 % Luftfeuchtigkeit
- Nicht bei direkter Sonneneinstrahlung messen.
- Mindestens zwei Meter Abstand von Mikrowellen-, Diathermie- und CB-Funk-Geräten halten.

Durchführung einer Messung:
1. Durch Drücken der roten Ein/Aus-Taste das Gerät einschalten. Damit ein richtiges Ergebnis erzielt wird, muß vor der Messung überprüft werden, ob die Code-Nummer identisch ist. Falls dies nicht der Fall sein sollte, muß die Code-Nummer entsprechend der Bedienungsanweisung eingegeben werden, da sonst fehlerhafte Messungen resultieren.
2. Aus der geöffneten Teststreifenröhre wird ein frischer Teststreifen entnommen.
3. Das Testfeld nicht mit den Fingern berühren.
4. Die Teststreifenröhre sofort wieder mit dem Stopfen verschliessen.
5. Den Teststreifen in der Mitte anfassen, Testfeld nach unten zeigend, und bis zum Anschlag der Aufnahmeeinrichtung einschieben. Das Testfeld soll hierbei den drei blauen Pfeilen zugewandt sein.

6. Blaue Start-Taste drücken.
7. Warten bis die Anzeige 000 erscheint. Bei einer anderen Anzeige muß in der Bedienungsanleitung das Kapitel „Funktions- und Kontrollanzeigen" zu Rate gezogen werden, da eventuell eine Fehlbedienung oder Fehlfunktion des Gerätes vorliegt.
8. Den Teststreifen wieder dem Gerät entnehmen.
9. Die Fingerbeere seitlich z. B. mit Autoclix einstechen.
10. Den ersten Tropfen Blut mit einem Wattebausch abwischen. Den zweiten Tropfen Blut so mitten auf das Testfeld setzen, daß das gesamte Feld bedeckt werden kann. Das Blut jedoch nicht verstreichen.
11. Sofort die blaue Start-Taste drücken.
12. Bei der Anzeige 57, 58, 59 und 60 (Sekunden) gibt das Diatek-Gerät ein akustisches Signal.
13. Nach dem Ertönen des letzten Summtones (Anzeige 60) muß das Blut sorgfältig mit einem Wattebausch mit mäßigem Druck vom Testfeld abgewischt werden. Es sollte nur Verbandwatte, keine Watte für kosmetische Zwecke oder Zellstoff (Papiertaschentücher) eingesetzt werden.
14. Mit einem sauberen Teil der Watte zweimal leicht nachwischen und anhand der Verfärbung des Testfeldes prüfen, ob der Bluttropfen das gesamte Testfeld bedeckte.
15. Eventuell am Testfeld anhaftende Wattereste entfernen, da sonst die Gefahr von Fehlmessungen besteht.
16. Sofort nach dem Abwischen des Bluttropfens den Teststreifen bis zum Anschlag (Testfeld nach unten zeigend) so in die Teststreifenaufnahme einschieben, daß das Testfeld den drei blauen Pfeilen zugewandt ist.
17. 120 Sekunden nach dem Aufbringen des Bluttropfens auf das Testfeld ertönt erneut ein Summton. Kurz darauf wird die Glucosekonzentration in der Einheit mg/dl am Display angezeigt.
18. Den Teststreifen herausziehen, ggf. die Farbentwicklung mit der Farbskala des Teststreifenröhrchens überprüfen und verwerfen.
19. Soll das Ergebnis nicht im Diatek-Gerät gespeichert werden, kann das Gerät mit der roten Ein/Aus-Taste abgeschaltet werden. Das Gerät schaltet sich auch von selbst nach ca. 5 Minuten aus.

Nachfolgend sind einige Fehlermöglichkeiten aufgezeigt, die bei der Durchführung der Messung mit dem Diatek-Gerät auftreten können. Für weitergehende Informationen wird auf die Bedienungsanleitung verwiesen.

1. Code-Zahlen am Gerät stimmen nicht mit Code-Zahlen am Teststreifenröhrchen überein.
2. Durch Berührung des Testfeldes des Teststreifens kann die Oberfläche beschädigt oder Verunreinigungen verursacht werden.
3. Unsachgemäße Lagerung des Teststreifenröhrchens z. B. auf der Heizung, unverschlossene Röhrchen, Sonneneinstrahlung oder Feuchtigkeit führen zum Verderben des Inhaltes.
4. Bereits verwendete Teststreifen dürfen nicht wieder zur Messung benutzt werden.
5. Bei der Gewinnung von Blut darf die Fingerbeere bzw. das Ohrläppchen nicht massiert oder gequetscht werden. Es treten sonst Zellinhaltsstoffe aus, die die Glucosekonzentration verändern können.
6. Das Zeitschema der Analyse muß eingehalten werden.
7. Blutreste dürfen nicht mit dem Teststreifen in das Gerät transportiert werden. Verschmutzungen und Fehlmessungen sind die Folge.
8. Wattereste nicht in die Teststreifenaufnahme des Diatek-Gerätes gelangen lassen.
9. Das Diatek-Gerät nicht in direktem Sonnenlicht benutzen.
10. Während der Messung mindestens 2 Meter Abstand zu Mikrowelle- und CB-Funk-Geräten.

Hinweis
Das Diatek-Gerät ist primär für den Diabetes-Patienten gedacht. Aus diesem Grund muß eine einfache Bedienung und Wartung des Gerätes gewährleistet sein. Das von der Firma Boehringer Mannheim vertriebene Diatek-Gerät scheint diesen Anforderungen am besten zu genügen. Erste Untersuchungen zeigen überwiegend gute Ergebnisse. Trotz dieser positiven Aspekte soll an dieser Stelle nochmals auf die gesamte Problematik der Selbstdiagnostik verwiesen werden, wobei Vor- und Nachteile nebeneinander aufgelistet sind.

1. Der Patient ist nicht analytisch geschult.
2. Die Reflektometer arbeiten nur bei fehlerfreier Bedienung zuverlässig.
3. Ein Qualitätskontrollmechanismus existiert nicht.
4. Die Hersteller können keine Gewähr für falsche Handhabung übernehmen.
5. Die Glucosekonzentration kann innerhalb von 3 bis 5 Minuten ermittelt werden.
6. Der Patient wird zur besseren Zusammenarbeit angeregt.
7. Falsche Dosierung der Medikation können bei sachgemäßer Messung vermindert werden.
8. Durch ständige Kontrolle können Spätfolgen gemindert werden.
9. Eine ständige Nachschulung des Patienten ist notwendig.
10. Die Geräte müssen durch Fachpersonal in bestimmten Zeitabschnitten überprüft werden.
11. Der behandelnde Arzt muß mit einbezogen sein.
12. Einfache Bedienung des Gerätes ist notwendig.
13. Teststreifen sind nicht unbegrenzt lagerbar.
14. Die Bedingungen für eine zuverlässige Analyse (Probennahme, Teststreifen, Meßgerät) müssen exakt eingehalten werden.

1.30 Entsorgung von Reagenzien und Untersuchungsmaterialien im Labor

Die Entsorgung von Reagenzien und nicht mehr benötigten Untersuchungsmaterialien stellen für das Labor nicht erst seit heute ein Problem dar. Auch die Patienten, die ihren Teststreifen für die Bestimmung der Glucose bzw. des Blutzuckers verwenden, fragen sich, ob sie diesen sorglos in den normalen Hausmüll geben dürfen. Da in der Literatur und auch von den entsprechend verantwortlichen Stellen nur sehr wenig Information zu diesem speziellen Problem des Umweltschutzes vorhanden sind, soll hier versucht werden Anregungen zu geben.

Abfälle im Labor

Als Untersuchungsmaterial fällt im kleinen Labor üblicherweise nur Urin, Faeces, Blut, Serum und Plasma an. Neben diesen Körperflüssigkeiten sammeln sich auch benutzte Abnahmebestecke, bestehend aus Kanüle, Spritze bzw. Monovette o. ä. und Tupfer, an. Für die Laboruntersuchungen sind Reagenzien, Teststreifen, Pipettenspitzen, Papiertücher, Objektträger, Deckgläser, Küvetten und Kunststoffröhrchen notwendig.

Infektiöser, flüssiger und fester Abfall

Jedes infektiöse Material stellt für seine Umgebung eine Gefahr dar. Schon allein aus diesem Grund darf der Abfall nicht in den normalen Hausmüll oder die Abwasserversorgung gegeben werden. Das Material ist in verschließbaren Behältern zu sammeln und ist als Sondermüll zu entsorgen. Flüssigkeiten sollten nicht mit festen Bestandteilen vermischt werden. Deshalb müssen flüssige Reagenzien in geeigneten säure-, laugen- und lösungsmittelstabilen Behältern gesammelt werden. Es muß jedoch darauf geachtet werden, daß die Reagenzien nicht miteinander reagieren. Reaktionen die Wärme oder Gas erzeugen, können den Behälter, wenn er verschlossen ist, zum Bersten bringen. Ggf. sind solche Reagenzien getrennt zu sammeln. Leicht entzündliche Stoffe sind grundsätzlich von anderen zu trennen. Teststreifen und andere feste Abfallstoffe sind gemeinsam in Kunststofftüten zu verwerfen. Die Verletzungsgefahr für das Personal und die Entsorgungskräfte ist hoch, wenn Kanülen ohne jeglichen Schutz in den Abfall gegeben werden. Sie sollen in den dafür vorgesehenen Behältern gesammelt werden.
Damit die Lösungen und der feste Abfall fachgerecht entsorgt werden, muß die Inhaltsangabe wahrheitsgemäß mit der ungefähren Zusammensetzung und dem Hinweis auf infektiöses Material erfolgen. Dies spart Zeit, senkt Kosten und hilft dem Umweltschutz.

Entsorgung

Abfall, der nicht infektiös und nicht umweltgefährlich ist, wird mit dem normalen Hausmüll vernichtet. Jeder andere Abfall sollte von einer auf diesem Gebiet erfahrenen Abfallbeseitigungsfirma entsorgt werden. In allen Zweifelsfragen kann das Gewerbeaufsichtsamt, Ordnungsamt oder die öffentliche Müllentsorgung hierzu Antwort geben.

Entsorgung beim Patienten

Beim Patienten ist die Situation eine andere als im Labor. Außerhalb des Labors werden überwiegend nur Teststreifen für die Bestimmung der Glucose im Blut oder Urin eingesetzt. Aber auch Nachweise, die keine direkte ärztliche Indikation haben, können von Personen außerhalb der Praxis durchgeführt werden, z. B. Schwangerschaftstests. Die Zusammensetzung der Teststreifen und Reagenzien für die vorgenannten Untersuchungen ist überwiegend unproblematisch. Die Entsorgung kann durch den Hausmüll erfolgen, sofern der Reagenzhersteller keine anderen Hinweise gibt.

Hinweis

Da entsprechende Richtlinien noch nicht erarbeitet sind, bleibt es dem Personal im Labor überlassen im Sinne des Umweltschutzes zu entsorgen. Arbeitsweisen zu durchdenken und von vornherein Müllanfall zu vermeiden, ist der einfachste und umweltschonendste Weg. Aus diesem Grund empfiehlt sich eine sparsame Verwendung von Reagenzien und Verbrauchsmaterial.

2 Analytischer Teil

Klinisch-chemische Analysen

Die Durchführung verschiedener Methoden zur Bestimmung einiger Bestandteile im Serum, Plasma oder Urin wird nachfolgend beschrieben, wobei ein einheitliches Schema die Benutzung erleichtern soll. Informationen zur Photometrie, enzymatischer Analyse, Flammenphotometrie, Analytik mit trägergebundenen Reagenzien Reflektometrie und ionen-selektiver Elektroden finden sich im allgemeinen Teil.

Hinweise zur Benutzung

1. *Indikation.* Unter dem Stichwort Indikation finden sich die häufigsten Erkrankungen, bei denen der in der Überschrift genannte Analyt bestimmt werden sollte, da er pathologisch verändert sein kann. Die Auflistung ist nicht vollständig, nennt aber die wichtigsten Indikationen.

2. *Haltbarkeit des Analyten in der Probe.* Soweit Angaben aus der Literatur vorhanden sind, finden sie sich hier wieder. Die Angaben sind ausführlich mit Hinweisen zur Lagerung versehen.

3. *Analytik.* Hier sind alle verfügbaren Methoden für die Bestimmung des entsprechenden Analyten aufgeführt, wobei obsolete Methoden entfallen. Ein Verfahren wird ausführlich beschrieben, so daß mit Hilfe dieser Angaben die Analyse nachvollziehbar ist. Die Methodenbeschreibung wurde so gewählt, daß alle notwendigen Reagenzien auch von Diagnostika-Herstellern bezogen werden können. Entsprechende Produkte können u. a. bei den nachfolgenden Firmen bezogen werden. Die Auflistung erhebt keinen Anspruch auf Vollständigkeit:

Behringwerke AG
Postfach 1140
3550 Marburg 1

Boehringer Mannheim GmbH
Sandhofer Str. 116
6800 Mannheim 31

E. Merk
Frankfurter Str. 250
6100 Darmstadt

Hoffmann-La Roche AG
Emil-Barell-Str.
7889 Grenzach-Wyhlen

Komplette Systeme (Reagenzien und Photometer mit Zubehör) für das kleine Labor liefert z. B. die Firma:

Dr. Bruno Lange GmbH
Königsweg 10
1000 Berlin 37

4. *Praktische Durchführung.* Diese Angaben listen exakt die nachvollziehbare Durchführung eines Verfahrens auf.

5. *Reagenzien.* Alle für die Durchführung notwendigen Reagenzien sind in der entsprechend erforderlichen Konzentration angegeben. Es sollten, soweit möglich, nur reinste Reagenzien pro analysi verwendet werden.

6. *Probenmaterial.* Das für das vorgestellte Verfahren notwendige Probenmaterial ist hier aufgelistet.

7. *Probenvorbereitung.* Falls eine Vorbereitung der Probe erforderlich ist, wird an dieser Stelle darauf eingegangen.

8. *Bestimmungsansatz.* Der Bestimmungsansatz nennt alle für die Messung erforderlichen Bedingungen wie Temperatur, Wellenlänge, Küvette, Pipettierschema, Inkubationszeit etc.

9. *Berechnung.* Mit Hilfe der angegebenen Formeln oder Faktoren kann das Resultat aus dem Meßsignal errechnet werden.

10. *Linearität.* Die Linearität nennt den Bereich in dem eine lineare Beziehung zwischen dem Meßsignal und der Konzentration des zu messenden Analyten vorliegt. Wird der lineare Bereich verlassen, muß die Probe entsprechend verdünnt und mit dieser verdünnten Probe die Analyse wiederholt werden. Bei der anschließenden Berechnung ist die Verdünnung über einen Verdünnungsfaktor zu berücksichtigen.

11. *Referenzintervall bzw. Normalbereich.* Bezogen auf die vorgestellte Methode finden sich hier Angaben aus der Literatur zum Referenzintervall bzw. Normalbereich. Da die SI-Einheiten noch nicht überall verwendet werden, erfolgt zusätzlich die Angabe in konventionellen Einheiten.

12. *Hinweis.* Unter diesem Punkt sind für die Durchführung wichtige Informationen enthalten. Es finden sich hier Angaben zu Störungen durch Arzneimittel oder Chromogene.

13. *Bestimmung durch Analytik mit trägergebundenen Reagenzien.* In diesem Abschnitt werden auch die vorhandenen Methoden der Gerätesysteme Kodak Ektachem DT-60, Boehringer Mannheim Reflotron und Bayer Diagnostic Seralyzer beschrieben. Die einzelnen Unterpunkte entsprechen denen unter Punkt 4 bis 12 angegebenen Informationen. Die Durchführung ist einfacher, da Reagenzien nicht vorbereitet werden müssen. Beschreibungen der Gerätesysteme finden sich im Kapitel 1.18 Analytik mit trägergebundenen Reagenzien und 1.19 Präsenzdiagnostik.

2.1 Bilirubin

Indikation
Die Bestimmung der Bilirubin-Konzentration dient zur Diagnose, Differentialdiagnose und Verlaufskontrolle des Ikterus.

Haltbarkeit des Analyten in der Probe
Bei intensiver Bestrahlung durch Sonnenlicht kann ein Abfall der Ausgangskonzentration von bis zu 30 % nach einer Stunde beobachtet werden. Bei normaler Raumtemperatur und Abdunkelung ist das Bilirubin bis zu 8 Stunden stabil.

Analytik
I. *Jendrassik-Grof-Methode*
Das Bilirubin wird durch Zugabe von Coffein, einem Akzelerator, aus seiner Albuminbindung freigesetzt. Anschließend wird es durch diazotierte Sulfanilsäure zu einem Azopigment überführt. Dieses hat eine Indikatoreigenschaft, die in alkalischer Lösung photometrisch ausgenutzt wird. Für die Bestimmung des direkten Bilirubins wird auf den Zusatz von Coffein verzichtet, es wird nur das nicht an Protein gebundene Bilirubin erfaßt.

Praktische Durchführung:
Reagenzien

Lösung 1:	
Sulfanilsäure	29 mmol $\cdot l^{-1}$
Salzsäure	0,17 N
Lösung 2:	
Nariumnitrit	25 mmol $\cdot l^{-1}$
Lösung 3:	
Coffein	0,26 mol $\cdot l^{-1}$
Natriumbenzoat	0,52 mol $\cdot l^{-1}$
Lösung 4:	
Tatrat	0,93 mol $\cdot l^{-1}$
Natronlauge	1,9 N
Natriumchlorid	0,9%

Probenmaterial:
Serum, Heparin- oder EDTA-Plasma

Bestimmungsansatz:
Wellenlänge für Gesamtbilirubin: Hg 578 (560 bis 600 nm); Wellenlänge für direktes Bilirubin: Hg 546 nm (530 bis 555 nm); Küvette: 1 cm Schichtdicke; Inkubationstemperatur: 20 bis 25 °C; Messung gegen Proben-Leerwert.

In Reagenzgläser werden pipettiert:

Gesamt-Bilirubin

	Proben-Leerwert µl	Probe µl
Lösung 1	200	200
Lösung 2	-	1 Tropfen
Lösung 3	1000	1000
Probe	200	200
mischen, 10 bis 60 Minuten bei 20 bis 25 °C stehenlassen		
Lösung 4	1000	1000

Mischen, 5 bis 30 Minuten bei 20 bis 25 °C stehenlassen, Extinktion der Probe gegen Proben-Leerwert messen (E_{GB}).

Direktes Bilirubin

	Proben-Leerwert µl	Probe µl
Lösung 1	200	200
Lösung 2	-	1 Tropfen
Natriumchlorid-lösung	2000	2000
Probe	200	200

Mischen, genau 5 Minuten (Stoppuhr) bei 20 bis 25 °C stehenlassen, Extinktion der Probe gegen Proben-Leerwert messen (E_{DB}).

Berechnung:
Bilirubin-Konzentration = E · Faktor (s. u.)

	Gesamt-Bilirubin	Direktes Bilirubin
Faktor	$10{,}8 \cdot E_{GB}$	$14{,}4 \cdot E_{DB}$ [$mg \cdot dl^{-1}$]
	$185 \cdot E_{GB}$	$246 \cdot E_{DB}$ [$\mu mol \cdot l^{-1}$]

Linearität:
bis 25 $mg \cdot dl^{-1}$ bzw. 430 $\mu mol \cdot l^{-1}$

Bei höheren Konzentrationen muß die Probe 1 + 4 mit physiologischer Kochsalz-Lösung verdünnt werden. Mit diesem verdünnten Material ist die Bestimmung zu wiederholen. Das Ergebnis wird mit 5 multipliziert.

Referenzintervall bzw. Normalbereich:
Gesamt-Bilirubin: bis 1 $mg \cdot dl^{-1}$ bzw. 17 $\mu mol \cdot l^{-1}$
Direktes Bilirubin: bis 0,25 $mg \cdot dl^{-1}$ bzw. 4 $\mu mol \cdot l^{-1}$

Hinweis
Hämolytische Proben sind ungeeignet für die Bestimmung, da erniedrigte Bilirubin-Konzentrationen gemessen werden. Ursache hierfür ist die Hemmung der Diazotierung.

II. *DPD-Methode*
Das Bilirubin bildet mit 2,5-Dichlorbenzoldiazoniumsalz in Salzsäure Azofarbstoffe, die photometrisch gemessen werden können.

III. *Enzymatische Methode*

$$\text{Bilirubin} + O_2 \xrightarrow{\text{Bilirubinoxidase}} \text{Biliverdin}$$

Biliverdin wird weiter oxidiert zu einem purpurfarbenen Pigment.

IV. *Direkte spektrometrische Messung*
Bei Serum von Neugeborenen kann die Bilirubinkonzentration direkt photometrisch bei 455 nm gemessen werden, wenn eine Kompensation für freies Hämoglobin und Trübung bei 575 nm berücksichtigt wird. Für den Einsatz dieser Methode ist jedoch das Lebensalter entscheidend. Demzufolge dürfen nur Proben von Neugeborenen bis zum 21. Lebenstag gemessen werden, da diese eine niedrige Konzentration an Carotinoiden enthalten.

V. *Bestimmung durch Analytik mit trägergebundenen Reagenzien*

a) Ektachem
Gesamt-Bilirubin

$$\text{Bilirubin} \xrightarrow[\text{benzol-diazoniumhexafluorophosphat}]{\text{Dyphyllin, 4-(}N\text{-Carboximethylsulfamyl)-}} \text{Azobilirubin-Chromophor}$$

Probenmaterial:
Serum, EDTA-, Oxalat-, Citrat-, Heparin- oder Fluorid-Plasma

Meßbereich:
0,1 bis 27,0 $mg \cdot dl^{-1}$ bzw. 2 bis 462 $\mu mol \cdot l^{-1}$

Referenzintervall bzw. Normalbereich:
0,1 bis 1,3 $mg \cdot dl^{-1}$ bzw. 2 bis 22 $\mu mol \cdot l^{-1}$

Interferenzen:
4-Aminosalicylsäure und Sulfathiazol können in höheren Konzentrationen zu einer erhöhten Wiederfindung führen. Hämolytische Proben sollten nicht mit dem Verfahren untersucht werden, da erniedrigte Werte resultieren.

b) Ektachem
konjugiertes und unkonjugiertes Bilirubin

$$\text{Bilirubin} + \text{kationisches Polymer} \longrightarrow \text{Bilirubin-Polymer-Komplex}$$

Durch Messung bei zwei verschiedenen Wellenlängen kann jeweils unkonjugiertes und konjugiertes Bilirubin bestimmt werden.

Probenmaterial:
Serum, EDTA-, Oxalat-, Citrat-, Fluorid- oder Heparin-Plasma

Meßbereich:
0,1 bis 27,0 mg · dl^{-1} bzw. 2 bis 462 µmol · l^{-1}

Referenzintervall bzw. Normalbereich:

Erwachsene
- unkonjugiertes Bilirubin: 0,1 bis 1,1 mg · dl^{-1} bzw. 2 bis 19 µmol · l^{-1}
- konjugiertes Bilirubin: ≤ 0,1 mg · dl^{-1} bzw. ≤ 2 µmol · l^{-1}

Neugeborene
- unkonjugiertes Bilirubin: 0,6 bis 10,5 mg · dl^{-1} bzw. 10 bis 180 µmol · l^{-1}
- konjugiertes Bilirubin: 0,0 bis 11,1 mg · dl^{-1} bzw. 0 bis 190 µmol · l^{-1}
- neonatales Bilirubin: 0,0 bis 11,1 mg · dl^{-1} bzw. 0 bis 190 µmol · l^{-1}

Interferenzen:
Nitrofurantoin, Rifampicin und Sulfasalazin können in höheren Konzentrationen stören. Hämolyse stört nicht bei der Bestimmung des neonatalen Bilirubin.

c) Reflotron

$$\text{Bilirubin} + \text{Diazoniumsalz} \xrightarrow{\text{Dyphyllin}} \text{Diazobilirubin}$$

Probenmaterial:
Blut, Serum oder Plasma

Meßbereich:
0,5 bis 15 mg · dl^{-1} bzw. 9 bis 257 µmol · l^{-1}

Referenzintervall bzw. Normalbereich:
bis 1,0 mg · dl^{-1} bzw. bis 17 mmol · l^{-1}

Interferenzen:
Hämolyse führt zu einer erhöhten Wiederfindung. Dopamin und Phenazopyridin führen bei therapeutischen Konzentrationen zu erhöhten Bilirubin-Werten.

d) Seralyzer

$$\text{Bilirubin} + \text{diazotiertes 2,4-Dichloranilin} \xrightarrow[p\text{-Toluolsulfonsäure}]{\text{Dyphyllin}} \text{Azobilirubin (purpurrot)}$$

Probenmaterial:
Serum und Heparin-Plasma

Probenverdünnung:
nicht erforderlich

Meßbereich:
0,4 bis 7,5 mg · dl^{-1} bzw. 7 bis 130 µmol · l^{-1}

Referenzintervall bzw. Normalbereich:
0,1 bis 1,2 mg · dl^{-1} bzw. 2 bis 21 µmol · l^{-1}

Interferenzen:
Amikacin führt zu einer erniedrigten Wiederfindung. Hämolytische Seren, Phenazopyridin und Rifampicin führen zu einer Erhöhung des Bilirubinwertes.

2.2 Cholesterol

Indikation
Die Bestimmung des Cholesterols wird eingesetzt zur
- Suche einer primären oder sekundären Hypercholesterolämie,
- Therapiekontrolle bei Hypercholesterolämie.

Haltbarkeit des Analyten in der Probe
Serum oder Plasma kann mehrere Tage im Kühlschrank gelagert werden. Für längere Aufbewahrung wird eine Lagerung bei −20 °C empfohlen.

Hinweis
Da das Risiko für eine atherogene Erkrankung weniger von der Gesamtmenge an Cholesterol abhängt, ist es zur weiteren Abklärung notwendig die Cholesterolfraktionen zu ermitteln. Es sollten die HDL-, LDL- und VLDL-Fraktionen bestimmt werden.

HDL = High Density Lipoprotein, LDL = Low Density Lipoprotein, VLDL = Very Low Density Lipoprotein

Analytik
Für die Bestimmung des Cholesterols stehen enzymatische Verfahren zur Verfügung, wobei hauptsächlich die sogenannte PAP-Methode, *p*-Aminophenazon-Probe, zum Einsatz kommt. Historisch und sehr unspezifisch ist die Liebermann-Buchard-Reaktion, bei der mit Eisessig und Schwefelsäure gearbeitet wird.

I. *Vollenzymatische PAP-Methode.*

$$\text{Cholesterolester} + H_2O \xrightarrow{\text{Cholesterolesterase}} \text{Cholesterol} + \text{Fettsäure}$$

$$\text{Cholesterol} + O_2 \xrightarrow{\text{Cholesteroloxidase}} \Delta^4\text{-Cholestenon} + H_2O_2$$

$$2\,H_2O_2 + \text{4-Aminophenazon} + \text{Phenol} \xrightarrow{\text{Peroxidase}} \text{rotes Chromogen} + 4\,H_2O$$

Praktische Durchführung:
Reagenzien

Reaktionslösung:	
Phosphat-Puffer, pH 6,7	67 mmol · l^{-1}
Phenol	16 mmol · l^{-1}
4-Aminophenazon	0,73 mmol · l^{-1}
Cholesterol-Esterase	≥ 240 U · l^{-1}
Cholesterol-Oxidase	≥ 48 U · l^{-1}
Peroxidase	≥ 20 kU · l^{-1}

Die Haltbarkeit der Lösung beträgt 4 Wochen bei Aufbewahrung im Kühlschrank (+4 bis +8 °C) bzw. 1 Woche bei Lagerung zwischen +20 bis +25 °C. Lichtgeschützt aufbewahren.

Probenmaterial:
Serum, Heparin- oder EDTA-Plasma

Bestimmungsansatz:
Wellenlänge: Hg 546 oder 500 nm; Küvette: 1 cm Schichtdicke; Inkubationstemperatur: +20 bis 25 °C oder 37 °C; Messung gegen Reagenz-Leerwert.

In Reagenzgläser werden pipettiert:

	Reagenz-Leerwert µl	Probe µl
Probe	-	10
Reagenz	1000	1000

Mischen, 15 bis 35 Minuten bei +20 bis +25 °C oder 10 bis 30 Minuten bei +37 °C inkubieren. Extinktion der Probe (Ep) und des Reagenz-Leerwertes (E_{RL}) messen.

Berechnung:

$E = E_P - E_{RL}$

Cholesterol-Konzentration = E · Faktor (s.u.)

Wellenlänge [nm]	Hg	546	500
Faktor	855	585 [$mg \cdot dl^{-1}$]	
	22,1	15,1 [$mmol \cdot l^{-1}$]	

Linearität:
bis 500 $mg \cdot dl^{-1}$ bzw. 12,9 $mmol \cdot l^{-1}$.
Bei höheren Konzentrationen muß die Probe 1 + 2 mit physiologischer Kochsalz-Lösung verdünnt werden. Mit diesem verdünnten Material ist die Bestimmung zu wiederholen. Das Ergebnis wird mit 3 multipliziert.

Referenzintervall bzw. Normalbereich:
Unter dem Gesichtspunkt der Früherkennung von Risikofaktoren der Arterosklerose gelten folgende Grenzbereiche:

- unauffällig: bis 220 $mg \cdot dl^{-1}$ bzw. 5,7 $mmol \cdot l^{-1}$
- verdächtig: 220 bis 260 $mg \cdot dl^{-1}$ bzw. 5,7 bis 6,7 $mmol \cdot l^{-1}$
- erhöht: ab 260 $mg \cdot dl^{-1}$ bzw. 6,7 $mmol \cdot l^{-1}$

Aus verschiedenen Untersuchungen, besonders aus den USA, werden Cholesterol-Konzentrationen bis 200 $mg \cdot dl^{-1}$ bzw. 5,2 $mmol \cdot l^{-1}$ als unauffällig angesehen. Höhere Werte sind als verdächtig einzustufen und ggf. behandlungsbedürftig. Abschließend kann hier jedoch kein allgemein gültiges Referenzintervall bzw. Normalbereich angegeben werden.

Hinweis
Hämoglobin bis 2 $g \cdot l^{-1}$ und Bilirubin bis 20 $mg \cdot dl^{-1}$ bzw. 340 $\mu mol \cdot l^{-1}$ stören den Test nicht.

II. *Analytik mit trägergebundenen Reagenzien.*

a) Ektachem

$$\text{Cholesterolester} + H_2O \xrightarrow{\text{Cholesterolesterase}} \text{Cholesterol} + \text{Fettsäure}$$

$$\text{Cholesterol} + O_2 \xrightarrow{\text{Cholesteroloxidase}} \Delta^4\text{-Cholestenon} + H_2O_2$$

$$H_2O_2 + \text{Imidazolfarbstoff} \xrightarrow{\text{Peroxidase}} \text{Farbstoff}_{ox.}$$

Probenmaterial:
Serum, EDTA- oder Heparin-Plasma

Meßbereich:
50 bis 550 $mg \cdot dl^{-1}$ bzw. 1,3 bis 14,2 $mmol \cdot l^{-1}$

Referenzintervall bzw. Normalbereich:

Alter (Jahren)	Gesamt-Cholesterol $mg \cdot dl^{-1}$	$mmol \cdot l^{-1}$
0 bis 19	120 bis 230	3,1 bis 6,0
20 bis 29	120 bis 240	3,1 bis 6,2
30 bis 39	140 bis 270	3,6 bis 7,0
40 bis 49	150 bis 310	3,9 bis 8,0
50 bis 59	160 bis 330	4,1 bis 8,5

Interferenzen:
Sehr stark hämolytische Proben verursachen eine erniedrigte Wiederfindung. Dextran und Triglyceride in hohen Konzentrationen können eine Erhöhung vortäuschen. Natriumcitrat, Natriumfluorid, Kaliumoxalat und Thymol eignen sich nicht zur Plasma-Gewinnung.

b) Reflotron

$$\text{Cholesterolester} + H_2O \xrightarrow{\text{Cholesterolesterase}} \text{Cholesterol} + \text{Fettsäure}$$

$$\text{Cholesterol} + O_2 \xrightarrow{\text{Cholesteroloxidase}} \Delta^4\text{-Cholestenon} + H_2O_2$$

$$H_2O_2 + 3,3',5,5'\text{-Tetramethylbenzidin} \xrightarrow{\text{Peroxidase}} \text{blaues Chromogen}$$

Probenmaterial:
Blut, EDTA-,Heparin-Blut, Serum, EDTA-oder Heparin-Plasma

Meßbereich:
100 bis 500 $mg \cdot dl^{-1}$ bzw. 2,6 bis 12,9 $mmol \cdot l^{-1}$

Referenzintervall bzw. Normalbereich:

Cholesterol-Konzentration	Behandlungsbedürftig
< 200 $mg \cdot dl^{-1}$ bzw. $< 5,2$ $mmol \cdot l^{-1}$	nein
200 bis 300 $mg \cdot dl^{-1}$ bzw. 5,2 bis 7,8 $mmol \cdot l^{-1}$	abhängig von HDL- bzw. LDL-Cholesterolwert
> 300 $mg \cdot dl^{-1}$ bzw. $> 7,8$ $mmol \cdot l^{-1}$	ja

Interferenzen:
Sehr stark ikterische und sehr stark hämolytische Proben führen zu einer Erniedrigung des Cholesterolwertes.

c) Seralyzer

$$\text{Cholesterolester} + H_2O \xrightarrow{\text{Cholesterolesterase}} \text{Cholesterol} + \text{Fettsäure}$$

$$\text{Cholesterol} + O_2 \xrightarrow{\text{Cholesteroloxidase}} \Delta^4\text{-Cholestenon} + H_2O_2$$

$$H_2O_2 + \text{3-Methyl-2-benzothiazolinhydrazon} \xrightarrow{\text{Peroxidase}} \text{rotes Chromogen}$$

Probenmaterial:
Serum

Probenverdünnung:
1 Teil Serum + 8 Teile deionisiertes Wasser

Meßbereich:
50 bis 450 $mg \cdot dl^{-1}$ bzw. 1,3 bis 11,6 $mmol \cdot l^{-1}$

Referenzintervall bzw. Normalbereich:
150 bis 250 $mg \cdot dl^{-1}$ bzw. 3,9 bis 6,5 $mmol \cdot l^{-1}$

Interferenzen:
α-Methyldopa und Piperacillin führen in therapeutischen Konzentrationen zu einer erhöhten Wiederfindung. Allopurinol, Amikacin und hämolytische Proben verursachen eine Erniedrigung der Cholesterol-Werte.

2.3 Creatinin

Indikation
Die Bestimmung des Creatinins wird eingesetzt zur

- Überprüfung der Nierenfunktion,
- Verlaufsbeobachtung bei Nierenkranken (Dialysepatienten),
- Kontrolle bei Gabe von nephrotoxischen Arzneimitteln,
- Überwachung nach Nierentransplantation.

Haltbarkeit des Analyten in der Probe
Das Serum oder das Plasma kann mehrere Tage bei Lagerung im Kühlschrank aufbewahrt werden.

Hinweis
Zur Beurteilung der Nierenfunktion wird auch die Berechnung der Creatinin-Clearance herangezogen. Als renale Clearance einer Substanz, z. B. bei endogenem Creatinin, wird die Menge Plasma definiert, aus der die betreffende Substanz in einer Minute durch die Nierentätigkeit vollständig eliminiert wird. Das Creatinin wird beim Gesunden frei durch die Glomeruli filtriert und von den Tubuli weder sezerniert noch rückresorbiert. Aus diesem Grund eignet sich das Creatinin zur Beurteilung der Clearance.
Bei der Durchführung der Ermittlung der Clearance sollten die Patienten alle Pharmaka, wenn klinisch möglich, absetzen, die die Nierenfunktion beeinträchtigen können. Die Sammlung des Urins muß nach genauen Kautelen durchgeführt werden (→ Probengewinnung). In der Mitte oder am Ende der Sammelperiode soll die Blutentnahme erfolgen. Die gesammelte Menge Urin und die Blutprobe werden auf deren Creatinin-Konzentration untersucht.
Die Berechnung der Clearance erfolgt nach der Formel:

$$\text{Clearance} = \frac{\text{Urin-Creatinin} \cdot \text{Urinvolumen}}{\text{Serum- oder Plasma-Creatinin}} \quad (ml \cdot min^{-1})$$

Referenzintervall bzw. Normalbereich:
Frauen: 95 bis 160 $ml \cdot min^{-1}$, Männer: 98 bis 156 $ml \cdot min^{-1}$

Eine exaktere Berechnung ist unter der Beachtung der Körperoberfläche möglich. Hierfür gilt die nachfolgende Formel:

$$\text{Creatinin-Clearance} = \frac{\text{Urinvolumen (ml)} \cdot \text{Urincreatinin (mmol/l)} \cdot 1000}{\text{Sammeldauer (min)} \cdot \text{Serumcreatinin } (\mu mol/l)} \cdot \frac{1{,}73\ (m^2)}{\text{Körperoberfläche } (m^2)}$$

$$\text{Körperoberfläche} = 0{,}1672\ \sqrt{\text{Körpergewicht (kg)} \cdot \text{Körpergröße m}}$$

Hinweis
Mit der Bestimmung der Creatinin-Clearance kann man Nierenfunktionsstörungen noch früher erfassen als mit der Bestimmung der Konzentration von Creatinin und Harnstoff, bei deren gemeinsamer Erhöhung bereits eine Niereninsuffizienz vorliegt.

Analytik
Für die Bestimmung des Creatinins im Serum und Urin stehen eine große Anzahl an Bestimmungsverfahren zur Verfügung. Erstaunlich scheint, daß bis heute die Jaffe-Methode nicht endgültig von einer vollenzymatischen Methode abgelöst worden ist. Die Jaffe-Methode wurde bereits 1886 beschrieben.

I. *Jaffe-Methode*
Creatinin reagiert mit Pikrinsäure in stark alkalischer Lösung zu einem orange-roten Farbstoff. Neben dem Creatinin werden auch eine Vielzahl anderer Substanzen, die entweder endogenen oder exogenen Ursprungs sind, mit erfaßt. Durch eine Modifikation der Methode, etwa der kinetischen Verfolgung des Umsatzes, kann eine Reduktion der Störung erzielt werden. Die Spezifität der Jaffe-Methode kann verbessert werden, wenn die Proteine ausgefällt und das Creatinin an Fullererde, einem Aluminiumsilikat, absorbiert wird. Dieses Verfahren ist jedoch extrem zeitaufwendig und hat sich in der Routine nur in wenigen Laboratorien durchsetzen können.

Praktische Durchführung:
Reagenzien

1. Creatinin-Standard	2 $mg \cdot dl^{-1}$ bzw. 177 $\mu mol \cdot l^{-1}$
2. Pikrinsäure	35 $mmol \cdot l^{-1}$
3. Natronlauge	1,6 N
4. Pikrat-Lösung (Reaktionsgemisch aus 2 und 3 im Verhältnis 1 + 1). Die Haltbarkeit beträgt bei +15 bis 25 °C etwa 5 Stunden	(17,5 $mmol \cdot l^{-1}$ Pikrinsäure +0,8 N Natronlauge)
5. Trichloressigsäure	1,2 N

Probenmaterial:
Serum, Plasma und Urin

Probenvorbereitung:
Enteiweißung: 1,0 ml Serum oder Heparinplasma mit 1,0 ml Trichloressigsäure gut mischen anschließend 10 Minuten zentrifugieren.
Urin 1 + 49 mit deionisiertem Wasser verdünnen.

Bestimmungsansatz:
Wellenlänge: Hg 546 oder 520 nm; Küvette: 1 cm Schichtdicke; Inkubationstemperatur: 25 °C; Messung gegen Leerwert.
Für jede Meßserie ist ein Standard- und ein Reagenz-Leerwert ausreichend.

In Reagenzgläser werden pipettiert:

	Leerwert µl	Standard µl	Probe Überstand µl	Probe Urin (1 + 49) µl
Deionisiertes Wasser	500	-	-	-
Standard	-	500	-	-
Trichloressigsäure	500	500	-	500
Überstand	-	-	1000	-
Urin (1 + 49)	-	-	-	500
Pikrat-Lösung	1000	1000	1000	1000

Mischen, 20 Minuten bei 25 °C stehenlassen. Extinktion der Probe (E_P) und Extinktion des Standards (E_{St}) gegen Reagenz-Leerwert messen.

Berechnung:
für Serum oder Plasma

$$c = 2.0 \cdot \frac{E_P}{E_{St}} \quad (mg \cdot dl^{-1})$$

für Urin

$$c = 100 \cdot \frac{E_P}{E_{St}} \quad (mg \cdot dl^{-1})$$

Linearität:
für Serum oder Plasma bis 6 $mg \cdot dl^{-1}$ bzw. 531 $\mu mol \cdot l^{-1}$; für Urin bis 300 $mg \cdot dl^{-1}$ bzw. 26,6 $mmol \cdot l^{-1}$.

Bei höheren Konzentrationen muß der Überstand bzw. der verdünnte Harn 1 + 4 mit physiologischer Kochsalz-Lösung verdünnt werden. Mit diesem verdünnten Material ist die Bestimmung zu wiederholen. Das Ergebnis wird mit 5 multipliziert.

Referenzintervall bzw. Normalbereich:
Serum oder Plasma:
Frauen: 0,5 bis 0,9 $mg \cdot dl^{-1}$ bzw. 44 bis 80 $\mu mol \cdot l^{-1}$
Männer: 0,6 bis 1,1 $mg \cdot dl^{-1}$ bzw. 53 bis 97 $\mu mol \cdot l^{-1}$
Urin:
1 bis 1,5 $g \cdot 24h^{-1}$ bzw. 8,84 bis 13,3 $mmol \cdot 24h^{-1}$

Hinweis
Das vorgestellte Verfahren ist nicht spezifisch, da eine große Anzahl von Arzneimitteln und endogenen Substanzen stören kann. Auf das Verfahren ohne Enteiweißung wird nicht eingegangen, da diese Methode neben den Arzneimitteln auch durch lipämische und hämolytische Proben gestört wird.

II. *Enzymatische UV-Methode 1*

$$\text{Creatinin} + H_2O \xrightarrow{\text{Creatininase}} \text{Creatin}$$

$$\text{Creatin} + \text{ATP} \xrightarrow{\text{Creatinkinase}} \text{Creatinphosphat} + \text{ADP}$$

$$\text{ADP} + \text{Phosphoenolpyruvat} \xrightarrow{\text{Pyruvatkinase}} \text{ATP} + \text{Pyruvat}$$

$$\text{Pyruvat} + \text{NADH} + H^+ \xrightarrow{\text{Lactatdehydrogenase}} \text{Lactat} + \text{NAD}^+$$

Das Creatinin wird durch Creatininamidohydrolase zu Creatin hydrolysiert. Erstes beschriebenes Verfahren zur enzymatischen Bestimmung des Creatinins; hat sich aber wegen der Kosten und der umständlichen Pipettierfolge nicht etablieren können.

IIIa. *Creatinin-PAP-Methode*

$$\text{Creatinin} + H_2O \xrightarrow{\text{Creatininase}} \text{Creatin}$$

$$\text{Creatin} + H_2O \xrightarrow{\text{Creatinase}} \text{Sarkosin} + \text{Harnstoff}$$

$$\text{Sarkosin} + H_2O + O_2 \xrightarrow{\text{Sarkosinoxidase}} \text{Glycin} + \text{Formaldehyd} + H_2O_2$$

$$H_2O_2 + \text{Leukofarbstoff} + p\text{-Aminophenazon} \xrightarrow{\text{Peroxidase}} \text{Farbstoff} + H_2O$$

Durch Creatininamidohydrolase wird das Creatinin zu Creatin hydrolysiert. Das Creatin wird mit Creatinamidinohydrolase in Sarkosin und Harnstoff gespalten. Die Indikatorreaktion stellt eine modifizierte Trinder-Reaktion dar. Dieser Reaktionsschritt gab den Namen für diese Methode, PAP = *p*-Aminophenazon. Da dieses Verfahren anfällig gegen die Interferenz durch Bilirubin und einiger Arzneimittel ist, wurde sehr bald nach einem verbesserten Farbkuppler gesucht.

IIIb. *Creatinin-PAP-MPA-Methode*
Die Reaktionsfolge ist mit der in II beschrieben identisch. Lediglich die Indikatorreaktion ist modifiziert. Durch den Einsatz eines anilinischen Kupplers konnte die Bilirubin-Interferenz beseitigt werden. Bei diesem Verfahren stört Hämoglobin und eine Reihe von Arzneimitteln.

IV. *Enzymatische UV-Methode 2*

$$\text{Creatinin} + H_2O \xrightarrow{\text{Creatininase}} \text{1-Methylhydantoin} + NH_4^+$$

$$\text{2-Oxoglutarat} + NH_4^+ + \text{NADH} \xrightarrow{\text{GlDH}} \text{L-Glutamat} + NAD^+ + H_2O$$

Bei dieser enzymatischen UV-Methode wird das Creatinin durch eine Creatininiminohydrolase hydrolisiert. Bilirubin stört bei diesem Verfahren nicht, jedoch muß auch hier mit Problemen durch Arzneimittel und trüben, lipämischen Proben gerechnet werden.

Als spezifische Verfahren haben sich auch die HPLC-Methoden erwiesen, die jedoch wegen des geringen Probendurchsatzes nicht für die Routine eingesetzt werden können. Aus preislichen Gründen werden heute überwiegend die kinetische Jaffe-Methode und einige PAP-Methoden eingesetzt.

V. *Bestimmung durch Analytik mit trägergebundenen Reagenzien*

a) Ektachem
1. Zwei-Slide-Methode

$$\text{Creatinin} + H_2O \xrightarrow{\text{Creatininase}} \text{N-Methylhydantoin} + NH_3$$

$$NH_3 + \text{Bromphenolblau} \rightarrow \text{blauer Farbstoff}$$

Für die Umsetzung des Creatinins wird Creatininiminohydrolase verwendet. Da bei diesem Slide endogenes NH_3 miterfaßt wird, muß eine Differenzmessung durchgeführt werden. Hierbei wird zuerst mit dem Creatinin-Slide und anschließend mit dem Ammoniak-Slide gemessen. Im Rechner wird automatisch die Differenzbildung vollzogen. Der Anwender erhält den korrigierten Creatininwert.

Probenmaterial:
Serum oder Natriumheparin-Plasma

Meßbereich:
0,05 bis 16,5 $mg \cdot dl^{-1}$ bzw. 5 bis 1460 $\mu mol \cdot l^{-1}$

Referenzintervall bzw. Normalbereich:
Frauen: 0,6 bis 1,2 $mg \cdot dl^{-1}$ bzw. 53 bis 106 $\mu mol \cdot l^{-1}$
Männer: 0,9 bis 1,5 $mg \cdot dl^{-1}$ bzw. 80 bis 133 $\mu mol \cdot l^{-1}$

Interferenzen:
Die Reaktion wird durch Flucytosin (> 5 $mg \cdot l^{-1}$!) und Glucose (> 33,3 $mmol \cdot l^{-1}$ bzw. > 600 $mg \cdot dl^{-1}$!) gestört. Ammoniumheparinat, Kalium-EDTA, Natriumcitrat, Natriumfluorid und Thymol sollten nicht als Antikoagulans-Mittel benutzt werden.

2. Single-Slide-Methode

$$\text{Creatinin} + H_2O \xrightarrow{\text{Creatininase}} \text{Creatin}$$

$$\text{Creatin} + H_2O \xrightarrow{\text{Creatinase}} \text{Sarkosin} + \text{Harnstoff}$$

$$\text{Sarkosin} + O_2 + H_2O \xrightarrow{\text{Sarkosinoxidase}} \text{Glycin} + \text{Formaldehyd} + H_2O_2$$

$$H_2O_2 + \text{Leukofarbstoff} \xrightarrow{\text{Peroxidase}} \text{Farbstoff}_{ox.}$$

Durch Creatininamidohydrolase wird Creatinin hydrolisiert. Creatininamidohydrolase hydrolisiert das entstandene Creatin. Als Farbstoff wird 2-(3,5-Dimethoxi-4-hydroxiphenyl) - 4,5 - bis (4-dimethylamino- phenyl)imidazol eingesetzt.

Probenmaterial:
Serum, EDTA-, Natriumfluorid/Kaliumoxalat- oder Lithiumheparin-Plasma

Meßbereich:
0,05 bis 16,5 $mg \cdot dl^{-1}$ bzw. 4 bis 1459 $\mu mol \cdot l^{-1}$

Referenzintervall bzw. Normalbereich:
Frauen: 0,6 bis 1,2 $mg \cdot dl^{-1}$ bzw. 53 bis 106 $\mu mol \cdot l^{-1}$
Männer: 0,9 bis 1,5 $mg \cdot dl^{-1}$ bzw. 80 bis 133 $\mu mol \cdot l^{-1}$

Interferenzen:
Bisher nicht bekannt. Natriumcitrat und Thymol werden nicht zur Plasma-Gewinnung empfohlen.

b) Reflotron

$$\text{Creatinin} + H_2O \xrightarrow{\text{Creatininase}} \text{Creatin}$$

$$\text{Creatin} + H_2O \xrightarrow{\text{Creatinase}} \text{Sarkosin} + \text{Harnstoff}$$

$$\text{Sarkosin} + O_2 + H_2O \xrightarrow{\text{Sarkosinoxidase}} \text{Glycin} + \text{Formaldehyd} + H_2O_2$$

$$H_2O_2 + \text{Indikator}_{red.} \xrightarrow{\text{Peroxidase}} \text{Indikator}_{ox.}$$

Probenmaterial:
Blut, Heparin-Blut, Heparin-Plasma, Serum oder verdünnter Harn

Meßbereich:
0,5 bis 10 $mg \cdot dl^{-1}$ bzw. 44 bis 884 $\mu mol \cdot l^{-1}$

Referenzintervall bzw. Normalbereich:
Frauen: 0,5 bis 0,9 $mg \cdot dl^{-1}$ bzw. 44 bis 80 $\mu mol \cdot l^{-1}$
Männer: 0,5 bis 1,1 $mg \cdot dl^{-1}$ bzw. 44 bis 97 $\mu mol \cdot l^{-1}$

Interferenzen:
Sichtbar hämolytische Proben führen zu einer erhöhten Wiederfindung. Bilirubin stört ab 140 $\mu mol \cdot l^{-1}$ bzw. 8 $mg \cdot dl^{-1}$, es werden ebenfalls erhöhte Werte

gemessen. Hämatokritwerte bis 50 % haben keinen Einfluß auf das Ergebnis.

c) Seralyzer

$$\text{Creatinin} + \text{3,5-Dinitrobenzoesäure} \xrightarrow{\text{KOH}} \text{purpurroter Farbstoff}$$

Probenmaterial:
Serum, Heparin- oder EDTA-Plasma

Probenverdünnung:
nicht notwendig

Meßbereich:
0 bis 15 $mg \cdot dl^{-1}$ bzw. 0 bis 1320 $\mu mol \cdot l^{-1}$

Referenzintervall bzw. Normalbereich:
0,7 bis 1,5 $mg \cdot dl^{-1}$ bzw. 62 bis 133 $\mu mol \cdot l^{-1}$

Interferenzen:
Bei diesem Verfahren sind eine Reihe von Interferenzen bekannt. Amikacin, Azlocillin, Hämoglobin und Indometacin können einen erniedrigten Creatininwert vortäuschen. Amoxicillin, Bilirubin, Cefamandol, Cefotiam, Cefoxitin, Glucose, Harnsäure, α-Methyldopa, Piperacillin, Rifampicin und AKE können einen erhöhten Creatininwert vortäuschen.

2.4 Glucose

Indikation
Die Bestimmung der Glucose wird eingesetzt bei

- Diagnostik, Verlaufs- und Therapiekontrolle des Diabetes mellitus,
- Diagnostik nicht diabetischer Hyperglykämie,
- Verdacht auf Hypoglykämie durch Fehlernährung bei Neugeborenen, erhöhter Insulinfreisetzung, gestörtem Glykogenstoffwechsel.

Untersuchungsmaterial
Als Ausgangsmaterial wird sehr häufig das arterialisierte Kapillarblut, welches mit antikoagulierenden und glykolysehemmenden Stoffen versetzt werden muß, eingesetzt. Die Entnahme erfolgt aus dem Ohrläppchen oder aus der Fingerbeere. Zwischen der Glucose aus dem arteriellen und dem venösen Blut bestehen Konzentrationsgefälle. Auch differieren die Glucosekonzentrationen im Plasma und in den Erythrozyten. Die arterio-venöse und die Plasma-Erythrozyten Differenz wird mit ca. 10 % und mehr angegeben. Von der WHO wird zur besseren Vergleichbarkeit der Ergebnisse die Kapillarblutentnahme (→ 1.8) für die Glucosebestimmung empfohlen.

Glykolysehemmer
Zur Vermeidung der Glykolyse (→ 1.9) wird der Zusatz von Natriumfluorid, Monoiodacetat oder Maleinimid in das entnommene Blut empfohlen.

Haltbarkeit des Analyten in der Probe
Wenn die Zellen von der Probe getrennt sind oder die Glykolyse mit entsprechenden Substanzen unterbunden worden ist, kann das Material etwa 24 Stunden im Kühlschrank aufbewahrt werden. Eine längere Lagerung der Probe ist nicht empfehlenswert.

Analytik
Zur Bestimmung der Glucose stehen mehrere enzymatische Verfahren zur Verfügung.

I. *Bestimmung mit Hilfe der Hexokinase*

$$\text{D-Glucose} + \text{ATP} \xrightarrow{\text{Hexokinase}} \text{D-Glucose-6-phosphat} + \text{ADP}$$

$$\text{D-Glucose-6-phosphat} + \text{NADP}^+ \xrightarrow{\text{G-6-P-DH}} \text{Gluconat-6-phosphat} + \text{NADPH} + \text{H}^+$$

Die Spezifität des Verfahrens hängt von dem zweiten Reaktionsschritt ab, da die Glucose-6-phosphat-dehydrogenase nur Glucose-6-phosphat oxidiert. Hingegen führt die Hexokinase auch D-Fructose, D-Mannose und D-Glucosamin in das entsprechende Phosphat. Für die Photometrie wird der Extinktionsanstieg, der bei der Reduktion von NADP zu NADPH entsteht, gemessen.

Praktische Durchführung:
Reagenzien

Reaktionsgemisch:	
Tris-Puffer, pH 7,6	50 $mmol \cdot l^{-1}$
Adenosintriphosphat	0,55 $mmol \cdot l^{-1}$
NADP	0,5 $mmol \cdot l^{-1}$
Hexokinase	$\geq 2\ kU \cdot l^{-1}$
Glucose-6-phosphat-dehydrogenase	$\geq 2\ kU \cdot l^{-1}$
Magnesiumionen	7,4 $mmol \cdot l^{-1}$

Die Haltbarkeit der Lösung beträgt 7 Tage bei Aufbewahrung bei Raumtemperatur (+20 bis +25 °C) bzw. 4 Wochen bei Aufbewahrung im Kühlschrank bei +4 bis +8 °C.

Für die Enteiweißung:
Perchlorsäure (p. a.) 0,33 $mol \cdot l^{-1}$

Probenmaterial:
Blut, Serum oder Plasma

Probenvorbereitung:
In ein geeignetes Reagenzröhrchen werden pipettiert: 50 µl Probe (Blut, Serum oder Plasma) und 500 µl Perchlorsäure.
Gut mischen und anschließend zentrifugieren (5 Minuten bei 3000 $U \cdot min^{-1}$ oder 2 Minuten bei 10000 bis 15000 $U \cdot min^{-1}$).

Bestimmungsansatz:
Wellenlänge: Hg 334, Hg 365 oder 340 nm; Küvette: 1 cm Schichtdicke; Inkubationstemperatur: +20 bis 25 °C; Messung gegen Reagenz-Leerwert.

In Reagenzgläser werden pipettiert:

	Reagenz-Leerwert µl	Probe µl
klarer Überstand aus der enteiweißten Probe	-	20
Perchlorsäure	20	-
Reaktionsgemisch	500	500

Mischen, 15 bis 30 Minuten bei +20 bis +25 °C stehenlassen. Extinktion der Probe (E_P) und Extinktion des Reagenz-Leerwertes (E_{RL}) messen.

Berechnung:

$E = E_P - E_{RL}$

Glucose-Konzentration = E · Faktor

Wellenlänge [nm]	Hg 334	Hg 365	340
Faktor	833	1471	817 [$mg \cdot dl^{-1}$]
	46,3	81,7	45,4 [$mmol \cdot l^{-1}$]

Linearität:
bis 1230 $mg \cdot dl^{-1}$ bzw. 67,7 $mmol \cdot l^{-1}$

Referenzintervall bzw. Normalbereich:
Blut: 70 bis 100 $mg \cdot dl^{-1}$ bzw. 3,9 bis 5,6 $mmol \cdot l^{-1}$
Serum: 75 bis 115 $mg \cdot dl^{-1}$ bzw. 4,2 bis 6,4 $mmol \cdot l^{-1}$

II. *Bestimmung mit Hilfe der Glucosedehydrogenase*

$$\beta\text{-D-Glucose} + \text{NAD} \xrightarrow{\text{Gluc-DH}} \text{D-Gluconat} + \text{NADH}$$

Da die Glucosedehydrogenase direkt mit Glucose reagiert und unmittelbar NAD zu NADH reduziert, ist eine Indikatorreaktion nicht notwendig.

III. *Bestimmung mit Hilfe der Glucoseoxidase*

$$\beta\text{-D-Glucose} + H_2O + O_2 \xrightarrow{\text{GOD}} \text{D-Gluconat} + H_2O_2 \quad (1)$$

$$H_2O_2 + \text{Farbstoff}_{\text{red.}} \xrightarrow{\text{Peroxidase}} 2\ H_2O + \text{Farbstoff}_{\text{ox.}} \quad (2)$$

Die Glucoseoxidase oxidiert die Glucose unter Verbrauch von Sauerstoff und Wasser zu D-Gluconat. Hierbei wird Wasserstoffperoxid freigesetzt (1). Die enzymatische Oxidation kann direkt gemessen werden, indem der Verbrauch von Sauerstoff mit Hilfe einer Clark-Elektrode registriert wird.
Ebenso kann die Farbstoffänderung mittels eines Photometers erfaßt werden (2).

IV. *Bestimmung durch Analytik mit trägergebundenen Reagenzien*

a) Ektachem

$$\beta\text{-D-Glucose} + O_2 + H_2O \xrightarrow{\text{Glucoseoxidase}} \text{D-Gluconsäure} + H_2O_2$$

$$H_2O_2 + \text{4-Aminoantipyrin} + \text{1,7-Dihydroxynaphthalin} \xrightarrow{\text{Peroxidase}} \text{roter Farbstoff}$$

Probenmaterial:
Serum, Natriumfluorid/Kaliumoxalat-, Heparin- oder Thymol-Plasma

Meßbereich:
20 bis 625 $mg \cdot dl^{-1}$ bzw. 1,1 bis 34,7 $mmol \cdot l^{-1}$

Referenzintervall bzw. Normalbereich:
75 bis 110 $mg \cdot dl^{-1}$ bzw. 4,2 bis 6,1 $mmol \cdot l^{-1}$

Interferenzen:
Amidotrizoesäure, Dextran 40 und Mannose können zu erniedrigten Werten führen. Eine Erhöhung wurde durch Galactose beobachtet. EDTA, Natriumcitrat und Thymol sind zur Plasma-Gewinnung ungeeignet.

b) Reflotron

$$\text{Glucose} + O_2 \xrightarrow{\text{Glucoseoxidase}} \text{Gluconolacton} + H_2O_2$$

$$H_2O_2 + \text{3,3',5,5'-Tetramethylbenzidin} \xrightarrow{\text{Peroxidase}} \text{blaugrüner Farbstoff} + H_2O$$

Probenmaterial:
Blut, EDTA-, Heparin-Blut, Serum, EDTA- oder Heparin-Plasma

Meßbereich:
10 bis 600 $mg \cdot dl^{-1}$ bzw. 0,6 bis 33,3 $mmol \cdot l^{-1}$

Referenzintervall bzw. Normalbereich:
76 bis 110 $mg \cdot dl^{-1}$ bzw. 4,2 bis 6,1 $mmol \cdot l^{-1}$

Interferenzen:
Bilirubin > 170 $\mu mol \cdot l^{-1}$ bzw. > 10 $mg \cdot dl^{-1}$ führt zu erniedrigten Werten. Sehr stark hämolytische Proben täuschen einen erhöhten Glucosewert vor.

Hinweis
Die Durchführung ist volumenabhängig. Aus diesem Grund muß auf eine exakte Pipettierung geachtet werden, da sonst falsche Glucosewerte resultieren.

c) Seralyzer
Es werden zwei Glucose-Methoden angeboten, wobei die Glucoseoxidase-Methode wegen ihrer hohen Anfälligkeit gegenüber Interferenzen nicht mehr eingesetzt werden sollte. Aus diesem Grund wird sie hier nicht mehr beschrieben.

$$\text{D-Glucose} + \text{ATP} \xrightarrow{\text{Hexokinase}} \text{D-Glucose-6-phosphat} + \text{ADP}$$

$$\text{D-Glucose-6-phosphat} + \text{NAD} \xrightarrow{\text{G-6-P-DH}} \text{Gluconat-6-phosphat} + \text{NADH}$$

$$\text{NADH} + \text{Formazan-Farbstoff}_{\text{ox.}} \xrightarrow{\text{Diaphorase}} \text{NAD} + \text{Formazan-Farbstoff}_{\text{red.}}$$

Probenmaterial:
Serum, EDTA-, Heparin-, Oxalat-,Citrat-, Fluorid-, Fluorid/Oxalat- oder Iodacetat-Plasma

Probenverdünnung:
1 Teil Probe + 8 Teile deionisiertes Wasser

Meßbereich:
15 bis 500 $mg \cdot dl^{-1}$ bzw. 0,8 bis 27,8 $mmol \cdot l^{-1}$

Referenzintervall bzw. Normalbereich:
70 bis 110 $mg \cdot dl^{-1}$ bzw. 3,9 bis 6,1 $mmol \cdot l^{-1}$

Interferenzen:
Hämolytische Proben sind ungeeignet. Dieser Test ist für die Prüfung auf neonatale Hypoglycämie ungeeignet.

V. *Bestimmung der Glucosekonzentrationen im Blut mit Hilfe von Teststreifen und Reflektometern* → 1.29

2.5 Harnsäure

Indikation
Die Bestimmung der Harnsäure-Konzentration dient zur

- Aufdeckung einer Gicht,
- Kontrolle der Gichtbehandlung,
- Kontrolle bei zytostatischer Therapie.

Haltbarkeit des Analyten in der Probe
Bei Raumtemperatur ist eine leichte Abnahme zu verzeichnen. Bei Lagerung im Kühlschrank (+4 °C) kann sowohl Serum wie auch Plasma eine Woche in verschlossenen Behältern aufbewahrt werden.

Analytik
I. *Vollenzymatische UV-Methode*

$$\text{Harnsäure} + 2\,H_2O + O_2 \xrightarrow{\text{Uricase}} \text{Allantoin} + CO_2 + H_2O_2$$

$$H_2O_2 + \text{Ethanol} \xrightarrow{\text{Katalase}} \text{Acetaldehyd} + 2\,H_2O$$

$$\text{Acetaldehyd} + NADP^+ \xrightarrow{\text{Aldehyddehydrogenase}} \text{Acetat} + NADPH + H^+$$

Die Zunahme der Extinktion (Bildung von NADPH) wird photometrisch bei 340 nm erfaßt.

II. *Uricase-PAP-Methode*

$$\text{Harnsäure} + 2\,H_2O + O_2 \xrightarrow{\text{Uricase}} \text{Allantoin} + CO_2 + H_2O_2$$

$$2\,H_2O_2 + p\text{-Aminophenazon} + 3{,}5\text{-Dichlor-2-hydroxy-benzolsulfonsäure} \xrightarrow{\text{Peroxidase}} \text{N-(4-antipyryl)-3-chlor-5-sulfonat-}p\text{-benzochinonimin}$$

Dieses auf der Basis der Trinder-Reaktion ablaufende Verfahren mißt bei 546 nm die entstehende Extinktion.

Praktische Durchführung:
Reagenzien

1. Harnsäure-Standard	8 $mg \cdot dl^{-1}$ bzw. 476 $\mu mol \cdot l^{-1}$
2. Reaktionslösung:	
Phosphatpuffer, pH 7,0	50 $mmol \cdot l^{-1}$
3,5-Dichlor-2-hydroxy-benzolsulfonsäure	4,2 $mmol \cdot l^{-1}$
4-Aminophenazon	0.3 $mmol \cdot l^{-1}$
Peroxidase	≥ 900 $U \cdot l^{-1}$
Uricase	≥ 150 $U \cdot l^{-1}$

Probenmaterial:
Serum, Heparin- oder EDTA-Plasma
Urin (1 + 10 mit deion. Wasser verdünnen)

Bestimmungsansatz:
Wellenlänge: Hg 546 nm oder 510 nm; Küvette: 1 cm Schichtdicke; Inkubationtemperatur: 20 bis 25 °C.

In Reagenzgläser werden pipettiert:

Probe bzw. Standard (Urin 1 + 10 verdünnt)	200 µl
Reaktionslösung	1000 µl

mischen und inkubieren. Danach innerhalb von 30 Minuten die Extinktion der Probe (E_P) und ggf. des Standards (E_{St}) gegen Reagenzleerwert messen.

Berechnung:
a) mit Faktor

Harnsäure-Konzentration = $E_p \cdot$ Faktor

Wellenlänge [nm]	Hg 546	Hg 520
Faktor:		
Serum oder	52,5	34,2 [$mg \cdot dl^{-1}$]
Plasma	3124	2035 [$\mu mol \cdot l^{-1}$]
Urin	577	376 [$mg \cdot dl^{-1}$]
	34364	22385 [$\mu mol \cdot l^{-1}$]

b) mit Standard
Serum bzw. Plasma

$$\text{Harnsäure-Konzentration } [mg \cdot dl^{-1}] = E_P \cdot \frac{8}{E_{St}}$$

$$[\mu mol \cdot l^{-1}] = E_P \cdot \frac{476}{E_{St}}$$

Urin

$$\text{Harnsäure-Konzentration } [mg \cdot dl^{-1}] = E_P \cdot \frac{88}{E_{St}}$$

$$[\mu mol \cdot l^{-1}] = E_P \cdot \frac{5234}{E_{St}}$$

Linearität:
bis 20 mg · dl^{-1} bzw. 1200 µmol · l^{-1}

Bei höheren Konzentrationen muß die Probe 1 + 4 mit physiologischer Kochsalz-Lösung verdünnt werden. Mit diesem verdünnten Material ist die Bestimmung zu wiederholen. Das Ergebnis wird mit 5 multipliziert.

Referenzintervall bzw. Normalbereich:
Serum bzw. Plasma: Männer: 3,4 bis 7,0 mg · dl^{-1} bzw. 200 bis 420 µmol · l^{-1}; Frauen: 2,4 bis 5,7 mg · dl^{-1} bzw. 140 bis 340 µmol · l^{-1}; Urin: 250 bis 700 mg · $24h^{-1}$ bzw. 1,5 bis 4,5 mmol · $24h^{-1}$.

Hinweis
Hämoglobin bis zu einer Konzentration von 1 g · l^{-1} und Bilirubin bis zu einer Konzentration von 20 mg · dl^{-1} bzw. 340 µmol · l^{-1} stören den Test nicht.

III. *Bestimmung durch Analytik mit trägergebundenen Reagenzien*

a) Ektachem

$$\text{Harnsäure} + 2\,H_2O + O_2 \xrightarrow{\text{Uricase}} \text{Allantoin} + CO_2 + H_2O_2$$

$$H_2O_2 + \text{Imidazolfarbstoff} \xrightarrow{\text{Peroxidase}} \text{Farbstoff}_{ox.} + 2\,H_2O$$

Probenmaterial:
Serum oder Heparin-Plasma

Meßbereich:
0,5 bis 17,0 mg · dl^{-1} bzw. 30 bis 1010 µmol · l^{-1}

Referenzintervall bzw. Normalbereich:
Frauen: 2,6 bis 6,0 mg · dl^{-1} bzw. 155 bis 357 µmol · l^{-1}
Männer: 3,5 bis 7,2 mg · dl^{-1} bzw. 208 bis 428 µmol · l^{-1}

Interferenzen:
Sehr stark hämolytische Proben verursachen eine Erniedrigung der Harnsäure-Konzentration. Bei Patienten mit einer Leukämie und Nierenversagen, die mit Allopurinol behandelt werden, kann die Xanthin-Konzentration auf Werte zwischen 85 und 230 mg · l^{-1} ansteigen. In diesem Fall muß bei Anwendung dieser Methode mit erniedrigten Harnsäure-Konzentrationen gerechnet werden.

b) Reflotron

$$\text{Harnsäure} + 2\,H_2O + O_2 \xrightarrow{\text{Uricase}} \text{Allantoin} + CO_2 + H_2O_2$$

$$H_2O_2 + \text{Hydroxydiarylimidazol} \xrightarrow{\text{Peroxidase}} \text{blaugrüner Farbstoff} + H_2O$$

In der Vorreaktion werden mit Hilfe von Iodat reduzierende Probenbestandteile oxidativ zerstört.

Probenmaterial:
Blut, Heparin-Blut, Serum oder Heparin-Plasma

Meßbereich:
2,0 bis 20,0 mg · dl^{-1} bzw. 120 bis 1190 µmol · l^{-1}

Referenzintervall bzw. Normalbereich:
Frauen: bis 5,7 mg · dl^{-1} bzw. bis 340 µmol · l^{-1}
Männer: bis 7,0 mg · dl^{-1} bzw. bis 420 µmol · l^{-1}

Interferenzen:
Sehr stark hämolytische und sehr stark ikterische Proben können für die Messung nicht verwendet werden.

c) Seralyzer

$$\text{Harnsäure} + 2\,H_2O + O_2 \xrightarrow{\text{Uricase}} \text{Allantoin} + CO_2 + H_2O_2$$

$$H_2O_2 + \text{3-Methyl-2-benzothiazolinhydrazon} \xrightarrow{\text{Peroxidase}} \text{Farbstoff} + H_2O$$

Probenmaterial:
Serum

Probenverdünnung:
1 Teil Serum + 2 Teile deionisiertes Wasser

Meßbereich:
1 bis 10 mg · dl^{-1} bzw. 60 bis 600 µmol · l^{-1}

Referenzintervall bzw. Normalbereich:
Frauen: 2,5 bis 6,8 mg · dl^{-1} bzw. 150 bis 410 µmol · l^{-1}
Männer: 3,6 bis 7,7 mg · dl^{-1} bzw. 215 bis 460 µmol · l^{-1}

Interferenzen:
Erhöhte Werte werden durch Ampicillin, Sulfonamide und hämolytische Proben verursacht. Eine erniedrigte Wiederfindung wird durch Ascorbinsäure, Intralipid und Levodopa beschrieben.

2.6 Harnstoff

Indikation
Die Bestimmung des Harnstoffes wird benötigt für die

- Diagnose und Verlaufsbeurteilung der Niereninsuffizienz,
- Überwachung der Diät bei konservativer Therapie der chronischen Niereninsuffizienz,
- Differentialdiagnose komatöser Zustände,
- zur Bestimmung der Anionenlücke.

Haltbarkeit des Analyten in der Probe
Das Serum kann 2 Tage bei Raumtemperatur bis 22 °C oder 1 Woche im Kühlschrank (+4 °C) aufbewahrt werden.

Analytik
I. *Berthelot-Reaktion*
Harnstoff wird durch das Enzym Urease quantitativ in Ammoniumcarbonat überführt. Die gebildeten Ammoniumionen reagieren mit Phenol und Natriumhypochlorit zu einem blauen Farbstoff.

II. *Diacetylmonoxim-Methode*
In Gegenwart von Thiosemicarbazid und Eisen(III)-chlorid bildet Harnstoff mit Diacetylmonoxim einen rosa Farbstoff.

III. *Vollenzymatischer UV-Test*

$$\text{Harnstoff} + H_2O \xrightarrow{\text{Urease}} 2\,NH_3 + CO_2$$

$$NH_4^+ + NADH + \text{2-Oxoglutarat} \xrightarrow{\text{Glutamatdehydrogenase}} \text{L-Glutamat} + NAD^+ + H_2O$$

Praktische Durchführung:
Reagenzien

Reaktions-Lösung:	
Tris-Puffer, pH 7,5	60 $mmol \cdot l^{-1}$
Urease	≥4 $kU \cdot l^{-1}$
2-Oxoglutarat	17 $mmol \cdot l^{-1}$
NADH	0,23 $mmol \cdot l^{-1}$
Glutamat-Dehydrogenase	≥7,5 $kU \cdot l^{-1}$
Adenosindiphosphat	1,3 $mmol \cdot l^{-1}$
EDTA	5,7 $mmol \cdot l^{-1}$

Bei +2 bis +8°C 7 Tage, bei +15 bis 25 °C 32 Stunden haltbar.

Probenmaterial:
Serum oder Plasma (kein Ammoniumheparinat-Plasma verwenden)
frischer Urin

Probenvorbereitung:
Serum bzw. Plasma 1 + 50 mit physiologischer Kochsalz-Lösung verdünnen.
frischer Urin, 1 + 500 mit deionisiertem Wasser verdünnen.

Bestimmungsansatz:
Wellenlänge: 334, 340 oder 365 nm; Küvette: 1 cm Schichtdicke; Inkubationstemperatur: +20 bis +25 °C; Messung gegen Reagenz-Leerwert.

In Reagenzgläser werden pipettiert:

	Reagenz-Leerwert µl	Probe µl
Serum bzw. Plasma (1 + 50 verdünnt)		
Urin (1 + 500 verdünnt)	-	100
Reaktions-Lösung	500	500

Mischen und inkubieren lassen. Nach 10 Minuten die Extinktion der Probe (E_P) und die Extinktion des Reagenz-Leerwertes (E_{RL}) gegen Wasser messen.

Berechnung:
Harnstoff-Konzentration = $(E_P - E_{RL}) \cdot$ Faktor

Wellenlänge [nm]	334	340	365
Faktor:			
Serum oder	148,5	146	270 [$mg \cdot dl^{-1}$]
Plasma	24,8	24,3	45,0 [$mmol \cdot l^{-1}$]
Urin	146,1	143,3	265,5 [$g \cdot l^{-1}$]
	2432	2386	4421 [$mmol \cdot l^{-1}$]

Linearität:
Serum bzw. Plasma: bis 180 $mg \cdot dl^{-1}$ bzw. 30,0 $mmol \cdot l^{-1}$; Urin: bis 180 $g \cdot l^{-1}$ bzw. 3000 $mol \cdot l^{-1}$.

Bei höheren Harnstoff-Konzentrationen im Urin muß die vorverdünnte Probe 1 + 1 mit physiologischer Kochsalz-Lösung verdünnt werden. Mit diesem verdünnten Material ist die Bestimmung zu wiederholen. Das Ergebnis wird mit 2 multipliziert.

Referenzintervall bzw. Normalbereich:
Serum bzw. Plasma: 10 bis 50 $mg \cdot dl^{-1}$ bzw. 1,7 bis 8,3 $mmol \cdot l^{-1}$; Urin: 20 bis 36 $g \cdot 24h^{-1}$ bzw. 333 bis 600 $mmol \cdot 24h^{-1}$.

Hinweis
Trübes, ikterisches oder hämolytisches Serum bzw. Plasma ist ungeeignet für diesen Test.

IV. *Bestimmung durch Analytik mit trägergebundenen Reagenzien*

a) Ektachem

$$\text{Harnstoff} + 2\,H_2O \xrightarrow{\text{Urease}} 2\,NH_3 + CO_2$$

$$NH_3 + \text{N-Propyl-4-(2,6-dinitro-4-chloro-benzyl)chinolinethansulfonat} \longrightarrow \text{Farbstoff}$$

Probenmaterial:
Serum oder Heparin-Plasma, jedoch nicht Ammonium-Heparin-Plasma

Meßbereich:
2 bis 120 $mg \cdot dl^{-1}$ bzw. 0,7 bis 42,7 $mmol \cdot l^{-1}$

Referenzintervall bzw. Normalbereich:
Frauen: 7 bis 18 $mg \cdot dl^{-1}$ bzw. 2,5 bis 6,4 $mmol \cdot l^{-1}$
Männer: 9 bis 21 $mg \cdot dl^{-1}$ bzw. 3,2 bis 7,5 $mmol \cdot l^{-1}$

Interferenzen:
Lediglich Tetracyclin führt in sehr hohen Konzentrationen, weit oberhalb des therapeutischen Bereiches, zu einer Erhöhung der Harnstoff-Konzentration.

b) Reflotron

$$\text{Harnstoff} + 2\,H_2O \xrightarrow{\text{Urease}} 2\,NH_3 + CO_2$$

$$NH_3 + \text{Indikator}_{(gelb)} \longrightarrow \text{Indikator}_{(grünblau)}$$

Probenmaterial:
Blut, EDTA-, Heparin-Blut, Serum, EDTA- oder Heparin-Plasma, jedoch nicht Ammonium-Heparin als Antikoagulansmittel verwenden.

Meßbereich:
20 bis 300 $mg \cdot dl^{-1}$ bzw. 3,3 bis 50,0 $mmol \cdot l^{-1}$

Referenzintervall bzw. Normalbereich:
10 bis 50 $mg \cdot dl^{-1}$ bzw. 1,7 bis 8,3 $mmol \cdot l^{-1}$

Interferenzen:
Stark ikterische oder lipämische Proben verursachen eine erhöhte Wiederfindung.

c) Seralyzer

Harnstoff + o-Phthalaldehyd ⟶ 1,3-Dihydroxyisoindolin

1,3-Dihydroxyisoindolin + Indikator $\xrightarrow{\text{Kationen-austauscher}}$ $\text{Farbstoff}_{(\text{blau})}$

Probenmaterial:
Serum oder Plasma, jedoch nicht Ammonium-Heparin-Plasma

Probenverdünnung:
1 Teil Probe + 2 Teile Wasser

Meßbereich:
3 bis 28 $mg \cdot dl^{-1}$ bzw. 0,5 bis 4,7 $mmol \cdot l^{-1}$.
Da der Meßbereich sehr klein ist, wird bei höheren Konzentrationen eine weitere (4fach) Verdünnung erforderlich.

Referenzintervall bzw. Normalbereich:
8 bis 26 $mg \cdot dl^{-1}$ bzw. 1,3 bis 4,3 $mmol \cdot l^{-1}$.

Interferenzen:
Amikacin führt zu einer erniedrigten Wiederfindung. Sehr stark hämolytische Proben verursachen eine Erhöhung der Harnstoff-Werte. Bei Patienten, die mit Sulfonamiden bzw. mit Cotrimoxazol-Sulfamethoxazol behandelt wurden, konnten ebenfalls erhöhte Harnstoff-Konzentrationen beobachtet werden.

2.7 Kalium

Indikation
Die Bestimmung der Kalium-Konzentration wird benötigt für

- Überwachung von Infusionstherapien, Schock, Herz-Kreislaufinsuffiziens,
- Kontrolle des Säure-Basen-Haushaltes,
- Überwachung einer diuretischen Therapie und alle Formen einer Niereninsuffiziens,
- Kontrolle des Elektrolythaushaltes bei Durchfällen und Laxantienabusus.

Haltbarkeit des Analyten in der Probe
In verschlossenen Gefäßen ist das Kalium im Serum oder Plasma bei Raumtemperatur und im Kühlschrank über 2 Wochen stabil.

Analytik
I. *Flammenphotometrische Bestimmung: Flammenphotometrie, Theorie* ⟶ 1.26

II. *Ionenselektive Elektrode: ionenselektive Elektrode, Theorie* ⟶ 1.27

III. *Photometrische Bestimmung*
Nach der Enteiweißung des Serums wird das Kalium mit Tetraphenylborat-Natrium ausgefällt. Die resultierende Suspension ist stabil. Die Konzentration des Kaliums ist der Trübungszunahme proportional.

Praktische Durchführung:
Reagenzien

Kalium-Standard-Lösung	5,00 $mmol/l^{-1}$
Reagenzlösung:	
Tetraphenylborat-Natrium	10,00 $mmol/l^{-1}$
Natriumhydroxid	0,50 $mmol/l^{-1}$

Die gebrauchsfertige Lösung ist bei Raumtemperatur einen Monat stabil. Bei Aufbewahrung im Kühlschrank (+4 bis +8° C) erhöht sich die Haltbarkeit auf zwei Monate.

Lösung zum Enteiweißen:
Trichloressigsäure 0,3 mol/l^{-1}

Probenmaterial:
Serum

Probenvorbereitung:
100 µl Serum mit 1000 µl Trichloressigsäure gut mischen. Anschließend etwa 10 Minuten zentrifugieren.

Bestimmungsansatz:
Wellenlänge: Hg 578 nm; Schichtdicke: 1 cm; Temperatur: +20 bis +25 °C; Messung gegen Reagenz-Leerwert.

In Reagenzgläser werden pipettiert:

	Reagenz-Leerwert ml	Standard µl	Probe µl
Gebrauchsfertige Lösung	2000	2000	2000
Standard	-	200	-
Probe (klarer Überstand)	-	-	200

Standard und Überstand vorsichtig oberhalb in der Mitte der Oberfläche tropfenweise zugeben. Hierbei vorsichtig mischen. Innerhalb 1 Stunde messen.

Berechnung:
Von der Extinktion der Probe und des Standards wird die Extinktion des Reagenz-Leerwertes abgezogen.
Kalium-Konzentration $[mmol \cdot l^{-1}]$ =

$$\text{Kalium-Konzentration } [mmol \cdot l^{-1}] = \frac{\text{Extinktion der Probe}}{\text{Extinktion des Standards}} \cdot 5$$

$mmol \cdot l^{-1} = mval \cdot l^{-1}$ (gilt nur für Kalium)

Referenzintervall bzw. Normbereich:
Serum: 3,7 bis 5,6 $mmol/l^{-1}$

Interferenzen:
Hämolytisches Serum ist für die Bestimmung nicht geeignet.

Hinweis
Die Verwendung von Einmalartikel wird dringend empfohlen, da bereits geringe Verunreinigungen die Bestimmung stören können. Bei Zugabe des Überstandes bzw. des Standards muß die Pipettenspitze direkt oberhalb über der Mitte der Oberfläche stehen.

Probe tropfenweise zugeben. Hierdurch wird eine reproduzierbare Trübung erreicht. Spuren von Detergenzien ergeben ebenfalls Trübungen und müssen deshalb vermieden werden. Das Verfahren ist nicht spezifisch. Die Handhabung und Durchführung erfordern hohe Aufmerksamkeit. Besser sind flammenphotometrische Bestimmungen oder der Einsatz von ionenselektiven Elektroden.

IV. *Analytik mit trägergebundenen Reagenzien*

a) Ektachem
Potentiometrische Bestimmung mit ionenselektiver Elektrode ohne Probenverdünnung

Probenmaterial:
Plasma, Serum oder Urin (5fache Verdünnung), Lithiumheparinat und Kaliumoxalat/Natriumfluorid werden nicht als Antikoagulansmittel zur Plasma-Gewinnung empfohlen.

Meßbereich:
1,0 bis 14,0 mmol/l^{-1}

Referenzintervall bzw. Normalbereich:
3,6 bis 5,0 mmol·l^{-1} (Serum); 25 bis 120 mmol·l^{-1} (Urin).

Interferenzen:
Hämolytische Proben ergeben eine erhöhte Kalium-Konzentration. Es sollte geprüft werden, ob eine intravasale Hämolyse durch Entnahmefehler vorliegt. Hohe Konzentrationen von IgM (Immunglobulin M) und CRP (C-reaktives Protein) sollen eine erhöhte bzw. erniedrigte Wiederfindung verursachen.
Bei der Konservierung von Urin dürfen Eisessig, konzentrierte Salzsäure, Toluol, Thymol, Hexamethylentetramin und Borsäure nicht verwendet werden.

b) Seralyzer

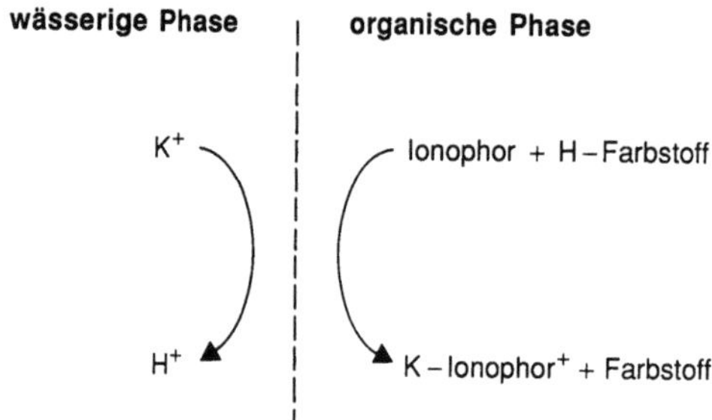

Dem Test liegt eine ionenselektive Reaktion zugrunde. Die Reaktion findet in der Cellulose-Matrix statt, in die eine organische Phase und die Substanzen der wäßrigen Phase eingebracht sind. Durch das Auftragen der Probe rekonstituiert sich die wässrige Phase. Das kaliumselektive Ionophor vermittelt den Transport des Kalium-Ions aus der wässrigen in die organische Phase. Die Ladungsneutralität der organischen Phase wird durch den gleichzeitigen Verlust eines Protons aus dem Farbstoff-Indikator gewährleistet. Die Protonen-Abgabe führt zu einer Absorptionsveränderung des Farbstoffes, die bei 640 nm in 5-Sekunden-Intervallen reflektometrisch gemessen werden kann.

Probenmaterial:
Serum, Natriumheparin-, Lithiumheparin- oder Dinatrium-EDTA-Plasma

Probenverdünnung:
1 Teil Probe + 2 Teile deionisiertes Wasser

Meßbereich:
2 bis 10 mmol·l^{-1}

Referenzintervall bzw. Normalbereich:
Erwachsene: 3,5 bis 5,0 mmol·l^{-1}; Neugeborene: 5,0 bis 7,5 mmol·l^{-1}; Säuglinge (2 Tage bis 3 Monate): 4,0 bis 6,2 mmol·l^{-1}; Kinder und Jugendliche: 3,8 bis 5,0 mmol·l^{-1}

Interferenzen:
Hämolytische Seren sind ungeeignet. Hohe Proteinkonzentrationen können zu einer erhöhten Wiederfindung führen. IgA, IgM und IgG bewirken in hohen Konzentrationen erhöhte Kalium-Konzentrationen. CRP (C-reaktives Protein) in hohen Konzentrationen sowie eine stark positive Anti-Streptolysin-Reaktion, ASR, erhöht um etwa 10 % die Kalium-Werte

2.8 Natrium

Indikation
Die Bestimmung der Natrium-Konzentration ist angezeigt bei

- Störungen des Wasserhaushaltes,
- Infusionstherapien,
- Verbrennungen,
- Durchfällen,
- Herz- oder Niereninsuffiziens,
- zentralem oder renalem Diabetes insipidus,
- endokrinologischen Störungen des Salzhaushaltes, z. B. Hyperaldosteronismus.

Haltbarkeit des Analyten in der Probe
Serum oder Plasma kann in verschlossenen Gefäßen über eine Woche im Kühlschrank aufbewahrt werden ohne Veränderung der Natrium-Konzentration.

Analytik
I. *Flammenphotometrische Bestimmung: Flammenphotometrie, Theorie* → 1.26

II. *Ionenselektive Elektrode: ionenselektive Elektrode, Theorie* → 1.27

III. *Analytik mit trägergebundenen Reagenzien*

a) Ektachem
Potentiometrische Bestimmung mit ionnenselektiver Elektrode ohne Probenverdünnung

Probenmaterial:
Plasma, Serum oder Urin in 5facher Verdünnung Natriumheparinat und Kaliumoxalat/Natriumfluorid werden nicht als Antikoagulansmittel zur Plasma-Gewinnung empfohlen.

Meßbereich:
75 bis 250 mmol·l^{-1}

Referenzintervall bzw. Normalbereich:
Serum oder Plasma: 136 bis 143 mmol·l^{-1}; Urin:

1 bis 50 mmol $\cdot l^{-1}$ bzw. 40 bis 220 mmol $\cdot h^{-1}$ bzw. 27 bis 287 mmol $\cdot 24h^{-1}$.

Interferenzen:
Kohlendioxid > 30 mmol $\cdot l^{-1}$ kann eine erniedrigte Wiederfindung verursachen. Über den Einfluß von Triglyceriden liegen unterschiedliche Angaben vor. Teilweise wird eine verminderte Wiederfindung ab 800 mg $\cdot dl^{-1}$ angegeben, andere Untersucher haben bis 3000 mg $\cdot dl^{-1}$ keine Störung beobachtet. Die Bestimmung ist abhängig vom pH-Wert der Probe. Im pH-Bereich 6,6 bis 8,6 wird keine Störung angegeben. Der Normalbereich liegt zwischen 7,35 bis 7,42. Bei der Konservierung von Urin dürfen Eisessig, konzentrierte Salzsäure, Toluol, Thymol, Hexamethylentetramin und Borsäure nicht verwendet werden, sie führen zu erhöhten Natriumwerten. Hohe Calcium-Werte > 50 mg $\cdot dl^{-1}$ ergeben ebenfalls eine Erhöhung.

2.9 Triglyceride

Indikation
Die Bestimmung der Triglyceride wird eingesetzt zur

- Früherkennung eines Arterioskleroserisikos,
- Klassifikation einer Hyperlipoproteinämie,
- Kontrolle diätetischer und medikamentöser lipidsenkender Therapie.

Haltbarkeit des Analyten in der Probe
Möglichst nur frische Proben verwenden, da endogene Lipasen die Triglyceride abbauen können.

Analytik
I. *Vollenzymatische UV Methode*

$$\text{Triglyceride} + 3\,H_2O \xrightarrow{\text{Lipase, Colipase}} \text{Glycerol} + 3\ \text{Fettsäuren}$$

$$\text{Glycerol} + \text{ATP} \xrightarrow{\text{Glycerolkinase}} \text{Glycerol-3-phosphat} + \text{ADP}$$

$$\text{ADP} + \text{Phosphoenolpyruvat} \xrightarrow{\text{Pyruvatkinase}} \text{Pyruvat} + \text{ATP}$$

$$\text{Pyruvat} + \text{NADH} + H^+ \xrightarrow{\text{Lactatdehydrogenase}} \text{Lactat} + \text{NAD}^+$$

Praktische Durchführung:
Reagenzien

Reagenz A:	
Phosphatpuffer, pH 7,6	100 mmol $\cdot l^{-1}$
NADH	0,18 mmol $\cdot l^{-1}$
Pyruvatkinase	≥2 kU $\cdot l^{-1}$
Lactatdehydrogenase	≥1,5 kU $\cdot l^{-1}$
Mg^{2+}	1,3 mmol $\cdot l^{-1}$
Lipase	≥1 kU $\cdot l^{-1}$
Phosphoenolpyruvat	0,3 mmol $\cdot l^{-1}$
Rinderserumalbumin	1,6 g $\cdot l^{-1}$
Adenosintriphosphat	0,35 mmol $\cdot l^{-1}$

Die Haltbarkeit beträgt bei +15 bis 25 °C etwa 32 Stunden, bei Aufbewahrung im Kühlschrank (+2 bis +8 °C) 5 Tage.

Reagenz B:	
Glycerolkinase	≥ 20 kU $\cdot l^{-1}$

Probenmaterial:
Serum, Heparin- oder EDTA-Plasma

Bestimmungsansatz:
Wellenlänge: Hg 334 nm, 340 oder Hg 365 nm; Küvette: 1 cm Schichtdicke; Inkubationstemperatur: 25 °C; Messung gegen Proben-Leerwert.

In Reagenzgläser werden pipettiert:

	Proben-Leerwert µl	Probe µl	Reagenz-Leerwert µl
Probe	20	20	-
Wasser	-	-	20
Reagenz A	1000	1000	1000
Reagenz B	-	10	10

Mischen und 10 Minuten bei 25 °C inkubieren lassen. Extinktion von Proben-Leerwert (E_{PL}), Reagenz-Leerwert (E_{RL}) und Probe (E_P) gegen deionisiertes Wasser messen.

Berechnung:
$E_P - E_{PL} = E_1$
$E_1 - E_{RL} = E$
Triglycerid-Konzentration = E $\cdot$ Faktor

Wellenlänge [nm]	334	340	365
Faktor	737	723	1341 [mg $\cdot dl^{-1}$]
	8,33	8,17	15,15 [mmol $\cdot l^{-1}$]

Linearität:
bis 550 mg $\cdot dl^{-1}$ bzw 6,2 mmol $\cdot l^{-1}$
Bei höheren Konzentrationen muß die Probe 1 + 2 mit physiologischer Kochsalz-Lösung verdünnt werden. Mit diesem verdünnten Material ist die Bestimmung zu wiederholen. Das Ergebnis wird mit 3 multipliziert.

Referenzintervall bzw. Normalbereich:
Zur Erkennung des Risikofaktors Hypertriglyceridämie werden folgende Grenzbereiche empfohlen:
verdächtig ab 150 mg $\cdot dl^{-1}$ bzw. 1,71 mmol $\cdot l^{-1}$
erhöht ab 200 mg $\cdot dl^{-1}$ bzw. 2,29 mmol $\cdot l^{-1}$

Hinweis
Häufig werden vom berechneten Wert für Triglyceride 10 mg $\cdot dl^{-1}$ für das sogenannte freie Glycerol abgezogen. Dieses vereinfachte Vorgehen ist für Kontrollseren nicht zulässig.

II. *GPO-PAP-Methode*

$$\text{Triglyceride} + 3\,H_2O \xrightarrow{\text{Lipase, Colipase}} \text{Glycerol} + 3\ \text{Fettsäuren}$$

$$\text{Glycerol} + \text{ATP} \xrightarrow{\text{Glycerolkinase}} \text{Glycerol-1-phosphat} + \text{ADP}$$

$$\text{Glycerol-1-phosphat} + H_2O \xrightarrow{\text{Glycerol-1-phoshat-oxidase}} \text{Dihydroxyaceton-phosphat} + H_2O_2$$

$$H_2O_2 + \text{4-Chlorphenol} + \text{4-Aminophenazon} \xrightarrow{\text{Peroxidase}} \text{Farbstoff}$$

III. *Bestimmung durch Analytik mit trägergebunden Reagenzien*
a) Ektachem

$$\text{Triglyceride} + H_2O \xrightarrow{\text{Lipase}} \text{Glycerol} + \text{Fettsäuren}$$

$$\text{Glycerol} + \text{ATP} \xrightarrow{\text{Glycerolkinase}} \text{Glycerol-1-phosphat} + \text{ADP}$$

$$\text{Glycerol-1-phosphat} + O_2 \xrightarrow{\text{Glycerol-1-phosphatoxidase}} \text{Dihydroxyacetonphosphat} + H_2O_2$$

$$H_2O_2 + \text{Imidazolfarbstoff} \xrightarrow{\text{Peroxidase}} \text{Farbstoff}_{\text{ox.}} + H_2O$$

Probenmaterial:
Serum, EDTA- oder Heparin-Plasma

Meßbereich:
10 bis 575 $mg \cdot dl^{-1}$ bzw. 0,1 bis 6,6 $mmol \cdot l^{-1}$

Referenzintervall bzw. Normalbereich:
35 bis 160 $mg \cdot dl^{-1}$ bzw. 0,4 bis 1,8 $mmol \cdot l^{-1}$

Interferenzen:
Stark lipämische Proben sollten vor der Analyse verdünnt werden. Diese Seren zeigen sonst eine verlangsamte Bildung des gewünschten Farbstoffes. Hieraus würde eine erniedrigte Triglycerid-Konzentration folgern.

Hinweis
Diese Methode erfaßt auch das freie Glycerol.

b) Reflotron

$$\text{Triglyceride} + 3\,H_2O \xrightarrow{\text{Esterase}} \text{Glycerol} + 3\ \text{Fettsäuren}$$

$$\text{Glycerol} + \text{ATP} \xrightarrow{\text{Glycerolkinase}} \text{Glycerol-3-phosphat} + \text{ADP}$$

$$\text{Glycerol-3-phosphat} + O_2 \xrightarrow{\text{Glycerolphosphatoxidase}} \text{Dihydroxyacetonphosphat} + H_2O_2$$

$$H_2O_2 + \text{Indikator}_{\text{(farblos)}} \xrightarrow{\text{Peroxidase}} \text{Indikator}_{\text{(blau)}} + H_2O$$

Probenmaterial:
Blut, EDTA-, Heparin-Blut, Serum, EDTA- oder Heparin-Plasma

Meßbereich:
70 bis 600 $mg \cdot dl^{-1}$ bzw. 0,8 bis 6,9 $mmol \cdot l^{-1}$

Referenzintervall bzw. Normalbereich:
< 200 $mg \cdot dl^{-1}$ bzw. < 2,3 $mmol \cdot l^{-1}$

Interferenzen:
Stark hämolytische Seren können eine erhöhte Wiederfindung verursachen.

c) Seralyzer

$$\text{Triglyceride} + H_2O \xrightarrow{\text{Lipase}} \text{Glycerol} + \text{Fettsäuren}$$

$$\text{Glycerol} + \text{ATP} \xrightarrow{\text{Glycerolkinase}} \text{Glycerol-3-phosphat} + \text{ADP}$$

$$\text{Glycerol-3-phosphat} + NAD^+ \xrightarrow{\text{Glycerol-3-phosphatdehydrogenase}} \text{Dihydroxyaceton-3-phosphat} + NADH + H^+$$

$$NADH + \text{Formazanfarbstoff}_{\text{ox.}} \xrightarrow{\text{Diaphorase}} \text{Formazanfarbstoff}_{\text{red.}} + NAD^+$$

Probenmaterial:
Serum, EDTA- oder Heparin-Plasma

Probenverdünnung:
1 Teil Probe + 8 Teile deionisiertes Wasser

Meßbereich:
40 bis 500 $mg \cdot dl^{-1}$ bzw. 0,45 bis 5,7 $mmol \cdot l^{-1}$

Referenzintervall bzw. Normalbereich:
20 bis 180 $mg \cdot dl^{-1}$ bzw. 0,2 bis 2,1 $mmol \cdot l^{-1}$

Interferenzen:
Hämolytische Seren verursachen eine Erhöhung des Meßwertes.

2.10 Enzyme

2.10.1 α-Amylase

Indikation
Die Bestimmung der Amylase-Aktivität wird benötigt

- zum Nachweis und Ausschluß einer akuten Pankreatitis bei akuten Oberbauchschmerzen,
- beim Rezidiv einer chronischen Pankreatitis,
- bei der obstruktiven chronischen Pankreatitis,
- bei der Parotitis und zwar bei P. epidemica, marantischer oder alkoholinduzierter Parotitis.

Haltbarkeit des Analyten in der Probe
Kein Aktivitätsverlust im Serum oder Plasma innerhalb von einer Woche bei Lagerung im Kühlschrank bei +2 bis +8 °C oder bei +15 bis +25 °C. Die Haltbarkeit im Urin wird mit 10 Tagen bei Lagerung bei +15 bis +25 °C angegeben.

Analytik
I. *Kontinuierlich messendes Verfahren, Substrat: p-Nitrophenylmaltoheptaosid*

$$3\,p\text{-Nitrophenylmaltoheptaosid} + 3\,H_2O \xrightarrow{\alpha\text{-Amylase}} 2\text{-Nitrophenylmaltotetraosid} + 2\ \text{Maltotriose} + p\text{-Nitrophenylmaltotriosid} + \text{Maltotetraose}$$

$$p\text{-Nitrophenylmaltotriosid} + 3\,H_2O \xrightarrow{\alpha\text{-Glucosidase}} p\text{-Nitrophenol} + 3\ \text{Glucose}$$

II. *Kontinuierlich messendes Verfahren, Substrat: p-Nitrophenylmaltopentaosid/-hexaosid*

$$p\text{-Nitrophenylmaltopentaosid/-hexaosid} + H_2O \xrightarrow{\alpha\text{-Amylase}} p\text{-Nitrophenylmaltosid} + \text{Maltotriosid/-tetraosid}$$

$$p\text{-Nitrophenylmaltosid} + H_2O \xrightarrow{\alpha\text{-Glucosidase}} p\text{-Nitrophenol} + 2\ \text{Glucose}$$

III. *Kontinuierlich messendes Verfahren, Substrat: 2-Chlor-4-Nitrophenyl-ß, D-maltoheptaosid*

$$2\text{-Chlor-4-nitrophenyl-}\beta\text{,D-maltoheptaosid} \xrightarrow{\alpha\text{-Amylase}} 2\text{-Chlor-4-nitrophenyl-}\beta\text{,D-maltosid} + 2\text{-Chlor-4-nitrophenyl-}\beta\text{,D-maltotriosid} + 2\text{-Chlor-4-nitrophenyl-}\beta\text{,D-maltotetraosid}$$

$$2\text{-Chlor-4-nitrophenyl-}\beta\text{,D-maltosid} + 2\text{-Chlor-4-nitrophenyl-}\beta\text{,D-maltotriosid} \xrightarrow{\alpha\text{-Glucosidase}} 2\text{-Chlor-4-nitrophenyl-}\beta\text{,D-glucosid}$$

$$2\text{-Chlor-4-nitrophenyl-}\beta\text{,D-glucosid} \xrightarrow{\beta\text{-Glucosidase}} 2\text{-Chlor-4-nitrophenolat}$$

Praktische Durchführung:
Reagenzien

Reaktions-Lösung:	
Phosphat-Puffer, pH 6,8	51 mmol·l^{-1}
Kaliumchlorid	51 mmol·l^{-1}
α-Glucosidase	±81,6 kU·l^{-1}
2-Chlor-4-Nitrophenyl-ß, D-maltoheptaosid	1,53 mmol·l^{-1}
ß-Glucosidase	±2,55 kU·l^{-1}

Bei +2 bis +7 °C 36 Stunden, bei +15 bis +25 °C 8 Stunden haltbar.

Probenmaterial:
Serum, Heparin-Plasma, Urin (EDTA-Plasma ist ungeeignet)

Probenvorbereitung:
Urin 1 + 2 mit physiologischer Kochsalz-Lösung verdünnen.

Bestimmungsansatz:
Wellenlänge: 405 nm; Schichtdicke: 1 cm; Meßtemperatur: 25, 30 oder 37 °C.

In eine Küvette werden pipettiert:

	25 °C, 30 °C	37 °C
Probe (Urin 1 + 2 verdünnen)	20 µl	10 µl
Reaktionslösung	1000 µl	1000 µl

Mischen und nach 5 Minuten die Extinktionszunahme jede Minute, 3 Minuten lang, messen.

Berechnung:
Enzymaktivität [U·l^{-1}] = (ΔE·min^{-1}) · F

Temperatur	25, 30 °C	37 °C
Faktor		
Serum, Plasma	4595	9099
Urin	13785	27297

Linearität:
Serum oder Plasma: bis 735 U·l^{-1} (25 °C, 30 °C) bzw. bis 1455 U·l^{-1} (37 °C); Urin: bis 2205 U·l^{-1} (25 °C, 30 °C) bzw. bis 4367 U·l^{-1} (37 °C).
Bei höheren Aktivitäten muß die Probe 1 + 10 mit physiologischer Kochsalz-Lösung verdünnt werden. Mit diesem verdünnter Material ist die Bestimmung zu wiederholen. Das Ergebnis wird mit 11 multipliziert.

Referenzintervall bzw. Normalbereich:

	25 °C	30 °C	37 °C
Serum oder Plasma	bis 120 U·l^{-1}	bis 160 U·l^{-1}	bis 195 U·l^{-1}
Spontanurin	bis 600 U·l^{-1}	bis 825 U·l^{-1}	bis 1050 U·l^{-1}
Sammelurin (12 h)	bis 46 U·h^{-1}	bis 60 U·h^{-1}	bis 77 U·h^{-1}

Hinweis
Speichel und Schweiß enthalten α-Amylase. Deshalb unter keinen Umständen mit dem Mund pipettieren und jeden Hautkontakt mit dem Reagenz vermeiden.

IV. *Bestimmung durch Analytik mit trägergebundenen Reagenzien*

a) Ektachem

$$\text{gefärbte Stärke (hohe relative Molekülmasse)} \xrightarrow{\alpha\text{-Amylase}} \text{gefärbte Saccharide (niedrige relative Molekülmasse)}$$

Probenmaterial:
Serum und Urin

Meßbereich:
5 bis 1200 $U \cdot l^{-1}$ (37 °C)

Referenzintervall bzw. Normalbereich:
Serum: 30 bis 110 $U \cdot l^{-1}$ (37 °C); Urin: 32 bis 641 $U \cdot l^{-1}$ (37 °C).

Interferenzen:
Bisher nicht bekannt. Speichel-oder Schweiß-Kontamination führt zu einer Erhöhung der Amylase-Aktivität.

b) Reflotron

$$\text{Indolylmaltoheptaosid} \xrightarrow[\alpha\text{-Glucosidase}]{\alpha\text{-Amylase}} \text{Indoxyl}$$

$$\text{Indoxyl} + \text{Diazoniumsalz} \rightarrow \text{lila Farbstoff}$$

Probenmaterial:
Serum, Blut oder Heparinplasma

Meßbereich:
17 bis 1050 $U \cdot l^{-1}$ (25 °C)
22 bis 1330 $U \cdot l^{-1}$ (30 °C)
60 bis 1800 $U \cdot l^{-1}$ (37 °C)

Referenzintervall bzw. Normalbereich:
bis 120 $U \cdot l^{-1}$ (25 °C)
bis 160 $U \cdot l^{-1}$ (30 °C)
bis 220 $U \cdot l^{-1}$ (37 °C)

Temperaturumrechnungsfaktoren:
$U \cdot l^{-1}$ (25 °C) = 0,58 · $U \cdot l^{-1}$ (37 °C)
$U \cdot l^{-1}$ (30 °C) = 0,74 · $U \cdot l^{-1}$ (37 °C)

Interferenzen:
Bisher nicht bekannt.

Hinweis
Es stehen auch Teststreifen zur Verfügung, die nur die pankreasspezifische Amylase erfassen. Amylase, die aus Speichel stammt wird durch entsprechende monoklonale Antikörper gehemmt.
Die Referenzintervalle bzw. Normalbereiche der pankreasspezifischen Amylase werden mit bis 67 $U \cdot l^{-1}$ (25 °C), bis 85 $U \cdot l^{-1}$ (30 °C) und bis 115 $U \cdot l^{-1}$ (37 °C) angegeben.

2.10.2 Creatin-Kinase (CK)

Indikation
Die Aktivität der Creatin-Kinase wird bestimmt bei

- Verdacht auf Herzinfarkt,
- Verdacht auf Skelettmuskelerkrankungen.

Bei Verdacht auf Herzinfarkt sollte bei erhöhter Gesamt-CK-Aktivität zusätzlich die Aktivität des Isoenzyms CK-MB ermittelt werden.

Haltbarkeit des Analyten in der Probe
Die Aktivität der CK sinkt bei Lagerung rasch ab, auch wenn die Probe eingefroren ist. Hierbei sind die einzelnen Isoenzyme unterschiedlich empfindlich. Durch den Zusatz von N-Acetylcystein kann jedoch die CK zu 98% reaktiviert werden.

Analytik
I. *Optimierte Standardmethode der Deutschen Gesellschaft für Klinische Chemie*

$$\text{Creatinphosphat} + \text{ADP} \xrightarrow{\text{Creatin-Kinase}} \text{Creatin} + \text{ATP}$$

$$\text{Glucose} + \text{ATP} \xrightarrow{\text{Hexokinase}} \text{Glucose-6-phosphat} + \text{ATP}$$

$$\text{Glucose-6-phosphat} + \text{NADP}^+ \xrightarrow{\text{G-6-P-DH}} \text{Gluconat-6-phosphat} + \text{NADPH} + \text{H}^+$$

Als Aktivator der Creatin-Kinase befindet sich N-Acetylcystein (NAC) im Testansatz. Es müssen die Bedingungen der Empfehlungen exakt eingehalten werden.

Praktische Durchführung:
Reagenzien

Reaktions-Lösung:	
Imidazol-Acetat-Puffer, pH 6,7	104 $mmol \cdot l^{-1}$
Creatinphosphat	31,2 $mmol \cdot l^{-1}$
Glucose	20,8 $mmol \cdot l^{-1}$
N-Acetylcystein	20,8 $mmol \cdot l^{-1}$
Magnesiumacetat	10,4 $mmol \cdot l^{-1}$
EDTA	2,08 $mmol \cdot l^{-1}$
Adenosindiphosphat	2,08 $mmol \cdot l^{-1}$
NADP	2,08 $mmol \cdot l^{-1}$
Adenosinmonophosphat	5,2 $mmol \cdot l^{-1}$
Adenosin(5')pentaphosphat(5')-adenosin	10,4 $\mu mol \cdot l^{-1}$
Glucose-6-phosphat-Dehydrogenase	≥ 1,6 $kU \cdot l^{-1}$
Hexokinase	≥ 2,6 $kU \cdot l^{-1}$

Bei +2 bis +7 °C 7 Tage, bei +15 bis +25 °C 12 Stunden haltbar.

Probenmaterial:
Serum, Heparin- oder EDTA-Plasma

Bestimmungsansatz:
Wellenlänge: Hg 334 nm, Hg 365 nm oder 340 nm; Schichtdicke: 1 cm; Meßtemperatur: 25 °C.

In eine Küvette werden pipettiert:

Probe	20 µl
Reaktions-Lösung	500 µl

Mischen und 3 Minuten temperieren. Danach die Extinktionszunahme jede Minute, 3, 4 oder 5 Minuten lang, messen.

Berechnung:
Enzymaktivität $[U \cdot l^{-1}] = (\Delta E \cdot min^{-1}) \cdot F$

Wellenlänge [nm]	334	340	365
Faktor	4207	4127	7429

Linearität:
bis 1040 $U \cdot l^{-1}$.
Bei höheren Aktivitäten muß die Probe 1 + 10 mit physiologischer Kochsalz-Lösung verdünnt werden. Mit diesem verdünnten Material ist die Bestimmung zu wiederholen. Das Ergebnis wird mit 11 multipliziert.

Referenzintervall bzw. Normalbereich:
Frauen: < 70 $U \cdot l^{-1}$; Männer: < 80 $U \cdot l^{-1}$; Säuglinge (2. bis 12. Monat): < 136 $U \cdot l^{-1}$; Kinder (nach 12. Monat): < 94 $U \cdot l^{-1}$.

Hinweis
Der Test wird durch Hämolyse bis zu einer Hämoglobin-Konzentration von 2 $g \cdot l^{-1}$ nicht gestört. Die Reaktions-Lösung enthält N-Acetylcystein (NAC) als Reaktivator der CK in Nativserum. Intramuskuläre Injektionen von Pharmaka und geringgradige Muskeltraumen können, ebenso wie ungewohnte körperliche Anstrengung, zu einem Anstieg der CK-Aktivität führen.

II. *Bestimmung durch Analytik mit trägergebundenen Reagenzien*

a) Ektachem

$$\text{Creatinphosphat} + \text{ADP} \xrightarrow{\text{Creatin-Kinase}} \text{Creatin} + \text{ATP}$$

$$\text{ATP} + \text{Glycerol} \xrightarrow{\text{Glycerolkinase}} \text{Glycerol-1-phosphat} + \text{ADP}$$

$$\text{Glycerol-1-phosphat} + O_2 \xrightarrow{\text{Glycerol-1-phosphatoxidase}} \text{Dihydroxyacetonphosphat} + H_2O_2$$

$$H_2O_2 + \text{Imidazolfarbstoff} \xrightarrow{\text{Peroxidase}} \text{Farbstoff}_{\text{ox.}} + H_2O$$

Als Farbstoff wird 2-(3,5-Dimethoxy-4-hydroxyphenyl)-4,5-bis(4-dimethylaminophenyl)-imidazol verwendet. Die Creatin-Kinase wird in der Verteilerschicht durch N-Acetylcystein aktiviert.

Probenmaterial:
Serum oder Heparin-Plasma

Meßbereich:
20 bis 1800 $U \cdot l^{-1}$ (37 °C)

Referenzintervall bzw. Normalbereich:
Frauen: 35 bis 230 $U \cdot l^{-1}$ (37 °C); Männer: 57 bis 374 $U \cdot l^{-1}$ (37 °C).

Interferenzen:
Es wird eine Störung durch Hämolyse ab 3 $g \cdot l^{-1}$ beschrieben; andere Autoren berichten keine Störung bis 10 $g \cdot l^{-1}$. EDTA, Kaliumoxalat und Natriumfluorid sind zur Plasmagewinnung ungeeignet. Die Makro-CK wird mit diesem Test nur unvollständig erfaßt.

b) Seralyzer

$$\text{Creatinphosphat} + \text{ADP} \xrightarrow{\text{Creatin-Kinase}} \text{Creatin} + \text{ATP}$$

$$\text{Glucose} + \text{ATP} \xrightarrow{\text{Hexokinase}} \text{Glucose-6-phosphat} + \text{ATP}$$

$$\text{Glucose-6-phosphat} + \text{NADP}^+ \xrightarrow{\text{G-6-P-DH}} \text{Gluconat-6-phosphat} + \text{NADPH} + H^+$$

Als Aktivator der Creatin-Kinase befindet sich N-Acetylcystein (NAC) im Teststreifen. Myokinase-Inhibitoren verhindern eine Störung der Bestimmung durch dieses Enzym.

Probenmaterial:
Serum oder Heparinplasma

Probenverdünnung:
1 Teil Probe + 8 Teile deionisiertes Wasser

Meßbereich:
10 bis 1000 $U \cdot l^{-1}$ (37 °C) bzw. 4 bis 400 $U \cdot l^{-1}$ (25 °C)

Referenzintervall bzw. Normalbereich:
32 bis 204 $U \cdot l^{-1}$ (37 °C) bzw. 13 bis 82 $U \cdot l^{-1}$ (25 °C)

Interferenzen:
Hämolytische Seren sind ab einer Hämoglobin-Konzentration > 3 $g \cdot l^{-1}$ ungeeignet, es resultieren erniedrigte Creatin-Kinase-Werte. Myokinase stört erst ab 1000 $U \cdot l^{-1}$ und verursacht eine erhöhte Wiederfindung. EDTA ist als Antikoagulans-Mittel zur Plasma-Gewinnung ungeeignet.

2.10.3 *γ-Glutamyl-Transpeptidase (γ-GT)*

Indikation
Die Bestimmung der γ-Glutamyl-Transpeptidase-Aktivität erfolgt bei

- Leber- und Gallenwegserkrankungen,
- chronischer Mißbrauch von Medikamenten und Alkohol,
- arbeitsmedizinischer Untersuchung auf längere Exposition von Lösungsmitteln.

Haltbarkeit des Analyten in der Probe
Die Lagerung von Serum in verschlossenen Gefäßen über 7 Tage bei Raumtemperatur oder im Kühlschrank führt zu keiner meßbaren Abnahme der Ausgangsaktivität.

Analytik
I. *Kinetischer Test nach Szasz*

$$\gamma\text{-L-Glutamyl-3-carboxy-4-nitroanilid} + \text{Glycylglycin} \xrightarrow{\gamma\text{-GT}} \text{5-Amino-2-nitrobenzoat} + \text{L-}\gamma\text{-Glutamylglycylglycin}$$

Praktische Durchführung:
Reagenzien

Reaktions-Lösung:	
Tris-Puffer, pH 8,25	110 mmol·l^{-1}
Glycylglycin	110 mmol·l^{-1}
L-γ-Glutamyl-3-carboxy-4-nitroanilid	4,44 mmol·l^{-1}

Bei +2 bis +7 °C 10 Tage, bei +15 bis +25 °C 3 Tage haltbar.

Probenmaterial:
Serum oder EDTA-Plasma

Bestimmungsansatz:
Wellenlänge: 405 nm; Schichtdicke: 1 cm; Meßtemperatur: 25 °C; Temperierung der Reagenzien auf +25 °C.

In eine Küvette werden pipettiert

Probe	50 µl
Reaktions-Lösung	500 µl

Mischen und nach etwa 1 Minute die Extinktionszunahme jede Minute, 3 Minuten lang, messen.

Berechnung:
Enzymaktivität [U·l^{-1}] = (E·min^{-1})·1158

Linearität:
bis 230 U·l^{-1}. Bei höheren Aktivitäten muß die Probe 1 + 5 mit physiologischer Kochsalz-Lösung verdünnt werden. Mit diesem verdünnten Material ist die Bestimmung zu wiederholen. Das Ergebnis wird mit 6 multipliziert.

Referenzintervall bzw. Normalbereich:
Frauen: 4 bis 18 U·l^{-1}
Männer: 6 bis 28 U·l^{-1}

II. *Analytik mit trägergebundenen Reagenzien*

a) Ektachem

$$\text{L-}\gamma\text{-Glutamyl-}p\text{-nitroanilid} + \text{Glycylglycin} \xrightarrow{\gamma\text{-GT}} p\text{-Nitroanilin} + \gamma\text{-Glutamylglycylglycin}$$

Probenmaterial:
Serum, EDTA oder Heparin-Plasma

Meßbereich:
5 bis 1400 U·l^{-1} (37 °C)

Referenzintervall bzw. Normalbereich:
8 bis 78 U·l^{-1} (37 °C)

Interferenzen:
Hämolytische Proben mit einer Hämoglobin-Konzentration > 1,5 g·l^{-1} führen zu erniedrigten γ-GT-Aktivitäten. Kaliumoxalat und Natriumfluorid werden nicht zur Plasmagewinnung empfohlen

b) Reflotron

$$\gamma\text{-L-Glutamyl-3-carboxy-1,4-phenylendiamin} + \text{Glycylglycin} \xrightarrow{\gamma\text{-GT}} \text{3-Carboxy-1,4-phenylendiamin} + \gamma\text{-Glutamylglycylglycin}$$

$$\text{3-Carboxy-1,4-phenylendiamin} + 2\text{-}N\text{-Methyl-anthranilsäure} + 6\ [Fe(CN)_6]^{3-} \xrightarrow{\text{Farbstoff}} \text{Farbstoff} + 6\ [FE(CN)_6]^{4-}$$

Probenmaterial:
Blut, EDTA-, Heparin-Blut, Serum, EDTA- oder Heparin-Plasma

Meßbereich:
2,8 bis 2000 U·l^{-1} (25 °C)

Referenzintervall bzw. Normalbereich:
Frauen: 4 bis 18 U·l^{-1} (25 °C)
Männer: 6 bis 28 U·l^{-1} (25 °C)

Interferenzen:
Hämatokritwert > 55 % ergeben erniedrigte γ-GT-Aktivitäten. Hämolytische Proben, Hämoglobin > 2,5 g·l^{-1}, und ikterische Proben, Bilirubin > 5 mg·dl^{-1}, verursachen eine erniedrigte Wiederfindung.

Glutamat-Oxalacetat-Transferase (GOT) bzw. Aspartat-Aminotransferase (AST)

Indikation
Die Bestimmung der GOT-Aktivität wird durchgeführt bei

- akuten und chronischen Lebererkrankungen,
- Herzinfarkt,
- Muskelerkrankungen.

Haltbarkeit des Analyten in der Probe
Die GOT-Gesamtaktivität bleibt im Serum bei +4 °C mindestens 4 Tage stabil, wenn das Probenmaterial in verschlossenen Gefäßen aufbewahrt wird. Bei Lagerung im Gefrierschrank (-20 °C) ist sie über einen Monat stabil.

Analytik
I. *Optimierte Standardmethode der Deutschen Gesellschaft für Klinische Chemie*

$$\text{Aspartat} + \text{2-Oxoglutarat} \xrightarrow{\text{GOT}} \text{Oxalacetat} + \text{Glutamat}$$

$$\text{Oxalacetat} + \text{NADH} + H^+ \xrightarrow{\text{Malatdehydrogenase}} \text{Malat} + NAD^+$$

Praktische Durchführung:
Reagenzien

Reaktions-Lösung:	
Phosphat-Puffer, pH 7,4	96 mmol·l^{-1}
L-Aspartat	240 mmol·l^{-1}
2-Oxoglutarat	14,4 mmol·l^{-1}
NADH	0,216mmol·l^{-1}
Lactat-Dehydrogenase	≥ 1,44 kU·l^{-1}
Malat-Dehydrogenase	≥ 0,72 kU·l^{-1}

Bei +15 bis + 25 °C 6 Stunden haltbar.

Probenmaterial:
Serum, Heparin- oder EDTA-Plasma

Bestimmungsansatz:
Wellenlänge: Hg 334 nm, Hg 356 nm oder 340 nm; Schichtdicke: 1 mm; Meßtemperatur: 25 °C; Temperierung der Reaktions-Lösung auf +25 °C.

In eine Küvette werden pipettiert

Probe	100 µl
Reaktions-Lösung	500 µl

Mischen und nach etwa 1 Minute die Extinktionsabnahme jede Minute, 3 Minuten lang, messen.

Berechnung:
Enzymaktivität $[U \cdot l^{-1}] = (\Delta E \cdot min^{-1}) \cdot F$

Wellenlänge [nm]	334	340	365
Faktor	971	952	1765

Linearität:
bis 152 $U \cdot l^{-1}$
Bei höheren Aktivitäten muß die Probe 1 + 10 mit physiologischer Kochsalz-Lösung verdünnt werden. Mit diesem verdünnten Material ist die Bestimmung zu wiederholen. Das Ergebnis wird mit 11 multipliziert.

Referenzintervall bzw. Normalbereich:
Frauen: 5 bis 15 $U \cdot l^{-1}$; Männer: 5 bis 17 $U \cdot l^{-1}$.

Hinweis
Hämolyse täuscht erhöhte Werte vor, da die GOT-Aktivität in den Erythrozyten etwa 40fach höher ist als im Serum. Bei hochaktiven Seren kann durch vorzeitigen NADH-Verbrauch eine sehr geringe oder kleine Aktivität vorgetäuscht werden. Wenn das eingesetzte Serum nicht lipämisch ist, zeigen derartige Testansätze eine geringe Anfangsextinktion. Zur Kontrolle sollte in diesem Fall die Analyse mit verdünnter Probe wiederholt werden.

II. *Analytik mit trägergebundenen Reagenzien*

a) Ektachem

$$\text{Aspartat} + \text{2-Oxoglutarat} \xrightarrow{\text{GOT}} \text{Oxalacetat} + \text{Glutamat}$$

$$\text{Oxalacetat} + \text{NADH} + H^+ \xrightarrow{\text{Malatdehydrogenase}} \text{Malat} + \text{NAD}^+$$

Es erfolgt eine Aktivierung mit Pyridoxal-5-Phosphat.

Probenmaterial:
Serum oder Heparin-Plasma

Meßbereich:
3 bis 1000 $U \cdot l^{-1}$ (37 °C)

Referenzintervall bzw. Normalbereich:
5 bis 35 $U \cdot l^{-1}$ (37 °C)

Interferenzen:
Hämolytische Proben mit einer Hämoglobin-Konzentration > 2 $g \cdot l^{-1}$ führen zu erhöhten GOT-Aktivitäten. EDTA, Kaliumoxalat und Natriumfluorid werden nicht zur Plasma-Gewinnung empfohlen. Proben von Patienten mit multiplen Myelom, deren Gesamt-Protein > 120 $g \cdot l^{-1}$ ist, können erhöhte GOT-Werte mit diesem Verfahren aufweisen. In diesem Fall muß die Probe 1 + 1 mit physiologischer Kochsalz-Lösung oder mit 7%iger Albumin-Lösung verdünnt werden.

b) Reflotron

$$\text{Alaninsulfinsäure} + \text{2-Oxoglutarat} \xrightarrow{\text{GOT}} \text{Pyruvat} + \text{Glutamat} + SO_3^{2-}$$

$$\text{Pyruvat} + PO_4^{3-} + H_2O + O_2 \xrightarrow{\text{Pyruvatoxidase}} \text{Acetylphosphat} + CO_2 + H_2O_2$$

$$H_2O_2 + \text{Imidazol-Farbstoff} \xrightarrow{\text{Peroxidase}} \text{blauer Farbstoff} + H_2O$$

Pyruvat-Eliminationsreaktion

$$\text{Pyruvat} + PO_4^{3-} + H_2O + O_2 \xrightarrow{\text{Pyruvatoxidase}} \text{Acetylphosphat} + CO_2 + H_2O_2$$

$$2\,H_2O_2 \xrightarrow{\text{Katalase}} O_2 + 2\,H_2O$$

Ascorbinsäure-Eliminationsreaktion

$$\text{Ascorbat} + O_2 \xrightarrow{\text{Ascorbinsäure-oxidase}} \text{Dehydroascorbat} + H_2O$$

Probenmaterial:
Blut, Heparin-Blut, Serum oder Heparin-Plasma

Meßbereich:
2,7 bis 1060 $U \cdot l^{-1}$ (25 °C)

Referenzintervall bzw. Normalbereich:
Frauen: bis 15 $U \cdot l^{-1}$ (25 °C); Männer: bis 18 $U \cdot l^{-1}$ (25 °C).

Temperaturumrechnungsfaktoren:
von 25 °C auf 37 °C: 2,22; von 37 °C auf 25 °C: 0,45.

Interferenzen:
Hämolytische Proben, deren Hämoglobin-Konzentration > 0,2 $g \cdot l^{-1}$ ist, zeigen eine erhöhte Wiederfindung. Methyldopa in sehr hohen Konzentrationen (außerhalb des therapeutischen Bereiches) kann zu einer Erniedrigung der GOT-Aktivität führen.

c) Seralyzer

$$\text{Aspartat} + \text{2-Oxoglutarat} \xrightarrow{\text{GOT}} \text{Oxalacetat} + \text{Glutamat}$$

$$\text{Oxalacetat} \xrightarrow{\text{Oxalacetatdecarboxylase}} \text{Pyruvat} + CO_2$$

$$\text{Pyruvat} + O_2 + \text{Phosphat} \xrightarrow[\text{Thiaminpyrophosphat}]{\text{Pyruvatoxidase} +} \text{Acetylphosphat} + CO_2 + H_2O_2$$

$$H_2O_2 + \text{3,5-Dichlor-2-hydroxybenzolsulfonat} + \text{4-Aminophenazon} \xrightarrow{\text{Peroxidase}} \text{Chinoniminfarbstoff} + 2\,H_2O + 2\,HCl$$

Probenmaterial:
Serum, EDTA oder Heparinplasma

Probenverdünnung:
1 Teil Probe + 2 Teile deionisiertes Wasser

Meßbereich:
20 bis 250 $U \cdot l^{-1}$ (37 °C) bzw. 9 bis 116 $U \cdot l^{-1}$ (25 °C)

Referenzintervall bzw. Normalbereich:
Frauen: bis 43,5 $U \cdot l^{-1}$ (37 °C); Männer: bis 44,5 $U \cdot l^{-1}$ (37 °C); (Werte für 25 °C sind nicht angegeben).

Interferenzen
Hämolytische Seren sind ab einer Hämoglobin-Konzentration > 0.2 $g \cdot l^{-1}$ ungeeignet, es resultieren erhöhte GOT-Aktivitäten. Ascorbinsäure kann schon in niedrigen Konzentrationen (5 $mg \cdot l^{-1}$) zu erniedrigten Werten führen.

Glutamat-Pyruvat-Transaminase (GPT) bzw. Alanin-Aminotransferase (ALT)

Indikation
Die Bestimmung der GPT-Aktivität wird durchgeführt bei

- akuten und chronischen Lebererkrankungen,
- Herzinfarkt.

Haltbarkeit des Analyten in der Probe
Bei Lagerung im Kühlschrank (+4 °C) bleibt die Aktivität im Serum mindestens 3 Tage voll erhalten. Das Einfrieren kann nicht empfohlen werden.

Analytik
I. *Optimierte Standardmethode der Deutschen Gesellschaft für Klinische Chemie*

$$\text{Alanin} + \text{2-Oxoglutarat} \xrightarrow{\text{GPT}} \text{Pyruvat} + \text{Glutamat}$$

$$\text{Pyruvat} + \text{NADH} + H^+ \xrightarrow{\text{Lactatdehydrogenase}} \text{L-Lactat} + \text{NAD}^+$$

Praktische Durchführung:
Reagenzien

Reaktions-Lösung:	
Phosphat-Puffer, pH 7,4	96 $mmol \cdot l^{-1}$
L-Alanin	960 $mmol \cdot l^{-1}$
2-Oxoglutarat	21,6 $mmol \cdot l^{-1}$
NADH	0,216 $mmol \cdot l^{-1}$
Lactat-Dehydrogenase	≥ 1,44 $kU \cdot l^{-1}$

Bei 15 bis 25 °C 6 Stunden haltbar.

Probenmaterial:
Serum, Heparin- oder EDTA-Plasma

Bestimmungsansatz:
Wellenlänge: Hg 334 nm, Hg 365 nm oder 340 nm; Schichtdicke: 1 cm; Meßtemperatur: 25 °C; Temperierung der Reaktions-Lösung auf +25 °C.

In eine Küvette werden pipettiert:

Probe	100 µl
Reaktions-Lösung	500 µl

Mischen und nach etwa 1 Minute die Extinktionsabnahme jede Minute, 3 Minuten lang, messen.

Berechnung:
Enzymaktivität $[U \cdot l^{-1}] = (\Delta E \cdot min^{-1}) \cdot F$

Wellenlänge [nm]	334	340	365
Faktor	971	952	1765

Linearität:
bis 152 $U \cdot l^{-1}$.
Bei höheren Aktivitäten muß die Probe 1 + 10 mit physiologischer Kochsalz-Lösung verdünnt werden. Mit diesem verdünnten Material ist die Bestimmung zu wiederholen. Das Ergebnis wird mit 11 multipliziert.

Referenzintervall bzw. Normalbereich:
Frauen: 5 bis 19 $U \cdot l^{-1}$; Männer: 5 bis 23 $U \cdot l^{-1}$.

Hinweis
Hämolyse täuscht erhöhte Werte vor, da die GPT-Aktivität in den Erythrozyten etwa 7fach höher ist als im Serum. Bei hochaktiven Seren kann durch vorzeitigen NADH-Verbrauch eine sehr geringe oder keine Aktivität vorgetäuscht werden. Wenn das eingesetzte Serum nicht lipämisch ist, zeigen derartige Testansätze eine geringe Anfangsextinktion. Zur Kontrolle sollte in diesem Fall die Analyse mit verdünnter Probe wiederholt werden.

II. *Bestimmung durch Analytik mit trägergebundenen Reagenzien*

a) Ektachem

$$\text{Alanin} + \text{2-Oxoglutarat} \xrightarrow{\text{GPT}} \text{Pyruvat} + \text{Glutamat}$$

$$\text{Pyruvat} + \text{NADH} + H^+ \xrightarrow{\text{Lactatdehydrogenase}} \text{L-Lactat} + \text{NAD}^+$$

Es erfolgt eine Aktivierung mit Pyridoxal-5-phosphat.

Probenmaterial:
Serum oder Heparin-Plasma

Meßbereich:
3 bis 1000 $U \cdot l^{-1}$ (37 °C)

Referenzintervall bzw. Normalbereich:
7 bis 56 $U \cdot l^{-1}$ (37 °C)

Interferenzen:
Hämolytische Proben mit einer Hämoglobin-Konzentration > 0,5 $g \cdot l^{-1}$ führen zu erniedrigten GPT-Aktivitäten. EDTA, Kaliumoxalat und Natriumfluorid werden nicht zur Plasma-Gewinnung empfohlen. Proben von Patienten mit multiplem Myelom, deren Gesamt-Protein > 120 $g \cdot l^{-1}$ ist, können erhöhte GPT-Werte mit diesem Verfahren aufweisen. In diesem Fall muß die Probe 1 + 1 mit physiologischer Kochsalz-Lösung oder mit 7%iger Albumin-Lösung verdünnt werden.

b) Reflotron

$$\text{Alanin} + \text{2-Oxoglutarat} \xrightarrow{\text{GPT}} \text{Pyruvat} + \text{Glutamat}$$

$$\text{Pyruvat} + PO_4^{3-} + H_2O + O_2 \xrightarrow{\text{Pyruvatoxidase}} \text{Acetylphosphat} + CO_2 + H_2O_2$$

$$H_2O_2 + \text{Imidazol-Farbstoff} \xrightarrow{\text{Peroxidase}} \text{blauer Farbstoff} + H_2O$$

Pyruvat-Eliminationsreaktion

$$\text{Pyruvat} + PO_4^{3-} + H_2O + O_2 \xrightarrow{\text{Pyruvatoxidase}} \text{Acetylphosphat} + CO_2 + H_2O_2$$

$$2\,H_2O_2 \xrightarrow{\text{Katalase}} O_2 + 2\,H_2O$$

Ascorbinsäure-Eliminationsreaktion

$$\text{Ascorbat} + O_2 \xrightarrow{\text{Ascorbinsäure-oxidase}} \text{Dehydroascorbat} + H_2O$$

Probenmaterial:
Blut, Heparin-Blut, Serum oder Heparin-Plasma

Meßbereich:
2,7 bis 1060 $U \cdot l^{-1}$ (25 °C)

Referenzintervall bzw. Normalbereich:
Frauen: bis 17 $U \cdot l^{-1}$ (25 °C); Männer: bis 22 $U \cdot l^{-1}$ (25 °C).

Temperaturumrechnungsfaktoren:
von 25 °C auf 37 °C: 1,9; von 37 °C auf 25 °C: 0,53.

Interferenzen:
Hämatokritwerte > 50% ergeben erniedrigte GPT-Resultate. Hämolytische Proben, deren Hämoglobin-Konzentration > 2 $g \cdot l^{-1}$ ist, zeigen eine erniedrigte Wiederfindung. Methyldopa in sehr hohen Konzentrationen, außerhalb des therapeutischen Bereiches, kann zu einer Erniedrigung der GPT-Aktivität führen. EDTA ist zur Plasma-Gewinnung ungeeignet.

c) Seralyzer

$$\text{Alanin} + \text{2-Oxoglutarat} \xrightarrow{\text{GPT}} \text{Pyruvat} + \text{Glutamat}$$

$$\text{Pyruvat} + \text{Phosphat} + O_2 \xrightarrow{\text{Pyruvatoxidase + Thiaminpyrophosphat}} \text{Acetylphosphat} + CO_2 + H_2O_2$$

$$H_2O_2 + \text{3,5-Dichlor-2-hydroxy-benzolsulfonat} + \text{4-Aminophenazon} \xrightarrow{\text{Peroxidase}} \text{Chinoniminfarbstoff} + 2\,H_2O + 2\,HCl$$

Probenmaterial:
Serum oder Heparinplasma

Probenverdünnung:
1 Teil Probe + 2 Teile deionisiertes Wasser

Meßbereich:
10 bis 400 $U \cdot l^{-1}$ (37 °C) bzw. 5 bis 200 $U \cdot l^{-1}$ (25 °C)

Referenzintervall bzw. Normalbereich:
Frauen: bis 35 $U \cdot l^{-1}$ (37 °C); Männer: bis 40 $U \cdot l^{-1}$ (37 °C); (Werte für 25 °C sind nicht angegeben).

Interferenzen:
Hämolytische Seren ab einer Hämoglobin-Konzentration > 0,2 $g \cdot l^{-1}$ und Proben, die Metamizol, EDTA, Gentisinsäure oder mit lipidklärenden Mitteln versetzt worden sind, dürfen nicht am Seralyzer für die Bestimmung der GPT-Aktivität eingesetzt werden. Über eine mögliche Störung durch Ascorbinsäure liegen nicht genügend Daten vor, jedoch sollten solche Proben nicht analysiert werden. Bei Proben mit erhöhten Pyruvat-Konzentrationen kann es zu Fehlmessungen kommen, die jedoch vom Gerät erkannt werden. Diese Proben sollten dann mit einem anderen Verfahren analysiert werden. Eingefrorene Plasmaproben eignen sich ebenfalls nicht zur Bestimmung am Seralyzer.

3 Hämatologische Blutuntersuchungen

Die hämatologische Bewertung des Blutes beruht auf Zellzählungen, Bestimmung der Konzentration von Hämoglobin und des Hämatokritwertes sowie der Beurteilung des gefärbten oder zytochemisch behandelten Blutausstriches.
Es werden hier nur die Bestimmungen eines Minimalprogrammes beschrieben, welches die Zählung von Erythrozyten und Leukozyten, das Differentialblutbild, den Hämatokritwert und die Konzentration des Hämoglobins beinhalten soll. Der Kliniker bezeichnet die Kombination aus der Konzentrationsbestimmung des Hämoglobins, die Ermittlung des Hämatokritwertes und die Bestimmung der Leukozyten- und Erythrozytenzahl als „Kleines Blutbild". Wird zu den vorgenannten Untersuchungen noch das Differentialblutbild gewünscht, spricht man vom „Großen Blutbild".

3.1 Zellzählungen

Für die Zellzählung stehen heute vollmechanisierte Analysengeräte zur Verfügung. Diese kommen jedoch nicht im kleinen Labor zum Einsatz, da der Anschaffungspreis noch sehr hoch ist und die Anzahl der Bestimmungen sich in einem Rahmen bewegt, der den Kauf eines vollmechanisierten Analysengerätes nicht rechtfertigt. Aber auch im großen Labor, insbesondere bei pathologischen Befunden, muß auf das Zellzählverfahren mittels Mikroskop und Zählkammer zurückgegriffen werden.

Kammerzählung

Prinzip der Kammerzählung:
Als erste Stufe muß das Blut verdünnt werden. Hierbei erfolgt eine Konservierung der zu zählenden Zellen. Andere Zellen, die nicht ausgezählt werden sollen, können sich in dieser Lösung zum Teil auflösen. Die zweite Stufe beschreibt die Füllung der Kammer, während in einer dritten Stufe die Zellen in einem definierten Volumen ausgezählt werden können. Als vierte Stufe erfolgt die Berechnung nach der Formel

$$\frac{\text{Zahl der gezählten Zellen} \cdot \text{Verdünnungsfaktor}}{\text{Volumen der Auszählung}}$$

Die berechnete Zellzahl wird auf 1 µl bzw. auf 1 l bezogen.

Probenmaterial:
Zur Durchführung der Zellzählung wird EDTA-Venenblut oder Kapillarblut empfohlen. Da die Abnahmetechnik des Kapillarblutes nicht einfach ist (→ 1.8), sollte das mit EDTA antikoagulierte Venenblut vorgezogen werden. Entsprechende Röhrchen sind käuflich zu erwerben. Das Blut ist gut mit dem EDTA zu vermischen, damit keine Gerinnsel entstehen können.

Probenvorbereitung:
EDTA-Blut ist grundsätzlich vor der Untersuchung, gut mindestens 5 Minuten, auf einem Rollenmischer zu mischen, da sonst nicht reproduzierbare Werte erhalten werden.

Verdünnung des Blutes:
Für die Verdünnung des Blutes zur Zählung der Erythrozyten und Leukozyten werden verschiedene Lösungen und speziell geeichte Pipetten verwendet (Abb. 7.22).
Zuerst wird das Blut bis zur Marke 0,5 in der Pipette aufgenommen, danach erfolgt die Füllung mit Verdünnungslösung bis zur Marke 11 bei Leukozyten bzw. bis zur Marke 101 bei Erythrozyten. Durch kräftiges Schütteln z. B. auf einem Rüttler können die Zellen in die Mischkammer, d. h. zwischen der Marke 1 und 11 bei der Leukozytenpipette bzw. 1 und 101 bei der Erythrozytenpipette gemischt werden. Im Auslauf der Pipette befindet sich bis zur Marke 1 reines Verdünnungsmittel. Für die Berechnung des Verdünnungsfaktors muß deshalb der Verteilungsraum, bei der Leukozytenpipette das Volumen 10 bzw. bei der Erythrozytenpipette das Volumen 100, berücksichtigt werden.

Neubauer-Zählkammer

Die Messung des Volumens in der Zählkammer basiert auf dem Zählnetz des Kammerbodens und einem präzis eingehaltenen Abstand zwischen dem Deckglas und dem Boden der Kammer. Der Abstand zwischen dem Deckglas und dem Boden der Kammer ist nur garantiert, wenn ein völlig planes d. h. geschliffenes Deckglas eingesetzt wird und das Deckglas auf den Stegen beiderseits gut haftet. Das Anhaften ist an den Newtonschen Farbringen zu erkennen. Zu diesem Zweck muß das Deckglas gut gereinigt sein. Die Stege werden leicht angefeuchtet. Das Deckglas wird mit einer Schiebebewegung angedrückt. Das Netz für die Zählung ist in der Abb. 7.23 dargestellt.

Füllung der Zählkammer:
Vor der Befüllung der Zählkammer muß die Verdünnung gut gemischt sein, indem in Längsrichtung der Pipette geschüttelt wird. Die ersten 2 bis 3 Tropfen, die blutfreie Verdünnungsflüssigkeit enthalten, müssen verworfen werden. Danach setzt man die Pipettenspitze am Rand des Deckglases auf den Boden der Kammer auf, und die Flüssigkeit kann in die Kammer einfließen. Die Kammer soll mindestens 3 Minuten stehen gelassen werden. Die Zeit ist notwendig, damit die Zellen auf den Boden der Kammer sedimentieren können.

Durchführung der Zählung:
Für jede Zellsorte werden bestimmte Quadrate ausgezählt. Damit die Auszählung einem bestimmten Volumen entspricht, soll folgendermaßen vorgegangen werden:
Alle Zellen, die sich vollständig innerhalb des ausgezählten Quadrates befinden, ohne Berührung der Begrenzungslinien, sollen gezählt werden. Zusätzlich werden alle Zellen, die zwei aneinanderstoßende Begrenzungslinien berühren, gezählt. Die Abb. 7.24 gibt eine Hilfestellung und Muster einer Zählung wieder.

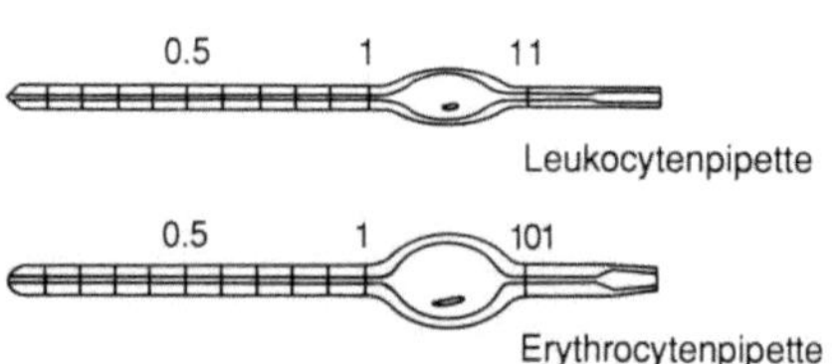

Abb. 7.22 Pipetten für die Blutzählung

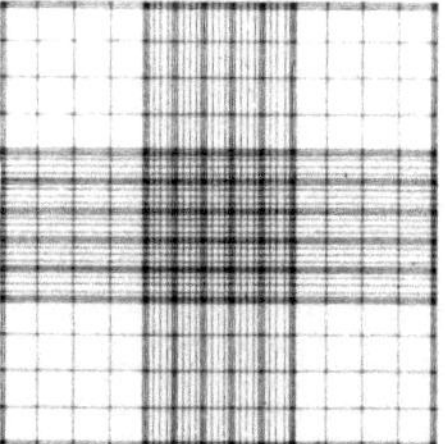

Abb. 7.23 Zählnetz

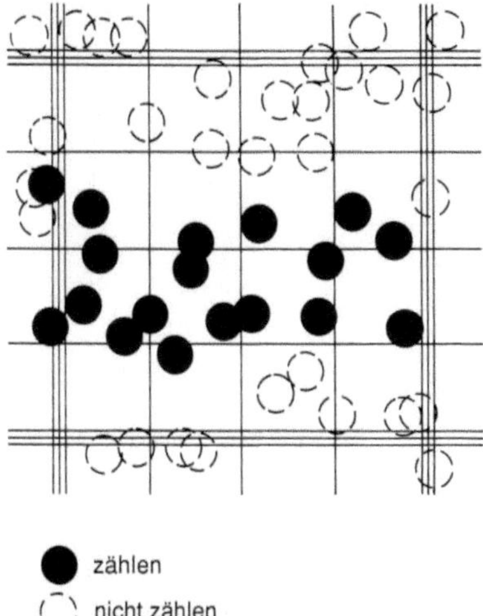

Abb. 7.24 Zählung der Blutzellen in der Zählkammer. Ausgezählt wird das Feld der beiden mittleren Querreihen. Bei der Zählung werden die Zellen, die völlig innerhalb der Grenzen liegen, sowie alle Zellen, die die linke und untere Begrenzungslinie (bei der dreifachen Linie die mittlere) berühren, berücksichtigt. Sämtliche Zellen, die die obere und rechte Begrenzungslinie berühren, wurden weggelassen.

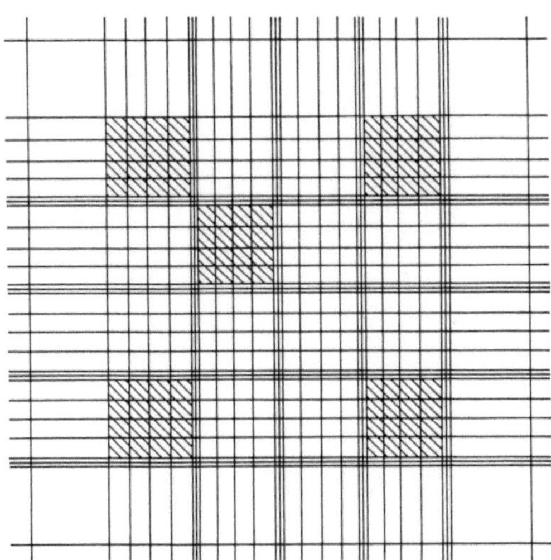

Abb. 7.25 Inneres Achsenkreuz der Zählkammer nach Neubauer. Die 5 Gruppenquadrate mit je 6 Grundquadraten, über denen die Erythrozyten ausgezählt werden sollen, sind schräg schraffiert.

3.2 Erythrozytenzahl

Indikation
Die Bestimmung der Erythrozytenzahl wird zur Diagnostik oder Verlaufskontrolle von

- Anämien und Polyzythämie,
- bei hämatologischen und Tumorerkrankungen,
- Vorsorgeuntersuchungen eingesetzt.

Prinzip
Die Bestimmung der Erythrozytenzahl wird heute überwiegend mit elektronischen Zählgeräten durchgeführt. Es ist wesentlich schneller und genauer als das alte Zählkammerverfahren. Da für das kleine Labor der Kauf eines Hämatologie-Gerätes oft zu teuer ist, soll hier das Zählkammerverfahren kurz beschrieben werden.
Das Blut wird mittels einer geeichten Erythrozytenpipette (Abb. 7.22) aufgenommen und mit Hayemscher-Lösung verdünnt. Die Erythrozytenverdünnung wird in eine Neubauer-Zählkammer (Abb. 7.25) gefüllt. Man zählt in einem definierten Volumen die Erythrozyten aus.

Probenmaterial:
EDTA-Blut, vorzugsweise Venenblut

Probenvorbereitung:
Vor der Untersuchung müssen die Erythrozyten resuspendiert werden.

Reagenzien:

Hayemsche-Lösung → Kapitel Alte Reagenzien	
Quecksilber(II)-chlorid	0,25 g
Natriumsulfat	2,5 g
Natriumchlorid	0,5 g
Deionisiertes Wasser	zu 100,0 ml

Geräte:
1. Geeichte Erythrozytenpipette
2. Neubauer-Zählkammer
3. Geschliffenes Deckglas

Praktische Durchführung:
Das EDTA-Blut wird mit einer geeichten Erythrozytenpipette bis zur Marke 0,5 aufgenommen. Anschließend wird mit Hayemscher-Lösung bis zur Marke 101 nachgefüllt. Nach kräftigem Schütteln sind die ersten Tropfen des Pipetteninhalts zu verwerfen und danach sofort in die vorbereitete Zählkammer zu füllen. Bei der Vorbereitung der Zählkammer ist darauf zu achten, daß auf den Haftstellen des Deckglases beiderseits der eigentlichen Kammer Newton-Ringe zu sehen sind. Bei einer etwa 250fachen Vergrößerung ist 2 bis 3 Minuten nach der Befüllung der Kammer mit der Auszählung zu beginnen. Man zählt 5 Gruppen à 16 kleinste Quadrate der Neubauer-Kammer aus (Abb. 7.25).
Die Abb. 7.26 zeigt einige typische Formen der Erythrozyten auf.

Berechnung:
Zählergebnis · 10000 = Erythrozyten · μl^{-1}.
Aus der Erythrozytenzahl, der Konzentration des Hämoglobins und dem Hämatokritwert lassen sich die Erythrozytenindices errechnen.

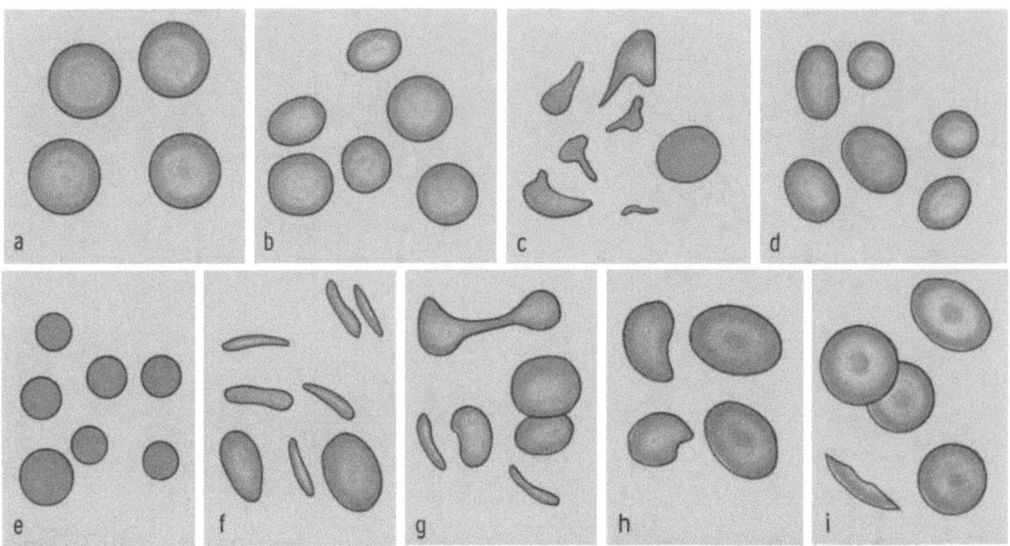

Abb. 7.26 Normale und pathologische Formen der Erythrozyten, a) Normale Erythrozyten, b) Anisozytose, c) Poikilozytose, d) Anulozyten bei Eisenmangelanämie, e) Mikrosphärozytose bei Kugelzellenanämie, f) Elliptozytose, g) Sichelzellen, h) Megalozyten bei perniziöser Anämie, i) Schießscheibenzellen (Target-Zellen). Aus [2]

Tabelle 7.17a Referenzintervall bzw. Normalbereiche

Alter	Erythrozytenzahl ($10^6 \cdot \mu l^{-1}$)	MCV ($fl = \mu m^3$)	MCH (pg)	MCHC ($g \cdot dl^{-1}$)
Neugeborene (1. bis 4. Tag)	4,5 bis 5,8	108 bis 123	34 bis 40	30,1 bis 33,8
Neugeborene (1. bis 2. Woche)	4,3 bis 5,5	102 bis 126	33 bis 39	30,0 bis 34,2
Neugeborene (2. bis 4. Woche)	3,5 bis 4,7	100 bis 116	33 bis 40	32,2 bis 35,8
Säuglinge	3,2 bis 3,9	86 bis 106	30 bis 36	31,9 bis 36,7
Ältere Kinder	3,5 bis 5,2	83 bis 96	28 bis 34	32,2 bis 36,2
Frauen	3,8 bis 5,2	81 bis 100	26 bis 34	31,4 bis 35,8
Männer	4,4 bis 5,9	81 bis 100	27 bis 34	31,5 bis 36,3

mittleres Zellvolumen MCV:

$$\frac{\text{Hämatokrit}}{\text{Erythrozytenzahl } (10^6 \cdot \mu l^{-1})} \cdot 1000$$

mittleres Zellhämoglobin MCH:

$$\frac{\text{Hämoglobin } (g \cdot dl^{-1})}{\text{Erythrozytenzahl } (10^6 \cdot \mu l^{-1})} \cdot 10$$

mittlere korpuskulare Hämoglobinkonzentration MCHC:

$$\frac{\text{Hämoglobin } (g \cdot dl^{-1})}{\text{Hämatokrit}}$$

Referenzintervall bzw. Normalbereiche: (Tabelle 7.17a)

Da im hohen Alter die Konzentration des Hämoglobins deutlich abnimmt, muß deshalb auch mit einem Rückgang der Erythrozyten gerechnet werden.

Störungen und Fehler:
Als häufigste Fehlerquelle werden ungeeichte Pipetten, feuchte Pipetten, ungenügend geschüttelte Pipetten, nicht trockene und nicht fettfreie Kammern, ungenaues Aufziehen der Pipette und Luftblasen in der Pipette oder der Kammer genannt.

3.3 Leukozytenzahl

Indikation
Die Bestimmung der Leukozytenzahl wird zur Diagnose oder Therapieüberwachung von

- Infektionen und Entzündungen,
- Tumorerkrankungen, insbesondere Leukämie,
- Knochenmarksdepressionen,
- Infarkten, Verbrennungen, Vergiftungen,
- allgemeinen Blutverlusten eingesetzt.

Prinzip
Heute wird die Bestimmung der Leukozytenzahl überwiegend mit elektronischen Zählgeräten durchgeführt. Diese arbeiten schneller und genauer als das alte Zählkammerverfahren. Da für das kleine Labor der Kauf eines Hämatologie-Gerätes oft zu teuer ist, soll hier das Zählkammerverfahren kurz beschrieben werden.
Das Blut wird mittels einer Leukozytenpipette aufgenommen und mit einer Farblösung, der Türkschen-Lösung, verdünnt. Hierbei werden die Erythrozyten lysiert. Die Kerne der Leukozyten färben sich violett. Die Leukozytenverdünnung wird in eine Neubauer-Zählkammer gefüllt. Man zählt die vier äußeren großen Quadrate aus.

Probenmaterial:
EDTA-Blut, vorzugsweise Venenblut in Ausnahmefällen Kapillarblut.

Reagenzien:

Türksche-Lösung:	
Essigsäure	1,0 ml
1%ige wässrige Gentianaviolettlösung	1,0 ml
Deionisiertes Wasser	zu 100,0 ml

Geräte:
1. Geeichte Leukozytenpipette
2. Neubauer-Zählkammer
3. Geschliffenes Deckglas

Praktische Durchführung:
In die geeichte Leukozytenpipette (Abb. 7.22) wird Blut bis zur Marke 0,5 und anschließend Türksche-Lösung bis zur Marke 11 aufgezogen. Hierdurch entsteht eine Verdünnung von 1:20. Nach kräftigem Mischen die Zählkammer befüllen (→ Zellzählung, 3.1).

Auswertung:
Bei einer 100fachen Vergrößerung, etwa 2 bis 3 Minuten nach der Befüllung der Kammer, mit der Auszählung beginnen. Gezählt werden im allgemeinen 4 Felder von je 1 mm^2 (= je 16 Quadrate von je 0,25 mm Seitenlänge). Über jedem Quadrat befindet sich 0.1 µl Flüssigkeit, was bei einer Pipettenverdünnung von 1:10 = 1/100 µl Blut entspricht. Genauer als die Zählung von 4 Feldern in einer Kammer (Abb. 7.27) ist die Auszählung von je 2 Feldern bei verschiedenen Kammerfüllungen.

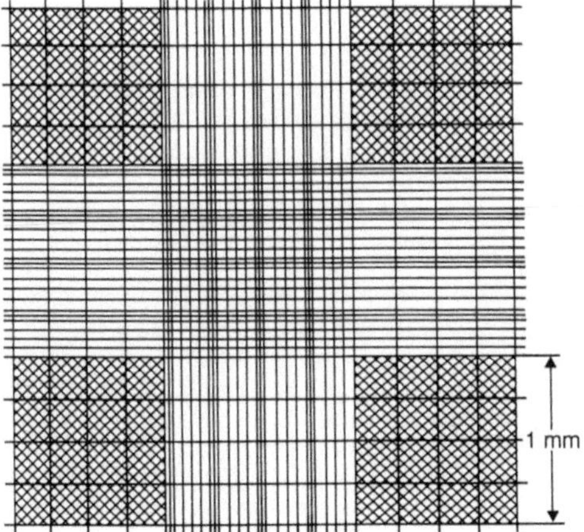

Abb. 7.27 Netzeinteilung der Zählkammer nach Neubauer. Die vier großen Eckquadrate, über denen die Leukozyten ausgezählt werden sollen, sind schräg schraffiert.

Berechnung:
Werden z. B. die vier großen Eckquadrate der Kammer ausgezählt, dann resultiert ein Zählvolumen von $4 \cdot 10\ \mu l^{-1}$, das Resultat errechnet sich nach der Formel:

$$\frac{\text{ausgezählte Leukozyten} \cdot 10 \cdot 20}{4}$$

$$= \text{ausgezählte Leukozyten} \cdot 50 \quad = \text{Leukozyten} \cdot \mu l^{-1}$$

$$\text{ausgezählte Leukozyten} \cdot 5 \cdot 10^7 = \text{Leukozyten} \cdot l^{-1}$$

Referenzintervall bzw. Normalbereich:

Alter	Leukozyten · μl^{-1}
Neugeborene bei der Geburt	9000 bis 30000
Neugeborene 2 Wochen alt	5000 bis 20000
Kinder 1 bis 3 Jahre	6000 bis 17500
Kinder 4 bis 7 Jahre	5500 bis 15500
Kinder 8 bis 13 Jahre	4500 bis 13500
Erwachsene	4300 bis 10000

Hinweis
Die Leukozytenzählung unterliegt einer erheblichen intraindividuellen Variabilität. Die relative Standardabweichung (Variationskoeffizient) liegt beim manuellen Verfahren der Kammerzählung bei ca. 10%, während mit vollmechanisierten Verfahren 3 bis 4% erreicht werden können.

Fehlermöglichkeiten:
Als häufigste Fehlerquelle werden ungeeichte Pipetten, feuchte Pipetten, ungenügend geschüttelte Pipetten, nicht trockene und nicht fettfreie Kammern, ungenaues Aufziehen der Pipette und Luftblasen in der Pipette oder Kammer genannt.

3.4 Differentialblutbild

Indikation
Das Differentialblutbild wird zur Diagnostik oder Verlaufskontrolle von

- Leukozytosen und Leukopenien,
- Infektionen,
- hämatologischer und malignen Erkrankungen,
- Anämien

benötigt.

Prinzip
Das Differentialblutbild stellt die im speziell angefärbten Blutausstrich ermittelte prozentuale Verteilung der kernhaltigen Zellen, d. h. der Leukozyten und ggf. auch Erythrozyten und pathologischen Zellformen dar. Es erfolgt eine Bewertung durch Auszäh-

len von mindestens 100 Zellen unter gleichzeitiger Beurteilung der Erythrozytenqualität (Form, Größe und färberisches Verhalten).

Probenmaterial:
EDTA-Venen- oder Kapillarblut

Benötigte Materialien

1. *Saubere Objektträger.* Das bedeutet eine Entfettung durch 24stündiges Einlegen in Spiritus, Abtrocknen mit einem sauberen Tuch und Nachreiben mit dem Fensterleder. Als Schnellmethode genügt ausnahmsweise das kräftige Abreiben mit Ethanol 96% (V/V) und Trockenreiben mit einem Tuch.

2. *May-Grünwald-Lösung* (0,3 g Methylenblaueosin in 100 ml Methanol)

3. *Giemsa-Stammlösung* (1,0 g Azur-B-Eosin in 100 ml Methanol)

4. *Giemsa-Lösung* (1 Teil Giemsa-Stammlösung mit 19 Teilen deionisiertes Wasser für die Färbung des Ausstrichpräparates mischen)

5. *Geschliffenes Deckglas.* Die Farblösungen enthalten leicht flüchtiges Methanol, aus diesem Grund müssen die Lösungen gut verschlossen aufbewahrt werden. Im Handel sind auch bereits mit Farbstoff beschichtete Objektträger erhältlich, die den Färbevorgang ersparen und für eine gleichmäßige Färbung sorgen.

Ausstrichtechnik:
Mittels einer Lanzette wird die Fingerkuppe punktiert (→ Kapillarblutentnahme, 1.8). Der erste Tropfen Blut wird abgewischt. Der nächste Tropfen wird durch leichtes Berühren auf den Objektträger, der nur an den Rändern anzufassen ist, genommen. EDTA-Venenblut als Ausgangsmaterial ist besser geeignet, wenn es vor dem Auftragen mindestens 5 Minuten auf einem Rollenmischer gemischt worden ist. Der Bluttropfen soll an dem einen Ende des Objektträgers haften. Danach wird der Objektträger auf eine feste Unterlage gelegt. Der Bluttropfen wird mit einem sauberen, geschliffenen Deckglas, das in einem Winkel von 40 bis 45 Grad angesetzt wird, gestrichen, daß ein gleichmäßiger, vierseitiger randfreier Blutausstrich entsteht. Das Deckglas wird zunächst von links her langsam an den Bluttropfen herangeführt, so daß dieser sich entlang der Kante des Glases verteilen kann (Abb. 7.28). Je steiler der Winkel zwischen Deckglas und Objektträger, um so dicker, je kleiner der Winkel, um so dünner wird der Blutausstrich. Der Ausstrich wird am besten, wenn man schnell und gleichmäßig ausstreicht. Am Ende des Ausstriches soll ein rundes „Fähnchen" entstehen (b).
Der so angefertigte Blutausstrich soll möglichst rasch getrocknet werden. Hierzu den Objektträger an den Kanten anfassen und kurz in der Luft schwenken. Eine künstliche Erwärmung ist zu vermeiden. Zu langsame Trocknung läßt Zeit für die osmotische Verschiebung von Wasser aus den schrumpfenden Erythrozyten in das eindickende Plasma. Die schrumpfenden Erythrozyten erscheinen später als Stechapfelformen. Das an der Luft getrocknete Präparat wird auf seiner Schmalseite, Schicht nach unten, schräg aufgestellt. Zum Schutz vor Fliegenfraß und Staubeinwirkung soll das ungefärbte Präparat in einer Schublade mit der aufgetragenen Schicht nach oben aufbewahrt werden.
Die besten färberischen Ergebnisse werden erhalten, wenn die Ausstriche erst vollständig durchgetrocknet sind. In der Regel 4 bis 5 Stunden, am besten erst 24 Stunden nach dem Ausstreichen. In dringenden Fällen kann von dieser Regelung abweichend unmittelbar nach der Lufttrocknung die Färbung erfolgen. Die Qualität der Färbung läßt dann aber zu wünschen übrig.

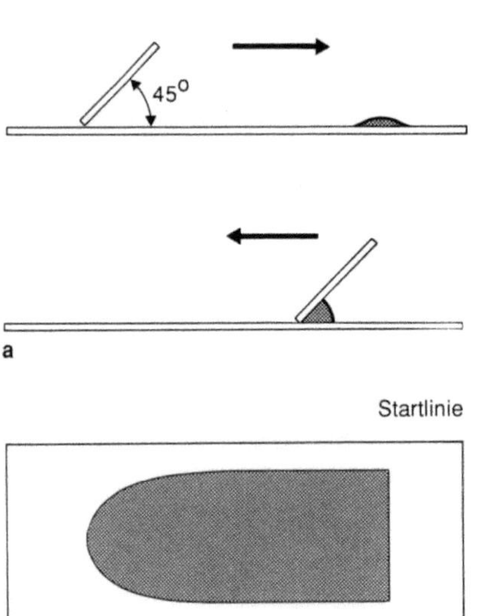

Abb. 7.28 a) Technik des Ausstriches für das Differentialblutbild, b) Aussehen bzw. Form eines Ausstriches

Färbung:
Unter der Vielzahl an Färbemöglichkeiten hat sich die panoptische Färbung nach Pappenheim durchsetzen können. Es handelt sich hier um eine kombinierte May-Grünwald-Giemsa-Färbung.

1. Die getrockneten Ausstriche werden auf einem Färbegestell plaziert und mit frisch filtrierter, nicht verdünnter May-Grünwald-Lösung bedeckt bzw. in diese Lösung eingelegt.
2. Nach 2 Minuten läßt man die gleiche Menge deionisiertes Wasser (pH-Wert zwischen 6,8 und 7,0) zufließen und wartet weitere 2 Minuten.
3. Nun läßt man die Farblösung abfließen und spült das Präparat gut mit deionisiertem Wasser.
4. Auf einen Tupfer gelegt, erfolgt die Trocknung.
5. Die Ausstriche mit der Schichtseite nach unten in die verdünnte Giemsa-Lösung legen. Für 10 bis 15 Minuten in dieser Lösung belassen.
6. Mit deionisiertem Wasser wird jetzt das Präparat solange gespült, bis die Differenzierung komplett ist bzw. der Ausstrich den gewünschten Farbton angenommen hat.
7. Zum Trocknen werden die Ausstriche aufrecht hingestellt.

Der Färbevorgang kann auch durch das Einstellen der Objektträger in Küvetten, die die entsprechende Färbelösung enthalten, erfolgen.

Hinweis zur Färbung
Die Farblösungen bestehen aus einem Gemisch von sauren (Eosin) und basischen (Methylenblau, Azur-B) Farbstoffen. Chromatographisch konnten bis zu zehn verschiedene Farbstoffe, die sich in den Farblösungen gebildet hatten, nachgewiesen werden. Die Zusammensetzung und färberischen Eigenschaften der Farblösungen kann von Charge zu Charge unterschiedlich sein. Entsprechend dem Prinzip einer Säure-Basen-Reaktion erfolgt die Anlagerung der Farben an die Zellstrukturen.
Die Qualität der Färbung hängt von einer Reihe von Faktoren ab:

1. Stehen die Ausstriche zu lange vor der Färbung ergibt sich eine bläuliche Tönung des Hintergrundes.
2. Wird die Dauer der Färbung zu lange ausgedehnt, ungenügend gespült, ein zu dicker Ausstrich verwendet oder hat das Spülwasser einen zu hohen pH-Wert, dann erhält das Präparat einen Blaustich.
3. Ein Rotstich kann entstehen, wenn der pH-Wert des Wassers zu tief ist oder eine Einwirkung von Säuredämpfen auf die Farblösungen stattgefunden hat.
4. Da dem pH-Wert eine große Bedeutung zukommt, kann anstelle des Wassers auch eine Pufferlösung zum Spülen benutzt werden. Es wird u. a. der Phosphatpuffer nach Sörensen (pH 6,5) oder nach Weise (pH 6,5) empfohlen.

Bewertung der gefärbten Blutausstriche:
Bei der Bewertung der gefärbten Ausstriche ist streng systematisch vorzugehen. Mit einer schwachen Vergrößerung, Objektiv 10 × oder 20 ×, sollte der gesamte Blutausstrich inspiziert werden. Hierbei erfolgt die Beurteilung der Dicke des Ausstriches. Ausstriche mit einer zu dicken Schicht zeigen Übereinanderlagerungen der Erythrozyten und oft zu kleine, weil zu wenig verstrichene, Leukozyten mit schlecht beurteilbaren Einzelheiten. Zu dünne Ausstriche zeigen verstrichene Erythrozyten mit nicht mehr bewertbaren Formen. Es soll auch auf Einzelheiten wie etwa die sogenannte Geldrollenbildung und auf Agglutination, z. B. als Folge von Kälteagglutination, geachtet werden. Bei der Inspektion wird ein guter Abschnitt für die Detailbeurteilung ausgesucht.
Mit der Ölimmersion bei einer 50fachen bzw. 100fachen Linearvergrößerung wird das Blutbild und seine Veränderungen beurteilt und die Zusammensetzung der Leukozyten in 100 oder 200 Zellen ausgezählt. Einzelheiten von ungewöhnlichen Zellen und die Morphologie der Leukozyten, z. B. Granula, müssen mit der Ölimmersion mit 100fach Vergrößerung bewertet werden. Bei der Beurteilung mit der Ölimmersion wird in einer mäanderförmigen Kurve (Abb. 7.29) vorgegangen, damit nicht eine wiederholte Inspizierung bereits bearbeiteter Abschnitt des Ausstrichs erfolgt.
Da die Verteilung der weißen Blutzellen im Ausstrich nicht ganz gleichmäßig ist, soll die Detailbewertung zentrale und randständige Abschnitte des Blutausstriches mit einbeziehen. Man zählt in dem Bereich, in dem die Erythrozyten dicht nebeneinander liegen.

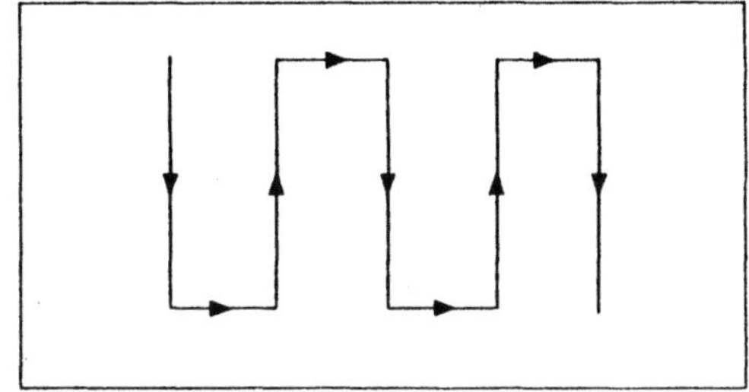

Abb. 7.29 Beurteilung gefärbter Blutausstriche

In der Tabelle 7.17 sind die Ergebnisse der Färbung auf die einzelnen Zellen dargestellt. Zum besseren Verständnis finden sich nachfolgend einige Darstellungen der Auswertung (Abb. 7.30 bis 7.32), die typische Blutzellen, insbesondere Leukozyten, aufzeigen. Damit das Verständnis für die Ausführung der Bewertung erleichtert wird, zeigt die Abb. 7.30 die im Blut vorkommenden Blutzellen und deren zytogenetische Beziehung. Die Abbildung 7.31 zeigt exemplarisch einen „normalen" Differentialblutbildausstrich.

Tabelle 7.17 Färbeergebnis

Erythrozyten	rosa bis rot
Kerne aller Zelltypen	blau-violett
Plasma der Granulozyten	durchscheinend rosa
Neutrophile Granula	violett (staubfein)
Eosinophile Granula	ziegelrot (bläschenförmig)
Basophile Granula	kräftig violett (grob und fein)
Plasma der Lymphozyten	hellblau bis blau
Plasma der Monozyten	milchig-violett
Azurgranulation	rötlich (fein)
Jolly-Körperchen	violett (punktförmig)
Basophile Tüpfelung	tiefblau (fein)
Thrombozyten	rot-violett
Kerne von Blutparasiten und Protozoen	leuchtend rot

Hinweis
Es sollten immer mindestens 100 Leukozyten der granulozytären, monozytären und lymphatischen Reihe prozentual erfaßt und sofern kein Zählgerät vorhanden ist in ein Schema eingeordnet werden. Liegen die Prozentanteile vor, kann man bei gleichzeitiger Bestimmung der Gesamtleukozytenzahl gut die Absolutwerte der einzelnen Leukozytenzahlen errechnen. Dies ist für viele klinische Fragestellungen notwendig, da nur so echte Leukopenien oder Leukozytosen erkannt werden können. Die Präzision der Differentialzählung hängt von der Gesamtzahl der ausgezählten Zellen ab.

Referenzintervall bzw. Normalbereich:

	%	Leukozyten · µl
Neutrophile Granulozyten	40 bis 75	2500 bis 7500
Eosinophile Granulozyten	1 bis 6	40 bis 400
Basophile Granulozyten	0 bis 1	0 bis 100
Monozyten	2 bis 8	200 bis 800
Lymphozyten	20 bis 45	1500 bis 3500

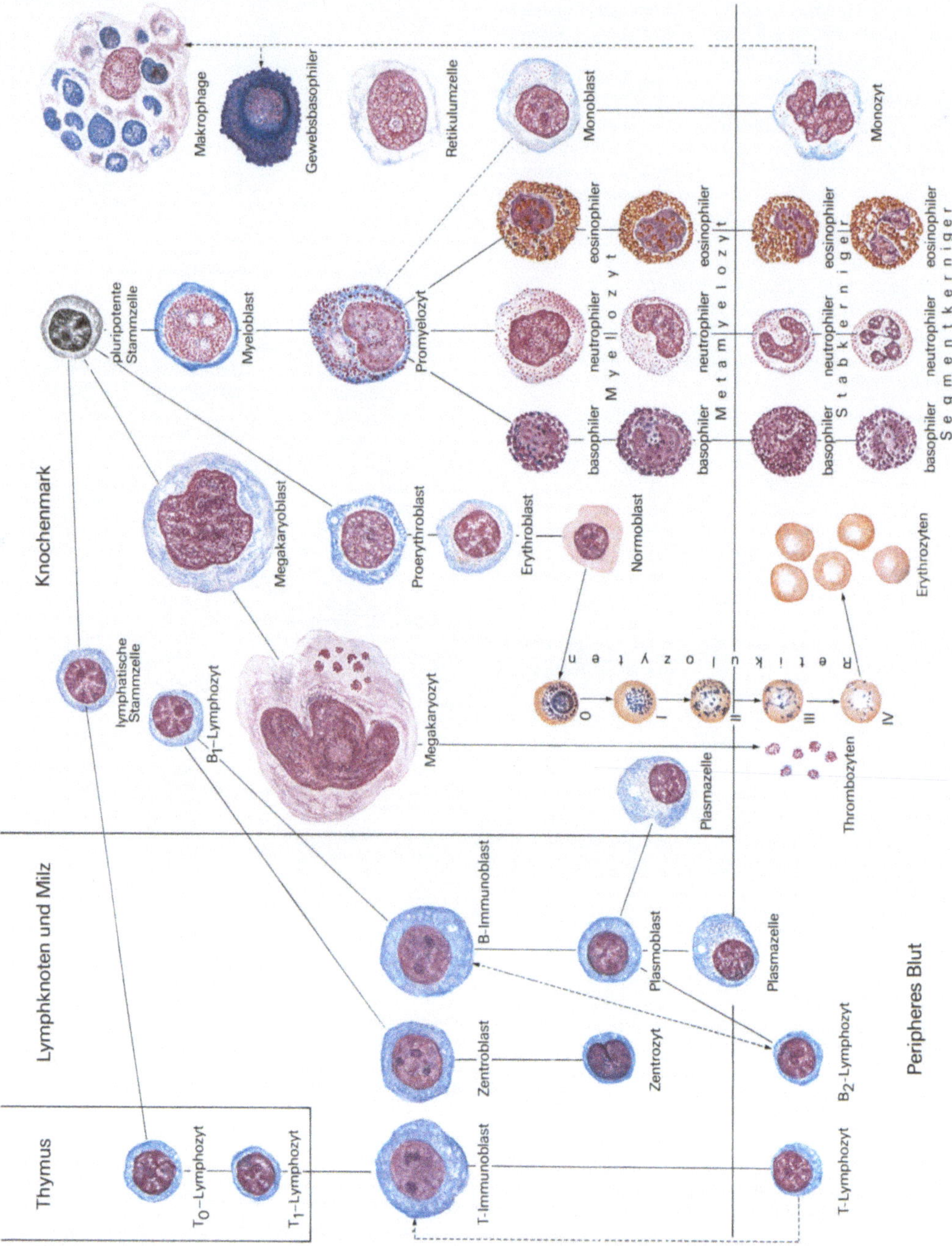

Abb. 7.30 Schematische Übersicht über verschiedene Blutzellen und ihre Vorläufer sowie ihre zytogenetische Beziehung. Aus [2]

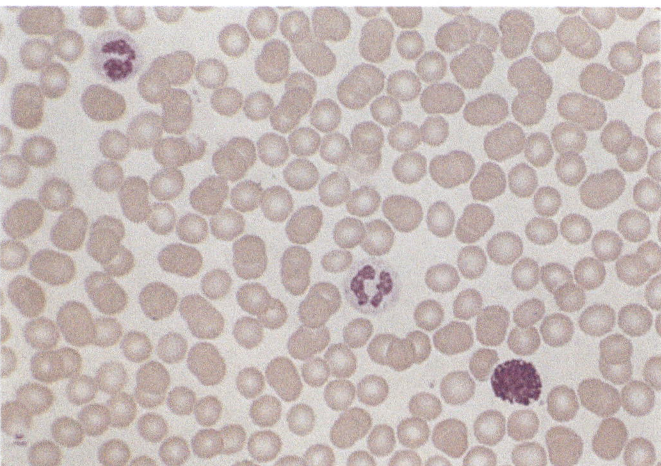

Abb. 7.31 Normales Blutbild im Hellfeld, Abdruck mit freundlicher Genehmigung der Fa. Olympus Optical, Hamburg

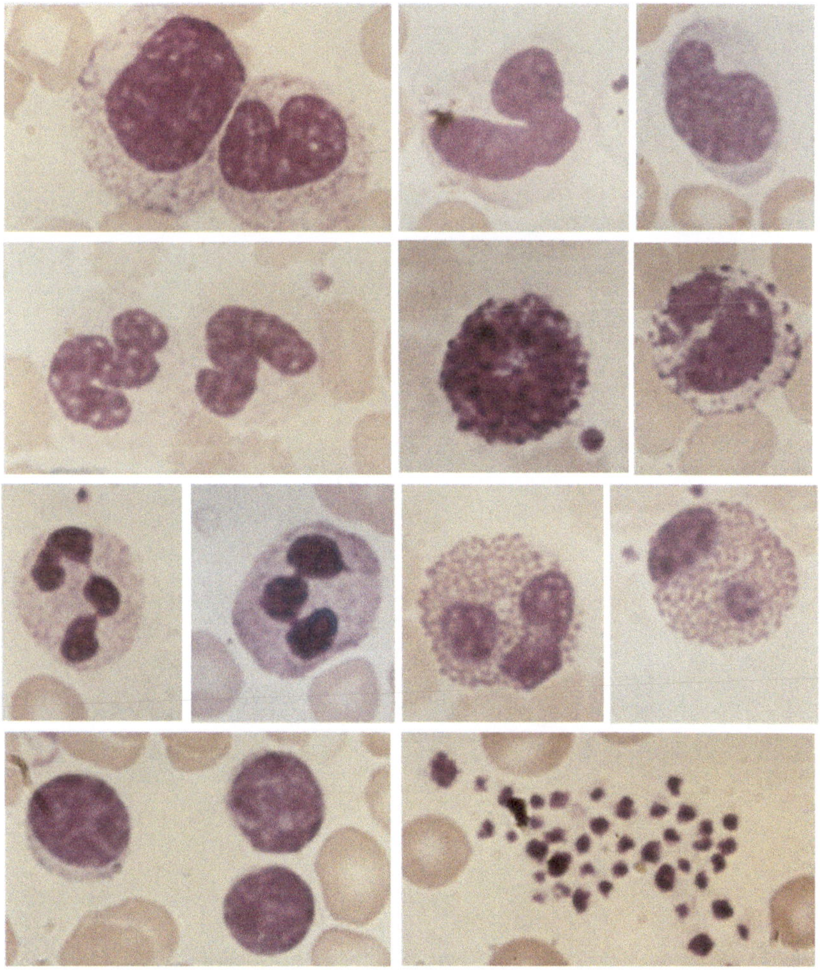

Abb. 7.32 Normale Leukozytenformen des peripheren Blutes. a jugendliche neutrophile Granulozyten (Metamyelozyten); b stabkernige neutrophile Granulozyten; c segmentkernige neutrophile Granulozyten; d Lymphozyten; e Monozyten; f basophile Granulozyten; g eosinophile Granulozyten; h Thrombozyten. Aus [12]

Tabelle 7.18 Charakteristika der normalerweise im peripheren Blut vorkommenden Leukozyten (aus Leybold K. und Grabener E. (1976) Praxis-Laboratorium, Abdruck mit freundlicher Genehmigung des G. Thieme Verlages, Stuttgart).

Zellart	Zellgröße in µm	Kern-Plasma-Relation	Kern-Form	Kern-Lage	Kern, Chromatingerüst	Kern, Nukleolen	Plasma, Farbe	Plasma Granulation
Lymphozyt, kleiner	8-10	schmaler Plasmasaum, oft fehlend	rund	zentral bis leicht exzentrisch	grob-schollig	nicht sichtbar	tief dunkel-blau	ganz selten violette oder rötliche azuro-phile Gr.
großer	10-25	breiterer Plasmasaum	rund, manchmal eingedellt oder bohnenförmig	leicht bis stark exzen-trisch	grob-schollig	nicht sichtbar	mittel-blau	gelegentlich violette oder rötliche azuro-phile Gr.
Granulozyt, Jugend-licher (Metamye-lozyt)	12-18	1:2 etwa	bohnenförmig	exzentrisch	grob-schollig	ø	grau-rötlich	noch etwas grobe neutro-phile, bei Eosinophilen sehr grobe rote, bei Basophilen sehr grobe blauschwarze Gr.
Stab-kerniger	10-15	1:3 etwa	stabförmig, U-oder S-förmig	exzentrisch	grob-schollig	ø	grau-rötlich	reichlich fein neutrophile Gr., eosino-phile und basophile Gr., s. bei Jugendlichem
Segment-kerniger	10-15	1:4 etwa	2-4 Segmente	exzentrisch	grob-schollig	ø	grau-rötlich	reichlich feine neutro-phile Gr., eosinophile und basophile Gr., s. bei Jugendlichem
Über-segmen-tierter	10-15	1:4 etwa	über 4 Segmente	exzentrisch	grob-schollig	ø	grau-rötlich	reichlich feine neutro-phile Gr., eosinophile und basophile Gr., s. bei Jugendlichem
Monozyt	16-20	Breit an-gelegtes Plasma. Zelle nicht immer rund	groß, oft einge-buchtet, gelappt, unregelmäßig geformt	nicht typisch	fein mit Verdich-tungen	nicht sichtbar	grau-blau	teilweise feine azurophile violette oder rötliche Gr.
Plasma-zelle	12-18	meist starker Plasmasaum	rund	meist exzentrisch	sehr dichte, Struktur wenige Auf-hellungen	1-3 kleine blaue	tief-blau mit verein-zelten Vakuolen	ø

Tabelle 7.19 Charakteristika jugendlicher Blutzellen / Färbung nach Pappenheim, (aus: Leybold K. und Grabener E. (1976) Praxis Laboratorium, Abdruck mit freundlicher Genehmigung des G. Thieme Verlages, Stuttgart).

Zellart	Zellgröße in µm	Kern-Plasma-Relation	Kern Form	Kern Lage	Kern Chromatin-gerüst	Kern Nukleolen	Plasma Farbe	Plasma Granulation	Mitosen
Proerythroblast	15–20	mäßig breiter Plasmasaum, zeigt oft Ausbuchtungen	rund	meist zentral	dicht feinwabig, gröber als Myeloblast	meist einige verwaschene	tiefblau, sichelartige Aufhellung in Kernnähe möglich	Ø	(+)
Makroblast Erythroblast)	14–18	Kern mehr als Plasma geschrumpft rel. viel Plasma	rund	meist zentral	dichter, z. T. Radspeichenstruktur	Ø	hellblau, zunehmende Aufhellung in Kernnähe	Ø	+
Normoblasten	14–18 mit Reifung abnehmend	nimmt mit Reifung ab	kreisrund	zentral	mit Reifung immer dichter, pyknotischer, Radspeichenform	Ø	von basophil bei weitere Reifung über polychromatisch zu oxyphil	keine bei Pappenheim-Färbung	+ außer oxyphile
Retikulozyten	7–8	kein Kern	Substantia reticulo-granulo-filamentosa = Kernchromatinreste, bei sog. Vitalfärbung mit Brillantkresylblau sichtbar (blau)				grünlich mit Brillantkresylblau	Substantia reticulogranulofilamentosa, s. Kern	Ø
(Pro) Megaloblast	17–20 und größer	breiterer Plasmasaum	rund, groß 12–14 µm	meist zentral	fein mit Verdickungen	oft 2–3	polychromatisch	Ø	
Myeloblast	15–20	ca. 3:1	häufig leicht oval	zentral	zarter als Proerythroblast	meist 2–5	hellblau bis tiefblau	Ø	(+)
Promyelozyt	16–27	ca. 2:1	oval bis nierenförmig	randständig	gröber als Myeloblast	nicht mehr regelmäßig	hellblau mit perinukleärer Aufhellung	feine bis plumpe rotviolette Granula	+
Myelozyt	12–20	ca. 1:1	oval bis nierenförmig	meist randständig	gröber als Promyelozyt	Ø	zunehmend neutrophil, z. T. blau grau bis graurot. Eos u. Baso s. rechts	a) Neutrophiler: sehr dichte, feine neutrophile Gr. b) Eosinophiler: grobe, rote Gr. c) Basophiler: grobe, schwarzblaue Gr.	++
Metamyelozyt (Jugendlicher)	12–18	ca. 1:2	eingebuchtet, nierenförmig	randständig	grobschollig	Ø	neutrophil, Eos u. Baso s. rechts	wie Myelocyt	Ø
Lymphoblast	12–19	mäßiger Plasmasaum	rund-oval	leicht exzentrisch	grobretikulär	1–2 helle mittelgroße	hellblau, scharf begrenzt	Ø	+

Das Differentialblutbild von Neugeborenen und Erwachsenen ist sehr ähnlich, jedoch enthält das Blut von Neugeborenen mehr Erythrozytenvorstufen. Im Alter von 1 Jahr ist das Verhältnis von Neutrophilen und Lymphozyten jedoch genau umgekehrt.

3.5 Hämoglobin

Indikation
Die Bestimmung der Hämoglobin-Konzentration im Blut wird bei folgenden Erkrankungen durchgeführt:

- Anämie
- Polyglobulie
- Dehydratationszuständen
- Hyperhydratationszuständen

Haltbarkeit des Analyten in der Probe
Innerhalb von 24 Stunden bestimmen

Analytik
I. *Photometrische Bestimmung (Cyanhämiglobin-Methode)*

Durch Kalium-Ferricyanid wird das Hämoglobin (Fe II) zu Hämiglobin (Fe III) bzw. Methämoglobin oxidiert. Hämiglobin wird mittels Kaliumcyanid in Cyanhämiglobin bzw. Cyanmethämoglobin überführt, welches bei der Wellenlänge 546 nm ein typisches Absorptionsmaximum aufweist.

Praktische Durchführung:
Reagenzien

Reaktions-Lösung:	
Phosphatpuffer, pH 7,2	2,5 $mmol \cdot l^{-1}$
Kaliumcyanid	1,0 $mmol \cdot l^{-1}$
Kaliumhexacyanoferrat (III)	0,6 $mmol \cdot l^{-1}$
Natriumchlorid	1,5 $mmol \cdot l^{-1}$
Detergenz	0,05%

In einer dunklen Flasche aufbewahrt, ist die Lösung bei +15 bis +25 °C 4 Monate verwendbar. Wenn sie sich verfärbt oder wenn Trübungen auftreten, muß sie verworfen werden.

Probenmaterial:
Kapillarblut, EDTA-Venenblut

Bestimmungsansatz:
Wellenlänge: Hg 546; Küvette: 1 cm Schichtdicke.

In Reagenzgläser werden pipettiert:

Reaktions-Lösung	5000 µl
Blut z. B. mit SAHLI-Pipette oder end-to-end Kapillare	20 µl

Pipette mit dem Reaktionsgemisch ausspülen und mischen. Frühestens nach 3 Minuten die Extinktion der Probe (EP) gegen die Reaktionslösung messen.

Berechnung:
Hämoglobin-Konzentration: $[g \cdot dl^{-1}] = E_P \cdot 36{,}8$;
Hömoglobin-Konzentration (bezogen auf Eisen): $[mmol \cdot l^{-1}] = E_P \cdot 22{,}8$

Referenzintervall bzw. Normalbereich:
Frauen: 12 bis 16 $g \cdot dl^{-1}$ bzw. 7,5 bis 10,0 $mmol \cdot l^{-1}$; Männer: 14 bis 18 $g \cdot dl^{-1}$ bzw. 8,7 bis 11,2 $mmol \cdot l^{-1}$; Neugeborene: 16 bis 25 $g \cdot dl^{-1}$ bzw. 10,0 bis 15,5 $mmol \cdot l^{-1}$; Säuglinge: 10 bis 15 $g \cdot dl^{-1}$ bzw. 6,2 bis 9,3 $mmol \cdot l^{-1}$; Kleinkinder: 11 bis 14 $g \cdot dl^{-1}$ bzw. 6,8 bis 8,7 $mmol \cdot l^{-1}$; Kinder: 12 bis 16 $g \cdot dl^{-1}$ bzw. 7,5 bis 10,0 $mmol \cdot l^{-1}$.

Hinweis
Achtung, die Lösung enthält Cyanid. Abfall muß speziell entsorgt werden.

II. *Bestimmung durch Analytik mit trägergebundenen Reagenzien*
a) Ektachem

$$\text{Hämoglobin} \xrightarrow{\text{Kalium-Ferricyanid}} \text{Methämoglobin}$$

$$\text{Methämoglobin} \xrightarrow{\text{Kaliumcyanid}} \text{Isothiocyanmethämoglobin}$$

Probenmaterial:
Heparin-Blut

Meßbereich:
5 bis 20 $g \cdot dl^{-1}$

Referenzintervall bzw. Normalbereich:
Frauen: 12,7 bis 14,7 $g \cdot dl^{-1}$; Männer: 14,4 bis 16,6 $g \cdot dl^{-1}$.

Interferenzen:
Freie Fettsäure > 3 $mmol \cdot l^{-1}$ führen zu erhöhten Hämoglobin-Konzentrationen. Harnsäure > 10 $mg \cdot dl^{-1}$ erniedrigt die Hämoglobin-Konzentration. Kaliumoxalat/Natriumfluorid und Thymol werden nicht als Antikoagulansmittel empfohlen.

b) Reflotron

$$\text{Hämoglobin} + K_3[Fe(CN)_6] \longrightarrow \text{Methämoglobin}$$

$$\text{Methämoglobin} + Hg(CN)_2 \longrightarrow \text{Cyanmethämoglobin}$$

Probenmaterial:
Blut, Heparin-, EDTA- oder Citrat-Blut

Meßbereich:
5,0 bis 20,0 $g \cdot dl^{-1}$ bzw. 3,1 bis 12,4 $mmol \cdot l^{-1}$

Referenzintervall bzw. Normalbereich:
Frauen: 12 bis 16 $g \cdot dl^{-1}$ bzw. 7,5 bis 9,9 $mmol \cdot l^{-1}$
Männer: 14 bis 18 $g \cdot dl^{-1}$ bzw. 8,7 bis 11,2 $mmol \cdot l^{-1}$

Interferenzen:
Fluorid als Antikoagulansmittel wird nicht empfohlen.

c) Seralyzer

$$\text{Hämoglobin} + K_3[Fe(CN)_6] \longrightarrow \text{Methämoglobin}$$

Probenmaterial:
Venöses oder Kapillarblut, das mit dem Antikoagulansmittel EDTA oder Heparin versetzt sein muß.

Probenverdünnung:
1 Teil + 80 Teile deionisiertes Wasser

Meßbereich:
5,0 bis 20,0 $g \cdot dl^{-1}$

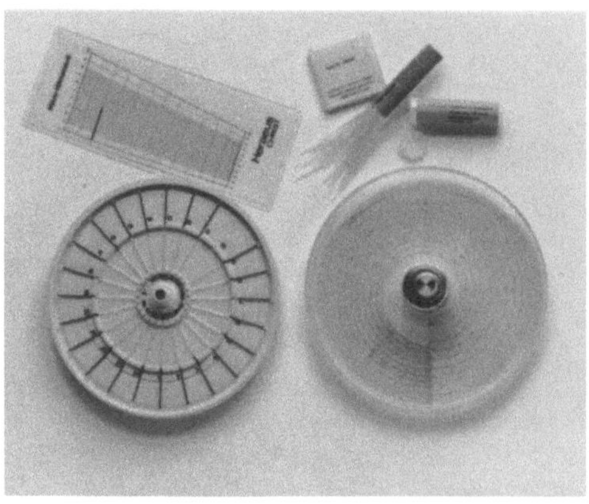

Abb. 7.33 Telleraufsatz der Hämatokritzentrifuge mit weiterem Zubehör

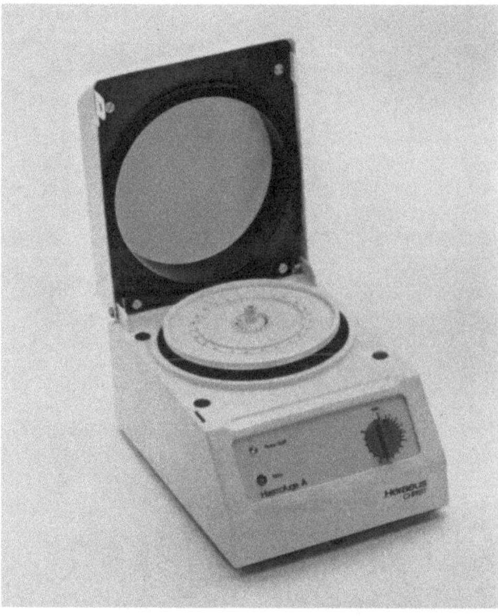

Abb. 7.34 Heraeus Sepatech Hämatokritzentrifuge

Referenzintervall bzw. Normalbereich:
Frauen: 11 bis 16 $g \cdot dl^{-1}$; Männer: 13 bis 18 $g \cdot dl^{-1}$; Kinder: 10 bis 14 $g \cdot dl^{-1}$

Interferenzen:
Eine starke Lipämie sowie Bilirubin-Konzentrationen > 30 $mg \cdot dl^{-1}$ führen zu erhöhten Hämoglobin-Werten.

3.6 Hämatokrit, HK

Indikation
Der Hämatokritwert wird benötigt bei der

- Diagnostik und Therapiekontrolle der Anämien oder Polyglobulie,
- Bestimmung als Rechengröße für den Erythrozytenindex MCHC,
- Diagnostik von Störungen des Wasserhaushaltes.

Bestimmung mit der Hämatokritzentrifuge
Das Blut aus dem Ohrläppchen oder aus der Fingerbeere wird in eine heparinisierte Kapillare (Hämatokritkapillare) aufgenommen (→ 1.8). Das untere Ende der Kapillare wird zum Verschluß in einen Spezialkitt gesteckt, wobei die Kapillare senkrecht zu halten ist. Die Kapillare muß in einem tellerartigen Aufsatz, der radial angeordnete Einkerbungen besitzt, eingesetzt werden. Der Aufsatz (Abb. 7.33) befindet sich in einer hochtourigen Hämatokritzentrifuge (Abb. 7.34), die für 10 Minuten auf eine Zentrifugalbeschleunigung von 10000 bis 20000*g gebracht wird. Im unteren Teil der Kapillare sedimentieren dabei die korpuskularen Blutbestandteile (z. B. Erythrozyten, Leukozyten etc.), im oberen Teil befindet sich das Plasma. In der Grenzschicht zwischen dem Plasma und den korpuskularen Blutbestandteilen zeigt sich je nach vorhandener Konzentration ein mehr oder weniger ausgeprägter weißer Saum aus Leukozyten und Thrombozyten. Die Kapillare muß zur Auswertung in ein Auswertegerät oder in eine Auswerteschablone gegeben werden (Abb. 7.35). Es wird der Anteil der gepackten roten Zellen, nicht der aller Zellen, am Gesamtvolumen der Probe bestimmt.

Probenmaterial:
Heparinisiertes Kapillarblut aus der Fingerbeere oder dem Ohrläppchen

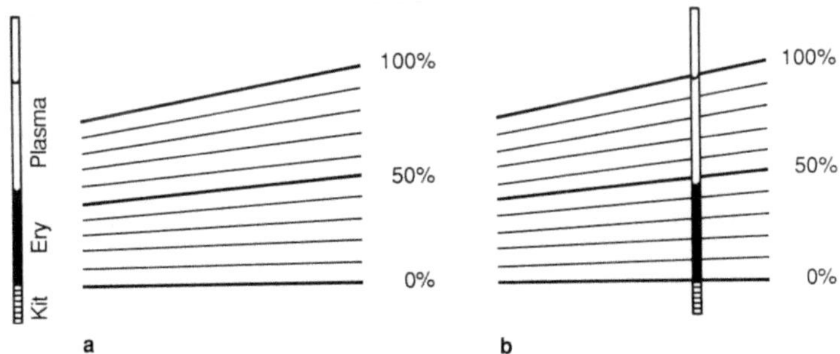

Abb. 7.35 Auswertung der Kapillare nach Zentrifugation in der Hämatokritzentrifuge, a) zentrifugiertes Heparinblut in Kapillare und Meßskala, b) Ableseposition der Kapillare (HK 44%)

Referenzintervall bzw. Normalbereich:

Neugeborene 1. bis 4. Tag:	52 bis 68%
Säuglinge 1. bis 2. Woche:	47 bis 63%
Säuglinge 2. bis 4. Woche:	38 bis 51%
Säuglinge 4. bis 12. Woche:	30 bis 38%
Säuglinge und Kinder älter 12 Wochen:	31 bis 40%
Frauen:	35 bis 47%
Männer:	40 bis 52%

Der Hämatokritwert aus dem Venenblut kann etwa 2% höher sein als aus dem Kapillarblut, weil das Erythrozytenvolumen durch CO_2-Aufnahme und pH-Wert-Senkung geringfügig zunimmt.

Interferenzen:
Sind nicht bekannt, jedoch treten Fehler beim Ablesen aus der Schablone auf. Aus diesem Grund muß auf die genaue Handhabung der Schablone hingewiesen werden.

4 Qualitative Urinanalyse

Dieses Kapitel beschäftigt sich mit der qualitativen Urinanalytik. Nimmt doch die Klinische Chemie ihre Anfänge in der Harnbeschau. Außerdem läßt sich keine andere Körperflüssigkeit so relativ problemlos gewinnen wie der Urin. Ausgehend von der simplen Beurteilung, wie Aussehen oder Geruch, bis hin zu einfachen Teststreifen-Untersuchungen, aber auch Sediment mit mikroskopischer Auswertung sollen an dieser Stelle erwähnt werden.

Makroskopische Beurteilung:
Aus den Anfängen des Faches Klinische Chemie gibt es Berichte, bei denen die Uroskopie im Vordergrund stand. Die sogenannte Harnbeschau hatte bei der Diagnostik einen hohen Stellenwert. Diese Erkenntnisse werden heute kaum noch genutzt, jedoch ist die Beurteilung der Farbe und des Geruches auch heute von Bedeutung.
Von klinischer Relevanz ist der Geruch nach

- frischen Früchten oder Aceton beim Vorliegen einer Ketonurie,
- Dimethylsulfid (Foetor hepaticus) beim Leberkoma,
- Alkohol bei Intoxikation mit Ethanol,
- Ammoniak bei Harnwegsinfekten infolge der Spaltung des Harnstoffes durch Bakterien,
- Schwefelwasserstoff bei Harnwegsinfekten durch fäulnisproduzierende Bakterien unter einer Proteinurie.

Neben dem Geruch sollte auch die Färbung des Urins bewertet werden. Die Mehrzahl der Verfärbungen hat ihre Ursache in der Einnahme von Arzneimitteln oder Nahrungsmitteln. In der Tabelle 7.20 sind einige häufige Beispiele aufgeführt.

Tabelle 7.20 Färbungen des Urins und dessen mögliche Ursachen. (Exogene Färbungen sind sehr oft vom pH-Wert des Urins abhängig. In der Tabelle ist deshalb die Färbung im normalen pH-Bereich des Urins aufgeführt.)

Farbe	Endogene Ursachen		Exogene Ursachen		
		Verdacht auf	Arzneimittel	Nahrungsmittel	Intoxikationen/ Infektionen
farblos	Polyurie	Diabetes mellitus			
gelbbraun	Bilirubin	Ikterus	Chinin Phenolpthalein Methyldopa Nitrofurantoin	Anthrone (Rhabarber) Carotine	
braunrot	Hämoglobin Myoglobin	Hämoglobinurie Myoglobinurie	Phenacetin Phenytoin Sulfamethoxazol		
rot	Porphobilin Porphyrine (nachdunkelnd)	Porphyrie Porphrie	Deferoxamin	Betanine (rote Rüben) Rhodamin B (Speiseeis oder Zuckerglasur)	
grün	Galle		Amitriptylin		Pseudomonas-infekte Resorcin
blau	Indigotin		Evans-Blau		
schwarz	Hämoglobin (nachdunkelnd)	massive Hämolyse Schwarzwasserfieber bei Malaria	Levodopa (nachdunkelnd)		Phenole
	Melanin Homogentisat	Melanom Alkaptonurie			

Neben der Färbung muß auf eine Trübung geachtet werden. Sie kann bei einer Bakteriurie oder einer milchigen Trübung durch Leukozyturie, Chylurie oder bei der Hämaturie mit einer braunroten Trübung mit rotbraunem Sediment auftreten.

4.1 Urinstatus

Teststreifen ermöglichen eine Früherfassung von behandelbaren Erkrankungen mit einer relativ großen Häufigkeit in der Gesamtbevölkerung. So kann beispielsweise die Glucose als Marker für den Diabetes mellitus dienen und das Protein, die Erythrozyten und Leukozyten auf Krankheiten der Niere und der ableitenden Harnwege hindeuten.
Der Teststreifen ist so ausgelegt, daß mit falsch-negativen Befunden sehr selten gerechnet werden muß. Es sind jedoch die möglichen Fehlerquellen des Teststreifen, die Tabelle 7.21 zusammenfaßt, zu beachten. Verhältnismäßig hoch ist demnach die Anzahl der falsch-positiven Befunde. Deren Ursache wird auf eine ungenügende Qualität des Specimen zurückgeführt. Wichtige Maßnahmen zur Vorbereitung der Harngewinnung für den Status und das Sediment sind eine verbesserte Intimtoilette, Verwendung von Vaginaltampons während der Menstruatiuon sowie den Verzicht auf den Geschlechtsverkehr wenige Stunden vor der Uringewinnung für Männer und Frauen. In der Tabelle 7.5 (→ 1.9) sind Hinweise für die Gewinnung des Urins angegeben. Die Patientin bzw. der Patient ist über die genaue Durchführung und Bedeutung der Probengewinnung zu unterrichten. Für den überwiegenden Teil der qualitativen Untersuchungen hat sich der erste Morgenurin bewährt. Der Morgenurin gewährleistet eine genügend lange Verweildauer des Urins in der Blase und seine Zusam-

Tabelle 7.21 Fehlermöglichkeiten von Teststreifen

Parameter	Störgröße	Verfälschung	Maßnahme/Bemerkungen
Protein	- stark alkalischer Urin	falsch-positiv	Verifizierung naßchemisch
	- Reste von Desinfektionsmitteln mit quaternären Ammoniumbasen oder Chlorhexidin im Sammelgefäß	falsch-positiv	Verifizierung naßchemisch
Hämoglobin	- viel Ascorbinsäure	falsch-negativ	Test frühestens 10 h nach letzter Ascorbinsäuregabe, Teststreifen mit oxidierendem Zusatz von KIO_3
	- viel Nitrit	falsch-negativ	
	- viel Protein	falsch-negativ	
	- $pH > 8$	falsch-negativ	selten
	- Reste von oxidierenden Reinigungsmitteln im Uringefäß	falsch-negativ	sorgfältige Gefäßreinigung
Leukozyten	- viel Albumin	falsch-negativ	
	- Urinkonservierung mit Formaldehyd	falsch-negativ	vermeiden
Nitrit	- viel Ascorbinsäure	falsch-negativ	Test frühestens 10 h nach letzter Ascorbinsäuregabe
Glucose	- Reste von oxidierenden Reinigungsmitteln im Uringefäß	falsch-positiv	sorgfältige Gefäßreinigung, Verifizierung naßchemisch
	- Ascorbinsäure	falsch-negativ	Test frühestens 10 h nach letzter Ascorbinsäuregabe, Teststreifen mit oxidierendem Zusatz von KIO_3
pH	- starke Eigenfärbung des Urins		Messung mit pH-Elektrode
Relative Dichte	- $pH > 6$	falsch-tief	Messung mit Refraktometer
Allgemein	- verdorbene Teststreifen	komplex	Aufbewahrung stets im verschlossenen, mit Trockenmittel versehenen Röhrchen
	- Ablesezeit überschritten	falsch-hoch	Zeit exakt einhalten
	- Ablesezeit überschritten	falsch-tief	
	- Ableseskala nicht auf Streifen abgestimmt	komplex	Ablesung ausschließlich an der Skala des zugehörigen Röhrchens

mensetzung ist weniger abhängig von tageszeitlichen Schwankungen. Diese werden durch die Nahrungs- und Flüssigkeitsaufnahme sowie körperliche Betätigung hervorgerufen. Für die Untersuchung auf eine Glucosurie ist am besten ein Urin geeignet, der etwa 2 Stunden nach einer kohlehydratreichen Mahlzeit gewonnen wird. Im normalen, ohne die o. g. hygienischen Vorkehrungen gewonnenen, sogenannten Spontanurin kommt es besonders bei der Frau relativ häufig zu Kontaminationen. Beim Mittelstrahlurin geht der Probengewinnung eine Reinigung wie o. a. voraus.

Durchführung der Untersuchung mit Teststreifen

Da die notwendigen Reagenzien in Form von Zellulosekissen, über denen ein Nylonnetz gespannt sein kann, auf den Träger aufgebracht sind, ist die Durchführung sehr einfach. Der Teststreifen wird aus dem Behälter entnommen und in ein Röhrchen, in dem sich in ausreichender Menge gut gemischter Urin befindet, eingetaucht. Die Menge an Urin richtet sich nach der Eintauchtiefe des Teststreifens. Nach dem kurzen Eintauchen wird der Teststreifen aus dem Röhrchen genommen und der überschüssige Urin abgestreift. Nach etwa 30 bis 60 Sekunden kann die Ablesung erfolgen. Da die Reaktionszeit von Teststreifen zu Teststreifen bzw. von Testfeld zu Testfeld variieren kann, müssen die Vorschriften der Hersteller beachtet werden. Mehrmaliges Eintauchen des Teststreifens in den selben Urin ist nicht ratsam, da sich Reagenzien aus den Testfeldern ablösen können und ggf. stören. Der Teststreifen ist nur für den einmaligen Gebrauch bestimmt, auch wenn alle Ergebnisse negativ sind.

Übersicht der wichtigsten Meßgrößen:

pH-Wert

Die Bestimmung des pH-Wertes im Urin ist hauptsächlich wegen der Erkennung von abgestandenen (alten) Urinproben im Urinstatus enthalten. Infolge der Zersetzung von Proteinen durch Bakterien kommt es durch Ammoniakbildung zum Anstieg des pH-Wertes. Ein pH-Wert > 7 deutet auf einen abgestandenen Urin hin. Bei einem frischen Urin ist auf eine massive Bakteriurie zu schließen. Im Fall eines abgestandenen Urins ist die Sedimentuntersuchung nicht mehr sinnvoll, da einige Bestandteile wie Zylinder aufgelöst oder lysiert sind. Ein positiver Proteinnachweis kann in einem alkalischen Urin ein pH-Artefakt sein. Der pH-Wert wird aber auch zur Überwachung bei der Harnstein-Prophylaxe eingesetzt. Das Testfeld ist meist mit einem Mischindikator z. B. Bromthymolblau und Methylrot versetzt.

Glucose

Als eine der häufigsten Stoffwechselerkrankungen, die etwa 2 bis 3 % der Bevölkerung befällt, ist der Diabetes mellitus bekannt. Aus diesem Grund erscheint der Glucosenachweis im Screening-Programm gerechtfertigt. Neben dem Diabetes mellitus kann auch eine eingeschränkte Rückresorptionskapazität der Niere eine Glukosurie hervorrufen. Dieser Typ kann oft bei Schwangeren beobachtet werden. Für den Nachweis wird das Enzym Glucoseoxidase verwendet, welches die Glucose zu Gluconolacton oxidiert. Bei diesem Reaktionsschritt ist Luftsauerstoff notwendig. Das ebenfalls bei der Reaktion entstandene H_2O_2 kann über eine anschließende Indikatorreaktion in Gegenwart der Peroxidase zu einem Farbstoff führen. Hierzu wird ein Chromogen eingesetzt, das im reduzierten Zustand farblos ist und sich erst bei der Oxidation durch das vorgenannte H_2O_2 intensiv verfärbt. Die praktische Nachweisgrenze des Testfeldes liegt für ascorbinsäurefreie Urine bei etwa 2,2 $mmol \cdot l^{-1}$ (40 $mg \cdot dl^{-1}$) Glucose. Die Obergrenze der physiologischen Glucosurie im Morgenurin liegt bei ca. 0,8 $mmol \cdot l^{-1}$ (15 $mg \cdot dl^{-1}$), aus diesem Grund scheint der Test für ein Massenscreening noch ungenügend. Eine quantitative Glucose-Bestimmung kann erst eine eindeutige Klärung herbeiführen.

Protein

Von einer pathologischen Proteinurie wird gesprochen bei Proteinausscheidungen $> 0{,}3\ g \cdot l^{-1}$ im Morgenurin. Der Protein-Teststreifen enthält einen pH-Indikator. Im gepufferten System binden die Hydroxid-Gruppen von eventuell anwesendem Protein Wasserstoff-Ionen. Hierbei verändert sich die Färbung des pH-Indikators. Grünliche Farbtönungen liegen insbesondere bei hochkonzentriertem Urin noch im Normalbereich. Eindeutig positive Ergebnisse können durch eine quantitative Bestimmung der Protein-Konzentration im 24-Stunden-Urin bestätigt werden. Der Teststreifen ist besonders empfindlich für Albumin, welches bei tubulären Proteinurinen fehlen kann. Unerwartet negative Ergebnisse können auch mittels der Sulfosalicylsäureprobe überprüft werden. Da einige Arzneimittel zu einer rötlichen Verfärbung des Teststreifenfeldes führen können, ist auch bei diesen Urinen die vorgenannte Sulfosalicylsäureprobe ratsam.

Sulfosalicylsäureprobe:

Reagenzien:

5-Sulfosalicylsäure 1,18 $mol \cdot l^{-1}$ in Methanol gelöst.

Durchführung:

5 ml zentrifugierter Urin wird mit 2 ml Sulfosalicylsäure-Lösung vorsichtig, ohne zu mischen, überschichtet. Nach 1 Minute wird die Phasengrenze Urin/Säure in schräg auffallendes Licht gegen einen dunklen Hintergrund beobachtet. Jede Trübung wird als posititv gewertet.

Hämoglobin/Erythrozyten

Eine Ausscheidung von Erythrozyten im Urin, die sogenannte Hämaturie, kann als Symptom von hämorrhagischen Diathesen, aber auch bei Herz- und Kreislauferkrankungen auftreten. Neben diesen prärenalen Ursachen führen auch andere Erkrankungen der Nieren wie etwa die Urolithiasis, Tumore und Glomerulonephritiden häufig zu einer Hämaturie. Auch bei Erkrankungen der ableitenden Harnwege werden Erythrozyten im Urin beobachtet. Gelöstes oder sogenanntes „freies“ Hämoglobin und Myoglobin finden sich im Urin bei schweren hämolytischen Anämien, Infektionserkrankungen, Verbrennungen,

Vergiftungen, Herzinfarkt, Muskelerkrankungen und einer Reihe anderer Erkrankungen, bei denen die Konzentration des Hämoglobins im Serum die Rückresorptionskapazität der Tubuli übersteigt.
Der Nachweis von Hämoglobin bzw. Myoglobin beruht auf deren pseudoperoxidatischen Aktivität. Die Oxidation des Farbindikators im Testfeld erfolgt durch ein organisches Hydroperoxid zu einer grünblauen Verfärbung. Diese Reaktion wird durch Hämoglobin bzw. Myoglobin katalysiert. Auf dem Testfeld, das gelb gefärbt ist, kann der gebildete Farbstoff als grün erkannt werden. Nicht zerstörte Erythrozyten werden in dem Testpapier hämolysiert. Dieses hat eine Grünpunktierung des Testfeldes zur Folge. Da die Empfindlichkeit des Teststreifens nicht ganz bis zur Obergrenze der physiologischen Ausscheidung heranreicht, sollte jede Verfärbung kontrolliert und ggf. abgeklärt werden.

Leukozyten

Als wichtiges Anzeichen und Leitsymptom einer entzündlichen Erkrankung der Niere und der ableitenden Harnwege kann die Leukozyturie angesehen werden. Bei der Diagnose der chronischen Pyelonephritis ist sie von besonderer klinischer Bedeutung. Außerdem kann die Leukozyturie auch als Indikator weiterer Erkrankungen abakterieller Art sein. Zu nennen wären hier: Analgetikanephropathien, Intoxikationen und Glomerulopathien. Auch bei Infektionen durch Trichomonaden, Mykoplasmen, Pilze, Viren und Gonokokken kann eine Leukozyturie beobachtet werden.
Die im Urin ausgeschiedenen Leukozyten sind überwiegend Granulozyten. Das Testfeld enthält einen Indoxylester, der durch Granulozyten-Esterasen gespalten wird. Hierbei entsteht Indoxyl, welches unter der Einwirkung von Luftsauerstoff zu Indigoblau oxidiert werden kann. Auf dem Testfeld findet ein Farbumschlag von hellbeige nach blau statt. Die Nachweisgrenze wird mit 10 Leukozyten pro µl angegeben, wobei Werte über 20 Leukozyten pro µl als pathologisch angesehen werden.

Nitrit

Das physiologisch im Urin vorhandene Nitrat wird durch die häufigsten harnpathogenen Keime, wie Escherischia coli, zu Nitrit reduziert. Dieses kann durch Reaktion als Azofarbstoff nachgewiesen werden. Die Empfindlichkeit dieses Testes wird mit einer Nachweisgrenze von ca. 7 $\mu mol \cdot l^{-1}$ angegeben. Die Einschränkungen für diesen Test sind jedoch erheblich. So bilden nur etwa 80 % der bei Bakteriurien vorhandenen Bakterien die für den Test benötigte Nitratreduktase. Eine gemüsereiche Ernährung am Vortag ist notwendig, um genügend Nitrat freizusetzen, damit der Nachweis geführt werden kann. Bei Diäten und Erbrechen sowie bei Säuglingen ist dies nicht immer gewährleistet. Der Test sollte nur mit Morgenurin durchgeführt werden, da nur hier eine genügend lange Verweildauer der Bakterien in der Blase gewährleistet ist. Bei gleichzeitiger Gabe von Antibiotika kann die Treffsicherheit des Testes nicht immer garantiert werden. Trotz der vielen Einschränkungen ist der Nitrit-Nachweis eine wertvolle Ergänzung des Screenings.
Weitere andere Urinbestandteile, wie Ketonkörper, Urobilinogen und Bilirubin, können ebenfalls mittels Teststreifen nachgewiesen werden.

4.2 Sediment

Die Sedimentuntersuchung des Urins sollte immer dann durchgeführt werden, wenn der Urinstatus ein positives Ergebnis von Protein, Leukozyten oder Erythrozyten ergeben hat. Auch zur Verlaufs- und Therapie-Kontrolle bereits erkannter und behandelter Erkrankungen der ableitenden Harnwege ist die Durchführung des Sedimentes eine wertvolle Hilfe. Als Specimen dient ausschließlich frischer Mittelstrahlurin ohne jegliche Konservierungsmaßnahme.

Durchführung:

Reagenzien
Sternheimer-Malbin-Färbung

Lösung 1:
3,0 g Gentianaviolett in 20 ml Ethanol 96% (V/V) lösen 0,8 mg Ammoniumoxalat und 80,0 ml Aqua tridestillata zugeben.

Lösung 2:
0,25 g Safranin 0 in 10,0 ml Ethanol 96% (V/V) lösen und 100,0 ml Aqua tridestillata zugeben.

Herstellung der Gebrauchs-Lösung:
3 ml Lösung 1 mischen, 97 ml Lösung 2 mischen.

Anschließend filtrieren und in einer dunklen Tropfflasche aufbewahren. Diese Lösung ist bei Raumtemperatur etwa 3 Monate haltbar. Es sind auch fertige Farblösung von verschiedenen Reagenzienherstellern lieferbar, z. B. Sedicolor von der Fa. Dr. Molter, 6903 Neckar-Gmünd.
Es werden 10 ml gut aufgeschüttelter Urin in einem spitzen Zentrifugenröhrchen etwa 3 bis 5 Minuten bei ca. 1000 g zentrifugiert. Beim Vorliegen einer deutlich erkennbaren Blut- oder Eiterausscheidung, erübrigt sich eine mikroskopische Beurteilung. Nach der Zentrifugation wird der Überstand vorsichtig dekantiert, 1 bis 2 Tropfen der o. g. Farb-Lösung werden auf das Sediment gegeben und mittels einer Pipette mit Gummihütchen gut durchgemischt. Von diesem Gemisch wird 1 Tropfen, ca. 20 µl, auf den Objektträger getropft und mit einem Deckglas unter Vermeidung von Luftblaseneinschluß abgedeckt.
Das Präparat wird unter dem Objektiv plaziert. Man verschafft sich mit einer Vergrößerung von ca. 50 bis 100fach zuerst einen Überblick. Das ist notwendig, um bestimmte Bestandteile, die manchmal nur in geringer Anzahl vorhanden sind, Zylinder, Trichomonaden, Leukozytenverbände, Oxyuren etc., nicht zu übersehen. Anschließend sollten mit einer stärkeren Vergrößerung von ca. 300 bis 400fach mindestens 10 Gesichtsfelder abgesucht werden. Die Anzahl von Erythrozyten und Leukozyten ist pro Gesichtsfeld anzugeben. Anstelle der erwähnten Färbung kann auch die optische Phasenkontrasteinrichtung eingesetzt werden. Der geübte Untersucher begnügt sich besonders bei Einsatz eines Grünfilters mit der einfachen Hellfelduntersuchung.

Tabelle 7.22 Darstellung verschiedener Bestandteile im Urinsediment. Als Farbreagenz wurde SEDICOLOR, einer Phthalocyanin- und Rosanilin-Farbstoff-Kombination verwendet. (Die Abbildung wurde freundlicherweise von der Fa. Molter zur Verfügung gestellt.)

Elemente des Urinsediments	Gestalt, Form	Auslegung der gefärbten Sedimente		Bemerkungen
Zellen				
Erythrozyten	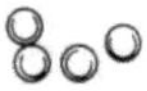	blaß rosa bis violett		einige ungefärbte, aber leicht zu erkennen
weiße Blutkörperchen (Glitzer-Zellen)	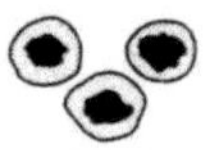	Nukleus violett bis blau	Zytoplasma rosa, etwas blau	Glitzer-Zellen färben sich sehr langsam
Platten-Epithelzellen	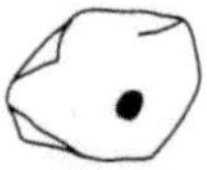	violett bis blau	rosa	
Nierentubuläre Epithelzellen	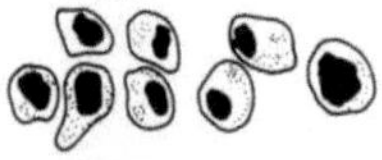	violett bis blau	violett	
Ovale Fettkörper	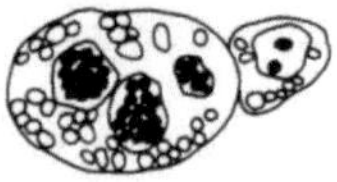	violett bis blau	violett	Das Fett bleibt ungefärbt, zeigt aber starken Kontrast zu den gefärbten Zellen.
Sonstige Bestandteile				
Fett		ungefärbt		Zeigt Kontrast zu den gefärbten Elementen.
Schleim	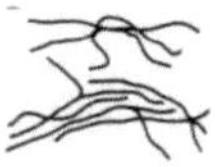	hellblau bis petroleumblau		
Harnkristalle	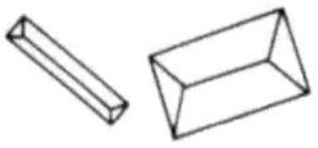	behalten ihre normale morphologische Erscheinung und Farbe		
Hefe		färbt sich langsam		Durch Erwärmung der gefärbten Probe bis auf 70 °C tritt die Färbung sofort ein.
Bakterien	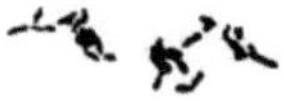	einige färben sich, einige nicht		
Zylinder				
Hyaliner Zylinder	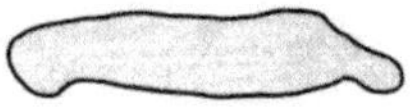	hellblau bis petroleumblau		
Wachs-Zylinder	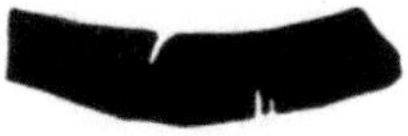	violett bis purpurrot		
Epithel-zylinder	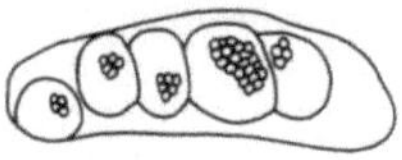	Grundsubstanz hellblau bis petroleumblau	Einschlüsse Nierentubuläre Epithelzellen	
Granulierter Zylinder	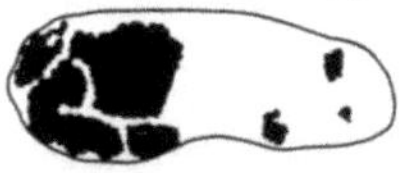	hellblau bis petroleumblau	rosa bis violett	
Erythrozyten-Zylinder	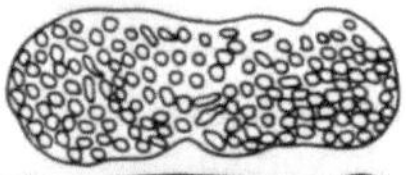	hellblau bis petroleumblau	rote Blutkörperchen	
Hämoglobin-Zylinder		hellblau bis petroleumblau	violett	
Leukozyten-Zylinder	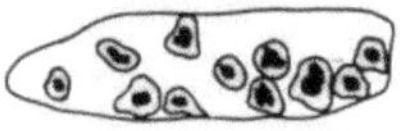	hellblau bis petroleumblau	weiße Blutkörperchen	
Gemischt zelluläre Zylinder	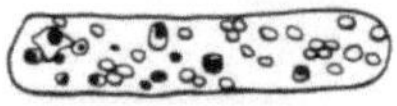	hellblau bis petroleumblau	Zellen	
Fett-Zylinder	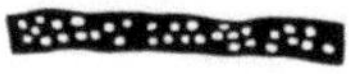	hellblau bis petroleumblau	Fett ungefärbt	Fett zeigt einen starken Kontrast gegen gefärbte Zellen

Beurteilung:
Der unter den angegebenen Vorschriften gewonnene Urin zeigt beim Gesunden pro Gesichtsfeld nur wenige Epithelien, Leukozyten (0 bis 5 pro Gesichtsfeld), Schleimfäden, Spermien, vereinzelte Erythrozyten und verschiedene Salze. Beim Urin von Frauen ist auf eine eventuelle Menstruation oder Fluor zu achten; in diesem Fall finden sich Erythrozyten, Leukozyten, Epithelien und Bakterien. Die Tabelle 7.22 zeigt eine Übersicht mit den wichtigsten Charakteristika der Bestandteile im Urinsediment.

Erythrozyten

Als normal werden 3 Erythrozyten pro Gesichtsfeld angesehen. Ihr Aussehen stellt sich als kernlose runde Scheiben mit einem Durchmesser von 7 bis 8 µm dar, deren Rand doppelt konturiert ist und eine schwach gelbliche Färbung aufweist. Beim hypertonischen Urin können die Erythrozyten zu der sogenannten Stechapfelform geschrumpft sein. Eine Verwechslung mit Fetttröpfchen oder Hefezellen ist möglich. Die mikroskopische Untersuchung der Erythrozyten kann weitere Aufschlüsse über die Art und Ursache der Hämaturie geben, z. B. weisen deformierte Erythrozyten auf eine glomeruläre Herkunft hin.
Die renal bedingte Hämaturie findet sich bei verschiedenen Formen der Glomerulonephritis, bei den Kollagenosen, der malignen Nephrosklerose und bei anderen Nierenerkrankungen. Bei der extrarenalen bedingten Hämaturie kann die Ursache in Traumen

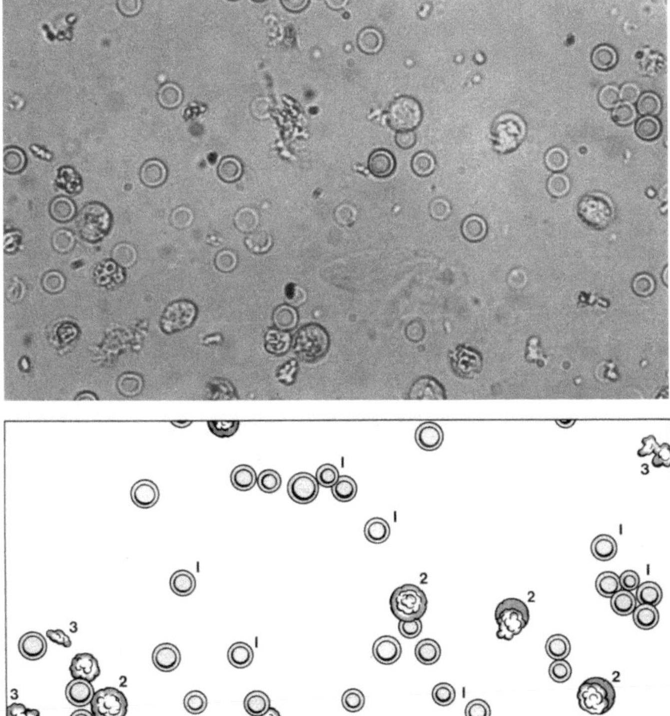

Abb. 7.36 Zahlreiche Erythrozyten und einige Leukozyten in ungefärbtem Sediment. Charakteristisch die uniformen, d. h. postglomerulären Erythrozyten mit doppeltkonturiertem Rand. Die Leukozyten zeigen dagegen einen granulierten oder scholligen Inhalt und sind ungefähr 1 1/2- bis 2mal so groß wie Erythrozyten. Manchmal erkennt man andeutungsweise in den Leukozyten Reste des segmentierten Kerns. Zwischen den Leukozyten und Erythrozyten einzelne unregelmäßige Korpuskel, die zugrundegegangenen bzw. zerstörten Leukozyten entsprechen. - Sediment bei Dauerkatheter nach cerebralem Insult. 500fach vergrößert. Zur besseren Orientierung siehe Schemazeichnung. Abdruck mit freundlicher Genehmigung des G. Thieme Verlags. Aus [9]

der ableitenden Harnwege, Tumoren oder Nierensteinen liegen. Größere körperliche Anstrengungen wie z. B. Langlauf, Marathonlauf können eine vorübergehende Mikrohämaturie auslösen.

Leukozyten

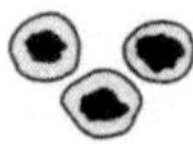

Als normal werden etwa bis zu 5 Leukozyten pro Gesichtsfeld angesehen. Die im Urin gefundenen Leukozyten sind überwiegend neutrophile Granulozyten. Die überlebenden Zellen sind wesentlich blasser angefärbt und größer als tote Zellen. Sie besitzen einen Durchmesser von 10 bis 16 µm gegenüber 8 bis 12 µm. Die blaßen Zellen lassen sich nur schwer von Nierenepithelzellen unterscheiden. Die Leukozyten sind runde, farblose Zellen. Ihr Kern wird sehr oft durch Granula überdeckt. Leukozyten sind etwas größer als Erythrozyten, jeoch nur wenig kleiner als Nierenepithelien.

Die Leukozyturie ist das Hauptsymptom der akuten oder chronischen Pyelonephritis, tritt aber gelegentlich nur intermittierend auf.

Epithelzellen

Epithelien finden sich sehr häufig im Urin, ihr diagnostischer Wert ist jedoch gering. Zu unterscheiden sind:

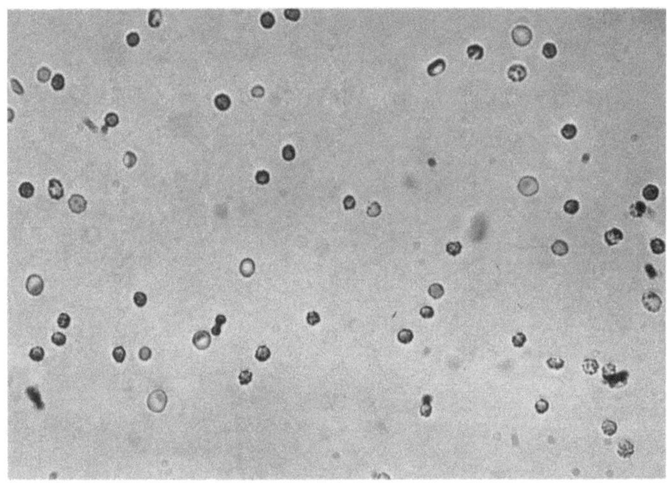

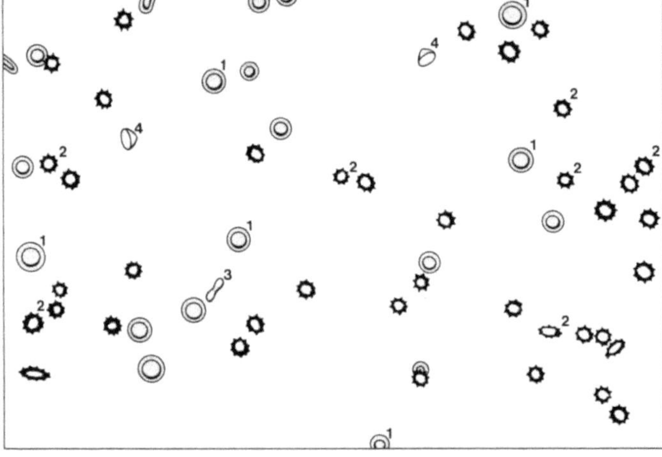

Abb. 7.37 Ungefärbtes Harnsediment mit zahlreichen Erythrozyten. Es demonstriert bei der in der Routine gebräuchlichen Vergrößerung (312,5fach) die verschiedenartigen Formen der Erythrozyten. Neben normalen, auch hier andeutungsweise doppelkonturierten Erythrozyten finden sich vor allem verschieden stark geschrumpfte Erythrozyten als sog. Stechapfelform. Außerdem sind einzelne Erythrozyten von der Seite oder schräg getroffen (Hantelform, flachovale oder helmartige Form). 1 Normale Erythrozyten (in üblicher Sicht bei planer Lagerung) 2 Sog. Stechapfelformen der Erythrozyten 3 Von der Schmalseite her gesehener Erythrozyt („Hantelform“) 4 Schräg gelagerter Erythrozyt. Abdruck mit freundlicher Genehmigung des G. Thieme Verlags. Aus [9]

Plattenepithelzellen

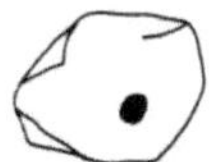

Die Plattenepithelzellen stammen aus der obersten Zellschicht des genitalen Plattenepithels von Vagina, Präputium oder dem unteren Abschnitt der Urethra. Plattenepithelzellen sind große, etwas unregelmäßig geformte Zellen mit einem runden, kleinen Kern. Die Ränder der Zelle sind zum Teil umgeschlagen. Die Plattenepithelzellen treten einzeln oder in Verbänden auf.

Nieren-oder Tubulusepithelzellen

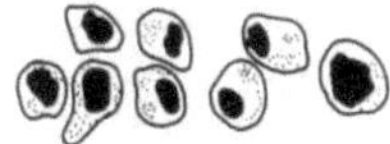

Die Erkennung von Nieren- oder Tubulusepithelien im Urin ist problematisch. Es wird bezweifelt, daß ein solcher Nachweis geführt werden kann. Demnach sind die meisten im Urinsediment gefundenen „Nierenepithelien" sehr oft kleinere Rundepithelien aus dem Übergangsepithel. Bei sonst unauffälligem Befund des Urins sollte man daher vorsichtig mit der Angabe des Vorhandenseins von Nierenepithelien sein.

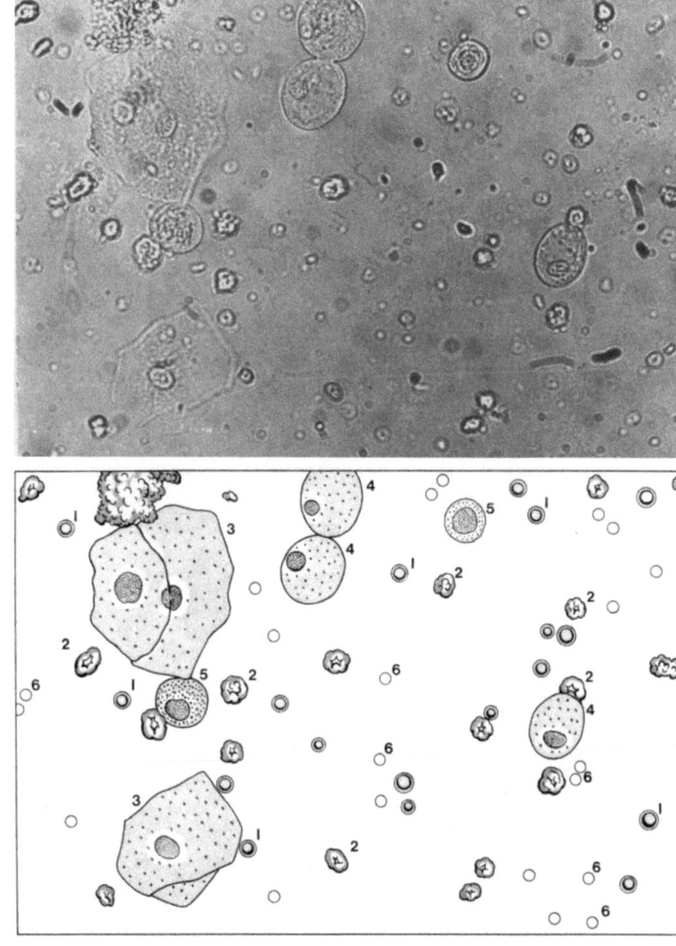

Abb. 7.38 Ungefärbtes Harnsediment mit verschiedenen Epithelien, einzelnen Leukozyten und wenigen, nur flau zur Darstellung kommenden Erythrozyten sowie mehreren Bakterien (Orientierung siehe Schemazeichnung). In der linken Bildhälfte drei große Plattenepithelien. Oben und rechts, sowie zwischen den Plattenepithelien insgesamt vier Rundepithelien, die deutlich kleiner als Plattenepithelien sind. Außerdem möglicherweise eine Nierenepithelzelle, die nicht viel größer ist, als Leukozyten, sich aber durch einen runden, relativ großen Kern auszeichnet. - Akuter Harnwegsinfekt, 312,5fach vergrößert. 1 Erythrozyten, 2 Leukozyten, 3 Plattenepithelien, 4 Rundepithelien, 5 Nierenepithelien, 6 Bakterien. Abdruck mit freundlicher Genehmigung des G. Thieme Verlags. Aus [9]

Zylinder

Das Finden von Zylindern im Harnsediment deutet fast immer auf eine Nierenerkrankung hin. Nur einzelne hyaline Zylindern kommen gelegentlich auch bei Nierengesunden vor, besonders wenn eine starke körperliche Anstrengung vorausgegangen ist. Eine Zylindurie geht fast immer mit einer Proteinurie einher. Ein gehäuftes Auftreten von Zylindern deutet auch auf eine stärkere Proteinurie hin. Die Zylinder entstehen durch Eindickung oder Fällung von Proteinen, besonders in den distalen Tubuli. Durch Zunahme der Aufkonzentrierung des Urins und leichte Ansäuerung wird die Bildung der Zylinder in den Tubuli begünstigt. Die Zylinder sind längliche Gebilde, in denen auch andere Urinbestandteile eingelagert sein können.
Es werden folgende Zylinder unterschieden:

Hyaline Zylinder

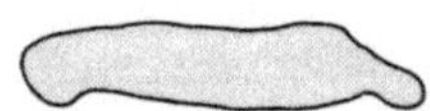

Hyaline Zylinder sind homogen, transparent und wenig lichtbrechend. Sie sind Sekretionsprodukte der distalen Tubuli, die diagnostisch bedeutungslos sind.

Granulierte Zylinder

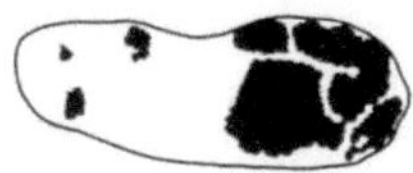

Die Voraussetzung zur Entstehung der granulierten Zylinder ist eine Proteinurie. Die granulierten Zylinder sind größer und breiter als die hyalinen. Sie enthalten eine Einlagerung von feinen oder gröberen

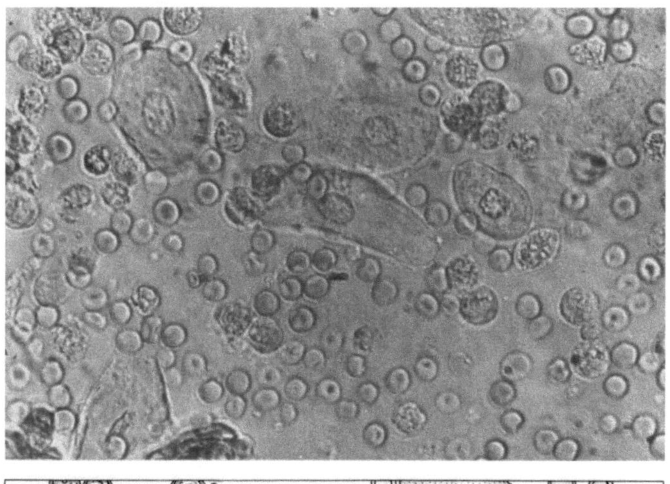

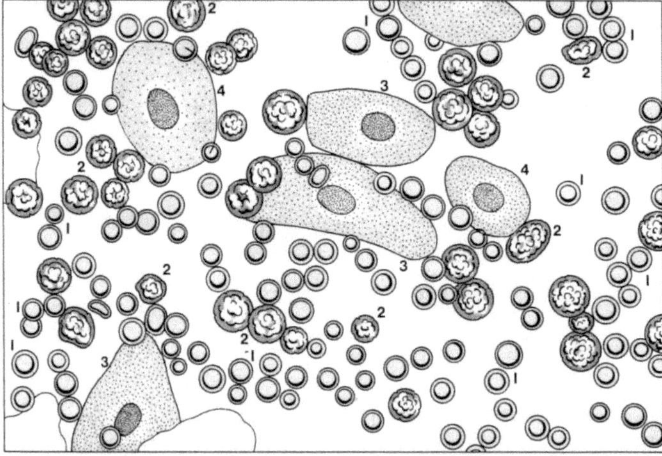

Abb. 7.39 Ungefärbtes Harnsediment mit verschiedenen zellulären Bestandteilen: Plattenepithelien, Rundepithelien, Leukozyten und Erythrozyten. Zur Orientierung siehe Schemazeichnung. - Chronische Glomerulonephritis, 500fach vergrößert. 1 Erythrozyten, 2 Leukozyten, z. T. als größere blasige sog. Schilling-Zellen, 3 Plattenepithelien, 4 Rundepithelien. Abdruck mit freundlicher Genehmigung des G. Thieme Verlags; Aus [9]

Plasmaproteintröpfchen in einer hyalinen Matrix. Granulierte Zylinder treten bei allen akuten und chronischen Nierenerkrankungen auf, besonders bei der Glomerulonephritis.

Erythrozytenzylinder

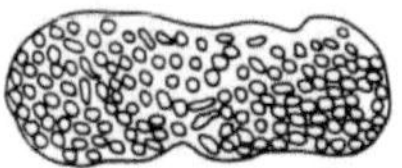

Sie bestehen aus mehr oder weniger dicht zusammengedrängten Erythrozyten. Teilweise sind die Erythrozyten so eng zusammengedrängt, daß sie verformt erscheinen. Der Farbton wird mit leicht rot-gelb bis bräunlich angegeben, sie können jedoch auch ausgelaugt sein und erscheinen dann fast farblos. Erythrozytenzylinder weisen immer auf eine renale Genese einer Hämaturie hin, z. B. bei akuten oder chronischen Glomerulonephritiden.

Leukozytenzylinder

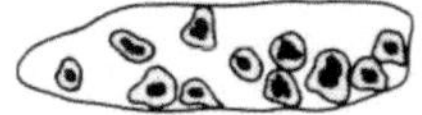

Wie schon der Name sagt, bestehen diese Zylinder aus zusammengeballten Leukozyten oder aus Leukozyten, die einem Zylinder aus einer anderen Grundsubstanz aufgelagert sind. Sie können mit Epithelzylindern verwechselt werden, wenn die unterschiedliche Kernform nicht mehr zu erkennen ist. Der Nachweis von Leukozytenzylindern ist wichtig, da hierdurch die renale Beteiligung an einer Entzündung, fast immer eine Pyelonephritis, bewiesen werden kann.

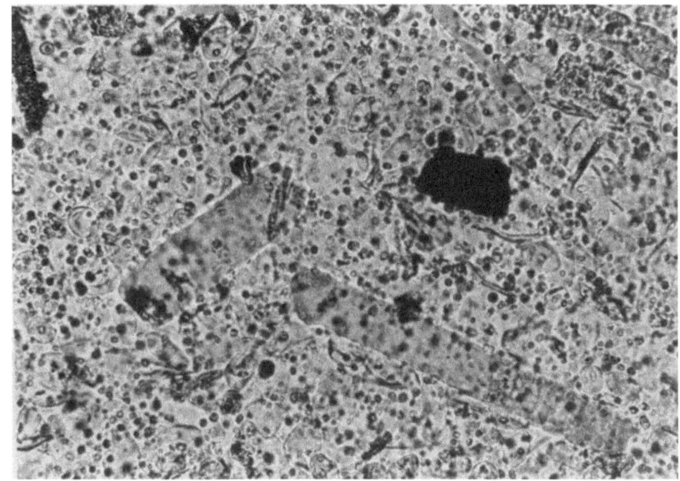

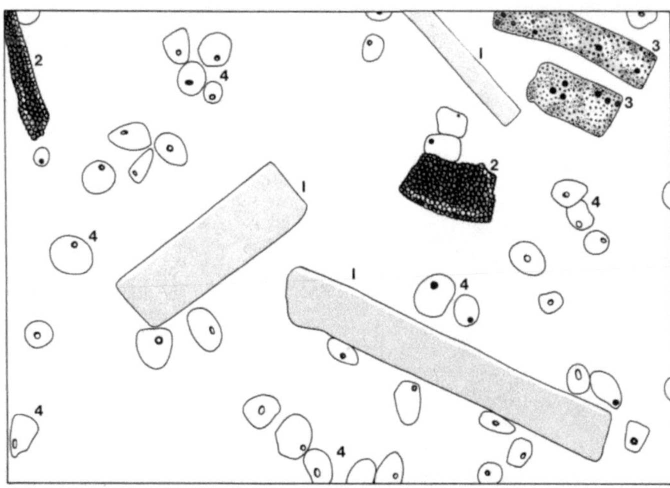

Abb. 7.40 Ungefärbtes Harnsediment mit mehreren verschieden breiten und verschieden langen Wachszylindern, einem schmalen Erythrozytenzylinder in der linken oberen Ecke, einem kurzen, dichter gepackten Erythrozytenzylinder in der Bildmitte und einem kurzen sowie einem etwas längeren granulierten Zylinder in der rechten oberen Ecke (siehe Schemazeichnung). Den Hintergrund des Bildes nehmen vor allem massenhaft Rund- und Plattenepithelien sowie Erythrozyten und Leukozyten ein. - Finalstadium einer chronischen Glomerulonephritis mit Urämie. 125fach vergrößert. 1 Wachszylinder, 2 Erythrozytenzylinder, 3 Granulierte Zylinder, 4 Rund- und Plattenepithelien.

Wachszylinder

Aus Plasmaproteinen bestehen die Wachszylinder, die sich unter speziellen Bedingungen im Tubuluslumen durch Denaturierung dieser Proteine gebildet haben. Die Wachszylinder sind in der Regel breiter als hyaline Zylinder und brechen wesentlich stärker das Licht. Sie besitzen einen leicht gelblichen Farbton und charakteristische Einkerbungen oder dünne, quer zur Längsrichtung des Zylinders verlaufende „Einrisse". Die Wachszylinder im Urinsediment deuten immer auf eine schwere chronische Nierenerkrankung im Stadium der fortgeschrittenen Niereninsuffizienz hin. Gelegentlich werden sie auch beim Wiedereintritt der Diurese nach akuter Anurie als sogenannte breite Insuffizienzzylinder beobachtet.

Fettzylinder

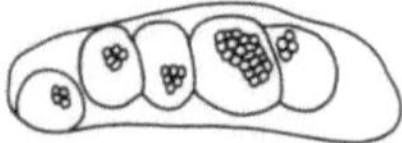

Die Einlagerung von Fetttröpfchen in granulierte Zylinder werden als Fettzylinder bezeichnet. Sie finden sich beim nephrotischen Syndrom und bei der Schockniere.

Epithelzylinder

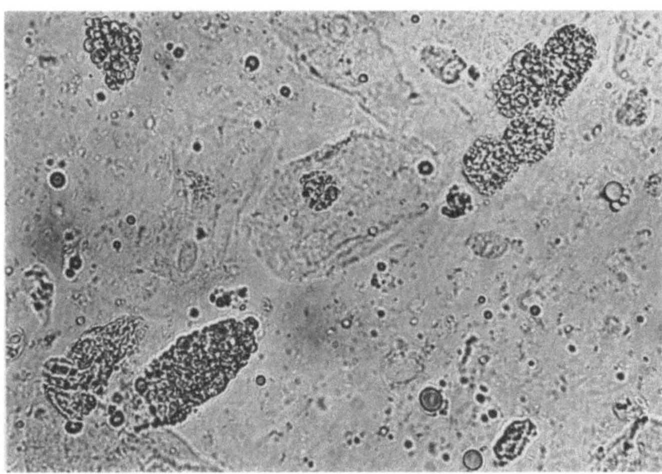

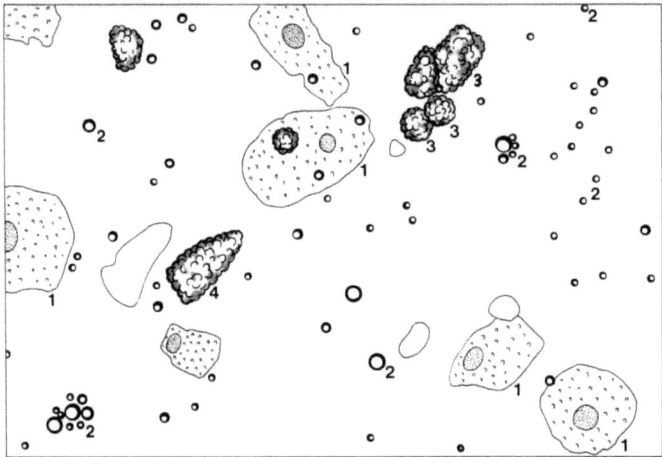

Abb. 7.41 Ungefärbtes Harnsediment, in dem vor allem verschiedene fettkörnchenhaltige Elemente auffallen (siehe Schemazeichnung): im rechten oberen Bildteil vier mit Fetttröpfchen vollgepackte Epithelzellen, rechts unterhalb von ihnen ein größerer Fetttropfen, dem vier kleinere Fetttröpfchen rosettenartig angelagert sind. Bemerkenswert weiterhin in der Mitte des linken Bildteiles ein kurzer Fetttröpfchenzylinder. In der linken oberen Ecke sowie etwas links oberhalb von der Mitte und nahe dem linken unteren Bildrand Konglomerate von Fetttröpfchen. Verteilt über das ganze Gesichtsfeld verschieden große Fetttropfen sowie schemenhaft im Untergrund mehrere Plattenepithelien und Schleimschlieren. - Chronische Glomerulonephritis mit nephrotischem Syndrom. 125fach vergrößert. 1 Plattenepithelien, 2 Fetttröpfchen, 3 Fettkörnchenzellen, 4 Fettkörnchenzylinder.

Epithelzylinder sind ein seltener Befund im Harnsediment. Sie bestehen aus abgeschilferten Tubulusepithelien, deren Grenzen noch mehr oder weniger gut zu erkennen sind. Ein Nachweis der Epithelzylinder kann beim Wiedereintritt der Diurese bei akutem Nierenversagen, bei dem ischämisch oder toxisch bedingte Tubulusnekrosen aufgetreten sind, beobachtet werden.

Hämoglobin- oder Myoglobinzylinder

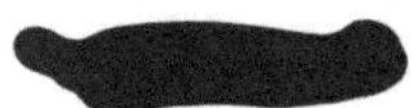

Diese Zylinder entstehen infolge eine Hämoglobin- oder Myoglobinurie (z. B. Hämolyse, schwere Muskelverletzungen). Sie haben eine hellgelbe oder gelbbraune Farbe.

Zylinderoide

Ihre Kenntnis ist wichtig, damit sie sicher von echten Zylindern unterschieden werden können. Zylinderoide sind bandförmige, oft längsgestreifte Gebilde, deren Enden meist spitz zulaufen oder aufgefasert erscheinen. Sie kommen sowohl beim Gesunden, wie auch zusammen mit Zylindern bei Nierenkranken vor. Ihre Entstehungsweise ist noch ungeklärt. Teilweise können dem Zylinderoid auch Blut- oder Epithelzellen angelagert sein. Desgleichen findet man auch eine Anlagerung von amorphen Uraten. Gelegentlich lagern sich auch Bakterien und Salze zu Zylinderformen ab. Diese Pseudozylinder können von anderen Zylindern durch ihre nicht ganz scharfen Konturen erkannt werden. Im Gegensatz zu granulierten Zylindern lassen sich die Pseudozylinder aus Urat in Essigsäure auflösen.

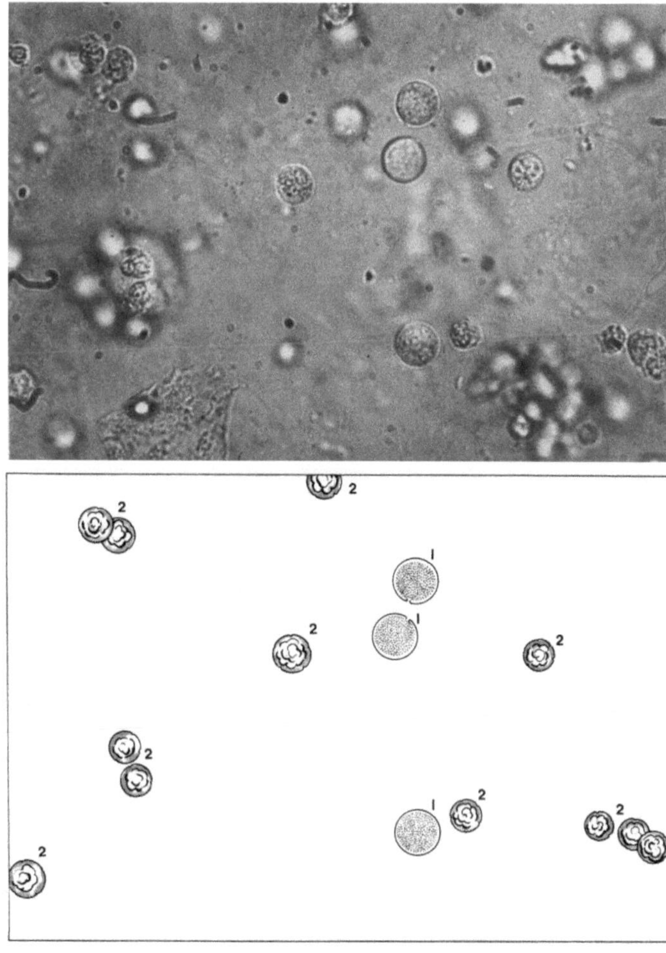

Abb. 7.42 Ungefärbtes Harnsediment mit einigen Leukozyten und drei Trichomonaden (siehe Schemazeichnung). Die Trichomonaden sind 1. größer als Leukozyten, 2. weniger deutlich granuliert als Leukozyten und 3. erkannt man bei genauem Hinsehen eine kleine Unterbrechung der Randkontur, wo die haarfeinen Geißeln, hier nicht sichtbar, ansetzen. Die Geißeln sind im Nativpräparat bei Veränderung der Bildebene eben erkennbar und ständig in Bewegung. – Sediment einer Patientin mit Trichomonadenkolpitis und -zystitis. 500fach vergrößert. 1 Trichomonaden, 2 Leukozyten.

Sonstige Bestandteile

Bakterien

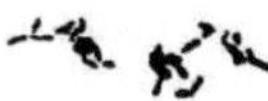

Im Urin findet man die Bakterien in runder oder stäbchenartiger Form. Sie können von amorphen Salzen durch ihre mehr oder weniger ausgeprägte Eigenbeweglichkeit unterschieden werden. Sie sind schwach lichtbrechend und oft zusammengeballt. Nicht selten bilden sie auch sogenannte Strömungslinien und sind wesentlich kleiner als Erythrozyten.
Der mikroskopische Nachweis von Bakterien ist nur unter großem Vorbehalt anzugeben, da sehr oft die Gefäße für das Auffangen des Urins nicht steril sind.

Trichomonaden

Die Trichomonaden fallen im frischen Urinsediment durch ihre Beweglichkeit auf. Es sind rundlich-ovale Gebilde, die an einer Stelle vier Geißeln tragen, die sich meist in Bewegung befinden. Diese charakteristischen feinen, langen Fäden sind in Abbildungen oft nicht zu erkennen. Die Trichomonaden sind etwa 2 bis 3 mal so groß wie Leukozyten und können deshalb von ihnen unterschieden werden. In beweglichem Zustand sind sie mit rundlichen Epithelien verwechselbar. Trichomonaden finden sich überwiegend im Urin von Frauen, bei denen eine vaginale Trichomonaden- oder eine Blaseninfektion besteht.

Schleimfäden

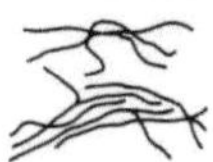

Außerordentlich häufig werden Schleimfäden im Sediment gefunden. Meist sind es unregelmäßig gelagerte, verschieden lange, und nur im leicht abgeblendeten Licht erkennbare Fäden. Diagnostisch kommt ihnen keine Bedeutung zu.

Kristalle

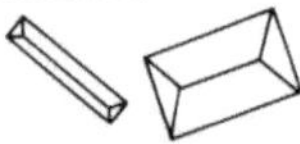

Kristalle sind weitestgehend diagnostisch nicht verwertbar. Sie entstehen häufig im konzentrierten Urin, wenn sich dieser abkühlt. Ein Anteil der Kristalle kann auch durch die Gabe verschiedenen Arzneimittel (z. B. Sulfonamide) verursacht sein.

Fett

Fetttropfen im Urinsediment sind rundliche, stark lichtbrechende Gebilde. Infolge ihrer starken Lichtbrechung und ihrer unterschiedlichen Größe kann man sie leicht von Erythrozyten unterscheiden. Fetttropfen können beim nephrotischen Syndrom oder durch Verunreinigung durch Salben oder Suppositorien beobachtet werden. Fettembolien nach größeren Frakturen und Chylurie lassen überwiegend nicht doppelbrechende Fette im Urin erscheinen.

Spermien

Durch ihren ovalen Kopf und den langen, dünnen Schwanz sind die Spermien leicht zu erkennen. Spermien werden manchmal vereinzelt oder auch in größeren Mengen im Urin gefunden.

5 Spezielle Untersuchungen

5.1 Humanes Choriongonadotropin (hCG)

Dieser Test wird gewöhnlich auch als Schwangerschaftstest bezeichnet.

Indikation

Die Bestimmung von Choriongonadotropin wird eingesetzt für die
- Diagnose einer Schwangerschaft,
- Diagnose einer Frühschwangerschaft,
- Verlaufsbeurteilung der Frühschwangerschaft wie Abortus, Extrauteringravidität,
- Verlaufsüberwachung von Trophoblasttumoren.

Allgemeines

Das humane Choriongonadotropin (hCG) ist ein Glykoprotein, welches bei schwangeren Frauen vom Zytotrophoblast gebildet wird und später in den Chorionzotten der Plazenta entsteht. Das Choriongonadotropin wird u. a. im Urin ausgeschieden. Die höchsten Werte werden während des ersten Drittels der Schwangerschaft, zwei bis drei Monate nach der letzten Menstruation erreicht. Sofort nach Konzeption und Einnistung steigt die Konzentration des Choriongonadotropins sehr schnell an und erreicht ein Niveau, bei dem es mit bestimmten Methoden schon zum Zeitpunkt der erwarteten Menstruation nachweisbar wird.

Analytik

Objektträger-Latex-Agglutinationstest

Prinzip:
Das im Urin von Schwangeren ausgeschiedene Hormon Choriongonadotropin wird mit einer Agglutinationsreaktion qualitativ nachgewiesen. An Latex gebundene Antikörper gegen humanes Choriongonadotropin reagieren mit dem im Urin vorhandenen humanen Choriongonadotropin und zeigen bei einer Schwangerschaft durch Verklumpung antigentragender Teilchen eine deutliche Agglutination.

Pregnitex

Fa. E. Merck, Darmstadt
Best. Nr. 16382

Reagenzien:
1. Latex-Reagenz (gelber Verschluß)
2. Pufferlösung (blauer Verschluß)
3. Positive Kontrollösung (roter Verschluß)
4. Negative Kontrollösung (grüner Verschluß)

Die Reagenzien sind bei Lagerung bei +2 bis +8 °C bis zum aufgedruckten Verfallsdatum verwendbar.

Zubehör (in der Packung vorhanden):
1. 1 Objektträger mit 6 Testfeldern
2. 50 Kunststoffpipetten zum Einmalgebrauch
3. 2 Gummisauger
4. 50 Rührstäbchen zum Einmalgebrauch

Probenmaterial:
Für den Test kann frischer Urin verwendet werden. Am besten eignet sich der erste Morgenurin. Das Probenmaterial ist bei +4 bis +8 °C 72 Stunden haltbar.

Probenvorbereitung:
Der Urin sollte zentrifugiert werden.

Praktische Durchführung:
Urin und Reagenzien vor Gebrauch auf +15 bis +25 °C bringen. Latex-Reagenz gut mischen

Jeweils auf ein Testfeld des Objektträgers tropfen:

Urin oder Kontrollösung (senkrecht pipettieren)	1 Tropfen
Pufferlösung (blauer Verschluß)	1 Tropfen
Latex-Reagenz (gelber Verschluß)	2 Tropfen

Etwa 5 Sekunden mit dem Rührstäbchen mischen (für jedes Testfeld ein neues Stäbchen) und Gemisch auf der Fläche kreisförmig verteilen. Den Objektträger 2 Minuten so schwenken, daß die Flüssigkeit innerhalb des Kreises langsam rundum läuft.

Auswertung:
Positives Ergebnis: Es bildet sich innerhalb von 2 Minuten eine Agglutination aus.
Negatives Ergebnis: Es bildet sich nach 2 Minuten keine Agglutination aus.

Empfindlichkeit:
> 600 I. E. $\cdot l^{-1}$

Hinweise
1. Der Objektträger muß absolut sauber und trocken sein. Nach jeder Durchführung des Tests muß der Objektträger gründlich mit lauwarmen Wasser gespült und mit einem weichen Tuch oder Papier abgetrocknet werden. Keine Detergenzien, Seife oder organische Lösungsmittel zum Reinigen verwenden.
2. Die Pufferlösung und das Latex-Reagenz sind genau aufeinander abgestimmt. Deshalb dürfen nur Flaschen der gleichen Charge verwendet werden.
3. Die Schraubverschlüsse dürfen nicht verwechselt werden.

Bemerkungen:
1. Der Test zeigt eine positive Reaktion, eine Agglutination, bereits 4 Tage nach Ausbleiben der Menstruation, an. Erhält man ein negatives Ergebnis, also keine Agglutination, sollte der Test nach 5 Tagen wiederholt werden.
2. Bei Patienten mit Blasenmolen oder Chorionepitheliom kann ebenfalls ein positives Resultat erhalten werden, obwohl kein Schwangerschaft vorliegt. Diese Patienten scheiden vermehrt Choriongonadotropin aus.
3. Bei Extrauteringravidität, gestörter Intrauteringravidität, intrauterinem Fruchttod oder drohendem Abort ist die Choriongonadotropin-Elimination oft erniedrigt. Dies kann zu negativen Ergebnissen führen.
4. Der Test ist nicht durch diagnostisch oder therapeutisch angewandte Hormon-Präparate gestört.
5. Bei unklaren Ergebnissen sollte ein Test mit niedriger Empfindlichkeit gewählt werden.

Hämagglutinations-Hemmtest

Prinzip:
Mit humanem Choriongonadotropin beladene Erythrozyten werden durch anti-human Choriongonadotropin-Antikörper agglutiniert, wenn im Urin kein humanes Choriongonadotropin vorhanden ist. Es bildet sich ein braun-roter diffuser Niederschlag auf dem Boden des Teströhrchens. Ist humanes Choriongonadotropin im Urin vorhanden, dann werden die Antikörper blockiert. Die mit humanen Choriongonadotropin beladenen Erythrozyten bleiben frei, sedimentieren und bilden auf dem Boden des Teströhrchens einen charakteristischen Ring, der eine Schwangerschaft anzeigt.

Pregnitube
Fa. E. Merck, Darmstadt
Best. Nr. 16383

Reagenzien:
1. 2 · 10 Teströhrchen mit Lyophilisat im Spiegelständer.
2. 2 · 1 Flasche Puffer-Lösung.

Die Reagenzien sind bei +15 bis +25 °C bis zum aufgedruckten Verfallsdatum verwendbar.

Probenmaterial:
Für den Test kann frischer Urin verwendet werden. Am besten eignet sich der erste Morgenurin. Bei Aufbewahrung bei +2 bis +8 °C ist der Urin 72 Stunden verwertbar. Wegen der Gefahr der bakteriellen Kontamination empfiehlt es sich, die Analyse unmittelbar nach Probengewinnung durchzuführen. Bei starker Trübung des Urins sollte eine Filtration oder Zentrifugation erfolgen.

Durchführung:

Ein Teströhrchen öffnen und zupipettieren:

Pufferlösung	0,2 ml
Urin	0,1 ml

Teströhrchen wieder mit Gummistopfen verschließen, kräftig schütteln und senkrecht in den Spiegelständer stellen. Das Teströhrchen bleibt 1 Stunde erschütterungsfrei in dem Ständer stehen. Direkte Sonneneinstrahlung und Wärmeeinwirkung sollen vermieden werden. Nach einer Stunde das Resultat im Spiegel ablesen ohne den Spiegel zu bewegen.

Auswertung:
Positives Ergebnis: Es bildet sich ein Ring aus.
Negatives Ergebnis: Es bildet sich kein Ring aus.

Empfindlichkeit:
$>$ 200 bis 400 I. E. $\cdot l^{-1}$

Bemerkungen:
1. Der Test zeigt als positive Reaktion eine Ringbildung bereits nach 2 Tagen nach Ausbleiben der

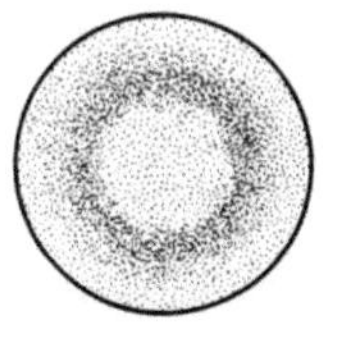

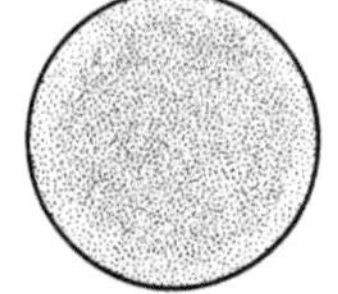

Abb. 7.43 hCG-Test

Menstruation an. Erhält man ein negatives Ergebnis, dann ist der Test nach 5 Tagen zu wiederholen.
2. Bei Patienten mit Blasenmolen oder Chotionepitheliom kann ebenfalls ein positives Resultat erhalten werden, obwohl keine Schwangerschaft vorliegt. Diese Patienten scheiden vermehrt Choriongonadotropin aus.
3. Bei Extrauteringravidität, gestörter Intruteringravidität, intrauterinem Fruchttod oder drohendem Abort ist die Choriongonadotropin-Elimination oft erniedrigt. Dies kann zu negativen Ergebnissen führen.
4. Der Test wird nicht durch diagnostisch oder therapeutisch angewandte Hormon-Präparate gestört.

Sol Particle Immuno Assay

Prinzip:
Goldteilchen einer Größe von 50millionstel Millimeter haben die Eigenschaft, in einem Sol gelöst, rosafarbenes Licht zu reflektieren. Dieses Verhalten wurde für den Femtest Stick ausgenutzt. Sowohl auf dem Teststäbchen wie auch auf den Goldpartikeln in der Testsubstanz befinden sich monoclonale Antikörper. Sind im Urin mindestens 50 I. E. humanes Choriongonadotropin pro Liter enthalten, kommt es zu einer Agglutination am Teststäbchen. Die Antikörper am Stäbchen binden das im Urin vorhandene humane Choriongonadotropin, das wiederum mit den auf den Goldpartikeln gehefteten Antikörpern reagiert. Das vorher völlig weiße Stäbchen färbt sich rosa. Ist kein humanes Choriongonadotropin im Urin, bleibt die Farbe des Stäbchens unverändert.

Femtest Stick
Fa. Deutsche Chefaro Pharma, Waltrop

Zusammensetzung des Testsets:
1. Röhrchen mit Testsubstanz
2. Tube mit Flüssigkeit
3. In Papier eingesiegeltes Teststäbchen

Praktische Durchführung:
1. Der erste Morgenurin wird in einem Behälter, der vorher gründlich mit klarem Wasser gespült worden ist, oder im Deckel des Testsets aufgefangen.
2. Von dem Röhrchen muß jetzt der Stopfen entfernt werden. Der Stopfen ist aufzubewahren. Das geöffnete Röhrchen wird in den Halter zurückgestellt.
3. Die Spitze der Tube wird abgedreht und anschließend der Inhalt in das Röhrchen überführt.
4. Mit der leeren Tube wird durch Zusammendrükken und Wiederloslassen Urin aufgesaugt. Falls keine Erfahrungen mit Tropfpipetten vorliegen, sollte jetzt das Heraustropfen geübt werden, bevor das Röhrchen befüllt wird.
5. Durch leichtes Drücken der Tube werden 5 Tropfen Urin in das Röhrchen gegeben. Anschließend muß das Röhrchen mit dem Stopfen verschlossen und gut geschüttelt werden.
6. Das Röhrchen wird wieder in die Halterung gestellt und der Stopfen entfernt.
7. Durch Schneiden mit einer Schere genau entlang der angegebenen Linie wird das Teststäbchen entsiegelt. Das untere flache Ende des Teststabes nicht berühren, da sonst Testsubstanz verloren gehen kann.
8. Das Teststäbchen wird mit dem flachen Ende nach unten in das Röhrchen gestellt. Nach 30 Minuten ist die Reaktion abgeschlossen und der Test kann ausgewertet werden.
9. Zur Auswertung wird das Teststäbchen aus dem Röhrchen entnommen und das flache Ende mit klarem Wasser abgespült.
10. Falls nach dem Abspülen das flache Ende noch nicht vollständig weiß ist, kann angenommen werden, daß keine Schwangerschaft besteht.
11. Bleibt nach dem Abspülen auf dem flachen Ende eine rosa Färbung zurück, kann davon ausgegangen werden, daß eine Schwangerschaft vorliegt. Die Färbung kann von blaß bis dunkel rosa variieren. Bei jeder Färbung kann eine Schwangerschaft angenommen werden.

Empfindlichkeit:
> 50 I. E.$\cdot l^{-1}$

Hinweis
1. Das Ergebnis kann nach 30 Minuten abgelesen werden, aber nicht später als nach 60 Minuten. Jede Verfärbung, die sich nach 60 Minuten einstellt, ist bedeutungslos. Die rosa Färbung kann erhalten werden, indem das Teststäbchen in Wasser aufbewahrt wird.
2. Bei Patienten mit Blasenmolen oder Chorionepitheliom kann ebenfalls ein positives Resultat erhalten werden, obwohl keine Schwangerschaft vorliegt. Diese Patienten scheiden vermehrt Choriongonadotropin aus.
3. Bei Extrauteringravidität, gestörter Intrauteringravidität, intrauterinem Fruchttod oder drohendem Abort ist die Choriongonadotropin-Elimination oft erniedrigt. Dies kann zu negativen Ergebnissen führen.
4. Der Test wird nicht durch diagnostisch oder therapeutisch angewandte Hormon-Präparate oder Arzneimittel gestört.

Sandwich-Enzym-Immuno-Assay

Prinzip (B-Test color):
Der Test verwendet zwei Arten von Antikörpern. Auf der Testkugel ist ein polyclonaler Antikörper aufgebracht, während sich im Konjugat monoclonale Antikörper, die mit Enzym konjugiert sind, befinden. Der polyclonale Antikörper soll eine einheitliche und stabile Matrix für die Testdurchführung mit optimaler Farbtiefe und Stabilität bieten. Er erfaßt sowohl das ganze intakte humane Choriongonadotropin wie auch die Bruchstücke, die teilweise in einem hohen Prozentsatz vorliegen können. Der monoclonale Antikörper besitzt eine hohe Spezifität für ß-humanes Choriongonadotropin mit sehr geringer Kreuzreaktivität und sehr guter Empfindlichkeit. Hierdurch werden falsch-positive Ergebnisse weitestgehend vermieden.
Humanes Choriongonadotropin besitzt Antigen-Eigenschaften. Wenn humanes Choriongonadotropin in die Blutbahn gespritzt wird, kann sich ein Antikörper gegen dieses Hormon bilden. Auf diese Weise wird antikörperhaltiges Antiserum vom Kaninchen mit polyclonalen Antikörper gewonnen. Auch bei der Gewinnung von monoclonalen Antikörpern ist die

Immunisierung der erste Produktionsschritt. Die Antigen-Antikörper-Reaktion, auf die der immunologische Schwangerschaftsnachweis basiert, verwendet das freie humane Choriongonadotropin im Urin der Schwangeren als Antigen, welches durch den humanen Choriongonadotropin-Antikörper erfaßt wird. Ist in dem zu untersuchenden Urin freies humanes Choriongonadotropin vorhanden, wird dieses zunächst an der mit humanen Choriongonadotropin-Antikörpern beladene Kugel gebunden. Unmittelbar danach greift der enzym-markierte Antikörper an einer Stelle des Antigens (humanes Choriongonadotropin) an und wird fixiert. Nach dem Abspülen von nicht gebundenen enzym-markierten Antikörpern wird der Teststab in die Substrat-Lösung gegeben, in der das fixierte Enzym die Spaltung eines Phosphatesters katalysiert. Dieser Ester bildet eine blaue Farbe auf der Testkugel. Die Intensität der Blaufärbung ist abhängig von der humanen Choriongonadotropin-Konzentration.
Kommt es infolge Fehlens von freiem humanen Choriongonadotropins im Urin nicht zur Kupplung von enzymmarkierten Antikörpern auf die Testkugel, so bildet sich durch das Substrat keine Blaufärbung aus. Das aktivierende Enzym wurde beim Waschschritt entfernt. Der Test ist dann negativ.

B-Testcolor
Fa. Roland Arzneimittel GmbH, Hamburg

Testdauer:
20 bis 30 Minuten

Testkit-Zusammensetzung:
1 Röhrchen A mit Konjugat; 1 Röhrchen B mit Substrat; 1 Teststab in Folie verpackt; 1 Glaspipette; 1 Urinbehälter; 1 Bedienungsanleitung.

Praktische Durchführung:

1. Der erste Morgenurin wird in dem Urinbehälter aufgefangen. Danach kann sofort mit der Durchführung des Tests begonnen werden.
2. Es wird der graue Stopfen von dem Röhrchen A entfernt.
3. Die Glaspipette wird in den Urin getaucht. Durch Zusammendrücken des Pipettenballs wird der Urin bis zur angegebenen Marke aufgezogen. Etwas mehr Urin hat keinen nachteiligen Einfluß auf den Test; zu wenig Urin kann jedoch ein negatives Resultat liefern.
4. Der in der Pipette befindliche Urin wird in das Röhrchen A gegeben.
5. Nun kann die Folie des Teststabes an der gekennzeichneten Markierung geöffnet und der Teststab herausgenommen werden. Das untere Ende des Teststabes darf nicht berührt werden.
6. Der Teststab wird jetzt in das Röhrchen A gegeben. Durch Mischen mittels Drehen des Teststabes zwischen den Fingern wird das weiße Pulver gelöst (ca. 5 Sekunden). Der Teststab verbleibt nun exakt 15 Minuten (Stoppuhr) in dem Röhrchen A.
7. Nach 15 Minuten wird der aus dem Röhrchen A entnommenen Teststab unter mittelstark fließendem Wasser aus der Wasserleitung 10 Sekunden abgespült.
8. Ohne den unteren Teil des Teststabes zu berühren, wird dieser auf der in der Mitte des Testgestells befindlichen Halterung befestigt.
9. Der blaue Stopfen wird von dem Röhrchen B entfernt und der Teststab in die in diesem Röhrchen befindliche Lösung getaucht. Die Verweilzeit des Teststabes beträgt 15 Minuten. Es muß mit Stoppuhr gemessen werden. Bereits nach wenigen Minuten kann eine Blaufärbung erkannt werden, wenn eine Schwangerschaft vorliegt.
10. Nach 15 Minuten wird der Teststab aus dem Röhrchen B entfernt und auf der Halterung im vorderen Teil des Testkitgestells befestigt.
11. Die Auswertung kann jetzt durch Betrachten der Kugel im unteren Teil des Teststabes erfolgen. Wenn die untere Kugel klar sichtbar blau gefärbt ist im Vergleich zur oberen Kugel, dann liegt im Urin das Hormon Choriongonadotropin vor. Es kann auf das Vorliegen einer Schwangerschaft geschlossen werden. Die Intensität der Färbung kann variieren.
12. Wenn keine Färbung der unteren Kugel erfolgt ist, liegt keine Schwangerschaft vor.

Empfindlichkeit:
> 50 I. E.$\cdot l^{-1}$

Störungen und Fehler:
Falsch positive Ergebnisse werden erhalten beim Vorliegen von
- Chorionepitheliom/Chorionkarzinom,
- Blasenmole.

Falsch negative Ergebnisse werden erhalten bei
- Verwendung von kaltem Urin,
- zu früher Durchführung.

Störung durch Arzneimittel (auch Ovulationshemmer) sind nicht bekannt.

Exclud
Fa. K. G. Schwarzhaupt, Köln

Zusammensetzung des Testsets:
1. Röhrchen 1 (roter Stopfen) mit Testsubstanz
2. Kunststofftube mit Flüssigkeit
3. Langes Röhrchen 3 (grauer Stopfen) mit Teststreifen
4. Röhrchen 4 (grauer Stopfen mit Kreuz) mit klarer Flüssigkeit
5. Urinbecher
6. Urinbecherdeckel

Praktische Durchführung:

1. Der erste Morgenurin wird in einem Urinbecher aufgefangen. Falls der Test später durchgeführt wird, soll der Becher verschlossen im Kühlschrank aufbewahrt werden. Vor Testdurchführung muß der Urin jedoch wieder Raumtemperatur erreicht haben. (Aufwärmdauer ca. 2 Stunden).
2. Von dem Röhrchen 1 muß der rote Stopfen entfernt und anschließend das Röhrchen wieder in den Behälter zurückgestellt werden.
3. Der Verschluß der Kunststofftube wird entfernt und der gesamte Inhalt in das Röhrchen 1 getropft.
4. Durch Hin- und Herschwenken des Röhrchens 1 ist der Inhalt vollständig zu lösen, danach stellt man das Röhrchen wieder in die Halterung.

5. Eine ausreichende Menge des Morgenurins wird in den Urinbecherdeckel überführt.
6. Mit der leeren Tube wird durch Zusammendrükken und wieder Loslassen Urin aufgesaugt. Falls keine Erfahrungen mit Tropfpipetten vorliegen, sollte jetzt das Heraustropfen geübt werden, bevor das Röhrchen befüllt wird.
7. Durch leichtes Drücken der Tube werden 5 Tropfen Urin in das Röhrchen 1 gegeben. Anschließend muß der Inhalt des Röhrchen 1 durch seitliches Hin- und Herschwenken gut vermischt werden.
8. Das Röhrchen wieder in die Halterung stellen.
9. Nun kann der Teststreifen aus dem Röhrchen 3 entnommen und mit den beiden Reaktionszonen nach unten in das Röhrchen 1 gestellt werden. Das untere Ende des Teststreifens nicht berühren, da sonst Testsubstanz verloren werden kann.
10. Nach genau 15 Minuten, die mit dem Kurzzeitwecker zu messen sind, wird der Teststreifen aus der Lösung herausgenommen und die Reaktionszone unter fließendem Wasser ca. 45 Sekunden, mit Sekundenzeiger abgelesen, gut abgespült. Hierbei muß der Teststreifen mindestens eine Handbreit unterhalb der Wasserhahns waagerecht mit der Reaktionszone nach oben in den Wasserstrahl gehalten werden. Es ist wichtig, daß beide Reaktionszonen sorgfältig gespült sind.
11. Noch anhaftendes Wasser vom Teststreifen abschütteln. Danach den Teststreifen mit den Reaktionszonen nach unten in das Röhrchen 4 stellen. Zuvor den grauen mit Kreuz gekennzeichneten Stopfen entfernen. Genau 15 Minuten soll der Teststreifen in dem Röhrchen verbleiben. Für die Messung soll der Kurzzeitwecker verwendet werden.
12. Der Teststreifen wird aus dem Röhrchen entnommen und auf eine Färbung untersucht. Die untere Reaktionszone färbt sich beim Vorliegen von humanem Choriongonadotropin blau, während die obere Reaktionszone leicht bläulich ist oder fast weiß bleibt. Wenn bei einem sehr frühen Zeitpunkt der Schwangerschaft die untere Reaktionszone nur schwach blau gefärbt ist, dient der Vergleich der unteren mit der oberen Zone als Auswertehilfe. Immer wenn die untere Zone intensiver blau gefärbt ist als die obere Zone, kann davon ausgegangen werden, daß eine Schwangerschaft vorliegt. Sind beide Reaktionszonen gleich hellblau oder fast weiß gefärbt, ist das Ergebnis negativ.

Empfindlichkeit:
> 125 I. E.$\cdot l^{-1}$

Hinweis
Ist die obere Zone stärker blau gefärbt als die untere oder sind beide Zonen gleich intensiv blau gefärbt, muß eine falsche Handhabung des Tests angenommen werden. In diesem Fall ist der Test mit einem neuen Testset zu wiederholen. Eventuell muß die Testanleitung nochmals genau durchgelesen werden.

Tandem-Icon II
Fa. Hybritech GmbH, Hürth-Efferen
Best. Nr. 4117 oder 4116

Zusammensetzung des Testsets:
1. Testzylinder mit immobilisierten monoclonalen Antikörpern (Maus) IgG anti hCG
2. Antikörperkonjugat (monoclonales Maus-IgG anti hCG konjugiert mit alkalischer Phosphatase vom Rind)
3. Substrat-Reagenz
4. Waschkonzentrat
5. Einmalpipette
6. Arbeitsanleitung

Die Reagenzien können 3 Monate bei Raumtemperatur bzw. im Kühlschrank bei +4 bis +8 °C bis zum aufgedruckten Verfallsdatum gelagert werden. Wird auch nur ein Reagenz (Position 1 bis 4) bei Raumtemperatur aufbewahrt, so muß von dem ungünstigsten Verfallsdatum (3 Monate) ausgegangen werden. Die Reagenzien sollten nicht über diesen Zeitpunkt hinaus eingesetzt werden. Das Substrat-Reagenz ist lichtempfindlich und muß deshalb im Dunkeln gelagert werden. Sollte das Substrat-Reagenz eine bläuliche Verfärbung angenommen haben, darf es nicht mehr verwendet werden. Achtung! Nur Materialien einer Charge benutzen.

Vorbereitung der Reagenzien:
Das Waschkonzentrat muß auf 250 ml (Best. Nr. 4116) bzw. auf 125 ml (Best. Nr. 4117) mit deionisiertem Wasser verdünnt werden. Es ist dann bis zum aufgedruckten Verfallsdatum haltbar.

Praktische Durchführung:
1. Der erste Morgenurin wird in einem sauberen Kunststoff- oder Glasbehälter aufgefangen. Falls der Test später durchgeführt werden soll, den Behälter verschlossen im Kühlschrank nicht länger als 48 Stunden aufbewahren. Vor Testdurchführung muß der Urin jedoch wieder Raumtemperatur erreicht haben, die Aufwärmdauer beträgt ca. 2 Stunden. Trübe Proben müssen filtriert oder zentrifugiert werden, da sonst Probleme beim Durchfluß der Membran entstehen können.
2. Der Icon II hCG-Test wird bei Raumtemperatur durchgeführt. Aus diesem Grund sollten alle Reagenzien und der Urin vor der Durchführung des Tests Raumtemperatur erreicht haben.
3. In den Testzylinder werden mit der Pipette 5 Tropfen der Urinprobe langsam nacheinander auf die Mitte der Membran pipettiert, so daß jeder Tropfen von der Membran absorbiert werden kann, bevor der nächste Tropfen zugegeben wird.
4. Dann werden 3 Tropfen des Antikörperkonjugats schnell nacheinander auf die Mitte der Membran gegeben, so daß das Reagenz die gesamte Membranfläche bedeckt, anschließend 1 Minute warten.
5. Nun wird die Waschlösung mit einer Spritzflasche so zugegeben, daß der Flüssigkeitsstrom gegen die Innenwand des Testzylinders gerichtet ist. Der Zylinder wird bis zu der erhabenen Füllmarke gefüllt. Danach wird etwa 1 Minute gewartet, bis die Waschlösung vollständig eingesaugt ist.
6. Jetzt werden 3 Tropfen des Substratreagenzes schnell nacheinander auf die Mitte der Membran gegeben, so daß das Reagenz die gesamte Fläche der Membran bedeckt.

7. Nach 2 Minuten wird die Entwicklung des Farbstoffes, durch Zugabe der Waschlösung bis zur Füllmarke, abgebrochen.
8. Der Zylinder wird jetzt so gehalten, daß die Markierung „P" nach vorne zeigt und damit sichtbar ist.
9. Es wird die in der Mitte des Zylinders befindliche Testzone mit der seitlich angeordneten Referenzzone verglichen und bewertet.

Auswertung:
Proben, die in der Testzone einen blauen Punkt erzeugen, sind positiv. Ist die Verfärbung in der Testzone identisch mit der Färbung der Positiv-Referenzzone, dann enthält die Probe ca. 50 I. E. $hCG \cdot l^{-1}$ und sollte als positiv bewertet werden. Bei mehr als 50 I. E. $hCG \cdot l^{-1}$ ist eine intensivere Färbung der Testzone zu erkennen. Aber auch eine geringere Verfärbung der Testzone im Vergleich zur Referenzzone kann ein positives Ergebnis anzeigen.

Hinweis
Der Test ist nur dann auswertbar, wenn innerhalb von 2 Minuten nach Zugabe des Substrates die Positivzone als blauer Punkt erscheint. Erscheint keine Verfärbung, dann deutet dies darauf hin, daß die Reagenzien nicht richtig zugegeben wurden oder nicht richtig reagieren. In diesem Fall sollte die Probe mit einem neuen Testzylinder nochmals analysiert werden.

Empfindlichkeit:
> 20-50 I. E. $HCG \cdot l^{-1}$

Störungen und Fehler:
Obwohl die Schwangerschaft der wahrscheinlichste Grund für die Gegenwart von humanem Choriongonadotropin im Urin ist, sind auch erhöhte Konzentrationen bei Patienten mit Chorionkarzinom, Blasenmole und einigen nicht trophoblastischen Erkrankungen einschließlich Hoden-, Prostata-, Brust- und Lungenkarzinom bekannt. Ein positiver Befund sollte daher in Verbindung mit anderen klinischen und Labordaten bewertet werden. Eine Störung des Tests durch Arzneimittel wurde bisher nicht beschrieben.
Urine, die getrübt sind, können die Durchflußrate der Membran herabsetzen. Aus diesem Grund sollten stark trübe Urine vor der Analyse zentrifugiert werden.

5.2 Okkultes Blut im Stuhl

Indikation
Die Bestimmung des okkulten Blutes im Stuhl dient als

- Nachweis von Blut im Stuhl,
- Test auf kolorektale Karzinome.

Allgemeines
In der Bundesrepublik Deutschland sterben jährlich über 20000 Menschen an Dickdarmkrebs, weil ihre Erkrankung zu spät diagnostiziert wird. Oft wird der Arzt erst dann aufgesucht, wenn Beschwerden vorliegen, meist in einem Stadium, in dem keine Heilungsaussichten bestehen. Der Dickdarmkrebs gilt jedoch bei frühzeitiger Erkennung als vergleichsweise gut heilbare Krebserkrankung. Der Dickdarmkrebs entwickelt sich langsam über mehrere Jahre aus leicht diagnostizierbaren Vorstufen, den großen adenomatösen Polypen. Als besonders gefährdet gelten Personen im Alter von 45 bis 50 Jahren (→ 2.7).
Seit einigen Jahren gibt es eine Möglichkeit, aus der großen Anzahl scheinbar sich gesund fühlender Personen diejenigen herauszufiltrieren, die mit hoher Wahrscheinlichkeit eine kolorektale Neoplasie haben. Bei diesem Personenkreis findet sich okkultes Blut im Stuhl, welches mit einem einfachen Verfahren nachgewiesen werden kann. Seit 1977 gehört dieser Test in den Rahmen der Krebsfrüherkennungsuntersuchung.
Pro Tag werden < 1,5 ml Blut mit dem Stuhl ausgeschieden, dies gilt als physiologisch normal. Aus diesem Grund liegt die Empfindlichkeitsgrenze der üblichen Tests in der Regel um das 2- bis 6fache höher. Außer den kolorektalen Karzinomen kommen auch andere Erkrankungen als Blutungsquelle in Frage, wie z. B. große Polypen, Hämorrhoiden und Analfissuren.

Durchführung des Tests:
Der Patient erhält einen Umschlag mit drei Testbriefchen und den genauen Instruktionen zur Gewinnung der Stuhlproben. Der Patient soll von drei aufeinanderfolgenden Stuhlgängen je zwei separate Proben auf das entsprechende Testfeld auftragen. Die Stuhlproben sollen das gesamte Fenster des Testbriefchens bedecken. Nachdem alle 3 Testbriefchen entsprechend mit Proben gefüllt worden sind, werden sie zur Testauswertung an den Untersucher gegeben. Der Untersucher öffnet die Rückseite der Testbriefchen und tropft 2 Tropfen des Entwickler-Reagenzes auf jede Stuhlprobe, also insgesamt 4 Tropfen pro Testbriefchen. Jede Blaufärbung, welche sich innerhalb von 30 Sekunden bildet, gilt als positiver Befund. Auch unsymmetrisch verlaufende schwache Blaufärbungen bei nur einer der sechs Stuhlproben stellen schon einen positiven Befund dar, dieser muß weiter abgeklärt werden. Da schwache Blaufärbungen unter Umständen rasch verschwinden, sollte mit der Auswertung nicht länger als 30 Sekunden gewartet werden.
Das Prinzip des Tests beruht auf der peroxidatischen Aktivität des Hämoglobins. Der Redoxindikator Guajacol, mit dem das Chromatographiepapier des Testbriefchens imprägniert ist, wird in Gegenwart einer alkoholischen Wasserstoffperoxid-Lösung, zu einem blauen Farbstoff oxidiert. Das Hämoglobin katalysiert diese Reaktion.

Fehlermöglichkeiten:
1. Bei wäßrigem Durchfall sollte der Test verschoben werden, bis eine annähernd normale Darmtätigkeit wieder eingetreten ist.
2. Bei Menstruation ist es ebenfalls ratsam, den Test zu verschieben. Leichtes Zahnfleisch- oder Nasenbluten sind kein Hindernis für die Durchführung des Tests, da diese Blutspuren während der Passage durch den Magendarmtrakt abgebaut werden.
3. Arzneimittel können vom Patienten weiterhin eingenommen werden, sofern es sich nicht um Acetylsalizylsäure, Steroide, Heparin, Cumarine und

Antirheumatika handelt, diese können eine Mikroblutung verursachen.
4. Vitamin-C-Tabletten können den Test, trotz einer Blutung, als negativ erscheinen lassen.
5. Eisen- oder bismuthaltige Arzneimittel können die Testauswertung farblich beeinflußen.
6. Klistiere und Afterzäpfchen sollten während der Testtage nicht verabreicht werden.
7. 3 Tage vor und während der Durchführung des Tests sollte auf rohes und halbrohes Fleisch, Wurstwaren, Bananen, Meerrettich und Rettich verzichtet werden.
8. Alkohol kann ebenfalls zu Mikroblutungen führen.
9. Es sollte eine möglichst schlackenreiche Kost wie Obst, Gemüse, Salate, Vollkornbrote und Nüsse gegessen werden, da hierdurch Neoplasien eher zur Blutung neigen.

Ein positiver Befund muß durch weitere diagnostische Maßnahmen abgeklärt werden. Die Kassenärztliche Bundesvereinigung empfiehlt folgende Maßnahmen:

1. Digitale Abtastung des Rectums und Rectoskopie
2. Röntgenuntersuchung des Dickdarms unter Anwendung des Doppelkontrastverfahrens.

Sollten diese Untersuchungen keine Blutungsquellen finden lassen, soll eine Koloskopie durchgeführt werden.
In der Literatur wird bei positivem Befund des Testes auf okkultes Blut im Stuhl grundsätzlich eine vollständige Koloskopie empfohlen.
Bei der Durchführung von Screeninguntersuchungen konnte gezeigt werden, daß bei 19 von 20 testpositiven Probanden kein Karzinom auffindbar war. Bei symptomatischen Patienten, bei denen ein zuverlässiger Tumorausschluß wichtig wäre, stellt die vergleichsweise niedrige Sensitivität des Testes das Hauptproblem dar. Derzeit wird der Test bei negativem Befund jedes Jahr im Rahmen der Krebsfrüherkennung trotz der aufgezeigten Problematik wiederholt.

5.3 Blutkörperchensenkungsgeschwindigkeit (BSG)

Indikation
Die Bestimmung der Blutkörperchensenkungsgeschwindigkeit nimmt auch heute noch ihren bedeutenden Platz bei der ersten Suche nach einer Vielzahl von Erkrankungen, bei denen die Proteinzusammensetzung verändert ist, z. B. bei Entzündungen oder bei qualitativen bzw. quantitativen Veränderungen der Erythrozyten, ein. Teilweise wurde die Bestimmung der BSG auch als Serumlabilitätsprobe bezeichnet. Nach der Methode von Westergren läßt man die geformten Bestandteile (Erythrozyten, Leukozyten und Thrombozyten) einer durch Citratzusatz ungerinnbar gemachten Blutprobe in einem senkrechten Röhrchen durch die eigene Schwerkraft sedimentieren. Die Sedimentationsgeschwindigkeit wird als die Strecke in mm, um die sich die Blutkörperchen-Plasma-Grenze nach 1 Stunde gesenkt hat, bestimmt. Sie ist hauptsächlich vom Fibrinogengehalt des Plasmas und ganz erheblich auch vom Albumin- und Globulingehalt abhängig. Einen Einfluß haben auch die Viskosität des Blutes sowie die Form und die Oberfläche der Erythrozyten. Die Methode nach Westergren hat trotz zahlreicher Varianten bis heute ihren Platz als Standardmethode halten können.

Praktische Durchführung:

Materialien und Reagenzien:
- Blutsenkungsapparat mit Blutsenkungspipetten
- 2-ml-Rekordspritze oder andere Spritze mit 0,1 ml Unterteilungen
- Natriumcitrat-Lösung 3,8%, bzw. 0,1 mol · l^{-1} steril (im Handel sind auch mit Citrat gefüllte Monovetten erhältlich)

Ausführung:
In die Spritze werden 0,4 ml Natriumcitrat 3,8%, bzw. 0,1 mol · l^{-1} aufgezogen. Aus der Vene werden 1,6 ml Blut entnommen. Das Verdünnungsverhältnis beträgt 1:5. Die Spritze muß sofort gut umgeschwenkt werden, damit sich das Blut und die Citrat-Lösung vermischen können. Das so erhaltene Citratblut soll unmittelbar in die Füllvorrichtung der Blutsenkungspipette mit einem Durchmesser von 2,4 mm bis zur Höhe von 200 mm gegeben werden. Der Blutsenkungsapparat soll lichtgeschützt bei Raumtemperatur stehen. Nach exakt 60 Minuten muß die Blutkörperchensenkungsgeschwindigkeit an der Grenze zwischen den Blutkörperchen und dem Plasma abgelesen werden. Die Angabe erfolgt in mm pro Stunde.

Referenzbereich:

	nach 60 Minuten mm	nach 120 Minuten mm
Frauen:	6 bis 11	6 bis 20
Männer:	3 bis 8	5 bis 18
Neugeborene:	bis 2	
Säuglinge:	bis 12	
Kleinkinder:	bis 8	

Bewertung (Erwachsene):

unter 3 mm:	verlangsamt
8 (11) bis 20 mm:	gering beschleunigt
20 bis 50 mm:	beschleunigt
über 50 mm:	stark beschleunigt

Störungen und Fehler:
Zu wenig Citrat führt zu einer beschleunigten Blutkörperchensenkungsgeschwindigkeit. Eine Erhöhung der Citrat-Konzentration kann die Senkungsgeschwindigkeit der Blutkörperchen hemmen. Heparin ist als Antikoagulationsmittel ungeeignet, es verursacht eine starke Erhöhung der Senkungsgeschwindigkeit. Zu hohe Raumtemperaturen führen zu einer Beschleunigung der Senkung, während zu tiefe Temperaturen eine Verlangsamung verursachen. Eine Lagerung des Citratblutes vor der Durchführung der Untersuchung kann nicht empfohlen werden, da dadurch eine Verminderung der Blutkörperchensenkungsgeschwindigkeit resultieren kann. Ein häufiger Fehler ist die mangelhafte Durchmischung von Citrat-Lösung und Venenblut. Dieser Fehler läßt sich durch nachträgliches Aufziehen einer Luftblase zum

besseren Mischen kompensieren. Einige Arzneimittel mit antiphlogistischen Eigenschaften können als Senkungsblocker wirken, z. B. Acetylsalizylsäure, Indometacin, Cortison und Phenylbutazon.

Hinweis
Neben der Blutkörperchensenkungsgeschwindigkeit kann auch die Färbung des Plasmas bewertet werden und somit einen ersten Anhalt für eine möglicherweise vorliegende Erkrankung geben.

goldgelb bis braun-grünlich	Ikterus
auffällig gelb	Eisenmangelanämie
strohgelb	perniziöse Anämie
trübe bis milchig	erhöhte Lipide, Hypertriglyceridämie

Auch die Dicke der Leukozytenschicht, die zwischen den Erythrozyten und dem Plasma als weißgraue Schicht sedimentiert, kann einen Hinweis auf abnorme Leukozytenzahlen geben. Die Dicke der Schicht wird mit 1 bis 4 mm als normal angesehen, wenn die Blutkörperchensenkungsgeschwindigkeits - Pipette 24 Stunden stehengelassen wird.
Seit kurzem wird ein Ersatz für die Methode nach Westergren genannt. Es handelt sich um die Bestimmung der Viskosität des Blutes. Ob dieses Verfahren für die Ablösung der Blutkörperchensenkungsgeschwindigkeit geeignet ist, bleibt abzuwarten.

Literatur

1. Barthels M, Poliwoda H (1987) Gerinnungsanalysen, 3. Aufl., Thieme, Stuttgart New York
2. Begemann H und M (1983) Praktische Hämatologie, 9. Aufl., Thieme, Stuttgart New York
3. Boehringer Mannheim, Harnanalyse mit Teststreifen von Boehringer Mannheim, Produktinformation (nicht datiert)
4. Dörner K (1989) Klinische Chemie, Enke, Stuttgart
5. Greiling H, Gressner AM (1989) Lehrbuch der Klinischen Chemie und Pathobiochemie, 2. Aufl., Schattauer, Stuttgart
6. Guder G, and Wahlefeld AW (1983) in „Methods of Enzymatic Analysis", Vol. II, 3. Aufl., S. 2-20, Verlag Chemie, Weinheim
7. Hagemann P, Rosenmund K (1989) Laboratoriumsmedizin, 3. Aufl., Hirzel, Stuttgart
8. Hallmann L (1980) Klinische Chemie und Mikroskopie, 11. Aufl., Thieme, Stuttgart New York
9. Heintz R, Althof S (1989) Das Harnsediment, 4. Aufl., Thieme, Stuttgart New York
10. Keller H (1986) Klinisch-chemische Labordiagnostik für die Praxis, Thieme, Stuttgart New York
11. Kutter D (1983) Schnelltests in der klinischen Diagnostik, 2. Aufl., Urban & Schwarzenberg, München Wien Baltimore
12. Leybold K, Grabener E (1976) Praxis-Laboratorium, 7. Aufl., Thieme, Stuttgart New York
13. Meyer JG (1990) Labormedizin, 4. Aufl., Deutscher Ärzte-Verlag, Köln
14. Naumer, H und Heller W (1986) Untersuchungsmethoden in der Chemie, Thieme, Stuttgart New York
15. Roche Lexikon Medizin (1987) 2. Aufl., Urban & Schwarzenberg, München Wien Baltimore
16. Sonntag O (1988) Trockenchemie - Analytik mit trägergebundenen Reagenzien, Thieme, Stuttgart New York
17. Sonntag O (1985) Arzneimittel-Interferenzen, Thieme, Stuttgart New York
18. Thomas L (1988) Labor und Diagnose, 3. Aufl., Die Medizinische Verlagsgesellschaft, Marburg

Anhang 1

Neue Maßeinheiten, SI-Einheiten und Umrechnungsfaktoren

Analyt	SI-Einheit	·	Faktor	= alte Einheit	·	Faktor	= SI-Einheit
Albumin	μmol/l	·	0,0069	g/dl	·	144,93	μmol/l
Bilirubin	μmol/l	·	0,0585	mg/dl	·	17,104	μmol/l
Calcium	mmol/l	·	4,0080	mg/dl	·	0,2495	mmol/l
	mmol/l	·	2,0000	mval/l	·	0,5000	mmol/l
Chlorid*	mmol/l	·	3,5453	mg/dl	·	0,2821	mmol/l
Cholesterol	mmol/l	·	38,664	mg/dl	·	0,0259	mmol/l
Creatin	μmol/l	·	0,0131	mg/dl	·	76,254	μmol/l
Creatinin	μmol/l	·	0,0113	mg/dl	·	88,402	μmol/l
Eisen	μmol/l	·	5,5847	μg/dl	·	0,1791	μmol/l
Eisenbindungskapazität	μmol/l	·	5,5847	μg/dl	·	0,1791	μmol/l
Freie Fettsäuren	μmol/l	·	0,0010	mval/l	·	1000,0	μmol/l
Fibrinogen	g/l	·	100,00	mg/dl	·	0,0100	g/l
Fructose	mmol/l	·	18,016	mg/dl	·	0,0555	mmol/l
Galaktose	mmol/l	·	18,016	mg/dl	·	0,0555	mmol/l
Gesamt-Eiweiß	g/l	·	0,1000	g/dl	·	10,000	g/l
Glucose	mmol/l	·	18,016	mg/dl	·	0,0555	mmol/l
Freies Glycerol	mmol/l	·	9,2090	mg/dl	·	0,1086	mmol/l
Hämoglobin	g/l	·	10,000	g/dl	·	0,1000	g/l
	mmol/l		1,611	g/dl	·	0,6206	mmol/l
Harnsäure	μmol/l	·	0,0168	mg/dl	·	59,485	μmol/l
Harnstoff	mmol/l	·	6,0060	mg/dl	·	0,1665	mmol/l
Harnstoff-Stickstoff	mmol/l	·	2,8080	mg/dl	·	0,3561	mmol/l
Kalium*	mmol/l	·	3,9102	mg/dl	·	0,2557	mmol/l
Kupfer	μmol/l	·	6,3546	μg/dl	·	0,1574	μmol/l
Lactat	mmol/l	·	9,008	mg/dl	·	0,111	mmol/l
Lipide,total	g/l	·	100,00	mg/dl	·	0,0100	g/l
Lipoprotein	g/l	·	100,00	mg/dl	·	0,0100	g/l
Lithium	mmol/l	·	1,0000	mval/l	·	1,0000	mmol/l
Magnesium	mmol/l	·	2,4312	mg/dl	·	0,4113	mmol/l
	mmol/l	·	2,0000	mval/l	·	0,5000	mmol/l
Myoglobin	μmol/l	·	1,7100	mg/dl	·	0,5848	μmol/l
Natrium*	mmol/l	·	2,2989	mg/dl	·	0,4350	mmol/l
Phosphor, anorg.	mmol/l	·	3,0974	mgP/dl	·	0,3229	mmol/l
Protein (Gesamteiweiß)	g/l	·	0,1000	g/dl	·	10,000	g/l
C-reaktives Protein	mg/l	·	0,1000	mg/dl	·	10,000	mg/l
Pyruvat	μmol/l	·	0,0088	mg/dl	·	113,56	μmol/l
Tansferrin	g/l	·	100,00	mg/dl	·	0,0100	g/l
Triglyceride (Neutralfett)	mmol/l	·	87,500	mg/dl	·	0,0114	mmol/l

*Der Faktor für die Umrechnung von mval/l in mmol/l ist 1,0 bei den Parametern Chlorid, Kalium und Natrium.

Anhang 2

Konzentrationsangaben können mit folgender Tabelle in eine andere Einheit umgerechnet werden

Konzentration in/ Faktor für	multipliziert mit	ergibt Konzentration in/ Faktor für
mmol/l	$\frac{MG}{10}$	mg/dl
mg/dl	$\frac{10}{MG}$	mmol/l
mg/dl	$\frac{10000}{MG}$	µmol/l
mg/dl	1000	µg/dl
mg/dl	0,01	g/l

Anhang 3

Wichtige Extinktionskoeffizienten

		Extinktionskoeffizient in der Einheit			Literatur
Farbstoff	Wellenlänge	$l \cdot mol^{-1} \cdot cm^{-1}$ $cm^2 \cdot mmol^{-1}$	$cm^2 \cdot mol^{-1}$	$cm^2 \cdot \mu mol^{-1}$	
Hämoglobincyanid, bezogen auf monomeres Hämoglobin (Hb/4)	540nm Hg 546nm	$11{,}0 \cdot 10^3$	$11{,}0 \cdot 10^6$	11,0	DIN-Vornorm 58931
Harnsäure (Uricase UV-Test)	293nm Hg 297nm Hg 302nm	$12{,}6 \cdot 10^3$ $11{,}66 \cdot 10^3$ $8{,}0 \cdot 10^3$	$12{,}6 \cdot 10^6$ $11{,}66 \cdot 10^6$ $8{,}0 \cdot 10^6$	12,6 1,66 8,0	293nm und 296 nm: Bergmeyer, H.U. (1974),Methoden der enzymatischen Analyse,3. Aufl., S. 577, Verlag Chemie, Weinheim/Bergstr. Hg 302nm: errechnet aus Vorschrift AV 805 der Fa. Eppendorf Gerätebau, Hamburg.
5-Mercapto-2-nitrobenzoat (Bestimmung der CHE)	Hg 405nm	$13{,}3 \cdot 10^3$	$13{,}3 \cdot 10^6$	13,3	Knedel, M. & Böttger, R.(1967), Klin. Wochenschr. **45**, 325-326.
$NADH_2$ (z. B. UV-Test auf GOT, GPT, LDH, HBDH, (Triglyceride)	Hg 334nm 340nm Hg 365nm	$6{,}18 \cdot 10^3$ $6{,}3 \cdot 10^3$ $3{,}4 \cdot 10^3$	$6{,}18 \cdot 10^6$ $6{,}3 \cdot 10^6$ $3{,}4 \cdot 10^6$	6,18 6,3 3,4	Bergmeyer, H.U. (1975), Z.Klin. Chem.Klin.Biochem. **13**, 507-508.
$NADPH_2$	Hg 334nm 340nm Hg 365nm	$6{,}18 \cdot 10^3$ $6{,}3 \cdot 10^3$ $3{,}5 \cdot 10^3$	$6{,}18 \cdot 10^6$ $6{,}3 \cdot 10^6$ $3{,}5 \cdot 10^6$	6,18 6,3 3,5	Bergmeyer, H.U. (1975), Z.Klin. Chem.Klin.Biochem. **13**, 507-508.
p-Nitranilin (Bestimmung der γ-GT und LAP)	Hg 405nm	$9{,}9 \cdot 10^3$	$9{,}9 \cdot 10^6$	9,9	Nagel, W., Willig, F. & Schmidt F.H.(1964)Klin. Wochenschr. **42**, 447-449
p-Nitrophenolat (Bestimmung der Alkalischen und Sauren Phosphatase)	Hg 405nm	$18{,}5 \cdot 10^3$	$18{,}5 \cdot 10^6$	18,5	Richterich, R.(1971) Klinische Chemie, 3.Aufl., S.357u.506, Karger, Basel.
p-Nitrophenol (Testomar[R]-Amylase)	405nm	$8 \cdot 10^3$	$8 \cdot 10^6$	8	

Quelle: Arbeits-Anleitungen klinisch-chemische Diagnostika 86/87, Abdruck mit freundlicher Genehmigung der Fa. Behringwerke, Marburg.

Anhang 4

Enzymnomenklatur

Abkürzung	Kurzname	Langname	Enzyme Commission Number (EC-Nummer)
ALAT	Alanin-aminotransferase	L-Alanin:2-oxoglutarat aminotransferase	2.6.1.2
AP bzw. ALP	Alkalische Phosphatase	Orthophosphorsäure-monoester-phosphohydrolase	3.1.3.1
α-AM	α-Amylase	1,4-α-D-Glucan-glucanohydrolase	3.2.1.1
ASAT	Aspartat-aminotransferase	L-Aspartat:2-oxoglutarat aminotransferase	2.6.1.1
–	Cholesterol-Esterase	Sterolester-acylhydrolase	3.1.1.13
CHOD	Cholesterol-Oxidase	Cholesterol:oxygen oxidoreductase	1.1.3.6
CHE	Cholinesterase	Acylcholin-acylhydrolase	3.1.1.8
CK	Creatin-Kinase	ATP:creatin N-phosphotransferase	2.7.3.2
CK-MB	Creatin-Kinase MB-Isoenzym	ATP:creatin N-phosphotransferase	2.7.3.2
CK-MM	Creatin-Kinase MM-Isoenzym	ATP:creatin N-phosphotransferase	2.7.3.2
–	Diaphorase	NADH-dye-oxidoreductase	1.6.99.-
–	PMN-Elastase	Human-Granulocyten-Elastase	3.4.21.37
Gluc-DH	Glucose-Dehydrogenase	ß-D-Glucose:NAD(P)$^+$ 1-oxidoreductase	1.1.1.47
GOD	Glucose-Oxidase	ß-D-Glucose:oxygen 1-oxidoreductase	1.1.3.4
G-6-PDH	Glucose-6-phosphat-Dehydrogenase	D-Glucose-6-phosphat:NADP$^+$ 1-oxidoreductase	1.1.1.49
–	α-Glucosidase	α-D-Glucosid glucohydrolase	3.2.1.20
–	ß-Glucosidase	ß-D-Glucosid glucohydrolase	3.2.1.21
GlDH bzw. GDH	Glutamat-Dehydrogenase	L-Glutamat:NAD$^+$ oxidoreductase (desaminierend)	1.4.1.3
GOT	Glutamat-oxalacetat-transaminase	L-Aspartat:2-oxoglutarat aminotransferase	2.6.1.1
GPT	Glutamat-pyruvat-transaminase	L-Alanin:2-oxoglutarat aminotransferase	2.6.1.2
γ-GT	γ-Glutamyltransferase γ-Glutamyltranspeptidase	(γ-Glutamyl)-peptid:Aminosäure γ-glutamyl-transferase	2.3.2.2
G-3-PDH	Glycerol-3-phosphat-Dehydrogenase	Glycerol-3-phosphat:NAD$^+$ 2-oxidoreductase	1.1.1.8
GPO	Glycerolphosphat-Oxidase	Glycerol-3-phosphat:oxygen oxidoreductase	1.1.3.–
GK	Glycerokinase	ATP:glycerol 3-phosphotransferase	2.7.1.30
HK	Hexokinase	ATP:D-hexose-6-phosphotransferase	2.7.1.1
HBDH	α-Hydroxybutyrat-Dehydrogenase	Isoenzyme 1 und 2 LDH	1.1.1.27
3-α-HSD	3-α-Hydroxysteroid-Dehydrogenase	3-α-Hydroxysteroid: NAD$^+$ oxidoreductase	1.1.1.50
LDH bzw. LD	Lactat-Dehydrogenase	L-Lactat:NAD$^+$ oxidoreductase	1.1.1.27
LAP	Leucin-aminopeptidase Leucin-arylamidase	α-Aminoacyl-peptidhydrolase	3.4.11.–
–	Lipase	Triacylglycerol acylhydrolase	3.1.1.3
MDH	Malat-Dehydrogenase	L-Malat:NAD$^+$ oxidoreductase	1.1.1.37
–	Mutarotase	Aldose-1-epimerase	5.1.3.3
POD	Peroxidase	Donor:hydrogenperoxid oxidoreductase	1.11.1.7
PK	Pyruvatkinase	ATP:Pyruvat 2-0-phosphotransferase	2.7.1.40
SP	Saure Phosphatase	Orthophosphorsäure-monoester phosphohydrolase	3.1.3.2
–	Urease	Urea amidohydrolase	3.5.1.5
–	Uricase	Urat:oxygen oxidoreductase	1.7.3.3

Kapitel 8

Alte Reagenzien

G. WURM

In älteren Arzneibüchern und Vorschriftensammlungen tragen Reagenzien häufig den Namen des Autors. Manche Titel und Rezepturen haben sich inzwischen geändert, andere sind in Vergessenheit geraten, werden jedoch heute wieder benötigt. Bei der Suche will dieses Kapitel helfen. Vieles ist überholt. Überwiegend basiert die Auswahl auf dem DAB 5, DAB 6, DAB 7, ÖAB 9, Helv 6 und auf Sammlungen aus der gleichen Zeit.
In Ausnahmefällen werden die Entwicklungen einiger Nachweise bis zur Pharmacopaea Europaea aufgezeigt. DAB 9 und Helv 7 bleiben unberücksichtigt, da sie zugänglich sind. Zudem bietet der Band „Stoffe" Grundlagen und Erklärungen für diese neueren Reaktionen. Das Kapitel „Diagnostik für das kleine klinische Laboratorium" beschreibt die neuzeitliche Ausführung der physiologisch-chemischen Untersuchungen.
Falls nichts anderes angegeben, sind die Feststoffe als Masseteile und die Flüssigkeiten als Volumenteile zu verstehen. Wasser muß den Anforderungen der Monographie „Gereinigtes Wasser" entsprechen.
Die Überschriften richten sich nach der alten Bezeichnung der jeweiligen Quelle. Die Bestandteile der Rezepte stehen in der Bezeichnung des amtlich geltenden Synonymverzeichnisses zum Arzneibuch 2. Ausgabe 1987. Falls sie dort nicht aufgeführt sind, tragen sie entsprechende Namen.

Bezeichnungen der Reagenzien

Die Bezeichnung der Reagenzien sind folgenden Arzneibüchern oder Vorschriftensammlungen entnommen. Sie sind mit der entsprechenden Nummer dieser Auflistung versehen.

1. Deutsches Arzneibuch 5. Ausgabe, 1910, DAB 5
2. Deutsches Arzneibuch 6. Ausgabe, 1926, DAB 6
3. Deutsches Arzneibuch 7. Ausgabe, 1968, DAB 7
4. Europäisches Arzneibuch, Ph.Eur. 1, Ph.Eur. 2
5. Pharmacopoea Helvetica VI, 1972, Helv 6
6. Österreichisches Arzneibuch 9. Ausgabe, 1960, ÖAB 9
7. Österreichisches Arzneibuch, 1981, ÖAB 81
8. Kaiser H., Pharmazeutisches Taschenbuch, 4. Auflage, 1951, Wissenschaftliche Verlagsgesellschaft, Stuttgart, Kai 8
9. Kaiser H., Pharmazeutisches Taschenbuch, 5. Auflage, 1962, Wissenschaftliche Verlagsgesellschaft Stuttgart, Kai 9
10. Hagers Handbuch der Pharmazeutischen Praxis, 3. Ausgabe 1925 bis 1927, Ergänzungsband 1944, 3. Hager
11. Hagers Handbuch der Pharmazeutischen Praxis, 4. Ausgabe 1967 bis 1979, 4. Hager

Acetat-Pufferlösung[8,9], I (A)[3], III (B)[3]

Acetatpuffer RS[5]

Herstellung

	DAB 7 (A) pH 4,6	DAB 7 (B) pH 3,5	Helv 6 pH 4,6	Helv 6 pH 5,5	Kai 8,9
Natriumacetat	5,440		1,36		11,8
Ammoniumacetat		25,0	0,77		
Essigsäure 98%			1,00	6,0	
Essigsäure 99%	2,400				5,65
6 N-Salzsäure		45,0			
1 N-Natrium-hydroxid				87,2	
Wasser	zu 100,0	zu 100,0	zu 100,0	zu 500,0	zu 100,0

DAB 7: *Acetat-Pufferlösung II*: 50,0 ml Acetatpufferlösung I und 20,00 ml 0,1 N-Natriumhydroxid-Lösung zu 100,0 ml Wasser verdünnen, pH ca. 4,7.

Anwendung
DAB 7 I (A): Komplexometrische Titration der Aluminiumsalze, iodometrische Bestimmung der Penicillinsalze sowie Identitätsprüfung von Baldriantinktur und Belladonnaextrakt.
DAB 7 II: Wertbestimmung des Pepsins.
DAB 7 III (B): Prüfung auf Schwermetall-Ionen u. a.
Kai 8,9: Nachweis von Eiweiß, vorwiegend im Urin.
→ Natriumacetat-Lösung, essigsaure

Acquistos Reagenz[8,9]

	Kai 8,9
Chromtrioxid	0,05
lösen in	
Wasser	10,0
mit Pikrinschwefelsäure-Lösung 1/2%	10,0
und Quecksilber(II)-chlorid-Lösung 2%	10,0
hinzufügen eine Mischung aus:	
Essigsäure 99%	3,3
Ethanol 90% (V/V)	6,7
filtrieren und versetzen mit	
Wasser	40,0

Anwendung
Konservierung von Blut.

Alaun-Carmin-Lösung[8,9] (A)

Alaun-Carmin Reagenz nach Friedländer[8,9] (B), Alaun-Carmin-Lösung nach Grenacher[8,9] (C), Carmingrün-Lösung[4] (D), Carmalaun nach P. Mayer[8,9] (E)

Herstellung

	Kai 8,9 (A)	Kai 8,9 (B)	Kai 8,9 (C)	Ph.Eur. (D)	Kai 8,9 (E)
Aluminium-kaliumsulfat	5,0	10,0	5,0	15,0	10,0
Carmin	2,0	1,0	1,0	1,5	1,0
Iodgrün-Lösung 0,75%				10,0	
Wasser	100,0	100,0	100,0	100,0	200,0
Salicylsäure					0,2

(A): Lösung 1 Stunde kochen, dann filtrieren und das Wasser ergänzen.
(B) und (C): Lösung kochen, nach dem Erkalten filtrieren und das Wasser ergänzen.
(D): Das Carmin in der Lösung des Aluminiumkaliumacetats mind. 30 Minuten kochen, nach dem Erkalten filtrieren und mit der Iodgrün-Lösung versetzen.
(E): Analog (B) und (C) verfahren, im erkalteten Filtrat die Salicylsäure lösen.

Anwendung
(A): Färbung von Venen und Geweben, (B): Zellkernfärbung, (C) und (E): Färbung mikroskopischer Präparate. → Arcangelis Reagenz

Alaun-Haematoxylin-Lösung

nach A. Schulz und W. Schmidt[8,9] (A), Boehmers Hämatoxylintinktur[8,9] (B), Carriazis Reagenz[8,9] (C)

Herstellung

	Kai 8,9 (A)	Kai 8,9 (B)	Kai 8,9 (C)
Haematoxylin	10,0	10,0	0,5
Ethanol 96% (V/V)	100,0	100,0	
Aluminiumammonium-sulfat	20,0		25,0
Wasser	zu 1000,0		374,5
Kaliumiodid			0,01
Glycerol 85%			100,0

(A) und (B): Haematoxylin in Ethanol 96% lösen, (A) mit der unter Erwärmen hergestellten Aluminiumammoniumsulfat-Lösung mischen.
(C): Die festen Bestandteile in Wasser lösen, das Filtrat mit Glycerol 85% mischen.

Anwendung
(A) Färbung des Harnsäureinfarktes und der kristallinen Harnsäure, (B) und (C) Färbung mikroskopischer Präparate.

Alizarinsulfosaures Natrium[8,9]

	Kai 8,9
Alizarin S	1,0
Wasser	zu 100,0

Anwendung
Färbung von Zylindern.
Ph.Eur. und DAB 9 führen eine 0,1%ige Alizarin-S-Lösung als Indikator und für Identitätsnachweise.

Alkohol-Aceton-Gemisch

nach Zak-Bruns[8,9]

	Kai 8,9
Wasserfreies Ethanol	50,0
Aceton	50,0

Anwendung
Cholesterolbestimmung im Serum.

Alkohol-sauer[8,9]

Salzsäure-Alkohol[2,6,7]

	DAB 6 ÖAB 9,81	Kai 8,9
Salzsäure 25%	3,0	1,0
Ethanol 70% (V/V)	100,0	
Ethanol 90% (V/V)		100,0
Wasser		200,0

Anwendung
DAB 6: Entfärbung mikroskopischer Präparate.
Kai 8,9: Fixierung von Präparaten.

Allens Reagenz[8,9]

	Kai 8,9
Chromtrioxid	1,0
Essigsäure 96%	1,0
Harnstoff	0,5
Wasser	zu 100,0

Anwendung
Fixierung mikroskopischer Präparate.

Alménsche-Lösung[10]

	3. Hager
Tannin	5,0
Essigsäure 25%	10,0
Ethanol 50% (V/V)	240,0

Anwendung
Nachweis von Eiweiß im Urin.
→ Alméns Reagenz s. Nylanders Reagenz

Amanns Reagenz[8,9]

Verdünnte Karbol-Fuchsin-Lösung[1,2], Ziehlsche Lösung[1]

	DAB 5	DAB 6	Kai 8,9
Fuchsin			1,0
Verflüssigtes Phenol			5,0
Wasser	80,0	90,0	100,0
Ziehl-Neelsensche Karbolfuchsin-Lösung	20,0	10,0	

Anwendung
Färbung von Bakterien.
→ Karbolfuchsin-Lösung nach Ziehl-Neelsen

Ambronns Reagenz[8,9]

	Kai 8,9
Zinkchlorid	10,0
Wasser	20,0
Lugolsche Lösung	Tr 15

Anwendung
Färbung mikroskopischer Präparate.
→ Lugolsche Lösung, Solutio Iodi, Kapitel Rezepturvorschriften, → Chlorzinkjodlösung

Ambühls Reagenz[8,9] (A)

Camoins Reagenz[8,9] (B)

	Kai 8,9 (A)	Kai 8,9 (B)
Saccharose	1,0 bis 2,0	2,0
Salzsäure 36%	200,0	
Salzsäure 25%		zu 100,0

Anwendung
Nachweis von Sesamöl.
Sesamöl gibt eine johannisbeerrote Färbung.
→ Furfurol-Lösung

Antiformin[10]

Gehalt
Wirksames Chlor 5%; Natriumhydroxid 7,5%.

Herstellung
50,0 bis 60,0 g Chlor einleiten in 1000,0 Natriumhydroxid-Lösung 15%.

Anwendung
Wie andere Natriumhypochlorit-Lösungen bakterizid; mit Ausnahme von Tuberkelbakterien und Milzbrandsporen werden alle Bakterien sofort vernichtet.

Antiformin-Lösung[2,8,9]

	DAB 6 Kai 8,9
Antiformin	50,0
Wasser	50,0

Anwendung
Desinficiens in der Zahnheilkunde. Zum Anreichern von Tuberkelbazillen im Sputum.

Arcangelis Reagenz[8,9]

	Kai 8,9 (A)	Kai 8,9 (B)
Carmin	1,0	1,0
Borsäure	8,0	8,0
Wasser	200,0	400,0
Aluminiumkaliumsulfat		60,0

Heiß lösen und heiß filtrieren. → Alaun-Carmin-Lsg.

Anwendung
Färbung mikroskopischer Präparate.

Arnstein-Reagenz[8,9]

	Kai 8,9
Methylenblau	1,0
Wasser	100,0
oder	
Natriumchlorid-Lösung 0,6%	100,0

Anwendung
Färbung von Achsenzylindern, Nervenfasern und niederen Tieren.

Aubrys Reagenz[8,9] (A)

Fabrèague-Bressiers Reagenz[8,9] (B)

	Kai 8,9 (A)	Kai 8,9 (B)
Chininsulfat	1,0	1,0
Wasser	10,0	10,0
Schwefelsäure	Tr 3 bis 4	
Essigsäure 96%		Tr 20
Kaliumiodid	2,0	2,0
Wasser	zu 100,0	zu 100,0

Anwendung
Nachweis von Bismut, ggf. auch im Urin bei längerer oder überhöhter Bismuttherapie.
DAB 7-DDR läßt mit 8-Hydroxychinolin und Kaliumiodid zur orangeroten Fällung nachweisen.

Aufrecht-Reagenz

→ Esbach R

Benedikts Reagenz[8,9]

Benedictsche Lösung[6,7]

	ÖAB 9,81	Kai 8,9
I. Kupfersulfat-Pentahydrat	18,0000	17,3
Wasser	100,0	150,0
II. Natriumcarbonat-Monohydrat	200,0	100,0
Natriumcitrat	200,0	173,0
Kaliumrhodanid	125,0	
Wasser	500,0	800,0
III. Kaliumferrocyanid	2,64	
Wasser	50,0	

Lösungen mischen und mit Wasser zu 1000,0 auffüllen. ÖAB 9,81: 25 ml Reagenz entsprechen 50 mg Glucose

Anwendung
Nachweis von Glucose im Urin.
→ Fehlingsche Lösung, → Pavy-Lösung

Benzidin-Blutnachweis[8,9,11]

	Kai 8	Kai 9 4. Hager
Benzidin	0,1	1 Messerspitze
Essigsäure 50%	10,0	
Essigsäure 99%		2,0

Bis zur Lösung schütteln.

Anwendung
Benzidin-Lösung auf einen Stuhlausstrich bringen und mit Wasserstoffperoxid-Lösung 3% betropfen. Blau- bis Grünfärbung nach einigen Sekunden gilt als positiv. Kupfer- und Eisenspuren sowie Chlorophyll können eine positive Reaktion vortäuschen.
Zum Nachweis von Blut im Urin wird frisch hergestellte gesättigte Benzidin-Lösung mit gleichen Teilen von frisch hergestellter Wasserstoffperoxid-Lösung 3% gemischt und tropfenweise mit Urin versetzt. Ggf. 10 ml Urin mit 2 ml Essigsäure 99% ansäuern und mit 5 ml Ether ausschütteln. Den Etherauszug über die Benzidin-Lösung schichten, bei Vorliegen von Blut tritt deutliche Blaufärbung auf.

Benzylbenzoat-Karbol-Xylol[8,9]

	Kai 8,9
Phenol	10,0
Xylol	80,0
Benzylbenzoat	10,0

Anwendung
Entwässern der Schnitte des Nervengewebes.

Bestsche Carmin-Lösung

→ Glycogen-Färbung

Bialsche Lösung[1,2,6,7]

Bials Reagenz[8,9,10], Bial-Kraftsches Orcin-Reagenz[8,9]

	DAB 5,6	ÖAB 9,81	Kai 8,9 3. Hager
Orcin	0,1	0,2	0,1
Salzsäure 30%	50,0		50,0
Salzsäure 36%		82,0	
Eisen(III)chlorid-Lösung 10%	Tr 2 bis 3	Tr 5	Tr 1 bis 2
Wasser		18,0	

Anwendung
Nachweis von Pentosen.
Pentosen bilden einen grünen, in Amylalkohol ausschüttelbaren Farbstoff.

Biuretreaktion[3,8,9] (A)

Bang-Biuretprobe[8,9] (B)

	DAB 7	Kai 8,9 (A)	Kai 8,9 (B)
Kupfersulfat-Pentahydrat-Lösung	0,62%	0,1%	0,5%
Natriumhydroxid-Lösung	12%	15%	30%

Anwendung
Nachweis von Peptiden und Proteinen.
Kai 8,9: Insbesondere Nachweis von Pepton im Magensaft.
Kai 8,9 (A) und (B): 1 bis 2 ml der Natriumhydroxid-Lösung und 10 ml Prüflösung mit der Kupfersulfat-Pentahydrat-Lösung überschichten, an der Berührungsstelle entsteht bei Vorhandensein von Albumosen oder Pepton ein rotvioletter Ring.
DAB 7: 5 ml Prüflösung mit 3,0 ml 3 N-Natronlauge (12%) und 0,10 ml der Kupfersulfat-Pentahydrat-Lösung ergeben als Identität D von Gelatine eine blauviolette Färbung.

Bleiacetat-Formol[8,9]

	Kai 8,9
Bleiacetat	3,0 bis 5,0
Formaldehyd-Lösung	10,0
Wasser	100,0

Anwendung
Histo-chemische Untersuchungen.

Blutnachweis. → Benzidin-Blutnachweis, → Dannenbergs Blut-Reagenz, →Gantters Reagenz, → Guajakharz-Lösung, → Giglis Reagenz, → Schönbein-Alménsche Probe

Blutserum, künstliches

→ Locke-Lösung, Injectiones/Infusiones, Kapitel Rezepturvorschriften

Boehm-Bodendorf-Reagenz[9]

3-Nitrobenzaldehyd-Schwefelsäure[3]

	DAB 7	Kai 9
3-Nitrobenzaldehyd	1,0	0,2
Schwefelsäure 95 bis 97%	100,0	10,0

Anwendung
Nachweis höherer Alkohole in Ethanol.
Kai 9: 2 ml Destillat der Prüflösung mit 2 ml Wasser und 0,2 Medizinische Kohle schütteln und filtrieren. 2 ml Filtrat mit 2 ml Reagenz unterschichten. In Gegenwart von 2-Propanol entsteht ein karminroter Ring, beim Erhitzen im Wasserbad verfärbt sich die ganze untere Schicht.
DAB 7: 3 ml Destillat herstellen und analog Kai 9 verfahren. Höhere Alkohole werden erfaßt.
DAB 9 verwendet eine ethanolische Lösung von 3-Nitrobenzaldehyd zur Reinheitsprüfung von Ethanol auf Fuselöle und Aldehyde.

Borax-Carmin,

wässrig nach Grenacher[8,9] (A), (B), Gibbes Borax-Carmin[8,9] (C)

	Kai 8,9 (A)	Kai 8,9 (B)	Kai 8,9 (C)
Carmin	0,5	2,0	2,0
Natriumtetraborat	2,0	8,0	8,0
Wasser	zu 100,0	zu 130,0	115,0

Anwendung
Kernfärbung. → Arcangelis Reagenz

Borax-Methylenblau-Lösung[1,2,8,9] (A)

Borax-Methylenblau nach Manson[8,9] (B)

	DAB 5,6 Kai 8,9 (A)	Kai 8,9 (B)
Methylenblau	2,0	2,0
Natriumtetraborat	5,0	5,0
Wasser	zu 100,0	100,0

Natriumtetraborat im kochenden Wasser lösen, Methylenblau hinzugeben.

Anwendung
Färbung von Bakterien.
→ Sahlis Reagenz

Boutron-Boudet-Seifenlösung [9]

	Kai 9
Kaliseife	10,0
Ethanol 90% (V/V)	160,0
Wasser	100,0

Anwendung
Härtebestimmung des Wassers. Zum gleichen Zweck dient Clarks Reagenz.

Brillant-Kresylblau-Lösung [11]

Brillant-Kresylblau-Lösung[9]

	Kai 9	4. Hager
Brillant-Kresylblau	1,0	1,0
Ethanol 90% (V/V)		zu 100,0
Ringerlösung	zu 100,0	

Anwendung
Vitalfärbung der Erythrocyten; Zählung der Reticulocyten.

Bromlauge nach Becher [8,9]

	Kai 8,9
Natriumhydroxid	100,0
Wasser	250,0
Brom	25,0

Das Brom in Anteilen in die eisgekühlte Natriumhydroxid-Lösung eintragen.

Anwendung
Harnstoffbestimmung nach Becher.

Brückes Reagenz [9]

→ Frons Reagenz

Caille-Viels Reagenz [8,9] (A), (B)

	Kai 8,9 (A)	Kai 8,9 (B)
Antimon(III)-oxid	5,0	
Salzsäure 25%	20,0	
Kaliumiodid	4,0	2,0
Phenazon		1,0
Wasser	zu 100,0	zu 30,0

Anwendung
(A) Alkaloide geben in Verdünnungen 1:2000 goldgelbe amorphe Niederschläge. (B) Reagenz auf Bismut und Antimon. → Dragendorffs Reagenz

Calciumchlorid-Lösung nach Hammarsten [9]

Kalziumchloridlösung, verdünnte[1,2], Kalziumchloridlösung[6,7]

	DAB 5,6 Kai 9	ÖAB 9	ÖAB 81
I. Calciumchlorid-Hexahydrat	10,0	5,48	
Calciumchlorid-Dihydrat			3,68
Wasser zu	100,0	100,0	100,0
II. Salpetersäure 25%	1,0		
Salzsäure 25%	19,0		
bis zur Gelbfärbung stehenlassen, vor Gebrauch versetzen mit Ethanol 96% (V/V)	5,0		

Anwendung
Nachweis von Bilirubin im Urin.
10 ml Urin mit einigen Tropfen Lösung I und einigen Tropfen Natriumhydroxid-Lösung 15% versetzen. Den Niederschlag abfiltrieren, mit Wasser auswaschen und in Lösung II lösen. Bei Vorliegen von Bilirubin tritt beim Erwärmen sofort eine grüne Farbe auf, die später in andere Farbnuancen übergeht.
→ Rosins Jod-Lösung
→ Huppert-Salkowskische Probe

Camoins Reagenz [8,9]

→ Ambühls Reagenz

Carminessigsäure nach Schneider [8,9]

	Kai 8,9
Essigsäure 99%	45,0
Wasser	55,0
Carmin	4,0 bis 5,0

Aufsetzen eines Siederohres, 1/2 bis 1 Stunde lang kochen und nach Erkalten die dunkelrote Lösung filtrieren.

Anwendung
Färbung mikroskopischer Schnitte. Die Lösung wird auch als Frey-Schneiders Reagenz bezeichnet.

Carminfibrin [8,9]

Kai 8,9: Frisches Ochsenblut schlagen, bis das Fibrin sich in Flocken ausscheidet. Das Fibrin mit Wasser durchkneten und weiß auswaschen, 24 Stunden in eine 1%ige schwach ammoniakalische Carmin-Lösung legen, dann mit Wasser auswaschen, bis kein Farbstoff mehr abgegeben wird. Die dunkelroten Flocken in Glycerol 85% aufbewahren und vor dem Gebrauch mit Wasser auswaschen.

Carriazis Reagenz

→ Alaun-Haematoxylin-Lösung

Carr-Prices Reagenz[8,9]

Antimon(III)-chlorid-Lösung[3,4,5,6]

Herstellung

	Kai 8,9 DAB 7 Ph.Eur. ÖAB 9	Helv 6
Antimon(III)-chlorid	30,0	22,0
Chloroform	zu 100,0	zu 100,0

DAB 7, Ph.Eur., ÖAB 9: Antimon(III)-chlorid zweimal mit je 15 ml ethanol- und wasserfreiem Chloroform abspülen und rasch dekantieren. Die abgespülte Substanz in 100 ml ethanol- und wasserfreiem Chloroform lösen und mit geglühtem Natriumsulfat zum Auffangen der Feuchtigkeitsspuren versetzen.
Helv 6: Chloroform zweimal mit Wasser waschen und über Kaliumcarbonat trocknen, bevor die Lösung zubereitet wird.

Anwendung
Identitätsreaktion von Calciferol, Colecalciferol-Cholesterol und zum Vitamin-A-Nachweis in Lebertran und Zubereitungen.
Kai 8,9: Eine 20%ige Lösung des zu untersuchenden Öls in Chloroform herstellen, davon 0,2 ml mit 2 ml Reagenz mischen und die Blaufärbung kalorimetrisch zur Vitamin-A-Bestimmung auswerten.

Chakrawarti-Roys Reagenz[8,9]

	Kai 8,9
4-Dimethylamino-benzaldehyd	4,0
Wasserfreies Ethanol	30,0
Salzsäure 25%	80,0

Anwendung
Reagenz auf Procain, Cocain färbt nicht. 1 Tropfen dieser Lösung und 1 Tropfen eines primären Amins gibt eine gelbe bis grüngelbe oder orange Färbung.
Ph.Eur., DAB 9 und Helv 6,7 verwenden ähnlich zusammengesetzte Lösungen in anderen Konzentrationen zur Untersuchung weiterer Arzneistoffe; → Ehrlichs Reagenz nach Frieber und Ehrlichs Urobilinogen-Reagenz.

Chenzinsky-Plehns Reagenz[8,9]

	Kai 8,9
Eosin	0,25
Ethanol 70% (V/V)	50,0
Wasser	100,0
Konzentrierte Methylenblau-Lösung	100,0

Anwendung
Färbung mikroskopischer Präparate.

Chloralhydrat-Lösung[2,3,4,5,6,7]

	DAB 6	DAB 7	Ph.Eur. Helv 6,7	ÖAB 9,81
Chloralhydrat	70,0	50,0	80,0	60,0
Wasser	30,0	50,0	20,0	40,0

Anwendung
Aufhellen von Präparaten bei der mikroskopischen Drogenuntersuchung. Nach DAB 7 zum Nachweis von fetten Ölen in Perubalsam.

Chloraljod nach Arthur Meyer[9]

	Kai 9
Chloralhydrat	7,0
Wasser	3,0
Iod (0,15)	n.B.

Anwendung
Nachweis kleinster Stärkekörner.
Chloralhydrat-Lösung mit dem gepulvertem Iod umschütteln, auf das mikroskopische Präparat tropfen.

Chloramin-Lösung[2]

	DAB 6
Chloramin	1,0
Wasser	19,0

Bei Bedarf herstellen.

Anwendung
Oxidationsmittel u. a. zum Nachweis von Bromid- und Iodid-Ionen.

Chlorzinklösung[8,9]

Zinkchlorid-Lösung[1,2]

	DAB 5,6 Kai 8,9
Zinkchlorid	10,0
Wasser	90,0

Anwendung
Nachweis auf Urobilin.
DAB 5,6 führen für den gleichen Zweck ethanolische Zinkacetatlösung nach Schlesinger (s. u.), die ÖAB 9 ausschließlich aufführt.

Hinweis
Nicht verwechseln mit Zinkchlorid-Ameisensäure DAB 7,9 zur Bestimmung des Mischungsverhältnisses Baumwolle-Zellwolle. Für die Untersuchung von Leinenfäden und Verbandwatte führt Ph.Eur. iodhaltige Zinkchlorid-Lösung (s. u.).

Chlorzinkjodlösung [2,8,9]

Chlorzinkjod[5], Zink(II)-chlorid-Lösung, jodhaltige[4]

Herstellung

	DAB 6	Ph.Eur.	Helv 6	ÖAB 9,81	Kai 8,9
Zinkchlorid	66,0	60,0	60,0	60,0	25,0
Kaliumiodid	6,0	19,5	18,0	0,1	8,0
Wasser	34,0	31,5	36,0	45,0	8,5
Iod	n.B.	1,5	4,5	0,3	n.B.

Ph.Eur., Helv 6, ÖAB 9,81: Das Iod und Kaliumiodid in gleichen Teilen Wasser lösen, das Zinkchlorid im restlichen Wasser lösen und mit der anderen Lösung mischen.
DAB 6, Kai 8,9: Das Zinkchlorid in Wasser lösen, mit Kaliumiodid versetzen und in diese Lösung so viel Iod eintragen, wie sich darin löst.

Anwendung
Kai 8,9: Reagenz auf Stärke blau, auf Eiweißstoffe gelbbraun, auf Cellulose rotviolett, auf Kork gelb; geeignet für mikroskopische Untersuchungen.
Ph.Eur.: Untersuchung von Verbandstoffen.
→ Ambronns Reagenz

Citrons Reagenz [8,9]

	Kai 8,9
Dimethylaminobenzol	1,0
Phenolphthalein	1,0
Ethanol 90% (V/V)	100,0

Anwendung
Als Indikator.

Codet-Boisses Reagenz [8,9] (A), (B)

	Kai 8,9 (A)	Kai 8,9 (B)
Kaliumnitrat	4,0	
Kaliumacetat	8,5	100,0
Glycerol 85%	100,0	300,0
Formaldehyd-Lösung	80,0	
Wasser	zu 500,0	zu 900,0

Anwendung
Konservierung anatomischer Präparate.

Coffeinmischung [8,9]

	Kai 8,9
Coffein	20,0
Natriumbenzoat	30,0
Natriumacetat	50,0
Wasser	zu 400,0

Die Salze einzeln lösen, dann die Lösungen mischen.

Anwendung
Bilirubinbestimmung.

Coffein-Probetrunk

nach Katsch[8,9]

	Kai 8,9
Coffein	0,2
Methylenblau-Lösung 2%	Tr 2
Wasser	zu 300,0

Anwendung
Anregung der Salzsäure-Sekretion im Magen.

Cohens Reagenz [10]

	3. Hager
Kaliumiodid	2,0
Iod	1,0
Essigsäure 50%	300,0

Anwendung
Nachweis von Eiweiß.

Coles Eisenhaematoxylin [8,9]

Kai 8,9		Kai 8,9	
1. Beize		2. beständige Haematoxylin-Lösung	
Ethanol 50% (V/V)	20,0	Wasserfreies Ethanol	20,0
Eisenchlorid-Lösung	1,0	Natriumhydrogensulfit	0,2
Essigsäure 98%	2,0	Wasser	Tr 5
		Haaematoxylin	1,0

Anwendung
Färbung histologischer Schnitte.

Conradys Reagenz [8,9]

		DAB 7	DAB 6 Kai 8,9
I.	Lactose	1,0	1,0
	Wasser	5,0	10,0
II.	Resorcin	0,50	0,1
	Salzsäure 25%		1,0
	Salzsäure 35 bis 38%	2,0	

Anwendung
Nachweis von Fructose und Saccharose in Lactose.
DAB 7: Das Ganze 2 Minuten im Wasserbad erwärmen, die Mischung darf nicht stärker gefärbt sein als das gleiche Volumen einer Mischung aus 10 ml R 161 und 2 ml R 243.
R 161: 4,51 g Eisen(III)-chlorid mit 3,20 ml 6 N-Salzsäure und Wasser zu 100,0 ml.
R 243: 6,50 g Kobalt(II)-chlorid mit 3,00 ml 6 N-Salzsäure und Wasser zu 100,0 ml.
Kai 8,9: Das Ganze 5 Minuten kochen, bei Gegenwart von Saccharose in Lactose färbt sich die Mischung rot.

Cossas Reagenz

→ Mayers Reagenz

Cretins histologischer Calciumnachweis[8,9]

	Kai 8,9
Gallussäure	1,0
Formaldehyd-Lösung 20%	5,0

Anwendung
Aufkochen und tropfenweise Ammoniak-Lösung 10% hinzugeben, bis die rote Lösung gelb wird. Calcium färbt sich in mikroskopischen Pflanzenschnitten blau.

Cuccatin-Reagenz[8,9]

→ Carriazis-Reagenz, beides sind Haematoxylin-Lösungen mit Aluminiumkaliumsulfat und Kaliumiodid zum Färben mikroskopischer Präparate.

Daddi's alkoholische Sudan-Lösung[8,9]

Kai 8,9: Gesättigte (ca. 1%ige) Lösung von Sudan III in heißem 50%igen Ethanol. Nach dem Erkalten filtrieren.

Anwendung
Nachweis von Lignin in Papier.

Dannenbergs Acetonkörper-Reagenz[8,9]

	Kai 8,9
Nitroprussidnatrium	1,0
Natriumcarbonat-Monohydrat	50,0
Ammoniumsulfat	50,0

Substanzen mischen.

Anwendung
Einige Tropfen Urin auf eine Messerspitze des Reagenzes aufträufeln, bei Vorhandensein von Acetonkörpern tritt Violettfärbung auf.

Dannenbergs Blut-Reagenz[8,9]

	Kai 8,9
o-Toluidin	1,0
Calciumacetat	3,0
Weinsäure	3,0
Bariumperoxid	3,0

Anwendung
Nachweis von Blut.
Die staubtrockenen Pulver verreiben, eine Messerspitze davon mit einigen Tropfen Urin versetzen, die Blauverfärbung zeigt die Anwesenheit von Blut an.

Davalos Reagenz

→ Karbolfuchsin-Lösung

Denigès Reagenz[8,9] (A)

	Kai 8,9
I. Essigsäure 99%	3,0
II. 20 ml einer Lösung aus:	
Natriumacetat	10,0
Essigsäure 99%	5,0
Wasser	100,0
III. Zugabe von	
Phenylhydrazin	1,0
Natriumhydrogensulfit-Lösung 30%	1,0

Anwendung
Reagenz auf Ketosen und Aldosen.
DAB 6, ÖAB 9,81 führen Phenylhydrazinhydrochlorid, DAB 7 und Ph.Eur. benötigen diese Substanz zur Identitätsprüfung von Calciumgluconat.

Denigès Reagenz[8,9,11] (B)

Quecksilber(II)-sulfat-Lösung[3,4]

	DAB 7, Ph.Eur Kai 8,9 4. Hager
Gelbes Quecksilberoxid	5,0
Schwefelsäure	20,0
Wasser	100,0

Anwendung
Kai 8,9: Nachweis auf Urobilin.
Alle störenden Stoffe werden mit Quecksilbersulfat gefällt. Im Filtrat ist der Absorptionsstreifen des Quecksilberurobilins deutlich sichtbar.
DAB 7, Ph.Eur.: Prüfung auf 2-Propanol in ethanolhaltigen Zubereitungen, zum Nachweis von Citraten.

Denigès Reagenz[8,9] (C)

	Kai 8,9
I. Kaliumpermanganat-Lösung	1%
II. Oxalsäure-Lösung	8%
III. Fuchsin-Lösung	1,0 auf 500,0
mit Natriumsulfit	25,0
in Wasser	100,0
und Salzsäure 25%	15,0
entfärben und dann die gesamte Lösung III auf 1000 ml auffüllen.	

Anwendung
Nachweis von Methanol in Ethanol.
0,1 ml zu untersuchendes Ethanol mit 5 ml Lösung I und 0,2 ml Schwefelsäure mischen, dann mit 1 ml Lö-

sung II und 1 ml Schwefelsäure entfärben. Auf Zugabe von 5 ml Lösung III färbt sich die Mischung bei Vorhandensein von Methanol violett.
Ph.Eur. hat eine analoge Reaktion aufgenommen.

Desinfektionsflüssigkeit[8,9] (A)

Willesche Lösung[8,9] (B)

	Kai 8,9 (A)	Kai 8,9 (B)
Formaldehyd-Lösung	3,0	20,0
Natriumtetraborat	15,0	15,0
Verflüssigtes Phenol	15,0	3,0
Wasser	zu 1000,0	1000,0

Anwendung
(A) Aufbewahrung entkeimter Instrumente. (B) Desinfektion speziell von Kanülen.

Diazoreagenz

→ Ehrlichs Diazoreagenz

Dichromatsalpetersäure[8,9]

	Kai 8,9
Kaliumdichromat	0,5
Salpetersäure	100,0

Anwendung
Nachweis leicht oxidierbarer organischer Stoffe.

Differenzierungsflüssigkeit nach Best[8,9]

	Kai 8,9
Methanol	40,0
Wasserfreies Ethanol	80,0
Wasser	100,0

Anwendung
Für die Glycogenfärbung nach Best.

Digitonin-Lösung[8,9]

nach Sperry-Schönheimer (A), nach Zak-Bruns (B)

	Kai 8,9 (A)	Kai 8,9 (B)
Digitonin	1,0	1,0
Wasserfreies Ethanol	zu 100,0	50,0
Erwärmtes Wasser		20,0
Kaltes Wasser		zu 100,0

Anwendung
Cholesterolbestimmung im Serum und in Fetten. Digitonin bildet mit Cholesterol eine unlösliche Molekülverbindung.

Diphenylamin-Schwefelsäure[2,3,4,5,6,7]

Lunges Reagenz[8,9]

	DAB 6 Helv 6	DAB 9 Ph.Eur. Helv 7 (A)	DAB 7 Helv 7 (B)	ÖAB 9,81	Kai 8,9
Diphenylamin	1,0	0,10	1,0	1,00	1,0
Schwefelsäure	200,0	100,0	100,0	100,0	160,0
Wasser	40,0			20,0	40,0

Anwendung
Als Redoxkatalysator, zum Nitratnachweis.
Kai 8,9: Nitratnachweis im Urin. 3 bis 4 ml Reagenz mit 5 ml Urin überschichten, an der Berührungsstelle entsteht bei Vorhandensein von Nitraten ein blauer Ring.
→ Egger Möslingers Reagenz

Diphenylcarbazon-Lösung[8,9]

	Kai 8,9	Helv 7
Diphenylcarbazon	0,05	0,1
Ethanol 90% (V/V)	50,0	
Wasserfreies Ethanol		50,0

Anwendung
Indikator für die mercurimetrische Kochsalzbestimmung.
Ph.Eur., DAB 9, Helv 6,7 führen ein Diphenylcarbazon-Quecksilber(II)-chlorid-Reagenz.

Diphtheriebakterienfärbung[9]

Diphtheriebazillenfärbung[8]

		Kai 8,9
I.	Methylenblau	1,0
	Ethanol 90% (V/V)	20,0
	Wasser	950,0
	Essigsäure 99%	50,0
II.	Gentianaviolett	1,0
	Ethanol 90% (V/V)	10,0
	Wasser	300,0
III.	Chrysoidin	1,0
	Wasser	150,0

In kochendem Wasser lösen, kalt filtrieren. Vor dem Gebrauch 2 Teile der Lösung I mit 1 Teil der Lösung II mischen. In der Mischung die fixierten Präparate 2 Sekunden färben, mit Wasser abspülen, sofort mit Lösung III 3 Sekunden nachfärben, abspülen und trocknen. Hallmann empfiehlt für Lösung III eine Färbezeit von 5 Minuten.

Anwendung
Färbung der Polkörner nach Neisser.

Dippels Glycerin-Gummi[8,9]

	Kai 8,9
Arabisches Gummi	10,0
Wasser	10,0
Glycerol 85%	Tr 40 bis 50

Für die Herstellung ist das sprühgetrocknete arabische Gummi gut geeignet.

Anwendung
Einbetten mikroskopischer Präparate.

Dippels Reagenz[8,9]

	Kai 8,9
Calciumchlorid-Hexahydrat	30,0
Wasser	70,0

Anwendung
Konservierung mikroskopischer Präparate.

Dragendorffs Reagenz[4,5,8,9] (A)

Kaliumwismutjodid-Lösung[4,6,7]

		Ph.Eur.	Helv 6	ÖAB 9,81	Kai 8,9
I.	Basisches Bismutnitrat	0,85	0,85	8,0	1,5
	Wasser	40,0	40,0		20,0
	Essigsäure 99%	10,0	10,0		
	Salpetersäure (6 molar)			20,0	
	Salzsäure 12%				Tr 20
II.	Kaliumiodid	8,0	2,0	25,0	7,0
	Wasser	20,0	5,0	25,0	

Ph.Eur.: Lösung I und II mischen.
Helv 6: Bei Bedarf 5 ml Lösung I und 5 ml Lösung II mit 20 ml Essigsäure 98% und 100 ml Wasser mischen.
ÖAB 9,81: Lösung I und II mischen, mit Wasser auf 100 ml auffüllen und nach 24 Stunden filtrieren.
Kai 8,9: Das basische Bismutnitrat im siedenden Wasser lösen, dann das Kaliumiodid hinzufügen und am Schluß das Ganze mit Säure versetzen.

Anwendung
Gruppenreagenz auf Alkaloide.
DAB 9 enthält Dragendorffs Reagenz in verschiedenen Konzentrationen auch als Sprühreagenz.
→ Frons Reagenz, → Caille-Viels Reagenz

Dragendorffs Reagenz[8,9] (B)

Kai 8,9: Metallisches Natrium

Anwendung
Nachweis von Alkoholen in ätherischen Ölen. Bei Anwesenheit von Alkoholen in ätherischen Ölen entwickelt sich Wasserstoff.

Ebners Reagenz[8,9] (A), (B)

	Kai 8,9 (A)		Kai 8,9 (B)
Kochsalzlösung 33 bis 35%	100,0	Kochsalz	2,5
Wasser	100,0	Wasser	100,0
Salzsäure 35 bis 38%	4,0	Salzsäure 25%	2,5
		Ethanol 90% (V/V)	500,0

Anwendung
Entkalkung mikroskopischer Präparate.

Edens Reagenz[8,9]

		Kai 8,9
I.	Salzsäure 25%	1,0
	Wasser	300,0
II.	Methylviolett B	n.B.
	Wasserfreies Ethanol	10,0

Anwendung
Färbung von Amyloidpräparaten. Die gesättigte, filtrierte Lösung II mit Lösung I mischen.

Egger-Möslingers Reagenz[8,9]

	Kai 8,9
Diphenylamin	0,02
Schwefelsäure	6,7
Wasser	13,3

Anwendung
Nachweis von Salpetersäure in Wein und Milch.
→ Diphenylamin-Schwefelsäure

Ehlers Reagenz[8,9]

	Kai 8,9
Chromtrioxid	1,0
Essigsäure 96%	Tr 1 bis 5
Wasser	100,0

Anwendung
Fixierung mikroskopischer Präparate.

Ehrenbaums Einbettungsmittel[8,9]

	Kai 8,9
Kolophonium	100,0
Gelbes Wachs	10,0

Anwendung
Einbetten mikroskopischer Präparate.

Ehrlichs Diazoreagenz[8,9]

Diazoreaktion[1,2]

	DAB 5,6	Kai 8,9
I. Natriumnitrit	0,5	0,5
Wasser	100,0	100,0
II. Sulfanilsäure	5,0	0,2
Salzsäure 25%	50,0	
Salzsäure 35 bis 38%		3,0
Wasser	zu 1000,0	100,0

Anwendung
Diazoreaktion im Urin.
DAB 5,6: 3 ml Lösung II und 1 Tropfen Lösung I mit Urin mischen, bei Zusatz von Ammoniak-Lösung 10% färbt sich der Urin rot, der Schüttelschaum muß sich bleibend röten. Die positive Reaktion weist nach Ehrlich auf Infektionskrankheiten hin.

Ehrlichs Jodgummi-Lösung[8,9]

	Kai 8,9
Lugolsche Lösung	1,0
Gummischleim	100,0

Anwendung
Mikroskopischer Nachweis von Glycogen.
→ Lugolsche Lösung, Solutio Iodi, Kapitel Rezepturvorschriften, Solutiones
→ Gummischleim, Mucilago Gummi arabici, Kapitel Rezepturvorschriften, Mucilagines

Ehrlichs Reagenz nach Frieber[8,9]

4-Dimethylaminobenzaldehyd-Lösung[3,4,5]

	Kai 8,9
4-Dimethylamino-benzaldehyd	5,0
Ethanol 90% (V/V)	50,0
Salzsäure 38%	50,0

Anwendung
Kai 8,9: Nachweis von Indikan im Urin.
DAB 7: Allgemein zum Nachweis von primären, aromatischen Aminen in variierender Zusammensetzung.
Ph.Eur. und Helv 6,7 führen mehrere unterschiedliche Lösungen von 4-Dimethylaminobenzaldehyd zu verschiedenen Nachweisen.
→ Ehrlichs Urobilinogen-Reagenz
→ Chakrawarti-Roys Reagenz

Ehrlichs Triazid-Lösung[8,9]

	Kai 8,9
I. Gesättigte, wäßrige Methylorange-G-Lösung	125,0
Gesättigte, wäßrige Fuchsin-Lösung	150,0
Gesättigte, wäßrige Methylgrün-Lösung	125,0
Glycerol 85%	100,0
Wasserfreies Ethanol	200,0
Wasser	300,0
II. Gesättigte, wäßrige Orange-G-Lösung	120,0
Gesättigte, saure, Fuchsin-Lösung	80,0
Gesättigte, wäßrige Methylgrün-Lösung	100,0
Wasser	300,0
Glycerol 85%	50,0
Wasserfreies Ethanol	180,0

Anwendung
Färbung von Bakterien.

Ehrlichs Urobilinogen-Reagenz[8,9]

Ehrlichsche Lösung[1,2]

	DAB 5,6 Kai 8,9	ÖAB 9,81
4-Dimethylaminobenzaldehyd	2,0	2,0
Salzsäure 25%	78,4	
Salzsäure 21,5 bis 22,2%		zu 100,0
Wasser	19,6	

Anwendung
Nachweis von Urobilinogen im Urin.
DAB 5 läßt das Reagenz auch zum Nachweis von Urobilinogen in den Faeces zu, die zuvor mit Benzin von Indol und Skatol befreit und danach mit Ethanol 90% (V/V) extrahiert worden sind. Das erwärmte Filtrat gibt als positive Reaktion mit dem Reagenz eine rote Farbe.
→ Chakrawarti-Roys Reagenz

Eisenchlorid-Carbolreagenz nach Uffelmann[8,9]

	Kai 8,9
Eisen(III)-chlorid-Lösung	Tr 1
Phenol	0,4
Wasser	30,0

Anwendung
Nachweis von Milchsäure im Magensaft.
5 ml Magensaft mit 20 ml Ether ausschütteln, mit Uffelmanns Reagenz versetzen; die blaue Farbe schlägt bei Anwesenheit von Hydroxycarbonsäuren in gelbgrün um.

Eiweißlösung[8,9] (A)

Hühnereilösung[1,2], Eiweiß-Glycerinlösung[8,9] (B)

	DAB 5,6	Kai 8,9 (A)	Kai 8,9 (B)
Frisches Eiereiweiß		10,0	10,0
Gekochtes Eiereiweiß	10,0		
Wasser	100,0	90,0	
Salzsäure 25%	0,5		
Glycerol 85%			10,0

Anwendung
Wertbestimmung von Pepsin.
DAB 5,6: Das gekochte Eiereiweiß wird durch ein Sieb gerieben und damit gepulvert. 0,1 g Pepsin muß die angegebene Eimischung bei 45 °C nach 3 Stunden verdauen.
Kai 8,9 (B): Zur Konservierung kann der filtrierten Lösung 1 Kristallstück Thymol oder 0,2 g Formaldehyd-Lösung hinzugefügt werden.
DAB 7 läßt die Wertbestimmung durch Caseinlösung vornehmen.

Elsners Reagenz[8,9]

Kai 8,9: Krappwurzeltinktur

Anwendung
Nachweis von Leinen- und Baumwollfasern. Leinenfasern färben sich orangerot, Baumwollfasern gelb.

Entkalkungsflüssigkeit[8,9]

	Kai 8,9
Aluminiumchlorid	7,0
Salzsäur 37%	8,5
Ameisensäure 85%	5,0
Wasser	zu 100,0

Anwendung
Entkalkung von Geräten und Gefäßen.

Eosin-Lösung[8,9] (A)

Eosin-Formalin[8,9] (B)

	Kai 8,9 (A)	Kai 8,9 (B)
Eosin	2,0	1,0
Wasser	100,0	
Ethanol 60% (V/V)		100,0
Formaldehyd-Lösung 10%		20,0

Anwendung
(A) Färbung der Gewebe um die Bakterien.
(B) Färbung mikroskopischer Präparate.

Eosin-Methylenblau-Lösung nach Jenner[1,2,8,9]

		DAB 5,6 Kai 8,9
I.	Eosin	0,5
	Methanol	100,0
II.	Methylenblau	0,5
	Methanol	100,0

Anwendung
Färbung der Blutzellen. Bei Bedarf 25 ml von Lösung I und 20 ml von Lösung II mischen. In dieser Mischung sind ein saurer und ein basischer Farbstoff kombiniert, Methanol fixiert.

Erdmanns Reagenz[8,9] (A), (B), (C)

		Kai 8,9
(A)	Schwefelsäure	20,0
	Salpetersäure 0,15%	0,5
(B)	Kobaltnitrit	30,0
	Wasser	60,0
	Natriumnitrit-Lösung 50%	100,0
	Essigsäure 96%	10,0
(C)	Natriumsulfanilat	0,2
	Wasser	100,0
	Salzsäure 25%	
	zum Ansäuern	n.B.
	Naphtholdisulfonsäureamid	n.B.

Anwendung
(A) Alkaloidfarbreagenz, gibt einen ersten Hinweis auf Vorliegen eines Alkaloids.
(B) Nachweis von Kalium und Rubidium.
(C) Nachweis von Nitriten im Wasser. 5 ml Reagenz mit 50 ml des zu untersuchenden Wassers versetzen, nach 10 Minuten 0,5 Naphtholdisulfonsäureamid hinzufügen. Bereits bei Spuren von Nitriten tritt eine bordeauxrote Färbung auf.
DAB 7 und Ph.Eur. verwenden Naphthylamin-Sulfanilsäure-Lösung zum Nachweis von Nitraten im Wasser, die zuvor durch Zinkstaub-Reduktionsgemisch reduziert worden sind.

Erlickis Reagenz[8,9]

	Kai 8,9
Methylgrün	2,5
Essigsäure 96%	1,0
Wasser	100,0

Anwendung
Färbung mikroskopischer Präparate.

Erlwein-Weyls Reagenz[8,9]

	Kai 8,9
m-Phenylendiamin-hydrochlorid	0,1 bis 0,2
Wasser	90,0
Natriumhydroxid-Lösung 5%	10,0

Anwendung
Nachweis von Ozon, das die Lösung rot färbt; Nitrite und Peroxide verändern die Farbe nicht.

Esbachsches Reagenz[8,9] (A)

Esbachsche Lösung [1,2,6,7], Aufrecht-Reagenz[8,9] (B), Braungards Reagenz[8,9] (C)

	DAB 5,6 ÖAB 9,81 Kai 8,9 (A)	Kai 8,9 (B)	Kai 8,9 (C)
Pikrinsäure	1,0	1,2	2,0
Citronensäure	2,0	3,0	2,0
Wasser	97,0	95,8	96,0

Anwendung
Zur halbquantitativen Bestimmung von Eiweiß im Urin. Das Esbachsche Albuminometer oder das Aufrecht-Rohr werden bis zur Marke U mit Urin und bis zur Kennzeichnung R mit Reagenz gefüllt. Nach 12 bis 24 Stunden kann der Niederschlag bzw. der Wert an der Graduierung abgelesen werden. Die Zahlen bedeuten g Eiweiß pro Liter Urin.

Farblösung[8,9]

	Kai 8,9
Propylenglycol	50,0
Wasser	40,0
Phloxinlösung 1%	10,0
Natriumcarbonat-Dekahydrat-Lösung 10%	1,0

Anwendung
Zählung der eosinophilen Zellen im Blut.

Fehlingsche Lösung[4,5,6,7]

Alkalische Kupfertartrat-Lösung[1,2,3]

		DAB 5,6,7	Ph.Eur.	Helv 6	ÖAB 9,81
I.	Kupfer(II)-sulfat	7,00	6,92	7,0	6,24
	Wasser zu	100,0	100,0	100,0	100,0
II.	Kaliumnatrium-tartrat	35,0	34,6	34,6	34,6
	Natriumhydroxid	10,0	10,0	10,0	10,0
	Wasser zu	100,0	100,0	100,0	100,0

Anwendung
Nachweis reduzierender Substanzen. Bei Bedarf gleiche Volumenteile Lösung I mit Lösung II mischen. Lösung II in Polyethylengefäßen aufbewahren.
DAB 5,6 und ÖAB 9,81 geben Fehlingsche Lösung u. a. als Nachweis für Glucose im Urin an. Bei Erwärmung fällt ziegelrotes Kupfer(I)-oxid aus.
→ Frommherz-Reagenz, → Benedikts Reagenz

Fischers Reagenz[8,9]

Kai 8,9: Phenylhydrazin als Reinsubstanz

Anwendung
Nachweis von Carbonylverbindungen.
→ Denigès Reagenz (A)

Fish-Formolalkohol[8,9]

	Kai 8,9
Formaldehyd-Lösung	10,0
Ethanol 96% (V/V)	100,0

Fish-Reagenz[8,9] (A), (B)

		Kai 8,9
(A)	Zinkchlorid	15,0
	Natriumchlorid	100,0
	Formaldehyd-Lösung	50,0
	Wasser	200,0
(B)	Pikrinsäure	1,0
	Quecksilber(II)-chlorid	5,0
	Essigsäure 96%	10,0
	Wasser	zu 1000,0

Anwendung
Fixierung mikroskopischer Präparate.

Fixierbad, sauer[8,9] (A)

Fixier-Lösung[8,9] (B)

	Kai 8,9 (A)	Kai 8,9 (B)
Natriumthiosulfat	640,0	200,0
Kaliumdisulfit	80,0	
Natriumdisulfit		20,0
Aluminiumchromsulfat	8,0	
Wasser	1600,0	zu 1000,0

Die Salze getrennt heiß lösen, die erkalteten Lösungen mischen und filtrieren.

Fixierflüssigkeit für Gehirne[8,9] (A)

Fixierflüssigkeit nach Straßmann[8,9] (B)

	Kai 8,9 (A)	Kai 8,9 (B)
Formaldehyd-Lösung	200,0	125,0
Künstliches Karlsbader Salz	70,0	50,0
Wasser zu	1000,0	1000,0

(B) wird auch Bonner-Lösung genannt und dient zum Fixieren histologischer Schnitte.
Künstliches Karlsbader Salz → Sal carolinum facticium, Kapitel Rezepturvorschriften, Salia
→ Jores Flüssigkeit
→ Konservierungsflüssigkeit für Leichen

Fixierflüssigkeit nach Meves[8,9]

	Kai 8,9
Natriumchlorid	0,15
Chromtrioxid	0,75
Osmiumsäure	0,8
Essigsäure 99%	Tr 30
Wasser	zu 150,0

Anwendung
Fixierung von embryonalem Material.

Florences Reagenz[8,9]

	Kai 8,9
Kaliumiodid	1,65
Iod	2,54
Wasser	30,0

Anwendung
Nachweis von Sperma.
→ Lugolsche Lösung, Solutio Iodi, Kapitel Rezepturvorschriften, Solutiones

Folin Reagenz[8,9]

	Kai 8,9
Natriumnaphthochinonsulfonat	0,2
Natriumcarbonat-Dekahydrat	5,0
Wasser	100,0

Anwendung
Kai 8,9: Papierchromatographischer Nachweis von Aminosäuren.
ÖAB 9,81 führen Natriumnaphthochinonsulfonat, Ph.Eur. und Helv 6,7 verwenden 1,2-Naphthochinon-4-sulfonsaures Natrium als Reagenz. Die 0,5%ige Lösung dieser Substanz ist in das DAB 7 aufgenommen worden, sie dient zur Prüfung des Adrenalins auf Nor-Adrenalin und ist ein Reagenz auf primäre Amine.

Foots Silberdiamminhydroxid-Lösung[8,9]

	Kai 8,9
Silbernitrat-Lösung 10,2%	5,0
Ammoniak-Lösung 25%	n.B.
Natriumhydroxid-Lösung 3,1%	5,0
Wasser	zu 50,0

Die Ammoniak-Lösung 25% zur Silbernitrat-Lösung hinzutropfen, bis der entstandene Niederschlag wieder gelöst ist. Dann mit Natriumhydroxid-Lösung erneut einen Niederschlag ausfällen, der wiederum in Ammoniak-Lösung 25% zu lösen ist; auffüllen mit Wasser auf das vorgesehene Volumen.
→ Silberlösung, ammoniakalische

Formaldehyd-Schwefelsäure

→ Marquis Reagenz

Essigsaurer Formol-Alkohol[8,9]

	Kai 8,9
Formaldehyd-Lösung	10,0
Ethanol 96% (V/V)	45,0
Essigsäure 99%	2,0
Wasser	43,0

Anwendung
Fixierung von Präparaten. → Fish-Formolalkohol

Fouchets Reagenz[6,7,8,9]

	ÖAB 9,81 Kai 8,9
I. Trichloressigsäure	25,0
Wasser	100,0
Eisen(III)-chlorid-Lösung	10,0
II. Bariumchlorid-Lösung 10%	
III. Gesättigte Ammoniumsulfat-Lösung	

Anwendung
Bilirubin-Nachweis im Urin, ggf. auch in den Faeces und im Serum.
→ Calciumchlorid-Lösung nach Hammarsten zum Nachweis von Bilirubin

Frey-Schneiders Reagenz

→ Carminessigsäure nach Schneider

Fröhdes Molybdat Reagenz[8,9] (A)

Fröhdes Reagenz[5,8,9] (B), Molybdänschwefelsäure[4]

	Ph.Eur.	Kai 8,9 (A)	Helv 6 Kai 8,9 (B)
Natriummolybdat		1,0	
Ammoniummolybdat	0,5		1,0
Schwefelsäure 95 bis 97%	100,0	100,0	100,0

Kai 8,9: Alkaloidfarbreagenz als Vorprobe für

Aconitin	gelbbraun → farblos
Chinin und Chinidin	farblos → grünlich
Cinchonin	farblos
Codein	schmutzig grün → blau → blaßgelb
Digitalin	dunkelorange → kirschrot → braunschwarz
Morphin	violett → grün → blaugrün → gelbblauviolett
Narcein	gelb → braungelblich → farblos
Narcotin	grün → braungrün → gelb → rötlich
Nicotin	gelblich → rötlich
Papaverin	violett → blau → gelblich → farblos
Strychnin	farblos
Veratrin	gelb → kirschrot

Hinweis

Fröhdes Reagenz nicht verwechseln mit der *Ammoniummolybdat-Lösung* der DAB 6,7 und Ph.Eur., die zunächst das Ammoniummolybdat mit Ammoniak-Lösung 10% oder Ammoniumnitrat versetzen und vor der Reaktion mit gleichen Teilen Salpetersäure 37 bis 38% mischen zum Nachweis auf Phosphate und Arsenate.
DAB 9 führt mehrere Ammoniummolybdat-Lösungen als Reagenz für unterschiedliche Nachweise.
→ Jorissens Reagenz
→ Mandelins Reagenz

Frommherz Reagenz[8,9]

	Kai 8,9
Kupfersulfat-Pentahydrat	41,76
Kaliumtartrat-Hemihydrat	20,88
Kaliumhydroxid	10,44
Wasser	zu 1000,00

Anwendung

Nachweis von Glucose.
→ Benedikts Reagenz
→ Fehlingsche Lösung
→ Pavy-Lösung

Frons Reagenz[8,9] (A)

Brückes Reagenz[9] (B)

	Kai 8,9 (A)	Kai 9 (B)
Basisches Bismutnitrat	3,0	5,5
Kaliumiodid	14,0	30,0
Wasser	40,0	150,0
Salzsäure 25%	2,0	5,0

Hinweis

Das basische Bismutnitrat muß frisch gefällt und noch feucht sein.

Anwendung

(A): Nachweis von Alkaloiden und Eiweiß.
(B): Nachweis auf Glucose.
(A) → Dragendorff Reagenz
(B) → Neßlers Reagenz

Fuchsinschweflige Säure[4,5,7,8,9]

Schiffs Reagenz[3,4,9]

Herstellung

	DAB 7	Ph.Eur.	Helv 6	Kai 8,9 I	Kai 9 II
Rosanilin-hydrochlorid	0,10	0,10	0,10	0,1	0,5
Wasser, 1. Teil	50,0	60,0	70,0	20,0	85,0
Natriumsulfit	1,25	2,0	2,5		
Natrium-hydrogensulfit				1,0	0,5
Salzsäure 21,5 bis 22,2%	2,00				
Salzsäure 35 bis 38%		1,0	1,5		
Salzsäure 3,5%				20,0	15,0
Wasser, 2. Teil, zu	100,0	100,0	100,0		

Rosanilinhydrochlorid (= Fuchsin) in der vorgeschriebenen Menge Wasser I heiß lösen. Nach Abkühlung die Lösung von Natriumsulfit bzw. Natriumhydrogensulfit in 10 ml Wasser und die angegebene Menge Salzsäure hinzufügen, das Ganze zu 100 ml Wasser verdünnen. Falls sich die Lösung verfärbt, darf sie mit Aktivkohle entfärbt werden. Helv 6 begrenzt die Haltbarkeit auf 1 Monat.
Kai 9: Lösung I und Lösung II zusammengießen, mit 300 mg medizinischer Kohle schütteln und filtrieren.

Anwendung

Ph.Eur.: Reagenz zur Prüfung auf Methanol nach Oxidation zu Methanal in ethanolischen Zubereitungen.
DAB 7; Kai 8,9: Gruppennachweis auf Aldehyde.
→ Fuchsinschweflige Salzsäure nach Grosse-Bohle

Fuchsinschweflige Salzsäure nach Grosse-Bohle[8,9]

Grosse-Bohles Fuchsinschweflige Salzsäure[8,9]

		Kai 8,9
I.	Rosanilinacetat	1,0
	Wasser	500,0
II.	Natriumsulfit	25,0
	Wasser	225,0
III.	Salzsäure 25%	15,0
IV.	Wasser	zu 1000,0

Anwendung
Nachweis von Formaldehyd.

Hinweis
Ähnlich zusammengesetzt ist *Gayons Reagenz* zum Nachweis von Aldehyden.
→ Fuchsinschweflige Säure

Furfurol-Lösung, weingeistige[8,9]

	Kai 8,9
Furfurol	2,0
Ethanol 90% (V/V)	98,0

Anwendung
Prüfung von Erdnußöl auf Verunreinigung mit Sesamöl.
→ Ambühls Reagenz

Gabbetsches Methylenblau

→ Löffler Methylenblau-Lösung

Gantters Reagenz[8,9]

Kai 8,9: Wasserstoffperoxid-Lösung 3%

Anwendung
Entfernung von Blutflecken und Nachweis von Blut. Bei Berührung mit Blut wird unter Aufschäumen Sauerstoff entwickelt.
Nachweis von Blut[10] durch Teichmannsche Häminkristalle:
Eingetrocknetes Blut mit Essigsäure 99% betupfen, mit wenigen Kristallen Natriumchlorid erhitzen. Es bilden sich braune Teichmannsche Häminkristalle in Form von Zwillingen oder Drusen.

Gayons Reagenz

→ Fuchsinschweflige Salzsäuren. Grosse-Bohle

Gelatine-Glycerin-Gallerte

→ Dippels Glycerin-Gummi

Essigsäure-Gentianaviolett-Lösung[8,9] (A)

Türks Reagenz[8,9] (B)

	Kai 8,9 (A)	Kai 8,9 (B)
Gesättigte, ethanolische Gentianaviolett-Lösung	Tr 3	
Wäßrige Gentianaviolett-Lösung 1/2%		1,0
Essigsäure 96%	2,5	1,0
Wasser	zu 500,0	zu 100,0

Anwendung
Zählung der Leukocyten.

Gerbsäure-Lösung[8,9]

	Kai 8,9
Tannin	1,0
Wasser	19,0

Anwendung
Fällung von Alkaloiden und Eiweißen.

Gerlachs Reagenz

→ Glycerin-Gelatine

Gibbes Borax-Carmin

→ Borax-Carmin nach Grenacher

Giemsa Azur-Eosin-Methylenblau-Lösung[8,9] (A)

Lösung nach Giemsa[2,5,6,7], Giemsa-Original-Lösung[8,9] (B)

	DAB 6, Helv 6 ÖAB 9,81 Kai 8,9 (A)	Kai 8,9 (B)
Azur-II-Eosin	3,0	
Azur II	0,8	
Giemsa Original Azurgemisch		8,0
Glycerol 85%	250,0	500,0
Methanol	250,0	500,0

Die Farbstoffe mit 50 Teilen Glycerol 85% von 60 °C anreiben, mit weiterem Glycerol 85% von 60 °C durchmischen und nach Abkühlen mit dem Methanol versetzen. Nach 24 Stunden filtrieren.

Anwendung
Differenzierung der Leukocyten.

Gieson-Lösung, Weigerts Haematoxylin[8,9]

		Kai 8,9
I.	Haematoxylin	1,0
	Ethanol 96% (V/V)	100,0
II.	Eisen(III)-chlorid-Lösung 10%	4,0
	Salzsäure 25%	1,0
	Wasser	zu 100,0
III.	Pikrinsäure	2,0
	Heißes Wasser	98,0
	Konzentrierte Säurefuchsin-Lösung	1,0

Lösungen mischen, nach 12 Stunden filtrieren.

Anwendung
Färbung mikroskopischer Schnitte.

Giglis Reagenz[8,9]

Anwendung
Nachweis von Blutflecken.
Kai 8,9: Blutflecken mit Benzidin-Blutnachweis (s. o.) befeuchten, nach Zugabe von 1 bis 2 Tropfen Wasserstoffperoxid-Lösung 3% entsteht als positive Reaktion eine Blaufärbung.
→ Nachweis von Blut durch Teichmannsche Häminkristalle, Gantters Reagenz

Girards Reagenz[8,9]

	Kai 8,9
Natriumhydroxid-Lösung 10%	4,0
Basische Quecksilbersulfat- Lösung 5%	20,0

Basisches Quecksilbersulfat wird durch Eintragen von Quecksilber(II)-sulfat in die 15fache Menge siedenden Wassers hergestellt. Es setzt sich unter Umrühren als gelbes Pulver ab und ist in Salzsäure leicht löslich.[10]

Anwendung
Nachweis von Teerfarbstoffen im Wein. Das Reagenz zu 20 ml des zu prüfenden Weines geben. Naturwein liefert ein farbloses, mit Teerfarbstoffen gefärbter Wein liefert ein rosarotes oder rotes Filtrat.

Glycerin-Gelatine[8,9] (A)

Gelatine-Glycerin-Gallerte[8,9] (B)

	Kai 8,9 (A)	Kai 8,9 (B)
Gelatine	1,0	5,0
Wasser	6,0	5,0
Glycerol 85%	7,0	90,0
Phenol-Lösung 1%	1,0	
4-Methoxybenzoat		0,2

Anwendung
Einbetten mikroskopischer Präparate.

Glykogen-Färbung nach Best[8,9] (A)

Bestsche Carmin-Lösung[8,9] (B)

	Kai 8,9 (A)	Kai 8,9 (B)
Carmin	1,0	1,0
Kaliumcarbonat	0,5	
Ammoniumchlorid		2,0
Kaliumchlorid	2,5	
Lithiumcarbonat		0,5
Wasser	30,0	50,0
Ammoniak-Lösung 10%	20,0	20,0

Die Salze im Wasser lösen und mit dem Carmin einige Minuten kochen, nach dem Erkalten mit der Ammoniak-Lösung 10% versetzen.

Anwendung
Färbung mikroskopischer Präparate.

Gmelins Reagenz[8,9]

Salpetersäure, salpetrige Säure enthaltend[1,2,6,7]

	DAB 5,6; ÖAB 9,81 Kai 8,9
Salpetersäure 25%	100,0
Rauchende Salpetersäure	Tr 2

Anwendung
Nachweis von Gallenfarbstoff im Urin. 5 ml Reagenz mit 5 ml Urin überschichten, bei Vorhandensein von Bilirubin entsteht ein smaragdgrüner Ring, der nach unten in Blau, Violett und Gelb übergeht. Nach Gmelin wird der Urin filtriert, das Filter etwas getrocknet und darauf das Reagenz getropft. Bei Anwesenheit von Bilirubin bilden sich konzentrische Ringe in den oben beschriebenen Farben, beweisend ist der grüne Ring. Indikangehalt kann stören.
→ Huppert-Salkowskische Probe
→ Rosins Jod-Lösung

Gramsche Färbung

Anwendung
Differenzieren bestimmter Bakterien durch gezielte Anfärbung.

1. Zum Fixieren Ausstrich dreimal durch die Flamme ziehen.
2. Färben mit Karbolgentianaviolett-Lösung (s. u.) für 3 Minuten, abgießen.
3. Für 2 Minuten verdünnte Lugolsche Lösung (s. u.) einwirken lassen, abgießen.
4. Entfärben mit Alkohol-Aceton-Gemisch nach Zak-Bruns (siehe dort) oder mit Ethanol 96% (V/V), danach mit Wasser abspülen.
5. Nachfärben für 1/2 bis 1 Minute mit verdünnter Karbolfuchsin-Lösung (→ Amanns Reagenz), abspülen mit Wasser und trocknen an der Luft.

Grampositive Bakterien werden dunkelblau gefärbt:

z. B. Streptokokken, Coryne-Bakterien, Tetanus-, Milzbrand-, Tuberkelbakterien, Staphylokokken, Pneumokokken.
Gramnegative Bakterien färben sich in der verdünnten Karbolfuchsin-Lösung wieder rot: z. B. Gonokokken, Meningokokken, Salmonellabakterien, Colibakterien (Escherichia), Spirochaeten.

Griess' Reagenz[8,9]

Kai 8,9: 4-Diazobenzolsulfonsäure 1%

Anwendung
Nachweis von organischen Substanzen im Wasser. Dieses Reagenz ist historisch. Peter Griess fand 1858 die Diazotierungsreaktion aromatischer Amine, die zu farbigen Verbindungen kuppeln können. DAB 8 führt Echtblausalz B. Ph.Eur. läßt Diazobenzolsulfonsäure als Benzolsulfonsäure-4-diazoniumchlorid in Lösung frisch herstellen.

Günzburgs Reagenz[6,7,8,9]

Günzburgsche Lösung

	DAB 5,6 ÖAB 9,81 Kai 8,9
Phloroglucin	2,0
Vanillin	1,0
Wasserfreies Ethanol	30,0

Anwendung
Nachweis freier Salzsäure im Magensaft. Aus dem Phenol und dem Aldehyd entsteht in Gegenwart freier Mineralsäuren eine Rotfärbung.

Guajakharz-Lösung[1,2]

Schönbein-Alménsche Probe[8,9]

		DAB 5,6	Kai 8,9
I.	Guajakharz	2,0	2,0
	Wasserfreies Ethanol	98,0	
	Ethanol 90% (V/V)		98,0
II.	Peroxidhaltiges Terpentinöl		

Anwendung
1. Nachweis von Blutfarbstoff im Urin.
Durch Stehen an der Luft verharzt Terpentinöl unter Bildung von Peroxiden. Diese werden durch Oxyhämoglobin, das sich im Urin befindet auf die Guajakharz-Lösung unter Blaufärbung übertragen. 5 ml Urin schwach ansäuern und aufkochen, nach dem Abkühlen 3 bis 5 Tropfen Guajakharztinktur und 20 Tropfen verharztes Terpentinöl dazugeben.
2. Nachweis von Oxidasen und Peroxidasen in pharmakognostischen Untersuchungen. Schnitte 5 Minuten in die Lösung einbringen. Peroxidasen färben blau. Anschließend in Wasserstoffperoxid-Lösung 3% einlegen, Anwesenheit von Peroxidasen ergibt ebenfalls Blaufärbung.

Gunningsche Probe[1,2,8,9] (A)

Liebensche Probe[1,2,8,9] (B)

	DAB 5,6 Kai 8,9 (A)	DAB 5,6 Kai 8,9 (B)
Ethanolische Iod-Lösung 10%	n.B.	
Kaliumiodid		6,0
Iod		4,0
Wasser		zu 100,0
Ammoniak-Lösung 10%	n.B.	

Anwendung
Nachweis von Aceton im Urin.
Vom zu untersuchenden, mit Schwefelsäure angesäuerten Urin 20 ml abdestillieren,
(B) mit Iodiodkaliumlösung DAB 5,6 entsprechend der Lugolschen Lösung versetzen, die bereits in der Kälte in Gegenwart von Aceton aus alkalischer Lösung das gelbe, charakteristisch riechende Iodoform ausfällt. Um eine Verwechslung mit Ethanol zu vermeiden, das die gleiche Reaktion in der Wärme ergibt, wurde die Probe nach Gunning modifiziert.
(A) Ethanolische Iod-Lösung und Ammoniak-Lösung 10% anstelle des fixen Alkali ergeben zunächst schwarzen Iodstickstoff, der sich in wässrigen acetonhaltigen Lösungen zu Iodoform umsetzt. Unter fixem Alkali sind Alkali- und Erdalkalihydroxide zu verstehen.

Hämoglobinbestimmung[8,9]

im Sahlischen Haemometer

Kai 8,9: 0,1 N-Salzsäure mit Chloroform sättigen. Frisch zubereiten.
Blut mit dem Reagenz mischen und nach präzise 3 bzw. 5 Minuten den Farbvergleich ablesen.
→ Kapitel Diagnostik für das kleine klinische Laboratorium

Hagedorn-Jensen-Lösungen[6,7,8,9]

		Kai 8,9	ÖAB 9,81
I.	Zinksulfat-Lösung	10%	
	Zinksulfat-Stamm-Lösung		45%
	Vor Gebrauch verdünnen 1:100		0,45%
II.	Kaliumhexacyanoferrat (III)	1,65	1,646
	Wasserfreies Natriumcarbonat	1,0	1,0
	Wasser zu	100,0	100,0 (0,005 N)
III.	Zinksulfat	10,0	5,0
	Natriumchlorid	50,0	25,0
	Kaliumiodid		2,5
	Wasser zu	160,0	100,0
IV.	Kaliumiodid-Lösung	5%	
	0,1 N-Natriumhydroxid		n.B.

V. Essigsäure-Lösung	3%	3%
VI. Stärke-Lösung	1%	1% in gesättigter Natriumchlorid-Lösung

VII. 0,005 N-Natriumthiosulfat aus 50 ml 0,1 N-Natriumthiosulfat auf 1000 ml Wasser.

VIII. 0,005 N-Kaliumiodat-Lösung aus 0,1783 g Kaliumiodat auf 1000,0 ml Wasser.

Anwendung
Blutzuckerbestimmung
Glucose wird durch Kaliumhexacyanoferrat(III) oxidiert. Der Überschuß des Oxidationsmittels wird iodometrisch bestimmt.

Ausführung

I. 5 ml 0,45% Zinksulfat-Lösung,
1 ml 0,1 N-Natriumhydroxid,
0,1 ml Kapillarblut

mischen, 3 Minuten im Wasserbad sieden, filtrieren. Filter und Reagenzglas zweimal mit 3 ml Wasser nachwaschen.

II. 2,00 ml 0,005 N-Kaliumhexacyanoferrat(III) hinzugeben, 15 Minuten im Wasserbad sieden, rasch abkühlen und versetzen mit

III. 2 ml Kaliumiodid-Zinksulfat-Natriumchlorid-Lösung,
2 ml Essigsäure 3%,
1 bis 3 Tropfen Stärke-Natriumchlorid-Lösung.

IV. Titrieren mit 0,005 N-Natriumthiosulfat

bis zur Farblosigkeit. Leerversuch mitlaufen lassen, den Wert vom Vollversuch abziehen. Aus der folgenden Tabelle den Glucosewert in mg/100 ml aus der verbrauchten ml Thiosulfat-Lösung ablesen.

Vor Gebrauch den Titer der 0,005 N-Natriumthiosulfat bestimmen:

2,00 ml 0,005 Kaliumiodat,
2 ml Essigsäure 3%,
3 ml Kaliumiodid-Zinksulfat-Natriumchlorid-Lösung mit
1 bis 3 Tropfen Stärke-Natriumchlorid-Lösung

sollen genau 2,00 ml 0,005 N-Natriumthiosulfat entsprechen.

Hainesche Lösung [1,2]

	DAB 5,6
I. Kupfersulfat-Pentahydrat	2,0
Wasser	15,0
II. Glycerol 85%	15,0
III. Kaliumhydroxid	7,5
Wasser	zu 150,0

Anwendung
Zuckernachweis im Urin.
Durchführung nach Trommer: Dem Urin 1/5 seines Volumens an Kaliumhydroxid-Lösung 5% zufügen, dann langsam die Kupfersulfat-Lösung, bis etwas Kupfer(II)-hydroxid ungelöst bleibt, und anschließend erwärmen. Positiv ist die Fällung von gelbem Kupfer(I)-oxidhydrat oder rotem Kupfer(I)-oxid, zu denen Glucose die Kupfer(II)-verbindungen in alkalischer Lösung reduziert.
→ Fehlingsche Lösung

Tabelle 8.1 Hagedorn-Jensen-Lösungen, Bestimmung des Glucosewertes

ml	0	1	2	3	4	5	6	7	8	9	
0,0	385	382	379	376	373	370	367	364	361	358	0,0
0,1	355	352	350	348	345	343	341	338	336	333	0,1
0,2	331	329	327	325	323	321	318	316	314	312	0,2
0,3	310	308	306	304	302	300	298	296	294	292	0,3
0,4	290	288	286	284	282	280	278	276	274	272	0,4
0,5	270	268	266	264	262	260	259	257	255	253	0,5
0,6	251	249	247	245	243	241	240	238	236	234	0,6
0,7	232	230	228	226	224	222	221	219	217	215	0,7
0,8	213	211	209	208	206	204	202	200	199	197	0,8
0,9	195	193	191	190	188	186	184	182	181	179	0,9
1,0	177	175	173	172	170	168	166	164	163	161	1,0
1,1	159	157	155	154	152	150	148	146	145	143	1,1
1,2	141	139	138	136	134	132	131	129	127	125	1,2
1,3	124	122	120	119	117	115	113	111	110	108	1,3
1,4	106	104	102	101	099	097	095	093	092	090	1,4
1,5	088	086	084	083	081	079	077	075	074	072	1,5
1,6	070	068	066	065	063	061	059	057	056	054	1,6
1,7	052	050	048	047	045	043	041	039	038	036	1,7
1,8	034	032	031	029	027	025	024	022	020	019	1,8
1,9	017	015	014	012	010	008	007	005	003	002	1,9

Harnsäure Reagenz nach Folin[8,9]

	Kai 8,9
Natriumwolframat	10,0
Phosphorsäure 85%	8,0
Wasser	75,0

3 Stunden kochen und nach Abkühlen mit Wasser auf 100,0 auffüllen.

Hayemsche Lösung[1,2,6,7]

	DAB 5,6	ÖAB 9,81
Natriumsulfat-Dekahydrat	5,0	5,0
Natriumchlorid	1,0	2,0
Quecksilber(II)-chlorid	0,5	0,5
Wasser	zu 200,0	zu 200,0

Anwendung
Zählung der roten Blutkörperchen.

Hellersche Schichtprobe[1,2,8,9]

	DAB 5,6	Kai 8,9
Salpetersäure 25%	3 bis 5 ml	
Salpetersäure 20%		3 bis 5 ml

Anwendung
Eiweißnachweis im Urin.
Bei vorsichtigem Überschichten der Salpetersäure mit Urin entsteht an der Berührungsstelle eine scharf begrenzte, ungefärbte ringförmige Trübung.

Hopkins Reagenz[8,9]

Kai 8,9:

I. Schwefelsäure 99%
II. Gesättigte Kupfersulfat-Lösung
III. Ethanolische Thiophen-Lösung 2%

Anwendung
Nachweis von Milchsäure im Magen- und Darminhalt.
→ Uffelmanns Reagenz

Huppert-Salkowskische Probe[1,2,8,9]

	DAB 5,6	Kai 8,9
I. Natriumcarbonat-Dekahydrat	33,3	28,6
Wasser zu	100,0	100,0
II. Calciumchlorid-Hexahydrat	10,0	5,5
Wasser zu	100,0	100,0
III. Salzsäure 12,5%	n.B.	n.B.
IV. Ethanol 90% (V/V)	n.B.	n.B.

Anwendung
Nachweis von Bilirubin im Urin.
Dieser Nachweis kann bei störendem Indikangehalt des Urins anstelle der Gmelinschen Reaktion durchgeführt werden (s. o.). Urin mit Natriumcarbonatlösung alkalisieren, mit Calciumchlorid-Lösung tropfenweise versetzen, bis der gesamte abnorme Farbstoff ausgefällt ist. Den Niederschlag sammeln, auswaschen, mit Ethanol 90% und etwas Salzsäure lösen und aufkochen. Bei Anwesenheit von Gallenfarbstoffen färbt sich die Lösung grün, später blau, violett, rot.
→ Calciumchlorid-Lösung nach Hammarsten
→ Rosins Jod-Lösung

Hymanns van der Bergh-Lösungen[8,9]

	Kai 8,9
I. Sulfanilsäure	1,0
Salzsäure 25%	15,0
Wasser	zu 1000,0
II. Natriumnitrit	0,5
Wasser	zu 100,0
III. Kobaltsulfat	2,0
Wasser	zu 100,0
IV. Wasserfreies Ethanol	n.B.

Anwendung
Bilirubinbestimmung im Blut.

Hinweis
Ähnlich erfolgt die photometrische Bestimmung nach Jendrassik, Cleghorn, Gróf im Serum.

Indigocarmin-Lösung[2,8,9]

	DAB 6	Kai 8,9
Indigocarmin	0,2	0,4
Physiologische Kochsalz-Lösung		zu 100,0
Wasser	zu 100,0	

Anwendung
DAB 6: Indikator.
Kai 8,9: Prüfung der Nierenfunktion.

Indol-Reagenz nach Kovacz[8,9]

	Kai 8,9
4-Dimethylaminobenzaldehyd	5,0
Amylalkohol	75,0
Salzsäure 25%	25,0

Der Aldehyd bei 50 bis 60 °C auf dem Wasserbad im Amylalkohol lösen, die Lösung abkühlen und unter Kühlung langsam die Salzsäure hinzugeben.

Anwendung
Nachweis von Indol, das sich als bakterielles Abbauprodukt von tryptophanhaltigen Substanzen bilden kann.

Jaffesche Probe[1,2,8,9]

Kai 8,9; DAB 5,6:
I. Salzsäure 35 bis 37 %
II. Chlorkalk-Lösung, d. h. die gesättigte Lösung von Chlorkalk wird mit dem gleichen Volumen Wasser verdünnt.
III. Chloroform

Anwendung
Nachweis von Indikan im Urin, das als Abbauprodukt von Tryptophan bei Eiterungen, insbesondere Peritonitis und Ileus, entstehen kann.
Urin mit gleichem Volumen Salzsäure mischen, die Chlorkalk-Lösung tropfenweise darüberschichten. Bei Vorliegen von Indikan bildet sich ein bläulich-schwarzer Ring. Der entstandene Indigo kann in Chloroform ausgeschüttelt werden.
→ Obermayersche Lösung

Jennersche Lösung

→ Eosin-Methylenblau-Lösung nach Jenner

Jodbenzin[2]

	DAB 6
Iod	0,1
Benzin	100,0

Anwendung
Reagenz in der mikroskopischen Untersuchungstechnik.

Jod-Glycerin[3]

	DAB 7
Iod	3,00
Kaliumiodid	10,0
Glycerol 85%	52,0
Wasser	zu 100,0

Anwendung
Anfärbung von Aleuronkörnern. Farbe: braun.

Jodjodkalium-Lösung

→ Gunningsche Probe, Liebensche Probe

Jodzinkstärke-Lösung[1,2]

	DAB 5,6
I. Lösliche Stärke	4,0
Zinkchlorid	20,0
Wasser	100,0
II. Zinkfeile	1,0
Iod	2,0
Wasser	10,0
III. Wasser	zu 1000,0

Lösung I heiß herstellen, erkaltet mit Lösung II mischen und mit Wasser auf 1000 ml auffüllen und filtrieren.

Anwendung
Nachweis von Halogenen und Oxidationsmitteln, die Iodide zu Iod oxidieren.

Jodzucker-Lösung[8]

	Kai 8
Iod	0,2
Kaliumiodid	0,5
Zuckersirup	10,0

Anwendung
Aleuronkörner werden durch das Reagenz gelb gefärbt.

Jolles Probe

→ Sublimatprobe nach Jolles

Jores-Flüssigkeit[8,9] (A)

Kaiserling-Flüssigkeit[8,9] (B)

	Kai 8,9 (A)	Kai 8,9 (B)
I. Formaldehyd-Lösung	5,0	20,0
Künstliches Karlsbader Salz	5,0	
Chloralhydrat-Lösung 50%	5,0	
Kaliumnitrat		1,5
Kaliumacetat		3,0
Wasser	100,0	100,0
II. Kaliumacetat	30,0	10,0
Glycerol 85%	60,0	20,0
Wasser	100,0	100,0
III. Ethanol 90% (V/V)	n.B.	n.B.

Anwendung
(A) Konservierung anatomischer Präparate.
(B) Konservierung von Organpräparaten.
→ Fixierflüssigkeit für Gehirne
→ Fixierflüssigkeit nach Meves

Jorissens Reagenz[8,9]

	Kai 8,9
Zinkchlorid	1,0
Salzsäure 25%	30,0
Wasser	30,0

Anwendung
Farbreagenz auf Alkaloide als Vorprobe. Die Lösung mit dem Untersuchungsmaterial auf dem Wasserbad eindampfen.

Berberin	gelb	Salicin	violettrot
Chinin	blaßgrün	Santonin	violettblau
Cubebin	karminrot	Strychnin	rosa
Delphinin	braunrot	Thebain	gelb
Digitalin	braun	Veratrin	rot
Narcein	olivgrün		

→ Fröhdes Reagenz

Kaliumjodat-Stärkepapier[1,2,3,5,6,7]

		DAB 5,6	Helv 6	ÖAB 9,81
I.	Lösliche Stärke	1,0	1,0	1,0
	Wasser	100,0	100,0	100,0
	4-Hydroxybenzoat		0,9	
	Quecksilber(II)-iodid			0,01
II.	Kaliumiodat	0,1	0,1	0,1

Das Kaliumiodat in der Stärkelösung der jeweils vorgeschriebenen Zusammensetzung lösen, Filtrierpapier tränken und trocknen.
DAB 7 gibt keine Herstellungsvorschrift.

Anwendung
Prüfung auf Sulfite.

Kaliumsulfat-Kochsalzlösung nach Kowarsky[8,9]

	Kai 8,9
Kaliumsulfat	150,0
Natriumchlorid	350,0
Wasser	1000,0

Heiß lösen, erkaltet filtrieren.

Anwendung
Harnstoffbestimmung mit dem Ureometer nach Kowarsky.

Kanadabalsam[8,9]

	Kai 8,9
Kanadabalsam	10,0
Xylol	50,0

Anwendung
Einschlußmittel für wasserfreie Objekte. Ggf. kann eine Entwässerung mit Ethanol steigender Konzentrationen vorgenommen werden.
Die Lösung filtrieren; sie soll an der Luft zur Sirupkonsistenz eindunsten.

Karbolfuchsin-Lösung, verdünnte

→ Amanns Reagenz

Karbolfuchsin-Lösung nach Ziehl-Neelsen[1,2,8,9] (A)

Ziehl-Neelsensche Karbol-Fuchsinlösung[6,7], Davalos Reagenz[8,9] (B)

	DAB 5,6 ÖAB 9,81 Kai 8,9 (A)	Kai 8,9 (B)
Fuchsin	1,0	1,0
Ethanol 96% (V/V)	10,0	40,0
Verflüssigtes Phenol	5,0	20,0
Wasser	100,0	400,0

Das Fuchsin mit dem Ethanol 96% anreiben und mit der Lösung des Phenols im Wasser versetzen. Durch Watte filtrieren.

Anwendung
Nachweis von Protozoen, Bakterien, insbesondere Tuberkelbakterien.
→ Amanns Reagenz

Karbolgentianaviolett-Lösung[1,2,6,7,8,9]

	DAB 5,6 ÖAB 9,81 Kai 8,9
Gentianaviolett	1,0
Ethanol 96% (V/V)	10,0
Verflüssigtes Phenol	5,0
Wasser	100,0

Anwendung
Färbung von Bakterien und Protozoen, zur Färbung nach Gram (siehe dort).

Karbolmethylenblau-Lösung nach Kühne[8,9]

	Kai 8,9
Methylenblau	1,5
Ethanol 90% (V/V)	10,0
Phenol-Lösung 2%	100,0

Anwendung
Färbung von Bakterien.

Karbolmethylviolettmethylenblau-Lösung nach Schlirf[8,9]

	Kai 8,9
Ethanolische, gesättigte Methylviolett-Lösung	15,0
Ethanolische, gesättigte Methylenblau-Lösung	10,0
Phenol-Lösung 2%	100,0
Wasser	50,0

Anwendung
Färbung von Bakterien.

Karbol-Xylol nach Herxheimer[8,9]

	Kai 8,9
Phenol	5,0
Xylol	15,0

Anwendung
Aufhellung mikroskopischer Präparate.

Katsch' Probetrunk

→ Coffein Probetrunk

Kirschner Blaufärbung[8,9] (A)

Farbstoff-Lösung zur Markierung der Schnittführung[8,9] (B)

	Kai 8,9 (A)	Kai 8,9 (B)
Violett, etherlöslich	2,0	
Benzylalkoholharz oder Mastix	10,0	
Chloroform	100,0	
Kunstharz A.P. (CWH)		115,0
Sudanblau		23,0
Aceton		782,0

Anwendung
Kennzeichnung der beabsichtigten Hautschnittführung.

Klebwachs[8,9]

	Kai 8,9
Gebleichtes Wachs	20,0
Terpentin	10,0

Im Wasserbad schmelzen und Erkalten lassen.

Kobaltsulfat-Lösung[8,9]

	Kai 8,9
Kobaltsulfat	2,161
Wasser	zu 100,0

Anwendung
Kolorimetrische Bestimmung des Bilirubins im Blut.

Königswasser[1,2]

	DAB 5,6	Helv 6
Salpetersäure 25%	10,0	
Salpetersäure 65%		10,0
Salzsäure 25%	30,0	
Salzsäure 37%		30,0

Bei Bedarf mischen.

Kongopapier[2,5]

	DAB 6	Helv 6
Kongorot-Lösung	0,1%	0,2%

Bestes Filtrierpapier mit der Lösung tränken und trocknen.

Anwendung
Indikatorpapier, Umschlag pH ca. 3 bis 4,5.

Konservierungsflüssigkeit

für Leichen[8,9]

		Kai 8,9
I.	Formaldehyd-Lösung	500,0
	Glycerol 85%	250,0
	Wasser	zu 1000,0
II.	Zur Injektion einer Leiche Ethanol 60% (V/V)	n.B.

→ Fixierflüssigkeit für Gehirne

Kresylechtviolett-Lösung nach Homberger[8,9]

	Kai 8,9
Kresylechtviolett	0,1
Wasser	zu 1000,0

Anwendung
Gonokokken werden rotviolett und ihre Kerne blau gefärbt.

Kristallviolett-Lösung nach Kühne-Weigert[8,9]

	Kai 8,9
Stammlösung:	
Kristallviolett	1,0
Ethanol 96% (V/V)	10,0
Farblösung:	
Stammlösung	1,0
Wasser	10,0
Salzsäure 25%	Tr 1

Anwendung
Färbung von Bakterien in Schnitten.

Kurkumapapier[1,2,5,6,7]

Curcumapapier[3]

	DAB 5,6	DAB 7	Helv 6
Curcumatinktur	1,0		
Ethanol 90% (V/V)	3,0		
Wasser	4,0		
Ethanolischer Auszug der Curcumawurzel		n.B.	
Curcumawurzelstock			10,0
Ethanol 96% (V/V)			100,0

DAB 5,6; DAB 7: Filtrierpapier mit den vorgeschriebenen Flüssigkeiten tränken.
Helv 6: Perkolat herstellen und Filtrierpapier damit tränken.
ÖAB 9,81 geben keine Herstellungsvorschrift.
Curcumatinktur: 10 Teile Curcumawurzelstock (710) mit 75 Teile Ethanol 90% (V/V) bei 30 bis 40 °C für 24 Stunden mazerieren, nach Absetzen filtrieren.

Anwendung
Nachweis von Boraten.

Legalsche Probe[1,2,3,4,5,6,7]

DAB 5,6:	Nitroprussidnatrium-Lösung 2,5%
DAB 7:	Natriumpentacyanonitrosylferrat(II)-Lösung 2,5 und 10%
Helv 6:	Nitroprussidnatrium-Lösung 10%

Natriumhydroxid-Lösung n.B.
Essigsäure n.B.

Anwendung
Nachweis von Aceton im Urin, in Ethanol, Ether u. a. Alle Arzneibücher fordern die Frischherstellung der Natriumpentacyanonitrosylferrat(II)-Lösung, die in alkalischem Milieu zu einem rubinrot bis violettgefärbten Komplex reagiert, dessen Farbe nach Ansäuern mit Essigsäure intensiviert wird. Der Gehalt der Natriumhydroxid-Lösung und der Gehalt der Essigsäure werden in den verschiedenen Vorschriften unterschiedlich angegeben.
Die *Langesche Probe* läßt statt fixem Alkali Ammoniak-Lösung 10% einsetzen. Als fixes Alkali werden die Alkalihydroxide bezeichnet.

Liebensche Probe

→ Gunnigsche Probe

Liebermanns Reagenz[8,9]

	Kai 8,9
Kaliumnitrit	5,0
Schwefelsäure	95,0

Anwendung
Nitrierung organischer Verbindungen.

Lipoidfärbe-Lösung[8,9]

	Kai 8,9
Ceresschwarz	0,35
Benzinblau	0,35
Ethanol 75% (V/V)	75,0
Glycerol 85%	25,0

Aufkochen und noch heiß versetzen mit einer Lösung aus:

Natriumcarbonat-Dekahydrat	0,34
Wasser	zu 8,5

Löfflers Methylenblau-Lösung[1,2,6,7]

Gabbetsches Methylenblau[8,9]

		DAB 5	DAB 6	ÖAB 9,81	Kai 8,9
I.	Methylenblau	0,5		0,5	1,5
	Ethanol 90% (V/V)	30,0			
	Ethanol 96% (V/V)			30,0	
	Wasserfreie ethanolische, gesättigte Methylenblau-Lösung		30,0		
II.	Kaliumhydroxid-Lösung 1%		1,0	1,0	
	0,1 N-Kaliumhydroxid-Lösung	2,0			
	Wasser	98,0	99,0	99,0	100,0
	Schwefelsäure				20,0

Lösung I und II mischen.

Anwendung
Färbung von Bakterien und Protozoen.

Verdünnte Lugolsche Lösung[1,3,6,7]

	DAB 5,6 ÖAB 9,81
Iod	1,0
Kaliumiodid	2,0
Wasser	zu 300,0

Anwendung
Für die Gramsche Färbung (siehe dort).

Lunges Reagenz

→ Diphenylamin-Schwefelsäure

Lustgarten Reaktion[8,9]

	Kai 8,9
1- oder 2-Naphthol	0,50
Kaliumhydroxid-Lösung 30%	2,0

Anwendung
Nachweis von Chloroform, Bromoform, Chloralhydrat, die mit dem Reagenz eine Blaufärbung ergeben.

Magnesiamixtur[2,6,7]

	DAB 6	ÖAB 9,81
Magnesiumchlorid	1,0	4,0
Ammoniumchlorid	1,4	5,6
Ammoniak-Lösung 10%	7,0	30,0
Wasser	15,0	zu 100,0

Anwendung
Nachweis von Phosphat und Ausfällung von Arsenat.

Mandelins Reagenz[8,9]

	Kai 8,9
Ammoniumvanadat	0,5
Schwefelsäure	100,0

Frisch herstellen.

Anwendung
Alkaloid-Farbreagenz.

Manson I / Manson II[8,9]

Manson I	Kai 8,9	Manson II	Kai 8,9
Borsäure	2,0	Natriumhydroxid-	
Methylenblau	1,0	Lösung 15%	0,28
Wasser zu	100,0	Wasser zu	100,0

Anwendung
Ausstrich bei Scharlach.

Mäule-Reaktion[9]

Kai 9:

I. Kaliumpermanganat-Lösung 1%
II. Salzsäure 12,5%
III. Ammoniak-Lösung 10%

Anwendung
Nachweis verholzter Membranen.
Schnitte 5 Minuten in Lösung I legen, abwaschen und mit Lösung II entfärben, abwaschen und mit Lösung III versetzen. Verholzte Membranen färben sich rosa.

Marquis Reagenz[3,8,9]

Formaldehyd-Schwefelsäure[2,3]

	DAB 6 Kai 8,9	DAB 7
Formaldehyd-Lösung	Tr 2	3,0
Schwefelsäure	3,0	zu 100,0

Anwendung
Identitätsprüfung von Morphinalkaloiden.
Die Farben wechseln:

Morphin	purpurrot → violett → blau → braun
Codein	violett → blauviolett
Narcotin	braunviolett → orange
Thebain	gelb → braun → blutrot

Mayers Reagenz[2,5,6,7,8,9]

Cossas Reagenz[8,9]

Alle Vorschriften lauten gleich:

Quecksilber(II)-chlorid	1,35
Kaliumiodid	5,0
Wasser	zu 100,0

Die Salze zunächst in 30 ml Wasser lösen, dann verdünnen.

Anwendung
Nachweis von Alkaloiden.

May-Grünwald-Lösung[8,9]

	Kai 8,9
Eosin-Methylenblau	0,25
Methanol	zu 100,0

Unter mäßigem Erwärmen lösen.

Anwendung
Färbung von Blutpräparaten.

Melassez' Lösung[8,9]

	Kai 8,9
Gummischleim	3,7
Natriumsulfat-Dekahydrat	1,873
Natriumchlorid	1,03
Wasser	100,0

Anwendung
Darstellung der Teichmannschen Häminkristalle.
→ Nachweis von Blut, Gantters Reagenz

Meyers Reaktion auf Blut[8,9]

Kai 8,9: Ethanolische Phenolphthalein-Lösung 1% tropfenweise mit Natriumhydroxid-Lösung 15% und Wasserstoffperoxid-Lösung 3% versetzen. Die farblose Mischung färbt sich auf Zusatz von Oxidasen oder Blutlösung rötlich bis rot.
→ Gantters Reagenz

Millons Reagenz[3,4,5,6,7]

	DAB 7	Ph.Eur.	Helv 6	ÖAB 9,81
Quecksilber	40,0	3,0	10,0	10,0
Rauchende Salpetersäure	40,0	27,0	10,0	7,0
Wasser	zu 100,0	30,0	40,0	15,0

Einige Stunden unter dem Abzug stehenlassen, dann filtrieren.

Anwendung
Reagenz auf Eiweiß, Phenol und Hydroxybenzoesäuren. In pharmakognostischen Schnitten färben sich Eiweiße mit dem Reagenz rot.
DAB 7: Nachweis von Konservierungsmitteln vom Typ der Ester der Hydroxybenzoesäuren.

Miyake-Färbung[8,9]

	Kai 8,9
Wasserblau	3,0
Gesättigte, wäßrige Eosin-Lösung	10,0
Wasser	100,0

Anwendung
Thrombocytenzählung

Mucicarmin-Lösung[8,9]

	Kai 8,9
Carmin	1,0
Aluminiumhydroxid, trocken	0,5
Ethanol 50% (V/V)	zu 100,0

Die Bestandteile mischen und mit 2 ml Wasser übergießen. Unter Umrühren und bei geringer Wärmezufuhr so lange erhitzen, bis das hellrote Gemisch dunkel geworden ist. Die heiße, zähe Masse in Ethanol 50% lösen und auf 100 ml mit diesem Lösemittel auffüllen. Die Stammlösung ist lange haltbar.

Anwendung
Schleimfärbung nach Grübler.

1-Naphthol-Schwefelsäure nach Molisch[8,9]

		Kai 8,9
I.	1-Naphthol	2,0
	Ethanol 90% (V/V)	10,0
II.	Schwefelsäure	n.B.

Anwendung
Nachweis von Zucker, Glykosiden, Inulin in der pharmakognostischen Untersuchung.
Objektträger mit dem Reagenz befeuchten, mit 2 bis 3 Tropfen Schwefelsäure versetzen, Zucker und Inulin färben sich violett.

Essigsaure Natriumacetat-Lösung[8,9]

	Kai 8,9
Natriumacetat	100,0
Lösen in	
Wasser	800,0
Hinzufügen:	
Essigsäure 30%	100,0
Wasser	zu 1000,0

Anwendung
Phosphatbestimmung im Urin.
→ Acetat-Pufferlösung

Natriumhypochlorit-Lösung[9]

		Kai 9
I.	Chlorkalk	1,0
	Wasser	10,0
II.	Natriumsulfat-Dekahydrat	1,25
	Wasser	20,0

Lösung II in Suspension I gießen, die klare Flüssigkeit abhebern.

Anwendung
Extraktion von Lignin aus verholzten Geweben.
Das Reagenz muß einige Stunden auf den Drogenschnitt einwirken.

Neisser I[8,9] / Neisser II[8,9] / Neisser III

→ Diphtheriebakterienfärbung

Neßlers Reagenz [1,2,3,4,5,6,7]

		DAB 7	Ph.Eur.	Helv 6	ÖAB 9,81
I.	Kaliumiodid	11,0	11,0	4,25	2,5
	Quecksilber(II)-iodid	15,0	15,0	6,0	3,5
	Wasser zu	100,0	100,0	5,0	5,0
II.	Natriumhydroxid	24,0	25,0	15,0	12,8
	Wasser zu	100,0	100,0	75,0	30,0
III.	Lösung I und				
	Lösung II				
	ggf. ergänzen mit				
	Wasser zu			100,0	100,0

DAB 7, Ph.Eur. lassen Lösung I und II erst bei Bedarf mischen.

Hinweis
Die Vorschriften des DAB 5,6 sind umständlich, die Lösungen wenig haltbar.

Anwendung
Nachweis und Grenzprüfung von Ammoniak, Ammonium-Ionen.

Neutralrot-Lösung [8,9]

	Kai 8,9
Stammlösung:	
Neutralrot	1,0
Wasser zu	1000,0

Die Stammlösung kann mit 2- bis 3facher Menge Wasser verdünnt werden.

Anwendung
Färbung nach Gram (siehe dort).

Ninhydrin-Reagenz [9]

	Kai 9
Ninhydrin	0,5
n-Butanol, wassergesättigt	93,0
Essigsäure 99%	7,0

Anwendung
Nachweis von Aminosäuren auf dem Papierchromatogramm. Besprühen und kurz auf 105 °C erwärmen.

Nissl-Färbung [9]

	Kai 9
Stammlösung:	
Kresylviolett	0,9
Ethanol 96% (V/V)	10,0
Nach 30 Minuten hinzugeben:	
Wasser	500,0

Das Ganze ohne zu kochen erhitzen, nach dem Erkalten filtrieren.

Nitritreagenz nach Griess-Ilosvay [8,9]

		Kai 8,9
I.	Sulfanilsäure	0,5
	Essigsäure 30% zu	150,0
II.	1-Naphthylamin	0,1
	Wasser	20,0
Kochen, filtrieren. Mischen von Lösung I und II und hinzufügen von:		
	Essigsäure	150,0

Anwendung
Nachweis von Nitriten und Colibakterien im Urin.

Nonne-Apelts Reagenz [8,9]

	Kai 8,9
Ammoniumsulfat	85,0
Wasser	zu 100,0

Kochen, bis sich nichts mehr löst, filtrieren. Die Lösung darf nicht sauer reagieren.

Anwendung
Ausfällung von Fibringlobulin bei Untersuchung der Punktionsflüssigkeit.

Novocain-Lösung [9]

	Kai 9
Novocain	3,5
Natriumchlorid	0,25
Wasser	zu 100,0

Anwendung
Direkte, phasenoptische Thrombocytenzählung.

Hinweis
Mit dem wortzeichengeschützten Namen Novocain wird das Hydrochlorid des Procains bezeichnet.

Nylanders Reagenz [1,2,6,7]

Alméns Reagenz [8,9]

	DAB 5,6	ÖAB 9,81	Kai 8,9
Basisches Bismutnitrat	2,0	2,0	2,0
Kaliumnatriumtartrat	4,0	4,0	4,0
Natriumhydroxid	10,0	8,0	3,5
Wasser	90,0	100,0	100,0

Kaliumnatriumtartrat mit Natriumhydroxid-Lösung in Wasser lösen und mit basischem Bismutnitrat versetzen.

Anwendung
Glucosenachweis im Urin.
10 ml Urin mit 1 ml Reagenz im Wasserbad erwärmen. Bei Vorhandensein von Glucose färbt sich die Mischung braun bis schwarz.

Obermayersche Lösung[1,2,6,7]

	DAB 5,6	ÖAB 9,81
Eisenchlorid-Lösung 10%	0,8	0,8
Salzsäure 38%	100,0	
Salzsäure 36%		100,0

Zur Eiweißfällung soll der Urin mit Bleiacetat-Lösung 25% vorbehandelt werden.

Anwendung
Nachweis von Indikan.
Urin mit einem Viertel seines Volumens mit Bleiacetat-Lösung versetzen und filtrieren. Zum Filtrat das gleiche Volumen Reagenz hinzugeben und umschütteln. Beim Ausschütteln in 2 ml Chloroform vertieft sich die Farbe.
→ Jaffesche Probe

Pandy Reagenz[8,9]

	Kai 8,9
Phenol	10,0
Wasser	100,0

Im Brutschrank bei 37 °C einige Stunden erwärmen, kräftig schütteln, mehrere Tage stehenlassen. Die wäßrige, gesättigte Lösung abgießen; sie bildet das Reagenz.

Anwendung
Nachweis von Eiweiß im Urin und zur Globulinfällung im Liquor cerebrospinalis.

Paraffin-Xylol[8,9]

	Kai 8,9
Hartparaffin	20,0
Xylol	80,0

Unter vorsichtigem Erwärmen lösen.

Anwendung
Einbetten anatomischer Präparate.

Pavy-Lösung[8,9]

	Kai 8,9
Kupfersulfat-Pentahydrat	4,158
Kaliumnatriumtartrat	20,4
Kaliumhydroxid	20,4
Ammoniak-Lösung 10%	300,0
Wasser zu	1000,0

Anwendung
Nachweis von Glucose.
10 ml Lösung entsprechen 0,005 Glucose.
→ Benedikts Reagenz
→ Fehlingsche Lösung
→ Frommherz Reagenz

Persozsche Lösung[8,9]

	Kai 8,9
Zinkchlorid	10,0
Wasser	10,0
Zinkoxid	2,0

Anwendung
Unterscheidung von Fasern. Die Flüssigkeit löst Seide auf.
→ Schweizers Reagenz

Phloroglucin-Lösung[3]

Phloroglucin[1,2,6,7]

	DAB 7
Phloroglucin	2,0
Ethanol 90% (V/V)	zu 100,0

Anwendung der Substanz
DAB 5,6; ÖAB 9,81: Nachweis von Pentosen im Urin.
Phloroglucin in kleiner Menge zum Urin geben und mit Salzsäure 36% erwärmen. Die positive Reaktion ist an der violetten Farbe zu erkennen, die durch Ausschütteln mit Amylalkohol intensiviert wird.
DAB 6,7: Nachweis von Lignin bei der mikroskopischen Drogenuntersuchung, im hochgebleichten Verbandstoff u. a. Verholzte Membranen färben sich karminrot. Nach Einwirkung der 2%igen Lösung auf das Untersuchungsmaterial wird mit Salzsäure 25% betropft.

Pikrinsäure-Lösung[9]

	Kai 9
Pikrinsäure-Lösung 1,2%	5,0
Wasser	20,0
Salzsäure 25%	0,5

Anwendung
Farbnachweis von Alkaloiden in pharmakognostischen Untersuchungen.

Pyoktanin-Lösung nach Ljubinski[9]

	Kai 9
Pyoktanin oder Methylviolett	0,25
Essigsäure 5%	zu 100,0

Anwendung
Färbung von Bakterien.

Resorcin-Salzsäure[2]

	DAB 6
Resorcin	1,0
Salzsäure 38%	99,0

Anwendung
DAB 6: Prüfung von Honig auf künstlichen Invertzucker nach Seliwanoff, der Rotfärbung ergibt.
DAB 7 prüft in einer Identitätsreaktion Fructose und Saccharose mit Resorcin und 6 N-Salzsäure. Tartrate erfordern für den Nachweis die Unterschichtung mit Schwefelsäure. Das Reagenz eignet sich ebenfalls zum Nachweis von Ketosen in mikroskopischen Untersuchungen.

Rosins Jod-Lösung[8,9] (A)

Weingeistige Jodlösung 1%[1,2], Jodlösung[6,7], Trousseausche Probe[8,9] (B)

	DAB 5,6 Kai 8,9 (A)	ÖAB 9,81	Kai 8,9 (B)
Iod	1,0	1,5	1,4
Kaliumiodid		0,75	0,6
Ethanol 96% (V/V)		346,25	
Ethanol 90% (V/V)	99,0		98,0
Wasser		1,5	

Anwendung
Nachweis von Bilirubin im Urin.
Den zu untersuchenden Urin mit dem Reagenz überschichten. An der Berührungsstelle entsteht bei Anwesenheit von Bilirubin ein smaragdgrüner Ring.
→ Calciumchlorid-Lösung nach Hammarsten
→ Huppert-Salkowskische Probe

Rosolsäure-Lösung 1%[1,2,8,9]

	DAB 5,6 Kai 8,9
Rosolsäure	1,0
Ethanol 90% (V/V)	99,0

Anwendung
Untersuchung des Mageninhalts.

Sahlis Reagenz[8,9]

	Kai 8,9
Methylenblau	0,75
Natriumtetraborat	0,8
Wasser	80,0

Anwendung
Färbung mikroskopischer Präparate.
Das Reagenz färbt Markscheiden tiefblau, Ganglienzellen grünlich, Gliakerne blau.
→ Borax-Methylenblau-Lösung

Saures sulfosalicylsaures Natrium[1,2]

Sulfosalicylsäurelösung[6,7]

	ÖAB 9,81
Natriumsalicylsäure-sulfonat	20,0
Wasser	zu 100,0

Anwendung
Empfindlicher Eiweißnachweis im Urin.
DAB 5,6 geben keine Lösung an. Substanz oder 20%ige Lösung fällen im Urin Eiweiß schnell aus, der Niederschlag löst sich beim Erhitzen.

Scharlach-R-Lösung[8,9]

	Kai 8,9
Scharlach-R	n.B.
Aceton	zu gleichen
Ethanol 70% (V/V)	Teilen

Anwendung
Nachweis von Fett in mikroskopischen Präparaten.
Den Farbstoff bis zur Sättigung lösen, eine Nacht im Thermostat bei 37 °C erwärmen.

Schiffs Reagenz

→ Fuchsinschweflige Säure

Schlesingers Reagenz[8,9]

Zinkacetatlösung, alkoholische (10%ige Anreibung)[1,2,6,7]

	DAB 5,6 ÖAB 9,81 Kai 8,9
Zinkacetat	1,0
Wasserfreies Ethanol	9,0

Anwendung
Nachweis von Urobilin.
Zinkacetat pulvern und mit wasserfreiem Ethanol anreiben. Vor Ausführung der Probe filtrieren, mit dem gleichen Volumen Urin mischen. Die positive Reaktion zeigt sich an einer grünen Fluorescenz, die ggf. erst nach Stunden auftritt. Seitlich mit Taschenlampe beleuchten.
Vor diesem Nachweis muß gleichzeitig vorliegendes Bilirubin entfernt werden. Zu diesem Zweck 10 ml Urin mit 1 ml Calciumchlorid-Lösung 10% und 1 ml Ammoniak-Lösung 10% versetzen und abfiltrieren. Dem Filtrat Essigsäure 30% bis zur schwach sauren Reaktion zusetzen und weiter wie oben beschrieben verfahren.

Schlirfs Farblösungen[8,9]

	Kai 8,9
I. Gesättigte, ethanolische Kristallviolett-Lösung (ca. 4%)	15,0
Gesättigte, ethanolische Methylenblau-Lösung (ca. 2%)	10,0
Phenol-Lösung 2%	100,0
Wasser	50,0
II. Lugolsche Lösung, verdünnte Lugolsche Lösung s. o.	n. B.
III. Methylgrün-Pyronin	10,0
mit	
Ethanol 96% (V/V)	n.B.
verreiben	
Glycerol 85%	40,0
Phenol-Lösung 2%	160,0

Anwendung
Nachweis von Gonokokken. Fixierte Ausstriche 1 min. in Lösung I färben, abspülen, trocknen, mit Lösung II abspülen, mit wasserfreiem Ethanol 30 sec. differenzieren, mit Lösung III (1:6 verdünnt) 2 min. nachfärben, abspülen, trocknen. Grampositive Bakterien werden schwarz, Gonokokken rot.

Schönbein-Alménsche Probe

→ Guajakharz-Lösung

Schwefelsäure nach Kjeldahl[8,9]

	Kai 8,9
Schwefelsäure 96%	30,0
Rauchende Schwefelsäure	10,0

Anwendung
Bestimmung des Gesamtstickstoffs.

Schweizers Reagenz[3,9]

	DAB 7	Kai 9
I. Kupfer(II)sulfat-Pentahydrat	10,0	10,0
Wasser	90,0	100,0
II. Natriumhydroxid-Lösung 24%	n.B.	
Kaliumhydroxid-Lösung 10%		50,0
III. Ammoniak-Lösung 10%	n.B.	
Ammoniak-Lösung 20%		20,0

Lösung I mit Lösung II fällen. Den Niederschlag abfiltrieren und bis zur Sulfatfreiheit mit kaltem Wasser waschen. Das noch feuchte Kupfer(II)-hydroxid mit Ammoniak-Lösung 10% bzw. 20% bis zur vollständigen Lösung versetzen.

Anwendung
Identitätsprüfung von Baumwollfasern, die im Reagenz perlschnurartig aufquellen.
Analog wirkt Kupferoxydammoniak[8,9]
→ Persozsche Lösung

Silberlösung, ammoniakalische[1,2]

Silberdiamminnitrat-Lösung[3], Silbernitratlösung, ammoniakalische[4,6,7], Silbernitrat, ammoniakalisches[5]

DAB 5,6,7: Silbernitrat-Lösung 5% tropfenweise mit Ammoniak-Lösung 10% versetzen, bis sich der Niederschlag gerade löst.
Ph.Eur.: 2,5 g Silbernitrat in 80 ml Wasser lösen, Ammoniak-Lösung 10% dazutropfen, bis sich der Niederschlag löst, mit Wasser auf 100 ml verdünnen.
Helv 6; ÖAB 9,81: 0,1 N-Silbernitrat analog den anderen Vorschriften mit Ammoniak-Lösung 3% versetzen.
→ Foots Silberdiamminhydroxid-Lösung

Silbernitrat-Lösung nach Mohr[8,9]

	Kai 8,9
Silbernitrat	29,042
Wasser zu	1000,0

Anwendung
Chloridbestimmung im Urin.

Seifen-Lösung

→ Boutron-Boudet-Seifenlösung

Stokessche Lösung[8,9]

Stokessche Flüssigkeit[2]

	DAB 6 Kai 8,9
I. Eisen(II)-sulfat	2,0
Weinsäure	4,0
Wasser	30,0
II. Ammoniak-Lösung 10%	n.B.

Vor dem Gebrauch bis zur schwach alkalischen Reaktion die Ammoniak-Lösung 10% nach Bedarf hinzufügen.

Anwendung
Spektroskopische Prüfung des Blutes auf Reduzierbarkeit.

Studemunds Reagenz[8,9]

	Kai 8,9
Kaliumhexacyanoferrat(II)	1,0
Wasser	48,0
Salzsäure 25%	8,0

Anwendung
Nachweis von Schriftzügen, die bei Betupfen mit dem Reagenz blau werden.

Sublimat-Lösung [8,9]

	Kai 8,9
Quecksilber(II)-chlorid	0,8
Glycerol 85%	40,0
Wasserfreies Ethanol	800,0

Anwendung
Konservierung von Catgut.

Sublimatprobe nach Jolles [8,9]

	Kai 8,9
Quecksilber(II)-chlorid	10,0
Citronensäure	20,0
Natriumchlorid	20,0
Wasser	500,0

Anwendung
Nachweis von Eiweiß.

Sudan III-Lösungen [8,9] (A), (B), (C)

Gesättigte Sudan III-Lösung[8,9] (B)

	Kai 8,9 (A)	Kai 8,9 (B)	Kai 8,9 (C)
Sudan III	0,12	3,0	3,0
Glycerol 85%	10,0		
Ethanol 96% (V/V)	10,0	100,0	10,0
Essigsäure 99%			90,0

Anwendung
(A) Rotfärbung mit Fetten, ätherischen Ölen, Cutinen, Kork als Nachweis.
(B) Fettfärbung.
(C) Nachweis von Fett in mikroskopischen Präparaten.

Sulkowitsch Reagenz [8,9,11]

	Kai 8,9 4. Hager
Oxalsäure	2,5
Ammoniumoxalat	2,5
Essigsäure 96%	5,0
Wasser	150,0

Anwendung
Orientierungsprobe über den Calciumgehalt im Urin. 5 ml Reagenz in die gleiche Menge Urin gießen. Bei sofortiger feinweißer Trübung ist der Calciumgehalt des Urins normal, bei sofortiger milchweißer Trübung übernormal, bei Ausbleiben ist der Calciumspiegel unternormal.

Takata-Ara Reaktion [6,7,11]

	ÖAB 9,81 4. Hager
I. Quecksilber(II)-chlorid-Lösung	0,5 %
II. Wäßrige Fuchsin-Lösung	0,02 %
III. Natriumcarbonat-Lösung 10% aus wasserfreiem Natriumcarbonat	n.B.

Anwendung
Kolloidreaktion im Liquor bei Meningitis.
1 ml Liquor mit 1 Tropfen Natriumcarbonat-lösung und 0,3 ml einer Mischung aus gleichen Teilen von Lösung I und Lösung II versetzen und durchschütteln.
Normal: blauviolette Färbung, keine Flockung.
Nichtspezifische Meningitis: Rosafärbung ohne Ausflockung.
Luesche Meningitis: blauvioletter Niederschlag mit darüberstehender wasserklarer Flüssigkeit.

Takata Reagenz nach Mancke-Sommer [8,9]

Kai 8,9

I. Quecksilber(II)-chlorid 0,25 %
II. Natriumcarbonat-Lösung 10 %

Die Natriumcarbonat-Lösung wird aus Natriumcarbonat-Monohydrat, besser aus wasserfreiem Natriumcarbonat, hergestellt. Die Lösung soll 7,5 % Na_2CO_3 enthalten. Kontrolle mit Refraktometer

$(n\frac{20}{D} = 1{,}3494)$

Anwendung
Eiweißlabilitätsreaktion im Serum.

Thionin-Lösung [8,9]

	Kai 8,9
Thionin	0,5
Ethanol 90% (V/V)	5,0
Wasser	5,0

Anwendung
Nachweis von Schleimen und Zellwänden.
Das trockne Schnittpräparat in die Lösung legen. Das Reagenz färbt Schleime rotviolett, verholzte Zellwände blau, Cellulosewände violett.

Thymolpuffer-Lösung nach MacLagan [8,9]

	Kai 8,9
Barbital	1,38
Barbital-Natrium	1,03
Thymol	3,0
Wasser	500,0

Die Lösung bis zum Aufkochen erwärmen. Nach Abkühlen auf 25 °C mit 2 bis 3 kleinen Thymolkristallen animpfen, schütteln, 12 Stunden stehenlassen, filtrieren; pH = 7,8.

Anwendung
Ausfällung von Serumeiweiß bei pathologischer Erhöhung von bestimmten Globulinfraktionen.

Tillmanns Reagenz[3,9]

2,6-Dichlorphenol-indophenolnatrium-Lösung[3]

	DAB 7	Kai 9
2,6-Dichlorphenol-indophenolnatrium	0,05	0,02
Wasser	100,0	100,0

Anwendung
Identitäts- und Gehaltsbestimmung von Ascorbinsäure und deren Vorkommen und Zubereitungen. Helv 6 führt nur die Substanz.

Töpfers Reagenz[8,9,11]

Dimethylaminoazobenzol[1,2]

	Kai 8,9 4. Hager
Dimethylaminoazobenzol	0,5
Ethanol 90% (V/V)	zu 100,0

Anwendung
Bestimmung freier Salzsäure im Magensaft.
5 ml Mageninhalt, 1 Tropfen Reagenz, 1 Tropfen 1%iger Phenolphthalein-Lösung mit 0,1 N-Natriumhydroxid-Lösung titrieren, bis die Rotfärbung in Gelb übergeht. Die verbrauchte Lösung entspricht der freien Salzsäure. Weiter titrieren, bis Phenolphthalein die Lösung rötet, die verbrauchte NaOH entspricht der Gesamtacidität des Magensaftes. Die Zahlen werden auf 100 ml Magensaft berechnet.

Traubes Reagenz[8,9]

	Kai 8,9
Prüflösung	8 ml
Schwefelsäure zum Ansäuern	n.B.
Jodzinkstärke-Lösung (s.o.)	einige Tropfen
Kupfersulfat-Lösung 2 %	4 Tropfen
Eisen(II)-sulfat-Lösung 0,5%	einige Tropfen

Spuren von Peroxiden bzw. Wasserstoffperoxid färben sekundenschnell blau.

Anwendung
Nachweis von Peroxiden.

Trommsdorf Reagenz[8,9]

Kai 8,9: Jodzinkstärke-Lösung (s. o.), angesäuert

Anwendung
Nachweis von Nitriten.

Trousseausche Probe

Ethanolische Iod-Lösung 1% → Rosins Jod-Lösung

Türks Reagenz

→ Essigsäure-Gentianaviolett-Lösung

Uffelmanns Reagenz

→ Eisen(III)-chlorid-Carbolreagenz nach Uffelmann

Unnas Methylenblau[8,9]

		Kai 8,9
I.	Methylenblau	1,0
	Kaliumcarbonat	1,0
	Wasser	100,0
	Ethanol 90% (V/V)	20,0
	Das Ganze einengen auf und dann hinzufügen:	100,0
II.	Methylenblau	10,0
	Natriumtetraborat	10,0
	Wasser	100,0

Anwendung
Färbung von Bakterien.

Urobilinogen Reagenz

→ Ehrlichs Reagenz

Vanadin-Schwefelsäure[9]

	Kai 9
Ammoniumvanadat	0,1
Schwefelsäure	20,0

Anwendung
Nachweis von Alkaloiden in Drogenschnitten

Strychnin	blauviolett
Atropin	gelbrot
Aconitin	hellbraun
Brucin	blutrot
Colchicin	grün
Chinin	blaugrün
Coniin	grün

Vanillin-Salzsäure[2,5,6] (A)

Vanillin-Salzsäure[8,9] (B), Vanillin-Lösung[3] (C)

	DAB 6 ÖAB 9,81	Helv 6	Kai 8,9	DAB 7
Vanillin	1,0	0,05	0,05	1,00
Ethanol 96% (V/V)		5,0	0,5	
Ethanol 90% (V/V)				100,0
Wasser			9,5	
Salzsäure 25%	99,0	35,0		
Salzsäure 36%			3,0	

Anwendung
Ethanolische Vanillin-Lösung zum Nachweis von Gerbstoffen bei der mikroskopischen Drogenuntersuchung. Vanillin-Salzsäure zum Nachweis von Katechingerbstoffen.

Verdauungsflüssigkeit[8,9]

	Kai 8,9
Trypsin	0,3
Natriumcarbonat-Dekahydrat-Lösung 0,3%	10,0
Toluol	2,0 bis 3,0

Vitali Reagenz[8,9]

Kai 8,9

I. Rauchende Salpetersäure n.B.
II. Methanolische Kaliumhydroxid-Lösung 10% n.B.

Anwendung
Farbnachweis auf Tropaalkaloide.
Auf 2 bis 5 mg Substanz rauchende Salpetersäure tropfen, im Wasserbad eindampfen. Der gelbliche Rückstand färbt sich mit methanolischer Kaliumhydroxid-Lösung und Aceton violett.

Weigertsche Lösung[2,8,9]

	DAB 6 Kai 8,9
Fuchsin	2,0
Resorcin	4,0
Wasser	200,0
Kochen und hinzufügen:	
Eisenchlorid-Lösung 10%	25,0
Den Niederschlag sammeln und mit	
Ethanol 90% (V/V)	200,0
erhitzen, filtrieren.	
Das Filtrat versetzen mit:	
Salzsäure 25%	4,0
Ethanol 90% (V/V)	zu 200,0

Anwendung
Färbung elastischer Fasern.

Weltmannsche Reaktion[6,7]

	ÖAB 9,81
Calciumchlorid-Hexahydrat	10,0
Wasser	zu 100,0
Dichte einstellen auf	1,040

Diese Stammlösung wird zum Gebrauch 1:100 verdünnt.

Anwendung
Eiweißlabilitätsreaktion im Serum.

Willesche Lösung

→ Desinfektionsflüssigkeit

Ziehl-Neelsens Karbolfuchsinlösung

→ Karbolfuchsin-Lösung

Zinkacetat-Lösung

→ Schlesingers Reagenz

Zwikkers Reagenz[9]

Kobaltreagenz auf Barbitale[9]

		DAB 7 Helv 6	Ph.Eur.	ÖAB 9	Kai 9
I.	Kobaltnitrat	1,0			0,5
	Kobaltacetat		0,2		
	Kobaltchlorid			0,1	
	Methanol	100,0	100,0	100,0	
	Wasserfreis Ethanol				100,0
II.	Piperidin	10,0			
	Natriumtetraborat		30 bis 50 mg		
	Methanol	90,0			
	Ammoniak-Lösung 10%				Tr 1

Folgende Basen können anstelle der hier angegebenen ebenfalls eingesetzt werden:
Kaliumhydroxid
Lithiumhydroxid
Bariumhydroxid
Isopropylamin

Anwendung
Nicht streng spezifisches Gruppenreagenz auf Barbitale. Die Prüfsubstanz wird mit einigen Tropfen der Lösung I versetzt, dann mit Tropfen der Lösung II alkalisiert. Die positive Reaktion zeigt sich an einer Blau- bis Rotviolettfärbung der Probe. Die Arzneibücher geben die einzelnen Substanzen ohne die Benennung als Zwikkers Reagenz an.

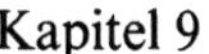

Kapitel 9

Rezepturvorschriften

G. WURM

Etliche Vorschriften der alten Hager-Ausgabe geraten zu Unrecht in Vergessenheit. Dieses Kapitel versucht, sie erneut zugänglich zu machen. Die Rezepte sind, falls es möglich war, auf die ehemals gültigen Arznei- und Ergänzungsbücher sowie einige früher verbreitete Formelsammlungen zurückgeführt. Gleichzeitig ist die Entwicklung zu neueren Rezepturen, soweit sie stattfand, aufgezeigt. Die Auswahl wurde ausschließlich in der deutschsprachigen pharmazeutischen Literatur getroffen. Auch sollen die Bestandteile der Arzneimittel marktgängig sein. Diese Notwendigkeit begrenzt ebenfalls die Anzahl der Beispiele.

Die Definitionen der Zubereitungsformen sind kurz gefaßt. Bei einigen sind keine Beispiele aufgenommen worden. Es soll jedoch möglich sein, sich auch in diesem Band über die Arzneiform als solche zu orientieren. Bei den zur Zeit noch üblichen findet sich jeweils der Hinweis auf den „Band Methoden".

Die Angaben zur Anwendung der in der Rezeptur hergestellten Arzneimittel erfolgen nur in Stichworten, denn sie entsprechen den früheren Kommentaren und sind oftmals veraltet. Die aufgenommenen mittleren Einzeldosen stammen gleichfalls aus den in den Arzneibüchern, deren Kommentare oder Ergänzungsbücher aufgeführten Einzelgaben. Sie bieten keinen Anhaltspunkt für die im Individualfall erforderliche therapeutische Dosis. Sie orientieren vielmehr über die zur Zeit der Erstellung der Monographie durchschnittlich angenommene wirksame Einzelgabe.

Bei den Feststoffen in Form von Pulvern und Drogen ist das Maß der Zerkleinerung mit der Maschenweite der Siebe gegeben, nach DAB 5, DAB 6, DAB 7, DAB 7-DDR, ÖAB 9 in mm und nach DAB 9, Ph.Eur., Helv 6, Helv 7, ÖAB 81 in µm. Die Maschenweite steht hinter dem Stoff in Klammern. Falls nichts anderes vermerkt, sind unter Teilen Masseteile zu verstehen. Wasser als Bestandteil oder Hilfsstoff soll stets den Anforderungen der geltenden Arzneibücher entsprechen.

Ebenso gelten deren weitere Gütevorschriften auch in anderer Hinsicht für die Anfertigung von Arzneimitteln nach älteren Rezepten.

Die Überschriften richten sich nach der alten lateinischen Bezeichnung der jeweiligen Quelle, die ebenso wie die der anderen Namen aus den Ziffern der folgenden Übersicht zu entnehmen ist.

In den Herstellungsanweisungen stehen die Bestandteile in der deutschen Bezeichnung des amtlichen Synonymverzeichnisses zum Arzneibuch 2. Ausgabe 1987.

Bezeichnungen der Zubereitungen

Die Bezeichnung der Zubereitungen sind folgenden Arzneibüchern, Ergänzungsbüchern oder Vorschriftensammlungen entnommen:

1. Deutsches Arzneibuch 5. Ausgabe, 1910, **DAB 5**
2. Ergänzungsbuch zum Deutschen Arzneibuch 4. Ausgabe, 1916, **EB 4**
3. Deutsches Arzneibuch 6. Ausgabe, 1926, **DAB 6**
4. Ergänzungsbuch zum Deutschen Arzneibuch 6. Ausgabe, 1941, **EB 6**
5. Deutsches Arzneibuch 7. Ausgabe, 1968, **DAB 7**
6. Deutsches Arzneibuch 8. Ausgabe, 1978, **DAB 8**
7. Deutsches Arzneibuch 9. Ausgabe, 1986, **DAB 9**
8. Deutscher Arzneimittel-Codex 1986, **DAC 86**
9. Europäisches Arzneibuch, **Ph.Eur. 1, Ph.Eur. 2**
10. Deutsches Arzneibuch 7. Ausgabe DDR, 1964, mit Ergänzungen, **DAB 7-DDR**
11. Pharmacopoea Helvetica VI, 1972, **Helv 6**
12. Pharmacopoea Helvetica VII, 1987, **Helv 7**
13. Österreichisches Arzneibuch 9, 1960, **ÖAB 9**
14. Österreichisches Arzneibuch, 1981, **ÖAB 81**
15. Formulae magistrales germanicae Deutscher Apotheker-Verein 1912, **FMG**
16. Formulae magistrales Berolinenses Neubearbeitung 1937, **FMB**
17. Deutsche Rezeptformeln 1950, **DRF**
18. Rezeptsammlung RW, 5. Ausgabe 1955, **RW**
19. Neues Rezeptur-Formularium 1983 bis 1988, **NRF**
20. Hagers Handbuch der Pharmazeutischen Praxis, 3. Ausgabe 1925 bis 1927, Ergänzungsband 1944, **3. Hager**
21. Hagers Handbuch der Pharmazeutischen Praxis, 4. Ausgabe 1967 bis 1979, **4. Hager**

1 Aceta[21]

Essige[1,3,21]

Essige sind veraltete Arzneiformen, die durch Extraktionen von Drogen oder Auflösen von Arzneistoffen in Essigsäure verschiedener Konzentration hergestellt werden. DAB 5 und DAB 6 erwähnen sie unter Tincturae.

Acetum aromaticum[1,20]

Aromatischer Essig[1,20], Pestessig[1], Vierräuberessig[1], Acetum prophylacticum[1], Acetum benzoardicum[1]

	DAB 5		3. Hager
Zimtöl	1,0		
Wacholderöl	1,0		
Lavendelöl	1,0	Lavendelblüten	10,0
Pfefferminzöl	1,0	Pfefferminzblätter	10,0
Rosmarinöl	1,0		
Citronenöl	2,0		
Nelkenöl	2,0	Gewürznelken	10,0
		Rautenkraut	10,0
		Salbeiblätter	10,0
		Wermutkraut	10,0
		Angelikawurzel	10,0
		Zitwerwurzel	10,0
		Kalmus	10,0
Ethanol 90% (V/V)	441,0	Ethanol 70% (V/V)	100,0
Essigsäure 30%	650,0	Essig 5%	900,0
Wasser	1900,0		

DAB 5: Die ätherischen Öle in Ethanol 90% lösen und mit Essigsäure und Wasser versetzen. Die Mischung nach 8 Tagen filtrieren.
3. Hager: Die Drogen 12 Stunden mit dem Ethanol 70% mazerieren, Essig 5% hinzufügen und nach 8 Tagen filtrieren.

Anwendung
Kühlende, desinfizierende Waschungen, Desodorierung von Krankenzimmern.

Acetum britannicum[20]

Vinaigre anglais[20]

	3. Hager
Essigsäure 99%	100,0
Campher	10,0
Zimtöl	0,2
Nelkenöl	0,2
Lavendelöl	0,1

Anwendung
Zur Füllung von Flacons de poche, von Riechfläschchen.

Acetum camphoratum[2]

Kampferessig[2]

	EB 4
Campher	1,0
Ethanol 90% (V/V)	9,0
Essigsäure 30%	18,0
Wasser	72,0

Den Campher im Ethanol 90% lösen und die anderen Bestandteile hinzugeben.

Anwendung
Decubitus-Prophylaxe.

Acetum Colchici[2,4]

Zeitlosenessig[2,4]

	EB 4,6
Herbstzeitlosensamen	10,0
Ethanol 90% (V/V)	10,0
Essigsäure 30%	18,0
Wasser	72,0

Mazerat herstellen.

Anwendung
Mittel gegen Gicht; ED 1,0 g, max. ED 2,0 g.
→ Band Drogen.

Acetum Sabadillae[1,3]

Sabadillessig[1,3], Läuseessig[1,20]

	DAB 5	DAB 6
Sabadillsamen	10,0	10,0
Ethanol 90% (V/V)	10,0	10,0
Essigsäure 30%	18,0	20,0
Wasser	72,0	70,0

Den Sabadillsamen zerquetschen und mit dem Wasser 1/2 Stunde kochen. Nach dem Erkalten das Wasser ergänzen und mit den anderen Bestandteilen mischen. Nach 10tägigem Stehen abgießen und den Rückstand abpressen. Die vereinigten Flüssigkeiten filtrieren.

Anwendung
Äußerlich zur Vernichtung von Kopfläusen; Vorsicht, nicht als Kopfverband auf zerkratzter Haut einwirken lassen.

Acetum Scillae[1]

Meerzwiebelessig[1], Acetum scilliticum[1]

	DAB 5
Meerzwiebel	10,0
Ethanol 90% (V/V)	10,0
Essigsäure 30%	18,0
Wasser	72,0

Die mittelfein zerschnittene, trockene Meerzwiebel (3) mit den Flüssigkeiten übergießen und 3 Tage unter häufigem Umrühren stehenlassen, durchseihen und nach 24 Stunden filtrieren.

Anwendung
Diureticum von geringer therapeutischer Breite, nach neueren Erkenntnissen eine unzulässige Zubereitung.
→ Band Drogen

2 Adipes und Seba praeparata

Fette und Talgzubereitungen

Fette und ihre Zubereitungen bilden Grundlagen verschiedener Arzneiformen. → Band Methoden.
In den älteren Arzneibüchern gibt es Vorschriften über die Gewinnung einzelner natürlich vorkommender Fette, die früher übliche Konservierung und einige Anwendungsmöglichkeiten.
Eine eigens benannte Form der tierischen Fette sind die Talge. Sie haben eine feste Konsistenz und werden überwiegend durch Ausschmelzen des Netzgewebes der Tiere gewonnen. Pharmazeutisch eignen sich: Sebum ovile[1,3], Hammeltalg[1,3] und Sebum bovinum[20], Rindertalg[20].

Adeps balsamicus Dieterich[20]

	3. Hager
Frisches Schweineschmalz	100,0
Tolubalsam	10,0
Ether	5,0
Wasserfreies Natriumsulfat	10,0

Das zunächst geschmolzene Fett abkühlen, den in Ether gelösten Tolubalsam und das wasserfreie Natriumsulfat hinzufügen, 1 Stunde im Wasserbad erwärmen und im Dampftrichter filtrieren.

Adeps benzoatus[1,3]

Benzoeschmalz[1,3]

	DAB 5	DAB 6
Schweineschmalz	50,0	50,0
Benzoe pulv.	1,0	1,0
Wasserfreies Natriumsulfat		3,0

Pulverbestandteile verreiben und mit dem Schweineschmalz 2 Stunden auf dem Wasserbad erwärmen und filtrieren.

Adeps lanae cum aqua[7]

Wasserhaltiges Wollwachs[7]

	DAB 9
Wollwachs	75,0
Wasser	25,0

Wollwachs schmelzen und portionsweise Wasser unterrühren.

Anwendung
Wasseraufnehmende Salbengrundlage.
→ Unguentum Alcoholum Lanae aquosum s. Lanolin, Unguenta.

Adeps suillus[1,3,5,6,7]

Schweineschmalz[1,3,5,6,7,10,13,14]

Schweineschmalz ist der zwischen 75 bis 100 °C ausgeschmolzene, vom Wasser und Eiweiß befreite Anteil des Fettgewebes nach den jeweils geltenden Rechtsvorschriften tauglich befundener Schweine. Sie werden überwiegend aus frischem ungesalzenen Gewebe des Netzes und der Nierenumhüllung gewonnen. Schweineschmalz soll in randvoll gefüllten Gefäßen ggf. unter Inertgas gelagert werden. Heute ist Schweineschmalz weitgehend von stabileren Grundlagen verdrängt.

Adeps suillus conservatus[10]

Konserviertes Schweinefett[10]

	DDR 7-DDR
Propylgallat	0,1
Ethanol 96% (V/V)	1,0
Schweinefett	1000,0

Die ethanolische Lösung in das 90 °C heiße Schweinefett eintragen, unter Rühren auf 20 °C abkühlen. Auch ÖAB 9 schreibt diese Konservierung für Schweinefett vor, das nicht sofort verarbeitet oder abgegeben wird.

Adeps viridis[20]

	3. Hager
Schweineschmalz	1000,0
Chlorophyll (öllöslich)	2,0

Sebum benzoatum[2,4]

Benzoetalg[2,4]

Mit dem auf dem Wasserbad geschmolzenen Talg gepulverte Benzoe 2% digerieren und filtrieren. EB 6 läßt die Schmelze zur Entwässerung mit 6 % Teilen von wasserfreiem Natriumsulfat versetzen.

Anwendung
Gegen Wundlaufen.

Sebum salicylatum[1,3]

Salizyltalg[1,3]

	DAB 5,6
Salicylsäure	2,0
Benzoesäure	1,0
Hammeltalg	97,0

Hammeltalg auf dem Wasserbad schmelzen und die Säuren darin lösen.

Anwendung
Hyperhidrosis der Füße.

3 Aquae

Wässer

Wäßrige Lösungen mit geringen Anteilen von Arznei- Aroma- oder Hilfsstoffen heißen Aquae.
Als *Aquae destillatae* werden sie aus angefeuchteten Drogen durch Wasserdampfdestillation gewonnen. DAB 5.

Aquae aromaticae, Aromatische Wässer, sind wäßrige Lösungen von ätherischen Ölen. DAB 6, DAB 7-DDR, Helv 6, ÖAB 9 und ÖAB 81. Auch Lösungen von anderen mit Wasserdampf flüchtigen Pflanzenwirkstoffen gehören nach Helv 6 zu diesem Begriff.
Aromatische Wässer werden nach DAB 6 hergestellt durch

1. Lösen (L) in Wasser von 35 bis 40 °C,
2. Lösen (E) in Ethanol 90% (V/V) und Verdünnen mit abgekochtem Wasser von 35 bis 40 °C,
3. Verreiben (V) mit Talk, Durchschütteln der Verreibung mit abgekochtem Wasser von 35 bis 40 °C und Filtrieren nach mehrtägigem Stehen.

DAB 7-DDR, ÖAB 9 und ÖAB 81 schreiben die dritte Methode vor. DAB 7-DDR führt keine gesonderten Einzelmonographien. Es heißt in dem Kapitel Arzneizubereitung unter „Aromatische Wässer": 1,00 g ätherisches Öl sind mit 10,0 g Talk zu verreiben und mit 1000,0 ml abgekochtem Wasser von 40 bis 50 °C zu versetzen. Nach mehrmaligem Schütteln und 3tägigem Kühlstehen wird abgegossen und filtriert. Helv 6 läßt 0,15 g ätherisches Öl, 0,07 g Methyl-4-hydroxybenzoat und 0,03 g Propyl-4-hydroxybenzoat in 0,5 g Ethanol lösen, mit 100 g abgekochtem Wasser von 50 °C unter Umschütteln 12 Stunden stehen und durch ein mit Wasser befeuchtetes Filter filtrieren.
Zur Herstellung aromatischer Wässer sind heute Lösungsvermittler üblich, die jedoch nicht offizinell sind. → Band Methoden.

Anwendung
In der Regel als Corrigentia.
→ Quellwässer, Mineralwässer, Heilwässer, (Kapitel 4)

Aqua Calcariae[1,3]

Kalkwasser[1,3], Solutio Calcii hydroxidati[10,13,14], Kalziumhydroxidlösung[10,13,14], Aqua Calcis[1], Calcaria soluta[1]

Gehalt
Calciumhydroxid.
DAB 5,6; DAB 7-DDR; ÖAB 9,81: 0,15 bis 0,17 %.

Herstellung

	DAB 5,6 ÖAB 9,81	DAB 7-DDR
Calciumoxid	10,0	10,0
Wasser	1040,0	990,0

Den gebrannten Kalk mit 4 Teilen Wasser löschen, den entstandenen Brei mit 50 Teilen Wasser mischen, absetzen lassen, die überstehende Flüssigkeit abgießen. Den Bodensatz erneut mit 50 Teilen Wasser schütteln und absetzen lassen. Die gesättigte Lösung vor dem Gebrauch filtrieren.

Aqua conservata[8, 19]

Konserviertes Wasser[8, 19], Aqua conservans[19, 21], Solutio conservans[10], Konservierende Lösung[10]

	DAB 7-DDR; NRF
Methyl-4-hydroxybenzoat	0,075
Propyl-4-hydroxybenzoat	0,025
Wasser	99,9

Im abgekochten, auf ca. 80 °C abgekühlten Wasser lösen und filtrieren. Verdampftes Wasser ergänzen.
DAC 79 und die 1. Lieferung des DAC 86 führten diese Monographie.

Anwendung
Konservierungsmittel mit relativ hoher Allergisierungsrate und geringer Stabilität.
Inkomp.: bas. reag. Stoffe.

Aqua cosmetica Kummerfeld

→ Lotiones.

Tabelle 9.1 Übersicht der aromatischen Wässer.
Die Verfahren sind L, E und V, wie oben benannt. Die Mengen H_2O, EtOH in % (V/V) und Talk als Teile beziehen sich auf 0,1 Teile ätherisches Öl, aeth. Öl, falls nichts anderes angegeben ist. Destillation ist mit D, Mazeration mit M abgekürzt.

Aqua	-	Monographie	aeth. Öl, -öl	Verfahren; Lösemittel; Hilfsstoffe
-	Amygdalarum amararum Bittermandelwasser Cyanwasserstoff: 0,1 %	DAB 6	Mandelsäurenitril 1,1 T	L EtOH 90% 50,0 T H_2O 148,9 T
	Abgabe anstelle von Aqua laurocerasi erlaubt	s.u.		
	→ Solutio Benzaldehydcyanhydrini, Solutiones			
-	Amygdalarum amararum diluta	EB 4	Bittermandelwasser 5 T	L H_2O 95 T
-	Amygdalae amarae diluta Verdünntes Bittermandelwasser	EB 6	Bittermandelwasser 5 T	L H_2O 95 T
-	aromatica Aromatisches Wasser Anw.: als Waschung unverdünnt	EB 6	Salbei- Rosmarin- Pfefferminz- Lavendel- Fenchel- Zimt-	E EtOH 90% 35,0 T H_2O 64,4 T
-	Aurantii Floris Pomeranzenblütenwasser	EB 6	Pomeranzenblüten-	L H_2O 100 T
-	aurantii floris aeth. Öl: 0,020 bis 0,030 %	Helv 6	frische Pomeranzenblüten	D H_2O n.B. PHB-Ester 0,1 %
-	carminativa Windwasser	ÖAB 9,81	Kümmel- Kamillen- Citronen- Fenchel- Pfefferminz- je 0,05 T	V Talk 1,5 T H_2O 100 T
-	carminativa regia Rotes Windwasser	ÖAB 9,81	Windwasser 60 T zusammengesetzter aromatischer Spiritus 20 T Zuckersirup 20 T Carmin 0,1 T	L Lösung mit Talk 1 T anreiben, durchschütteln und filtrieren
-	Chamomillae Kamillenwasser	EB 6	Kamillen-	V Talk 1 T H_2O 99,9 T
-	Cinnamomi Zimtwasser	DAB 6	Zimt-	E EtOH 90% 9,9 T H_2O 90 T
-	cinnamomi Bestandteile aus Zimtöl: 0,075 bis 0,105 %	Helv 6	Zimt- 0,15 T	E + V EtOH 96% 10 T H_2O 90 T zum Durchschütteln Talk 1,5 T
-	Citronellae Citronellwasser	EB 6	Citronell- (Melissen-)	V Talk 1 T H_2O 99,9 T
-	(Melissae)			
-	Foeniculi Fenchelwasser	DAB 6	Fenchel-	V Talk 1 T H_2O 99,9 T

Tabelle 9.1 Fortsetzung

Aqua	-	Mono- graphie	aeth. Öl, -öl	Verfahren; Lösemittel; Hilfsstoffe
-	foeniculi Bestandteile aus Fenchelöl: 0,075 bis 0,105 %	Helv 6	Fenchel- 0,15 T	E EtOH 0,5 T PHB-Ester 0,1 T H_2O 100 T
-	Foeniculi	ÖAB 9,81	Fenchel- 0,15 T	V Talk 1,5 T H_2O 100 T
-	Hamamelidis corticis Hamamelis- rindenwasser	EB 4,6	Hamamelis- rinde (0,75) 100 T	M 24 h mit EtOH 90% 15 T H_2O 200 T D zu 100 T
-	laurocerasi Kirschlorbeer- wasser Cyanwasserstoff: 0,095 bis 0,105 %	Helv 6	frische Kirschlorbeer- blätter (9000)	M mit H_2O 12 h D mit H_2O-Dampf zu 70 T in Vorlage mit 5 T EtOH 96%, Einst.
-	Menthae piperitae Pfefferminz- wasser	DAB 6	Pfefferminz-	V Talk 1 T H_2O 99,9 T
-	menthae Pfefferminzwasser Bestandteile aus Pfefferminzöl: 0,075 bis 0,105 %	Helv 6	Pfefferminz-	E EtOH 0,5 T PHB-Ester 0,1 T H_2O 100 T
-	Menthae	ÖAB 9,81	Pfefferminz- 0,15 T	V Talk 1,5 T H_2O 100 T
-	Menthae crispae Krauseminzwasser Anw.: zum Bügeln	EB 6	Krauseminz-	V Talk 1 T H_2O 99,9 T
-	Petrosilini Petersilienwasser Anw.: Diureticum; ED 10,0 g	EB 6	Petersilien-	V Talk 1 T H_2O 99,9 T
-	Rosae Rosenwasser	DAB 5,6	Rosen- 4 Tr	L H_2O 1000 T
-	rosae aeth. Öl: 0,03 bis 0,04 %	Helv 6	frische Rosenblüten- blätter	D mit H_2O PHB-Ester 0,1 %
-	Salviae Salbeiwasser Anw.: als Umschläge und Mundspülungen unverdünnt	EB 6	Salbei-	V Talk 1 T H_2O 99,9 T
-	Sambuci Holunderblütenwasser Anw.: als Umschläge unverdünnt	EB 6	Holunder- blüten 100 T	D mit H_2O- Dampf zu 1000 T
-	Tiliae Lindenblütenwasser Anw.: als Umschläge unverdünnt	EB 6	Linden- blüten (0,75) 100 T	D mit H_2O- Dampf zu 1000 T

Aqua Plumbi[1,4,11]

Bleiwasser[1,4,11], Aqua Goulardi[1,11,20], Goulards Wasser[1,20], Aqua Saturni[1,20], Kühlwasser[1,20], Aqua Plumbi Goulardi[2,4], Goulardsches Bleiwasser[2,4], Solutio Plumbi subacetici 0,34%[11]

	DAB 5 Helv 6	EB 4,6
Bleiessig	2,0	2,0
Wasser	98,0	90,0
Ethanol 70% (V/V)		8,0

Das Wasser aufkochen, um CO_2 zu entfernen, ggf. mit Ethanol versetzen.

Anwendung
Kühlwasser, heute unzulässig.

Aqua penolata[3]

Phenolwasser[3], Aqua carbolisata[3], Solutio Phenoli[10], Phenollösung[10]

	DAB 6	DAB 7-DDR
Verflüssigtes Phenol	2,2	2,3
Wasser	97,8	97,7

Anwendung
Desinfizierende Waschungen.

Aqua vulneraria spirituosa[4]

Weiße Arquebusade[4]

	EB 6
Wermutöl	0,2
Pfefferminzöl	0,5
Rosmarinöl	0,5
Rautenöl	0,5
Salbeiöl	0,5
Lavendelöl	0,5
Ethanol 90% (V/V)	350,0
Wasser von 35 bis 40 °C	647,0

Die ätherischen Öle in Ethanol 90% lösen, mit Wasser durchschütteln und nach einigen Tagen filtrieren.

Anwendung
Als Verbandwasser unverdünnt.
→ Aqua aromatica s. o.

4 Bacilli[1,3,13,14,21]

Arzneistäbchen[1,3,13,14,21], Cereoli[1,3], Wundstäbchen[1,3], Styli caustici[1,3], Ätzstifte[1,3], Anthrophore[1,3]

Arzneistäbchen sind zum Einführen in Körperöffnungen, zur Behandlung von Wunden, Wucherungen oder Keratosen bestimmte Zubereitungen in Stäbchenform. Sie werden durch Ausgießen oder Aufsaugen geschmolzener Massen, durch Ausrollen oder Pressen plastischer Massen geformt. Durch Überziehen von starren oder elastischen Stäbchen, ggf. auch Metallspiralen werden Anthrophore hergestellt. DAB 5, DAB 6.
Nach ÖAB 9 rechnen nur biegsame, zylindrische, an einem Ende verjüngte Stäbchen zu den Bacilli. Sie sollen bei Körpertemperatur erweichen oder schmelzen und die Arzneistoffe in gleichmäßiger Verteilung enthalten. Diese Anforderungen gelten gleichfalls für Suppositorien, von denen sie sich lediglich in der Form unterscheiden. In der Regel beträgt ihre Länge ca. 5 cm und der Durchmesser 3 bis 5 mm. Die Anfertigung entspricht der Suppositorienherstellung. Die Grundlagen sind analog.
Die *lipophilen Grundmassen* bestehen meist aus Kakaobutter oder Hartfett verschiedener Schmelzbereiche. Als *hydrophile Grundmassen* für die Herstellung von elastischen Stäbchen eignen sich Gelatine-Glycerolgemenge.
Elastische feste Stäbchen[21] (A)
Elastische weiche Stäbchen[21] (B)

	4. Hager (A)	4. Hager (B)
Gelatine	25,0	15,0
Wasser	25,0	45,0
Glycerol 85%	50,0	50,0

Die auf dem Waserbad geschmolzenen Bestandteile werden in passende Hohlformen gegossen oder in solche aufgesaugt.
Harte Stäbchen können aus arabischem Gummi und Saccharose mit Gummischleim angeteigt, dann ausgerollt oder gepreßt werden. Sie sollen bei gelinder Wärme trocknen.
Ätzstifte enthalten caustisch wirkende Arzneistoffe wie Silbernitrat oder Kupfersulfat. Sie werden in der Regel unter Zusatz von Hilfsstoffen geschmolzen und ausgegossen.

Bacilli Argenti nitrici nasales[15]

	FMG
Silbernitrat	0,1 bis 0,5
Glycerinleim	n.B.

Herstellen von 5 Stäbchen.

Anwendung
Zum Ätzen der Nasenschleimhaut.

Bacilli Jodoformii[2,4] (A)

Jodoformstäbchen[2,4] (A), Bacilli Jodoformii duri[2,4] (B), Harte Jodoformstäbchen[2,4] (B), Bacilli Jodoformii elastici[2,4] (C), Elastische Jodoformstäbchen[2,4] (C)

	EB 4,6 (A)	EB 4,6 (B)	EB 4,6 (C)
Iodoform	50,0	92,0	10,0
Kakaobutter	45,0		
Arabisches Gummi		50,0	
Gelatine			30,0
Glycerol 85%		n.B.	30,0
Wasser		n.B.	30,0
Mandelöl	n.B.		

(A) Das Iodoform mit der Kakaobutter verreiben, mit etwas Mandelöl zur bildsamen Masse anstoßen und ausrollen.
(B) Das Iodoform mit dem arabischen Gummi mischen und mit einer Mischung von gleichen Teilen Glycerol 85% und Wasser anstoßen und ausrollen.
(C) Die Gelatine mit dem Glycerol 85% und 20 Teilen Wasser auf dem Wasserbad lösen und das mit 10 Teilen Wasser angeriebene Iodoform hinzugeben. Die heiße Mischung in Formen ausgießen, die zuvor mit dickflüssigem Paraffin ausgepinselt worden sind.

Anwendung
Antiseptische Wundstäbchen.

Bacilli Olei Cacao[20]

Kakaoöl-Stäbchen[20]

	3. Hager
Kakaobutter	10,0
Wollwachs	1,0

Stäbchen von vorgeschriebener Länge und Dicke formen s. o.

Cereoli Argenti nitrici[15]

Höllensteinstäbchen[15]

	FMG
Silbernitrat	0,07
Kakaobutter	4,0
Arabisches Gummi	2,0
Glycerol 85%	0,5

Stäbchen von 4 cm Länge und 3 mm Dicke formen.

Anwendung
Früher als Adstringens bei Infekten der Harnröhre.

Pasta urethralis Soolard[20] (A)

Urethralstäbchenmasse[20] (A), Pasta urethralis Unna[20] (B)

	3. Hager (A)	3. Hager (B)
Kakaobutter	20,0	94,0
Lanolin	10,0	
Perubalsam		2,0
Gelbes Wachs		4,0
Gebleichtes Wachs	10,0	
	Stäbchen Nr. 10	

(B) Die Anzahl der zu formenden Stäbchen ergibt sich aus der gewünschten Länge und Dicke.

Styli resinosi Unna[20]

Harzstifte[20]

	3. Hager
Kolophonium	90,0
Gelbes Wachs	10,0

Schmelzen und in Stangenform gießen.

Anwendung
Zur Entfernung von Haaren bei Bartflechte und dergleichen. Die Stäbchen werden bei 61 bis 62 °C geschmolzen und sollen auf den zu enthaarenden Stellen erkalten, von denen das feste Fett mit den Haaren durch Abkratzen entfernt wird.
→ Enthaarungsmittel, Zubereitungen zur nichtpharmazeutischen Anwendung.

Stylus Mentholi[20]

Mentholstift[20], Migränestift[20]

Menthol in einem bedeckten Gefäß schmelzen, in Metallformen, die mit dickflüssigem Paraffin ausgepinselt sind, ausgießen und 24 Stunden im Kühlschrank erstarren lassen. Die Kegel in Holz- oder Metallhülsen abgeben.

5 Balnea medicata[20,21]

Medizinische Bäder[20,21]

Unter medizinischen Bädern werden in der Regel künstliche Heilbäder verstanden, die durch Zusatz von Kräutern, Drogen, Badesalzen, Badetabletten, in flüssiger Form als Badeöle, Extrakte, Lösungen, Suspensionen, Emulsionen, schließlich halbfest als Gele in der Apotheke zur Verfügung stehen.
Die Dosierung bezieht sich meist auf 1 Liter Badewasser. Ältere Vorschriften sind für 1 Vollbad berechnet, das durchschnittlich 200 Liter faßt. Teilbäder, wie Fuß-, Hand-, Armbäder, benötigen eine entsprechend geringere Menge an Badezusätzen.

Aachener Bad[20]

Aachener Bäderseife[20]

	3. Hager
Calciumsulfat-Dihydrat	45,0
Natriumchlorid	15,0
Kaliumiodid	2,0
Kaliumbromid	2,0
Kaliseife	136,0
	für 1 Vollbad

Alaun-Bad[20]

	3. Hager
Aluminium-Kaliumsulfat	100 bis 150,0
	für 1 Vollbad

Alkalisches Bad[20]

Balneum Sodae[20]

	3. Hager
Natriumcarbonat-Dekahydrat	250,0
	für 1 Vollbad

Balneum Arnicae[20]

Arnika-Bad Dieterich[20]

	3. Hager
Arnikatinktur	250,0
Honig	250,0
	für 1 Vollbad

Balneum sulfuratum[20]

Schwefelbad[20]

	3. Hager
Schwefelleber	100,0
	für 1 Vollbad

Schwefelleber, Kalium sulfuratum pro balneo, Hepar sulfuris, wird nach DAB 5 und DAB 6 durch Mischen und Erhitzen von 1 Teil Schwefel mit 2 Teilen Pottasche hergestellt.

Balneum Vichiense[20]

Vichy-Bad[20]

		3. Hager
I.	Natriumhydrogencarbonat	500,0
	Natriumchlorid	20,0
	Natriumsulfat-Dekahydrat	130,0
	Aufschrift: Salz I	
II.	Calciumchlorid-Hexahydrat	130,0
	Aufschrift: Salz II	
III.	Magnesiumsulfat	33,0
	Eisen(II)-sulfat	2,0
	Aufschrift: Salz III	

In das Bad aus 200 l Wasser zuerst Salz I, nach dem Umrühren Salz II und zuletzt Salz III geben.

Kalmus-Bad[20]

	3. Hager
Kalmustinktur	100,0 bis 300,0
	für 1 Vollbad

Kleie Bad[20]

	3. Hager
Weizenkleie	1 bis 2 kg
	für 1 Vollbad

Kleie dem Bad zusetzen oder in locker gewebte Beutel abfüllen, die in das Bad gehängt, auch zum Frottieren benutzt werden.

Künstliches Meerwasser[20]

	3. Hager
Natriumchlorid	7800,0
Magnesiumchlorid	1100,0
Kaliumchlorid	300,0
Magnesiumsulfat	500,0
Calciumsulfat-Dihydrat	300,0
	für 1 Vollbad

Moorbad[20]

	3. Hager
Moorerde	50 kg
	für 1 Vollbad

Badetemperatur: 33 bis 36 °C.
Anstelle der Moorerde kann Moorsalz angewendet werden.

Künstliches Moorsalz[20]

	3. Hager
Eisen(II)-sulfat	900,0
Wasserfreies Natriumsulfat	40,0
Calciumsulfat-Dihydrat	20,0
Getrocknetes Magnesiumsulfat	20,0
Ammoniumsulfat	20,0
	für 1 Vollbad

Reichenhaller Mutterlaugensalz[20]

	3. Hager
Kaliumchlorid	60,0
Lithiumchlorid	1,5
Natriumbromid	8,5
Magnesiumchlorid	720,0
Natriumchlorid	140,0
Getrocknetes Magnesiumsulfat	70,0

Salzbad[20]

	3. Hager
I. Kochsalzbad	
Kochsalz	2 bis 3 kg / Vollbad
II. Solbad	
Kochsalz	6 bis 8 kg / Vollbad

Bäder mit einem Salzgehalt über 2 % heißen Solbäder; mit 3 % heißen sie mittelstark, mit 4 % stark.

Seifen-Bad[20]

	3. Hager
Kaliseife	250,0 / Vollbad
Kaliseife	2,5 / Handbad von 2 l

Senf-Bad[20]

	3. Hager
Weißer Senfsamen pulv.	150,0
	für 1 Fußbad von 10 l

Den Samen 1/4 Stunde vorher mit kaltem Wasser anrühren.
Badetemperatur: < 40 °C.

Species herbarum ad balnea[20] (A)

Tee zum Kräuterbad[20] (A), Tee zu aromatischen Bädern[20] (B)

	3. Hager (A)		3. Hager (B)
Kalmus	50,0	Kalmus	60,0
Krauseminzblätter	50,0	Aromatischer Tee	60,0
Rosmarinblätter	50,0	Kamillenblüten	60,0
Quendel	50,0	Majorankraut	60,0
Kamillenblüten	50,0	Pfefferminzblätter	60,0
Lavendelblüten	50,0		
	für 1 Vollbad		für 1 Vollbad

(A) Einen Aufguß mit 2 l Wasser herstellen.
(B) Einen Aufguß mit 2 l Wasser herstellen, ggf. Menge auf 500,0 Drogen und 5 l Wasser erhöhen.

Spiritus ad balnea[20]

Badespiritus[20]

	3. Hager
Kalmusöl	25,0
Ethanolische Ammoniak-Lösung 10%	50,0
Hoffmannscher Lebensbalsam	100,0
Ethanol 90% (V/V)	225,0
Seifenspiritus	600,0
	für 1 Vollbad

Tintenbad nach Unna[20]

	3. Hager
I. Tannin	10,0
Wasser	zu 200,0
II. Eisen(II)-sulfat	20,0
Wasser	zu 200,0

Je 50 bis 100 g auf 1 Vollbad.

Anwendung
Juckreizstillender Badezusatz.

6 Balsama

Balsame

Balsame sind Arzneigemische von dickflüssiger, sirupartiger Konsistenz, die in etwa den natürlichen pflanzlichen Balsamen entspricht. Auch weiche Salben mit höheren Anteilen an ätherischen Ölen hießen früher Balsame.

Balsamum Caryophyllorum[20]

Nelkenbalsam[20]

	3. Hager
Nelkenöl	5,0
Etherisches Muskatöl	15,0

Anwendung
Einreibung gegen Blähungen.

Balsamum Lobkowitz[20]

	3. Hager
Kiefernharz	90,0
Terpentin	20,0
Krauseminzöl	10,0
Terpentinöl	20,0
Rosmarinöl	40,0
Perubalsam	40,0
Bockshornsamen pulv.	90,0

Anwendung
Altes Volksheilmittel zum Einreiben gichtig entzündeter Körperteile.

Balsamum Mentholi compositum

→ Unguentum broncho-resorbens, Unguenta.

Balsamum vitae Fritz[20]

	3. Hager
Hoffmannscher Lebensbalsam	100,0
Gereinigtes Bernsteinöl	Tr 20

Anwendung
Antispasmodicum, äußerlich zu Einreibungen und als Zahntinktur; ED 1,0 g.

Hoffmannscher Lebensbalsam

→ Mixtura oleoso-balsamica, Mixturae.

Jerusalemer Balsam

Friarscher Balsam → Tinctura Benzoes composita, Tincturae.

Tinctura balsamica[20]

Wiener Balsam[20]

	3. Hager
Aloe	1,8
Myrrhae	1,8
Weihrauch	1,8
Perubalsam	3,5
Styrax-Balsam	3,5
Safran	0,9
Ethanol 90% (V/V)	150,0

Aus den Drogen und dem Ethanol 90% ein Mazerat herstellen, in dem die Balsame gelöst werden.

Anwendung
Granulationsförderndes Mittel;
nach 3. Hager für den Handverkauf.

7 Capsulae[1,3,5,6,7,10,11,12,13,14]

Kapseln[1,3,5,6,7,10,11,12,13,14]

Kapseln sind der Aufnahme von Arzneimitteln dienende, aus Stärkemehl (Capsulae amylaceae) oder aus weißem Leim (Capsulae gelatinosae) bestehende Umhüllungen. DAB 5, DAB 6.
Nach DAB 7 bestehen sie aus einer unter physiologischen Bedingungen löslichen oder verdaulichen Hülle, die laut DAB 8 Arzneimittel in Einzeldosis enthält. DAB 7-DDR nennt Kapseln geformte elastische Hohlkörper zur Aufnahme dosierter Arzneimittel. Helv 6 gibt Herstellungsverfahren und ausführlichere Prüfungsvorschriften als andere, früher gültige Arzneibücher. Helv 7 und DAB 9 unterscheiden Hartkapseln, Weichkapseln, magensaftresistente Kapseln und Kapseln mit modifizierter Wirkstofffreisetzung. ÖAB 9 und ÖAB 81 haben die alte Einteilung in Stärkekapseln und Gelatinekapseln beibehalten. Die letzteren können als elastische oder harte Kapseln vorliegen. → Band Methoden.

8 Cataplasmae[21]

Kataplasmen[21]

Kataplasmen sind weiche Pasten, die häufig entzündungshemmende oder durchblutungsfördernde Arzneistoffe enthalten und als Breiumschläge verwendet werden. Sie kommen auch als imprägnierte Verbandstoffe in den Handel. → Kapitel Verbandstoffe.

Cataplasma ad decubitum

→ Unguentum Plumbi tannici, Unguenta

Pasta Boli glycerolata[13]

Pasta silicea[11], Pasta boli glycerolata[11], Glycerol-Boluspaste[11], Kaolini pasta glycerolata[12], Kaolin-Paste[12], Bolus-Glyzerinpaste[13]

	Helv 6,7	ÖAB 9
Weißer Ton	500,0	500,0
Methylsalicylat	2,0	3,0
Pfefferminzöl	0,25	
Glycerol	n.B.	450,0 bis 500,0

Glycerol auf ca. 70 °C erwärmen und mit dem weißen Ton zur homogenen Masse verarbeiten. Nach Abkühlen auf 25 bis 30 °C den Rest des Glycerols mit den übrigen Bestandteilen einarbeiten.
Helv 6: Glycerol nach Bedarf, d. h. ca. 500 mal die bei der Bestimmung des Saugvermögens von Ton für 1,00 g ermittelte Menge.
ÖAB 9 schreibt 450 bis 500 Teile Glycerol 85% für 500 Teile weißen Ton vor.
Helv 6: *Bestimmung des Aufsaugevermögens*; Helv 7: *Bestimmung des Glycerol-Adsorptionsvermögens von Kaolin*: Ein Allihn'sches Rohr G 1 mit dem Mundstück einer in 1/50 ml eingeteilten 2-ml-Meßpipette mit einem ca. 20 cm langen Schlauch verbinden. An der Spitze der Pipette ein kurzes Schlauchstück mit einem Quetschhahn befestigen. In die Apparatur Glycerol aufsaugen und den Quetschhahn schließen. Das wieder entleerte Allihn'sche Rohr senkrecht einspannen und die Pipette auf einer genau horizontalen Fläche so befestigen, daß sie in der Höhe der Glasfritte liegt. Das Schlauchstück an der Spitze abnehmen und den Verbindungsschlauch drehen, bis die Pipette vollständig mit Glycerol gefüllt ist. Die getrocknete Fritte mit 1,00 g weißem Ton beschicken. Sobald das Niveau der Pipette sich innerhalb von 1/4 Stunde nicht mehr ändert, das aufgesaugte Glycerol ablesen.

Anwendung
Neuralgien, Arthritiden, Mumps, Parotitis und andere örtlich begrenzte Entzündungen. Warm oder kalt auftragen.

Species emollientes [1,3]

Erweichende Kräuter[1,3], Species resolventes[2,4,17], Zerteilende Kräuter[2,4]

	DAB 5,6	EB 4,6	DRF
Eibischblätter	20,0		
Malvenblätter	20,0		
Melissenblätter		35,0	20,0
Majorankraut			20,0
Dostenkraut		35,0	20,0
Kamillenblüten	20,0	10,0	6,7
Lavendelblüten		10,0	6,6
Holunderblüten		10,0	6,7
Pfefferminzblätter			20,0
Leinsamen	20,0		
Steinklee	20,0		

DAB 5,6: Die Drogen (0,75) zu einem homogenen Pulver mischen.
EB 4,6; DRF: Die Drogen (4) zu einem Tee verarbeiten.

Anwendung
Aufgüsse zu Umschlägen und Dampfbädern; zur kosmetischen Pflege des Gesichtes.

9 Cerata [21]

Cerate[21]

Cerate sind Zubereitungen zum äußeren Gebrauch, die in ihrer Konsistenz und Form zwischen Pflastern und Salben stehen. Sie bestehen im wesentlichen aus Wachsen, festen und flüssigen Fetten und Kohlenwasserstoffen. Zur Herstellung werden die Bestandteile bei niedriger Temperatur auf dem Wasserbad geschmolzen und dann ausgegossen.
→ Wachssalben s. Unguenta

Ceratum Cetacei [2,4]

Walratcerat[2], Walratzerat[4]

	EB 4,6
Gebleichtes Wachs	25,0
Walrat	25,0
Mandelöl	50,0
Rosenöl	n.B.

Die Bestandteile schmelzen, mit 1 Tropfen Rosenöl versetzen und in Formen ausgießen.

Anwendung
Lippenpomade, ggf. mit Alkannaextrakt rot zu färben.

Ceratum labiale [20]

Lippenpomade[20]

	3. Hager (A)	3. Hager (B)	3. Hager (C)
Kakaobutter	75,0		
Olivenöl	25,0		
Mandelöl		60,0	
Walrat		10,0	
Gebleichtes Wachs		30,0	
Vaselin			69,4
Hartparaffin			30,0
Rosenöl	0,1	0,1	0,1
Bergamottöl			0,5

Die Mischungen können mit Alkannin rot gefärbt werden. DAB 9 führt als künstlichen Walrat Cetylpalmitat.

Ceratum Nucistae [4]

Muskatbalsam[4]

	EB 6
Gelbes Wachs	22,5
Erdnußöl	11,0
Muskatnußöl	66,5

Bestandteile schmelzen und in Tafeln ausgießen.

Anwendung
Schmerzstillende Einreibung.

Ceratum Vaselini[20]

	3. Hager
Gebleichtes Wachs	5,0
Vaselin	95,0

Diese Mischung soll 75 % ihres Gewichtes an Wasser aufnehmen.

10 Chartae[1,3]

Arzneiliche Papiere[1,3]

Arzneiliche Papiere bilden Arzneistoffträger. Papier oder Gewebestücke können mit einer Arzneizubereitung getränkt oder bestrichen sein. DAB 5, DAB 6. Sie finden in der heutigen Pharmazie keine Anwendung mehr. DAB 5 und DAB 6 führen Charta nitrata, Salpeterpapier und Charta sinapisata, Senfpapier. Für die Herstellung des Salpeterpapieres wird Filtrierpapier mit einer Kaliumnitratlösung, 1+5, getränkt und getrocknet. Senfpapier ist mit entfettetem schwarzen Senf überzogenes Filtrierpapier. Charta antasthmatica ist zum Verglimmen im geschlossenen Raum bestimmt.

11 Collemplastra[1,3,11,12,13,14]

Kautschukpflaster[1,3,13,14]

Kautschukpflaster kleben auf der Haut aufgrund ihres hohen Anteils an Kautschuk. Gewebe oder Folien bilden die Träger, auf die die klebende Masse gestrichen wird. DAB 5, DAB 6, Helv 6, ÖAB 9, ÖAB 81. DAB 9 und Helv 7 besprechen ausführlich Heftpflaster, Emplastra adhaesiva, Collemplastra.
→ Kapitel Verbandstoffe

Collemplastra Zinci[1,3]

Zinkkautschukpflaster[1,3]

		DAB 6
I.	Feingeschnittener Kautschuk	20,0
	Benzin	120,0
II.	Dammar	11,0
	Kolophonium	8,0
	Benzin	20,0
III.	Zinkoxid (0,15)	30,0
	Benzin	8,0
	Wollwachs	30,0

I. Den feingeschnittenen Kautschuk und das Benzin zur kolloiden Lösung ca. 3 Wochen stehenlassen.
II. Dammar und Kolophonium in Benzin lösen, abgießen und durchseihen.
III. Zinkoxid mit Benzin anreiben und mit Wollwachs zur Paste verarbeiten.
Die Paste aus Zinkoxid, Benzin und Wollwachs mit der Harz- und Kautschuklösung durch Rollen in einer Flasche mischen. Auf Schirting nach einigen Stunden Stehen kartenblattdick aufstreichen. Die Pflasterstreifen für 6 Stunden zum Trocknen aufhängen.

Emplastrum adhaesivum anglicum[2,4]

Englisches Pflaster[2,4], Sericum adhaesivum[20], Sparadrapum Collae piscium[20], Taffetas adhaesivum[20]

	EB 4,6
Fein zerschnittene Hausenblase	50,0
Saccharose	1,0
Wasser	400,0
	für 5 m^2 Seidentaffet

Die Hausenblase mit 200 Teilen Wasser im Wasserbad lösen, den Rückstand in gleicher Weise behandeln. Die vereinigten Auszüge im Wasserbad auf 300 Teile eindampfen und mit der Saccharose versetzen. Die ziemlich kalte Masse im kühlen Raum auf den ausgespannten Stoff abwechselnd quer und längs streichen, erneuter Aufstrich nur auf den abgetrockneten vorhergehenden. Nach dem Trocknen des letzten die Rückseite des Pflasters mit einer Mischung von gleichen Teilen Benzoetinktur und Ethanol 90% bestreichen. Das Pflaster mit der Streichseite nach oben in Streifen geschnitten aufrollen.
Englisches Pflaster ist glänzend und klebt angefeuchtet fest an der Haut.
Hausenblase, Ichthyocolla, Colla piscium, Schwimmblasenhaut verschiedener Fischarten können u. U. durch Gelatine ersetzt werden.

12 Collodia praeparata

Kollodium-Zubereitungen

Collodium und seine Zubereitungen dienen als Wundverschluß, mit entsprechenden Arzneistoffen auch zum Behandeln von Frostbeulen, Hühneraugen oder anderen Hautaffektionen.

Aether gelatinosus[20]

	3. Hager
Weißei	1
Ether	50,0

In einer Weithalsflasche bis zur Bildung einer gelatinösen Masse schütteln.

Anwendung
Zum Bestreichen schmerzhafter Stellen.

Collodium [1,3,5,8,10,11,13,14]

Kollodium[1,3,5,8,10,13,14]

Gehalt
Collodiumwolle.
Helv 6: 3,8 bis 4,0 %.
ÖAB 9,81: 3,8 bis 4,2 %.
Rückstand; DAB 5: > 4 %; DAB 6: 4 bis 4,2 %; DAC 86: 3,5 bis 4,5 %; DAB 7-DDR: 3,8 bis 4,1 %.

Herstellung

	DAB 5,6	DAC 86	Helv 6 ÖAB 9,81
Collodiumwolle	4,0	4,0	4,0
Ethanol 90% (V/V)	12,0	24,0	
Ethanol 96% (V/V)			30,0
Ether	84,0	72,0	66,0

Die Collodiumwolle unter Berücksichtigung ihres Gehaltes an Ethanol mit dem notwendigen Ethanol versetzen und mit Ether bis zur Lösung unter häufigem Schütteln im Dunkeln stehenlassen.

Collodium cantharidatum [1,3]

Spanischfliegen-Kollodium[1,3], Collodium vesicans[1]

	DAB 5,6
Canthariden	100,0
Collodium	85,0
Ether	n.B.

Die Canthariden (0,75) mit Ether ausziehen, auf 15 Teile eindampfen und mit Collodium mischen.

Anwendung
Antineuralgicum, Antirheumaticum;
UW: Hämorrhagische Nephritiden.

Collodium elasticum [1,3,8,10,11,13,14]

Elastisches Collodium[8,11], Collodium flexile[11], Elastisches Kollodium[1,3,10,13,14]

	DAB 5,6; DAC 86; DAB 7-DDR; Helv 6; ÖAB 9,81
Rizinusöl	3,0
Collodium	97,0

Die Bestandteile mischen.

Anwendung
Wundverschluß, Träger von Arzneistoffen.

Collodium salicylatum [17,19]

Salicylcollodium[17,19], Collodium lacto-salicylatum[20], Milchsäure-Kollodium[20], Warzenkollodium[20]

	DRF	NRF	3. Hager
Salicylsäure	4,0	2,0	3,0
Milchsäure	2,0	2,22	3,0
Elastisches Collodium	14,0	15,78	14,0

Die Arzneistoffe im Collodium lösen, mit Ether zu 20,0 ergänzen.

Anwendung
Keratolyticum.

Hinweis
Collodium salicylatum viride, EB 4,6, wurde mit Indischhanfextrakt, Terpentin und den oben genannten Arzneistoffen hergestellt.

Collodium salicylatum cum Anaesthesino Unna [20]

	3. Hager
Salicylsäure	10,0
Benzocain	5,0
Etherweingeist	5,0
Collodium	80,0

Anwendung
Anästhesierendes Schälmittel bei Hyperkeratosen.

Colloxylinum [13,14]

Kollodiumwolle[1,3,13,14], Collodiumwolle[8], Pyroxylinum[8,11]

	DAB 5,6
Rohe Salpetersäure	80,0
Rohe Schwefelsäure	200,0
Gereinigte Baumwolle	11,0

Die Säuren sehr vorsichtig mischen, nach Abkühlen auf 20 °C die gereinigte Baumwolle hineindrücken und 24 Stunden stehenlassen. Das Ganze 24 Stunden auf einem Trichter abtropfen lassen, mit Wasser bis zur Säurefreiheit auswaschen, ausdrücken und vorsichtig bei 25 °C trocknen.
DAC 86, Helv 6, ÖAB 9 und ÖAB 81 geben keine Herstellungsvorschrift. Sie beschränken sich auf Güteanforderungen.

Traumaticin cum Chrysarobino [17]

	DRF
Chrysarobin	2,5
Traumaticin	47,5

Anwendung
Früher zur Behandlung der Psoriasis, bei verhornten Ekzemen und anderen Hauterkrankungen. Traumaticin hinterläßt auf der Haut nach Verdunstung des Lösemittels Chloroform einen dünnen Guttaperchafilm. Chrysarobin und Chloroform gelten als bedenklich.

Traumaticinum [1,3]

Guttaperchalösung[1,3]

	DAB 5,6
Klein geschnittene Guttapercha	10,0
Chloroform	90,0

Guttapercha im Chloroform lösen.

Anwendung
Wundverschluß durch Filmbildung.

13 Collyria [7,11,12,13,14]

Augenwässer[7,11,12,13,14], Oculobalnea[20], Solutiones ophthalmicae[12], Augenlösungen[12]

Collyria sind sterile, wäßrige Lösungen, die zum Spülen der Augen, Anfeuchten von Augenkompressen oder als Augenbäder angewendet werden. Für sie gelten die an Augentropfen gestellten Anforderungen in verstärktem Maße. Augenwässer übertreffen die Menge der Tränenflüssigkeit. Ein abweichender pH-Wert oder ein anderer osmotischer Druck kann deswegen schlechter ausgeglichen werden. DAB 7-DDR, Helv 6, ÖAB 9 und ÖAB 81 unterscheiden in der jeweiligen Monographie nicht zwischen Augentropfen und Augenwässern. DAB 9 und Helv 7 führen sie gesondert. Beide Arzneibücher verlangen den Zusatz von Konservierungsmitteln, von Ausnahmefällen abgesehen. Nach DAB 9 darf ein Behältnis nur bis zu 200 ml Augenwasser enthalten. Grundlage bildet stets Wasser für Injektionszwecke. Helv 7 hat eine Monographie Kontaktlinsenflüssigkeit aufgenommen. → Band Methoden

Aqua ophthalmica Romershausen [4]

Romershausensches Augenwasser[4]

	EB 6
Zusammengesetzte Fencheltinktur	16,0
Wasser	84,0

Anwendung
Augenbad; die Abgabe ist unzulässig.

Solutio Acidi borici 3%

→ Solutiones

14 Decocta [1,3,5,6,13,14]

Abkochungen[1,3,5,6,13,14]

Abkochungen gehören zu den wäßrigen Drogenauszügen, wie → Infusa und → Macerata.
Für alle *Wäßrigen Drogenauszüge* gilt im Regelfall: 1 Teil Droge ergibt 10 Teile Auszug. Nur für Zubereitungen aus verschreibungspflichtigen Drogen muß das Ansatzverhätlnis jeweils vom Arzt bestimmt werden. Bei der Extraktion hält die Droge Flüssigkeit zurück, die nach Angaben der Österreichischen Arzneibücher durch Auffüllen mit Wasser zu ersetzen ist. DAB 7 und DAB 8 lassen den Drogenrückstand mit Wasser nachspülen und ergänzen mit diesem zweiten Auszug auf das vorgeschriebene Gewicht. Wäßrige Drogenauszüge sind generell in Gefäßen aus indifferentem Material zuzubereiten. Geeignet sind Porzellanbüchsen mit Deckel, die in Wasserbäder eingehängt werden. Die Bedeutung dieser Arzneizubereitungen hat wegen ihrer geringen Haltbarkeit und ihres unterschiedlichen Wirkstoffgehaltes sehr abgenommen. DAB 9, Helv 6 und Helv 7 haben keine Monographien über wäßrige Drogenauszüge mehr aufgenommen.
Die Drogen sollen bestimmten Zerkleinerungsgraden entsprechen:

	DAB 7 Siebe mm	DAB 8 Siebe µm	ÖAB 9 Siebe mm	ÖAB 81 Siebe µm
Blätter, Blüten, Kräuter	4,00	4000	4	8000
Hölzer, Rinden, Wurzeln	3,15	2800	3	6000
Früchte, Samen	2,00	2000	-zerstoßen-	
Alkaloidhaltige Drogen	0,80	710	0,75	750
Saponinhaltige Drogen			0,30	300
Ausnahmen:				
Bärentraubenblätter	0,80	710	0,75	750
Condurangorinde			3	6000
Eibischwurzel	4,00	4000	4	8000

Wäßrige Auszüge aus Leinsamen und Eibischwurzel sind als Mazerate herzustellen.
Decocta werden durch 30 Minuten langes Erhitzen der Drogen in Wasser im Wasserbad gewonnen. DAB 5 und DAB 6 gehen vom kalten Ansatz aus, während DAB 7 und DAB 8 vorschreiben, die Droge in Wasser von 90 °C zu schütten. ÖAB 9 und ÖAB 81 verlangen eine gute Durcharbeitung der Droge in einer Reibschale und mit einem Pistill. 5 Minuten später wird die vorbehandelte Droge in das siedende Wasser eingetragen. Nach Beendigung der Extraktion werden Decocta in der Regel heiß koliert. Nach ÖAB 9 und ÖAB 81 ist bei der Vorbehandlung alkaloidhaltiger Drogen so viel Citronensäure zuzusetzen, wie sie Alkaloide enthalten. Die Extraktion von Chinarinde erfordert anstelle der Citronensäure für 1 Teil Droge die Zugabe von 1 ml Salzsäure 7%.

Decoctum Chinae [16,17]

	FMB; DRF
Chinarinde : Decoct	10,0:170,0
Salzsäure 12,5%	3,0
Zuckersirup	zu 200,0

Anwendung
Stomachicum; Dos. 2stündl. 1 Eßlöffel.

Decoctum Condurango [16,17]

	FMB; DRF
Condurangorinde : Decoct	15,0:180,0
Salzsäure 12,5%	3,0
Zuckersirup	zu 200,0

Nach dem Erkalten seihen, da Condurangin in heißem Wasser unlöslich ist.

Anwendung
Stomachicum; Dos. 3mal tgl. 1 Eßlöffel.

Decoctum Primulae [16,17]

	FMB; DRF
Primelwurzel : Decoct	6,0:180,0
Brustelixir	zu 200,0

Anwendung
Sekretolyticum; Dos. 2stündl. 1 Eßlöffel.

Decoctum Senegae [16,17]

	FMB; DRF
Senegawurzel : Decoct	10,0:175,0
Anisölhaltige Ammoniaklösung	5,0
Zuckersirup	zu 200,0

Anwendung
Sekretolyticum; Dos. 2stündl. 1 Eßlöffel.

Decoctum Sarsaparillae compositum [1,3]

Sarsaparillabkochung[1,3]

Decoctum Zittmanni [1,3]

Zittmannsche Abkochung[1,3]

Beide Decocte sind völlig veraltet. Sie dienten früher der Lues-Bekämpfung. Zittmannsche Abkochung enthält Quecksilber(I)-chlorid und Quecksilber(II)-sulfid. Die Herstellung ist deswegen abzulehnen.

Decoctum Uvae Ursi [17]

	DRF
Bärentraubenblätter : Decoct	30,0:250,0
Kochen und Eindampfen	
bis zum Filtrat von	190,0
Pfefferminzwasser	10,0

DAB 6 verlangt die Herstellung aus der Droge (0,75). Die Lösung der wirksamen Hydrochinon- und Methylhydrochinonglykoside aus den derb-ledrigen Blättern erfordert eine mindestens 1/2stündige Abkochung. Das zur Aromatisierung zugefügte Pfefferminzwasser darf nicht mit einem Polysorbat als Lösungsvermittler verarbeitet sein, da dieser mit Phenolen inkompatibel ist.

Anwendung
Bei Harnwegsinfekten antiseptisch wirksam im alkalischen Urin; TD 3stündl. 1 Eßlöffel.

15 Elaeosacchara [1,3,10,11,13,14]

Ölzucker[1,3,10,13,14], Ätherisch-Öl-Zucker[11]

Verreibungen von Saccharose mit ätherischen Ölen heißen Ölzucker. Sie ermöglichen die Zugabe von ätherischen Ölen in kleinen Mengen zu festen Arzneizubereitungen. Die feine Verteilung bedingt eine erhöhte Oxidationsempfindlichkeit. Deswegen werden ätherische Öle heute vor der Weiterverarbeitung meist mikroverkapselt. → Band Methoden

	DAB 5,6 DAB 7-DDR	Helv 6	ÖAB 9,81
Ätherisches Öl	1,0	Tr 1	Tr 1
Saccharose	50,0	2,0	2,0

DAB 5,6: Saccharose (0,30); DAB 7-DDR: Saccharose (0,32); Helv 6: Saccharose (160); ÖAB 9,81: Saccharose (0,15; 150)
Alle Arzneibücher lassen Saccharose mit dem ätherischen Öl bei Bedarf frisch verreiben.

16 Electuaria [1,3]

Latwergen[1,3]

Latwergen sind Arzneizubereitungen aus festen, flüssigen oder zähflüssigen Stoffen, die zu einer Masse angeteigt werden. DAB 5, DAB 6.
Die festen Bestandteile sind meist gepulverte Pflanzenteile oder deren Mischungen. Als Bindemittel eignen sich Sirupe, Honig, Tamarinden- oder Pflaumenmus. Deswegen sind Latwergen nach dem Mischen 1 Stunde auf dem Wasserbad zu erhitzen, um

Enzyme zu denaturieren. Der entstehende Wasserverlust ist durch abgekochtes, heißes Wasser zu ersetzen. Bei Latwergen, die leichtflüchtige Bestandteile enthalten, ist Erwärmen nicht möglich. In jedem Fall sind Latwergen mikrobiell anfällig und von unterschiedlichen Wirkstoffgehalten. Sie sind deshalb veraltete Zubereitungen.

Electuarium Sennae [1,3]

Sennalatwerge[1,3]

	DAB 5,6
Sennesblätter (0,15)	10,0
Zuckersirup	40,0
Gereinigtes Tamarindenmus	50,0

Anwendung
Laxans; ED 1 Teelöffel.

Electuarium Tamarindorum compositum [15]

	FMG
Gereinigtes Tamarindenmus	45,0
Kaliumhydrogentartrat	4,0
Mannasirup	26,0

Anwendung
Laxans; Dos. stündl. 1 Teelöffel.

Pulpa Tamarindorum depurata [1,3]

Gereinigtes Tamarindenmus[1,3]

Das Fruchtfleisch von Tamarindus indica, das Tamarindenmus, mit heißem Wasser erweichen, durch Sieb 0,75 mm reiben und in einem Porzellangefäß auf dem Wasserbad zur Konsistenz eines Spissumextraktes eindampfen. 5 Teile des noch warmen Muses mit 1 Teil Saccharose (0,30) mischen.

Anwendung
Mildes Laxans.

17 Elixiria medicinalia [20]

Arzneiliche Elixire[20]

Arzneiliche Elixire enthalten unangenehm schmeckende Arzneistoffe, die in eine schmackhafte Form überführt worden sind. Außer Wasser dienen Alkohol, Wein und Glycerol als Lösemittel. Die Zugabe von Saccharose und Sorbitol überdeckt bittere Bestandteile. Wegen der meist geringen Konzentration müssen Elixire in der Regel frisch bereitet werden.

Elixir aromaticum [11]

Aromatisches Elixir[11]

	Helv 6
Safran	0,1
Gewürznelken (315)	0,15
Muskat (500)	0,15
Zimtrinde (315)	0,2
Ethanol 96% (V/V)	20,0
Weinbrand	10,0
Zuckersirup	56,0
Pomeranzenblütenwasser	15,0

Die Drogen mit Ethanol 96% 6 Tage mazerieren. Den Auszug filtrieren, mit den anderen Flüssigkeiten versetzen und für 1 Monat kühl stellen, ggf. nochmals filtrieren.

Anwendung
Aromaticum. → Tinct. aromatica, Tincturae.

Elixir Aurantii compositum [1,3]

Pomeranzenelixir[1,3], Elixir viscerale Hoffmanni[1], Elixir balsamicum Hoffmanni[1], Hoffmannsches Magenelixir[1]

	DAB 5,6
Pomeranzenschalen	20,0
Zimtrinde	4,0
Kaliumcarbonat	1,0
Xereswein	100,0
Enzianextrakt	2,0
Wermutextrakt	2,0
Bitterklee-Extrakt	2,0

DAB 5,6: Pomeranzenschalen (0,75; 2), Zimtrinde (0,75; 2) und Kaliumcarbonat mit Xereswein 1 Woche lang stehenlassen. Nach dem Ergänzen des Mazerates mit Xereswein auf 94 Teile, die Extrakte darin lösen. Die Mischung nach Absetzen filtrieren.

Anwendung
Stomachicum; ED 1 bis 2 Teelöffel.

Elixir Chinae [2,4,11]

Chinaelixier[4], Elixir cinchonae[11], Chinaelixir[2,11]

Gehalt
Chinaalkaloide.
Helv 6: 0,09 bis 0,11 % als Mittelwert von Chinin und Cinchonin.

Herstellung

	EB 4,6		Helv 6
Chinarinde	36,0	Chinatrockenextrakt	0,5
Kardamomen	0,9		
Sternanisfrüchte	1,5		
Zimtrinde	1,5	Glycerol 85%	2,5
Pomeranzenschalen	15,0	Süße Orangentinktur	10,0
Gewürznelken	2,0		
Rotes Sandelholz	2,4		
Ethanol 70% (V/V)	350,0	Ethanol 96% (V/V)	21,0
Saccharose	150,0	Zuckersirup	36,0
Wasser	500,0	Wasser	30,0
Citronensäure	1,0		

EB 4,6: Die Drogen (0,75) mit dem Ethanol 70% und 400 Teilen Wasser 14 Tage mazerieren und auspressen. Den Zucker in 100 Teilen heißem Wasser lösen und aufkochen, mit dem Mazerat mischen, 3 bis 4 Wochen stehenlassen und filtrieren. Im Filtrat die Citronensäure lösen.
Helv 6: In der Mischung aus Glycerol 85%, Ethanol 96% und Wasser den Trockenextrakt lösen, mit den anderen Bestandteilen versetzen, 1 Monat lagern und filtrieren.

Anwendung
Stomachicum;
EB 4,6: ED 10,0 g.
Helv 6: ED 15 bis 30 ml.

Elixir contra Tussim[16]

	FMB
Kaliumiodid	0,5
Senegatinktur	5,0
Brustelixir	14,95

Anwendung
Antitussivum; Dos. 2stündl. 20 Tropfen.

Elixir e Succo Liquiritiae[1,3]

Brustelixir[1,3], Elixir regis Daniae[1], Elixir Ringelmannii[1], Solutio Liquiritiae composita[10], Zusammengesetzte Süßholzlösung[10], Elixir pectorale[1,11], Brust-Elixir[11]

	DAB 5	DAB 6	DAB 7-DDR	Helv 6
Gereinigter Süßholzsaft	20,0	20,0		
Süßholzfluidextrakt				40,0
Dickflüssiges Süßholzextrakt			20,0	
Ammoniak-Lösung 10%	3,3	3,0	3,0	4,0
Anisöl	0,7	0,7	0,5	0,1
Fenchelöl		0,3	0,5	
Fenchelwasser	60,0			40,0
Ethanol 90% (V/V)	16,0	16,0	16,0	
Ethanol 96% (V/V)				16,0
Wasser		60,0	60,0	

DAB 5,6; DAB 7-DDR: Den gereinigten Süßholzsaft oder das dickflüssige Süßholzextrakt im Wasser oder Fenchelwasser lösen, mit der Ammoniak-Lösung 10% mischen, nach 36 Stunden die ethanolische Lösung der ätherischen Öle hinzufügen und filtrieren. Verluste der flüchtigen Stoffe vermeiden.
Helv 6: Bestandteile mischen, für 24 Stunden kühl stellen und filtrieren.

Anwendung
Antitussivum; in Zubereitungen TD 3,0 g.

Elixir Proprietatis alkalinum[20] (A)

Tinctura Aloetica alkalina[20] (A), Elixir Proprietatis cum Rheo[20] (B), Elixir Proprietatis sine Acido[20] (C), Elixir aperitivum[20] (C), Tinctura Aloes crocata[20] (C), Tinctura Aloes cum Myrrha[20] (C)

	3. Hager (A)	3. Hager (B)		3. Hager (C)
Kap-Aloe	10,0	10,0	Aloetinktur	20,0
Myrrha	10,0	10,0	Myrrhentinktur	20,0
Safran	5,0	5,0	Safrantinktur	10,0
Rhabarberwurzel		15,0		
Kaliumcarbonatlösung	15,0			
Salzsäure 10%		10,0		
Ethanol 90% (V/V)	150,0			
Xereswein		200,0		

Einige Tage digerieren und filtrieren.

Anwendung
Aperitivum und Digestivum; (A) 1 bis 2 Teelöffel; (B) 1- bis 2mal tgl. 50 bis 80 Tropfen; (C) ED 2,0 g.

18 Emplastra[1,3,10,13,14]

Pflaster[1,3,10,13,14]

Emplastra sind Arzneizubereitungen zur dermatologischen Anwendung. Sie enthalten Arzneistoffe in einer Pflasterbasis. Diese besteht aus Fetten, Wachsen, Harzen, Terpentin und Bleisalzen höherer Fettsäuren, wie sie in Fetten und Ölen vorliegen. Pflaster sind bei Raumtemperatur fest und in der Hand knetbar. Beim Erwärmen erweichen sie.
Die Bleisalze werden durch Verseifung von Fetten mit Bleioxid und Wasser hergestellt. Zunächst werden alle schmelzbaren Substanzen erhitzt. In die Schmelze werden die gut getrockneten und gepulverten übrigen Bestandteile eingerührt. Es muß solange gerührt werden, bis eine homogene Masse entstanden ist, die sich nicht mehr entmischt. Die Pflaster werden in Stücke, Tafeln und Stangen gegossen oder geknetet. *DAB 5*, DAB 6, DAB 7-DDR, ÖAB 9 und ÖAB 81.
Emplastra adhaesiva, Collemplastra, Heftpflaster, DAB 9, Helv 7. → Kapitel Verbandstoffe

Emplastrum adhaesivum anglicum

→ Collemplastra

Emplastrum Cerussae [1,3]

Bleiweißpflaster[1,3]

	DAB 5,6
Bleiweiß	7,0
Erdnußöl	2,0
Bleipflaster	12,0

Das Bleiweiß mit dem Erdnußöl anreiben und mit dem geschmolzenen Pflaster mischen. Umrühren unter gelegentlichem Wasserzusatz, bis die Pflasterbildung beendet ist.

Anwendung
Dermaticum mit austrocknendem Effekt. Bleiverbindungen sind auch zur äußeren Anwendung bedenklich.→Band Gifte

Emplastrum Lithargyri [1,3,10]

Bleipflaster[1,3,8,10], Plumbi emplastrum[8], Emplastrum Plumbi[10], Emplastrum Plumbi simplex[1,13,14], Einfaches Bleipflaster[13,14]

Gehalt
Blei.
DAC 86: 28,5 bis 31,5 %.
DAB 7-DDR: 27,0 bis 32,0 %.
ÖAB 9: 31,5 bis 32,5 %.
ÖAB 81: 29,0 bis 32,5 %.

	DAB 5,6 ÖAB 9,81	DAC 86	DAB 7-DDR
Schweineschmalz	1,0		
Erdnußöl	1,0		2,0
Olivenöl		2,0	
Blei(II)-oxid	1,0	1,0	1,0
Ethanol 96% (V/V)			n.B.
Wasser	n.B.	n.B.	n.B.

Das Blei(II)-oxid mit einem Teil des Öls anreiben und in das restliche auf 60 °C erwärmte Fett eintragen. Die Mischung unter ständigem Rühren auf 105 bis 110 °C erhitzen, die Pflasterbildung mit 0,01 Teilen heißem Wasser einleiten. DAB 7-DDR läßt 35 Teile Blei(II)-oxid zunächst mit 6 Teilen Ethanol 96% anreiben und dann mit Olivenöl versetzen. Weiteres Wasser wird nach allen Vorschriften in kleinen Anteilen zugegeben, wobei die Masse aufschäumt. Die Pflasterbildung ist beendet, wenn sich eine in kaltes Wasser gegossene Probe kneten läßt, ohne zu kleben. Das noch warme Pflaster von 40 °C mehrmals mit Wasser durchkneten, vorsichtig erwärmen und in eine Schicht ausgießen, die bei 90 bis 95 °C im Trockenschrank getrocknet wird, bis die Masse nach je halbstündigem Trocknen bei 2 Wägungen massenkonstant ist. Bleipflaster möglichst bald nach der Herstellung zu Bleipflastersalbe verarbeiten. DAB 7-DDR und Helv 6 lassen beide Zubereitungen in einem Arbeitsgang herstellen.
→ Unguentum diachylon, Unguenta.

Emplastrum saponatum [1,3,13,14]

Seifenpflaster[1,3,13,14], Emplastrum saponatum camphoratum[1]

Gehalt
Blei.
ÖAB 9: 24,7 bis 26,5 %.
ÖAB 81: 22,7 bis 26,5 %.

Herstellung

	DAB 5	DAB 6	ÖAB 9,81
Bleipflaster	70,0	80,0	80,0
Gelbes Wachs	10,0	10,0	
Gebleichtes Wachs			10,0
Medizinische Seife	5,0	5,0	5,0
Campher	1,0	1,0	1,0
Erdnußöl	1,0	4,0	4,0

Pflaster und Wachs bei mäßiger Wärme auf dem Wasserbad schmelzen, in die halb erkaltete Masse die Anreibung des Camphers und der Seife mit dem Erdnußöl einrühren.

Emplastrum saponatum salicylatum [1,3,13,14]

Salicylseifenpflaster[1,3,13,14]

Gehalt
Blei.
ÖAB 9: 19,4 bis 21,6 %.
ÖAB 81: 17,8 bis 21,6 %.
Salicylsäure.
ÖAB 9,81: 9,0 bis 10,2 %.

Herstellung

	DAB 5,6 ÖAB 9,81
Seifenpflaster	80,0
Gebleichtes Wachs	10,0
Salicylsäure	10,0

Das Seifenpflaster und das gebleichte Wachs auf dem Wasserbad zusammenschmelzen und die Salicylsäure (0,15; 150) einrühren.

Anwendung
Behandlung entzündlicher Hauterkrankungen und von Hühneraugen.

19 Emulsiones [1,3,10,11,12,13,14]

Emulsionen[1,3,10,11,13,14], Emulsiones orales[12], Orale Emulsionen[12]

Emulsionen sind disperse Zubereitungen, die aus einer hydrophilen und einer lipophilen Phase bestehen. DAB 7-DDR, Helv 6 und Helv 7 beziehen die Bezeichnung Emulsionen nur auf Zubereitungen zur peroralen, ggf. parenteralen Verwendung, die in der Regel als Öl-in-Wasser(O/W)-Typ vorliegen. ÖAB 9 und ÖAB 81 sprechen von mehr oder weniger dickflüssigen Arzneizubereitungen zur äußerlichen und innerlichen Anwendung. Sie nennen deswegen außer O/W auch Wasser-in-Öl(W/O)-Emulsionen, die wie die O/W-Emulsionen zur Herstellung entsprechende Stabilisatoren bzw. Emulgatoren benötigen. Außer Emulgatoren erlaubt Helv 7 andere Hilfsstoffe, die mit der jeweiligen Emulsion verträglich sein müssen.
DAB 5 und DAB 6 bezeichnen Emulsionen als milchähnlich und zählen als lipophile Bestandteile auf: Öle, Fette, Harze, Gummiharze, Campher, Walrat, Wachs, Balsame oder andere. Sie benutzen nicht den Ausdruck Emulgatoren, sie erwähnen nur sogenannte Bindemittel wie arabisches Gummi, Gummischleim, Tragant und Eigelb.
Die Herstellung einer *Ölemulsion* nach DAB 5 und DAB 6 entspricht derjenigen einer O/W-Emulsion nach DAB 7-DDR, Helv 6, ÖAB 9 und ÖAB 81. 2 Teile Öl oder Ölphase werden mit 1 Teil arabischem Gummi gleichmäßig verrieben, dann werden 1,5 Teile Wasser eingearbeitet, bis unter knackendem Geräusch eine homogene Emulsion entstanden ist. Die restlichen 15,5 Teile Wasser oder hydrophiles Vehikel sind portionsweise einzurühren. ÖAB 9 und ÖAB 81 enpfehlen zur Herstellung einer W/O-Emulsion, den Emulgator in der äußeren Phase zu lösen und darin die innere Phase zu dispergieren.
DAB 5 und DAB 6 geben die allgemeine Herstellung einer *Samenemulsion* an. 1 Teil angefeuchteter Samen wird im Mörser zerstoßen. Nach und nach ist so viel Wasser hinzuzufügen, daß 10 Teile Emulsion entstehen. Die Emulsionen werden durch Mull gepreßt.
Nach DAB 7-DDR dürfen Emulsionen nicht, nach ÖAB 9 und ÖAB 81 sollen Emulsionen nicht länger als 3 Monate lagern. Sie sind vor Gebrauch umzuschütteln und entsprechend zu beschriften. Emulsionen sind mit größeren Mengen Ethanol und Elektrolyten inkompatibel. → Band Methoden

Emulsio Amygdalarum saccharata [20]

Mandelmilch[20]

	3. Hager
Süße Mandeln	10,0
Zuckersirup	10,0

Die Mandeln mit heißem Wasser abbrühen, abziehen, zu einem Brei zerstoßen, Sirup einemulgieren. Die Emulsion durch ein Tuch drücken.

Anwendung
Stomachicum bei entzündlichen Prozessen, reizmildernd; ED 1 Teelöffel bis 1 Eßlöffel.
→ Emulsio oleoso-saccharata s. u.

Emulsio Olei Jecoris Aselli composita [1,3]

Zusammengesetzte Lebertranemulsion[1,3], Emulsio olei iecoris[11], Lebertranemulsion[11,13,14], Emulsio Olei Jecoris Aselli[1,3,13,14]

Gehalt
Vitamin A.
Helv 6: > 380 I.E. pro g.
ÖAB 9,81: > 300 I.E. pro g.

Herstellung

	DAB 5	DAB 6	Helv 6	ÖAB 9,81
Lebertran	500,0	400,0	500,0	400,0
Arabisches Gummi	5,0	5,0	10,0	10,0
Tragant	5,0	5,0	4,0	10,0
Gelatine	1,0	1,0		
Calciumphosphinat	5,0	5,0		
Zimtwasser	100,0	100,0		
Zimtöl			0,5	0,1
Pfefferminzöl			0,25	
Anisöl			0,07	
Vanillin			0,15	
Benzoesäure			1,0	
Benzaldehyd	Tr 3	0,15		
Laurylgallat				0,1
Glycerol 85%		75,0	20,0	80,0
Ethanol 96% (V/V)				10,0
Saccharin-Natrium		0,1	0,1	0,1
Zuckersirup	84,0			
Seifenrindentinktur			7,0	
Wasser	300,0	409,0	500,0	489,7

DAB 5:
I. Arabisches Gummi, Tragant und Lebertran in trockener Flasche mischen.
II. Gelatine in heißem Wasser lösen.
III. Calciumphosphinat im Zimtwasser lösen.
Mischung I mit abgekühlter Lösung II emulgieren, portionsweise Lösung III, Benzaldehyd und Sirup hinzugeben, kräftig schütteln.
DAB 6:
I. Arabisches Gummi, Tragant und Lebertran in trockener Flasche mischen.
II. Gelatine in 250 Teilen heißem Wasser lösen.
III. Calciumphosphinat und Saccharin-Natrium im Zimtwasser lösen.
Mischung I mit der heißen Lösung II und dem Glycerol 85% emulgieren, den Rest des Wassers dazumischen. Die kalte Emulsion mit Lösung III und Benzaldehyd versetzen und schütteln.
Helv 6:
I. Benzoesäure im Wasser lösen.
II. Tragant mit Glycerol 85% anreiben und mit 176 Teilen Lösung I von 60 °C 3 Stunden quellen lassen.
III. Das desenzymierte arabische Gummi mit 30 Teilen Lösung I lösen.
IV. Vanillin in der Seifenrindentinktur lösen.

V. Saccharin-Natrium in 10 Teilen Lösung I lösen.
VI. Lebertran mit den ätherischen Ölen mischen.
Schleime II und III mit den Lösungen IV und V unter Rühren auf 40 bis 45 °C erwärmen. Lösung VI auf die gleiche Temperatur bringen und portionsweise in die Schleime emulgieren. Mit Lösung I auf 1000 Teile ergänzen. Die Emulsion kann ggf. vor dem endgültigen Verdünnen mit Tragantschleim 2% verdickt oder mit Gummischleim 33 1/3% verdünnt werden.
ÖAB 9,81:
I. Arabisches Gummi und Tragant mit Glycerol 85% anreiben.
II. Saccharin-Natrium im erwärmten Wasser lösen.
III. Lebertran mit Zimtöl mischen.
IV. Laurylgallat in Ethanol 96% lösen.
Anreibung I mit Lösung II für 3 Stunden quellen lassen, Mischung III portionsweise einemulgieren, Lösung IV dazumischen.

Emulsio Olei Ricini [13,14]

Rizinusölemulsion[13,14], Emulsio ricinosa[16,17]

	ÖAB 9,81	FMB	DRF
Rizinusöl	40,0	20,0	20,0
Arabisches Gummi		6,0	6,0
Enzymfreies arabisches Gummi	5,0		
Tragant	2,0		
Zuckersirup		10,0	10,0
Saccharin-Natrium	0,02		
Vanillin	0,04		
Pfefferminzwasser			64,0
Wasser	51,94	64,0	
Ethanol 96% (V/V)	1,0		

ÖAB 9,81: Das Vanillin im Ethanol 96% lösen, mit dem Rizinusöl mischen und damit das enzymfreie arabische Gummi und den Tragant anreiben. Das Saccharin-Natrium in 20 Teilen Wasser lösen und mit dem Schleim emulgieren, dann unter Schütteln den Rest des Wassers portionsweise hinzugeben.
FMB; DRF: Die Grundemulsion mit 13 Teilen Wasser bzw. Pfefferminzwasser herstellen.

Anwendung
Laxans; ÖAB 9,81: ED 1 bis 2 Eßlöffel.
FMB; DRF: Dos. 2stündl. 1 Eßlöffel.

Emulsio oleosa [1,3]

Mixtura oleosa[20], Emulsio Olei Amygdalae[13,14], Mandelölemulsion[13,14]

DAB 5,6		ÖAB 9,81	
Öl	10,0	Mandelöl	10,0
Arabisches Gummi	5,0	Enzymfreies arabisches Gummi	5,0
Wasser	85,0	Wasser	85,0

Das Öl bzw. Mandelöl mit dem arabischen Gummi und 7,5 Teilen Wasser sorgfältig zur haltbaren Emulsion verarbeiten, den Rest des Wassers langsam dazurühren.

Anwendung
Kosmeticum.

Emulsio oleoso-saccharata [11]

Gezuckerte Mandelöl-Emulsion[11]

	Helv 6
Mandelöl	10,0
Arabisches Gummi	10,0
Pomeranzenblütenwasser	10,0
Zuckersirup	15,0
Wasser	55,0

Bestandteile zu einer Emulsion verarbeiten.

Anwendung
Stomachicum bei entzündlichen Prozessen, reizmildernd; ED 1 Teelöffel bis 1 Eßlöffel.
→ Emulsio Amygdalarum saccharata s. o.

Emulsio Paraffini [10]

Paraffinemulsion[10,13,14], Emulsio paraffini liquidi[11], Emulsion mit flüssigem Paraffin[11], Paraffini liquidi emulsio orales[12], Paraffinöl-Emulsion[12], Emulsio Paraffini liquidi[13,14]

Gehalt
Flüssiges Paraffin.
DAB 7-DDR: 38 bis 42 %.
Helv 6: 47,0 bis 53,0 %.
Helv 7: > 27,0 < 33,0 %.
ÖAB 9,81: 37,0 bis 42,0 %.

Herstellung

	DAB 7-DDR	Helv 6	Helv 7	ÖAB 9,81
Dickflüssiges Paraffin	400,0	500,0	300,0	
Flüssiges Paraffin				400,0
Arabisches Gummi		10,0		10,0
Tragant		4,0		10,0
Glycerol 85%		20,0	40,0	100,0
Sorbitol 70% (kristallisierend)			200,0	
Saccharin-Natrium	0,1	0,1	1,0	0,1
Vanillin		0,1	1,0	
Pfefferminzöl	0,3			
Benzoesäure		1,0	1,0	1,0
Seifenrindentinktur		7,0		
Ethanol 96% (V/V)	3,0			
Wasser	221,6	500,0	455,0	488,9
Methylcellulose (4000 mPa·s)			2,0	
Hydroxyethylcelluloseschleim	375,0			

DAB 7-DDR: Aus 80 Teilen Hydroxyethylcellulose und einer abgekühlten Lösung von 0,75 Teilen Methyl-4-hydroxybenzoat, 0,25 Teilen Propyl-4-hydroxybenzoat und 920 Teilen Wasser einen Schleim herstellen, der 3 Tage unter wiederholtem Rühren stehen soll. 375 Teile des Schleimes mit dem dickflüssigen Paraffin emulgieren, mit der ethanolischen Pfefferminzöllösung und der wäßrigen Saccharin-Natrium-Lösung mischen.
Helv 6:
I. Benzoesäure in dem Wasser lösen.
II. Tragant mit dem Glycerol 85% anreiben und mit 176 Teilen Lösung I von 60 °C 3 Stunden lang quellen lassen.
III. Arabisches Gummi mit 30 Teilen Lösung I lösen.
IV. Vanillin in der Seifenrindentinktur lösen.
V. Saccharin in 10 Teilen Lösung I lösen.
Schleime II und III mit den Lösungen IV und V unter Rühren auf 40 bis 45 °C erwärmen. Das dickflüssige Paraffin auf die gleiche Temperatur bringen und portionsweise in die Schleime emulgieren. Mit Lösung I auf 1000 Teile ergänzen. Die Emulsion kann ggf. vor dem endgültigen Verdünnen mit Tragantschleim 2% verdickt oder mit Gummischleim 33 1/3% verdünnt werden.
Helv 7: Die Benzoesäure und das Saccharin-Natrium im Wasser von 70 °C lösen. Die Hälfte der noch warmen Lösung mit der Methylcellulose verschütteln und nach Abkühlen mit der anderen Hälfte versetzen. Das Ganze 16 Stunden lang im Kühlschrank quellen lassen. Das Vanillin in Glycerol 85% lösen und mit dem Schleim mischen, das Sorbitol 70% hinzufügen und als letztes das dickflüssige Paraffin einemulgieren.
ÖAB 9,81: Das arabische Gummi und den Tragant mit dem Glycerol 85% anreiben, Benzoesäure und Saccharin-Natrium im erwärmten Wasser lösen und mit dem Schleim mischen, 3 Stunden lang quellen lassen. Das flüssige Paraffin unter Schütteln einemulgieren.
Alle Vorschriften empfehlen eine abschließende maschinelle Homogenisierung.
DAB 7-DDR: Dickflüssiges Paraffin > 120 cSt
Helv 6: Dickflüssiges Paraffin > 100 cP
Helv 7: Dickflüssiges Paraffin 110 bis 230 cP
ÖAB 9,81: Flüssiges Paraffin > 100 cP

Anwendung
Laxans; ED 1 bis 2 Eßlöffel.

20 Essentiae [20]

Essenzen[20]

Essenzen sind konzentrierte Auszüge von Geruchs- und Geschmacksstoffen, meist auf Basis von Ethanol. Sie dienen in der Regel als Corrigentia und nicht als Arzneimittel.

Essentia Angosturae composita [20]

Angostura-Essenz Buchheister[20]

	3. Hager
Angosturarinde	50,0
Enzianwurzel	50,0
Kardamomen	30,0
Muskatblüte	25,0
Gewürznelken	25,0
Piment	25,0
Zimtrinde	25,0
Rotes Sandelholz	25,0
Ethanol 50% (V/V)	zu 1000,0

Durch Mazeration eine Tinktur herstellen.

Anwendung
Stomachicum; ED 1 Teelöffel.

Essentia Cacao Bernegau [20]

Kakaoessenz[20]

		3. Hager
I.	Entölter Kakao	125,0
	Vanille	2,0
	Zimtrinde	2,0
	Gewürznelken	0,75
	Muskatblüten	0,3
	Ingwer	0,1
II.	Ethanol 90% (V/V)	750,0
	Wasser	250,0
III.	Saccharose	550,0
	Wasser	750,0

Die Bestandteile von I mit der Mischung II 7 bis 8 Tage mazerieren und in die heiße Lösung III filtrieren.

Anwendung
Stärkungsmittel für Rekonvaleszenten; mit verquirltem Eigelb zu empfehlen.

Essentia dentifricia

Essentia dentifricia cum Salolo, EB 4,6 → Gargarismata.

Essentia dentifricia cum Thymolo

EB 4,6, → Gargarismata.

Essentia episcopalis[4]

Bischofsessenz[4], Bischofstinktur[4]

	EB 6
Pomeranzenschalen (2)	10,0
Unreife Pomeranzen (0,75)	5,0
Gewürznelken (0,75)	5,0
Zimtrinde (0,75)	5,0
Pomeranzenschalenöl	Tr 4
Citronenöl	Tr 1
Ethanol 90% (V/V)	50,0
Wasser	50,0

Die Drogen zu einer Tinktur mazerieren, in der die ätherischen Öle gelöst werden. Einige Tage kühl stehen lassen und dann filtrieren.

Anwendung
Stomachicum; ED 2,5 g.

Essentia Ivae composita[2,4]

Zusammengesetzte Ivaessenz[2,4]

	EB 4,6
Zimtrinde	6,0
Angelikawurzel	6,0
Galgant	6,0
Ingwer	6,0
Gewürznelken	10,0
Schwarzer Pfeffer	10,0
Spanischer Pfeffer	5,0
Ivakraut	60,0
Ethanol 70% (V/V)	1000,0

Die Drogen ((0,75) mit dem Ethanol 70% mazerieren.

Anwendung
Aromaticum und Aperitivum; ED 2,5 g.

Essentia Rusci[20]

Birkenessenz[20]

	3. Hager
Birkenteer	10,0
Ethanol 90% (V/V)	100,0

Nach dem Absetzen filtrieren.

Anwendung
Dermaticum; zur Herstellung von Rumessenz.

Hinweis
Birkenteer[2,3,11], Oleum Rusci[2,3,11], Pix betulina[3], Pix betulae[11], Oleum betulae empyreumaticum[11], Oleum moscoviticum[20], Oleum betulinum[20], Dagget[20], Lithauer Balsam[20]

Essentia volatilis[20]

Englischer Riechfläschchengeist[20]

	3. Hager
Lavendelöl	10,0
Bergamottöl	20,0
Nelkenöl	5,0
Zimtöl	5,0
Moschustinktur	5,0
Rosenöl	Tr 10
Weingeistige Ammoniakflüssigkeit	250,0
Ammoniak-Lösung 20%	250,0

Weingeistige Ammoniakflüssigkeit → Liquor Ammonii caustici spiritousus, Liquores → Acetum britannicum, Aceta

Tinctura dulcis[20]

Goldtropfen[20], Essentia dulcis[20]

	3. Hager
Kaliumacetatlösung	30,0
Ethanolische Ethylacetatlösung	20,0
Versüßter Salzgeist	60,0
Zuckercouleur	25,0
Zuckersirup	75,0
Ethanol 90% (V/V)	400,0

Anwendung
Psychovegetative Beschwerden; Dos. 3mal tgl. 20 bis 30 Tropfen.
Zuckercouleur → Tinctura sacchari tosti, Tincturae

21 Extracta fluida[1,3,5,6,7,10,11,13,14]

Fluidextrakte[1,3,5,6,7,10,11,12,13,14], Liquidextrakte[12]

Fluidextrakte sind flüssige Drogenauszüge, die in der Regel durch Mazeration oder Perkolation zubereitet werden. Sofern Fluidextrakte nicht auf einen bestimmten Gehalt einzustellen sind, entspricht 1 Teil Droge höchstens 2 Teilen Fluidextrakt; DAB 5, DAB 6, DAB 7, DAB 8, DAB 9, DAB 7-DDR, Helv 6, Helv 7, ÖAB 9, ÖAB 81.
Die Menge des Menstruums richtet sich nach dem Bedarf (n. B.) Die Extraktion erfolgt aus der gepulverten Droge. Das Maß der Zerkleinerung ist mit der Maschenweite der Siebe gegeben nach DAB 5, DAB 6, DAB 7, DAB 7-DDR, ÖAB 9 in mm und nach DAB 9. Ph.Eur., Helv 6, Helv 7, ÖAB 81 in µm. In der Übersicht steht die Maschenweite hinter der Droge in Klammern. Die Monographien schreiben die Zusammensetzung des Menstruums (a) unterschiedlich vor. Sie weicht mitunter von der Zusammensetzung der Flüssigkeit (b) ab, mit der die Droge zum Vorquellen

angefeuchtet wird. Meist wird mit einer Ethanol-Wasser-Mischung extrahiert, ggf, mit einem Zusatz von Glycerol 85% (Glyc). Die Bestandteile sind in der Übersicht als Prozente genannt. Die Menge der Anfeuchtungsflüssigkeit kann für einzelne oder für alle Extrakte eines Arzneibuches vorgeschrieben sein. Die nachfolgende Übersicht gibt, falls erforderlich, die Menge in Teilen (T) für 100 Teile Droge an, Die Arzneibücher regeln im allgemeinen die Anfeuchtungszeiten (c).

Arzneibücher	Anfeuchtungszeit c in Stunden	Menge der Anfeuchtungsflüssigkeit b
DAB 5,6	12	in den Monographien unterschiedlich angegeben
DAB 7,8,9	2	30 % des Drogengewichtes mit a
DAB 7-DDR	12	20 bis 30 % des Drogengewichtes mit a zur krümeligen Masse
Helv 6	2	zur krümeligen Masse mit a
Helv 7	unterschiedl.	in den Monographien unterschiedlich angegeben
ÖAB 9,81	12	zur krümeligen Masse mit a

Die Anwendung von Fluidextrakten der alten Arzneibücher ist überwiegend obsolet, da die Drogenwirkungen umstritten und die Zubereitungen weder standardisiert noch stabilisiert sind.

Extractum Aurantii fluidum[2,3]

Pomeranzenschalenfluidextrakt[2,3], Extractum aurantii amari fluidum[11,13,14], Pomeranzenfluidextrakt[11], Bitterorangenfluidextrakt[13,14], Aurantii amari extractum liquidum normatum[12], Eingestellter Pomeranzenliquidextrakt[12]

Gehalt
Bitterstoffe.
Helv 6: Bitterwirkung von 8 bis 12 Ph.Helv-Einheiten pro g; Helv 7: Bitterwirkung > 8 < 12 Ph.Helv-Einheiten.
ÖAB 9,81: Bitterwert 500.

Herstellung

	EB 4; DAB 6 ÖAB 9,81	Helv 6,7
Pomeranzenschalen	100,0	100,0
Ethanol 70% (V/V)	n.B.	n.B.
Ethanol 96% (V/V)		132,0
Weinsäure		2,5
Wasser		468,0

EB 4: Pomeranzenschalen (0,30) mit 45 Teilen Ethanol 70% anfeuchten und zu einem Fluidextrakt verarbeiten.
DAB 6: Pomeranzenschalen (0,75) 100 T, Menstruum Ethanol 70% (V/V) n. B.

I.	24 h anfeuchten:	
	Pomeranzenschalen	20 T
	Ethanol 70%	7 T
	perkolieren mit Menstruum	n.B.
	Fluidextrakt I	18 T
	Nachlauf I	80 T
II.	Pomeranzenschalen	20 T
	Nachlauf I	80 T
	Menstruum	n.B.
	perkolieren zu Fluidextrakt II	20 T
	Nachlauf II	80 T
III.	Pomeranzenschalen	20 T
	Nachlauf II	80 T
	Menstruum	n.B.
	perkolieren zu Fluidextrakt III	20 T
	Nachlauf III	80 T
	IV und V analog zu II und III perkolieren	
	vereinigen von:	
	Fluidextrakt I	18 T
	Fluidextrakte II bis V	80 T
		98 T
	80 Teile Nachlauf V eindampfen auf	2 T
		100 T
	aus 100 T Pomeranzenschalen Fluidextrakt	100 T

Helv 6,7: Die Pomeranzenschalen (3150; 2800) mit 400 Teilen der Mischung von Weinsäure, Wasser und Ethanol 96% mazerieren und abpressen. Den Preßrückstand mit dem Rest der Mischung mazerieren und abpressen. Die vereinigten Preßflüssigkeiten 24 Stunden bei 2 bis 8 °C stehenlassen und bei derselben Temperatur filtrieren. Das Filtrat unter vermindertem Druck auf 50 Teile einengen und mit Ethanol 70% auf 90 Teile ergänzen und filtrieren. Die Bitterwirkung mit Ethanol 70% auf den vorgeschriebenen Wert einstellen.
ÖAB 9,81: Pomeranzenschalen (0,75; 710) mit Ethanol 70 % zu 85 Teilen Vorlauf und 2 Teilperkolaten als Nachlauf perkolieren. Die filtrierte Preßflüssigkeit und den Nachlauf unter vermindertem Druck auf 15 Teile eindampfen, mit dem Vorlauf vereinigen und filtrieren. 8 Tage lang kühl stehenlassen und nochmals filtrieren.

Anwendung
Aromaticum und Amarum in Zubereitungen.
→ Extr. Aurantii Corticis und Extr. Aurantii s. Extr. spissa.

Extractum Capsici fluidum[11]

Cayennepfefferfluidextrakt[11], Capsici extractum liquidum normatum[12], Eingestellter Cayennepfefferliquidextrakt[12]

Gehalt
Capsaicinoide berechnet als Capsaicin.
Helv 6,7: > 1,8 % < 2,2 %.

Herstellung
Helv 6,7: 100 Teile Cayennepfeffer (500) mit Aceton ohne vorheriges Anfeuchten zu 200 Teilen Perkolat extrahieren, das Aceton unter vermindertem Druck abdestillieren und den Rückstand zweimal mit je 30 Teilen Ethanol 96% aufnehmen. Diese vereinigten Lösungen 3 Tage bei 2 bis 8 °C stehenlassen, bei der-

Tabelle 9.2 Übersicht der Extracta fluida.

Extractum - fluidum	Mono- graphie	Droge zu Fluidextrakt	a) Menstruum in % b) Anfeuchtungs- flüssigkeit in T H_2O	EtOH 70%	EtOH 90%	Anwendung, mittlere ED, Besonderheiten
- Aurantii fl. Pomeranzenfluidextrakt	s.u.					
- Boldo fl. Boldofluidextrakt	EB 4,6	Boldoblätter (0,3) 1:1	a) 25 T b) 40 T von a		75 T	Dyspepticum, Hepaticum ED 0,5 g
- Bucco fl. Bukkofluidextrakt	EB 4,6	Bukkoblätter (0,3) 1:1	a) 30 T b) 40 T von a		70 T	Diureticum ED 1,0 g
- Bursae pastoris fl. Hirtentäschel- krautfluidextrakt	EB 4,6	Hirten- täschelkraut (0,3) 1:1	a) 70 T b) 50 T von a		30 T	Adstringens ED 2,5 g
- Cascarae sagradae fl. Sagradafluidextrakt	EB 6	Cascararinde (0,3) 1:1	a) 70 T b) 65 T von a		30 T	Laxans ED 2,5 g
- Cascarae sagradae examaratum fl.	EB 4,6	Cascararinde (0,3) 1:1	a) 50 T b) Droge und 5 T Magnesiumoxid 65 T von a		50 T	Laxans ED 2,5 g
- Capsici fl. Cayennepfefferfluidextrakt	s.u.					
- Castaneae fl. Kastanienfluidextrakt	EB 4,6	Kastanien- blätter (0,75) 1:1	a) 70 T b) 50 T von a		30 T	Antipertussivum ED 1,0 g
- Chamomillae fl. Kamillenfluidextrakt	s.u.					
- Chinae fl. Chinafluidextrakt	s.u.					
- - aquosum fl. Wässriges Chinaextrakt	s.u.					
→ Extr. Chinae, Extr. Chinae spirituosum s. Extr. sicca						
- Cimicifugae racemosae fl. Zimizifugafluidextrakt	EB 4,6	Zimizifuga- wurzelstock (0,3) 1:1	a) b) 35 T von a	100 T		Antipyreticum, Antirheumaticum, Sedativum ED 1,0 g (40 Tropfen)
- Colae fl. Kolafluidextrakt	s.u.					
- Colombo fl. Kolombofluidextrakt	EB 4,6	Kolombowurzel (0,3) 1:1	a) b) 35 T von a	100 T		Amarum, Adstringens ED 0,5 g (20 Tropfen)
- Condurango fl. Kondurangoextrakt	s.u.					
- Coto fl. Kotofluidextrakt	EB 4	Kotorinde (0,3) 1:1	a) 30 T b) 35 T von a		70 T	Antidiarrhoicum ED 0,3 g Inkomp.: N-haltige Verbindungen, Ionenverbindungen
- - -	EB 6	Kotorinde (0,3) 1:1	a) b) 35 T von a	100 T		

Tabelle 9.2 Fortsetzung

Extractum - fluidum	Mono- graphie	Droge zu Fluidextrakt		a) Menstruum in % b) Anfeuchtungs- flüssigkeit in T H_2O	EtOH 70%	EtOH 90%	Anwendung, mittlere ED, Besonderheiten
- Crataegi fl.	EB 6	Weißdornblüten	a)		100 T		Kreislaufregulans
Weißdornfluidextrakt		(0,75) 1:1	b)	30 T			ED 1,0 g
				von a			
- Cubebarum	DAB 5	Kubeben	1.	50 T		50 T	Antisepticum
Kubebenextrakt		(0,75)		Eth			äußerlich
		1:ca. 5		mazerieren, abpressen			
				Preßrückstand mit			
			2.	50 T		50 T	
				Eth			
				mazerieren, abpressen			
			3.	Auszüge mischen,			
				filtrieren			
			4.	zu dünnem Extrakt			
				eindampfen (Vorsicht)			
- Djambu fl.	EB 4	Djambublüten	a)	33,3 T		66,6 T	Adstringens
Djamboe fl.	EB 6	(0,3) 1:1	b)	10 T		20 T	ED 0,5 g
Djambufluidextrakt				und 10 T Glyc			
- Droserae fl.	EB 6	Sonnentaukraut	a)	60 T		40 T	Antipertussivum
Sonnentaufluidextrakt		(0,75) 1:1	b)	35 T			ED 0,5 g (20 Tropfen)
				von a			
				und 5 T Glyc			
- Fabianae							
imbricatae fl.	EB 4,6	Pichizweig-	a)			100 T	Urologicum
Pichifluidextrakt		spitzen,	b)	45 T			ED 2,5 g
		Fabianakraut		von a			
		(0,3) 1:1					
- Frangulae fl.	s.u.						
Faulbaumfluidextrakt							
- Frangulae							
examaratum fl.	EB 4,6	Faulbaumrinde	a)	50 T		50 T	Laxans
Entbittertes Faul-		1 Jahr gelagert		Droge			ED 0,5 bis 2 g
baumfluidextrakt		(0,3) 1:1		mit 5 T			
				Magnesiumoxid			
			b)	55 T von a			
- Gentianae fl.	EB 4,6	Enzianwurzel	a)	50 T		50 T	Amarum
Enzianfluidextrakt		(0,3) 1:1	b)	35 T			ED 1,0 g
				von a			
			c)	48 h,			
→ Extr. Gentianae siccum				Vorlauf 80 T,			
s. Extr. sicca				Nachlauf auf 15 T			
				eindampfen, mit			
				5 T von a mischen			
				und mit dem			
				Vorlauf vereinigen			
- Gossypii fl.	EB 4,6	Baumwoll-	a)	50 T		50 T	Haemostypticum
Baumwollwurzel-		wurzelrinde	b)	45 T			ED 2,0 g
rindenfluidextrat		(0,3) 1:1		von a			
- Granati fl.	DAB 5	Granatrinde	a)	50 T		50 T	Bandwurmmittel
Granatrinden-	EB 6	(0,75) 1:1	b)	40 T			ED 20,0 g
fluidextrakt				von a			
Gesamtalkaloide: > 0,2 %							
- Grindeliae fl.	EB 4,6	Grindeliakraut	a)	70 T		30 T	Expectorans, Urologicum
Grindeliafluidextrakt		(0,75) 1:1	b)	40 T			ED 2,0 g
				von a			

Tabelle 9.2 Fortsetzung

Extractum - fluidum	Mono- graphie	Droge zu Fluidextrakt	a) b)	Menstruum in % Anfeuchtungs- flüssigkeit in T H_2O	EtOH 70%	EtOH 90%	Anwendung, mittlere ED, Besonderheiten
- Hamamelidis fl. Hamamelisfluidextrakt	EB 4,6	Hamamelis- blätter (0,75) 1:1	a) b)	50 T 40 T von a		50 T	Adstringens, ED 5,0 g in Salben 10%ig, Inkomp.: N-haltige Verbindungen, Ionenverbindungen
- - - Gerbstoffe: 5,5 bis 6,5 %	Helv 6	Hamamelisblatt (315) 1:ca. 1	a) b)	66,6 T 33,3 T EtOH 96% 45 T von a Vorlauf 85 T, Nachlauf und Preßflüssigkeit			
- - - Gerbstoffe: 3,5 bis 4,5 %	Helv 7	Hamamelisblatt (250) 1 :ca. 1		unter vermindertem Druck zur Trockne eindampfen, in 15 T von a lösen, mit Vorlauf mischen, Einstellen			s.o.
- Hamamelidis fluidum e cortice - Hamamelidis Corticis fl. Hamamelisrinden- fluidextrakt	EB 4 EB 6	Hamamelisrinde (0,3) 1:1	a) b)	50 T 15 T 10 T Glyc Perkolation		50 T 10 T	Adstringens, ED 5,0 g Inkomp.: s. Extr. Hamamelidis fluidum
- Hydrastis fl. Hydrastisfluidextrakt Hydrastin: > 2,2 %	DAB 5,6	Hydrastisrhizom (0,3) 1:1	a) b)	 35 T von a		100 T	Haemostypticum ED 0,8 bis 1,5 g
- Ipecacuanhae fl. Brechwurzelfluidextrakt Alkaloide: > 1,8 % als Emetin	EB 6	Ipecacuanha- wurzel (0,3) 1:1	a) b)	 40 T von a	100 T		Expectorans, Emeticum ED 0,05 g
- Kava-Kava fl. Kavakavafluidextrat	EB 4,6	Kavakavawurzel- stock (0,3) 1:1	a) b)	 40 T von a		100 T	Diaphoreticum, Antisepticum ED 0,5 g
- Liquiritiae fl. Süßholzfluidextrakt	s.u.						
- Millefolii fl. Schafgarbenfluidextrakt	EB 6	Schafgarben- kraut (0,75) 1:1	a) b)	 30 T von a	100 T		Stomachicum, Gynaekologicum ED 1,5 g
- Muira-puama fl. Muira-puamafluidextrakt	EB 4,6	Muira-puama- holz (0,3) 1:1	a) b)	 10 T Glyc	100 T	 20 T	Stomachicum, Antidiarrhoicum ED 0,5 g
- Myrtilli fl. Heidelbeerblätter- fluidextrakt	EB 6	Heidelbeer- blätter (0,75) 1:1	a) b)	70 T 40 T von a		30 T	Adstringens äußerlich und innerlich ED 5,0 g
- Piscidiae fl. Piszidiafluidextrakt	EB 4,6	Piszidiawurzel- rinde (0,3) 1:1	a) b)	 10 T Glyc	100 T	 25 T	Sedativum ED 2,5 g
Plantaginis fl. Wegerichfluidextrat	EB 6	Wegerichkraut aus Spitz- oder Breitwegerich (0,75) 1:1	a) b)	60 T wie a		40 T	Expectorans ED 1,0 g (40 Tropfen)
- Primulae fl. Primelfluidextrakt Hämolytischer Index: 2700 bis 3300	ÖAB 9,81 ÖAB 9,81	Primelextrakt		 30 T Primelextrakt lösen in Mischung aus 30 T EtOH 96% 20 T H_2O, 20 T Glyc			Expectorans ED 0,5 g

Tabelle 9.2 Fortsetzung

Extractum - fluidum	Mono- graphie	Droge zu Fluidextrakt		a) Menstruum in % b) Anfeuchtungs-flüssigkeit in T			Anwendung, mittlere ED, Besonderheiten
				H_2O	EtOH 70%	EtOH 90%	
- Rhois aromaticum fl.	EB 4,6	Gewürzsumach-	a)	75 T		25 T	Cystitis und
Gewürzsumach- fluidextrakt		wurzelrinde (0,3) 1:1	b)	25 T 10 T Glyc		15 T	Enuresis ED 0,5 bis 1,0 g
- Salviae fl.	EB 6	Salbeiblätter	a)		100 T		Stomachicum
Salbeifluidextrakt		(0,75) 1:1	b)	50 T von a			ED 0,5 g Mundspülung 1%ig
Gerbstoffe:	DAB 7-	Salbeiblätter	a)		100 T		
0,10 bis 0,20 % als Pyrogallol	DDR	(0,8) 1:1	b)	20 bis 30 T von a			Inkomp.: N-haltige Verbindungen, Ionenverbindungen
- Sarsaparillae fl.	EB 4,6	Sarsaparille	a)	75 T		25 T	Diureticum,
Sarsaparillenfluid- extrakt		(Wurzel) (0,3) 1:1	b)	25 T 10 T Glyc		15 T	Diaphoreticum ED 1,0 g
- Secalis cornuti fl.	DAB 5	Mutterkorn	a)	80 T		20 T	Haemostypticum,
Mutterkornfluidextrakt Extr. haemostaticum		(0,75) 1:1	b)	35 T von a zum 2. Auszug 2,4 T Salzsäure 25%			Uterustonicum ED 1,0 g Heute nicht mehr in dieser Form vertretbar.
→ Extr. Secalis corn. fl., DAB 6, s. Extr. spissa							
- Senegae fl.	EB 6	Senegawurzel	a)	70 T		30 T	Expectorans
Senegafluidextrakt		(0,3) 1:1	b)	40 T von a			ED 1,0 g
- Simarubae fl.	DAB 5	Simaruba-	a)	50 T		50 T	Amarum, Adstringens
Simarubafluidextrakt	EB 6	(wurzel)rinde (0,75) 1:1	b)	40 T von a			ED 1,0 g
- Syzygii Jambolani Corticis fl.	EB 6	Syzygium-	a)		100 T		Adstringens
Syzygiumrinden- fluidextrakt		rinde (0,3) 1:1	b)	40 T von a			ED 1,0 g
- Stigmatum Maydis fl.	EB 4	Maisgriffel	a)	70 T		30 T	Diureticum
Maisgriffelfluidextrakt		(0,3) 1:1	b)	35 T von a			ED 1 Teelöffel
- Thymi fl.	s.u.						
- Uvae Ursi fl.		Bärentrauben-	a)	50 T		50 T	Harndesinfiziens
Bärentraubenfluid- extrakt	 EB 4 EB 6	blätter (0,3) 1:1 (0,15) 1:1	b)	15 T 10 T Glyc		15 T	ED 2,0 g Inkomp.: N-haltige Verbindungen, Ionenverbindungen
- Valerianae fl.		Baldrianwurzel					Sedativum
Baldrianfluidextrakt	EB 6	(0,3) 1:1	a)		100 T		
			b)	40 T von a			ED 0,2 g
- - -	DAB 7-	Baldrianwurzel	a)		100 T		
	DDR	(0,8) 1:2	b)	wie a			ED 0,5 g
- Viburni prunifolii fl.	EB 4,6	Viburnumrinde	a)		100 T		Spasmolyticum
Viburnumfluidextrakt		(0,3) 1:1	b)	40 T von a			ED 1,0 g
- Visci fl.	EB 6	Mistel	a)	60 T		40 T	Kreislaufregulans
Mistelfluidextrakt		(0,75) 1:1	b)	45 T von a			ED 0,5 g (20 Tropfen)

selben Temperatur filtrieren und auf den vorgeschriebenen Gehalt einstellen.

Anwendung
In Zubereitungen als nichtrötendes Hautreizmittel 2,5%ig. → Extr. Capsici s. Extr. spissa.

Extractum Chamomillae fluidum[2,10,11,13,14]

Kamillenfluidextrakt[2,10,11,13,14], Matricariae extractum liquidum normatum[12], Eingestellter Kamillenliquidextrakt[12]

Gehalt
Ätherisches Öl.
Helv 6: 0,20 bis 0,30 %.
Helv 7: > 0,12 % < 0,18 %.

Herstellung

	EB 6	DAB 7-DDR	Helv 6	Helv 7	ÖAB 9,81
Kamillenblüten	100,0	100,0	100,0	100,0	100,0
Ethanol 70% (V/V)	n.B.				
Ethanol 96% (V/V)		n.B.	n.B.	n.B.	n.B.
Ammoniak-Lösung 10%		n.B.	n.B.	15,0	n.B.
Wasser		n.B.	n.B.	n.B.	n.B.

EB 6: 100 Teile Kamillenblüten (0,75) mit 100 Teilen Ethanol 70% anfeuchten und zu 100 Teilen Fluidextrakt perkolieren.
DAB 7-DDR: Aus 100 Teilen Kamillenblüten (2) mit einer Mischung von 6 Teilen Ammoniak-Lösung 10%, 134 Teilen Ethanol 96% und 60 Teilen Wasser ohne vorheriges Anfeuchten 200 Teile Perkolat herstellen.
Helv 6: 100 Teile Kamillenblüten (3150) mit einer Mischung von 2,5 Teilen Ammoniak-Lösung 10%, 47,5 Teilen Wasser und 50 Teilen Ethanol 96% anfeuchten und so viel Perkolat gewinnen, daß der Gehalt an ätherischem Öl 0,25 % übersteigt. Den pH-Wert des Perkolates mit Ammoniak-Lösung 10% auf 7,0 bis 7,6 einstellen. Nach 8tägigem Stehen bei 2 bis 8 °C bei derselben Temperatur filtrieren. Mit einer Mischung von gleichen Teilen Wasser und Ethanol 96% auf den vorgeschriebenen Wert einstellen.
Helv 7: 100 Teile Kamillenblüten (1400) mit einer Mischung von 15 Teilen Ammoniak-Lösung 10%, 285 Teilen Wasser und 300 Teilen Ethanol 96% anfeuchten und mit derselben Mischung perkolieren, Perkolat und Preßflüssigkeit vereinen, 8 Tage lang bei 2 bis 8 °C stehenlassen und bei derselben Temperatur filtrieren. Mit einer Mischung von 1 Teil Wasser und 1 Teil Ethanol 96% auf den vorgeschriebenen Wert einstellen.
ÖAB 9,81: 100 Teile Kamillenblüten (3, 3000) mit einer Mischung von 250 Teilen Ethanol 96%, 237,5 Teilen Wasser und 12,5 Teilen Ammoniak-Lösung 10% perkolieren bis 85 Teile Vorlauf und 2 Teilperkolate als Nachlauf vorliegen. Die filtrierte Preßflüssigkeit und den Nachlauf unter vermindertem Druck auf 15 Teile eindampfen und mit dem Vorlauf vereinigen.

Anwendung
Zur Wund- und Mundspülung als 1%ige wässrige Lösung, innerlich als Spasmolyticum im Magendarmtrakt; ED 0,5 bis 2,0 g.

Extractum Chinae fluidum[1,3,13,14]

Chinafluidextrakt[1,3,11,13,14], Extractum cinchonae fluidum[11]

Gehalt
Gesamtalkaloide berechnet auf den Mittelwert von Chinin und Cinchonin.
DAB 5,6: 3,5 %.
Helv 6: 5 %.
ÖAB 9,81: 4,4 bis 4,6 %.

Herstellung

	DAB 5,6	Helv 6	ÖAB 9,81
Chinarinde	100,0		100,0
Chinatrockenextrakt		25,0	
Ethanol 90% (V/V)	10,0		
Ethanol 96% (V/V)		10,0	n.B.
Glycerol 85%	10,0	10,0	
Salzsäure 12,5%	17,0		
Ameisensäure 25%			n.B.
Wasser	n.B.	55,0	n.B.

DAB 5,6: 100 Teile Chinarinde (0,3) mit einer Mischung von 10 Teilen Salzsäure 12,5%, 10 Teilen Glycerol 85% und 30 Teilen Wasser für 12 Stunden vorquellen lassen. Nach dem Sieben (0,75) in den Perkolator eindrücken und mit einer Mischung von 5 Teilen Salzsäure 12,5% und 100 Teilen Wasser für 48 Stunden anfeuchten. Mit dem erforderlichen Wasser 70 Teile Vorlauf gewinnen. Das Ausziehen so lange fortsetzen, bis eine Probe mit Natriumhydroxid-Lösung 15% nicht mehr getrübt wird. Nachlauf auf dem Wasserbad auf 18 Teile einengen und die vereinigten Auszüge mit einer Mischung von 2 Teilen Salzsäure 12,5% und 10 Teilen Ethanol 90% auf 100 Teile ergänzen und filtrieren.
Helv 6: Den Trockenextrakt in der Mischung der Flüssigkeit lösen, 3 Tage bei 2 bis 8 °C stehenlassen, ggf. bei der gleichen Temperatur filtrieren.
ÖAB 9,81: Die Chinarinde mit einer Mischung von 48 Teilen Ethanol 96%, 48 Teilen Wasser und 4 Teilen Ameisensäure 25% nach dem Perkolationsverfahren extrahieren, bis 1 Tropfen der zuletzt abtropfenden Flüssigkeit durch Zusatz von 2,5 ml Mayers R und 2,5 ml Salzsäure 7,3% höchstens schwach getrübt wird. Das Perkolat und die Preßflüssigkeit unter vermindertem Druck auf 55 Teile einengen, noch warm mit 40 Teilen Ethanol 96% aufnehmen und ggf. mit einer Mischung von gleichen Teilen Ethanol 96% und Wasser auf den geforderten Gehalt einstellen.

Anwendung
Stomachicum, Tonicum; ED 0,5 bis 1,0 g.
→ Extr. Chinae, DAB 7-DDR, ÖAB 9,81; Extr. Cinchonae siccum, Helv 6; Cinchonae extractum siccum normatum, Helv 7 s. Extr. sicca.

Extractum Chinae aquosum [1,4]

Wässriges Chinaextrakt [1,4]

Gehalt
Gesamtalkaloide berechnet auf den Mittelwert von Chinin und Cinchonin.
DAB 5, EB 6: > 6,18%.

Herstellung
Die Chinarinde (0,75) mit insgesamt 20 Teilen Wasser bei Raumtemperatur durch 2malige Mazeration extrahieren, die abgepreßten Mazerate vereinigen und auf 2 Teile eindampfen, nach dem Abkühlen filtrieren und zu einem dünnen Extrakt erneut eindampfen.

Anwendung
Stomachicum, Tonicum; ED 0,5 bis 1,0 g.
Inkomp.: bas. reag. Stoffe, gerbsäurehaltige Verbindungen, Iodverbindungen.

Extractum Colae fludium [2,4,13,14]

Kolafluidextrakt [2,4], Kolaextrakt [13,14]

Gehalt
Alkaloide vorwiegend Coffein neben wenig Theobromin.
EB 4,6: insgesamt > 1,2 %.
ÖAB 9,81: 1,4 bis 1,6 %.

Herstellung

	EB 4,6	ÖAB 9,81
Colasamen	100,0	
Colaextrakt		15,0
Ethanol 90% (V/V)	n.B.	
Ethanol 96% (V/V)		39,0
Wasser	n.B.	46,0

EB 4,6: 100 Teile Colasamen (0,3) mit 45 Teilen einer Mischung von 7 Teilen Ethanol 90% und 3 Teilen Wasser anfeuchten und mit dem Menstruum von gleicher Zusammensetzung 100 Teile Fluidextrakt gewinnen.
ÖAB 9,81: Das Colaextrakt in der Mischung von Wasser und Ethanol 96% lösen, nach mehrtägigem Kühlstehen filtieren.

Anwendung
Stimulans; ED 2,0 bis 5,0 g.
→ Extr. Colae s. Extr. sicca.

Extractum Condurango fluidum [1,3,11,13,14]

Kondurangofluidextrakt [1,3,13,14], Condurangofluidextrakt [11], Condurango extractum liquidum [12], Condurangoliquidextrakt [12]

Gehalt
Condurangoglycoside.
Helv 6: Bitterwirkung von 100 bis 140 Ph.Helv-Einheiten; Helv 7: 0,4 % Condurangoglycoside als Condurangoglycosid A.

Herstellung
DAB 5,6: 100 Teile Condurangorinde (0,3) mit 65 Teilen einer Mischung von 1 Teil Ethanol 90% und 3 Teilen Wasser anfeuchten und mit der gleichen Mischung 100 Teile Perkolat gewinnen.
Helv 6: 100 Teile Condurangorinde (500) mit 40 Teilen einer Mischung von 200 Teilen Ethanol 96% und 600 Teilen Wasser perkolieren. Zunächst 85 Teile Vorlauf, dann 400 Teile Nachlauf gewinnen. Nachlauf und Preßflüssigkeit unter vermindertem Druck zur Trockne eindampfen und den Rückstand mit 20 Teilen der obigen Ethanol-Wasser-Mischung 2 Stunden mazerieren, mit dem Vorlauf vereinigen und nochmals 2 Stunden mazerieren. Nach 8tägigem Stehen bei 2 bis 8 °C bei derselben Temperatur filtieren. Bitterwirkung bestimmen und mit der oben genannten Ethanol-Wasser-Mischung auf den vorgeschriebenen Gehalt einstellen.
Helv 7: Vorschrift wie Helv 6, mit Ausnahme des Zerkleinerungsgrades der Droge, der auf Sieb 355 festgelegt ist, und der Angabe, daß unter Teilen der Mischung des Menstruums Volumenteile zu verstehen sind. Alle anderen Teile sind wie in Helv 6 in g angegeben.
ÖAB 9,81: 100 Teile Condurangorinde (0,75; 750) mit einer Mischung von 1 Teil Ethanol 96% und 3 Teilen Wasser zu 65 Teilen Vorlauf perkolieren. 3 Teilperkolate als Nachlauf auffangen und mit der Preßflüssigkeit unter vermindertem Druck zur Trockne eindampfen. Den Rückstand in 35 Teilen der oben genannten Mischung unter leichtem Erwärmen lösen und mit dem Vorlauf vereinigen. Bei Kühlschranktemperatur stehenlassen und filtrieren.

Anwendung
Stomachicum; ED 0,5 bis 1,0 g.

Extractum Condurango aquosum [4]

Wässriges Condurangoextrakt [4]

Durch 2malige Mazeration von 8 Teilen Condurangorinde (2) mit 640 Teilen Wasser und Eindampfen auf 10 Teile gewonnenes dünnes Extrakt.

Anwendung
Stomachicum; ED 0,1 g.
→ Vinum Condurango, Vina medicata.

Extractum Frangulae fluidum [1,3,10,11,13,14]

Faulbaumfluidextrakt [1,3,10,13,14], Faulbaumrindenfluidextrakt [11]

Gehalt
Anthracenderivate.
DAB 7-DDR: 1,4 bis 1,6 % berechnet als 1,8-Dihydroxyanthrachinonmonoglykosid (M_r 402,4).
Helv 6: 1,4 bis 1,6 % Hydroxymethylanthrachinonverbindungen, davon < 30 % Anthranolderivate, berechnet als 1,8-Dihydroxyanthrachinon (M_r 240,2).
ÖAB 9,81: > 2,5 % Anthrachinonderivate, davon < 30 % Anthranolderivate, berechnet als 1,8-Dihydroxyanthrachinon.

Herstellung
DAB 5,6: 100 Teile Faulbaumrinde (0,75) mit 55 Teilen einer Mischung von 3 Teilen Ethanol 90% und 7 Teilen Wasser anfeuchten und 100 Teile Fluidextrakt gewinnen.
DAB 7-DDR: 100 Teile Faulbaumrinde (0,8) mit Ethanol 70% zu 200 Teilen Fluidextrakt verarbeiten, auf den vorgeschriebenen Wert einstellen.
Helv 6: 25 Teile Faulbaumrindentrockenextrakt in einer schwach erwärmten Mischung von 20 Teilen Ethanol 96% und 55 Teilen Wasser lösen. Nach 3tägigem Stehen bei 2 bis 8 °C bei derselben Temperatur filtrieren und mit dergleichen Ethanol-Wasser-Mischung auf den vorgeschriebenen Gehalt einstellen.
ÖAB 9,81: 33 Teile Faulbaumextrakt in 67 Teilen Ethanol 70% lösen, nach mehrtägigem Kühlstehen ggf. filtrieren.

Anwendung
Laxans; ED 0,5 bis 2,0 g oder bis zu 3 ml.
→ Extr. Frangulae s. Extr. sicca.

Extractum Liquiritiae fluidum [11,13,14]

Süßholzfluidextrakt [11,13,14], Liquiritiae extractum liquidum [12], Süßholzliquidextrakt [12]

Verdampfungsrückstand
Helv 6,7: 38,0 bis 42,0 %

Trockenrückstand
ÖAB 9: > 40,0 %; ÖAB 81: > 20,0 %

Herstellung

	Helv 6	Helv 7	ÖAB 9,81
Süßholzwurzel	100,0	100,0	100,0
Ammoniak-Lösung 10%			n.B.
Ammoniak-Lösung 25%	n.B.		
Ammoniak-Lösung 26%		n.B.	
Wasser	n.B.	600,0	n.B.
Ethanol 96% (V/V)	n.B.	n.B.	50,0
Silikon-Antischaum-Emulsion	n.B.	n.B.	n.B.

Helv 6: 100 Teile Süßholzwurzel (3150) mit 40 Teilen einer Mischung von 10 Teilen Ammoniak-Lösung 25% und 600 Teilen Wasser anfeuchten und perkolieren. Perkolat und Preßflüssigkeit mit einigen Tropfen der Silikon-Antischaum-Emulsion unter vermindertem Druck auf 120 Teile eindampfen und nach dem Erkalten bis zur deutlich alkalischen Reaktion mit Ammoniak-Lösung 25% versetzen. Mit 40 Teilen Ethanol 96% mischen, 8 Tage bei 2 bis 8 °C stehenlassen, bei derselben Temperatur filtrieren und unter vermindertem Druck eindampfen, bis der Verdampfungsrückstand 45 % beträgt. Je 9 Teile Extrakt mit 1 Teil Ethanol 96% versetzen, 4 Tage bei 2 bis 8 °C stehenlassen und ggf. filtrieren.
Helv 7 verfährt analog mit Süßholzwurzel (2800) und Ammoniak-Lösung 26%.
ÖAB 9,81: 100 Teile Süßholzwurzel (3; 6000) mit einer Mischung von 95 Teilen Wasser und 5 Teilen Ammoniak-Lösung 10% zu 4 Teilperkolaten extrahieren. Diese mit der Preßflüssigkeit vereinigen und nach Zusatz einiger Tropfen Antischaum-Emulsion unter vermindertem Druck auf 120 Teile eindampfen. Nach dem Erkalten mit Ammoniak-Lösung 10% bis zur deutlich alkalischen Reaktion versetzen und 40 Teile Ethanol 96% hinzufügen. 48 Stunden kühl stellen und filtrieren. Das Filtrat unter vermindertem Druck auf 90 Teile einengen, mit 10 Teilen Ethanol 96% auf 100 Teile Fluidextrakt ergänzen.

Anwendung
Expectorans; ED 2,5 g.
→ Extr. Liquiritiae s. Extr. sicca.

Extractum Thymi fluidum [2,3,5,10,11,13,14]

Thymianfluidextrakt [2,3,5,6,7,10,11,13,14], Thymi extractum fluidum [6,7], Thymi extractum liquidum normatum [12], Eingestellter Thymianliquidextrakt [12]

Gehalt
Ätherisches Öl, wasserdampfflüchtige Phenole, berechnet als Thymol bzw. das isomere Carvacrol.
DAB 7: > 0,18 % ätherisches Öl.
DAB 8,9: > 0,03 % Phenole.
DAB 7-DDR: > 0,020 % Phenole.
Helv 6: 0,015 bis 0,025 % Thymol und Carvacrol.
Helv 7: > 0,015 < 0,025 % Thymol.

Herstellung

EB 4, DAB 6:
Bei gleicher Vorschrift zu 3 Fluidextrakten variiert nur

das Menstruum:	EB 4	DAB 6
Wasser	3 T	33 T
Ethanol 90% (V/V)	1 T	17 T

I. 3 h anfeuchten:	
Thymian (0,3)	500,0
Glycerol 85%	50,0
Wasser	125,0
Ethanol 90% (V/V)	75,0
perkolieren mit Menstruum	n.B.
Fluidextrakt I	175,0
Nachlauf I	1500,0

II. anfeuchten:	
Thymian (0,3)	325,0
1. Teil Nachlauf I	130,0
Glycerol 85%	30,0
perkolieren mit Rest Nachlauf I Menstruum	n.B.
Fluidextrakt II	325,0
Nachlauf II	

III. anfeuchten:	
Thymian (0,3)	175,0
1. Teil Nachlauf II	70,0
Glycerol 85%	20,0
perkolieren mit Rest Nachlauf II Menstruum	n.B.
Fluidextrakt III	500,0

vereinigen von:	
Fluidextrakt I	175,0
Fluidextrakt II	325,0
Fluidextrakt III	500,0
	1000,0
aus 1000,0 Thymian	
Thymianfluidextrakt	1000,0

DAB 7: Thymian (0,8) 1T   DAB 8,9: Thymian (710) 1 T
DAB 7,8,9: Menstruum 2- bis 3fache Menge von:

Ammoniak-Lösung 10%	1 T	DAB 7 Perkolation
Glycerol 85%	20 T	ohne vorheriges Anfeuchten
Ethanol 90% (V/V)	70 T	1 T Droge = 2 T Fluidextrakt
Wasser	109 T	DAB 8,9 Mazeration

DAB 7-DDR:

Thymian (2)	1 T	Perkolation ohne
Ethanol 70% (V/V)	1 T	vorheriges Anfeuchten
Wasser	n.B.	1 T Droge = 2 T Fluidextrakt

Helv 6: Thymian (500); Helv 7: Thymian (710)
Helv 6,7: 100 Teile in den Perkolator trocken einfüllen und langsam anfeuchten mit einer Mischung aus:

Glycerol 85%	10,0
Wasser	20,0
Ethanol 96% (V/V)	20,0

zu 180 Teilen Perkolat extrahieren mit Menstruum aus:

Ethanol 96% (V/V)	1 T
Wasser	5 T

2,00 g Perkolat, 50 ml Wasser, 0,25 ml Phenolphthalein-Lösung R mit 0,1 N-NaOH bis zur Rosafärbung titrieren. Umrechnen auf 178,0 Perkolat und 1 N-NaOH. Das Perkolat mit der Hälfte der errechneten Menge 1 N-NaOH versetzen, 8 Tage bei 2 bis 8 °C stehenlassen und filtrieren. Den Gehalt an Phenolen bestimmen und mit dem Menstruum auf den vorgeschriebenen Wert einstellen.

ÖAB 9,81: 100 Teile Thymian (0,75, 750) anfeuchten mit einer Mischung aus:

Ethanol 96% (V/V)	40,0
Wasser	40,0
Glycerol 85%	20,0

perkolieren mit Menstruum aus:

Ethanol 96% (V/V)	1 T
Wasser	4 T
zu Vorlauf	85 T

Nachlauf aus 2 Teilperkolaten

Preßflüssigkeit und Nachlauf unter vermindertem Druck auf 15 Teile einengen und mit dem Vorlauf vereinigen.

Anwendung
Expectorans; ED 2,0 g.

22 Extracta sicca [5,6,7,10,11,13,14]

Trockenextrakte [5,6,7,10,11,12,13,14]

Extrakte sind konzentrierte, gegebenenfalls auf einen bestimmten Wirkstoffgehalt eingestellte Auszüge aus meist getrockneten Arzneidrogen. Trockenextrakte sind pulver- bis brockenförmige Zubereitungen, die sich zerreiben lassen. DAB 5, DAB 6, DAB 7, DAB 8, DAB 9, DAB 7-DDR, Helv 6, Helv 7, ÖAB 9, ÖAB 81.
Trockenextrakte werden in 2 Schritten hergestellt. Der Extraktion, die im allgemeinen aus 1 Teil Droge 3 bis 4 Teile Perkolat ergeben soll, schließt sich die Entfernung des Menstruums meist durch Abdestillieren unter vermindertem Druck an. Nach dem Eindampfen wird der Rückstand zerrieben und, wenn notwendig, im Exsiccator nachgetrocknet. Falls es die Vorschrift verlangt, wird der Gehalt mit Lactose, Dextrin, Mannitol oder Saccharose auf den vorgeschriebenen Gehalt eingestellt.

Hinweis
Trockenextrakte sind hygroskopisch, sie sind vor Feuchtigkeit und Licht zu schützen. DAB 7-DDR, Helv 6, Helv 7, ÖAB 9 und ÖAB 81 lassen Verreibungen im Verhältnis 1:1 auf Vorrat ausdrücklich zu. Helv 6, Helv 7, ÖAB 9 und ÖAB 81 schreiben für die Herstellung Lactose vor, die nach DAB 7-DDR mit 20% hochdispersem Siliciumdioxid versetzt wird. Nach DAB 6, DAB 7, DAB 8, DAB 9 dürfen Lösungen von Trockenextrakten nicht vorrätig gehalten werden. ÖAB 9, ÖAB 81, Helv 6, Helv 7 sehen zur Vorratshaltung von Extractum Belladonnae und Extractum Opii Lösungen vor, die aus 10 Teilen Trockenextrakt und einer Mischung von 6 Teilen Wasser, 3 Teilen Glycerol 85 % und 1 Teil Ethanol 96% bestehen.

Übersicht der Extracta sicca
nach DAB 5 bis DAB 9; EB 4, EB 6; DAB 7-DDR; Helv 6, Helv 7; ÖAB 9, ÖAB 81
Die Zahlenangaben in Klammern hinter den Drogennamen beziehen sich auf die Maschenweite der Siebe in mm nach DAB 5,6,7; DAB 7-DDR; ÖAB 9 und in µm nach DAB 8,9; Helv 6,7; ÖAB 81. Die Menge des Menstruums (a) ist für 100 Teile Droge berechnet. (a_1) gibt die Mischung der Flüssigkeiten in Teilen (T) für den 1. Auszug und (a_2) für den 2. Auszug an, mit der die ausgepreßte Droge nochmals extrahiert wird. Die Extraktionszeit (c) kann als (c_1) und (c_2) variieren. Aus (c_3) läßt sich ablesen, ob und wie lange die vereinigten Auszüge vor der Filtration stehen sollen. Anschließend erfolgt das Eindampfen (E) meist unter vermindertem Druck (verm. Druck).

Extractum Aloes [1,3,5]

Aloeextrakt [1,3,5], Extractum aloes siccum [11], Aloetrokkenextrakt [11]

Gehalt
Anthracenderivate als wasserfreis Aloin.
DAB 7: > 22 %.
DAB 8: > 22,0 < 33,0 %.
Helv 6: 18,0 bis 22,0 %.

Herstellung

	DAB 5,6,7,8	Helv 6
Aloe	1,0	100,0
Wasser	10,0	
Aceton		900,0

DAB 5,6: 1 Teil Aloe in 5 Teilen siedendem Wasser lösen, mit 5 weiteren Teilen Wasser mischen, nach 2 Tagen vom Harz abgießen, filtrieren und unter vermindertem Druck eindampfen.
DAB 7,8: 1 Teil Droge in 10 Teile siedendes Wasser schütten, 1/2 Stunde unter Ergänzen des Wassers im Sieden halten, 4 Stunden stehenlassen, vom Bodensatz abgießen. Den Rückstand mit 5 Teilen Wasser für

Tabelle 9.3 Übersicht der Extracta sicca.

Extractum - siccum	Mono- graphie	Droge		Menstruum H_2O	EtOH 70%	EtOH 90%	Anwendung; mittlere ED Besonderheiten
- Aloes Aloeextrakt	s.u.						
- Belladonnae Belladonna-, Tollkirschenextrakt	s.u.						
- Cascarae sagradae sicc.	EB 4,6	Cascararinde	a_1	350 T		150 T	Laxans;
Trockenes Sagrada-		(0,75)	c_1	6 Tage	15-25 °C		ED 0,5 g
extrakt			a_2	210 T		90 T	
			c_2	3 Tage	15-25 °C		
			c_3	2 Tage, E			
→ Extr. Cascarae sagradae fluidum s. Extr. fluida							
- Chinae spirituosum	DAB 5,6	Chinarinde	a_1		500 T		Stomachicum, Tonicum;
Weingeistiges		(0,75)	c_1	6 Tage	15-25 °C		ED 0,2 bis 0,4 g
Chinaextrakt			a_2		500 T		
Alkaloide: 12 % als			c_2	3 Tage	15-25 °C		
Mittelwert von Chinin und Cinchonin			c_3	2 Tage, E verm. Druck			
- Chinae Chinaextrakt	DAB 7-DDR, ÖAB 9,81 s.u.						
- Cinchonae sicc. Chinatrockenextrakt	Helv 6,7 s.u.						
→ Extr. Chinae aquosum, Extr. Chinae fluidum s. Extr. fluida							
- Colae	EB 6	Colasamen	a_1	45 T		405 T	Stimulans;
Colaextrakt		(0,3)	c_1	12 h anfeuchten 100 Teile Perkolat herstellen			ED 0,2 bis 0,3 g
Coffein- und Theobromin: > 12 %							
			a_2	Menstruum n.B. 1 T		9 T	
			c_3	24 h	< 5 °C, E		
- Colae sicc.	ÖAB 9,81 s.u.						
- Colocynthidis	DAB 5,6	Koloquinthen	a_1		225 T		Drasticum,
Koloquinthenextrakt		(0,75)	c_1	6 Tage	15-25 °C		technisch zur
			a_2	75 T		75 T	Schädlings-
			c_2	3 Tage	15-25 °C		bekämpfung;
			c_3	sogleich E verm. Druck			Max.ED 0,05 g
- Colocynthidis compositum	s.u.						
- Condurango	EB 4,6	Condurango-	a_1	200 T		400 T	
Condurangoextrakt		rinde (0,75)	c_1	6 Tage	15-25 °C		
			a_2	200 T		400 T	
			c_2	3 Tage	15-25 °C		Stomachicum;
			c_3	nach Absetzen, E			ED 0,1 g
→ Extr. Condurango fluidum s. Extr. fluida							
- Crataegi sicc. Weißdorntrockenextrakt	s.u.						
- Faecis Hefeextrakt	s.u.						
- Filicis Rohfilicin	s.u.						

Tabelle 9.3 Fortsetzung

Extractum - siccum	Monographie	Droge	Menstruum H_2O	EtOH 70%	EtOH 90%	Anwendung; mittlere ED, Besonderheiten
- Frangulae sicc. Trockenes Faulbaumextrakt	EB 4,6	Faulbaumrinde (0,75)	a_1 350 T c_1 6 Tage a_2 210 T c_2 3 Tage c_3 nach Absetzen, E	 15-25 °C 10-25 °C	150 T 90 T	Laxans; ED 0,5 g
- Frangulae Faulbaumextrakt Anthracenderivate: 10,5 bis 11,5 % als Dihydroxyanthrachinonmonoglycosid	DAB 7-DDR	Faulbaumrinde (0,8)	250 T Droge zu 1000 T Perkolat mit EtOH 70% n.B. E verm. Druck, Einstellen mit Lactose			
- Frangulae sicc. Faulbaumrindentrockenextrakt	Helv 6,7 ÖAB 9,81 s.u.					
- Gentianae Enzianextrakt	s.u.					
- Hydrastis sicc. Trockenes Hydrastisextrakt Hydrastin: > 10 %	EB 4,6	Hydrastisrhizom (0,75)	a_1 c_1 6 Tage a_2 c_2 3 Tage c_3 nach Absetzen, E	500 T 15-25 °C 500 T 15-25 °C		Haemostypticum in der Gynäkologie; ED 0,05 g
→ Extr. Hydrastis fluidum s. Extr. fluida						
- Hyoscyami Bilsenkrautextrakt Hyoscyamin: 0,47 bis 0,55 % → Extr. Hyoscyami (spissum) s. Extr. spissa	DAB 6	Hyoscyamusblätter (0,75)	a_1 c_1 6 Tage a_2 c_2 3 Tage c_3 24 h, EtOH verm. Druck abdestillieren, den Rückstand mit gleicher Menge H_2O verdünnen, 24 h stehenlassen, filtrieren, im Filtrat 3 T Dextrin lösen, E verm. Druck, Einstellen mit Dextrin	500 T 15-25 °C 300 T 15-25 °C		Parasympatholyticum, Antiemeticum; ED 0,05 g, Max.ED 0,15 g Inkomp.: Gerbsäuren, bas. reag. Stoffe, Bolus alba
- Ipecacuanhae Brechwurzelextrakt	s.u.					
- Liquiritiae Süßholzextrakt	s.u.					
- Opii - -, - Thebaicum Opiumextrakt Morphin: ca. 20 %	DAB 6 DAB 5	Opium	a_1 500 T c_1 24 h a_2 250 T c_2 24 h c_3 sogleich, E verm. Druck, Einstellen mit Lactose	 15-25 °C 15-25 °C		Ruhigstellen des Darms; ED 0,025 bis 0,05 g, DAB 5: Max.ED 0,1 g DAB 6: Max.ED 0,075 g
- Opii Opiumextrakt Morphin: 19,4 bis 20,6 %	DAB 7-DDR	Opium	a_1 1000 T c_1 24 h a_2 500 T c_2 24 h c_3 sogleich, E bei < 50 °C, Einstellen mit Lactose			
- Opii Opiumtrockenextrakt	DAB 7,8; Helv 6; ÖAB 9,81 s.u.					
- Primulae Primelextrakt	s.u.					

Tabelle 9.3 Fortsetzung

Extractum - siccum	Mono-graphie	Droge		Menstruum H_2O	EtOH 70%	EtOH 90%	Anwendung; mittlere ED, Besonderheiten
- Quassiae Quassiaholzextrakt	EB 4,6	Quassiaholz, Bitterholz (0,75)	a_1	500 T	siedend		Amarum, Vermifugum, technisch zur Schädlingsbekämpfung; ED 0,1 g
			c_1	6 h	35-40 °C		
			a_2	300 T	siedend		
			c_2	6 h	35-40 °C		
				sogleich auf eindampfen,		2 T	
				hinzufügen		100 T	
			c_3	2 Tage, E			
- Ratanhiae Ratanhiaextrakt	EB 4,6	Ratanhia-wurzel (0,75)	a_1	500 T			Antidiarrhoicum, Adstringens äußerlich und innerlich; ED 1,0 g Mundspülung 5%ig Inkomp.: N-haltige Verbindungen, Ionenverbindungen
			c_1	24 h	15-25 °C		
			a_2	250 T			
			c_2	24 h	15-25 °C		
			c_3	aufkochen, nach Absetzen durchseihen, E			
- Ratanhiae Ratanhia-trockenextrakt	Helv 6,7 s.u.						
- Rhei Rhabarberextrakt	DAB 5,6	Rhabarber-wurzel (0,75)	a_1	300 T		200 T	Laxans; ED 0,5 bis 0,6 g Urinverfärbung gelbbraun, im alkalischen Urin Rotfärbung
			c_1	24 h	15-25 °C		
			a_2	150 T		100 T	
			c_2	24 h	15-25 °C		
			c_3	2 Tage, E verm. Druck			
- Rhei Rhabarberextrakt Anthracenderivate: 10,5 bis 11,5 % als Dihydroxyanthrachinon-monoglycosid	DAB 7-DDR	Rhabarber-wurzel (0,8)		250 T Droge zu 1000 T Perkolat mit EtOH 70%, E verm. Druck, Einstellen mit Lactose			Laxans; ED 0,5 bis 2 g Stomachicum; ED 0,05 bis 0,1 g
- Rhei sicc. Rhabarber-trockenextrakt	DAB 7,8 Helv 6,7 ÖAB 9,81 s.u.						
- Rhei compositum Zusammengesetztes Rhabarberextrakt	s.u.						
- Senegae Senegaextrakt	EB 4	Senegawurzel (0,75)	a_1	300 T		200 T	Expectorans; ED 0,1 bis 0,5 g
			c_1	4 Tage	15-25 °C		
			a_2	150 T		100 T	
			c_2	24 h			
			c_3	nach Absetzen, E			
- senegae sicc. Senegatrockenextrakt	Helv 6,7 s.u.						
- Strychni - -, - nucis vomicae Brechnußextrakt Alkaloide: 15,75 bis 16,21 % als Mittelwert von Strychnin und Brucin	DAB 6 DAB 5	Brechnuß (0,75) mit Benzin im Perkolator entfettet und anschließend getrocknet	a_1		200 T		Steigerung der Reflexerregbarkeit; ED 0,01 bis 0,05 g Max.ED 0,05 g
			c_1	24 h			
			a_2		150 T		
			c_2	24 h			
			c_3	mehrere Tage E verm. Druck Einstellen mit Lactose			
- strychni sicc. Brechnuß-trockenextrakt	Helv 6,7 s.u.						
- valerianae sicc. Baldrian-trockenextrakt	Helv 6	Baldrian-tinktur		EtOH auf dem Wasserbad unter verm. Druck abdestillieren			Sedativum; ED 0,2 bis 0,5 g Inkomp.: Eisensalze

10 Minuten sieden, nach 5 Stunden Stehen abgießen und mit dem 1. Auszug mischen. Durch Watte kolieren und im Wasserbad unter vermindertem Druck eindampfen, zuletzt nur bei 60 °C. Das trockene Extrakt pulvern und über Blaugel nachtrocknen.
Helv 6: 100 Teile Aloe in 500 Teile Aceton eintragen, 6 Stunden mazerieren, absetzen lassen, dekantieren. Den Rückstand mit 300 Teilen Aceton und anschließend nochmals mit 100 Teilen Aceton wie das erste Mal behandeln. Die vereinigten Lösungen filtrieren, Aceton auf dem Wasserbad bis zur Sirupkonsistenz abdestillieren, unter vermindertem Druck zur Trockne eindampfen, pulverisieren und nach Gehaltsbestimmung mit Saccharose einstellen.

Aloes extractum siccum normatum[7,12]

Eingestellter Aloeextrakt[7], Eingestellter Aloe-Trokkenextrakt[12]

Gehalt
Hydroxyanthracenderivate als wasserfreies Aloin.
DAB 9, Helv 7: 19,0 bis 21,0 %.

Herstellung
DAB 9, Helv 7: Die Herstellung erfolgt aus Kap-Aloe, Curaçao-Aloe oder einer Mischung von beiden mit kochendem Wasser und anschließendes Einstellen des Extraktes mit Saccharose auf den vorgeschriebenen Gehalt.

Anwendung
Stark wirksames Laxans; ED 0,1 bis 0,3.
Kontraindikation: Schwangerschaft, Nierenerkrankungen. → Band Drogen.

Extractum Belladonnae[1,3,5,10,13,14]

Belladonnaextrakt[1,3,5,6,7], Tollkirschenextrakt[1,10,13,14], Belladonnae extractum[6,7], Extractum belladonnae siccum[11], Belladonnatrockenextrakt[11], Belladonnae extractum siccum normatum[12], Eingestellter Belladonnatrockenextrakt[12]

Gehalt
Alkaloide als Hyoscyamin.
DAB 6: 1,48 bis 1,52 %.
DAB 7: 1,30 bis 1,45 %.
DAB 8,9: > 1,30 % < 1,45 %.
DAB 7-DDR: 1,47 bis 1,53 %.
Helv 6: 0,95 bis 1,05 %.
Helv 7: > 9,5 % < 1,45 %.
ÖAB 9,81: 1,40 bis 1,60 %.
DAB 9, DAB 7-DDR, Helv 7 beziehen den Gehalt ausdrücklich auf die getrocknete Substanz.

Herstellung
DAB 6: 100 Teile Tollkirschenblätter (0,75) 6 Tage bei Raumtemperatur mit 500 Teilen Ethanol 70% mazerieren und auspressen. Den Preßrückstand für 3 Tage mit 300 Teilen Ethanol 70% in gleicher Weise behandeln. Die vereinigten Auszüge nach 24 Stunden filtrieren und den Ethanolanteil unter vermindertem Druck abdestillieren. Den Rückstand mit gleichen Teilen Wasser verdünnen, nach 24 Stunden filtrieren, im Filtrat 3 Teile Dextrin lösen und unter vermindertem Druck zum Trockenextrakt eindampfen. Den Gehalt ggf. mit Dextrin einstellen.
DAB 7,8,9: Die Belladonnablätter (0,8; 710) mit Ethanol 70% perkolieren. Das Ende ist in der Regel nach 3 Teilperkolaten erreicht, wenn eine Probe von 5,0 ml ablaufendem Perkolat Alkaloidfreiheit anzeigt. In den drei Arzneibüchern wird sie in fast analoger Weise ermittelt durch Zugabe von 0,2 ml Salzsäure 7% R und Eindampfen zur Trockne. Den Rückstand in 5 ml Wasser lösen und mit 1,0 ml Mayers Reagenz versetzen. Die entstandene Trübung darf nicht stärker sein als eine Vergleichslösung aus 5,0 ml Chlorid-Lösung (8 ppm Cl) und 1,0 ml 0,1 N-Silbernitrat-Lösung. Das Perkolat unter vermindertem Druck auf dem Wasserbad von höchstens 40 °C auf die Hälfte des Volumens einengen, die gleiche Menge Wasser hinzufügen und 24 Stunden bei höchstens 5 °C stehenlassen. Den Niederschlag abfiltrieren und mit kleinen Portionen Wasser die mitgerissenen Alkaloide auswaschen, bis die bereits beschriebene Probe mit Mayers Reagenz wiederum negativ ausfällt. Das Gesamtfiltrat unter den oben genannten Bedingungen zur Trockne eindampfen, pulverisieren, nachtrocknen und den geforderten Gehalt mit Lactose oder Dextrin einstellen.
DAB 7-DDR: 500 Teile Tollkirschenkraut (2) mit Ethanol 70% zu 2000 Teilen Perkolat verarbeiten, unter vermindertem Druck in einem Wasserbad von höchstens 50 °C zur Trockne eindampfen, nachtrocknen und mit Lactose einstellen.
Helv 6,7: 100 Teile Belladonnablätter (315; 355) mit einer Mischung von 15 Teilen Industriesprit und 35 Teilen Aceton anfeuchten, mit derselben Mischung perkolieren. 300 Teile Perkolat und die Preßflüssigkeit unter vermindertem Druck auf 100 Teile einengen. Mit 100 Teilen Wasser versetzen, 3 Tage bei 2 bis 8 °C stehenlassen und filtrieren. Den Rückstand mit kleinen Mengen Wasser von < 5 °C zur Alkaloidfreiheit auswaschen, bis 1 ml Waschflüssigkeit nach Zugabe von 0,15 ml Salzsäure 7% R und 0,15 ml Mayers Reagenz höchstens noch schwach opaleszient. Filtrat und Waschwasser unter vermindertem Druck auf 100 Teile eindampfen, 8 Tage bei 2 bis 8 °C stehenlassen und bei derselben Temperatur filtrieren. Gesamtalkaloide bestimmen, ggf. unter Erwärmen so viel Mannitol lösen, daß der Trockenextrakt nach dem Eindampfen unter vermindertem Druck den vorgeschriebenen Gehalt besitzt.
Industriesprit, Ethanolum ketonatum, Ethanol 96% mit 2 % Ethylmethylketon
ÖAB 9,81: Die Belladonnablätter (0,3; 300) mit Ethanol 70% bis zur Alkaloidfreiheit extrahieren. Das erfordert etwa 4 bis 5 Teilperkolate. Zur Prüfung 5 ml zuletzt abgetropftes Perkolat auf dem Wasserbad eindampfen, mit einer Mischung von 2,5 ml verdünnter Salzsäure (etwa 2 molar) und 2,5 ml Wasser aufnehmen, nach Zusatz von Mayers Reagenz darf höchstens eine schwache Trübung zu sehen sein. Aus den vereinigten Perkolaten und der filtrierten Preßflüssigkeit den Ethanolanteil unter vermindertem Druck abdestillieren. Den Rückstand mit der gleichen Menge Wasser versetzen, 48 Stunden bei Kühlschranktemperatur stehenlassen und filtrieren. Das Filtrat unter vermindertem Druck zum Trockenextrakt eindampfen.

Anwendung
Parasympatholyticum, überwiegend im Magendarmtrakt; ÖAB 9,81: ED 0,01 bis 0,02 g; Helv 6: ED 0,025 g;
DAB 7,9; DAB 7-DDR; Helv 6; ÖAB 9,81: Max.ED 0,05 g.
Inkomp.: bas. reag. Stoffe, Gerbstoffverbindungen, Iod.
→ Extr. Belladonnae, DAB 5, s. Extr. spissa.
→ Band Drogen.

Extractum Chinae[10,13,14]

Chinaextrakt[10,13,14], Chinatrockenextrakt[11], Extractum cinchonae siccum[11], Cinchonae extractum siccum normatum[12], Eingestellter Chinatrockenextrakt[12]

Gehalt
Gesamtalkaloide als Mittelwert von Chinin und Cinchonin.
DAB 7-DDR: 14,8 bis 15,2 %.
Helv 6: 19,5 bis 20,5 %.
Helv 7: 18,0 bis 22,0 %.
ÖAB 9,81: 15,8 bis 16,2 %.

Herstellung
DAB 7-DDR: Aus 1 Teil Chinarinde 4 Teile Perkolat herstellen. Als Menstruum dient eine Mischung von 50 Teilen Ethanol 96%, 48,5 Teilen Wasser und 1,5 Teilen Ameisensäure 84,0 bis 86,5%. Eindampfen unter vermindertem Druck im Wasserbad von höchstens 50 °C, einstellen ggf. mit Lactose.
Helv 6,7: Chinarinde (315; 355). Das Menstruum besteht aus einer Mischung von 46 Teilen Industriesprit, 50 Teilen Wasser und 4 Teilen Ameisensäure 25%. Mit 40 Teilen davon 100 Teile Droge anfeuchten und 400 Teile Perkolat herstellen. Perkolat und Preßflüssigkeit auf 200 Teile eindampfen, diese mit 35 Teilen Industriesprit und 165 Teilen Wasser 8 Tage bei 2 bis 8 °C stehenlassen und abnutschen. Den Rückstand mit einer auf 5 °C abgekühlten Mischung von 11 Teilen Industriesprit, 108 Teilen Wasser und 1 Teil Ameisensäure je 3mal anreiben, jeweils nach 1 Stunde scharf absaugen. Die vereinigten Filtrate auf 100 Teile eindampfen, 8 Tage bei 2 bis 8 °C stehenlassen und bei derselben Temperatur filtrieren. Aus 4,00 g Filtrat den Gehalt bestimmen. Im Filtrat so viel Saccharose lösen, daß nach dem Eindampfen unter vermindertem Druck der vorgeschriebene Gehalt erreicht wird.
Industriesprit, Ethanolum ketonatum, Ethanol 96% mit 2 % Ethylmethylketon
ÖAB 9,81: Chinarinde (0,75; 750). Das Menstruum besteht aus einer Mischung von 48 Teilen Ethanol 96%, 48 Teilen Wasser und 4 Teilen Ameisensäure 25%. Die Droge wird damit perkoliert. Die Extraktion erfordert in der Regel 4 bis 5 Teilperkolate. Sie ist beendet, wenn 1 Tropfen der zuletzt abtropfenden Flüssigkeit eine Mischung von 2,5 ml Salzsäure R (etwa 2 molar) und 2,5 ml Mayers Reagenz höchstens schwach trübt. Die vereinigten Perkolate mit der filtrierten Preßflüssigkeit unter vermindertem Druck zum Trockenextrakt eindampfen.

Anwendung
Roborans, Amarum, Stomachicum, Antipyreticum; in Zubereitungen äußerlich zur Haar- und Mundpflege; ED 0,05 bis 0,2 g.
→ Extr. Chinae spirituosum, DAB 5,6, s. Übersicht.
→ Extr. Chinae fluidum s. Extr. fluida.

Extractum Colae[13,14]

Kolaextrakt[13,14]

Gehalt
Alkaloide, vorwiegend Coffein neben wenig Theobromin.
ÖAB 9,81: 9,75 bis 10,25 %.

Herstellung
100 Teile Colasamen (0,3; 300) mit einer Mischung von 46 Teilen Ethanol 96% und 54 Teilen Wasser bis zur Alkaloidfreiheit perkolieren. In der Regel erfordert dies 3 bis 4 Teilperkolate. Die Alkaloidfreiheit wird mit 0,4 ml der zuletzt ablaufenden Flüssigkeit überprüft. Die Probe auf dem Wasserbad eindampfen, mit 2,5 ml heißem Wasser aufnehmen und mit 1 Tropfen konzentrierter Schwefelsäure R (95 bis 97%) versetzen. 1 Tropfen von Kaliumwismutjodidlösung R darf höchstens schwach gelb trüben. 80 Teile Vorlauf auffangen. Den Nachlauf mit der filtrierten Preßflüssigkeit unter vermindertem Druck zur Trockne eindampfen und in 20 Teilen der oben angegebenen Mischung aufnehmen. Die vereinigten Flüssigkeiten 48 Stunden bei Kühlschranktemperatur stehenlassen, filtrieren und unter vermindertem Druck zum Trokkenextrakt eindampfen.

Anwendung
Stimulans; ED 0,2 bis 0,3 g.
→ Extr. Colae, EB 6, s. Übersicht.
→ Extr. Colae fluidum s. Extr. fluida.

Extractum Colocynthidis compositum[2,4]

Zusammengesetztes Koloquinthenextrakt[2,4]

	EB 4	EB 6
Koloquinthenextrakt	3,0	11,5
Aloe	10,0	38,5
Scammoniumharz	8,0	30,0
Rhabarberextrakt	5,0	20,0
Ethanol 90% (V/V)	n.B.	n.B.

Die festen Bestandteile zerreiben, mischen und mit Ethanol 90% zu einer Masse anstoßen. Das Ganze trocknen und zerreiben.

Anwendung
Laxans; ED 0,1 g, EB 4: Max.ED 0,15 g, EB 6: Max.ED 0,2 g.

Extractum crataegi siccum[11]

Weißdorntrockenextrakt[11], Crataegi extractum siccum normatum[12], Eingestellter Weißdorntrockenextrakt[12]

Gehalt
Flavonoide.
Helv 6: 1,0 bis 1,4 % als Vitexin-4'C-rhamnosid (M_r 578,5).
Helv 7: 0,8 bis 1,2 % als Hyperosid (M_r 464,4).

Herstellung
Helv 6: Weißdornblätter (315); Helv 7: Weißdornblätter mit Blüten (355). 100 Teile Droge mit 50 Teilen des Menstruums anfeuchten. Das Menstruum besteht aus einer Mischung von 66,5 Teilen Industriesprit und 33,5 Teilen Wasser. Mit der erforderlichen Menge des Menstruums 500 Teile Perkolat gewinnen. Perkolat und Preßflüssigkeit auf 100 Teile eindampfen und mit 100 Teilen Wasser 8 Tage bei 2 bis 8 °C stehenlassen. Bei derselben Temperatur filtrieren, den Filterrückstand mit wenig Wasser nachwaschen. Die Flüssigkeiten unter vermindertem Druck zur Trockne eindampfen, ggf. mit Lactose auf den vorgeschriebenen Wert einstellen.
Industriesprit, Ethanolum ketonatum, Ethanol 96% mit 2 % Ethylmethylketon

Anwendung
Kreislauf-, Herz-, Gefäßregulans; ED 0,3 g.
Inkomp.: bas. reag. Stoffe, Säuren, Eisensalze.

Extractum Faecis[3,5,13,14]

Hefeextrakt[3,13,14], Hefe-Trockenextrakt[5]

Herstellung
DAB 6: Untergärige Bierhefe bei niedriger Temperatur mit Wasser schlämmen, sieben (0,15) und mit einer 1%igen Natriumcarbonat-Dekahydrat-Lösung entbittern. Mit Wasser zur Alkalifreiheit auswaschen und abpressen. 20 Teile dieser Hefe, 10 Teile Wasser und 1 Teil Salzsäure 25% bei 40 bis 50 °C 12 Stunden zur Selbstverdauung stehenlassen, dann auf dem Wasserbad erhitzen und den Auszug abseihen. Den Rückstand nochmals mit 10 Teilen Wasser digerieren und abseihen. Die vereinigten Auszüge filtrieren und unter vermindertem Druck zu einem dünnen Extrakt eindampfen. Dieses mit 25 % seiner Masse mit medizinischer Hefe, die 2 Stunden bei 100 °C getrocknet wurde, mischen und die Mischung unter vermindertem Druck zur Trockne eindampfen.
DAB 7: Aus entbitterter Bier- und Preßhefe nach Selbstverdauung gewonnenes, mit gärungsfähiger Trockenhefe versetztes Extrakt, ohne Herstellungsvorschrift.
ÖAB 9,81: 500 Teile Preßhefe mit einer Mischung von 25 Teilen Salzsäure 19 bis 21% in 250 Teilen Wasser anreiben und 10 Stunden bei 98 bis 102 °C im Ölbad mit Rückflußkühlung erhitzen. Nach Abkühlung auf ca. 50 °C mit ca. 100 ml einer 10%igen Natriumcarbonat-Dekahydrat-Lösung bis zur schwachen Rötung von Lackmuspapier versetzen. Nach Zusatz von 200 Teilen Wasser 24 Stunden lang kühl stellen und absetzen lassen, die Flüssigkeiten abgießen und den Rückstand absaugen. Die vereinigten Flüssigkeiten in den Kühlschrank stellen. Den Rückstand auf der Nutsche 3 Stunden mit 400 Teilen Wasser digerieren, im Kühlen 24 Stunden absetzen lassen, die Flüssigkeiten abgießen und den Rest wiederum absaugen. Die vereinigten Flüssigkeiten im Kühlschrank absetzen lassen, filtrieren und unter vermindertem Druck auf 100 Teile einengen. Trockenhefe in einer Menge von 25 % der Masse des eingedickten Auszuges mit diesem mischen und unter vermindertem Druck zur Trockne eindampfen.

Anwendung
Pillenherstellung.

Extractum filicis siccum[11]

Rohfilicin[11]

Gehalt
Flavaspidsäure.
Helv 6: > 20,0 %.

Herstellung
100 Teile frisch gepulverten Wurmfarn (315) mit 2 Teilen fein gepulvertem Natriumsulfit mischen und mit Ether anfeuchten. Nach 24 Stunden 300 Teile Perkolat gewinnen, das 3 Tage bei 2 bis 8 °C stehen soll. Bei derselben Temperatur filtrieren und den Ether unter vermindertem Druck vollständig abdampfen.
100 Teile schmieriges Extrakt mit 10 Teilen fein gepulvertem Natriumsulfit und 200 Teilen Magnesiumoxid zu feinem Pulver verreiben und durch Sieb 200 schlagen, in 1000 Teilen 1%iger Natriumsulfitlösung 1/4 Stunde umrühren, abnutschen, das Filtrat in 30 Teilen Essigsäure 30% auffangen. Extraktion in Wasser 4mal wiederholen, Rohfilicin absaugen und in 1000 Teilen 0,1%iger Natriumsulfitlösung auswaschen. Unter vermindertem Druck bei Lichtschutz trocknen.

Anwendung
Bandwurmmittel; ED 3,0 g, max. ED 3,0 g, max. Tagesdosis 3,0 g; → Band Drogen.
Höchstens 2 Jahre zu lagern.
→ Extr. Filicis s. Extr. spissa.

Extractum Frangulae[13,14]

Faulbaumextrakt[13,14], Extractum frangulae siccum[11], Faulbaumrindentrockenextrakt[11], Frangulae extractum siccum normatum[12], Eingestellter Faulbaumrindentrockenextrakt[12]

Gehalt
Anthracenderivate.
Helv 6: 6,5 bis 7,5 % Hydroxymethylanthrachinonverbindungen, davon < 30 % Anthranolderivate, beide als 1,8-Dihydroxyanthrachinon (M_r 240,2).
Helv 7: > 15,0 % < 17,0 % Glucofranguline als Glucofrangulin A (M_r 578,5).
ÖAB 9,81: > 7,5 % Anthracenderivate als 1,8-Dihydroxyanthrachinon. Die Forderung des ÖAB 9, daß < 30 % davon als Anthranolderivate vorliegen dürfen, ließ das ÖAB 81 fallen.

Herstellung
Helv 6,7: Faulbaumrinde (315; 355). 100 Teile Droge ohne Befeuchten im Perkolator mit Methanol bis zum Abtropfen übergießen. Nach 24 Stunden 400 bis 500 Teile Perkolat gewinnen. Die Extraktion beenden, wenn in 0,1 ml des zuletzt abtropfenden Perkolats der Anthrachinonnachweis nur noch schwach positiv ist. Perkolat und Preßflüssigkeit 8 Tage bei 2 bis 8 °C stehenlassen, bei derselben Temperatur filtrieren und unter vermindertem Druck zur Trockne eindampfen. Das Extrakt mit Saccharose auf den vorgeschriebenen Gehalt einstellen.
ÖAB 9,81: Faulbaumrinde (0,75, 750) mit Ethanol 70% perkolieren, bis in 0,1 ml der zuletzt abtropfenden Flüssigkeit der Nachweis der Anthrachinonderivate nur noch eine schwache Rosafärbung zeigt. Das erfordert meist 4 bis 5 Teilperkolate, die mit der Preßflüssigkeit vereint 48 Stunden kühl stehen sollen. Das anschließend gewonnene Filtrat unter vermindertem Druck zur Trockne eindampfen.

Anwendung
Laxans; ED 0,2 bis 0,5 g.
→ Extr. Frangulae siccum, EB 4,6, DAB 7-DDR, s. Übersicht.
→ Extr. Frangulae fluidum s. Extr. fluida.
→ Band Drogen.

Extractum Gentianae [13,14]

Enzianextrakt [13,14], Extractum gentianae siccum [11], Enziantrockenextrakt [11], Gentianae extractum siccum normatum [12], Eingestellter Enziantrockenextrakt [12]

Gehalt
Bitterstoffe.
Helv 6,7: Bitterwirkung > 400 und < 500 Ph.Helv-Einheiten.
ÖAB 9: Bitterwert > 50.000.
ÖAB 81: Bitterwert > 40.000.

Herstellung
Helv 6,7: 100 Teile Enzianwurzel (500) mit 40 Teilen einer Mischung von 2 Teilen Industriesprit und 1 Teil Wasser anfeuchten. Mit der gleichen Mischung 80 Teile Vorlauf und 400 Teile Nachlauf perkolieren. Nachlauf und Preßflüssigkeit unter vermindertem Druck zur Trockne eindampfen. Den Rückstand in 20 Teilen der oben genannten Mischung lösen und mit dem Vorlauf vereinigen, 8 Tage bei 2 bis 8 °C stehenlassen und bei derselben Temperatur filtrieren. Mit 1,000 g des Filtrats die Bitterwirkung bestimmen. Im Filtrat so viel Saccharose lösen, daß nach Eindampfen unter vermindertem Druck das Extrakt die vorgeschriebene Bitterwirkung zeigt.
ÖAB 9,81: 100 Teile Enzianwurzel (0,75, 750) mit Ethanol 70% zu 80 Teilen Vorlauf und 3 Teilperkolaten als Nachlauf extrahieren. Den Nachlauf und die Preßflüssigkeit unter vermindertem Druck zur Trockne eindampfen, in 20 Teilen Ethanol 70% aufnehmen, mit dem Vorlauf vereinigen und 48 Stunden kühl stellen, filtrieren und zur Trockne eindampfen.

Anwendung
Stomachicum-Amarum;
Helv 6: ED 0,3 bis 0,5 g.
ÖAB 9,81: ED 0,2 g.

Extractum ipecacuanhae siccum [11]

Ipecacuanhaextrakt [7], Ipecacuanhae extractum [7], Brechwurzeltrockenextrakt [11], Ipecacuanhae extractum siccum normatum [12], Eingestellter Ipecacuanhatrockenextrakt [12]

Gehalt
Alkaloide als Emetin.
DAB 9: > 1,90 % < 2,10 %.
Helv 6: 1,95 bis 2,05 %.
Helv 7: > 7,0 % < 9,0 %.

Herstellung
DAB 9: Die Ipecacuanhawurzel (710) mit Ethanol 70% bis zur Erschöpfung perkolieren. Die Beendigung mit 5 ml der zuletzt abtropfenden Flüssigkeit prüfen. Die Probe mit 0,2 ml Salzsäure 7% R auf dem Wasserbad trocknen, den Rückstand in 5,0 ml Wasser lösen und mit 1,0 ml Mayers Reagenz R versetzen. Die Mischung darf nicht stärker getrübt sein als eine Referenzlösung aus 5,0 ml Chlorid-Lösung (8 ppm Cl) R und 1,0 ml 0,1 N-Silbernitrat-Lösung. Preßflüssigkeit und Perkolat vereinigen, 24 Stunden stehenlassen, durch Watte filtrieren und unter vermindertem Druck unterhalb von 50 °C zur Trockne eindampfen. Mit Lactose oder Dextrin auf den vorgeschriebenen Gehalt einstellen.
Helv 6: 100 Teile Ipecacuanhawurzel (315) mit 50 Teilen einer Mischung von 480 Teilen Industriesprit und 120 Teilen Wasser anfeuchten und mit dem Rest perkolieren. Perkolat und Preßflüssigkeit unter vermindertem Druck auf 100 Teile eindampfen. Die Extraktbrühe 8 Tage bei 2 bis 8 °C stehenlassen und bei derselben Temperatur filtrieren. Den Filterrückstand mit einer Mischung von 4 Teilen Salzsäure 10% und 5 Teilen Wasser und anschließend so oft mit 3 Teilen Wasser auswaschen, bis der Alkaloidnachweis mit Dragendorffs Reagenz R negativ ist. Die vereinigten Filtrate unter vermindertem Druck zur Trockne eindampfen. Mit Saccharose auf den vorgeschriebenen Gehalt einstellen.
Helv 7: 100 Teile Ipecacuanhawurzel (355) mit 50 Teilen einer Mischung von 480 Teilen Industriesprit, 110 Teilen Wasser und 10 Teilen Ameisensäure 25% R anfeuchten und mit dem Rest bis zur Erschöpfung perkolieren. Mit 0,3 ml zuletzt abtropfenden Perkolat auf Alkaloidfreiheit mit Dragendorffs Reagenz R prüfen. Perkolat und Preßflüssigkeit unter vermindertem Druck auf 100 Teile eindampfen. Die Extraktbrühe 8 Tage bei 2 bis 8 °C stehenlassen und bei derselben Temperatur filtrieren. Den Filterrückstand mit einer Mischung von 0,5 Teilen Ameisensäure 25% und 8,5 Teilen Wasser, wie in Helv 6 angegeben, weiterbehandeln. Die Einstellung auf den vorgeschriebenen Gehalt mit Mannitol vornehmen
Industriesprit, Ethanolum ketonatum, Ethanol 96% mit 2 % Ethylmethylketon

Anwendung
Expectorans und Emeticum.
DAB 9 Kommentar: ED als Expectorans 0,025 bis 0,1 g, als Emeticum für Kinder von 6 bis 18 Monaten 0,7 g, für ältere Kinder 1,0 g, für Erwachsene 1,0 bis 2,0 g.
Helv 6: ED 0,01 bis 0,03 g, Max.ED 2,0 g; Helv 7: keine Angabe.
→ Band Drogen.

Extractum Liquiritiae [10,13,14]

Süßholzextrakt [10,13,14]

Gehalt
Glyzyrrhizinsäure.
DAB 7-DDR: 12,0 bis 18,0 %.

Herstellung
ÖAB 9,81: Süßholzwurzel (3; 6000). 100 Teile Droge mit einer Mischung von 95 Teilen Wasser und 5 Teilen Ammoniak-Lösung 10,2 bis 11,0% ohne Vorlauf zu 4 Teilperkolaten extrahieren, diese, mit der Preßflüssigkeit vereinigt, 48 Stunden an einem kühlen Ort stehenlassen und filtrieren. Das Filtrat nach Zusatz von einigen Tropfen Silikon-Antischaumemulsion R unter vermindertem Druck zur Trockne eindampfen.
DAB 7-DDR: keine Herstellungsvoschrift

Anwendung
Expectorans, Therapeuticum bei Magen- und Darmulcera, Geschmackscorrigens;
ED 2,5 g.
UW: Mineralocorticoidartige Wirkungen führen zur Natriumionen-Retention und Kaliumionenverlust. Nicht länger als 4 bis 6 Wochen anwenden. → Band Drogen.
→ Extr. Liquiritiae fluidum s. Extr. fluida.
→ Succus Liquiritiae depuratus s. Extr. spissa.

Extractum Opii [1,3,5,6,10,13,14]

Opiumextrakt [1,3,5,6,10,13,14], Extractum opii siccum [11], Opiumtrockenextrakt [11]

Gehalt
Morphin.
DAB 7: 19,6 bis 20,4 %.
DAB 8: > 19,6 % < 20,4 %.
Helv 6: 19,5 bis 20,5 %.
ÖAB 9,81: 19,0 bis 21,0 %.

Herstellung
DAB 7,8: 100 Teile Opium (0,315; 355) mit 100 Teilen Wasser anreiben, mit weiteren 400 Teilen Wasser versetzen und 24 Stunden unter Umrühren stehenlassen. Den Auszug auf einer Nutsche absaugen, deren Filter mit 5 mm Talkum gleichmäßig beschichtet ist. Den Rückstand von der Talkumschicht abheben, 2mal je 2 Stunden mit 200 Teilen Wasser mazerieren und jeweils ohne Talkumbeschichtung der Nutsche absaugen. Die vereinigten Auszüge 24 Stunden bei 5 °C stehenlassen und erneut absaugen. Die Nutsche 2mal mit je 20 Teilen Wasser nachspülen. Das Filtrat unter vermindertem Druck unterhalb von 60 °C zur Trockne eindampfen, im Exsiccator auf einen Trocknungsverlust von höchstens 5 % nachtrocknen und gegebenenfalls mit Lactose oder Dextrin auf den vorgeschriebenen Gehalt einstellen.
ÖAB 9,81: 100 Teile Rohopium (0,75; 750) mit 500 Teilen abgekochtem und wieder erkaltetem Wasser 12 Stunden mazerieren, kolieren und den Rückstand abpressen. Den Auszug 30 Minuten auf 65 °C erhitzen und in den Kühlschrank stellen. Den Preßrückstand mit einer Mischung von 7 Teilen Phosphorsäure 9,10 bis 9,54% und 250 Teilen Wasser nochmals 6 Stunden mazerieren, kolieren und abpressen. Den 2. Auszug in gleicher Weise wie den ersten behandeln. Den Preßrückstand 2mal für 3 Stunden mit je 150 Teilen Wasser mazerieren und die Auszüge in der oben angegebenen Weise behandeln. Die vereinigten Auszüge 24 Stunden im Kühlschrank stehenlassen und nach Filtration unter vermindertem Druck auf 250 Teile eindampfen. Die Extraktbrühe nochmals 24 Stunden im Kühlschrank stehenlassen, filtrieren und unter vermindertem Druck zum Trockenextrakt eindampfen.
Helv 6: Herstellung aus der Droge (315) analog zu ÖAB 9,81. Das eingeengte Extrakt 8 Tage lang bei 2 bis 8 °C stehenlassen und bei derselben Temperatur filtrieren, unter vermindertem Druck zur Trockne eindampfen und mit Mannitol auf den vorgeschriebenen Gehalt einstellen.

Anwendung
Zentrales Analgeticum und Sedativum. Als Spasmolyticum, überwiegend im Magendarmtrakt eingesetzt.
ED 0,025 g, max. ED 0,075 g.
→ Extr. Opii, DAB 5,6, DAB 7-DDR, s. Übersicht.
→ Band Drogen.

Extractum Primulae [13,14]

Primelextrakt [13,14]

Hämolytischer Index: 9.000 bis 11.000

Herstellung
ÖAB 9,81: 100 Teile Primelwurzel (0,75; 750) mit einer Mischung von 50 Teilen Ethanol 96% und 50 Teilen Wasser zu 5 Teilperkolaten extrahieren. Die filtrierte Preßflüssigkeit und die Teilperkolate nacheinander unter vermindertem Druck zur Trockne eindampfen. Den Rückstand in einer Mischung von 360 Teilen Ethanol 96% und 240 Teilen Wasser lösen und mit Ammoniak-Lösung 10,2 bis 11,0% bis zur neutralen Reaktion versetzen. 48 Stunden kühl stellen und filtrieren. Das Filtrat nach Zusatz einiger Tropfen Silikon-Antischaumemulsion R unter vermindertem Druck zur Trockne eindampfen.

Anwendung
Expectorans zur Behandlung der chronischen Bronchitis; ED 0,1 bis 0,2 g.
→ Extr. Primulae fluidum s. Extr. fluida.

Extractum ratanhiae siccum [11]

Ratanhiatrockenextrakt [11], Ratanhiae extractum siccum normatum [12], Eingestellter Ratanhiatrockenextrakt [12]

Gehalt
Gerbstoff.
Helv 6: 18,0 bis 22,0 %.
Helv 7: > 18,0 % < 22,0 %.

Herstellung
Helv 6,7: Ratanhiawurzel (500; 355). 100 Teile Droge mit 40 Teilen einer Mischung von 400 Teilen Industriesprit und 350 Teilen Wasser anfeuchten und mit dem Rest perkolieren. Perkolat und Preßflüssigkeit unter vermindertem Druck auf 100 Teile eindampfen, 8 Tage bei 2 bis 8 °C stehenlassen, bei derselben Temperatur filtrieren. Nach Bestimmung des Gerbstoffgehaltes im Filtrat so viel Saccharose lösen, daß nach Eindampfen unter vermindertem Druck der Trockenextrakt den vorgeschriebenen Gehalt hat.
Industriesprit, Ethanolum ketonatum, Ethanol 96% mit 2 % Ethylmethylketon.

Anwendung
Adstringens bei Entzündungen im Mund- und Rachenraum, mit Wasser 1:24 verdünnen.
Inkomp.: eiweißhaltige Verbindungen, Alkaloide, Eisensalze. → Extr. Ratanhiae, EB 4,6, s. Übersicht.

Extractum Rhei [1,3,5,10,13,14]

Rhabarberextrakt [1,3,5,6,7,10,13,14], Rhei extractum [6,7], Extractum rhei siccum [11], Rhabarbertrockenextrakt [11], Rhei extractum siccum normatum [12], Eingestellter Rhabarbertrockenextrakt [12]

Gehalt
Hydroxyanthracenderivate.
DAB 7: > 10,0% Gesamtanthraglycoside als 1,8-Dihydroxyanthrachinonglycosid.
DAB 8: > 6,5 % als Rhein.
DAB 9: > 4,0 % < 6,0 % als Rhein.
Helv 6: 6,5 bis 8,5 % Gesamtanthrachinonverbindungen, davon < 1/3 Anthranolderivate beide berechnet als 1,8-Dihydroxyanthrachinon (M_r 240,2).
Helv 7: > 6,5 % < 8,5 % als Rhein (M_r 284,2).
ÖAB 9: > 8 % als 1,8-Dihydroxyanthrachinon, vom Gesamtgehalt < 50 % Anthranolderivate.
ÖAB 81: > 6,5 % Anthracenderivate als Dihydroxyanthrachinon.

Herstellung
DAB 7,8,9: 1 Teil Rhabarberwurzel (2,00; 2000) mit Ethanol 70% zu 3 Teilen Perkolat extrahieren, mit der Preßflüssigkeit 24 Stunden stehenlassen, durch Watte filtrieren, zur Trockne eindampfen und bis zu einem Trocknungsverlust von < 5 % nachtrocknen. DAB 9: Mit Lactose oder Dextrin auf den vorgeschriebenen Gehalt einstellen.
Helv 6,7: Aus 100 Teilen Rhabarberwurzel (500) ohne Anfeuchten mit Methanol 400 bis 500 Teile Perkolat gewinnen, bis 0,1 ml der zuletzt abtropfenden Flüssigkeit beim Nachweis der Anthrachinonverbindungen nur schwach rosa gefärbt ist. Das Perkolat 8 Tage bei 2 bis 8 °C stehenlassen und bei derselben Temperatur filtrieren. Unter vermindertem Druck zur Trockne eindampfen und mit Mannitol auf den vorgeschriebenen Gehalt einstellen.
ÖAB 9,81: Rhabarberwurzel (0,75; 750) mit Ethanol 70% zu 4 bis 5 Teilperkolaten extrahieren, bis 0,1 ml der zuletzt abtropfenden Flüssigkeit beim Nachweis der Anthrachinonverbindungen nur schwach rosa gefärbt ist. Perkolat und Preßflüssigkeit 48 Stunden kühl stellen, filtrieren und unter vermindertem Druck zur Trockne eindampfen.

Anwendung
Laxans.
Helv 6: ED 0,2 bis 0,5 g.
ÖAB 9,81: ED 0,3 bis 1,0 g.
Inkomp.: bas. reag. Stoffe.
→ Extr. Rhei, DAB 5,6, DAB 7-DDR, s. Übersicht.
→ Band Drogen.

Extractum Rhei compositum [1,3]

Zusammengesetztes Rhabarberextrakt [1,3], Extractum catholicum [1], Extractum panchymagogum [1]

	DAB 5,6
Rhabarberextrakt	6,0
Aloeextrakt	2,0
Jalapenharz	1,0
Medizinische Seife	4,0

Die Bestandteile scharf trocknen, zerreiben und mischen.

Anwendung
Laxans; ED 0,16 g.

Extractum senegae siccum [11]

Senegatrockenextrakt [11], Polygalae extractum siccum normatum [12], Eingestellter Senegatrockenextrakt [12]

Hämolytische Wirksamkeit
Helv 6: 16 bis 24 % Ph.Helv-Einheiten pro g
Helv 7: > 16 % < 24 % Ph.Helv-Einheiten pro g

Herstellung
Helv 6,7: 100 Teile Senegawurzel (500) mit 40 Teilen des Menstruums aus 230 Teilen Industriesprit und 270 Teilen Wasser anfeuchten und mit 440 Teilen Menstruum perkolieren. 80 Teile Vorlauf gewinnen. Den Rest des Perkolats und die Preßflüssigkeit unter vermindertem Druck zur Trockne eindampfen, den Rückstand mit dem Rest des Menstruums aufnehmen, mit dem Vorlauf vereinigen, mit Ammoniak-Lösung 10% neutralisieren, 8 Tage bei 2 bis 8 °C stehenlassen, bei derselben Temperatur filtrieren, unter vermindertem Druck zur Trockne eindampfen und mit Mannitol auf den vorgeschriebenen Wert einstellen.
Industriesprit, Ethanolum ketonatum, Ethanol 96% mit 2 % Ethylmethylketon

Anwendung
Expectorans; ED 0,1 bis 0,5 g.
→ Extr. Senegae, EB 4, s. Übersicht.

Extractum Strychni[13,14]

Brechnußextrakt[13,14], Extractum strychni siccum[11], Brechnußtrockenextrakt[11], Strychni extractum siccum normatum[12], Eingestellter Brechnußtrockenextrakt[12]

Gehalt
Alkaloide als Mittelwert von Brucin und Strychnin.
Helv 6: 9,8 bis 10,2 %, > 2/5 Strychnin.
Helv 7: > 9,5 % < 10,5 %.
ÖAB 9,81: 15,75 bis 16,25 %.

Herstellung
Helv 6,7: 100 Teile Brechnuß (250) mit 40 Teilen des Menstruums aus 400 Teilen Industriesprit und 200 Teilen Wasser anfeuchten und mit 560 Teilen Menstruum perkolieren. Perkolat und Preßflüssigkeit unter vermindertem Druck auf 50 Teile eindampfen. Mit 25 Teilen Wasser von 100 °C nachspülen und gleichzeitig in einen 250-ml-Scheidetrichter überführen. Nach Abkühlung mit 3mal je 25 ml Ether R ausschütteln. Die Etherphase verwerfen. Mit 1,00 g der Extraktflüssigkeit den Gesamtalkaloidgehalt bestimmen, im Extrakt so viel Saccharose lösen, daß nach dem Eindampfen unter vermindertem Druck der geforderte Gehalt vorliegt.
ÖAB 9,81: 100 Teile Brechnußsamen (0,75; 750) mit Ethanol 70% zu 4 bis 5 Teilperkolaten bis zur Alkaloidfreiheit extrahieren. 1 ml der zuletzt abtropfenden Flüssigkeit darf nach Eindampfen auf dem Wasserbad, Aufnehmen mit einer Mischung aus 2,5 ml Wasser und 2,5 ml Salzsäure 7,3% R und Filtrieren sowie nach Zusatz von Mayers Reagenz R höchstens schwach getrübt werden. Die mit der Preßflüssigkeit vereinigten Auszüge unter vermindertem Druck auf 20 Teile eindampfen, mit 5 Teilen heißem Wasser als Nachspülflüssigkeit in einen Scheidetrichter überführen. Nach dem Erkalten mit 5 Teilen Ether 5 Minuten lang ausschütteln. Die wässrige Schicht in einem weiteren Trichter noch 2mal mit je 5 Teilen Ether ausschütteln. Die entfettete Extraktflüssigkeit unter vermindertem Druck zur Trockne eindampfen.
Industriesprit, Ethanolum ketonatum, Ethanol 96% mit 2 % Ethylmethylketon

Anwendung
Steigerung der Reflexerregbarkeit.
Helv 6: ED 0,01 bis 0,02 g, max. ED 0,1 g, max. TD 0,2 g.
ÖAB 9,81: ED 0,01 bis 0,03 g, max. ED 0,05 g, max. TD 0,1 g.
→ Band Drogen.

23 Extracta spissa[5,6,7]

Dickextrakte[5,6,7], Zähflüssige Extrakte[5,6,7], Halbfeste Extrakte[12]

Zähflüssige Extrakte sind eingedickte Auszüge aus Pflanzenstoffen oder eingedickten Pflanzensäften. Sie lassen sich erkaltet nicht ausgießen. DAB 5, DAB 6. Sie haben etwa die Konsistenz des auskristallisierten Honigs. DAB 7, DAB 8, DAB 9 führen Dickextrakte nur in Übersichten unter Extrakten. ÖAB 9, ÖAB 81, Helv 6 erwähnen sie nicht. Im DAB 7 befindet sich noch eine Monographie: der Hefe-Dickextrakt. Diese Arzneiform hat keine Bedeutung mehr, da die Herstellungsverfahren weder einheitliche noch haltbare Produkte ergeben. Die Droge wird in der Regel zweimal mit dem Menstruum unter häufigem Umrühren extrahiert, die vereinigten Extrakte werden zusammen mit dem Preßsaft ggf. nach mehrtägigem Stehen filtriert und unter vermindertem Druck zu einem dicken Extrakt eingedampft. Besonders die letzte Auflage läßt sich schlecht exakt reproduzieren.

Extractum Aurantii[4]

Pomeranzenextrakt[4], Extractum Aurantii Corticis[2], Pomeranzenschalenextrakt[2]

	EB 4,6
Pomeranzenschalen	2,0
Ethanol 90% (V/V)	6,0
Wasser	9,0

Die Pomeranzenschalen (0,75) mit 4 Teilen Ethanol 90% und 6 Teilen Wasser 4 Tage lang mazerieren und auspressen. Den Preßkuchen mit den restlichen Flüssigkeiten nochmals 1 Tag ausziehen. Die vereinigten Auszüge nach 24stündigem Stehen filtrieren und zu einem dicken Extrakt eindampfen.
→ Extr. Aurantii fluidum s. Extr. fluida

Extractum Faecis spissum[4]

Dickes Hefeextrakt[4], Hefe-Dickextrakt[5]

Herstellung
EB 6: Frische untergärige Bierhefe mehrmals im kalten Wasser schlämmen, durch Sieb 0,15 seihen, mit 1%iger Natriumcarbonatlösung entbittern und anschließend bis zur Alkalifreiheit mit Wasser auswaschen. Durch langsames Auspressen Wasser entfernen.
20 Teile vorbehandelte Hefe mit 10 Teilen Wasser und 1 Teil Salzsäure 25% 12 Stunden bei 40 bis 50 °C zur Selbstverdauung stehenlassen, auf dem Wasserbad erhitzen und den Auszug abseihen. Den Rückstand nochmals mit 10 Teilen Wasser auf dem Wasserbad erhitzen, den 2. Auszug abseihen. Die vereinigten heißen Auszüge mit Natriumcarbonat-Monohydrat unter Umrühren in kleinen Anteilen bis zur schwach sauren Reaktion versetzen, die Flüssigkeit filtrieren und zu einem Dickextrakt eindampfen.
DAB 7 beschränkt sich in der Monographie Hefe-Dickextrakt auf die Reinheitsprüfungen.

Anwendung
Hilfsstoff für Arzneizubereitungen.
→ Extr. Faecis s. Extr. sicca.

Tabelle 9.4 Übersicht der Extracta spissa.

Extractum -	Monographie	Droge	Anwendung; mittlere ED, Besonderheiten
- Absinthii Wermutextrakt	DAB 5,6	Wermutkraut	Stomachium, Amarum; ED 0,1 g
- Aconiti Tuberum - - Tuberis Eisenhutknollenextrakt	EB 4 EB 6	Eisenhutknollen	Antineuralgicum, äußerlich und innerlich; ED 0,01 g, Max.ED 0,02 g
- Aurantii (Corticis) Pomeranzenschalenextrakt	s.u.		
- Belladonnae - - spissum Dickes Tollkirschenextrakt Hyoscyamin: 1,48 bis 1,52 %	DAB 5 EB 6	Belladonnablätter	Parasympatholyticum, Spasmolyticum; ED 0,01 g, Max.ED 0,05 g
→ Extr. Belladonnae s. Extr. sicca			
- Calabar Kalabarbohnenextrakt	EB 4,6	Kalabarbohnen	physostigminhaltig, AchE-Blocker; ED 0,01 g, Max.ED 0,02 g
- Calami Kalmusextrakt	DAB 5,6	Kalmus	Aromaticum-Amarum, verdächtig als Carcinogen
- Capsici Paprikaextrakt, Cayennepfefferextrakt Capsaicinoide: > 2,5 % als Capsaicin	ÖAB 9,81	Cayennepfeffer	Hautreizmittel, 2,5%ig
→ Extr. Capsici fluidum s. Extr. fluida			
- Cardui benedicti Kardobenediktenextrakt	DAB 5,6	Benediktenkraut	Aromaticum-Amarum; ED 0,5 bis 1,5 g
- Cascarillae Kaskarillextrakt	DAB 5, EB 6	Kaskarille	Aromaticum-Amarum; ED 0,5 g
- Centaurii Tausendgüldenkrautextrakt	EB 4,6	Tausendgülden- kraut	Amarum; ED 0,5 g
- Chamomillae Kamillenextrakt	EB 4	Kamillenblüten	Spasmolyticum, Cholago- gum, Antisepticum; ED 0,5 bis 2,0 g
→ Extr. Chamomillae fluidum s. Extr. fluida			
- Chelidonii Schöllkrautextrakt	EB 4,6	Schöllkraut frisch, zur Blüte- zeit gesammelt	Spasmolyticum; ED 0,2 g Max.ED 0,5 g
- Colchici Seminum Zeitlosensamenextrakt	EB 4	Herbstzeitlosen- samen	Kupierung akuter Gichtanfälle; ED 0,02 g, Max.ED 0,05 g
- Conii Schierlingsextrakt	EB 4,6	Schierlingkraut frisch, zur Blüte- zeit gesammelt	äußerlich Antineuralgicum, innerlich Spasmolyticum, Antasthmaticum; ED 0,02 g, Max.ED 0,05 g
- Digitalis Fingerhutextrakt	EB 4	Fingerhutblätter frisch, zur Blüte- zeit gesammelt	zur Behandlung der Herzinsuffizienz unge- eignet, da nicht einge- stellt; Max.ED 0,2 g
- Faecis spissum Dickes Hefeextrakt	s.u.		
- Ferri pomati Eisenhaltiges Apfelextrakt	s.u.		

Tabelle 9.4 Fortsetzung

Extractum -	Monographie	Droge	Anwendung; mittlere ED, Besonderheiten
- Filicis Farnextrakt	s.u.		
- Gentianae Enzianextrakt	DAB 5,6	Enzianwurzel	Amarum; ED 0,1 bis 0,5 g
- Gossypii Baumwollwurzel- rindenextrakt	EB 4,6	Baumwollwurzel- rinde	Hämostypticum; ED 0,5 g
→ Extr. Gossypii fluidum s. Extr. fluida			
- Graminis Queckenwurzelextrakt	s.u.		
- Granati Granatrindenextrakt	EB 4	Granatrinde	Adstringens, Gargarisma, Bandwurmmittel; ED 4,0 bis 12,0 g, 3mal wiederholen
→ Extr. Granati fluidum s. Extr. fluida			
- Hamamelidis Hamamelisextrakt → Extr. Hamamelidis fluidum s. Extr. fluida	EB 4,6	Hamamelisblätter	Adstringens; ED 0,1 g Inkomp.: N-haltige Verbindungen, Ionenverbindungen
- Helenii Alantwurzelextrakt	EB 4,6	Alantwurzelstock	Tonicum, Stomachicum, Expectorans, Diureticum; ED 0,5 g
- Hyoscyami (spissum) (Dickes) Bilsenkraut- extrakt Hyoscyamin: 0,47 bis 0,55 %	DAB 5, EB 6	Hyoscyamusblätter	Parasympatholyticum, Antiemeticum; ED 0,05 g, Max.ED 0,15 g Inkomp.: Gerbsäuren, bas. reag. Stoffe, Bolus alba
→ Extr. Hyoscyamin s. Extr. sicca			
- Juglandis Foliorum - Juglandis Folii Walnußblätterextrakt	EB 4 EB 6	Walnußblätter	Adstringens äußerlich und innerlich; ED 0,3 g
- Juglandis Nucum - Juglandis Nucis Walnußschalenextrakt	EB 4 EB 6	Walnußschalen, frisch, unreif	Adstringens, äußerlich, Haarfärbemittel
- Lactucae virosae Giftlattichextrakt	EB 4	Giftlattichkraut, frisch, zur Blüte- zeit gesammelt	Amarum, Antarthriticum; Max.ED 0,5 g
- Levistici Liebstöckelextrakt	EB 4,6	Liebstöckelwurzel	Diureticum, Stomachicum, Carminativum, Expectorans; ED 0,3 g
- Lupuli Hopfenextrakt	EB 6	Hopfenzapfen	Sedativum; ED 0,2 g
- Malti calcaratum Malzextrakt mit Kalk	s.u.		
- Malti cum Oleo Jecoris Aselli Malzextrakt mit Lebertran	s.u.		
- Millefolii Schafgarbenextrakt → Extr. Millefolii fluidum s. Extr. fluida	EB 4,6	Schafgarbenkraut	Cholereticum, Aromaticum-Amarum; ED 0,5 g

Tabelle 9.4 Fortsetzung

Extractum -	Monographie	Droge	Anwendung; mittlere ED, Besonderheiten
- Pimpinellae Bibernellextrakt	EB 4,6	Bibernellwurzel	Mund- und Rachen-desinfiziens, Stomachicum, Diureticum; ED 0,5 g
- Pini Fichtenextrakt Fichtennadelextrakt ätherisches Öl: > 1 %	EB 4,6 EB 4 EB 6	Fichtenzweige, frisch, jung im Mai gesammelt	Badezusatz, 150 g auf 1 Vollbad
- Quebracho Quebrachoextrakt	EB 4	Quebrachorinde	Antasthmaticum, Febrifugum, Atemstimulans; ED 0,3 g
- Sabinae Sadebaumextrakt	EB 4	Sadebaumspitzen	äußerlich gegen spitze Condylome, Warzen, Polypen, früher gefährliches Abortivum
- Sarsaparillae Sarsaparillextrakt	EB 4,6	Sarsaparille	Diureticum, Diaphoreticum; ED 0,5 g
→ Extr. Sarsaparillae fluidum s. Extr. fluida			
- Scillae Meerzwiebelextrakt	EB 4,6	Meerzwiebel	bei Herzinsuffizienz ungeeignet, da nicht eingestellt; ED 0,1 g
- Secalis cornuti Mutterkornextrakt	s.u.		
- Stramonii Stechapfelextrakt	EB 4,6	Stechapfelkraut frisch, blühend	Parasympatholyticum, ungeeignet, da nicht eingestellt; ED 0,03 g, Max.ED 0,05 g
- Taraxaci Löwenzahnextrakt	DAB 5, EB 6	Löwenzahn-Ganzpflanze	Choleretícum, Stomachicum, Amarum; ED 0,5 g
Trifolii fibrini Bitterkleeextrakt	DAB 5,6	Bitterklee-blätter	Amarum, Choleretícum, Sedativum; ED 0,5 bis 1,0 g
- Valerianae Baldrianextrakt	EB 4,6	Baldrianwurzel	Sedativum; ED 0,2 g
→ Extr. Valerianae fluidum s. Extr. fluida			
→ Extr. Valerianae siccum s. Extr. sicca			

Extractum Ferri pomati [1,3]

Eisenhaltiges Apfelextrakt [1,3]

Gehalt

Eisen.
DAB 6: > 5 %.

Herstellung

DAB 5,6: 50 Teile reife, saure Äpfel zerkleinern und auspressen. In der Preßflüssigkeit 1 Teil Eisenpulver lösen, die Mischung sofort auf dem Wasserbad erwärmen, bis die Gasentwicklung aufhört. Die Flüssigkeit mit Wasser auf 50 Teile verdünnen, nach mehrtägigem Stehen filtrieren und unter vermindertem Druck zu einem dicken Extrakt eindampfen.

Anwendung

Eisensubstitutionstherapie; ED 1,0 bis 2,0 g.

Extractum Filicis [1,3]

Farnextrakt [1,3], Extractum Filicis maris [13], Wurmfarnextrakt [13]

Gehalt
DAB 6: > 25 % Rohfilicin.

Herstellung
DAB 5: 1 Teil Farnwurzel (0,75) mit 3 Teilen Ether für 3 Tage mazerieren. Nach Abgießen des Auszuges den Rückstand mit 2 weiteren Teilen Ether für die gleiche Zeit mazerieren und abpressen. Die Preßflüssigkeit mit den Auszügen filtrieren und den Ether vollständig abdestillieren.
DAB 6: 1 Teil Farnwurzel (0,75) mit ca. 5 Teilen Ether erschöpfend perkolieren. Das Extrakt filtrieren und den Ether abdestillieren. Das Extrakt bei einer 50 °C nicht überschreitenden Temperatur eindampfen, bis aller Ether entfernt ist (Vorsicht!).
ÖAB 9: Farnwurzel (0,75) mit der erforderlichen Menge Ether zu 4 Teilperkolaten extrahieren. Aus der filtrierten Preßflüssigkeit und den vereinigten Teilperkolaten den Ether auf dem Wasserbad vollständig abdestillieren (Vorsicht, Explosionsgefahr!)

Anwendung
Bandwurmmittel; ED 6,0 g, max. ED 10,0 g. Zweckmäßig einzunehmen zusammen mit 10,0 bis 20,0 g Rizinusöl. → Extr. Filicis siccum s. Extr. sicca.

Extractum Graminis [2]

Queckenwurzelextrakt [2]

	EB 4
Queckenwurzelstock	1,0
Wasser	n.B.

Den Queckenwurzelstock (0,3) mit 6 Teilen siedendem Wasser übergießen, 6 Stunden unter Umrühren bei 30 bis 40 °C stehenlassen, auspressen und sogleich zur Sirupkonsistenz eindampfen. 1 Teil dieses flüssigen Extraktes in 4 Teilen Wasser lösen und zu einem dicken Extrakt eindampfen.

Anwendung
Als technologisches Hilfsmittel, z. B. zum Anstoßen von Pillen.

Extractum Malti calcaratum [2,4]

Malzextrakt mit Kalk [2,4]

	EB 4,6
Calciumphosphinat	10,0
Zuckersirup	40,0
Malzextrakt	950,0

Calciumphosphinat mit dem leicht erwärmten Zuckersirup anreiben, Malzextrakt hinzufügen, bis zur Lösung vorsichtig erwärmen.

Anwendung
Tonicum; ED 10,0 g.

Extractum Malti cum Oleo Jecoris Aselli [2,4]

Malzextrakt mit Lebertran [2,4]

Herstellung
Gleiche Teile Malzextrakt und Lebertran unter gelindem Erwärmen mischen.

Anwendung
Tonicum; ED 10,0 g.

Extractum Secalis cornuti [1,4]

Mutterkornextrakt [1,4], Extractum haemostaticum [1], Extractum Secalis cornuti fluidum [3], Mutterkornfluidextrakt [3]

Gehalt
In keiner der Vorschriften angegeben.

Herstellung
DAB 5, EB 6: Mutterkorn frisch pulvern (0,75), mit 4 Teilen Wasser für 6 Stunden mazerieren und auspressen. Den Rückstand in gleicher Weise mit 4 Teilen Wasser mazerieren und auspressen. Die Preßflüssigkeiten zusammen bis auf 1 Teil eindampfen, mit 1 Teil Ethanol 90% versetzen, 3 Tage stehenlassen, anschließend filtrieren und zu einem Dickextrakt eindampfen.
DAB 6: Zur Gewinnung des Fluidextraktes das Mutterkorn ebenfalls frisch pulvern (0,75), mit 30 Teilen des Menstruums, einer Mischung von gleichen Teilen Ethanol 90% und Wasser, anfeuchten. Nach der für Extracta fluida vorgeschriebenen Anfeuchtungszeit im Perkolationsverfahren einen Vorlauf gewinnen, die Nachläufe unter vermindertem Druck bis zur Alkoholfreiheit eindampfen und mit Natriumcarbonatlösung neutralisieren. Den entstandenen Niederschlag mit dem Vorlauf 24 Stunden stehenlassen, filtrieren und mit dem Menstruum auf das Gewicht der verwendeten Menge Mutterkorn bringen.

Anwendung
Unter Einfluß von Katalasen vermindert sich der Gehalt an Alkaloiden in Mutterkornextrakten, deswegen ist mit diesen eine Pharmakotherapie unzulässig. Mutterkornextrakte wirken als α-Sympatholytica und Haemostyptica bei Uterusblutungen.
Extr. Secalis cornuti ED 0,25 g, Max.ED 0,5 g.
Extr. Secalis cornuti fluidum ED 1,0 g.
→ Band Drogen.

Succus Liquiritiae depuratus [1,3]

Gereinigter Süßholzsaft [1,3]

Ausziehen von Süßholzsaft mit Wasser bei Raumtemperatur, filtrieren der Lösung und Eindampfen zu einem dicken Extrakt.

24 Gargarismata[21]

Gurgelwässer[21]

Gurgelwässer sind wässrige Lösungen, die der Körperpflege oder der Prophylaxe und Therapie von Entzündungen im Mund- und Rachenraum dienen. Die erforderliche Verdünnung muß auf dem Abgabeetikett angegeben sein. Zu den Gurgelwässern rechnen Pinselungen im Mund- und Rachenraum und Teezubereitungen zur Behandlung der Mundschleimhaut.

Adstringens Tormentillae[17]

	DRF
Tormentilltinktur	15,0
Myrrhentinktur	15,0

Bestandteile mischen.

Anwendung
Pinselung gegen Gingivitis und Stomatitis.

Aqua gingivalis Burowi[15]

	FMG
Pfefferminzspiritus	0,6
Essigsäure 30%	2,0
Aluminiumacetatlösung	20,0
Wasser	77,4

Anwendung
Zum Ausspülen des Mundes 1 Eßlöffel auf 1 Glas Wasser.

Collutorium adstringens[20]

Scheiblers Mundwasser[20]

	3. Hager
Aluminiumsulfat	10,0
Natriumacetat	12,5
Wasser	250,0
Ethanol 90% (V/V)	50,0
Pfefferminzöl	Tr 2
Salbeiöl	Tr 2

Das Aluminiumsulfat und das Natriumacetat in 150,0 Wasser eintragen, 12 Stunden unter Umschütteln stehenlassen. Die ätherischen Öle im Ethanol 90% lösen, beide Lösungen vereinigen und filtrieren. Den Rest des Wassers hinzufügen.

Anwendung
Zum Ausspülen des Mundes; Dos. 1 Eßlöffel auf 1 Glas Wasser.

Essentia dentifricia[2,4] (A)

Mundwasseressenz[2,4] (A), Essentia dentifricia cum Salolo[2,4] (B), Salol-Mundwasseressenz[2,4] (B), Essentia dentifricia MILLER[2,4] (C), Millersche Mundwasseressenz[2,4] (C)

	EB 4,6 (A)	EB 4,6 (B)	EB 4,6 (C)
Veilchenwurzel (0,75)	5,0		
Zimtrinde (0,75)	2,5		
Galgant (0,75)	2,5		
Gewürznelken (0,75)	1,5		
Nelkenöl		0,04	
Zerstoßene Sternanisfrüchte	2,5		
Carmin	0,5		
Tannin	0,5		
Pfefferminzöl	1,0	0,5	0,6
Perubalsam	0,5		
Cumarin	0,01		
Pomeranzenblütenöl	0,075		
Rosenöl	0,05		
Kümmelöl		0,04	
Saccharin		0,004	
Phenylsalicylat		2,5	
Rote Sandelholztinktur		5,0	
Thymol			0,2
Benzoesäure			2,4
Eucalyptustinktur			12,0
Ethanol 70% (V/V)	100,0		
Ethanol 90% (V/V)		91,916	84,8

(A) Die Bestandteile 3 Tage unter Umschütteln stehenlassen, abpressen und das Ganze filtrieren.
(B) und (C) Die Bestandteile im Ethanol 90% lösen und die Lösung filtrieren.

Anwendung
Mundwasser; Dos. 0,2%.

Essentia dentifricia cum Thymolo[2,4,17]

Thymol-Mundwasseressenz[2,4]

EB 4,6		DRF	
Thymol	0,3	Thymol	0,2
		Pfefferminzöl	0,6
		Eucalyptustinktur	24,0
Essentia dentifricia	99,7	Ethanol 70% (V/V)	75,2

Anwendung
Mundwasser; Dos. 1/2 Teelöffel auf 1 Glas Wasser zum Mundspülen.

Gargarisma antisepticum [16,17]

	FMB	DRF
Subcutin	1,0	1,0
Trypaflavin		0,05
Arnikatinktur	10,0	
Salbeitinktur		5,0
Salbeiwasser	89,0	
Wasser		93,95

Anwendung
Gurgelmittel; Dos. 1 Eßlöffel auf 1 Glas Wasser.

Hinweis
Subcutin R, Salz des Benzocainesters der 4-Hydroxybenzolsulfonsäure.
Trypaflavin R, Acriflaviniumchlorid, 3,6-Diamino-10-methylacridiniumchlorid.

Gargarisma contra Anginam [15,20]

	FMG
Salbeiblätter : Infus	25,0:280,0
Natriumhydrogencarbonat	10,0
Löffelkrautspiritus	10,0

Anwendung
Gurgelwasser; Dos. 1 Eßlöffel auf 1 Glas Wasser.
→ Sal anticatarrhalia comp., Salia.

Species ad Gargarisma [2,4]

Tee zum Gurgeln [2,4]

	EB 4	EB 6
Holunderblüten	33,3	
Eibischblätter	33,4	
Malvenblätter	33,3	
Tormentillwurzel		30,0
Eichenrinde		30,0
Salbeiblätter		20,0
Kamillenblüten		20,0

Die Drogen (0,75) mischen.

Anwendung
Mundspülung und Gurgelmittel bei Katarrhen der oberen Luftwege; ED 2,0 g für 1 Tasse Aufguß.

Tinctura antigingivitica [15]

Tinctura contra Gingivitim [17]

	FMG	DRF
Löffelkrautspiritus	30,0	
Thymol		0,1
Myrrhentinktur	8,0	10,0
Katechutinktur	4,0	
Ratanhiatinktur	4,0	
Chinatinktur		10,0
Pfefferminzspiritus		19,9

Anwendung
Zum Einpinseln des Zahnfleisches.

25 Gelatinae [1,3]

Gallerten [1,3]

Gallerten sind bei Raumtemperatur elastisch. Bei gelindem Erwärmen werden sie flüssig. DAB 5, DAB 6. Nach neuerer Ansicht sind Gallerten Sonderfälle von Gelen mit hoher Elastizität → Band Methoden.

Gelatina glycerinata [2,4] (A)

Glycerinleim [2,4] (A), Gelatina glycerinata mollis [4] (B), Weicher Glyzerinleim 4 (B)

	EB 4 EB 6 (A)	EB 6 (B)
Gelatine	25,0	15,0
Wasser	25,0	30,0
Glycerol 85%	50,0	55,0

Gelatine mit Wasser übergießen. Nach 1/2 Stunde mit Glycerol 85% auf dem Wasserbad unter Umrühren bis zur Lösung erwärmen.

Anwendung
Blutstillend auf Haut und Schleimhaut, innerlich gegen Hämatemesis.
Inkomp.: gerbsäurehaltige Zubereitungen, Zinksalze.

Gelatina Zinci [3,5,13,14,17]

Zinkleim [3,5,6,7,13,14,17], Zinci gelatina [6,7], Gelatina Zinci oxydati [10], Zinkoxidgelatine [10], Gelatina zinci dura [11,12] (A), Harter Zinkleim [11,12] (A), Gelatina zinci mollis [11] (B), Weicher Zinkleim [11] (B)

Gehalt
Zinkoxid.
DAB 7; DAB 7-DDR; Helv 6; ÖAB 81: 9,0 bis 11,0 %.
DAB 8,9; Helv 7: > 9,0 < 11,0 %.
ÖAB 9: 18,0 bis 22,0 %.

Herstellung

	DAB 6,7,8,9 DAB 7-DDR	Helv 6,7 (A)	Helv 6 (B)	ÖAB 9	ÖAB 81	DRF
Zinkoxid	10,0	10,0	10,0	20,0	10,0	10,0
Glycerol 85%	40,0	30,0	25,0	30,0	40,0	30,0
Gelatine	15,0	30,0	15,0	20,0	15,0	20,0
Wasser	35,0	29,9	49,9	28,85	34,85	40,0
Methyl-4-hydroxybenzoat		0,1	0,1	0,1	0,1	
Propyl-4-hydroxybenzoat				0,05	0,05	

Das Zinkoxid, DAB 9 (250), ÖAB 9 und ÖAB 81 (0,15; 150) mit den gleichen Teilen Glycerol 85% anreiben. Die im Wasser vorgequollene Gelatine mit dem Rest des Glycerols 85% auf dem Wasserbad ggf. mit den 4-Hydroxybenzoesäureestern lösen. Die Zinkoxid-Anreibung mit der warmen Gelatinelösung mischen, sofort in Abgabegefäße gießen und erkalten lassen. DAB 8 begrenzt die zulässige Konservierung durch 4-Hydroxybenzoesäureester auf 0,1 %.

Anwendung
Stützverband, austrocknender Verband.

Alle Arzneibücher lassen bei Herstellungsschwierigkeiten andere geeignete Grundmassen zu. DAB 5 und DAB 6 nennen, falls nichts anderes vorgeschrieben ist, Kakaobutter als Grundmasse. Die Herstellung der Gelatinemasse erfolgt durch Vorquellen der zerkleinerten oder gepulverten Gelatine in Wasser für 15 bis 20 Minuten, Hinzufügen des Glycerols 85% und Lösen auf dem Wasserbad unter Ersatz des verdunsteten Wassers. Nach Zusatz der Arzneistoffe wird in geeignete Formen gegossen.

Ovula Tannini [20]

	3. Hager
Gelatine	10,0
Tannin	3,0
Wasser	15,0
Glycerol 85%	60,0
	für Ovula Nr. 6

Die kalte Tanninlösung in Gelatine aufsaugen lassen, im erwärmten Glycerol 85% lösen, durch Gaze seihen und in Formen ausgießen.

Anwendung
Hämostypticum.

26 Globuli [1,3,7,11,12]

Vaginalkugeln [1,3,7,10,11,12,13,14], Globuli vaginales [10,13,14], Ovula [12]

Vaginalkugeln sind zur Einführung in die Scheide bestimmte, einzelndosierte, feste Zubereitungen. Sie wiegen nach Ph.Eur. im allgemeinen 1 bis 15 g und haben nach ÖAB 9 und ÖAB 81 eine Kugel-, Ei-, Zungen- oder Torpedoform. Nach Helv 6 besteht die Grundmasse aus festen oder elastischen Substanzen, die bei Körpertemperatur schmelzen, sich im Vaginalsekret lösen oder darin zerfallen. Die Arzneistoffe sind in der Grundmasse gelöst oder gleichmäßig dispergiert. Helv 7 und DAB 9 verlangen, ebenso wie die Ph.Eur., daß eine mikrobielle Verunreinigung bei der Herstellung vermieden wird. Diese neueren Arzneibücher unterscheiden Vaginalkugeln, Vaginalkapseln und Vaginaltabletten. DAB 5 bis DAB 8 besprechen Vaginalkugeln unter Suppositorien. → Band Methoden

Übersicht über Grundmassen der Globuli

	DAB 7,8	DAB 9	DAB 7-DDR (A)	DAB 7-DDR (B)	Helv 6	ÖAB 9,81
Masse ca. in g	3	1 bis 15	2 bis 6		3 bis 10	3 bis 5
Gelatine	10,0	10,0	19,0	22,0	10,0	10,0
Wasser	20,0	20,0	22,0	18,0	25,0	20,0
Glycerol 85%	50,0	50,0	59,0	60,0	65,0	50,0

27 Granula [1,3]

Körner [1,3], Granulata [7,10,11,12,13,14], Granulate [7,10,11,12,13,14]

Granulate sind zur peroralen Einnahme bestimmt. DAB 9. Sie bestehen aus verschieden geformten Körnern von möglichst einheitlicher Größe. DAB 7-DDR, Helv 6, ÖAB 9, ÖAB 81. Nach DAB 5 und DAB 6 werden die Arzneistoffe entweder unmittelbar oder nach Lösung in Ether, Ethanol oder Wasser mit der entsprechenden Menge einer Mischung aus 4 Teilen Lactose und 1 Teil arabischem Gummi verrieben. Die Mischung wird mit Zuckersirup, der 10 % Glycerol 85% enthält, zur bildsamen Masse angestoßen und zu Körnern geformt. Diese Körner werden in der Regel mit einem Puder aus gleichen Teilen fein gepulverter Saccharose und Talk bestreut. Das einzelne trokkene Korn muß 0,05 g wiegen, falls nichts anderes angegeben ist. Oberflächliches Befeuchten fertiger, indifferenter Körner mit der Lösung eines Arzneistoffes ist nur bei *Streukügelchen* gestattet. Helv 6, ÖAB 9 und ÖAB 81 geben zusätzlich Vorschriften für die Feuchte und Trockene Granulierung → Band Methoden.
Helv 6 führt außer Granulata eine Monographie Granulata obducta. DAB 9 und Helv 7 unterscheiden weitere, verschiedene Arten von Granulaten → Band Methoden. Die dort genannten *Brausegranulate* bilden eine heute seltener gebrauchte Arzneizubereitung. Sie enthalten saure Substanzen zusammen mit Carbonaten oder Hydrogencarbonaten, die in Wasser rasch Kohlendioxid entwickeln. Vor der Einnahme werden sie in Wasser gelöst oder dispergiert.

Carbo adsorbens granulatus[11]

Granulierte adsorbierende Kohle[11], Granulatum Carbonis[13,14], Kohlegranulat[13,14], Carbo vegetabilis granulatus[20]

	Helv 6	ÖAB 9,81	3. Hager
Medizinische Kohle	100,0	100,0	100,0
Arabisches Gummi	7,0		2,5
Gummischleim		20,0	
Saccharose			10,0
Benzoetinktur			1,0
Wasser	n.B.	n.B.	n.B.

Aus dem arabischen Gummi und 90 Teilen Wasser einen Schleim herstellen, mit dem die medizinische Kohle angerieben wird. Mit ca. 70 bis 90 Teilen Wasser eine formbare Masse anstoßen, diese durch Sieb 1600 granulieren und bei 50 °C trocknen. Die feineren Anteile durch Sieb 500 entfernen.

Anwendung
Dyspepticum, Carminativum; ED 1 Eßlöffel.
Antidiarrhoicum; ED mehrere Eßlöffel.

Natrium glycerinophosphoricum granulatum[20]

	3. Hager
Glycerolphosphorsaures Natrium	5,0
Saccharose pulv.	95,0
Ethanol 90% (V/V)	n.B.

Herstellen eines Krustengranulats.

Anwendung
Tonicum; Dos. 3mal tgl. 2 Teelöffel.

28 Guttae[11]

Tropfen, Tropfflüssigkeiten[11]

Tropfen sind flüssige Arzneimittel zur inneren oder äußeren Anwendung, die tropfenweise dosiert werden.
Zur peroralen Anwendung gibt es in Helv 6 und Helv 7: Guttae[11], Guttae orales[12], Tropfflüssigkeiten[11], Orale Tropfenflüssigkeiten[12]
Helv 6 enthält außerdem eine Monographie *Naristillae,* Nasentropfen, die das Helv 7 neben anderen Nasenpräparaten unter Nasalia bespricht.
DAB 9 führt die Monographie *Rhinoguttae.* Darin wird ebenso wie in Helv 6 und Helv 7 verlangt, daß Nasentropfen annähernd isotonisch und euhydrisch sein sollen und vor mikrobieller Kontamination zu schützen sind.
Diese letzte Forderung erhebt DAB 9 ebenfalls für *Otoguttae, Ohrentropfen,* die obendrein in der Tonizität dem Verwendungszweck angepaßt werden müssen.
Die Monographie des Helv 7 enthält präzise Angaben für Tropfgeräte. → Band Methoden

Elixir contra Tussim

→ Elixiria

Guttae odontalgicae[20] (A)

Zahntropfen[20] (A), Zahntinktur nach Wundram[20] (B), Tooth-Ache-Drops[20] (B), Zahntropfen Boehm[20] (C), Zahntropfen Dieterich[20] (D), Tinctura odontalgica[20] (C), (D)

	3. Hager (A)	(B)	3. Hager (C)	(D)
Rectifiziertes Cajeputöl	10,0	30,0		20,0
Nelkenöl	10,0		25,0	20,0
Wacholderöl	10,0			
Rosmarinöl		30,0		
Pfefferminzöl		30,0		
Campher			5,0	
Ethanol 90% (V/V)			50,0	
Wasserfreies Ethanol		15,0		
Chloroform				40,0

Anwendung
3. Hager schreibt: Beruhigungsmittel für schmerzende Zähne; auf Watte in den hohlen Zahn zu bringen.

Guttae antotalgicae[16,17]

	FMB; DRF
Pantocain	0,2
Phenazon	1,0
Glycerol 85%	13,8

Bestandteile im Abgabegefäß auf dem Wasserbad lösen.

Anwendung
1 bis 2 Tropfen bei Bedarf in das Ohr träufeln.

Oleum nasale[17] (A)

Oleum nasale cum Mentholi[17] (B)

	DRF (A)	DRF (B)
Iodethan	Tr 2	Tr 2
Latschenkiefernöl	0,5	0,5
Dünnflüssiges Paraffin	19,5	19,5
Menthol		0,05

Anwendung
Mehrere Tropfen in die Nase träufeln.
(B) Zubereitungen mit Menthol sollen nicht länger als 1 Woche verabfolgt werden.

Oleum oticum [20]

	3. Hager
Cajeputöl	2,5
Campheröl	5,0

Anwendung
3 Tropfen auf Watte in das Ohr träufeln.

29 Infusa [1,3,5,6,13,14]

Aufgüsse [1,3,5,6,13,14]

Aufgüsse gehören zu den wässrigen Drogenauszügen, wie → Decocta und → Macerata. Die zerkleinerten Drogen werden, wie bei Decocta beschrieben, nach DAB 5 und DAB 6 mit siedendem Wasser übergossen, unter wiederholtem Umrühren 5 Minuten lang im Wasserbad erhitzt und nach dem Erkalten ausgepreßt. DAB 7 und DAB 8 lassen die Droge in einer Reibschale mit 3 bis 5 Teilen Wasser durchkneten und dann 15 Minuten stehen, bevor für 5 Minuten auf dem Wasserbad extrahiert wird. ÖAB 9 und ÖAB 81 schreiben für die durchfeuchtete Droge eine Wartezeit von 5 Minuten und das anschließende Eintragen in siedendes Wasser vor. DAB 7, DAB 8, ÖAB 9 und ÖAB 81 fordern, daß Infuse 30 Minuten lang bedeckt zur Abkühlung stehen bleiben. Dann werden die Drogen leicht abgepreßt. Die Flüssigkeit wird filtriert und nach den bei Decocten für wässrige Drogenauszüge genannten Regeln mit einem Kaltaufguß oder Wasser auf das vorgeschriebene Gewicht ergänzt.

Infusum Ipecacuanhae [15,16,17] (A)

Infusum Ipecacuanhae novum [17] (B)

	FMG	FMB DRF (A)	DRF (B)
Ipecacuanhae-wurzel : Infus	0,5:135	0,5:175	0,5:170
Anisölhaltige Ammoniak-Lösung	5,0	5,0	
Anis-Spiritus 5%			5,0
Ammoniumchlorid			5,0
Zuckersirup		20,0	
Eibischsirup			20,0
Pfefferminzwasser	10,0		

Anwendung
Antitussivum; Dos. 2stündl. 1 Eßlöffel.
→ Sirupus Ipecacuanhae, Sirupi.
→ Band Drogen.

Infusum Rhei [17]

Infusum Rhei alcalinum [20]

	DRF	3. Hager
Rhabarberwurzel : Infus	7:150	8:165
Natriumhydrogencarbonat	10,0	10,0
Pfefferminztinktur		10,0
Pfefferminzöl	Tr 4	
Zuckersirup		15,0

Das Natriumhydrogencarbonat in den erkalteten Infus hinzufügen. Das Ganze mit den anderen Bestandteilen mischen.

Anwendung
Mildes Laxans, für die Pädiatrie geeignet; Dos. 2stündl. 1 Eßlöffel.

Infusum Sennae compositum [1,3]

Wiener Trank [1,3]

	DAB 5,6
Sennesblätter (3) : Infus	5,0:45,0
Kaliumnatriumtartrat	5,0
Natriumcarbonat-Dekahydrat	0,1
Manna	10,0
Wasser	n.B.
Ethanol 90% (V/V)	2,5

Das Manna und die Salze im kalten Infus lösen, durchseihen und die Lösung mit siedendem Wasser auf 47,5 Teile ergänzen. Nach dem Erkalten das Ethanol 90% hinzugeben und nach 24 Stunden abgießen.

Anwendung
Laxans; ED 1 Eßlöffel.

30 Inhalationes [21]

Inhalationen [21], Inhalate [21], Inhalanda [12], Praeparationes pharmaceuticae in vasis cum pressu [7,12], Zubereitungen in Druckbehältnissen [7,12], Aerosola medicamentosa [14], Medikamentöse Aerosole [14]

Inhalationen gelangen mit der Atemluft gemischt in die Atemwege. Sie wirken dort lokal oder nach Absorption der Arzneistoffe systemisch. Um diese Funktion zu erfüllen, liegen Inhalationen als Aerosole vor. Die gasformigen, flüssigen oder festen Arzneistoffe sind in einer gasförmigen Phase als Gasgemische, Nebel- oder Staubaerosole dispergiert.
Die Teilchengröße soll zur örtlichen Behandlung der Nasen-, Mund- und Rachenschleimhaut über 30 µm betragen, damit keine Absorption erfolgt. Für die pulmonale Aufnahme liegt der optimale Teilchenbereich zwischen 0,5 bis 5 µm. Die Flimmerepithelien transportieren kleinere Teilchen zurück. Sie werden mit dem Luftstrom ausgeatmet.

Bei Raumtemperatur flüchtige Arzneistoffe werden in der Volksmedizin von altersher in damit getränkten Wattebäuschchen oder Tüchern verdunstet und so dem Kranken zugeführt. Wasserdampfflüchtige Wirkstoffe aus Drogen, Arzneistoffe aus Salben oder Lösungen können in Dampfkesseln oder Dampfinhalatoren als Dampfaerosole dem Patienten verabreicht werden.
Sprays bestehen aus Lösungen oder Pulvern, die mit Hilfe geeigneter Inhalatoren oder auch Pumpen in der Nase oder im Hals eingesetzt werden. → Kapitel Krankenpflegeartikel
Rezepte für die Herstellung von Aerosolen und Sprays finden sich erst in neueren Sammlungen wie den NRF. DAB 9 enthält eine Monographie „Zubereitungen in Druckbehältnissen". Helv 7 unterscheidet „Praeparationes pharmaceuticae in vasis cum pressu" von „Inhalanda", die von Ph.Eur. ebenfalls aufgenommen werden. ÖAB 81 bespricht unter „Aerosola medicamentosa" die Zubereitungen und die Druckgaspackungen. → Band Methoden

31 Injectiones, Infusiones [10]

Injektions- und Infusionslösungen[7], Iniectabilia[13], Injektionspräparate[13], Injektions- und Infusionslösungen sowie zur Injektion bestimmte Zubereitungen[10], Iniectabilia, Infundibilia[9], Parenteralia[7,9,11,12,14], Zubereitungen zur parenteralen Anwendung[14], Arzneimittel für parenterale Verwendung[11]

Zubereitungen zur parenteralen Anwendung sind zur Applikation in menschliches oder tierisches Gewebe durch Injektionen oder Implantationen bestimmt. Sie müssen steril sein und so hergestellt werden, daß weiterhin Sterilität gewährleistet ist. Das schließt die Möglichkeit einer Kontamination und das Wachstum von Mikroorganismen sowie die Anwesenheit von Pyrogenen aus. Diese Ansprüche erfordern Hilfsstoffe mit antimikrobiellen Eigenschaften. Ebenfalls sind Hilfsstoffe zur Erzielung einer Euhydrie, einer Isotonie und zur Stabilisierung der Arzneistoffe notwendig. Das für die Herstellung verwendete Wasser muß der Qualität des Wassers für Injektionszwecke entsprechen. Die Konzentration der Arzneistoffe in flüssigen Parenteralia wird auf das Volumen der Zubereitung berechnet.
Die neueren deutschsprachigen Arzneibücher beziehen sich in ihren Auflagen auf die Monographie Parenteralia des Europäischen Arzneibuches. DAB 9, Helv 7, ÖAB 81 wie Ph.Eur. teilen ein in Iniectabilia, Infundibilia und Pulveres parenterales. DAB 9 und Helv 7 besprechen zusätzlich Implantanda und Parenteralia diluenda. → Band Methoden
DAB 5 und DAB 6 kennen keine eigenen Monographien. Sie enthalten lediglich Anweisungen zur Ausführung der Sterilisation, die nach heutigen Erkenntnissen unzureichend sind. Auch die Monographien des DAB 7-DDR, Helv 6 und ÖAB 9 sind durch neuere Arzneibücher überholt. Die Herstellung der wenigen alten Rezepturen muß nach den zur Zeit gültigen Regeln erfolgen.

Vorschriften, die modernen Anforderungen entsprechen, sind in den Standardzulassungen für Fertigarzneimittel aufgenommen.

Iniectabile morphinii chlorati 20 mg/ml cum atropinio sulfurico 0,3 mg/ml [11] (A)

Injektionslösung mit Morphiniumchlorid 20 mg/ml und Atropiniumsulfat 0,3 mg/ml[11] (A), Morphini hydrochloridi 20 mg/ml et atropini sulfatis 0,3 mg/ml solutio iniectabilis[12] (A), Injektionslösung mit Morphinhydrochlorid 20 mg/ml und Atropinsulfat 0,3 mg/ml[12] (A)

Iniectabile morphinii chlorati 20 mg/ml cum scopolaminio bromato 0,3 mg/ml[11] (B)

Injektionslösung mit Morphiniumchlorid 20 mg/ml und Scopolaminiumbromid 0,3 mg/ml[11] (B), Morphini hydrochloridi 20 mg/ml et scopolamini hydrobromidi 0,3 mg/ml solutio iniectabilis[12] (B), Injektionslösung mit Morphinhydrochlorid 20 mg/ml und Scopolaminhydrobromid 0,3 mg/ml[12] (B)

	Helv 6,7 (A)	Helv 6,7 (B)
Morphinhydrochlorid	2,00	2,00
Atropinsulfat	0,030	
Scopolaminhydrobromid		0,030
Natriumdisulfit	0,1	0,1
Natriumchlorid	0,5	0,5
0,1 N-Salzsäure ml	1,0	1,0
Wasser für Injektionszwecke zu ml	100,0	100,0

Lösen, filtrieren. Lösung (A) bei 121 °C autoklavieren, Lösung (B) durch Keimfiltration sterilisieren und unter aseptischen Bedingungen abfüllen.

Anwendung
Stark wirksames Analgeticum; ED 5 bis 20 mg s.c. oder i.m., max. ED 30 mg.
Inkomp.: bas. reag. Stoffe, Bromide, Iodide.

Infusionslösungen nach Darrow und Locke[5]

	DAB 7 Anlage III		
	Darrow	Darrow-Laktat	Locke
pH-Wert	5,5 bis 6,5	6,0 bis 7,5	5,0 bis 7,5
Natriumchlorid	0,60	0,40	0,90
Kaliumchlorid	0,27	0,27	0,02
Calciumchlorid			0,02
Natriumhydrogencarbonat			0,02
Natriumlactat		1,18	
Glucose-Monohydrat			0,10
Wasser für Injektionszwecke zu ml	100	100	100

Lösen, filtrieren und sterilisieren.

Anwendung
Blutvolumenersatz, Wasserverluste.

Solutio Natrii citrici composita [10,13,14]

Zusammengesetzte Natriumzitratlösung [10,13,14], Solutio anticoagulans [11], Gerinnungshemmende Lösung [11], ACD-Stabilisator für Blutkonserven [5]

	DAB 7 (A)	DAB 7 (B)	DAB 7-DDR	Helv 6	ÖAB 9	ÖAB 81
Citronensäure-Monohydrat	0,62	0,47	0,48	0,47	0,47	0,47
Natriumcitrat	1,85	1,41	1,32	1,32	1,6	1,3
Glucose-Monohydrat	2,35	1,79	2,5			
Wasserfreie Glucose				2,5	2,5	2,5
Wasser für Injektions zwecke zu ml	100	100	100	100	100	100

Lösen, filtrieren und sterilisieren; nach Helv 6 im Autoklav bei 121 °C.

Anwendung
Stabilisierung von Blutkonserven.
80,0 ml ACD Stabilisator A mit 420 ml Blut, 100,0 ml ACD Stabilisator B mit 400 ml Blut mischen.

Solutio Natrii chlorati composita Ringer [13,14]

Ringerlösung [5,13,14], Physiologische Lösung nach Ringer [3], Solutio physiologica Ringer [16,17], Electrolytorum solutio composita [12], Zusammengesetzte Elektrolytlösung [12]

Gehalt (G/V)
Helv 7: Chlorid-Ion > 5,2 < 5,5 g/l.
ÖAB 9,81: Chloride 0,55 bis 0,61 %; Kalium 0,012 bis 0,017 %; Calcium 0,010 bis 0,012 %.
DAB 7: ph-Wert 5,0 bis 7,5.

Herstellung

	DAB 6	DAB 7	Helv 7	ÖAB 9,81	FMB	DRF
Natriumchlorid	0,8	0,86	0,84	0,90	0,8	0,8
Kaliumchlorid	0,01	0,03	0,03		0,04	0,04
Calciumchlorid		0,03	0,01			
Calciumchlorid-Hexahydrat				0,06		
Calciumchlorid-Lösung 50%	0,04				0,05	0,05
Natriumhydrogencarbonat	0,01					0,1
Wasser für Injektionszwecke zu ml	100	100	100	100	100	100

Die Salze nacheinander im Wasser für Injektionszwecke lösen und nach Vorschrift des gültigen Arzneibuches sterilisieren. Suppl. 1 von 1973 zum Helv 6 hat die Monographie Infundibile natrii chlorati compositum aufgehoben.

Hinweis
Calciumchlorid-Lösung 50%, Liquor Calciii chlorati DAB 6 enthält 50 % Calciumchlorid-Hexahydrat oder ca. 25 % wasserfreies Calciumchlorid.

Anwendung
Bei Blut- und Wasserverlusten, intravenös als Tropfinfusion oder peroral bei Durchfällen, hypochlorämischem Erbrechen u. a.

Solutio Natrii chlorati physiologica [1,3]

Physiologische Kochsalzlösung [1,3], Isotonische Kochsalzlösung [5], Infundibile natrii chlorati 9 g/l [11], Natriumchloridlösung zur Infusion 9 g/l [11], Natrii chloridi solutio infundibilis 9 g/l [12], Natriumchlorid-Infusionslösung 9 g/l [12], Solutio Natrii chlorati isotonica [13,14], Blutisotonische Natriumchloridlösung [13,14]

Gehalt
Natriumchlorid.
Helv 6: 8,5 bis 9,5 %.
Helv 7: > 8,5 % < 9,5 %.
ÖAB 9,81: 8,8 bis 9,2 %.

Herstellung

	DAB 5,6	Helv 6,7	ÖAB 9,81
Natriumchlorid	0,9	0,90	0,9
Wasser für Injektionszwecke	99,1		
zu ml		100,0	100,0

Lösen, filtrieren und nach den Vorschriften des gültigen Arzneibuches sterilisieren.
Helv 7: Vorzugsweise im Autoklaven bei 121 °C sterilisieren.

Anwendung
Lösemittel für Arzneistoffe zur Infusion, zum Spülen und Waschen von Haut und Wunden.

Solutio Natrii lactici composita [14]

Zusammengesetzte Natriumlaktatlösung [14], Ringer-Laktatlösung [5,14,21], Hartmannsche Lösung [14,21]

Gehalt (G/V)
ÖAB 81: Lactat als Natriumlactat 0,300 bis 0,360 %; Chlorid 0,370 bis 0,420 %; Calcium 0,0068 bis 0,0079 %; Kalium 0,019 bis 0,023 %.
DAB 7: pH-Wert 5,0 bis 7,5.

Herstellung

	DAB 7	ÖAB 81
Natriumlactat-Lösung 50%	0,61	
Konzentrierte Natriumlactat-Lösung	1,81	
Natriumchlorid	0,60	0,60
Kaliumchlorid	0,04	0,04
Calciumchlorid	0,03	0,03
Wasser für Injektionszwecke zu ml	100	100

Lösen, filtrieren und sterilisieren.

Anwendung
Blutflüssigkeit- und Wasserersatz.

Solutio Natrii lactici concentrata [14]

Konzentrierte Natriumlaktatlösung [14]

	ÖAB 81
Milchsäure	17,1
Natriumhydroxid-Lösung 30%	23,8
Salzsäure 10%	n.B.
Wasser für Injektionszwecke zu ml	100

Die Milchsäure in 40 ml Wasser für Injektionszwecke lösen, mit der Natriumhydroxid-Lösung versetzen und 1 Stunde bei 110 bis 115 °C autoklavieren. Nach der Abkühlung tropfenweise Salzsäure 10% hinzufügen, bis die Lösung ein mit Phenolrot getränktes Filtrierpapier nicht mehr rötet. Die Lösung mit Wasser für Injektionszwecke auf 100 Volumenteile auffüllen und sterilisieren.

Anwendung
Herstellung von Infusionslösungen.

Solutio Natrii lactici isotonica [14]

Blutisotonische Natriumlaktatlösung [14]

	ÖAB 81
Konzentrierte Natriumlactat-Lösung	9,4
Wasser für Injektionszwecke zu ml	100

Anwendung
pH-Wert-Verschiebung, anstelle von weniger stabilen Natriumhydrogencarbonat-Lösungen.

Tyrode-Lösung

Nach Thieles Handbuch der Medizin

Natriumchlorid 0,8; Kaliumchlorid 0,02; Calciumchlorid 0,02; Magnesiumchlorid 0,01; Dinatriumphosphat 0,05; Glucose-Monohydrat 0,1; Natriumhydrogencarbonat 0,1

Wasser für Injektionszwecke 100 ml
Lösen, filtrieren, sterilisieren.

Anwendung
Gewebszüchtung und -konservierung.

Hinweis
DAB 9 führt als Calciumchlorid das Dihydrat, das hier eingesetzt wird.

32 Klysmata

Klistiere [21]

Klistiere sind flüssige Zubereitungen zur rektalen Anwendung. Sie dienen als Nährklistiere, zur Darmentleerung oder zum Einbringen von Arzneimitteln. Systemische Erkrankungen oder Affektionen der Darmschleimhaut können die Anwendung von Arzneimitteln im Darm erfordern. In beiden Fällen soll die Flüssigkeitsmenge höchstens 10 bis 30 ml betragen, damit das Klistier nicht laxierend wirkt. Als Grundlagen eignen sich viskose Lösungen, die länger im Darm verbleiben als wässrige.
→ Band Methoden, Rectiolen

Clysma Paraldehydi [15]

	FMG
Paraldehyd	6,0
Gummischleim	10,0
Wasser	84,0

Anwendung
In Mengen von 1,0 bis 2,0 als Sedativum, in Mengen von 3,0 bis 5,0 als Hypnoticum.
DAB 9: max. ED 5,0 g, max. TD 15,0 g.
Nach der Applikation riecht der Atem knoblauchartig.

33 Linimenta [1,3,10,11]

Linimente [1,3,10,11]

Linimente sind flüssige oder feste Arzneimittel zum äußeren Gebrauch, die oft Seife und/oder Fette enthalten. Sie rechnen technologisch zu Lösungen oder dispersen Systemen; als solche sind sie meistens Emulsionen. DAB 5, DAB 6, DAB 7-DDR, Helv 6.

Linimentum ammoniato-camphoratum[1,3,10]

Flüchtiges Kampferliniment[1,3], Emulsio ammoniata camphorata[13,14], Ammoniak-Kampferemulsion[13,14], Ammoniak-Kampferliniment[10]

	DAB 5	DAB 6	ÖAB 9,81
Starkes Campheröl	30,0		
Campher		5,0	5,0
Erdnußöl	50,0	55,0	55,0
Rizinusöl		18,0	15,0
Ammoniak-Lösung 10%	20,0	22,0	24,0
Medizinische Seife		0,1	
Ölsäure		1,0	

DAB 6: Den zerriebenen Campher in den gelinde erwärmten Ölen in einer verschlossenen Flasche lösen, mit Ammoniak-Lösung 10% schütteln, nach 1- bis 2stündigem Stehen die Seife hinzufügen und nochmals schütteln.
ÖAB 9,81: Campher mit Ethanol 96% oder Ether besprengen und pulvern, mit der Ölsäure-Öl-Mischung vermengen und mit Ammoniak-Lösung 10% durch Schütteln emulgieren.
DAB 7-DDR: Die Vorschrift enthält Chloroform und ist deshalb pharmakologisch nicht mehr zu vertreten.

Anwendung
Durchblutungsförderndes Einreibemittel bei Myalgien.

Linimentum ammoniatum[1,3,10]

Flüchtiges Liniment[1,3], Ammoniakliniment[10], Emulsio ammoniata[13,14], Ammoniakemulsion[13,14]

	DAB 5	DAB 6	DAB 7-DDR	ÖAB 9,81
Erdnußöl	4,0	60,0		60,0
Dünnflüssiges Wachs			8,0	
Ammoniak-Lösung 10%	1,0	22,0	22,0	24,0
Rizinusöl		18,0		15,0
Medizinische Seife		0,1		
Ölsäure				1,0
Emulgierende Alkohole			2,0	
Wassser			68,0	

DAB 5,6; ÖAB 9,81: Öle mischen, ggf. mit Ölsäure versetzen, mit Ammmoniak-Lösung 10% und Seife schütteln und emulgieren.
DAB 7-DDR: Die emulgierenden Alkohole und das dünnflüssige Wachs bei 70 °C auf dem Wasserbad schmelzen, mit dem auf 70 °C erwärmten Wasser schütteln und mit Ammoniak-Lösung 10% versetzen.

Anwendung
Durchblutungsförderndes Einreibemittel bei Myalgien.

Linimentum Calcariae[3]

Kalkliniment[3], Emulsio Calcis[13,14], Kalkemulsion[13,14]

	DAB 6	ÖAB 9,81
Leinöl	50,0	45,0
Kalkwasser	50,0	50,0
Ölsäure		n.B.
Wollwachs		5,0

DAB 6: Emulgieren der Bestandteile durch Schütteln.
ÖAB 9,81: Leinöl soll eine Säurezahl von 2,8 haben. Jedes fehlende Zehntel erfordert einen Zusatz von 0,05 g Ölsäure pro 100 g Leinöl. Wollwachs und Leinöl bei 50 °C mischen und mit Kalkwasser emulgieren. Nach 1tägigem Stehen nochmals durchschütteln.

Anwendung
Brandliniment.

Linimentum Capsici compositum[2,4]

Zusammengesetztes Spanischpfefferliniment[2,4], Pain-Expeller[2,4]

		EB 4,6
Spanischpfeffertinktur aus		
Spanisch Pfeffer (3)	1 T	
Ethanol 90% (V/V)	3 T	75,0
Medizinische Seife		0,4
Rosmarinöl		1,5
Campher		4,3
Lavendelöl		1,5
Thymianöl		1,5
Nelkenöl		1,5
Chinesisches Zimtöl		0,3
Ammoniak-Lösung 10%		14,0

Die Bestandteile in der Spanischpfeffertinktur lösen und nach Absetzen filtrieren.

Anwendung
Unverdünnt als Einreibung.
Inkomp.: Ameisensäure, Salicylsäureester, Senföl.

Linimentum gaultheriae compositum[11,12]

Wintergrünliniment[11], Wintergrün-Liniment[12]

	Helv 6,7
Methylsalicylat	5,0
Zusammengesetztes Terpentinliniment	95,0

Anwendung
Durchblutungsförderndes Einreibemittel.

Linimentum Piscis Lassar[2,4]

Lassarsches Teerliniment[2,4]

	EB 4,6
Buchenteer	40,0
Birkenteer	40,0
Olivenöl	10,0
Ethanol 70% (V/V)	10,0

Anwendung
Dermaticum.

Linimentum restitutorium[2,4]

Restitutionsfluid[2,4]

	EB 4,6
Spanischpfeffertinktur	15,0
Ethanol 90% (V/V)	20,0
Campherspiritus	10,0
Etherweingeist	10,0
Terpentinöl	1,0
Ammoniak-Lösung 10%	2,0
Ammoniumchlorid	5,0
Natriumchlorid	2,0
Wasser	35,0

Die Salze im Wasser lösen und der Mischung der anderen Bestandteile hinzufügen.

Anwendung
Antirheumaticum; als Einreibung unverdünnt. Inkomp.: s. Linimentum Capsici comp.

Linimentum salicylatum compositum[11,12]

Zusammengesetztes Salicylliniment[11,12]

	Helv 6,7
Salicylsäure	2,0
Campher	3,0
Methylsalicylat	5,0
Eucalyptusöl	2,0
Etherisches Muskatöl	2,0
Salbeiöl	2,0
Wacholderbeeröl	4,0
Rizinusöl	20,0
Ethanol 96% (V/V)	60,0

Das Methylsalicylat und die Öle mischen, die Salicylsäure und den Campher im Ethanol 96% lösen, die Mischungen vereinigen und nach 1 Stunde filtrieren.

Anwendung
Durchblutungsförderndes Einreibemittel bei Myalgien.

Linimentum saponatum ammoniatum[2,3]

Flüssiges Seifenliniment[2,3]

	EB 4 DAB 6
Seifenspiritus	20,0
Ammoniak-Lösung 10%	20,0
Wasser	40,0

Anwendung
Einreibemittel und Reinigungsmittel.

Linimentum saponato-camphoratum[1,3]

Opodeldok[1,3,13,14], Linimentum saponato-camphoratum liquidum[11,12], Flüssiger Opodeldoc[11,12], Gallerta saponata camphorata[13,14]

	DAB 5,6	Helv 6,7	ÖAB 9,81
Kaliumhydroxid		n.B.	
Medizinische Seife	4,0		
Olivenöl		7,0	
Schweineschmalz			5,0
Natriumhydroxid-Lösung 30%			2,5
Campher	1,0	2,2	2,5
Ethanol 90% (V/V)	42,0		
Ethanol 96 % (V/V)		48,0	77,5
Rosmarinöl	0,3	1,0	1,0
Thymianöl	0,2	0,5	0,5
Ammoniak-Lösung 10%	2,5	6,5	
Ammoniak-Lösung 10,2 bis 11%			0,5
Wasser		zu 100	6,0

DAB 5,6 und ÖAB 9,81: Medizinische Seife und Campher im gelinde erwärmten Ethanol 90% bzw. 96% lösen und filtrieren. Das Filtrat im Aufbewahrungsgefäß mit den ätherischen Ölen versetzen. Die Mischung erstarrt beim Abkühlen.
Helv 6,7: 3,15 Teile einer 40%igen Kaliumhydroxidlösung in kohlendioxidfreiem Wasser, das Olivenöl und 10 Teile Ethanol 96% schütteln oder am Rückflußkühler bis zur Klärung der Mischung erwärmen. 1 Tropfen davon muß mit 2 Tropfen Wasser klar bleiben. Nach dem Erkalten den Campher, die ätherischen Öle und den Rest des Ethanols 96% im Reaktionsgemisch lösen, unter Schütteln portionsweise mit der Mischung von Ammoniak-Lösung 10% in Wasser versetzen, nach 24 Stunden filtrieren.

Anwendung
Durchblutungsförderndes Einreibemittel bei Myalgien.

Linimentum terebinthinae compositum [11,12]

Zusammengesetztes Terpentinliniment [11], Zusammengesetztes Terpentin-Liniment [12]

	Helv 6,7
Olivenöl	12,5
Ölsäure	4,5
Campher	4,5
Gereinigtes Terpentinöl	20,0
Kaliseife	6,0
Wasser	52,5

Die Campher-Terpentinöllösung mit der Mischung aus Olivenöl und Ölsäure vereinigen. In diese Mischung die Kaliseifenlösung portionsweise eintragen, durch Schütteln emulgieren und nach 24 Stunden nochmals durchschütteln.

Anwendung
Durchblutungsförderndes Einreibemittel.

Vasolimentum [2,4]

Vasoliment [2,4]

	EB 4,6
Ölsäure	30,0
Gelbes Vaselinöl	60,0
Ethanolische Ammoniaklösung	10,0

Bestandteile mischen.

Anwendung
Trägerflüssigkeit für Arzneistoffe zur äußerlichen Anwendung z.B.
EB 4 und EB 6:
Vasolimentum acidi salicylici 2%, Salicylvasoliment 2% mit 2 % Salicylsäure
Vasolimentum Ichthyoli 10%, Ichthyolvasoliment 10% mit 10 % Ammoniumbituminosulfonat
Vasolimentum jodaethylatum 6% und 10%, Helles Jodvasoliment 6% und 10% mit 6 bzw. 10 % Monoiodethan
Vasolimentum jodatum 6% und 10 %, Jodvasoliment 6% und 10% mit 6 bzw. 10 % Iod
Vasolimentum Jodoformii 3%, Jodoformvasoliment mit 3 % Iodoform und 27 % Leinöl
Vasolimentum Mentholi 2%, Mentholvasoliment 2% mit 2 % Menthol

Vasolimentum spissum [2,4]

Dickes Vasoliment [2,4]

	EB 4,6
Hartparaffin	12,0
Dickflüssiges Paraffin	48,0
Ölsäure	30,0
Ethanolische Ammoniak-Lösung	10,0

Das Hartparaffin, die Ölsäure und das dickflüssige Paraffin auf dem Wasserbad schmelzen, die ethanolische Ammoniak-Lösung hinzufügen und bis zur gleichmäßigen Mischung erwärmen. Diese Mischung so lange erhitzen, bis alles Ethanol abgedampft ist.

Anwendung
Einreibung und Grundmasse für salbenartige Zubereitungen. Dickes Vasoliment nimmt das Doppelte seiner Masse an Wasser auf.

34 Liquores [21]

Flüssigkeiten [21]

Der Name Liquores bezieht sich nur auf den Aggregatzustand dieser Zubereitungen. Meist handelt es sich um Mischungen oder Lösungen, die in den Arzneibüchern ggf. als Mixturae oder Solutiones bezeichnet werden. Aus diesen anderen Benennungen ist das Verfahren der Herstellung zu entnehmen. Reaktionslösungen heißen oft Liquores. Zur inneren Anwendung werden Liquores mit Löffelmaßen dosiert.

Liquor Aluminii acetici [1,3]

Aluminiumacetatlösung [1,3], Essigsaure Tonerdelösung [1,3]

Gehalt
Aluminiumhydroxiddiacetat.
DAB 5: 7,3 bis 8,3 %.
DAB 6: > 8,5 %.

Herstellung

	DAB 5,6
Aluminiumsulfat	100,0
Calciumcarbonat	46,0
Essigsäure 30%	120,0
Wasser	n.B.

Das Aluminiumsulfat in 270 Teilen Wasser lösen. Die Lösung filtrieren und auf die Dichte von 1,149 (DAB 5: spez. Gew. 1,152) einstellen. In 367 Teile der Lösung das mit 60 Teilen Wasser angeriebene Calciumcarbonat eintragen und nach und nach die verdünnte Essigsäure zusetzen. Das Reaktionsgemisch 3 Tage stehenlassen, filtrieren und mit Wasser auf die Dichte von 1,042 (DAB 5: spez. Gew. 1,044 bis 1,048) bringen.
Die Lösung trübt sich durch Abscheidung stärker basischer Salze. Die neueren Arzneibücher haben diese Vorschrift durch Liquor Aluminii acetico-tartarici ersetzt.

Anwendung
Auf das Zehnfache verdünnt zu adstringierenden Umschlägen, als Beize beim Färben von Geweben und zum Imprägnieren von Regenkleidung.

Liquor Aluminii acetico-tartarici[1,3,5,6,7]

Aluminiumacetat-tartrat-Lösung[3,5,6,7], Aluminii acetatis tartratis solutio[6,7,12], Aluminiumacetatotartratlösung[1,10], Essigweinsaure Tonerdelösung[1,3], Solutio Aluminii acetico-tartarici[10,11,13,14], Essigsaure-weinsaure Tonerdelösung[13,14], Aluminium acetico-tartaricum solutum[6], Liquor Burowii[20]

Gehalt
DAB 5,6: 45 % Aluminiumacetatotartrat.
DAB 6: d = 1,258 bis 1,262.
DAB 7,8,9: 1,30 bis 1,45 % Al.
DAB 9: d = 1,044 bis 1,058.
DAB 7-DDR: 1,40 bis 1,60 % Al.
Helv 6,7: 1,10 bis 1,38 % Al.
ÖAB 9,81: 9,5 bis 11,5 % Essigsaure-weinsaure Tonerde.
Helv 6,7; ÖAB 9,81: d = 1,053 bis 1,059.

Herstellung

	DAB 5,6	DAB 7,8,9	Helv 6,7	ÖAB 9,81
Aluminiumacetatlösung	500,0			
Aluminumsulfat		30,0	30,0	30,0
Essigsäure 99%		10,9		
Essigsäure 96%	6,0			
Essigsäure 30%			36,0	
Essigsäure 33,7 bis 35,5%				30,0
Calciumcarbonat		13,5	13,0 bis 13,5	13,5
Wasser		160,0	135,0	135,0
Weinsäure	15,0			
auf 100 Teile Filtrat		3,5	4,5	4,5

DAB 5,6: Die Weinsäure zur Aluminiumacetatlösung geben und die Lösung auf 114 Teile im Wasserbad eindampfen; mit Essigsäure versetzen und nach einigen Tagen filtrieren.
DAB 7,8,9; Helv 6,7; ÖAB 9,81: Das Aluminiumsulfat in 135 Teilen Wasser lösen, in diese Lösung unter Rühren das Calciumcarbonat eintragen. Nach Beendigung der Gasentwicklung die Essigsäure des vorgeschriebenen Gehaltes, die ggf. mit Wasser zu verdünnen ist, hinzufügen. 3 Tage unter häufigem Umrühren bedeckt stehenlassen, dann filtrieren und die Weinsäure im Filtrat lösen.
DAB 7-DDR enthält die Monographie ohne Herstellungsvorschrift.

Anwendung
Für adstringierende Umschläge und in Salben etwa 10fach verdünnt.

Liquor Ammonii acetici[20]

Ammoniumacetatlösung 15%[20], Spiritus (Liquor) Mindereri[20]

	3. Hager
Ammoniak-Lösung 10%	100,0
Essigsäure 30%	115,0

Die Mischung soll gegen Lackmus sehr schwach sauer reagieren. Spezifisches Gewicht einstellen auf 1,032; das entspricht in etwa einer Wasserzugabe von 85 Teilen.

Anwendung
Unverdünnt zu kühlenden Umschlägen, innerlich als schweißtreibendes Mittel.

Liquor Ammonii anisatus[1,3]

Anisölhaltige Ammoniakflüssigkeit[1,3], Ammonii hydroxidi solutio anisata[8], Anisölhaltige Ammoniak-Lösung[8], Spiritus Ammonii anisatus[11], Anisierter Ammoniakgeist[11], Spiritus Anisi compositus[10,13,14], Zusammengesetzter Anisspiritus[10,13,14]

	DAB 5,6 DAC 86	DAB 7-DDR	Helv 6	ÖAB 9	ÖAB 81
Anisöl	3,3	3,3	3,0	2,0	2,0
Ethanol 90% (V/V)	80,0				
Ethanol 96% (V/V)		76,0	71,5	42,0	75,0
Ammoniak-Lösung 10%	16,7		20,0		
Wasser		17,4	5,5	53,0	20,0
Ammoniumchlorid		3,3		3,0	3,0
Talk				3,0	

Das ätherische Öl in Ethanol lösen, mit Wasser und Ammoniak-Lösung 10% mischen. Anderenfalls die wässrige Ammoniumchloridlösung mit der ethanolischen Anisöllösung versetzen.
ÖAB 9: Nach 24 Stunden die Mischung mit Talk klären, nachdem dieser zuerst mit einigen ml der Mischung angerieben worden ist. Das Ganze filtrieren und zum Filtrat noch 2 Teile Ethanol hinzufügen.

Anwendung
Mildes Antitussivum; ED 0,5 g.

Hinweis
Die Verwendung von Ammoniumchlorid anstelle von Ammoniak-Lösung 10% verschiebt den pH-Wert in den unteren Bereich und erhöht damit die Verträglichkeit mit Alkaloidzubereitungen.

Liquor Ammonii aromaticus[15]

	FMG
Ethanol 90% (V/V)	32,5
Ammoniak-Lösung 10%	16,5
Citronenöl	0,25
Etherisches Muskatöl	0,25
Majoranöl	0,25
Nelkenöl	0,25

Anwendung
Tonicum.

Liquor Ammonii caustici spirituosus[2,4]

Weingeistige Ammoniakflüssigkeit[2,4], Spiritus Dzondii[20]

Gehalt
Ammoniak.
EB 6: 9,5 bis 10,0 %, d = 0,803 bis 0,809.

Anwendung
Pinselung bei Insektenstichen und ebenfalls unverdünnt als Riechmittel.

Liquor Calcii sulfurati[2,4]

Vlemingkxsche Lösung[2,4], Vlemingkxs-Lösung[11,12], Solutio Calcii sulfurati[11,13,14], Schwefelkalklösung[13,14], Calcii sulfidi solutio[12]

Gehalt
Polysulfidschwefel.
Helv 6,7; ÖAB 9,81: > 6 % (G/V).

Herstellung

	EB 4,6	Helv 6,7 ÖAB 9,81
Calciumoxid	10,0	10,0
Schwefel	20,0	20,0
Wasser	n.B.	160,0

EB 4,6: Das Calciumoxid mit Wasser zu Pulver löschen und mit dem Schwefel und 200 Teilen Wasser in einer Porzellanschale bis zur Lösung des Schwefels kochen. Die Lösung durchseihen, den Rückstand auspressen und die Flüssigkeit entweder durch Eindampfen oder durch Zusatz von Wasser auf 12 Teile bringen.
Helv 6,7; ÖAB 9,81: Das Calciumoxid mit der gleichen Menge Wasser löschen, mit dem Schwefel und 150 Teilen Wasser 1 Stunde lang unter Rückflußkühlung erhitzen. Nach dem Absetzen durch Watte filtrieren. In kleinen, ganz gefüllten, gut verschlossenen Gefäßen aufbewahren.

Anwendung
Dermaticum; in Bädern 0,05 bis 0,1 %, zu Waschungen 0,5 bis 5 %.
Inkomp.: Carbonate, sauer reag. Stoffe, oxidierende Stoffe, Schwermetallsalze, Sulfate.

Liquor Carbonis detergens[2,3]

Steinkohlenteerlösung[2,3,8,13,14], Lithantracis picis liquor[8], Tinctura carbonis detergens[11], Saponinteer[11], Solutio Picis Lithanthracis[13,14]

	EB 4	DAB 6 DAC 86	Helv 6	ÖAB 9,81
Steinkohlenteer	10,0	7,0	20,0	20,0
Seifenrindentinktur	20,0		100,0	
Seifenrinde (4; 710)		3,0		
Polysorbat 80				5,0
Ethanol 70% (V/V)		15,0		
Ethanol 96% (V/V)				75,0

EB 4, Helv 6: Den Steinkohlenteer mit der Seifenrindentinktur 8 Tage bei 2 bis 8 °C stehenlassen und bei derselben Temperatur filtrieren.
DAB 6, DAC 86: Aus der Seifenrinde mit Ethanol 70% 13 Teile Tinktur gewinnen, diese mit dem Steinkohlenteer 7 Tage unter öfterem Umschütteln stehenlassen und filtrieren.
ÖAB 9,81: Den Steinkohlenteer mit Seesand verreiben, das Polysorbat 80 und den Ethanol 96% hinzufügen und nach 7 Tagen Stehen und Umschütteln filtrieren.

Liquor Ferri sesquichlorati[1,3]

Eisenchloridlösung[1,3], Solutio Ferri chlorati[10,13,14], Eisen(III)-chlorid-Lösung[10,12,13,14], Solutio Ferri chlorati 50%[11], Eisen(III)-chlorid-Lösung 50%[11], Ferri chloridi solutio[12]

Gehalt
Eisen.
DAB 5: 10 %; DAB 6: 9,8 bis 10,3 %.
DAB 7-DDR: 9,5 bis 10,2 %.
Helv 6: 10,0 bis 10,5 %;
Helv 7: > 10,0 % < 10,5 %.
ÖAB 9,81: 9,9 bis 10,4 %.

Herstellung

	ÖAB 9,81
Eisen(III)-chlorid	50,0
Wasser	50,0

Lösen und filtrieren.

Hinweis
DAB 5 enthält eine Herstellungsvorschrift aus Eisen, Salzsäure, Salpetersäure und Wasser.

Anwendung
Haemostypticum in Verbandstoffen; für die Herstellung von Zubereitungen zur Eisensubstitutionstherapie.

Liquor Kalii acetici[1,3]

Kaliumacetatlösung[1,3,13,14], Solutio Kalii acetici[13,14]

Gehalt
DAB 5: 33,3 %, spez. Gew. = 1,176 bis 1,180.
DAB 6: 33,3 %, d = 1,172 bis 1,176.
ÖAB 9,81: 33 bis 35 %, ρ = 1,171 bis 1,178.

Herstellung

	DAB 5	DAB 6	ÖAB 9,81
Essigsäure 30%	50,0	34,0	
Essigsäure 33,7 bis 35,5%			60,0
Kaliumhydrogencarbonat	24,0	17,0	
Kaliumcarbonat			24,0
Wasser	n.B.	n.B.	n.B.

Die Säure portionsweise mit dem Carbonat oder dem Hydrogencarbonat versetzen, die Reaktionslösung zum Sieden erhitzen und noch so viel Salz hinzufügen, bis eine Probe der Lösung, mit der doppelten Menge abgekochten Wassers versetzt, Lackmuspapier schwach blau färbt. Nach dem Erkalten mit Wasser auf die vorgeschriebene Dichte verdünnen.

Anwendung
Mildes Diureticum.

Liquor Kalii arsenicosi [1,3,5]

Fowlersche Lösung [1,3,5,11], Kaliumarsenitlösung [10,13]
Solutio Kalii arsenicosi [10,11,13]

Gehalt
Arsen(III)-oxid.
DAB 7: 0,95 bis 1,05 %.
DAB 7-DDR: 0,97 bis 1,03 %.
Helv 6: 0,975 bis 1,025 %.
ÖAB 9: 0,97 bis 1,02 %.

Herstellung

	DAB 5,6	DAB 7	DAB 7-DDR	Helv 6	ÖAB 9
Arsen(III)-oxid	1,0	1,0	1,0	1,00	1,0
Kalium-hydrogencarbonat	1,0	1,0	1,0	1,0	
Kaliumcarbonat					1,0
Salzsäure 7%					ca. 4,0 bis 5,0
Salzsäure 1 N				n.B.	
Ethanol 90% (V/V)	12,0	14,5			
Ethanol 96% (V/V)			15,0	20,0	15,0
Lavendelöl		0,01			
Lavendelspiritus	3,0			3,0	
Wasser	n.B.	83,49	83,0	n.B.	n.B.

Arsen(III)-oxid und das Kaliumsalz unter Erhitzen in 2 Teilen Wasser lösen und mit 50 Teilen Wasser verdünnen. Nach Helv 6 und ÖAB 9 diese Lösung mit Salzsäure neutralisieren. Die Lösung ggf. mit Lavendelspiritus oder der ethanolischen Lavendelölmischung versetzen, nach allen Vorschriften mit Ethanol und Wasser auf 100 Teile ergänzen.

Hinweis
Kaliumarsennitlösung ist obsolet, da Arsenverbindungen Mitosegifte sind, die gleichzeitig carcinogen wirken.

Liquor Kalii carbonici [1,4]

Kaliumcarbonatlösung [1,4], Oleum Tartari per deliquium [1]

Gehalt
Kaliumcarbonat.
DAB 5; EB 6: 33,3 %.

Herstellung

	DAB 5 EB 6
Kaliumcarbonat	11,0
Wasser	20,0

Lösen, filtrieren.
Nach EB 6 auf die erforderliche Dichte von 1,330 bis 1,334 (DAB 5: spez. Gew. 1,334 bis 1,338) einstellen.

Liquor Plumbi subacetici [1,3]

Bleiessig [1,3,11], Solutio Plumbi subacetici [10,11], Plumbum subaceticum solutum [11], Basische Bleiacetatlösung [10]

Gehalt
Blei.
DAB 7-DDR: 17,0 bis 19,0 %.
Helv 6: 16,6 bis 17,4 %.
DAB 5: Spez. Gew. = 1,235 bis 1,240.
DAB 6: d = 1,232 bis 1,237.
DAB 7-DDR: ρ = 1,235 bis 1,245.
Helv 6: ρ = 1,217 bis 1,226.

Herstellung

	DAB 5,6 DAB 7-DDR	Helv 6
Bleiacetat	30,0	30,0
Blei(II)-oxid	10,0	10,0
Wasser	100,0	n.B.

DAB 5,6: Das Bleiacetat mit dem Blei(II)-oxid verreiben und mit Wasser 1 Woche stehenlassen, nach dem Absetzen filtrieren.
DAB 7-DDR: Die Bleiverbindungen mit 50 Teilen ausgekochtem Wasser für etwa 1 Stunde auf dem Wasserbad erwärmen, bis die Mischung weiß geworden ist; auf 100 Teile mit ausgekochtem Wasser ergänzen und unter Bedeckung absetzen lassen. Das Filtrat auf die erforderliche Dichte einstellen.
Helv 6: Die Bleiverbindungen mit 7 Teilen Wasser auf dem Wasserbad erwärmen, bis die Mischung weiß geworden ist. Mit heißem Wasser auf 98 Teile ergänzen. Nach dem Absetzen filtrieren. Das abgekühlte Filtrat mit ausgekochtem Wasser auf die erforderliche Dichte einstellen.

Anwendung
Kühlende Umschläge 0,5 bis 2 %, als Bleiverbindung nicht mehr zu verantworten.

Liquor pectoralis[16,17]

	FMB; DRF
Eibischsirup	30,0
Anisölhaltige Ammoniak-Lösung	5,0
Wasser	165,0

Anwendung
Mildes, sekretolytisches Expectorans; TD 2stündlich 1 Eßlöffel.

Liquor tannicus Monsel[20]

Aqua haemostatica Monsel[20]

	3. Hager
Aluminiumkaliumsulfat (eisenfrei)	3,0
Rosenwasser	100,0
Tannin	1,5

Anwendung
Haemostypticum; nicht verwechseln mit Liquor haemostaticus Monsel, einer Eisen(III)-sulfatlösung.

35 Lotiones[10,21]

Lotionen[10,21], Schüttelmixturen[21], Waschungen[21]

Lotionen sind flüssige Zubereitungen zum äußeren Gebrauch. Die Arzneistoffe sind in zweckentsprechenden Zerkleinerungsgraden in Wasser mit oder ohne Ethanol suspendiert. Der Zusatz von Hilfsstoffen ist erlaubt. Er hält eine Suspension stabil oder verbessert zumindestens die vorgeschriebene gleichmäßige Aufschüttelbarkeit der festen Bestandteile. DAB 7-DDR.

Aqua cosmetica Kummerfeld[4,15]

Kummerfeldsches Waschwasser[4], Lotio cosmetica[16,17]

	EB 6	FMG FMB	DRF
Campher	1,0	3,0	3,0
Arabisches Gummi pulv.	2,0	3,0	
Methylcellulose-Schleim			25,0
Feinverteilter Schwefel	12,0	12,5	
Kolloidaler Schwefel			12,5
Glycerol 85%	5,0		
Kalkwasser	40,0	91,5	59,5
Rosenwasser	40,0		

EB 6: Den Campher mit dem arabischen Gummi und der notwendigen Menge Wasser bzw. Rosenwasser emulgieren, den Schwefel und die anderen Bestandteile hinzugeben.

Anwendung
Waschwasser, unverdünnt bei Akne vulgaris, Seborrhöe und anderen Hauterkrankungen.

Lotio Zinci[16] (D)

Zinkoxidschüttelmixtur[8] (A), Zinci oxidi lotio[8] (A), Lotio Zinci oxydati[10] (B), Zinkoxidlotion[10] (B), Lotio Zinci oxydati aethanolica[10] (C), Äthanolhaltige Zinkoxidlotion[10] (C), Lotio alba aquosa[17] (A), Lotio alba spirituosa[17] (D)

	DAC 86 DRF (A)	DAB 7-DDR (B)	DAB 7 DDR (C)	FMB DRF (D)
Zinkoxid	20,0	25,0	20,0	20,0
Talk	20,0	25,0	20,0	20,0
Glycerol 85%	30,0	12,5	20,0	20,0
Wasser	30,0	37,5	20,0	20,0
Ethanol 90% (V/V)				20,0
Ethanol 96% (V/V)			20,0	

DAC 86: Die Feststoffe mischen, im Trockenschrank bei 180 °C 1 Stunde lang erhitzen, nach dem Erkalten sieben (355), mit Glycerol 85% anreiben und das Wasser hinzumischen.
DAB 7-DDR (B) (C): Die Feststoffe sieben (0,8) und mit der Mischung der Flüssigkeiten anreiben und verrühren.
NRF führt eine Emulsions-Zinkoxidschüttelmixtur mit emulgierendem Cetylstearylalkohol, der die Herstellung einer gleichmäßigen Suspension ermöglicht.

Anwendung
Austrocknender Flüssigpuder; Grundlage für die Verarbeitung von dermatisch wirksamen Arzneistoffen: z. B. mit

a) 1 % Phenol und 5 % Steinkohlenteer-Lösung nach DRF.
b) 0,1 % Chlorkresol und 5 % Steinkohlenteer-Lösung nach NRF.
c) 2 % Phenol nach RW.
d) 6 % Calmitol nach DRF.
e) 2,5 % Ammoniumsulfobitol nach DRF, NRF.

Anwendung für die genannten Kombinationen: a, b, c, d) juckreizmildernd, schwach anästhesierend und antiseptisch; e) wirksam gegen nässende Ekzeme.

36 Macerata[5,6,13,14]

Mazerate[13,14], Macerationes[20]

Mazerate gehören zu den wäßrigen Drogenauszügen wie → Decocta und → Infusa. Die Drogen werden mit Wasser von Raumtemperatur in der Regel unter gelegentlichem Umrühren extrahiert. DAB 5 und DAB 6 nennen diese Arzneizubereitung nicht. Sie geben jedoch für Decoctum Althaeae und Decoctum Seminis Lini eine Vorschrift an, die der Herstellungsanweisung des DAB 7 und DAB 8 für Mazerate entspricht. Die Droge muß mit der geforderten Menge Wasser 30 Minuten lang stehen. Der kolierte Auszug wird durch Nachspülen auf die vorgeschriebene Masse aufgefüllt. ÖAB 9 und ÖAB 81 lassen die mit Wasser durchgearbeitete Droge 5 Minuten lang stehen, anschließend mit dem restlichen Wasser versetzen und für 1 Stunde extrahieren. Der abgepreßte und kolierte Auszug wird mit Wasser auf die erforderliche Masse ergänzt.

Maceratio Althaeae[17]

	DRF
Eibischwurzel : Mazerat	15,0:178,0
Salzsäure 12,5%	2,0
Zuckersirup	zu 200,0

Die Eibischwurzel mit der Salzsäure-Wasser-Mischung ohne Umrühren mazerieren, das Mazerat ohne Abpressen mit Wasser ergänzen und mit Zuckersirup mischen.

Anwendung
Reizlinderung bei Schleimhautentzündungen; Dos. 2stündl. 1 Eßlöffel.

Maceratio Seminis Lini[20]

Decoctum Seminis Lini[20], Mucilago Seminis Lini[20], Leinsamenschleim[20]

	3. Hager
Leinsamen : Mazerat	10,0:100,0

Den unzerkleinerten Leinsamen 30 Minuten lang mit Wasser von Raumtemperatur ohne Umrühren stehenlassen und den Auszug ohne Abpressen kolieren.

Hinweis
DAB 7 und DAB 8 geben ausdrücklich in der Monographie Leinsamen an, daß wäßrige Drogenauszüge aus dem unzerkleinerten Leinsamen herzustellen sind.
ÖAB 9 und ÖAB 81 geben diese Auflage unter Macerata.

Anwendung
Reizlinderung bei Schleimhautentzündungen; Dos. 2stündl. 1 Eßlöffel.
Mildes Laxans; ED 50 bis 100 g.

37 Mella praeparata

Honigzubereitungen

Mel depuratum[1,3]

Gereinigter Honig[1,3]

	DAB 5,6
Honig	40,0
Wasser	60,0
Weißer Ton	3,0

Den weißen Ton mit Salzsäure von Eisenverbindungen reinigen, anschließend auswaschen und mit dem im Wasser gelösten Honig 1/2 Stunde auf dem Wasserbad erwärmen. Nach dem Absetzen noch heiß filtrieren und auf dem Wasserbad zur Dichte d 1,34 (DAB 5: spez. Gew. von 1,34) eindampfen.

Anwendung
Antitussivum; ED 1 Eßlöffel.

Mel Foeniculi[2,4,20]

Fenchelhonig[2,4,20]

	EB 4	EB 6	3. Hager (A)	3. Hager (B)
Fenchelsirup	50,0	50,0	50,0	
Fenchelöl				Tr 25
Zuckersirup				40,0
Gereinigter Honig	50,0	49,5	50,0	60,0
Zusammengesetzte Fencheltinktur	1,0	0,5		

Die Bestandteile kräftig durchschütteln, im Wasserbad erwärmen und heiß in kleine Falschen filtrieren.

Anwendung
Antitussivum; ED 1 Eßlöffel.

Mel rosatum[1,4]

Rosenhonig[1,4]

	DAB 5	EB 6
Rosenöl		0,05
Rosenblütenblätter	10,0	
Ethanol 70% (V/V)	50,0	
Gereinigter Honig	90,0	900,0
Glycerol 85%	10,0	100,0

DAB 5: Die Rosenblätter (2) mit dem Ethanol 70% für 24 Stunden mazerieren und auspressen. Die filtrierte Flüssigkeit mit den anderen Bestandteilen mischen und bis auf 10 Teile eindampfen.
EB 6: Die Bestandteile mischen.

Anwendung
Antitussivum; ED 1 Eßlöffel.
Zusatz zu Mund- und Gurgelwässern 10%ig.

Oxymel Scillae[1]

Meerzwiebelhonig[1]

	DAB 5
Meerzwiebelessig	10,0
Gereinigter Honig	20,0

Mischen, auf dem Wasserbad auf 2 Teile eindampfen und durchseihen.

Anwendung
Veraltetes und nicht mehr vertretbares Diureticum.

Oxymel simplex[2,4]

Sauerhonig[2,4]

	EB 4,6
Essigsäure 30%	2,5
Gereinigter Honig	97,5

Die Bestandteile mischen.

Anwendung
Geschmackscorrigens; Dos. 10%ig.

38 Mixturae[11,21]

Mixturen[11,21]

Mixturen sind flüssige Arzneipräparate zur peroralen Verwendung in Form von Lösungen, Emulsionen oder Suspensionen, die in der Größe von Löffelmaßen volumenweise dosiert werden. Helv 6.

Mixtura Acidi hydrochlorici[15,16,17]

	FMG	FMB DRF
Salzsäure 12,5%	2,0	7,0
Pomeranzentinktur	3,0	3,0
Zuckersirup	20,0	20,0
Wasser	125,0	170,0

Anwendung
Subacidität; ED vor den Mahlzeiten 1 Eßlöffel.

Mixtura Acidi tartarici[15,20]

Mixtura acida vegetabilis[20]

	FMG	3. Hager
Weinsäure	0,1	1,25
Wasser	90,0	75,0
Zuckersirup	9,9	25,0

Anwendung
Zum Durstlöschen.

Mixtura alcoholica[16]

Mixtura vinosa[15], Aqua Vitae[20]

	FMG	FMB
Zusammengesetzte Chinatinktur	5,0	3,0
Ethanol 90% (V/V)	12,5	40,0
Zuckersirup	12,5	
Wasser	170,0	157,0

Anwendung
Tonicum und Amarum; Dos. 2stündl. 1 Eßlöffel.

Mixtura anodyna Liebreich[20]

Linctus Chlorali hydrati[15]

	FMG	3. Hager
Chloralhydrat	3,0	2,5
Wasser	15,0	15,0
Pomeranzensirup	15,0	15,0

Anwendung
Sedativum; ED 1 Teelöffel.
Hypnoticum; ED die Hälfte der Zubereitung.
DAB 9 Komm.: Chloralhydrat ED 0,5 bis 2,0 g.
UW: lokale Schleimhautreizung, bei Langzeitanwendung Gefahr der Toleranz und Abhängigkeit.
→ Band Stoffe.

Mixtura antidiarrhoica pro infantibus[17,20]

	DRF	3. Hager Erg.B.
Basisches Bismutgallat	5,0	5,0
Thymianextrakt	10,0	5,0
Salepschleim	1:85,0	
Tyloseschleim		25,0
Wasser		65,0

Anwendung
Antidiarrhoicum; Dos. 2stündl. 1 Teelöffel.

Mixtura antirheumatica[16,17,19]

Antirheumatische Mixtur[16,17,19]

	FMB; DRF; NRF
Natriumsalicylat	10,0
Pomeranzentinktur	5,0
Wasser	185,0

NRF läßt die Zubereitung mit konserviertem Wasser anfertigen.

Anwendung
Akuter Gelenkrheumatismus; TD 4mal tgl. 1 Eßlöffel nach dem Essen.

Mixtura Chinini aromatica[20]

Wohlschmeckende Chininmixtur[20]

	3. Hager
I. Chininhydrochlorid	0,3 bis 0,6
Ethanol 90% (V/V)	4,0
II. Zimtöl	Tr 30 bis 40
Anisöl	Tr 30 bis 40
Leichtes Magnesiumoxid	n.B.
Wasser	30,0
III. Zuckersirup	90,0
Carminlösung	n.B.

Das Chininhydrochlorid im Ethanol lösen. Die ätherischen Öle mit dem leichten Magnesiumoxid und Wasser anschütteln und nach einigen Stunden filtrieren. Lösung I und II mit dem gefärbten Zuckersirup mischen.

Anwendung
Amarum und Tonicum; ED 1 Teelöffel.
UW: Chininallergie.

Hinweis
Als Geschmackscorrigens für alle Chininsalze wirken Milch, Kaffee, Weinbrand, Fleischextrakt und Citrussäfte.
Carmin, EB 6, Coccionella, Cochenille, 1%ig als rotes Färbemittel.

Mixtura contra decubitum[15]

	FMG
Campherspiritus	15,0
Myrrhentinktur	15,0
Perubalsam	5,0

Anwendung
Bestehender Decubitus, nicht mehr vertretbar.

Mixtura diuretica[15,17]

	FMG	DRF
Kaliumacetatlösung	22,5	30,0
Petersilienwasser		170,0
Petersilienöl	Tr 2	
Wasser	127,5	

Anwendung
Diureticum; Dos. 3mal tgl. 1 Eßlöffel.

Mixtura gummosa[2,4]

Gummimixtur[2,4]

	EB 4,6
Arabisches Gummi	7,5
Saccharose (0,3)	7,5
Wasser	85,0

Aus den Bestandteilen einen Schleim bereiten.

Anwendung
Expectorans; ED 15,0 g.

Mixtura oleoso-balsamica[1,3]

Hoffmannscher Lebensbalsam[1,3], Balsamum Vitae Hoffmanni[1]

	DAB 5,6
Lavendelöl	1,0
Nelkenöl	1,0
Zimtöl	1,0
Thymianöl	1,0
Citronenöl	1,0
Etherisches Muskatöl	1,0
Perubalsam	4,0
Ethanol 90% (V/V)	240,0

Mischen und nach einigen Tagen filtrieren.

Mixtura Pepsini[15,16,17]

Mixtura Pepsini pro infantibus[18]

	FMG	FMB	RW	DRF (A)	DRF (B)
Pepsin	6,25	6,0		5,0	
Pepsin mit Pepton					2,0
Flüssiges Pepsin			4,0		
Salzsäure 10%	1,56	3,75	2,5	2,5	3,75
Pomeranzentinktur	6,25	5,0		5,0	5,0
Glycerol 85%			10,0		
Himbeersirup			20,0		
Wasser zu	200,0	200,0	200,0	200,0	200,0

Anwendung
Stomachicum, Dos. 3mal tgl. 1 Eßlöffel vor den Mahlzeiten.

Mixtura solvens[2,4,11,12,13,14,16,17,19]

Schleimlösende Mixtur[13,14,19], Lösende Mixtur[2,4,11,12]

	EB 4,6 DRF	FMB	NRF	Helv 6,7	ÖAB 9,81
Ammoniumchlorid	5,0	5,0	5,0	5,0	4,0
Gereinigter Süßholzsaft	5,0	2,0	5,0		
Süßholzfluidextrakt				15,0	30,0
Wasser	190,0	193,0	190,0	180,0	166,0
Sorbinsäure			0,2		

Anwendung
Sekretolyticum; ED 2stündl. 1 Eßlöffel.

Mixtura sulfurica acida[1,4]

Hallersches Sauer[1,4], Elixir acidum Halleri[20], Acidum sulfuricum alcoholisatum[20]

	DAB 5 EB 6
Schwefelsäure	25,0
Ethanol 90% (V/V)	75,0

Die Schwefelsäure vorsichtig und allmählich mit dem Weingeist vermischen. Etwa 62 % reagieren zu Ethylschwefelsäure.

Anwendung
Die Mixtur wurde früher zur Stillung innerer Blutungen verordnet. Sie ist obsolet. In alten Vorschriften gibt es zahlreiche Rezepte mit unterschiedlichen aromatischen Zusätzen.

39 Mucilagines[1,3,21]

Schleime[1,3,21]

Schleime sind nach DAB 5 und DAB 6 dickflüssige, durch Lösen, Aufschütteln oder Ausziehen von Pflanzenstoffen mit kaltem oder heißem Wasser hergestellte Arzneizubereitungen. In neueren Vorschriften finden überwiegend halbsynthetische oder vollsynthetische Makromoleküle als Schleimstoffe in Wasser gelöst Verwendung. Schleime dienen der Stabilisierung von Emulsionen und Suspensionen, der Herstellung von Granulaten und Tabletten. Sie bilden Grundlagen von Hydrogelsalben. → Band Methoden.

Mucilago antiseptica[17]

	DRF
Quecksilberoxycyanid	0,01
Glycerolsalbe	25,0
Methylcellulose-Schleim zu	50,0

Anwendung
Kathetergleitmittel.

Mucilago Cydoniae[2,4,20]

Quittenschleim[2,4,20]

	EB 4,6
Quittensamen	2,0
Rosenwasser	98,0

1/2 Stunde stehenlassen und dann durchseihen. Zur Abgabe frisch herstellen.

Anwendung
Reizlinderndes, mildes Spasmolyticum; ED 15,0 g.

Mucilago Glycerini[8]

Glycerolgel[8], Glyceroli mucilago[8], Glycerinsalbe[8]

	DAC 86
Hydroxyethylcellulose 300	4,5
Glycerol 85%	30,0
Wasser	65,5

Hydroxyethylcellulose mit Glycerol 85% anreiben und mit dem Wasser zum klaren Gel quellen lassen, verdunstetes Wasser ersetzen, ggf. mit 0,1 % in Wasser gelöster Sorbinsäure konservieren.

Anwendung
Dermaticum mit hautglättender Wirkung.
→ Unguentum Glycerini, Unguenta.

Mucilago Gummi arabici[1,3,13,14]

Gummischleim[1,3,11,13,14], Mucilago gummi arabici[11]

	DAB 5,6	Helv 6	ÖAB 9,81
Arabisches Gummi	10,0	100,0	100,0
Wasser	20,0	n.B.	200,0
Methyl-4-hydroxybenzoat		0,20	0,2
Propyl-4-hydroxybenzoat		0,10	0,1
Benzoesäure		0,10	

DAB 5,6: Das gewaschene Gummi in einer zur Hälfte gefüllten Flasche ohne Umschütteln - nur unter gelegentlicher Drehung - kühl bis zur Lösung lagern, durchseihen.
Helv 6: Aus dem gewaschenen Gummi und der Lösung der Konservierungsmittel in 200 Teilen Wasser

einen Schleim herstellen, diesen in 2 Portionen zu 100 ml abfüllen und an 2 aufeinander folgenden Tagen im freiströmenden Wasserdampf für je 30 Minuten erhitzen.
ÖAB 9,81: Die gewaschene Droge mit der Esterlösung zu einem Schleim verarbeiten und nach dem Kolieren 1 Stunde im strömenden Wasserdampf erhitzen.

Hinweis
DAB 9 und Helv 7 wie Ph.Eur. führen außer Acaciae gummi je eine Monographie Acaciae gummi dispersione desiccatum, Sprühgetrocknetes Arabisches Gummi, das sich rasch in Wasser löst.

Anwendung
Hilfsmittel in der technologischen Praxis.

Mucilago Salep [1,3]

Salepschleim [1,3], Decoctum Salep [1]

	DAB 5	DAB 6
Salep pulv.	1,0	1,0
Ethanol 90% (V/V)		1,0
Wasser	9,0	
Siedendes Wasser	90,0	98,0

DAB 5: Salep mit kaltem Wasser durch Umschütteln verteilen.
DAB 6: Salep mit Ethanol 90% anschütteln.
Nach beiden Vorschriften den angefeuchteten Salep erst mit 10 Teilen siedenden Wassers schütteln, dann den Rest dazugeben und bis zum Erkalten umschütteln. Frisch zu bereiten.

Anwendung
Diarrhöe; in der Kinderheilkunde ED 1 Teelöffel, Erwachsene ED 1 Eßlöffel.
→ Mixtura antidiarrhoica pro infantibus, Mixturae.

Mucilago Tragacanthae [2,4,20]

Traganthschleim [2,4,20]

	EB 4,6
Tragant	1,0
Glycerol 85%	5,0
Wasser	94,0

Den Tragant (0,15) mit Glycerol 85% anreiben und mit dem auf 30 bis 40 °C erwärmten Wasser schütteln. Zur Abgabe frisch herstellen.

Anwendung
Reizlinderndes Mittel für den Magendarmtrakt; in Zubereitungen als Corrigens; ED 15,0 g, als Clysma unverdünnt.

40 Oculenta [6,10]

Augensalben [6,7,10,11,12,13,14], Unguenta ophthalmica [7,11,12,13,14]

Augensalben sind halbfeste, sterile Zubereitungen. Die Arzneistoffe liegen in der Grundlage gelöst oder dispergiert vor. Augensalben müssen homogen aussehen.
Die Methoden der Herstellung müssen die Sterilität gewährleisten, eine Verunreinigung sowie Wachstum von Mikroorganismen verhindern. Das macht ggf. die Zugabe von Antioxidantien, Stabilisatoren und Konservierungsmitteln notwendig, die das DAB 9 ausdrücklich toleriert. Gleichzeitig erfüllen diese Auflagen nur Augensalben in sterilisierten kleinen Tuben, wie sie DAB 9 und Helv 7 vorschreiben. In den Deutschen Arzneibüchern gibt es erst ab DAB 8 und DAB 7-DDR Monographien über Augensalben. Helv 6 fordert eine antimikrobielle Behandlung der Grundlagen und deren aseptische Verarbeitung, sofern das fertige Produkt nicht antimikrobiell behandelt werden kann. ÖAB 9 und ÖAB 81 verlangen sterile Ausgangsstoffe und deren aseptische Verarbeitung. Die Teilchengröße in Augensalben ist nach allen neueren Arzneibüchern zu prüfen. Nach DAB 7-DDR gilt das auch für 6 Monate gelagerte Suspensions-Augensalben und für die 1 Monat gelagerten Augensalben, die wasserlösliche Arzneistoffe in wasseraufnehmenden Grundlagen enthalten.
→ Band Methoden

Falls nichts anderes vorgeschrieben ist, sind folgende Grundlagen für die Herstellung zu verwenden:
DAB 7-DDR: Oculentum simplex, **A,**
Helv 6,7: für Suspensions-Augensalben, Unguentum ophthalmicum simplex, **B,**
Helv 6,7: für Emulsions-Augensalben, Unguentum ophthalmicum emulsificans, **C,**
ÖAB 9,81: Unguenta ophthalmica s. Monographie Unguenta, **D,**
DAB 9: im allgemeinen wasserfreie Grundlagen wie Vaselin, flüssiges Paraffin, Wollwachs

	A	B	C	D
Wollwachsalkohole	2,0			
Wollwachs			10,0	
Wollwachsalkoholsalbe				70,0
Dickflüssiges Paraffin	30,0	35,0	35,0	
Flüssiges Paraffin > 100 cP				30,0
Weißes Vaselin	68,0	65,0	55,0	

Unguentum ophthalmicum [15,16]

Unguentum opthalmicum I [17]

	FMG; FMB; DRF
Unguentum Hydrargyri flavi	2,0
Augenvaselin	8,0

Anwendung
Blepharitis, Hordeolum.

41 Oculoguttae [10]

Augentropfen [7,10,11,12,13,14], Guttae opthalmicae [7,12], Collyria [11,12,13,14]

Augentropfen sind sterile, wäßrige oder ölige Lösungen oder Suspensionen. Sie sind zum Einträufeln in den Bindehautsack bestimmt. Die Methoden sowie die verwendeten Materialien müssen Sterilität gewährleisten, Verunreinigungen und ein mikrobielles Wachstum vermeiden. Wässrige Lösungen zum Mehrfachgebrauch müssen Konservierungsmittel enthalten. Hilfsstoffe zur Verbesserung der Tonizität oder Viskosität, Puffersubstanzen, Lösungsvermittler und Stabilisatoren sind ausdrücklich erlaubt.
Alte Vorschriften dürfen nur unter Beachtung der zur Zeit geltenden Arzneibücher ausgeführt werden. Die Ergänzungsbücher enthalten zahlreiche Rezepte. DAB 9, DAC 86, 2. AB-DDR, Helv 7, ÖAB 81.
Generell ist Wasser für Injektionszwecke zu verarbeiten.
→ Band Methoden.

Oculostillae Argenti nitrici 2% [11]

Collyrium Argenti nitrici 2% [11], Augentropfen mit Silbernitrat 2% [11]

	Helv 6
Silbernitrat	2,0
Natriumnitrit	0,32
Wasser für Injektionszwecke zu ml	100,0

Anwendung
Adstringens und Desinficiens nach ärztlicher Anweisung. Zur Prophylaxe der Blenorrhoe der Neugeborenen dient eine 1%ige Silbernitratlösung.

42 Olea medicata [1,3,10]

Arzneiliche Öle [1,3], Arzneiöle [10]

Arzneiliche Öle sind Lösungen aus Arzneistoffen in fetten Ölen, die durch Mischen, Lösen oder Ausziehen hergestellt werden. DAB 5, DAB 6.
Arzneiöle sind fette Öle oder ähnliche Flüssigkeiten enthaltende Lösungen, Auszüge oder Suspensionen von Arzneistoffen. DAB 7-DDR.

Oleum benzoatum [20]

Benzoeöl [20], Oleum benzoinatum [20]

	3. Hager
Etherische Benzoetinktur	10,0
Olivenöl	100,0

Bestandteile zusammen erwärmen, bis der Ether verflogen ist.

Oleum camphoratum [1,3]

Kampferöl [1,3,12], Solutio camphorae oleosa 10% [11], Kampferöl 10% [11], Camphorae solutio oleosa [12]

Gehalt
Campher.
DAB 5,6: 10 %.
Helv 6: 9,7 bis 10,3 %.
Helv 7: > 9,5 % < 10,5 %.

Herstellung

	DAB 5,6	Helv 6,7
Campher	10,0	10,0
Olivenöl	90,0	
Erdnußöl		90,0

Den Campher im schwach erwärmten Öl in einer verschlossenen Flasche vorsichtig erwärmen, die Lösung filtrieren.

Anwendung
Äußerlich als Antirheumaticum.

Oleum camphoratum forte [1,3,5]

Starkes Kampferöl [1,3], Starkes Campheröl [5], Campheröl 20 Prozent [8], Oleum Camphorae [10], Kampferöl [10], Solutio Camphorae oleosa [13,14], Ölige Kampferlösung [13,14]

Gehalt
Campher.
DAB 5,6: 20 %.
DAB 7; DAC 86; ÖAB 9,81: 19,0 bis 21,0 %.
DAB 7-DDR: 19,5 bis 20,5 %.

	DAB 5,6 ÖAB 9,81	DAB 7 DAB 7-DDR	DAC 86
Campher	20,0	20,0	20,0
Olivenöl	80,0		
Erdnußöl		80,0	
Mittelkettige Triglyceride			80,0

Den Campher mit dem Öl oder den mittelkettigen Triglyceriden in einem geschlossenen Gefäß erwärmen, die Lösung ggf. filtrieren.

Hinweis
Nach DAB 7 ist starkes Campheröl zur Injektion mit Erdnußöl für Injektionszwecke herzustellen, unmittelbar nach der Herstellung in Ampullen abzufüllen zu sterilisieren.

Anwendung
Äußerlich als Antirheumaticum; früher intramusculär als Analepticum.

Oleum Chamomillae infusum[2,4]

Fettes Kamillenöl[2,4]

	EB 4,6
Kamillenblüten	10,0
Ethanol 90% (V/V)	7,5
Erdnußöl	100,0

Die Kamillenblüten mit dem Ethanol 90% 12 Stunden lang angefeuchtet stehenlassen, mit dem Erdnußöl auf dem Wasserbad so lange erwärmen, bis das Ethanol verflüchtigt ist, auspressen und filtrieren.

Anwendung
Clysma 10 bis 50 ml, zu Linimenten und Einreibungen.

Oleum Hyosyami[1,3]

Bilsenkrautöl[1,3,11], Oleum hyoscyami[11]

	DAB 5,6	Helv 6
Bilsenkrautblätter	10,0	10,0
Ethanol 90% (V/V)	7,5	
Ethanol 96% (V/V)		10,0
Ammoniak-Lösung 10%	0,3	5,0
Kupferpulver R		0,3
Erdnußöl	100,0	100,0

DAB 5,6: Bilsenkrautblätter (0,75) mit der ammoniakalischen Ethanolmischung anfeuchten, 12 Stunden stehenlassen, Erdnußöl hinzugeben und das Ethanol und den Ammoniak auf dem Wasserbad abdampfen. Das Öl abpressen und filtrieren.
Helv 6: Bilsenkrautblätter (1600) und das Kupferpulver analog DAB 5,6 anfeuchten und 24 Stunden stehenlassen; weiter wie oben beschrieben verfahren.

Anwendung
Schmerzstillende Einreibung bei Myalgien.
→ Band Drogen.

Oleum hyoscyami compositum[11]

Zusammengesetztes Bilsenkrautöl[11]

	Helv 6
Bilsenkrautöl	99,6
Lavendelöl	0,1
Pfefferminzöl	0,1
Rosmarinöl	0,1
Thymianöl	0,1

Anwendung
Schmerzstillende Einreibung.

Oleum viride[20]

Grünes Öl[20]

	3. Hager
Olivenöl	99,0
Chlorophyll, öllöslich	1,0

Das Chlorophyll mit dem Olivenöl anreiben, leicht erwärmen, abgießen und kolieren.

Anwendung
Farbcorrigens lipophiler Zubereitungen.

Oleum Zinci[2,4] (A), [15,16,17]

Zinköl[2,4] (A), Pasta Zinci oleosa Lassar[2,4] (B), Lassarsche ölige Zinkpaste[2,4] (B), Oleum Zinci oxydati[10], Zinkoxidöl[10,19], Zinci oxidi oleum[19]

	FMG; DRF NRF EB 4,6 (A)	EB 4,6 (B)	DAB 7-DDR FMB
Zinkoxid	50,0	60,0	50,0
Olivenöl	50,0	40,0	
Erdnußöl			50,0

DAB 7-DDR: Zinkoxid (500); NRF: getrocknetes Zinkoxid (180) mit dem vorgeschriebenen Öl zur homogenen Masse verarbeiten.
NRF: Im Trockenschrank getrocknetes und gesiebtes Zinkoxid (180) mit einem Teil des Öls zur Paste anreiben.

Anwendung
Dermaticum bei sehr trockner Haut mit breiter Wirkung.

Hinweis
DAC 79 setzte anstelle des Olivenöls die stabileren hautverträglicheren Mittelkettigen Triclyceride ein. Die Zubereitungen mit diesem halbsynthetischen Fett blieben jedoch technologisch ungleichmäßig und unbefriedigend, so daß NRF ein pflanzliches Öl vorschreibt. → Pasta Zinci, Pastae

43 Pastae[1,3,10,11,13,14]

Pasten[1,3,10,11,13,14]

DAB 5 und DAB 6 unterscheiden Pasten zum äußeren und zum inneren Gebrauch. Zu den letzteren zählen sie auch Pulpen, Konserven und teigartige Zubereitungen. Pasten zur Anwendung auf der Haut sind von der Konsistenz einer zähen Salbe. Nach DAB 7-DDR sind Pasten hochkonzentrierte Suspensionen von plastischer Verformbarkeit. Helv 6 fügt dieser Definition zu, daß in Pasten ein großer Anteil unlöslicher Pulver in einem flüssigen oder salbenartigen Vehikel dispergiert sind. ÖAB 9 und ÖAB 81 sprechen zusätzlich von homogenen Mischungen. Im DAB 7, DAB 8, DAB 9 und Helv 7 gibt es für Pasten keine eigene Monographie. Diese Arzneibücher führen Pasten unter Salben, Unguenta. Dort heißt es, Pasten enthalten große Anteile von in der Salbengrundlage fein dispergierten Pulvern.

Pasta antipsoriatica Lassar[20]

	3. Hager
Salicylsäure pulv.	2,0
Feinverteilter Schwefel	10,0
Zinkoxid	19,0
Stärke	19,0
Vaselin	50,0

Anwendung
Austrocknende, milde antiseptische Paste.
Pasta Boli glycerolata, Pasta silicea, Kaolini pasta glycerolata → Cataplasmae.

Pasta contra comedones Unna[20]

	3. Hager
Essigsäure 30%	20,0
Glycerol 85%	30,0
Weißer Ton	40,0

Anwendung
Gegen „Mitesser" abends auflegen.

Pasta exsiccans[16,17]

	FMB; DRF
Basisches Bismutgallat	5,0
Zinkoxid	12,5
Talk	12,5
Leinöl	10,0
Wollwachs	10,0

Die Pulver mit dem Leinöl und dem geschmolzenen Wollwachs zur Paste anreiben.

Anwendung
Paste gegen nässende Ekzeme, besonders gegen solche, die in feuchten Hautfalten sitzen.

Pasta gummosa[2,4]

Lederzucker[2,4], Eibischpaste[20]

	EB 4,6 3.Hag.
Arabisches Gummi	20,0
Saccharose	20,0
Wasser	10,0
Frisches Eiweiß	15,0
Pomeranzenblütenölzucker	0,1

Die Mischung von arabischem Gummi (0,30) und Saccharose (0,30) mit dem Wasser anteigen, unter Rühren mit einem Holzspatel zur Trockne eindampfen, das schaumig geschlagene Eiweiß hinzufügen und weiter eindampfen, bis eine Probe nur noch schwer vom Spatel fließt. Pomeranzenblütenölzucker hinzumischen, die Masse in Formen gießen oder auf ein Blech ausstreichen und in Streifen schneiden. Bei 40 °C trocknen. Nur in den älteren südeuropäischen Vorschriften enthält Pasta gummosa, die sogenannte Eibischpaste, Auszüge aus Eibischwurzel.

Anwendung
Antitussivum, lindernd bei Reizhusten und katarrhalischen Entzündungen im Rachenraum.

Pasta Naphtholi Lassar[2,4]

Lassarsche Schälpaste[2,4]

	EB 4,6 3.Hag.
2-Naphthol	10,0
Feinverteilter Schwefel	40,0
Gelbes Vaselin	25,0
Kaliseife	25,0

Anwendung
Schälkuren.

Pasta Oesipi[20]

	3. Hager
Wollwachs	33,3
Zinkoxid	33,3
Olivenöl	33,4

Der Name Oesipus wird schon in der Antike für Wollwachs benutzt. Er findet sich in den Pharmakopöen bis Ende des 19. Jahrhunderts.

Pasta Resorcini Lassar[2,4]

Pasta Resorcini fortior Lassar[2,4] (A), Lassarsche stärkere Resorzinpaste[2,4], Pasta Resorcini mitis Lassar[2,4] (B), Lassarsche milde Resorzinpaste[2,4]

	EB 4,6 (A)	EB 4,6 (B)
Resorcin	20,0	10,0
Zinkoxid	20,0	25,0
Weizenstärke	20,0	25,0
Dickflüssiges Paraffin	40,0	40,0

Anwendung
Schälkuren.

Pasta Zinci [1,3,5,13,14]

Zinkpaste [1,3,5,6,7,11,13,14], Zinci pasta [6,7], Pasta Zinci oxydati 25 % [11], Zinkoxidpaste 25 % [11,12], Zinci pasta 25 per centum [12]

Gehalt
Zinkoxid.
DAB 7: 23,5 bis 26,5 %.
DAB 8,9: > 23,5 % < 26,5 %.
DAB 7-DDR; Helv 6; ÖAB 9,81: 24,0 bis 26,0 %.
Helv 7: > 24,0 % < 26,0 %.

Herstellung

	DAB 5 DAB 7,8,9 Helv 6,7	DAB 6 DAB 7-DDR ÖAB 9,81
Zinkoxid	25,0	25,0
Weizenstärke	25,0	
Talk		25,0
Vaselin (weiß oder gelb s.u.)	50,0	50,0

DAB 5,6: Pulver in gut getrocknetem Zustand mischen und mit dem geschmolzenen gelben Vaselin verreiben.
DAB 7: Pulver in dünner Schicht 3 bis 4 Stunden lang bei 40 bis 45 °C trocknen, sieben (0,315) und mit dem geschmolzenen weißen Vaselin verreiben.
DAB 8: analog der Vorschrift DAB 7, Pulver sieben (355).
DAB 9: analog der Vorschrift DAB 7, Pulver sieben (250).
DAB 7-DDR: Pulver mischen, sieben (0,8), mit gelbem Vaselin verreiben.
Helv 6: Pulver sieben (100), mit weißem Vaselin verreiben.
Helv 7: Zinkoxid (250) und Weizenstärke mischen, mit weißem Vaselin verreiben.
ÖAB 9,81: Pulver sieben (0,15; 150) mit gelbem Vaselin verreiben.

Anwendung
Abdeckendes und sekretaufsaugendes Dermaticum.

Pasta Zinci cum Oleo Jecoris Aselli [13,14]

Lebertran-Zinkpaste [13,14]

	ÖAB 9,81
Lebertran	20,0
Zinkpaste	80,0

Ohne Erwärmen mischen.

Anwendung
Dermaticum.

Pasta Zinci mollis [16,17]

Weiche Zinkpaste [7], Zinci pasta mollis [7], Weiche Zinkoxidpaste [19], Zinci oxidi pasta mollis [19], Pasta Zinci mollis Unna [4], Unnasche weiche Zinkpaste [4]

Gehalt
Zinkoxid.
DAB 9: > 28,0 % < 32,0 %.

Herstellung

	EB 6	DAB 9 NRF	FMB	DRF
Zinkoxid	25,0	30,0	30,0	30,0
Calciumcarbonat	25,0			
Erdnußöl			20,0	
Olivenöl				20,0
Leinöl	20,0			
Mittelkettige Triglyceride	20,0			
Lanolin			50,0	50,0
Wollwachsalkoholsalbe		50,0		
Wollwachs	6,0			
Kalkwasser	24,0			

EB 6: Die Pulver mit dem flüssigen und festen Fett verreiben und das Kalkwasser allmählich untermischen.
DAB 9: Zinkoxid (250); NRF: Zinkoxid (300) mit den mittelkettigen Triclyceriden suspendieren, auf dem Wasserbad mit der Wollwachsalkohlsalbe aufschmelzen und bis zum Erkalten rühren.
FMB, DRF: Zinkoxid mit den Ölen anreiben und dem Lanolin mischen.

Anwendung
Abdeckpaste.

Pasta Zinci salicylata [1,3]

Zinksalicylsäurepaste [1,3], Pasta salicylica Lassar [1], Pasta Zinci oxydati cum acido salicylico 2% [11], Salicyl-Zinkoxidpaste [11], Pasta Zinci salicylata [13,14], Salicyl-Zinkpaste [13,14]

Gehalt
Salicylsäure.
Helv 6: 1,9 bis 2,1 %.
ÖAB 9,81: 1,90 bis 2,10 %.

Herstellung

	DAB 5 Helv 6	DAB 6 ÖAB 9,81
Salicylsäure (0,15)	2,0	2,0
Zinoxid	24,0	24,0
Talk		24,0
Weizenstärke	24,0	
Weißes Vaselin	50,0	
Gelbes Vaselin		50,0

DAB 5,6; ÖAB 9,81: Die trockenen Pulver mischen, sieben und im erwärmten Mörser mit dem geschmolzenen Vaselin verreiben.
Helv 6: Die Salicylsäure mit 2 Teilen weißem Vaselin verreiben und mit 96 Teilen Zinkpaste verarbeiten.

44 Pastilli[1,3,13,14]

Pastillen[1,3,13,14], Trochisci[21]

Pastillen sollen im Mund- und Rachenraum wirken und deshalb im Munde langsam zergehen, Gepulverte Arzneistoffe (0,3) werden mit geeigneten Füll- und Bindemitteln wie Saccharose, arabischem Gummi und Tragant gemischt und mit Zuckersirup, Wasser, Ethanol-Wasser-Mischungen oder anderen Flüssigkeiten angeteigt, Sie können durch Ausrollen zu dünnen Platten und anschließendes Ausstechen zu verschieden geformten Täfelchen, Kegeln, Kugeln, Plätzchen oder Zeltchen verarbeitet werden, DAB 5 und DAB 6 sehen ebenfalls das Ausgießen der Masse in Formen vor, Das nachträgliche Trocknen erfolgt bei Raumtemperatur, Auch das Pressen der Mischung auf Tablettenmaschinen ist möglich, Pastillen sollen nach DAB 5, DAB 6, ÖAB 9 und ÖAB 81 in der Regel 1 g wiegen, Die Österreichischen Arzneibücher stellen Anforderungen an die Gleichförmigkeit der Masse. Auch wenn nicht besonders erwähnt, muß die Gleichförmigkeit des Gehaltes der Arzneistoffe bestehen. → Lutschtabletten s. Band Methoden

Mischung für 100 Pastillen

	4. Hager
Saccharose (0,15)	100,0
Arabisches Gummi (0,15)	7,0
Wasser	n.B.

Pastilli Acidi benzoici[20]

Trochisci Acidi benzoici[20], Benzoesäurepastillen[20]

	3. Hager
Benzoesäure	10,5
Ratanhiatrockenextrakt pulv.	52,5
Tragant	3,5
Saccharose	14,0

Bestandteile mischen und mit so viel Johannisbeergelee versetzen, daß das Gesamtgewicht 450 g beträgt. Daraus 350 Pastillen formen.

Anwendung
3. Hager schreibt: Für Redner und Sänger gegen Heiserkeit.

Pastilli Ambrae[20]

Mundpastillen[20]

	3. Hager
Ambra	0,5
Moschus	0,05
Benzoe	1,0
Zimtrinde	1,5
Kardamomen	0,5
Ingwer	1,0
Pomeranzenblütenöl	0,1
Tragant	0,02
Saccharose	50,0

Mit Glycerol 85% Pastillen von je 0,5 g formen.

Anwendung
3. Hager schreibt: Zum Wohlriechendmachen des Atems.

Pastilli Ammonii chlorati[4,20]

Salmiaktabletten[4,20], Salmiakpastillen[20]

	EB 6 3. Hag.
Süßholzsaft	90,0
Ammoniumchlorid	10,0
Wasser	n.B.

Den Süßholzsaft in Wasser lösen. Die durchgeseihte Lösung mit dem Ammoniumchlorid versetzen und das Ganze zu einer festen Teigmasse eindampfen, die zu dünnen Tafeln ausgerollt und in Rhomben zerschnitten wird. Die Pastillen nochmals trocknen. Nach Anweisung des 3. Hagers können die ausgerollten Tafeln durch Bestreichen mit Ethanol 90% (V/V) oder mit verdünnter Tolubalsamlösung glänzend gemacht werden.

Anwendung
Antitussivum.

Trochisci Liquiritae[20]

Schweizer Brustkuchen[20]

	3. Hager
Süßholzsaft	30,0
Saccharose	60,0
Veilchenwurzel	6,0
Arabisches Gummi	2,0
Anisöl	Tr 2
Wasser n.B.	ca. 6,0

Die gepulverten Bestandteile anstoßen, zu Pillen von 0,5 g formen und mit einem Stäbchen, das an einem Ende eine sternförmige Einkerbung trägt, flachdrükken.

45 Pilulae [1,3,5,10,13,14]

Pillen [1,3,5,10,13,14]

Pillen sind meist kugelförmige peroral anzuwendende Arzneizubereitungen. DAB 5, DAB 6. Nach DAB 7-DDR ermöglichen sie Einzeldosierungen und besitzen plastische und elastische Eigenschaften.
Zur Herstellung werden die gepulverten Arzneistoffe mit geeigneten Hilfsstoffen homogen gemischt und mit Anstoßmitteln zu einer formbaren Masse angeteigt. Diese wird zu einem Strang ausgerollt und mit dem Pillenabschneider abgeteilt. Die anschließende kreisförmige Bewegung des Rollierers rundet die Pillen. Sie werden nach der beendeten Formung mit Trennmitteln bestreut oder mit Überzügen versehen.
Die Hilfsstoffe sollen physiologisch unbedenklich sein und die Arzneistoffe nicht nachteilig beeinflussen, fordert DAB 7. Doch bleibt die Arzneistofffreisetzung aus Pillen unbefriedigend und durch Nachhärtung variiert. Auch ist die Herstellungsweise unhygienisch. Außerdem bilden die Hilfsstoffe leicht Nährböden für Bakterien. Helv 6 und Helv 7 schreiben deshalb bei der Verordnung von Pillen vor, daß statt dessen die Arzneistoffe in Gelatinesteckkapseln abzugeben sind. DAB 7-DDR läßt in einem Nachtrag von 1972 zu, daß Arzneistoffe statt in Form von Pillen auch in Form von Tabletten oder Pulvern abgegeben werden. DAB 8 und DAB 9 führen keine Monographie Pillen. Sie geben jedoch keine andere Arzneizubereitung als Ersatz an, denn diese obsolete Arzneiform läßt sich schwierig äquivalent austauschen.
Falls nichts anderes vorgeschrieben ist, fordern einige Arzneibücher besondere Hilfsstoffe.

Pillenhilfsstoffe

Tabelle 9.5

Pillenüberzüge

DAB 5 ebenso wie DAB 6 beschreibt einen Lacküberzug aus ethanolischer Lösung von Tolubalsam, außerdem einen Gelatineüberzug aus 1 Teil Gelatine und 3 Teilen Wasser oder das Versilbern mit reinem Blattsilber.
DAB 7 verlangt, daß Überzüge den Anforderungen an überzogene Tabletten entsprechen müssen.
→ Band Methoden

Tabelle 9.5 Übersicht über Pillenhilfsstoffe.

AB	Einzelgewicht	Arzneiträger	Anstoßflüssigkeiten	Streumittel
DAB 5,6	0,1 g	Hefeextrakt, Süßholz pulv., Süßholzsaft depur.;	Glyc. 1 T, H_2O 1 T	Lycopodium
		bei Inkomp. mit org. Verb.: weißer Ton,	Glyc.	
		bei lipophilen Verb.: gelbes Wachs		
DAB 7	0,1 bis 0,25 g	Hefeextrakt		
DAB 7-DDR		Backhefe 2 T und Trockenhefe 1 T, Dextrin, Stärke, Süßholzextrakte u.a. Extrakte, versch. Zucker;	EtOH 96%, Glyc., Zuckersirup, H_2O	Lycopodium, Talk
		bei Inkomp. mit org. Verb.: weißer Ton	Glyc.	Talk
ÖAB 9,81	0,1 bis 0,25 g	Hefeextrakt, Trockenhefe, Süßholzextrakt, Süßholzwurzel, enzymfreies arab. Gummi, Tragant;	H_2O, Glyc., EtOH 96% Zuckersirup,	Lycopodium
			Tragantschleim	
		bei Inkomp. mit org. Verb.: weißer Ton, Talk	gelbes Vaselin	weißer Ton, Talk
		Quellstoffe: Stärke, Agar, Pektin		

DAB 7-DDR erlaubt magensaftresistente Überzüge oder indifferente, Aussehen, Haltbarkeit, Geruch und Geschmack verbessernde Überzüge.
ÖAB 9 und ÖAB 81 geben Vorschriften für drei verschiedene Überzüge:

1. Lacküberzug aus 1 Teil Tolubalsam und 4 Teilen Ether,
2. Gelatineüberzug aus 1 Teil Gelatine und 3 Teilen Wasser,
3. Gerbstoffüberzug aus einer Mischung 2er Lösungen von
   a) 1 Teil Tannin in 10 Teilen Ethanol 96% und
   b) 4 Teilen Phenylsalicylat in 10 Teilen Ether.

Erlaubt sind ferner Überzüge aus Kakaobutter oder Zuckermassen.
Als magensaftresistenter Überzug schlagen ÖAB 9 und ÖAB 81 eine Lösung aus 20 Teilen Schellack, 4 Teilen Rizinusöl und 76 Teilen Ethanol 96% vor. Der Überzug muß mind. 0,03 mm dick sein.

Prüfung

Gleichförmigkeit der Masse
DAB 7; ÖAB 9,81: Nach Ermitteln des „Durchschnittsgewichtes" werden 30 Pillen einzeln gewogen. 27 dürfen um max. ± 10 % von der Durchschnittsmasse, 3 um max. ± 20 % davon abweichen. Wägegenauigkeit ± 1 %.
DAB 7-DDR: wie unter „Bestimmung der zulässigen Masseabweichung bei einzeldosierten Arzneizubereitungen" angegeben.

Zerfallszeit
DAB 7: a) Vorprüfung: 3 Pillen in 3 Erlenmeyerkolben von 100 ml Inhalt mit je 50 ml Wasser von konstant 37 °C (± 2 °C) legen. In Abständen von 15 Minuten schwach umschwenken. Pillen müssen innerhalb von 60 Minuten zerfallen oder aufweichen.
b) Hauptprüfung: entspricht der Bestimmung der Zerfallszeit von Tabletten → Band Methoden. Pillen müssen innerhalb von 45 Minuten zerfallen sein.
ÖAB 9,81: Prüfung erfolgt in einer Lösung von 2,5 Teilen Pepsin, 10 Teilen Salzsäure 7% und 1000 Teilen Wasser bei ca. 37 °C. 5 Pillen auf ein Netz mit 3 mm Maschenweite legen, das über eine Schale gespannt wird und mind. 1,5 cm von der Pepsin-Salzsäure-Lösung bedeckt ist. Sie gelten als zerfallen, wenn sie durch das Netz fallen oder auf dem Netz zerfallen. Die durchschnittliche Zerfallszeit darf höchstens 2 Stunden betragen. Pillen mit magensaftresistenten Überzügen dürfen während 3 Stunden nicht zerfallen. Sie müssen durchschnittlich innerhalb von 2 Stunden in einer Mischung von 2,8 Teilen Pankreatin, 15 Teilen Natriumhydrogencarbonat und 1000 Teilen Wasser auf einem Netz in der oben beschriebenen Versuchsanordnung zerfallen. Die Zerfallszeit darf bei keiner Pille den Durchschnittswert um mehr als 20 % überschreiten.
DAB 7-DDR: Prüfung entspricht der „Bestimmung der Zerfallbarkeit oder Löslichkeit von geformten Arzneizubereitungen".

Pilulae aloeticae[15,16]

	FMG; FMB
Kap-Aloe	5,0
Jalapenseife	3,0
Ethanol 90% (V/V)	n.B.
	Pillen Nr. 50

Jalapenseife, Sapo jalapinus DAB 5 ist eine Mischung aus gleichen Teilen medizinischer Seife und Jalapenharz.

Anwendung
3 bis 6 Stück täglich als drastisch wirkendes Laxans.
→ Band Drogen.

Pilulae aloeticae ferratae[1,3]

Eisenhaltige Aloepillen[1,3], Italienische Pillen[20], Rotebackepillen[20]

	DAB 5,6
Getrocknetes Ferrosulfat	5,0
Aloe (0,15)	5,0
	Pillen Nr. 100

Die Bestandteile mit Seifenspiritus anstoßen. Statt mit Streupulver zu conspergieren, mit Aloetinktur glätten und glänzend machen.

Anwendung
Anämische Obstipation; ED 2 bis 5 Pillen.

Pilulae ante cibum[15]

Lebenspillen[20], Pilulae longae vitae[20], Leib- und Magenpillen[20], Suppenpillen[20], Vatikanpillen[20], Pilulae vitae Belzer[20]

	FMG
Kap-Aloe	5,0
Chinafluidextrakt	2,5
Zimtrinde	1,0
	Pillen Nr. 100

Anwendung
Stomachicum; ED 1 Pille.

Pilulae antihypertonicae[17,18]

	DRF	RW
Phenobarbital	1,5	1,5
Belladonnaextrakt	0,5	0,3
Hefe-Trockenextrakt	2,0	2,0
Glycerol 85%	n.B.	n.B.
	Pillen Nr. 30	Nr. 30

Anwendung
Mittel gegen vegetative Dystonie; Dos. 3mal tgl. 1 Pille.

Pilulae Argenti nitrici[20]

	3. Hager
Silbernitrat	0,1
Weißer Ton	1,0
Wasser	n.B.
	Pillen Nr. 10

Mit weißem Ton conspergieren.

Anwendung
Chronische Gastritis und Magengeschwüre.

Pilulae asiaticae[2]

Arsenikpillen[2]

Gehalt
Arsen(III)-oxid 0,001 g pro Pille.
Pilulae asiaticae enthalten außer Arsen(III)-oxid schwarzen Pfeffer und Süßholzwurzel. Sie sind mit Gummischleim anzustoßen.
Arsenikpillen sind technologisch und pharmakologisch abzulehnen. Das Ergänzungsbuch 6. Ausgabe und die FMB übernahmen nur die *Pilulae Ferri arsenicosi*, die ebenfalls aus den genannten Gründen obsolet sind. Als zusätzlichen Arzneistoff enthalten sie reduziertes Eisen. → Band Stoffe, → Band Gifte.

Pilulae Chinini cum Ferro[16,17]

	FMB; DRF
Chininsulfat	1,8
Reduziertes Eisen	6,0
Enzianwurzelpulver	1,0
Hefe-Trockenextrakt	4,0
Glycerol 85%	n.B.
	Pillen Nr. 60

Mischen und anstoßen. Pillen mit Chinin werden leicht bröckelig, Anstoßen mit wenigen Tropfen Salzsäure erleichtert die Arbeit.

Anwendung
Amarum; Dos. 3mal tgl. 2 Pillen.

Hinweis
DAB 6 führt reduziertes Eisen mit einem Gehalt von 96,5 % Fe.
DAB 7 enthält eine Monographie Eisenpulver mit einem Gehalt von 99 % Fe.

Pilulae Ferri carbonici Blaudii[1,3]

Blaudsche Pillen[1,3,13], Pilulae ferrosae[13]

Gehalt
Eisen, bezogen auf das Durchschnittsgewicht 1 Pille.
DAB 5,6: 0,028 g.
ÖAB 9: 0,019 bis 0,021 g.

Herstellung

	DAB 5,6	ÖAB 9
Getrocknetes Eisen(II)-sulfat	9,0	6,5
Kaliumcarbonat	7,0	
Natriumcarbonat-Monohydrat		4,5
Saccharose	3,0	
Glucose-Monohydrat		1,5
Leichtes Magnesiumoxid	0,7	
Weizenstärke		1,0
Weißer Ton		2,5
Hefe-Trockenextrakt	1,3	
Glycerol 85%	4,0	n.B.
	Pillen Nr. 100	Nr. 100

Die festen Bestandteile (0,15) mit dem Glycerol 85% zur plastischen Masse verarbeiten und zu Pillen formen. Zur Abgabe frisch bereiten.

Anwendung
Eisensubstitutionstherapie; ED 2 Pillen.

Pilulae Helveticae[15,20]

Schweizer Pillen[20]

	FMG
Aloeextrakt	4,0
Trockener Faulbaumextrakt	4,0
Enzianwurzel	n.B.
	Pillen Nr. 100

Anwendung
Laxans; ED abends 4 Pillen.

Pilulae laxantes[13,16,17,20]

Abführpillen[13,20], Blutreinigungspillen[20], Hämorrhoidalpillen[20], Hauspillen[20], Kapuzinerpillen[20], Klosterpillen[20], Lebenspillen[20], Mutterpillen[20], Universalpillen[20]

	FMB DRF	ÖAB 9
Aloe	6,0	4,0
Jalapenwurzelknollen pulv.	3,0	5,0
Medizinische Seife		3,0
Anis		1,0
Hefe-Trockenextrakt	3,0	3,0
Glycerol 85%	n.B.	zu gleichen
Wasser		Teilen n.B.
	Pillen Nr. 60	Nr. 100

Anwendung
Laxans; ED bei hartnäckiger Obstipation abends 1 bis 2 Pillen.

Pilulae laxantes fortes[2,4,16,17]

Starke abführende Pillen[2,4]

	EB 4,6 FMB	DRF
Koloquinthenextrakt	0,8	
Podophyllin		0,9
Aloeextrakt	8,0	4,8
Jalapenharz	4,0	2,4
Medizinische Seife	4,0	2,4
Hefe-Trockenextrakt	5,0	3,0
Glycerol 85%	n.B.	n.B.
	Pillen Nr. 100	Nr. 60

Anwendung
Drastisches Laxans; ED abends 1 bis 2 Pillen.

Pilulae Rhei Kneipp[20]

Rhabarberpillen nach Pfarrer Kneipp[20]

	3. Hager
Rhabarberextrakt	5,0
Rhabarberwurzel	5,0
	Pillen Nr. 100

Anwendung
Laxans; ED abends 3 bis 5 Pillen.

Pilulae tannicae Frerichs[20]

	3. Hager
Tannin	3,0
Aloeextrakt	1,0
Queckenwurzelextrakt	n.B.
	Pillen Nr. 100

Anwendung
Darmerkrankungen; Dos. 3mal tgl. 4 Pillen.

46 Potiones[21]

Tränke[21], Arzneitränke[21]

Tränke sind eine alte Arzneiform. Sie liegen als Lösungen oder Suspensionen vor und sind oft gesüßt. Die Dosierung erfolgt in der Regel löffelweise.

Limonada purgans cum Magnesio citrico[2,4]

Abführlimonade[2,4], Limonata aerata laxans[11], Magnesialimonade[11], Potus laxans[15,20]

	EB 4,6	Helv 6	FMG
Citronensäure-Monohydrat	8,0	27,5	32,0
Wasser	75,0	n.B.	300,0
Schweres basisches Magnesiumcarbonat	5,0	15,0	20,0
Natriumhydrogencarbonat	0,65	1,5	
Citronenölzucker	0,25		
Citronentinktur		0,38	2,0
Zuckersirup	12,5	37,5	100,0

EB 4,6: Das Citronensäure-Monohydrat im heißen Wasser lösen; in die noch heiße Lösung das schwere basische Magnesiumcarbonat eintragen und das Ganze filtrieren. Das Natriumhydrogencarbonat mit dem Citronenölzucker mischen, mit dem Zuckersirup bedecken, das erkaltete Filtrat ohne zu mischen dazugeben und die Flasche fest verschließen. Das Gefäß vorsichtig bewegen.
Helv 6: Das Citronensäure-Monohydrat und das schwere basische Magnesiumcarbonat mit 125 Teilen heißem Wasser übergießen und nach Ablauf der Reaktion filtrieren. Die Lösung auf 187,5 Teile mit Wasser ergänzen und in Portionen zu 25 Teilen mit Wasserdampf antimikrobiell behandeln. Bei Bedarf pro 25 Teile der Lösung 0,2 Teile Natriumhydrogencarbonat mit 2,5 Teilen Zuckersirup bedecken, mit 0,05 Teilen Citronentinktur überschichten und mit Wasser auf 50 Teile ergänzen. Die Flasche fest verschließen und vorsichtig umschütteln.

Anwendung
Laxans; ED 1 bis 2 Weingläser morgens.
→ Pulvis aerophorus cum Magnesia, Pulveres.

Potio Riverii[1,3]

Rivièrescher Trank[1,3], Potio effervescens[20], Potio citri[20], Mixtura salina Riverii[20], Saturatio citrica[1]

	DAB 5,6
Citronensäure-Monohydrat	4,0
Natriumcarbonat-Dekahydrat	9,0
Wasser	190,0

Die Citronensäure im Wasser lösen und das Natriumcarbonat-Dekahydrat in kleinen Kristallen zufügen, durch mäßiges Umschwenken langsam lösen. Kohlendioxid entweichen lassen. Es soll in gesättigter Lösung vorliegen. Flasche fest verschließen. Frisch zu bereiten!

Anwendung
Laxans, Refrigerans; ED 1 Eßlöffel.

Hinweis
Rivièrescher Trank ist nach Anweisung des DAB 6 abzugeben, wenn eine Saturatio ohne Angabe der Bestandteile verordnet ist.
Saturationen sind kohlendioxidhaltige Mischungen, die durch Sättigung der Lösung einer Säure mit einem Alkalicarbonat entstehen.

47 Pulveres[7,10,11,12,13,14]

Pulver[7,10,11,12,13,14]

Pulver sind lufttrockene Haufwerke fester Teilchen in kolloider bis makroskopischer Größe. Helv 6.
Nach der Anwendung unterscheiden DAB 9, Helv 7 wie Ph.Eur.:

- Pulver zur peroralen Anwendung.
- Pulver zur Herstellung von Flüssigkeiten zur peroralen Anwendung.
- Pulver zur Herstellung von Parenteralia.
- Pulver zur lokalen Anwendung.

Pulver zur peroralen Anwendung sollen in der Regel mit Flüssigkeiten eingenommen werden. Es gibt Pulver in Einzeldosenbehältnissen wie Pulverkapseln mit Falzrand, Säckchen, Fläschchen und Pulver in Mehrdosenbehältissen mit Meßgefäßen zur Abmessung der Einnahmemenge.
Pulveres, Einfache Pulver, erhält man nach ÖAB 9 und ÖAB 81 durch Zerstoßen, Reiben und Mahlen der getrockneten Arzneistoffe. Technisch sind außerdem andere Verfahren wie Auskristallisieren, Sublimieren, Zerstäubungstrocknung üblich. Helv 6 nennt sie und verlangt Geräte und Apparate aus indifferentem Material.
Pulveres mixti, Gemischte Pulver, DAB 5, DAB 6, *Pulveres compositi*, Zusammengesetzte Pulver, ÖAB 9, ÖAB 81, werden durch Mischen einfacher Pulver von möglichst gleicher Teilchengröße mit oder ohne Zusatz von Hilfsstoffen hergestellt.
Pulveres adspergendi, Pulveres conspergendi, Puder, Streupuder, Helv 6, heißen nach DAB 9 und Helv 7 sowie nach Ph.Eur. Pulver zur lokalen Anwendung. Sie sollen frei von tastbaren Konglomeraten sein. Zur Anwendung auf großen, offenen Wunden oder schwer erkrankter Haut müssen sie steril sein.
Pulveres titrati, Eingestellte Pulver, Pulveres normati, bestehen in der Regel aus mittelfein gepulverten Drogen oder Drogenextrakten und sind auf einen bestimmten Wirkstoffgehalt eingestellt.
Triturationes, Verreibungen sind mit indifferenten Hilfsstoffen verdünnt.
→ s.d.

Pulveres aerophori, Brausepulver, enthalten saure Substanzen, die in Wasser aus den gleichfalls im Pulver vorliegenden Carbonaten oder Hydrogencarbonaten Kohlendioxid freisetzen.
An Pulver als Zwischenprodukte zur Herstellung von Granulaten, Kapseln und Tabletten stellen die Arzneibücher an dieser Stelle keine Anforderungen.
→ Band Methoden.

DAB 5 und DAB 6 erfassen das *Maß der Zerkleinerung* mit Sieben. ÖAB 9 und ÖAB 81 geben nur den *Zerkleinerungsgrad von Drogen* mit entsprechenden Siebnummern an. Für DAB 7 und DAB 7-DDR gilt als Zerkleinerungsgrad die Nummer des Siebes, das für die Substanz vollständig durchlässig ist. Nach DAB 9, Ph.Eur., Helv 6 und Helv 7 wird der Zerkleinerungsgrad einer Substanz in der Monographie durch die Siebnummer, die die lichte Maschenweite in µm bezeichnet, in Klammern hinter der Substanzbezeichnung angegeben. Ph.Eur. und Helv 6 nennen die erlaubten Abweichungen. DAB 9 und Helv 7 führen in Tabellen die verschiedenen Toleranzen der Maschenweiten und Drahtdurchmesser auf.

AB	Zerkleinerungsgrad	Maschenweite	Siebnummer
DAB 5,6	grob gepulvert	0,75 mm	Nr. 4 /(IV)
	mittelfein gepulvert	0,30 mm	Nr. 5 /(V)
(ÖAB 9)		(0,3) mm	
	fein gepulvert	0,15 mm	Nr. 6 /(VI)
ÖAB 81	grob gepulvert	750 µm	IV
	mittelfein gepulvert	300 µm	V
	fein gepulvert	150 µm	VI
DAB 7	grob gepulvert	0,80 mm	4
	mittelfein gepulvert	0,315 mm	5
	fein gepulvert	0,160 mm	6
	sehr fein gepulvert	0,100 mm	7
DAB 7-DDR	grob gepulvert	0,8 mm	VI
	mittelgrob gepulvert	0,5 mm	VII
	mittelfein gepulvert	0,32 mm	VIII
	fein gepulvert	0,16 mm	IX
	feinst gepulvert	0,05 mm	X

Siebnummer = lichte Maschenweite in µm

Helv 6	Ph.Eur.	DAB 9 Helv 7
800	710	710
500	500	500
	420	
315	355	355
	300	
250	250	250
200	180	180
160	125	125
100	90	90
		63
		45
		38

Lithium carbonicum effervescens[2,4] (A)

Brausendes Lithiumcarbonat[2,4] (A), Lithium citricum effervescens[2,4] (B), Brausendes Lithiumcitrat[2,4] (B)

	EB 4,6 (A)	EB 4,6 (B)
Lithiumcarbonat	10,0	
Lithiumcitrat		10,0
Natriumhydrogencarbonat	30,0	30,0
Weinsäure	20,0	20,0
Saccharose	40,0	20,0
Lactose		20,0
Ethanol 96% (V/V)	n.B.	n.B.

Herstellung nach den unter Pulveres effervescentes genannten Regeln; Sieb (3).

Anwendung
Psychopharmakon; individuelle Dosierung erforderlich.

Pulvis aerophorus[3]

Brausepulver[3], Pulvis aerophorus anglicus[1], Englisches Brausepulver[1]

	DAB 5,6
Natriumhydrogencarbonat (0,30)	2,0
Weinsäure (0,30)	1,5

Die Bestandteile getrennt abgeben, das Natriumhydrogencarbonat in gefärbter, die Weinsäure in weißer Papierkapsel.

Pulvis aerophorus Carolinensis[20]

Karlsbader Brausepulver[20]

		3. Hager
I.	Wasserfreies Natriumsulfat pulv.	1,75
	Natriumchlorid	0,72
	Weinsäure	0,72
II.	Natriumhydrogencarbonat	2,4
	Kaliumsulfat	0,08

Pulvermischung I in weißer Kapsel, Pulvermischung II in roter Kapsel dispensieren.

Anwendung
Salinisches Laxans; je eine Kapsel I und II in 1 Glas Wasser lösen.

Pulvis aerophorus cum Magnesia[2,4]

Magnesiabrausepulver[2,4], Magnesium citricum effervescens[1,3], Brausemagnesia[1,3]

	EB 4,6
Weinsäure (0,30)	10,0
Citronenölzucker	20,0
Saccharose (0,30)	30,0
Magnesiumcarbonat (0,15)	40,0
	DAB 5,6
Saccharose (0,30)	4,0
Basisches Magnesiumcarbonat	5,0
Citronensäure	23,0
Wasser	2,0
Natriumhydrogencarbonat	17,0

EB 4,6: Die Bestandteile mischen.
DAB 5,6: Das basische Magnesiumcarbonat mit 15 Teilen Citronensäure und dem Wasser mischen, bei 30 °C trocknen, zu einem Pulver (0,30) verreiben und mit den restlichen Bestandteilen mischen.

Anwendung
Leichtes Laxans; ED teelöffelweise in Wasser gelöst als angenehm schmeckendes, erfrischendes Getränk.

Pulvis aerophorus laxans[1,3]

Abführendes Brausepulver[1,3], Seidlitzpulver[1]

	DAB 5,6
Kaliumnatriumtartrat (0,3)	7,5
Natriumhydrogencarbonat (0,3)	2,5
Weinsäure (0,3)	2,0

Das Kaliumnatriumtartrat mit dem Natriumhydrogencarbonat mischen und in gefärbter, die Weinsäure in weißer Papierkapsel abgeben.

Anwendung
Laxans; ED Inhalt von je 1 Kapsel auf 1 Glas Wasser.

Pulvis aerophorus mixtus[3]

Pulvis effervescens[1], Gemischtes Brausepulver[3], Pulvis aerophorus[1], Brausepulver[1]

	DAB 5,6
Natriumhydrogencarbonat (0,30)	13,0
Weinsäure (0,30)	12,0
Saccharose (0,30)	25,0

Weinsäure und Saccharose vor dem Mischen gut trocknen.

Anwendung
Leichtes Laxans; ED 1 Teelöffel auf 1 Glas Wasser.

Pulvis alcalinus peroralis[11]

Pulvis alcalinus[11], Alkalisches Pulver[11]

	Helv 6
Wasserfreies Natriumsulfat (315)	14,5
Wasserfreies Natriummonohydrogenphosphat (315)	28,5
Natriumhydrogencarbonat (315)	57,0

Anwendung
Laxans; ED 1 Teelöffel bis 1 Eßlöffel auf 1 Glas Wasser als Brausewasser.

Pulvis dentifricius[3] (A)

Zahnputzpulver[3] (A), Pulvis dentifricius cum Sapone[3] (B), Seifen-Zahnputzpulver[3] (B)

	DAB 6 (A)	DAB 6 (B)
Calciumcarbonat	100,0	90,0
Medizinische Seife		10,0
Pfefferminzöl	1,25	1,25

Pulvis dentifricius cum Camphora[2,4]

Kampferhaltiges Zahnputzpulver[2,4]

	EB 4,6
Campher	12,0
Veilchenwurzel (0,15)	6,0
Calciumcarbonat	64,0
Magnesiumcarbonat	17,95
Rosenöl	0,05

Pulvis dentifricius Hahnemanni[20]

Hahnemannsches Zahnpulver[20]

	3. Hager
Veilchenwurzel (0,15)	20,0
Kalmus (0,15)	30,0
Medizinische Kohle	50,0
Bergamottöl	0,5

Pulveres effervescentes[20]

Brausepulver[20]

I. Hydrogencarbonatmischung:
75 Teile Natriumhydrogencarbonat
25 Teile Saccharose
II. Weinsäuremischung:
67,5 Teile Weinsäure
32,5 Teile Saccharose
III. Citronensäuremischung:
62,5 Teile Citronensäure
37,5 Saccharose

	3. Hager (A)	3. Hager (B)
Arzneistoff	5,0	5,0
Hydrogencarbonatmischung	47,5	47,5
Weinsäuremischung	47,5	23,75
Citronensäuremischung		23,75

Herstellung durch Mischen der Pulver, Hinzugeben von kleinen Mengen Ethanol 90% (V/V) zur Erzeugung einer krümeligen Masse, die durch ein grobes Sieb (4; 3) gerieben wird. Das Granulat gleichmäßig ausbreiten und bei 25 bis 40 °C trocknen.

Pulvis expectorans[15]

	FMG
Benzoesäure (0,30)	0,15
Campher (0,30)	0,06
Saccharose (0,30)	0,5
	je Einzelpulver

10 Dosen herstellen, in Wachskapseln abfüllen.

Anwendung
Expectorans; Dos. 3mal tgl. 1 Pulver.

Pulvis exsiccans[15,17,20]

Pulvis inspersorius Zinci oxydati[20], Zinkstreupulver[20]

	FMG 3. Hager	DRF
Zinkoxid	25,0	10,0
Weizenstärke	25,0	
Basisches Bismutnitrat		10,0
Kolloidaler Schwefel		0,2
Roter Ton		0,3

Anwendung
Wundpulver gegen nässende Ekzeme, ist nach DRF hautfarben.

Pulvis gummosus[1,3]

Zusammengesetztes Gummipulver[1,3]

	DAB 5,6
Arabisches Gummi (0,15)	50,0
Süßholzwurzel (0,15)	30,0
Saccharose (0,30)	20,0

Anwendung
Pillenconstituens, Antitussivum; ED 0,6 bis 4,0 g.

Pulvis Infantium Hufeland[2,4]

Hufelandsches Kinderpulver[2,4]

	EB 4,6
Safran	2,5
Anis	10,0
Magnesiumcarbonat	25,0
Baldrianwurzel	25,0
Veilchenwurzel	37,5

Die Drogen (0,15) mit dem Magnesiumcarbonat mischen.

Anwendung
Carminativum; ED messerspitzen- bis teelöffelweise.

Pulvis inspersorius cum Bismuto subgallico[2,4,15]

Gelbes Wismutstreupulver[2,4]

	EB 4 FMG	EB 6
Basisches Bismutgallat	20,0	20,0
Talk	70,0	45,0
Weizenstärke	10,0	
Zinkoxid		45,0

Mischen und durch Sieb 180 schlagen.

Pulvis inspersorius lanolinatus Dieterich[20]

Lanolin-Streupulver[20]

	3. Hager
Wollwachs	5,0
Ether	20,0
Weizenstärke	45,0
Borsäure pulv.	2,0
Talk	50,0
Hoffmannscher Lebensbalsam	Tr 1
Wintergrünöl (Oleum Gaultheriae)	Tr 1

Wollwachs in Ether lösen, mit Weizenstärke verreiben und trocknen. Die trockne Mischung mit den anderen Bestandteilen gut mischen.

Pulvis Ipecacuanhae opiatus[1,3,13,14]

Dowersches Pulver[1,3,11,13,14], Pulvis Doveri[1,3], Pulvis ipecacuanhae opiatus peroralis[11] (A), Pulvis ipecacuanhae opiatus solubilis peroralis[11] (B), Lösliches Dover'sches Pulver[11] (B)

Gehalt
DAB 5: Morphin 1 %.
ÖAB 9,81: Morphin ca. 1 %.
DAB 5,6: Opiumpulver 10 %.
Helv 6 (A): eingestelltes Opiumpulver 10 %.
Helv 6 (B): Opiumtrockenextrakt 5 %.

Herstellung

	DAB 5,6	Helv 6 (A)	Helv 6 (B)	ÖAB 9,81
Opiumpulver	10,0			
Eingestelltes Opium		10,0		10,0
Opiumtrockenextrakt			5,0	
Brechwurzel	10,0			
Eingestellte Brechwurzel		10,0		10,0
Brechwurzeltrockenextrakt			10,0	
Lactose	80,0			80,0
Mannitol		80,0	85,0	

DAB 5,6: Pulver (0,15) mischen.
Helv 6 (A, B): Pulver (250) mischen.
ÖAB 9,81: Pulver (0,3) mischen.

Anwendung
Expectorans, Sedativum; BM;
ED 0,3 g, Max.ED 1,5 g.
→ Band Gifte.

Pulvis Liquiritiae compositus[1,3,13,14]

Brustpulver[1,3,11], Kurellasches Brustpulver[1], Pulvis liquiritiae compositus peroralis[11], Kurellapulver[13,14], Pulvis pectoralis[11]

	DAB 5,6 ÖAB 9,81	Helv 6
Sennesblätter	15,0	20,0
Süßholzwurzel	15,0	20,0
Fenchel	10,0	10,0
Schwefel	10,0	5,0
Saccharose	50,0	45,0

DAB 5,6: Sennesblätter (0,15), Süßholzwurzel (0,15), Saccharose (0,30), Fenchel (0,30) und Schwefel mischen.
Helv 6: Pulver (315) mischen.
ÖAB 9,81: Pulver (0,3; 300) mischen.

Anwendung
Mildes Laxans; Helv 6: ED 1 bis 4 g; ÖAB 9,81: ED 5 g.
→ Pulvis pectoralis Wedel.

Pulvis Magnesiae cum Rheo[1,3]

Kinderpulver[1,3], Pulvis infantium[1]

	DAB 5,6
Schweres basisches Magnesiumcarbonat	50,0
Fenchel-Ölzucker	35,0
Rhabarberwurzel (0,15)	15,0

Die Bestandteile mischen.

Anwendung
Mildes Laxans, besonders in der Pädiatrie; ED 0,6 bis 4,0 g.

Pulvis Mentholi compositus albus[2,4]

Weißes Mentholschnupfpulver[2,4]

	EB 4,6
Menthol	2,0
Sozojodolnatrium	2,0
Borsäure	48,0
Lactose	48,0

Anwendung
Juckreizstillendes, schleimhautabschwellendes, antiseptisches Pulver; TD 2- bis 3mal tgl. 1 Prise.
Borsäure ist in der Bundesrepublik Deutschland nur noch als Hilfsmittel in Ophthalmica zulässig.

Pulvis pectoralis Wedel[20]

Wedelsches Brustpulver[20]

	3. Hager
Süßholzwurzel (0,30)	10,0
Veilchenwurzel (0,30)	2,0
Schwefel (0,30)	5,0
Benzoesäure (0,30)	0,5
Saccharose (0,30)	20,0
Fenchelöl	Tr 4
Anisöl	Tr 4

Anwendung
Expectorans; Dos. 3- bis 4mal tgl. 1 Teelöffel.
→ Pulvis Liquiritiae comp.

Pulvis Rhei tartarisatus[15]

Pulvis digestivus Kleinii[15]

	FMG
Rhabarberwurzel pulv.	10,0
Pomeranzenschale pulv.	10,0
Kaliumtartrat-Hemihydrat	10,0

Anwendung
Laxans; Dos. 1/2 bis 1 Teelöffel morgens.

Pulvis salicylicus cum Talco[1,3]

Salicylstreupulver[1,3], Fußschweißpuder[1], Pulvis inspersorius[1]

	DAB 5,6
Salicysäure pulv.	3,0
Weizenstärke	10,0
Talk	87,0

Pulvis stomachicus[15,16,17]

	FMG; FMB DRF
Basisches Bismutnitrat	5,0
Rhabarberwurzel pulv.	5,0
Natriumhydrogencarbonat	20,0

Anwendung
Hyperacide Gastritis; Dos. 3mal tgl. 1 Messerspitze.

Hinweis
Das cocarcinogene basische Bismutnitrat kann durch basisches Bismutcarbonat ersetzt werden.

Pulvis stypticus Unna[20]

	3. Hager
Tannin	25,0
Aluminiumkaliumsulfat pulv.	25,0
Arabisches Gummi pulv.	25,0
Kolophonium pulv.	25,0

Anwendung
Äußerlich als Adstringens und Stypticum.

Pulvis Visci compositus[15]

Beruhigungspulver[15], Güldenherzpulver[15]

	FMG
Mistelkraut	3,0
Leichtes basisches Magnesiumcarbonat	3,0
Pfingstrosenwurzel	3,0
Veilchenwurzel	1,5
Blattgold	0,1

Die gepulverten Drogen mit den anderen Bestandteilen mischen.

Anwendung
Nervinum; Dos. 3mal tgl. 1 Messerspitze.

Tartarus cum Rheo[15]

	FMG
Kaliumhydrogentartrat	3,6
Rhabarberwurzel pulv.	3,6
	je Einzelpulver für 3 Pulver

Anwendung
Laxans; Dos. 2stündl. 1 Pulver.

48 Rotulae[20]

Zuckerplätzchen[20]

Rotulae sind plankonvexe Zuckertäfelchen von 0,2 (minores) bis 0,5 (majores) g Masse pro Plätzchen. Sie müssen die Anforderungen an Saccharose erfüllen. Zur Herstellung von *Rotulae aromaticae*[20], Aromatisierten Zuckerplätzchen[20], werden 1000 Teile Plätzchen mit einer Lösung aus 5 Teilen ätherischem Öl in 10 Teilen wasserfreiem Ethanol oder Etherweingeist getränkt. Das geschieht am besten durch Umwälzen der Plätzchen mit einer Schaufel in einer weiträumigen Abdampfschale. Nach dem gleichmäßigen Durchfeuchten kann das Lösemittel an der Luft bei Raumtemperatur verdunsten.

Rotulae Citri Dieterich[20]

Die Rotulae sind mit Citronenöl getränkt.
Im 3. Hager steht: „Durstlöschend für Touristen und Radfahrer."

Rotulae Menthae piperitae[20]

Pfefferminzplätzchen[20]

(A) 5 Teile Pfefferminzöl und 1000 Teile Zuckerplätzchen wie oben beschrieben verarbeiten.
(B) 5 Teile Pfefferminzöl in 5 Teilen Ethylacetat und 5 Teilen ethanolischer Vanillin-Lösung 3% lösen und damit wie oben beschrieben 1000 Teile Plätzchen durchfeuchten.

Rotulae Zingiberis Dieterich[20]

Ingwer-Plätzchen[20]

5 Teile Ingweröl und 1000 Teile Zuckerplätzchen wie oben beschrieben verarbeiten.

Anwendung
Stomachicum von angenehmen Geschmack.

49 Salia thermarum factitia[2,4]

Künstliche Quellsalze[2,4,]

Künstliche Quellsalze bestehen aus mikrokristallinen Pulvern. Sie werden durch Mischen und Sieben, EB 6 (0,30), DAB 7-DDR (0,32), nach den unter Pulveres genannten Regeln zubereitet.

Emser Salz[2,4,10] (A),
Fachinger Salz[2,4] (B),
Hunyadi Salz[2,4] (C),
Kissinger Salz[2,4] (D),
Marienbader Salz[2,4] (E),
Salzschlirfer Salz[2,4] (F),
Sodener Salz[2,4] (G),
Vichy Salz - Grande Grille[2,4] (H),
Wiesbadener Salz - Kochbrunnen[2,4] (I),
Wildunger Salz - Georg Victorquelle[2,4] (J),
Wildunger Salz - Helenenquelle[2,4] (K)
Quellwässer, Mineralwässer, Heilwässer → Kapitel Säuglingsernährung und Wässer

Sal alkalinum compositum[11]

Alkalische Salzmischung[11]

	Helv 6
Wasserfreies Natriummonohydrogenphosphat	2,0
Kaliumhydrogencarbonat	5,0
Wasserfreies Natriumsulfat	5,0
Natriumchlorid	8,0
Natriumhydrogencarbonat	80,0

Die Pulver (315) mischen und sieben.

Anwendung
Pulver zur Beeinflussung des pH-Wertes.

Tabelle 9.6 Übersicht über die künstlichen Quellsalze.

		(A)	(B)	(C)	(D)	(E)	(F)	(G)	(H)	(I)	(J)	(K)
a	Lithiumchlorid	2,9	5					1		2,3		
b	Kaliumchlorid		43					12		18		
c	Natriumchlorid	900	620	2,8	60	230	100	342	53	645	6,5	104
d	Magnesiumchlorid								15	13		
e	Calciumchlorid								3	20		
f	Strontiumchlorid		3						0,25			
g	Lithiumbromid						2					
h	Natriumbromid	0,34	0,2				0,05	0,1		0,4		
i	Natriumiodid	0,02					0,05					
j	Lithiumcarbonat				0,2	1,5						
k	Natriumcarbonat-Monohydrat			9								
x	Kaliumhydrogencarbonat								35			
l	Natriumhydrogencarbonat	2350	4000		15	350		20	550	40	66	120
m	Schweres basisches Magnesiumcarbonat										450	110
n	Calciumcarbonat										500	100
o	Natriummonohydrogenphosphat-Heptahydrat	1,6							13			
p	Kaliumsulfat	44		1,3		6	2	4			11	2,8
q	Wasserfreies Natriumsulfat	30		198	15	350			27		68	1,3
r	Getrocknetes Magnesiumsulfat		44	195	4	77	15					

Sal anticatarrhale compositum[11]

Katarrhlösende Salzmischung[11]

	Helv 6
Natriumhydrogencarbonat	69,0
Natriumchlorid	28,0
Wasserfreies Natriumsulfat	1,5
Kaliumsulfat	1,5

Die Pulver (315) mischen und sieben.

Anwendung
Gurgelmittel; ED 1 Kaffeelöffel auf 1 Glas Wasser.

Sal Carolinum factitium[1,3,10]

Künstliches Karlsbader Salz[1,3,10], Sal purgans compositum[11], Abführende Salzmischung[11]

	DAB 5,6 DAB 7-DDR	Helv 6
Wasserfreies Natriumsulfat	44,0	42,0
Kaliumsulfat	2,0	3,3
Natriumchlorid	18,0	18,2
Natriumhydrogencarbonat	36,0	36,3
Lithiumcarbonat		0,2

DAB 5,6: Pulver (0,3);
DAB 7-DDR: Pulver (0,32);
Helv 6: Pulver (250) mischen und sieben.
DAB 5,6: 6 g des Salzes geben mit 1 Liter Wasser eine dem Karlsbader Wasser ähnliche Lösung.

Anwendung
Laxans; ED 4,5 bis 9 g in Wasser gelöst.

50 Sapones medicati[1,3]

Arzneiliche Seifen[1,3]

Arzneiliche Seifen bestehen im wesentlichen aus Seife als Grundmasse. Sie können von fester, salbenartiger oder flüssiger Konsistenz sein. DAB 5, DAB 6.

Liquor Cresoli saponatus[1,3,13,14]

Kresolseifenlösung[1,3], Solutio Cresoli saponata[11], Kresolseife[11,13,14], Sapo Cresoli[13,14]

Gehalt
Kresol.
DAB 5,6: ca. 50 %.
Helv 6: 45,0 bis 50,0 %.
ÖAB 9,81: 40,0 bis 50,0 %.
Fettsäuren.
DAB 5,6: ca. 25 %.
Helv 6; ÖAB 9,81: 19,0 bis 23,0 %.

Herstellung

	DAB 5,6	Helv 6 ÖAB 9,81
Leinöl	120,0	
Kaliumhydroxid	27,0	
Wasser	41,0	
Ethanol 90% (V/V)	12,0	
Cresol	200,0	200,0
Kaliseife		200,0

DAB 5,6: Kaliumhydroxid in Wasser lösen, unter Umschütteln mit dem Leinöl und Ethanol 90% mischen. Bis zur vollständigen Verseifung stehenlassen und mit dem Cresol mischen.
Helv 6; ÖAB 9,81: Cresol mit Kaliseife bei höchstens 50 °C durch Umschütteln zur klaren Lösung mischen.

Anwendung
Antisepticum 0,5- bis 1%ig.
Desinficiens der Hände und Instrumente 2- bis 3%ig.
Inkomp.: Eisen(III)-Salze, sauer reag. Stoffe.

Liquor Formaldehydi saponatus[2,4]

Formaldehydseifenlösung[2,4], Solutio Formaldehydi saponata[11,13,14], Formaldehydi solutio saponata[12], Formaldehyd-Seifenlösung[11,12,13,14]

Gehalt
Formaldehyd.
EB 4: 15 %; EB 6: > 23 %.
Helv 6: 3,8 bis 4,4 %.
Helv 7: > 3,9 % < 4,5 %.
ÖAB 9,81: 19,0 bis 21,0 %.
Fettsäuren.
Helv 6: 18,0 bis 20,0 %.
Helv 7: > 18,0 % < 20,0 %.
ÖAB 9,81: 18,0 bis 20,0 %.

Herstellung

	EB 4	EB 6	Helv 6,7	ÖAB 9,81
Kalilauge (50%)		7,8		
Kalilauge (15%)	26,0			
Kaliumhydroxid			4,0	4,0
Wasser			59,1	12,0
Ethanol 90% (V/V)	10,0	5,0		
Ethanol 96% (V/V)			5,0	5,0
Rizinusöl			20,0	20,0
Ölsäure	20,0	20,0		
Formaldehyd-Lösung (35%)	44,0	67,1	11,5	58,5
Lavendelöl	0,1	0,1	0,4	0,5

EB 4,6: Die Ölsäure mit der ethanolischen Lösung des Lavendelöls mischen, unter Umrühren mit der Kalilauge versetzen, in der Formaldehyd-Lösung lösen und nach 24 Stunden filtrieren.
Helv 6,7: Das Kaliumhydroxid in 11 Teilen Wasser lösen, mit dem Rizinusöl mischen und dem Ethanol 96% überschichten, mit aufgesetztem Rückfluß-

kühler unter häufigem Schütteln bis zur vollständigen Verseifung stehenlassen. Eine Probe muß sich mit wenigen ml Wasser klar mischen. Nach dem Erkalten die Formaldehyd-Lösung, das Wasser und das Lavendelöl hinzufügen.
ÖAB 9,81: Kaliumhydroxid in 12 Teilen Wasser lösen und analog Helv 6 verfahren. Die Zugabe von Wasser am Schluß entfällt.

Anwendung
Antisepticum; Helv 6; ÖAB 9,81: 0,2- bis 1,0%ig.
Desinficiens; ÖAB 9,81: 1- bis 3%ig.
Inkomp.: Erdalkali-, Schwermetallsalze, Säuren, leicht reduzierbare Stoffe.
→ Band Stoffe, → Band Gifte.

Sapo Balsami peruviani pulvinaris[20]

Perubalsam-Pulverseife nach Eichhoff[20]

	3. Hager
1. Perubalsam	5,0
2. Natriumcarbonat-Monohydrat	5,0
3. Wasser	2,5
4. Medizinische Seife	90,0

Die ersten drei Bestandteile erwärmen, bis sich die Masse zu Pulver zerreiben läßt, dann die medizinische Seife dazumischen (Dieterich).

Anwendung
Pulverseife von guter Reinigungskraft.

Sapo glyzerinatus liquidus[3]

Flüssige Glycerinseife[3]

	EB 4	DAB 6
Kaliseife	65,0	50,0
Ethanol 90% (V/V)	9,8	9,0
Glycerol 85%	25,0	40,0
Lavendelöl		1,0
Benzaldehyd	0,2	

Die Kaliseife im Ethanol 90% und Glycerol 85% auf dem Wasserbad lösen, die Mischung durchseihen und mit Benzaldehyd oder Lavendelöl aromatisieren.

Anwendung
Reinigungsmittel mit desinfizierender Wirkung.

Sapo jalapinus[3]

Jalapenseife[3]

	DAB 6
Jalapenharz (0,15)	10,0
Medizinische Seife	10,0

Bestandteile mischen.

Anwendung
Laxans; ED 0,1 bis 0,3 g.

Sapo kalinus[3,8,10,11,13,14]

Kaliseife[3,8,10,11,13,14]

Gehalt
Fettsäuren.
DAB 6; DAB 7-DDR: > 40 %.
DAC 86: > 38 %.
Helv 6: 40,0 bis 48,0 %.
ÖAB 9,81: 40,0 bis 45,0 %.
Glycerol.
DAC 86: > 3,5 % < 5,0 %.

Herstellung

	DAB 6	DAC 86	DAB 7-DDR	Helv 6	ÖAB 9,81
Leinöl	43,0	43,0	45,0	50,0	50,0
Kalilauge	58,0				
Kaliumhydroxid		n.B.	15,5	n.B.	9,5
Ethanol 90% (V/V)	5,0				
Ethanol 96% (V/V)		5,0	5,0	7,0	7,0
Wasser	n.B.	zu 100,0	n.B.	zu 100,0	n.B.

DAB 6: Das Leinöl und die Kalilauge auf dem Wasserbad auf 70 °C erwärmen, das Ethanol 90% hinzugeben und so lange unter Umrühren warm halten, bis sich eine Probe der Mischung klar in Wasser und fast klar in Ethanol 90% löst. Mit heißem Wasser die Seife auf 100 Teile ergänzen.
DAC 86: Die Verseifungszahl des Leinöls bestimmen, die erforderliche Menge Kaliumhydroxid in ca. 25 Teilen Wasser lösen und entsprechend dem DAB 6 herstellen.
DAB 7-DDR: Kaliumhydroxid in 45 Teilen Wasser lösen und eine der Verseifungszahl entsprechende Menge dem Leinöl zugeben.
Helv 6: So viel Kaliumhydroxidlösung 50% verwenden, wie es die Verseifungszahl des Leinöls erfordert.
ÖAB 9,81: Analog DAB 6 verfahren, zuvor Kaliumhydroxid in 15 Teilen Wasser lösen. Das Ethanol ist in dieser Vorschrift 96%ig.

Anwendung
Bestandteil von Dermatica.

Sapo medicatus[1,3,10]

Medizinische Seife[1,3,10], Sapo durus[13,14], Natronseife[13,14]

Gehalt
Fettsäuren.
DAB 7-DDR: > 78,0 %.
ÖAB 9,81: 88,0 bis 92,0 %.

Herstellung

	DAB 5,6	ÖAB 9,81
Schweineschmalz	50,0	50,0
Olivenöl	50,0	50,0
Natronlauge (15%)	120,0	
Natronlauge (30%)		60,0
Ethanol 90% (V/V)	12,0	
Ethanol 96% (V/V)		12,0
Natriumchlorid	25,0	25,0
Natriumcarbonat-Dekahydrat	3,0	
Wasser	280,0	200,0

DAB 5,6: Das Schweineschmalz und Olivenöl auf dem Wasserbad schmelzen, die heiße Natronlauge hinzugeben, 30 Minuten erhitzen und Ethanol 90% in die Masse verrühren. Nach und nach 200 Teile Wasser einrühren, weiter erwärmen, bis sich eine Probe in Wasser klar löst. Dann die filtrierte Lösung des Natriumchlorids und des Natriumcarbonat-Dekahydrats in 80 Teilen Wasser hinzugeben. Weiter unter Umrühren erhitzen, bis sich die Seife von der Mutterlauge vollständig trennt. Die Seife mit geringen Mengen Wasser auswaschen, bei höchstens 30 °C trocknen, in Stücke schneiden und pulvern.
ÖAB 9,81: Analog DAB 6 verfahren unter Beachtung der anderen Konzentrationen und des Fortlassens von Natriumcarbonat-Dekahydrat.
DAB 7-DDR gibt keine Vorschrift.

Anwendung
Laxans, Zusatz zu Emplastra.

Sapo Picis liquidus [15,20]

Flüssige Teerseife [15,20]

	FMG
Holzteer	40,0
Kaliseife	60,0
Ethanol 90% (V/V)	15,0
Wasser	85,0

Anwendung
Antiseptische Seife; nicht längere Zeit benutzen.

Sapo unguinosus [2,4]

Mollin [2,4]

	EB 6
Kaliumhydroxid	17,5
Wasser	26,5
Schweineschmalz	44,0
Ethanol 90% (V/V)	4,5
Glycerol 85%	16,5

Das Kaliumhydroxid im Wasser lösen und mit dem Schweineschmalz auf dem Wasserbad 1/2 Stunde erwärmen, Ethanol 90% hinzugeben und bei 50 bis 60 °C erwärmen, bis die Verseifung beendet ist. Die fertige Seife mit dem Glycerol 85% mischen.

Anwendung
Einreibung; Dos. unverdünnt.

Spiritus saponatus [1,3,10]

Seifenspiritus [1,3,10], Solutio Saponis spirituosa [13,14], Alkoholische Seifenlösung [13,14]

	DAB 5,6	DAB 7-DDR	ÖAB 9,81
Olivenöl	10,0		10,0
Rüböl		10,0	
Kalilauge	11,7		
Kaliumhydroxid		3,8	1,9
Ethanol 90% (V/V)	50,0		
Ethanol 96% (V/V)		50,0	45,0
Wasser	28,3	n.B.	43,1

DAB 5,6: Das Olivenöl, die Kalilauge und 12,5 Teile Ethanol 90% bis zur vollständigen Verseifung stehenlassen, dann mit dem restlichen Ethanol 90% und Wasser mischen.
ÖAB 9,81: Das Kaliumhydroxid in 5 Teilen Wasser lösen, mit 15 Teilen Ethanol 96% und dem Olivenöl bis zur Verseifung stehenlassen, mit dem restlichen Ethanol 96% und dem Rest des Wassers mischen. Die gelungene Verseifung läßt sich an der klaren Mischung einer Probe mit Ethanol und Wasser erkennen.
DAB 7-DDR läßt zunächst eine Gehaltsbestimmung des Rüböls durchführen und mit einer äquivalenten Menge Kaliumhydroxidlösung verseifen.

Anwendung
Einreibung, Reinigungsmittel.

Spiritus Saponis kalini [3]

Kaliseifenspiritus [3], Spiritus Saponis Kalini Hebra [4], Hebrascher Kaliseifenspiritus [4], Solutio Saponis Kalini sprituosa [13,14], Alkoholische Kaliseifenlösung [13,14]

	DAB 6	EB 6	ÖAB 9,81
Lavendelöl		0,2	
Kaliseife	50,0	66,0	50,0
Ethanol 90% (V/V)	50,0	33,8	
Ethanol 96% (V/V)			50,0

Bestandteile mischen.

Anwendung
Einreibemittel; Desinfektionsmittel für Hände und Instrumente.
→ Spiritus saponatus s. o.

51 Sirupi [1,3,5,6,7,10,11,12,13,14]

Sirupe [1,3,5,6,7,10,11,12,13,14]

Sirupe sind zur peroralen Anwendung bestimmte Arzneizubereitungen. Nach ÖAB 9 und ÖAB 81 handelt es sich um wässrige Lösungen, die in hoher Konzentration Saccharose enthalten. DAB 5 und DAB 6

rechnen auch weingeistige und weinhaltige Lösungen von Saccharose zu den Sirupen. DAB 7-DDR nennt als mögliche Lösungsmittel Drogenauszüge und Fruchtsäfte und erwähnt, daß Arzneistoffe oder Zubereitungen im Sirup gelöst sein können. Das gleiche gilt nach DAB 7, DAB 8 und DAB 9. Diese Arzneibücher erlauben als Grundstoffe generell Mono- und Disaccharide und stellen damit die Wahl des Zuckers frei. Helv 6 läßt außerdem Hexitole, wie Mannitol und Sorbitol, als Bestandteile zu. Helv 7 erweitert auf andere süße Polyole, z. B. Xylitol und Glycerol. DAB 7, DAB 8 und DAB 9 schließen als Süßungsmittel Polysaccaride aus. Zusätze von Aromatisierungs-, Farb- und Süßstoffen sowie von Konservierungsstoffen sind möglich, falls diese physiologisch unbedenklich sind.
Helv 6 nennt als antimikrobielle Hilfsstoffe zur Sirupbereitung:

Benzoesäure oder Natriumbenzoat	0,10 bis 0,15 %
Methyl-4-hydroxybenzoat	0,10 bis 0,15 %
Methyl-4-hydroxybenzoat und Propyl-4-hydroxybenzoat	0,10 bis 0,15 %
Sorbinsäure oder Kaliumsorbat	0,10 bis 0,15 %

Helv 7 spricht nur von einer geeigneten Konzentration dieser Konservierungsstoffe und gibt als weiteren Ethanol an. → Band Methoden
Zur Herstellung der Sirupe werden die Zucker und Polyole in den heißen Flüssigkeiten gelöst, die Lösungen ggf. kurz im Sieden gehalten. Der Wasserverlust wird mit siedendem Wasser ergänzt. Die heißen Lösungen werden koliert und in trockene, dem Verbrauch angemessene Gefäße randvoll gefüllt. DAB 7-DDR verlangt eine vorherige Sterilisation der Gefäße.
Fruchtsirupe sollen nach Anweisung der Deutschen und Österreichischen Arzneibücher in der Regel aus vergorenen Frischpreßsäften gewonnen werden.
Die Beendigung der Gärung kann an der klaren Mischung von 10 ml Saft mit 5 ml Ethanol 90% erkannt werden.

Sirupus Acidi phosphorici [20]

	3. Hager
Phosphorsäure 25%	10,0
Zuckersirup	90,0

Anwendung
Erfrischungs- und Anregungsmittel;
ED 1 Eßlöffel auf 1 Glas Wasser.

Sirupus Acidi tannici [20]

	3. Hager
Tannin	2,0
Ethanol 70% (V/V)	4,0
Zuckersirup	94,0

Anwendung
Adstringens.

Sirupus Allii sativi [4]

Knoblauchsirup [4], Sirupus Allii [20], Knoblauchsaft [20]

	EB 6	3. Hager
Knoblauch		100,0
Knoblauchtinktur	3,0	
Ethanol 90% (V/V)		100,0
Aromatische Tinktur	4,5	
Zuckersirup	92,5	

3. Hager: Den frischen Knoblauch vom Schwammgewebe befreien, zerkleinern, mit gleichen Teilen Ethanol 90% 8 Tage mazerieren, abpressen, den Auszug filtrieren. 5 Teile davon mit 95 Teilen Zuckersirup mischen.

Anwendung
Geriatricum.
EB 6: ED 30,0 g.
→ Knoblauchtinktur, Tinctura Allii, Tincturae.

Sirupus Althaeae [1,3,10,13,14]

Eibischsirup [1,3,8,10,13,14], Althaeae sirupus [8]

Herstellung

	DAB 5	DAB 6	DAC 86	DAB-7 DDR	ÖAB 9,81
Eibischwurzel	2,0	2,0	2,0	2,0	5,0
Ammoniak-Lösung 10%				0,02	
Wasser	50,0	45,0	n.B.	40,0	110,0
Saccharose	63,0	63,0	n.B.	64,0	n.B.
Methyl-4-hydroxybenzoat			0,75		0,18
Propyl-4-hydroxybenzoat			0,25		0,09
Ethanol 90% (V/V)	1,0	1,0	9,0		
Ethanol 96% (V/V)					1,5

DAB 5,6: Die abgespülte Eibischwurzel (4) auf einem Filter mehrmals innerhalb von 1 Stunde mit der Mischung von Ethanol 90% und Wasser übergießen. Aus 37 Teilen des Auszuges mit der Saccharose einen Sirup kochen.
DAC 86: 2 Teile Eibischwurzel (4000 bis 2800) abspülen und mit 45 Teilen Wasser unter öfterem Umrühren mazerieren. Aus dem kolierten Mazerat mit der 1,78fachen Menge an Saccharose einen Sirup herstellen, diesen kurz aufkochen, heiß kolieren, verdunstetes Wasser ergänzen. 100 Teile Sirup mit 1 Teil der ethanolischen Lösung der 4-Hydroxybenzoesäureester versetzen, heiß in trockene, der Größe angemessene Gefäße füllen.
DAB 7-DDR: Die abgespülte Eibischwurzel (6,3) mit der Mischung von Ammoniak-Lösung 10% und Wasser 2 Stunden lang mazerieren. Den Auszug kolieren, den Drogenrückstand mit so viel Wasser waschen, daß 36 Teile Mazerat gewonnen werden, mit der Saccharose zu 100 Teilen Eibischsirup verarbeiten.

ÖAB 9,81: Eibischwurzel (4; 8000) einsetzen, weiter wie DAC 86 verfahren. Aus 100 Teilen des kolierten Drogenauszuges mit 160 Teilen Saccharose einen Sirup kochen, mit 1,75 Teilen der ethanolischen Lösung der 4-Hydroxybenzoesäureester konservieren, in 200-ml-Flaschen abfüllen und sofort verschließen.

Anwendung
Expectorans; ED 1 Teelöffel.

Sirupus Anisi[20]

Anissaft[20]

	3. Hager
Zerstoßener Anis	100,0
Ethanol 90% (V/V)	50,0
Wasser	450,0
Saccharose	650,0

Den zerstoßenen Anis mit dem Ethanol 90% anfeuchten und mit dem Wasser 24 Stunden mazerieren. Aus 350 Teilen Filtrat mit Saccharose einen Sirup kochen.

Anwendung
Sekretolytisches Expectorans von milder Wirkung; TD mehrmals täglich 1 Eßlöffel.

Sirupus Aurantii[3,10]

Pomeranzensirup[3,10], Sirupus Aurantii Corticis[1], Pomenzenschalensirup[1,11], Sirupus Aurantii Florum[2], Sirupus Aurantii Floris[4], Pomeranzenblütensirup[2,4], Sirupus aurantii flavedinis[11], Aurantii flavedinis sirupus[12], Sirupus Aurantii amari[13,14], Bitterorangensirup[13,14]

Herstellung

	DAB 5,6	EB 4,6	DAB 7-DDR	Helv 6,7	ÖAB 9,81
Pomeranzenblütenwasser		20,0			
Pomeranzenschalen	10,0				
Pomeranzentinktur			10,0	10,0	10,0
Pomeranzenfluidextrakt				5,0	5,0
Zuckersirup			90,0	84,9	85,0
Saccharose	120,0	60,0			
Weißwein	90,0				
Wasser		20,0			
Methyl-4-hydroxybenzoat				0,7	
Propyl-4-hydroxybenzoat				0,3	

DAB 5,6: Pomeranzenschalen (0,75; 0,3) 2 Tage lang mit dem Weißwein mazerieren. Aus 8 Teilen des filtrierten Preßsaftes und der Saccharose einen Sirup bereiten.
EB 4,6: Aus der Saccharose und dem Wasser einen Zuckersirup kochen und nach dem Erkalten mit Pomeranzenblütenwasser versetzen.
DAB 7-DDR: Pomeranzentinktur und Zuckersirup mischen.
Helv 6: Die 4-Hydroxybenzoesäureester in der Pomeranzentinktur lösen, mit dem Pomeranzenfluidextrakt und dem Zuckersirup mischen.
Helv 7: 54,4 Teile Zucker in 30,5 Teilen Wasser heiß lösen. Nach dem Erkalten das verdunstete Wasser ersetzen, den Pomeranzenliquidextrakt und die Lösung der 4-Hydroxybenzoesäureester in der Pomeranzentinktur dem Ganzen hinzufügen.
ÖAB 9,81: Die Flüssigkeiten mischen.

Anwendung
Aromaticum; als Corrigens bis zu 10 %.

Hinweis
Sirupus Aurantii Florum (Floris) ist Ersatz für Sirupus Adianti, Frauenhaarsirup, Kapillärsirup.

Sirupus Balsami peruviani[2,4]

Perubalsamsirup[2,4]

	EB 4,6
Perubalsam	50,0
Wasser	500,0
Saccharose	600,0

Den Perubalsam mit heißem Wasser übergießen und 24 Stunden stehenlassen. 400 Teile des Filtrats mit der Saccharose zum Sirup kochen.

Anwendung
Als Corrigens bis zu 10%ig.

Sirupus Caricae compositus[4]

Zusammengesetzter Feigensirup[4,11,12], Feigensirup[4], Sirupus caricae compositus[11], Caricae sirupus compositus[12]

	EB 6	Helv 6,7
Sennesfrüchte	70,0	70,0
Feigen	140,0	120,0
Saccharose	530,0	450,0
Pomeranzenblütenwasser	10,0	
Ethanol 90% (V/V)	70,0	
Ethanol 96% (V/V)		60,0
Wasser	n.B.	n.B.
Nelkenöl	n.B.	0,023
Pfefferminzöl	n.B.	0,02
Methyl-4-hydroxybenzoat		0,7
Propyl-4-hydroxybenzoat		0,3

EB 6: Die Feigen (4) und die Sennesfrüchte (3) mit 700 Teilen Wasser 2 Stunden lang mazerieren und die Flüssigkeit ohne Preßen abgießen, zum Sieden erhitzen und filtrieren. Das Filtrat auf 390 Teile ergänzen und mit der Saccharose zum Sirup kochen. Nach dem Erkalten das Pomeranzenblütenwasser und die Lö-

sung der ätherischen Öle in Ethanol 90% hinzufügen, auf 1000 Teile der fertigen Mischung 2 Tropfen Nelkenöl und 1 Tropfen Pfefferminzöl hinzugeben.
Helv 6,7: Feigen (5000; 5600) und Sennesschoten (3150; 2800) mit 700 Teilen Wasser 3 Stunden lang mazerieren. Den Auszug nur leicht abpressen, kolieren, zum Sieden erhitzen und heiß filtrieren. Das Filtrat mit Wasser auf 490 Teile ergänzen und mit der Saccharose zum Sirup kochen. Nach dem Erkalten mit der Lösung der 4-Hydroxybenzoesäureester und der ätherischen Öle in Ethanol 96% versetzen und das Ganze mit Wasser zu 1000 Teilen auffüllen.

Anwendung
Laxans; ED 30,0 g.

Sirupus Cepae[20]

Zwiebelsaft[20]

	3. Hager
Zwiebeln, frisch gerieben	15,0
Wasser	60,0
Ethanol 90% (V/V)	15,0
Saccharose	150,0

Den ethanolischen Auszug mit Saccharose aufkochen und kolieren.

Anwendung
Zu Hustenmischungen und Bonbons.

Sirupus Cerasi[3]

Kirschsirup[3], Sirupus Cerasorum[1,3], Kirschensirup[1]

	DAB 5,6
Kirschsaft	7,0
Saccharose	13,0

Frische, saure, schwarze Kirschen mit Kernen zerstoßen und unter Umrühren so lange bedeckt stehenlassen, bis 10 ml einer abfiltrierten Saftprobe sich mit 5 ml Ethanol 90% ohne Trübung mischen. Die Masse auspressen, den Saft absetzen lassen, filtrieren und mit Saccharose zum Sirup kochen.

Anwendung
Corrigens für säuerliche und laxierende Arzneimittel.

Sirupus Cinnamomi[1,3]

Zimtsirup[1,3]

	DAB 5	DAB 6
Zimtrinde	2,0	2,0
Zimtwasser	10,0	
Ethanol 90% (V/V)		1,0
Wasser		10,0
Saccharose	12,0	12,0

DAB 5,6: Die Zimtrinde (0,75; 2) mit Zimtwasser oder der Mischung von Ethanol 90% und Wasser 2 Tage lang mazerieren und anschließend auspressen. Aus 8 Teilen der filtrierten Flüssigkeit mit der Saccharose den Sirup herstellen.

Anwendung
Corrigens für bittere und aromatische Arzneimittel.

Sirupus Citri[2,4,11]

Zitronensirup[2,4,11,12], Limonis sirupus[12]

	EB 4,6	Helv 6	Helv 7
Citronensaft, geklärt und filtriert	40,0		
Saccharose	60,0		59,2
Zuckersirup		92,5	
Citronentinktur		2,5	2,5
Citronensäure-Monohydrat		2,5	2,5
Wasser		2,5	zu 100,0

EB 4,6: Aus Saft und Saccharose einen Sirup herstellen.
Helv 6: Die Citronensäure in 2,5 Teilen Wasser lösen und mit der Citronentinktur und 92,5 Teilen Zuckersirup mischen.
Helv 7: Zunächst aus der Saccharose und 35 Teilen Wasser einen Sirup kochen und dann wie Helv 6 verfahren, mit Wasser auf 100 Teile ergänzen.

Anwendung
Corrigens.

Sirupus Ferri chlorati[4] (A)

Ferrochloridsirup[4], Eisenchlorürsirup[4]

Sirupus Ferri jodati[1,3] (B)

Jodeisensirup[1,3]

Gehalt
DAB 6: 5 % Eisen(II)-jodid, 4,1 % Iod.

Herstellung

	EB 6 (A)		DAB 5,6 (B)
Eisenpulver	12,0	Eisenpulver	12,0
Salzsäure 12,5%	120,0	Wasser	50,0
		Iod	41,0
Citronensäure	1,0	Citronensäure	1,0
Zuckersirup	800,0	Zuckersirup	850,0
Zuckersirup	zu 1000	Wasser	zu 1000

EB 6: Eisenpulver portionsweise mit Salzsäure 12,5% übergießen, Gefäß mit Bunsenventil verschließen, kühlen.
DAB 5,6: Eisenpulver mit Wasser übergießen, portionsweise Iod eintragen.
EB 6, DAB 5,6: Reaktionslösungen in den Zuckersi-

rup filtrieren, in dem zuvor die Citronensäure gelöst worden ist.
Den Ferrochloridsirup mit Zuckersirup auf 1000 Teile ergänzen.
Den Jodeisensirup auf 1000 Teile mit Wasser auffüllen, das zuvor zum Spülen des Filters benutzt wurde.

Anwendung
(A) Eisensubstitutionstherapie; EB 6: ED 1 Teelöffel.
(B) Eisensubstitutionstherapie verbunden mit Iodbehandlung; ED 1/2Teelöffel.
→ Tinctura Ferri chlorati aetherea, Solutiones.

Sirupus Ferri oxydati[3]

Eisenzuckersirup[3], Ferrum oxydatum cum saccharo liquidum[2,4,8], Flüssiger Eisenzucker[2,4,8], Ferrum oxidum saccharatum liquidum[8]

Gehalt
Eisen.
DAB 6: 0,9 bis 1 %.
EB 4,6: 2,8 bis 3 %;
DAC 86: > 2,8 % < 3,1 %.

Herstellung

	DAB 6	EB 4,6	DAC 86
Eisen(III)-chlorid-Lösung 10%	100,0	300,0	
Eisen(III)-chlorid-Hexahydrat			145,0
Natriumcarbonat-Dekahydrat	70,0	260,0	260,0
Saccharose	400,0	450,0	450,0
Kaliumtartrat-Hemihydrat	5,0	10,0	10,0
Weinsäure			n.B.
Ethanol 90% (V/V)		50,0	50,0
Wasser	n.B.	n.B.	n.B.

I. DAB 6: Eisen(III)-chlorid-Lösung 10% mit 2500 T H_2O verdünnen.
EB 4,6: Eisen(III)-chlorid-Lösung 10% mit 1500 T H_2O verdünnen.
DAC 86: Eisen(III)-chlorid-Hexahydrat in 1650 T H_2O lösen.
II. DAB 6; EB 4,6; DAC 86: Natriumcarbonat-Dekahydrat in 1500 T H_2O lösen.
III. Lösung II langsam in Lösung I eintragen, warten, bis sich der Nd. jeweils wieder löst. Gegen Ende der Fällung bleibt der Nd. bestehen, er wird auf einem feuchten Tuch gesammelt und ausgewaschen, bis 1 ml Waschwasser und 14 ml Wasser der Grenzprüfung auf Chlorid entsprechen. Den Niederschlag in einer Porzellanschale mit Saccharose verreiben. Nach dem Hinzufügen von Kaliumtartrat-Hemihydrat auf dem Wasserbad zur vollständigen Lösung erhitzen. Erkalten lassen.
Nach DAC 86 mit Ethanol 90% versetzen, mit Weinsäure auf den pH-Wert ca. 6,5 einstellen und mit Wasser auffüllen.
Nach EB 4,6 mit Wasser auf 950 Teile ergänzen und das Ethanol 90% hinzufügen.
Nach DAB 6 mit einer Lösung aus

Vanillin	0,02
Aromatische Tinktur	2,0
Pomeranzentinktur	8,0
Zimttinktur	2,0
Ethylacetat	Tr 8

versetzen und dann erst mit Wasser auf 1000 Teile ergänzen.

Anwendung
Eisenmangelanämien; ED 1 g, TD 3mal tgl.
Inkomp.: bas. reag. Stoffe, N-Verbindungen, Phosphate, Iodide, Phenole.

Hinweis
Vgl. Ferrum oxydatum cum Saccharo[3], Eisenzucker[3,11,12,13,14], Ferrum oxydatum saccharatum[3,11,13,14], Ferri oxidum saccharatum[12]
Hier handelt es sich um ein rotbraunes Pulver.

Gehalt
Eisen.
DAB 6: 2,8 bis 3 %.
Helv 6: 2,8 bis 3,0 %.
Helv 7: > 2,8 % < 3,0 %.
ÖAB 9,81: 2,9 bis 3,1 %.
Vgl. Solutio Ferri hydroxydati saccharosati[10], Eisenhydroxid-Saccharose-Lösung[10]

Gehalt
Eisen.
DAB 7-DDR: 2,8 bis 3,0 %.
In der Monographie des DAB 7-DDR ist keine Vorschrift gegeben.
→ Tinctura Ferri aromatica, Tincturae

Sirupus Foeniculi[2,4,10]

Fenchelsirup[2,4,10]

	EB 4,6	DAB 7-DDR
Fenchel	10,0	5,0
Ethanol 90% (V/V)	5,0	
Ethanol 96% (V/V)		5,0
Wasser	50,0	45,0
Saccharose	60,0	64,0

EB 4,6: Den Fenchel zerquetschen, Die Droge mit Ethanol 90% anfeuchten und mit Wasser für 24 Stunden mazerieren, Aus 40 Teilen der abgepreßten und filtrierten Flüssigkeit mit dem Zucker 100 Teile Sirup herstellen.
DAB 7-DDR: Den Fenchel pulvern, mit Ethanol 96% 24 Stunden stehenlassen, Das siedende Wasser dazugeben, 2 Stunden stehenlassen und filtrieren, Aus 36 Teilen des Filtrates 100 Teile Sirup herstellen.

Anwendung
Expectorans; Zusatz zu Carminativa.
ED 10,0 g.

Sirupus Ipecacuanhae [1,3]

Brechwurzelsirup [1,3]

	DAB 5,6
Ipecacuanhatinktur	10,0
Zuckersirup	90,0

Bestandteile mischen.

Anwendung
Sekretolyticum; ED 0,75 ml.
→ Infusum Ipecacuanhae, Infusa.

Sirupus Ipecacuanhae compositus [11]

Brustsirup [11,12], Sirupus pectoralis [11], Ipecacuanhae sirupus compositus [12]

	Helv 6	Helv 7
Ipecacuanhatrockenextrakt	3,0	
Eingestellter Ipecacuanhatrockenextrakt		0,75
Weinsäure	0,3	0,3
Magnesiumsulfat-Heptahydrat	10,0	10,0
Ethanol 70% (V/V)	10,0	n.B.
Pomeranzenblütenwasser	75,0	
Pomeranzenblütenöl		n.B.
Wasser	n.B.	n.B.
Methyl-4-hydroxybenzoat	0,56	0,56
Propyl-4-hydroxybenzoat	0,24	0,24
Ethanol 96% (V/V)	14,0	14,0
Zuckersirup	885,0	
Saccharose		566,0

Helv 6: Die Lösung des Ipecacuanhatrockenextraktes und der Weinsäure in Ethanol 70% mit der Lösung des Magnesiumsulfat-Heptahydrats im Orangenblütenwasser mischen. Nach mehrtätigem Kühlstehen filtrieren und unter Nachwaschen des Filters auf 100 Teile ergänzen. Mit dem Zuckersirup und der Lösung der 4-Hydroxybenzoesäureester in Ethanol 96% versetzen.
Helv 7: Den Ipecacuanhatrockenextrakt und die Weinsäure in der 0,09%-Lösung (G/V) des Pomeranzenblütenöls in Ethanol 70% lösen. Das Magnesiumsulfat-Heptahydrat in 75 Teilen Wasser lösen und mit der ersten Lösung mischen. Weiter verfahren wie in Helv 6 vorgeschrieben. Die Saccharose in 319 g Wasser heiß lösen, das verdampfte Wasser ersetzen. Die Extraktlösung und die Lösung der 4-Hydroxybenzoesäureester in Ethanol 96% mit dem Zuckersirup mischen.

Anwendung
Sekretolyticum; ED 1 bis 2 Kaffeelöffel.
→ Band Drogen.

Sirupus Kalii sulfoguajacolici [2,3]

Sulfoguajakolsirup [2,3,13,14], Sirupus Kalii guajacolsulfonici [13,14], Guakalin [2]

	EB 4	DAB 6	ÖAB 9,81
Sulfoguajakol	7,0	6,0	6,0
Pomeranzenfluidextrakt	3,0	3,0	5,0
Pomeranzentinktur			9,0
Zuckersirup	85,0	86,0	80,0
Ethanol 90% (V/V)	5,0	5,0	

Das Sulfoguajakol bei 50 bis 60 °C im Zuckersirup lösen. Nach dem Erkalten die übrigen Bestandteile hinzumischen und filtrieren.

Anwendung
Expectorans; ED 1 Teelöffel.

Hinweis
Den Namen Guakalin stellte später die Stada für einen anderen Hustensaft unter Wortzeichenschutz.

Sirupus Liquiritiae [1,3]

Süßholzsirup [1,3]

	DAB 5,6
Süßholz	4,0
Ammoniak-Lösung 10%	1,0
Wasser	20,0
Ethanol 90% (V/V)	2,0
Zuckersirup	n.B.

DAB 5,6: Das Süßholz (0,75; 3) mit der Ammoniak-Lösung 10% und dem Wasser 12 Stunden lang mazerieren und abpressen. Den Auszug auf dem Wasserbad zu 2 Teilen eindampfen. Den Rückstand mit Ethanol 90% mischen, nach dem Absetzen filtrieren. Das Filtrat mit Zuckersirup auf 20 Teile ergänzen.

Anwendung
Expectorans, häufig als Beimischung.

Sirupus Mannae [1,3]

Mannasirup [1,3]

	DAB 5,6
Manna	10,0
Ethanol 90% (V/V)	2,0
Wasser	33,0
Saccharose	55,0

Die Manna im Wasser lösen, Ethanol 90% hinzugeben und filtrieren. Aus der Lösung und der Saccharose den Sirup herstellen. Heiß in kleine Gefäße abfüllen und luftdicht verschließen!

Anwendung
Laxans in der Pädiatrie; ED 1 Teelöffel.

Sirupus Plantaginis[13,14]

Spitzwegerichsirup[13,14]

	ÖAB 9,81
Spitzwegerichblätter	10,0
Wasser	110,0
Saccharose	n.B.
Ethanol 90% (V/V)	1,5
Methyl-4-hydroxybenzoat	0,18
Propyl-4-hydroxybenzoat	0,09

Die Spitzwegerichblätter (4; 8000) mit siedendem Wasser übergießen und 4 Stunden lang mazerieren. Je 100 Teile Filtrat mit 160 Teilen Saccharose zu einem Sirup verarbeiten, 1,77 Teile der ethanolischen 4-Hydroxybenzoesäureester-Lösung hinzufügen und heiß kolieren.

Anwendung
Expectorans in der Volksmedizin.

Sirupus Primulae[13,14]

Primelsirup[13,14]

Gehalt
Hämolytischer Index.
ÖAB 9,81: 135 bis 165.

Herstellung

	ÖAB 9,81
Primelextrakt	1,5
Wasser	20,0
Glycerol 85%	10,0
Zuckersirup	68,5

Das Primelextrakt unter schwachem Erwärmen im Wasser lösen und mit den anderen Bestandteilen mischen.

Anwendung
Expectorans; ED 1 bis 2 Teelöffel.

Sirupus Rhamni catharticae[1,3]

Kreuzdornbeersirup[3], Kreuzdornbeerensirup[1]

	DAB 5,6
Kreuzdornbeersaft	7,0
Saccharose	13,0

Frische Kreuzdornbeeren zerstoßen und so lange bedeckt stehenlassen, bis sich 10 ml einer Saftprobe mit 5 ml Ethanol 90% ohne Trübung mischen. Die Masse auspressen, nach Absetzen filtrieren und mit der Saccharose einen Sirup herstellen.

Anwendung
Mildes Laxans; ED 1 bis 4 Eßlöffel, in der Kinderpraxis 1/2 bis 1 Teelöffel.

Sirupus Rhoeados[2,4]

Klatschrosensirup[2,4]

	EB 4,6
Klatschrosenblüten	10,0
Citronensäure	0,2
Wasser	100,0
Saccharose	130,0

Die Klatschrosenblüten (2) mit der Citronensäure und dem Wasser 4 Stunden lang bei ca. 35 °C stehenlassen und abpressen. Die Flüssigkeit zum Sieden erhitzen und filtrieren. Aus dem mit Wasser auf 70 Teile ergänzten Auszug mit dem Zucker 200 Teile Sirup herstellen.

Anwendung
Als Farbcorrigens 10%ig.

Sirupus Rhei[1,3]

Rhabarbersirup[1,3]

	DAB 5,6
Rhabarber	10,0
Kaliumcarbonat	1,0
Wasser	80,0
Zimtwasser	20,0
Saccharose	120,0

Den in Scheiben geschnittenen Rhabarber und das Kaliumcarbonat mit dem Wasser übergießen, 12 Stunden lang stehenlassen. Nach Abseihen die Flüssigkeit 1mal aufkochen, erkalten lassen, filtrieren, mit dem Zimtwasser und der Saccharose den Sirup herstellen.

Anwendung
Laxans; ED 10 g, als Abführmittel in der Pädiatrie teelöffelweise.

Sirupus Rubi Idaei[1,3,10,11,12,13,14]

Himbeersirup[1,3,10,11,13,14], Rubi idaei sirupus[12]

	DAB 5,6 DAB 7-DDR	ÖAB 9,81
Frische Himbeeren		120,0
Himbeersaft	35,0	
Saccharose	65,0	n.B.
Pektinase		n.B.

DAB 5,6: Frische rote Himbeeren zerdrücken, lose bedeckt solange stehenlassen, bis 10 ml einer filtrierten Saftprobe sich mit 5 ml Ethanol 90% ohne Trübung mischen. Die Masse abpressen, absetzen lassen, filtrieren und mit der Saccharose einen Sirup herstellen.
ÖAB 9,81: Frische Himbeeren zerdrücken, dem Brei für je 100 Teile 0,3 Teile Pektinase zusetzen und 1 Tag

lang stehenlassen. Nach Abpressen des Breis soll sich ein Preßkuchen bilden. Gelingt das nicht, nochmals je 100 Teile Beerenbrei 0,3 Teile Pektinase zusetzen, nach 12 Stunden die Preßprobe wiederholen. Dem ausgepreßten Saft wiederum für je 100 Teile 0,3 Teile Pektinase zusetzen und 1 Tag lang stehenlassen. 10 ml einer filtrierten Saftprobe müssen sich dann mit 5 ml Ethanol 96% klar mischen, ohne daß Gelatinierung eintritt. Im anderen Fall muß nochmals mit Pektinase behandelt werden. Den Saft filtrieren. Je 100 Teile des Filtrates mit 160 Teilen Saccharose zum Sirup verarbeiten. Siedend heiß kolieren.
DAB 7-DDR gibt keine weiteren Anweisungen.
Helv 6 und Helv 7 enthalten in den Monographien keine Herstellungsvorschrift.

Anwendung
Corrigens.

Sirupus Senegae [1,3,11,13,14]

Senegasirup [1,3,11,12,13,14], Polygalae sirupus [12]

Gehalt
Saponine.
Hämolytische Wirksamkeit; Helv 6: 0,2 bis 0,4 Ph.Helv-Einheiten pro g;
Helv 7: > 0,2 < 0,4 Ph.Helv-Einheiten pro g.
Hämolytischer Index; ÖAB 9,81: 90 bis 110.

Herstellung

	DAB 5,6	Helv 6	Helv 7	ÖAB 9,81
Senegawurzel	10,0			10,0
(Eingestellter) Senegatrockenextrakt		15,0	15,0	
Ethanol 90% (V/V)	10,0			
Ethanol 96% (V/V)		10,0	10,0	1,5
Glycerol 85%		48,0	48,0	
Ammoniak-Lösung 10%		2,2	2,2	
Wasser	90,0	25,0	349,0	110,0
Saccharose	120,0		576,0	n.B.
Zuckersirup		900,0		
Methyl-4-hydroxybenzoat				0,18
Propyl-4-hydroxybenzoat				0,09

DAB 5,6: Die Senegawurzel (0,75) mit der Mischung von Ethanol 90% und Wasser 2 Tage lang mazerieren und auspressen. Aus 80 Teilen des Filtrates und der Saccharose 200 Teile Sirup herstellen.
Helv 6: Den Senegatrockenextrakt in der Mischung von Ethanol 96% und Wasser lösen, mit Glycerol 85%, Zuckersirup und zum Schluß mit Ammoniak-Lösung 10% mischen.
Helv 7: Den Eingestellten Senegatrockenextrakt in der Mischung von Ethanol 96% und 25 Teilen Wasser auf dem Wasserbad lösen. Aus 324 Teilen Wasser und der Saccharose einen Zuckersirup bereiten, die Extraktlösung, das Glycerol 85% und zum Schluß die Ammoniak-Lösung 10% hinzufügen.
ÖAB 9,81: Die Senegawurzel (0,75; 750) mit dem siedenden Wasser übergießen, 4 Stunden lang stehenlassen und filtrieren. 100 Teile Filtrat mit 160 Teilen Saccharose zum Sirup verarbeiten, mit 1,77 Teilen der ethanolischen 4-Hydroxybenzoesäureester-Lösung versetzen und den Sirup heiß kolieren.

Anwendung
Expectorans, Sekretolyticum; ED 1 bis 2 Teelöffel.

Sirupus Sennae [1,3]

Sennasirup [1,3]

	DAB 5,6
Sennesblätter	10,0
Fenchel	1,0
Ethanol 90% (V/V)	5,0
Wasser	60,0
Saccharose	65,0

Die Sennesblätter (2) und den zerquetschten Fenchel mit Ethanol 90% anfeuchten, mit dem Wasser übergießen und 1 Tag lang mazerieren. Die Flüssigkeit abseihen, kurz aufkochen. Nach dem Erkalten filtrieren. Aus 35 Teilen des Filtrates und dem Zucker einen Sirup herstellen. Heiß in kleine dem Verbrauch angemessene Gefäße füllen.

Anwendung
Laxans; ED 1 bis 2 Teelöffel. → Band Drogen.

Sirupus simplex [1,3,5,6,7,10,11,12,13,14]

Zuckersirup [1,3,5,6,7,11,12], Weißer Sirup [1], Sirupus Sacchari [20], Einfacher Sirup [10,13,14]

	DAB 5,6	DAB 7,8,9 DAB 7-DDR Helv 6,7	ÖAB 9,81
Saccharose	60,0	64,0	160,0
Wasser	40,0	36,0	100,0

Die in heißem Wasser gelöste Saccharose kurz aufkochen, kolieren oder filtrieren, Lösung mit siedendem Wasser auf die vorgeschriebene Masse unter Auswaschen des Filters ergänzen, heiß abfüllen.
DAB 8 begrenzt eine Zugabe von 4-Hydroxybenzoesäureestern auf 0,1 %.
DAB 9 macht keine Angabe über Konservierungsmittel.
Helv 7 konserviert nur mit Methyl-4-hydroxybenzoat 0,1% in Wasser, das 20 Minuten gesiedet hat. Bei 80 °C wird darin die Saccharose gelöst und weiter analog den anderen Vorschriften verfahren.
ÖAB 9 läßt 0,18 Methyl-4-hydroxybenzoat und 0,09 Propyl-4-hydroxybenzoat in 1,5 Ethnaol 90% (V/V) lösen und zu 260,0 Sirup hinzufügen.

Anwendung
Corrigens.

Sirupus Thymi[2,4,10,13,14]

Thymiansirup[2,4,10,13,14]

	EB 4,6 DAB 7-DDR	ÖAB 9,81
Thymianfluidextrakt	15,0	20,0
Zuckersirup	85,0	80,0

Flüssigkeiten mischen.

Anwendung
Expectorans; ED 1 Eßlöffel.

Sirupus Thymi compositus[2,3,10,13,14]

Thymian-Hustensaft[2,3], Zusammengesetzter Thymiansirup[10,13,14], Sirupus thymi compositus[11], Thymiansirup mit Natriumbromid[11,12], Thymi sirupus compositus[12]

Gehalt
Natriumbromid.
Helv 6: 2,7 bis 3,3 %.
Helv 7: > 2,7 % < 3,3 %.
ÖAB 9,81: 2,7 bis 3,1 %.
Wasserdampfflüchtige Phenole als Thymol.
Helv 6: 0,009 bis 0,017.
Helv 7: > 0,009 < 0,017.

Herstellung

	EB 4	DAB 6	DAB 7 -DDR	Helv 6	Helv 7	ÖAB 9,81
Thymianfluidextrakt	15,0	15,0	15,0	15,0	15,0	15,0
Ammoniak-Lösung 10%		0,3				
Kaliumbromid		0,6				
Natriumbromid	1,5	0,6		3,0	3,0	3,0
Ammoniumbromid		0,3	1,5			
Thymol				0,01	0,01	
Ethanol 96% (V/V)				4,0	4,0	
Ethanol 90% (V/V)	3,5					
Glycerol 85%	10,0					
Wasser			1,5	3,0	30,0	3,0
Saccharose					48,0	
Zuckersirup	70,0	83,2	82,0	75,0		79,0

EB 4, DAB 7-DDR, ÖAB 9,81: Die Salze in Wasser oder im Sirup lösen, die übrigen Bestandteile hinzugeben.
DAB 6: Das Thymianfluidextrakt mit der Ammoniak-Lösung 10% mehrere Tage stehenlassen und anschließend filtrieren, weiter verfahren wie oben.
Helv 6: Das Thymol in Ethanol 96% lösen, die Mischung von Thymianfluidextrakt und Zuckersirup dazugeben und am Schluß mit der Lösung von Natriumbromid in Wasser versetzen.
Helv 7: Zuckersirup herstellen, nach dem Erkalten mit dem eingestellten Thymianfluidextrakt mischen, die Lösung von Natriumbromid in Wasser dazugeben und am Schluß die ethanolische Lösung des Thymols hinzufügen.

Anwendung
Antitussivum; ED 1 Teelöffel. Vor Bromidgaben ist zu warnen

Tinctura Ferri aromatica[2,4]

Aromatische Eisentinktur[2,4], Elixir ferri aromaticum[11], Aromatisches Eisenelixir[11], Solutio Ferri aromatica[13,14], Aromatische Eisenlösung[13,14]

Gehalt
Eisen.
EB 4,6: 0,2 %.
Helv 6: 0,19 bis 0,21 %.
ÖAB 9,81: 0,28 bis 0,32 %.

Herstellung

	EB 4	EB 6	Helv 6	ÖAB 9,81
Flüssiger Eisenzucker	7,0	7,0		
Eisenzucker			7,0	10,0
Wasser	57,5	62,5	59,0	55,0
Zuckersirup	20,0	20,0	18,0	18,0
Ethanol 90% (V/V)	15,0	10,0		
Ethanol 96% (V/V)			15,2	16,5
Aromatische Tinktur	0,2	0,08	0,3	0,1
Pomeranzentinktur	0,3	0,2	0,5	0,2
Ethylacetat	0,005	0,005		
Vanillin				0,1
Vanilletinktur		0,14		
Zimttinktur		0,08		

Den Eisenzucker im Wasser und ggf. das Vanillin im Ethanol 96% lösen. Die beiden Lösungen mit den anderen Bestandteilen mischen.

Hinweis
Eisenzucker → Ferrum oxydatum cum Saccharo s. Hinweis zu Sirupus Ferri oxydati

Anwendung
Eisensubstitutionstherapie; ED 10,0 g.
→ Sirupus Ferri oxydati s. o.

52 Solutiones medicinales[13,14]

Arzneilösungen[13,14]

Arzneilösungen enthalten eine oder mehrere Arzneistoffe in Wasser, Ethanol oder anderen Flüssigkeiten in gelöster Form, also molekulardispers zerteilt. Sie sind entweder direkt zur äußerlichen oder innerlichen Anwendung bestimmt oder dienen der Weiterverarbeitung zu anderen Zubereitungen. ÖAB 9, ÖAB 81. Die historische deutsche Pharmazie gebraucht anstelle des Ausdrucks Solutiones die Bezeichnungen Li-

quores, Mixturae, Potiones. Auch Sirupi, Spirituosa medicata, Olea medicata, Aquae aromaticae und andere Arzneizubereitungen sind technologisch Lösungen.
→ Band Methoden

Acidum trichloraceticum liquefactum[20]

Verflüssigte Trichloressigsäure

	3. Hager
Trichloressigsäure	10,0
Wasser	1,0

Anwendung
Ätzmittel, zur Entfernung derber widerstandsfähiger Wucherungen wie Kondylome, Papillome, Leichdornen; als 50%ige Lösung sehr vorsichtig auf die betroffenen Hautstellen auftupfen, gesunde Stellen mit Vaselin abdecken.

Saturatio simplex[15,16]

	FMG	FMB
Kaliumcarbonatlösung	15,0	15,0
Essig 6%	80,0	80,0
Zuckersirup	10,0	15,0
Wasser	45,0	90,0

Anwendung
Diureticum; Dos. 2stündl. 1 Eßlöffel.

Solutio Acidi borici 3%[10,11]

Borwasser[5,11,12], Borsäure-Lösung[5,6,10], Acidi borici solutio[6,12]

	DAB 7,8 DAB 7-DDR Helv 6,7
Borsäure	3,0
Wasser	97,0

Die Borsäure in siedendem Wasser lösen. DAB 7-DDR verlangt zur Keimreduktion ein 5 Minuten langes Sieden. Helv 6 und Helv 7 schreiben eine antimikrobielle Behandlung vor (Autoklav 120 °C oder 135 °C).

Hinweis
Bei längerer Lagerung ist eine Reinfektion der Borsäure-Lösung möglich, denn sie hat nur eine geringe antibakterielle Wirkung. Da Borsäure außerdem nach der Resorption toxische Effekte auslöst, ist die Anwendung in der Bundesrepublik Deutschland nur noch als Hilfsmittel in Augentropfen zulässig.

Solutio Ammonii benzoici 1 = 5[20]

Ammoniumbenzoatlösung[20]

	3. Hager
Ammoniak-Lösung 10%	49,0
Wasser	100,0
Benzoesäure	35,0

Je nach ph-Wert mit Ammoniak-Lösung 10% oder mit Benzoesäure auf eine sehr schwach saure Reaktion einstellen, dann mit Wasser auf das 5,7fache Gewicht der verbrauchten Benzoesäure einstellen; dafür sind ca. 200 Teile Wasser notwendig.

Anwendung
Als Stammlösung.

Solutio Arning[17,19]

Arning solutio[19], Arningsche Lösung[19], Arningsche Pinselung[20]

	DRF	NRF	
Anthrarobin	1,0	1,2	
Ammoniumsulfobitol	4,0	2,4	
Benzoetinktur	15,0		
Propylenglycol		2,4	
Isopropylalkohol		16,0	
Ether	10,0	n.B.	(ca. 22,0)

Nach DRF das Anthrarobin im Ether und der Benzoetinktur oder nach NRF in 20 Teilen Ether, Propylenglycol und Isopropylalkohol lösen. Dann das Ammoniumsulfobitol anteilsweise unter Umschütteln hinzufügen. Laut NRF das Ganze filtrieren und mit Ether auf 40 Teile ergänzen.

Anwendung
Antimycoticum, Mittel gegen Ekzeme verschiedener Genese.

Solutio Benzaldehydcyanhydrini[13,14]

Benzaldehydzyanhydrinlösung[13,14]

Gehalt
Cyanwasserstoff.
ÖAB 9,81: 0,085 bis 0,105 %.

Herstellung

	ÖAB 9,81
Benzaldehydcyanhydrin	0,55
Ethanol 96% (V/V)	25,0
Wasser	74,45

Das Benzaldehydcyanhydrin im Ethanol 96% lösen und mit Wasser mischen.

Anwendung
Nervinum, Aromaticum; ED 1,0 g, Max.ED 2,0 g.
→ Aqua Amygdalarum amararum, Aquae.

Solutio Calcii sulfurati

→ Liquor Calcii sulfurati, Liquores.

Solutio Chlumsky[20]

Chlumsky'sche Carbolcampherlösung[20]

	3. Hager
Campher	60,0
Verflüssigtes Phenol	30,0
Ethanol 96% (V/V)	10,0

Anwendung
Desinfektion in Wund- und Körperhöhlen.

Solutio conservans

→ Aqua conservata, Aquae.

Solutio Ferri chlorati

→ Liquor Ferri sesquichlorati, Liquores.

Solutio Ferri aromatica

→ Tinctura Ferri aromatica, Sirupi.

Solutio Hydrargyri bichlorati[10]

Quecksilber(II)-chloridlösung[10]

Gehalt
Quecksilber(II)-chlorid.
DAB 7-DDR: 0,95 bis 1,05 %.

Herstellung

	DAB 7-DDR
Quecksilber(II)-chlorid	1,0
Natriumchlorid	1,0
Bromphenolblau I	0,5
Eosin-Natrium I	0,5
Wasser	97,0

Das Quecksilber(II)-chlorid mit dem Natriumchlorid in Wasser lösen. Die Farbstofflösungen vor der Abgabe hinzufügen.
Bromphenolblau I: 0,040 g Bromphenolblau in 20,0 ml Ethanol 96% lösen, Wasser zu 100,0 ml ergänzen.
Eosin-Natrium I: 0,50 g Eosin-Natrium in 100,0 ml Wasser lösen.

Anwendung
Desinficiens; Max.Konzentration 0,1 %.
Quecksilberrückstände müssen gesammelt werden.
→ Band Gifte.

Solutio Jodi[10]

Jodlösung[10], Wässrige Iodlösung[5,13,14], Lugolsche Lösung[5], Solutio Jodi aquosa[13,14], Solutio iodi aquosa 5%[11] (A), Lugolsche Lösung 5%[11,12] (A), Solutio iodi aquosa 2%[11] (B), Lugolsche Lösung 2%[11,12] (B), Iodi solutio aquosa 5 per centum[12] (A), Iodi solutio aquosa 2 per centum[12] (B)

Gehalt
Iod, Kaliumiodid.
DAB 7: 4,8 bis 5,2 % Iod; 9,5 bis 10,5 % Kaliumiodid.
DAB 7-DDR: 4,8 bis 5,2 % Iod; 10,0 bis 10,3 % Kaliumiodid.
Helv 6 (A): 4,9 bis 5,1 % freies Iod; 9,7 bis 10,3 % Kaliumiodid.
Helv 7 (A): > 4,9 % < 5,1 % freies Iod; > 9,7 % < 10,3 % Kaliumiodid.
Helv 6 (B): 1,95 bis 2,05 % freies Iod; 3,8 bis 4,2 % Kaliumiodid.
Helv 7 (B): > 1,95 % < 2,05 % Iod; > 3,8 % < 4,2 % Kaliumiodid.
ÖAB 9,81: 0,90 bis 1,00 % freies Iod; 2,4 bis 2,5 % Gesamt-Iod.

	DAB 7 DAB 7-DDR Helv 6,7 (A)	Helv 6,7 (B)	ÖAB 9,81
Iod	5,0	2,0	1,0
Kaliumiodid	10,0	4,0	2,0
Wasser	85,0	94,0	97,0

Iod und Kaliumiodid in wenig Wasser lösen und auf das vorgeschriebene Gewicht mit Wasser ergänzen.

Anwendung
Desinfektion kleinerer Wunden.
UW: Iodresorption.
→ Tinctura Jodi, s. u.

Solutio iodi glycerolata 5 % Mandl[11]

Mandlsche Lösung[11], Solutio Mandl[11]

	Helv 6
Iod	5,0
Kaliumiodid	10,0
Pfefferminzwasser	10,0
Glycerol 85%	75,0

Das Iod und das Kaliumiodid im Pfefferminzwasser lösen und mit dem Glycerol 85% mischen.

Anwendung
Antiseptische Pinselung.
UW: Iodresorption.

Solutio Kalii acetici composita[15]

Zusammengesetzte Kaliumacetatlösung[15]

	FMG
Kaliumacetat	15,0
Petersilienwasser	120,0
Ammoniumacetatlösung	15,0
Meerzwiebelhonig	50,0

Anwendung
Diureticum; ED 1 Eßlöffel.
→ Mixtura diuretica, Mixturae.

Solutio Liquiritiae composita[10]

Zusammengesetzte Süßholzlösung[10]

	DAB 7-DDR
Dickflüssiges Süßholzextrakt	200,0
Ammoniak-Lösung 10%	30,0
Anisöl	5,0
Fenchelöl	5,0
Ethanol 90% (V/V)	160,0
Wasser	600,0

Das dickflüssige Süßholzextrakt unter Erwärmen im Wasser lösen, das verdunstete Wasser ergänzen, mit Ammoniak-Lösung 10% versetzen. Die Mischung nach 36 Stunden mit der Lösung der ätherischen Öle in Ethanol 90% versetzen und kräftig schütteln. Nach 1wöchiger kühler Lagerung filtrieren, dabei mit einem Trichter abdecken.

Anwendung
Expectorans, zur Prophylaxe und Therapie von Magen- und Darmulcera, als Geschmackscorrigens.
UW: Infolge einer mineralocorticoidartigen Wirkung des Süßholzextraktes können Elektroytstörungen und Hypertonie auftreten. → Band Drogen.

Solutio Masticis[11]

Mastixlösung[11,20], Solutio Masticis composita[13,14], Zusammengesetzte Mastixlösung[13,14]

	Helv 6	ÖAB 9,81	3. Hager
Mastix	20,0	30,0	20,0
Kolophonium	40,0	11,0	
Chloroform			50,0
Benzol		55,0	
Isoproppylalkohol	58,0		
Leinöl		4,0	Tr 20
Rizinusöl	1,0		
Sulfondichloramid	0,1		
Aceton	n.B.		

Helv 6: Das Mastix und das pulverisierte Kolophonium im Rizinusöl und im Isopropylalkohol bis zur Lösung schütteln. Für Ansätze von 2 bis 4 Litern ist für 1 bis 2 Tage eine Schüttelmaschine erforderlich! Nach ca. 4 Tagen dekantieren und durch Kunststoffasergewebe absaugen. Das Sulfondichloramid in 2- bis 3fachen Teilen Aceton lösen und dem Filtrat zufügen. Das Ganze im Trockenschrank bei 70 °C für 4 Stunden erhitzen.
ÖAB 9,81: Mastix und Kolophonium im Benzol lösen, mit Leinöl mischen und ggf. durch Watte filtrieren.

Anwendung
Fixativ für Verbandstoffe und in der kosmetischen Chirurgie. Das Lösemittel Benzol ist ein krebserzeugender Gefahrstoff.

Solutio Paraldehydi gummosa[15]

	FMG
Paraldehyd	10,0
Salepschleim	5,0
Wasser	45,0

Anwendung
Hypnoticum; ED abends 1 Eßlöffel.
→ Band Stoffe.

Solutio Tannini[15,20]

	FMG
Tannin	10,0
Glycerol 85%	90,0

Anwendung
Adstringens, zum Pinseln bei Schleimhautinfekten.

Tinctura Ferri chlorati aetherea[1,3]

Ätherische Chloreisentinktur[1,3]

Gehalt
Eisen.
DAB 5: 1 %.

Herstellung

	DAB 5,6
Eisen(III)-chlorid-Lösung	10,0
Ether	20,0
Ethanol 90% (V/V)	70,0

Die Bestandteile in einer nicht voll gefüllten Flasche mischen und im Licht bis zur Entfärbung stehenlassen. Danach unter zeitweiligem Öffnen des Stopfens lichtgeschützt stellen, bis der Inhalt wieder gelb aussieht.

Anwendung
Eisensubstitutionstherapie, historisch durch Klaproth 1782.

Tinctura Jodi[1,3,5]

Jodtinktur[1,3], Alkoholische Jodlösung[5,6,13,14], Iodi solutio[6], Ethanolhaltige Iod-Lösung[7], Spiritus Jodi concentratus[10] (A), Konzentrierter Jodspiritus[10] (A), Spiritus Jodi dilutus[10] (B), Verdünnter Jodspiritus[10]

(B), Solutio iodi aethanolica 6,5%[11], Äthanolische Jodlösung 6,5%[11], Iodi solutio ethanolica[7,12], Ethanolische Iodlösung[12], Solutio Jodi spirituosa[13,14]

Gehalt

freies Iod, Kaliumiodid.
DAB 5: 9,4 bis 10 % freies Iod.
DAB 6: 6,8 bis 7 % freies Iod; 2,8 bis 3 % Kaliumiodid.
DAB 7: 2,4 bis 2,7 % Iod; 2,4 bis 2,7 % Kaliumiodid.
DAB 8,9: > 2,4 % < 2,7 % Iod; > 2,4 % < 2,7 % Kaliumiodid.
DAB 7-DDR (A): 6,8 bis 7,2 % Iod; 3,0 bis 3,2 % Kaliumiodid.
DAB 7-DDR (B): 3,4 bis 3,6 % Iod; 1,5 bis 1,6 % Kaliumiodid.
Helv 6: 6,4 bis 6,6 % freies Iod; 2,4 bis 2,6 % Kaliumiodid.
Helv 7: > 6,4 % < 6,6 % freies Iod; > 2,4 % < 2,6 % Kaliumiodid.
ÖAB 9,81: > 2,8 bis 3,0 % freies Iod; 3,9 bis 4,1 % Gesamt-Iod.

Herstellung

	DAB 5	DAB 6	DAB 7,8,9	DAB 7 -DDR (A)	DAB 7 -DDR (B)	Helv 6,7	ÖAB 9,81
Iod	10,0	7,0	2,5	7,0		6,5	3,0
Kaliumiodid		3,0	2,5	3,0		2,5	1,5
Ethanol 90%	90,0	90,0	66,5				
Ethanol 96%				83,0	45,0	84,6	92,5
Wasser			28,5	7,0	5,0	6,4	3,0
Konzentrierter Jodspiritus					50,0		

DAB 5: Lösen des Iods durch Einhängen in Ethanol 90%.
DAB 6: Iod und Kaliumiodid zusammen in Ethanol 90% lösen.
DAB 7,8,9; DAB 7-DDR (A): Iod und Kaliumiodid zusammen in 5 Teilen Wasser vollständig lösen und mit dem restlichen Wasser und Ethanol 90% mischen.
Helv 6,7: Iod und Kaliumiodid verreiben und in der Mischung aus Ethanol 96% und Wasser lösen.
ÖAB 9,81: Iod und Kaliumiodid mit dem Wasser anreiben und mit dem Ethanol 96% versetzen.

Anwendung

Desinfektion kleinerer Wunden und der intakten Haut.
UW: Iodresorption.
→ Solutio Jodi s. o.
→ Band Stoffe.

Tinctura Jodi decolorata[2,4]

Farblose Jodtinktur[2,4]

	EB 4	EB 6
Iod	10,0	8,5
Natriumthiosulfat	10,0	8,5
Wasser	10,0	29,0
Ammoniak-Lösung 10%	15,0	
Ethanol 90%	75,0	41,5
Ethanolische Ammoniak-Lösung		12,5

Das Iod mit dem Natriumthiosulfat in gleichen Teilen Wasser lösen, die ethanolische oder die wässrige Ammoniak-Lösung hinzugeben. Nach der Entfärbung mit Ethanol 90% versetzen, 3 Tage kühl stehenlassen, filtrieren und ggf. mit dem Rest des Wassers versetzen. Nicht vorrätig halten!

Anwendung

Einreibung und Pinselung.
UW: Iodresorption.

53 Species[1,3,10,11,13,14]

Teegemische[1,3,13,14], Teemischungen[10,11]

Teegemische sind Gemenge von unzerkleinerten oder zerkleinerten Pflanzenteilen mit oder ohne Zusatz anderer Stoffe, DAB 5, DAB 6, ÖAB 9, ÖAB 81, Die beigegebenen anderen Stoffe können nach Helv 6 Drogenextrakte, ätherische Öle oder Arzneisubstanzen sein, Teemischungen dienen laut DAB 7-DDR zur Herstellung von Auszügen, Umschlägen oder zum Räuchern,
Zur Herstellung sind die Drogen in der Regel angemessen zu zerkleinern.

	Helv 6	DAC 86/89
Blätter, Blüten, Kräuter	Sieb 5000	Sieb 4000
Blätter, Blüten, Kräuter mit Blattorganen über 300 µm Dicke	Sieb 3150	
Früchte, Samen, Hölzer, Rinden, Wurzeln, Rhizome	Sieb 3150	Sieb 2800

Übersicht über die Zerkleinerung von Drogen

AB	Zerkleinerungsgrad	Maschenweite des Siebes	Sieb-Nr.
DAB 5,6	grob zerschnitten	4 mm	1 (I)
(ÖAB 9)	mittelfein zerschnitten	3 mm	2 (II)
	fein zerschnitten	2 mm	3 (III)
ÖAB 81	grob zerschnitten	8000 µm	I
	mittelfein zerschnitten	6000 µm	II
	fein zerschnitten	4000 µm	III
DAB 7	sehr grob zerschnitten	10,00 mm	0
	grob zerschnitten	4,00 mm	1
	mittelfein zerschnitten	3,15 mm	2
	fein zerschnitten	2,00 mm	3
DAB	grob zerkleinert	6,3 mm	I
7-DDR	mittelgrob zerkleinert	3,15 mm	II
	mittelfein zerkleinert	2 mm	III
	fein zerkleinert	1,6 mm	IV
	feinst zerkleinert	1 mm	V

Siebnummern in µm

Helv 6	Ph.Eur.	DAB 9 Helv 7
		11200
9000	8000	8000
5000	5600	5600
	4000	4000
3150		
	2800	2800
	2000	2000
1600	1400	1400
	1000	1000
800		

Früchte und Samen, die ätherisches Öl enthalten, sind nach Helv 6 zerstoßen zu verwenden. ÖAB 9 und ÖAB 81 geben diese Voraussetzung in jeder Vorschrift ausdrücklich an. Ebenfalls sprechen DAB 5 und DAB 6 von den zerquetschten Früchten und Samen. Zuzufügende Drogenextrakte, ätherische Öle oder Arzneistoffe werden in Wasser oder Ethanol gelöst und dann auf der gesamten Teemischung versprüht oder auf einzelnen Drogen, deren Wirkstoffe das Lösemittel wenig verändert. Das Lösemittel ist bei Raumtemperatur oder nach Helv 6 nicht über einer Temperatur von 40 °C zu entfernen. Teemischungen sollen gleichmäßig sein. Nach DAB 7-DDR darf die Masse jeder Einzeldroge höchstens 25 %, nach DAC 86/89 höchstens 20 % von der vorgeschriebenen Menge abweichen. Unschädliche Beimengungen dürfen bis höchstens 2 % nachweisbar sein. Feinanteile sollen nach DAC 1986/89 durch Sieben (250) entfernt werden. Die Masse der abgetrennten Feinanteile darf höchstens 2,0g von 100,0g Teegemisch betragen. → Band Drogen, → VO über Standardzulassungen mit vielen weiteren Vorschriften

Species ad Gargarisma

→ *Gargarismata*

Species ad longam vitam[2,20]

Schwedische Kräuter[2,20]

	EB 4
Aloe	30,0
Rhabarberwurzel	5,0
Enzianwurzel	5,0
Zitwerwurzel	5,0
Galgant	5,0
Safran	5,0
Myrrhe	5,0
Lärchenschwamm	10,0
Theriak	5,0

Den Theriak mit dem Lärchenschwamm verreiben und die anderen Bestandteile hinzumischen.

Anwendung
Hausmittel.

Hinweis
Theriak, Electuarium Theriaca, EB 4,6, ist eine Honigzubereitung, die neben mehreren anderen Drogen Meerzwiebel 2% und Opium 1% enthält.

Species amarae Kühl[15,20]

Kühlsche Kräuter[15,20], Species amaro-aromaticae[11], Bitter-aromatischer Tee[11], Species amaricantes[13,14], Bittertee[13,14]

	Helv 6	ÖAB 9,81	FMG 3. Hager
Quassiaholz			12,0
Enzianwurzel		10,0	12,0
Baldrianwurzel			18,0
Pfefferminzblätter	10,0		18,0
Kalmus	10,0	10,0	40,0
Wermutkraut	20,0	20,0	
Tausendgüldenkraut		20,0	
Pomeranzenschale	10,0	20,0	
Bitterkleeblätter	10,0	10,0	
Zimtrinde	10,0	10,0	
Eichenrinde	10,0		
Benediktenkraut	20,0		

Anwendung
Stomachicum-amarum; Helv 6: ED 2 g; ÖAB 9,81: ED 1,5 g auf 1 Teetasse.

Species antiarthriticae Wolf[20] (A)

Wolfs Gichttee[20] (A), Species antiarthriticae Wunder[20] (B), Wunderscher Gichttee[20] (B), Species antiarthriticae Portland[20] (C), Portlands Gichttee[20] (C)

	3. Hager (A)	3. Hager (B)	3. Hager (C)
Enzianwurzel			20,0
Tausendgüldenkraut			20,0
Chenopodiumwurzel			20,0
Guajakholz		20,0	20,0
Schlangenwurzel			20,0
Hauhechelwurzel	10,0		
Zerstoßene Wacholderbeeren	10,0		
Brennesselblätter	10,0		
Goldrutenkraut	10,0		
Schafgarbenkraut	10,0		
Schachtelhalmkraut	20,0		
Birkenblätter	30,0		
Süßholzwurzel		20,0	
Bittersüßstengel		20,0	
Sennesblätter		20,0	
Sternanisfrüchte		2,5	

Hinweis
Die Wirkung dieser Teemischungen ist umstritten. → Band Drogen

Species antifebriles[20]

Fiebertee[20]

	3. Hager
Bitterkleeblätter	20,0
Tausendgüldenkraut	20,0
Löwenzahn	10,0
Queckenwurzelstock	10,0
Chinarinde	10,0

Anwendung
Fiebermittel - Die Wirkung dieser Mischung ist umstritten.

Species carminativae[4,11,13,14]

Blähungstreibender Tee[4,10,19], Species deflatulentes[10,16,17,19], Blähungswidriger Tee[11], Windtreibender Tee[13,14]

	EB 6	DAB 7-DDR	Helv 6	ÖAB 9,81	FMB	DRF NRF
Zerstoßener Anis	20,0					20,0
Zerstoßener Fenchel	20,0					
Zerstoßener Kümmel	20,0	10,0	30,0	25,0	10,0	20,0
Zerstoßener Koriander	20,0					
Angelikawurzel	20,0					
Baldrianwurzel		30,0	10,0		30,0	20,0
Kamillenblüten		30,0	25,0	25,0	30,0	20,0
Pfefferminzblätter		30,0	20,0	25,0	30,0	20,0
Kalmus			15,0	25,0		

Anwendung
Carminativum; EB 6; ÖAB 9,81: ED 1,5 g auf 1 Teetasse;
Helv 6: ED 2 g als Aufguß;
DRF: ED 1 Eßlöffel mit 1 Tasse heißem Wasser übergießen.

Species cholagogae[10,14,16,17]

Galletreibender Tee[10], Gallentee[14]

	DAB 7-DDR	ÖAB 81	FMB	DRF
Pfefferminzblätter	40,0	20,0	20,0	20,0
Wermutkraut			20,0	20,0
Schafgarbenkraut			20,0	
Löwenzahnwurzel		30,0	20,0	
Zitwerwurzel			20,0	
Rhabarberwurzel				10,0
Zerstoßener Kümmel				10,0
Benediktenkraut				20,0
Mariendistelfrüchte				20,0
Kamillenblüten		20,0		
Faulbaumrinde	10,0	15,0		
Andornkraut		15,0		
Schöllkraut	20,0			
Javanische Gelbwurz	30,0			

Anwendung
Gallensekretionsfördernder Tee mit teilweise laxierenden Adjuvantien;
ÖAB 9,81: ED 1,5 g auf 1 Teetasse;
FMB: ED 1 Eßlöffel auf 1 Tasse;
DRF: ED 1 Teelöffel mit 1 bis 2 Tassen Wasser kochend übergießen und 20 Minuten ziehen lassen.

Species diaphoreticae[4,10,11,15,17]

Schweißtreibender Tee[4,10,11], Species sudorificae[11]

	EB 6	DAB 7-DDR	Helv 6	FMG	DRF
Weidenrinde	20,0				
Holunderblüten	20,0	35,0	30,0	30,0	50,0
Lindenblüten	20,0	25,0	40,0	30,0	50,0
Wollblumen				30,0	
Süßholz		10,0			
Hagebutten		30,0			
Jaborandiblätter	5,0		10,0		
Pfefferminzblätter			20,0		
Birkenblätter	20,0				
Kamillenblüten	5,0				
Spierblumen	10,0				

Anwendung
Schweißtreibender Tee bei Erkältungskrankheiten verschiedener Genese;
EB 6: ED 1 Teelöffel auf 1 Tasse Aufguß;
Helv 6: ED 5 g als Aufguß;
FMG: ED 2 Eßlöffel mit 1 Tasse kochendem Wasser;
DRF: ED 2 Teelöffel mit 1 Tasse kochendem Wasser.

Species diureticae[1,3,10,11,13,14]

Harntreibender Tee[1,3,10,11,13,14], Species diureticae Wunderlich[20], Species hydragogae[15]

	DAB 5,6 ÖAB 9,81	DAB 7-DDR	Helv 6	FMG	3. Hag.
Liebstöckelwurzel	25,0		10,0	15,0	
Hauhechelwurzel	25,0	20,0		15,0	25,0
Zerstoßene Wacholderbeeren	25,0	20,0	27,0	60,0	25,0
Wacholderholz					25,0
Süßholzwurzel	25,0	10,0		15,0	
Petersilienfrüchte					25,0
Petersilienwurzel		25,0			
Birkenblätter		15,0	10,0		
Schafgarbenkraut		10,0			
Meerzwiebel			3,0		
Orthosiphonblätter			20,0		
Zerstoßener Anis			10,0		
Schachtelhalmkraut			20,0		

Anwendung
Diureticum; Helv 6: ED 3 g als Aufguß;.
ÖAB 9,81: ED 1,5 g auf 1 Teetasse; FMG: 2 bis 3 Eßlöffel zum Aufguß täglich.

Species emollientes

→ Cataplasma.

Species gelosae[11]

Quellender Tee[11]

Gehalt
Quellungsfaktor. Helv 6: > 9.

	Helv 6
Irländisches Moos (1600)	30,0
Flohsamen	70,0
Ethanol 96% (V/V)	8,0
Pfefferminzöl	2,0

Das Pfefferminzöl im Ethanol 96% lösen und die Mischung der beiden Drogen mit dieser Lösung besprühen. Nach dem Verdunsten des Ethanols an der Luft 2 Tage in einem gut verschlossenen Behälter stehenlassen.

Anwendung
Mildes, schleimhautschonendes Laxans; ED 5 bis 10 g mit mindestens 200 ml Wasser trinken; eventuell mit 100 ml Wasser vorquellen lassen.

Species germanicae[4]

Deutscher Kräutertee[4], Species herbarum nach Kneipp[20], Kneippscher Frühstückstee[20]

	EB 6	3. Hager
Himbeerblätter	50,0	
Erdbeerblätter	45,0	20,0
Waldmeisterkraut	5,0	20,0
Brombeerblätter		20,0
Pfefferminzblätter		20,0
Lindenblüten		20,0

Anwendung
Haustee.

Species gynaecologicae Martin[2,4,15]

Martinscher Tee[2,4,15]

	EB 4,6 FMG
Faulbaumrinde	25,0
Sennesblätter	25,0
Schafgarbenkraut	25,0
Queckenwurzelstock	25,0

Anwendung
Laxans; EB 6: ED 4 g als Abkochung;
FMG: ED 1 Eßlöffel auf 1 Tasse kochendes Wasser.

Species infantum[15]

Beruhigungstee[15], Species placantes[20], Kinderberuhigungstee[20]

	FMG	3. Hager
Kamillenblüten	10,0	10,0
Fenchel	10,0	10,0
Eibischwurzel	20,0	20,0
Süßholzwurzel	20,0	20,0
Queckenwurzelstock	20,0	20,0
Petersilienfrüchte	5,0	

Anwendung
Mildes Carminativum; ED 1 Teelöffel auf 1 Tasse Tee.

Species laxantes [1,3,10,11,13,14,19]

Abführender Tee [1,3,10,11,13,14], Abführtee [19], Species St. Germain [1], Species laxantes hamburgensis [2,4], Hamburger Tee [2,4], Species laxantes Schrammii [15]

	DAB 5,6	EB 4,6	DAB 7 -DDR	Helv 6	ÖAB 9,81	FMG	NRF
Sennesblätter	32,0	52,5	30,0		50,0	30,0	60,0
Tinnevelly-Sennesfrüchte				50,0			
Faulbaumrinde			30,0				
Zerstoßener Fenchel	10,0		10,0	15,0	15,0	20,0	10,0
Zerstoßener Anis	10,0			15,0		10,0	
Zerstoßener Koriander		13,0					
Süßholzwurzel			10,0	10,0		20,0	
Pfefferminzblätter			20,0				20,0
Kamillenblüten					5,0		10,0
Holunderblüten	20,0			10,0	20,0		
Manna		26,5					
Kaliumtartrat-Hemihydrat	5,0						
Kaliumnatriumtartrat					6,0		
Weinsäure	3,0	2,5			4,0		
Wasser	13,0	5,5			8,0		

DAB 5,6: Lösung I 5 Teile Kaliumtartrat-Hemihydrat, 10 Teile H_2O
Lösung II 3 Teile Weinsäure, 3 Teile H_2O.
Die zerstoßenen Früchte mit Lösung I anfeuchten, nach 1/2 Stunde mit Lösung II tränken, trocknen und die Sennesblätter und die Holunderblüten zumischen.
EB 4,6: Mit der Lösung der Weinsäure in Wasser den zerstoßenen Koriander tränken, trocknen und mit den weiteren Bestandteilen mischen.
DAB 7-DDR; Helv 6; FMG; NRF: Die Drogen zum Tee mischen.
ÖAB 9,81: Lösung I 6 Teile Kaliumnatriumtartrat, 6 Teile warmes Wasser
Lösung II 4 Teile Weinsäure, 2 Teile warmes Wasser, 15 Teile Sennesbläter mit Lösung I anfeuchten, nach 1 Stunde mit Lösung II tränken, den Rest der Sennesblätter und die übrigen Drogen zumischen.

Anwendung
Laxans; EB 4,6: ED 1,5 g zu 1 Tasse Kaltaufguß.
Helv 6: ED 2 bis 3 g als Aufguß.
ÖAB 9,81: ED 1,5 g auf 1 Teetasse.
FMG, NRF: 1 bis 2 Teelöffel auf 1 Tasse kochendes Wasser, 10 Minuten bedeckt stehenlassen und abseihen. Morgens oder abends 1 Tasse frisch bereiteten Tee trinken.

Species laxantes Kneipp [20]

Kneipps Blutreinigungstee [20]

	3. Hager
Faulbaumrinde	10,0
Holunderblüten	10,0
Holunderblätter	10,0
Attichwurzel	10,0
Rotes Sandelholz	10,0
Mistelkraut	10,0
Schlehdornblüten	5,0
Erdbeerblätter	5,0
Brennesselblätter	5,0
Wacholder-Zweigspitzen	2,5

Anwendung
Laxans.

Species majales [13,14]

Maikurtee [13,14]

	ÖAB 9,81
Faulbaumrinde	45,0
Sennesblätter	45,0
Kamillenblüten	3,0
Zerstoßener Fenchel	2,0
Magnesiumsulfat	5,0
Wasser	5,0

Das Magnesiumsulfat im warmen Wasser lösen und damit 10 Teile Sennesblätter anfeuchten, bei 30 bis 40 °C trocknen und den Rest der Bestandteile hinzugeben.

Anwendung
Laxans; ED 1,5 g auf 1 Teetasse als Aufguß.

Species matris Anna [20]

Mutter-Anna-Tee [20]

	3. Hager
Bohnenhülsen	125,0
Sennesblätter	50,0
Waldmeisterkraut	25,0
Schafgarbenkraut	25,0
Guajakholz	25,0
Sassafrasholz	25,0
Rotes Sandelholz	25,0
Pfefferminzblätter	12,5
Zerstoßener Anis	12,5
Zerstoßener Fenchel	12,5
Holunderblüten	12,5
Kornblumenblüten	5,0
Ringelblumenblüten	5,0
Stiefmütterchenkraut	5,0
Löwenzahnwurzel	5,0
Queckenwurzelstock	5,0
Hauhechelwurzel	5,0
Bittersüßstengel	2,5

Species nervinae[3]

Beruhigender Tee[3,10,11], Species sedativae[10,11,13,14], Nerventee[13,14]

	DAB 6	DAB 7 -DDR	Helv 6	ÖAB 9,81
Bitterkleeblätter	40,0			
Pfefferminzblätter	30,0	25,0	10,0	10,0
Baldrianwurzel	30,0	50,0	25,0	60,0
Orangenblüten			20,0	10,0
Pomeranzenschale				10,0
Melissenblätter		25,0	10,0	10,0
Zerstoßener Anis			15,0	
Passionsblumenkraut			20,0	

Anwendung
Sedativum; Helv 6: ED 2 g als Aufguß; ÖAB 9,81: ED 1,5 g auf 1 Teetasse.

Species pectorales[1,3,11,13,14]

Brusttee[1,3,11,13,14], Species tussiculares[10], Hustentee[10], Species pectorales Kneipp[20] (A), Kneipps Hustentee[20] (A), Species pectorales Burow[20] (B), Burowscher Tee[20] (B)

	DAB 5,6	DAB 7 -DDR	Helv 6	ÖAB 9,81	3. Hag. (A)	3. Hag. (B)
Eibischwurzel	40,0	25,0	10,0	20,0		
Eibischblätter				10,0		
Süßholzwurzel	15,0	10,0	10,0	25,0		
Veilchenwurzel	5,0					
Huflattichblätter	20,0		10,0	10,0	20,0	
Wollblumen	10,0		15,0	10,0	2,5	
Kornblumenblüten			5,0			
Ruhrkrautblüten			5,0			
Malvenblüten			10,0	10,0		
Zerstoßener Anis	10,0		15,0	5,0		
Zerstoßener Fenchel		10,0			5,0	
Senegawurzel			10,0			
Quendel			10,0			
Thymian		30,0		10,0		
Brennesselblätter					10,0	
Schachtelhalmkraut					10,0	
Zerstoßene Wacholderbeeren					5,0	
Spitzwegerichkraut		15,0			5,0	
Stockrosenblüten					5,0	
Lindenblüten					5,0	
Zerstoßener Bockshornsamen					2,5	
Benediktenkraut						30,0
Tausendgüldenkraut						30,0
Isländisches Moos		10,0				30,0
Bittersüßstengel						30,0

Anwendung
Antitussivum; Helv 6: ED 2 g als Aufguß;
ÖAB 9,81: ED 1,5 g auf 1 Teetasse;
3. Hager (B): Menge für 5 Päckchen; 1 Päckchen mit 2 Liter Wasser auf 1 Liter einkochen, tagsüber lauwarm trinken; in Ostpreußen ein beliebtes Hausmittel.

Species pectorales laxantes Wegschneider[20]

	3. Hager
Walnußblätter	2,0
Sennesblätter	2,0
Fenchel	8,0
Eibischwurzel	30,0
Süßholzwurzel	15,0
Leinsamen	43,0

Anwendung
Mildes Laxans mit antitussiver Wirkung.

Species resolventes

→ Cataplasma.

Species stomachicae[10]

Magentee[10], Species stomachicae Dietl[15], Dietls Magentee[15]

	DAB 7-DDR	FMG
Kalmus	30,0	
Kamillenblüten	10,0	
Zerstoßener Kümmel	10,0	
Pfefferminzblätter	40,0	30,0
Wermutkraut	10,0	
Tausendgüldenkraut		40,0
Zimtrinde		30,0

Anwendung
Stomachicum.

Species urologicae[13,14,17,19]

Blasentee[11,13,14], Species anticystiticae[11], Blasen- und Nierentee[19]

	Helv 6	ÖAB 9,81	DRF NRF
Bärentraubenblätter	40,0	35,0	20,0
Birkenblätter	20,0	30,0	20,0
Süßholzwurzel	25,0		
Queckenwurzelstock	15,0		
Bruchkraut		35,0	
Mateblätter			10,0
Orthosiphonblätter			10,0
Bohnenhülsen			20,0
Schachtelhalmkraut			20,0

Anwendung
Adjuvans bei Cystitis; Helv 6: ED 3 g als Aufguß.
ÖAB 9,81: ED 1,5 g auf 1 Teetasse.
DRF: ED 1 gehäufter Teelöffel mit 1/2 Liter kochendem Wasser überbrühen.

54 Spirituosa medicata[1,3]

Arzneiliche Spirituosen[1,3], Spiritus medicati[10], Arzneispiritusse[10]

Arzneiliche Spirituosen sind Lösungen von Arzneistoffen im wesentlichen in Ethanol verschiedener Stärken. Sie werden durch Mischen, Lösen und Destillieren hergestellt. DAB 5, DAB 6, DAB 7-DDR. Im ÖAB 9 und ÖAB 81 sind lediglich Spiritus aromatici, Aromatische Spiritusse aufgeführt. Sie enthalten als Arzneistoffe ätherische Öle.

Hautreinigungsmittel nach v. Herff[20]

	3. Hager
Aceton	1,0 bis 10,0
Ethanol 70% (V/V)	zu 100,0

Anwendung
Zum Keimfreimachen der Hände.

Spiritus aethereus[1,3,10,11]

Ätherweingeist[1,3], Hoffmannstropfen[1,11,14], Solutio Aetheris spirituosa[13,14], Ätheralkohol[13], Ätherspiritus[10]

	DAB 5,6	DAB 7-DDR	Helv 6 ÖAB 9,81
Ether	25,0	25,0	25,0
Ethanol 90% (V/V)	75,0		
Ethanol 96% (V/V)		68,6	75,0
Wasser		6,4	

Anwendung
Mittel gegen Magenschmerzen oder Singultus; ED 10 bis 50 Tropfen auf Zucker oder in Wasser.

Spiritus Aetheris acetici[20]

Ethanolische Ethylacetatlösung[20], Spiritus aceticoaethereus[20], Spiritus anodynus vegetabilis[20]

	3. Hager
Ethylacetat	1,0
Ethanol 90% (V/V)	3,0

Spiritus Aetheris chlorati[2,4]

Versüßter Salzgeist[2,4]

	EB 4,6
Rohe Salzsäure 30%	25,0
Ethanol 90% (V/V)	100,0
Mangan(IV)-oxid	n.B.

Einen Kolben mit 500 Teilen Rauminhalt vollständig mit haselnußgroßen Stücken Mangan(IV)-oxid (Braunstein) füllen und mit der Mischung von roher Salzsäure 30% und Ethanol 90% übergießen. Das Ganze 24 Stunden stehenlassen, dann auf dem Sandbad 105 Teile abdestillieren. Falls das Destillat sauer ist, dieses mit Natriumcarbonat-Monohydrat schütteln. Die Lösung auf dem Wasserbad rektifizieren, bis 100 Teile übergegangen sind.

Anwendung
Geschmackscorrigens; ED 0,5 g.

Spiritus Aetheris nitrosi[1,3]

Versüßter Salpetergeist[1,3], Spiritus Nitri dulcis[1]

	DAB 5,6
Salpetersäure 25%	3,0
Ethanol 90% (V/V)	12,0

Die Salpetersäure vorsichtig mit 5 Teilen Ethanol 90% überschichten und 2 Tage ohne Umschütteln stehenlassen. Die Mischung in eine Vorlage mit 5 Teilen Ethanol 90% destillieren, bis in der Retorte gelbe Dämpfe auftreten. Das Destillat mit schwerem Magnesiumoxid neutralisieren und erneut in eine Vorlage mit 2 Teilen Ethanol 90% destillieren, bis die Flüssigkeit in der Vorlage 8 Teile beträgt.
Dichte: 0,835 bis 0,845

Spiritus Angelicae compositus[1,3]

Zusammengesetzter Engelwurzspiritus[1,3], Spiritus theriacalis[1]

	DAB 5	DAB 6
Angelikawurzel (0,75)	16,0	
Angelikaöl		0,32
Baldrianwurzel (0,75)	4,0	
Baldrianöl		0,08
Zerstoßene Wacholderbeeren	4,0	
Wacholderöl		0,1
Campher	2,0	2,0
Ethanol 90% (V/V)	75,0	72,5
Wasser		25,0

DAB 5: Die Drogen 24 Stunden lang mit dem Ethanol 90% mazerieren. Mit Wasserdampf 100 Teile abdestillieren und den Campher im Destillat lösen.
DAB 6: Die ätherischen Öle und den Campher im Ethanol 90% lösen, die Lösung mit Wasser mischen und nach einigen Tagen filtrieren.

Anwendung
Tonicum, Analepticum; äußerlich zu Einreibungen; ED 1,0 g.

Spiritus Cochleariae[2,4]

Löffelkrautspiritus[2,4]

Gehalt
Isobutylsenföl.
EB 4,6: 0,065 %.

	EB 4	EB 6
Löffelkraut (0,75)	4,0	
Weißer Senfsamen (0,75)	1,0	
Isobutylsenföl		0,7
Ethanol 90% (V/V)	15,0	74,8
Wasser	40,0	25,2

EB 4: Die Drogen mit dem Wasser 3 Stunden mazerieren, mit Ethanol 90% versetzen und 20 Teile abdestillieren.
EB 6: Das Isobutylsenföl, künstliches Löffelkrautöl, in Ethanol 90% lösen, die Lösung mit Wasser mischen, nach mehrtägigem Stehen filtrieren.

Anwendung
Mundspülung; Dos. 2 Eßlöffel auf 1 Glas Wasser. Zahntinktur, unverdünnt.

Spiritus camphoratus[1,3,5,6,7]

Kampferspiritus[1,3,10], Campherspiritus[5,6,7], Spiritus Camphorae[10], Solutio camphorae aethanolica 10%[11], Kampfergeist 10%[11], Camphorae solutio ethanolica[12], Kampfergeist[12], Solutio Camphorae spirituosa[13,14], Alkoholische Kampferlösung[13,14]

Gehalt
Campher.
DAB 9: > 9,5 % < 10,5 %.
DAB 7-DDR: 9,4 bis 10,0 %.
Helv 6; ÖAB 9,81: 9,7 bis 10,3 %.

Herstellung

	DAB 5,6,7,8,9	DAB 7-DDR	Helv 6,7 ÖAB 9,81
Campher	10,0	9,5	10,0
Ethanol 90% (V/V)	70,0		
Ethanol 96% (V/V)			70,0
Camphervergälltes Ethanol 96% (V/V)		82,7	
Wasser	20,0	7,8	20,0

Den Campher in Ethanol lösen und das Wasser hinzugeben.

Anwendung
Durchblutungsförderndes Einreibemittel.

Spiritus Formicarum[1,3]

Ameisenspiritus[1,3], Solutio Acidi formicici spirituosa[13,14], Alkoholische Ameisensäurelösung[13,14]

Gehalt
Gesamt-Ameisensäure.
DAB 5,6: 1,25 %.
ÖAB 9,81: 1,27 bis 1,33 %.

Herstellung

	DAB 5,6	ÖAB 9,81
Verdünnte Ameisensäure	5,0	5,0
Ethanol 90% (V/V)	70,0	
Ethanol 96% (V/V)		65,0
Wasser	25,0	30,0

Die Bestandteile mischen. Ameisenspiritus darf nicht vorrätig gehalten werden, da die Substanzen miteinander verestern.

Anwendung
Einreibemittel.

Spiritus Juniperi[1,3]

Wacholderspiritus[1,3], Spiritus iuniperi[11], Wacholdergeist[11,12], Iuniperis spiritus[12]

	DAB 5	DAB 6	Helv 6	Helv 7
Zerstoßene Wacholderbeeren	25,0		25,0	
Wacholderöl		0,3		0,5
Ethanol 90% (V/V)	75,0	74,7		
Ethanol 96% (V/V)			70,0	
Ethanol mit Campher 0,1%				66,3
Wasser		25,0	n.B.	33,2

Die Wacholderbeeren 24 Stunden mit Ethanol der vorgeschriebenen Konzentration mazerieren.
Nach DAB 5 und Helv 6 100 Teile abdestillieren.

Spiritus Lavandulae[1,3]

Lavendelspiritus[1,3], Spiritus lavandulae[11], Lavendelgeist[11]

	DAB 5	DAB 6	Helv 6
Lavendelblüten	10,0		
Lavendelöl		0,3	0,3
Ethanol 90% (V/V)	30,0	74,7	
Ethanol 70% (V/V)			zu 100,0
Wasser		25,0	

DAB 5: Die Lavendelblüten mit dem Ethanol 90% 24 Stunden mazerieren. Mit Wasserdampf 40 Teile abdestillieren.
DAB 6; Helv 6: Das Lavendelöl im Ethanol der vorgeschriebenen Konzentration lösen und die Lösung ggf. mit Wasser versetzen.

Spiritus Melissae compositus[1,3]

Karmelitergeist[1,3], Spiritus citronellae compositus[11], Zusammengesetzter Citronellgeist[11,12], Citronellae spiritus compositus[12], Spiritus aromaticus compositus[13,14], Zusammengesetzter aromatischer Spiritus[13,14], Melissengeist[13,14]

	DAB 5	DAB 6	Helv 6,7	ÖAB 9,81
Melissenblätter	7,0			
Citronellöl		Tr 5	0,1	0,05
Citronenschalen	6,0			
Citronenöl			0,2	
Muskatnuß	3,0			
Etherisches Muskatöl		Tr 5	0,05	0,05
Zimtrinde	2,0			
Zimtöl		Tr 2	0,05	0,05
Gewürznelken	1,0			
Nelkenöl		Tr 2	0,05	0,05
Ethanol 90% (V/V)	75,0	300,0		
Ethanol 96% (V/V)			70,0	70,0
Wasser		100,0	29,55	29,8

DAB 5: Die Drogen (0,75) mit dem Ethanol 90% 24 Stunden mazerieren. Mit Wasserdampf 100 Teile abdestillieren.
DAB 6; Helv 6,7; ÖAB 9,81: Die ätherischen Öle in Ethanol der vorgeschriebenen Konzentration lösen und mit dem Wasser mischen. Nach mehrtägigem Stehen filtrieren.

Anwendung
Psychovegetativum; Dos. 3mal tgl. 20 bis 30 Tropfen. Äußerlich gegen Gingivitis, Myalgien, Neuritiden.
→ Mixtura oleosa balsamica, Mixturae.

Spiritus Menthae piperitae[1,3,10]

Pfefferminzspiritus[1,3,10,13,14], Spiritus menthae[11,13,14], Pfefferminzgeist[11,12], Menthae piperitae spiritus[12]

	DAB 5,6	DAB 7 -DDR	Helv 6,7	ÖAB 9,81
Pfefferminzöl	10,0	10,0	3,0	10,0
Ethanol 90% (V/V)	90,0			
Ethanol 96% (V/V)		90,0	90,0	90,0
Wasser			7,0	

Spiritus ophthalmicus Visbadensis[20]

Spiritus ophthalmicus Pagenstecher[20], Wiesbadener Augengeist[20]

	3. Hager
Melissenspiritus	76,0
Lavendelspiritus	20,0
Campherspiritus	2,5
Versüßter Salpetergeist	1,5

Anwendung
Zum Einreiben der Stirn über den Augen.

Spiritus peruvianus[15]

	FMG
Perubalsam	10,0
Ethanol 90% (V/V)	40,0

Anwendung
Antisepticum gegen Gingivitis und andere Entzündungen.
UW: Allergien.

Spiritus Picis Lithanthracis[10]

Steinkohlenteerspiritus[10]

	DAB 7-DDR
Steinkohlenteer	20,0
Polysorbat 80	5,0
Camphervergälltes Ethanol 96%	n.B.

Den Steinkohlenteer mit 75,0 Seesand verreiben, die Mischung mit dem Polysorbat 80 und 60 Teilen camphervergälltem Ethanol 96% versetzen und 7 Tage stehenlassen. Das Filtrat unter Waschen des Rückstandes mit camphervergälltem Ethanol 96% auf 100 Teile ergänzen.

Anwendung
Zur Herstellung verschiedener Dermatica.

Hinweis
Camphervergälltes Ethanol, Aethanolum Camphora denaturatum, enthält nach DAB 7-DDR 0,6 % Campher.

Spiritus Rosmarini[2,4]

Rosmarinspiritus[2,4]

	EB 4	EB 6
Rosmarinblätter	10,0	
Rosmarinöl		0,3
Ethanol 90% (V/V)	30,0	74,7
Wasser		25,0

EB 4: Die Rosmarinblätter (0,75) mit dem Ethanol 90% 24 Stunden lang mazerieren. Durch eine Wasserdampfdestillation 40 Teile Rosmarinspiritus gewinnen.
EB 6: Das Rosmarinöl in Ethanol 90% lösen, die Lösung mit Wasser mischen und nach mehreren Tagen filtrieren.

Anwendung
Einreibung, unverdünnt.

Spiritus russicus[3]

Russischer Spiritus[3]

	DAB 6
Spanischer Pfeffer	2,0
Ammoniak-Lösung 10%	5,0
Ethanol 90% (V/V)	75,0
Campher	2,0
Terpentinöl	3,0
Ether	3,0
Glycerol 85%	2,0
Wasser	10,0

Den spanischen Pfeffer (0,75) mit der Ammoniak-Lösung 10% und dem Ethanol 90% unter Umschütteln 10 Tage mazerieren. Das Filtrat mit den anderen Bestandteilen mischen. Nach dem Lösen des Camphers filtrieren.

Anwendung
Durchblutungsförderndes Einreibemittel bei Myalgien.

Spiritus saponatus

→ Sapones medicati.

Spiritus Sinapis[1,3]

Senfspiritus[1,3]

	DAB 5,6
Senföl	1,0
Ethanol 90% (V/V)	49,0

Bestandteile mischen. Senfspiritus darf nicht vorrätig gehalten werden, da beide Substanzen miteinander reagieren.

Anwendung
Einreibemittel bei Myalgien.

Spiritus Vini gallici[10,16,20]

Franzbranntwein[10,16,20]

	DAB 7-DDR	FMB
Ethylacetat	0,3	
Campher	0,8	
Aromatische Tinktur		0,2
Versüßter Salpetergeist		0,25
Ratanhiatinktur	0,3	Tr 3
Camphervergälltes Ethanol 96% (V/V)	40,3	
Ethanol 90% (V/V)		50,0
Wasser	58,3	zu 100,0

Anwendung
Durchblutungsförderndes Einreibemittel.
→ Camphervergälltes Ethanol 96% s. Spiritus Picis Lithanthracis, s. o.

Spiritus Visci compositus[4]

Misteltropfen[4]

	EB 6
Menthylvalerianat	0,1
Mistelfluidextrakt	3,0
Ethanol 90% (V/V)	25,0
Wasser	71,9

Anwendung
Kreislaufregulans; ED 5,0 g.

55 Succi[21]

Preßsäfte[21]

Frische saftige Früchte lassen sich zu Säften auspressen. Nach einigen Stunden Stehen können sie durchgeseiht werden. Sie sind nur mit zugelassenen Konservierungsmitteln zu konservieren.

Succus Citri[4]

Citronensaft[4]

Früchte von Citrus medica L. pressen.

Succus Juniperi inspissatus[1,3]

Wacholdermus[1,3]

	DAB 5,6
Zerstoßene Wacholderbeeren	10,0
Wasser von ca. 70 °C	40,0

Die Wacholderbeeren mit dem Wasser übergießen, 12 Stunden lang unter Umrühren stehenlassen und auspressen. Die durchgeseihte Flüssigkeit zu einem dünnen Mus eindampfen.

Succus Liquiritiae depuratus

Extracta spissa

Succus Sambuci inspissatus[4]

Holundermus[4]

Frische, reife Holunderbeeren abstielen, mit wenig Wasser bis zum Platzen erhitzen. Den Saft abpressen, nach dem Absetzen durchseihen und zu einem dicken Extrakt eindampfen. In 925 Teilen des noch warmen Extraktes 75 Teile Saccharose lösen.

56 Suppositoria [1,3,6,7,10,11,12,13,14]

Suppositorien [1,3,5,6,7,11,12], Stuhlzäpfchen [1,3], Zäpfchen [10,12,13,14]

Suppositoren sind einzelndosierte feste, zum Einführen in den Mastdarm bestimmte Zubereitungen. Die Wahl der Grundmasse und Hilfsstoffe soll so erfolgen, daß die Suppositorien bei Körpertemperatur schmelzen, sich in Wasser lösen oder dispergieren. Die Form der Suppositorien, ihre Größe und Konsistenz ist der rectalen Verabreichung angepaßt. Sie dient der lokalen Therapie oder der Zuführung von systemisch wirkenden Arzneistoffen. Im allgemeinen wiegen Suppositorien 1 bis 3 g.
Für die Herstellung werden die Arzneistoffe zerkleinert und gesiebt. Helv 6 verlangt mindestens Siebgröße 200. Die Pulver sollen in der Grundmasse gelöst oder gleichmäßig dispergiert vorliegen.
Als Hilfsstoffe erlauben DAB 9 und Helv 7 wie Ph.Eur. Füllmittel, absorbierende Stoffe, oberflächenaktive Substanzen, Gleitmittel, Konservierungsmittel und zugelassene Farbstoffe. DAB 5, DAB 6, DAB 7-DDR, ÖAB 9 und ÖAB 81 erwähnen keine Hilfsstoffe. DAB 7, DAB 8 und Helv 6 lassen eine Verbesserung der Formbeständigkeit mit geeigneten erhärtenden bzw. erweichenden Zusätzen zur Grundmasse zu.

Übersicht der arzneibuchgemäßen Suppositoriengrundmassen

AB	Suppositoriengrundmassen
DAB 5,6	Kakaobutter, falls nichts anderes vorgeschrieben ist
DAB 7,8	Hartfett, bei Herstellungsschwierigkeiten auch andere
DAB 7-DDR	Cetylphthalat, falls nichts anderes verordnet ist
Helv 6	Kakaobutter oder andere geeignete fett- oder wachsähnliche Massen synthetischer oder halbsynthetischer Natur
ÖAB 9,81	Kakaobutter oder Hartfett
DAB 9; Helv 7	Einfache oder zusammengesetzte Grundmassen; Gegossene Zäpfchen: Kakaobutter, Hartfett, Makrogole, gallertartige Gemische z.B. aus Gelatine, Glycerol und Wasser
DAB 9	Rezepturmäßig hergestellte Suppositorien: Hartfett, falls nichts anderes vorgeschrieben ist.

DAB 5 und DAB 6 führen als Herstellungsverfahren das Ausgießen, Einpressen oder Ausrollen an. DAB 7-DDR beschreibt das Gießverfahren. ÖAB 9 und ÖAB 81 erwähnen Gieß- und Preßverfahren. DAB 9, Helv 7 wie Ph.Eur. haben einen Abschnitt „Gegossene Suppositorien" aufgenommen, in dem jedoch auch das kalte Pressen zur Herstellung zugelassen wird. Diese Arzneibücher haben weiterhin einen Hinweis, der die Anforderungen an Rektalkapseln festlegt.
Nach DAB 7, DAB 8, DAB 7-DDR sind Suppositorien auf die Gleichförmigkeit ihrer Masse zu prüfen. Zusätzlich fordern DAB 9, Helv 6 und Helv 7 die Überprüfung der Gleichförmigkeit des Gehaltes und die der Zerfallszeit. → Band Methoden

Suppositoria Glycerini cum Gelatina parata [2] (A)

Glycerin-Stuhlzäpfchen mit weißem Leim [2,4] (A), Suppositoria Glycerini Gelatina alba parata [4] (A), Suppositoria Glycerini cum Sapone parata [2] (B), Suppositoria Glycerini Sapone parata [4] (B), Glycerin-Stuhlzäpfchen mit Seife [2,4] (B), Suppositoria glyceroli [11], Glycerolsuppositorien [11,12,19], Glyceroli suppositoria [12], Suppositorium Glyceroli [13,14], Glycerinzäpfchen [13,14]

	EB 6 (A)	EB 6 (B)	Helv 6	Helv 7	ÖAB 9,81	NRF
Gelatine	13,5			10,0		
Glycerol 85%	70,0	90,5	91,0	69,0	100,0	87,5
Wasser	25,0			14,0		n.B.
Medizinische Seife		9,5				
Natriumstearat			9,0	7,0		2,5
Natriumcarbonat-Dekahydrat					4,0	
Stearinsäure					7,0	
Macrogol 300						10,0

EB 6 (A): Die Gelatine im Wasser quellen lassen, im Glycerol 85% auf dem Wasserbad lösen. Die Lösung auf 100 Teile eindampfen, zu Suppositorien von 2 g ausgießen.
EB 6 (B); Helv 6: Die Medizinische Seife bzw. das Natriumstearat im Glycerol 85% durch Erhitzen lösen und zu Suppositorien von 2 g ausgießen.
Die Vorschriften des EB 4 weichen geringfügig von denen des EB 6 ab.
Helv 7: Die Gelatine (Typ B, d. h. durch alkalische Hydrolyse gewonnen) im Wasser für 1 Stunde quellen lassen. Das Natriumstearat im Glycerol 85% von 100 °C lösen und in die gequollene Gelatine eintragen, das verdampfte Wasser ersetzen. Die 80 bis 90 °C warme Lösung in vorzugsweise wasserdampfdichte Kunststoffbehältnisse ausgießen.
ÖAB 9,81: Die gepulverte Stearinsäure mit dem Glycerol 85% erwärmen und mit Natriumcarbonat-Dekahydrat versetzen. Bis zum Aufhören der Kohlendioxidentwicklung bei geringer Temperatur weiter erwärmen und die Masse zu Suppositorien von 3 g in eine geeignete Folie ausgießen, so daß die Suppositorien vor Feuchtigkeit geschützt sind.
NRF: Bestandteile im Becherglas bei 100 bis 120 °C schmelzen, verdunstetes Wasser ersetzen. Masse bei 80 bis 100 °C in erwärmte Metallformen ausgießen, nicht forciert abkühlen. Suppositorien sofort nach der Entnahme verpacken.

Anwendung
Laxans; bei Bedarf 1 Suppositorium.

Suppositoria haemorrhoidalia[2,4,15,16,17]

Hämorrhoidalzäpfchen[2,4], Suppositoria antihaemorrhoidalia[15], Hämorrhoidal-Suppositorien[19]

	EB 4,6	FMG	FMB	DRF (A)	DRF (B)	NRF
Bismutoxyiodid	1,0			5,0		
Basisches Bismutgallat	1,0	2,0	2,5		2,0	1,0
Zinkoxid	1,0	1,0		5,0		2,0
Resorcin	0,1	0,05	0,05		0,5	
Perubalsam	0,5	0,5	1,0	1,0	1,0	(1,0)
Pantocain			0,2			
Benzocain				2,0	2,0	
Butoxycain-hydrochlorid						0,2
Rizinusöl						0,5
Kakaobutter	26,4	30,0	17,0			
Grundmasse				n.B.	n.B.	n.B.
Für Suppositorien	Nr. 10	Nr. 10	Nr. 10	Nr. 10	Nr. 10	Nr. 10
Masse eines Suppos. ca.	3,0	3,0	2,0			

Die festen Bestandteile mischen und sieben (90), mit der Mischung aus gleichen Teilen Perubalsam und Rizinusöl anreiben und mit der geschmolzenen Grundmasse verarbeiten. Die Temperatur des Ansatzes darf 40 °C beim Ausgießen nicht überschreiten. Die Regeln zur Erzielung der Dosierungsgenauigkeit sind zu beachten.

Anwendung
Mittel gegen Hämorrhoiden. Dos. 1- bis 3mal tgl. 1 Suppositorium.

Suppositoria Hamamelidis[2,4]

Hamamelis-Stuhlzäpfchen[2,4]

	EB 4,6
Hamamelisextrakt	5,0
Kakaobutter	95,0

Suppositorien von 2 g formen.

Anwendung
Hämorrhoidalleiden; Dos. 1- bis 3mal tgl. 1 Suppositorum.

Hinweis
Kakaobutter bildet für Hämorrhoidal-Suppositorien eine besonders geeignete Grundmasse.

Suppositoria Ichthyoli[16,20]

Suppositoria Ichthyoli composita[17]

	3. Hag. (A)	3. Hag. (B)	FMB	DRF
Ammoniumbituminosulfonat	5,0	5,0	3,0	2,0
Belladonnaextrakt			0,2	0,2
Gebleichtes Wachs	2,0			
Kakaobutter	10,0		18,0	
Grundmasse				n.B.
Gelatine-Glycerol-85%-Masse		10,0		
Für Suppositorien	Nr. 10	Nr. 10	Nr. 10	Nr. 10

Das Ammoniumbituminosulfonat in die geschmolzene Grundmasse einrühren.

Anwendung
Antiphlogisticum; Dos. 3mal tgl. 1 Suppositorium.

Suppositoria styptica[20]

	3. Hager
Tannin	2,5
Kakaobutter für Suppositorien	10,0
	Nr. 10

Die Menge der Grundmasse ist ggf. zu erhöhen.

Anwendung
Adstringens.

57 Suspensiones[10]

Suspensionen[10], Suspensiones orales[14], Orale Suspensionen[14]

Der Begriff Suspension bezieht sich auf bestimmte disperse Systeme, deren innere Phase aus Feststoffpartikeln und deren äußere Phase in der Regel aus einer Flüssigkeit besteht. Die Teilchengrößen liegen zwischen 1 µm und ca. 100 µm. Bei vielen Arzneiformen handelt es sich nach physikalisch-chemischen Gesichtspunkten um Suspensionen. Der Name im engeren Sinne ist nur für flüssige Zubereitungen zum inneren Gebrauch üblich. → Band Methoden
DAB 7-DDR verlangt einen dem Verwendungszweck entsprechenden Zerkleinerungsgrad der suspendierten Arzneistoffe und läßt ggf. geeignete Hilfsstoffe zu. Von denen nennt Helv 7 als Peptisatoren Natriumcitrat, Natriumpyrophosphat, peroral zulässige Tenside und als Suspensionsstabilisatoren z. B. makromolekulare Quellstoffe. Beide Arzneibücher verlangen, daß die Bestandteile nach dem Schütteln gleichmäßig verteilt vorliegen.

Suspensionen sind vor der Abgabe an den Patienten und vom Anwender vor Gebrauch zu schütteln. Die Abgabegefäße sind entsprechend zu signieren.
In dieser Rezeptsammlung sind die Suspensionen nach den früher üblichen Namen eingeordnet.

58 Tabulettae [3,5,10,13,14]

Tabletten [3,5,7,9,10,11,12,13,14], Compressi [7,9,10,11,12]

Tabletten sind einzelndosierte, feste Zubereitungen. Ein konstantes Volumen von Substanzteilchen wird verpreßt. In der Regel erfordert die Herstellung den Zusatz von Füll-, Binde-, Spreng-, Gleit- und Schmiermitteln, ggf. auch von Mitteln, die das Verhalten der Tabletten im Verdauungsapparat variieren. Denn überwiegend sind Tabletten peroral anzuwenden. Zugabe von zugelassenen Farbstoffen verbessert die Unterscheidungsmöglichkeiten und von Geschmackscorrigentien die Einnehmeeigenschaften. Die Teilchen müssen für die Formung in den Maschinen bestimmte physikalische Parameter haben, z. B. ein vorgegebenes Fließverhalten und die Fähigkeit zur Agglomeration unter Druckeinwirkung. Durch eine geeignete Vorbehandlung wie eine Granulation kann ausreichende Qualität der Mischungen erzielt werden. Die Ansprüche an solche Verfahren sind hoch, denn die Produkte innerhalb einer Charge wie auch solche zwischen verschiedenen Herstellungsgängen müssen Bioäquivalenz gewährleisten. Besondere Ausstattungen der Betriebe und Erfahrungen der Hersteller sind notwendig. → Band Methoden
DAB 5 führt noch keine Monographie Tabletten. DAB 6 zählt als Hilfsstoffe lediglich Lactose, Stärken, Talkum und ethanolisch-etherische Kakaobutterlösung auf. DAB 7 gibt bereits eine Einteilung der Arzneiform Tablette und Prüfvorschriften. Die diesbezüglichen Angaben der Ph.Eur. sind vom DAB 9, Helv 7 und ÖAB 81 in Grundsätzen übernommen worden. Zusätzliche Anforderungen wie die Prüfung auf Gleichförmigkeit des Gehaltes oder der Lösungsgeschwindigkeit überläßt Ph.Eur. den nationalen Arzneibüchern.

59 Tincturae [1,3,5,6,7,10,11,12,13,14]

Tinkturen [1,3,5,6,7,10,11,12,13,14]

Tinkturen sind Drogenauszüge, die im wesentlichen mit Ethanol verschiedener Konzentration, Ether oder deren Mischungen, auch mit Aceton und ggf. anderen Zusätzen hergestellt werden. DAB 5 bis DAB 9, DAB 7-DDR, Helv 6, Helv 7, ÖAB 9, ÖAB 81. In der Regel werden Tinkturen aus Drogen, die „vorsichtig zu lagern" (DAB) oder „stark wirkend" (ÖAB) sind, im Verhältnis 1 Teil Droge und 10 Teile Extraktionsflüssigkeit gewonnen. Die übrigen werden meistens im Verhältnis 1 + 5 ausgezogen. DAB 7 bis DAB 9, ÖAB 9, ÖAB 81. Dagegen ist im Helv 6 und Helv 7 das Verhältnis innerhalb festgelegter Grenzen variabel, da die einzelnen Monographien einen bestimmten Gehalt bzw. den Verdampfungsrückstand vorschreiben. Für einzelne Monographien sehen das auch DAB 9, ÖAB 9 und ÖAB 81 vor.
Sie werden durch Mazeration, in der Übersicht als M bezeichnet, 2fache Mazeration 2M oder Perkolation P hergestellt. Andere Verfahren, die gleichwertige Produkte ergeben, sind nach DAB 7 bis DAB 9, Helv 6 und Helv 7 ausdrücklich zugelassen. Ebenfalls ist das Auflösen L von Trockenextrakten in Ethanol entsprechender Konzentration möglich. DAB 8, DAB 9, Helv 6, Helv 7.

Tinctura Absinthii composita [11,13,14]

Zusammengesetzte Wermuttinktur [13,14], Tinctura amara [11], Bittere Tinktur [11]

Gehalt
Bitterwirkung, Helv 6: 16 bis 24 Ph.Helv-Einheiten.
Bitterwert, ÖAB 9,81: 1000.

Herstellung

	Helv 6	ÖAB 9,81
Wermutkraut	80,0	100,0
Pomeranzenschale	20,0	50,0
Tausendgüldenkraut	40,0	
Kalmus	20,0	20,0
Galgant	20,0	
Zimtrinde	10,0	10,0
Gewürznelken	10,0	
Enzianwurzel		20,0
Ethanol 70% (V/V)	n.B.	100,0

Helv 6: Drogen (800) perkolieren und auf die vorgeschriebene Bitterwirkung einstellen.
ÖAB 9,81: Pomeranzenschalen (2; 2000) und die anderen Drogen (0,75; 750) mazerieren.

Anwendung
Amarum; ED 0,5 bis 1,0 g.

Tinctura Alcannae acida [20]

	3. Hager
Alkannawurzel	10,0
Wasserfreies Ethanol	100,0
Essigsäure 96%	1,0

Alkannawurzel, Färberkrautwurzel

Anwendung
Zum Rotfärben weingeistiger Flüssigkeiten.

Tinctura Alcannae alkalina [20]

	3. Hager
Alkannawurzel	10,0
Natriumcarbonat-Dekahydrat	10,0
Wasser	65,0
Ethanol 90% (V/V)	35,0

Anwendung
Zum Blaufärben wässriger Flüssigkeiten.

Tabelle 9.7 Übersicht der Tincturae.
Die erforderliche Menge Menstruum ist in Teilen (T) auf 1 Teil Droge angegeben, falls nichts anderes vermerkt ist. Wenn eine Einstellung (Einst.) vorgeschrieben ist, soll das Menstruum meist nach Bedarf (n. B.) eingesetzt werden.

Tinctura -	Monographie	Droge oder Extrakt	Verfahren	Menstruum EtOH 70%	EtOH 90%	EtOH 96%	Anwendung; mittlere ED; Besonderheiten
- Absinthii Wermuttinktur	DAB 5,6 DAB 7-DDR	Wermutkraut (0,75; pulv.)	M	5 T			Amarum, Cholagogum; ED 0,2 bis 0,5 g
- absinthii Bitterwirkung: 35 bis 45 Ph.Helv.E	Helv 6	Wermutkraut (500)	P Einst.	n.B.			
- - composita	s.u.						
- Aconiti Eisenhuttinktur	DAB 5	Eisenhut-knollen (0,75)	M	10 T			Antineuralgicum; Max. ED 0,5 g
- - Alkaloide: 0,045 bis 0,055 % als Aconitin	EB 6	Eisenhut-knollen (0,75)	M Einst.	10 T			ED 0,1 g, Max. ED 0,2 g Pinselung 50%
- aconiti Alkaloide: 0,045 bis 0,055 % als Aconitin	Helv 6	Eisenhut-knollen (315)	P Einst.	n.B. und Salzsäure 25% bis pH 3 (±0,2 potentiometrisch)			ED 0,1 bis 0,2 g, Max. ED 0,3 g
- Aconiti ex Herba recente Eisenhuttinktur aus frischer Pflanze	EB 4	frischer Eisenhut mit Knollen, zerquetscht 5 T	M		6 T		Max. ED 0,5 g
- Adonidis Adonistinktur	EB 6	Adoniskraut (0,75)	M	10 T			Cardiacum ED 1,5 g, Max. ED 5,0 g
- alcannae acida, - - alkalina	s.u. s.u.						
- Alii sativi Knoblauchtinktur	EB 6	frische Knoblauchzwiebeln	M		2 T		Geriatricum ED 5,0 g Inkomp.: bas. reag. Stoffe
- Aloes	DAB 5,6	Aloe (0,75)	L		5 T		Starkes Laxans, Kontraind.: Gravidität ED 0,5 bis 0,6 g
- - Anthronglycosylverb.: 1,20 bis 1,50 % als Aloin	DAB 7-DDR	Aloe (pulv.)	M Einst.		n.B.		
- - Gesamtanthrachinonverb.: 2,7 bis 3,3 % als Aloin	Helv 6	Aloetrocken-extrakt 16 T	L			84 T	ED 0,3 g
- - composita	s.u.						
- Ambrae, - - cum Moscho	s.u.						
- Angelicae Angelikatinktur	EB 4,6	Angelika-wurzel (0,75)	M	5 T			Stomachicum-Amarum; ED 2,5 g
- Angosturae Angosturatinktur	EB 4,6	Angostura-rinde (0,75)	M	5 T			Tonicum, Amarum; ED 2,5 g
- Arnicae Arnikatinktur	DAB 5,6 DAB 7-DDR ÖAB 81	Arnikablüten	M	10 T			Umschläge bei Myalgien und Prellungen, Förderung der Wundgranulation,

Tabelle 9.7 Fortsetzung

Tinctura -	Mono- graphie	Droge oder Extrakt	Ver- fahren	Menstruum EtOH 70%	 EtOH 90%	 EtOH 96%	Anwendung; mittlere ED; Besonderheiten
- -	DAB 7, 8,9	Arnikablüten	P	10 T			5- bis 10fach mit Wasser verdünnt, innerlich bei Gastroenteritis
- arnicae Arnicae tinctura	Helv 6 Helv 7	Arnika-blüten (1600)	P	10 T			
- Arniace	ÖAB 9	Arnika-blüten 8 T Arnika-wurzel 12 T	M	100 T			ED 0,5 bis 1,0 g
- - destillatae Destillierte Arnikatinktur	EB 6	Arnika-tinktur 100 T	Destillieren mit 30 Teile H_2O zu 100 Teilen Destillat				ED 0,5 g; zu Umschlägen unverdünnt
- aromatica	s.u.						
- - acida,	s.u.						
- - amara	s.u.						
- Asa foetida Asanttinktur	EB 4,6	Asant (0,75)	M		5 T		Spasmolyticum, Psychopharmakon, Penetrantium; ED 0,5 g
- Aurantii Pomeranzentinktur	DAB 5,6	Pomeranzen-schalen (0,75)	M	5 T			Stomachicum-Amarum, Geschmackscorrigens; ED 1,0 g
- - äther. Öl: > 1,5 %	DAB 7	Pomeranzen-schalen (0,80)	P	5 T			
Aurantii tinctura Bitterwert: > 200	DAB 9	Pomeranzen-schalen (710)	P	5 T			
- -	DAB 7-DDR	Pomeranzen-schalen (0,8)	P	5 T			
- aurantii dulcis Süße Orangen-tinktur Verdampfungsrückst.: 3,0 bis 4,0 %	Helv 6	frische Orangenschalen (1600)	M Einst.	n.B.			
Aurantii dulcis tinctura	Helv 7	Pomeranzen-schalen (1400)	M	2 T			
- -amari Bitterwert: > 200	ÖAB 9	Pomeranzen-schalen (2)	M	5 T			ED 0,5 bis 1,0 g
- - - Bitterwert: > 100	ÖAB 81	Pomeranzen-schalen (2000)	M	5 T			
- Aurantii fructus immaturi Pomeranzentinkur aus unreifen Früchten	EB 4,6	unreife Pomeranzen (0,75)	M	5 T			Aromaticum-Amarum; ED 2,5 g
- Belladonnae Tollkirschen-tinktur	EB 4	Belladonna-blätter (0,75)	M	10 T			Parysympatholyticum; Max. ED 0,5 g
- - Hyoscyamin: > 0,03 %	EB 6	Belladonna-blätter (0,75)	M	10 T			ED 0,3 g, Max. ED 1,0 g Inkomp.: bas. reag. Stoffe und gerbstoff-haltige Präparate

Tabelle 9.7 Fortsetzung

Tinctura -	Mono- graphie	Droge oder Extrakt	Ver- fahren	Menstruum EtOH 70%	 EtOH 90%	 EtOH 96%	Anwendung; mittlere ED; Besonderheiten
- - Alkaloide: > 0,02 % < 0,03 % als Hyoscyamin	DAB 9	Belladonna- blätter (710)	P Einst.	8 bis 10 T			
- - Alkaloide: 0,028 bis 0,032 % als Hyoscayamin	DAB 7-DDR	Tollkirschen kraut (2) 11 T	P Einst.	ca. 10 T			Max. ED 1,0 g
- belladonnae Alkaloide: 0,045 bis 0,055 % als Hyoscyamin	Helv 6	Belladonna- trockenextrakt 5,0 T	L	 74,0 T H_2O		21,0 T	ED 0,5 g, Max. ED 1,0 g
Belladonnae tinctura normata Alkaloide: > 0,027 % < 0,033 % als Hyoscyamin	 Helv 7	 Eingestellter Belladonna- trockenextrakt 3,0 T	 L	 76,0 T H_2O		 21,0 T	 ED Hyoscyamin- sulfat 125 bis 250 µg
- - Alkaloide: 0,028 bis 0,032 % als Hyoscyamin	ÖAB 9,81	Belladonna- blätter (0,75; 750)	P Einst.	n.B.			 ED 0,15 g Max. ED 1,0 g
- Belladonnae ex Herba recente Tollkirschen- tinktur aus frischer Pflanze	EB 4	zerquetschte frische Bella- donnablätter 5 T	M		6 T		 Max. ED 1,0 g
- Benzoes Benzoetinktur	DAB 5,6	Benzoe (0,75)	M		5 T		Expectorans, Dermaticum
- - Trockenrück- stand: 13,0 %	DAB 9	Benzoe (710)	M		5 T		
- benzoes Benzoes tinctura Verdampfungs- rückstand: 18,0 bis 21,0 %	Helv 6 Helv 7	Benzoe (500)	M Einst.			n.B.	
- -	ÖAB 9,81	Benzoe (0,75; 750)	M			5 T	
- - aetherea	3. Hager	Benzoe	M	5 T Eth			
- - composita	s.u.						
- Calami Kalmustinktur	DAB 5,6 DAB 7-DDR ÖAB 9,81	Kalmus (0,75) (pulv.) (0,75; 750)	M	5 T			Aromaticum-Amarum; ED 1,0 g, verdächtig als Carcinogen
- Cantharidum Spanisch- fliegentinktur Cantharidin: > 0,07 %	DAB 5 DAB 6	Canthariden (0,75)	M M	 10 T Aceton 0,1 T Weinsäure	10 T		Haarwuchsmittel, Antineuralgicum; Max. ED 0,5 g
- Cantharidis Cantharidin: 0,065 bis 0,075 %	ÖAB 9	Canthariden	P Einst.	10 T Aceton 0,1 T Weinsäure			

Tabelle 9.7 Fortsetzung

Tinctura -	Mono- graphie	Droge oder Extrakt	Ver- fahren	Menstruum EtOH 70%	EtOH 90%	EtOH 96%	Anwendung; mittlere ED; Besonderheiten
- Capsici Spanischpfeffer- tinktur	DAB 5,6	Cayennepfeffer (0,75)	M		10 T		
- - Capsaicin: 0,03 bis 0,05 %	DAB 7-DDR	Cayennepfeffer (0,8)	P Einst.	ca. 5 T			
- - Paprikatinktur	ÖAB 9	Cayennepfeffer (0,75)	P	5 T			
- - Capsaicin: > 0,025 %	ÖAB 81	Cayennepfeffer (750)	P	10 T			
- capsici Cayennepfeffer- tinktur Capsaicin: 0,04 bis 0,06 %	Helv 6	Capsicumfluid- extrakt 2,5 T	L	 9,3 T H_2O		88,2 T	
Capsici tinctura normata Capsaicin: > 0,04 < 0,06 %	Helv 7	Eingestellter Capsicumfluid- extrakt 2,5 T	L	 9,3 T H_2O		88,2 T	
- Cardamomi Kardamomentinktur	EB 4,6	Kardamomen (0,75)	M	5 T			Carminativum, Aromaticum; ED 0,5 g
- Cardui Mariae Rademacher Rademachersche Stechkörnertinktur	EB 4,6	Stechkörner, Mariendistel- früchte, unzerkleinert	M	 1 T H_2O	1 T		Hepaticum, Cholagogum; ED 2,5 g
- carminativa	s.u.						
- Caryophyllorum, Caryophylli Gewürznelkentinktur	EB 4,6	Gewürznelken (0,75)	M	5 T			Stomachicum, Aromaticum; ED 0,5 g
- Cascarillae Kaskarilltinktur	EB 4,6	Kaskarillrinde (0,75)	M	5 T			Aromaticum, Tonicum; ED 2,5 g
- Castorei Bibergeiltinktur	EB 4,6	Bibergeil (0,75)	M		10 T		Spasmolyticum; ED 0,5 g
- Catechu Katechutinktur	DAB 5,6	Katechu (0,75)	M	5 T			Adstringens, Anti- diarrhoicum. Pinselung und Spülungen im Mund- und Rachenraum
- Chamomillae Kamillentinktur	 EB 4,6 ÖAB 9,81	Kamillenblüten (0,75) (0,75; 750)	M	5 T			Spasmolyticum, Carmi- nativum, Wundbehand- lungsmittel; ED 1,0 bis 5,0 g, Spülungen: 5%
- Chelidonii Rademacher Rademachersche Schöllkrauttinktur	EB 4,6	zerquetschtes, frisches Schöll- kraut 5 T	M		6 T		Hepaticum, Gallen- wegstherapeuticum, Spasmolyticum; ED 1,0 g
- Chinae Chinatinktur Alkaloide: > 0,74 % als Chinin und Cinchonin	DAB 5,6	Chinarinde (0,75)	M	5 T			Stomachicum-Amarum, Roborans, äußerlich bei Gingivitis ED 1,0 bis 4,0 g
- Chinae Alkaloide: 0,70 bis 0,80 % als Chinin und Cinchonin	DAB 7-DDR	Chinaextrakt 5,2 T Ameisensäure 1,5 T	L	94,5 T			

Tabelle 9.7 Fortsetzung

Tinctura -	Monographie	Droge oder Extrakt	Verfahren	Menstruum EtOH 70%	EtOH 90%	EtOH 96%	Anwendung; mittlere ED; Besonderheiten
- Cinchonae Chinatinktur Alkaloide: 0,90 bis 1,10 % als Chinin und Cinchonin	Helv 6	Chinatrocken-extrakt 5,0 T	L	70,0 T H_2O		25,0 T	
- Chinae composita, - Cinchonae composita	s.u.						
- Cinnamomi Zimttinktur	DAB 5,6 ÖAB 9,81	Zimtrinde (0,75) (0,75; 750)	M	5 T			Aromaticum; ED 0,5 bis 1,0 g
- - Zimtaldehyd: 0,22 bis 0,28 %	Helv 6	Zimtrinde (315)	P	5 T			
Cinnamomi tinctura	Helv 7	Zimtrinde (355)	P	5 T			
- Citri Zitronentinktur Verdampfungs-rückstand: 2,2 bis 2,8 %	Helv 6	frische Zitronen- schale (1600)	M Einst.			ca. 2 T	Aromaticum
Limones tinctura	Helv 7	frische Zitronenschale (1400)	M			2 T	
- Coccionellae Kochenilletinktur	EB 4,6	Kochenille (0,75)	M	10 T			Färbemittel für Speisen und Kosmetica
- Colae Kolatinktur Coffein und Theobromin: > 0,25 %	EB 4,6	Colasamen (0,15) (Kolanuß)	M	5 T			Stimulans; ED 10,0 g
- Colchici Zeitlosentinktur Gehalt: > 0,04 % Colchicin	DAB 5,6	Herbstzeit- losensamen (0,75)	M	10 T			Antirheumaticum, Mittel gegen Arthritis urica; ED 0,1 bis 0,4 g, Max. ED 2,0 g
- Colocynthidis Koloquinthen- tinktur	DAB 5,6	Koloquinthen (4)	M		10 T		Drastisches Laxans; ED 0,15 g, Max. ED 1,0 g
- Colombo Kolombotinktur	EB 4,6	Kolombo- wurzel (0,75)	M	5 T			Adstringens, Tonicum, Darmtherapeuticum; ED 2,5 g
- Condurango Kondurangotinktur	EB 4,6	Condurango- rinde (0,75)	M	5 T			Stomachicum-Amarum; ED 2,5 g
- Convallariae Maiblumentinktur Maiglöckchen- tinktur	EB 4 EB 6	zerquetschtes frisches Mai- (blumen)glöckchen- kraut 70 T	M		84 T		Cardiacum; ED 0,3 g, Max. ED 1,5 g
- - Wirkwert 1 ml = 0,20 g Standarddroge	ÖAB 9,81	Maiglöck- chenkraut (0,3; 300) 22 T	P	100 T			

Tabelle 9.7 Fortsetzung

Tinctura -	Mono- graphie	Droge oder Extrakt	Ver- fahren	Menstruum EtOH 70%	EtOH 90%	EtOH 96%	Anwendung; mittlere ED; Besonderheiten
- Coto Kototinktur	EB 4,6	Kotorinde (0,75)	M	5 T			Antidiarrhoicum; ED 1,5 g Inkomp.: N-haltige Verb., bas. reag. Stoffe, Ionenverb.
- Croci Safrantinktur	EB 4,6	Safran (2)	M	10 T			Stomachicum, Färbemittel für Speisen, Gewürz; ED 0,5 g
- Digitalis Fingerhuttinktur	DAB 5,6	Fingerhut- blätter (0,75)	M	10 T EtOH 99%			Cardiacum; Max. ED 1,5 g
- -	DAB 7 DAB 7-DDR	Fingerhut- blätter (0,80)	M	10 T			
- - lanatae Tinktur aus Wolligem Fingerhut Wirkwert: 1 ml = 0,10 g Standarddroge	ÖAB 9,81	Digitalis- lanata-Blätter (0,3; 300) 11 T	P Einst.	100 T			ED 0,5 bis 1,0 g, Max. ED 2,0 g
- - purpureae Tinktur aus Rotem Fingerhut Wirkwert: 1 ml = 0,10 g Standarddroge	ÖAB 9,81	Digitalis- purpurea- Blätter (0,3; 300) 11 T	P Einst.	100 T			ED 0,5 bis 1,0 g, Max. ED 2,0 g
- - ex Herba recente Fingerhuttinktur aus frischer Pflanze	EB 4	zerquetschte, frische Finger- hutblätter 5 T	M		6 T		Max. ED 1,0 g
- Ephedrae Ephedratinktur	EB 6	Ephedrakraut (0,75)	M	5 T			Antidiarrhoicum, Antirheumaticum; ED 5,0 g
- Eriodictyonis Santakrauttinktur	EB 4,6	Santakraut (0,75)	M	5 T			Anaestheticum, bewirkt auf der Zunge Geschmackslosigkeit; unverdünnt als Pinselung
- Eucalypti Eucalyptustinktur	EB 4,6	Eucalyptus blätter (0,75)	M	5 T			Magen-Darm-Mittel, Rachentherapeuticum; ED 2,5 g
- Ferri aromatica	s. Sirupi						
- Ferri chlorati, - - - aetherea	s. Solutiones						
- Ferri pomati Apfelsaure Eisentinktur	s.u.						
- Foeniculi Fencheltinktur,	DAB 7-DDR	Fenchel (0,8)	P	5 T			Stomachicum, Carmina- tivum, Expectorans
- Foeniculi composita Zusammengesetzte Fencheltinktur Romershausens Augenessenz	EB 4,6 3. Hager	Fenchel, zerquetscht, 20 T, Fenchelöl 0,2 T	M	100 T			Stomachicum, Carmina- tivum, Expectorans; ED 2,5 g. Als Augenwasser 10%ig, unzulässig.

Tabelle 9.7 Fortsetzung

Tinctura -	Mono- graphie	Droge oder Extrakt	Ver- fahren	Menstruum EtOH 70%	EtOH 90%	EtOH 96%	Anwendung; mittlere ED; Besonderheiten
- Fumariae Erdrauchtinktur	EB 6	Erdrauch- kraut (0,75)	M	5 T			Cholagogum, Spasmo- lyticum; ED 5,0 g
- Galangae Galganttinktur	EB 4,6	Galgant (0,75)	M	5 T			Tonicum, Stomachicum, Antiphlogisticum; ED 1,0 g
- Gallarum Galläpfeltinktur	DAB 5,6	Galläpfel (0,75)	M	5 T			Adstringens, zu Mundspülungen 1%ig
- Gallae Gallapfeltinktur	ÖAB 9,81	Galläpfel (0,75; 750)	2M	5 T			
- Gelsemii Gelsemiumtinktur	EB 4,6	Gelsemium- wurzel (0,75)	M	10 T			Antineuralgicum; ED 0,3 g, Max. ED 1,0 g
- Gentianae Enziantinktur	DAB 5,6 DAB 7-DDR	Enzianwurzel (0,75; pulv)	M	5 T			Stomachicum-Amarum, Tonicum
- - Bitterwert: > 1000	DAB 9 (710)	Enzianwurzel	P	5 T			Komm: ED 1 bis 5 ml
- - Bitterwert: > 1000	ÖAB 9,81 (0,75; 750)	Enzianwurzel	M	5 T			ED 0,5 bis 1,0 g
- - Bitterwert: 30 bis 40 Ph.Helv.E	Helv 6	Enziantrocken- extrakt 7,5 T	L	92,5 T			ED 1,0 g
Gentianae tinctura normata Bitterwert: > 30 < 40 Ph.Helv.E	Helv 7	Eingestellter Enziantrocken- extrakt 7,5 T	L	92,5 T			
- Guajaci Ligni Guajakholztinktur	EB 4,6	Guajakholz (0,75)	M	5 T			Stoffwechselregulans, Diaphoreticum, Mund- pflegemittel; ED 5,0 g
- Guajaci Resinae Guajakharztinktur	EB 4,6	Guajakharz (0,75)	M	5 T			Schwaches Diureticum, schwaches Laxans, Reagenz; ED 1,0 g
- Hyoscyami Bilsenkrauttinktur Hyoscyamin: > 0,007 %	EB 4 EB 6	Hyoscyamus- blätter (0,75)	M	10 T			Parasympatholyticum; ED 0,5 g, Max. ED 1,5 g
- Jaborandi Jaboranditinktur	EB 4,6	Jaborandi blätter (0,75)	M	5 T			Parasympathomime- ticum, insbesondere speichel- und schweißsekretions- fördernd; ED 2,5 g
- Jalapae Resinae Jalapenharztinktur	EB 4,6	Jalapenharz (0,75)	L		10 T		Laxans; ED 0,5 g
- Jalapae Tuberis Jalapentinktur	EB 4,6	Jalapen- wurzel (0,75)	M		5 T		Laxans; ED 1,0 g
- Jodi Jodtinktur	s. Solutiones						
- - decolorata Farblose Jodtinktur	s. Solutiones						
- Ipecacuanhae Brechwurzeltinktur Emetin: > 0,194 %	DAB 5,6	Ipecacuanha- wurzel (0,75)	M	10 T			Expectorans; ED 0,5 g, Max. ED 1,5 g Emeticum; ED 3,0 g

Tabelle 9.7 Fortsetzung

Tinctura -	Monographie	Droge oder Extrakt	Verfahren	Menstruum EtOH 70%	EtOH 90%	EtOH 96%	Anwendung; mittlere ED; Besonderheiten
- - Ipecacuanhatinktur 0,19 bis 0,21%	DAB 7,8	Ipecacuanhawurzel (0,08; 710)	P Einst.	8 bis 12 T			ED 0,25 bis 1 ml
- - Brechwurzeltinktur Emetin: > 0,19 % < 0,21 %	DAB 7-DDR	Ipecacuanhawurzel (0,32)	P Einst.	n.B.			
Ipecacuanhae tinctura Ipecacuanhatinktur Emetin: > 0,19 % < 0,21 %	DAB 9	Ipecacuanhawurzel (710)	P Einst.	8 bis 12 T			
- ipecacuanhae Brechwurzeltinktur Emetin: > 0,18 % < 0,22 %	Helv 6	Ipecacuanhatrockenextrakt 10,0 T	L	 65,0 T H_2O		25,0 T	
- - Brechwurzeltinktur Emetin: > 0,19 % < 0,21 %	ÖAB 9,81	Ipecacuanhaewurzel (0,75; 750)	P Einst.	10 T, 1 T Ameisensäure			ED 0,5 g, Max. ED 1,5 g
- Kino Kinotinktur	EB 4	Gummi Kino (0,75)	M		5 T		Antidiarrhoicum, Adstringens; ED 2,5 g
- -	EB 6	Gummi Kino ((0,75) 10 T anreiben mit 25 T H_2O 15 T Glyc.	M	Zugabe von Sand verhindert das Verkleben mit EtOH 90% ergänzen auf 100 T Tinktur	50 T		Mundspülung: unverdünnt Inkomp.: N-haltige Verb., Ionenverb., bas. reag. Stoffe
- Lobeliae Lobelientinktur	DAB 5,6	Lobelienkraut (0,75)	M	10 T			Expectorans, Spasmolyticum, insbes. bei Asthma bronchiale, Emeticum; ED 0,3 g, Max. ED 1,0 g
- - Alkaloide: 0,045 bis 0,055 % als Lobelin	ÖAB 9,81 10 T	Lobelienkraut (0,75; 750)	P Einst.	64 T			
- Menthae crispae Krauseminztinktur	EB 4,6	Krausenminzblätter (0,75)	M	5 T			Stomachicum, Carminativum; Aromaticum in Mundwässern; ED 5,0 g
- Menthae piperitae Pfefferminztinktur	EB 4,6	Pfefferminzblätter (0,75)	M	5 T			Spasmolyticum im Magendarmtrakt, Choleretícum, Carminativum; ED 5,0 g
- Myrrhae Myrrhentinktur	DAB 5,6, 7,8,9 DAB 7-DDR	Myrrhae (0,75; 0,75; 0,80; 710; 710; pulv.)	M		5 T		Adstringens im Mund- und Rachenraum, Gurgelmittel: 5 bis 10 Tropfen auf 100 ml Wasser
- myrrhae	Helv 6	Myrrhae (500)				92,8 T	
Myrrhae tinctura Verdampfungsrückstand: 4,5 bis 5,5 %	Helv 7	Myrrhae (500) 20 T Quarzsand 20 T	 1. M 2. M Einst.	 80 T dieser Mischung 18 T von der gleichen Mischung mit Restmischung (ca. 2 T)	7,2 T H_2O		

Tabelle 9.7 Fortsetzung

Tinctura -	Monographie	Droge oder Extrakt	Verfahren	Menstruum EtOH 70%	EtOH 90%	EtOH 96%	Anwendung; mittlere ED; Besonderheiten
- -	ÖAB 9,81	Myrrhae (0,75; 750) Seesand 1 T	M			5 T	
- Opii simplex Einfache Opiumtinktur - Thebaica, - Meconii, Laudanum Morphin: 1 %	DAB 5	Opium (0,3) 1,5 T	M Einst.	7,0 T 7,0 T H_2O			Antidiarrhoicum; ED 0,2 bis 0,5 g, Max. ED 1,5 g
- Opii simplex Einfache Opiumtinktur Morphin: 0,98 bis 1,02 %	DAB 6	Opium (0,3) 1,5 T	M Einst.	7,0 T 7,0 T H_2O			
- Opii Opiumtinktur Morphin: 0,95 bis 1,05 %	DAB 7	Opium 1 T	M Einst.	5 T n.B. 5 T H_2O n.B.			
- Opii Morphin > 0,95 % < 1,05 %	DAB 8,9	Opium 1 T	M Einst.	5 T n.B. 5 T H_2O n.B.			
- - Morphin: 0,95 bis 1,05 %	DAB 7-DDR	Opium (pulv.) 1,1 T	M Einst.	5 T n.B. 5 T H_2O n.B.			
- opii Morphin: 0,95 bis 1,05 %	Helv 6	Opiumtrocken- extrakt 5,0 T	L	 75,0 T H_2O	20,0 T		ED 0,5 g, Max. ED 2,0 g
Opii							
tinctura normata Morphin: 0,95 bis 1,05 %	Helv 7	Opium 1 T	M Einst.	5 T n.B. H_2O n.B.			
- - Morphin: 0,95 bis 1,05 %	ÖAB 9,81	Rohopium (0,75; 750) 1,1 T	M Einst.	5 T 5 T H_2O			ED 0,2 bis 1,0 g Max. ED 1,5 g
- Opii benzoica, - - crocata	s.u. s.u.						
- Pimpinellae Bibernelltinktur	DAB 5,6	Bibernell- wurzel (0,75)	M	5 T			Expectorans, Gurgelmittel
- Primulae Schlüsselblumen- tinktur	EB 6	Primelwurzel (0,75)	M	5 T			Expectorans; ED 2,5 g
- - Hämolytischer Index: 490 bis 600	ÖAB 9,81	Primelwurzel (0,75; 750)	M	5 T			ED 0,5 bis 1,0 g
- Pyrethri Bertramwurzel- tinktur	EB 4,6	Bertram- wurzel (0,75)	M	5 T			Gurgelmittel, Desinficiens; Mundwasser 2%ig
- Quassiae Quassiaholztinktur	EB 4,6	Bitterholz (0,75)	M	5 T			Amarum; veraltetes Anthelminticum und Insektizid; ED 2,5 g
- Quebracho Quebrachotinktur	EB 4,6	Quebracho- rinde (0,75)	M	5 T			Amarum, Adstringens; ED 5,0 g; Inkomp.: N-haltige Verb., Ionenverb., bas. reag. Stoffe

Tabelle 9.7 Fortsetzung

Tinctura -	Monographie	Droge oder Extrakt	Verfahren	Menstruum EtOH 70%	EtOH 90%	EtOH 96%	Anwendung; mittlere ED; Besonderheiten
- Quillaiae Seifenrindentinktur	EB 4,6	Seifenrinde (0,75; 0,75))	M	5 T			Expectorans; Schaumbildner in Kosmetica, Lösungsvermittler; ED 1,0 g
- quillaiae Hämolytische Wirksamkeit: 1,5 bis 2,5 Ph.Helv.E pro g	Helv 6	Seifenrinde (500) 20 T	P Einst.	25,5 T H_2O		74,5 T	
Quillaiae tinctura normata Eingestellte Seifenrindentinktur Hämolyt. Wirksamkeit: > 1,5 < 2,5 Ph.Helv.E pro g	Helv 7	Seifenrinde (500) 20 T	Einst.	25,5 T H_2O		74,5 T	
- Ratanhiae Ratanhiatinktur	DAB 5,6	Ratanhiawurzel (0,75)	M	5 T			Adstringens; zu Pinselungen unverdünnt, als Mundspülung und Gurgelwasser: 5%ig
- -	DAB 7	Ratanhiawurzel (0,80)	P	5 T			
- - Gerbstoffe: > 2 %	DAB 8,9	Ratanhiawurzel (710)	P	4 bis 5 T			
- - Gerbstoffe: 0,50 bis 0,70 % als Pyrogallol	DAB 7-DDR	Ratanhiawurzel (pulv.)	P Einst.	n.B.			
- ratanhiae Gerbstoffe: 1,8 bis 2,2 %	Helv 6	Ratanhiatrockenextrakt 10,0 T	L	90,0 T			
Ratanhia tinctura normata Eingestellter Ratanhiatinktur Gerbstoffe: > 1,8 % < 2,2 %	Helv 7	Eingestellter Ratanhiatrockenextrakt 10,0 T	L	90,0 T			
- -	ÖAB 9,81	Ratanhiawurzel (0,75; 750)	2M	5 T			
- Rhei	s.u.						
- Rhei aquosa	s.u.						
- - composita,	s.u.						
- - vinosa	s.u.						
- Rhois aromatica	EB 4,6	Gewürzsumachwurzelrinde (0,75)	M	5 T			Urologicum, Enureticum; ED 5,0 g
- Salviae Salbeitinktur	EB 6	Salbeiblätter (0,75)	M	10 T			Antiphlogisticum im Magendarmtrakt und im Mund- und Rachenraum; Spülungen, Gurgelwasser 5%ig, Pinselungen unverdünnt
- -	ÖAB 9,81	Salbeiblätter (0,75; 750)	M	5 T			
- Santali rubri Rote Sandelholztinktur	EB 4,6	Rotes Sandelholz (0,75)	M		5 T		Färbemittel für Mundwässer, Holzbeizen u.a.

Tabelle 9.7 Fortsetzung

Tinctura -	Mono- graphie	Droge oder Extrakt	Ver- fahren	Menstruum EtOH 70%	 EtOH 90%	 EtOH 96%	Anwendung; mittlere ED; Besonderheiten
- Sarsaparillae Sarsaparilltinktur	EB 6	Sarsaparille (0,75)	M	5 T			Mildes Laxans; ED 5,0 g
- Scillae Meerzwiebeltinktur	DAB 5,6	Meerzwiebel (3)	M	5 T			Cardiacum, uneinge- stellt unzulässig
- Senegae Senegatinktur	EB 6	Senegawurzel (0,75)	M	5 T			Expectorans, Sekreto- lyticum; ED 2,5 g Inkomp.: Bromide, Chloride, Iodide
- Stramonii Seminis Stechapfelsamen- tinktur Hyoscyamin: > 0,03 %	EB 4,6 EB 6	Stechapfel- samen (0,75)	M	10 T			Parasympatholyticum; ED 0,3 g, Max. ED 1,0 g Inkomp.: bas. reag. Stoffe
- Strophanthi Strophanthus- tinktur g-Strophanthin: 0,39 bis 0,41 %	DAB 5,6 DAB 6	Strophanthus- samen (0,75)	M	10 T			Cardiacum, uneinge- stellt unzulässig; Max. ED 0,5 g
- Strychni Brechnußtinktur Alkaloide: 0,25 % 0,246 bis 0,255 % als Brucin und Strychnin	DAB 5,6 DAB 5 DAB 6	Brechnuß (0,75)	M Einst.	10 T			Amarum, Kreislauf- regulans; Max. ED 1,0 g
- - Strychnin: 0,12 bis 0,13 %	DAB 7-DDR	Brechnuß (pulv.)	P Einst.	10 T			Max. ED 1,0 g
- strychni Alkaloide: 0,23 bis 0,27 % als Brucin und Strychnin, davon mind. 2/5 Strychnin	Helv 6	Brechnuß- extrakt 2,5 T	L	97,5 T			ED 0,4 bis 0,8 g, Max. ED 4,0 g
- Strychni Alkaloide: 0,24 bis 0,26 % als Brucin und Strychnin	ÖAB 9,81	Brechnuß (0,75; 750)	P Einst.	10 T			ED 0,25 g, Max. ED 1,0 g
- Thujae Lebensbaumtinktur	EB 4,6	Lebensbaum- spitzen (0,75)	M	10 T			Pinselung, unver- dünnt gegen Warzen
- Tormentillae Tormentill- tinktur	DAB 6	Tormentill- wurzelstock (0,75)	M	5 T			Adstringens, Anti- diarrhoicum; ED 5 g. Für Pinselungen und Spülungen im Mund-
- -	ÖAB 9,81	Tormentill- wurzelstock (0,75; 750)	2M	5 T			und Rachenraum 5%ig
- Valerianae Baldriantinktur	DAB 5,6	Baldrianwurzel (0,75)	M	5 T			Sedativum
- -	ÖAB 9,81	Baldrianwurzel (0,75; 750)	M	5 T			ED 0,5 bis 1,0 g
- -	DAB 7,8,9	Baldrianwurzel (0,80; 710; 710)	P	5 T			Standard- zulassung: ED 1/2 bis 1 Teelöffel;
- -	DAB 7-DDR	Baldrianwurzel (0,8)	P	5 T			

Tabelle 9.7 Fortsetzung

Tinctura -	Monographie	Droge oder Extrakt	Verfahren	Menstruum EtOH 70%	EtOH 90%	EtOH 96%	Anwendung; mittlere ED; Besonderheiten
- valerianae Verdampfungsrückstand: 1,7 bis 2,3 %	Helv 6	frische Baldrianwurzel, fein zerkleinert	M Einst.	mit EtOH 55%		6 T	ED 0,5 bis 1,0 g
Valerianae tinctura ätherisches Öl: > 0,06 %	Helv 7	Baldrianwurzel (500) 20 T	P	25 T H_2O		75 T	Inkomp.: Eisensalze
- - aetherea Ätherische Baldriantinktur	DAB 5,6 DAB 7-DDR ÖAB 9,81	Baldrianwurzel (0,75) (0,8) (0,75; 750)	M	5 T Etherweingeist			Sedativum; ED 0,5 bis 1,0 g
- - composita	s.u.						
- Vanillae Vanilletinktur	EB 4,6	Vanille, fein zerschnitten	M	5 T			Aromaticum ED 2,5 g
- Veratri Nieswurztinktur	DAB 5,6	Nieswurz (0,75)	M	10 T			Antihypertonicum, äußerlich Mittel gegen Hautparasiten; überwiegend in der Veterinärmedizin
- - Alkaloide: 0,09 bis 0,11 % als Protoveratrin A	DAB 7-DDR	Nieswurz (pulv.) 1,1 T	M Einst.	10 T n.B.			
- Zingiberis Ingwertinktur	DAB 5,6	Ingwer (0,75)	M	5 T			Stomachicum, Aromaticum, insbesondere Geschmackscorrigens für eisenhaltige Zubereitungen, in Mund- und Gurgelwässern

Tinctura Aloes composita [1,3]

Zusammengesetzte Aloetinktur[1,3], Elixir ad longam vitam[1], Lebenselixir[1]

	DAB 5,6
Kap-Aloe pulv.	6,0
Rhabarberwurzel pulv.	1,0
Enzianwurzel pulv.	1,0
Zitwerwurzel pulv.	1,0
Safran	1,0
Ethanol 70% (V/V)	200,0

Herstellen durch Mazeration, Digestion oder Perkolation.

Anwendung
Stomachicum, Laxans; kontraindiziert bei Gravidität; ED 1/2 bis 1 Teelöffel.

Tinctura amara [1,3,10,13,14]

Bittere Tinktur[1,3,10,13,14]

Gehalt
ÖAB 9,81: Bitterwert der Tinktur > 2000.

Herstellung

	DAB 5,6	ÖAB 9,81	DAB 7-DDR	
Enzianwurzel	6,0	5,0	Enziantinktur	50,0
Tausendgüldenkraut	6,0	5,0	Kalmustinktur	20,0
Unreife Pomeranzen	2,0		Wermuttinktur	5,0
Pomeranzenschale	4,0	5,0	Pomeranzentinktur	25,0
Zitwerwurzel	2,0			
Bitterkleeblätter		5,0		
Ethanol 70% (V/V)	100,0	100,0		

DAB 5,6 Drogen (0,75);
ÖAB 9,81: Drogen (0,75; 750) mazerieren.

Anwendung
Stomachicum-Amarum; ED 0,5 bis 1,0 g.

Hinweis
Helv 6 verwendet den Namen Tinctura amara synonym für Tinctura Absinthii composita s. o.

Tinctura amara acida [15,16,17,18]

	FMG; FMB DRF; RW
Salzsäure 25%	5,0
Bittere Tinktur	25,0

Anwendung
Stomachicum; Dos. 3mal tgl. 15 Tropfen.

Tinctura Ambrae[2] (A)

Ambratinktur[2], Tinctura Ambrae cum Moscho[2] (B), Tinctura Ambrae moschata[2], Moschus-Ambra-Tinktur[2], Tinctura Ambrae kalina Hoffmann[20]

	EB 4 (A)	EB 4 (B)	3. Hager
Ambra	3,0	3,0	5,0
Moschus		1,0	
Lactose	3,0	3,0	
Kaliumcarbonat			5,0
Etherweingeist	150,0	150,0	
Ethanol 70% (V/V)			150,0
Rosenöl			Tr 3

(A) (B) Die Ambra und ggf. den Moschus mit Lactose verreiben, 8 Tage mit Etherweingeist mazerieren und anschließend filtrieren.

Anwendung
Stimulans, Aromaticum.

Tinctura anticholerica Krüger [15]

	FMG
Etherweingeist	1,0
Campherspiritus	7,5
Wasser	16,5
Ethanol 90% (V/V)	25,0

Anwendung
Diarrhöe; Dos 1- bis 2stündl. 30 Tropfen.

Tinctura aromatica [1,3,11,13,14]

Aromatische Tinktur[1,3,11,13,14], Tinctura Cinnamomi composita[1]

	DAB 5,6	Helv 6	ÖAB 9	ÖAB 81
Zimtrinde	10,0	10,0	10,0	12,0
Ingwer	4,0	5,0	6,0	6,0
Galgant	2,0	3,0		
Gewürznelken	2,0	2,0	2,0	2,0
Zerstoßene Kardamomen	2,0		2,0	
Ethanol 70% (V/V)	100,0	100,0	100,0	100,0

DAB 5,6: Drogen (0,75)
ÖAB 9,81: Drogen (0,75; 750)

Durch Mazeration zur Tinktur verarbeiten.
Helv 6: Die Drogen (800) perkolieren und die Tinktur auf einen Verdampfungsrückstand von 2,0 bis 3,0 % einstellen.

Anwendung
Stomachicum-Aromaticum; ED 0,5 bis 1,0 g.

Tinctura aromatica acida [2,4]

Saure aromatische Tinktur[2,4]

Auf 100 Teile Aromatische Tinktur 4 Teile Salzsäure 25% hinzugeben.

Anwendung
Stomachicum; ED 1,5 g.

Tinctura aromatica amara [2,4]

Aromatisch-bittere Tinktur[2,4]

	EB 4,6
Aromatische Tinktur	50,0
Bittere Tinktur	50,0

Anwendung
Stomachicum-Amarum; ED 2,5 g.

Tinctura Balsami tolutani aetherea [20]

Tinctura tolutana aetherea[20]

	3. Hager
Tolubalsam	16,5
Ethanol 96% (V/V)	62,5
Ether	16,0

Die Bestandteile lösen, durch Wattebausch filtrieren.

Anwendung
Zum Überziehen von Pillen.

Tinctura Benzoes composita [2,4,20]

Zusammengesetzte Benzoetinktur[2,4,20], Jerusalemer Balsam[20], Friarscher Balsam[20]

	EB 4,6
Benzoe (0,75)	12,0
Aloe (0,75)	1,2
Perubalsam	2,4
Ethanol 90% (V/V)	90,0

Anwendung
Expectorans; ED 0,5 g.
Äußerlich zu kosmetischen Waschwässern.

Tinctura camphorae benzoica[4]

Benzoesäurehaltige Kampfertinktur[4]

	EB 6
Anisöl	0,5
Campher	1,0
Benzoesäure	2,0
Ethanol 70% (V/V)	96,5

Anwendung
Expectorans; ED 0,5 g.

Tinctura carminativa[2,4,10]

Blähungstreibende Tinktur[2,4,10]

	EB 4,6		DAB 7-DDR
Zitwerwurzel	16,0		
Kalmus	8,0	Kalmus	6,0
Galgant	8,0		
Römische Kamillen	4,0	Kamillen	4,0
Kümmel	4,0	Kümmel	2,0
Anis	4,0	Fenchel	4,0
Lorbeeren	3,0		
Gewürznelken	3,0		
Muskatblüte	2,0		
Pomeranzenschalen	1,0		
Pfefferminzwasser	100,0	Pfefferminzblätter	4,0
Ethanol 90% (V/V)	100,0	Ethanol 70% (V/V)	n.B.

EB 4,6: Drogen (0,75);
DAB 7-DDR: Drogen (0,8) mazerieren.
Nach DAB 7-DDR (0,8) sollen 200 Teile Tinktur gewonnen werden.
EB 4,6: Bei Abgabe von Blähungstreibender Tinktur sind 9 Teilen Tinktur 1 Teil versüßter Salpeterweingeist hinzuzufügen.

Anwendung
Carminativum; ED 2,5 g.

Tinctura Chinae composita[1,3,10,13,14]

Zusammengesetzte Chinatinktur[1,3,10,11,13,14], Tinctura cinchonae composita[11]

Gehalt
Alkaloide.
DAB 5,6: 0,37 % als Chinin und Cinchonin.
Helv 6: 0,90 bis 1,10 % als Chinin und Cinchonin.
Bitterwert, ÖAB 9,81: 1000.

Herstellung

	DAB 5,6	ÖAB 9,81	DAB 7-DDR	
Chinarinde	12,0	10,0	Chinatinktur	60,0
Pomeranzenschale	4,0	4,0	Pomeranzentinktur	20,0
Enzianwurzel	4,0	4,0	Enziantinktur	20,0
Zimtrinde	2,0	2,0		
Ethanol 70% (V/V)	100,0	100,0		

DAB 5,6: Drogen (0,75);
ÖAB 9,81: Drogen (0,75; 750) mazerieren.
DAB 7-DDR: Die Tinkturen mischen.

	Helv 6
Chinatrockenextrakt	5,0
Ethanol 96% (V/V)	2,0
Glycerol 85%	2,0
Wasser	11,0
Pomeranzenfluidextrakt	4,0
Enziantinktur	20,0
Zimttinktur	10,0
Ethanol 70% (V/V)	46,0

Den Trockenextrakt in der Mischung von Ethanol 96%, Glycerol 85% und Wasser lösen, die anderen Bestandteile dazugeben, 8 Tage bei 2 bis 8 °C stehenlassen und bei derselben Temperatur filtrieren.

Anwendung
Stomachicum-Amarum; ED 0,5 bis 1,0 g.

Tinctura febrifuga Warburg[20]

Warburgsche Fiebertinktur[20]

	3. Hager
Angelikawurzel	4,0
Ingwer	4,0
Kap-Aloe	4,0
Campher	0,3
Safran	0,3
Ethanol 70% (V/V)	100,0
Chininsulfat	2,0

Die Drogen digerieren, im Filtrat das Chininsulfat lösen.

Anwendung
Antipyreticum, Malariamittel; Milch und Kaffee verdecken den bitteren Geschmack; ED 1 Teelöffel, TD 4- bis 6mal tgl.

Tinctura Ferri pomati[1,3]

Apfelsaure Eisentinktur[1,3]

	DAB 5,6
Eisenhaltiges Apfelextrakt	10,0
Zimtwasser	90,0

Lösen, nach Absetzen filtrieren.

Anwendung
Zur Eisensubstitutionstherapie.

Hinweis
Der Name Tinktur ist historisch und nicht technologisch zu sehen.
Eisenhaltiges Apfelextrakt → Extr. Ferri pomati, Extracta spissa

Tinctura Opii benzoica [1,3]

Benzoesäurehaltige Opiumtinktur [1,3]

Gehalt
Morphin.
DAB 5,6: 0,05 %.

Herstellung

	DAB 5,6
Anisöl	1,0
Campher	2,0
Benzoesäure	4,0
Einfache Opiumtinktur	10,0
Ethanol 70% (V/V)	183,0

Campher und Benzoesäure im Ethanol 70% lösen und die anderen Bestandteile dazugeben.

Anwendung
Expectorans; ED 1,0 bis 3,0 g.

Tinctura Opii crocata [1,3,11]

Safranhaltige Opiumtinktur [1,3,11]

Gehalt
Morphin.
DAB 5: 1 %.
DAB 6: 0,98 bis 1,02 %.
Helv 6: 0,95 bis 1,05 %.

DAB 5,6		Helv 6	
Opium (0,3)	15,0	Opiumtrockenextrakt	5,0
Safran (0,75)	5,0	Safran	3,0
Gewürznelken (0,75)	1,0	Gewürznelken (800)	1,0
Zimtrinde (0,75)	1,0	Zimtrinde (500)	1,0
Ethanol 70% (V/V)	70,0	Ethanol 96% (V/V)	25,0
Wasser	70,0	Wasser	n.B.

DAB 5,6: Herstellen durch Mazeration und Einstellen auf den vorgeschriebenen Gehalt.
Helv 6: Safran, Zimt und Gewürznelken in einer Mischung aus je 25,0 Teilen Wasser und Ethanol 96% für 6 Tage mazerieren, kolieren und auspressen. Den Opiumtrockenextrakt in 50,0 Teilen Wasser lösen und mit dem Mazerat und der Preßflüssigkeit vereinigen, mit Wasser auf den vorgeschriebenen Gehalt einstellen.

Anwendung
Antidiarrhoicum; ED 0,1 bis 1,5 g, max. ED 1,5 g.

Tinctura rhei [11]

Rhabarbertinktur [11]

Verdampfungsrückstand: 3,1 bis 3,5 %

	Helv 6
Rhabarbertrockenextrakt	3,5
Ethanol 96% (V/V)	35,0
Zimtwasser	20,0
Wasser	41,5

Den Trockenextrakt in den Flüssigkeiten lösen, nach 3 Tagen Stehen bei 2 bis 8 °C bei derselben Temperatur filtrieren.

Anwendung
Stomachicum; ED 2,5 g.

Tinctura Rhei aquosa [1,3]

Wässrige Rhabarbertinktur [1,3]

	DAB 5	DAB 6
Rhabarber (in Scheiben)	10,0	10,0
Kaliumcarbonat	1,0	1,0
Borax		1,0
Wasser	90,0	90,0
Ethanol 90% (V/V)	9,0	9,0
Zimtwasser	15,0	15,0

Die Salze und den Rhabarber mit kochendem Wasser übergießen und abgedeckt stehenlassen, Ethanol 90% hinzugeben, nach 1 Stunde Stehen, abseihen und ausdrücken, so daß 85 Teile Flüssigkeit entstehen, die mit Zimtwasser gemischt werden. Die Vorschrift nach DAB 6 darf wegen des Anteils an Borax nicht mehr hergestellt werden.

Anwendung
Mildes, laxierendes Stomachicum; ED 1,0 g.

Tinctura Rhei composita [10]

Zusammengesetzte Rhabarbertinktur [10]

	DAB 7-DDR
Rhabarberextrakt	6,0
Kalmustinktur	30,0
Pomeranzentinktur	64,0

Anwendung
Stomachicum.

Tinctura Rhei vinosa [1,3]

Weinige Rhabarbertinktur [1,3]

	DAB 5,6
Rhabarber (in Scheiben)	8,0
Pomeranzenschalen (2)	2,0
Zerstoßene Kardamomen	1,0
Xereswein	100,0
Saccharose	n.B.

Die Drogen und den Rhabarber 1 Woche mit dem Xereswein mazerieren, die Flüssigkeit durchseihen und abpressen, nach Absetzen filtrieren. Das Filtrat wägen und den siebten Teil der Masse an Saccharose darin lösen.

Anwendung
Mildes, laxierendes Stomachicum; ED 2,0 bis 10,0 g.

Tinctura Rusci Hebra [2,4]

Hebrasche Birkenteertinktur [2,4]

	EB 4,6
Birkenteer	70,0
Ether	12,0
Ethanol 90% (V/V)	12,0
Lavendelöl	2,0
Rautenöl	2,0
Rosmarinöl	2,0

Anwendung
Dermaticum, als Pinselung unverdünnt.

Tinctura Sacchari tosti [20]

Zuckercouleur [20], Zuckerfarbe [20]

	3. Hager
Saccharose (oder Stärkesirup)	100,0
Kaliumcarbonat	2,0
Wasser	140,0
Ethanol 90% (V/V)	100,0

Kaliumcarbonat in 40 Teilen Wasser lösen. Diese Lösung mit der Saccharose in einem Metallkessel oder einer Pfanne erhitzen, bis die Masse tief dunkelbraun aussieht; halb erkaltet in einer Mischung des restlichen Wassers und des Ethanols 90% lösen.

Anwendung
Färbemittel für Arzneimittel und Speisen.

Tinctura stomachica [15,16,17,20]

Elixir stomachicum [20]

	3. Hager Lentin	FMG FMB;DRF
Kalmustinktur	40,0	
Wässrige Rhabarbertinktur	20,0	
Weinige Rhabarbertinktur		30,0
Ingwertinktur		30,0
Zusammengesetzte Chinatinktur		30,0
Bittere Tinktur	20,0	
Aromatische Tinktur	20,0	

Anwendung
Amarum; ED 30 Tropfen.

Tinctura Valerianae composita [10]

Zusammengesetzte Baldriantinktur [10]

	DAB 7-DDR
Pfefferminzspiritus	33,3
Etherweingeist	33,3
Baldriantinktur	33,4

Anwendung
Mildes Sedativum.

60 Triturationes [1,3]

Verreibungen [1,3,11]

Verreibungen sind nach DAB 5 und DAB 6 feinste Pulver aus Arzneistoffen und Lactose. Nach längerem Rühren dürfen auch unter einer Lupe einzelne Teilchen des verriebenen Arzneistoffes nicht mehr erkennbar sein.
Helv 6 schreibt in der Monographie Pulveres als Zumischung zu sehr stark wirkenden, weiß aussehenden Arzneistoffen das gefärbte Mannitol vor. Es besteht aus 1 Teil Carmin und 99 Teilen Mannitol. Nach der Vorschrift soll 1 Teil des sehr stark wirkenden Arzneistoffes genau gewogen und mit 1 Teil gefärbtem Mannitol unter häufigem Abkratzen verrieben werden. Auf Sieb 100 dürfen keine Rückstände mehr zurückbleiben. Dann sind unter homogenem Verreiben und häufigem Abkratzen nach und nach weitere 8 Teile gefärbtes Mannitol hinzuzumischen.
Homöopathische Verreibungen → Band Methoden.

61 Unguenta [1,3,5,6,7,10,11,12,13,14]

Salben [1,3,5,6,7,10,11,12,13,14]

Salben sind zum äußeren Gebrauch bestimmte Zubereitungen, die bei Raumtemperatur eine streichbare Konsistenz besitzen. Sie dienen dem Schutz der Haut und zur Applikation von Arzneistoffen auf der Haut oder Schleimhaut. ÖAB 9, ÖAB 81. Nach Helv 6 handelt es sich um thixotrope Gele mit Fließgrenze und von plastischer Verformbarkeit zur medikamentösen Anwendung auf der gesunden, verletzten oder kranken Haut oder der Schleimhaut von Körperöffnungen. Ähnlich definiert DAB 7-DDR, das darauf hinweist, daß die Arzneistoffe in Salben suspendiert, gelöst oder emulgiert vorliegen. DAB 7 und DAB 8 führen die Bezeichnung Cremes für wasserhaltige Salben und die Bezeichnung Pasten für Salben, in denen pulverförmige Bestandteile meist in größeren Mengen suspendiert sind. DAB 9 und Helv 7 unterscheiden ebenso wie Ph.Eur. Salben, Cremes und Gele, und zwar solche auf hydrophober oder hydrophiler Basis, Salben mit wasseraufnehmenden Grundlagen und außerdem Pasten.

Für die Herstellung geben DAB 5 und DAB 6 an, zunächst die schwerer schmelzbaren Bestandteile zu verflüssigen, dann die leichter schmelzbaren hinzuzufügen und die geschmolzene Masse bis zum Erkalten zu rühren. Das Erwärmen soll vorsichtig erfolgen. DAB 7-DDR, ÖAB 9 und ÖAB 81 lassen auf dem Wasserbad schmelzen. Diese Bestimmung gilt für alle Salben grundsätzlich. Sie ist bei den einzelnen Vorschriften nicht mehr genannt. Unlösliche oder schwerlösliche feste Stoffe werden nach DAB 5 bis DAB 8, DAB 7-DDR, ÖAB 9 und ÖAB 81 als möglichst feine Pulver und nach Helv 6 als Pulver (> 160) mit wenig geschmolzener Grundlage angerieben und dann mit dem Rest der Grundlage gemischt. DAB 7-DDR schreibt präzise die zur ersten Salbenverreibung notwendige Menge vor. Die Pulverbestandteile sind mit der einfachen bis doppelten Menge ihrer Masse an Salbengrundlage zu verreiben oder zu walzen. Wasserlösliche Substanzen sind in der Regel in wenig Wasser zu lösen und in die Grundlage einzuarbeiten. Extrakte dürfen ggf. auch in einer anderen Flüssigkeit angerieben werden. Helv 6 verlangt, daß Arzneistoffe nur gelöst werden dürfen, falls die Konzentration das Entstehen einer übersättigten Lösung und die Auskristallisation bei der Lagerung ausschließt.

Als Hilfsmittel erlaubt DAB 7 Stabilisatoren und Antioxidantien. DAB 8 nennt zusätzlich Konservierungsmittel und DAB 9, Helv 7 sowie Ph.Eur. führen außerdem Emulgatoren und Verdickungsmittel unter geeigneten Zusätzen auf. Helv 6 läßt ggf. Kohlenwasserstoff- und Lipogele durch Zugabe von max. 0,03 % racemisches α-Tocopherol oder einem anderen Antioxidans vor dem Verderb schützen.

Als Grundlage schreiben DAB 5 und DAB 6, falls nichts anderes angegeben ist, Weiche Salbe vor. DAB 7, DAB 8 und DAB 7-DDR ersetzen sie durch die Wollwachsalkoholsalbe. Bei Unverträglichkeiten darf eine andere Grundlage benutzt werden. Helv 6 beschreibt die Herstellung von Emulsionssalben. Für eine O/W-Salbe wird die Ölphase mit dem lipophilen Emulgator oder mit beiden Emulgatoren, dem lipophilen und dem hydrophilen, geschmolzen und die Wasserphase von gleicher Temperatur beigemischt. Sie kann den hydrophilen O/W-Emulgator enthalten. Die Ölphase wird emulgiert und die Emulsion bis zur Gelbildung gerührt. Die Arzneistoffe sind je nach ihrer Löslichkeit und der beabsichtigten Wirkung in der Öl- oder der Wasserphase zu lösen. Die Wasserphase von O/W-Emulsionssalben und Hydrogelsalben soll konserviert werden.

Die Prüfung der Salben erstreckt sich auf makroskopisches und mikroskopisches Aussehen, den Wirkstoffgehalt, die Kontrolle der antimikrobiellen Maßnahmen u. a., denn Zubereitungen, die zur Behandlung von großen offenen Wunden oder schwerverletzter Haut dienen, sollen nach DAB 9, Helv 7 wie nach Ph.Eur. steril sein. → Band Methoden.

Cremor refrigerans Unna [4,20] (A)

Unguentum rosatum[4], Rosensalbe[4], Unguentum refrigerans Unna[15], Cremor refrigerans cum Aqua Calcis Unna[20] (B), Kühlsalbe nach Unna[20] (C), Cremor refrigerans Plumbi subacetici[20] (D)

	EB 6	FMG	Kühlsalben nach UNNA, 3. Hager (A)	(B)	(C)	(D)
Wollwachs		25,0	10,0	10,0	10,0	10,0
Schweineschmalz	77,0					
Benzoeschmalz			20,0	20,0	20,0	20,0
Gebleichtes Wachs	15,5					
Weißes Vaselin		25,0				
Pomeranzenblütenwasser		25,0				
Rosenwasser	7,5	25,0	60,0			
Kalkwasser				60,0		
Essigsäure 30%					60,0	
Bleiessig						60,0

Anwendung

Kühlende Salben; zusätzlich (B) gegen Verbrennungen, (C) zur Durchblutungsförderung, (D) gegen Decubitus und reizmildernd; obsolet.

Hinweis

Cremores sind Salben von besonders weicher Konsistenz. Der Name ist eine alte Bezeichnung für Cremes.

Lanolinum [1,3,5,6,7,10,11,12]

Lanolin[1,3,5,6,7,10,11,12], Unguentum Adipis Lanae[11], Cera Lanae cum Aqua[13,14], Wasserhaltiges Wollwachs[13,14]

	DAB 5	DAB 6	DAB 7	DAB 7-DDR	DAB 8,9	Helv 6,7	ÖAB 9,81
Wollwachs	75,0	65,0	65,0	65,0	65,0	70,0	70,0
Wasser	25,0	20,0	20,0	20,0	20,0	20,0	20,0
Flüssiges Paraffin	15,0	15,0					10,0
Dickflüssiges Paraffin			15,0		15,0		
Dünnflüssiges Paraffin				15,0			
Olivenöl						10,0	

Das Wollfett schmelzen, mit dem flüssigen Paraffin bzw. dick- oder dünnflüssigem Paraffin und dem Wasser zur homogenen Masse verrühren. Nach einigen Stunden nochmals durchrühren.

Flüssiges Paraffin
DAB 5: Spez. Gew. > 0,885
DAB 6: d > 0,881
ÖAB 9,81: ρ 0,865 bis 0,890, Viskosität > 100 cP

Dickflüssiges Paraffin
DAB 7: ρ 0,865 bis 0,890, Viskosität > 120 cP
DAB 8: ρ 0,866 bis 0,892, Viskosität > 100 cP
DAB 9: ρ 0,827 bis 0,890, Viskosität 110 bis 230 cP
DAB 7-DDR: d 0,870 bis 0,890, Viskosität > 120 cSt

Dünnflüssiges Paraffin
DAB 7-DDR: d 0,830 bis 0,880, Viskosität < 60 cSt

Olivenöl
Helv 6: ρ 0,906 bis 0,915
Helv 7: d 0,910 bis 0,916

Anwendung
Grundlage für Salben mit fettender und kühlender Wirkung.

Hinweis
In dieser Vorschrift sind die unterschiedlichen Eigenschaften der flüssigen Paraffine in bezug auf Dichte und Viskosität angegeben. In den übrigen Rezeptbeispielen ist die Anweisung des DAB 7 und DAB 8 berücksichtigt, falls flüssiges Paraffin verordnet ist, dickflüssiges einzusetzen.
→ Adeps Lanae cum aqua, Adipes.

Lanolimentum leniens[2,4]

Lanolincreme[2,4]

	EB 4
Wollfett	40,0
Olivenöl	20,0
Weißes Vaselin	10,0
Glycerol 85%	4,5
Wasser	25,0
Vanillin	0,05
Ethanol 90% (V/V)	0,30
Bergamottöl	0,50
Citronenöl	0,50

Das Wollfett, Olivenöl und Vaselin schmelzen. Das Vanillin im Ethanol 90% lösen, mit Glycerol 85% und Wasser mischen, diese Lösung portionsweise in die lipophile Phase einarbeiten und zuletzt die ätherischen Öle einrühren.

Anwendung
Kühlendes Hautpflegemittel.

Unguentum Acidi borici[1,3,5,10,13,14]

Borsalbe[1,3,5,6,12,13,14], Acidi borici unguentum[6,12], Borsäuresalbe[10], Unguentum acidi borici 5%[11], Borsalbe 5%[11]

Gehalt
Borsäure.
DAB 5,6: 10 % (0,15) in weißem Vaselin.
DAB 7: 2,7 bis 3,3 % (0,100) in weißem Vaselin.
DAB 8: > 2,7 % < 3,3 % (90) in weißem Vaselin.
DAB 7-DDR: 9,5 bis 10,5 % in gelbem Vaselin.
Helv 6: 4,7 bis 5,3 % (100) in weißem Vaselin.
Helv 7: > 4,7 % < 5,3 % (180) in weißem Vaselin.
ÖAB 9,81: 9,5 bis 10,5 % (0,15; 150) in weißem Vaselin.

Anwendung
Mildes Desinficiens. In der Bundesrepublik Deutschland sind Borsäurezubereitungen aufgrund der geringen Wirksamkeit und ihrer Toxizität untersagt, mit Ausnahme der Anwendung als Hilfsmittel in Augentropfen.

Unguentum Acidi salicylici[10]

Salicylsäuresalbe[10], Vaselinum salicylatum[2,4] (A), Salicylvaselin[2,4] (A), Vaselinum salicylatum durum[2,4] (B), Hartes Salicylvaselin[2,4] (B), Unguentum salicylicum compositum[11,12], Zusammengesetzte Salicylsalbe[11,12], Salicylsäure-Salbe[19]

	DAB 7-DDR EB 4,6 (A)	EB 4,6 (B)	Helv 6,7
Salicylsäure	2,0	2,0	10,0
Gelbes Vaselin	98,0	87,8	
Gelbes Wachs		10,0	
Gaultheriaöl		0,2	
Wollwachs			10,0
Gehärtetes Erdnußöl			70,0
Gereinigtes Terpentinöl			10,0

Bestandteile sorgfältig zur homogenen Salbe verarbeiten. NRF führt unter Salicylsäure-Salbe drei Zubereitungen von Salicylsäure-Vaselin 2%, 3% und 5%. Die Herstellung soll ohne Erwärmen aus einer Salicylsäure-Stammverreibung 50%, die mehrmals mit dem Dreiwalzenstuhl bearbeitet ist, erfolgen: Salicylsäure (180) 4 Teile, dickflüssiges Paraffin 1 Teil, weißes Vaselin 3 Teile.
→ Pasta Zinci salicylata, Pastae.

Unguentum Acidi tannici[10]

Gerbsäuresalbe[10]

	DAB 7-DDR
Tannin	2,0
Wasser	2,0
Wollwachsalkohole	2,0
Wasserhaltige Wollwachsalkoholsalbe	94,0

Das Tannin mit dem Wasser anreiben, die anderen Bestandteile hinzumischen.

Anwendung
Dermaticum.

Unguentum Alcoholum Lanae[5,10]

Wollwachsalkoholsalbe[5,6,7,10,13,14], Lanae alcoholum unguentum[6,7], Unguentum Lanalcoli[13,14], Unguentum cetylicum[4,11,12], Cetylsalbe[4,11,12]

	DAB 7,8,9	DAB 7-DDR	EB 6 Helv 6,7	ÖAB 9,81
Cetylalkohol			4,0	
Cetylstearylalkohol	0,5			
Wollwachsalkohole	6,0	12,0		6,0
Wollwachs			10,0	
Weißes Vaselin	93,5		86,0	
Gelbes Vaselin		88,0		10,0
Hartparaffin				24,0
Dickflüssiges Paraffin				60,0

Die Bestandteile schmelzen und anschließend kaltrühren.
Nach Helv 7 ist Unguentum cetylicum 2 Stunden bei 160 °C sterilisierbar, deshalb geeignet als Grundlage für Augensalben.

Unguentum Alcoholum Lanae aquosum[5,10]

Wasserhaltige Wollwachsalkoholsalbe[5,6,7,10,13,14], Lanae alcoholum unguentum aquosum[6,7], Unguentum cetylicum cum aqua[11,12], Wasserhaltige Cetylsalbe[11,12], Unguentum Lanalcoli aquosum[13,14]

	DAB 7,8,9 DAB 7-DDR ÖAB 9,81	Helv 6,7
Wollwachsalkoholsalbe	50,0	
Cetylsalbe		60,0
Wasser	50,0	40,0

Bestandteile auf 60 °C erwärmen und bis zum Erkalten rühren.
→ Lanolin, Lanolinum s. o.
→ Adeps lanae cum aqua, Adipes.

Unguentum Aluminii acetici[17] (A) (B)

Unguentum aluminii aceticotartarici[10], Aluminiumacetotartratsalbe[10]

	DRF (A)	DRF (B)	DAB 7-DDR
Aluminiumacetat-Lösung	10,0	40,0	
Aluminiumacetat-tartrat-Lösung			10,0
Weiche Salbe	90,0		
Wasserfreies Eucerin		60,0	
Wollwachsalkoholsalbe			90,0

Anwendung
Kühlende, adstringierende Salbe.

Unguentum anaestheticum[17]

	DRF
Pantocain	0,25
Perubalsam	10,0
Rizinusöl	10,0
Weiche Salbe	zu 50,0

Den Perubalsam im Rizinusöl lösen, mit der Weichen Salbe mischen. Das Pantocain in 1 bis 2 ml Wasser lösen. Diese Lösung in die Salbe einarbeiten.

Anwendung
Salbe gegen juckende und nässende Ekzeme.

Unguentum Argenti nitrici compositum[4]

Zusammengesetzte Silbernitratsalbe[4], Schwarze Salbe[4], Unguentum Argenti nitrici nigrum[16], Unguentum nigrum[17,18]

	EB 6	FMB	DRF	RW
Silbernitrat	1,0	0,3	0,3	0,3
Wasser	n.B.		0,3	0,3
Perubalsam	5,0	1,5	3,0	3,0
Wollwachs			2,0	
Gelbes Vaselin zu	100,0	30,0	30,0	30,0

Das Silbernitrat in etwas Wasser lösen, die Lösung mit der Salbengrundlage mischen und dann den Perubalsam dazugeben.

Anwendung
Wundheilende Salbe.

Hinweis
Die Salbe verfärbt sich bei längerer Lagerung schwarz. Flecke in der Wäsche lassen sich durch Behandeln mit warmer Natriumthiosulfatlösung 10% entfernen.

Unguentum Balsami peruviani[4,15]

Perubalsamsalbe[4,15], Unguentum pomadinum Hebra[20], Hebras Haarpomade[20]

	EB 6 FMG	3. Hager
Perubalsam	20,0	2,5
Kakaobutter	80,0	65,0
Olivenöl		32,5

Die Kakaobutter schmelzen, kurz vor dem Erstarren mit Perubalsam mischen.

Anwendung
Milde heilende Salbe, Haarpomade.

Unguentum basilicum[1,3]

Königssalbe[1,3], Unguentum resinae[1], Unguentum Terebinthinae[4], Terpentinsalbe[4], Unguentum resinosum[11,12], Harzsalbe[11,12]

	DAB 5,6	EB 6	Helv 6,7
Kolophonium	15,0		9,0
Gelbes Wachs	15,0	33,5	17,0
Terpentin	10,0	33,5	9,0
Hammeltalg	15,0		
Erdnußöl	45,0		
Olivenöl			65,0
Gereinigtes Terpentinöl		33,0	

Die festen Bestandteile schmelzen und beim Erkalten mit den flüssigen mischen.

Anwendung
Hyperämisierende Salbe und Salbengrundlage; Terpentinsalbe wird gegen Frostschäden empfohlen.

Unguentum broncho-resorbens[11]

Bronchialsalbe[11], Balsamum Mentholi compositum[3], Mentholbalsam[3], Unguentum contra tussim[19] (A), Hustensalbe[19] (A), Unguentum contra tussim mite[19] (B), Milde Hustensalbe[19]

	DAB 6	Helv 6	NRF (A)	NRF (B)
Campher		3,0	8,0	
Menthol	15,0		2,0	
Guajacol		3,0		
Methylsalicylat	15,0	3,0		
Eucalyptusöl		2,0	8,0	8,0
Latschenkiefernöl		2,0		
Kiefernnadelöl			10,0	10,0
Gereinigtes Terpentinöl			2,0	2,0
Thymianöl		1,0		
Zusammengesetztes Bilsenkrautöl		5,0		
Macrogolsalbe		81,0		
Ceresin			21,0	24,0
Wollwachs	45,0			
Gelbes Wachs	10,0			
Weißes Vaselin			49,0	56,0
Wasser	15,0			

DAB 6: In die geschmolzenen Wachse das Wasser emulgieren und mit der Lösung des Menthols im Methylsalicylat mischen.
Helv 6: Den Campher mit dem Guajacol bis zur Verflüssigung verreiben, dann das Methylsalicylat, die ätherischen Öle und das zusammengesetzte Bilsenkrautöl dazugeben, die Flüssigkeit mit der Salbengrundlage mischen.
NRF: Das Ceresin und das weiße Vaselin schmelzen, bis zum Erkalten rühren und homogenisieren. Die Lösung des Menthols und Camphers in den ätherischen Ölen (A) oder nur die ätherischen Öle (B) in die Grundlage einarbeiten.

Anwendung
Antitussivum; Dos. 2- bis 3mal tgl. auf Brust und Rükken einreiben. Zur Inhalation 1 haselnußgroßes Stück in das Inhalationsgefäß geben.

Unguentum camphoratum[2,4] (A)

Kampfersalbe[2,4,10,12] (A), Unguentum camphoratum vaselinatum[2,4] (B), Kampfervaselin[2,4] (B), Unguentum Camphorae[10], Unguentum camphorae 10%[11], Kampfersalbe 10%[11], Camphorae unguentum[12]

Gehalt
Campher.
EB 4,6 (A): 20 %; EB 4,6 (B): 10 %.
DAB 7-DDR: 9,5 bis 10,5 %.
Helv 6: 9,0 bis 11,0 %.
Helv 7: > 9,0 % < 11,0 %.

Herstellung

	EB 4,6 (A)	EB 4,6 (B)	DAB 7-DDR	Helv 6	Helv 7
Campher	20,0	10,0	10,0	10,0	10,0
Wollwachs	54,0		10,0		
Gelbes Vaselin	26,0	90,0	80,0		
Gehärtetes Erdnußöl				90,0	70,0
Weißes Vaselin					20,0

EB 4,6 (A): Bestandteile auf dem Wasserbad 3 Stunden lang erhitzen, Camphersalbe soll ca. 20 % ihres Gewichtes verlieren.
EB 4,6 (B): Campher im erwärmten Vaselin lösen, auf dem Wasserbad 2 Stunden lang erhitzen. Camphervaselin soll 10 % seines Gewichtes verlieren.
DAB 7-DDR: Campher in der geschmolzenen Grundlage lösen, die Salbe kaltrühren.
Helv 6,7: Campher in 50 Teilen des gehärteten Erdnußöls in einem verschlossenen Weithalsgefäß in einem Wasserbad von 60 bis 70 °C lösen. Die auf 40 °C abgekühlte Salbe mit dem Rest der Grundlage von derselben Temperatur mischen und kaltrühren.

Anwendung
Durchblutungsfördernde Einreibung.

Unguentum capsici compositum [11]

Cayennepfeffersalbe [11,12], Capsici unguentum compositum [12]

	Helv 6,7
(Eingestellter) Cayennepfefferliquidextrakt	2,5
Eucalyptusöl	3,0
Campher	5,0
Gereinigtes Terpentinöl	10,0
Gebleichtes Wachs	10,0
Cetylsalbe	69,5

Das gebleichte Wachs und die Cetylsalbe schmelzen, bei ca. 30 °C die Lösung des Camphers und des Eucalyptusöls im gereinigten Terpentinöl sowie den eingestellten oder nach Helv 6 nicht eingestellten Cayennepfefferliquidextrakt hinzufügen und kaltrühren.

Anwendung
Antirheumatische Salbe.

Unguentum cereum [1,3]

Wachssalbe [1,3], Unguentum cereum compositum [4], Zusammengesetzte Wachssalbe [4]

	DAB 5,6	EB 4,6
Erdnußöl	70,0	
Gelbes Wachs	30,0	
Gebleichtes Wachs		15,0
Mandelöl		70,0
Walrat		15,0

Die Bestandteile schmelzen und kaltrühren.

Anwendung
Salbengrundlage.

Hinweis
Als Ersatz für Walrat führt DAB 9 Cetylpalmitat.
→ Ceratum Cetacei, Cerata

Unguentum contra Combustiones [20] (A)

Schwimmers Brandsalbe [20]

	3. Hager
Borsäure	5,0
Zinkoxid	10,0
Benzoeschmalz	35,0

Unguentum contra Combustiones I [17] (B)

	DRF
Tetracainhydrochlorid	0,1
Hamamelisfluidextrakt	5,0
Aluminiumacetat-Lösung	20,0
Wasserfreies Eucerin	zu 50,0

Unguentum contra Combustiones II [17] (C)

	DRF
Sulfacetamid	2,5
Benzocain	2,5
Basisches Bismutnitrat	2,5
Gelbes Vaselin	zu 50,0

Unguentum contra Combustiones III [17] (D)

	DRF
Acriflaviniumchlorid	0,05
Tetracainhydrochlorid	0,2
Tannin	10,0
Glycerolsalbe	zu 50,0

Tannin gesondert mit der Glycerolsalbe anreiben, damit es nicht zu unlöslichem Tetracaintannat reagiert.

Anwendung
(A) bis (C) Brandsalben auf Basis von Lipiden sind nach pharmakologischen Erkenntnissen den Brandgelen unterlegen.

Unguentum contra decubitum [2,4]

Salbe gegen Aufliegen [2,4], Unguentum contra Decubitum [15,16,17]

	EB 4 FMG	EB 6 FMB DRF
Zinksulfat	5,0	5,0
Bleiacetat	10,0	10,0
Myrrhentinktur	2,0	2,0
Weiche Salbe		83,0
Gelbes Vaselin	83,0	

Die beiden Salze verreiben, mit der Myrrhentinktur mischen und in die flüssige Mischung die Salbengrundlage in Anteilen einarbeiten.

Anwendung
Adstringierende, deckende und mild desinfizierende Salbe.

Unguentum contra Perniones Lassar[2,4]

Lassarsche Frostsalbe[2,4], Unguentum contra Perniones[16,17]

	EB 4,6	FMB	DRF
Phenol	2,0		
Bleipflastersalbe	37,0		
Wollwachs	40,0		
Olivenöl	20,0		
Lavendelöl	1,0		
Chlorkalk		5,0	
Paraffinsalbe		45,0	
Methylsalicylat			2,5
Camphersalbe			47,5

Die Bestandteile zur Salbe mischen.

Anwendung
Perniones ohne Hautdefekte.

Unguentum contra Scabiem[3]

Krätzesalbe[3], Unguentum contra scabiem Hebrae[15], Unguentum sulfuratum compositum[13,14], Zusammengesetzte Schwefelsalbe[13,14], Unguentum Wilkinsonii[16,17]

	DAB 6	ÖAB 9,81	FMG	FMB DRF
Schwefel	20,0	14,0	15,0	15,0
Birkenteer	20,0		15,0	15,0
Buchenteer		12,0		
Calciumcarbonat		10,0	10,0	10,0
Schweineschmalz	40,0	25,0	30,0	
Kaliseife	40,0	32,0	30,0	
Wollwachs				10,0
Gelbes Wachs		7,0		
Ethanol 90% (V/V)				5,0
Weiche Salbe				45,0

Die Wachse und Fette mit der Kaliseife schmelzen, die Pulverbestandteile in die Masse einrühren und nach dem Erkalten unter ständigem Rühren den Teer ggf. mit Ethanol 90% hinzufügen.

Anwendung
Scabies, kallöse Ekzeme, invertierte Psoriasisherde.

Unguentum crinale cum Chinino[17]

Unguentum tanno-chinatum[15]

	FMG	DRF
Chininsulfat	1,2	
Chinintannat		1,2
Tannin	2,5	2,5
Perubalsam	2,0	2,0
Kakaobutter	40,0	40,0
Mandelöl	10,0	
Olivenöl		10,0

Pulverbestandteile mit dem Olivenöl anreiben, die geschmolzene Kakaobutter mit der Anreibung mischen und kurz vor dem Erstarren mit dem Perubalsam versetzen.

Anwendung
Salbe gegen Seborrhöe des Kopfes, zur Schuppenbeseitigung, bei zerkratzten Kopfekzemen.

Unguentum diachylon[1,3]

Bleipflastersalbe[1,3,8,10,13,14], Hebrasalbe[1], Plumbi emplastrum unguentum[8], Unguentum Plumbi oxydati[13,14], Unguentum Emplastri Plumbi[10], Lanolimentum diachylon[20], Bleipflaster-Lanolinsalbe[20]

Gehalt
Blei.
DAB 7-DDR: 11,4 bis 12,6 %.
ÖAB 9,81: 14,7 bis 16,3 %.
DAC 86: 10,8 bis 13,2 %.

Herstellung

	DAB 5	DAB 6 DAC 86	ÖAB 9,81	3. Hager
Bleipflaster	50,0	40,0	50,0	30,0
Weißes Vaselin	50,0	60,0		
Schweineschmalz			50,0	
Olivenöl				30,0
Lanolin				40,0

Die Bestandteile schmelzen, bis zum Erkalten rühren, 24 Stunden kalt stellen und nochmals durchmischen.

	DAB 7-DDR
Blei(II)-oxid	14,0
Erdnußöl	28,0
Ethanol 96% (V/V)	2,4
Wasser	n.B.
Vaselin	n.B.

Das Bei(II)-oxid mit Ethanol 96% anreiben, mit Erdnußöl versetzen und erwärmen. Bei 100 bis 110 °C mehrmals kleine Anteile Wasser hinzufügen, bis die Verseifung vollständig ist. Das freigesetzte Glycerol mit Wasser auskneten. Das Wasser durch Abtupfen mit Filtrierpapier entfernen. Die gewogene Masse mit 500 Teilen Vaselin schmelzen und kaltrühren. Nach der Gehaltsbestimmung mit weiterem Vaselin auf den Gehalt von 11,4 bis 12,6 % Blei einstellen.

Anwendung
Ekzematöse Hauterkrankungen.
→ Unguentum Plumbi stearinici s. u.
Bleipflaster → Emplastrum Lithargyri, Emplastra

Unguentum diachylon carbolisatum Lassar[2]

Carbolsäurehaltige Bleipflastersalbe[2], Unguentum diachylon phenolatum[4,16], Phenolhaltige Bleipflastersalbe[4]

	EB 4,6 FMB
Verflüssigtes Phenol	2,0
Bleipflastersalbe	98,0

Anwendung
Nässende ekzematöse Hauterkrankungen.

Unguentum diachylon salicylatum[17]

Salicylsäurehaltige Bleipflastersalbe[17,19], Plumbi emplastri unguentum cum acido salicylico[19]

	DRF; NRF
Salicylsäure	1,5
Rizinusöl	5,0
Bleipflastersalbe	zu 50,0

Salicylsäure mit Rizinusöl anreiben und mit der schwach erwärmten Bleipflastersalbe mischen.

Anwendung
Keratolyticum bei ekzematösen Hauterkrankungen.

Unguentum emulsificans[5,6,7,10,13,14]

Hydrophile Salbe[5,6,7], Emulgierende Salbe[10,13,14]

	DAB 7,8,9	DAB 7-DDR	ÖAB 9,81
Emulgierender Cetylstearylalkohol	30,0	30,0	30,0
Dickflüssiges Paraffin	35,0	20,0	20,0
Weißes Vaselin	35,0		50,0
Gelbes Vaselin		50,0	

Bestandteile schmelzen und bis zum Erkalten rühren. Nach DAB 7 und DAB 9 dürfen dickflüssiges Paraffin und Vaselin bis zu 10 % gegeneinander ausgetauscht werden.

Anwendung
Grundlage für O/W-Cremes.

Hinweis
Emulgierender Cetylstearylalkohol nach DAB 7, DAB 8 und DAB 9 enthält > 88 % Fettalkohole und > 7 % Natriumcetylstearylsulfat (M_r 358,5) und entspricht damit in etwa dem emulgierenden Stearylalkohol nach ÖAB 9 und ÖAB 81, der aus 90 bis 91 % freien Fettalkoholen und 7 bis 10 % Natriumcetylsulfat (M_r 344,5) bestehen soll. DAB 7-DDR gibt für emulgierende Alkohole einen Gehalt von 4,5 bis 6,5 % Natriumalkylsulfaten, berechnet als Natriumstearylsulfat (M_r 372,5), an. → Dickflüssiges und flüssiges Paraffin s. o. Lanolinum.

Unguentum emulsificans aquosum[5,6,7,10,13,14]

Wasserhaltige hydrophile Salbe[5,6,7], Wasserhaltige emulgierende Salbe[10,13,14], Unguentum hydrophilicum II[11], Anionenaktive hydrophile Salbe[11,12], Unguentum hydrophilicum anionicum[12]

	DAB 7,8,9	DAB 7-DDR	ÖAB 9,81	Helv 6	Helv 7
Hydrophile Salbe	30,0		30,0		
Wasser	70,0	63,9	70,0	58,9	45,0
Emulgierender Cetylstearylalkohol		21,0			5,0
Cetylalkohol				10,0	
Natriumdodecylsulfat				1,0	
Gehärtetes Erdnußöl				20,0	30,0
Dünnflüssiges Wachs		10,0			
Glycerol 85%		5,0			
Propylenglycol				10,0	20,0
Methyl-4-hydroxybenzoat		0,06	0,06	0,07	
Propyl-4-hydroxybenzoat		0,04	0,04	0,03	

DAB 7,8,9; ÖAB 9,81: Die hydrophile Salbe bei ca. 70 °C schmelzen und mit dem auf dieselbe Temperatur abgekühlten, frisch aufgekochten Wasser, das ggf. die gelösten Konservierungsmittel enthält, emulgieren. DAB 7 und DAB 8 erlauben den Zusatz von 4-Hydroxybenzoesäureester 0,1% , DAB 9 nennt vorrangig den Zusatz von Sorbinsäure 0,1%.
DAB 7-DDR; Helv 6,7: Die lipophilen Bestandteile der Grundlage auf ca. 80 °C erwärmen und die Lösung der hydrophilen Stoffe von derselben Temperatur portionsweise einemulgieren.

Anwendung
Creme mit Kühleffekt. Trägersalbe für wasserlösliche Arzneistoffe, die in der Wasserphase einer O/W-Emulsion vorliegen sollen.
Inkomp.: kationenaktive Stoffe, Phenole.

Hinweis
Dünnflüssiges Wachs, Cera perliquida, DAB 7-DDR, besteht aus einer Mischung von Estern vorwiegend gesättigter C_{12}- und C_{14}-Fettsäuren mit 2-Ethylhexanol

Unguentum emulsificans nonionicum aquosum [7]

Nichtionische hydrophile Creme [7], Unguentum hydrophilicum I [11], Nichtionogene hydrophile Salbe [11,12], Unguentum hydrophilicum non ionogenicum [12]

	DAB 9	Helv 6	Helv 7
Polysorbat 60	5,0	5,0	5,0
Cetylstearylalkohol	10,0		
Cetylalkohol		10,0	10,0
Glycerol 85%	10,0		
Propylenglycol		10,0	20,0
Gehärtetes Erdnußöl		20,0	20,0
Weißes Vaselin	25,0		
Wasser	50,0	54,9	45,0
Methyl-4-hydroxybenzoat		0,07	
Propyl-4-hydroxybenzoat		0,03	

DAB 9: Cetylstearylalkohol und Vaselin auf 70 °C erwärmen und mischen.
Helv 6,7: Cetylalkohol und gehärtetes Erdnußöl auf 80 °C erwärmen und mischen.
Alle Vorschriften lassen die Lösung der übrigen Bestandteile in Wasser bei gleicher Temperatur portionsweise unter ständigem Rühren in die Mischung emulgieren, kaltrühren und das verdunstete Wasser ersetzen.
DAB 9 erlaubt den Zusatz von Sorbinsäure 0,1%, die ggf. gegen 4-Hydroxybenzoesäureester ausgetauscht werden kann.

Anwendung
Grundlage für O/W-Cremes.
Inkomp.: Phenol, Resorcin, Tannin.

Unguentum flavum [2,4]

Gelbe Salbe [2,4], Altheesalbe [2,4]

	EB 4,6
Curcumawurzelstock	1,8
Schweineschmalz	90,0
Gelbes Wachs	5,0
Fichtenharz	5,0

Den Curcumawurzelstock (0,3) mit dem Schweineschmalz auf dem Wasserbad eine halbe Stunde lang erhitzen, die übrigen Bestandteile hinzugeben und die Masse nach dem Schmelzen filtrieren.

Anwendung
Wund- und Heilsalbe.

Unguentum Glycerini [1,3]

Glycerinsalbe [1,3], Unguentum Glyceroli [10,11], Glycerolatum simplex [1], Glycerolsalbe [10,11]

	DAB 5	DAB 6	DAB 7-DDR	Helv 6
Weizenstärke	10,0	10,0	8,5	10,0
Wasser	10,0	15,0	40,0	n.B.
Glycerol 85%	90,0	100,0	40,0	90,0
Sorbitollösung 70% nichtkristallisierend			20,0	
Ethanol 90% (V/V)		5,0		
Tragant		2,0	1,0	
Methyl-4-hydroxybenzoat			0,06	0,1
Propyl-4-hydroxybenzoat			0,04	0,03

Die Weizenstärke mit Wasser - Helv 6 schlägt 50 Teile vor - anreiben und auf dem Wasserbad zu homogenem Kleister erhitzen. Den feingepulverten Tragant mit Ethanol 90% oder Glycerol 85% anreiben, ggf. die 4-Hydroxybenzoesäureester im Glycerol 85% lösen. Die Anreibungen mit dem restlichen Glycerol 85% und, falls Vorschrift, mit der Sorbitollösung nach und nach in den Stärkekleister eintragen, unter Umrühren bis zur Bildung einer durchscheinenden Gallerte erwärmen. Verdunstetes Wasser ergänzen. Nach DAB 6 soll der Ethanol-Geruch verschwunden sein.
→ Mucilago Glycerini, Mucilagines

Unguentum Hamamelidis [2,4,16]

Hamamelissalbe [2,4]

	EB 4,6 FMB
Hamamelisrindenwasser	10,0
Lanolin	10,0
Weißes Vaselin	80,0

Anwendung
Hämorrhoidalsalbe.

Unguentum Hydrargyri album [1,3,5,6]

Quecksilberpräzipitatsalbe [1,3,5,6,7], Hydrargyri amidochloridi unguentum [7], Unguentum Hydrargyri praecipitati album [10], Weiße Quecksilberpraecipitatsalbe [10], Unguentum hydrargyri chlorati amidati 10% [11], Weiße Präzipitatsalbe 10% [11], Unguentum Hydraryri chlorati amidati [13,14], Quecksilberamidochloridsalbe [13,14]

Gehalt
Quecksilber(II)-amidochlorid.
DAB 7: 9,7 bis 10,3 %.
DAB 8,9: > 9,7 % < 10,3 %.
DAB 7-DDR: 9,5 bis 10,5 %.
Helv 6: 9,0 bis 11,0 %.
ÖAB 9,81: 9,8 bis 10,2 %.

Herstellung

	DAB 5	DAB 6 ÖAB 9,81	DAB 7,8,9	DAB 7-DDR	Helv 6
Quecksilber(II)-amidochlorid	10,0				
Quecksilber(II)-chlorid		27,0	27,0	27,0	27,0
Ammoniak-Lösung 10%		n.B.	n.B.	n.B.	40,5
Wasser		780,0	780,0	780,0	n.B.
Wollwachs		50,0	80,0		
Weißes Vaselin	90,0	125,0	n.B.		n.B.
Wollwachs-alkoholsalbe				n.B.	
Cetylsalbe					100,0

DAB 5: Das Quecksilber(II)-amidochlorid mit dem weißen Vaselin zur homogenen Salbe verreiben.
Nach den anderen Vorschriften das Quecksilber(II)-chlorid in 540 Teilen warmem Wasser lösen, die filtrierte, erkaltete Lösung mit Ammoniak-Lösung 10% bis zur schwach alkalischen Reaktion versetzen. Nach Helv 6 erfordert dies 40,5 Teile. Den Niederschlag abnutschen und portionsweise mit Wasser auswaschen. Die Deutschen Arzneibücher sehen dafür insgesamt 240 Teile vor. Den Niederschlag unter Lichtabschluß abtropfen lassen und zwischen Filtrierpapier auf die Masse von 75 Teilen trocknen. Den noch feuchten Niederschlag zunächst mit den wasseraufnehmenden Salben, dann mit den restlichen Grundlagen verreiben. Nach DAB 7 bis 9 mit weißem Vaselin auf den geforderten Gehalt einstellen, nach DAB 7-DDR dafür Wollwachsalkoholsalbe benutzen. Helv 6 sieht zu diesem Zweck Wasser und Vaselin zu gleichen Teilen vor.

Anwendung
Salbe gegen Oxyuren, Impetigo und andere Staphylokokkeninfektionen. Die Anwendung quecksilberhaltiger Externa ist veraltet.

Unguentum Hydrargyri cinereum[1,3,10,13]

Quecksilbersalbe[1,3], Unguentum Hydrargyri[3], Unguentum mercuriale[1], Ungentuem Neapolitanum[1], Graue Quecksilbersalbe[10,13]

Gehalt
Quecksilber.
DAB 5,6: 30 %.
DAB 7-DDR; ÖAB 9: 29,0 bis 31,0 %.

	DAB 5	DAB 6	DAB 7-DDR	ÖAB 9
Quecksilber	30,0	30,0	30,0	30,0
Wollwachs	5,0	5,0	5,0	20,0
Olivenöl		1,0		
Erdnußöl	1,0		1,5	
Schweineschmalz	40,0	40,0		
Hammeltalg	24,0	24,0		
Wollwachsalkoholsalbe			63,5	
Gehärtetes Erdnußöl				40,0
Wasser				10,0

DAB 5,6: Das Quecksilber mit der Mischung von Wollwachs und Olivenöl so lange verreiben, bis mit der Lupe keine Quecksilberkügelchen mehr zu sehen sind, dann die geschmolzene und wieder erkaltete Mischung von Schweineschmalz und Hammeltalg hinzufügen.
DAB 7-DDR verfährt analog DAB 5 und DAB 6. Die Kontrollupe soll 6fach vergrößern.
ÖAB 9 verlangt, daß die Größe der Quecksilberkügelchen unter 20 μ liegt.

Anwendung
Gegen Filzläuse; Gebrauch nach neuerer Ansicht unzulässig; ED 3,0 g.

Unguentum Hydrargyri flavum[3,5,6]

Gelbe Quecksilberoxidsalbe[5,6,7,10], Hydrargyri oxidi flavi unguentum[7], Unguentum Hydrargyri oxydati flavum[10], Unguentum Hydrargyri oxydati flavi[13,14], Gelbe Quecksilberoxydsalbe[3,13,14], Unguentum hydrargyri oxydati flavi 5%[11], Gelbe Quecksilberoxidsalbe 5%[11]

Gehalt
Quecksilberoxid.
DAB 7; ÖAB 9,81: 4,8 bis 5,2 %.
DAB 8,9: > 4,8 % < 5,2 %.
DAB 7-DDR: 4,75 bis 5,25 %.
Helv 6: 4,5 bis 5,5 %.

Herstellung

	DAB 6,7,8,9 ÖAB 9,81	DAB 7-DDR	Helv 6
Quecksilber(II)-chlorid	19,0	19,0	18,9
Natriumhydroxid	8,5	8,5	8,5
Wasser	n.B.	n.B.	n.B.
Wollwachs	60,0		
Cetylsalbe			60,0
Weißes Vaselin	n.B.		
Gelbes Vaselin			n.B.
Wollwachsalkoholsalbe		n.B.	

Das Quecksilber(II)-chlorid in 380 Teilen warmem Wasser lösen und die filtrierte, auf 30 °C abgekühlte Lösung unter Umrühren in die Lösung des Natriumhydroxids in 300 Teilen Wasser gießen. Die Mischung unter Umrühren 1 Stunde lang stehenlassen. Den Niederschlag abfiltrieren und so lange auswaschen, bis 5 ml (Helv 6: 10 ml) des Filtrates der Grenzprüfung auf Chlorid genügen (DAB 8,9: mit Silbernitratlösung R 1). Den Niederschlag, entsprechend ca. 15 Teilen Quecksilberoxid, wiegen. Nach DAB 7, DAB 8 und DAB 9 mit Wasser auf 60 Teile ergänzen und mit 120 Teilen weißem Vaselin verreiben. Nach der Gehaltsbestimmung in diesem Salbenkonzentrat mit Vaselin auf den vorgeschriebenen Gehalt einstellen.
DAB 7-DDR: analog verfahren, den mit Wasser verdünnten Niederschlag mit Wollwachsalkoholsalbe aufnehmen und nach Gehaltsbestimmung einstellen.
Helv 6: Den Niederschlag analog bei 15 °C herstellen, auswaschen, sammeln. Das Filter bei 105 °C trocknen, den Verlust des Niederschlags durch Wägen bestimmen, den gewonnenen Anteil mit der 4fa-

chen Menge Wassers aufnehmen, mit der Cetylsalbe verreiben und mit gelbem Vaselin auf den vorgeschriebenen Gehalt einstellen.

Anwendung
Antibakterielle Salbe zur kurzfristigen Behandlung in der Ophthalmologie.

Hinweis
Unguentum Hydrargyri rubrum, Quecksilberoxidsalbe, Rote Praecipitatsalbe, DAB 5, DAB 6, besteht aus einer 10%igen Verreibung von Quecksilberoxid mit weißem Vaselin.

Unguentum Kalii jodati [1,3]

Kaliumjodidsalbe [1,3], Unguentum Kalii jodati cum Jodo [2,4], Jodhaltige Kaliumjodidsalbe [2,4], Unguentum Jodi [16,17], Kropfsalbe [1]

	DAB 5,6	EB 4,6	FMB	DRF
Kaliumiodid	10,0	10,0	5,0	5,0
Iod		1,0	1,0	1,0
Wasser	7,5	9,0	4,0	4,0
Natriumthiosulfat	0,12			
Schweineschmalz	82,38	80,0	90,0	
Weiche Salbe				90,0

Kaliumiodid ggf. mit Iod in Wasser lösen, die Lösung in die Grundlage einarbeiten. Zur Abgabe frisch herstellen.

Anwendung
Iod in nicht abdeckenden Salbengrundlagen hat eine resorptive Wirkung.

Hinweis
Nach Entfettung sind Iodflecke in der Wäsche mit 10%iger Natriumthiosulfatlösung zu entfernen.
Helv 6 hat die Monographie Unguentum Kalii iodati 10% im Nachtrag 1973 aufgehoben.

Unguentum leniens [1,3,5,6,7,10,12,13,14]

Kühlsalbe [3,5,6,7,11,13], Cold Cream [1,3], Unguentum emolliens [1], Unguentum Cetacei [1], Unguentum refrigerans [1,11], Kühlende Salbe [10], Lindernde Salbe [12]

	DAB 5,6	DAB 7	DAB 8 DAB 7-DDR	DAB 9	Helv 6	Helv 7	ÖAB 9,81
Gebleichtes Wachs	7,0				8,0	8,0	8,0
Gelbes Wachs		6,5	7,0	7,0			
Walrat	8,0	8,0	8,0		10,0		
Cetylpalmitat				8,0			
Mandelöl	60,0						
Erdnußöl		60,0	60,0	60,0	57,0	50,0	47,0
Gehärtetes Erdnußöl						17,0	20,0
Rizinusöl					5,0	5,0	5,0
Glycerolmonostearat		0,5					
Natriumdodecylsulfat					0,1	0,1	
Wasser	25,0	25,0	25,0	25,0	20,0	19,9	20,0
Rosenöl	0,1						

DAB 5,6,8,9; DAB 7-DDR: Die Fette und Wachse auf 60 °C erwärmen, das frisch aufgekochte Wasser auf dieselbe Temperatur abkühlen, portionsweise einarbeiten und bis zum Erkalten rühren.
DAB 7: Das Glycerolmonostearat mit der Fettphase erwärmen und weiter wie nach DAB 9 verfahren.
Helv 6: Das Natriumdodecylsulfat, das Wachs, der Walrat und das Erdnußöl schmelzen, in die 50 °C warme Mischung das Wasser von derselben Temperatur portionsweise emulgieren, verdunstetes Wasser ersetzen und nach dem Erkalten das Rizinusöl hinzumischen.
Helv 7: Das Natriumdodecylsulfat im Wasser lösen, die Lösung auf 50 °C erwärmen und in die Fettphase von derselben Temperatur emulgieren.
ÖAB 9,81: Das Wachs, das gehärtete Erdnußöl und das Erdnußöl schmelzen, beim Erkalten das Wasser portionsweise einarbeiten und am Schluß das Rizinusöl einrühren.

Anwendung
Kühlend auf entzündeter Haut.
→ Cremores refrigerantes s. o.

Unguentum leniens cum Adipe Lanae paratum [20]

	3. Hager (Münch. Ap. V.)
Dickflüssiges Paraffin	68,0
Hartparaffin	22,0
Wollwachs	10,0
Rosenwasser	100,0
Rosenöl	Tr 4

Unguentum molle [1,3]

Weiche Salbe [1,3]

	DAB 5,6
Gelbes Vaselin	10,0
Lanolin	10,0

Falls nicht ausdrücklich anderes angegeben ist, schreibt DAB 6 Weiche Salbe als Grundlage vor.

Unguentum Olei Jecoris [10,17]

Lebertransalbe [10,17], Vaselinum Olei Jecoris Aselli [4], Lebertranvaselin [4]

	EB 6	DAB 7-DDR	DRF
Lebertran	40,0	30,0	30,0
Gelbes Vaselin	60,0	50,0	
Wollwachsalkohole		20,0	
Wasserfreies Eucerin			69,8
Cumarin			0,2

Anwendung
Granulationsanregende Salbe.

Unguentum Paraffini[1,20]

Paraffinsalbe[1,20], Unguentum durum[1]

	DAB 5
Hartparaffin	40,0
Flüssiges Paraffin	50,0
Wollwachs	10,0

Unguentum Polyaethylenglycoli[5,6,10,11,13,14]

Polyäthylenglykolsalbe[5,6,10,11,13,14], Macrogoli unguentum[12], Macrogolsalbe[12]

	DAB 7,8	DAB 7-DDR	Helv 6	Helv 7	ÖAB 9,81
Macrogol 300	50,0				
Macrogol 400			57,0	70,0	60,0
Macrogol 600		60,0			
Macrogol 1500	50,0	40,0			
Macrogol 1540				20,0	
Macrogol 4000			38,0	5,0	40,0
Cetylalkohol			5,0	5,0	

Die Bestandteile schmelzen und kaltrühren, nach Helv 6 und Helv 7 bei 70 °C, nach ÖAB 9 und ÖAB 81 bei 65 °C.
DAB 7-DDR: 24 Stunden stehenlassen.
DAB 7 und DAB 8 erlauben den Austausch der Macrogole untereinander bis zu 10 %.
DAB 7-DDR läßt zur Verbesserung der Konsistenz ebenfalls zu, die Mengen zu verändern.

Hinweis
Der Zusatz von Cetylalkohol nach Helv 6 und Helv 7 erhöht die Wasseraufnahmefähigkeit.

Anwendung
Wasserlösliche, daher gut abwaschbare Grundlage.
Inkomp.: Silbersalz, Quecksilberoxid, Phenole, Sulfonamide, Bacitracin, Penicillin.

Unguentum Plumbi stearinici[11]

Bleistearatsalbe[11]

Gehalt
Blei.
Helv 6: 14,0 bis 16,0 %.

Herstellung

I.	Natriumhydroxid	7,0	
	in Wasser	350,0	lösen
	Stearinsäure	50,0	in der heißen Lauge lösen
II.	Bleinitrat	30,0	
	in Wasser	150,0	heiß lösen
III.	Lösungen I und II portionsweise bei 80 °C mischen, bis zum Erkalten rühren. Nach 2 Stunden Nd abnutschen.		
IV.	mit Wasser je	500 ml	4mal durchschütteln, 4mal abnutschen,
	mit Industriesprit	250 ml	1mal schütteln und abnutschen
V.	zum konstanten Gewicht bei 50 °C trocknen		
VI.	Niederschlag	56,0	
	Weißes Vaselin	44,0	zur Salbe verarbeiten, durch Salbenmühle egalisieren.

Industriesprit, Ethanolum ketonatum, Ethanol 96% (V/V) mit 2 % Ethylmethylketon

Anwendung
Ekzematöse Hauterkrankungen.
→ Unguentum diachylon s. o.

Unguentum Plumbi tannici[1,3]

Bleitannatsalbe[1,3]

	DAB 5,6
Tannin	5,0
Bleiessig	10,0
Schweineschmalz	85,0

Die Gerbsäure mit Tannin zu einem gleichmäßigen Brei verreiben und mit dem Schweineschmalz mischen.

Anwendung
Adstringens, Desinficiens bei Decubitus.
→ Unguentum contra decubitum s. o.

Unguentum pomadinum Unna[2,4]

Unnasche Pomade[2,4], Unguentum Hamburgense[20], Hamburger Salbe[20]

	EB 4,6	3. Hager
Kakaobutter	10,0	10,0
Mandelöl	20,0	20,0
Rosenöl	Tr 1	

Unguentum Populi[2,4]

Pappelsalbe[2,4]

	EB 4	EB 6
Frische Pappelknospen	50,0	50,0
Ammoniak-Lösung 10%		2,0
Ethanol 90%		3,0
Weißes Vaselin	100,0	100,0

EB 4: Die zerquetschten frischen Pappelknospen mit dem Vaselin erhitzen, bis die Feuchtigkeit verdampft ist, die Masse auspressen und filtrieren.
EB 6: Die frischen Pappelknospen mit Ethanol 90% und Ammoniak-Lösung 10% für einige Stunden lang angefeuchtet stehenlassen und dann zerquetschen. Die Masse mit dem weißen Vaselin zusammen erhitzen, bis die Flüssigkeit verdampft ist, auspressen und filtrieren.

Anwendung
Kühlende, schmerzlindernde Salbe.

Unguentum potabile rubrum[20]

Künstliche Krebsbutter[20]

	3. Hager
Schweineschmalz	200,0
Alkannawurzel pulv.	5,0

Für 1 bis 2 Stunden im Wasserbad digerieren.

Anwendung
Farbcorrigens, nicht für Speisezwecke.

Unguentum Rosmarini compositum[1,3]

Rosmarinsalbe[1,3], Unguentum nervinum[1], Unguentum Lauri compositum[4], Zusammengesetzte Lorbeersalbe[4], Lorbeersalbe[4], Grüne Salbe[4], Unguentum aromaticum[13,14], Aromatische Salbe[13,14]

	DAB 5,6	EB 6	ÖAB 9,81
Schweineschmalz	48,0	62,0	
Gehärtetes Erdnußöl			72,0
Gelbes Wachs	6,0		15,0
Hammeltalg	24,0	12,0	
Lorbeeröl		25,0	10,0
Etherisches Muskatöl	6,0		
Rosmarinöl	3,0		1,0
Wacholderöl	3,0	0,35	1,0
Lavendelöl			1,0
Terpentinöl		0,3	
Cineol		0,35	

Die Grundlagen schmelzen und vor dem Erstarren mit den ätherischen Ölen mischen und kaltrühren.

Anwendung
Antirheumatische Salbe.

Unguentum rubrum sulfuratum Lassar[2,4,15]

Lassarsche rote Salbe[2,4], Unguentum sulfuratum rubrum[16,17]

	EB 4 FMG	EB 6 FMB DRF
Rotes Quecksilbersulfid	1,0	1,0
Feinverteilter Schwefel	25,0	25,0
Bergamottöl	1,0	1,0
Weiche Salbe		73,0
Gelbes Vaselin	73,0	

Anwendung
Salbe bei Furunkulose, Schweißdrüsenabzessen u. a.

Unguentum simplex[13,14]

Einfache Salbe[13,14], Unguentum simplex Unna[20]

	ÖAB 9,81	3. Hager
Schweineschmalz	90,0	
Benzoeschmalz		66,7
Walrat	7,0	
Cetylalkohol	3,0	
Benzoeöl		33,3

ÖAB 9,81: Die Bestandteile schmelzen, die Mischung kolieren und bis zum Erkalten rühren.
3. Hager: Die Bestandteile kalt mischen.

Anwendung
Grundlage auf Basis tierischer Fette, nach ÖAB 9,81 mit Wasseraufnahmevermögen.

Unguentum Zinci[1,3,5]

Zinksalbe[1,3,5,6,7], Zinci unguentum[6,7], Unguentum Wilson[2,4], Wilsonsche Salbe[2,4], Unguentum Zinci oxydati[10,13,14], Zinkoxidsalbe[10,13,14], Unguenti Zinci oxydati 10%[11], Zinkoxidsalbe 10%[11]

Gehalt
Zinkoxid.
DAB 7; DAB 7-DDR; Helv 6; ÖAB 9,81: 9,5 bis 10,5 %.
DAB 8,9: > 9,5 % < 10,5 %.

	EB 4,6	DAB 5	DAB 6	DAB 7,8,9 DAB 7-DDR ÖAB 9,81	Helv 6
Zinkoxid	20,0	10,0	10,0	10,0	10,0
Schweineschmalz		90,0			
Benzoeschmalz	80,0		90,0		
Wollwachs-alkoholsalbe				90,0	
Weißes Vaselin					90,0

DAB 7: Zinkoxid (0,160); DAB 8: Zinkoxid (180); DAB 9: Zinkoxid (250); DAB 7-DDR: Zinkoxid (0,8); ÖAB 9,81: Zinkoxid (0,15; 150).
10 Teile mit 10 Teilen Grundlage, die ggf. zu schmelzen sind, verreiben und mit dem Rest der Grundlage mischen.

Anwendung
Adstringierende, milde antiseptische Salbe von guter Streichfähigkeit.

62 Vina medicata [1,3]

Medizinische Weine [1,3], Vina medicinalia [13,14], Arzneiweine [13,14]

Medizinische Weine sind Auszüge, Lösungen oder Mischungen mit Wein. DAB 5, DAB 6. Dessertweine, z. B. Xereswein, sind ggf. durch Zusatz von 10 Teilen Gelatine-Lösung 10% auf 1000 Teile Wein zu klären. Die Mischung muß gut geschüttelt und nach einigen Tagen filtriert werden. DAB 6. ÖAB 9 und ÖAB 81 nennen Süßwein und südlichen Süßwein als Basis, Helv 6 enthält eine Monographie Süsser südlicher Wein, Vinum meridianum dulce.

Vinum camphoratum [1,3]

Kampferwein [1,3]

	DAB 5,6
Campher	1,0
Ethanol 90% (V/V)	1,0
Gummischleim	3,0
Weißwein	45,0

Den Campher im Weingeist lösen, die Lösung mit dem Gummischleim anreiben und mit Ethanol 90% emulgieren.

Anwendung
Analepticum, Expectorans.
Gummischleim → Mucilago Gummi arabici, Mucilagines

Vinum Chinae [1,3,13,14]

Chinawein [1,3,11,13,14], Vinum Cinchonae [11]

Gehalt
Chinaalkaloide.
Helv 6: 0,08 bis 0,12 %.
Bitterwert, ÖAB 9,81: > 300.

	DAB 5	DAB 6	Helv 6	ÖAB 9,81
Chinarinde	20,0			
Chinafluidextrakt		5,0	10,0	5,0
Salzsäure 25%	1,0			
Citronensäure-Monohydrat		0,1		
Pomeranzentinktur		1,0		5,0
Saccharose	50,0	15,0		
Ethanol 70% (V/V)	20,0			
Xereswein	500,0	80,0		
Südlicher Süßwein			90,0	90,0

DAB 5: Die Chinarinde (0,75) mit der Mischung aus Ethanol 70% und Salzsäure 25% für 24 Stunden anfeuchten, mit Xereswein 8 Tage mazerieren und auspressen. Die Saccharose im Auszug lösen. Nach 8tätigem Kühlstehen filtrieren.
DAB 6: Die Flüssigkeiten mischen, nach 1 Woche filtrieren, Saccharose und Citronensäure im Filtrat lösen.
Helv 6; ÖAB 9,81: Die Mischung 4 Wochen kühl lagern, dekantieren und filtrieren.

Anwendung
Tonicum; ED 1 Eßlöffel.

Vinum Chinae ferratum [13,14]

China-Eisenwein [13,14]

	ÖAB 9,81
Eisenchinincitrat	0,5
Wasser	2,0
Südlicher Süßwein	97,5

Das Eisenchinincitrat im Wasser lösen, mit dem Südlichen Süßwein mischen, 4 Wochen kühl stehenlassen, filtrieren.

Anwendung
Eisensubstitutionstherapie; ED 10 bis 30 g.

Vinum Condurango [1,3,11]

Kondurangowein [1,3,11,12], Condurango vinum [12]

	DAB 5	DAB 6	Helv 6	Helv 7	ÖAB 9,81
Condurangorinde	1,0				
Condurango-fluidextrakt		10,0	10,0		10,0
Condurango-liquidextrakt				10,0	
Aromatische Tinktur		1,0			
Xereswein	10,0	80,0			
Südlicher Süßwein			90,0	90,0	90,0
Saccharose		9,0			

DAB 5: Die Condurangorinde (0,75) 8 Tage mit Xereswein mazerieren, auspressen und filtrieren.

DAB 6: Flüssigkeiten mischen, filtrieren und die Saccharose im Filtrat lösen.
Helv 6,7: Die Mischung 8 Tage bei höchstens 8 °C lagern, dekantieren und filtrieren.

Anwendung
Stomachicum-Amarum; ED 1 Eßlöffel.

Vinum Pepsini [1,3]

Pepsinwein [1,3], Essentia Pepsini [1]

	DAB 5,6
Pepsin	24,0
Glycerol 85%	20,0
Salzsäure 25%	3,0
Wasser	20,0
Zuckersirup	92,0
Pomeranzentinktur	2,0
Xereswein	839,0

DAB 5,6: Das Pepsin in der Mischung von Glycerol 85% und Wasser lösen, die übrigen Bestandteile hinzufügen, die Mischung nach dem Absetzen filtrieren.

Anwendung
Stomachicum; ED 1 Eßlöffel.
→ Mixtura Pepsini, Mixturae.

Vinum stomachicum [13,14]

Bitterorangenwein [13,14]

Gehalt
Bitterwert.
ÖAB 9,81: > 2500.

Herstellung

	ÖAB 9,81
Pomeranzenfluidextrakt	15,0
Zimttinktur	20,0
Enzianextrakt	5,0
Süßwein (weiß)	60,0

Das Enzianextrakt in der Zimttinktur lösen, mit dem Pomeranzenfluidextrakt und dem Süßwein mischen, 4 Wochen kühl stehenlassen und filtrieren.

Anwendung
Stomachicum; ED 10 bis 30 g.

Vinum tonicum [2,4]

Nerven- und Kraftwein [2,4]

	EB 4	EB 6
Chinafluidextrakt	50,0	50,0
Pomeranzentinktur	25,0	25,0
Zuckersirup	75,0	75,0
Südlicher Süßwein	800,0	800,0
Frische Milch	50,0	50,0
Fleischextrakt	30,0	
Hefe-Dickextrakt		30,0
Wasser	50,0	50,0
Glycerolphosphorsaure Natrium-Lösung 75%	20,0	20,0
Zusammengesetzte Ivaessenz	5,0	5,0

Chinafluidextrakt, Pomeranzentinktur, Zuckersirup, Südwein und Milch mischen. Nach 2tätigem Stehen 895 Teile des Filtrats mit einer Anreibung des Fleischextrakts (dicken Hefeextrakts) mit dem Wasser, der 75%igen Lösung des glycerolphosphorsauren Natriums und der Ivaessenz versetzen. Nach längerem Kühlstehen filtrieren.

Anwendung
ED 15 g.

Vinum Valerianae [20]

Baldrianwein [20]

	3. Hager
Baldrianwurzel	50,0
Xereswein	1000,0

Herstellen durch 8tägige Mazeration.

Anwendung
Sedativum; ED abends 1 Likörglas.

63 Zubereitungen zur nichtpharmazeutischen Anwendung

Acetogen [20]

Nährsalzmischung zur Herstellung von Essigsäure nach Pasteur [20]

	3. Hager
Caliumhydrogenphosphat ($CaHPO_4 \cdot 2H_2O$)	15,0
Wasserfreies Natriummonohydrogenphosphat (Na_2HPO_4)	45,0
Ammoniumhydrogenphosphat ($(NH_4)_2HPO_4$)	40,0

Backpulver[20]

	3. Hag. (A)		3. Hag. (B)
Kaliumhydrogentartrat	70,0	Weinsäure	37,0
Natriumhydrogencarbonat	30,0	Natriumhydrogencarbonat	40,0
Weizenstärke	40,0	Weizenmehl	93,0

Anwendung
(A) Von dieser Mischung 22 g auf 1/2 kg Backmehl verwenden.
(B) Von dieser Mischung 20 g auf 1/2 kg Backmehl verwenden. Die Weinsäure wird leicht feucht, deswegen ist Rezept II trotz erhöhten Mehlanteils weniger haltbar. Eine Stabilisierung kann durch das alte Oetker-Verfahren erzielt werden:
Lösen der Weinsäure in Wasser, durchtränken des Mehls mit dieser Lösung, anschließendem Trocknen und Mischen mit Natriumhydrogencarbonat.

Baumwachs[20]

Cera arborea[20]

	3.Hager
Gelbes Wachs	75,0
Fichtenharz	125,0
Lärchenterpentin	360,0
Rüböl	120,0
Hammeltalg	60,0
Curcumawurzelstock	60,0

Bohnerwachs[20]

	3. Hager (A)	3. Hager (B)	3. Hager (C)
Gelbes Wachs	20,0	10,0	10,0
Hartparaffin	60,0		
Terpentinöl		15,0	20,0

Bestandteile schmelzen, ggf. mit gepulvertem Curcumawurzelstock färben.

Currypuder

Curry Powder Buchheister[20]

	3. Hager
Cayennepfeffer	7,5
Ingwer	7,5
Kardamomen	7,5
Piment	10,0
Curcumawurzelstock	10,0
Schwarzer Pfeffer	12,5
Zimtrinde	15,0
Koriander	30,0

Bestandteile als Pulver (0,3) mischen.

Löslicher Cayennepfeffer Buchheister[20]

Piper Hispanicum solubile[20]

	3. Hager
Cayennepfeffer (3)	100,0
Ethanol 90% (V/V)	150,0
Natriumchlorid	100,0

Cayennepfeffer und Ethanol 90% mazerieren, pressen, filtrieren und nach Hinzufügen von Natriumchlorid zur Trockne eindampfen.

Enthaarungsmittel[20]

	3. Hager
Bariumsulfid	5,0
Strontiumsulfid	5,0
Zinkoxid	5,0
Weizenstärke	5,0

Bestandteile verreiben. Vor dem Gebrauch mit Wasser anteigen und 5 bis 10 Minuten auf die zu enthaarenden Stellen einwirken lassen. Mit kaltem Wasser abwaschen.
→ Styli resinosa, Bacilli
→ Kapitel Mittel und Gegenstände zur Körperpflege und Hygiene.

Essigessenzen[20]

Essigessenzen bestehen in der Regel aus 60 bis 80 % Essigsäure, die rein oder aromatisiert zur Verdünnung im Haushalt angeboten werden. Als Färbemittel eignen sich Zuckercouleur oder eine heiß bereitete Lösung von Cochenillerot in konzentrierter Essigsäure. Die Abgabe darf nur in besonderen Flaschen mit vorgeschriebenen Vermerken erfolgen.

Aromatische Essigsäureessenz[2]

Acidum aceticum aromaticum[2]

	EB 4
Zimtöl	1,0
Bergamottöl	3,0
Thymianöl	3,0
Citronenöl	6,0
Lavendelöl	6,0
Nelkenöl	9,0
Essigsäure 96%	25,0

Estragonessigessenz[20]
Kräuteressigessenz[20]

(A)	3. Hager
Estragonkraut (frisch)	100,0
Lorbeerblätter	10,0
Muskatnuß	1,0
Gewürznelken	1,0
Ethanol 90% (V/V)	20,0
Essig 6%	1000,0

Die Pflanzen und Drogen mit der Mischung der Flüssigkeiten digerieren. Dieses konzentrierte Aroma bei Bedarf mit Essigsäure 80% mischen.

(B)	3. Hager
Estragonkraut	200,0
Dillfrüchte	200,0
Moschusschafgarbenkraut	25,0
Lorbeerblätter	25,0
Ethanol 70% (V/V)	n.B.
Essigsäure 80%	5 Liter

Die Drogen mit Ethanol 70% durchfeuchten. Nach 24 Stunden mit 5 l Essigsäure 80% übergießen. Nach 5tägigem Stehen abpressen und filtrieren. Aroma nach Bedarf mit Essigsäure 80% mischen.

(C)	3. Hager
Estragonöl	4,0
Sellerieöl	8,0
Pfefferkrautöl	4,0
Petersilienöl	5,0
Maitrankessenz	30,0
Ethanol 90% (V/V)	zu 1000,0

1 Teil dieser Mischung auf 1000 Teile Essigsäure 80% zur Aromatisierung.

Weinessigessenz[20]

	3. Hager
Cognacöl	3,0
Ethylacetat	50,0
Isopentylbutyrat	50,0
Ethanol 90% (V/V)	zu 500,0

2 % von dieser Mischung der Essigsäure 80% zusetzen. Isopentylbutyrat ist Bestandteil des Birnenaromas.

Farbcorrigentien

Zubereitungen als Farbcorrigentien natürlicher Herkunft

Alkannaextrakt[20]
Alkannin[20]
Zum Rotfärben von Lipiden und Lösemitteln
Gewonnen aus Färberkrautwurzel, Alkannawurzel, durch Extraktion mit Petrolether oder Benzin und anschließendes Abdestillieren des Lösemittels.

Alkannatinktur[20]
Zum Rotfärben alkoholischer Lösungen
→ Tinctura Alcannae acida, Tincturae
Zum Blaufärben wässriger Lösungen
→ Tinctura Alcannae alkalina, Tincturae

Brennesseltinktur[20]
Zum Grünfärben wässriger und alkoholischer Lösungen
(A) Aus 50 Teilen frischem Kraut und 50 Teilen Ethanol 90% (V/V)
(B) Aus 20 Teilen Brennesselkraut und 100 Teilen Ethanol 70% (V/V)

Grünes Fett
Zum Grünfärben von Lipiden
→ Adeps viridis, Adipes

Grünes Öl
Zum Grünfärben von lipophilen Flüssigkeiten
→ Oleum viride, Olea medicata

Klatschrosensirup
Zum Rotfärben von Sirupen
→ Sirupus Rhoeados, Sirupi

Künstliche Krebsbutter
Zum Rotfärben von Lipiden
→ Unguentum potabile rubrum, Unguenta

Kochenilletinktur
Zum Rotfärben von wässrigen und alkoholischen Kosmetica
→ Tinctura Coccinellae, Tincturae

Safrantinktur
Zum Gelbfärben von Arzneimitteln und Speisen
→ Tinctura Croci, Tincturae

Rotes Sandelholztinktur
Zum Rotfärben wässriger und alkoholischer Lösungen
→ Tinctura Santali rubri, Tincturae

Zuckercouleur
Zum Braunfärben von wässrigen und alkoholischen Lösungen
→ Tinctura Sacchari tosti, Tincturae

Fixativ

Zur Regulierung von abstehenden Ohren
→ Solutio Masticis, Solutiones

Gewürzschokolade Dieterich[20]

Pasta Cacao aromatica[20]

	3. Hager
Kakaomasse	500,0
Puderzucker	500,0
Zimtrinde	10,0
Kardamomen	2,0
Gewürznelken	2,0
Muskatblüten	1,0

Die Kakaomasse im Wasserbad schmelzen, mit der Zuckergewürzmischung verrühren und in Blechformen ausgießen.
Kakaomasse: aus Kakaobohnen ohne Zusätze gewonnene Schokoladenmasse

Hinweis
Ohne den Zusatz von Weichmachern bleibt die Zubereitung nur wenige Wochen von schokoladenartiger Konsistenz.

Glycerin-Honig-Gelee[20]

	3. Hager
Agar-Agar	1,0
Wasser	25,0
Gereinigter Honig	5,0
Borsäure	1,5
Glycerol 85%	15,0
Ethanol 90% (V/V)	49,5
Rosenöl	Tr 20

Agar-Agar in Wasser quellen lassen, heiß lösen und nach dem Erkalten mit den übrigen Bestandteilen mischen. Nach 24stündigem Stehen das fertige Gelee in Tuben füllen.

Anwendung
Händepflege.

Haftpulver[20]

Apollopulver[20]

Dieses Haftmittel für Gebisse besteht aus Tragantpulver.

Heidelbeerwein[20]

Vinum Myrtilli Dieterich[20]

Saft I: 10 kg gewaschene und zerquetschte Heidelbeeren; 0,2 g Gewürznelken; 0,4 g Zimtrinde; 0,1 g Holunderblüten; 0,1 g Ingwer; 200 g Saccharose
2 Tage stehenlassen und abpressen.
Saft II: Preßrückstand des Saftes I mit Wasser, die der Menge der Preßflüssigkeit I entspricht, versetzen und nach 24 Stunden abpressen.
3 l Saft I, 1 l Saft II, 1 l Wasser, 1 kg Saccharose, 5 g Kaliumhydrogentartrat gären lassen, im 1. Frühjahr klar abziehen und zum Herbst auf Flaschen füllen.

Kakaoessenz

→ Essentia Cacao Bernegau, Essentia

Kölnisches Wasser[2,4]

Spiritus coloniensis[2,4]

	EB 4,6
Lavendelöl	0,5
Pomeranzenblütenöl	0,7
Bergamottöl	1,0
Citronenöl	1,0
Ethanol 90% (V/V)	96,8

Die Bestandteile mischen.

Leuchtmassen[20]

	3. Hager		3. Hager
Violett		*Hellblau*	
Calciumoxid	40,0	Calciumoxid	20,0
		Strontiumcarbonat	20,0
Schwefelpulver	6,0	Schwefelpulver	6,0
Stärke	2,0	Stärke	2,0
Kaliumsulfat	1,0	Kaliumsulfat	1,0
Wasserfreies Natriumsulfat	1,0	Wasserfreies Natriumsulfat	1,0
Lithiumcarbonat	2,0	Lithiumcarbonat	2,0
Bismutnitratlösung 0,5:100	2 ml	Bismutnitratlösung 0,5:100	2 ml
Rubidiumnitratlösung 0,5:100	2 ml	Rubidiumnitratlösung 1:100	2 ml
Meergrün		*Rot bis Gelb* nach starkem Glühen gelb, weniger erhitzt rot	
Calciumoxid	10,0		
Calciumwolframat	10,0		
Strontiumoxid	20,0	Bariumcarbonat	40,0
Schwefelpulver	6,0	Schwefelpulver	6,0
Stärke	2,0		
Kaliumsulfat	1,0		
Wasserfreies Natriumsulfat	1,0		
Lithiumcarbonat	2,0	Lithiumcarbonat	1,0
Bismutnitratlösung 0,5:100,0	2 ml		
Rubidiumnitratlösung 1:100,0	4 ml	Rubidiumnitrat	0,47

Mischen, 15 Minuten glühen, die obere Schicht, in der Calciumsulfat entsteht, abheben, vorsichtig pulvern und sofort in dichtschließende Gefäße füllen. Zur Erregung des Leuchtens genügt eine kurze Bestrahlung.

Lichtschutzsalbe für Gebirgstruppen[20]

	3. Hager
Phenylsalicylat	7,0
Wollwachs	46,0
Gelbes Vaselin	46,0
Künstliches Rosenöl	1,0

Als künstliches Rosenöl eignet sich Geranienöl.

Liköre[20]

Liköre leiten ihren Namen von lateinisch Liquor, französisch Liqueur ab. Sie zählen zu den Branntweinen besonderer Art, d. h. sie enthalten einen höheren Prozentsatz von festen Stoffen, in der Regel von Saccharose. Zu den *Emulsionslikören* rechnen Eier- und Schokoladenlikör. Gewürz-, Kräuter- und Fruchtsaftliköre können durch Extraktion von Drogen oder durch Destillation von solchen mit Ethanol erhalten werden.
Vollständig vergorene Fruchtsäfte ergeben nach Auspressen, Filtrieren und Aufkochen mit Saccharose haltbare Fruchtsirupe. Diese werden nach dem Erkalten mit Ethanol zu *Fruchtsaftlikören* gemischt. Bei feineren Sorten wird ein Teil des Ethanols durch guten Weinbrand ersetzt.

Angosturabitter[20]

I.	Angosturarinde	125,0
	Chinarinde	60,0
	Pomeranzenschalen	60,0
	Galgant	40,0
	Zimtblüte	40,0
	Rotes Sandelholz	40,0
	Zimtrinde	40,0
	Kardamomen	15,0
	Enzianwurzel	10,0
	Gewürznelken	3,0
II.	Saccharose	1000,0
	Waldmeisteressenz	40,0

I. Die Bestandteile mit 4,5 l Ethanol 90% (V/V) und 4,5 l Rum ausziehen.
II. In dem Filtrat die Saccharose lösen und die Waldmeisteressenz hinzufügen.

Arrakessenz[20]

Vanille	2,0
Peccotee	50,0
Catechu	10,0
Pomeranzenblütenöl	Tr 2
Rectifizierter Holzessig	50,0
Ameisensäureformiat	100,0
Versüßter Salpetergeist	10,0
Ethanol 90% (V/V)	350,0

8 Tage lang mazerieren. 20 bis 25 Teile mit 975 Teilen Ethanol 55% (V/V) ergeben künstlichen Arrak.

Bischofsessenz Dieterich[20]

Pomeranzenschalen	100,0
Unreife Pomeranzen	50,0
Zimtrinde	5,0
Gewürznelken	5,0
Ethanol 90% (V/V)	500,0
Wasser	500,0
Pomeranzenschalenöl	Tr 40
Citronenöl	Tr 10

8 Tage mazerieren, auspressen, die Öle in der Kolatur lösen und filtrieren. 1 Eßlöffel dieser Essenz und 70 bis 80 g Saccharose auf 1 Fl. Rotwein ergibt „Bischof". 20 Tropfen der Essenz und 50 g Saccharose auf 1 Fl. Weißwein heißt „Kardinal".
→ Essentia episcopalis, EB 6, Essentia

Chinabitter[20]

Chinarinde	60,0
Pomeranzenschalen	60,0
Kardamomen	6,0
Gewürznelken	12,0
Koriander	45,0
Zimtrinde	60,0
Queckenwurzel	120,0
Ethanol 90% (V/V)	2000,0
Wasser	2500,0

8 Tage mazerieren. Dem Filtrat werden 60 g Bittermandelwasser und 500 g Kirschsirup zugesetzt.

Citronenlikör Dieterich[20]

Pomeranzenblütenöl	Tr 5
Citronenöl	2,0
Carmin	0,5
Citronensäure	5,0
Arrak	50,0

Bestandteile mit 4 l Ethanol 90% (V/V) mischen, in eine kochend heiße Lösung von 3500 g Saccharose und 4000 g Wasser gießen. Die erkaltete Mischung mit Curcumatinktur blaßgelb färben und filtrieren.

Curaçaolikör[20]

Pomeranzentinktur	60,0
Pomeranzenschalenöl	1,0
Ethanol 90% (V/V)	339,0
Wasser	30,0

Bestandteile mischen und mit 300 g Zuckersirup versetzen.

Danziger Goldwasser[20]

Zimtöl	Tr 4
Citronenöl	Tr 4
Etherisches Muskatöl	Tr 4
Safrantinktur	Tr 5
Ethanol 90% (V/V)	375,0
Rosenwasser	325,0
Pomeranzenblütensirup	300,0

Bestandteile mischen und filtrieren. Dem Filtrat einige Flitter reines Blattgold zufügen.

Eierweinbrand[20]

(A) Eigelb von 15 Eiern sorgfältig vom Eiweiß befreien. In einer Literflasche mit 300 g Benediktinerlikör tüchtig schütteln, die Flasche mit Weinbrand füllen und nochmals kräftig schütteln.
(B) 1 l Weinbrand mit 150 g Saccharose vermischen und mit den gequirlten Dottern von 8 bis 10 Eiern verrühren.

(C) 3 Eigelb schlagen, 30 g Saccharose (0,15) hinzufügen und so lange rühren, bis eine cremeartige Masse entsteht. Zum Schluß mit 100 g Weinbrand und 1,0 g Vanilletinktur versetzen.

Ingwerlikör[20]

Wasser	1000,0
Saccharose	1400,0 bis 1700,0
Ethanol 96% (V/V)	1000,0
Ingweröl	Tr 30

Schwarzer Johannisbeerlikör[20]

(A)	Schwarze reife Johannisbeeren	500,0
	Ethanol 96% (V/V)	600,0
	Wasser	400,0
	Zimtrinde	4,0
	Gewürznelken	2,0
	Koriander	2,0
	Saccharose	375,0

Die Johannisbeeren zerquetschen und mit einer Mischung von Ethanol 96% und Wasser ansetzen, die anderen Bestandteile dazugeben und mazerieren. Nach 4 Tage abseihen, in der Kolatur die Saccharose lösen und filtrieren.

(B)	Schwarze reife Johannisbeeren	600,0
	Ethanol 90% (V/V)	750,0
	Wasser	400,0
	Zuckersirup aus	
	Saccharose	750,0
	Wasser	350,0

Bestandteile 3 bis 4 Wochen mazerieren, abpressen und mit dem Zuckersirup mischen.

Kirschlikör. Cherry-Brandy[20]

Vergorener Kirschsaft	1000,0
Ethanol 96% (V/V)	1000,0
Zuckersirup	750,0

Bestandteile mischen, mit der grob zerkleinerten Schale einer Citrone mehrere Wochen lang stehenlassen und filtrieren. Anstelle der Citronenschale kann auch Citronentinktur genommen werden.

Maraschino[20]

Pomeranzenblütenwasser	70,0
Rosenwasser	70,0
Konzentriertes Himbeerwasser	130,0
Verdünntes Bittermandelwasser	130,0
Ethanol 90% (V/V)	300,0
Zuckersirup	400,0

Nußlikör Dieterich[20]

I.	Frische Walnußschalen	1000,0
	Frische Citronenschalen	20,0
	Ethanol 90% (V/V)	4500,0
	Wasser	4000,0
II.	Gereinigter Honig	500,0
	Frische Walnußschalen	200,0
	Süßholz	10,0
	Versüßter Salpetergeist	20,0
	Weinbrand	100,0
	Cumarinzucker	3,0
	Wermutöl	Tr 5
	Nelkenöl	Tr 15
	Zimtöl	Tr 5
	Bittermandelöl	Tr 5
III.	Saccharose	3000,0
	Wasser	2500,0

I. Die Schalen 24 Stunden mit Ethanol 90% und Wasser mazerieren. Vom Filtrat 6000 Teile abdestillieren.
II. Die festen Bestandteile mit der Mischung der flüssigen Stoffe 24 Stunden mazerieren und abgießen.
III. Saccharose in Wasser heiß lösen, filtrieren und nach dem Erkalten mit Zuckercouleur braun färben.
Die Lösungen I, II und III mischen.

Pfefferminzlikör[20]

Pfefferminzöl	5,0
Ethanol 90% (V/V)	4 l
Saccharose	2500,0
Wasser	zu 10 l

Quittenlikör Allenstein[20]

Quittensaft	1 l
Franzbranntwein	1 l
Bittere Mandeln	20,0
Zimtrinde	10,0
Gewürznelken	4,0
Saccharose	400,0

Ausgelesene Quitten zerreiben, mehrere Tage kühl stellen, gelinde durch Flanell pressen, die Kolatur aufkochen. 1 l des erkalteten Saftes mit 1 l Franzbranntwein und den anderen Bestandteilen 3 Wochen digerieren, filtrieren und im Kühlen aufbewahren.

Kabinett-Punschessenz[20]
1,5 l Arrak und 0,7 l Ethanol 90% (V/V) mit den ausgeschälten Schalen von 3 Apfelsinen einige Tage digerieren.
Die geschälten Früchte nach Entfernung der Kerne auspressen und den Saft mit 0,9 l Rum mischen. Diese Mischung 2 Tage stehenlassen und abgießen.
In 1 bis 1,5 l Wasser 3 kg Saccharose aufkochen, den Sirup zu den vereinten Ansätzen geben und mit Zuckercouleur nachfärben.

Punsch-Royalessenz[20]

Kirschsaft	0,4 l
Himbeersaft	0,1 l
Ethanol 90% (V/V)	1,3 l
Rotwein	0,4 l
Arrak	0,6 l
Rum	0,8 l
Citronensäure	13,0 g
Vanilleessenz	0,5 g
Citronenöl	6 Tr
Rosenöl	1 Tr

3 kg Saccharose in Wasser lösen und zu 2,3 l Sirup aufkochen, ggf. filtrieren. Den erkalteten Zuckersirup mit den anderen Bestandteilen mischen. Die Essenz wird mit etwas Zuckertinktur und Heidelbeersaft nachgefärbt.

Rotwein-Punschessenz (sehr fein)[20]

Weinbrand	1 1/2 Fl.
Rum	3 Fl.
Arrak	1 Fl.
Sherry	1/2 Fl.
Saccharose	2250,0
(kalt zu lösen in 2,5 kg Wasser)	
Rotwein	5 Fl.
Himbeersaft	150,0
Kirschsaft	150,0
Aromatische Tinktur	2,0
Bischofsessenz	5,0
Pomeranzentinktur	15,0
Konzentrierter Teeaufguß aus schwarzem Tee	50,0
Citronenöl	10 Tr
Vanilletinktur	20 Tr

Schwedenpunsch Dieterich[20]

Weißwein	2 Fl.
Arrak	1 Fl.
Weinbrand	1/2 Fl.
Saccharose	1400,0
Wasser	5000,0

Die Saccharose mit dem Wasser zu Zuckersirup kochen, filtrieren und nach dem Erkalten mit den anderen Bestandteilen mischen. Schwedenpunsch wird kalt getrunken.

Tee-Punschessenz Dieterich[20]
4 l Arrak, 4 l Rum mit 20 g Vanilletinktur und 25 Tropfen Citronenöl mischen.
30 g Citronensäure in einem Sirup aus 6000 bis 7500 g Saccharose und 4000 g Wasser lösen und diesen kochend heiß zu der ersten Mischung geben.
500 g Teeaufguß aus schwarzem Tee (50,0:500,0) hinzufügen und filtrieren.

Kaffeelikör Dieterich[20]

I.	Gebrannter Kaffee	500,0
	Weinbrand	200,0
	Versüßter Salpetergeist	20,0
	Ethanol 90% (V/V)	4,5 l
	Wasser	6000,0
II.	Saccharose	4500,0
	Wasser	2000,0
	Kaffeepulver	50,0
	Vanilletinktur	10,0
	Etherisches Bittermandelöl	Tr 2

I. 24 Stunden mazerieren und 6000 g abdestillieren.
II. Die Bestandteile lösen und filtrieren. Nach 24 Stunden mit Mazerat I mischen.

Kakaolikör[20]
(A) 750 g entöltes Cacaopulver, 10 g klein geschnittene Vanille, 4 l Ethanol 90% (V/V) ansetzen, 8 Tage bei 25 °C digerieren und durch Flanell kolieren. Der Rückstand wird mit 1 l kochendem Wasser übergossen und nach dem Erkalten koliert. Der Kolatur von 5 l wird 1,5 kg Saccharose, gelöst in 3 l Wasser, zugesetzt und filtriert.

(B)	Entöltes Cacaopulver	36,0
	Vanille	0,75
	Zimtrinde (0,75)	3,0
	Pomeranzenschalen	2,5
	Wasser	250,0
	Ethanol 90% (V/V)	250,0

8 Tage mazerieren, filtrieren und mit 500 g bis 600 g Zuckersirup versetzen.

Kornessenz Nordhäuser[20]

Ethylacetat	300,0
Versüßter Salpetergeist	200,0
Ethanol 90% (V/V)	150,0
Wacholderöl	2,0

1,5 g dieser Essenz mit 1000 g Ethanol 40% (V/V) mischen.

Kümmelbranntwein. Getreide-Kümmel[20]

(A)	Carvol	0,25
	Versüßter Salpetergeist	2,0
	Ethanol 90% (V/V)	450,0

Die Bestandteile mischen und mit einer kochend heißen Lösung von 80 g Saccharose und 550 g Wasser versetzen.

(B)	Carvol	0,25
	Ethanol 95% (V/V)	300,0
	Wasser	700,0
	Zuckersirup	80,0

Kümmellikör. Russischer Allasch[20]

Carvol	0,25
Versüßter Salpetergeist	2,0
Vanilletinktur	Tr 5
Ethanol 90% (V/V)	450,0

Die Bestandteile mischen und mit einer heißen Lösung von 300 g Saccharose und 350 g Wasser versetzen.

Kurfürstlicher Magenbitter[20]

Unreife Pomeranzen	900,0
Pomeranzenschalen	350,0
Gewürznelken	36,0
Alexandriner Sennesfrüchte	55,0
Kardamomen	9,0
Ingwer	90,0
Ethanol 60% (V/V)	6 l

Die Drogen mit Ethanol 60% 8 bis 10 Tage digerieren, filtrieren und das Filtrat mit 2 kg Saccharose versetzen.

Rumessenz[20]

Versüßter Salpetergeist	100,0
Vanilletinktur	10,0
Galläpfeltinktur	60,0
Rectifizierter Holzessig	50,0
Ethanol 90% (V/V)	150,0
Zuckercouleur	150,0

10 Teile von dieser Essenz auf 1 l Ethanol 50% (V/V) ergibt einen schmackhaften Kunstrum.

Kunstrum Twisselmann[20]

I.	Vanille	13,0
	Kardamomen	5,0
	Große Rosinen	60,0
	Peccotee	50,0
	Wasser	3000,0
II.	Ethylacetat	7,0
	Tannin	4,0
	Versüßter Salpetergeist	11,0
	Versüßter Salzgeist	10,0
	Ethanol 90% (V/V)	3800,0 bis 4200,0
	Rumessenz	80,0 bis 110,0

Die festen Bestandteile I für 1/4 Stunde mit dem Wasser aufbrühen, durchgießen und nach dem Erkalten mit Lösung II versetzen.

Wacholderbranntwein[20]

Einen guten Wacholderschnaps erhält man aus:

Wacholderbeeren	250,0
Piment	10,0
Zimtrinde	8,0
Pomeranzenschalen	10,0
Angelikawurzel	15,0
Ethanol 90% (V/V)	4,5 l
Wasser	5,5 l

8 Tage digerieren, abpressen, mit 500 g Saccharose versetzen und mit Wasser auf 10 l ergänzen.

Zwetschenlikör[20]

I.	Zerstoßene Zwetschen mit Steinen	1000,0
	Ethanol 70% (V/V)	1 l
II.	Saccharose	200,0
	Zimtrinde	5,0
	Sternanis	5,0
	Gewürznelken	2,0

I und II mischen, einige Tage mazerieren, auspressen, filtrieren und mit Wasser auf 45 % (V/V) Alkoholgehalt verdünnen.

Mahagoni-Beize für Holz[20]

	3. Hager
Alkannawurzel	15,0
Kap-Aloe	30,0
Ostindisches Drachenblut	30,0
Ethanol 96% (V/V)	500,0

Hinweis
Ostindisches Drachenblut, Resina Draconis, EB 6, Harz der Früchte verschiedener Palmengewächse, die als Kletterpflanzen in Ostasien wachsen.

Anwendung
Das Holz mit Salpetersäure vorbeizen, nach dem Trocknen mehrmals mit der Beize bestreichen, dann ölen und polieren.

Maiwein-Extrakt[20]

Waldmeister-Extrakt Dieterich[20]

	3. Hager
Maitrankessenz	2,0
Ethanol 90% (V/V)	8,0
Zuckersirup	110,0

Anwendung
Auf 1 Flasche Wein geben.
Maitrankessenz → Waldmeisteressenz s. u.

Metallputzpaste[20]

	3. Hager
Kieselerde	50,0
Schlämmkreide	50,0
Schmirgel	25,0
Petroleum	5,0
Vaselin	200,0

Met[20]

Honigwein[20]

15 kg Honig mit 50 l Wasser aufkochen, mit Weinhefe gären lassen. 1 Muskatnuß und 15 g Zimtrinde in einem Beutel in das Faß hängen. 3 Monate nach beendeter Gärung den Met in Flaschen abfüllen.

Mittel gegen Frost[20]

(A) Aqua contra Perniones[15,20]

	FMG 3. Hager
Zinksulfat	2,0
Rosenwasser	49,0
Ethanol 90% (V/V)	49,0

Anwendung
Einreibung.

(B) (C) Collodium contra Perniones[20]
Dr. Mutzenbecher[20] (A), Paschkis[20] (B)

	3. Hager (A)	3. Hager (B)
Iod	3,0	
Campher	3,0	
Tannin		6,0
Benzoetinktur		6,0
Ethanol 90% (V/V)		15,0
Ether	20,0	
Collodium		60,0
Elastisches Collodium	74,0	

Anwendung
Abends auftragen.

(D) Spiritus contra Perniones[15,20]

	FMG	3. Hager
Campher	5,0	5,0
Kaliumiodid	5,0	5,0
Glycerol 85%	5,0	5,0
Benzoetinktur	5,0	5,0
Seifenspiritus	40,0	80,0

Anwendung
Abends einpinseln.

(E) Tinctura contra Perniones[20]

	3. Hager
Perubalsam	5,0
Hoffmannscher Lebensbalsam	30,0
Kölnisch Wasser	30,0

Anwendung
Bestreichen der Frostbeulen.

(F) Unguentum contra Perniones[15,20]

	FMG	3. Hager
Campher	10,0	
Ammoniumbituminosulfonat		20,0
Gelbes Vaselin	100,0	80,0

→ Unguentum contra Perniones, Unguentum contra Perniones Lassar, Unguenta

Mittel gegen Hand- und Fußschweiß[20]

(A) Einreibung

(A)	3. Hager
Formaldehyd-Lösung	50,0
Ethanol 70% (V/V)	50,0

Anwendung
Einreibung der Hände und Füsse.

(B) Fußwaschung

(B)	3. Hager
Eichenrinde : Decoct	20,0:500,0

Anwendung
Fußwaschungen.

(C) Hand- und Fußwaschung

(C)	3. Hager
2-Naphthol	10,0
Franzbranntwein	175,0
Kölnisch Wasser	25,0

Anwendung
Waschungen von Fußsohle und Handfläche.

(D) Mittel gegen Handschweiß

(D)	3. Hager
Hartparaffin	2,0
Medizinische Seife	4,5
Wollwachs	9,0
Olivenöl	15,0
Salicyltag	40,0
Thymol	0,5

Anwendung
Nachts auflegen gegen Handschweiß.

(E) Fußpuder

(E)	3. Hager
Salicylsäure	3,0
Talk	97,0
Rosenöl	n.B.

Anwendung
Puder gegen Fußschweiß.

(F) Handpuder

(F)	3. Hager
Tannin	20,0
Lycopodium	20,0
Veilchenwurzel (0,15)	20,0
Talk	20,0
Reisstärke	20,0

Anwendung
Puder gegen Schweißhände.

Mittel gegen Nasenröte und rote Hände[20]

(A) Pinselung

(A)	3. Hager
Ammoniumbituminosulfonat	50,0
Wasser	50,0

Anwendung
Abends aufpinseln.

(B) Einreibung

(B)	3. Hager
Schwefel	6,0
Weizenstärke	15,0
Zinksalbe	60,0

Anwendung
Mehrmals täglich einreiben.

(C) Umschläge

(C)	3. Hager
Aluminiumkaliumsulfat	2,0
Aromatischer Essig	100,0

Anwendung
Umschläge bei roter Nase.

Mostrich[20]

Mostardum[20] (A), Tafelsenf nach Dieterich[20] (A), Deutscher Senf mit Gewürz[20] (B), Deutscher Senf nach Korn[20] (C)

	3. Hager (A)	3. Hager (B)	3. Hager (C)
Weißer Senfsamen	25,0	15,0	18,0
Schwarzer Senfsamen	25,0	25,0	2,25
Essig	50,0	40,0	70,0
Saccharose	25,0	10,0	15,0
Wasser	50,0		
Piment		0,5	
Zimtrinde		0,25	0,2
Gewürznelken		0,25	0,09
Weißer Pfeffer		0,25	0,2
Ingwer		0,25	0,09
Natriumchlorid		5,0	1,5
Weizenstärke			4,5
Majoran			0,2
Kardamomen			0,45

(A) Die gepulverten Drogen mit dem Essig 24 Stunden mazerieren, mit der Saccharose und der Hälfte des Wassers stehenlassen, bis die Masse mäßig scharf ist, dann den Rest des Wassers hinzufügen und abfüllen.
(B) und (C) Den schwarzen und weißen gepulverten Senfsamen, das Kochsalz, die Weizenstärke und die Saccharose mit dem heißen Essig anrühren, nach dem Erkalten die Gewürze hinzumischen und abfüllen.

Mückensalbe[20]

	3. Hager
Menthol	20,0
Natriumcarbonat-Monohydrat	20,0
Gelbes Vaselin	60,0

Anwendung
Juckreizstillende Salbe, auf Mückenstiche zu streichen.

Ostfriesische Käsekräuter[20] (A) (B)

	3. Hager (A)	3. Hager (B)
Koriander	135,0	
Kümmel	135,0	315,0
Anis		315,0
Safran		5,0
Gewürznelken		95,0

Pflaumenmusgewürz Dieterich[20]

	3. Hager
Kardamomen	10,0
Ingwer	10,0
Zimtrinde	20,0
Gewürznelken	20,0
Koriander	40,0

Als Pulver (0,75) mischen.

Plättflüssigkeit[20]

Glanzplättöl[20], Amerikanischer Wäscheglanz nach Dieterich[20]

		3. Hager
I.	Natriumtetraborat	50,0
	Tragant	5,0
	Wasser	945,0
II.	Talk	50,0
	Lavendelöl	Tr 5

Bestandteile von I lösen, durchseihen und mit II anreiben; von dieser Flüssigkeit 1/4 Liter auf 1 Liter gekochte Wäschestärke geben.

Schminke[20]

(A) Puder[20]

	3. Hager
Basisches Bismutcarbonat	20,0
Zinkoxid	60,0
Talk	80,0
Calciumcarbonat	80,0
Weizenstärke	100,0

(B) Flüssige Schminke[20]

	3. Hager
Zinkoxid	100,0
Talk	20,0
Rosenwasser	150,0
Kölnisch Wasser	150,0

(C) (D) Fettschminke[20]

	3. Hager (C)	3. Hager (D)
Talk	9,0	5,0
Zinkoxid	1,0	
Walrat	10,0	
Mandelöl	20,0	
Basisches Bismutnitrat		10,0
Bergamottöl		1,0
Wachssalbe		30,0

Schminken können mit Carmin rot gefärbt werden, mit rotem Ton ergeben sich Brauntöne.

Schneeberger Schnupftabak[20]

Pulvis sternutatorius Scheeberg[20]

	3. Hager
Bergamottöl	1,0
Seifenrinde	5,0
Veilchenwurzel	20,0
Weizenstärke	74,0

Die gepulverten Bestandteile mischen und sieben.

Anwendung
Schnupfpulver.

Schuhcreme[20]

	3. Hager (A)	3. Hager (B)	3. Hager (C)
Carnaubawachs	2,0		2,0
Gelbes Wachs	5,0	5,0	
Hartparaffin	3,0	5,0	8,0
Stearin	0,5	0,5	0,5
Terpentinöl	39,5	17,0	18,0
Schwerbenzin		17,0	18,0

Die Wachse schmelzen, bei 80 °C das Stearin darin lösen und nach weiterem Abkühlen das Terpentinöl und Benzin dazumischen.

Selleriesalz[20]

6 Teile Selleriewurzel in 1/2 cm dicken Scheiben mit 16 Teilen Natriumchlorid ohne Pressen vermischen, 1/2 Stunde warm stehenlassen, 10 Minuten umrühren, trocknen, pulvern, absieben.

Anwendung
Gewürz.

Syndetikon[20]

Flüssiger Leim[20]

	3. Hager
Wasserglas	100,0
Arabisches Gummi	10,0
Saccharose	30,0

Anwendung
Klebstoff für Basteleien mit Holz, Glas, Pappe.

Vanillezucker[2,4]

Vanilla saccharata[2,4]

	EB 4,6
Vanille	10,0
Saccharose	90,0
Ethanol 90% (V/V)	n.B.

Die Vanille (2) mit Ethanol 90% anfeuchten, 1/2 Stunde stehenlassen, mit 20 Teilen Saccharose verreiben, trocknen, nochmals verreiben, durch Sieb (0,30) schlagen, den Rückstand nach und nach mit der restlichen Saccharose in gleicher Weise behandeln. Die gesiebten Pulver mischen.

Anwendung
Geschmackscorrigens.

Waldmeisteressenz[20]

Maitrankessenz[20]

Frischer, vor dem Aufblühen gesammelter Waldmeister in einer Weithalsflasche mit Ethanol 96% (V/V) übergießen. Nach 30 bis 40 Minuten abgießen, das Kraut zusammendrücken und den Auszug auf neuen Waldmeister gießen, nach 30 bis 40 Minuten wiederum ausdrücken und filtrieren.

Weiche Möbelpolitur

Cera politoria liquida Dieterich[20]

	3. Hager
Gelbes Wachs	100,0
Wasser	500,0
Kaliumcarbonat	10,0
Terpentinöl	10,0
Lavendelöl	5,0
Wasser	zu 1000,0

Wachs, Wasser und Kaliumcarbonat aufkochen, das Terpentinöl mit dem Lavendelöl ohne Erwärmen dazugeben, bis zum Erkalten rühren und mit Wasser ergänzen.

Zahnkitt[20]

Cementum dentarium[20]

	3. Hager
Mastix	28,0
Sandarakharz	14,0
Ethanol 90% (V/V)	58,0

Kapitel 10

Tierarzneimittel

H.-J. Hapke

unter Mitarbeit von
E. Barke, M. Dubowy, S. Lütkes,
E. Telser

Im folgenden Kapitel werden die einzelnen Tierarzneimittel nach einem einheitlichen Schema beschrieben. Die Gliederung folgt der Einteilung nach pharmakologischen Gruppen, nicht nach ausschließlich klinischen Indikationsgebieten.
Hierbei werden die bei Tieren zur Zeit üblichen Arzneimittel erwähnt, unabhängig davon, ob sie auch beim Menschen verwendet werden. Die pharmakodynamischen Effekte mögen bei Mensch und Tier identisch sein, die Beschreibung berücksichtigt aber nur die beim Tier (Versuchstier, Haustier, Nutztier) beobachteten Wirkungen und klinischen Indikationen. Falls Humanpräparate den unterschiedlichsten Tierarten vom Kleintier bis zum Pferd verabfolgt werden sollen, kann nicht den für den Menschen empfohlenen Dosierungen oder sonstigen Anwendungsvorschriften gefolgt werden. Für die Verwendung der Humanpräparate bei Tieren gelten andere Voraussetzungen der therapeutischen Wirksamkeit. Obwohl sich die Wirkungsmechanismen bei Mensch und Tierarten entsprechen, bestehen aber bemerkenswerte Unterschiede im pharmakokinetischen Verhalten der einzelnen Stoffe. Die Aktivitäten der fremdstoffabbauenden Enzyme variieren bei Menschen und den einzelnen Tierarten. Hieraus resultieren verschiedene Eliminationszeiten sowie abweichende Wirkungsspektren, wenn die Hauptwirkung auf Metaboliten zurückgeführt wird. Daher konnte auf die Darstellung der auch bei Tieren üblichen Humanpräparaten nicht verzichtet werden.
Die Kenntnisse über die pharmakodynamische Wirkung, das pharmakokinetische Verhalten und den therapeutischen Nutzen der vielfältigen Tierarzneimittel sind sehr unterschiedlich. Das trifft besonders für die Altpräparate zu, die der Nachzulassungspflicht unterliegen.

Pharmakologische Gruppen

Arzneimittel des autonomen Nervensystems	2
Arzneimittel des Zentralnervensystems	3
Lokalanästetica	4
Herzwirksame Arzneimittel	5
Nierenwirksame Arzneimittel	6
Uteruswirksame Arzneimittel	7
Lungenwirksame Arzneimittel	8
Darmwirksame Arzneimittel	9
Antibiotica	10
Chemotherapeutica	11
Endoparasitica	12
Ektoparasitica	13
Antimycotica	14
Sexualhormone	15
Antiphlogistica	16

Wirkstoffverzeichnis

Auffinden der Wirkstoffe:
Die einzelnen Substanzen sind mit ihren pharmakologischen Gruppen-Nummern angegeben. Innerhalb der jeweiligen Abschnitte sind die Wirkstoffe alphabetisch geordnet. Kombinationspräparate bleiben unberücksichtigt

Wirkstoff	Pharmakologische Gruppe	Wirkstoff	Pharmakologische Gruppe
Acetazolamid	6	Carbachol	2
Acetylcholin	2	Chloralhydrat	3
Adrenalin	2	Chloramphenicol	10
Albendazol	12	Chlormadinon	15
Amoxicillin	10	Chlorpromazin	3
Ampicillin	10	Clavulansäure	10
Amprolium	11	Clenbuterol	2
Apomorphin	3	Cloprostenol	15
Apralan	10	Cloxacillin	10
Apramycin	10	Colistin	10
Arecolin	2	Coumaphos	12
Atropin	2	Cypermethrin	13
Azaperon	3	Cythioat	13
Azepromazin	3	Dantron	9
Bacitracin	10	Decoquinat	11
Bendroflumethiazid	6	Dexamethason	16
Bensuldazinsäure	14	Diazepam	3
Benzathinpenicillin	10	Dichlorvos	12
Benzylpenicillin	10	Diethylcarbamazin	12
Bisacodyl	9	Digitoxin	5
Boldenon-17-undecylenat	15	Dimetridazol	11
Bromhexin	8	Dinitolmid	11
Bromociclen	13	Dinoprost	15
Brompropylat	13	Diprophyllin	8
Buscopan	2	Doxapram	3
Buserelin	15	Enilconazol	14
Butanilicain	4	Enrofloxacin	11
Butizid	6	Ephedrin	8
Cambendazol	12	Erythromycin	10
Carazolol	2	Estradiol	15

Wirkstoff	Pharmakologische Gruppe
Etacortin	16
Ether	3
Etilefrin	2
Etisazol	14
Febanthel	12
Fenprostalen	15
Fentanyl	3
Fenvalerat	13
Flubendazol	12
Fluprostenol	15
Furazolidon	11
Furosemid	6
Gentamicin	10
Griseofulvin	14
Guaifenesin	3
Halofuginol	11
Halothan	3
Haloxon	12
Heptenophos	13
Hydrochlorothiazid	6
Ipronidazol	11
Isoprenalin	8
Isoxsuprin	7
Ivermectin	12
Kamala	12
Kanamycin	10
Ketamin	3
Kitasamycin	10
Lasalocid	11
Levallorphan	3
Levamisol	12
Levomethadon	3
Lidocain	4
Lincomycin	10
Lobelin	3
Mebendazol	12
Mepivacain	4
Metamizol	3
Methandienon	15
Methoxyfluran	3
Methylbenzoquat	11
Methylergometrin	7
Meticlorpindol	11
Metildigoxin	5
Metomidat	3
Monensin	11
Morantel	12
Nafcillin	10
Nandrolon	15
Narasin	11
Natamycin	14
Natriumsalicylat	16
Natriumsulfat	9
Neomycin	10
Neostigmin	3
Nicarbazin	11
Niclosamid	12
Nitroxynil	12
Norepinephrin	2
Oleandomycin	10
Ontianil	14
Oxacillin	10
Oxazepam	3
Oxfendazol	12
Oxyclozanid	12
Oxytocin	7
Paraffin	9
Parbendazol	12
Penamecillin	10
Pentetrazol	3
Pentobarbital	3
Permethrin	13
Phenothiazin	12
Phenoxymethylpenicillin	10
Phenylbutazon	3
Phoxim	13
Physostigmin	3
Piperazin	12
Polymyxin	10
Polythiazid	6
Praziquantel	12
Prifinium	2
Procain	4
Procain-Benzylpenicillin	10
Progesteron	15
Proligeston	15
Propetamphos	13
Propionylpromazin	3
Prostaniol	15
Prothipendyl	3
Pyrantel	12
Rafoxanid	12
Ritamyzin	10
Robenidin	11
Ronidazol	11
Salbutamol	8
Salinomycin-Natrium	11
Spectinomycin	10
Spiramycin	10
Spironolacton	6
Streptomycin	10
Strophanthin	5
Sulfachlozin	11
Sulfadiazin	11
Sulfadimethoxin	11
Sulfadimidin	11
Sulfaethoxypyridazin	11
Sulfafurazol	11
Sulfaguanidin	11
Sulfaloxinsäure	11
Sulfamerazin	11
Sulfamethoxazol	11
Sulfamethoxydiazin	11
Sulfamethoxypyrazin	11
Sulfamethoxypyridazin	11
Sulfanilamid	11
Sulfaperin	11
Sulfaphenazol	11
Sulfapyrazol	11
Sulfaquinoxalin	11
Sulfathiazol	11
Terbutalin	8
Testosteron	15
Tetracyclin	10
Thiamylal	3
Thiopental	3
Thiostrepton	10
Tiabendazol	12
Trichlorfon	12
Trichlormethiazid	6
Trimethoprim	11
Tylosin	10
Xylazin	3

1 Gesetzliche Grundlagen der Verwendung von Tierarzneimitteln

Tierarzneimittel sind arzneimittelrechtlich nicht anders geregelt als Arzneimittel für den Menschen. Die Legaldefinition für Arzneimittel ist einheitlich. Danach sind auch Tierarzneimittel Stoffe, die dazu bestimmt sind, Krankheiten bei Tieren zu heilen oder ihnen vorzubeugen, den Zustand des tierischen Körpers erkennen zu lassen oder zu beeinflussen. Allen Arzneimitteln gemeinsam ist, daß ihre Verwendung von der Zulassung durch die Bundesoberbehörde, dem Bundesgesundheitsamt (BGA), abhängt. Die Zulassung erfolgt jeweils für bestimmte Tierarten, nicht für alle Tiere gemeinsam. Die in Frage kommenden Tierarten sind die lebensmittelliefernden Nutztiere Rind, Schwein, Schaf, Ziege, Pferd, Kaninchen, Huhn, Puter, Taube und bestimmte Fischarten. Weiter zählen die Heimtiere Hund, Katze, Meerschweinchen, Hamster, Ziervögel sowie Aquarien- und Terrarientiere und schließlich zahlreiche Wildtiere und alle in Zoologischen Gärten oder ähnlichen Einrichtungen sowie im Zirkus gehaltene Tierarten zu den zu behandelnden Tieren.
Nur für die wichtigsten Tierarten werden spezielle Arzneimittel entwickelt und zugelassen. Für die übrigen Tierarten verwendet der Tierarzt nach eigener Verantwortung die für andere Tierarten oder für den Menschen zugelassenen Arzneimittel (§ 56a AMG[1]). So wird insbesondere in der Kleintierpraxis bei der Behandlung von Hunden und Katzen verfahren.
Futtermittel sind auch dann keine Arzneimittel, wenn ihnen Stoffe zur Erzielung bestimmter pharmakologischer Wirkungen im tierischen Organismus zugesetzt werden. Diese Stoffe sind futtermittelrechtlich geregelt[2]. Futterzusatzstoffe sind:

Antibiotica (Avoparcin, Flavophospholipol, Monensin, Spiramycin, Tylosin, Virginiamycin, Zink-Bacitracin;), Carbadox, Nitrovin und Olaquindox, Amprolium, Decoquinat, Halofuginon, Lasalozid, Metichlorpindol, Robenidin, Dimetridazol, Ipronidazol und Ronidazol.

Tierarzneimittel und Futterzusatzstoffe werden im Falle der Anwendung bei lebensmittelliefernden Tieren als „Stoffe mit pharmakologischer Wirkung" in einer besonderen Verordnung[3] reguliert. Hiernach ist die Verwendung von bestimmten Stoffen verboten. Das gilt z. B. für Stilbene und Thyreostatica. Auch gibt es Eingrenzungen für bestimmte Tierarten. So darf Chloramphenicol bei milchliefernden Tieren und bei Legehennen nicht eingesetzt werden. Darüber hinaus ist die Zugabe, wie die der Sexualhormone, auf festgelegte Indikationen beschränkt. Weiter sind in der „Verordnung über Stoffe mit pharmakologischer Wirkung" Höchstmengen für bestimmte Arzneimittel, wie Chloramphenicol, Malachitgrün in Fischen, festgelegt worden, die bei der Lebensmittelkontrolle berücksichtigt werden müssen.
Die besonderen Aspekte, die bei der Entwicklung, Prüfung, Zulassung und schließlich bei der Verwendung von Tierarzneimitteln im Vergleich zu Humanpräparaten zu berücksichtigen sind, betreffen zunächst den Umfang der verschiedenen Wirkstoffe und Formulierungen und damit den betreffenden Markt der Veterinärprodukte. Er nimmt etwa den zehnten Teil der für den Menschen entwickelten Arzneimittel ein.
Ein weiterer Unterschied liegt in den Arten der Formulierungen für Großtiere. Hier werden Präparategrößen benötigt, die im Falle der Einzelapplikation das Hundertfache der Humandosis und mehr ausmachen können. Schließlich erfordert die Behandlung eines ganzen Tierbestandes die Verwendung solcher Präparate, die mit dem Futter oder dem Tränkwasser verabfolgt werden können und daher in Abpackungen im Tonnengewicht zur Verfügung stehen müssen.
Neben der Verwendung der Tierarzneimittel in der Therapie erkrankter Tiere und in der Prophylaxe von Krankheit bedrohter, aber noch gesunder Tiere wird bei Tieren auch eine sogenannte Metaphylaxe betrieben. Diese besteht darin, daß bei der Behandlung einer Herde, insbesondere dann, wenn eine Einzelbehandlung nicht in Frage kommt, sowohl bereits erkrankte wie noch gesunde Tiere behandelt werden. Der Therapieplan und die Dosierung müssen so gewählt werden, daß beide Zwecke erfüllt werden.
Für den umfangreichen Einsatz von Tierarzneimitteln in der Massentierhaltung ist die Verwendung von sogenannten Fütterungsarzneimitteln notwendig. Hierbei handelt es sich um Tierarzneimittel in verfütterungsfertiger Form, die aus Arzneimittel-Vormischungen und bestimmten Mischfuttermitteltypen bestehen. Sie sind verschreibungspflichtig und werden nur für den jeweiligen Einsatz hergestellt. Aufgrund der Bestimmungen der „Verordnung über tierärztliche Hausapotheken"[4] werden solche Fütterungsarzneimittel auf einem besonderen Formblatt in fünffacher Ausfertigung verordnet. Die Herstellung erfolgt entweder in einem Betrieb, der die Genehmigung zur Herstellung von Arzneimitteln hat, oder unter der Verantwortung des verordnenden Tierarztes in einem zugelassenen Futtermittelmischbetrieb. Die hergestellte Menge muß dem tatsächlichen Bedarf entsprechen.
Da ein großer Teil der hergestellten Tierarzneimittel für lebensmittelliefernde Tiere verwendet wird, sind die in späteren Lebensmitteln vorhandenen Reste dieser Substanzen zu berücksichtigen. Sie können je nach Art und/oder Menge in der Lage sein, die Gesundheit des Konsumenten zu beeinträchtigen. Zur Kenntnis dieser Situation sind umfangreiche pharmakokinetische Untersuchungen am Zieltier nötig. Die Ergebnisse müssen zeigen, welche Ab- oder Umbauprodukte in Abhängigkeit von der Zeit entstehen, in welcher Geschwindigkeit die Originalsubstanz und ihre Metaboliten ausgeschieden werden und schließlich wie die geringen Mengen dieser Stoffe, über längere Zeit verabfolgt, toxikologisch zu beurteilen sind. Dafür sind umfangreiche Tierversuche nötig, die eine oberste Tagesdosis ohne nachweisbare Wirkung erkennen lassen. Hieraus wird dann unter Berücksichtigung der Verzehrgewohnheiten, z. B. 300 g Fleisch, 1 l Milch, 1 Ei pro Tag, die in den einzelnen verzehrbaren Geweben der Tiere noch tolerierbare Konzentration abgeschätzt. Nicht für alle Tierarzneimittel sind diese

Kenntnisse in ausreichendem Maße vorhanden. Informationsmangel besteht vor allem für die „Altarzneimittel", insbesondere solche, die vor der Einführung des Arzneimittelgesetzes 1976 auf den Markt kamen.
Für die seit 1986 zugelassenen Tierarzneimittel sind die Ergebnisse pharmakokinetischer Untersuchungen der landwirtwirtschaftlichen Nutztiere notwendige Unterlagen bei der amtlichen Zulassung. Unter Berücksichtigung der Ausscheidungsdaten können die Zeiten abgeschätzt werden, innerhalb derer bei bestimmungsgemäßer Anwendung Reste der verabfolgten Arzneimittel für den Konsumenten nicht mehr wirksam sind. Nach Hinzufügung einer Sicherheitsspanne wird daraus die Wartezeit ermittelt, die zwischen letzter Anwendung und Lebensmittelgewinnung ablaufen muß. Die Wartezeit wird amtlich in Tagen festgesetzt und muß bei jeder Anwendung von Arzneimitteln bei Tieren, die der Lebensmittelgewinnung dienen, beachtet werden. Bei Berücksichtigung der Anwendungsvorschriften sind gesundheitsbedenkliche Rückstände von Stoffen mit pharmakologischer Wirkung in Lebensmitteln tierischer Herkunft nicht zu erwarten. Diese Aussage bezieht sich auch auf solche Gewebe, die aufgrund ihrer funktionellen Bedeutung für die Fremdstoffelimination immer höhere Arzneimittelmengen enthalten, nämlich Leber als Organ für den Um- und Abbau von Fremdstoffen und Niere als Ausscheidungsorgan. Bei der Festlegung der Wartezeit durch das Bundesgesundheitsamt wird nach Anhörung der Zulassungs-Kommission für den Veterinärmedizinischen Bereich das Gewebe mit der längsten Anwesenheit der Stoffe im tierischen Organismus berücksichtigt, u. U. auch die Injektionsstelle nach intramuskulärer oder subcutaner Verabfolgung.
Besondere Probleme können entstehen, wenn Arzneimittel an Milchkühe während der Laktation oder an Hennen während der Eilegetätigkeit gegeben werden müssen. Deswegen dürfen an Milchkühe oder Legehennen nur Arzneimittel, die weder mit der Milch oder mit den Eiern ausgeschieden werden, verabfolgt werden oder in Mengen, die in Milch und Eiern unterhalb gesundheitlich bedenklicher Konzentrationen liegen.
Das Dispensierrecht ermöglicht dem praktizierenden Tierarzt, die von ihm für die Behandlung der Tiere seiner Praxis benötigten Arzneimittel selbst herzustellen bzw. direkt vom Hersteller zu erwerben. Hierzu hat er eine tierärztliche Hausapotheke zu führen, deren Einrichtung und Betrieb in der „Verordnung über tierärztliche Hausapotheken"[4] geregelt sind. Zum Herstellungsbegriff gehören auch das Umfüllen, Abpacken und Kennzeichnen. Eine Abgabe von Arzneimitteln ist nur im Rahmen der eigenen tierärztlichen Praxis und im Zusammenhang mit einer notwendigen Behandlung möglich. Tierarzneimittel müssen als solche deutlich gekennzeichnet werden, meist durch die Erwähnung der Tierart, für welche das betreffende Arzneimittel abgegeben wird.

Die für den Verkehr mit Tierarzneimitteln relevanten Rechtsvorschriften:

1. Gesetz zur Neuordnung des Arzneimittelrechts (Arzneimittelgesetz) vom 24. August 1976 in der Fassung vom 20. Juli 1988 (BGBl. I S. 1050)
   Hier besonders: 10. Abschnitt (Sondervorschriften für Arzneimittel, die zur Anwendung bei Tieren bestimmt sind.)
2. Futtermittelgesetz vom 2. Februar 1975 in der Fassung vom 12. Januar 1987 (BGBl. I S. 138)
   Hier besonders die resultierende Futtermittel-Verordnung, zuletzt geändert am 22. Juni 1988 (Anlage 3 „Zusatzstoffe")
3. Verordnung über Stoffe mit pharmakologischer Wirkung vom 3. August 1977 (BGBl. I. S. 303) in der Fassung vom 11. März 1988 (BGBl. I S. 303)
4. Verordnung über tierärztliche Hausapotheken (TÄHAV) in der Fassung vom 3. Mai 1988 (BGBl. I S. 752)
5. Verordnung über Regelungen im Verkehr mit Arzneimitteln für Tiere vom 3. Mai 1985 (BGBl. I S. 746)

2 Arzneimittel des autonomen Nervensystems

Die Funktionen des vegetativen Systems des tierischen Organismus werden autonom innerviert. Arzneimittel, die in den Prozeß eingreifen, verschieben die Gleichgewichtslage in die adrenerge oder in die cholinerge Richtung. Diese Arzneimittel behandeln nicht ein krankes autonomes System, sondern werden zur Behandlung der Störungen bestimmter Gewebe, Organe oder Systeme verwendet. So unterstützen α-Adrenergica die mangelhaften Funktionen des Herz- und Kreislaufsystems, β-Adrenergica werden zur Erweiterung des Bronchialbaumes bei der Behandlung der obstruktiven Bronchitis oder zur Hemmung der Wehen während des Geburtsvorganges benutzt.
Arzneimittel, die das cholinerge System fördern, vermehren die Darmperistaltik und können bei Darmparalyse angewendet werden. Stoffe mit hemmendem Einfluß auf die cholinergen Rezeptoren dämpfen auch die Motorik glattmuskulärer Organe wie Darm und Ureter und die Sekretion exokriner Drüsen, z. B. der Bronchialdrüsen. Insofern sind Arzneimittel des autonomen Nervensystems bei zahlreichen pathologischen Zuständen angezeigt. Sie werden zum großen Teil in diesem Abschnitt beschrieben, obwohl einige davon auch bei späteren pharmakologischen Gruppen erwähnt werden müßten. Die Angaben der klinischen Indikation berücksichtigen die sachlichen Überlappungen.

Acetylcholin

Pharmakologische Gruppe: Parasympathomimeticum
Chemischer Name: 2-Acetoxyethyl-trimethylammoniumchlorid

Pharmakologisch-toxikologische Eigenschaften

Acetylcholin erzeugt Vaguswirkungen an der Peripherie durch Erregung von muscarinempfindlichen Rezeptoren. Wegen der sehr kurzen Wirkung kann es therapeutisch kaum ausgenutzt werden. Die Erregung exokriner Drüsen und der glatten Muskulatur der Bronchien, des Darms, der Blutgefäße, der Harnblase, des Uterus, hält nur kurzfristig an. Der Blutdruck wird gesenkt, und es entsteht eine Bradycardie.

Indikation
Acetylcholin kann nur bei der Applikation gleichartig wirkender Stoffe zur Anregung der Darmperistaltik deren Effekt unterstützen.

Dosierung
Bei einer Darmparalyse wird den Tieren 5 µg/kg langsam einmal intravenös injiziert. In den meisten Fällen wird es mit Arecolin vermischt appliziert. Die Wirkungsdauer beträgt weniger als 5 Minuten.

Pharmakokinetik
Acetylcholin wird schnell durch die Aktivität der Acetylcholinesterase abgebaut, die es völlig inaktiviert.

Bildung von Rückständen
Nicht zu erwarten.

Nebenwirkungen
Acetylcholin kann zu einem Schock nach intravenöser Injektion, verbunden mit Herzstillstand und Herzrhythmusstörungen, führen. Darüber hinaus bewirkt Acetylcholin Muskelzittern.

Kontraindikationen
Bradycardie und niedriger Blutdruck.

Adrenalin

Pharmakologische Gruppe: α- und ß-Sympathomimeticum
Chemischer Name: (Syn. Epinephrin) 1-(3,4-Dihydroxyphenyl)-2-methylaminoethanol

Pharmakologisch-toxikologische Eigenschaften
Adrenalin führt zu einer Erregung der postsynaptischen α- und β-Rezeptoren des sympathischen Systems und zu einer Stimulierung präsynaptischer α- und β-Rezeptoren. Die Hauptwirkung besteht in einer Steigerung des systolischen und weniger des diastolischen Blutdrucks mit einer Zunahme der Herzkontraktionskraft und der Herzfrequenz. Die Wirkung ist zurückzuführen auf eine Vasokonstriktion der Haut- und Schleimhautgefäße, der Nierengefäße und der Gefäße des Darms und des Herzens. Die Erregung der β-Rezeptoren führt zur Vasodilatation und zu einer Zunahme der Durchblutung der Skelettmuskulatur. Adrenalin erzeugt auch eine Darmerschlaffung und hat unterschiedliche Wirkungen auf den Uterus, je nach Erregung der α- oder β-Rezeptoren, je nach Stadium des Uterus und nach Tierart.

Indikation
Adrenalin wird nur in einer akuten Notfalltherapie bei Bestehen einer cardialen Insuffizienz mit Herzstillstand verwendet. Hierzu ist eine intracardiale Injektion nötig. Im Schockzustand wird Adrenalin bei einer Anaphylaxie eingesetzt. Darüber hinaus wird Adrenalin den Lösungen von Lokalanästhetica zur Verhinderung des Abtransports der Lokalanästhetica zugefügt. Schließlich benutzt man Adrenalin zur Stillung oberflächlicher Blutungen.

Dosierung
Bei allen Tierarten muß Adrenalin entweder infundiert (0,1 µg/kg und Minute) oder intracardial (1 bis 10 µg/kg) injiziert werden. Den Lösungen von Lokalanästhetica wird Adrenalin 1:50.000 hinzugegeben. Die gleiche Konzentration ist zur Stillung oberflächlicher Blutungen nötig. Zur Erzeugung wirksamer Körperkonzentrationen ist die intravenöse, ggf. die intramuskuläre (intralinguale) Injektion nötig.

Wirkungsweise und -dauer
Adrenalin wirkt lokal durch Vasokonstriktion kleiner Gefäße und systemisch durch Vasokonstriktion und geringgradiger Vasodilatation. Die Wirkungsdauer ist auf wenige Minuten beschränkt. Nach lokaler Applikation ist mit einer Wirkungsdauer von 30 bis 90 Minuten zu rechnen.

Pharmakokinetik
Adrenalin wird schnell enzymatisch inaktiviert durch Catechol-O-Methyltransferase und Monoaminoxidation.

Bildung von Rückständen
Nicht zu erwarten.

Nebenwirkungen
Adrenalin führt zu einer Herzarrhythmie und massiven Blutdrucksteigerung sowie zu Oligurie nach hohen Dosierungen.

Kontraindikationen
Eine Kontraindikation stellt der Schock mit Tachycardie dar.

Hinweis
Adrenalin wird jetzt meist ersetzt durch andere Sympathomimetica, wie Noradrenalin oder Dopamin.

Arecolin

Pharmakologische Gruppe: Parasympathomimeticum
Chemischer Name: Methyl-1,2,5,6-tetrahydro-1-methylnicotinatbromid

Pharmakologisch-toxikologische Eigenschaften
Das Alkaloid aus dem getrockneten Samen der Betelnußpalme aktiviert die Darmperistaltik über eine Erregung der cholinergen Rezeptoren. Es wirkt daher purgierend und laxierend. Die Erregung anderer cholinerger Rezeptoren steht im Hintergrund. Darüber hinaus führt Arecolin zu einer gewissen Salurese. Der Stoffwechsel der Darmparasiten wird gleichzeitig gehemmt. Dadurch werden diese Darmbewohner gelähmt und können in Verbindung mit der erhöhten Darmperistaltik schnell ausgeschieden werden.

Indikation
Bandwürmer (Taenia-Species) und leichte Verstopfung werden mit Arecolin behandelt.

Dosierung
Arecolin hat sich bisher beim Hund in einer Dosierung zwischen 0,4 bis 4 mg/kg (im Mittel 2 mg/kg) per os als einmalige Gabe bewährt.

Pharmakokinetik
Als Bandwurmmittel ist Arecolin nur nach oraler Applikation wirksam. Erfahrungen bei anderen Haustieren liegen nicht vor. Arecolin wird, das ergaben Untersuchungen an Ratten, schnell metabolisiert und zu 5 bis 6 % unverändert renal ausgeschieden. Der Hauptmetabolit stellt Arecaridin dar.

Nebenwirkungen
Arecolin kann nach massiver Dosis zu Erbrechen und zu Krämpfen führen. Hinzu kommt eine ausgeprägte Blutdrucksenkung. Alle Effekte können mit Atropin antagonistisch behandelt werden.

Kontraindikationen
Trächtigkeit

Atropinsulfat, Atropin

Pharmakologische Gruppe: Parasympatholyticum
Chemischer Name: *DL*-Hyoscyaminsulfat

Pharmakologische Eigenschaften
Atropin ist ein kompetitiver Antagonist des Acetylcholins an den muscarinempfindlichen cholinergen Rezeptoren der glatten Muskulatur im Magen-Darm-Kanal, in der Harnblase, im Ureter, im Gallengang und an den exokrinen Drüsen. Atropin bindet sich sehr lang an diese Rezeptoren, woraus eine mehrere Stunden bis Tage anhaltende Wirkung resultiert. Da Atropin auch die Bluthirnschranke durchdringt, kann es nach hohen Dosen zu zentralnervösen Erregungen und anschließend zu Lähmungen kommen (Bild der Vergiftung mit Tollkirsche).

Indikation
Atropin wird zur Behandlung von Darmspasmen, des Harnblasenkrampfes und des Bronchialkrampfes verwendet. Darüber hinaus wirkt es als Mydriaticum in der Augenheilkunde. Es hemmt die Speichel- und Bronchialsekretion und ist daher geeignet, in der Narkose-Prämedikation verwendet zu werden. Weiter ist Atropin ein Antidot bei der Vergiftung mit Alkylphosphaten.

Dosierung
Rinder erhalten 0,01 bis 0,1 g/Tier, Schweine, Schafe und Ziegen 0,005 bis 0,05 g/Tier, Hunde 0,002 bis 0,03 g/Tier und Katzen 0,005 g/Tier. Insgesamt ist eine mittlere Dosierung von 0,05 mg/kg Körpergewicht nötig, die u. U. bei Vorliegen der Alkylphosphatvergiftung auch 10- oder 100fach erhöht werden muß. Atropin wird subcutan, aber auch intravenös oder oral verabfolgt.

Pharmakokinetik
Atropin wird nur sehr langsam esteratisch gespalten. Der größte Teil wird dann renal ausgeschieden. Im Urin kommen auch geringe Mengen der Originalsubstanz vor.

Bildung von Rückständen
Atropin ist mehrere Tage lang im tierischen Organismus, abhängig von der applizierten Dosis, nachzuweisen.

Nebenwirkungen
Atropin führt regelmäßig zu einer Tachycardie und zu einer starken Einschränkung der Speichelsekretion.

Buscopan®

Pharmakologische Gruppe: Parasympatholyticum, Spasmolyticum
Freiname: Scopolaminbutylbromid
Chemischer Name: N-Butylscopolaminiumbromid

Pharmakologisch-toxikologische Eigenschaften
Buscopan® ist ein synthetischer Stoff, der auf cholinerge Rezeptoren des parasymathischen Systems hemmend wirkt und die Effekte des Überträgerstoffes Acetylcholin dosisabhängig aufhebt. Buscopan® ist in dieser Wirkung mit derjenigen des Atropins verwandt, entfaltet aber nicht wie dieses Wirkungen auf die Akkomodation, die Speichelsekretion und den Kreislauf. Weiter ist es kürzer als Atropin und insbesondere an der glatten Muskulatur des Darmes hemmend wirksam. Aus diesem Grunde führt es hier zu einer Spasmolyse.

Indikation
Buscopan® wird zur Behandlung der spastischen Kolik bei Pferd, Rind, Kalb und Schwein verwendet. Weiter wird es bei der Schlundverstopfung der Großtiere und bei der funktionellen Tympanie der Wiederkäuer benutzt. Hunde und Katzen erhalten Buscopan® zur Behandlung der Gastroenteritis, des Erbrechens, des Ileus und der Spasmen im Urogenitalsystem.

Dosierung
Pferde und Rinder erhalten rund 100 mg/Tier sehr langsam intravenös oder besser intramuskulär. Kälber und Schweine erhalten 30 mg/Tier (Ferkel 5 mg/Tier). Hunde und Katzen werden mit 4 bis 10 mg bzw. 2 bis 4 mg Buscopan® pro Tier behandelt. Die Applikation muß bis zu dreimal täglich erfolgen. Hunde und Katzen erhalten Buscopan® rectal, intramuskulär oder auch subcutan.

Pharmakokinetik
Über die Aufnahme, Verteilung und Ausscheidung von Buscopan® bei Tieren bestehen keine Erkenntnisse.

Bildung von Rückständen
Es ist damit zu rechnen, daß die eßbaren Gewebe von Pferd, Rind und Schwein nach 12 Tagen keine Rückstände von Buscopan® mehr aufweisen.

Nebenwirkungen
Bei Hunden und Katzen werden gelegentlich Schmerzreaktionen nach der Injektion beobachtet. Diese Effekte haben keinen Einfluß auf den therapeutischen Erfolg.

Carazolol

Pharmakologische Gruppe: ß-Adrenolyticum
Chemischer Name: 1-(4-Carbazolyloxy)-3-isopropylamino-2-propanol

Pharmakologische Eigenschaften
Carazolol ist ein starker Blocker der adrenergen ß-Rezeptoren ohne eigene sympathomimetische Wirkungen. Durch Blockade der ß-Rezeptoren kommt es insbesondere zu einer Verhinderung der Erregung der Herzfunktionen. Carazolol ist nicht cardioselektiv wirksam, sondern blockiert auch die Rezeptoren der Bronchien und der peripheren Gefäße.

Indikation
Carazolol wird zur Prophylaxe von ischämiebedingten Herzstörungen bei Schweinen z. B. während des Transportes verwendet.

Dosierung
Carazolol wird ausschließlich beim Schwein in einer Dosis von 0,01 mg/kg einmal intramuskulär eingesetzt.

Pharmakokinetik
Carazolol wird aus dem Ort der Applikation schnell absorbiert und rasch meist unverändert fäkal und renal zu je der Hälfte der Dosis ausgeschieden. Es bestehen tierartliche Unterschiede in der Pharmakokinetik. Experimentell ist erwiesen, daß das Kaninchen Carazolol vorwiegend renal und der Hund vorwiegend extrarenal eliminiert.

Bildung von Rückständen
Carazolol ist im Fettgewebe sowie in der Leber und in der Niere und schließlich in der Muskulatur nur wenige Stunden nach der Applikation nachweisbar.

Nebenwirkungen und Kontraindikationen
Carazolol ist gut verträglich, Nebenwirkungen sind in therapeutischen Dosierungen nicht bekannt.
Als Kontraindikationen gelten Herzinsuffizienz und Bradycardie.

Carbachol

Pharmakologische Gruppe: Parasympathomimeticum
Chemischer Name: Carbaminoylcholinchlorid

Pharmakologisch-toxikologische Eigenschaften
Carbachol ist ein direkt auf die cholinergen Rezeptoren wirkendes Cholinergicum wie Acetylcholin. Es wirkt auf postganglionäre muscarinempfindliche Rezeptoren und regt die Sekretion exokriner Drüsenzellen an, was zur vermehrten Salivation und Schweißabsonderung führt. Weiter erregt Carbachol die glatte Muskulatur, insbesondere des Darms, der Bronchien und der Blutgefäße, des Uterus und der Harnblase. Die Herzfrequenz sinkt durch Abnahme der Überleitungsgeschwindigkeit.

Indikation
Carbachol wird zur drastischen Anregung der Darmperistaltik bei Vorliegen einer Darmlähmung verwendet. Auch wird dadurch die Defäkation angeregt. Schließlich kann Carbachol zur Behandlung der Pansenatonie und zum Abgang der Nachgeburt verwendet werden.

Dosierung
Pferde und Rinder erhalten 1 mg/kg subcutan. Die Applikation kann in einem Abstand von 30 Minuten wiederholt werden. Die Wirkung wird am Einsetzen der Darmtätigkeit und der Abnahme der Herzfrequenz kontrolliert.

Pharmakokinetik
Carbachol wird schnell durch Cholinesterase-Aktivität in Carbaminsäure und Cholin gespalten.

Bildung von Rückständen
Carbachol führt nicht zur Bildung von Rückständen.

Nebenwirkungen und Kontraindikationen
Im letzten Drittel der Trächtigkeit kann Carbachol zu Aborten führen.
Als Kontraindikation gilt deswegen Trächtigkeit, eine Verstopfung und Asthma.

Hinweis
In den meisten Fällen werden milder wirkende Abführmittel bevorzugt. Carbachol sollte erst gegeben werden, nachdem Mineralöl oder Salzlösungen erfolglos blieben.

Clenbuterol

Pharmakologische Gruppe: ß-Adrenergicum
Chemischer Name: 4-Amino-α-[(tertiär-butylamino)-methyl]-3,5-dichlorbenzylalkohol

Pharmakologisch-toxikologische Eigenschaften
Clenbuterol erregt vorwiegend die adrenergen $ß_2$-Rezeptoren. Daher kommt es zu einer Broncholyse und zu einer Tocolyse. Die Wirkungen auf den Stoffwechsel (Glycogenmobilisierung, Lipolyse) sind vergleichsweise gering.

Indikation
Clenbuterol wird als Bronchospasmolyticum bei Vorliegen asthmatischer Zustände mit Atemnot oder Bronchitis verwendet. Darüber hinaus wird es in der Geburtshilfe zur Erschlaffung der Uterusmuskulatur und Aufhebung der Wehen als Tocolyticum benutzt.

Dosierung
Clenbuterol wird intravenös, intramuskulär oder oral in einer Dosis von 0,8 bis 1 µg/kg zweimal täglich alle 12 Stunden gegeben. Pferd, Rind und Kalb erhalten diese Dosis. Beim Schaf sind 3,7 µg/kg nötig. Die Therapie muß 2 bis 4 Wochen lang beim Pferd und 10 Tage lang beim Rind durchgeführt werden.

Pharmakokinetik
Clenbuterol wird aus dem Ort der Applikation schnell absorbiert, so daß auch nach enteraler Verabfolgung

die gleichen Blutspiegel wie nach parenteraler Applikation erzielt werden können. Ein therapeutischer Blutplasmaspiegel beim Pferd nach intravenöser Injektion wird mit 0,7 ng/ml und nach oraler Applikation mit 0,4 ng/ml erreicht. Clenbuterol wird nur geringfügig verstoffwechselt und renal ausgeschieden. Innerhalb von 10 Tagen sind 82 % mit dem Urin und 10 % mit den Faeces eliminiert. Bei einem Dosisintervall von 12 Stunden kann ein Plateau des Blutplasmaspiegels erzielt werden.

Bildung von Rückständen
Maximale Konzentrationen in der Muskulatur betragen 0,2 ng/g und in der Lunge wie in der Niere 0,6 ng/g Gewebe. In der Milz können bis 1,2 ng/g und in der Leber bis 4,3 ng/g gemessen werden. 3 Tage nach der Verabfolgung enthalten die Gewebe weniger als 0,1 ng/g, nur Leber und Niere noch 1 bis 2 ng/g. Nach 6 Tagen werden Reste in der Leber und in der Niere in Höhe von 0,2 bis 0,8 ng/g gemessen. Nach 10 Tagen dürften alle Rückstände ausgeschieden sein.

Nebenwirkungen
Clenbuterol wird nicht bei Hunden und Katzen verwendet wegen der erhöhten Empfindlichkeit dieser Tierarten gegenüber Clenbuterol. Es kommt bei diesen Tieren im Experiment zu Herznekrosen, Schweißausbuch, Muskelzittern und Tachypnoe. Generell kann eine Blutdrucksenkung und eine Tachycardie auftreten.

Kontraindikationen
Tachycardie. Bei Vorliegen einer Trächtigkeit sollte Clenbuterol nicht verwendet werden.

Hinweis
Clenbuterol wird illegal zur Kälbermast verwendet, wobei der lipolytische Effekt ausgenutzt wird. Dieser führt zu einer Abnahme des Fettgehaltes und zu einer Zunahme des Proteingehaltes.

Etilefrin

Pharmakologische Gruppe: Adrenergicum
Chemischer Name: α-(Ethylaminomethyl)-3-hydroxybenzylalkohol

Pharmakologisch-toxikologische Eigenschaften
Etilefrin entfaltet qualitativ ähnliche Wirkungseigenschaften wie Adrenalin, mit dem Unterschied der sehr viel längeren Wirkungsdauer. Es erregt sowohl adrenerge wie ß-Rezeptoren und führt dadurch zu einer Stimulation der Herzkontraktionskraft, was gleichzeitig einer Steigerung des systolischen Blutdruckes bewirkt. Die Herzfrequenz wird gesteigert, infolge des Blutdruckanstiegs aber vagal ausgeglichen. In der Gefäßperipherie entsteht eine Vasokonstriktion mit einem Anstieg des Gefäßwiderstandes und einem Blutdruckanstieg. Infolge einer schwach ausgeprägten Erregung adrenerger $ß_2$-Rezeptoren wird der diastolische Blutdruck durch Vasodilation einiger Gefäße etwas vermindert. Etilefrin wirkt auch auf Venolen und entspeichert dadurch die Blutdepots. Das führt zu einer Zunahme des venösen Blutrückstroms zum Herzen.

Indikation
Etilefrin wird bei allgemeiner Herz- und Kreislaufschwäche gegeben, insbesondere im dekompensierten Kreislaufschock.

Dosierung
Alle Tiere erhalten Etilefrin in einer Dosis von 0,2 bis 0,5 mg/kg Körpergewicht subcutan oder in Notfällen vorher 0,02 bis 0,05 mg/kg intravenös. Die Steigerung der Herzfrequenz ist die obere Begrenzung der weiteren Zufuhr.

Pharmakokinetik
Etilefrin wird langsam im Organismus methyliert und oxidiert und in den folgenden Stunden sowohl als Orginalsubstanz wie als Abbauprodukt renal ausgeschieden.

Bildung von Rückständen
Nicht zu erwarten.

Nebenwirkungen
Etilefrin führt zu einer ausgeprägten Hemmung der Darmperistaltik. Hohe Dosen erzeugen Herzrhythmusstörungen.

Kontraindikationen
Eine Vorbehandlung der Tiere mit Hemmern der adrenergen Rezeptoren führt zur Umkehr der Etilefrin-Wirkung.

Norepinephrin, Noradrenalin

Pharmakologische Gruppe: Adrenergicum
Chemischer Name: 2-Amino-1-(3,4-dihydroxyphenyl)-ethanol

Pharmakologisch-toxikologische Eigenschaften
Norepinephrin erregt sowohl adrenerge als auch ß-Rezeptoren, was zu einer peripheren Vasokonstriktion vorwiegend der arteriellen Widerstandsgefäße und zu einer positiv inotropen Wirkung auf das Herz führt. Eine $ß_2$-Rezeptorenerregung ist nicht vorhanden. Der periphere Gesamtwiderstand des Kreislaufsystems wird erhöht. Die Herzfrequenz wird nicht geändert wegen der reflektorischen Gegensteuerung des Vagussystems, solange nicht Atropin vorher gegeben wird. Insgesamt resultiert ein Anstieg des systolischen und diastolischen Blutdrucks. Eine Verbesserung der Gewebsdurchblutung ist damit nicht automatisch verbunden. Der venöse Blutrückfluß zum Herzen wird nicht wesentlich verbessert. Hohe Dosen erzeugen infolge starker Herzerregung ohne ausreichende Koronarversorgung Ischämien des Myocards mit Rhythmusstörungen und Kammerflattern und -flimmern. Die Darmtätigkeit wird gehemmt.

Indikation
Norepinephrin wird bei der Behandlung des paralytischen Kreislaufkollaps verwendet, um den peripheren Gefäßtonus zu erhöhen.

Dosierung
Norepinephrin muß in Form einer Dauerinfusion verabfolgt werden. Die Dosierung beträgt bei allen

Tierarten 0,05 bis 0,2 µg/kg pro Minute. Die optimale Dosierung folgt den Änderungen der Herzfrequenz.

Pharmakokinetik
Norepinephrin wird sehr schnell metabolisiert, wobei eine Methylierung an der phenolischen Hydroxylgruppe und eine Oxidation des Aminoalkohols zum Aldehyd stattfindet. Sowohl Epinephrin wie die Metaboliten werden schnell renal ausgeschieden.

Bildung von Rückständen
Nicht zu erwarten.

Nebenwirkungen
In höheren Dosen führt Epinephrin zu einer Tachycardie mit Herzrhythmusstörungen sowie zu einer Hemmung der Darmperistaltik.

Kontraindikation
Norepinephrin darf nicht bei Bluthochdruck und beim kompensierten Schock mit Tachycardie gegeben werden. In der Narkose mit halogenierten Stoffen wie Halothan, Methoxyfluran ist das Herz gegenüber Norepinephrin sensibilisiert, so daß leicht Überdosierungserscheinungen auftreten können.

Prifinium

Pharmakologische Gruppe: Parasympatholyticum, Spasmolyticum
Chemischer Name: Diethylmethyldiphenylmethylen-pyrrolidiniumbromid

Pharmakologische Eigenschaften
Prifinium wirkt atropinähnlich und entfaltet an den cholinergen Rezeptoren eine anticholinerge Wirkung. Hinzu kommt eine ausgeprägte spasmolytische Komponente ohne besondere Beeinflussung der Spontanmotorik. Darüber hinaus erzeugt Prifinium eine Broncholyse, eine Sekretionshemmung sowie Mydriasis.

Indikation
Prifinium wird bei Spasmen des Verdauungs- und des Harntrakts verwendet.

Dosierung
Pferd, Rind und Kalb erhalten eine intravenöse, intramuskuläre oder subcutane Injektion von 0,3 bis 0,7 mg/kg zwei- bis viermal täglich 2 Tage lang.
Hunde und Katzen erhalten täglich 0,7 bis 1 mg/kg Körpergewicht.

Pharmakokinetik
Prifinium wird langsam und unzureichend enteral absorbiert. Anschließend unterliegt Prifinium einer schnellen Elimination. In weniger als 12 Stunden nach parenteraler Anwendung ist Prifinium aus dem Organismus ausgeschieden.

Nebenwirkungen und Kontraindikationen
Prifinium hemmt den Speichelfluß.
Glaukom und Darmverschluß sind Kontraindikationen.

3 Arzneimittel des Zentralnervensystems

Der Funktionszustand des Zentralnervensystems bewegt sich zwischen der Bewußtlosigkeit und psychomotorischer Excitation. Auch der normale Wachzustand schwankt periodisch während eines Tages. Arzneimittel sind in der Lage, variierend in diesen Prozeß der Selbststeuerung einzugreifen. Sie erzeugen keine neuen Effekte, sondern verändern lediglich physiologisch erreichbare Zustände.
Diese Arzneimittel werden insbesondere zur Erzielung einer Narkose benötigt, die durch Analgesie, Bewußtlosigkeit oder Bewußtseinstrübung und Muskelrelaxation gekennzeichnet ist. Andere Arzneimittel werden allein zur Beruhigung der Tiere verwendet, z. B. während des Transports, für diagnostische Untersuchungen oder zur allgemeinen Ruhigstellung übererregter Tiere (Pferde). Arzneimittel dieser Gruppe entfalten häufig periphere Wirkungen auf das autonome Nervensystem, ohne daß sie in dem betreffenden Abschnitt aufgeführt werden. Stoffe, die die Funktion des ZNS anregen, werden bei Tieren nur ausnahmsweise verwendet, z. B. bei Vorliegen einer lebensbedrohenden Lähmung des Stammhirns oder zu einer unsportlichen Steigerung der Leistungsfähigkeit (Doping). Letztere Stoffe werden hier nicht genannt. Schließlich werden Substanzen verwendet, um eine Schmerzausschaltung oder -minderung zu ermöglichen. Dies ist nötig bei Vornahme schmerzhafter Eingriffe oder bei Vorliegen schmerzhafter Zustände durch Verletzungen oder Entzündungen.

Apomorphin

Pharmakologische Gruppe: Emeticum
Chemischer Name: 5,6,6a,7-Tetrahydro-6-methyl-4H-dibenzochinolin-10,11-diolhydrochlorid

Pharmakologisch-toxikologische Eigenschaften
Apomorphin löst durch Erregung zentralnervöser Chemorezeptoren der Trigger-Zone einen intrazentralen Reflex aus, der Erbrechen bewirkt. Daneben treten alle Symptome einer Vaguserregung wie Nausea und Erhöhung der Darmperistaltik auf, wie sie durch Sensibilisierung von Dopamin-Wirkungen entstehen. Apomorphin ist ein Dopamin-Agonist und kann durch Dopamin-Antagonisten aus der Gruppe der Neuroleptica gehemmt werden. Apomorphin führt vorwiegend beim Hund zu den genannten Erscheinungen, während bei der Katze die Wirkung unsicher ist. Hier eignet sich eher Xylazin. In höheren Dosen treten zentralnervös bedingte Stereotypien bei allen Tieren auf. Apomorphin ist sehr gut verträglich, toxische Dosen liegen 100mal höher als die therapeutischen Gaben. Teratogene und mutagene Folgen sind noch nicht geklärt.

Indikation
Apomorphin wird ausschließlich beim Hund zum Auslösen von Erbrechen verwendet, wenn z. B. bei vergifteten, nicht bewußtlosen Tieren der Mageninhalt entfernt werden soll.

Dosierung
Hunde erhalten 0,1 mg/kg Körpergewicht einmal subcutan. Das Erbrechen tritt nach 5 bis 15 Minuten ein und hält 10 bis 50 Minuten an.

Pharmakokinetik
Apomorphin wird nach oraler Gabe geringgradig absorbiert; eine Wirkung ist nur nach parenteraler Gabe möglich. Untersuchungen über Verteilung, Metabolismus und Exkretion liegen für Haustiere nicht vor.

Nebenwirkungen
Apomorphin kann nach hoher Dosis zu starken Vagussymptomen mit kollapsartigem Blutdruckabfall führen.

Kontraindikationen
Bei Kreislaufinsuffizienz, Magenverätzungen, Schocksymptomen, in der Narkose oder im Coma und bei Schluckstörungen soll Apomorphin nicht gegeben werden. Nach der Gabe von Dopamin-Antagonisten aus der Gruppe der Neuroleptica z. B. Haloperidol und Verwandte ist Apomorphin weniger oder gar nicht wirksam.

Azaperon

Pharmakologische Gruppe: Neurolepticum
Chemischer Name: 4'-Fluor-4-[4-(2-pyridyl)-1-piperazyl]-butyrophenon

Pharmakologisch-toxikologische Eigenschaften
Azaperon ist ein stark wirkendes Neurolepticum und hemmt zentrale und periphere Rezeptoren des autonomen Systems. Daraus resultiert die psychomotorische Sedierung. Die peripheren Effekte erzeugen eine Blutdrucksenkung, Hemmung der Darmtätigkeit und eine Abnahme der Körpertemperatur. Darüber hinaus wirkt es auch histaminolytisch und insofern antiallergisch.

Indikation
Azaperon wird zur Sedierung, insbesondere von Schweinen, verwendet. Vor der Neugruppierung von kleinen Populationen der Schweine oder vor dem Transport verhindert die Applikation von Azaperon sowohl Rangkämpfe innerhalb der Gruppen wie auch Aufregung während des Transports. Weiter wird Azaperon zur Prämedikation vor Narkosen verwendet, wodurch es dann zu einer Potenzierung der Narkose kommt.

Dosierung
Azaperon wird z. Zt. nur bei Schweinen verwendet in einer Dosis von 0,5 bis 1 mg/kg intramuskulär (Sedation) oder in einer Dosierung von 2 mg/kg (zur Hemmung der Aggression) und schließlich in einer Dosis von 4 bis 8 mg/kg zur vollständigen Ausschaltung der psychomotorischen Aktivität. Nach letzterer Dosierung liegen die Schweine 2 bis 4 Stunden lang auf der Seite.

Pharmakokinetik
Azaperon wird schnell metabolisiert, wobei es zu oxidativen N-Dearylierungen und -Dealkylierungen kommt. 8 Stunden nach der Applikation sind 95 % der applizierten Dosis in der Leber metabolisiert, nach 15 Minuten bereits etwa 70 %. 4 Stunden nach der Applikation lassen sich im Blut nur noch 10 % der Muttersubstanz nachweisen, 16 Stunden nach der Applikation nur noch Restmengen.

Bildung von Rückständen
Azaperon wird schnell eliminiert, so daß nach 3 bis 5 Tagen keine Rückstände in den Geweben mehr zu erwarten sind.

Nebenwirkungen
Azaperon führt wie alle Neuroleptica zu paradoxen Reaktionen, die allerdings im Vergleich zu anderen Neuroleptica bei Schweinen weniger häufig vorkommen.

Azepromazin

Pharmakologische Gruppe: Neurolepticum
Chemischer Name: 2-Acetyl-[10-(3-dimethylamino-propyl)-10-phenothiazin]-maleat

Pharmakologisch-toxikologische Eigenschaften
Azepromazin ist ein stark wirkendes Neurolepticum und dämpft alle Funktionen des zentralen Nervensystems. Es erzeugt Ruhigstellung sowie Teilnahmslosigkeit und verhindert zentralnervöse Erregung, Angriffslust und Abwehrbewegungen. Der Mechanismus besteht in einer Hemmung der Übertragung intrazentraler Informationen und Besetzung postsynaptischer Rezeptoren. Der gleiche Mechanismus läuft auch peripher ab: Hemmung der adrenergen, cholinergen und histaminergen Rezeptoren, darauf sind die peripheren Wirkungen zurückzuführen. Azepromazin hemmt alle Funktionen des Sympathicus und des Parasymphaticus. So kommt es zu einer Senkung des Blutdrucks, der Darmtätigkeit, der Körpertemperatur und des Stoffwechsels.

Indikation
Azepromazin wird als Beruhigungsmittel verwendet, wenn die Tiere bei Manipulationen nicht erregt werden sollen, z. B. beim Einfangen, Transportieren, bei Manipulationen am Tier wie Hufbeschlag. Darüber hinaus wird Azepromazin zur Prämedikation vor Narkosen verwendet. Zusammen mit Analgetica erzeugt Azepromazin den Zustand der Neuroleptanalgesie.

Dosierung
Azepromazin wird oral, intramuskulär oder intravenös verabfolgt.
Großtiere erhalten 0,25 bis 0,5 mg/kg Körpergewicht oral, Kleintiere 1 bis 2 mg/kg Körpergewicht oral.
Intravenös wird Azepromazin bei Pferd, Rind und Schwein in einer Dosierung von 0,05 bis 0,1 mg/kg Körpergewicht, bei Kalb, Fohlen, Schaf und Ziege zu 0,2 bis 0,4 mg/kg Körpergewicht appliziert. Ferkel und Läufer erhalten 0,2 bis 0,4 mg/kg Körpergewicht und Hunde 0,5 mg/kg Körpergewicht intravenös.
Für die intramuskuläre Injektion sind folgende Dosierungen nötig: Pferd, Rind und Schwein 0,1 bis 0,2 mg/kg Körpergewicht, Kalb, Fohlen, Schaf und

Ziege 0,3 bis 0,5 mg/kg Körpergewicht, Ferkel und Läufer 0,3 bis 0,5 mg/kg Körpergewicht, Hund 0,5 bis 1 mg/kg Körpergewicht und Katze 0,35 bis 0,75 mg/kg Körpergewicht.

Bildung von Rückständen
Azepromazin wird nach schnellem und intensivem Metabolismus innerhalb weniger Stunden oder Tage ausgeschieden. Es ist zweckmäßig, Azepromazin nicht bei Tieren zu verwenden, die der Lebensmittelgewinnung dienen.

Nebenwirkungen
Bei einigen Tierarten (Hund, Schwein) sind sogenannte paradoxe (adverse) Reaktionen zu erwarten, die in einer individuell verschieden ausgeprägten zentralnervösen Erregung bestehen.

Chloralhydrat

Pharmakologische Gruppe: Hypnoticum
Chemischer Name: 2,2,2-Trichlor-1,1-ethandiol

Pharmakologisch-toxikologische Eigenschaften
Chloralhydrat wirkt sedativ und hypnotisch, hohe Dosen führen auch zu einem narkoseähnlichen Zustand. Auffallend ist die starke Hemmung der Motorik. Die pharmakologische Wirkung wird durch den primären Metaboliten Trichlorethanol herbeigeführt.

Indikation
Chloralhydrat wird zur Erzeugung eines narkoseähnlichen Zustandes oder zur Prämedikation vor Narkosen bei Pferden benutzt, andere Tiere werden mit Chloralhydrat nicht behandelt.

Dosierung
Pferde erhalten 20 bis 40 g/Tier per os oder 100 mg/kg Körpergewicht langsam intravenös als 10%ige wäßrige Lösung.

Pharmakokinetik
Chloralhydrat wird unmittelbar nach der Injektion in Trichlorethanol umgewandelt. Daneben entsteht Urochloralsäure. Sowohl die Muttersubstanz Chloralhydrat wie auch die Metaboliten werden glucuronidiert und renal ausgeschieden.

Nebenwirkungen
Chloralhydrat führt zu einer Blutdrucksenkung und zu einer Atemhemmung. Es wirkt in 10%iger Lösung gewebsirritierend, was bei der paravenösen Injektion beachtet werden muß. Die Sinnesempfindungen werden durch Chloralhydrat erst spät bzw. nach hohen Dosen gedämpft. Daher ist es nötig, daß bei weiteren Manipulationen die Augen abgedeckt und Geräusche vermieden werden.

Chlorpromazin

Pharmakologische Gruppe: Neurolepticum
Chemischer Name: 2-Chlor-10-(3-dimethyl-amino-propyl)-phenothiazinhydrochlorid

Pharmakologisch-toxikologische Eigenschaften
Chlorpromazin ist ein starkes Neurolepticum und wirkt zentralnervös dämpfend. Wie alle Neuroleptica greift es in intrazentrale Informationsausbreitungen durch Blockade der postsynaptischen Rezeptoren ein. Der gleiche Mechanismus läuft im autonomen peripheren System ab. Chlorpromazin wirkt peripher adrenolytisch, cholinolytisch und histaminolytisch. Daraus leiten sich alle pharmakologischen Effekte ab. Chlorpromazin führt neben der zentralen Sedation zu einer Hemmung der autonom innervierten Organe, es senkt den Blutdruck und vermindert die Darmfunktionen. Chlorpromazin wirkt darüber hinaus antiemetisch und temperatursenkend. Die durch Histamin während der Allergie vermittelten Symptome werden durch Chlorpromazin unterdrückt. Wie alle Phenothiazine blockiert Chlorpromazin prä- und postsynaptische Dopaminrezeptoren. Mit Aufhebung der Temperatur- und der Kreislaufregulation geht die Selbststeuerung dieser Systeme verloren.

Indikation
Chlorpromazin wird zur allgemeinen Beruhigung der Tiere und als Prämedikation vor der Narkose verwendet. In Kombination mit Analgetica erzeugt Chlorpromazin den Zustand der Neuroleptanalgesie. Chlorpromazin hemmt das Erbrechen bei Hunden.

Dosierung
Chlorpromazin wird vorwiegend bei Hunden und Katzen verwendet. Diese Tiere erhalten 0,5 bis 4 mg/kg Körpergewicht intravenös (meist 1 mg/kg) oder 2 bis 3 mg/kg Körpergewicht oral.
Für die übrigen Tiere werden Dosierungen von 0,1 bis 0,5 mg/kg intravenös gegeben.

Pharmakokinetik
Chlorpromazin unterliegt einem intensiven Stoffwechsel in der Leber, wobei zahlreiche Metaboliten entstehen. Nach der Hydroxylierung wird ein großer Teil an Glucuronsäure konjugiert. Es kommt primär zu einer schnellen Ausscheidung mit einer Halbwertzeit beim Hund von 6 Stunden, anschließend findet eine sehr protrahierte Elimination statt, so daß beim Pferd noch 96 Stunden nach der Applikation Reste von Metaboliten gefunden werden.

Nebenwirkungen
Chlorpromazin kann zu sogenannten paradoxen (adversen) Reaktionen bei Hund und Schwein führen, die in einer zentralnervösen Erregung durch extrapyramidale Symptome bestehen. Infolge der α-adrenolytischen Wirkung sind Kreislaufmittel vom Typ der α-Adrenergica in ihrer Wirkung, z. B. beim Kreislaufkollaps, vermindert.

Diazepam

Pharmakologische Gruppe: Atarakticum
Chemischer Name: 7-Chlor-1,3-dihydro-1-methyl-5-phenyl-2H-1,4-benzodiazepin-2-on

Pharmakologisch-toxikologische Eigenschaften
Diazepam ist ein Interneuronenblocker und führt zur Hemmung bestimmter Neuronensysteme im limbischen System. So kommt es zu einer Hemmung der Aggressivität, der Angst und zu einer Muskelrelaxation.

Indikation
Diazepam wird bei Vorliegen einer psychomotorischen Unruhe bei allen Tieren verwendet. Darüber hinaus ist es geeignet zur Narkoseprämedikation oder in Kombination mit Ketamin und Xylazin zur Erzeugung eines narkoseähnlichen Zustandes. Diazepam wirkt angstdämpfend und antikonvulsiv.

Dosierung
Die Dosierungen betragen für Hund und Katze 0,5 bis 1 mg/kg; für andere Tierarten liegen keine ausreichenden Erfahrungen vor. Diazepam ist ein GABA-Agonist, indem es die GABA-Wirkung, die in einer neuronalen Hemmung besteht, verstärkt. Wahrscheinlich besetzt es benachbarte Rezeptoren. Diazepam führt zu einer Verminderung präsynaptischer Reflexe, worauf die meisten Wirkungen zurückgeführt werden können.

Pharmakokinetik
Diazepam wird durch Demethylierung, Oxidation (Entstehung von Oxazepam) und Glucuronidierung verstoffwechselt. Innerhalb von 7 Tagen sind Diazepam und seine Metaboliten aus dem tierischen Organismus ausgeschieden.

Nebenwirkungen und Kontraindikationen
Nicht bekannt.

Doxapram

Pharmakologische Gruppe: Analepticum
Chemischer Name: 1-Ethyl-4-(2-morpholinoethyl-3,3-diphenyl-2-pyrrolidinon

Pharmakologische Eigenschaften
Doxapram wird als Hydrochlorid verwendet und führt zu einer Atemstimulation. Man vermutet eine vorwiegende Reizung peripherer Chemorezeptoren und damit eine reflektorische Steigerung der Atemtätigkeit. Gleichzeitig wird der Sympathicotonus erhöht, was auch zu einem Anstieg des Blutdrucks und der Herzaktivität führt. Allgemein bewirkt Doxapram eine Erregung des zentralen Nervensystems, wobei verschiedene Neuronensysteme betroffen sind.

Indikation
Doxapram wird zur Behandlung von Atemdepressionen verwendet, insbesondere wenn sie postnarkotisch auftreten. Weiter ist die Asphyxie der Neugeborenen eine Indikation.

Dosierung
Für Pferde und Kälber werden Dosierungen von 0,5 bis 1 mg/kg intravenös, auch intramuskulär oder subcutan verabfolgt. Hunde und Katzen erhalten 1 bis 5 mg/kg intravenös, je nach Wirkung.
Doxapram kann auch in Tropfenform oral verabfolgt werden.

Pharmakokinetik
Doxapram wird bereits nach oraler Verabfolgung schnell absorbiert und im Körper verteilt. Es folgt eine rasche Metabolisierung, so daß renal nur Metaboliten ausgeschieden werden.

Bildung von Rückständen
Doxapram ist nach 2 Tagen nicht mehr im tierischen Organismus nachzuweisen.

Nebenwirkungen
Doxapram führt zu einem Blutdruckanstieg und kann Herzarrhythmien auslösen.

Kontraindikationen
Die durch Opiate bedingte Atemdepression und eine Atemwegverlegung sind Kontraindikation für Doxapram.

Ether

Pharmakologische Gruppe: Narkoticum
Chemischer Name: Diethylether

Pharmakologisch-toxikologische Eigenschaften
Ether führt nach Einatmung zu einer zentralnervösen Depression, Bewußtlosigkeit und Muskelrelaxation. Letztere ist auf eine curariforme Wirkung an der motorischen Endplatte zurückzuführen. Der Kreislauf wird durch Ether erst in tiefer Narkose beeinflußt. Lediglich bei der Einleitung können infolge Excitationserscheinungen ein Blutdruckanstieg und eine Herzfrequenzzunahme auftreten. Die Atemtätigkeit wird im allgemeinen durch Irritation peripherer atemsteuernder Afferenzen angeregt. Ether ist eine lokalirritierende Substanz und erregt alle Gewebe, was im Falle der Bronchialschleimhaut zu Husten und vermehrter Sekretion führt. Auch wird die Salivation gesteigert, insbesondere bei Hunden und Katzen.

Indikation und Dosierung
Ether wird heute noch in einzelnen Fällen für die Anästhesie bei Pferd, Rind, Schwein, Schaf sowie bei Hund und Katze verwendet. Hierzu sind Spezialgeräte nötig, die insbesondere bei Großtieren so konstruiert sein müssen, daß ein großes Angebot an Etherdampf erreicht wird. Dies ist im allgemeinen nur durch Verwendung geschlossener Systeme möglich.
Ether wird zur Inhalation in einer Konzentration von 4 % (V/V) (3,5 bis 4,5 %) verwendet. Lediglich die Einleitung einer Narkose erfolgt durch höhere Konzentrationen. Die Einatmung einer 7%igen (V/V) Luft führt zu Atemstörungen und schließlich zu einer zentralnervösen Paralyse.

Wirkungsweise und -dauer
Ether ist durch einen sehr langsamen Wirkungseintritt ausgezeichnet, so daß erst 3 bis 10 Minuten nach Beginn der Einatmung eine operationsfähige Narkose erreicht ist. Auch der Nachschlaf dauert manchmal mehr als 1 Stunde.

Pharmakokinetik
Mehr als 80 % der inhalierten Dosis wird unverändert ausgeatmet. Der Rest wird durch Abspaltung einer Ethylgruppe zum Aldehyd und Ethanol umgewandelt. Diese Metaboliten werden langsam innerhalb der nächsten 24 Stunden ausgeschieden.

Bildung von Rückständen
In Ethernarkose geschlachtete Tiere sind für den menschlichen Genuß ungeeignet.

Nebenwirkungen
Ether ist durch einen großen Sicherheitsabstand ausgezeichnet. Es treten hin und wieder Oligurie (insbesondere beim Hund) und Hyperglycämie auf. Leberfunktionsstörungen zeigen sich nur nach langer und tiefer Anästhesie beim Hund. Auch können Nierenschäden sowie ein Schock und eine Acidose beobachtet werden. Die lokale Irritation kann in Ausnahmefällen zu einer Pneumonie führen. Alte Lösungen enthalten als Oxidationsprodukte Aldehyde und Ketone, die toxisch wirken. Etherdampf-Luft-Gemische sind explosibel.

Fentanyl

Pharmakologische Gruppe: Analgeticum
Chemischer Name: N-(1-Phenethyl-4-piperidyl)-propioanilid

Pharmakologisch-toxikologische Eigenschaften
Fentanyl ist ein synthetisches Opiat, die Wirkungen sind mit denen des Morphins identisch.

Indikation und Dosierung
Fentanyl wird zur Erzeugung einer Neuroleptanalgesie sowie in Kombination mit Ketamin, Metomidat, Fluanison, Xylazin oder Azaperon verwendet.
Die Dosierungen betragen für das Pferd mindestens 0,2 mg/kg, für den Hund 0,04 mg/kg i. v.

Wirkungsweise und -dauer
Die Wirkung beginnt unmittelbar nach der intravenösen Injektion und ist mit weniger als 30 Minuten sehr kurz.

Pharmakokinetik
Wegen der hohen Lipophilie kommt es schnell zu einer Ansammlung von Fentanyl im Gehirn. Über die Pharmakokinetik beim Tier ist nichts bekannt.

Nebenwirkungen
Fentanyl kann zu Atemstillstand in hohen Dosen führen. Eine Atemdepression ist auch noch postnarkotisch möglich. Diese Wirkungen werden durch geringe Barbituratdosen erheblich verstärkt. Anders als bei Morphin führt Fentanyl bei Hunden nicht zum Erbrechen, wohl aber zu einer Defäkation durch Erschlaffung des Anussphincters.

Halothan

Pharmakologische Gruppe: Narkoticum
Chemischer Name: Trifluorchlorbrompropan

Pharmakologisch-toxikologische Eigenschaften
Halothan führt zu einer zentralnervösen Depression, zu Bewußtlosigkeit und wenig ausgeprägter Analgesie. Halothan führt auch nur zu einer unzureichenden Muskelrelaxation. Das Herz-Kreislaufsystem wird durch Halothan gedämpft, das bewirkt eine dosisabhängige Senkung des Blutdrucks und eine Bradycardie. Letztere ist atropinempfindlich. Wahrscheinlich liegt diesen Wirkungen eine Glanglionblockade und eine Depression des Vasomotorenzentrums zugrunde. Halothan wirkt auf das Herz negativ inotrop und peripher vasodilatatorisch. Die Atmungstätigkeit wird gesenkt, wobei insbesondere die Atemfrequenz abnimmt, während die Amplitude kompensatorisch zunimmt.

Indikation und Dosierung
Halothan wird insbesondere in Kombination mit anderen Narkotica (Lachgas, Thiobarbiturate beim Pferd) bei allen Tierarten verwendet. Halothan wird in einer Konzentration von 0,8 bis 1,2 % (V/V) (je nach Tiergröße und Vorbehandlung) inhaliert. Die Einleitung erfordert eine Konzentration von 2 bis 4 % (V/V), die 2 bis 5 Minuten beim Hund angewendet wird, während die Unterhaltung der Narkose durch etwa 1 % in der Atemluft ermöglicht wird.

Wirkungsdauer
Halothan führt zu einem schnellen Wirkungsbeginn und zu einer schnellen Erholung, die im allgemeinen 10 bis 20 Minuten nach Beendigung der Inhalation erreicht ist.

Pharmakokinetik
Der größte Teil des Halothans wird unverändert ausgeatmet. Etwa 5 % werden durch Dechlorierung und Debromierung metabolisiert. Durch diese Vorgänge kann der Bromgehalt bei Hunden und Pferden für die Dauer von 24 bis 48 Stunden im Blut gemessen werden.

Nebenwirkungen
Halothan führt insbesondere bei Pferden zu einer Tachycardie (während normalerweise eine Bradycardie auftritt) und zu Rhythmusstörungen. Es kommt hierbei auch zu einer Abnahme der Myocarddurchblutung und zu einer Sensibilisierung des Herzens gegenüber Catecholaminen, die Arrhythmien verursachen. Letztere Wirkung muß bei der eventuellen Anwendung von adrenerg wirksamen Kreislaufmitteln beachtet werden. Die genannten Effekte sind empfindlich gegenüber ß-adrenergen Blockern. Nach hohen Dosen kommt es häufig zu einer respiratorischen Acidose und selten zu einer Apnoe. Bei Schweinen, gelegentlich auch bei Pferden und Hunden, wird eine maligne Hyperthermie beobachtet, die auf bestimmte genetische Dispositionen zurückgeführt wird, da sie nur bei manchen Stämmen und Rassen auftritt. Bei solchen Schweinen erzeugt Halothan auch eine Katatonie der Skelettmuskulatur. Werden die Tiere ge-

schlachtet, so fallen sie durch fahles, wäßriges, helles Muskelfleisch auf (PSE-Fleisch). Mit dem „Halothantest" können diese Tiere erkannt und von der weiteren Zucht ausgeschlossen werden.

Guaifenesin

Pharmakologische Gruppe: Muskelrelaxans
Chemischer Name: Glycerylguaiacolat

Pharmakologisch-toxikologische Eigenschaften
Guaifenisin führt zu einer zentralen Dämpfung motorischer Neuronen des Rückenmarks und des Hirnstammes. Dabei kommt es zu einer Herabsetzung des Tonus des motorischen Systems. Eine Atemlähmung tritt nicht auf. Toxisch wirkt Guaifenesin erst in einer Dosis von mehr als 400 mg/kg Körpergewicht intravenös.

Indikation
Guaifenesin ist ein Narkosehilfsstoff zur Erzielung einer sonst unzureichenden Muskelrelaxation. Es wird im Zusammenhang mit der Anästhesie zur Intubationserleichterung und zur Verstärkung der Narkose verwendet.

Dosierung
Pferde erhalten 160 mg/kg Körpergewicht intravenös unter Verwendung einer 5- bis 10%igen wäßrigen Lösung. Die Injektion muß sehr langsam erfolgen.

Hinweis
Über die Pharmakokinetik und ebenso über die Bildung von Rückständen ist nichts bekannt.

Nebenwirkungen
Guaifenesin führt lediglich zu einer Abnahme des Atemzugvolumens.

Kontraindikationen
Guaifenesin soll nicht mit Physostigmin und verwandten Stoffen kombiniert angewendet werden.

Ketamin

Pharmakologische Gruppe: Narkoticum
Chemischer Name: 2-(2-Chlorphenyl)-2-methylaminocyclohexanon

Pharmakologische Eigenschaften
Ketamin führt zum Zustand der sogenannten dissoziativen Anästhesie. Es erzeugt keine allgemeine Depression, sondern eine Unterbrechung der Informationsflüsse zwischen unbewußten und bewußten Teilen des Gehirns. Dadurch wird die zentralnervöse Verarbeitung von sensorischen Afferenzen gestört. Die Herzfrequenz wird leicht erhöht, der Blutdruck steigt an und die Atemtätigkeit wird etwas reduziert. Eine Muskelrelaxation tritt nicht auf, es werden Steigerungen des Muskeltonus, Excitationen und sogar Krämpfe bei Hunden, weniger bei Katzen, beobachtet. Die Verträglichkeit ist gut, erst massive Überdosierungen führen zu einem Schock.

Indikation
Ketamin wird zur Narkose in Kombination mit anderen zentralnervös wirksamen Stoffen wie Diazepam, Xylazin, Neuroleptica, Barbiturate verwendet. Ketamin kann bei allen Haus-, Nutz- und Wildtieren benutzt werden. 1 bis 8 Minuten nach der intramuskulären Injektion beginnt die Wirkung, die im allgemeinen 30 bis 45 Minuten anhält. Nachinjektionen zur Verlängerung der Narkose sind möglich.

Dosierung
Die Tiere erhalten 10 bis 40 mg/kg Körpergewicht intramuskulär. Die unterschiedliche Dosierung hat keinen Einfluß auf die Tiefe, sondern eher auf die Dauer der Narkose. Ketamin ist am besten bei der Katze wirksam. Vögel erhalten bis 200 mg/kg Körpergewicht intramuskulär. Säugetieren soll nicht mehr als 100 mg/kg durch Nachinjektionen verabfolgt werden.

Pharmakokinetik
Ketamin wird schnell aus dem Orte der Applikation absorbiert und verteilt sich rasch im Gehirn aufgrund der hohen Lipophilie und der guten Durchblutung dieses Gewebes. Dann kommt es zu einer Rückverteilung in andere Gewebe einschließlich Fetus, wodurch die Konzentration im Gehirn sinkt und die Wirkung nachläßt. Die Ausscheidung des Ketamins erfolgt unverändert mit dem Urin. 87 % der applizierten Dosis erscheinen bei der Katze im Urin. Bei anderen Tieren findet eine geringe Metabolisierung in der Leber statt, so daß im Urin vier Metaboliten erkannt werden können.

Nebenwirkungen
Ketamin führt auch in klinisch üblichen Dosierungen zu einer Erhöhung des Muskeltonus und manchmal zu Krämpfen bei Hund und Katze. Die Augenoberfläche trocknet aus, da der Lidschlag unterbleibt. Weiter werden Salivation, die durch Atropin unterdrückbar ist, beobachtet. Durch Kombination des Ketamins mit anderen Substanzen können diese Nebenwirkungen weitgehend verhindert werden.

Kontraindikationen
Ketamin sollte nicht bei Gehirneingriffen wegen der Erhöhung des intracranialen Druckes verwendet werden.

Levallorphan

Pharmakologische Gruppe: Morphinantagonist
Chemischer Name: N-Allyl-3-morphinanol

Pharmakologisch-toxikologische Eigenschaften
Im Levallorphan ist die Methylgruppe des Levorphanols durch eine N-Allylgruppe ersetzt. Die pharmakologischen Wirkungen bestehen in einer zentralnervösen Depression und in einer Analgesie. Daher gilt Levallorphan als ein partieller Morphinantagonist (Agonist-Antagonist). Levallorphan besetzt kompetitiv die Morphinrezeptoren. Da Levallorphan viel schwächer wirksam ist als Morphin, wird die Morphinwirkung abgeschwächt.

Indikation
Levallorphan wird bei der Behandlung der akuten Überdosierung von Opiaten, z. B. Methadon, verwendet. Gegen andere zentralnervös depressive Stoffe, wie z. B. Barbiturate, ist Levallorphan naturgemäß unwirksam.

Dosierung
Levallorphan wird bei Hunden in einer Dosis von 0,05 mg/kg Körpergewicht intravenös injiziert. Nach Wiederholung in 4stündigen Abständen soll die Gesamtdosis nicht mehr als 1 mg/kg Körpergewicht betragen. 1 mg Levallorphan antagonisiert 50 mg Morphin oder 100 mg Meperidin beim Hund. Nalorphin ist im Dosenvergleich weniger wirksam. 1 mg Nalorphin antagonisiert 10 mg Morphin und 20 mg Meperidin. 15 Sekunden nach der intravenösen Injektion beginnt die Wirkung. Nach 90 Sekunden sind alle Morphin- oder Methadonwirkungen aufgehoben, was besonders an der Änderung der Atmung zu erkennen ist.

Hinweis
Über die Pharmakokinetik sowie über die Bildung von Rückständen bestehen keine Kenntnisse.

Levomethadon, Methadon

Pharmakologische Gruppe: Analgeticum
Chemischer Name: 6-Dimethylamino-4,4-diphenyl-3-heptanon

Pharmakologische Eigenschaften
Levomethadon wird in Form des wasserlöslichen Chlorids verwendet. Es führt zu einer morphinähnlichen zentralen Analgesie. Es unterliegt, wie Morphin, den Bestimmungen des Betäubungsmittelrechts und kann bis zu 250 mg (in tierärztlich begründeten Ausnahmen bis 500 mg) am Tag verschrieben werden. Auch Levomethadon führt zu einer körperlichen Abhängigkeit. Die pharmakologisch-toxikologischen Eigenschaften entsprechen denen des Morphins. Levomethadon führt zu einer Verstärkung der Barbituratwirkung.

Indikation
Levomethadon wird in Kombination mit Narkotica oder Neuroleptica zur Erzeugung eines narkoseähnlichen Zustandes für chirurgische Eingriffe verwendet. Bei Hunden kann die alleinige Verwendung von Levomethadon einen Zustand herbeiführen, in welchem kleinere chirurgische Eingriffe möglich sind.

Dosierung
Hunde erhalten 0,5 mg/kg intravenös oder 1 mg/kg subcutan. Bei Pferden kann Levomethadon in einer Dosis von 10 mg/50 kg Körpergewicht intravenös verwendet werden. Auch die orale Verabfolgung (2 mg/kg Körpergewicht) kann zur allgemeinen Schmerzbekämpfung vorgenommen werden. Die mit Levomethadon behandelten Tiere sind geräuschempfindlich. Das kann chirurgische Manipulationen am Tier beeinträchtigen. Die Wirkungsdauer beträgt 2 bis 6 Stunden.

Pharmakokinetik
Levamethadon unterliegt einem intensiven, nicht im einzelnen bekannten Metabolismus. Es kommt eine N-Dealkylierung in Frage. Muttersubstanz und Metaboliten werden vorwiegend biliär ausgeschieden. Ein Viertel der applizierten Dosis erscheint im Urin. Levomethadon reichert sich in Feten an, die Depression ist aber minimal.

Nebenwirkungen
Levomethadon führt auch nach therapeutischen Dosen zu Erbrechen und Defäkation sowie zur Salivation. Ferner kommen Inkoordinationen und Muskelschwäche vor.

Lobelin

Pharmakologische Gruppe: Analepticum
Chemischer Name: 2-[-6-(ß-Hydroxyphenethyl)-1-methyl-2-piperidinyl]-acetophenon

Pharmakologische Eigenschaften
Lobelin führt in Form des wasserlöslichen Hydrochlorids vorwiegend zu einer reflektorischen Atemerregung durch Reizung der Chemorezeptoren des Glomus caroticum oder auch zu einer Sensibilisierung dieser Chemorezeptoren gegenüber Kohlendioxid. Die Wirkung ist schwach und für viele Fälle nicht ausreichend.

Indikation
Lobelin wird bei Vorliegen einer Atemdepression und bei Asphyxie der Neugeborenen verwendet.

Dosierung
Für alle Tiere wird Lobelin in einer Dosis von 5 mg/kg fraktioniert und intravenös injiziert, wobei sich die Dosis nach der beabsichtigten Wirkung richtet. Die Dosis muß wiederholt verabfolgt werden, aber nur im Zusammenhang mit einer assistierenden Beatmung und einer intravenösen Infusion größerer Flüssigkeitsmengen.

Hinweis
Über die Pharmakokinetik sowie über die Bildung von Rückständen ist nichts bekannt.

Nebenwirkungen
Lobelin führt nach sehr hohen Dosen zu motorischen Erregungen und zu zentralnervösen Krämpfen.

Metamizol, Novaminsulfon

Pharmakologische Gruppe: Analgeticum
Chemischer Name: N-Methyl-N-(2,3-dimethyl-5-oxo-1-phenyl-3-pyrazolin-4-yl)-aminomethansulfonsäure

Pharmakologisch-toxikologische Eigenschaften
Metamizol wirkt vorwiegend analgetisch und weniger antiphlogistisch, antipyretisch und geringgradig auch spasmolytisch auf glattmuskuläre Organe.

Indikation
Metamizol wird vorwiegend beim Pferd, seltener beim Hund zur allgemeinen Schmerzbekämpfung angewendet. Besonders beim Pferd wirkt Metamizol gegenüber Schmerzen durch Koliken und bei schmerzhaften Entzündungen des Stützapparates. Hierzu wird Metamizol beim Pferd in einer Dosis zwischen 20 und 60 g/Tier langsam intravenös verabfolgt. Bei Hunden sind Dosen zwischen 2 und 5 g/Tier subcutan üblich. Die Anwendung bei anderen Tieren (Rind 20 bis 60 g/Tier i. v., Schwein 10 bis 30 g/Tier intramuskulär) ist weniger üblich.

Pharmakokinetik
Über den komplexen Metabolismus von Metamizol bei Haustieren ist nichts bekannt.

Nebenwirkungen
Metamizol führt zu zentralnervöser Erregung nach Überdosierung. Die Substanz soll bei Katzen nicht angewendet werden.

Methoxyfluran

Pharmakologische Gruppe: Narkoticum
Chemischer Name: 2,2-Dichlor-1,1-difluorethylmethylether

Pharmakologisch-toxikologische Eigenschaften
Methoxyfluran ist eine Flüssigkeit,die zur Anwendung als Narkoticum verdampft werden muß. Die Substanz führt zur Analgesie und zur ausgeprägten Muskelrelaxation, an der, wie beim Ether, auch eine curariforme Wirkung beteiligt ist. Besonders ausgeprägt ist die Anästhesie. Die Wirkung geht einher mit einer Blutdrucksenkung und leichten Senkung des peripheren Gefäßwiderstandes. Die Herzfrequenz wird nur geringgradig vermindert, ebenso die Reflexaktivität. Die Atmung wird zunächst geringgradig erhöht, dann abgesenkt. Die Pupillenweite ändert sich kaum, so daß dieses Zeichen für die Feststellung der Narkosetiefe in der Methoxyfluran-Narkose nicht verwendet werden kann. Methoxyfluran zeichnet sich durch eine große therapeutische Breite bei Groß- und Nutztieren aus.

Indikation
Einleitung und Unterhaltung der Narkose.

Dosierung
Methoxyfluran wird am häufigsten bei Hunden und Katzen verwendet, ist darüber hinaus für den Einsatz bei Großtieren geeignet. Die Konzentration in der Atemluft beträgt 0,4 bis 1 % (V/V), je nach der zu erzielenden Narkosetiefe.

Wirkungsweise und -dauer
Die Wirkung des Methoxyflurans beginnt nur sehr langsam infolge der verzögerten Austauschvorgänge im Organismus. Auch der Wirkungsrückgang erfolgt nur sehr langsam, er dauert bei Pferden mehr als 1 Stunde.

Pharmakokinetik
Methoxyfluran wird vorwiegend im Fettgewebe verteilt, indem es noch länger als 2 Tage nachgewiesen werden kann. Die Metabolisierung ist nur sehr gering und besteht in einer Abspaltung von Fluor. Diese Metabolisierung ist enzymatisch induzierbar. Es entstehen schließlich Hydroxylderivate, die nach Glucuronidierung wasserlöslich und renal eliminierbar werden.

Nebenwirkungen
Methoxyfluran führt zu einer Sensibilisierung des Herzens gegenüber Adrenergica sowie zu einer respiratorischen Acidose nach langer Anästhesiedauer. Nieren- und Leberschäden, die durch Metaboliten bedingt sind, treten wie beim Menschen auch bei Tieren auf. Die Fluor-Ausscheidung ist beim Hund nach der Methoxyfluran-Narkose erhöht, ohne daß daraus körperliche Schäden entstehen.

Metomidat

Pharmakologische Gruppe: Hypnoticum
Chemischer Name: Methyl-1-(α-methylbenzyl)-5-imidazolcarboxylat

Pharmakologische Eigenschaften
Metomidat ist ein Imidazolderivat und wird als wasserlösliches Hydrochlorid verwendet. Es ist ein Schlafmittel und führt zur Beruhigung und zur Muskelrelaxation, die zentralnervös durch Dämpfung der Motoneuronen ausgelöst werden.

Indikation
Metomidat wird in Kombination mit Azaperon bei Schweinen verwendet. Das führt insgesamt zu einem narkoseähnlichen Zustand bei dieser Tierart.
Beim Rind und beim Hund wird Metomidat wie beim Schwein zur Sedation verwendet.

Dosierung
Rinder erhalten 1 mg/kg intravenös, seltener intramuskulär. Für Schweine sind 2 mg/kg Körpergewicht intramuskulär nötig. 4 mg/kg Körpergewicht führen zu Schlaf. Hunde erhalten 4 mg/kg zur Erzeugung eines narkoseähnlichen Zustandes intravenös oder intramuskulär. 2 mg/kg erzielen eine Sedation. Die Wirkung hält etwa 1 Stunde an, hohe Dosen erzeugen die gleichen Zustände für die Dauer von 2 bis 4 Stunden.

Neostigmin

Pharmakologische Gruppe: Parasympathomimeticum
Chemischer Name: 3-Dimethylcarbamoyloxy-N,N,N-trimethylaniliniumhydroxid

Pharmakologische Eigenschaften
Neostigmin ist ein indirekt wirkendes Parasympathomimeticum, es hemmt die Aktivität der Acetylcholinesterase. Hierdurch kommt es zu einer verminderten Hydrolyse des neuronal freigesetzten Acetylcholins, so daß die Effekte durch Neostigmin tatsächlich die Verstärkung der Acetylcholin-Wirkungen darstellen.

Es werden alle cholinergen Rezeptoren betroffen. Chemisch handelt es sich um ein Carbamat, welches schnell inaktiviert wird. Alle Effekte sind innerhalb kurzer Zeit reversibel. Neostigmin führt zu einer Kontraktion der Magen-Darm-Muskulatur und erhöht die Motilität des Magen-Darm-Kanals, was zu einer Steigerung der Peristaltik führt. Neostigmin wirkt blutdrucksenkend und bradycard.

Indikation
Neostigmin wird als Bromid bei der Behandlung der Darmparalyse und als Abführmittel verwendet. Darüber hinaus wirkt es miotisch und kann zur Behandlung des Glaukoms eingesetzt werden. Neostigmin ist geeignet, den Curare-Block durch *d*-Tubocurarin aufzuheben.

Dosierung
Neostigmin wird oral, parenteral oder auch lokal, in den Conjunktivalsack als Tropfen, verabfolgt.

Nebenwirkungen
Durch Steigerung der Dosis kann es zu einem Darmkrampf kommen, der das Ergebnis der pharmakologischen Effekte ist. Weiter können Muskelzuckungen infolge der direkten nikotinartigen Wirkung des Acetylcholins auftreten. Durch Bronchokonstriktion kann eine Dyspnoe eintreten. Für alle Effekte wird als Antagonist Atropin verwendet.

Kontraindikationen
Gravidität, Bronchospasmus und Asthma, Krampfkolik und Verstopfung.

Oxazepam

Pharmakologische Gruppe: Atarakticum
Chemischer Name: 7-Chlor-1,3-dihydro-3-hydroxy-5-phenyl-1H-1,4-dibenzodiazepin-2-on

Pharmakologisch-toxikologische Eigenschaften
Oxazepam ist ein Stoffwechselprodukt des Diazepam (Desmethylhydroxydiazepam) und wirkt pharmakologisch und toxikologisch wie Diazepam.

Indikation
Oxazepam wird in der gleichen Indikation wie Diazepam bei allen Tieren in den gleichen Dosierungen verwendet.

Pharmakokinetik
Oxazepam wird glucuronidiert und in dieser Form renal ausgeschieden.

Pentetrazol

Pharmakologische Gruppe: Analepticum
Chemischer Name: Pentamethylentetrazol

Pharmakologisch-toxikologische Eigenschaften
Pentetrazol führt zu zentralnervöser Erregung durch direkte Stimulation verschiedener Neuronensysteme des Stammhirns und der Formatio reticularis. Insbesondere wird die Aktivität des Atemzentrums und des Vasomotorenzentrums therapeutisch ausgenutzt. Gleichzeitig kommt es aber auch zu einer Erregung des zentralnervösen motorischen Systems.

Indikation
Pentetrazol wird zur Behandlung des Atemstillstandes, insbesondere wenn er postnarkotisch auftritt, verwendet.

Dosierung
Für alle Tiere werden 5 mg/kg fraktioniert intravenös bis zur Erzielung des gewünschten Effektes injiziert. Beim Auftreten von motorischen Zuckungen ist die Applikation zu beenden. Die Wirkungsdauer beträgt 5 bis 20 Minuten, nach dieser Zeit muß ggf. erneut injiziert werden. Auch subcutane, intramuskuläre und sogar orale Applikationen sind möglich, wobei aber eine genaue Dosierung nicht eingehalten werden kann.

Pharmakokinetik
Pentetrazol wird auch nach subcutaner oder intramuskulärer Injektion schnell absorbiert und in der Leber inaktiviert. Die Muttersubstanz und Metaboliten werden in kurzer Zeit renal ausgeschieden.

Bildung von Rückständen
Die Bildung von Rückständen ist nicht zu erwarten, da ein Zusammenhang zwischen der Anwendung und der Lebensmittelgewinnung nicht besteht.

Nebenwirkungen
Pentetrazol kann zu einer motorischen Hyperaktivität und schließlich zu motorischen Krämpfen führen. Es soll immer im Zusammenhang mit anderen therapeutischen Maßnahmen, wie Blutvolumenauffüllung und der Gabe von peripheren Kreislaufmitteln, verwendet werden.

Pentobarbital

Pharmakologische Gruppe: Narkoticum
Chemischer Name: Ethylmethylbutylbarbitursäure

Pharmakologisch-toxikologische Eigenschaften
Pentobarbital führt zu einer allgemeinen zentralnervösen Depression, die Bewußtlosigkeit, Schmerzlosigkeit und Muskelrelaxation auslöst. Das +-Isomer kann auch Excitationserscheinungen in kleinen Dosen hervorrufen. Die Depression des Kreislaufs ist dosisabhängig. Auch bei klinisch üblichen Dosierungen kommt es nach intravenösen Injektionen zu einem leichten Abfall des Blutdrucks und zu einer vorübergehenden geringen Steigerung der Herzfrequenz. Außerdem tritt regelmäßig eine dosisabhängige Atemdepression auf. Die periphere Gewebsdurchblutung und der Gewebsstoffwechsel werden entsprechend der Kreislauf- und Atemdepression geändert.

Indikation
Pentobarbital wird in Form des wasserlöslichen Natriumsalzes zur Erzeugung einer Hypnose, einer Narkose und auch zur Euthanasie bei allen Haus- und Nutztieren verwendet.

Dosierung
Bei Verwendung des Pentobarbitals als alleiniges Arzneimittel zur Erzielung oben genannter Effekte werden 20 bis 30 mg/kg Körpergewicht intramuskulär oder intravenös, ggf. auch intraperitoneal verabfolgt. In Kombination mit Neuroleptica, Inhalationsanästhetica oder Analgetica, die selbst eine zentralnervöse Depression herbeiführen, sind Dosierungen von 15 bis 20 mg/kg intravenös nötig. Die erste Hälfte wird schnell intravenös injiziert, wobei mit einem verzögerten Wirkungsbeginn zu rechnen ist. Das Maximum der Wirkung wird erst 10 Minuten nach Beendigung der Injektion erzielt. Die Dauer der Narkose beträgt rund 1 Stunde, anschließend tritt eine rückläufige Narkosetiefe ein. Bis zu 2 Stunden ist noch eine oberflächliche Narkose zu beobachten. Ein ausgeprägter Nachschlaf ist für die Dauer von 6 bis 8 Stunden nach der Narkose zu erwarten. Zentralnervöse Störungen sind noch bis zu einem Tag, bei Katzen bis zu drei Tagen möglich.

Pharmakokinetik
Pentobarbital breitet sich gleichmäßig in allen Körpergeweben aus und erreicht auch den Fetus in narkotisch wirksamer Konzentration. Bei Wiederkäuern findet eine schnelle Metabolisierung statt, insbesondere bei Schaf und Ziege, so daß bei diesen Tieren die Narkose nur 20 bis 30 Minuten anhält. In der Leber wird Pentobarbital zu weniger wirksamen Derivaten abgebaut. Die Ausscheidung erfolgt vorwiegend renal; beim Hund erscheinen 60 % in den ersten 24 Stunden im Urin. Davon sind mehr als 90 % metabolisiert und 3 % stellen die Originalsubstanz dar.

Nebenwirkungen
Pentobarbital führt zu einer ausgeprägten Atem- und Kreislaufdepression, die bei hoher Dosierung zusammen mit anderen Schädigungen einen Kreislaufkollaps auslösen kann. Außerdem sind bei graviden Tieren Störungen der Durchblutung des Uterus, der Plazenta und des Fetus zu erwarten.

Kontraindikationen
Pentobarbital soll nicht bei geburtshilflichen Operationen, z. B. Kaiserschnitt, verwendet werden. Außerdem sollten weniger als 1 Monat alte Tiere nicht mit Pentobarbital narkotisiert werden. Pentobarbital darf nicht mit Glucoseinfusionen kombiniert werden, da hierdurch die Pentobarbitalwirkung durch Änderung der Elimination verstärkt werden kann.

Phenylbutazon

Pharmakologische Gruppe: Analgeticum
Chemischer Name: 4-Butyl-1,2-diphenyl-3,5-pyrazolidindion

Pharmakologisch-toxikologische Eigenschaften
Phenylbutazon wirkt analgetisch und auch antiphlogistisch sowie antipyretisch. Der Mechanismus besteht in einer Hemmung der Bildung von Entzündungsmediatoren, verbunden mit einer zentralnervösen Wirkung am schmerzvermittelnden System.

Indikation
Schmerzen des Verdauungstraktes und des Bindegewebsapparates.

Dosierung
Pferde erhalten 10 mg/kg intravenös, Hunde 3 bis 5 mg/kg einmal täglich.

Pharmakokinetik
Phenylbutazon ist nach oraler Applikation wirksam, da 4 Stunden später maximale Blutspiegel entstehen. Phenylbutazon wird bei Tieren schnell metabolisiert und vorwiegend in Oxyphenylbutazon und den α-Alkohol des Pyrazolons umgewandelt. Beim Pferd wird Phenylbutazon mit einer Halbwertzeit von 4 bis 8 Stunden ausgeschieden. Phenylbutazon und die Oxidationsprodukte und sonstige Metaboliten werden innerhalb von 2 Tagen vollständig eliminiert, so daß Rückstände nach dieser Zeit nicht mehr zu erwarten sind.

Nebenwirkungen
Phenylbutazon führt zu einer zentralen Erregung nach hohen Dosen. Nach langer Anwendung können Ödeme infolge einer Störung der Nierenfunktion auftreten.

Physostigmin

Pharmakologische Gruppe: Parasympathomimeticum
Chemischer Name: Hexahydrotrimethylpyrroloindolmethylcarbamat

Pharmakologisch-toxikologische Eigenschaften
Physostigmin ist ein Alkaloid aus der Calabarbohne und hemmt die Aktivität der Acetylcholinesterase. Es kommt durch Verhinderung der Hydrolyse des neuronal freigesetzten Acetylcholins zu einer Ansammlung von Acetylcholin im synaptischen Spalt. Dadurch werden die Acetylcholinwirkungen verlängert und verstärkt. Der Effekt findet an allen cholinergen Rezeptoren statt. Physostigmin führt zu einer Kontraktion der Magen-Darm-Muskulatur und erhöht dadurch die Peristaltik. Weiter treten Blutdrucksenkung und Bradycardie auf.

Indikation
Physostigmin wird als Salicylat vorwiegend in der Augenheilkunde verwendet. Es erzeugt eine Miosis und, wenn alternierend mit einem Anticholinergicum (z. B. Atropin) gegeben, verhindert es das Anwachsen der Iris an der Linse (Synechie), wie bei der periodischen Panophthalmie des Pferdes. Darüber hinaus wird die nichtobstruktive Darmatonie mit Physostigmin behandelt. Auch der Curare-Block wird vorübergehend aufgehoben.

Dosierung
Rinder erhalten 30 bis 45 mg/kg subcutan. Eine orale Applikation führt zu keinen Wirkungen. Lokal wird zur Behandlung des Glaukoms eine 0,5- bis 1%ige Lösung verwendet, die dreimal täglich ins Auge geträufelt wird.

Nebenwirkungen
Da Physostigmin die Gehirnschranke durchdringt, können zentralnervöse Störungen nach hohen Dosen auftreten. Diese bestehen in Krämpfen und Erbrechen sowie Koliken und Diarrhoe.

Propionylpromazin

Pharmakologische Gruppe: Neurolepticum
Chemischer Name: 1-[10-(3-Dimethylaminopropyl)-2-phenothiazinyl]-1-propanol

Pharmakologisch-toxikologische Eigenschaften
Propionylpromazin ist ein Neurolepticum mit mittlerer Potenz. Es führt zu einer zentralnervösen Sedation. Propionylpromazin wirkt zentral und peripher adrenolytisch, cholinolytisch und histaminolytisch, worauf sich alle pharmakologischen Wirkungen zurückführen lassen. Es dämmt die motorische Aktivität und die Funktionen des vegetativen Systems mit Blutdrucksenkung und Hemmung der Darmtätigkeit. Die Körpertemperatur wird erniedrigt und der Stoffwechsel reduziert. Propionylpromazin wirkt auch antiemetisch.

Indikation
Propionylpromazin wird zur Beruhigung erregter Tiere verwendet, so z. B. bei Widersetzlichkeit, bei Transporten, Umgruppierung von Tiergruppen und Manipulationen an Großtieren. Darüber hinaus wird es als Prämedikation vor Narkosen verwendet, wodurch die Narkose potenziert wird.

Dosierung
Propionylpromazin wird intravenös oder intramuskulär verabfolgt. Dazu erhalten Pferde 0,1 mg/kg und Rinder 0,2 mg/kg Körpergewicht. Bei Schweinen wird Propionylpromazin in einer Dosis von 0,2 bis 0,3 mg/kg intravenös oder 0,3 bis 0,5 mg/kg intramuskulär verabfolgt. Schafe und Ziegen erhalten bis 1 mg/kg intramuskulär und Hunde 0,3 mg/kg intravenös oder 0,5 mg/kg intramuskulär.

Pharmakokinetik
Propionylpromazin wird vom Orte der Applikation (i. m.) schnell resorbiert und unterliegt einem intensiven Metabolismus in der Leber, wobei zahlreiche Stoffwechselprodukte entstehen, die in ihrer Wirkung geringer sind als die Muttersubstanz. Die Elimination erfolgt vorwiegend renal, aber auch biliär innerhalb der folgenden Stunden und Tage.

Bildung von Rückständen
Nach 5 Tagen sind Propionylpromazin und die Metaboliten aus dem Organismus ausgeschieden.

Nebenwirkungen
Propionylpromazin führt wie die übrigen Neuroleptica zu paradoxen Reaktionen durch extrapyramidale Symptome. Es kommt zu einem Blutdruckabfall und zu einer Abnahme der Körpertemperatur.

Kontraindikationen
Propionylpromazin soll bei schwerem Schock und bei ausgeprägten Herz-, Lungen-, Leber- oder Nierenerkrankungen nicht verabfolgt werden.

Prothipendyl

Pharmakologische Gruppe: Neurolepticum
Chemischer Name: (Dimethylamino-3-n-propyl)-10-aza-1-phenothiazinhydrochlorid

Pharmakologisch-toxikologische Eigenschaften
Prothipendyl ist ein Neurolepticum mit mittlerer Wirkungsstärke, das zentralnervös sediert und die Motilität hemmt. Peripher wirkt es α-adrenolytisch, cholinolytisch und histaminolytisch. Auf diese Effekte lassen sich die Blutdrucksenkung, die Darmhemmung, die Stoffwechselreduktion und die antiallergische Wirkung zurückführen.

Indikation
Prothipendyl wird zur Ruhigstellung und zur Abwehrausschaltung sowie zum Aggressionsabbau bei Tieren verwendet. Darüber hinaus wird es zur Prämedikation vor Narkosen (Potenzierung) benutzt.

Dosierung
Prothipendyl wird subcutan, intramuskulär oder intravenös in Dosierungen von 0,5 bis 1 mg/kg Körpergewicht verabfolgt.

Nebenwirkungen
Prothipendyl kann wie alle Neuroleptica bei Hund und Schwein, aber auch bei anderen Tieren, zu paradoxen Reaktionen führen, die als extrapyramidale Erscheinungen interpretiert werden.

Thiamylal

Pharmakologische Gruppe: Narkoticum
Chemischer Name: 5-Allyl-5-(1-methylbutyl)-2-thiobarbitursäure

Pharmakologisch-toxikologische Eigenschaften
Thiamylal wird als wasserlösliches Natriumsalz verwendet, es ist ein Thioanalog des Secobarbitals. Thiamylal wirkt pharmakologisch wie Thiopental, vielleicht 1 1/2mal stärker im Dosenvergleich beim Hund. Thiamylal führt neben der Narkose auch zu einer Veränderung der Blutdruckhöhe und der Herzfrequenz. Einheitliche Effekte sind nicht immer zu erwarten. Es ist weniger herztoxisch als Thiogenal und weniger kumulativ nach wiederholter Applikation. Thiamylal führt zu einer leichten Atemhemmung.

Indikation
Narkose wie Thiopental.

Dosierung
Thiamylal wird in einer Dosis von 7 mg/kg Körpergewicht bei Pferd und Rind, in einer Dosis von 10 bis 20 mg/kg Körpergewicht beim Schwein und in einer Dosis von 8 bis 16 mg/kg Körpergewicht beim Hund intravenös verabfolgt.

Wirkungsdauer
Thiamylal wirkt etwa 15 Minuten beim Hund und 20 bis 40 Minuten bei Pferd und Rind. Nach 3 Stunden sind die Tiere voll erholt.

Nebenwirkungen
Thiamylal führt auch bei Einhaltung der oben genannten narkotisch wirksamen Dosierungen nach der intravenösen Injektion zu einem kurzen Atemstillstand.

Kontraindikationen
Thiamylal sollte bei Vorliegen von Herzrhythmusstörungen nicht gegeben werden.

Thiopental

Pharmakoloigsche Gruppe: Narkoticum
Chemischer Name: 5-Ethyl-5-(1-methylbutyl)-2-thiobarbitursäure

Pharmakologische Eigenschaften
Thiopental wird als wasserlösliches Natriumsalz verwendet. Es ist das Thioanalog zu Pentobarbital. Wegen der hohen Lipidlöslichkeit des Thiopentals kommt es nach der intravenösen Injektion zu einem sehr schnellen Wirkungsbeginn. Die Wirkung besteht in einer zentralnervösen Depression und Bewußtlosigkeit. Eine Blutdrucksenkung und sonstige Hemmung des Herz-Kreislaufsystems tritt nicht auf, da Thiopental zu einer Steigerung der Herzfrequenz und zu einer Erhöhung des peripheren Gefäßwiderstandes führt. Die Atmung wird leicht depressiv beeinflußt.

Indikation
Thiopental wird zur Ultrakurznarkose und zur Einleitung einer Inhalationsnarkose verwendet, auch in Kombination (Prämedikation) mit Atropin und Neuroleptica.

Dosierung
Pferde und Rinder erhalten 10 bis 15 mg/kg intravenös, Schweine 5 mg/kg, Schafe und Ziegen 8 bis 30 mg/kg (meist 10 mg/kg) und Hunde sowie Katzen 20 bis 30 mg/kg (meist 25 mg/kg) Körpergewicht intravenös. Ein Drittel der errechneten Dosis wird innerhalb von 15 Sekunden schnell intravenös injiziert, der Rest etwas langsamer. Die wiederholte Applikation führt zu einer Kumulation des Thiopentals insbesondere im Fettgewebe.

Wirkungsdauer
Die Wirkung dauert 10 bis 20 Minuten. 1 Stunde danach sind die Tiere voll erholt.

Pharmakokinetik
Die Wirkungsdauer ist durch Umverteilung aus dem zentralen Nervensystem in den restlichen Körper bedingt, nicht durch schnelle chemische Metabolisierung. Der Abbau erfolgt über eine oxidative Desulfurierung, wodurch Pentobarbital entsteht, das für die Dauer des Nachschlafes verantwortlich ist. Im übrigen erfolgt dann ein komplexer Abbau zu mehr als zehn verschiedenen Metaboliten, die im Urin ausgeschieden werden. Dort können 80 bis 90 % der applizierten Dosis wiedergefunden werden.

Nebenwirkungen
Thiopental kann zu einem kurzfristigen Atemstillstand nach schneller intravenöser Injektion führen, der im allgemeinen ohne Bedeutung ist. Thiopental löst infolge einer Erhöhung des Koronarwiderstandes ischämische Herzrhythmusstörungen, insbesondere beim Hund aus.

Kontraindikationen
Thiopental soll nicht verwendet werden bei Vorliegen von Herzrhythmusstörungen verschiedenen Typs und nicht in Kombination mit Halothan, Methoxifluran und Adrenalin, da letztgenannte Stoffe die Herzwirkungen des Thiopentals verstärken. Weiter soll Thiopental nicht bei Neugeborenen verwendet werden. Auch die Katzenporphyrie stellt eine Kontraindikation dar. Bei sehr mageren (fettarmen) Tieren kann infolge des geringen Verteilungsvolumens die Narkose lang anhalten.

Hinweis
Die verwendeten Präparatformulierungen sind wäßrige Lösungen und instabil, so daß bei Stehenlassen ein Wirkungsverlust auftreten kann. Es bilden sich jedoch keine toxischen Metaboliten in der Lösung.

Xylazin

Pharmakologische Gruppe: Neuroleptanalgeticum
Chemischer Name: 2-(2,6-Xylidino)-5,6-dihydro-1,3-thiazin

Pharmakologisch-toxikologische Eigenschaften
Xylazin entfaltet eine zentralnervös depressive, analgetische und muskelrelaxierende Wirkung. Es bestehen tierartliche Unterschiede im Wirkungstyp: Pferde reagieren nur mit einer Sedation, Hunde mit einer Sedation und Muskelrelaxation, Rinder mit einer Sedation, Musekelrelaxation und Analgesie. Bei Schweinen ist Xylazin klinisch nicht verwendbar. Xylazin ist ein zentralnervöser α_2-Agonist und hemmt darüber hinaus die Freisetzung von Acetylcholin in präganglionären peripheren und zentralen Neuronen.

Indikation
Xylazin wird zur Sedation und zur Potenzierung der Narkose sowie zur Prämedikation vor Ketamin verwendet. Hier wird besonders die muskelrelaxierende Wirkung des Xylazins ausgenutzt, die bei vielen Narcotica oder beim Ketamin nicht vorhanden ist.

Dosierung
Pferde erhalten 0,5 bis 2 mg/kg intramuskulär, Rinder 0,05 bis 0,1 mg/kg intravenös oder 0,1 bis 0,2 mg/kg intramuskulär. Schaf und Ziege sowie Hund und Katze erhalten bis 1 mg/kg intravenös. Die Dauer der Wirkung beträgt zwischen 3 und 60 Minuten.

Pharmakokinetik
Die Metabolisierung ist nur gering. 70 % der applizierten Dosis werden renal und 30 % der Dosis biliär ausgeschieden. Xylazin erscheint nicht in der Milch.

Bildung von Rückständen
Xylazin ist mehr als 24 Stunden im tierischen Organismus nachweisbar, nach mehr als 3 Tagen ausgeschieden.

Nebenwirkungen
Xylazin führt zu einer Sensibilisierung gegenüber Catecholaminen. Es führt durch Vaguswirkung zur Bradycardie und bei Hund und auch Katze zu Erbrechen. Weiter werden Hyperthermie und Hyperglycämie beobachtet. Schließlich treten Magen-Darm-Lähmungen, besonders eine Vormagenhemmung bei Wiederkäuern, Atemdepression und Blutdrucksenkung auf.

Kontraindikationen
Xylazin soll nicht bei anämischen Tieren und während der Hochträchtigkeit verwendet werden.

4 Lokalanästhetica

Wie beim Menschen werden bei allen Tierarten Substanzen verwendet, um einen lokalen Schmerz auszuschalten. Dies ist möglich

- durch eine Leitungsanästhesie, wobei ein bestimmter peripherer Nerv leitungsunfähig gemacht wird,
- durch Infiltrationsanästhesie, wobei ein begrenztes Gewebsareal Reize nicht aufnehmen und fortleiten kann, oder
- durch Oberflächenanästhesie, wobei eine Schleimhaut äußerlich an der Schmerzperzeption verhindert wird.

In diesem Abschnitt werden nur die in der Veterinärmedizin am häufigsten verwendeten Stoffe genannt.

Butanilicain

Pharmakologische Gruppe: Lokalanästheticum
Chemischer Name: 2-Butylamino-2′-chlor-6′-methylacetanilid

Pharmakologisch-toxikologische Eigenschaften
Butanilicain stabilisiert wie alle Lokalanästhetica erregbare und leitfähige Membranen. Es wird als wasserlösliches Phosphat oder lipidlösliche Base verwendet. Butanilicain zeichnet sich durch einen außerordentlich schnellen Wirkungsbeginn infolge einer sehr raschen Ausbreitung aus. Erst ungewöhnlich hohe Dosierungen führen zu Vergiftungserscheinungen, die in zentralnervöser Erregung bestehen.

Indikation
Butanilicain wird zur Infiltrations-, Leitungs- und Epiduralanästhesie bei allen Haustieren verwendet. Infolge der sehr kurzen Wirkungsdauer eignet es sich nur für schnelle Eingriffe. Verwendet werden 2%ige Lösungen.

Pharmakokinetik
Butanilicain wird aus dem Ort der Applikation schnell absorbiert und im tierischen Organismus verteilt. Der Abbau findet rasch in der Leber zur Butylaminoessigsäure und zu anderen Metaboliten statt. Die Originalsubstanz wie die Metaboliten werden mit dem Urin ausgeschieden.

Lidocain

Pharmakologische Gruppe: Lokalanästheticum, Antiarrhythmicum
Chemischer Name: 2-Diethylamino-2′,6′-dimethylacetanilid

Pharmakologische Eigenschaften
Lidocain wird als Hydrochlorid in stabilen wäßrigen Lösungen verwendet. Es ist wirksamer und sicherer, d. h. weniger toxisch als Procain und auch länger wirksam als dieses. Toxisch sind erst Dosierungen von mehr als 30 mg/kg intravenös. Eine Dosis von 6 mg/kg kann aber, wie Erfahrungen bei Schafen zeigen, zu Krämpfen führen.

Indikation und Dosierung
Lidocain wird zur Leitungsanästhesie (Nervenblokkade), zur Epiduralanästesie und zur Infiltrationsanästhesie verwendet. Darüber hinaus wird Lidocain bei Vorliegen einer Herzrhythmusstörung in einer Dosis von 3 bis 6 mg/kg Körpergewicht intravenös verabfolgt. Lidocain wirkt unmittelbar nach der lokalen Applikation.
Es wird in einer 2%igen Lösung zur Leitungs- und in einer 0,5%igen Lösung zur Infiltrationsanästhesie verwendet. Hiervon erhalten Pferde und Rinder 10 ml, Hunde 1 ml/5 kg, Katzen höchstens 2 ml.
Lidocain kann auch lokal in einer 4%igen Lösung zur Oberflächenanästhesie, besonders an Schleimhäuten des Kehlkopfes und des Schlundes, verabfolgt werden.

Wirkungsdauer
Lidocain hat eine Wirkungsdauer von 30 Minuten bis 3 Stunden.

Pharmakokinetik
Lidocain wird nach schneller Absorption vom Ort der Applikation in der Leber abgebaut, wobei Diethylaminoessigsäure und zahlreiche weitere Metaboliten entstehen. Die Originalsubstanz und die Metaboliten werden vorwiegend mit dem Urin in konjugierter Form, in geringen Mengen auch mit dem Speichel ausgeschieden.

Bildung von Rückständen
20 bis 24 Stunden nach der Applikation sind noch Reste zu finden. Nach 48 Stunden ist Lidocain nicht mehr nachweisbar.

Nebenwirkungen
Versehentliche intravenöse Injektion oder die starke Überdosierung führt zu zentralnervösen Erregungen mit Muskelzittern und Krämpfen.

Mepivacain

Pharmakologische Gruppe: Lokalanästheticum
Chemischer Name: 1,2′,6′-Trimethylpiperidin-2-carboxanilid

Pharmakologisch-toxikologische Eigenschaften
Mepivacain ist hinsichtlich der lokalanästhetischen Wirksamkeit vergleichbar mit Lidocain, insgesamt

aber weniger toxisch und länger wirksam. Ein Adrenalinzusatz, wie er sonst bei Lokalanästhetica verwendet wird, ist für Mepivacain nicht nötig. Vergiftungserscheinungen bestehen in zentralnervöser Erregung.

Indikation
Mepivacain wird als Hydrochlorid in 2%iger Lösung zur Infiltratationsanästhesie und auch zur Leitungs- und Epiduralanästhesie verwendet. Es ist auch brauchbar für eine intraartikuläre Injektion.

Pharmakokinetik
Sie ist bei Tieren nicht bekannt. Aufgrund experimenteller Untersuchungen und Erfahrungen an Menschen ist anzunehmen, daß Mepivacain schnell absorbiert und verteilt wird. Es ist zu 2/3 an Serumeiweiß gebunden. Der Abbau findet in der Leber statt, die Ausscheidung erfolgt in teilweise konjugierter Form mit der Galle.

Dosierung
Es werden für die Leitungsanästhesie 2%ige Lösungen beim Rind verwendet. Zur Epiduralanästhesie beim Hund wird eine 1%ige Lösung benutzt, die auch Adrenalin enthält.

Procain

Pharmakologische Gruppe: Lokalanästheticum
Chemischer Name: 2-Diethylaminoethyl-4-aminobenzoat

Pharmakologisch-toxikologische Eigenschaften
Procain ist ein typisches Lokalanästheticum mit stabilisierenden Eigenschaften auf die Neuronenmembran. Es wird als wasserlösliches Hydrochlorid verwendet. Erst bei massiver Steigerung der Dosis treten toxische Effekte auf. Beim Hund sind 250 mg/kg subcutan, 100 mg/kg intravenös, bei der Katze 45 mg/kg intravenöse letal. Vergiftungssymptome bestehen in zentralnervöser Erregung.

Indikation und Dosierung
Procain wird zur Lokalanästhesie verwendet. Sowohl die Infiltrations- wie auch die Leitungs- und die Epiduralanästhesie sind Indikationen für alle Tierarten. Die Wirkung beginnt etwas verzögert, hält aber 20 bis 30 Minuten an.
Eine 0,5%ige Lösung wird zur Infiltration, eine 2%ige Lösung zur Leitungsanästhesie und eine 2- bis 4%ige Lösung für die Epiduralanästhesie verwendet.

Pharmakokinetik
Procain wird schnell vom Ort der Applikation absorbiert, aber teilweise schon hier zu 4-Aminobenzoesäure und Diethylaminoethanol hydrolysiert. Dieser Vorgang findet auch in der Leber statt. Beide Produkte werden renal ausgeschieden.

Nebenwirkungen und Kontraindikationen
Procain führt nach sehr hohen Dosen oder nach versehentlicher intravenöser Injektion zu zentralnervösen Erregungen und Krämpfen sowie Herzrhythmusstörungen und ggf. zum Überleitungsblock.
Procain sollte nicht gleichzeitig mit einer lokalen Sulfonamidtherapie kombiniert werden, da sowohl die 4-Aminobenzoesäure als Wuchsstoffmittel für Bakterien wie auch Diethylaminoethanol als durchblutungsförderndes Mittel die lokale Sulfonamidwirkung beeinträchtigen.

5 Herzwirksame Arzneimittel

Bei Vorliegen eines akuten oder chronischen Zustandes, in welchem die Herzmuskulatur nicht mehr voll funktionsfähig ist, müssen solche Stoffe verabfolgt werden, die die Kontraktionskraft steigern. Hierzu gehören im wesentlichen die Glycoside aus dem Naturreich (Digitalis-Arten etc.). Andere Arzneimittel beeinflussen die Schlagfolge und normalisieren Irregularitäten wie die Antiarrhythmica. Im Prinzip bestehen zwischen den Präparaten, die beim Menschen verwendet werden, und solchen, die die Tiere erhalten, keine Unterschiede. Lediglich die pharmakokinetischen Vorgänge variieren bei den einzelnen Tierarten. Daraus leiten sich die verschiedenen Therapiepläne ab. Bei Kleintieren, z. B. Hund und Katze, werden häufig humanmedizinische Präparate verwendet.
Adrenalin, Noradrenalin und *Carazolol* sind Arzneimittel, die ebenfalls zur Behandlung von Herz- oder Kreislauferkrankungen verwendet werden. Da ihre Wirkung über eine Erregung bzw. eine Hemmung adrenerger Rezeptoren hervorgerufen werden, sind sie bereits bei den Arzneimitteln des autonomen Nervensystems beschrieben worden.

Digitoxin

Pharmakologische Gruppe: Herzglycosid
Chemischer Name: Hauptglycosid aus Digitalis pupurea

Pharmakologisch-toxikologische Eigenschaften
Digitoxin steigert die Kontraktionskraft des Herzens und verlängert die Diastole. Es ermöglicht die bessere Ausnutzung der intracellulären Calcium-Ionen, die an dem Kontraktionsvorgang beteiligt sind. Die Erregungsleitungsgeschwindigkeit im His'schen Bündel wird verlangsamt. Dadurch kommt es insgesamt zu einer Verbesserung der Myocarddurchblutung und zu einer Ökonomisierung der Herzarbeit. Cardiale Ödeme werden resorbiert und ausgeschieden, was die Diurese fördert. Höhere Dosen führen zu Erbrechen und Defäkation, besonders bei Hunden. Die therapeutische Breite ist nicht sehr groß.

Indikation
Digitoxin wird bei allen Haustieren zur Behandlung der chronischen Herzmuskelinsuffiziens verwendet.

Dosierung
Pferde erhalten Digitoxin initial in einer Dosis von 1,5 bis 3,0 mg/50 kg Körpergewicht oral, intramuskulär oder intravenös. Die Erhaltungsdosis beträgt im allgemeinen 0,2 bis 1,0 mg/50 kg, ebenfalls oral, seltener intramuskulär. Die Dosierung hat sich nach dem klinischen Befund zu richten.

Rindern muß Digitoxin intramuskulär verabfolgt werden, orale Applikationen lassen sich nicht sicher dosieren. Diese Tiere erhalten 1,5 mg/50 kg intramuskulär mehrere Tage lang.
Hunden gibt man initial 0,1 bis 1,0 mg/kg oral oder intramuskulär für 3 bis 5 Tage. Danach erhalten die Tiere täglich 0,01 bis 0,1 mg/kg, u. U. zweimal täglich oral.
Katzen werden mit initialen Tagesdosen von 0,02 mg/kg Körpergewicht oral, intramuskulär oder intravenös behandelt. Zur Dauertherapie werden täglich 0,01 mg/kg oral gegeben.

Pharmakokinetik
Hunde fallen durch die sehr schnelle Elimination von Digitoxin auf. Bei allen Tieren wird dieses Glycosid nach oraler Aufnahme enteral bis zu 100 % absorbiert. Lediglich Wiederkäuer zerstören in ihrem Pansen durch mikrobielle Tätigkeit einen unterschiedlich großen Anteil der applizierten Dosis. Nach der Absorption werden mehr als 50 % an Plasmaeiweiße reversibel gebunden und so vor der Ausscheidung geschützt als auch von der Wirkung abgehalten. Bei der Katze werden 20 % in 24 Stunden oder die Hälfte in 10 Tagen ausgeschieden. Beim Hund dagegen werden schon nach 24 Stunden 3/4 der applizierten Dosis eliminiert. Die Exkretion erfolgt sowohl biliär sowie renal. Die Sonderstellung des Hundes wird noch durch die Halbwertzeiten ausgedrückt: Während bei der Katze, wie bei anderen Tieren und beim Menschen, diese Zeit etwa 60 Stunden beträgt, werden beim Hund solche von etwa 14 Stunden gemessen.

Nebenwirkungen
Eine leichte Überdosierung kann zu Herzrhythmusstörungen, AV-Block, dann weiter zu Tachycardie, Herzflattern und -flimmern führen. Schon bei therapeutisch vollwirksamen Dosierungen können Erbrechen und Defäkationen auftreten.

Kontraindikationen
Die Herzarrhythmie unbekannter Genese stellt eine Kontraindikation für Digitoxin dar.

Metildigoxin

Pharmakologische Gruppe: Herzglycosid
Chemischer Name: ß-Methyldigoxin

Pharmakologische und toxikologische Eigenschaften
Metildigoxin führt zu einer Steigerung der Kontraktionskraft der Herzmuskulatur durch Ausnutzung der Calcium-Ionen-Wirkungen in der Herzmuskelzelle. Es kommt weiter zu einer Erniedrigung der Geschwindigkeit des Erregungsleitungssystems. Dadurch entsteht eine Verlängerung der Diastole und Verbesserung der Myocarddurchblutung. Die Herzarbeit wird ökonomisiert. Cardiale Ödeme werden resorbiert und ausgeschieden. Als Überdosierungserscheinungen treten Vagus-Erregung, wie Erbrechen, Defäkation, vor allem beim Hund auf. Toxische Effekte sind Herzrhythmusstörungen und AV-Block.

Indikation
Pferde erhalten 1 mg/kg Körpergewicht intravenös oder intramuskulär.
Hunden gibt man 3 Tage lang 0,02 mg/kg, dann 0,01 mg/kg oral oder intravenös, in Ausnahmefällen auch intramuskulär (schmerzhafte Injektion).
Katzen erhalten initial täglich 0,05 mg/kg oral oder intravenös, dann zur Erhaltung täglich 0,01 mg/kg Körpergewicht.

Pharmakokinetik
Metildigoxin wird nach oraler Eingabe enteral nahezu vollständig absorbiert. Daher bestehen zwischen der oral oder intravenös zu verabfolgenden Dosis keine Unterschiede. Wegen der geringen und vorübergehenden Bindung an Plasmaeiweiße kommt die Wirkung schnell zustande. Die Halbwertzeiten betragen für Hund und Katze etwa 60 Tage, für Pferde 28 Tage.

Nebenwirkungen
Schon nach therapeutisch voll wirksamen Dosierungen ist mit dem Auftreten von Erbrechen und Defäkation, besonders bei Hunden, zu rechnen. Vergiftungserscheinungen bestehen in Herzrhythmusstörungen.

g-Strophanthin, Ouabain

Pharmakologische Gruppe: Herzglycosid
Chemischer Name: Pentahydroxy-3ß-(α-rhamnopyranosyloxy)-5ß,14ß-cardenolid-hydrat

Pharmakologisch-toxikologische Eigenschaften
Strophanthin ist aufgrund seiner pharmakokinetischen Eigenschaften ein schnell und kurz wirkendes Mittel. Es steigert die Kontraktionskraft der Herzmuskulatur durch einen Einfluß auf die Wirkung der intracellulären Calcium-Ionen, die den Kontraktionsvorgang der Mycardzelle steuern. Die Systole wird kräftiger und schneller, die Diastole dauert länger. Die Geschwindigkeit des Erregungsleitungssystems im Herzen wird gedämpft. Dadurch kommt es zu einer Verbesserung der Energieausnutzung des Myocards, zu einer Verbesserung der Herzdurchblutung. Cardiale Ödeme werden resorbiert und ausgeschieden. Durch Erregung des Vagussystems können Erbrechen und Defäkation besonders beim Hund auftreten.

Indikation
Strophanthin wird zur Behandlung der akuten Herzmuskelinsuffizienz verwendet.

Dosierung
Pferde erhalten 0,5 bis 1,0 mg/kg Körpergewicht intravenös für die Dauer von 5 bis 10 Tagen täglich.
Rindern gibt man die Dosis von 1 mg/50 kg täglich intravenös.
Hunde erhalten zunächst eine Dosis von 0,03 mg/kg Körpergewicht täglich für 3 bis 5 Tage, dann 0,01 mg/kg intravenös (in besonderen Formulierung mit Zusatz eines Lokalanätheticums auch intramuskulär).

Pharmakokinetik
Nach oraler Applikation wird Strophanthin nur zu 5 bis 10 % enteral absorbiert. Eine genaue Dosierung ist so nicht möglich. Wegen der geringen Plasmabindung von etwa 12 % wirkt Strophanthin sofort und

wird auch schnell ausgeschieden. Die Halbwertzeit für Hund und Katze beträgt etwa 25 Stunden. Eine Anreicherung in bestimmten Geweben findet nicht statt.

Nebenwirkungen
Strophanthin kann nach Überdosierung zu Herzrhythmusstörungen, AV-Block, weiter zu Tachycardie und Herzflimmern führen. Nach therapeutisch voll wirksamen Dosierungen treten besonders bei Hunden Erbrechen und Defäkation auf.

Kontraindikationen
Das Vorliegen einer Herzarrhythmie unbekannter Genese stellt eine Kontraindikation für Strophanthin dar.

6 Nierenwirksame Arzneimittel

Flüssigkeitsansammlungen im tierischen Organismus führen zu Ödemen, von denen das Hirnödem und das Lungenödem im Prinzip tödlich sind. In solchen Fällen müssen die Flüssigkeitsmengen in vermehrtem Maße durch Anregung der Diurese ausgeschieden werden. Bei den nierenwirksamen Arzneimitteln handelt es sich immer um Diuretica. Da der Wirkungsmechanismus in einer Zunahme der Natrium- und auch der Kaliumausscheidung in bestimmten Teilen des Nephrons besteht, kommt es regelmäßig nicht nur zu Wasser-, sondern auch zu Elektrolytverlusten. Kaliumverminderung kann die Herzfunktion stören. Diuretica können bei der forcierten Diurese zur Ausscheidung unerwünschter Substanzen und Gifte eingesetzt werden.

Acetazolamid

Pharmakologische Gruppe: Diureticum
Chemischer Name: N-(5-Sulfanoyl-1,3,4-thiadiazol-2-yl)-acetamid

Pharmakologische Eigenschaften
Acetazolamid hemmt das intrazelluläre Enzym Carboanhydrase, das Wasserstoff-Ionen zur Verfügung stellt, welche normalerweise mit den Natrium Ionen im Tubuluslumen ausgetauscht werden. Nach der Enzymhemmung findet dieser Austausch in geringem Ausmaß statt, so daß Natrium und Wasser nicht rückresorbiert, sondern ausgeschieden werden. Dieser Vorgang findet im proximalen Tubulus statt. Das Harnvolumen nimmt um das Fünffache zu. Der Vorgang führt auch zu einer Zunahme der Kalium- und Hydrogencarbonatausscheidung.

Indikation
Acetazolamid wird zur Behandlung von Ödemen (besonders am Euter), auch bei Lungenödemen und bei Vergiftungen zur Steigerung der renalen Ausscheidung von unerwünschten Stoffen verwendet.

Dosierung
Alle Haustiere erhalten 1 bis 3 mg/kg täglich oral oder 1 mg/kg Körpergewicht intramuskulär.

Pharmakokinetik
Über das Verhalten dieser Substanz im tierischen Organismus bestehen nur unzureichende Kenntnisse.

Bildung von Rückständen
Eine Verabfolgung im Zusammenhang mit der Milchgewinnung kann für einige Tage zu einer Ausscheidung dieser Substanz mit der Milch führen. Sonst findet keine Anwendung im Zusammenhang mit der Lebensmittelgewinnung statt.

Bendroflumethiazid

Pharmakologische Gruppe: Diureticum
Chemischer Name: 3-Benzyl-3,4-hydro-6-(trifluormethyl)-2H-1,2,4-benzothiadiazin-7-sulfonamid-1,1-dioxid

Pharmakologisch-toxikologische Eigenschaften
Bendroflumethiazid hemmt die tubuläre Rückresorption von Natrium-Ionen aus dem Tubulus-Lumen und damit auch die Rückresorption von Wasser. Der Primärharn wird nicht konzentriert, sondern so ausgeschieden. Weiter werden andere Elektrolyte nicht resorbiert.

Indikation
Bendroflumethiazid wird vorwiegend bei Kleintieren zur Behandlung von Lungen- und cardialen Ödemen verwendet.

Dosierung
Die Tiere erhalten initial täglich 0,5 mg/kg Körpergewicht per os, dann nach 3 bis 5 Tagen 0,1 mg/kg.

Pharmakokinetik
Über das Verhalten dieser Substanz im Organismus der Hunde und Katzen bestehen keine Kenntnisse.

Nebenwirkungen
Nach langfristiger Verabfolgung ist mit Kaliumverlusten zu rechnen.

Butizid

Pharmakologische Gruppe: Diureticum
Chemischer Name: 6-Chlor-3,4-dihydro-3-isobutyl-2H-1,2,4-benzothiadiazin-7-sulfonamid-1,1-dioxid

Pharmakologisch-toxikologische Eigenschaften
Butizid hemmt die Reabsorption der Natrium-Ionen aus dem proximalen Tubulus des Nephrons und damit die Reabsorption von Wasser. Aufgrund des gleich bleibenden osmotischen Drucks wird der Urin nicht konzentriert. Es kommt zur Hemmung der Reabsorption auch anderer Elektrolyte.

Indikation
Butizid wird zur Behandlung aller Ödeme unterschiedlicher Genese und Ursache verwendet.

Dosierung
Butizid wird bei Hunden und Katzen in Dosierungen von 0,01 mg/kg und Tag oral verabfolgt.

Pharmakokinetik
Butizid wird im tierischen Organismus wahrscheinlich nicht verstoffwechselt, sondern verläßt den Organismus unverändert über die Nieren.

Nebenwirkungen
Nach langfristiger Anwendung ist mit Kalium- und anderen Elektrolytverlusten zu rechnen.

Furosemid

Pharmakologische Gruppe: Diureticum
Chemischer Name: 4-Chlor-N-furfuryl-5-sulfamoyl-anthranilsäure

Pharmakologisch-toxikologische Eigenschaften
Furosemid greift am aufsteigenden Teil der Henle'schen Schleife des Nephrons in den Harnaufbereitungsprozeß und teilweise am distalen Teil des Tubulusepithels im hemmenden Sinne ein. Es bindet sich an Chlorid-Transportsysteme und verhindert damit den aktiven Chlorid-Transport bei der Reabsorption aus dem Primärharn. Dadurch bleiben auch Kationen, wie Natrium und Kalium, Calcium und Magnesium, im Primärharn. Das steigert den osmotischen Druck und verhindert die Konzentrierung des Urins. Er wird im großen Volumen ausgeschieden.

Indikation
Furosemid wird zur Behandlung verschiedener Ödeme verwendet. Besonders das Euterödem der Milchkühe und das Lungenödem bei Pferden und Hunden werden hiermit behandelt. Weiter sind Anurie, Ascites und Vergiftungen sowie die Herzinsuffizienz bei Hunden und Katzen Indikationsgebiete.

Dosierung
Pferde erhalten täglich 1,5 bis 3,0 mg/kg, in Ausnahmefällen bis 6 mg/kg Körpergewicht oral oder auch intravenös.
Die gleichen Dosierungen werden bei Rindern vorgenommen.
Hunde und Katzen erhalten 1 bis 5 mg/kg bis zu dreimal täglich, wobei die Tagesdosis von 10 mg/kg Körpergewicht nicht überschritten werden sollte.

Pharmakokinetik
Furosemid wird nach oraler Aufnahme schnell und ausreichend enteral absorbiert und rasch wieder ausgeschieden.

Nebenwirkungen
Die langfristige Behandlung mit hohen Dosen kann zu Alkalose und starken Elektrolytverlusten führen.

Hydrochlorothiazid

Pharmakologische Gruppe: Diureticum
Chemischer Name: 6-Chlor-3,4-dihydro-2H-1,2,4-benzothiadiazin-7-sulfonamid-1,1-dioxid

Pharmakologisch-toxikologische Eigenschaften
Alle Benzothiadiazide hemmen die Reabsorption von Natrium-Ionen im proximalen Tubulus des Nephrons. Dadurch bleibt der osmotische Druck des Primärharns hoch und die passive Wasserreabsorption wird vermindert. Das Volumen des Primärharns wird nicht verdünnt, sondern so ausgeschieden. In gleicher Weise werden auch andere Ionen nicht reabsorbiert und ausgeschieden. Toxische Effekte bestehen in einem Elektrolyt- und Wasserverlust (= Steigerung der pharmakologischen Wirkungen). Außerdem kann die gering ausgeprägte Hemmung der Carboanhydrase an der diuretischen Wirkung beteiligt sein, so daß auch keine Wasserstoff-Ionen für einen Natriumaustausch zur Verfügung gestellt werden.

Indikation
Hydrochlorothiazid wird zur Behandlung aller Ödeme bei allen Haustieren verwendet. Insbesondere werden Euterödeme, die im Zusammenhang mit der Geburt auftreten, behandelt.

Dosierung
Die Tiere erhalten täglich 1 mg/kg Körpergewicht oral oder intravenös.
Hunde und Katzen erhalten 2 bis 4 mg/kg per os.

Pharmakokinetik
Hydrochlorothiazid wird im tierischen Organismus nicht metabolisiert. Die Exkretion erfolgt unverändert mit dem Urin.

Nebenwirkungen
Die langfristige Anwendung hoher Dosen erzeugt einen Kaliumverlust mit entsprechenden Störungen der Herzfunktionen. Elektrolyt- und Wasserverluste stellen sich nach einigen Tagen ein.

Polythiazid

Pharmakologische Gruppe: Diureticum
Chemischer Name: 6-Chlor-2-methyl-3-(2,2,2-trifluorethyl-thiomethyl)-3,4-dihydro-2H-1,2,4-benzothiadiazin-7-sulfonamid-1,1-dioxid

Pharmakologisch-toxikologische Eigenschaften
Polythiazid hemmt die Rückresorption von Natrium-Ionen im proximalen Tubulus des Nephrons. Dadurch wird auch die Wasser-Reabsorption in diesem Teil gehemmt. Der Primärharn wird nicht konzentriert und eingeengt, sondern in großem Volumen ausgeschieden. Möglicherweise ist eine Hemmung der Aktivität der Carboanhydrase am Effekt beteiligt.

Indikation
Polythiazid kann zur Behandlung von Ödemen verschiedener Genese verwendet werden.

Dosierung
Die Tiere erhalten täglich 0,1 bis 0,15 mg/kg Körpergewicht oral verabfolgt.

Pharmakokinetik
Über das Verhalten dieser Substanz im tierischen Organismus bestehen keine Kenntnisse.

Nebenwirkungen
Nach langfristiger Applikation muß mit Verlusten an Kalium und anderen Elektrolyten gerechnet werden.

Spironolacton

Pharmakologische Gruppe: Diureticum
Chemischer Name: 7α-Acetylthio-3-oxo-17 α-pregn-4-en-21,17ß-carbolacton

Pharmakologisch-toxikologische Eigenschaften
Spironolacton ist aufgrund chemischer Ähnlichkeit ein kompetitiver Antagonist zum Mineralocorticoid Aldosteron. Dieses regelt an den Tubuluszellen den Mineralhaushalt durch entsprechende Rückresorption von Elektrolyten. Durch Hemmung dieses Hormons kommt es zu einer Abnahme der Rückresorption im distalen Tubulus des Nephrons. Charakteristisch ist der langsame Wirkungsbeginn.

Indikation
Spironolacton wird zur Behandlung verschiedener Ödeme, bei Hyperaldosteronismus, Ascites und Herzinsuffizienz verwendet. Wegen des vergleichsweise hohen Preises wird dieser Stoff nur selten eingesetzt.

Dosierung
Hunde und Katzen erhalten 0,5 bis 1,0 mg/kg Körpergewicht als Tagesdosis. Spironolacton wird meist in Kombination mit Benzothiadiaziden verwendet.

Pharmakokinetik
Spironolacton wird nach oraler Applikation enteral schnell und ausreichend absorbiert und nach kurzer Zeit renal ausgeschieden.

Nebenwirkungen
Spironolacton kann östrogene Wirkungen auslösen.

Kontraindikationen
Nierenfunktionsstörungen und Hyperkaliämie.

Trichlormethiazid

Pharmakoligische Gruppe: Diureticum
Chemischer Name: 6-Chlor-3-(dichlormethyl)-3,4-dihydro-2H-1,2,4-benzothiadiazin-7-sulfonamid-1,1-dioxid

Pharmakologisch-toxikologische Eigenschaften
Trichlormethiazid hemmt im proximalen Tubulus die Reabsorption der Natrium-Ionen und damit des Wassers. Der Primärharn wird nicht eingedickt und verläßt so die Niere. Daneben werden auch andere Elektrolyte nicht reabsorbiert. Wegen der chemischen Struktur eines Sulfonamids kann auch eine Carboanhydrasehemmung angenommen werden, so daß keine Wasserstoff-Ionen für einen Austausch gegen Natrium-Ionen zur Verfügung gestellt werden.

Indikation
Trichlormethiazid wird zur Behandlung aller Ödeme unterschiedlicher Genese verwendet (Euter-Ödem laktierender Kühe, Lungenödem, Ferkelödem).

Dosierung
Die zu behandelnden Tiere erhalten initial 0,1 bis 0,15 mg/kg Körpergewicht oral für einige Tage, dann für weitere Tage bis zum Erfolg täglich 0,01 mg/kg per os.

Pharmakokinetik
Trichlormethiazin wird wahrscheinlich im Organismus nicht metabolisiert.

Nebenwirkungen
Wie bei allen als Saluretica stark wirkenden Diuretica sind Elektrolytverluste zu erwarten.

7 Uteruswirksame Arzneimittel

In Zusammenhang mit den Geburtsvorgängen müssen in der Uterusmuskulatur zweckmäßige, der Austreibung des Fetus dienende motorische Vorgänge ablaufen. Wenn diese - aus verschiedenen Gründen - zu schwach sind, müssen unterstützende Maßnahmen ergriffen werden. Das ist insbesondere bei Multiparen notwendig, wenn sich bei länger dauernden Geburten vieler Feten eine sekundäre Wehenschwäche einstellt.
Andererseits können Zustände auftreten, bei denen die Wehentätigkeit unerwünscht ist und unterdrückt werden muß, wie bei bestimmten geburtshilflichen Maßnahmen wie beim Kaiserschnitt und bei der Fetotomie. Die hier notwendigen Arzneimittel gehören den Stoffen mit Wirkungen auf adrenerge Rezeptoren an, da die Wehentätigkeit autonom unter dem Einfluß von Sexualhormonen gesteuert wird. Tocolytica sind Substanzen mit ß-adrenerger Wirkung.
Clenbuterol und *Isoxuprin* sind Uterus-Relaxantien, die wegen ihrer ß-adrenergen Wirkungen bereits bei den Arzneimitteln des autonomen Nervensystems erwähnt wurden.

Isoxsuprin

Pharmakologische Gruppe: $ß_2$-Sympathomimeticum
Chemischer Name: 4-Hydroxy-α-[1-(methyl-2-phenoxyethylamino)-ethyl] benzylalkohol

Pharmakologische Eigenschaften
Isoxsuprin erregt adrenerge $ß_2$-Rezeptoren und führt dadurch zu einer peripheren Gefäßerweiterung und Senkung des diastolischen Blutdrucks, außerdem zu einer Hemmung der Uterusmotilität.

Indikation
Isoxsuprin wird zur Hemnmung zu starker oder unerwünschter Wehen in der Geburtshilfe (Tocolyse) verwendet.

Dosierung
Rinder erhalten einmalig 230 mg Isoxsuprinlactat oder -hydrochlorid.

Nebenwirkungen
Isoxsuprin führt aufgrund des pharmako-dynamischen Wirkungsmechanismus zu cardialen und vasculären Effekten, die mit einer Steigerung der Herzfrequenz und Senkung des Blutdrucks verbunden sind.

Kontraindikationen
Bei Tachycardie und im Kollaps darf Isoxuprin nicht verwendet werden.

Methylergometrinhydrogenmaleat

Pharmakologische Gruppe: Uterotonicum
Chemischer Name: nicht festgelegt

Pharmakologisch-toxische Eigenschaften
Methylergometrin führt wie alle Ergot-Alkaloide zu einer Kontraktion der glatten Muskulatur. Dieser Stoff ist aber nur wirksam an der Uterusmuskulatur, nicht an den Blutgefäßen, der Darm- oder Bronchialmuskulatur. Hohe Dosen führen zu einer Uteruskontraktur, während niedrige Dosierungen den Wehen ähnliche Bewegungen der Uteruswand verursachen.

Indikation
Methylergometrin wird in der Geburtshilfe bei Wehenschwäche in der Nachgeburtsphase verwendet, weiter bei Atonie des Uterus und bei Uterusblutungen post partum.

Dosierung
Pferde und Rinder erhalten etwa 2 mg/Tier intramuskulär, Schweine, Schafe und Ziegen etwa 0,5 mg und Hunde etwa 0,2 mg/Tier intramuskulär.

Pharmakokinetik
Methylergometrin wird aus dem Ort der Applikation in Abhängigkeit von der pharmazeutischen Formulierung schnell absorbiert und langsam ausgeschieden.

Nebenwirkungen
Methylergometrin erzeugt wie alle Ergot-Alkaloide in Überdosis eine Uteruskontraktur. In der Austreibungsphase bedeutet das den Tod des Föten.

Oxytocin

Pharmakologische Gruppe: Uterotonicum
Chemischer Name: nicht festgelegt; Octapeptid aus dem Hypophysenhinterlappen

Pharmakologisch-toxikologische Eigenschaften
Oxytocin führt in geringen Dosierungen zu einer wehenartigen Kontraktion der Uterusmuskulatur, in höheren Dosen zu einer Dauerkontraktion (Kontraktur). Dieser Effekt ist abhängig von dem Östrogenbzw. Progesterongehalt des Blutplasmas bzw. der Uterusmuskelzellen. Daher ist Oxytocin nur wirksam bei nichtträchtigen Tieren und bei trächtigen Tieren unmittelbar vor der Geburt. Darüber hinaus erzeugt Oxytocin eine Kontraktion der Myoepithelien der Ausführungsgänge in der Milchdrüse, was zum Einschießen der vorher gebildeten Milch führt. Die Milchsekretion selbst wird dagegen nicht beeinflußt.

Indikation
Oxytocin wird in der Geburtshilfe zur Anregung der Wehentätigkeit verwendet. Es kann frühestens in der Austreibungsphase, besser in der Nachgeburtsphase gegeben werden. In den früheren Geburtsstadien ist eine sorgfältige Dosierung während einer Infusion nötig, z. B. bei sekundärer Wehenschwäche von multifötalen Tieren, Schweine, Hunden und Katzen. Auch bei mangelhafter Uterusinvolution, z. B. nach einer Schnittentbindung, wird Oxytocin gegeben. Schließlich wird Oxytocin bei Vorliegen einer Agalaktie nach der Geburt verwendet.

Dosierung
Pferde und Rinder erhalten je nach Größe 10 bis 40 IE intramuskulär oder 2,5 bis 10 IE intravenös. Schweine, Schafen und Ziegen gibt man 2,5 bis 10 IE intramuskulär oder 0,5 bis 2,5 IE intravenös. Für Katzen sind Dosen von 0,5 bis 5 IE intramuskulär vorgesehen. Zur Auslösung der Milchabgabe werden die geringeren Dosierungen verwendet. Am zweckmäßigsten wird eine Tropfinfusion vorgesehen. Da bei Großtieren meist eine manuelle Geburtshilfe möglich ist, kommt Oxytocin tatsächlich vorwiegend bei Kleintieren zur Anwendung.

Nebenwirkungen
Durch zu hohe Dosierungen kann bei nicht eröffneter Cervix und bei Vorliegen mechanischer Geburtshindernisse Fruchttod auftreten.

8 Lungenwirksame Arzneimittel

Für den Gasaustausch in den Lungenalveolen ist der ungehinderte Weg der Ein- und Ausatmungsluft durch die Trachea und die Bronchien notwendig. Verlegungen in diesen Wegen, wie bei der obstruktiven Bronchitis, erschweren die Sauerstoffversorgung der Alveolen und damit des Organismus. Solche Vorgänge sind häufig bei Pferden und Hunden zu finden.

Arzneimittel, die diese Zustände beheben oder mindestens verbessern, müssen broncholytisch wirksam sein, das heißt, sie müssen den Durchmesser der luftführenden Wege vergrößern. Dadurch wird die Inspiration erleichtert. Andere lungenwirksame Stoffe führen zu einer Verflüssigung des zähen Bronchialschleims und machen diesen „hustenbar“. Diese Arzneimittel wirken somit sekretolytisch. Der Vorgang besteht in einer Förderung der Wasserausscheidung in den Bronchialdrüsen, das ist über eine Erregung cholinerger Rezeptoren möglich.

Atropin und *Clenbuterol* haben eine Wirkung auf die Bronchialweite wegen ihrer Erregung der ß-adrenergen Rezeptoren der glatten Bronchialmuskulatur. Sie werden im Abschnitt Arzneimittel des autonomen Nervensystems behandelt.

Im weitesten Sinne sind auch solche Arzneimittel, die über eine Erregung des Zentralnervensystems die Atemtätigkeit anregen, lungenwirksame Arzneimittel. Wegen des Hauptangriffspunktes dieser Stoffe werden sie in der Gruppe der Arzneimittel des Zentralnervensystems beschrieben. Hierzu gehören *Doxapram*, *Lobelin* und *Pentetrazol*.

Bromhexin

Pharmakologische Gruppe: Bronchosekretolyticum
Chemischer Name: N-cyclohexyl-N-methyl-(amino-3,5-dibrombenzyl)amin

Pharmakologisch-toxikologische Eigenschaften
Bromhexin steigert die Sekretion der Bronchialschleimhaut und verringert ihre Viskosität durch Zunahme der Wassersekretion in den Bronchialdrüsen. Es kommt zu einer Verflüssigung des Bronchialsekrets, zur Sekretolyse, wodurch die Transportfähigkeit des Sekrets erhöht wird. Bromhexin erzeugt eine Veränderung der Sekretgranula der sezernierenden Mucosazellen. Weiter kommt es zu einer Spaltung der Mucoproteide und zu einer Vermehrung der γ-Globuline im Bronchialsekret, was eine Steigerung der immunologischen Abwehr bedeutet.

Indikation
Bromhexin wird bei Vorliegen von obstruktiver Bronchitis mit Bildung zähen Schleims verwendet, vor allem bei Pferden, Hunden und Katzen.

Dosierung
Die Tiere erhalten täglich mehr als 100 mg/Pferd bzw. 5 bis 10 mg/Hund oder 2 bis 4 mg/Katze per os. Der Stoff ist in besonderen Formulierungen auch inhalierbar.

Hinweis
Über die Pharmakokinetik sowie über die Nebenwirkungen ist nichts bekannt.

Diprophyllin

Pharmakologische Gruppe: Spasmolyticum
Chemischer Name: 7-(2,3-Dihydroxypropyl)-tetrahydro-1,3-dimethyl-2,6-purindion

Pharmakologisch-toxikologische Eigenschaften
Diprophyllin wirkt auf glattmuskuläre Gewebe relaxierend. Dadurch kommt es insbesondere zu einer Erschlaffung der Bronchialmuskulatur sowie auch der Gefäßmuskulatur. Es resultieren eine Zunahme des Durchmessers des Bronchialbaums und eine Vermehrung des peripheren Blutstroms. In der Niere kann daraus eine Diurese folgen.

Indikation
Diprophyllin wird bei Hund und Katze als Mittel zur Behandlung des Bronchialasthmas verwendet.

Dosierung
Die Tiere erhalten täglich 5 bis 10 mg/kg rectal in Form von Zäpfchen.

Pharmakokinetik
Diprophyllin wird schnell aus dem Organismus ausgeschieden.

Nebenwirkungen
Nebenwirkungen sind nicht bekannt und auch nicht zu erwarten.

Ephedrin

Pharmakologische Gruppe: Bronchosekretolyticum
Chemischer Name: 2-Methylamino-1-phenyl-1-propanol (früher: Alkaloid aus Ephedra-Species)

Pharmakologisch-toxikologische Eigenschaften
Ephedrin entfaltet indirekte, d. h. durch Freisetzung des natürlichen Transmitters Noradrenalin verursachte adrenerge Wirkung auf autonom innervierte Gewebe. Es ist ein α- und ß-Adrenergicum. Ephedrin erzeugt daher eine Blutdrucksteigerung, eine Zunahme der Herzkontraktionskraft und -frequenz, sowie eine leichte Stimulation der psychomotorischen Vorgänge im Zentralnervensystem. Im Vordergrund der Wirkung steht die Erweiterung des Bronchialbaums, bedingt durch eine adrenerge Wirkung an den $ß_2$-Rezeptoren der Bronchialmuskulatur. Dieser Effekt ist wahrscheinlich auf eine direkte Wirkung des Ephedrins zurückzuführen.

Indikation
Ephedrin wird zur Behandlung des Bronchospasmus verwendet.

Dosierung
Pferde und Rinder erhalten 0,05 bis 0,5 g/Tier intravenös, intramuskulär oder auch anschließend oder zusätzlich oral. Schweine, Schafe und Ziegen erhalten 0,02 bis 0,1 g und Hunde 0,01 bis 0,05 g. Die allgemeine Dosierung beträgt 10 bis 20 mg/kg Körpergewicht. Die Applikationen müssen mehrmals täglich erfolgen.

Pharmakokinetik
Ephedrin wird vom Ort der Applikation auch nach oraler Gabe über die Darmschleimhaut absorbiert und im Organismus gleichmäßig verteilt. Es wird demethyliert und oxidiert und vorwiegend renal ausgeschieden. Nach einigen Tagen sind keine Rückstände mehr zu erwarten.

Nebenwirkungen
Ephedrin führt nach broncholytisch wirksamen Dosierungen zu einer Blutdrucksteigerung.

Kontraindikationen
Akute Herzinsuffizienz und hochgradiger Kreislaufkollaps.

Isoprenalin

Pharmakologische Gruppe: Antiasthmaticum (ß-Adrenergicum)
Chemischer Name: 3,4-Dihydroxyisopropylaminoethylbenzylalkohol

Pharmakologisch-toxikologische Eigenschaften
Isoprenalin ist ein ß-Adrenergicum, welches sowohl auf $ß_1$- wie auf $ß_2$-Rezeptoren des autonomen Systems wirkt. Als Asthmamittel führt es zu einer aktiven Relaxation der Bronchialmuskulatur, wodurch der Durchmesser der großen und kleinen Bronchien zunimmt. Daneben erzeugt Isporenalin noch die übrigen ß-adrenergen Effekte auf Herz und Kreislauf. Es

kommt zu einer Erhöhung der Herzkontraktionskraft und der Herzfrequenz sowie zu einer Zunahme des cardiogen bedingten systolischen und zu einer Senkung des vasogen bedingten diastolischen Blutdrucks.

Indikation
Isoprenalin wird zur Behandlung des akuten Bronchialasthmas während der Allergie verwendet, wenn keine besseren Stoffe zur Verfügung stehen, wie z. B. Clenbuterol.

Dosierung
Pferde und Rinder erhalten 4 bis 8 mg/Tier intramuskulär oder subcutan. Schweinen, Schafen und Ziegen gibt man 1 bis 3 mg/Tier intramuskulär. Hunde und Katzen erhalten bis zu 20 µg/kg Körpergewicht intramuskulär oder intravenös. Die Wirkung hält nur einige Minuten an, so daß nach 2 Stunden erneut dosiert werden muß.

Pharmakokinetik
Isoprenalin wird schnell demethyliert und oxidiert und sowohl unverändert als auch in Form der unwirksamen Metaboliten vorwiegend renal ausgeschieden.

Nebenwirkungen
Bei bronchodilatatorisch wirksamen Dosierungen treten Tachycardie und leichte Blutdrucksenkung auf. Weiter werden Hemmungen der Darmmotorik und cardiale Überleitungsstörungen nach Überdosierungen beobachtet.

Salbutamol

Pharmakologische Gruppe: Bronchospasmolyticum
Chemischer Name: 2-Butylamino-1-(4-hydroxy-3-hydroxymethylphenyl)-ethanol

Pharmakologisch-toxikologische Eigenschaften
Salbutamol ist ein β_2-betonter Agonist und erregt vorwiegend die adrenergen Rezeptoren der glatten Bronchialmuskulatur. Daneben kommt es zu einer adrenerg bedingten Vasodilatation in bestimmten Blutgefäßen.

Indikation
Salbutamol kann wie Clenbuterol zur Behandlung von obstruktiven Bronchialerkrankungen von Hunden verwendet werden. Für lebensmittelliefernde Tiere ist es nicht zugelassen.

Dosierung
Hunde erhalten 2 bis 5 mg/Tier und Tag per os.

Pharmakokinetik
Die Pharmakokinetik ist beim Haustier nicht bekannt. Aufgrund experimenteller Daten wird der Stoff in wenigen Stunden vollständig ausgeschieden.

Nebenwirkungen
Nach höherer Dosierung tritt eine Zunahme der Herzfrequenz auf.

Terbutalin

Pharmakologische Gruppe: Bronchosekretolyticum
Chemischer Name: 2-Butylamino-1-(3,5-dihydroxyphenyl)-ethanol

Pharmakologisch-toxikologische Eigenschaften
Terbutalin wirkt als nahezu selektives β_2-Adrenergicum und verursacht eine starke Bronchospasmolyse. Die Herzaktivität wird nicht beeinflußt. Aufgrund der Erregung der β_2-Rezeptoren der peripheren Blutgefäße kommt es zu einer leichten Blutdrucksenkung.

Indikation
Terbutalin wird den Hunden oral in Dosierungen von etwa 10 µg/kg Körpergewicht wiederholt verabreicht.

Pharmakokinetik
Da dieser Stoff für Tiere nicht zugelassen ist, sind die Abbauwege und Ausscheidungen bei Tieren nicht bekannt.

Nebenwirkungen
Terbutalin führt nach höheren Dosierungen über eine Erregung von β_1-Rezeptoren zu Steigerung der Herzfrequenz und des systolischen Blutdrucks.

9 Darmwirksame Arzneimittel

Besonders Pferde leiden häufig unter Störungen der Darmmotorik, wobei sowohl Lähmungen wie Kontraktionen und Peristaltikerhöhungen auftreten können. Eine Steigerung der Darmbewegungen ist möglich durch Erregung cholinerger Rezeptoren, durch Parasympathomimetica. Andererseits werden Darmspasmen und vergleichbare Vorgänge durch Parasympatholytica antagonistisch beeinflußt. Diese Arzneimittel gehören zu Stoffen des autonomen Nervensystems.
Mittel zur Förderung des Erbrechens, Emetica und Styptica, Mittel zur Bindung des Darminhalts und Verhinderung der profusen Defäkation ergänzen das Spektrum der darmwirksamen Arzneimittel.
Da die Tätigkeit des Darms wie Peristaltik, Sekretion der exokrinen Drüsen vom autonomen Nervensystem gesteuert wird, gehören zahlreiche Arzneimittel dieses Systems auch zu den darmwirksamen Arzneimitteln. *Acetylcholin*, *Carbachol*, *Neostigmin*, *Physostigmin* und *Prifinium* erregen cholinerge Rezeptoren und stimulieren daher die Tätigkeit des Darms. Diese Arzneimittel werden ebenso wie die anticholinerge Substanz *Atropin* im Abschnitt Arzneimittel des autonomen Nervensystems besprochen.
Apomorphin ist ein magenwirksames Arzneimittel und führt zum Erbrechen. Wegen des zentralnervösen Angriffspunktes wird dieses Arzneimittel bereits bei den Arzneimitteln des Zentralnervensystems aufgeführt.

Bisacodyl

Pharmakologische Gruppe: Abführmittel
Chemischer Name: 4,4'-(2-Pyridylmethylen)-diphenoldiacetat

Pharmakologisch-toxikologische Eigenschaften
Bisacodyl führt zu einer Irritation der Darmschleimhaut, die eine reflektorische Erhöhung der Peristaltik erzeugt.

Indikation
Verstopfung und Darmstörungen, solange kein Darmverschluß vorliegt.

Dosierung
Bisacodyl wird vorwiegend Hunden und Katzen in einer Dosis von etwa 0,3 mg/kg Körpergewicht oral oder rectal verabfolgt. Die Dauer beträgt 6 bis 12 Stunden.

Pharmakokinetik
Über Resorption, Verteilung, Metabolismus und Ausscheidung bestehen keine Kenntnisse, so daß Bisacodyl bei Tieren, die der Lebensmittelgewinnung dienen, nicht angewendet werden darf.

Nebenwirkungen
Bisacodyl führt zu einer geringgradigen Reizung des Rectums nach rectaler Applikation. Nach längerer Anwendung kann auch eine leichte Proktitis auftreten.

Dantron

Pharmakologische Gruppe: Drastisches Abführmittel
Chemischer Name: 1,8-Dihydroxyanthrachinon; ehemaliger Handelsname: Istizin

Pharmakologisch-toxikologische Eigenschaften
Dantron führt zu einer direkten Erregung der Darmschleimhaut und damit zu einer reflektorischen Erhöhung der Darmperistaltik mit Defäkation. Durch diesen Prozeß kann eine Enteritis sowie nach Erregung der Magenschleimhaut ggf. Erbrechen auftreten.

Indikation
Verstopfung, insbesondere bei Pferden und Hunden.

Dosierung
Pferde erhalten 5 bis 7 g Dantron per os, Hunde eine Dosis von etwa 10 mg/kg Körpergewicht.

Pharmakokinetik
Nach enteraler Absorption wird Dantron unverändert über die Nieren ausgeschieden. Hier kann es erneut eine Reizwirkung entfalten, die zur Hämaturie, Oligurie und Anurie führen kann.

Bildung von Rückständen
Die Pharmakokinetik des Dantrons bei lebensmittelliefernden Tieren ist nicht bekannt, so daß eine Anwendung nicht erfolgen kann. Bei laktierenden Kühen wird Dantron auch in nennenswerten Mengen über die Milch ausgeschieden.

Wasserfreies Natriumsulfat

Pharmakologische Gruppe: Abführmittel
Chemischer Name: Wasserfreies Natriumsulfat

Pharmakologisch-toxikologische Eigenschaften
Dieses auch als Glaubersalz bezeichnete Abführmittel verhindert die Rückresorption von Wasser im Dickdarm aufgrund der hygroskopischen und osmotischen Eigenschaften des Salzes und verursacht dadurch eine Verflüssigung des Coloninhalts. Dieser Zustand erleichtert die Defäkation.

Indikation
Natriumsulfat wird als Abführmittel vorwiegend bei Großtieren verwendet.

Dosierung
Pferde erhalten 400 g Glaubersalz in Wasser aufgelöst zwangsweise oral.

Dickflüssiges Paraffin

Pharmakologische Gruppe: Abführmittel
Chemischer Name: Dickflüssiges Paraffin

Pharmakologisch-toxikologische Eigenschaften
Paraffinum liquidum führt zu einer Emulgation des Darminhaltes, insbesondere des Colons und dadurch zu einer Passageförderung. Die Defäkation wird erleichtert.

Indikation
Obstipation und Kotanschoppung im Colon.

Dosierung
Pferde erhalten 2 l Paraffinum liquidum zwangsweise oral.

10 Antibiotica

Die moderne Tierhaltung ist durch die Unterbringung von vielen Tieren auf engem Raum („Massentierhaltung“) und durch den häufigen Wechsel des Tierbestandes gekennzeichnet. Daraus ergeben sich erhöhte Risiken für die Entstehung von Infektionskrankheiten der Nutztiere. Wegen des wirtschaftlichen Wertes der Tiere und der Tatsache, daß jede Infektion zu einer erheblichen Einbuße der Erlöse aus der Tierproduktion Anlaß geben kann, ist es notwendig, den Infektionen im Nutztierstall größte Aufmerksamkeit zu schenken. Hierzu dient die Anwendung von antiinfektiös wirksamen Tierarzneimitteln. Diese werden in der Prophylaxe, der Metaphylaxe oder der Therapie angewendet. Diese Arzneimittelgruppe stellt den größten Teil der Tierarzneimittel dar.
Darüber hinaus werden zahlreiche Substanzen, meist andere als solche, die als Arzneimittel verwendet werden, als Futterzusatzstoffe eingesetzt. Sie sollen weit verbreitete Infektionskrankheiten prophylaktisch beeinflußen oder eine bessere Ausnutzung des Tierfutters ermöglichen (nutritive Wirkung mancher Antibiotica).

Die weiter zur Kontrolle von Infektionskrankheiten notwendigen Impfstoffe werden hier nicht erörtert. Sie sind Arzneimittel im Sinne des Arzneimittelgesetzes und unterliegen gleichzeitig den Vorschriften des Tierseuchengesetzes.
(→ Kapitel Impfschemata)

Amoxicillin

Pharmakologische Gruppe: Antibioticum
Chemischer Name: 6-[2-Amino-2-(4-hydroxyphenyl)-acetamido]-3,3-dimethyl-7-oxo-4-thia-1-azabicyclo-heptan-2-carbonsäure

Pharmakologisch-toxikologische Eigenschaften
Amoxicillin ist ein ß-Lactam-Antibioticum und wird in Form des Natriumsalzes oder als Trihydrat verwendet und ist wirksam gegenüber gramnegativen Krankheitskeimen. Grampositive Bakterien werden mit höheren Dosen erfaßt. Das Wirkungsspektrum gleicht dem des Ampicillins, ist aber säureresistenter als dieses.

Indikation
Amoxicillin wird bei Infektionen der Lunge, des Harntrakts und der Haut verwendet.

Dosierung
Alle Haustiere erhalten oral 2 bis 10 mg/kg zweimal täglich, Hunde und Katzen 4 bis 10 mg/kg täglich. Amoxicillin wird auch intramuskulär in einer Dosierung von 7 mg/kg Körpergewicht verabfolgt. Die intravenöse Injektion des löslichen Amoxicillinsalzes erfolgt in einer Dosis von 10 mg/kg alle 12 Stunden.

Pharmakokinetik
Amoxicillin wird nach oraler Applikation enteral gut resorbiert. Es entstehen hohe Serumspiegel und die Ausscheidung erfolgt vorwiegend über die Niere, wo 70 % der Dosis im Urin gefunden werden. Die Halbwertzeit von Amoxicillin beträgt etwa 17 Stunden.

Bildung von Rückständen
Es ist damit zu rechnen, daß Amoxicillin nach 1 bis 2 Wochen aus dem tierischen Organismus ausgeschieden ist. In der Milch werden 2 Tage nach der Applikation Reste gefunden. Lediglich an der Injektionsstelle können für mehrere Wochen Amoxicillin-Reste nachgewiesen werden.

Nebenwirkungen und Kontraindikationen
Amoxicillin ist bei kleinen Nagetieren wie Kaninchen und Meerschweinchen toxisch und sollte nicht verwendet werden.

Ampicillin

Pharmakologische Gruppe: Antibioticum
Chemischer Name: 6-[2-Amino-2-phenylacetamido]-3,3-dimethyl-7-oxo-4-thia-1-azabicyclo-heptan-2-carbonsäure

Pharmakologisch-toxikologische Eigenschaften
Ampicillin ist ein ß-Lactam-Antibioticum. Es wird als Monohydrat, Trihydrat, Anhydrat oder als Natriumsalz verwendet und besitzt ein breites Wirkspektrum. Es ist bakterizid und wirkt vorwiegend auf gramnegative, weniger auf grampositive Krankheitskeime. So werden E. coli, Salmonellen und Klebsiellen beeinflußt.

Indikation
Ampicillin wird bei Infektionen des Harn-, Darm- und Respirationstraktes verwendet.

Dosierung
Ampicillin wird oral oder parenteral in einer Dosis von 4,5 bis 11 mg/kg Körpergewicht, Hunden und Katzen 10 bis 20 mg/kg Körpergewicht verabfolgt.

Pharmakokinetik
Ampicillin wird mit einer Halbwertzeit von etwa 12 Stunden bei allen Tieren eliminiert. Die Ausscheidung erfolgt vorwiegend (40 % der Dosis) in der Niere. Das pharmakokinetische Verhalten entspricht demjenigen des Penicillin G.

Bildung von Rückständen
Es ist zu erwarten, daß 6 Tage nach der letzten Gabe Ampicillin aus dem Körper ausgeschieden ist.

Nebenwirkungen
Ampicillin kann zu einer Sensibilisierung des Organismus gegenüber ß-Lactam-Antibiotica führen.

Kontraindikationen
Allergie gegenüber ß-Lactam-Antibiotica.

Apralan

Pharmakologische Gruppe: Antibioticum
Chemischer Name: mehrfach substituiertes Streptamin

Pharmakologisch-toxikologische Eigenschaften
Apralan ist ein Aminoglycosid-Antibioticum und wirkt antibiotisch gegenüber zahlreichen grampositiven und gramnegativen Krankheitserregern, insbesondere auch gegenüber E. coli.

Indikation
Apralan wird zur Behandlung der Coli-Enteritis der Saugferkel verwendet. Auch andere Infektionen der Schweine stellen für Apralan eine Indikation dar.

Dosierung
Schweine erhalten bis 3 Wochen lang täglich 5 mg/kg Körpergewicht oral.

Pharmakokinetik
Nach oraler Applikation werden nur 10 % enteral absorbiert. Der Rest wird fäkal ausgeschieden. Der resorbierte Anteil wird vorwiegend unverändert mit dem Urin abgegeben. Hier können noch 3 bis 5 Wochen Reste der Substanz nachgewiesen werden.

Bildung von Rückständen
Es ist damit zu rechnen, daß Apralan 3 bis 5 Wochen im Organismus vorhanden ist.

Nebenwirkungen
Bei mehrfacher Überdosierung treten Durchfälle auf.

Apramycin

Pharmakologische Gruppe: Antibioticum
Chemischer Name: 4-O-[3α-Amino-6α-(4-amino-4-desoxyglucopyranosyl)-oxy]-octahydro-hydroxy-(methylamino)-pyrano(3,2)-pyran-desoxystreptamin

Pharmakologisch-toxikologische Eigenschaften
Apramycin ist ein Aminoglycosid-Antibioticum. Es wird als Sulfat verwendet und wirkt überwiegend im gramnegativen Bereich.

Indikation
Besonders die Colibazillose kann prophylaktisch und therapeutisch bei Ferkeln und Läuferschweinen mit Apramycin behandelt werden.

Dosierung
Apramycin wird oral mit dem Trinkwasser und als Futtermittelzusatzstoff verwendet.

Pharmakokinetik
Es wird nach oraler Verabreichung nur geringfügig resorbiert, dieser Teil wird unverändert über die Nieren ausgeschieden.

Bildung von Rückständen
Nach 2 Wochen ist damit zu rechnen, daß Rückstände in den eßbaren Geweben nicht mehr auftreten.

Bacitracin

Pharmakologische Gruppe: Antibioticum
Chemischer Name: nicht festgesetzt; Extrakt aus Kulturen von Bacillus subtilis

Pharmakologisch-toxikologische Eigenschaften
Bacitracin ist ein Lokalantibioticum und wird nach topischer Applikation kaum resorbiert. Es hindert das Wachstum von Krankheitskeimen und wird in Form des Zink-Bacitracins als Futterzusatzstoff verwendet.

Indikation
Futterzusatzstoff und lokale Infektionen mit Eitererregern.

Dosierung
Bacitracin und Zink-Bacitracin werden bei Pferd, Rind, Schwein und Geflügel verwendet. Die Verabfolgung erfolgt lokal auf der Haut oder intramammär zum Trockenstellen der Milchkühe.

Pharmakokinetik
Bacitracin und Zink-Bacitracin werden aus dem Ort der Applikation nicht resorbiert.

Bildung von Rückständen
Die Bildung von Rückständen in verzehrbaren Geweben kommt nicht in Betracht.

Benzathin-Penicillin G

Pharmakologische Gruppe: Antibioticum
Chemischer Name: N,N'-Dibenzylethylendiamin-dipenicillin

Pharmakologisch-toxikologische Eigenschaften
Benzathin-Penicillin ist ein ß-Lactam-Antibioticum und wirkt ähnlich wie das Penicillin G.

Indikation
Benzathin-Penicillin G wird bei Infektionen des Euters, die durch grampositive Mikroorganismen verursacht sind, und zur Prophylaxe während des Trockenstehens eingesetzt.

Dosierung
Benzathin-Penicillin G wird parenteral in Kombinationen mit anderen Antibiotica (z. B. Streptomycin) lokal zur Instillationstherapie am Euter verwendet.

Pharmakokinetik
Benzathin-Penicllin G wird ähnlich wie das Pencillin G metabolisiert und ausgeschieden. Die Absorption und Verteilung im Organismus hängt von der galenischen Formulierung in der verwendeten Kombination ab.

Bildung von Rückständen
Die Dauer der Anwesenheit des Benzathin-Penicillin G ist abhängig von der Formulierung und von dem Kombinationspartner im Präparat.

Benzylpenicillin (Penicillin G-Natriumsalz)

Pharmakologische Gruppe: Antibioticum
Chemischer Name: 6-(Phenylacetylamino)-penicillansäure-Natriumsalz

Pharmakologische Eigenschaften
Benzylpenicillin ist ein ß-Lactam-Antibioticum. Es wirkt bakterizid durch Hemmung der Zellwandbiosynthese und ist gegen grampositive (Kokken) und gramnegative Mikroorganismen und Actinomyceten wirksam.

Indikation
Benzylpenicillin wird gegen Infektionen mit Krankheitskeimen, die nicht Penicillinase bilden, verwendet. Insbesondere die Infektionen mit Staphylokokken, Pneumokokken und Streptokokken werden mit Benzylpenicillin behandelt.

Dosierung
Pferd, Rind, Kalb, Schwein, Schaf und Ziege erhalten subcutan oder auch intramuskulär jeweils 25.000 I.E./kg Körpergewicht mehrmals auf den Tag verteilt. Hunden und Katzen wird 50 bis 100.000 I.E./kg Körpergewicht subcutan oder intramuskulär injiziert.

Pharmakokinetik
Benzylpenicillin wird schnell aus dem Ort der Applikation absorbiert, verteilt sich im gesamten Organismus und wird rasch durch die Niere eliminiert.

Bildung von Rückständen
Benzylpenicillin kann auch über die Milch ausgeschieden werden. Für wenige Stunden muß mit Rückständen in verzehrbaren Geweben gerechnet werden.

Nebenwirkungen
Benzylpenicillin kann zu allergischen Prozessen und zur Anaphylaxie führen.

Kontraindikationen
Penicillin-Allergie

Chloramphenicol

Pharmakologische Gruppe: Antibioticum
Chemischer Name: 2,2-Dichlor-N-[($\alpha R,\beta R$)-β-hydroxy-α-hydroxymethyl-4-nitro-phenethyl]-acetamid

Pharmakologisch-toxikologische Eigenschaften
Chloramphenicol, das in Form von Salzen verwendet wird, ist ein Breitspektrum-Antibioticum und wirkt auf grampositive und gramnegative Krankheitskeime bakteriostatisch.

Indikation
Das Hauptanwendungsgebiet von Chloramphenicol ist die Behandlung der durch Salmonellen hervorgerufenen Enteritis.

Dosierung
Für alle Tiere werden 5 bis 10 mg/kg parenteral (intravenös oder intramuskulär) und 20 bis 30 mg/kg per os zwei- bis dreimal am Tag verabfolgt. Darüber hinaus kann Chloramphenicol auch lokal (z. B. am Auge) verwendet werden.

Pharmakokinetik
Chloramphenicol wird aus dem Ort der Applikation gut und schnell absorbiert und abtransportiert. Es verteilt sich anschließend im gesamten Organismus, auch intracellulär. Chloramphenicol wird bei Haustieren verhältnismäßig schnell ausgeschieden; Halbwertzeiten sind beim Rind 4 bis 5 Stunden, bei Schaf und Ziege 1 bis 2 Stunden, beim Pferd 1 Stunde, beim Schwein 3 Stunden, bei Hund und Katze 4 bis 5 Stunden.

Bildung von Rückständen
Chloramphenicol wird aus dem Organismus mit mittlerer Geschwindigkeit ausgeschieden. Es ist damit zu rechnen, daß nach 1 oder 2 Wochen keine Rückstände mehr nachzuweisen sind.

Nebenwirkungen
Beim Tier sind nach obengenannter Dosierung keine Nebenwirkungen bekannt. Chloramphenicol hemmt zahlreiche Enzyme, die in den Arzneistoffwechsel eingeschaltet sind, so daß es bei kombinierter Anwendung zu Verlängerungen der Wirkung derjenigen Arzneimittel kommt, die durch die gehemmten Enzyme abgebaut werden (z. B. Barbiturate).

Hinweis
Chloramphenicol darf nicht bei laktierenden und eierlegenden Tieren verwendet werden.

Clavulansäure

Pharmakologische Gruppe: β-Lactam-Antibioticum-Adjuvans
Chemischer Name: (*2R, 5R*)-3-(2-Hydroxyethiliden)-7-oxo-4-oxa-1-azabicyclo(3,2,0)heptan-2-carbonsäure

Pharmakologische Eigenschaften
Clavulansäure hat keine antibiotischen Eigenschaften, sondern hemmt die ß-Lactamase. Diese ist dafür verantwortlich, daß Mikroorganismen gegen ß-Lactam-Antibiotica resistent sind. Durch Kombination mit ß-Lactam-Antibiotica kann somit die Resistenz überwunden werden. Eine Kombination ist mit Amoxicillin und Ampicillin möglich.

Indikation
Jungtiererkrankungen in Kombination mit anderen ß-Lactam-Antibiotica, Infektionen der Haut, des Urogenitaltraktes, der Atemwege und des Magen-Darm-Trakts.

Dosierung
Beim Kalb werden 5 mg/kg Körpergewicht oral verabfolgt. Hund und Katze erhalten zweimal 2,5 mg/kg oral über 5 Tage.

Pharmakokinetik
Clavulansäure wird gut enteral absorbiert, allerdings nicht bei Wiederkäuern. Innerhalb 6 Stunden werden 40 % mit dem Urin ausgeschieden.

Bildung von Rückständen
Die eßbaren Gewebe enthalten längstens 5 Tage Reste der Clavulansäure.

Nebenwirkungen
Kaninchen, Hamster, Meerschweinchen und kleine Pflanzenfresser sind besonders empfindlich gegenüber Clavulansäure.

Cloxacillin und Dicloxacillin

Pharmakologische Gruppe: Antibiotica
Chemischer Name: 3-(*o*-Chlorphenyl)-5-(methyl-4-isoxazolyl)-penicillin(Cloxacillin)

Pharmakologisch-toxikologische Eigenschaften
Cloxacillin und Dicloxacillin, zwei verschiedene β-Lactam-Antibiotica, werden als Natriumsalze gegen Mikroorganismen, die Penicillinase bilden, verwendet. Dicloxacillin trägt zwei Chlorsubstituenten am Phenylrest. Beide Antibiotica sind säurefest und penicillinaseresistent.

Indikation
Cloxacillin und Dicloxacillin werden zur Behandlung von Entzündungen des Euters (zu Beginn der Trokkenstellung) und des Uterus verwendet.

Dosierung
Cloxacillin und Dicloxacillin werden als Euter-Injektoren intrazisternal und als Uterusstäbe intrauterin verabfolgt.

Pharmakokinetik
Nach lokaler Applikation des Cloxacillins und Dicloxacillins werden die Stoffe aus dem Ort der Verabfolgung resorbiert und können im Organismus nachgewiesen werden. Pharmakokinetisch verhalten sich beide Antibiotica wie die übrigen ß-Lactam-Antibiotica.

Bildung von Rückständen
Die Resorption aus dem Uterus und aus dem Euter führt dazu, daß kurze Zeit nach der Applikation Rückstände in verzehrbaren Geweben auftreten.

Nebenwirkungen
Cloxacillin und Dicloxacillin können zu allergischen Reaktionen führen. Außerdem ist eine Kreuzresistenz dieser Antibiotica mit den übrigen ß-Lactam-Antibiotica bekannt.

Kontraindikationen
Penicillin-Allergie

Colistin

Pharmakologische Gruppe: Antibioticum
Chemischer Name: nicht festgesetzt (Cyclopolypeptid aus Bacillus polymyxa var. colistinus)

Pharmakologische Eigenschaften
Colistin ist ein Polypeptid-Antibioticum und wird auch als Polymyxin E bezeichnet. Die Wirkungen richten sich gegen gramnegative Mikroorganismen (Pasteurellen, Salmonellen) sowie Pseudomonas aerugenosa. Colistin hat ein schmales Wirkungsspektrum. Es wirkt besonders gegen Shigella und E. coli.

Dosierung
Die Tiere erhalten 5 mg/kg und Tag per os oder 2,5 bis 3 mg/kg parenteral.

Pharmakokinetik
Nach oraler Aufnahme findet kaum eine enterale Resorption statt. Nach intramuskulärer Injektion wird Colistin schnell im Organismus verteilt. Es wird besonders an die Membran der Muskulatur gebunden. Die Ausscheidung aus dem Organismus kann bis zu 19 Tagen dauern.

Bildung von Rückständen
Es ist damit zu rechnen, daß Colistin nach 3 Wochen ausgeschieden ist.

Nebenwirkungen
Colistin wirkt nephrotoxisch, wenn nach oraler Verabfolgung größere Mengen absorbiert werden.

Erythromycin

Pharmakologische Gruppe: Antibioticum
Chemischer Name: nicht festgelegt (aus Kulturen von Streptomyces erythreus)

Pharmakologische Eigenschaften
Erythromycin ist ein Makrolid-Antibioticum und wird in Form von Salzen verwendet. Es entfaltet nur ein schmales, antibiotisches Wirkungsspektrum, welches sich auf grampositive, nichtsäurestabile Mikroorganismen beschränkt.

Indikation
Erythromycin wird vorwiegend bei der Behandlung von Pneumonien verwendet, die durch Staphylokokken hervorgerufen werden.

Dosierung
Alle Tiere erhalten Erythromycin in täglichen Dosen von 2 bis 10 mg/kg per os oder parenteral.

Pharmakokinetik
Erythromycin wird aus dem Ort der Applikation gut und schnell resorbiert, verteilt sich anschließend im Organismus und wird vorwiegend über die Galle ausgeschieden, in der eine hohe Konzentration entsteht. Die Halbwertzeiten betragen 2 bis 3 oder 8 bis 9 Stunden.

Bildung von Rückständen
Es ist damit zu rechnen, daß 1 Woche nach der letzten Gabe Erythromycin aus dem Organismus ausgeschieden ist.

Gentamicin

Pharmakologische Gruppe: Antibioticum
Chemischer Name: nicht festgesetzt (aus Kulturen von Micromonospora purpurea)

Pharmakologisch-toxikologische Eigenschaften
Gentamicin ist ein Aminoglycosid-Antibioticum und wird in Form des Sulfats verwendet. Es ist wirksam gegen grampositive Erreger (Staphylokokken, Streptokokken, Corynebakterien und gramnegative (Bordetella, E. coli, Haemophylus, Proteus, Salmonellen). Das Wirkungsspektrum gleicht dem des Streptomycins, wobei Gentamicin weniger toxisch als Streptomycin ist.

Indikation
Gentamicin wird als Breitband-Antibioticum bei zahlreichen bakteriell bedingten Infektionen aller Haustiere verwendet. Sowohl gastrointestinale wie auch Lungenentzündungen oder Entzündungen des Urogenitaltraktes, der Milchdrüse oder die Sepsis stellen Indikationen dar.

Dosierung
Alle Tiere erhalten 4 mg/kg zweimal täglich intramuskulär, vorher ggf. intravenös.

Bildung von Rückständen
Gentamicin verteilt sich schnell vom Ort der Applikation und ist innerhalb 1 Woche aus dem Körper ausgeschieden. Lediglich in der Niere werden noch längere Zeit Rückstände gemessen.

Nebenwirkungen
Gentamicin kann zu Gleichgewichtsstörungen infolge der ototoxischen Wirkungen führen. Die Katze ist besonders empfindlich. Da Gentamicin, wie die übrigen Aminoglycosid-Antibiotica, eine curariforme Wirkung entfaltet, verstärkt es die Wirkung von Muskelrelaxantien.

Kontraindikationen
Bei Trächtigkeit und Nierenfunktionsstörungen soll Gentamicin nicht verwendet werden. In einer Mischspritze inaktiviert Gentamicin das Penicillin.

Kanamycin

Pharmakologische Gruppe: Antibioticum
Chemischer Name: 4-(3-Desoxy-3-aminoglucopyranosyloxy)-6-(6-desoxy-6-aminoglucopyranosyloxy)-2-desoxystreptamin

Pharmakologisch-toxikologische Eigenschaften
Kanamycin stellt ein Aminoglycosid-Antibioticum dar und wird in Form des Sulfats verwendet. Es ist wirksam gegen E. coli und andere Enterobacteriaceae sowie gegen Mycobakterien, Salmonellen und auch gegen Staphylokokkus.

Indikation
Kanamycin wird zur Behandlung von infektiösen Darmerkrankungen verwendet.

Dosierung
Die Tiere erhalten täglich 5 bis 12 mg/kg Körpergewicht intramuskulär; Hunde und Katzen dreimal 5 mg/kg Körpergewicht.

Pharmakokinetik
Kanamycin wird nach der Applikation schnell resorbiert und verteilt sich nahezu gleichmäßig im tierischen Organismus. Es wird rasch eliminiert (Halbwertzeit 1 bis 4 Stunden) und in kurzer Zeit über die Niere ausgeschieden. Nur Spuren erscheinen in der Galle.

Bildung von Rückständen
Es ist damit zu rechnen, daß Kanamycin 1 Woche nach der letzten Gabe aus dem Organismus ausgeschieden ist, bei Geflügel und an der Injektionsstelle dauert die Elimination viel länger.

Kitasamycin

Pharmakologische Gruppe: Antibioticum
Chemischer Name: nicht festgelegt (aus Streptomyces kitasatoensis gewonnen)

Pharmakologisch-toxikologische Eigenschaften
Kitasamycin ist ein Makrolid und wirkt vorwiegend bakteriostatisch auf grampositive und gramnegative Kokken sowie auf Haemophilus, Brucellaarten, Leptospira und Mycoplasmen.

Indikation
Kitasamycin wird bei akuten Infektionen durch die obengenannten Erreger bei Pferd, Rind, Kalb, Schwein und bei Geflügel verwendet.

Dosierung
Kälber und Schweine erhalten Kitasamycin mit dem Trinkwasser oral in Dosierungen von etwa 18 mg/kg Körpergewicht und Tag. Geflügel erhalten Kitasamycin im Trinkwasser in einer Konzentration zwischen 180 und 360 mg/l Wasser. Rindern, Kälbern und Schweinen wird Kitasamycin in einer Dosis von 15 mg/kg Körpergewicht intramuskulär für die Dauer von 2 oder 3 Tagen injiziert. Die Behandlung des Geflügels muß 2 bis 5 Tage anhalten, zur Prophylaxe genügt die Applikation über die Dauer von 1 bis 3 Tagen.

Pharmakokinetik
2 Stunden nach der intramuskulären Injektion werden maximale Plasmawerte erreicht. Danach enthalten Nieren, Milz und Leber die höchsten Konzentrationen. Die Ausscheidung erfolgt vorwiegend über die Galle.

Bildung von Rückständen
Kitasamycin wird nur langsam eliminiert, so daß noch 2 oder 3 Wochen Rückstände in den verzehrbaren Geweben zu erwarten sind.

Lincomycin

Pharmakologische Gruppe: Antibioticum
Chemischer Name: Methyl-6,8-didesoxy-6-(1-methyl-4-propyl-2-pyrrolidin-carboxamido)-1-thio-erythro-galacto-octopyranosid

Pharmokologische Eigenschaften
Lincomycin wirkt gegenüber grampositiven Mikroorganismen, insbesondere gegen Staphylokokken und Streptokokken, ferner gegen Clostridien, Actinomyces, Nocardia und Mycoplasmen.

Indikation
Lincomycin wird bei der Mycoplasmen-Infektion der Hühner und Puten (z. B. Luftsackentzündungen) eingesetzt. Bei Schweinen, Hunden und Katzen wird Lincomycin zur Behandlung der Mastitis verwendet.

Dosierung
Schweine, Hunde und Katzen erhalten als Richtdosis 10 bis 20 mg/kg oral oder parenteral zweimal täglich. Bei Hühnern wird Lincomycin dem Trinkwasser beigefügt. Für die Mastitisbehandlung wird Lincomycin lokal verabfolgt.

Pharmakokinetik
Die intramuskuläre Verabreichung führt nach ca. 1 Stunde, die orale Gabe nach ca. 3 Stunden zu Serummaxima bis zu 8 µg/ml. Die Verteilung im Organismus ist gut. In Lunge, Knochen, Haut, Bauchhöhle, Herzbeutel und Galle können hohe therapeutische Spiegel erreicht werden. Die Elimination über Leber und Niere verläuft rasch. Halbwertzeiten von 3 bis 5 Stunden werden gemessen. Ein Übertritt in die Milch ist möglich.

Bildung von Rückständen
Lincomycin wird schnell eliminiert, so daß nach 5 Tagen die eßbaren Gewebe keine Rückstände mehr enthalten.

Nebenwirkungen
Die parenterale Injektion ist schmerzhaft. Bei langanhaltender Therapie können Nierenschäden auftreten.

Kontraindikationen
Neugeborenen mit noch unzureichendem Leberstoffwechsel soll Lincomycin nicht verabreicht werden.

Nafcillin

Pharmakologische Gruppe: Antibioticum
Chemischer Name: 6-(2-Ethoxy-1-naphthamido)-3,3-dimethyl-7-oxo-4-thio-1-azabicyclo-heptan-2-carbonsäure

Pharmakologisch-toxikologische Eigenschaften
Nafcillin wird als Natrium-Monohydrat verwendet und ist wirksam gegen grampositive und gramnegative Krankheitskeime, insbesondere solche, die Penicillinase bilden und deswegen resistent gegen ß-Lactam-Antibiotica sind.

Indikation
Nafcillin wird ausschließlich zur Behandlung von Euterinfektionen mit grampositiven und gramnegativen Krankheitskeimen verwendet.

Dosierung
Nafcillin wird lokal ins Euter verbracht, häufig in Form von Kombinationspräparaten zusammen mit Penicillin und anderen Antibiotica.

Pharmakokinetik
Für die Dauer von 24 Stunden kann mit Nafcillin ein therapeutischer Spiegel im Euter aufrechterhalten werden.

Bildung von Rückständen
Bei laktierenden Kühen wird Nafcillin nicht verwendet, sondern nur in der Trockenperiode zur Behandlung der chronischen Mastitis. Nafcillin tritt daher nicht in die Milch über.

Neomycin

Pharmakologische Gruppe: Antibioticum
Chemischer Name: nicht festgelegt (aus Kulturen von Streptomyces fradiae)

Pharmakologische Eigenschaften
Neomycin wird als Sulfat verwendet und stellt ein Aminoglycosid-Antibioticum dar. Es ist wirksam gegen E. coli, Klebsiella, Salmonellen und Enterobakteriaceae. Wird Neomycin zu stark resorbiert oder parenteral appliziert, kann es zu Störungen des Gehör- und Gleichgewichtsorgans kommen.

Indikation
Bakterielle Infektionen des Magen-Darm-Trakts, z. B. Enteritis.

Dosierung
Neomycinsulfat wird in einer Dosis von 100 mg/kg Körpergewicht oral verabfolgt, wobei diese Dosis auf vier Einzeldosen pro Tag aufgeteilt wird.

Pharmakokinetik
Nach oraler Applikation findet in der Regel nur eine geringe Resorption statt. Neomycin geht kaum in die Milch über. Die Serumhalbwertzeit beträgt 3,3 Stunden.

Bildung von Rückständen
Nach 2 Stunden sind keine nachweisbaren Rückstände zu verzeichnen. Die Ausscheidung erfolgt über die Niere.

Kontraindikationen
Neomycin soll nicht bei Katzen angewendet werden, bei Kleintieren findet nur eine lokale Behandlung statt.

Oleandomycin

Pharmakologische Gruppe: Antibioticum
Chemischer Name: (Antibioticum aus Kulturen von Streptomyces antibioticus)

Pharmakologisch-toxikologische Eigenschaften
Oleandomycin ist ein Makrolid-Antibioticum und entfaltet ein sehr schmales antibiotisches Wirkungsspektrum.

Indikation
Oleandomycin wird allgemein oder zur Behandlung der Dermatitis, der Otitis und der Mastitis verwendet.

Dosierung
Die Applikation erfolgt oral mit einer Dosis von 1 bis 2 mg/kg bei Rind, Hund und Katze viermal am Tag. Dermatitis, Otitis und Mastitis werden lokal behandelt.

Oxacillin

Pharmakologische Gruppe: Antibioticum
Chemischer Name: 3,3-Dimethyl-6-(5-methyl-3-phenyl-4-isoxazol-carboxamido)-7-oxo-4-thia-1-azabicycloheptan-2-carbonsäure

Pharmakologisch-toxikologische Eigenschaften
Oxacillin ist ein säurefestes ß-Lactam-Antibioticum und wird dort angewendet, wo penicillinasebildende Mikroorganismen die Ursache der Krankheit darstellen. Oxacillin ist penicillinasefest.

Indikation
Oxacillin wird vorwiegend beim Trockenstellen der Milchkühe zur Vermeidung einer chronischen Mastitis verwendet. Es kann auch zur Behandlung der Endometritis in Form von Uterusstäben intrauterin verabfolgt werden.

Dosierung
Oxacillin wird bei Rindern und Hunden lokal, z. B. an Euter, Uterus, Haut verabfolgt.

Pharmakokinetik
Absorption und Verfügbarkeit hängen von der Formulierung ab. Es gibt Langzeit- und Kurzzeitformulierungen. Nur lokale Wirkspiegel werden angestrebt.

Bildung von Rückständen
Da Oxacillin nicht bei laktierenden Milchkühen verwendet wird, treten Rückstände in der Milch nicht auf.

Nebenwirkungen
Oxacillin führt vergleichsweise häufig zu allergischen Reaktionen.

Kontraindikationen
ß-Lactam-Allergie

Penamecillin

Pharmakologische Gruppe: Antibioticum
Chemischer Name: Acetatester des Hydroxymethylesters des Benzylpenicillins

Pharmakologisch-toxikologische Eigenschaften
Penamecillin wird in der Körperzelle zu Benzylpenicillin hydrolysiert und ist insofern wirksam wie Benzylpenicillin (siehe dort).

Indikation
Penamecillin wird zur Behandlung der Mastitis beim Rind verwendet. Es kann auch zur Therapie von penicillinempfindlichen Infektionen bei Rind, Pferd und Schwein verwendet werden.

Dosierung
Penamecillin wird bei Pferden und Rindern intramuskulär in einer Dosierung von 5 bis 10 Millionen I.E. pro Tag und bei Schweinen mit einer Dosis von 2,5 Millionen I.E., jeweils an zwei aufeinander folgenden Tagen verabfolgt.

Pharmakokinetik
Penamecillin wird schnell im Organismus hydrolysiert. Das weitere pharmakokinetische Verhalten entspricht demjenigen des Benzylpenicillins.

Bildung von Rückständen
In eßbaren Geweben von Schwein, Pferd und Rind sind 10 Tage nach der intramuskulären Applikation keine Rückstände mehr zu erwarten. Auch die Milch ist bereits nach 4 Tagen frei.

Phenoxymethylpenicillin

Pharmakologische Gruppe: Antibioticum
Chemischer Name: 3,3-Dimethyl-7-oxo-6-(2-phenoxyacetamido)-4-thia-1-azabicyclo-heptan-2-carbonsäure

Pharmakologische Eigenschaften
Phenoxymethylpenicillin ist ein oral einzugebendes Penicillinderivat, es ist säurefest und penicillinaseresistent. Das antibiotische Wirkungsspektrum entspricht demjenigen der übrigen ß-Lactam-Antibiotica. Phenoxymethylpenicillin wird gegenüber penicillinasebildenden gramnegativen Mikroorganismen verwendet (Salmonellen).

Indikation
Phenoxymethylpenicillin wird zur Behandlung von Darminfektionen sowie von Pneumonien und anderen bakteriell bedingten Erkrankungen benutzt.

Dosierung
Phenoxymethylpenicillin kann bei Hund und Katze durch orale Applikation verwendet werden. Für Tiere ist dieses Antibioticum nicht zugelassen. Eine Umwidmung erlaubt aber die Nutzung bei Tieren, die nicht der Lebensmittelgewinnung dienen.

Pharmakokinetik
Nach oraler Eingabe wird Phenoxymethylpenicillin gut enteral resorbiert. Die renale Ausscheidung erfolgt schnell wie die des Penicillin G.

Bildung von Rückständen
Da Phenoxymethylpenicillin bei den lebensmittelliefernden Tieren nicht benutzt wird, treten hier Rückstände dieses Antibioticums nicht auf.

Polymyxin B

Pharmakologische Gruppe: Antibioticum
Chemischer Name: nicht festgelegt (aus Kulturen von Bacillus polymyxa)

Pharmakologisch-toxikologische Eigenschaften
Polymyxin B ist ein Polypeptid-Antibioticum und wirkt nur gegenüber gramnegativen Krankheitserregern, wie Pseudomonas aeruginosa. Es hat ein schmales Wirkungsspektrum. Wegen der günstigen Resistenzlage ist Polymyxin B auch bei Krankheitskeimen wirksam, die gegenüber anderen Antibiotica resistent sind.

Indikation
Polymyxin B wird bei Infektionen durch gramnegative Mikroorganismen wie Salmonellen, Pasteurellen etc. und Pseudomonas-Infektionen eingesetzt.

Dosierung
Rinder, Schweine, Schafe, Ziegen, Hunde und Katzen erhalten täglich 6 mg/kg Körpergewicht oral, aufgeteilt auf drei Dosen. Polymyxin B wird auch lokal am Auge und intramammär zur Behandlung der Mastitis benutzt.

Pharmakokinetik
Polymyxin B wird aus dem Magen-Darm-Kanal schlecht und langsam absorbiert. Dieser Teil wird renal ausgeschieden.

Bildung von Rückständen
Beim Rind ist Polymyxin B nur für die lokale intrazisternale Applikation zugelassen. Nach 6 Tagen ist mit Rückständen in der Milch nicht zu rechnen.

Nebenwirkungen
Polymyxin B ist nephrotoxisch in Dosen, die oberhalb der therapeutischen Dosen liegen.

Procain-Benzylpenicillin

Pharmakologische Gruppe: Antibioticum
Chemischer Name: 2-(4-Aminobenzyloxy)-ethyl-diethylammonium-3,3-dimethyl-7-oxo-6-(phenyl-acetamido)-4-thia-1-azabicycloheptan-2-carboxylat-1-Hydrat

Pharmakologisch-toxikologische Eigenschaften
Procain-Benzylpenicillin wirkt wie Benzylpenicillin antimikrobiell. Lediglich eine protrahierte Freisetzung aus dem Ort der Applikation tritt beim Procain-Derivat des Benzylpenicillins auf. Procain-Benzylpenicillin wird in wäßrigen Suspensionen angewendet.

Indikation
Die therapeutische Anwendung von Procain-Benzylpenicillin ist identisch mit derjenigen von Benzylpenicillin.

Dosierung
Procain-Benzylpenicillin wird bei allen Haustieren eingesetzt und subcutan oder auch intramuskulär injiziert. Hierzu ist die einmalige Applikation alle 24 Stunden nötig. Die Dosen betragen 25.000 bis 50.000 (bis 100.000) I.E./kg Körpergewicht.

Pharmakokinetik
Procain-Benzylpenicillin verhält sich im tierischen Organismus wie Benzylpenicillin, allerdings wird es erheblich weniger aus dem Ort der Verabfolgung freigesetzt.

Bildung von Rückständen
Wegen der verzögerten Freisetzung tritt eine verlängerte Eliminationsphase auf. Nach 10 Tagen sind keine Rückstände mehr zu erwarten. In der Milch können 3 bis 5 Tage Rückstände nachgewiesen werden, wenn die Applikation intramammär erfolgt.

Nebenwirkungen
Wie Benzylpenicillin führt auch Procain-Benzylpenicillin manchmal zu allergischen Vorgängen und zu einer Vermehrung resistenter Mikroorganismen.

Ritamycin

Pharmakologische Gruppe: Antibioticum
Chemischer Name: nicht festgelegt; es handelt sich um ein Glycosid

Pharmakologisch-toxikologische Eigenschaften
Das als Natriumsalz verwendete Ritamycin, ein Aminoglycosid-Antibioticum aus der Ansamycingruppe, ist wirksam gegenüber grampositiven und gramnegativen Krankheitskeimen, auch gegenüber E. coli und Mycobakterien. Ritamycin unterdrückt die Initialschritte der Synthese der Ribonucleinsäure durch Hemmung der Polymerase-Aktivität infolge einer Komplexbildung. Ritamycin ist nur geringgradig akut toxisch und weist daher eine sehr große therapeutische Breite auf.

Indikation
Ritamycin wird zur lokalen Behandlung von akuten und chronischen Euterentzündungen durch Staphylokokken und Streptokokken der Rinder eingesetzt.

Dosierung
Nach gründlichem Ausmelken und Desinfizieren der Zitzen werden 50 mg Ritamycin/Euterviertel verabfolgt.

Pharmakokinetik
Die intramammäre Applikation von 50 mg/Euterviertel führt zu einer viele Stunden anhaltenden Konzentration im Euter. Dabei treten auch nennenswerte Mengen in die Blutbahn über, wenn eine saure Situation z. B. infolge einer Entzündung im Euter herrscht. So ist bei pH 6,8 mit einem 95%igem Übertritt zu rechnen; im alkalischen Bereich findet keine Absorption statt. Der absorbierte Teil unterliegt dem enterohepatischen Kreislauf und einer vorwiegend fäkalen Ausscheidung aus dem Organismus. Im Urin werden keine Rückstände gemessen.

Bildung von Rückständen
Es ist damit zu rechnen, daß nach 3 Tagen die Milch frei ist von Ritamycin.

Kontraindikationen
Ritamycin sollte nicht mit ß-Lactam-Antibiotica und anderen Mitgliedern der Ansamycin-Gruppe kombiniert werden, da hier ein gewisser Antagonismus besteht.

Spectinomycin

Pharmakologische Gruppe: Antibioticum
Chemischer Name: nicht festgelegt (aus Kulturen von Streptomyces spectabilis)

Pharmakologische Eigenschaften
Spectinomycin ist ein Aminoglycosid und wird als Hydrochlorid-Monohydrat verwendet. Es ist bakteriostatisch wirksam durch Hemmung der bakteriellen Proteinsynthese, wirkt allein mäßig gegen eine Reihe grampositiver und gramnegativer Keime. Spectinomycin entfaltet nur eine geringe Toxizität.

Indikation
Spectinomycin wird vorwiegend bei Schweinen zur Behandlung der Dysenterie, der Salmonellose, der Colienteritis und anderer Darmentzündungen sowie bei Geflügel zur Behandlung der Luftsackentzündung und der Gelenkentzündung verwendet.

Dosierung
Spectinomycin wird mit dem Futter oder dem Trinkwasser verabfolgt. Schweine erhalten 10 bis 40 mg/kg und Tag per os, Geflügel 2 mg/kg und Tag. Es wirkt oral schlechter als i. m., i. v. oder s. c.

Pharmakokinetik
Oral werden kaum therapeutisch wirksame Konzentrationen im Organismus erreicht. Nach parenteraler Anwendung wird es im gesamten Organismus verteilt und in kurzer Zeit wieder über die Niere ausgeschieden.

Bildung von Rückständen
Spectinomycin wird schnell eliminiert, so daß nach wenigen Tagen keine Rückstände mehr zu messen sind.

Hinweis
Spectinomycin wird meist in Kombination mit Linkomycin und Spiramycin verwendet.

Spiramycin

Pharmakologische Gruppe: Antibioticum
Chemischer Name: nicht festgelegt (aus Kulturen von Streptomyces ambofaciens)

Pharmokologische Eigenschaften
Spiramycin ist ein Makrolid und gegen grampositive Krankheitskeime sowie gegen Rickettsien wirksam.

Indikation
Spiramycin wird vorwiegend bei entzündlichen Erscheinungen im oberen Verdauungs- und Atemtrakt angewendet.

Dosierung
Rinder, Kälber, Schweine, Hunde, Katzen und Geflügel erhalten per os, intramuskulär oder subcutan 75.000 I.E./kg Körpergewicht zwei- bis dreimal täglich.

Pharmakokinetik
Spiramycin reichert sich besonders in den Geweben an, in denen 10- bis 15fach höhere Konzentrationen als im Plasma entstehen. Spiramycin wird langsam und vorwiegend mit der Galle ausgeschieden.

Bildung von Rückständen
Es ist damit zu rechnen, daß nach 2 oder 3 Wochen Spiramycin aus dem Organismus ausgeschieden ist.

Streptomycin

Pharmakologische Gruppe: Antibioticum
Chemischer Name: 2,4-Biguanidino-3,5,6-trihydroxycyclohexyl-5-desoxy-2-O-(2-desoxy-2-methylamino-α-*L*-glucopyranosyl)-3-formyl-*β*-2-pentanofuranosid

Pharmokologische Eigenschaften
Streptomycin ist ein Aminoglycosid-Antibioticum und wird in Form der Salze verwendet. Es ist wirksam gegenüber gramnegativen Krankheitskeimen.

Indikation
Streptomycin wird regelmäßig mit Penicillin kombiniert, um das Wirkungsspektrum des Penicillins zu erweitern.

Dosierung
Alle Tiere erhalten etwa 11 mg/kg Körpergewicht alle 8 bis 12 Stunden intramuskulär oder subcutan.

Pharmakokinetik
Nach intramuskulärer Injektion wird Streptomycin schnell im Organismus verteilt und über die Niere mit einer Halbwertzeit von etwa 1 bis 4 Stunden ausgeschieden. 2 bis 4 % der Dosis erscheinen in der Galle.

Bildung von Rückständen
Da Streptomycin als Monosubstanz kaum angewendet wird, sondern fast immer in Kombination mit anderen Antibiotica, deren Rückstände länger im Organismus verweilen, spielen Rückstände von Streptomycin keine Rolle, zumal dieses Antibioticum nach oraler Aufnahme enteral nicht resorbiert wird.

Nebenwirkungen und Kontraindikationen
Streptomycin wirkt ototoxisch und nephrotoxisch. Besonders die Katze ist empfindlich. Bei Vorliegen von Nierenschäden sollte Streptomycin nicht angewendet werden.

Tetracyclin

Pharmakologische Gruppe: Antibioticum
Chemischer Name: *4β*-Dimethylamino-octahydropentahydroxy-6-methyl-1,11-dioxo-2-naphthacencarboxamid

Pharmakologische Eigenschaften
Alle Tetracycline, Tetracyclin, Oxytetracyclin, Chlortetracyclin, Demethylchlortetracyclin, Rolitetracyclin, die in der Veterinärmedizin verwendet werden, sind Breitspektrum-Antibiotica und wirken auf grampositive und auf gramnegative Krankheitskeime sowie auf Rickettsien, Mycoplasmen, Spirochaeten und Actinomyceten.

Indikation
Die Tetracycline werden zur Behandlung von bakteriellen Erkrankungen vorwiegend des Magen-Darm-Trakts und der Lunge verwendet. Insbesondere die zahlreichen Jungtiererkrankungen mit Mischinfektionen stellen das Hauptindikationsgebiet dar.

Dosierung
Pferde, Rinder, Kälber und Schweine erhalten Tetracycline 4 bis 10 mg/kg und Tag intravenös. Bei diesen Tieren sowie bei Schafen, Ziegen, Hunden und Katzen werden Tetracycline in Dosierungen zwischen 30 und 50 mg/kg und Tag, verteilt auf zwei oder drei Dosen, per os verabfolgt. Tetracycline werden auch in verschiedenen Formulierungen lokal, z. B. intramammär oder auf die Haut, appliziert.

Pharmakokinetik
Tetracycline werden aus dem Ort der Applikationen gut und schnell absorbiert und verteilen sich dann in allen Geweben unter Bevorzugung von Leber und Niere. Die Halbwertzeit im Serum beträgt etwa 9 bis 16 Stunden bei den einzelnen Tierarten. Nach der Ausscheidung mit der Galle kommt es erneut zu einer Rückresorption durch den enterohepatischen Kreislauf, welches die Ursache für die lange Anwesenheit der Tetracycline im Organismus ist.

Bildung von Rückständen
Wegen der guten Verteilung in allen Geweben ist damit zu rechnen, daß alle verzehrbaren Lebensmittel, die während der Behandlung von Nutztieren gewonnen werden, Tetracycline in nennenswerten Konzentrationen enthalten.

Nebenwirkungen
Tetracycline können durch Beeinflussung der Darmflora zu einer Dysenterie führen. Weiter neigen sie zur Resistenzbildung. Intramuskuläre oder subcutane Injektionen sind schmerzhaft, wenn sie bestimmte Konzentrationen überschreiten. Wegen der Zurückdrängung der Bakterien im Darm kann es zu einem Wachstum von Pilzen in der Darmflora kommen. Bei gleichzeitiger Anwesenheit von zweiwertigen Metallen (Magnesium, Calcium) im Magen-Darm-Trakt kommt es zu einer Chelatbildung und damit zu einer Verhinderung der Resorption dieser Metallkomplexe.

Thiostrepton

Pharmakologische Gruppe: Antibioticum
Chemischer Name: nicht festgelegt (aus Kulturen von Streptomyces-Arten)

Pharmakologisch-toxikologische Eigenschaften
Thiostrepton ist ein Polypeptid-Antibioticum mit Wirkungen gegenüber gramnegativen Krankheitserregern.

Indikation
Thiostrepton wird zur Behandlung von Wundinfektion und Diarrhoe der Ferkel nur in Kombinationspräparaten verwendet.

Dosierung
Die Applikation erfolgt lokal in Form von Salben; eine orale Therapie und Prophylaxe des Ferkeldurchfalls erfordert Dosen von 10 mg/kg und Tag.

Pharmakokinetik
Nach oraler Applikation wird Thiostrepton kaum enteral resorbiert.

Tylosin

Pharmakologische Gruppe: Antibioticum
Chemischer Name: nicht festgelegt (aus Kulturen von Streptomyces fradiae)

Pharmakologisch-toxikologische Eigenschaften
Tylosin ist ein Makrolid-Antibioticum und wird in Form der Salze verwendet. Es wirkt auf grampositive Krankheitskeime.

Indikation
Alle durch grampositive Krankheitskeime erzeugten Entzündungen des Atemtrakts, der Milchdrüse und der Niere. Außerdem werden Mycoplasmen-Infektionen und Vibrionendysenterie beim Schwein behandelt.

Dosierung
Bei Schweinen wird Tylosin mit dem Trinkwasser in einer Konzentration von 20 bis 40 g/100 l verabfolgt. Die übrigen Tiere erhalten 2 bis 4 mg/kg (bis 6 mg/kg) intramuskulär.

Pharmakokinetik
Tylosin wird mit einer Halbwertzeit von 4 bis 5 Stunden aus dem Blutplasma eliminiert und mit dem Urin und der Galle ausgeschieden.

Bildung von Rückständen
Nach odnungsgemäßer Verabfolgung ist damit zu rechnen, daß nach etwas mehr als 1 Woche Tylosin in den eßbaren Geweben nicht mehr nachgewiesen werden kann.

Nebenwirkungen
Es kommt zu einer Kreuzresistenz mit Erythromycin.

11 Chemotherapeutica

Während definitionsgemäß die Antibiotica primär Stoffwechselprodukte von Mikroorganismen sind, werden synthetisch hergestellte andere Stoffe zu den Chemotherapeutica gerechnet. Hierzu gehören vor allem die Sulfonamide, die aus den gleichen Gründen wie die Antibiotica eingesetzt werden. Allerdings fehlt ihnen die nutritive Wirkung vieler Antibiotica. Eine Prophylaxe erübrigt sich bei den Chemotherapeutica, sie werden ausschließlich zur Metaphylaxe oder besonders zur Therapie verwendet.

Amprolium

Pharmakologische Gruppe: Coccidiostaticum
Chemischer Name: 1-[(4-Amino-2-propyl-5-pyridimidinyl)-methyl]-2-methylpyridiniumchlorid

Pharmakologisch-toxikologische Eigenschaften
Amprolium ist wirksam gegenüber verschiedenen Coccidien (Eimeria tenella, E. necatrix und E. acervulina). Es greift in den Folsäure-Metabolismus infolge einer kompetitiven Hemmung der Thiamin-Verwertung der Coccidien ein. Diese Wechselwirkung mit Thiamin, ist durch chemische Strukturverwandtschaft des Amproliums zum Thiamin bedingt. Sie ist auch Ausdruck der Warmblüter-Toxizität. Amprolium führt erst nach mehrfacher Überdosierung zu unspezifischen Effekten beim Warmblüter, die auf diesen Mechanismus zurückgeführt werden.

Indikation
Amprolium wird zur Behandlung der Dünn- und Blinddarm-Coccidiose des Geflügels sowie der Coccidiose der Kälber und Lämmer verwendet.

Dosierung
Hühner erhalten über die Dauer von 5 bis 7 Tagen 30 g Amprolium in 50 l Trinkwasser. In schweren Fällen können die 30 g auch in 25 l, nach Beendigung der zweiwöchentlichen Behandlung in 100 l Wasser verabfolgt werden.
Lämmer und Kälber erhalten 2,5 g/50 kg Körpergewicht täglich für die Dauer von 4 oder 5 Tagen per os. Die Dosis kann in schweren Fällen auf das Doppelte erhöht werden. Zur Prophylaxe sollen mindestens 2 Wochen lang täglich 2,5 g/50 kg bei Kälbern oder Lämmern verwendet werden.

Pharmakokinetik
Amprolium wird nach oraler Eingabe bzw. Aufnahme enteral kaum resorbiert, so daß eine Wirkung nur im Magen-Darm-Kanal ausgelöst wird.

Bildung von Rückständen
Da Amprolium sich in verzehrbaren Geweben nicht ansammelt, ist die Einhaltung von Wartezeiten nicht erforderlich.

Decoquinat

Pharmakologische Gruppe: Coccidiostaticum
Chemischer Name: 3-Ethoxycarbonyl-4-hydroxy-6-decyloxy-7-ethoxychinolin-(4-hydroxychinolon)

Pharmakologisch-toxikologische Eigenschaften
Das wenig wasserlösliche Decoquinat beeinflußt über einen bisher unbekannten Wirkungsmechanismus das Wachstum verschiedener Coccidien (Eimeria-Arten). Pharmakodynamische Auswirkungen auf den Organismus des Warmblüters sind nicht bekannt. Es besteht bei verschiedenen Eimeria-Arten eine hohe Resistenz gegenüber Decoquinat. Dieser Stoff ist außerordentlich gut verträglich, die toxischen Dosen liegen im Grammbereich.

Indikation
Decoquinat wird als Futterzusatzstoff zur Prophylaxe und Therapie der Coccidiose bei Hühnern angewendet. Diese Tiere erhalten täglich 20 bis 40 mg/kg Körpergewicht mit dem Futter verabreicht. Decoquinat wird nach oraler Aufnahme nur in Spuren enteral absorbiert. Die Ausscheidung erfolgt demnach vorwiegend über den Kot. Der absorbierte Teil, der 0,4 % der Dosis ausmacht, wird geringgradig in der Leber metabolisiert.

Bildung von Rückständen
Nach 2 oder 3 Tagen wird Decoquinat im tierischen Organismus nicht mehr nachgewiesen.

Dimetridazol

Pharmakologische Gruppe: Chemotherapeuticum gegen Histomoniadose (Histomoniasis)
Chemischer Name: 1,2-Dimethyl-5-nitroimidazol

Pharmakologisch-toxikologische Eigenschaften
Dimetridazol ist wirksam gegen Histomonaden (Histomonas meleagridis). Es entfaltet auf den Wirtsorganismus der Krankheitskeime keine pharmakologischen Wirkungen. Erst in toxischen Dosen (mehr als 200 mg/kg Körpergewicht) sind neurologische Ausfallserscheinungen sowie Hodenatrophie bekannt geworden. Es tritt nach hohen Dosierungen über längere Zeit eine gehäufte Mammatumorinzidenz bei Hunden auf. Bei Hühnern wird nach einer Behandlung mit Dimetridazol 5% im Futter eine Abnahme der Eigröße beobachtet. Toxische Dosen sind erst im Grammbereich zu erwarten.

Indikation und Dosierung
Dimetridazol wird als Futtermittelzusatzstoff zur Prophylaxe und Behandlung der Histomonadose beim Geflügel (Truthuhn) sowie als Arzneimittel bei der Schweinedysenterie verwendet.
Truthühner und Perlhühner erhalten bis zur Legereife Dosierungen zwischen 100 und 200 mg/kg Körpergewicht. Die Konzentrationen im Trinkwasser betragen 0,02 bis 0,05 % für Küken und 0,01 bis 0,1 % für Puten.

Pharmakokinetik
Dimetridazol wird nach oraler Aufnahme enteral absorbiert. In der Leber entsteht der Hauptmetabolit 2-Hydroxymethyl-1-methyl-5-nitroimidazol. Sowohl Dimitridazol als auch die Metaboliten sammeln sich in der Muskulatur, der Leber und in der Niere vorübergehend an. Innerhalb von 3 Tagen ist die Substanz mit den Metaboliten ausgeschieden.

Bildung von Rückständen
Es ist damit zu rechnen, daß Dimetridazol nach 5 oder 6 Tagen aus dem Organismus der Hühner ausgeschieden ist.

Nebenwirkungen
Die Spermaqualität von Zuchttieren kann beeinflußt werden.

Dinitolmid

Pharmakologische Gruppe: Coccidiostaticum
Chemischer Name: 3,5-Dinitro-2-toluamid

Pharmakologisch-toxikologische Eigenschaften
Pharmakodynamische Auswirkungen auf den Wirbeltierorganismus sind nach Anwendung therapeutischer Dosen nicht zu erwarten. Dinitolmid entfaltet eine besondere Wirkung gegenüber Eimeria tenella und Eimeria necatrix. Gegen E. maxima und E. brunetti, bei Puten E. adenoides, E. gallopavenis und E. meleagridis, ist Dinitolmid weniger wirksam. Es hat vor allem einen Einfluß auf die ungeschlechtlichen Merozoiten während der Vermehrung. Die Immunitätsbildungsphase, die bei der Oozytenentwicklung entsteht, wird nach der Anwendung von Dinitolmid nicht vollständig unterdrückt. Vergiftungserscheinungen sind erst nach mehr als fünffacher Überdosierung zu erwarten.

Indikation
Dinitolmid wird als Futterzusatzstoff zur Prophylaxe und Therapie der Coccidien beim Geflügel verwendet. Bis zur Legereife erhalten diese Tiere täglich 62,5 bis 125 mg/kg Futtermittel.

Pharmakokinetik
Dinitolmid wird nach oraler Aufnahme enteral absorbiert und schnell in der Leber metabolisiert. Im Urin werden 60 % der applizierten Dosis (60 % metabolisiert und 30 % unverändert) und 30 % im Kot ausgeschieden. 90 % der applizierten Dosis sind innerhalb von 24 Stunden aus dem Organismus eliminiert.

Bildung von Rückständen
Es ist damit zu rechnen, daß Dinitolmid nach 3 Tagen aus dem Organismus der Hühner ausgeschieden ist.

Enrofloxacin

Pharmakologische Gruppe: Chemotherapeuticum (Antiinfektivum)
Chemischer Name: 1-Cyclopropyl-7-(4-ethyl-1-piperazinyl)-6-fluor-1,4-dihydro-4-oxo-3-chinolincarbonsäure

Pharmakologisch-toxikologische Eigenschaften
Das wasserlösliche Enrofloxazin wirkt antibakteriell. Bei den Krankheitskeimen beeinflußt es die Vermehrung durch Hemmung der DNS-Gyrase, so daß eine Zellteilung der Mikroorganismen nicht mehr möglich ist.

Indikation
Enrofloxacin ist wirksam gegenüber verschiedenen Bakterien und Mycoplasmen. Es wird zur Behandlung bakterieller Infektionen, insbesondere auch solcher, bei denen Mycoplasmen beteiligt sind, verwendet. Besonders Infektionen des Respirations- und Gastrointestinaltrakts werden behandelt.

Dosierung
Enrofloxacin kann bei allen Tieren angewendet werden, wird aber besonders beim Kalb, beim Schwein und bei Hund und Katze benutzt. Die Dosierungen betragen einheitlich 2,5 bis 5 mg/kg einmal täglich per os für die Dauer von 3 bis 5 Tagen. 2,5 mg/kg können auch parenteral injiziert werden.

Pharmakokinetik
Enrofloxacin wird nach oraler Verabfolgung enteral schnell absorbiert, so daß ein rascher Wirkungseintritt erfolgt. Es verteilt sich nahezu gleichmäßig in allen Geweben und erreicht hier höhere Konzentrationen als im Serum.

Bildung von Rückständen
Etwa 1 Woche nach der letzten Gabe sind Rückstände in den verzehrbaren Geweben nicht mehr zu erwarten.

Nebenwirkungen
Vereinzelt können gastrointestinale Störungen auftreten.

Kontraindikationen
Enrofloxacin darf nicht zusammen mit Chloramphenicol, Tetracyclinen oder Makrolid-Antibiotica gegeben werden, da es zu diesen antagonistisch wirkt.

Furazolidon

Pharmakologische Gruppe: Chemotherapeuticum
Chemischer Name: 3-[(5-Nitro-2-furanyl)-methylen]-amino-2-oxazolidon

Pharmakologische Eigenschaften
Furazolidon wirkt bakterizid, indem es wahrscheinlich die bakterielle Verwertung von Coenzym A stört.

Indikation
Beim Schwein werden Darmerkrankungen mit Furazolidon behandelt sowie Salmonellose, Coli-Infektion und Trichomonaden-Befall. Beim Geflügel werden „black-head", Coccidiose und Mycoplasmen mit Furazolidon behandelt.

Dosierung
Furazolidon wird als Fütterungsarzneimittel in einer Konzentration zwischen 10 und 200 g/Tonne verwendet.

Pharmakokinetik
Nach oraler Verabfolgung wird Furazolidon nur geringgradig und unvollständig enteral resorbiert.

Bildung von Rückständen
Es ist damit zu rechnen, daß innerhalb von 2 Wochen Furazolidon aus dem Organismus ausgeschieden ist.

Kontraindikationen
Furazolidon soll nicht mit Amprolium oder Zoalen kombiniert werden, da dadurch eine toxische Potenzierung zu erfolgen scheint.

Halofuginol

Pharmakologische Gruppe: Coccidiostaticum
Chemischer Name: 4-Chinacolinon-7-brom-6-chlor-[-3(3-hydroxy-2-piperidyl)-acetonyl]-*DL-trans*-hydrobromid

Pharmakologisch-toxikologische Eigenschaften
Halofuginol ist ein Alkaloid einer asiatischen Pflanze und coccidiostatisch wirksam gegenüber verschiedenen Eimeria-Arten des Huhnes. Pharmakodynamische Wirkungen auf den Wirbeltierorganismus finden nicht statt. Es ist bereits in vergleichsweise niedrigen Dosierungen abtötend gegenüber den Merozoiten und der ersten Schizontengeneration. Die Oozytenproduktion wird größtenteils unterdrückt. Vergiftungserscheinungen sind erst im Grammbereich zu erwarten.

Indikation
Halofuginol wird als Futterzusatzstoff bei Masthühnern und Truthühnern verwendet. Diese erhalten täglich 2 bis 3 mg/kg Körpergewicht per os.

Pharmakokinetik
Halofuginol wird nach oraler Aufnahme enteral absorbiert und langsam metabolisiert. Nach 5 Tagen sind bei Küken nur etwa die Hälfte, gleichmäßig auf Urin und Kot verteilt, ausgeschieden. Die unveränderte Substanz wird nur im Kot nachgewiesen. Nach 3 Tagen sind die Mengen unter die Nachweisgrenze gefallen.

Bildung von Rückständen
Es ist damit zu rechnen, daß 5 Tage nach der letzten Applikation Halofuginol und die Metaboliten aus dem Organismus eliminiert sind.

Ipronidazol

Pharmakologische Gruppe: Chemotherapeuticum zur Behandlung der Histomonadose (Histomoniasis)
Chemischer Name: 1-Methyl-2-isopropyl-5-nitroimidazol

Pharmakologisch-toxikologische Eigenschaften
Ipronidazol beeinflußt das Wachstum von Histomonas meleagridis. Es entfaltet auf den tierischen Organismus nach der Applikation chemotherapeutisch wirksamer Dosen keine pharmakodynamischen Effekte. Erst Dosierungen im Grammbereich führen zu Gewichtsverlusten, Dehydratation und Ataxie sowie Todesfällen.

Indikation und Dosierung
Ipronidazol wird als Futtermittelzusatzstoff zur Prophylaxe und Therapie der Histomonadose der Truthühner verwendet. Diese Tiere erhalten bis zur Legereife 50 bis 85 mg/kg Futtermittel.

Pharmakokinetik
Ipronidazol wird nach oraler Aufnahme enteral absorbiert. Die Ausscheidung erfolgt über die Galle und mit dem Urin.

Bildung von Rückständen
Es ist damit zu rechnen, daß 5 Tage nach der letzten Applikation Ipronidazol aus dem tierischen Organismus ausgeschieden ist.

Lasalocid

Pharmakologische Gruppe: Coccidiostaticum
Chemischer Name: Monocarboxylsäure-polyether-Natrium

Pharmakologisch-toxikologische Eigenschaften
Lasalocid wird aus Streptomyces lasaliensis gewonnen und wirkt als Ionophor-Antibioticum ähnlich wie Monensin. Lasalocid hemmt den Stoffwechsel der Coccidien bei der Entwicklung der ersten Schizontengeneration. Es kommt wahrscheinlich aufgrund der Ionophorenwirkung zu einer Beeinflussung der Membranpermeabilität der Coccidien. Auch Lasalocid weist eine vergleichsweise geringe therapeutische Breite auf; es muß daher genau dosiert werden. Pharmakodynamische Wirkungen auf den Wirtsorganismus sind nicht zu erwarten, wenn die therapeutischen Dosen eingehalten werden.

Indikation und Dosierung
Lasalocid-Natrium wird als Futterzusatzstoff zur Prophylaxe und Therapie der Coccidiose bei Hühnern verwendet. Masthühner, Junghennen bis zum Alter von 16 Wochen und Truthühner bis zum Alter von 12 Wochen erhalten Futter mit einer Konzentration von 75 bis 125 mg Lasalocid-Natrium/kg.

Pharmakokinetik
Lasalocid wird nur langsam aus dem Magen-Darm-Kanal absorbiert und ebenso langsam eliminiert, so daß eine längere Anwesenheit dieser Substanz im tierischen Organismus zu erwarten ist.

Methylbenzoquat

Pharmakologische Gruppe: Coccidiostaticum
Chemischer Name: Methyl-7-benzoloxy-6-butyl-1,4-dihydro-4-oxoquinolin-3-carboxylat

Pharmakologisch-toxikologische Eigenschaften
Das schlecht wasserlösliche Methylbenzoquat ist die aktivste Substanz unter den Chinolinen aus der Gruppe der Coccidiostatica. Es hemmt besonders das Eindringen der Sporozoiten in die Epithelzellen der Darmschleimhaut. Es können sich aber schnell resistente Eimeria-Stämme entwickeln. Pharmakodynamische Eigenschaften auf den Wirtsorganismus sind nicht zu erwarten.

Indikation und Dosierung
Methylbenzoquat wird zur Behandlung der Coccidiose bei Hühnern und Kaninchen in Kombination mit Meticlorpindol verwendet. Kaninchen erhalten 220 mg, Hühner 110 mg/kg Futter.

Pharmakokinetik
Methylbenzoquat wird nach oraler Aufnahme kaum enteral absorbiert. Die Ausscheidung erfolgt vorwiegend unverändert mit dem Kot. Die geringfügig absorbierten Spuren werden nur minimal metabolisiert.

Bildung von Rückständen
Nicht zu erwarten.

Meticlorpindol

Pharmakologische Gruppe: Coccidiostaticum
Chemischer Name: 3,5-Dichlor-2,6-dimethyl-4-pyridonol

Pharmakologisch-toxikologische Eigenschaften
Meticlorpindol wirkt als Coccidiostaticum gegen eine Vielzahl verschiedener Coccidien. Es hemmt die Entwicklung der sehr frühen Stadien, dadurch unterbleibt allerdings einerseits die Immunitätsentwicklung im Wirtstier, andererseits kann es zu Neuausbrüchen nach Absetzen, selbst nach 7tägiger Behandlungszeit, kommen, weil sich die Sporozoiten zwischenzeitlich weiterentwickelt haben. Die alleinige Verwendung von Meticlorpindol ist daher pharmakologisch nicht gerechtfertigt. Es muß mit anderen Substanzen, z. B. mit Sulfonamiden, kombiniert werden. Schon in therapeutischen Dosierungen können bei Küken leichte Wachstumsdepressionen nach längerer Verfütterung auftreten. Die toxisch wirkenden Dosierungen liegen im Grammbereich.

Indikation und Dosierung
Meticlorpindol wird als Futtermittelzusatzstoff zur Prophylaxe und Therapie der Coccidiose bei Masthühnern und Perlhühnern verwendet. Dazu erhalten diese Tiere bis zur Legereife ein Futter, das 125 mg Meticlorpindol/kg enthält.

Pharmakokinetik
Meticlorpindol wird nach oraler Aufnahme enteral absorbiert und nicht metabolisiert. Die Ausscheidung findet innerhalb der ersten 48 Stunden statt, in denen

95 % der verabfolgten Dosen den Organismus verlassen haben. Die Verteilung im Organismus ist nahezu gleichmäßig. Noch nach 3 Tagen sind Rückstände in verschiedenen Geweben zu erwarten, insbesondere bei Bodenhaltung. In der Käfighaltung verschwinden die Rückstände schneller als bei Bodenhaltung, da im ersten Falle eine Wiederaufnahme der Substanz nicht möglich ist.

Bildung von Rückständen
Es ist damit zu rechnen, daß 5 Tage nach Beendigung der Applikation Meticlorpindol aus dem Organismus der Vögel ausgeschieden ist.

Kontraindikationen
Meticlorpindol soll nicht bei Legehennen verwendet werden, da über die Ansammlung dieses Stoffes in Eiern keine Kenntnisse bestehen.

Monensin

Pharmakologische Gruppe: Coccidiostaticum
Chemischer Name: Monocarboxylsäure-polyether-Natrium

Pharmakologisch-toxikologische Eigenschaften
Monensin ist ein aus Streptomyces cinnamonensis gewonnenes Ionophor-Antibioticum und nur gering wasserlöslich. Monensin, das in Form des Natriumsalzes verwendet wird, hemmt den Stoffwechsel der Mikroorganismen bei der Entwicklung der ersten Schizontengeneration, möglicherweise durch eine Beeinflussung der Membranpermeabilität bzw. der Bindung bestimmter Kationen durch die Ionophorenwirkung. Als Ionophor bezeichnet man den Komplex von Makromolekülen mit einwertigen Kationen. Eine Überdosierung führt zu Herzmuskelveränderungen mit anschließender Kreislaufwirkung, eine Eigenschaft, die alle Ionophoren besitzen. Der Abstand zwischen therapeutischer und toxischer Dosis ist nicht sehr groß, so daß Unverträglichkeiten bei Nichteinhaltung einer genauen Dosierung auftreten können.

Indikation und Dosierung
Monensin wird als Futterzusatzstoff zur Prophylaxe und Therapie der Coccidiose bei Geflügel verwendet. Masthühner und Junghennen bis zum Alter von 16 Wochen erhalten Futter mit Konzentrationen zwischen 100 und 125 mg/kg, Truthühner bis zum Alter von 16 Wochen Konzentrationen zwischen 90 und 100 mg/kg Futter.

Pharmakokinetik
Monensin wird nach oraler Aufnahme enteral in geringen Mengen absorbiert und innerhalb der ersten 2 Tage nach dem Absetzen mit dem Kot ausgeschieden.

Bildung von Rückständen
Es ist damit zu rechnen, daß Monensin nach 3 Tagen aus dem Organismus der Hühner ausgeschieden ist.

Nebenwirkungen
Monensin darf nicht mit Tiamutin verwendet werden, da hierdurch die Toxizität gesteigert wird.

Narasin

Pharmakologische Gruppe: Coccidiostaticum
Chemischer Name: Monocarboxylsäure-polyether-Natrium

Pharmakologisch-toxikologische Eigenschaften
Narasin wird aus Streptomyces aureofaciens gewonnen und wirkt als Ionophor-Antibioticum ähnlich wie Monensin. Es kommt durch diese Substanz zu einer Hemmung des Stoffwechsels bei der Entwicklung der ersten Schizontengeneration, da die Membranpermeabilität beeinflußt wird. Auswirkungen auf den Wirtsorganismus sind nicht bekannt.

Indikation und Dosierung
Narasin wird als Futterzusatzstoff zur Prophylaxe und Therapie der Coccidiose bei Hühnern verwendet. Masthühner erhalten Futter mit einer Konzentration von 60 bis 70 mg/kg.

Pharmakokinetik
Es findet nur eine geringfügige enterale Absorption statt. Es ist damit zu rechnen, daß nach 5 Tagen diese Substanz wieder ausgeschieden wurde.

Nicarbazin

Pharmakologische Gruppe: Coccidiostaticum
Chemischer Name: Äquimolarer Komplex aus 1,3-bis-(*p*-Nitrophenyl)-harnstoff und 4,6-Dimethyl-2-pyrimidanol

Pharmakologisch-toxikologische Eigenschaften
Nicarbazin wirkt gegenüber verschiedenen Coccidien, insbesondere beim Geflügel (Eimeria tenella, E. necatrix, E. acerrulina, E. maxima, E. brunetti). Nicarbazin hemmt die Oozytenbildung zahlreicher Coccidien. Dadurch wird die Ausbildung einer Immunität des Wirtstieres gegenüber Coccidien nicht unterdrückt. Allerdings können klinische Symptome einer Coccidiose in einer Hühnerherde zwar ausbleiben, die Tiere bleiben jedoch latent infiziert. Bei Legehennen führt Nicarbazin in therapeutischen Konzentrationen zu einer Beeinträchtigung der Eiqualität und der Eilegeleistung. Akut toxische Symptome treten erst bei höheren Konzentrationen auf. Da Nicarbazin wenig wasserlöslich ist, muß es mit dem Futter verabfolgt werden.

Indikation
Nicarbazin wird als Futterzusatzstoff zur Prophylaxe und Therapie der Geflügelcoccidiose bei der Aufzucht und beim Mastgeflügel bis zum Alter von 16 Wochen verwendet.

Dosierung
Nicarbazin wird in einer Konzentration von 100 bis 150 mg/kg (500 mg/kg ?) Geflügelfutter oral verabfolgt.

Pharmakokinetik
Nicarbazin wird im Organismus in die beiden äquimolaren Komponenten gespalten. Diese haben eine unterschiedliche Absorption und Kinetik.

Bildung von Rückständen
Es ist damit zu rechnen, daß nach 4 Tagen Nicarbazin bzw. die Spaltprodukte aus dem Organismus ausgeschieden sind.

Kontraindikationen
Nicarbazin darf bei Legehennen nicht verwendet werden.

Robenidin

Pharmakologische Gruppe: Coccidostaticum
Chemischer Name: 1,3-*bis*-(*p*-Chlorbenzylidenamino)-guanidinhydrochlorid

Pharmakologisch-toxikologische Eigenschaften
Das wenig wasserlösliche Robenidin hemmt das Wachstum zahlreicher Coccidien durch Störung der Proteinsynthese dieser Krankheitserreger. Hinzu kommt ein coccidiozider Effekt auf die späte erste und vielleicht auch zweite Schizontengeneration. Dadurch ist Robinidin besonders wirksam, wenngleich auch bei den Wirtstieren keine Immunität ausgebildet wird. Pharmakodynamische Wirkungen des Robenidins auf die Wirtstiere sind in therapeutischen Dosen nicht zu erwarten.

Indikation und Dosierung
Robenidin wird als Futterzusatzstoff zur Prophylaxe und Therapie der Coccidiose bei Masthühnern und Truthühnern verwendet. Diese Tiere erhalten Futter mit einer Konzentration von 30 bis 60 mg/kg.

Pharmakokinetik
Robenidin wird nach oraler Verabfolgung enteral nur geringfügig absorbiert. In der Leber entstehen mehrere Metaboliten, die mit dem Urin ausgeschieden werden. Der nichtresorbierte Teil wird unverändert mit dem Kot abgegeben. Die Metaboliten lagern sich im Fettgewebe für längere Zeit ein.

Bildung von Rückständen
Robenidin hinterläßt in der Muskulatur und den Eiern der damit behandelten Hühner einen veränderten Geschmack. Es ist damit zu rechnen, daß die Substanz innerhalb von 5 Tagen aus dem Organismus ausgeschieden ist.

Kontraindikationen
Robenidin darf bei Legehennen nicht verwendet werden.

Ronidazol

Pharmakologische Gruppe: Chemotherapeuticum zur Behandlung der Histomonadose (Histomoniasis)
Chemischer Name: 1-Methyl-5-nitroimidazol-2-ylmethylcarbamat

Pharmakologisch-toxikologische Eigenschaften
Ronidazol ist wirksam gegen Histomonas meleagridis. Es entfaltet keine pharmakodynamischen Wirkungen auf den Warmblüterorganismus. Bei Überschreitung der unten angegebenen Dosierungen sind bei Puten Wachstumsdepressionen und Todesfälle zu erwarten. Im Tierexperiment wurde eine kanzerogene Aktivität von Ronidazol nachgewiesen (Lebertumore bei Mäusen).

Indikation
Ronidazol wird zur Prophylaxe und Therapie der Histomonadose bei Truthühnern verwendet. Diese Tiere erhalten bis zur Legereife 60 bis 90 mg/kg Körpergewicht und Tag mit dem Futter. Auch bei Schweinedysenterie ist Ronidazol wirksam. Für diese Indikation besteht keine Zulassung.

Pharmakokinetik
Ronidazol wird nach oraler Aufnahme enteral gut absorbiert und verteilt sich anschließend in alle Gewebe unter Bevorzugung von Leber und Niere. In der Leber findet eine intensive Metabolisierung statt, die Folgeprodukte werden mit dem Urin ausgeschieden. Mit hochempfindlichen Methoden können noch die Reste der Abbauprodukte bis zu 14 Tagen nach dem Absetzen nachgewiesen werden. Ronidazol selbst ist nach 2 bis 3 Tagen ausgeschieden.

Bildung von Rückständen
Es ist damit zu rechnen, daß nach 6 Tagen Ronidazol und die Hauptmetaboliten soweit ausgeschieden sind, daß eine gesundheitliche Beeinflussung des Konsumenten nicht anzunehmen ist.

Salinomycin-Natrium

Pharmakologische Gruppe: Coccidiostaticum
Chemischer Name: Monocarboxylsäure-polyether-Natrium

Pharmakologisch-toxikologische Eigenschaften
Salinomycin-Natrium wird aus Streptomyces albus gewonnen und wirkt wie Monensin als Ionophor-Antibioticum. Aufgrund der Ionophorenwirkung hemmt es die Stoffwechselfunktion der Coccidien durch Änderung der Membranpermeabilität.

Indikation und Dosierung
Salinomycin-Natrium wird als Futterzusatzstoff zur Prophylaxe und Therapie der Coccidiose bei Hühnern verwendet. Masthühner erhalten Futter mit einer Konzentration von 50 bis 70 mg/kg.

Pharmakokinetik
Salinomycin-Natrium wird enteral nur geringfügig absorbiert und schnell wieder ausgeschieden. Es ist damit zu rechnen, daß nach 5 Tagen Salinomycin-Natrium aus dem tierischen Organismus wieder ausgeschieden ist.

Sulfachlozin, Sulfachlorpyrazin

Pharmakologische Gruppe: Chemotherapeuticum, Sulfonamid
Chemischer Name: N-(6-Chlor-2-pyrazinyl)-sulfanilamid

Pharmakologisch-toxikologische Eigenschaften
Das wasserlösliche Sulfachlozin wirkt bakteriostatisch gegen Staphylokokken, Salmonellen und Pa-

steurellen sowie coccidiostatisch gegen Eimeria-Arten. Gegenüber Sulfachlozin haben sich zahlreiche Krankheitserreger als resistent erwiesen.

Indikation
Sulfachlozin wird heute vorwiegend als Coccidiostaticum bei Hühnern und Puten verwendet. Gleichzeitig ist es wirksam gegenüber Geflügeltyphus der Hühner und Puten, hervorgerufen durch Salmonella gallinarum.

Dosierung
Hühnern wird Trinkwasser angeboten, welches 0,3 g Sulfachlozin/l enthält. Die Behandlung wird 3 Tage lang durchgeführt.

Pharmakokinetik
Die Metabolisierung von Sulfachlozin ist weitgehend unbekannt. Die Substanz wird, wie alle Sulfonamide, acetyliert und glucuronidiert. Die Ausscheidung erfolgt über den Urin.

Bildung von Rückständen
Es ist damit zu rechnen, daß Sulfachlozin nach 5 oder 6 Tagen aus dem Organismus ausgeschieden ist.

Nebenwirkungen
Nach längerer Verabfolgung höherer Dosen können bei Hühnern Hämorrhagien auftreten.

Sulfadiazin, Sulfapyrimidin

Pharmakologische Gruppe: Chemotherapeuticum, Sulfonamid
Chemischer Name: N-(2-Pyrimidinyl)-sulfanilamid

Pharmakologisch-toxikologische Eigenschaften
Sulfadiazin entfaltet die allen Sulfonamiden typischen antibakteriellen Eigenschaften durch Verdrängung der *p*-Aminobenzoesäure vom biochemischen Rezeptor am Beginn der Folatsynthese. In der Veterinärmedizin wird Sulfadiazin aber auch als Geriatricum verwendet, obwohl keine ausreichenden Belege für die Wirksamkeit vorhanden sind.

Indikation
Geriatricum, Verbesserung des Haarkleides, Appetitmangel und Altersschwerhöhrigkeit bei Hunden und Katzen.

Dosierung
Die Dosierungen betragen 10 bis 15 mg/kg Körpergewicht langfristig per os.

Pharmakokinetik
Sulfadiazin wird nach oraler Gabe enteral schnell absorbiert. Nach 3 bis 4 Stunden treten maximale Blutspiegel auf. Die Verteilung in verschiedene Gewebe erfolgt langsam. Sulfadiazin wird mit einer Halbwertzeit von 7 bis 10 Stunden (Hund) bzw. 12 bis 17 Stunden (Katze) vorwiegend renal ausgeschieden. Die renale Exkretion ist abhängig vom pH-Wert des Urins.

Nebenwirkungen
Nach langfristiger Verabreichung hoher Dosen (30 mg/kg und Tag) sind nierentoxische Wirkungen und eine Schilddrüsenhyperplasie beobachtet worden. Darüber hinaus tritt eine Ceratoconjunctivitis sicca auf. Bei Katzen können sich Anorexie, Anämie und Leukopenie ausbilden.

Kontraindikationen
Sulfadiazin soll nicht gleichzeitig mit Hexamethylentetramin und Phenylbutazon verabfolgt werden.

Sulfadimethoxin

Pharmakologische Gruppe: Chemotherapeuticum, Sulfonamid
Chemischer Name: N-(2,4-Dimethoxy-6-pyrimidin)-sulfanilamid

Pharmakologisch-toxikologische Eigenschaften
Das wasserlösliche Sulfadimethoxin ist ein Langzeitsulfonamid. Es wirkt bakteriostatisch gegen zahlreiche Bakterien und Cocczidien. Eine Resistenzentwicklung ist möglich.

Indikation und Dosierung
Sulfadimethoxin wird gegen bakteriell bedingte Infektionen und gegen Coccidiose verwendet. Sowohl systemische wie lokale Applikationen an Euter und Klauen sind möglich.
Die Dosierungen betragen oral oder parenteral 20 bis 40 mg/kg Körpergewicht. Kaninchen erhalten täglich 40 mg/kg Körpergewicht; Hühner werden mit Trinkwasser behandelt, welches 1000 mg/l enthält.

Pharmakokinetik
Sulfadimethoxin wird nach oraler Gabe enteral resorbiert und über die Gewebe nahezu gleichmäßig verteilt. Es findet eine ausgeprägte Proteinbindung statt, so daß sowohl Stoffwechsel als auch Exkretion verzögert werden. Die orale Verabfolgung erzeugt für längere Zeit eine wirksamere Blutkonzentration als die parenterale Applikation.
Durch die täglichen Dosen von 20 bis 40 mg/kg können die wirksamen Blutkonzentrationen von 20 bis 30 µg/ml konstant aufrechterhalten werden. Für eine Wirkung muß diese Konzentration über 5 bis 7 Tage bestehen bleiben. Sulfadimethoxin wird zum großen Teil acetyliert und als Muttersubstanz oder als Metabolit über die Niere ausgeschieden. In der Milch behandelter Rinder erscheinen nur geringe Konzentrationen.

Bildung von Rückständen
Es ist damit zu rechnen, daß nach 9 bis 11 Tagen, nach intravenöser Injektion kürzer als nach oraler Applikation, Sulfadimethoxin und seine Metaboliten den tierischen Organismus verlassen haben.

Nebenwirkungen
Sulfadimethoxin sollte, wie auch die übrigen Sulfonamide, beim Pferd nur sehr langsam intravenös injiziert werden. Behandelten Tieren muß ausreichend Trinkwasser für die renale Exkretion angeboten werden.

Kontraindikationen
Sulfadimethoxin wird nicht bei Neugeborenen und nicht bei trächtigen Tieren verwendet.

Sulfadimidin, Sulfamethazin

Pharmakologische Gruppe: Chemotherapeuticum, Sulfonamid
Chemischer Name: N-(4,6-Dimethyl-2-pyrimidinyl)-sulfanilamid

Pharmakologisch-toxikologische Eigenschaften
Sulfadimidin ist wasserlöslich und entfaltet ein auffallend breites Wirkungsspektrum auf gramnegative und grampositive Krankheitskeime, wie Chlamydien, Protozoen (Coccidien und Toxoplasmen). Sulfadimidin wirkt bakteriostatisch auf wachsende Erreger durch Substratkonkurrenz zu *p*-Aminobenzoesäure. Es ist besonders gut wirksam in den frühen Stadien der Infektionskrankheiten, wenn sich die Bakterien vermehren. Bei chronischen Infektionen sind naturgemäß weniger gute Erfolge zu erwarten.

Indikation und Dosierung
Sulfadimidin wird bei allen bakteriell und durch Coccidien bedingten Infektionen aller Tierarten verwendet.
Die Behandlung beginnt mit einer Injektion von etwa 100 mg/kg Körpergewicht und wird dann mit oraler Verabfolgung von 50 bis 100 mg/kg Körpergewicht für die Dauer von 3 bis 7 Tagen fortgesetzt. Geflügel erhält 3 Tage lang Trinkwasser mit einer Konzentration von 0,05 bis 0,1 %. Nach einer 2tägigen Pause wird diese Behandlung zwei- oder dreimal wiederholt.

Pharmakokinetik
Sulfadimidin wird nach oraler Verabfolgung enteral nahezu vollständig absorbiert. Maximale Blutspiegel treten bei Rind und Pferd nach 6 bis 9 Stunden, beim Schaf nach 4 Stunden und beim Schwein nach 3 bis 4 Stunden auf. Die Bioverfügbarkeit ist 80 bis 100 % der applizierten Dosis. Sulfadimidin wird im tierischen Organismus in alle Gewebe unter Berücksichtigung von Leber und Niere verteilt. Es findet dann eine Acetylierung der freien Aminogruppe, eine Ringspaltung und eine Hydroxylierung und Kopplung an Glucuronsäure statt. Sulfadimidin wird hauptsächlich über die Niere (pH-abhängig) ausgeschieden. Bei saurem Harn wird Sulfadimidin stärker im Tubulusepithel resorbiert als im alkalischen Harn. Bei saurem Harn wird somit leicht die Löslichkeitsgrenze erreicht, so daß es anschließend zu einer Auskristallisation des Sulfadimidins bzw. des acetylierten Anteils in den Tubuluszellen mit entsprechenden Schädigungen an dieser Stelle der Nieren kommen kann. Die Dauer der Elimination, gemessen an der Halbwertzeit, ist tierartlich unterschiedlich: Rind 8 bis 11 Stunden, Ziege und Schaf 3 bis 10 Stunden, Schwein 9 bis 16 Stunden, Pferd 10 bis 13 Stunden, Hund und Huhn 4 bis 17 Stunden, Puter 5 bis 7 Stunden und Taube 1 Stunde.

Bildung von Rückständen
Die Bildung von Rückständen hängt von der Eliminationsgeschwindigkeit des Sulfadimidins ab. Insgesamt ist damit zu rechnen, daß nach mehr als einer Woche Sulfadimidin einschließlich Metaboliten aus dem tierischen Organismus ausgeschieden sind.

Nebenwirkungen
Sulfadimidin kann nach oraler Applikation bei Wiederkäuern zu Verdauungsstörungen führen. Die intravenöse Injektion bei Pferden ist sehr langsam vorzunehmen. Bei Geflügel wurde ein Rückgang der Trinkwasseraufnahme sowie hämorrhagische Diathesen beobachtet. Vitamin-K-Zusatz zum Trinkwasser ist empfehlenswert.

Kontraindikationen
Die gleichzeitige Anwendung von Phenylbutazon und Methenamin ist zu unterlassen.

Sulfaethoxypyridazin

Pharmakologische Gruppe: Chemotherapeuticum, Sulfonamid
Chemischer Name: N-(6-Ethoxypyridazinyl)-sulfanilamid

Pharmakologisch-toxikologische Eigenschaften
Sulfaethoxypyridazin wirkt bakteriostatisch gegenüber zahlreichen Bakterien. Es entfaltet den typischen Wirkungsmechanismus aller Sulfonamide.

Indikation
Sulfaethoxypyridazin wird zur Langzeit-Behandlung lokaler und allgemeiner Infektionen der Haustiere verwendet.

Dosierung
Rinder, Kälber und Schafe erhalten als einmalige Gabe 50 bis 75 bis 100 mg/kg Körpergewicht per os.

Pharmakokinetik
Sulfaethoxypyridazin wird nach oraler Gabe enteral gut absorbiert. Aus dem Plasma verschwindet es innerhalb von 10 bis 15 Stunden beim Rind und innerhalb von 11 Stunden beim Schaf (allerdings nach intravenöser Injektion gemessen). Durch besondere Retardformulierungen kann eine lange Anwesenheit von Sulfaethoxypyridazin im Organismus ermöglicht werden. Diese Substanz wird auch wie alle Sulfonamide acetyliert und dann schnell über die Nieren ausgeschieden.
In der Milch werden nur geringe Konzentrationen festgestellt.

Bildung von Rückständen
Es ist damit zu rechnen, daß nach 2 Wochen Sulfaethoxypyridazin aus dem tierischen Organismus ausgeschieden ist.

Nebenwirkungen
Nach oraler Verabfolgung ist mit Verdauungsstörungen zu rechnen. Wenn hohe Konzentrationen im Urin auftreten, kann es hier zur Auskristallisation in der Niere und zu entsprechenden Nierenfunktionsstörungen kommen.

Kontraindikationen
Sulfaethoxypyridazin soll nicht bei Früh- und Neugeborenen verwendet werden, da ein Kernikterus in diesem Alter auftreten kann.

Sulfafurazol

Pharmakologische Gruppe: Chemotherapeuticum, Sulfonamid
Chemischer Name: N-(3,4-Dimethyl-5-isoxazolyl)-sulfanilamid

Pharmakologisch-toxikologische Eigenschaften
Sulfafurazol entfaltet alle bakteriostatischen Eigenschaften wie die übrigen Sulfonamide. Wegen der erzielbaren hohen Konzentrationen von Sulfafurazol im Urin wird es besonders gegen Mikroorganismen eingesetzt, die Entzündungen des Urogenitalsystems hervorrufen.

Indikation und Dosierung
Nephritis, Pyolonephritis, Blasenentzündung und andere Entzündungen der harnableitenden Wege. Sulfafurazol wird nur bei Hund und Katze in einer Dosis von täglich dreimal 20 mg/kg Körpergewicht per os verabfolgt.

Pharmakokinetik
Sulfafurazol wird nach oraler Gabe enteral schnell absorbiert und renal ausgeschieden.

Nebenwirkungen
Wegen der hohen Konzentration in den Tubuluszellen der Niere infolge Rückresorption können dort Nierenschädigungen auftreten. Es ist dafür zu sorgen, daß die behandelten Tiere reichlich Flüssigkeit zu sich nehmen.

Sulfaguanidin

Pharmakologische Gruppe: Chemotherapeuticum, Sulfonamid
Chemischer Name: N-Amidinosulfanilamid

Pharmakologisch-toxikologische Eigenschaften
Sulfaguanidin ist nur wenig wasserlöslich und wird deswegen nicht für die parenterale oder systemische Wirkung verwendet. Es ist als typisches Sulfonamid wirksam gegen eine Reihe von Infektionskeimen im Gastrointestinaltrakt. Darüber hinaus kann es nach lokaler Applikation haut- und schleimhautbesiedelnde Krankheitskeime beeinflussen.

Indikation
Sulfaguanidin wird zur Behandlung der infektiösen Gastroenteritits und zur Chemotherapie infizierter Wunden bei Schwein, Hund und Katze in Kombination mit anderen Sulfonamiden verwendet.

Pharmakokinetik
Sulfaguanidin wird enteral kaum absorbiert und führt daher auch nicht zu Rückständen. Die Ausscheidung erfolgt fäkal, allerdings beim Ferkel bis zu einer Dauer von 17 Tagen.

Sulfaloxinsäure

Pharmakologische Gruppe: Chemotherapeuticum, Sulfonamid
Chemischer Name: 2-[4-(3-Hydroxymethylureido-sulfonyl)-phenylcarbamoyl]-benzoesäure

Pharmakologisch-toxikologische Eigenschaften
Sulfaloxinsäure ist durch metabolische Abspaltung von Formaldehyd doppelt wirksam. Dieser Effekt kann nur nach lokaler Applikation ausgenutzt werden. Sulfaloxinsäure entfaltet ein breites chemotherapeutisches Wirkungsspektrum. Es treten allerdings resistente Mikroorganismen auf. Wegen der mangelhaften enteralen Absorbierbarkeit wird Sulfaloxinsäure nur im Magen-Darm-Kanal oder auf äußeren Wunden wirksam sein.

Indikation
Bakteriell bedingte Darminfektionen aller Tiere.

Dosierung
Rinder erhalten zweimal täglich 25 g, Kälber 3 bis 5 g, Schweine 4 bis 6 g, Ferkel 1 bis 2 g, Hunde 1 bis 3 g und Katzen 0,5 bis 2 g per os. Diese Behandlung wird 3 bis 5 bis 7 Tage fortgesetzt.

Pharmakokinetik
Sulfaloxinsäure wird nach oraler Verabfolgung enteral kaum absorbiert (höchstens 10 %). 48 Stunden nach der oralen Verabfolgung kann Sulfaloxinsäure im tierischen Organismus nicht mehr nachgewiesen werden. Die Ausscheidung erfolgt über den Kot. Es ist damit zu rechnen, daß nach 4 oder 5 Tagen Sulfaloxin vollständig aus dem tierischen Organismus ausgeschieden ist.

Nebenwirkungen und Kontraindikationen
Nicht bekannt.

Sulfamerazin

Pharmakologische Gruppe: Chemotherapeuticum, Sulfonamid
Chemischer Name: N-(4-Methyl-2-pyrimidinyl)-sulfanilamid

Pharmakologisch-toxikologische Eigenschaften
Sulfamerazin entfaltet ein breites antimikrobielles Wirkungsspektrum und ist gegenüber grampositiven und gramnegativen Krankheitskeimen wirksam, allerdings kann sich eine Resistenzentwicklung einstellen. Der Wirkungsmechanismus ist der gleiche wie bei den übrigen Sulfonamiden. Es ist wenig wasserlöslich und wird aus dem Ort der Applikation kaum absorbiert. Daher kann es nur auf Schleimhäuten wie im Magen-Darm-Kanal, im Uterus oder der Milchdrüse und auf der äußeren Haut wirksam werden.

Indikation
Sulfamerazin wird bei Purperalerkrankungen durch Eingabe in den Uterus, bei Vorliegen einer Mastitis oder bei Magen-Darm-Erkrankungen der Jungtiere angewendet. Es wird stets in Kombination mit anderen Sulfonamiden oder sonstigen Stoffen verwendet.

Pharmakokinetik
Nach topischer Anwendung wird Sulfamerazin nur sehr langsam und in geringer Rate absorbiert.

Bildung von Rückständen
Es ist damit zu rechnen, daß mit Ablauf einer Zeit von 6 bis 8 Tagen Sulfamerazin einschließlich der Metaboliten aus dem Organismus ausgeschieden sind.

Nebenwirkungen
Sulfamerazin führt häufig zur Allergie mit Urticaria sowie zu Diarrhoe und Obstipation.

Sulfamethoxazol

Pharmakologische Gruppe: Chemotherapeuticum, Sulfonamid
Chemischer Name: N-(5-Methyl-3-isoxazolyl)-sulfanilamid

Pharmakologisch-toxikologische Eigenschaften
Sulfamethoxazol entfaltet die den Sulfonamiden eigenen Wirkungen auf wachsende Krankheitskeime durch Verdrängung der *p*-Aminobenzoesäure vom biochemischen Rezeptor zu Beginn der Folatsynthese.

Indikation
Bakteriell bedingte Infektionen des Respirations-, Gastrointestinal- sowie des Urogenitalsystems bei Hund und Katze. Sulfamethoxazol wird nur in Kombination mit Trimethoprim verwendet. Die Verabfolgung besteht oral oder parenteral.

Sulfamethoxydiazin, Sulfamethoxin; Sulfamethoxypyrimidin

Pharmakologische Gruppe: Chemotherapeuticum, Sulfonamid
Chemischer Name: N-(5-Methoxy-2-pyrimidinyl)-sulfanilamid

Pharmakologisch-toxikologische Eigenschaften
Sulfamethoxydiazin entfaltet ein breites Wirkungsspektrum auf grampositive und gramnegative Krankheitskeime. Es wirkt wie alle Sulfonamide durch Substratkonkurrenz an den biochemischen Rezeptoren für *p*-Aminobenzoesäure bei der Folatsynthese und ist insofern wirksam bei wachsenden Mikroorganismen in der akuten Vermehrungsphase.

Indikation
Sulfamethoxidiazin wird gegen verschiedene Infektionen des Respirations-, Gastrointestinal- und Urogenitalsystems verwendet und ist bei Septikämien und Phlegmone wirksam.

Dosierung
Die Dosierungen betragen für alle Tiere 30 bis 40 mg/kg intravenös, intramuskulär oder subcutan. Die Behandlung muß 3 bis 7 Tage lang durchgeführt werden.

Pharmakokinetik
Die einmalige Applikation von 30 bis 40 (bis 60) mg/kg Körpergewicht erzeugt für die Dauer von 24 Stunden eine chemotherapeutisch wirksame Blutkonzentration von 10 μg/ml. Dieser Stoff wird acetyliert und dann schnell renal ausgeschieden. 30 bis 40 % bleiben allerdings unverstoffwechselt. Die Halbwertzeiten betragen für Rind, Schwein, Pferd und Hund 7 bis 16 Stunden.

Nebenwirkungen
Sulfamethoxydiazin kann zu lokalen Reizerscheinungen führen. Deswegen sollte auf die Applikation einer zu hohen Konzentration verzichtet werden.

Sulfamethoxypyrazin, Sulfalen

Pharmakologische Gruppe: Chemotherapeuticum, Sulfonamid
Chemischer Name: N-(3-Methoxy-2-pyrazinyl)-sulfanilamid

Pharmakologisch-toxikologische Eigenschaften
Sulfamethoxypyrazin ist ein Langzeitsulfonamid mit einem sehr breiten Wirkungsspektrum auf grampositive und gramnegative Krankheitserreger. Es wirkt wie alle Sulfonamide durch Substratkonkurrenz zu 4-Aminobenzoesäure bei der Folatsynthese.

Indikation
Sulfamethoxypyrazin wird zur Behandlung von Septikämien und Sekundärerkrankungen nach einer Virusinfektion verwendet. Indikationen für dieses Sulfonamid sind Infektionen des Respirations- und Gastrointestinaltrakts, des Nabels bei Neugeborenen, Kälberdiphtherie, Gelenkerkrankungen, Panaritien, Mastitis und Metritis, Phlegmone und allgemeine Wundinfektionen, ferner der Befall von Coccidien.

Dosierung
Die Dosierungen betragen bei allen Tieren 60 mg/kg Körpergewicht einmal täglich über die Dauer von 3 bis 5 oder 7 Tagen intravenös, subcutan oder intramuskulär.

Pharmakokinetik
Sulfamethoxypyrazin wird nach der Verabfolgung zu 75 % an Plasmaprotein gebunden und daher vor dem Metabolismus und der Ausscheidung geschützt. Es wird mit Halbwertzeiten von 8 bis 14 Stunden (Rind), 21 Stunden (Schwein) oder 14 Stunden (Hund) ausgeschieden. 24 Stunden nach der einmaligen Injektion sind noch wirksame Plasmaspiegel vorhanden. Sulfamethoxypyrazin wird acetyliert und dann vorwiegend in der Niere ausgeschieden. Auch eine Ausscheidung mit der Milch ist möglich.

Bildung von Rückständen
Es ist damit zu rechnen, daß Sulfamethoxypyrazin 12 Tage nach der letzten Injektion einschließlich der Metaboliten aus dem Körper eliminiert ist.

Nebenwirkungen
Bei zu schneller intravenöser Injektion (weniger als 1 Minute) können Muskelzittern, Muskelschwäche und Sehstörungen auftreten. Bei Pferden sollte die intravenöse Injektion außerordentlich langsam erfolgen.

Kontraindikationen
Die gleichzeitige Anwendung mit ß-Lactam- und Aminoglykosidantibiotica sollte unterbleiben.

Sulfamethoxypyridazin

Pharmakologische Gruppe: Chemotherapeuticum, Sulfonamid
Chemischer Name: N-(5-Methoxy-3-pyridazyl)-sulfanilamid

Pharmakologisch-toxikologische Eigenschaften
Sulfamethoxypyridazin wirkt bakteriostatisch gegenüber zahlreichen Infektionserregern. Die wirksame chemotherapeutische Blutkonzentration beträgt 20 bis 50 µg/ml. Die Toxizität dieses Sulfonamids ist vergleichsweise gering.

Indikation
Sulfamethoxypyridazin wird zur Behandlung von Septikämien und Infektionen des Magen-Darm-Kanals, der Lunge sowie des Bauchfells verwendet. Darüber hinaus ist Sulfamethoxypyridazin wirksam gegenüber Aktinomycose und Coccidiose.

Dosierung
Pferde, Rinder, Kälber, Schweine, Schafe, Hunde und Katzen erhalten täglich 50 bis 75 mg/kg subcutan oder intramuskulär bzw. 50 mg/kg per os für die Dauer bis zu 7 Tagen. Zur Behandlung der Coccidiose bei Kaninchen und Geflügel werden diesen Tieren 20 bis 50 mg/kg parenteral oder oral verabfolgt.

Pharmakokinetik
Sulfamethoxypyridazin wird nach oraler Applikation enteral nur langsam absorbiert. Diese Substanz wird auch nach Acetylierung renal ausgeschieden.

Bildung von Rückständen
Es ist damit zu rechnen, daß 10 bis 24 Tage nach der letzten Gabe Sulfamethoxypyridazin einschließlich der Metaboliten aus dem Körper ausgeschieden sind.

Nebenwirkungen
Bei Rind und Pferd treten gelegentlich Durchfallerscheinungen auf. Sulfamethoxypyridazin kann bei Hunden nach langer Verabreichung eine Schilddrüsenhyperplasie hervorrufen.

Sulfanilamid

Pharmakologische Gruppe: Chemotherapeuticum, Sulfonamid
Chemischer Name: 4-Aminobenzolsulfonamid

Pharmakologisch-toxikologische Eigenschaften
Sulfanilamid wirkt bakteriostatisch gegenüber grampositiven Krankheitserregern, vorwiegend gegenüber Streptokokken.

Indikation
Dieses älteste Sulfonamid wird heute kaum noch verwendet, lediglich zur Behandlung von infizierten Wunden und Verletzungen der Zitzen.

Dosierung
Bei Pferden, Rindern, Kälbern, Schweinen, Schafen, Ziegen, Hunden und Katzen wird Sulfanilamid in Form von lokal zu applizierenden Formulierungen verwendet.

Pharmakokinetik
Sulfanilamid wird vom Ort der Applikation aus absorbiert und schnell wieder ausgeschieden.

Bildung von Rückständen
Sulfanilamid führt nach topischer Applikation kaum zu Rückständen im tierischen Organismus.

Kontraindikationen
Sulfanilamid soll nicht zusammen mit Lokalanästhetica vom Typ des Procains verwendet werden, damit keine gegenseitige Aufhebung der Wirkungen aufgrund des biochemischen Wirkungsmechanismus aller Sulfonamide erfolgt.

Sulfaperin, Isosulfamerazin

Pharmakologische Gruppe: Chemotherapeuticum, Sulfonamid
Chemischer Name: N-(5-Methyl-2-pyrimidinyl)-sulfanilamid

Pharmakologisch-toxikologische Eigenschaften
Sulfaperin ist ein Sulfonamid mit einem breiten Wirkungsspektrum. Es ist insbesondere gegen Chlamydien und Protozoen wirksam. Die bei Menschen festgestellten langen Halbwertzeiten sind beim Tier nicht beobachtet worden.

Indikation
Sulfaperin wird gegen Infektionen des Respirations- und Gastrointestinaltraktes verwendet.

Dosierung
Sulfaperin wird ausschließlich bei Hund und Katze sowie bei Ziervögeln verwendet. Es müssen zweimal täglich 25 mg/Hund für die Dauer von 3 bis 5 oder 7 Tagen gegeben werden.

Pharmakokinetik
Nach der genannten Dosierung werden beim Hund nach 4 Stunden Blutspiegel von 15 µg/ml erreicht. Mit einer Halbwertzeit bei Hunden von 4 Stunden und bei Vögeln von etwa 2 Stunden wird Sulfaperin eliminiert. Der Hund glucuronidiert diese Substanz.

Nebenwirkungen
Sulfaperin kann wie viele Sulfonamide bei Hunden zu Funktionsstörungen der Niere führen, insbesondere wenn zu wenig Trinkwasser angeboten wird.

Sulfaphenazol

Pharmakologische Gruppe: Chemotherapeuticum, Sulfonamid
Chemischer Name: N-(1-Phenylpyrazol-5-yl)-sulfanilamid (Sulfaphenylpyrazol)

Pharmakologisch-toxikologische Eigenschaften
Sulfaphenazol ist wirksam vor allem gegen grampositive Krankheitserreger (Kokken). Gegenüber Sulfaphenazol haben sich eine Reihe von resistenten Mikroorganismen entwickelt.

Indikation
Sulfaphenazol kann zur Behandlung von Septikämien beim Kalb, der Lymphangitis und von Panaritien der Wiederkäuer sowie eitrigen Infektionen anderer Tiere eingesetzt werden.

Dosierung
Pferde und Rinder erhalten täglich 50 bis 70 mg/kg, Kälber, Schweine, Schafe, Ziegen, Hunde und Katzen 80 bis 100 mg/kg intravenös, subcutan oder intramuskulär für die Dauer von 3 bis 7 Tagen.

Pharmakokinetik
Nach intramuskulärer oder subcutaner Injektion wird Sulfaphenazol schnell vom Ort der Applikation aus absorbiert und aus dem Plasma mit einer Halbwertzeit von 2 bis 7 Stunden (Rind), 4 Stunden (Schwein), 9 bis 14 Stunden (Pferd) oder 3 Stunden (Hund) eliminiert. Es handelt sich um ein Mittelzeitsulfonamid, das über 24 Stunden therapeutische Wirkstoffspiegel im Organismus erzielen kann. In der Leber findet eine Acetylierung des Sulfaphenazols statt. Die Muttersubstanz und die Metaboliten werden vorwiegend renal ausgeschieden.

Sulfapyrazol, Sulfamethylphenazol

Pharmakologische Gruppe: Chemotherapeuticum, Sulfonamid
Chemischer Name: 3-(4-Aminobenzolsulfonamido)-2-phenyl-5-methylpyrazol

Pharmakologisch-toxikologische Eigenschaften
Sulfapyrazol ist ein Langzeitsulfonamid mit einem breiten Wirkungsspektrum auf grampositive und gramnegative Krankheitserreger. Die Bildung resistenter Stämme vermindert den breiten therapeutischen Einsatz.

Indikation
Sulfapyrazol wird gegen Infektionen des Gastrointestinaltraktes und zur Behandlung der Mastitis bei Rindern verwendet.

Dosierung
Alle Tiere erhalten Sulfapyrazol in Dosierungen von 50 bis 70 mg/kg Körpergewicht intramuskulär oder langsam intravenös. Diese Dosis muß täglich für die Dauer von 4 bis 7 Tagen verabfolgt werden.

Pharmakokinetik
Sulfapyrazol wird nach intramuskulärer oder subcutaner Injektion gut absorbiert und erreicht 3 bis 6 Stunden später maximale Blutkonzentrationen. Nach der Dosis von 40 bis 60 mg/kg Körpergewicht treten bei Pferd, Rind und Hund Konzentrationen von 20 bis 30 µg/ml Blut für die Dauer von 24 Stunden auf. Bei Schafen werden diese Konzentrationen bis zu 4 Tagen gemessen. Sulfapyrazol wird mit einer Halbwertzeit von 8 bis 17 Stunden (Rind), 39 Stunden (Schaf), 11 bis 12 Stunden (Schwein), 11 bis 24 Stunden (Pferd) oder 18 bis 34 Stunden (Hund) ausgeschieden.

Bildung von Rückständen
Es ist damit zu rechnen, daß die eßbaren Gewebe von Rind, Schwein oder Pferd 14 Tage nach der letzten Gabe keine Reste von Sulfapyrazol mehr enthalten. Bei Schafen kann diese Zeit etwa 30 Tage betragen.

Nebenwirkungen
Bei Pferden wird nach der intravenösen Injektion von Sulfapyrazol eine Temperaturerhöhung, Pulserhöhung sowie Muskelzittern beobachtet.

Sulfaquinoxalin

Pharmakologische Gruppe: Chemotherapeuticum, Sulfonamid
Chemischer Name: N-(2-Quinoxalinyl)-sulfanilamid

Pharmakologisch-toxikologische Eigenschaften
Sulfaquinoxalin entfaltet ein breites Wirkungsspektrum und ist besonders auch gegen Coccidiose des Geflügels wirksam. Die therapeutische Breite von Sulfaquinoxalin ist gering, so daß mit toxischen Effekten gerechnet werden muß, die im Auftreten eines hämorrhagischen Syndroms bestehen. Hin und wieder sind auch Todesfälle nach leichter Überdosierung beobachtet worden.

Indikation
Sulfaquinoxalin wird zur Prophylaxe und Therapie von Geflügelcoccidiose sowie der Coccidiose bei Kaninchen verwendet. Es ist auch gegenüber bakteriellen Infektionen wirksam.

Dosierung
Geflügel (Hühner, Puten, Tauben, Fasane, Gänse) und Kaninchen erhalten zur Prophylaxe Trinkwasser mit einer Konzentration von 0,015 % und zur Therapie Trinkwasser mit 0,04 %. Dieses Wasser muß 3 Tage lang verabreicht werden. Anschließend wird eine 2tägige Pause eingelegt, danach wird noch einmal 2 Tage lang behandelt.

Pharmakokinetik
Sulfaquinoxalin wird im Magen-Darm-Kanal unterschiedlich schnell absorbiert; 2 bis 24 Stunden nach der oralen Aufnahme werden die maximalen Blutkonzentrationen erreicht. Sulfaquinoxalin tritt auch im Hühnerei auf, wenn die Substanz bei Legehennen verwendet wird. Sulfaquinoxalin wird acetyliert und vorwiegend renal ausgeschieden.

Bildung von Rückständen
Es ist damit zu rechnen, daß 2 Wochen nach Beendigung der Dosierung die eßbaren Gewebe und die Eier keine Rückstände mehr enthalten.

Nebenwirkungen
Sulfaquinoxalin kann Leber- und Nierenschädigungen sowie Hodenepithelnekrose herbeiführen.

Sulfathiazol

Pharmakologische Gruppe: Chemotherapeuticum, Sulfonamid
Chemischer Name: N-(2-Thiazolyl)-sulfanilamid

Pharmakologisch-toxikologische Eigenschaften
Sulfathiazol ist das älteste Sulfonamid und wirksam gegen gramnegative und grampositive Krankheitserreger.

Indikation
Sulfathiazol wird bei Geflügel und Kaninchen zur Behandlung des infektiösen Geflügelschnupfens und des ansteckenden Schnupfens der Kaninchen verwendet.

Dosierung
Sulfathiazol wird per os mit dem Trinkwasser verabfolgt, welches 2 bis 4 g/l enthält. Die Behandlung ist 3 bis 5 Tage durchzuführen. Kaninchen erhalten 400 mg/Tier zweimal täglich oral.

Pharmakokinetik
Sulfathiazol wird nach oraler Applikation enteral rasch absorbiert. Bei älteren Tieren, in denen sich Sulfathiazol längere Zeit im Kropf aufhält, ist die Absorption verzögert. Insgesamt wird Sulfathiazol schlechter absorbiert als andere Sulfonamide. Sulfathiazol wird verhältnismäßig schnell aus dem Körper ausgeschieden. Die Halbwertzeit beträgt bei Kaninchen 1,5 Stunden und beim Broiler 1,8 Stunden. Die Ausscheidung erfolgt fast ausschließlich über die Nieren mit dem Urin.

Nebenwirkungen
Sulfathiazol kann beim Junggeflügel neurologische Symptome und eine reduzierte Futteraufnahme hervorrufen.

Kontraindikationen
Bei Durchfall und verminderter Flüssigkeitsaufnahme soll Sulfathiazol nicht verwendet werden.

Trimethoprim

Pharmakologische Gruppe: Chemotherapeuticum
Chemischer Name: 2,4-(Diamino-5-(3′,4′,5′-trimethoxybenzyl)-pyrimidin

Pharmakologisch-toxikologische Eigenschaften
Das wasserlösliche Pulver hemmt das Wachstum von Krankheitskeimen durch Beeinflussung bestimmter Enzyme. So wird die Dihydrofolsäure nicht in Tetrahydrofolsäure umgewandelt, weil das hierfür nötige Enzym Dihydrofolsäurereduktase durch Trimethoprim gehemmt wird. Da der Angriffspunkt des Trimethoprims an anderer Stelle der Folatsynthese als bei Sulfonamide erfolgt, wird Trimethoprim meist mit verschiedenen Sulfonamiden kombiniert. Obwohl die Sulfonamide und Trimethoprim allein gegeben nur bakteriostatisch wirken, ist die Kombination bakteriozid. Trimethoprim als Monosubstanz ist wirksam gegenüber Staphylokokken, Streptokokken, Pneumokokken, Enterokokken, E. coli, Proteus, Salmonellen und Shigellen. Gegenüber Trimethoprim können sich auch resistente Mikoorganismen entwickeln.

Indikation
Bakteriell bedingte Infektionen entsprechend den Sulfonamiden. Speziell werden durch Trimethoprim Hautaffektionen, Endometritis, Harnwegserkrankungen, Bronchitis und Enteritis behandelt.

Dosierung
Trimethoprim wird allein oder in Kombination in einer Dosis von 10 bis 20 mg/kg Körpergewicht oral verabfolgt.

Pharmakokinetik
Trimethoprim wird nach oraler Verabfolgung enteral fast vollständig absorbiert und erreicht 1 bis 3 Stunden nach der Gabe maximale Blutspiegel. Es diffundiert in alle Gewebe und wird mit einer Halbwertzeit von 1 Stunde (Wiederkäuer) bis 3 Stunden (Hund, Pferd), manchmal auch bis 10 Stunden ausgeschieden.

Bildung von Rückständen
Es ist damit zu rechnen, daß nach Ablauf einer Zeit von 5 bis 6 Tagen in den verzehrbaren Geweben keine Trimethoprim-Rückstände mehr auftreten.

12 Endoparasitica

Wegen der besonderen Unterbringung der Nutztiere und des häufig wechselnden Tierbestandes ist das Risiko einer parasitär bedingten Erkrankung der Tiere sehr hoch. Es muß dafür gesorgt werden, daß entweder keine Parasiten in einen Tierbestand eingeschleppt werden oder daß die aufgetretenen Parasiten sofort bekämpft werden. Zur Gruppe der Endoparasitica gehören solche Stoffe, die die im tierischen Organismus lebenden Parasiten, im wesentlichen Würmer des Darmkanals, beeinflussen sollen. Die meisten Stoffe werden mit dem Futter verabfolgt. Während früher spezifische Wurmmittel verwendet wurden, stehen heute einige Breitband-Anthelminthica zur Verfügung, deren Wirksamkeit sich auf mehrere Wurmarten bezieht.
Arecolin ist ebenfalls ein zur Behandlung von Wurmerkrankungen nützliches Arzneimittel. Wegen der gleichzeitig vorhandenen Wirkung auf cholinerge Rezeptoren des Darms und derjenigen von Parasiten wird dieses Arzneimittel in der Gruppe der Arzneimittel des autonomen Nervensystems beschrieben.
(→ Chemischer Pflanzenschutz, Kapitel Pflanzenschutz und Schädlingsbekämpfung)

Albendazol

Pharmakologische Gruppe: Anthelminthicum
Chemischer Name: Methyl-5-propylthio-2-benzimidazolcarbamat

Pharmakologisch-toxikologische Eigenschaften
Albendazol ist eine wasserunlösliche Substanz, die in DMSO und Essigsäure sowie in anderen starken Säuren und Basen und in Alkoholen gelöst wird. Es ist hoch wirksam gegenüber Larven und adulten Stadien von Magen-Darm- und Lungenwürmern bei allen Tierarten. Außerdem wirkt es gegen Skolex und Bandwurmglieder. Im Tierexperiment sind teratogene Wirkungen nachgewiesen. Albendazol wirkt nicht mutagen. Auf das Herz-Kreislauf-System und die Atmung werden keine Wirkungen ausgelöst.

Indikation und Dosierung
Albendazol wird beim Rind zur Behandlung von Magen-Darm-Helminthosen, einschließlich der sogenannten Winter-Ostertagiose, gegen Lungenwürmer, Leberegel und Bandwürmer verwendet.
Die Dosierungen betragen einmal 7,5 bis 10 mg/kg per os. Wenn gleichzeitig ein Leberegelbefall behandelt werden soll, ist die höhere Dosierung nötig.

Wirkungsweise und -dauer
Es werden durch Albendazol die Parasiteneier abgetötet und die hypobiotischen Larven der Darmwand in ihrer Entwicklung gehemmt, z. B. bei Stertagiose. Darüber hinaus findet eine Beeinflussung des Vermehrungspotentials der Leberegel im Sinne einer degenerativen Eierveränderung statt.

Pharmakokinetik
Albendazol wird nach oraler Applikation enteral schnell absorbiert, so daß nach 1 Tag maximale Blutspiegel zu beobachten sind. Innerhalb von 72 Stunden wird etwa die Hälfte der Substanz renal ausgeschieden. Im Darm findet eine Metabolisierung zu 2-Aminosulfon-Verbindungen statt. Es treten außerdem noch weitere unidentifizierte Metaboliten auf.

Bildung von Rückständen
Nach etwa 1 Woche sind Reste von Albendazol und Metaboliten im tierischen Organismus nicht mehr nachzuweisen. Lediglich Leber und Nieren können noch bis zu 4 Wochen Reste enthalten. Die Gesamtrückstände von Albendazol betragen 9 Tage nach der Anwendung etwa 1 % der verabreichten Dosis. In der Milch wird Albendazol bis zu einer Zeit von 3 bis 5 Tagen ausgeschieden, unabhängig vom jeweiligen Laktationsstadium. Die Milch enthält 48 bis 72 Stunden nach der Verabfolgung etwa 0,1 mg/l und nach mehr als 72 Stunden weniger als 0,01 mg/l.

Nebenwirkungen und Kontraindikationen
Nebenwirkungen des Albendazol sind nicht bekannt. Wegen der im Tierversuch beobachteten teratogenen Wirkungen sollen Rinder im ersten Trächtigkeitsmonat nicht behandelt werden.

Cambendazol

Pharmakologische Gruppe: Anthelminthicum
Chemischer Name: Isopropyl-2-(4-thiazolyl)-5-benzimidazolcarbamat

Pharmakologisch-toxikologische Eigenschaften
Cambendazol ist ein hochwirksames Anthelminthicum, über 95 % der adulten Nematoden bei Schwein und Pferd werden abgetötet. Die akut toxischen Dosen liegen um ein Mehrfaches höher als die therapeutischen, der Sicherheitsindex ist hoch. In in-vitro-Versuchen sind mutagene und antimitotische Eigenschaften nachgewiesen.

Indikation
Beim Schwein wird der Befall mit adulten Strongyliden, Hyatrongylus, Oesophagostomum und Ascaris behandelt. Beim Pferd sprechen große und kleine Strongyliden auf die Therapie an.

Dosierung
Beim Schwein werden einmal 20 mg/kg oder fünfmal 5 mg/kg an 5 aufeinanderfolgenden Tagen bzw. 2,5 mg/kg 10 Tage lang oral verabfolgt; für das Pferd ist eine einmalige Applikation von 20 mg/kg Körpergewicht vorgesehen.

Pharmakokinetik
Nach oraler Applikation werden beim Schwein ca. 15 bis 30 % der applizierten Dosis enteral resorbiert und metaboliert. Im Urin sind mindestens 14 verschiedene Metaboliten nachweisbar. Besonders hohe Konzentrationen finden sich in Leber und Niere. Die Halbwertzeit im Plasma wird für das Schwein mit 11 Tagen angegeben. Die Ausscheidung erfolgt zu ca. 40 % über den Kot.

Bildung von Rückständen
Für die vom Schwein stammenden eßbaren Gewebe ist eine Wartezeit von 28 Tagen festgesetzt; für diejenigen des Pferdes gilt eine solche von 42 Tagen.

Nebenwirkungen und Kontraindikationen
Cambendazol wirkt bei Ratten, Schaf und Schwein embryotoxisch und teratogen, dementsprechend ist die Anwendung bei trächtigen Tieren sowie ferner bei Stuten, deren Milch als Lebensmittel verwendet werden soll, kontraindiziert.

Coumaphos

Pharmakologische Gruppe: Anthelminthicum, Insektizid, Ektoparasitenmittel
Chemischer Name: Chlormethylcumarinyldiethylphosphothioat

Pharmakologisch-toxikologische Eigenschaften
Coumaphos ist ein Thiophosphorsäureester und hemmt die Cholinesterase-Aktivität. Es führt daher sowohl bei den Parasiten wie beim Warmblüter zu einer Vermehrung der Acetylcholin-Menge im Organismus. Die ausgelösten Erscheinungen lassen sich auf die indirekte parasympatomimetische Wirkung zurückführen. Coumaphos ist relativ toxisch, es besteht

nur ein geringer Sicherheitsabstand zwischen voller therapeutischer und minimaler toxischer Dosis. Die Vergiftungserscheinungen sind typische Effekte der Phosphorsäureesterwirkung. 20 bis 30 mg/kg Körpergewicht können bereits zu Intoxikationen führen.

Indikation
Bei Wiederkäuern wird Coumaphos zur Behandlung von Magen-Darm-Nematoden, z. B. Haemonchos, Ostertagia, Cooperia, Trichostrongulus, eingesetzt.

Dosierung
Rinder erhalten 15 mg/kg und Schafe 8 mg/kg einmal oral. Der gleiche Effekt wird mit einer täglichen Dosis von 2 mg/kg Körpergewicht 6 Tage lang erzielt.

Pharmakokinetik
Coumaphos wird nach oraler Applikation schnell enteral absorbiert und metabolisiert. Innerhalb von 2 Tagen ist die Substanz fast vollständig ausgeschieden.

Bildung von Rückständen
Nur innerhalb der ersten 2 Tage nach der Behandlung ist mit Rückständen zu rechnen, die allerdings für den Konsumenten ohne große Bedeutung sind.

Nebenwirkungen und Kontraindikationen
Alle auftretenden Effekte sind auf eine Cholinesterase-Hemmung zurückzuführen. Gleichzeitige Anwendung mit ähnlich wirkenden Stoffen ist daher kontraindiziert.

Dichlorvos

Pharmakologische Gruppe: Anthelminthicum, Parasympathomimeticum, Insektizid
Chemischer Name: Dimethyldichlorvinylphosphat (DDVP)

Pharmakologisch-toxikologische Eigenschaften
Dichlorvos führt zu einer schwachen Cholinesterasehemmung mit den entsprechenden Symptomen. Es stellt ein indirektes Parasympathomimeticum dar. Wirkungen auf Parasiten wie auf Warmblüter sind auf diesen Effekt zurückzuführen. Die Toxizität hängt erheblich von der Art der Formulierung ab. Die orale Gabe von 100 mg Dichlorvos/kg Körpergewicht führt zu Vergiftungserscheinungen.

Indikation
Dichlorvos wird zur Behandlung von Magen-Darm-Parasiten bei Pferd, Schwein und Hund verwendet.

Dosierung
Dichlorvos wird oral verabfolgt, wobei Pferde 20 bis 40 mg/kg, Schweine 15 mg/kg und Hunde 30 mg/kg Körpergewicht erhalten. Katzen und Welpen erhalten die einmalige Dosis von 10 mg/kg Körpergewicht.

Pharmakokinetik
Die Formulierung ist so gestaltet, daß nach oraler Verabfolgung innerhalb von 2 bis 3 Tagen etwa 50 % Dichlorvos als aktiver Wirkstoff freigesetzt werden. Dieser Teil wird enteral absorbiert und in der Leber über Dichloracetaldehyd, Dichlorethanol, Dichloressigsäure oder Desmethyldichlorvos abgebaut. In der Milch treten Dichlorvos oder die Um- und Abbauprodukte nur in Spuren auf.

Nebenwirkungen und Kontraindikationen
Alle Effekte sind auf die schwache Hemmung der Aktivität der Cholinesterase zurückzuführen. Die gleichzeitige Anwendung von ähnlich wirksamen Stoffen ist daher kontraindiziert.

Diethylcarbamazin

Pharmakologische Gruppe: Anthelminthicum
Chemischer Name: N,N-Diethyl-4-methyl-(1-piperazin-carboxamid)

Pharmakologisch-toxikologische Eigenschaften
Diethylcarbamazin ist insbesondere gegenüber Lungenwürmern der Wiederkäuer wirksam. Die Toxizität ist sehr gering, so daß Vergiftungserscheinungen nicht zu erwarten sind.

Indikation
Diethylcarbamazin wird zur Behandlung von Lungenwürmern bei Rindern und Schafen angewendet.

Dosierung
Rinder erhalten dreimal 20 mg/kg Körpergewicht im Abstand von etwa 24 Stunden, Schafe einmal 40 mg/kg per os. Zur Prophylaxe werden beiden Tierarten einmal 20 mg/kg per os oder an 2 oder 3 aufeinanderfolgenden Tagen oral verabfolgt. Auch die intramuskuläre oder intraabdominale Applikation ist möglich.

Pharmakokinetik
Bei Rind, Schaf und Ziege wird Diethylcarbamazin nach oraler Verabfolgung schnell enteral absorbiert und in alle Organe nahezu gleichmäßig verteilt. Die Substanz wird zum überwiegenden Teil schnell in dem Piperazin ähnliche Folgestoffe metabolisiert und innerhalb von 24 bis 30 Stunden zu 83 bis 97 % renal eliminiert.

Bildung von Rückständen
Es ist damit zu rechnen, daß innerhalb von 4 Tagen Diethylcarbamazin und Metaboliten aus dem Organismus ausgeschieden sind.

Nebenwirkungen
Diethylcarbamazin kann gelegentlich zu zentralnervösen Erregungen mit Zuckungen und Änderungen der motorischen Statik mit Niederlegen führen. Bei starkem Parasitenbefall kann es durch Freisetzen relativ großer Antigenmengen zu einer anaphylaktoiden Reaktion kommen.

Febanthel

Pharmakologische Gruppe: Anthelminthicum
Chemischer Name: Dimethyl-[2-(2-methoxyacetamido)-4-(phenylthio)-phenylliminomethylen]-dicarbamat

Pharmakologisch-toxikologische Eigenschaften

Febanthel ist ein gegen Nematoden wirksames Mittel. Es ist vergleichsweise wenig toxisch; die akut toxischen Dosen liegen weit oberhalb therapeutischer Dosen. Im Tierversuch wird Febanthel mutagen. Bei Ratte, Schaf und Schwein wurden auch embryotoxische und teratogene Wirkungen festgestellt. Hierfür werden neben Febanthel selbst die Metaboliten Febanthelsulfoxid und Oxybendazol verantwortlich gemacht.

Indikation

Febanthel wird zur Behandlung von Magen-Darm-Nematoden und Lungenwürmern bei Pferd, Rind, Schaf, Ziege, Schwein, Hund sowie bei Wild- und Zoowiederkäuern verwendet.

Dosierung

Die genannten Tiere erhalten meist einmal täglich 5 mg/kg Körpergewicht jeweils 5 Tage lang. Rinder erhalten 7,5 mg/kg und Hunde dreimal im Abstand von 12 Stunden 10 bis 25 mg/kg Körpergewicht. Wild- und Zootiere werden mit einmal 7,5 mg/kg, Equiden mit einer einmaligen Gabe von 6 bis 10 mg/kg Körpergewicht behandelt. Die Applikation erfolgt regelmäßig oral.

Pharmakokinetik

Febanthel wird nach oraler Applikation bei der Ratte zu etwa 100 % enteral absorbiert. Bei anderen Monogastrien und bei Wiederkäuern findet eine enterale Absorbtion von mindestens 40 % statt. Innerhalb weniger Stunden wird Febanthel metabolisiert, wobei Febendazol, Oxybendazol, Febendazolsulfon und Febendazolsulfoxid entstehen. Die Muttersubstanz und die Metaboliten verteilen sich im Gesamtorganismus unter Bevorzugung von Leber und Niere. Die Elimination erfolgt zu etwa 50 bis 70 % mit dem Kot und zu 20 bis 30 % mit dem Urin. Auch mit der Milch werden die Metaboliten ausgeschieden.

Bildung von Rückständen

Bei Rind und Schaf wird nach 10 bis 14 Tagen die Muttersubstanz und die Metaboliten ausgeschieden, bei der Ziege schon nach 7 Tagen. 1 bis 2 Tage nach der Applikation werden die Stoffe in der Milch nicht mehr nachgewiesen. Auch bei den übrigen Tieren ist damit zu rechnen, daß nach 1 bis 2 Wochen die Substanzen aus den verzehrbaren Geweben eliminiert sind.

Nebenwirkungen

Febanthel führt bei Welpen zu einer Gewichtsdepression bzw. Verminderung der Gewichtsentwicklung.

Kontraindikationen

Als Kontraindikation muß die Laktation gelten, wenn die Milch als Lebensmittel dienen soll. Trächtige oder säugende Hündinnen sollten mit Febanthel nicht behandelt werden.

Hinweis

Bei Trichostrongyliden von Schaf, Ziege und Zoowiederkäuern sowie bei kleinen Strongyliden des Pferdes entwickelten sich Resistenzen. Ein Wechsel des Präparates ist also bei Ausbleiben eines Therapieerfolges angezeigt.

Flubendazol

Pharmakologische Gruppe: Anthelminthicum
Chemischer Name: Methyl-5-(4-fluorbenzol)-2-benzimidazolcarbamat

Pharmakologisch-toxikologische Eigenschaften

Flubendazol wirkt auf Nematoden, indem es in den intermediären Stoffwechsel dieser Würmer eingreift. Es ist wenig toxisch; die akut toxischen Dosen liegen mehrfach höher als die therapeutischen Dosen. Flubendazol wirkt offensichtlich nicht embryotoxisch und nicht teratogen. Bei Kaninchen führt die orale Dosis von mehr als 10 mg/kg während der Organogenese zu einer erhöhten Resorptionsrate der Feten. Im Dominant-letal-Test bei der Maus wurde erst ab einer Dosis von 160 mg/kg eine erhöhte Embryoletalität festgestellt.

Indikation

Flubendazol wird zur Behandlung von Magen-Darm-Nematoden und Lungenwürmern beim Schwein und gegen Darm-Nematoden beim Huhn und zum Teil auch gegen Cestoden verwendet.

Dosierung

Schweine erhalten einmal 5 mg/kg Körpergewicht oral oder ein Futter, welches 30 mg/kg Trockenmasse enthält und 5 oder 10 Tage lang verabfolgt wird. Für Hühner ist der gleiche Therapieplan notwendig.

Pharmakokinetik

Flubendazol wird nach oraler Applikation nur zu einem kleinen Teil enteral absorbiert. Dieser Teil sammelt sich in der Leber und in der Niere sowie im Fettgewebe an. Ein Stoffwechsel findet nur in geringfügigem Umfang statt. Die Elimination erfolgt daher unverändert über den Kot, mit dem mehr als 80 % ausgeschieden werden. Weniger als 10 % erscheinen im Urin, teilweise dort auch als Metaboliten. Beim Huhn wurde Flubendazol auch geringgradig im Ei nachgewiesen.

Bildung von Rückständen

Es ist damit zu rechnen, daß innerhalb einer Zeit von 1 bis 2 Wochen die Orginalsubstanz sowie die Metaboliten ausgeschieden sind.

Haloxon

Pharmakologische Gruppe: Anthelminthicum
Chemischer Name: Chlorhydroxymethylcumarin-*bis*-(chlorethyl)phosphat

Pharmakologisch-toxikologische Eigenschaften
Haloxon hemmt die Cholinesterase sowohl der Parasiten als auch die der Warmblüter. Die Enzymhemmung ist infolge einer anhaltenden Cholinesterase-Haloxon-Komplex-Bildung beim Parasiten ausgeprägter als beim Wirtstier, in dem dieser Komplex nur sehr instabil ist und schnell wieder zerfällt. Die Dauer der Cholinesterasehemmung ist daher bei Haustieren nur vorübergehend und nicht stark ausgeprägt. Die toxische Dosis liegt etwa fünffach höher als die volle therapeutische Dosis mit mehr als 300 mg/kg per os. Gänse sind wesentlich empfindlicher als Säugetiere.

Indikation
Haloxon wird zur Behandlung von Nematoden des Magen-Darm-Kanals bei Pferden, Wiederkäuern, Schweinen und Geflügel verwendet.

Dosierung
Pferde erhalten eine einmalige Dosis von 60 mg/kg, Rinder 40 mg/kg, Schweine 35 mg/kg, Schafe und Ziegen 40 mg/kg Körpergewicht. Geflügel wird mit 50 bis 100 mg/kg Körpergewicht behandelt. Nicht bei Gänsen anwenden!

Pharmakokinetik
Haloxon wird nach oraler Applikation schnell enteral absorbiert und in der Leber metaboliert. Die Acetylcholinesterase und die Pseudocholinesterase hydrolisieren Haloxon, so daß die Elimination und anschließend die Exkretion in kurzer Zeit abgeschlossen sind.

Nebenwirkungen und Kontraindikationen
Die Steigerung der therapeutischen Dosis führt zu einer kurzfristigen und reversiblen Cholinesterasehemmung mit den entsprechenden parasympathomimetischen Wirkungen.
Die gleichzeitige Anwendung von Parasympathomimetica sollte vermieden werden.

Ivermectin

Pharmakologische Gruppe: Anthelminthicum; Ektoparasiticum
Chemischer Name (2 Komponeneten B_{1a} und B_{1b}):
Komponente B_{1a}: 5-O-Demethyl-22,23-dihydroavermectin A_{1a}; 22,23-dihydroavermectin B_{1a}
Komponente B_{1b}: 5-O-Demethyl-25-d-(l-methylpropyl)-22,23-dihydro-25-(l-methylethyl)avermectin A_{1a}; 22,23-dihydroavermectin B_{1b}

Pharmakologisch-toxikologische Eigenschaften
Ivermectin ist ein Breitband-Anthelminthicum und wirksam gegenüber verschiedenen Magen- und Darmrundwürmern sowie gegenüber Lungenwürmern, Mikrofilarien und Magendasseln. Andere Effekte auf den Wirtsorganismus sind nicht bekannt, von einer geringgradigen zentralnervösen depressiven Wirkung mit antikonvulsivem Effekt abgesehen. Jungtiere sind empfindlicher als erwachsene Tiere. Im Tierexperiment sind teratogene und embryotoxische Wirkungen nachgewiesen. Erst die 40fache Überdosierung kann bei Haustieren tödlich wirken.

Indikation
Ivermectin wird gegen verschiedene Würmer des Magen-Darm-Kanals und der Lunge bei Pferden verwendet. Weiter wird es benutzt zur Abtötung von Ektoparasiten der Rinder und Schweine.

Dosierung
Pferde erhalten 0,2 mg/kg per os. Nach 3 Wochen kann diese einmalige Behandlung wiederholt werden. Rinder und Schweine erhalten Ivermectin, auch zur Behandlung von Ektoparasiten (Läusen, Räudemilben), in einer Dosis von 0,2 mg/kg Körpergewicht einmal subcutan.
Ivermectin darf nicht intramuskulär oder intravenös angewendet werden. Für die Behandlung von Schweinen werden 0,3 mg/kg Körpergewicht einmal subcutan verabfolgt.

Wirkungsweise
Ivermectin stimuliert die Rezeptoren der Gamma-Aminobuttersäure, einem hemmenden Transmitter für die zentralexcitatorischen Neuronen, und führt daher zu einer Lähmung, nicht zu einer Abtötung der Parasiten. Diese werden dann auf dem natürlichen Wege aus dem Magen-Darm-Kanal, aus der Lunge oder von der Oberfläche des Tieres entfernt.

Pharmakokinetik
Nach oraler Gabe erfolgt eine langsame Absorption über die Darmschleimhaut. Durch eine geringgradige Metabolisierung entstehen verschiedene weniger aktive Metaboliten. Nach etwa 4 bis 5 Tagen (Rind) ist die Hälfte der ursprünglichen Plasmakonzentration erreicht. Die Elimination erfolgt somit sehr langsam, entweder zu 40 bis 50 % als unveränderter Wirkstoff oder in Form von Metaboliten über die Faeces.

Bildung von Rückständen
Es ist damit zu rechnen, daß Ivermectin und seine Metaboliten nach 3 bis 7 Wochen aus dem tierischen Organismus ausgeschieden sind.

Nebenwirkungen
Bei massiver Abtötung bestimmter Wurmarten können allergische oder anaphylaktoide Reaktionen in Form von Ödemen und Hauterscheinungen auftreten.

Kontraindikationen
Ivermectin darf bei anderen als den oben erwähnten Tieren nicht verabfolgt werden. Dies gilt insbesondere bei Hunden. Besonders Collies und Bobtails reagieren auf eine Ivermectin-Gabe mit tödlich endenden Vergiftungen.
Da teratogene und embryotoxische Wirkungen beim Nutztier aufgrund der Ergebnisse tierexperimenteller Befunde nicht ausgeschlossen werden können, sollte eine Behandlung während der Trächtigkeit, insbesondere im ersten Drittel, unterbleiben.

Kamala

Pharmakologische Gruppe: Anthelminthicum
Chemischer Name: (Kamala wird aus Fruchthaaren von Mallotus philippinensis gewonnen.)

Pharmakologisch-toxikologische Eigenschaften
Kamala enthält u. a. Phloroglucin-Derivate. Es ist gegenüber Bandwürmern wirksam und führt gleichzeitig zu einer Verstärkung der Peristaltik, was abführend wirkt. Darüber hinaus ist Kamala auch gegenüber Spulwürmern und Oxyuren wirksam. Kamala ist sehr gut verträglich, toxische Dosen beim Versuchstier liegen nahe 1000 mg/kg Körpergewicht per os.

Indikation und Dosierung
Kamala wird zur Behandlung der Darmcestoden bei allen Haustieren einschließlich Hunden verwendet.
Dazu wird die Substanz ein- bis dreimal täglich für 1 bis 4 Tage je nach Tierart und Gewicht in Dosierungen von 0,5 bis 8 g/Tier per os als Pulver oder verarbeitet als Dragee verabfolgt.

Nebenwirkungen
Kamala kann zu einer Lähmung der Darmmuskulatur führen.

Hinweis
Dieser Stoff wird heute durch zahlreiche sicherer wirksame Anthelminthica ersetzt.

Levamisol, *L*-Tetramisol

Pharmakologische Gruppe: Anthelminthicum
Chemischer Name: Tetrahydrophenylimidazolthiazol

Pharmakologisch-toxikologische Eigenschaften
Levamisol beeinträchtigt die Energiegewinnung der Nematoden. Es kommt dabei zu einer Hemmung der ATP-Bildung und zu einer Blockade der Fumarat-Reduktion und der Succinat-Oxidation. Levamisol erzeugt bei den Würmern wie bei den Wirtstieren cholinerge Effekte durch Erregung der acetylcholinempfindlichen nikotinartigen und muscarinartigen Rezeptoren. Im Racemat *dl*-Tetramisol wirkt nur das *l*-Isomer. Mehr als 30 mg Tetramisol bzw. mehr als 20 mg Levamisol/kg Körpergewicht erzeugen bei Tieren Salivation, Bronchospasmus, Miosis und Bradycardie, Zeichen der parasympathomimetischen Wirkung. Die tödliche Dosis beträgt mehr als 500 mg/kg Körpergewicht ohne besondere Vergiftungserscheinungen.

Indikation
Mit Levamisol wird der Nematodenbefall des Magen-Darm-Kanals und der Lunge behandelt.

Dosierung
Pferde erhalten oral oder parenteral 5 bis 10 mg Levamisol/kg Körpergewicht, Rinder und Schweine 15 mg/kg und Hunde für 2 Tage jeweils 10 mg/kg per os oder subcutan. Bei Geflügel werden 20 mg Levamisol/kg Körpergewicht oral über die Tränke verabfolgt. Die Dosen des Racemats *dl*-Tetramisol liegen fast doppelt so hoch.

Pharmakokinetik
Levamisol wird nach oraler Applikation schnell enteral absorbiert. Maximale Blutspiegel werden bereits nach einer Stunde erreicht. Auch nach subcutaner Gabe erfolgt eine schnelle lokale Resorption. Levamisol verteilt sich nahezu gleichmäßig in allen Geweben unter Bevorzugung der Exkretionsorgane Leber und Niere. Nach etwa einem Tag ist die Hälfte der applizierten Dosis ausgeschieden, innerhalb von 5 bis 7 Tagen werden keine Reste mehr nachgewiesen. Die Ausscheidung erfolgt vorwiegend über die Faeces und zum geringen Teil über den Urin. Auch in der Milch werden für die Dauer von 2 Tagen Reste gemessen.

Bildung von Rückständen
Nach einer Woche ist nicht mehr damit zu rechnen, daß sich Rückstände von Levamisol in den verzehrbaren Geweben befindet.

Nebenwirkungen und Kontraindikationen
Infolge der cholinergen Wirkung auf das Nebennierenmark kommt es hier zu einer Freisetzung von Adrenalin, was eine Hypertension und Tachycardie zur Folge hat. Daneben bestehen aber auch Vagus-Symptome infolge der cholinergen Reaktion. Schließlich führt Levamisol auch zu einer Steigerung der Immunantwort.
Die gleichzeitige Applikation von Sympathomimetica oder Parasympathomimetica sollte vermieden werden.

Mebendazol

Pharmakologische Gruppe: Anthelminthicum
Chemischer Name: Methyl-5-benzoyl-2-benzimidazolcarbamat

Pharmakologisch-toxikologische Eigenschaften
Mebendazol ist ein hoch wirksames Wurmmittel gegen Magen-Darm-Nematoden. Es werden mehr als 95 % der Parasiten durch diese Präparat abgetötet. Mebendazol ist wenig toxisch; die akut toxischen Dosen liegen um ein Mehrfaches höher als die Therapiedosen. Vergiftungserscheinungen treten beim Hund mit Erbrechen auf.

Indikation
Mebendazol wird zur Behandlung von Magen-Darm-Nematoden von Schaf, Schwein, Pferd, Hund, Katze, Huhn, Gans, Ente, Pute, Fasan, Rebhuhn, Wild- und Zoosäugetieren verwendet. Beim Schaf sprechen auch die großen Lungenwürmer auf Mebendazol an.

Dosierung
Mebendazol wird oral verabfolgt, wobei Pferde 8,8 mg/kg Körpergewicht erhalten. Schweine bekommen Mebendazol als Futtermittelzusatzstoff mit 30 mg/kg für 5 Tage. Schafe werden mit 20 mg/kg Körpergewicht behandelt, ebenso Hunde und Katzen, die diese Dosis 3 bis 5 Tage lang erhalten.
Zoowiederkäuern wird ein Futter verabfolgt, welches 620 mg/kg Futter enthält und 14 Tage lang verfüttert

wird. Zooequiden erhalten nur einmal 8,8 mg/kg Körpergewicht in das Futter. Zookarnivoren werden mit 10 mg/kg 2 Tage lang behandelt. Auch bei Affen wirkt Mebendazol in der zuletzt angegebenen Dosierung.

Pharmakokinetik
Nach oraler Applikation wird Mebendazol nur zu einem Anteil von 1 bis 10 % enteral absorbiert (bei Ratten und Hunden im Versuch). Schweine absorbieren dagegen 30 bis 50 % der Dosis. In der Leber findet der Metabolismus der enteral absorbierten Substanz statt. Anschließend verteilt sich die Muttersubstanz und die Metaboliten gleichmäßig in Geweben. Die Ausscheidung erfolgt zu 1 bis 10 % der Dosis über den Urin. Beim Schwein erscheinen 30 bis 50 % der oral applizierten Dosis im Urin.

Bildung von Rückständen
7 bis 14 Tage nach der oralen Applikation bei Schafen und Schweinen ist die Muttersubstanz einschließlich der Metaboliten aus dem Körper ausgeschieden.

Nebenwirkungen
Bei der Ratte wirkt Mebendazol embryotoxisch und teratogen. Beim Hund können schon nach der Verwendung von therapeutischen Dosen Erbrechen und Durchfall, gelegentlich auch Leberschäden auftreten.

Kontraindikationen
Trächtigkeit gilt als Kontraindikation.

Hinweis
Gegen Trichostrongyliden von Schaf und Zoowiederkäuern sowie kleine Strongyliden des Pferdes ist eine Resistenzentwicklung möglich, was bei Ausbleiben des Therapieerfolges beachtet werden muß.

Morantel

Pharmakologische Gruppe: Anthelminthicum
Chemischer Name: *trans*-1,4,5,6,-Tetrahydro-1-methyl-2,2-(3-methyl-2-thionyl)-vinylpyrimidintartrat. Es handelt sich um ein 3-Methyl-Analogon von Pyrantel (s. d.).

Pharmakologisch-toxikologische Eigenschaften
Morantel ist gut wasserlöslich, aber wenig löslich in lipophilen Substanzen. Morantel ist gegenüber zahlreichen Magen-Darm-Würmern wirksam. Der Mechanismus besteht in einer nikotinartigen Wirkung an den autonomen Ganglien, am Nebennierenmark sowie an respiratorischen Chemorezeptoren. Diesbezüglich ist Morantel mit Levamisol, Diethylcarbamazin und Pyrantel vergleichbar. Die Akzeptanz ist aufgrund der verhältnismäßig geringen Toxizität gut. Hunde vertragen die tägliche Gabe von 10 mg/kg Körpergewicht für mehrere Monate ohne Krankheitserscheinungen.

Indikation
Morantel wird beim Rind prophylaktisch gegenüber Magen-Darm-Wurmerkrankungen während der Weideperiode und der Stallhaltung (Winter-Ostertagiose) verwendet. Auch gegenüber Lungenwurminfektionen des Rindes ist Morantel wirksam.

Dosierung
Rinder erhalten 100 mg/kg Körpergewicht einmal vor dem Weideaustrieb per os appliziert. Diese Gabe ist während der Weide- und Stallhaltungsperiode aufgrund der besonderen pharmazeutischen Formulierung als Bolus zur oralen Eingabe wirksam.

Pharmakokinetik
24 Stunden nach der Eingabe von 10 mg/kg Körpergewicht ist das Maximum des Plasmaspiegels erreicht. 74 % werden unverändert mit dem Kot, 14 % mit dem Urin ausgeschieden. 9 % liegen als hydrolysierte Thiophen-Metaboliten vor. 7 Tage nach der Eingabe sind 0,3 bis 1,7 mg/kg Gewebe meßbar.

Bildung von Rückständen
Es ist damit zu rechnen, daß innerhalb von 15 Tagen die Wirksubstanz und die Metaboliten aus dem Körper ausgeschieden sind, wenn nicht bei Rindern eine besondere Formulierung mit Depot-Charakter verwendet wird.

Nebenwirkungen
Morantel ist für Rinder gut verträglich. Die fünffache Überdosierung wird reaktionslos vertragen.

Kontraindikationen
Bei noch nicht ruminierenden Rindern sowie bei Tieren von weniger als 100 kg Körpergewicht sollte Morantel nicht verwendet werden.

Niclosamid

Pharmakologische Gruppe: Anthelminthicum, Taeniazid
Chemischer Name: 2',5-Dichloro-4'-nitrosalicylanilid

Pharmakologisch-toxikologische Eigenschaften
Niclosamid wirkt auf verschiedene Bandwürmer (Dipylidium caninum, Moniezia). Es hemmt den Energiegewinnungsprozeß der Parasiten durch Entkopplung der oxidativen Phosphorylierung. Auf Wirtstiere ist Niclosamid praktisch wenig toxisch. Die wiederholte Gabe der fünffachen Dosis führt zu Leber- und Nierenschäden bei Hunden. Rinder vertragen die 40fache Dosis effektlos.

Indikation
Niclosamid wird bei Hund und Katze als Taeniazid zur Behandlung von Bandwurmbefall und bei Wiederkäuern zur Behandlung von Moniezia-Arten verwendet.

Dosierung
Die Applikation erfolgt oral in einer Dosis von 50 bis 100 mg/kg.

Pharmakokinetik
Niclosamid wird nach oraler Verabfolgung enteral kaum absorbiert. Die geringen Mengen werden sofort in der Leber zu inaktiven Metaboliten umgewandelt, z. B. zu Aminoniclosamid.

Nitroxynil

Pharmakologische Gruppe: Fasciolicid
Chemischer Name: 4-Hydroxy-3-iod-5-nitrobenzonitril

Pharmakologisch-toxikologische Eigenschaften
Nitroxynil tötet Leberegel der Wiederkäuer ab. Auswirkungen auf den Wirtsorganismus sind nicht zu erwarten.

Indikation
Nitroxynil wird bei Weiderindern zur Leberegelbekämpfung und auch zur Prophylaxe verwendet.

Dosierung
Rinder erhalten 10 mg/kg Körpergewicht ein- oder zweimal pro Jahr je nach Befallstärke und nach Austrieb auf verseuchte Weiden. Die Applikation erfolgt subcutan.

Pharmakokinetik
Über das Verhalten von Nitroxynil im tierischen Organismus bestehen keine ausreichenden Kenntnisse.

Bildung von Rückständen
120 Stunden nach der Applikation sind Rückstände in der Milch nach der therapeutischen Dosis für längere Zeit zu erwarten; diese liegen im Bereich von 0,01 mg/l Milch.

Oxfendazol

Pharmakologische Gruppe: Anthelminthicum
Chemischer Name: Methyl-5-(phenylsulfinyl)-2-benzimidazolcarbamat

Pharmakologisch-toxikologische Eigenschaften
Oxfendazol ist wirksam gegenüber Nematoden und Cestoden und greift in den Energiegewinnungsprozeß der Parasiten ein. Es ist vergleichsweise wenig toxisch; die akut toxischen Dosen liegen weit oberhalb der Therapiedosen. Bei Maus, Ratte, Hund und Schaf wirkt Oxfendazol embryotoxisch und teratogen.

Indikation
Oxfendazol wird zur Behandlung von Magen-Darm-Nematoden und Lungenwürmern bei Rind, Schaf und Pferd sowie zur Behandlung von Bandwürmern beim Schaf verwendet.

Dosierung
Oxfendazol wird oral verabfolgt, wobei Pferde einmal 10 mg/kg Körpergewicht und Rinder 4,5 mg/kg erhalten. Schafen gibt man 5 mg/kg.

Pharmakokinetik
Nach oraler Gabe wird Oxfendazol in bemerkenswerter Menge enteral absorbiert und in der Leber verstoffwechselt. Beim Schaf werden etwa 50 % der applizierten Dosis absorbiert. Die Elimination von Oxfendazol erfolgt zu mehr als 80 % über den Kot und nur z. T. über den Urin. Bei laktierenden Kühen werden weniger als 1 % mit der Milch eliminiert. Als Metaboliten treten Thio-Oxfendazol (Fenbendazol) und ein Sulfonmetabolit auf. Die Halbwertzeiten im Plasma des Rindes betragen 22 Stunden, beim Schaf 28 bis 30 Stunden und beim Pferd 26 Stunden.

Bildung von Rückständen
Nach einer Zeit bis zu 2 Wochen sind Oxfendazol und seine Metaboliten aus dem tierischen Organismus ausgeschieden. Bei Pferden sind hierfür nahezu 3 Wochen erforderlich.

Hinweis
Gegenüber Oxfendazol kann sich bei Trichostrongyliden vom Schaf und kleinen Strongyliden vom Pferd eine gegen verschiedene Benzimidazole gerichtete Resistenz entwickeln, was bei erfolgloser Therapie berücksichtigt werden muß.

Oxyclozanid

Pharmakologische Gruppe: Fasciolicid
Chemischer Name: 2,2′-Dihydroxy-3,3′-5,5′,6-pentachlorbenzanilid

Pharmakologisch-toxikologische Eigenschaften
Oxyclozanid tötet Leberegel bei Wiederkäuern.

Indikation
Oxyclozanid wird zur Bekämpfung des Leberegelbefalls und auch zur Prophylaxe bei Rindern verwendet. Die Applikation erfolgt subcutan ein- oder zweimal im Jahr im Zusammenhang mit dem Weideaustrieb oder der Laktation.

Pharmakokinetik
Über das Verhalten von Oxyclozanil im tierischen Organismus bestehen keine Erkenntnisse.

Bildung von Rückständen
120 Stunden nach der Applikation sind noch Reste in der Milch in Größenordnungen von 0,01 mg/l zu erwarten.

Parbendazol

Pharmakologische Gruppe: Anthelminthicum
Chemischer Name: Methyl-5-butyl-2-benzimidazolcarbamat

Pharmakologisch-toxikologische Eigenschaften
Parbendazol ist anthelmintisch wirksam gegenüber Nematoden. Es ist vergleichsweise wenig toxisch. Die akut toxischen Dosen liegen sehr viel höher als die therapeutischen Dosen. Parbendazol ist keimzellschädigend und bei Maus, Ratte und Schaf embryotoxisch und teratogen. In vitro wurden auch antimitotische und antikanzerogene Effekte nachgewiesen.

Indikation
Parbendazol wird zur Behandlung des Befalls von Magen-Darm-Nematoden bei Pferd, Rind, Schaf und Schwein eingesetzt, wobei sowohl larvale wie auch adulte Stadien erfaßt werden.

Dosierung
Pferde erhalten bis 20 mg/kg Körpergewicht oral, Rinder und Schweine 30 mg/kg und Schafe 15 mg/kg. Auch Wildwiederkäuer können mit 30 mg/kg per os behandelt werden.

Pharmakokinetik
Nach oraler Applikation wird Parbendazol teilweise enteral absorbiert: Rind etwa 20 %, Schaf 28 % und Schwein 12 % der applizierten Dosis. Der absorbierte Teil wird metabolisiert; bisher wurden 7 Metaboliten im Urin nachgewiesen. Die Halbwertzeit für das Plasma beträgt 7 Stunden. Es kommt zu einer gleichmäßigen Verteilung im Organismus unter Bevorzugung der Eliminationsorgane Leber und Niere. Mehr als 40 % der applizierten Dosis werden mit dem Kot ausgeschieden. Geringe Mengen treten auch im Urin auf. Weniger als 1 % werden mit der Milch laktierender Tiere eliminiert.

Bildung von Rückständen
Es ist damit zu rechnen, daß 2 Wochen nach der oralen Applikation die Muttersubstanz und die Metaboliten ausgeschieden sind.

Hinweis
Eine Resistenzentwicklung ist bei Trichostrongyliden der Schafe möglich.

Phenothiazin

Pharmakologische Gruppe: Anthelminthicum, Nematozid
Chemischer Name: Thiodiphenylamin

Pharmakologisch-toxikologische Eigenschaften
Phenothiazin wirkt anthelminthisch durch eine Hemmung verschiedener Enzyme der Parasiten. Bei den Nutztieren kann nach längerer Anwendung eine hämolytische Anämie sowie eine Photosensibilisierung auftreten. Sonst ist Phenothiazin ziemlich ungiftig.

Indikation
Phenothiazin wird bei Befall mit Strongylus, Oesophagostomum, Haemonchus und zum Teil auch gegen Ostertagia und Trichostrongylus eingesetzt.

Dosierung
Phenothiazin wird oral in den Dosen von 30 bis 60 mg/kg beim Pferd und 100 bis 200 mg/kg beim Rind verwendet. Schafe und Ziegen erhalten 0,5 bis 1 g/kg per os, die gleiche Dosis kann Geflügel gegeben werden.

Pharmakokinetik
Phenothiazin wird nach oraler Applikation enteral in Abhängigkeit von der Partikelgröße des Pulvers absorbiert. Wenn die Partikelgröße kleiner als 10 μm ist, werden nennenswerte Mengen absorbiert. Man kann im Schnitt mit etwa 50 % enteraler Absorption rechnen. Schon im Darm findet eine Oxidation zum Phenothiazin-Sulfoxid statt. Der resorbierte Anteil wird in der Leber zu Leukothionol und Leukophenothiazin umgewandelt. Die Ausscheidung von Phenothiazin und der Metaboliten erfolgt über den Urin, teilweise auch über die Galle und die Milch für die Dauer von 3 Tagen. Die Endprodukte sind die Farbstoffe Phenothiazon und Thionol, die über eine Luftoxidation im Urin entstehen und diesen sowie auch die Wolle von Schafen rot färben.

Nebenwirkungen
Phenothiazin kann zu einer hämolytischen Anämie führen, die bei Pferd, Rind und Schwein nach Dosen über 150 mg/kg (Schwein), 250 mg/kg (Rind) bzw. 30 mg/kg (Pferd) auftritt. Bei Schaf, Ziege und Geflügel ist diese hämolytische Anämie nicht beobachtet worden. Phenothiazin ist für Geflügel praktisch untoxisch. Eine Photosensibilisierung wird nach Phenothiazin-Verabfolgung an der Haut und den Conjunktiven und der Cornea (Ceratitis) beobachtet. Durch den Metaboliten Phenothiazin-Sulfoxid können starke akute Entzündungen unter dem Einfluß von Sonneneinstrahlung entstehen.

Kontraindikationen
Jungtiere und Tiere während der Hochträchtigkeit sollten nicht mit Phenothiazin behandelt werden. Ebenso stellt die Kachexie eine Kontraindikation dar. Für Hund und Katze ist Phenothiazin obsolet, da diese Tiere gegenüber Phenothiazin hochempfindlich sind.

Piperazin

Pharmakologische Gruppe: Anthelminthicum, Ascarizid
Chemischer Name: Hexahydropropyrazin-diethylendiamin

Pharmakologisch-toxikologische Eigenschaften
Piperazin wirkt auf neuromuskuläre Erregungsübertragung in Parasiten anticholinergisch. Im intermediären Stoffwechsel tritt möglicherweise eine Hemmung der Succinatbildung auf. Die Toxizität ist für Säugetiere sehr gering, zwischen der therapeutischen und der toxischen Dosis besteht ein hoher Sicherheitsabstand; mehr als das Fünffache der therapeutischen Dosis wirkt erst toxisch. Vergiftungserscheinungen bestehen in Ataxien, Erbrechen und Durchfall.

Indikation
Befall der Tiere mit Ascariden (Spulwürmer). Piperazin ist auch gegen Hakenwürmer und einige Strongyliden und Knötchenwürmer wirksam.

Dosierung
Piperazin wird per os verabfolgt, wobei Pferde und Rinder 250 mg/kg Körpergewicht und Schweine 100 mg/kg Körpergewicht erhalten. Bei Schaf und Ziege werden 500 mg/kg, bei Hund und Katze 100 mg/kg und bei Geflügel 30 mg/kg verabfolgt. Die Gesamtdosis wird ggf. auf zwei Tagesgaben verteilt. Die Applikation erfolgt auch über Futter oder Tränkwasser. Es ist zweckmäßig, eine erneute Applikation nach 10 bis 14 Tagen zu wiederholen.

Wirkungsweise und -dauer
Piperazin greift in den intermediären Stoffwechsel der Würmer ein, indem es auf die Innervation der Muskulatur hemmend einwirkt. Piperazin ist ein Antagonist der Gamma-Aminobuttersäure. Es erhöht darüber hinaus die Membranpermeabilität für Chlorid-Ionen.

Pharmakokinetik
Nach oraler Gabe wird Piperazin enteral absorbiert. Etwa 2/3 werden metabolisiert und 1/3 der Dosis in Form von Metaboliten über den Urin ausgeschieden.

Bildung von Rückständen
Einen Tag nach der Applikation ist die Elimination von Piperazin beendet.

Nebenwirkungen und Kontraindikationen
Nicht bekannt.

Praziquantel

Pharmakologische Gruppe: Anthelminthicum, Taeniacid
Chemischer Name: 2-(Cyclohexylcarbonyl)-1,2,3,6,7,11b-hexahydro-4H-pyrazino-(2,1a)-isochinolin-4-on

Pharmakologisch-toxikologische Eigenschaften
Praziquantel ist ein weißlich-gelbliches Pulver, das schwer wasserlöslich, aber löslich in Ethanol und Chloroform ist. Es ist gegenüber zahlreichen Bandwurmarten bei Hund und Katze wirksam. Herz-Kreislauf-Effekte, neuro- und psychopharmakologische Wirkungen und periphere vegetative Effekte treten nicht auf. Die Blutgerinnung sowie der intermediäre Stoffwechsel werden nicht beeinflußt. Effekte auf die Niere und andere parenchymatöse Organe werden nicht beobachtet. Praziquantel ist außerordentlich gut verträglich. Hohe Dosen erzeugen im Tierexperiment narkoseähnliche Zustände.

Indikation
Praziquantel wird zur Behandlung des Bandwurmbefalls bei Hund und Katze in einer Dosis von 0,1 mg/kg Körpergewicht subcutan oder intramuskulär injiziert.

Wirkungsweise
Praziquantel hat einen Einfluß auf die Motilität und Kontraktilität der Bandwürmer, die nach der Einwirkung nicht abgetötet, sondern abgeführt werden.

Pharmakokinetik
Praziquantel wird schnell vom Ort der Applikation absorbiert und zum großen Teil metabolisiert. Mehr als 40 % der applizierten Dosis werden in Form von Metaboliten innerhalb von 24 Stunden renal ausgeschieden. Vorher sind etwa 80 % der Substanz reversibel an Serumproteine gebunden. Die Halbwertzeit beträgt bei allen untersuchten Tierarten 1 bis 3 Stunden.

Nebenwirkungen und Kontraindikationen
Nicht bekannt.

Pyrantel

Pharmakologische Gruppe: Anthelminthicum
Chemischer Name: 1,4,5,6-Tetrahydro-1-methyl-2-*trans*-2-(2-thienyl)-vinylpyrimidin

Pharmakologisch-toxikologische Eigenschaften
Pyrantel wirkt anthelminthisch gegenüber Nematoden. Es entfaltet in Parasiten acetylcholinähnliche Wirkungen, führt zu einer Depolarisierung erregbarer Membranen und darüber hinaus zu einer Hemmung der nikotinartigen Cholinesteraseaktivität. Die akut toxisch wirkenden Dosen liegen weit oberhalb der therapeutisch wirksamen Dosierungen. Erst bei Dosierungen über 50 mg/kg treten bei Monogastriern und bei mehr als 200 mg/kg bei Wiederkäuern Intoxikationserscheinungen auf.

Indikation
Befall mit Magen-Darm-Nematoden bei Pferd, Rind und Schwein.

Dosierung
Pferde erhalten 10 bis 15 mg/kg, Rinder 25 mg/kg und Schweine 20 bis 25 mg/kg per os.

Pharmakokinetik
Nach oraler Verabfolgung findet nur eine sehr geringe enterale Absorption statt. Maximale Blutspiegel werden 2 bis 5 Stunden nach der oralen Gabe festgestellt. Pyrantel wird schnell abgebaut und über den Urin vorwiegend als Metaboliten ausgeschieden. Der allergrößte Teil verläßt den Organismus mit dem Kot.

Nebenwirkungen
Es treten in hohen Dosierungen cholinerge Effekte bei den Tieren auf, vergleichbar mit der Acetylcholinwirkung.

Rafoxanid

Pharmakologische Gruppe: Fasciolicid
Chemischer Name: 3′-Chlor-4′-(4-chlorphenoxy)-3,5-diiodsalicylanilid

Pharmakologisch-toxikologische Eigenschaften
Rafoxanid ist insbesondere wirksam gegenüber Leberegeln sowie einigen Würmern und der Nasenrachenbremse.

Indikation
Behandlung des Leberegel- und des Wurmbefalls bei Nutztieren.

Dosierung
Rinder erhalten 7,5 mg/kg Körpergewicht einmal per os. Auch bei Reh- und Rotwild sowie bei Schafen wird Rafoxamid zur Behandlung der Nasenrachenbremse in der gleichen Dosis per os verabfolgt.

Bildung von Rückständen
Da die Pharmakokinetik weitgehend unerforscht ist, können keine Angaben über die Dauer der Anwesenheit von Rafoxanid gemacht werden.

Tiabendazol

Pharmakologische Gruppe: Anthelminthicum
Chemischer Name: 2-(4'-Thiazolyl)-benzimidazol

Pharmakologisch-toxikologische Eigenschaften
Tiabendazol ist gegenüber zahlreichen Nematoden- und Cestoden-Arten anthelminthisch wirksam. Es greift hemmend in den Energiestoffwechsel der Parasiten durch Beeinflussung der Fumarat-Aktivität ein. Tiabendazol ist praktisch ungiftig. Die 10- bis 20fache therapeutische Dosis ist noch verträglich. Bei Schafen tritt eine Toxaemie, Depression und Anorexie erst nach 800 mg/kg auf. 1200 mg/kg sind letal. Beim Hund werden nach wiederholter Gabe Erbrechen und Anämie beobachtet.

Indikation
Wurmbefall bei Pferden.

Dosierung
Pferde erhalten einmal 50 bis 100 mg/kg Körpergewicht per os.

Pharmakokinetik
Tiabendazol wird nach oraler Applikation schnell enteral absorbiert und in der Leber zu 5-Hydroxytiabendazol metabolisiert. Dieses wird glucuronidiert und als 75 % der Gesamtdosis im Urin ausgeschieden. 14 % verlassen den Organismus über den Kot.

Bildung von Rückständen
3 bis 4 Tage nach der oralen Gabe sind Tiabendazol und seine Metaboliten aus dem Körper ausgeschieden.

Trichlorfon

Pharmakologische Gruppe: Anthelminthicum, Ektoparasiticum; Parasympathomimeticum
Chemischer Name: Dimethyltrichlorhydroxyethylphosphonat

Pharmakologisch-toxikologische Eigenschaften
Trichlorfon wirkt über eine Hemmung der Acetylcholinesterase sowohl bei den Parasiten als auch beim Wirtstier. Trichlorfon ist für Säugetiere relativ gut verträglich. Dosierungen bis 150 mg/kg werden vertragen.

Indikation
Behandlung des Befalls mit Magen-Darm-Würmern bei Pferden, Wiederkäuern und Hunden.

Dosierung
Trichlorfon wird oral in Dosierungen von 30 bis 50 mg/kg beim Pferd, 40 bis 100 mg/kg beim Rind und 75 mg/kg beim Hund verabreicht.

Pharmakokinetik
Nach der oralen Applikation wird Trichlorfon schnell metabolisiert und innerhalb von 2 Tagen fast vollständig ausgeschieden.

Hinweis
Trichlorfon wird mit Piperazin oder Phenothiazin kombiniert.

13 Ektoparasitica

Die äußerlich den tierischen Organismus befallenden Parasiten wie Milben, Läuse, Flöhe, Fliegen tragen erheblich zur Leistungseinbuße der Nutztiere bei. Sie erzeugen Hautkrankheiten, z. B. Räude, oder belästigen die Tiere. Wegen der Konzentration der Nutztierhaltung auf einen engen Raum ist die gegenseitige Ansteckungsgefahr für durch Milben erzeugte Hauterkrankungen sehr groß. Die Verwendung solcher Tierarzneimittel ist für die Ertragssicherung der Nutztierhaltung daher unumgänglich. Vielen Formulierungen ist darüber hinaus noch eine repellierende Wirkung zu eigen, so daß Ektoparasiten vom Befall der Tiere bereits abgehalten werden. (→ Kapitel Pflanzenschutz und Schädlingsbekämpfung)

Bromociclen

Pharmakologische Gruppe: Ektoparasiticum
Chemischer Name: 5-Brommethyl-1,2,3,4,7,7-hexachlorbicyclo-(2,2,1)-hepten-(2)

Pharmakologisch-toxikologische Eigenschaften
Bromociclen ist ein chlorierter aromatischer Kohlenwasserstoff mit einer vergleichsweise geringen akuten Toxizität. Er wirkt insektizid gegen zahlreiche Ektoparasiten wie Milben, Flöhe, Läuse, Fliegen. Bei Überdosierungen treten neurotoxische Reaktionen in Form von Konvulsionen und Erbrechen auf. Die Atmung und das Herz-Kreislauf-System werden erregt.

Indikation
Bromociclen wird äußerlich zur Behandlung von Räudemilben, Flöhen, Läusen, Haar- und Federlingen sowie Schaflausfliegen verwendet.

Dosierung
Die äußere Behandlungen von Rindern, Pferden, Schweinen, Schafen, Hunden und Pelztieren erfolgt durch eine Badflüssigkeit, die 3,0 bis 8,5 g/10 l enthält. Wegen der höheren Empfindlichkeit der Katzen und Ziervögel soll bei diesen Tieren die genannte Badflüssigkeit nur zum äußeren Betupfen verwendet werden. Die Behandlung muß zwei- oder dreimal im Abstand von 5 bis 7 Tagen wiederholt werden.

Pharmakokinetik
Nach epidermaler Anwendung wird Bromociclen bei Rind und Schwein percutan absorbiert. Der Metabolismus ist nicht bekannt.

Bildung von Rückständen
Bromociclen ist lipophil und wird im Fettgewebe abgelagert. 10 Tage nach der Behandlung ist diese Substanz noch in allen Geweben nachzuweisen, allerdings in vergleichsweise geringen Konzentrationen.

Nebenwirkungen
Bei Katzen und Ziervögeln ist Bromociclen hoch toxisch, es erzeugt Apathie, Erbrechen und Krämpfe.

Brompropylat

Pharmakologische Gruppe: Acarizid
Chemischer Name: Isopropyl-4,4-dibrombenzylat

Pharmakologische Eigenschaften
Brompropylat wirkt gegenüber verschiedenen Milben abtötend. Eine Auswirkung auf die Wirtstiere ist nicht zu erwarten, da die Toxizität sowohl für Warmblüter als auch für Bienen, bei denen Brompropylat verwendet wird, sehr gering ist.

Indikation
Brompropylat wird bei Honigbienen zur Bekämpfung des Milbenbefalls, Varroatose oder Acariose, verwendet.

Dosierung
Brompropylat wird in Form von Räucherstreifen in geschlossenen Bauten der Honigbienen abgeglimmt. Eine Behandlung soll außerhalb der Trachtzeit erfolgen, um die Ansammlung im Honig zu vermeiden. Die Behandlung erfolgt zwei- bis sechsmal jeweils im Abstand von 4 bis 7 Tagen.

Pharmakokinetik
Die bei Säugetieren festgestellte Pharmakokinetik läßt einen intensiven Stoffwechsel und eine Elimination mit dem Kot erkennen.

Bildung von Rückständen
Bei bestimmungsgemäßer Anwendung sind Rückstände im Honig nicht zu erwarten, auch nicht solche, die als Pyrolyseprodukte, wie 4,4-Dibrombenzophenon, entstehen.

Cypermethrin

Pharmakologische Gruppe: Insektizid
Chemischer Name: 2,2-Dimethyl-3-(2,2-dichlorvinyl)-cyclopropan-1-carbonsäure-α-cyano-3-phenoxybenzylester

Pharmakologische Eigenschaften
Cypermethrin ist ein synthetisches Pyrethroid mit einem breiten Spektrum gegenüber verschiedenen Insekten. Es ist ein Kontakt- und Nervengift für Insekten und zum Teil auch für Warmblüter nach höherer Dosierung. Die akute Toxizität für Nutztiere ist gering.

Indikation
Cypermethrin wird zur Vermeidung des Insektenbefalls bei allen Haustieren verwendet.

Dosierung
Cypermethrin wird in Form einer Badelösung mit einer Konzentration von 0,01 % oder in Form eines Ohrclips zur topischen Applikation verwendet.

Pharmakokinetik
Nach oraler Aufnahme wird Cypermethrin schnell und vollständig abgebaut und zum großen Teil schon innerhalb der nächsten Tage mit dem Urin ausgeschieden.

Bildung von Rückständen
Cypermethrin kann sich vorübergehend im Fettgewebe der behandelten Tiere ansammeln, wo es, ebenso wie im Milchfett, noch einige Tage nachweisbar ist.

Cythioat

Pharmakologische Gruppe: Ektoparasiticum
Chemischer Name: O,O-Dimethyl-O'-(4-sulfamoylphenyl)-thiophosphat

Pharmakologisch-toxikologische Eigenschaften
Cythioat ist ein Phosphorsäureester und damit ein indirekt wirkendes Parasympathomimeticum. Es hemmt die Cholinesterase-Aktivität und führt dadurch zu den charakteristischen Effekten aller Phosphorsäureester sowohl auf Insekten wie auf die Wirtstiere. Bei Warmblütern ist Cythioat gut verträglich, erst die 10fache Überdosis zeigt toxische Symptome.

Indikation und Dosierung
Cythioat wird zur Behandlung des Flohbefalls bei Hund und Katze sowie zur Behandlung des Zeckenbefalls und der Demodikose des Hundes verwendet. Die dazu nötigen Dosen betragen für den Hund 3 mg/kg Körpergewicht zweimal wöchentlich oder jeden 3. Tag und für die Katze 1,5 mg/kg Körpergewicht zweimal wöchentlich oder alle 3 Tage per os in Form einer Tablette. Für den Hund wird auch die externe Behandlung mit einer öligen Lösung durchgeführt, von welcher 2 ml/10 kg Körpergewicht zweimal wöchentlich oder alle 2 Tage auf die äußere Haut verabfolgt werden. Diese Lösung kann auch in den Gehörgang bei Vorliegen einer parasitär bedingten Otitis externa appliziert werden. Bei Flohbehandlung muß 1 oder 2 Wochen lang behandelt werden, bei Verdacht einer Reinvasion auch länger. Bei Vorliegen einer Demodikose des Hundes wird die Therapie je nach Befallsgrad über 3 bis 4 Monate ausgedehnt.

Pharmakokinetik
Das resorptive Verhalten von Cythioat oder die Verteilung nach oraler Applikation sind bei Hund und Katze nicht bekannt.

Nebenwirkungen
Beim Hund können gelegentlich Erbrechen, Salivation und Diarrhoe, selten Ataxie auftreten. Bei der Katze werden gelegentlich Ruhelosigkeit und Erbrechen beobachtet. Alle Symptome sind auf die pharmakodynamische Wirkung des Cythioats zurückzuführen.

Kontraindikationen
Cythioat sollte bei Vorliegen einer Herzinsuffizienz, bei Bronchospasmus, bei Krampfbereitschaft und bei Leber- und Nierenschädigungen nicht verwendet werden.

Fenvalerat

Pharmakologische Gruppe: Ektoparasiticum
Chemischer Name: α-Cyano-3-phenoxybenzyl-2-(4-chlorophenyl)-3-methylbutyrat
(Pyrethroid-verwandt)

Pharmakologisch-toxikologische Eigenschaften

Fenvalerat ist insektizid wirksam. Effekte wie Mutagenität, Teratogenität und Fertilitätsstörungen sind bisher nicht beobachtet worden. Neurotoxisch wirkt Fenvalerat wie alle Pyrethroide erst nach hohen Dosen. Fenvalerat ist außerordentlich gut verträglich.

Indikation

Fenvalerat wird als Insektizid zur äußeren Anwendung bei der Bekämpfung des Fliegenbefalls beim Rind verwendet. Hierzu wird Fenvalerat als Ohrclip benutzt; aus dieser Formulierung wird kontinuierlich die Wirksubstanz freigesetzt und verbreitet sich auf der Oberfläche des gesamten Tierkörpers. Es müssen jedoch nicht nur Einzeltiere, sondern die ganze Rinderherde behandelt werden.

Wirkungsweise

Fenvalerat wird kontinuierlich aus der Formulierung freigesetzt. Es hat vorwiegend repellierende Wirkung auf die Insekten. Die Formulierung ist 3 Monate lang wirksam.

Pharmakokinetik

Im allgemeinen wird Fenvalerat nur wenig percutan absorbiert. Durch Anwesenheit lipophiler Vehikel ist aber eine Absorption möglich.

Bildung von Rückständen

Nach vorschriftsmäßiger Anwendung sind bei Rindern sowohl in den Geweben wie in der Milch keine Rückstände nachweisbar, so daß eine Wartezeit nicht eingehalten werden muß.

Nebenwirkungen und Kontraindikationen

Nicht bekannt.

Heptenophos

Pharmakologische Gruppe: Antiparasiticum, Insektizid und Akaricid
Chemischer Name: [7-Chlor-bicyclo-(3,2,0)-hepta-2,6-dien-6-yl]-dimethylphosphat

Pharmakologisch-toxikologische Eigenschaften

Heptenophos ist als organischer Phosphorsäureester ein typisches Insektizid mit Hemmung der Acetylcholinesterase-Aktivität. Sowohl die Effekte auf die Insekten als auch pharmakologische und toxikologische Wirkungen auf Warmblüter lassen sich auf diesen Mechanismus zurückführen. Die Toxizität ist verhältnismäßig gering, die mittlere tödliche Dosis liegt für den Hund bei 500 bis 1000 mg/kg Körpergewicht nach einmaliger oraler Aufnahme.

Indikation

Heptenophos wird bei Befall mit Räudemilben (Sarcoptes, Psoroptes, Chorioptes) sowie gegen rote Vogelmilben, Flöhe, Läuse, Haarlinge und Federlinge bei Pferd, Rind, Schwein, Hund und Legehühnern eingesetzt.

Dosierung

Die genannten Tiere werden äußerlich zwei- oder dreimal im Abstand von jeweils 7 Tagen behandelt. Diese Kur besteht in Baden, Waschen oder Besprühen.

Pharmakokinetik

Bei Rindern und Schweinen ist eine schnelle dermale Absorption nachgewiesen worden. Heptenophos ist instabil und wird nach therapeutischer Anwendung innerhalb von 1 oder 2 Tagen vollständig eliminiert. Lediglich beim Huhn werden 4 Tage nach der Anwendung noch Konzentrationen von 0,03 mg/kg Gewebe nachgewiesen.

Bildung von Rückständen

Für Säugetiere ist eine Wartezeit von 1 Tag und für Legehennen eine solche von 2 Tagen erforderlich. Bei der Bildung von Milch und Eiern ist eine Wartezeit nicht notwendig.

Nebenwirkungen

Lediglich nach einer therapeutischen Überdosierung sind die charakteristischen Vergiftungserscheinungen der Phosphorsäureester zu erwarten, die mit Atropin oder Toxogonin behandelt werden können.

Permethrin

Pharmakologische Gruppe: Insektizid
Chemischer Name: 3-Phenoxybenzyl-[3-(2,2-dichlorvinyl)-2,2-dimethyl]-cyclopropancarboxylat mit einem Isomerenverhältnis 25 % *cis*- und 75 % *trans*-Permethrin

Pharmakologisch-toxikologische Eigenschaften

Permethrin ist ein Berührungs- und zum Teil auch Fraßgift und hat zusätzlich repellierende Wirkungen. Die Toxizität ist gering, allerdings ist sie abhängig von dem Verhältnis der *cis*- und *trans*-Isomeren (die *cis*-Form ist toxischer als die *trans*-Form).

Indikation

Permethrin wird zur Behandlung des Stechfliegenbefalls und auch bei Kopf- und Augenfliegen verwendet. Weiter dient es zur Bekämpfung der Weidefliegen bei Pferd, Rind und Schaf und zur Räudebekämpfung bei Wiederkäuern. Auch gegenüber der Demodikose des Hundes und dem Vogelmilbenbefall ist es wirksam.

Dosierung

Permethrin wird in Form von wäßrigen Suspensionen äußerlich angewendet. In Form von öligen Formulierungen wirkt es epicutan.

Pharmakokinetik

Nach epicutaner (dermaler) Applikation findet eine Resorption kaum statt.

Bildung von Rückständen
Wegen der mangelhaften percutanen Resorption sind in verzehrbaren Geweben und in der Milch keine Rückstände zu erwarten.

Nebenwirkungen
Es werden nach lokaler Verabfolgung Hautreizungen beobachtet, die nach kurzer Zeit wieder verschwinden.

Kontraindikationen
Permethrin soll nicht zur Behandlung großflächiger Hautläsionen verwendet werden.

Phoxim

Pharmakologische Gruppe: Ektoparasiticum
Chemischer Name: O,O-Diethyl-O-(α-cyanbenzilyden-imino)-thiophosphat

Pharmakologisch-toxikologische Eigenschaften
Phoxim ist ein Phosphorsäureester und hemmt wie diese die Acetylcholinesterase-Aktivität sowohl der Parasiten wie der Wirtstiere. Es wirkt in therapeutischen Dosen nicht embryotoxisch und nicht mutagen. Auch die Neurotoxizität ist nicht erwiesen. Erst eine Konzentration von 500 bis 1000 mg/kg Futter ist für Hunde toxisch.

Indikation
Phoxim wird zur Bekämpfung von Psoroptes-, Sarkoptes- und Chorioptes-Milben bei Rind, Schaf und Schwein verwendet. Außerdem sind Läuse, Haarlinge, Schaflaus, Fliegen, Zecken und Fliegenlarven in Wunden gegenüber Phoxim empfindlich.

Dosierung
Phoxim wird in Form von Sprüh- oder Waschbehandlung oder in Form eines Tauchbades unter Verwendung von Konzentrationen von etwa 0,05 % angewendet. Gegebenenfalls ist eine Wiederholung, insbesondere bei Vorliegen von Räudemilben, im Abstand von 7 Tagen angezeigt.

Wirkungsweise
Phoxim führt besonders nach zu hoher Dosierung zu allen Erscheinungen der Acetylcholinesterase-Hemmung.

Pharmakokinetik
Phoxim wird nach oraler Aufnahme schnell absorbiert und metabolisiert. Bereits 1 Stunde nach der Zuführung sind maximale Konzentrationen im Blut und auch in der Milch der Kühe nachweisbar. Die Ausscheidung erfolgt etwas verzögert, insbesondere wenn wiederholt behandelt wird.

Nebenwirkungen
Bei bestimmungsgemäßer Anwendung sind diese nicht zu erwarten.

Propetamphos

Pharmakologische Gruppe: Ektoparasiticum
Chemischer Name: Isopropyl-3-[ethyl-amino-(methoxy)-thiophosphoryloxy]-crotonat

Pharmakologisch-toxikologische Eigenschaften
Propetamphos ist ein organischer Phosphorsäureester und hemmt die Cholinesterase sowohl der Parasiten wie des Warmblüterorganismus. Andere Effekte als die genannte Wirkung sind nicht beobachtet worden.

Indikation
Propetamphos wird zur Behandlung des Befalls mit Räudemilben, Zecken, Läusen, Flöhen, Haarlingen und Fliegen bei Rind, Schwein und Schaf verwendet. Hierzu wird eine 0,5- bis 0,6%ige Lösung benutzt. Rinder und Schafe werden entweder einer Sprüh- oder einer Badbehandlung unterzogen. Die Formulierung muß für beide Zwecke mit Wasser verdünnt werden. Schweine werden ebenfalls mit einer Emulsion eingesprüht und anschließend mit einer Bürste abgerieben.

Dosierung
Die Behandlung ist bei Rindern zweimal im Abstand von 7 bis 14 Tagen durchzuführen. Zur Prophylaxe reicht im allgemeinen eine einmalige Anwendung. Bei Räude der Schafe muß die Therapie nach 10 Tagen wiederholt werden.

Pharmakokinetik
Propetamphos wird rasch und vollständig aus dem Ort der Applikation absorbiert und anschließend metabolisiert. Maxima im Blut und in den Geweben treten 2 bis 8 Stunden nach der Anwendung auf. Propetamphos wird schnell oxidiert und wieder ausgeschieden. Im wesentlichen erfolgt eine Demethylierung und anschließend eine Hydrolyse.

Bildung von Rückständen
Für Propetamphos ist eine Wartezeit von 3 Tagen (Schwein), 7 Tagen (Schaf) und 14 Tagen (Rind) festgesetzt worden. Die Wartezeit für die Milch beträgt 1 oder 2 Tage.

Nebenwirkungen
Es treten bei Überdosierungen die charakteristischen Vergiftungserscheinungen der Alkylphosphate auf. Diese sind mit Atropin und Toxogonin zu behandeln.

Kontraindikationen
Junge Tiere unter 3 Monaten sowie kranke und hochträchtige Tiere sollten mit Propetamphos nicht behandelt werden.

14 Antimycotica

Der Pilzbefall hat offensichtlich durch die Massentierhaltung zugenommen. Einige bei Tieren vorkommende Pilzarten sind auch für den Menschen pathogen und erzeugen im Sinne einer Anthropozoonose sowohl beim Tier wie beim Menschen eine Dermatomycose. Die Behandlung dieser Erkrankungen ist also aus verschiedenen Gründen notwendig. Der Befall der Haut mit Pilzen führt zur Einschränkung der Leistung der Nutztiere.

Bensuldazinsäure

Pharmakologische Gruppe: Antimycoticum
Chemischer Name: 5-Benzyldihydro-6-thioxo-2H-1,3,5-thiadiazin-3(4H)-essigsäure

Pharmakologisch-toxikologische Eigenschaften
Die als Natriumsalz verwendete Bensuldazinsäure wirkt fungizid auf Keime der äußeren Haut.

Indikation
Bensuldazinsäure wird zur Behandlung der Trichophytie der Rinder eingesetzt.

Dosierung
Rinder erhalten tägliche Waschungen mit einer 0,5%igen Lösung des wasserlöslichen Natriumsalzes der Bensuldazinsäure. Dieser Stoff muß mit Hilfe einer Bürste oder eines Pinsels zweimal im Abstand von 2 Tagen dermal aufgetragen werden.

Pharmakokinetik
Bensuldazinsäure wird nicht durch die Haut absorbiert.

Bildung von Rückständen
Sehr wahrscheinlich bilden sich keine Rückstände dieser Substanz.

Enilconazol

Pharmakologische Gruppe: Antimycoticum
Chemischer Name: (+)1-(β-Allyloxy-2,4-dichlorphenethyl)-imidazol

Pharmakologische Eigenschaften
Enilconazol wirkt auf zahlreiche Pilzarten der Haut durch Hemmung der Ergosterol-Biosynthese in der Zellmembran der Pilze. Dadurch kommt es zu Membranpermeabilitätsstörungen, und die Pilze sterben ab.

Indikation
Enilconazol wird zur Behandlung der Dermatomycosen der Haustiere verwendet. Insbesondere werden Trichophyton verucosum und Microsporum canis beeinflußt.

Dosierung
Es wird eine 0,2%ige Emulsion auf die Haut der Pferde, Rinder und Hunde aufgetragen. Diese Maßnahme muß viermal nacheinander, jeweils einmal täglich in drei- oder viertägigen Abständen, wiederholt werden.

Pharmakokinetik
Das Verhalten von Enilconazol im tierischen Organismus ist unzureichend untersucht. Nach dermaler Applikation findet nur eine geringe Absorption und Verteilung im Organismus statt. In der Milch werden aber Spuren der verabfolgten Dosis gefunden.

Nebenwirkungen
Hin und wieder können beim Pferd allergische Reaktionen auftreten.

Etisazol, Etisazolhydrochlorid

Pharmakologische Gruppe: Antimycoticum
Chemischer Name: 3-Ethylamino-1,2-benzisothiazolhydrochlorid

Pharmakologische Eigenschaften
Etisazol wirkt fungizid gegenüber Trichophyton, Microsporum, Aspergillus, Candida und Torulopsis-Arten. Daneben ist es auch antibakteriell wirksam. Die lokale Verträglichkeit ist gut.

Indikation
Etisazol wird zur Behandlung von Dermatomycosen, Trichophytien, Microsporien und Candidosen bei Pferd, Rind, Schwein und Hund eingesetzt.

Dosierung
Die 1%igen Lösungen werden mit einem Schwamm oder einer Bürste auf die erkrankten Stellen aufgetragen. Die Anwendung ist zu wiederholen. Die Substanz bleibt für einige Tage auf der Haut wirksam.

Pharmakokinetik
Über das Verhalten von Etisazol im tierischen Organismus ist wenig bekannt. Etisazol dringt in der Haut bis zu den tieferen erkrankten Schichten vor. Eine weitere Absorption ist nicht nachgewiesen.

Bildung von Rückständen
Es läßt sich nicht festlegen, nach welcher Zeit Etisazol aus dem Organismus eliminiert ist. Wegen der geringen Absorbierbarkeit dürften aber kaum nennenswerte Rückstände auftreten.

Griseofulvin

Pharmakologische Gruppe: Antimycoticum
Chemischer Name: 7-Chlor-2′,4,6-trimethoxy-6′-methylspiro-(benzo-furan-2(3H)-1′-cyclohexen)-3,4-dion
(Mycotoxin als Sekundärmetabolit von Penicillium griseofulvum)

Pharmakologisch-toxikologische Eigenschaften
Das schlecht wasserlösliche, aber sehr stabile Griseofulvin wirkt gegenüber allen Arten der Gattungen Trichophyton, Microsporum und Epidermophyton fungistatisch. Griseofulvin hemmt die Chitin-Biosynthese der Zellwände der Pilze. Daher ist es nur wirksam auf proliferierende Pilzhyphen. Die akute und chronische Toxizität des Griseofulvins ist gering, nur in großen Mengen wirkt es lebertoxisch und tumorpromovierend.

Indikation
Griseofulvin wird zur Therapie und Prophylaxe von Dermatophytosen, Trichophytie, Favus und Microsporie verwendet.

Dosierung
Pferde, Rinder und Kälber erhalten Griseofulvin in einer Dosis von 10 g/100 kg Körpergewicht für die Dauer von 7 bis 30 Tagen per os. Hunde und Katzen sowie auch Pelztiere werden mit Dosierungen von 5 bis 10 mg/kg Körpergewicht und Tag für die Dauer von 3 Wochen behandelt. Bei Chinchilla ist eine tägliche Dosis von 30 bis 60 mg/kg für 2 Monate erforderlich.

Pharmakokinetik
Griseofulvin wird nach oraler Aufnahme enteral gut absorbiert, wobei allerdings die Nahrungszusammensetzung und die Partikelgröße von entscheidender Bedeutung sind (mikronisiertes Griseofulvin wird zu 45 % absorbiert). Die Metabolisierung ist tierart-spezifisch und wurde nur beim Hund genauer untersucht. Als Hauptmetabolit tritt 6-Demethyl-Griseofulvin auf, das zu 85 % mit dem Urin ausgeschieden wird. Die Serumhalbwertzeit beträgt etwa 9 bis 24 Stunden. Griseofulvin geht auch in die Milch bei laktierenden Kühen über. Griseofulvin reichert sich selektiv in der entzündeten Haut an.

Bildung von Rückständen
Wegen unzureichender Kenntnisse ist die Festsetzung einer Wartezeit problematisch. Es ist damit zu rechnen, daß Griseofulvin einschließlich der Metaboliten 7 Tage nach der letzten Anwendung aus dem Organismus ausgeschieden ist.

Nebenwirkungen
Nicht bekannt.

Kontraindikationen
Griseofulvin soll nicht zusammen mit Phenobarbital, nicht bei trächtigen Katzen und bei Jungtieren (jünger als 3 Monate) eingesetzt werden.

Natamycin

Pharmakologische Gruppe: Antimycoticum
Chemischer Name: wird nicht angegeben, es handelt sich um ein Glycosid

Pharmakologisch-toxikologische Eigenschaften
Das kaum wasserlösliche Natamycin wird als Fungizid gegen eine Reihe von Hefen, Dermatophyten und Schimmelpilzen verwendet. Dabei greift Natamycin vermutlich in die Zellwandpermeabilität der Pilze ein und stört den Ionenaustausch. Gegen Bakterien ist Natamycin nicht wirksam, da diese Keime Natamycin nicht an speziellen Lipoidverbindungen der Zelloberfläche binden können. Natamycin ist wenig toxisch und gut verträglich.

Indikation
Natamycin wird lokal zur Behandlung von Pilzinfektionen der Haut und Schleimhaut (Auge, Vagina, Ohr) appliziert.

Dosierung
Natamycin wird in speziellen Formulierungen epicutan angewendet. Hierzu dient die tägliche Verabfolgung von Salben oder Lotionen.

Pharmakokinetik
Da Natamycin nur cutan eingesetzt und nicht injiziert wird, treten nach oraler Verabfolgung nur lokale Effekte an der Schleimhautoberfläche auf. Über die Pharmakokinetik ist nichts bekannt.

Bildung von Rückständen
Natamycin ist hinsichtlich der Bildung von Rückständen nicht untersucht worden. Es ist bekannt, daß dieser Stoff nicht über die Haut absorbiert wird. Daher ist nicht mit der Bildung von Rückständen zu rechnen.

Ontianil

Pharmakologische Gruppe: Antimycoticum
Chemischer Name: N-(4-Chlorophenyl)-2,6-dioxocyclohexancarbothioamid

Pharmakologisch-toxikologische Eigenschaften
Ontianil beeinflußt verschiedene Pilze der Haut, darunter Trichophyton und Microsporon.

Indikation
Ontianil wird zur Behandlung der Trichophytie bei Rindern und der Trichophytie und Mikrosporie bei Pferden, Hunden, Katzen und Labortieren verwendet.

Dosierung
Ontianil wird in Form des Kaliumsalzes zur äußeren Anwendung mit einem Wattebausch oder einem Pinsel zwei- oder dreimal im Laufe von 3 Tagen auf die Haut aufgetragen.

Pharmakokinetik
Ontianil wird nach äußerlicher Anwendung wahrscheinlich nicht über die Haut absorbiert.

Bildung von Rückständen
Es ist nicht bekannt, ob sich nach der Anwendung von Ontianil Rückstände bilden; allerdings ist hiermit nicht zu rechnen, da dieser Stoff percutan nicht absorbiert wird.

15 Sexualhormone

Zahlreiche Störungen des Fortpflanzungsgeschehens sind durch tierzüchterische Maßnahmen entstanden, so durch Versuche, die Leistungsfähigkeit der Nutztiere zu steigern. Durch die Applikation von männlichen (Testosteron), weiblichen (Östradiol) oder schwangerschaftserhaltenden (Progesteron) Hormonen, ihrer chemisch veränderten Derivate oder synthetisch hergestellter Analoga können Fruchtbarkeitsstörungen verschiedener Genese weitgehend beeinflußt werden.

Darüber hinaus ermöglicht die Verwendung bestimmter Hormone oder Stoffe mit hormonaler Wirkung eine Veränderung der physiologischen Fortpflanzungsvorgänge, wie Verschiebung der Ovulation oder der Geburt. Diese Vorgänge sind bei der gegenwärtigen Art der Nutztierproduktion von wirtschaftlichem Wert, z. B. der Brunstsynchronisation bei Rindern, Pferden oder besonders Schweinen. Für diese „zootechnischen" Zwecke werden nicht nur die weiblichen Sexualhormone, die in den männlichen und weiblichen Gonaden gebildet werden, oder ihre identisch wirkenden Substanzen verwendet, sondern auch solche, die primär nicht als Sexualhormone im engeren Sinne angesprochen werden, wie die Prostaglandine und deren Derivate.
Die Verwendung der Stoffe bei nicht geschlechtsreifen Tieren, wie z. B. bei Kälbern, ist klinisch nicht gerechtfertigt und verboten. Die Anwendung als Masthilfsmittel ist in den Mitgliedsstaaten der Europäischen Gemeinschaft illegal.

Boldenon-17-undecylenat

Pharmakologische Gruppe: Synthetisches anabol wirksames Androgen
Chemischer Name: 17β-Hydroxy-1,4-androstadien-3-on-17-undecylenat (Dehydrotestosteronundecylenat)

Pharmakologisch-toxikologische Eigenschaften
Boldenon entfaltet die gleichen Wirkungen wie das natürliche männliche Sexualhormon Testosteron, allerdings sind hierbei die anabolen Wirkungskomponenten des Testosterons viel stärker ausgeprägt. Das Verhältnis zur anabolen Wirksamkeit beträgt etwa 1:3. Boldenon steigert somit insbesondere den Fleisch- und Fettansatz der Nutztiere. Es ist gut verträglich und zeichnet sich durch eine geringe akute und subakute Toxizität aus. Tumorpromovierende Wirkungen sind, wie bei allen Sexualhormonen mit stimulierender Wirkung auf den Stoffwechsel, nicht auszuschließen.

Indikation
Boldenon kann beim Pferd als Anabolicum zur Beeinflussung der Stoffwechselleistung verwendet werden. Bei anderen Tieren ist der Einsatz bei Vorliegen einer verzögerten Rekonvaleszenz sowie bei allgemeinen Entwicklungsstörungen angezeigt.

Dosierung
Bei Pferden werden 0,4 mg/kg Körpergewicht, die nach 4 bis 10 Wochen zu wiederholen sind, gegeben. Hund und Katze erhalten 5 mg/kg Körpergewicht alle 2 bis 4 Wochen als intramuskuläre Injektion.

Pharmakokinetik
Boldenon wird schnell in zahlreiche Metaboliten umgebaut, so beim Pferd in 17α- und 17β-Dehydrotestosteron und andere Metaboliten, die auch in konjugierter Form vorliegen. Die Veresterung ist die Ursache dafür, daß die Freisetzung des allein wirksamen Steroids verzögert ist, so daß eine sehr lange Wirkungsdauer resultiert.

Bildung von Rückständen
Der Metabolismus und die Dauer der Anwesenheit von Boldenon in dem hier vorliegenden Ester sind nicht genau untersucht. Es ist damit zu rechnen, daß es mehrere Wochen dauern wird, bis die Substanz und alle Metaboliten ausgeschieden sind.

Nebenwirkungen
Wie bei anderen Androgenen führt auch Boldenon zu einer Virilisierung weiblicher Tiere, zur Prostatahyperplasie sowie zur Beeinträchtigung der Spermiogenese.

Kontraindikationen
Boldenon soll nicht bei Prostatahypertrophie, -hyperplasie oder Prostatacarcinom sowie bei Leberfunktionsstörungen und Gravidität verwendet werden. In Zuchtbetrieben stehende Pferde sollen ebenfalls nicht mit Boldenon behandelt werden.

Buserelin

Pharmakologische Gruppe: Synthetisches Releasing-Hormon
Chemischer Name: Buserelin ist ein Nonapeptid; es besteht aus neun Aminosäuren bestimmter Sequenz.

Pharmakologische Eigenschaften
Buserelin setzt follikelstimulierendes Hormon und luteotropes Hormon aus dem Hypophysenvorderlappen frei. Diesen Vorgang bezeichnet man als Releasing. Die Folgewirkungen sind bedingt durch das Auftreten von luteotropem Hormon (LH) und Follikelstimulierendem Hormon (FSH).

Indikation
Buserelin wird beim Rind zur Behandlung ovarieller Fruchtbarkeitsstörungen, bei Acyclie und Anöstrie verwendet. Bei der Stute werden Ovarcysten mit Buserelin behandelt. Darüber hinaus dient es zur Ovulationsinduktion bei Pferden. Bei Kaninchen wird der Stoff zur Ovulationsinduktion nach instrumenteller Besamung zur Verbesserung der Konzeptionsrate benutzt.

Dosierung
Pferde erhalten 5 bis 10 ml der Lösung, Rinder 2,5 bis 5 ml und Kaninchen 0,2 ml einmalig intramuskulär, intravenös oder subcutan. Lediglich zur Behandlung der Acyclie der Stute ist eine zweimalige Injektion im Abstand von 24 Stunden erforderlich.

Pharmakokinetik
Buserelin wird im Organismus durch die Tätigkeit von Peptidasen in zahlreiche Bruchstücke des Nonapeptids hydrolytisch gespalten. Beim Rind wird es mit einer Halbwertzeit von 5 bis 12 Minuten aus dem Plasma ausgeschieden. Hierauf ist die außerordentlich kurze Wirkung des Buserelins zurückzuführen. Es reichert sich aber in der Leber, der Niere und im Hypothalamus an, wo es auch abgebaut wird. Die entstandenen Metaboliten sind praktisch unwirksam.

Bildung von Rückständen
Wegen der sehr kurzen Anwesenheit im tierischen Organismus und der nur sehr geringen Konzentration, die mit der natürlichen Konzentration von Releasing-Hormonen identisch ist, dürfte mit Rückständen nach der Verabfolgung von Buserelin nicht zu rechnen sein.

Chlormadinon

Pharmakologische Gruppe: Synthetisches Gestagen
Chemischer Name: 6-Chlor-17-hydroxy-4,6-pregnadien-3,20-dion

Pharmakologisch-toxikologische Eigenschaften
Chlormadinon ist ein oral wirksames synthetisches Gestagen mit gestagener und geringer antiandrogener sowie antiöstrogener Wirkung. Es kommt zu einer Beeinflussung der endokrinen Zielorgane bei weiblichen Tieren sowie zu einer Hemmung der hypophysär-hypothalamischen Regelzentren mit einer Hemmung der Freisetzung zentraler Hormone. Die Verträglichkeit ist sehr gut, nach wiederholter Applikation können epigenetische, tumorpromovierende Wirkungen erwartet werden.

Indikation
Bei Hunden wird Chlormadinon zur langfristigen Läufigkeitsunterdrückung und bei Rind und Pferd zur Brunst- bzw. Ovulationsinduktion und -synchronisation verwendet. Darüber hinaus werden Ovarcysten mit Chlormadinon behandelt.

Dosierung
Pferde und Rinder erhalten 10 mg/Tier und Tag per os, Hunde 1,5 bis 3 mg/kg Körpergewicht. Die kleinen Rassen erfordern eine höhere Dosierung. Eine Wiederholung der Behandlung ist u. U. im Abstand von 4 bis 6 Monaten angezeigt. Die Applikationen können auch intramuskulär oder subcutan erfolgen.

Pharmakokinetik
Chlormadinon ist nach oraler Verabfolgung genauso bioverfügbar wie nach intramuskulärer oder subcutaner Injektion. Bereits 30 Minuten nach der Gabe treten Maximalwerte im Plasma auf. Die Elimination erfolgt außerordentlich langsam. Chlormadinon unterliegt einem ausgeprägten enterohepatischen Kreislauf. Durch die Biotransformation in der Leber entstehen verschiedene Metaboliten. Die Ausscheidung erfolgt vorwiegend mit dem Kot. Nur geringe Mengen können mit der Milch abgegeben werden.

Bildung von Rückständen
Es ist damit zu rechnen, daß 3 bis 5 Wochen nach der letzten Gabe die Substanz und Metaboliten aus dem Organismus eliminiert sind.

Cloprostenol

Pharmakologische Gruppe: Prostaglandin F 2α-Agonist
Chemischer Name: 7,2-[4-(3-Chlorophenoxy)-3-hydroxy-1-butenyl]-3,5-dihydroxycyclopentyl-5-heptensäure

Pharmakologisch-toxikologische Eigenschaften
Chloprostenol wirkt wie die übrigen Prostaglandine F 2α-Agonisten auf die Entwicklung des Gelbkörpers luteolytisch. Die Wirksamkeit ist tierartspezifisch und auch abhängig vom Cykluszustand der weiblichen Tiere. Im Vergleich zu Prostaglandin F2α ist Cloprostenol 200- bis 400mal stärker wirksam. Daneben wirkt Cloprostenol kontrahierend auf die glatte Muskulatur des Uterus, des Gastrointestinaltrakts, des Respirationstrakts und der Blutgefäße. Hieraus leiten sich die Effekte nach Überdosierungen ab. Nach wiederholter Applikation können Myocardschäden, Nierenveränderungen und Hodenatrophie auftreten.

Indikation
Cloprostenol wird beim Rind zur zeitlichen Verlegung der Ovulation bei der Brunst- bzw. Cyklussynchronisation verwendet. Darüber hinaus ist es geeignet, zur Abort- oder Geburtseinleitung eingesetzt zu werden. Beim Schwein dient es nur zur Geburtssynchronisation, da es abortiv wirkt.

Dosierung
Cloprostenol wird beim Rind in einer Dosierung von 0,5 mg/Tier zweimal im Abstand von 11 Tagen intramuskulär oder subcutan injiziert. Schweine erhalten einmalig 0,175 mg/Tier intramuskulär oder subcutan.

Pharmakokinetik
15 Minuten bis 2 Stunden nach der intramuskulären Injektion treten maximale Plasmawerte bei Rind und Schwein auf. Mit einer Halbwertzeit von 1 bis 3 Stunden (1. Eliminationsphase) bzw. 48 Stunden (2. Eliminationsphase) wird Cloprostenol aus dem Plasma eliminiert. Die Ausscheidung erfolgt zu etwa gleichen Teilen über Kot und Urin. In der Milch wird Cloprostenol nur in Spuren nachgewiesen.

Bildung von Rückständen
Es ist damit zu rechnen, daß nach Ablauf von 2 Tagen Cloprostenol und Metaboliten aus dem Organismus ausgeschieden sind.

Nebenwirkungen
Beim Rind können Verzögerungen der Nachgeburt und beim Schwein Verhaltensstörungen nach der Geburtseinleitung auftreten.

Kontraindikationen
Cloprostenol darf nicht bei spastischen Erkrankungen des Respirations- und Gastrointestinaltraktes verabfolgt werden. Tragenden Tieren, bei denen eine Abort- oder Geburtseinleitung nicht erwünscht ist, darf Cloprostenol nicht injiziert werden.

Dinoprost

Pharmakologische Gruppe: Prostaglandine
Chemischer Name: 9,11,15-Trihydroxyprosten-5,13-dien-1-oic-Säure (Prostaglandin F2α)

Pharmakologisch-toxikologische Eigenschaften
Dinoprost wirkt luteolytisch, d. h., es bewirkt eine Auflösung des Gelbkörpers am Eierstock der behandelten weiblichen Tiere. Zusätzlich wirkt Dinoprost auf die glatte Muskulatur, insbesondere des Uterus, kontrahierend. Letzere Wirkung führt zu einer Steigerung der Wehentätigkeit. Die Kontraktionen der glatten Muskulatur der Gefäße, des Gastrointestinaltrakts und der Bronchialmuskulatur sind von nachgeordneter Bedeutung. Dinoprost ist sehr gut verträglich, die akut giftigen Dosen liegen zwischen 10 und 400 mg/kg Körpergewicht.

Indikation
Dinoprost wird bei Rindern zur Brunst- bzw. Östrussynchronisation und zur Geburtseinleitung verwendet. Beim Pferd wird es darüber hinaus auch zur Behandlung einer Endometritis benutzt. Beim Schwein ist die Geburtsteinleitung und beim Schaf die Cyklusblockade mit Brunstauslösung eine therapeutische Indikation.

Dosierung
Pferde erhalten zweimal im Abstand von 10 bis 11 Tagen jeweils 5 mg/kg Tier, Rinder 25 bis 30 mg, Schweine 5 bis 10 mg und Schafe 5 bis 10 mg/kg Tier. Die Injektion erfolgt intramuskulär oder subcutan.

Pharmakokinetik
Dinoprost wird schnell aus dem Ort der Applikation absorbiert und rasch abgebaut. Der erste Hauptmetabolit ist ein weniger wirksames Prostaglandin, daneben kommen noch weitere Metaboliten im Plasma und im Urin vor, besonders 5α,7α-Dihydroxy-11-ketotetranorprosten-1,16-dioic-Säure. Der Abbau findet in verschiedenen Geweben, vor allem in der Lunge, der Leber und der Niere statt. Dinoprost wird aus dem Plasma mit einer Halbwertzeit von 0,5 bis 1 Stunde entfernt. 1/3 der applizierten Dosis wird in Form des ersten Metaboliten auch mit dem Kot ausgeschieden. Nur 1,5 % der Dosis erscheinen in der Milch.

Bildung von Rückständen
Es ist damit zu rechnen, daß nach 2 Tagen die Substanz einschließlich der Metaboliten aus dem Körper ausgeschieden sind.

Nebenwirkungen
Nach therapeutischen Dosen können Inkoordinationen sowie Magen- und Darmstörungen und Steigerung der Puls- und Atemfrequenz auftreten. Weiter werden eine erhöhte Körpertemperatur, beim Pferd Schwitzen und abdominale, kolikartige Beschwerden beobachtet.

Kontraindikationen
Dinoprost soll nicht verwendet werden bei asthmatischen Erkrankungen und akuten Magen- und Darmstörungen (z. B. Kolik). Bei tragenden Tieren, die nicht abortieren sollen, ist Dinoprost ebenfalls kontraindiziert.

Estradiol

Pharmakologische Gruppe: Körpereigenes, weibliches Sexualhormon
Chemischer Name: Estra-1,3,5-(10)-trien-3,17β-diol

Pharmakologisch-toxikologische Eigenschaften
Estradiol erzeugt die weiblichen Körpereigenschaften. Diese bestehen in sexualspezifischen (femininen) und unspezifischen (anabolen) Wirkungen. Die Empfindlichkeit der einzelnen Tierarten gegenüber Estradiol ist unterschiedlich; Hunde und Rinder reagieren am empfindlichsten, Schweine und Pferde sind weniger sensibel. Die Wirkungen laufen an den endokrinen Zielorganen der Peripherie sowie auch in hypothalamisch-hypophysären Regelzentren mit einerseits positiven andererseits negativen Rückkoppelungsmechanismen ab. Als Arzneimittel führt Estradiol zur Brunstauslösung, zur Steigerung des Körperwachstums mit vermehrtem Fett- und Fleischansatz sowie zur Aktivierung bestimmter Ossifikationsvorgänge des Skelettsystems. Die Verträglichkeit von Estradiol ist ausgesprochen gut, mehr als 10 mg/Tier und Tag führt nach längerfristiger Applikation zu Veränderungen an den Zielorganen. Estradiol hat eine promovierende (epigenetische) Wirkung auf die tumorigenen Effekte anderer Kanzerogene.

Indikation
Estradiol wird zur Östrusverstärkung im An- bzw. Subôstrus und zur Nidationsverhütung bei Tieren eingesetzt.

Dosierung
Pferde erhalten 12 Stunden vor der beabsichtigten Paarung 5 bis 10 oder 15 mg. Rinder erhalten 10 bis 25 mg, Schweine 5 bis 10 mg, Schafe und Ziegen 5 mg/Tier. Bei Hunden werden 10 bis 15 mg/Tier zur Nidationsverhütung 4 Tage nach der unbeabsichtigten Paarung und zur Laktationsminderung verwendet. Diese Dosis kann bereits zu einer Pyometra Anlaß geben. Die Injektion erfolgt stets intramuskulär.

Pharmakokinetik
Estradiol wird im Organismus schnell verstoffwechselt. Die Anwesenheit hängt aber erheblich von der Formulierung ab. Meist werden Östradiolester (Valerianat, Undecylat, Önanthat, Benzoat) verwendet, aus denen Estradiol langsam am Ort der Applikation freigesetzt wird. Nach der intravenösen Applikation bei Rind und Schaf wird Estradiol mit einer Halbwertzeit von 5 Minuten aus dem Plasma eliminiert, beim Pferd sind hierfür 60 Minuten nötig. Nach oraler Applikation ist Estradiol wegen des nahezu vollständigen Abbaus bei der ersten Passage durch die Leber unwirksam. Auch in der Darmmucosa findet bereits eine Inaktivierung durch Metabolismus statt. Nach parenteraler Gabe wird Estradiol in alle Gewebe verteilt mit einer Maximalkonzentration in Leber und Niere, weniger im Fett und Spuren in der Muskulatur.

Bildung von Rückständen
Nur am Ort der Applikation entstehen, in Abhängigkeit von der pharmazeutischen Formulierung, Rückstände, die wegen der Depotform der Formulierung wochen- bis monatelang anhalten können. Im übrigen Organismus werden die physiologischen Werte von Estradiol nur unwesentlich erhöht, liegen aber immer noch innerhalb der physiologischen Schwankungsbreite.

Fenprostalen

Pharmakologische Gruppe: Prostaglandin-Derivat
Chemischer Name: Methyl-7-[3,5-dihydroxy-2-(3-hydroxy-4-phenoxy-1-butanyl)-cyclopentanyl]-4,5-heptadienoat

Pharmakologisch-toxikologische Eigenschaften
Fenprostalen wirkt luteolytisch, d. h., es bewirkt eine Auflösung der Gelbkörper im Eierstock weiblicher Tiere. Es ist um ein Mehrfaches wirksamer als das natürliche Prostaglandin F2α. Daneben erzeugt es eine Kontraktion der glatten Muskulatur der Gefäße, des Magen-Darm-Kanals und der Bronchialmuskulatur.

Indikation
Fenprostalen wird bei Rindern zur Behandlung von Fertilitätsstörungen z. B. bei persistierendem Gelbkörper verwendet. Darüber hinaus ist es wirksam bei Anöstrie, im Suböstrus, bei chronischer Endometritis, Pyometra und wird auch zur Östrusinduktion angewendet. Steinfrüchte können durch Fenprostalen abortiert werden.

Dosierung
Fenprostalen wird bei Rindern in einer Dosis von etwa 1 mg/Tier einmal subcutan verabfolgt.

Pharmakokinetik
4 Stunden nach der subcutanen Injektion einer therapeutischen Dosis werden im Plasma Maximalwerte gemessen. Fenprostalen wird mit einer Halbwertzeit von 18 bis etwa 30 Stunden aus dem Plasma ausgeschieden. 94 % der verabfolgten Dosis erscheinen innerhalb von 72 Stunden in Urin und Kot, wovon etwa 90 % als freie Säure im Urin auftreten. Fenprostalen wird auch in der Milch für die Dauer von mehr als 4 Tagen ausgeschieden. In der Leber und in der Niere sind noch 3 Tage, in der Injektionsstelle sind noch 7 Tage Reste von Fenprostalen zu finden.

Nebenwirkungen
Nebenwirkungen sind nicht bekannt, abgesehen von pharmakodynamischen Effekten nach mehrfacher Überdosierung.

Kontraindikationen
Falls kein Abort erwünscht ist, soll Fenprostalen nicht bei tragenden Tieren verwendet werden.

Fluprostenol

Pharmakologische Gruppe: Prostaglandine
Chemischer Name: 3,5-Dihydroxy-2-[3-hydroxy-4-(3-trifluormethylphenoxy)-1-butenylcyclopentyl]-5-heptensäure

Pharmakologische Eigenschaften
Fluprostenol wirkt luteolytisch bei weiblichen Tieren, d. h., es führt zur Auflösung des Gelbkörpers in den Eierstöcken. Die Wirksamkeit ist tierartspezifisch und abhängig vom Zeitpunkt der Anwendung innerhalb des Sexualcyklus. Fluprostenol wirkt wie alle Prostaglandinderivate auf die glatte Muskulatur kontrahierend, insbesondere auf den Uterus, den Gastrointestinaltrakt, die Bronchialmuskulatur und die Blutgefäße. Beachtenswert sind die bei Ratten festgestellten teratogenen Effekte nach Applikation noch nicht abortiv wirksamer Dosen.

Indikation
Fluprostenol wird nur beim Pferd zur Bestimmung der Ovulation und damit des Brunstzeitpunktes verwendet. Darüber hinaus wird es bei Brunstlosigkeit infolge einer durch Progesteron bedingten Cyklusblockade, Pseudogravidität und bei Laktations-Anaphrodisie eingesetzt.

Dosierung
Pferde erhalten einmal 0,25 mg/Tier intramuskulär.

Pharmakokinetik
1,5 bis 2 Stunden nach der intramuskulären Injektion erscheinen Maximalwerte im Plasma. Die Elimination erfolgt in zwei Phasen, wobei die erste Phase mit einer Halbwertzeit von 1,5 bis 2 Stunden schnell, die zweite dann viel langsamer verläuft. Auch eine orale Applikation führt wegen ausreichender Absorption im Gastrointestinaltrakt zu wirksamen Plasmakonzentrationen, die aber niedriger liegen als nach intramuskulärer Injektion. Fluprostenol wird überwiegend renal eliminiert, teilweise auch über den Kot. 44 % der Originalsubstanz erscheinen im Urin, 11 % sind weniger polare und 40 % stärker polare Metaboliten. 96 Stunden nach der Verabfolgung sind in den Geweben des Organismus keine Reste mehr nachweisbar. Lediglich die Injektionsstelle enthält Konzentrationen unter 0,1 ng/g Gewebe.

Bildung von Rückständen
Es ist damit zu rechnen, daß Fluprostenol nach 4 Tagen aus dem Tierkörper vollständig ausgeschieden ist.

Nebenwirkungen
Fluprostenol führt aufgrund der Wirkungen auf die glatte Muskulatur zu einer Hypermotilität des Magen-Darm-Trakts und zu Bronchospasmen. Darüber hinaus tritt beim Pferd ein Schweißausbruch auf.

Kontraindikationen
Fluprostenol soll bei trächtigen Tieren, bei kolikartigen Erkrankungen des Magen-Darm-Traktes oder bei Erkrankungen im Bereich des Atmungsapparates nicht verwendet werden.

Methandienon

Pharmakologische Gruppe: Anabolicum, Androgen
Chemischer Name: 1-Dehydro-17α-methyltestosteron

Pharmakologisch-toxikologische Eigenschaften
Methandienon entfaltet bei weiblichen und männlichen Tieren androgene, d. h. dem typischen männlichen Körperbau entsprechende Effekte. Eingeschlossen sind die anabolen Wirkungen, die in einer Zunahme des Fleisch- und Fettansatzes bestehen. Diese Wirkung entspricht weitgehend der des Testosteron, dem natürlichen männlichen Geschlechtshormon. Die akute und subakute Toxizität ist vergleichsweise gering; orale Gaben bis 100 mg/kg Körpergewicht werden vom Hund vertragen. Bemerkenswert sind tumorpromovierende Eigenschaften dieser Substanz.

Indikation
Methandienon kann bei Pferd, Rind, Hund, Katze und verschiedenen Zootieren in der Rekonvaleszenzphase nach schweren Erkrankungen, bei Infektionen und allgemeiner Konditionsschwäche verwendet werden.

Dosierung
Methandienon wird bei Pferden und Rindern in einer Dosis von 100 bis 150 mg/Tier alle 8 Tage intramuskulär oder subcutan injiziert. Hunde erhalten 15 bis 25 mg/Tier alle 8 Tage und Katzen 5 bis 7,5 mg/Tier in Abständen von etwa 5 bis 8 Tagen intramuskulär oder subcutan.

Pharmakokinetik
Über das Verhalten von Methandienon im tierischen Organismus liegen keine Daten vor.

Nebenwirkungen
Infolge der Wirkung des Methandienon auf die Leberfunktion können Störungen der Leber auftreten.

Nandrolon

Pharmakologische Gruppe: Anabolicum, Androgen
Chemischer Name: 17β-Hydroxy-4-estren-3-on; 19-nortestosteron

Pharmakologisch-toxikologische Eigenschaften
Die virile Wirkung des Nandrolons entspricht dem natürlichen männlichen Sexualhormon, dem Testosteron. Die anabole Wirkung übertrifft das Testoron um das Zwei- bis Fünffache. Es kommt nach der Anwendung primär zu einer Beeinflussung von androgensensiblen Zielorganen und zu einer proteinanabolen Wirkungskomponente. Nandrolon entfaltet auch antigonadotrope Eigenschaften und eine Thymolyse (Erhöhung der Erythropoetinproduktion). Eine tumorpromovierende, epigenetische Wirkung des Nandrolons ist im Tierexperiment erkannt worden. Nandrolon wirkt nicht mutagen.

Indikation
Nandrolon kann bei den meisten Nutztieren zur Beeinflussung der Stoffwechselleistung und beim Hund zur Behandlung orthopädischer Erkrankungen verwendet werden.

Dosierung
Über die wirksame Dosis liegen in der wissenschaftlichen Literatur keine genauen Angaben vor. Nandrolon wird intramuskulär oder subcutan injiziert.

Pharmakokinetik
Nandrolon wird in Form verschiedener Ester verwendet. Diese beeinflussen die Pharmakokinetik vom Beginn der Absorption bis zur Elimination. Das freie Nandrolon wird mit einer Halbwertzeit von 0,6 Stunden aus dem Plasma ausgeschieden, während das Oleat, das die Depotform des Nandrolons darstellt, mit einer Halbwertzeit von etwa 500 Stunden ausgeschieden wird. Im Plasma werden die Ester schnell gespalten und in alle Gewebe transportiert. Besonders im Fettgewebe, in der Leber und in der Niere sammelt sich Nandrolon an. Es wird in verschiedene Metaboliten meist 17-Keto-Verbindungen umgewandelt und mit dem Urin und den Faeces zu etwa gleichen Teilen ausgeschieden. Eine gesamte Halbwertzeit ist mit 7 bis 29 Tagen anzunehmen.

Bildung von Rückständen
Nandrolon führt in Abhängigkeit von der pharmazeutischen Formulierung zu langanhaltenden Rückständen, die 4 bis 5 Wochen nachzuweisen sind. Genaue Angaben über die Ausscheidungszeiten liegen nicht vor.

Nebenwirkungen
Nandrolon führt aufgrund des pharmakodynamischen Wirkungsspektrums zu einer Virilisierung weiblicher und kastrierter männlicher Tiere. Es kommt zu einer Beeinträchtigung der Spermiogenese und zu einer Prostatahyperplasie.

Kontraindikationen
Nandrolon soll nicht bei Prostatahyperplasie und -carcinom und bei Leberfunktionsstörungen sowie bei graviden Tieren und bei Zuchttieren verwendet werden.

Progesteron

Pharmakologische Gruppe: Körpereigenes weibliches Sexualhormon
Chemischer Name: 4-Pregnen-3,20-dion

Pharmakologisch-toxikologische Eigenschaften
Progesteron gehört in die Gruppe der Gestagene und stellt das physiologische Gelbkörperhormon dar, welches für die Erhaltung der Gravidität verantwortlich ist. Die physiologischen Wirkungen lassen sich therapeutisch nur in begrenztem Umfang ausnutzen. Progesteron veranlaßt eine Endometrium-Veränderung des Uterus sowie der Vagina und der Zervix. Weiter kommt es zur Verminderung der Motilitätsbereitschaft des Myometriums gegenüber Östrogen und anderen körpereigenen Stoffen, was insgesamt dem

Schutz der Gravidität dient. Progesteron ist wirksam auf Ovulation und Tubenmotilität mit einer Stimulation, die zur Follikelbildung führt. Extragenitale Effekte bestehen in einer zentraldämpfenden Wirkung und einem Einfluß auf die Regulation der Körpertemperatur. Progesteron ist nur geringgradig katabol wirksam, es beeinflußt die immunologische Toleranz, indem es zu einer lokalen Immunsupression und zur Verdrängung von Cortisol aus Proteinbindungsstellen führt. Progesteron spielt eine wichtige Rolle bei dem Aufbau der Milchdrüse während der Gravidität. Progesteron ist gut verträglich und besitzt eine sehr geringe akute und subakute Toxizität, die im wesentlichen durch zentralnervöse Effekte bedingt ist. Bei langfristiger Anwendung kommt es zu Veränderungen im endokrinen Zielorgan als Ergebnis der gesteigerten physiologischen Wirkung. Hierauf läßt sich auch die in Langzeitversuchen beobachtete tumorigene Wirkung von Gestagenen am Endometrium: Carcinom der Affen und Mammacarcinom der Hunde zurückführen. Diese Effekte werden als promovierende, epigenetische Wirkungsmechanismen ausgelegt und sind dosisabhängig.

Indikation
Progesteron wird bei Rindern zur Brunstsynchronisation, zur Behandlung der stillen Brunst, von ovariellen Funktionsstörungen, Ovardystrophie und Ovarcysten verwendet. Bei Hunden dient es zur Behandlung des habituellen Aborts.

Dosierung
In vielen Fällen wird Progesteron in Kombination mit Östradiol verwendet. Zur Brunstsynchronisation und zur Behandlung von ovariellen Funktionsstörungen erfolgt eine lokale Applikation mit Hilfe einer Vaginalspirale, aus welcher beide Sexualhormone kontinuierlich freigesetzt werden.
Eine subcutane Implantation von Presslingen am Ohrgrund mit 2 mg Estradiol und 20 mg Progesteron wird zur Steigerung des Fleisch- und Fettansatzes verwendet. Das ist in Mitgliedsstaaten der Europäischen Gemeinschaft nicht statthaft.
Hunde erhalten 1 bis 2 mg Progesteron/kg Körpergewicht intramuskulär oder subcutan, u. U. wiederholt. Die Wirkungsdauer ist wegen der schnellen Elimination sehr kurz, sie wird durch tägliche Applikationen verlängert.

Pharmakokinetik
Progesteron wird bei Pferd, Rind und Schaf mit einer Halbwertzeit von weniger als 5 Minuten aus dem Plasma eliminiert. Die Resorption hängt von der Art der pharmazeutischen Formulierung ab. Es findet vorübergehend eine Anreicherung in Fett, Leber und Niere statt. Bei Rind und Katze wird Progesteron auch biliär und fäkal ausgeschieden, bei Schwein und Hund vor allem renal. Durch reduzierende Enzyme wird Progesteron in zahlreiche Isomere des Pregnandiols umgewandelt, die dann konjugiert eliminiert werden.

Bildung von Rückständen
Abgesehen vom Ort der Applikation führt Progesteron nicht zu Rückständen in verzehrbaren Geweben, weil dieser Stoff sehr schnell eliminiert wird. An der Implantationsstelle liegen erwartungsgemäß hohe Konzentrationen für viele Wochen oder Monate vor, abhängig von der Zubereitung.

Nebenwirkungen
Progesteron kann aufgrund der Freisetzung hoher Konzentrationen lokale Reaktionen mit Schleimhautreizung in der Vagina und im Uterus verursachen. Darüber hinaus können eine glandulärcystische Hyperplasie des Endometriums und eine Muco-Pyometra auftreten.

Kontraindikationen
Trächtige Tiere sollten mit Progesteron nicht behandelt werden.

Proligeston

Pharmakologische Gruppe: Synthetisches Gestagen
Chemischer Name: 14,17-Ethylmethylendioxy-4-pregnen-3,20-dion

Pharmakologisch-toxikologische Eigenschaften
Proligeston entfaltet die gleichen Wirkungen wie das natürliche schwangerschaftserhaltende Hormon Progesteron. Auch die Verträglichkeit ist etwa vergleichbar.

Indikation
Proligeston wird zur Östrusverhütung bzw. Östrusunterdrückung bei Hund und Katze und bei Vorliegen von Pseudogravidität verwendet. Auch können hormonell bedingte Hauterkrankungen der kleinen Fleischfresser, wie das miliare Ekzem der Katze, und weiter die Hypersexualität bei Rüden und Katern mit Proligeston behandelt werden.

Dosierung
Proligeston wird in Dosierungen von 10 bis etwa 30 mg/kg Körpergewicht subcutan verabfolgt. Erwachsene Katzen erhalten 100 mg/Tier, meist einmalig, aber je nach Indikation auch wiederholt.

Pharmakokinetik
Nach der Absorption aus der Injektionsstelle entfaltet Proligeston eine ausgesprochen lang anhaltende Wirkung. Dieses ist insbesondere durch den Depoteffekt der Kristallsuspension bedingt, aber auch durch Anlagerung an Fettzellen und einen enterohepatischen Kreislauf.

Nebenwirkungen
Proligeston kann evtl. zu einer Endometritis oder in Einzelfällen zu einer schmerzhaften Veränderung der Injektionsstelle mit Haarausfall oder Haarverfärbung führen.

Kontraindikationen
Proligeston soll nicht bei tragenden Tieren angewendet werden.

Prostaniol

Pharmakologische Gruppe: Prostaglandin-F2α-Analog als synthetisches Derivat
Chemischer Name: 7-[2,3-(3-Chlorphenoxy)-2-hydroxypropyl-thio-3,5-dihydroxycyclopentyl]-5-heptensäure

Pharmakologisch-toxikologische Eigenschaften
Prostaniol führt, wie die übrigen Prostaglandin-F2α-Derivate, zu einer Luteolyse und zu einer Kontraktion der glattmuskulären Gewebe an Gefäßen, Magen-Darm-Kanal, Uterus und Bronchialmuskulatur. Die akute und subakute Toxizität des Prostaniol ist gering.

Indikation
Prostaniol wird bei Rindern (Färsen), Stuten, Sauen und Schafen zur Behandlung der Acyclie bei Vorliegen von Follikelcysten und zum Abbruch der Trächtigkeit sowie zur Geburtseinleitung verwendet. Darüber hinaus wird es unterstützend benutzt zur Behandlung einer Endometritis und Pyometra. Prostaniol kann zur Brunstinduktion und -synchronisation sowie zur Austreibung mumifizierter Früchte angewendet werden.

Dosierung
Pferde erhalten 7,5 mg einmal intramuskulär. Diese Behandlung kann auch alle 12 Stunden zur Aborteinleitung bis zum Erfolg wiederholt werden. Rindern wird einmal 15 mg oder bei unbekanntem Cyklusstand zweimal 15 mg im Abstand von 10 oder 11 Tagen intramuskulär verabfolgt. Schweine erhalten 7,5 mg und Schafe 3,25 mg/Tier einmal intramuskulär.

Pharmakokinetik
Prostaniol wird aus dem Ort der Applikation schnell absorbiert und metabolisiert. Auch die Elimination aus dem Plasma und den Geweben in Form von Metaboliten, die biologisch weniger aktiv sind, findet rasch statt.

Bildung von Rückständen
Es ist damit zu rechnen, daß bei den genannten Nutztieren Prostaniol innerhalb von 1 oder 2 Tagen aus dem Organismus ausgeschieden wird.

Nebenwirkungen
Bei Rindern kann im Anschluß an die Prostaniolgabe eine Nachgeburtsverhaltung auftreten. Bei Stuten führt Prostaniol manchmal zu vorübergehendem Schwitzen und zu einer leicht erhöhten Atemfrequenz.

Kontraindikationen
Prostaniol soll nicht bei tragenden Tieren angewendet werden, bei denen kein Abort erwünscht ist.

Testosteron

Pharmakologische Gruppe: Körpereigenes männliches Sexualhormon
Chemischer Name: 17β-Hydroxy-4-androsten-3-on

Pharmakologisch-toxikologische Eigenschaften
Testosteron erzeugt an den Zielorganen primär den für männliche Tiere typischen Habitus mit entsprechendem Aufbau des Skelettsystems, des Muskel- und Fettansatzes. Zusätzlich kommen proteinanabole Wirkungen und eine Beeinflussung des hypophysär-hypothalamischen Regelkreises hinzu. Bei weiblichen Tieren tritt durch Testosteron eine Virilisierung mit entsprechenden proteinanabolen Effekten auf. Letztere bestehen, wie bei männlichen Tieren, in einer Zunahme der Stickstoff-Retention und einer Beeinflussung des Skelettwachstums. An lymphatischen Organen, wie Thymus, Bursa fabricii des Vogels, treten katabole Effekte auf.

Indikation
Testosteron wird bei männlichen Tieren zur Therapie von altersbedingten Ausfallserscheinungen verwendet. Darüber hinaus wird die mangelhafte Libido bei männlichen Zuchttieren behandelt. Bei Hund und Katze kann Testosteron die Läufigkeit unterdrücken. Die hormonelle Alopecia der Katze wird mit Testosteron behandelt.

Dosierung
Die jeweiligen Dosierungen des Testosterons hängen von der Art des Salzes bzw. Esters ab. Im allgemeinen werden Propionat, Phenylpropionat, Isocapronat und Undecanoat verwendet. Die Injektion erfolgt intramuskulär. Pferde, Rinder und Schweine erhalten je nach Art der Verbindung 30 bis 100 mg Testosteron/Tier, Hunde und Katzen 6 bis 24 mg/Tier jeweils intramuskulär.

Pharmakokinetik
Testosteron ist ein natürliches Sexualhormon. Die zusätzlich applizierten Mengen erhöhen nur geringfügig den natürlichen Gehalt dieses Hormons im Plasma. Nach der parenteralen Applikation wird Testosteron in Abhängigkeit von der Art der Formulierung mehr oder weniger schnell absorbiert. Der im Plasma auftretende Teil wird innerhalb von wenigen Minuten wieder eliminiert. Die Halbwertzeiten bei landwirtschaftlichen Nutztieren und bei Haustieren betragen 5 bis 10 Minuten. Die Exkretion erfolgt zum größten Teil renal und biliär. Eine Verstoffwechselung findet vor allem in der Leber statt, wobei beim Wiederkäuer eine 17-Epimerisierung festgestellt wurde, bei anderen Tieren verläuft der Metabolismus vorwiegend über eine Oxidation der 17-Hydroxy-Gruppe. Nach oraler Gabe wird der größte Teil der resorbierten Dosis in der Darmschleimhaut und der Leber chemisch inaktiviert.

Bildung von Rückständen
An der Injektionsstelle lassen sich Rückstände noch bis zu 5 Wochen feststellen, wenn entsprechende Depotpräparate verabfolgt wurden.

Nebenwirkungen
Bei weiblichen Tieren tritt eine Virilisierung und bei männlichen Tieren eine Beeinträchtigung der Spermiogenese und eine Prostatahyperplasie auf.

Kontraindikationen
Tiere mit Prostatahyperplasie und -carcinom, mit Leberfunktionsstörungen und Zuchttiere sollten nicht behandelt werden.

16 Antiphlogistica

Die Entzündung ist ein durch Gewebshormone als Prostaglandine, Histamin gesteuerter Abwehrprozeß des mesodermalen Bindegewebes. Nebennierenrindenhormone oder andere synthetische Stoffe können diese Prozesse aufheben oder abschwächen. Eine Bekämpfung von Entzündungsvorgängen ist klinisch nur dann sinnvoll, wenn die Entzündung nicht nutzt, sondern schadet. Dieses ist besonders bei Sportpferden der Fall. Die Anwendung dieser Stoffe bei Turnierpferden unterliegt den Bestimmungen der einzelnen reiterlichen Vereinigungen, u. U. des Deutschen oder Internationalen Olympischen Komitees, da sie als unerlaubtes Doping angesehen werden kann.
Metamizol und *Phenylbutazon* haben eine geringe antiphlogistische Wirkungskomponente. Im Vordergrund der Wirkung steht aber die zentralnervös bedingte Analgesie. Daher werden diese Stoffe im Abschnitt Arzneimittel des Zentralnervensystems besprochen.

Dexamethason

Pharmakologische Gruppe: Antiphlogisticum, Glucocorticoid
Chemischer Name: 9-Fluor-11β,11,21-trihydroxy-16-methyl-1,4-pregnandien-3,20-dion

Pharmakologisch-toxikologische Eigenschaften
Dexamethason vermindert, wie die übrigen natürlichen und synthetischen Glucocorticoide (Prednisolon, Triamcinolon), die Freisetzung von Arachidonsäure und die Synthese der Entzündungsstoffe Prostaglandine und Leukotriene. Dadurch kommt es zu einer Hemmung proliferativer Vorgänge im Mesenchym. Das bedeutet eine Abnahme von Entzündungsvorgängen und immunologischer Reaktionen auf cellulärer und humoraler Ebene.

Indikation
Dexamethason wird zur Behandlung akuter und chronischer Entzündungsvorgänge bei allen Tierarten verwendet.

Dosierung
Pferde erhalten täglich 2,5 bis 10 mg/Tier intramuskulär oder oral, wobei mit zunehmender Therapiedauer die Dosierungen abnehmen. Rinder erhalten 5 bis 25 mg/Tier täglich intramuskulär oder oral. Kälbern, Schafen und Ziegen gibt man täglich 2 bis 5 mg/Tier, Hunde erhalten täglich 0,5 bis 2 mg/Tier intramuskulär und oral und Katzen schließlich 0,2 bis 0,5 mg/Tier intramuskulär. Die Gabe muß täglich erfolgen und sich über mehrere Tage erstrecken.

Pharmakokinetik
Stoffwechsel und Ausscheidung entsprechen denen der natürlichen Corticoide, z. B. Prednisolon (Dexamethason ist Fluormethylprednisolon). Der Stoff ist nach 2 oder 3 Tagen ausgeschieden, wenn von besonderen Depotformen abgesehen wird.

Bildung von Rückständen
Rückstände sind lediglich am Ort der Applikation in Abhängigkeit von der Art der pharmazeutischen Formulierung zu erwarten.

Nebenwirkungen
Dexamethason führt wie Prednisolon zu einer Hemmung immunologischer Abwehrvorgänge und ermöglicht dadurch das bakterielle Wachstum. In hohen Dosen erzeugt es Aborte und einen Rückgang der Milchproduktion.

Kontraindikationen
Tieren in der Gravidität und Jungtieren sollte Dexamethason nicht in hohen Dosen über längere Zeit verabfolgt werden. Das Vorliegen einer bakteriellen Infektion erfordert die gleichzeitige Verwendung von Antibiotica und Chemotherapeutica.

Etacortin

Pharmakologische Gruppe: Synthetisches Corticoid, Antiphlogisticum
Chemischer Name: Fluprednyliden-21-acetat

Pharmakologisch-toxikologische Eigenschaften
Etacortin entfaltet alle den natürlichen Steroidhormonen der Nebennierenrinde üblichen Wirkungen auf die mesenchymalen Entzündungsreaktionen. Es bringt antiexsudative und antiproliferative Effekte und ist diesbezüglich stärker wirksam als Hydrocortison und Prednisolon. Auch eine gluconeogenetische Wirkung, die schwächer ist als die des Dexamethasons, ist am Wirkungsspektrum beteiligt. Etacortin beeinflußt erst in höheren Dosen systemisch den Glucosestoffwechsel. Es kommt zu einer Hemmung der enteralen Calcium-Absorption und anschließend zu entsprechenden osteoporotischen Veränderungen.

Indikation
Etacortin wird bei Hund und Katze zur Behandlung von Dermatitiden, Pruritus, Kontaktdermatitis und der akralen Leckdermatitis verwendet. Weiter ist Etacortin wirksam gegenüber dem eosinophilen Granulom der Katze und der psychogenen Alopecia bzw. Dermatitis.

Dosierung
Es sind die in der Humanmedizin üblichen Dosierungen auch für Hund und Katze nach der topischen Anwendung (Auftragen auf die Haut) üblich. Die Anwendung muß zwei- oder dreimal täglich bis zur Abheilung erfolgen. Anschließend ist eine weitere Behandlung mit einmaliger täglicher Applikation für

eine Zeit fortzusetzen, um den Rezidiven vorzubeugen.

Pharmakokinetik
Etacortin wird nach lokaler Anwendung nur äußerst gering absorbiert und ist daher weder im Urin noch im Blut nachweisbar.

Nebenwirkungen
Etacortin kann nur nach sehr hoher Dosierung und percutaner Resorption systemische Nebenwirkungen entfalten. Lokal kann es zur Hautatrophie und zu Pigmentationsstörungen kommen.

Kontraindikationen
Etacortin darf nicht bei Mycosen und nicht bei unbehandelten Infektionen verwendet werden.

Natriumsalicylat

Pharmakologische Gruppe: Analgetisches Antiphlogisticum
Chemischer Name: Natriumsalicylat

Pharmakologisch-toxikologische Eigenschaften
Das Natriumsalz der Salicylsäure hat antipyretische, antiphlogistische und analgetische Wirkungen. Alle Effekte sind nicht besonders stark ausgeprägt und insgesamt schwächer als die der anderen Arzneimittel aus der Gruppe. Die Toxizität des Natriumsalicylats ist gering, aufgrund tierartunterschiedlicher kinetischer Vorgänge können aber leicht Überdosierungen auftreten, wenn die Elimination nicht beachtet wird.

Indikation
Natriumsalicylat kann als schwach wirksames Antiphlogisticum verwendet werden.

Dosierung
Pferde, Rinder und Schweine sowie kleine Wiederkäuer erhalten 0,5 bis 1 g Natriumsalicylat in Form einer 5- bis 10%igen Lösung per os.

Pharmakokinetik
Nach oraler Aufnahme wird Natriumsalicylat schnell aus dem Magen-Darm-Kanal absorbiert. Lediglich bei Wiederkäuern ist die Absorption verzögert. Da die Halbwertzeit (0,5 bis 1 Stunde aus dem Plasma) bestimmend ist für die Dauer der Anwesenheit eines therapeutischen Spiegels, ist bei Großtieren kaum mit einer Wirkung zu rechnen. Hunde und Schweine scheiden Natriumsalicylat mit einer Halbwertzeit von 7 bis 12 Stunden und Katzen mit einer solchen von 22 bis 45 Stunden aus. Für letztgenannte Tiere sind therapeutische Wirkspiegel zu erwarten.

Nebenwirkungen
Aufgrund der hohen Konzentration der applizierten Lösung können lokale Reizwirkungen im Magen-Darm-Trakt und Magenulcera erzeugt werden.

Kontraindikationen
Natriumsalicylat soll nicht bei Jungtieren mit mangelhafter Elimination verabfolgt werden, da insbesondere die geringe Aktivität oder das Fehlen der Uridindiphosphatglucuronyl-Transferase zu Eliminationsverzögerungen führt.

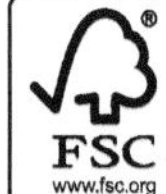

MIX
Papier aus verantwortungsvollen Quellen
Paper from responsible sources
FSC® C105338

If you have any concerns about our products,
you can contact us on
ProductSafety@springernature.com

In case Publisher is established outside the EU,
the EU authorized representative is:
Springer Nature Customer Service Center GmbH
Europaplatz 3, 69115 Heidelberg, Germany

Printed by Libri Plureos GmbH
in Hamburg, Germany